国家科学技术学术著作出版基金资助出版

小儿外科手术学

第3版

名誉主编　王　果

主　　编　冯杰雄　李索林

副主编　莫绪明　孙　琳　何大维　田永吉

编者名单（以姓氏笔画为序）

于炎冰	万　锋	马立霜	马鸣雷	王　果	王　珊	王　勇	王　斌	王小林
王文静	王金湖	王慧贞	韦宜山	卞红强	邓小耿	邓晓斌	田永吉	白玉作
冯杰雄	吕志宝	任传涛	任红霞	任秀智	刘　丰	刘　李	刘　星	刘　翔
刘　潜	刘　巍	刘万林	刘文英	刘文跃	刘江斌	刘远梅	刘海金	刘福云
刘翠芬	江泽熙	许芝林	阮庆兰	孙　亮	孙　琳	孙小兵	孙保胜	孙晓毅
李　宁	李　昊	李　鹏	李万富	李民驹	李英超	李岱鹤	李建华	李春德
李振东	李索林	李爱武	李堂江	杨小进	杨玉忠	杨合英	杨继鑫	肖现明
吴　菁	吴晓娟	吴晓霞	吴盛德	吴璇昭	何　薇	何大维	余　雷	余克驰
谷兴琳	汪　健	张　凯	张　娜	张　黎	张天久	张志波	张海波	张德迎
陈　功	陈　刚	陈　纲	陈　实	陈　琦	陈功立	陈亚军	陈雨历	陈绍基
陈维秀	陈博渊	邵景范	林　涛	易　斌	罗世祺	罗意革	金　祝	周学锋
周蓉儿	郑　珊	赵　亮	赵　瑞	赵元立	赵天望	赵宝红	胡金刚	胡祖荣
钟　薇	钭金法	俞　松	俞　钢	洪　莉	宫　剑	袁继炎	耿　辉	莫绪明
贾　兵	贾文清	夏　波	钱龙宝	翁一珍	高　伟	席红卫	唐耘熳	唐维兵
谈卫强	陶　强	黄　辉	黄寿奖	曹　江	曹　隽	戚继荣	龚以榜	崔新海
葛　明	董其刚	董岿然	程阳泉	舒　强	鲁开智	曾　骐	雷海燕	詹江华
谭　征	潘　颜	潘少川	潘伟康	魏　艇	魏光辉	魏明发		

主编助理　杨继鑫（兼）

人民卫生出版社

·北　京·

图书在版编目（CIP）数据

小儿外科手术学 / 冯杰雄，李索林主编 . —3 版
. —北京：人民卫生出版社，2023.10
ISBN 978-7-117-35408-0

Ⅰ . ①小… Ⅱ . ①冯…②李… Ⅲ . ①小儿疾病—外
科手术 Ⅳ . ①R726.1

中国国家版本馆 CIP 数据核字（2023）第 179197 号

人卫智网	www.ipmph.com	医学教育、学术、考试、健康，购书智慧智能综合服务平台
人卫官网	www.pmph.com	人卫官方资讯发布平台

小儿外科手术学

Xiao'er Waike Shoushuxue

第 3 版

主　　编：冯杰雄　　李索林
出版发行：人民卫生出版社（中继线 010-59780011）
地　　址：北京市朝阳区潘家园南里 19 号
邮　　编：100021
E - mail：pmph @ pmph.com
购书热线：010-59787592　010-59787584　010-65264830
印　　刷：北京华联印刷有限公司
经　　销：新华书店
开　　本：889×1194　1/16　印张：68
字　　数：2058 千字
版　　次：2000 年 5 月第 1 版　　2023 年 10 月第 3 版
印　　次：2023 年 12 月第 1 次印刷
标准书号：ISBN 978-7-117-35408-0
定　　价：258.00 元
打击盗版举报电话：010-59787491　E-mail：WQ @ pmph.com
质量问题联系电话：010-59787234　E-mail：zhiliang @ pmph.com
数字融合服务电话：4001118166　E-mail：zengzhi @ pmph.com

主 编 简 介

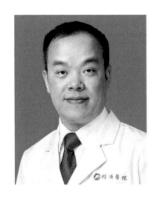

　　冯杰雄，教授，主任医师，博士研究生导师，华中科技大学同济医学院附属同济医院小儿外科主任、外科学系副主任。《中华小儿外科杂志》第九届编辑委员会总编辑、中华医学会小儿外科学分会副主任委员、中国医师协会小儿外科医师分会副会长、国际肝胆胰协会中国区儿童肝胆胰分会主席、中华医学会小儿外科学分会第六届及第七届青年委员会副主任委员、湖北省医学会小儿外科学分会第五届委员会主任委员、中华医学会小儿外科学分会第七届委员会新生儿外科学组副组长。*Journal of Surgical Research Updates* 主编，*Pediatric Surgery International*、*World Journal of Pediatrics*、*Pediatric Health*、*Medicine and Therapeutics*、《中国实用医刊》、《临床医学进展》、《中华妇幼临床医学杂志》（电子版）、《临床外科杂志》和《中华实用儿科临床杂志》编委。从 1995 年开始从事小儿外科临床基础研究，在漏斗胸、胆道闭锁、新生儿坏死性肠炎、先天性巨结肠及同源病的发病机制、诊断及治疗等诸多方面有深入的研究。获国家重点研发计划、国家自然科学基金及省部级基金项目 10 余项，发表论文 250 篇，其中 SCI 收录论文 65 篇，最高影响因子 24，单篇最高引用 64 次。主编《小儿外科学》（第 2 版及第 3 版研究生规划教材）、《小儿腹部外科学》、《先天性巨结肠及其同源病》、《小儿外科疾病诊疗指南》等。研究成果获湖北省科学技术进步奖二等奖、中华医学科技奖三等奖、宋庆龄儿科医学奖等多项学术奖励。担任住院医师规范化培训教材《小儿外科学》和本科教材《小儿外科学》的副主编。

主 编 简 介

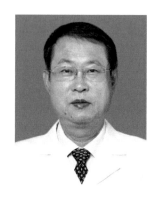

  李索林，河北医科大学外科学二级教授、主任医师、博士研究生导师。河北医科大学第二医院小儿外科主任，享受国务院政府特殊津贴专家。擅长先天性结构畸形及小儿腔镜外科研究和诊治工作，首创或率先开展多种小儿内镜手术新术式。兼任国家卫生健康委内镜专业技术委员会小儿内镜外科专家组组长、中国研究型医院学会微创外科学专业委员会副主任委员、中华医学会小儿外科学分会常务委员及内镜外科学组前任组长、中国医师协会小儿外科医师分会常务委员、河北省医学会小儿外科学分会名誉主任委员、河北省预防医学会出生缺陷防治专业委员会主任委员。

近年来，随着医学事业的蓬勃发展，我国小儿外科临床工作取得了较大的进展，特别是微创手术的概念已被广泛接受，根据微创理念设计的一些新的手术方式减轻了手术的打击，有利于患儿更快恢复。为了将最新进展及时介绍给广大读者，我们此次组织了全国30余家医疗单位的150余位专家对《小儿外科手术学》（第2版）进行了大幅修订和更新。

此版本延续了前两版全面、系统、深入的编写风格，传承了上两个版本所建立的知识体系，对各种手术的适应证进行了详细介绍，尤其强调了手术并发症的预防与处理，使读者掌握正确的手术方式，避免术后并发症的发生。本书增加了一些近年来经临床实践证明行之有效的围手术期管理方式，如术后快速康复管理；系统性更新了手术方式，并着重介绍了由我国小儿外科工作者原创、领先世界的小儿外科治疗方法，如腹腔镜心形吻合巨结肠根治术。对部分重要、复杂的典型小儿外科疾病，本书除阐述了其手术适应证、手术步骤及并发症的预防之外，还对不同术式的优势及局限性进行了分析及比较，以便读者更全面地认识相关疾病的外科处理。同时，全面、系统地介绍了腔镜及微创手术的内容，除单独成篇详尽介绍了小儿腹腔镜手术基础知识及注意事项外，在各章节中均重点介绍了腔镜、微创手术，并详尽描述了手术方式及技巧。为避免与其他学科重复，对一些交叉学科的内容进行了适当的删减或压缩。对一些创伤大、疗效较差的手术也进行了适当的删减。本书最大的亮点是加入了手术视频，在各章节手术方式后，均增加了视频介绍手术关键技巧，使读者可通过扫描二维码观看视频进行学习。

为确保高质量完成本次修订，本书特邀著名的小儿外科专家王果教授担任名誉主编，王教授亲自审定了本书的全部章节，所有编者真挚感谢王教授的悉心指导！很遗憾，本书尚未付梓，王果教授不幸仙逝，我们将不负重托，继承王果教授的遗志，为中国小儿外科事业继续奋斗！

此次参编人员均为临床一线专家，他们结合自己的临床实践编写相关内容，增强了本书的实用性，对小儿外科专业医师的临床工作有较大的指导意义。部分第2版参编人员因为年龄等原因未能参加本次修订，但我们将铭记他们为《小儿外科手术学》编写工作所做出的杰出贡献！

本书编写人员众多，难免有错误及疏漏之处，恳请广大读者在阅读中发现问题并反馈给我们，以便再版时不断完善。

冯杰雄　李索林

2023 年 3 月 2 日

第1版前言

我国人口众多，计划生育已成为我国一项基本国策，3亿以上的独生子女儿童，他们是祖国的未来和希望。随着人民生活和文化素质的不断提高，小儿已受到家庭和社会的格外重视，因此，对小儿手术治疗的效果要求越来越高，为了保证小儿健康成长，小儿外科医师责任重大。

由于小儿本身的生理解剖特点，其疾病的种类、病理生理反应、手术方法的设计、并发症的发生及预后等，均不同于成人。近20年来，随着生物、物理、电子等学科的迅猛发展，小儿外科手术也不断更新和改进，中国小儿外科工作者已积累了大量的临床经验，一些过去常用的术式或由于固有的缺点和并发症而被淘汰或改进，或者被一些损伤小疗效好及微创手术所代替。为了满足小儿外科工作者对小儿外科手术学的需要，我们组织了来自海峡两岸及香港著名医学院校、儿童医院和美国密歇根大学等的共60位专家、教授，依据他们研究之特长，共同编写这本《小儿外科手术学》。为了适应时代的需要，除编入一般小儿外科手术常见的内容外，特别增加了小儿腹腔镜手术、小儿器官移植、小儿心血管手术、连体婴分离术、小儿介入治疗、小儿胃肠外营养、产前检查及诊断等章节。对一些重要复杂的疾病，不但阐述其诊断、手术适应证、手术方法步骤、各种术式的优缺点等，还增加了术中、术后并发症的预防和处理，力求使读者能够得到系统而全面的整体知识，并借鉴作者们数十年的经验教训，以求降低并发症的发生率并提高治疗水平。本书作者多为某一方面的研究专家，并且参考了国内外近年最新文献，在编写中力求体现内容的全面、系统及深入。

本书适用于小儿外科具有相当水平的专业医师，并且可作为基层医院兼做小儿外科手术的医师们学习和继续深造时的参考资料。

由于参编人员较多，各位编写者临床工作繁忙，时间紧迫，其书写方式、文笔用词不尽一致，难免有错误和疏漏之处，敬请读者批评、指正。

本书有大量绘图任务，承蒙赵小抗同志、乔效明同志、陈永瑞同志大力支持，特此感谢！

王　果　李振东

1999年7月

  《小儿外科手术学》第 1 版出版已有 8 年多了。这期间，我国及世界小儿外科临床工作都取得了较大的进展，特别是微创手术概念已被广为接受，根据该理念设计的一些新手术减轻了手术的打击，有利于患儿更快恢复，疗效也得到进一步提高。为了将这些新的进展及时介绍给广大读者，我们组织了全国 20 多家医疗单位的 50 多位专家对《小儿外科手术学》第 1 版进行了修订。

  此次修订仍然保持了第 1 版全面、系统、深入的编写风格，尤其强调了手术并发症的预防与处理，并对各种手术的适应证进行了详细介绍，以使读者掌握正确的手术方式，避免术后并发症的发生。在内容上增加了一些近年来经临床实践证明行之有效的新手术，如经肛门巨结肠根治术、Snodgrass 手术、Nuss 手术等。同时大幅增加了腹腔镜手术内容，使之单独成篇，详尽介绍了小儿腹腔镜手术基础及常见疾病的腹腔镜手术方式。另外也更新了术前、术后处理的相关知识，着重介绍了小儿重症监护及呼吸道管理的注意事项，提高危重症病例的抢救成功率。为避免与其他学科重复，对一些交叉学科的内容进行了适当的删减或压缩。对一些创伤大、疗效较差的手术也进行了适当的删减。

  参加此次修订的编写人员多为工作在临床一线的专家，他们结合自己的临床实践编写相关内容，增强了本书的实用性，对小儿外科医师的临床工作有较大的指导意义。

  部分第 1 版的作者由于年龄等原因未能参加此次修订，谨向这些作者表示诚挚的谢意！

  本书编写人员众多，内容涉及小儿外科各个领域，恐有疏漏与错误之处，恳请广大读者批评指正。

王　果　李振东

2009 年于武汉

目　录

| 总　论 |

| 各　论 |

视频目录

扫二维码观看网络增值服务：

1. 首次观看需要激活，方法如下：①刮开带有涂层的二维码，用手机微信"扫一扫"，按界面提示输入手机号及验证码登录，或点击"微信用户一键登录"；②登录后点击"立即领取"，再点击"查看"即可观看网络增值服务。

2. 激活后再次观看的方法有两种：①手机微信扫描书中任意二维码；②关注"人卫助手"微信公众号，选择"知识服务"，进入"我的图书"，即可查看已激活的网络增值服务。

小 | 儿 | 外 | 科 | 手 | 术 | 学

总　论

手术是外科治疗工作中最重要的一个环节。但手术要取得预期的良好效果，除必须精准掌握熟练的外科技术外，正确选择手术时机和适应证及恰当的围手术期管理都是至关重要的保障。近年来，由于对小儿机体尤其是新生儿和早产儿的生理、代谢及对手术创伤反应变化知识日益了解，围手术期管理有很大改进，使过去认为不能，甚至无法施行手术的病例能安全地渡过围手术期而取得成功。

此外，某些新生儿容易出现如肺透明膜病、脑室内出血、早产儿视网膜病变、坏死性小肠结肠炎、宫内发育迟缓等疾病，均可导致终身残疾。为此，外科医师必须提供术前、术中及术后的精确处理，以预防这些病症，提高生存率。

第一节 液体和电解质的问题

小儿发生疾病时和/或经手术打击后，由于机体发育不够成熟，各种调节机制功能不全，极容易造成水、电解质和酸碱平衡紊乱。液体管理的目的就是通过补液来调整循环系统的液体量，纠正电解质紊乱，稳定细胞内外的电解质成分，补充蛋白质、电解质、热量的消耗，以保持人体内外环境的动态平衡，达到康复。

一、小儿体液的特点

（一）体液的分布

体液是人体主要组成部分，机体生命过程的细胞代谢就是在富有电解质和蛋白质的体液中进行的。一般按单位体重计算，年龄越小，体液总量占体重的百分比越高，未成熟儿的体液总量约占体重的86%，足月新生儿占80%，婴儿为70%，2岁以上儿童为65%，成人只占60%。这种液体一部分在细胞内，称为细胞内液（intracellular fluid，ICF），另一部分则自由地循环运行在大血管中，并出现在间质液和淋巴管中，称为细胞外液（extracellular fluid，ECF）。一般细胞内液占体重的40%，小儿细胞外液主要是组织间液（interstitial fluid，ISF），新生儿细胞外液占体重的40%，未成熟儿还要更高，1岁婴儿为25%，2岁以上与成人相似，占20%。但新生儿进行手术时，这些体液间隙包括细胞外液及总体液均明显下降。血浆量与体重的增长基本成平行关系，不同年龄均占体重5%左右。

随着年龄增长，体液总量占体重的百分比逐渐减少，细胞外液也相对减少，与细胞内液的比值也相应缩小，因此，年龄越小，需要的热量越高，需水量也越多。

（二）水的代谢与日需量

虽然小儿体内水分比例较高，但新陈代谢旺盛，水分的需要量较多，同时又必须有较多的水分用来排泄代谢残渣，而其体表面积较大及肾脏浓缩功能较差，所以每天水分的交换率较高，例如体重7kg的婴儿每天交换的水分为细胞外液总量的1/2，而70kg的成人仅为1/7，因而当水的出入量有变异时，容易发生水代谢紊乱。

小儿水的日需量应以体表面积计算比较准确，但临床上为方便多以体重计算。先按体重算出热量的维持需要量（基础热量），再从所需热量算出其进行代谢活动所必需的水量（从大小便、不知觉丧失包括出汗和呼吸蒸发的量算出），见表 1-1-1。

随着婴儿体重增加，其每千克体重所需热量渐减，其生理日需量见表 1-1-2。

此外，水的需要量还受环境温度、湿度、体温、体力活动和食物等因素影响。如环境过热（室温 > 36℃），出汗增加 3～4 倍，但在高温环境下（暖箱）皮肤蒸发却可减少 1/5～1/2；呼吸增强时，由肺损失的水分可增加 4～5 倍。又如体温升高 1℃，由于过度换气，从呼吸道蒸发的水分增加，婴儿须增加 12% 的液体量。轻度出汗（皮肤潮湿）需水 5～10ml/100kcal，中度出汗（有水滴）需水 20～30ml/100kcal，高度出汗（衣服湿透）需水 75～100ml/100kcal。

需要注意，计算总生理需水量时，尚需扣除机体有少量内生水（代谢水，指机体通过糖原分解和糖原再生，动用储存在肌肉中的糖原和蛋白质以及体内脂肪储备在氧化过程中产生的一部分水），每 100kcal 热量的内生水约 16.7ml。在有感染、发热、外伤等情况时，内生水的产量可以大大增加。

表 1-1-1 新生儿基础热量中水及电解质需要量

（1kcal ≈ 4.2kJ）

	代谢 100kcal 所需水量 /ml	电解质 /mmol	
呼吸	15	Na^+	1～3
皮肤	30	K^+	1～3
尿	60	Cl^-	1～2
粪	5	—	

表 1-1-2 婴儿每日需要热量（1kcal ≈ 4.2kJ）

体重 /kg	热量 /(kcal·d^{-1})
1 ~ 10	100
11 ~ 20	50
21 ~ 30	20

（三）电解质的代谢与日需量

人体细胞新陈代谢得以正常进行，是依赖体液中的电解质保持阴阳离子的平衡。细胞内液的阳离子以 K^+ 和 Mg^{2+} 为主，阴离子以蛋白质和有机磷酸盐（HPO_4^{2-}）为主，HCO_3^- 只有少量。细胞外液的阳离子以 Na^+ 为主，占 ECF 中全部阳离子的 92%，阴离子则以 Cl^- 和 HCO_3^- 为主。细胞膜两侧的体液保持着动态平衡。Na^+ 和 K^+ 都能通过细胞膜。目前认为细胞膜具有钠钾 -ATP 酶，在 Mg^{2+} 的参与下，通过水解细胞内的 ATP 而释放能量。细胞膜的载体借助能量将 ECF 中的 K^+ 泵入细胞，而将 ICF 中的 Na^+ 泵出细胞，这即是钠 - 钾泵的主动转运，以保持细胞内外电解质浓度及其总量的差异。

1. 钠的代谢 细胞外液中的 Na^+ 占人体钠总量的 35%～44%。婴儿的钠有 13% 在骨内，除了骨内的钠不可交换外，约 70% 钠均可交换。钠离子决定细胞外液渗透压及容量[正常由血清钠所产生的渗透浓度为 142mmol/L（142mOsm/L），约占总数 1/2]，也是体内重要的碱基。碳酸氢钠是体内最主要的碱性缓冲剂。细胞外缓冲储备在呼吸性酸碱改变时常需负担 70% 左右。因有时间可与全身缓冲储备相中和，所以机体对慢性酸碱改变的耐受力较大，而在急性时则较差。婴儿血清钠含量为 135～145mmol/L，血清钠 > 145mmol/L 为高钠血症，< 135mmol/L 为低钠血症。缺钠时发生酸中毒，钠过多则可引起口渴及水肿。

正常钠的维持需要量为 2～2.5mmol/（kg·d）。

2. 钾的代谢 体内钾主要分布在细胞内，仅 2% 左右在细胞外，它在细胞内液浓度为 150mmol/L，在细胞外液浓度为 3.5～5mmol/L（或 13.6%～19.5%）。钾的浓度直接影响细胞酶的正常活动和能量代谢，70% 储存于肌肉内。钾除了有维持细胞代谢、细胞内外的渗透压及酸碱平衡的作用外，还保持神经肌肉的应激性和协调心肌收缩的重要作用。

正常喂养情况下，由于所有食物内均有丰富的钾，一般不会缺钾，又因肾排泄功能良好，除非尿闭或有内分泌失调，也不会形成高钾血症。但缺钾时，肾脏不能像缺钠时一样有效将钾滞留体内。

钾经肾小球滤出后，在近端小管全被吸收，尿中钾完全是由远端小管的离子交换作用而排出，即 Na^+-K^+ 交换。如摄入钠盐多，Na^+-K^+ 交换过多，Na^+ 再吸收的负担加重，则 K^+ 的排出也随之增加而形成低钾血症。如钾摄入少，Na^+-K^+ 交换减少，H^+ 与 Na^+ 交换占优势，使尿内 H^+ 排出量增多，细胞外浓度降低而形成缺钾性碱中毒和反常酸性尿。血钾浓度的变化受血液 pH 的影响，pH 降低时，血钾升高；pH 升高时，血钾降低（pH 每改变 0.1，血钾改变 0.63～1mmol/L）。此外，肾功能不佳也影响钾的排出，虽然体内已明显缺钾，但血清钾并不降低，有时反可升高，因此，在酸中毒时严重缺钾可被掩盖，故纠正酸中毒的同时必须补钾，以防发生低钾血症。

正常钾的维持需要量为 1～1.5mmol/（kg·d），相当于 1.5ml 10% 的氯化钾。

3. 钙的代谢　钙是参与神经肌肉功能以及细胞酶反应的重要媒介，与血液凝固、血管通透性、抗原抗体反应、补体结合反应、骨生成及乳汁分泌等均有密切关系。它的代谢受甲状旁腺素和维生素 D 的控制。

体内血清钙一部分与蛋白结合而不能游离，另一部分为游离的，其游离度取决于 pH，当 pH 升高时，游离钙降低，所以碱中毒时会发生手足搐搦。此外，钙离子对心肌有刺激作用，可拮抗血钾过高对心脏的抑制，它与洋地黄类药物有相辅的效应而增强其毒性。

血清钙的含量为 4.5～6.0mmol/L，婴儿对钙的日需量为 1g。

4. 镁的代谢　镁是细胞能量代谢的必需物质，大多存在于骨及细胞质，有调节神经肌肉活动、促进碳水化合物代谢等作用。

镁在食物中极为丰富，其排出量也极少，所以只有在低蛋白血症、长期禁食、呕吐或小肠瘘等情况下才会发生低镁血症。

正常血清镁浓度为 1.5～2.5mmol/L（2%～3%），婴儿日需量约为 150mg（12mmol）。

（四）体液的调节

机体欲维持体液正常的平衡，即所谓内环境稳定（homeostasis），需要经过许多复杂的调节机制。小儿体液的调节机制不够成熟，神经内分泌系统发育不健全，缓冲作用差，肺代偿能力不足，肾脏浓缩及稀释尿液能力低下，尤其是新生儿，尿液浓缩能力仅为成人的 1/3～1/2（新生儿、婴儿尿液浓缩能力不超过 700mmol/L，而成人最高可浓缩尿量至 1 200～1 500mmol/L）。因此，在入水量过多时体液处于低渗状态而发生水中毒；相反，入水量不足或摄入盐量较多时，即可发生高钠血症，使机体处于高渗状态。

此外，内分泌对水、电解质代谢的调节起着重要作用。①抗利尿激素（antidiuretic hormone，ADH）：由下视丘的视上核及室旁核分泌。当机体遭受各种强刺激、手术创伤、麻醉或有效循环血量不足时，均可刺激 ADH 分泌增加，促使远端小管除吸收盐分外，尚增加吸收一定的水分，从而使尿量减少，而浓度升高。②醛固酮：通过影响毛细血管通透性与远端小管的重吸收作用，使钠和水滞留，促进钾的排出而避免血中缺钠。如血钠下降，促使醛固酮分泌增多，以增加肾小管对钠的吸收，减少 HCO_3^- 的排泄，尿转为酸性，尿钾排出增多。另外，醛固酮的分泌与体内钾含量、血容量及血浆渗透压有密切关系，如钾含量增多，血容量减少则分泌增加。

当调节机制不能正常发挥其有效作用或超越其调节限度时，体液的容量、浓度和成分将发生改变而不能保持内环境稳定，因而机体出现体液代谢紊乱。

二、早产儿水、电解质平衡的特殊性分析

早产儿由于通过不成熟皮肤层的不显性失水增加，其对于水分的需求是巨大的。不显性失水直接与胎龄相关，体重低于 1 500g 的早产儿为 45～60ml/（kg·d），足月儿为 30～35ml/（kg·d），而成人的不显性失水量为 15ml/（kg·d）。其他因素如辐照暖箱、针对高胆红素进行光疗以及呼吸窘迫，都会加剧失水。

在妊娠早期（妊娠 12 周），体液可占胎儿体重的 94%，随着胎儿生长发育，这个百分比逐步下降，到足月时下降至约 80%，到 1 岁时则达到 60%。在足月婴儿中，出生第 5 天时，ECF 占出生体重的 40%，到 3 个月时，这个数值将会下降到 33%，1～3 岁时将会稳定到成人水平，为 20%～25%。ICF 在胎儿期及新生儿期缓慢增加，在妊娠 20 周时，ICF 为 25%，在出生时增加到 33%，在生后 3 个月左右基本达到成人水平，约为 44%。由此可以看出，在体液所占体重比例下降的同时，ECF 所占比例亦随之下降，而 ICF 则增加。新生儿及早产儿必须要承担体液再分配的任务，以有效适应从子宫内到子宫外的环境转变。在正常情况下，这种胎儿体液的改变，在子宫内及出生后以一种有序的方式进行。如果这个进程被早产或子宫内发育迟滞所打断，就容易使婴儿产生严重并发症的风险增加。

三、小儿体液紊乱

（一）脱水

脱水为外科患儿中最常见的体液平衡失调，不仅丢失水分，而是水和电解质以近似 ECF 中的相同比例丧失，造成渗透压的改变，脱水可分为等渗性、低渗性及高渗性三种。

1. 等渗性脱水（血清钠 130～150mmol/L） 指水和电解质丧失量基本相等，细胞内液正常或内外液均减少，血容量减少，渗透压偏低或正常。多见于胃肠道液体急剧大量丧失，如急性肠梗阻、呕吐、肠瘘、胃肠减压及腹泻等。

2. 低渗性脱水（血清钠 <130mmol/L） 指电解质丧失量多于水，ECF 量减少，ICF 增多（有水肿），血容量减少，渗透压降低，尿相对密度（比重）降低。多见于较长时期体液丧失，如长期呕吐、腹泻、肠瘘、营养不良、严重灼伤及长期禁盐或反复应用利尿药的患儿。

3. 高渗性脱水（血清钠 >150mmol/L） 指水的丧失多于电解质，ICF 减少为主（脱水），血容量正常（晚期减少），渗透压升高，尿比重高（可达 1.020 以上）。多见于感染或败血症、高热、大量出汗及补水不足。

根据脱水程度，临床表现不同，分为轻、中、重三度。

（1）轻度脱水（体液丧失量占体重 5% 以下）：临床症状不明显，稍有口渴，精神不振，皮肤弹性略差，唇舌稍干，前囟及眼眶稍下陷，尿量正常或略少。

（2）中度脱水（体液丧失量占体重 5%～10%）：临床症状明显，口渴，精神萎靡，皮肤干燥，弹性差，前囟及眼眶下陷，四肢凉，脉细速，尿量减少，血液循环量通过代偿尚能维持在正常范围。

（3）重度脱水（体液丧失量占体重 >10%～15%）：临床症状更明显，极度口渴，出现精神症状（谵妄、嗜睡或昏迷），皮肤弹性更差，前囟及眼眶下陷明显，四肢厥冷，脉细弱，血压下降，面色灰白，发绀，尿量极少或无尿，有氮质血症、肾衰竭，呈休克状态。

（二）水中毒（ECF 量过多）

水中毒为输液不当（输液过多或速度过快）所致。当机体遭受手术创伤后，由于肾血管收缩及 ADH 与醛固酮的分泌增加，不论 ECF 容量多少，肾脏总是滞 Na^+ 和水，因此，如手术后短时间内滴注液体量过多或给予不含电解质的水，或在少尿情况下快速给水，即可发生 ECF 容量过多，循环负荷加重，在肺循环和其他组织中液体过多，出现充血性心力衰竭、肺水肿和颅内压增高。同时可诱发肾前性氮质血症和少尿或尿闭。

（三）钾代谢紊乱

1. 低钾血症 出现在长期禁食、胃肠减压、肠梗阻、反复呕吐、腹泻、肠瘘或长期使用无钾溶液、高张葡萄糖溶液等情况，致使钾的摄入量减少或大量丧失。在外科患儿中，除休克和酸中毒阻碍正常肾脏对钾的处理外，大多数影响钾代谢的因素都导致排泄过多和发生低钾血症的倾向。临床表现有精神萎靡、目光呆滞或烦躁不安、疲乏、肌张力降低、腱反射消失或迟钝，当影响呼吸肌时，可引起呼吸困难、腹胀、肠麻痹、心音低钝、心率增加、心律失常、心脏扩大、低血压。心电图（electrocardiogram，EKG）示 U 波，QT 间期延长，T 波降低，双相或倒置及 ST 段压低。

2. 高钾血症 发生在严重感染、外伤或大面积灼伤及酸中毒、缺氧时，细胞内钾大量释放到细胞外液中。此外，急性肾衰竭、脱水、休克使肾排钾减少，导致血清钾增多。血清钾 >5.5mmol/L 时出现心率缓慢、室性期前收缩（早搏）、精神萎靡、肌肉酸痛、面色苍白、恶心、呕吐、间歇性腹绞痛。血钾进一步升高，可影响呼吸肌而出现呼吸困难，可发展至呼吸麻痹、心室纤颤（室颤）、心脏停搏。EKG 示 T 波高耸，P 波消失或 QRS 波增宽。

（四）酸碱平衡紊乱

正常生理状态下，维持体内酸碱平衡主要依靠下列三部分。

1. 体液的缓冲系统 由 9 对缓冲物质组成，每一对缓冲物质包括 1 个弱酸（HA）和它的盐（BA）。其中血浆中 $NaHCO_3/H_2CO_3$ 这一对占全身缓冲能力的 39%～50%；其次，红细胞中 BHb/HHb 这一对由于红细胞经常不断氧化和还原，所以也具相当大的缓冲能力，约占 20%。血中 HCO_3^-/H_2CO_3 的比值为 20:1。

2. 肺　为细胞代谢过程中产生的酸性代谢产物 CO_2 的主要排泄场所。如肺部排出 CO_2 有障碍，则肺泡内 CO_2 积聚，体液中 H^+ 及 HCO_3^- 增加；相反，如排出过多，$PaCO_2$ 降低，体液中 Na^+ 及 HCO_3^- 增加。

3. 肾脏　通过 Na^+、HCO_3^- 的再吸收离子交换作用（在肾小管尿中，H^+ 与 Na^+ 进行交换，排 H^+ 保 Na^+，同时也保留 HCO_3^-）保持体液中 Na^+、HCO_3^- 的浓度，正常情况下每天自肾脏排出酸约 50mmol/L，其中 75% 以 NH_4^+ 形式排出。

若体内产生和积聚的酸性或碱性物质超过机体缓冲和排酸能力，而不能使 $NaHCO_3/H_2CO_3$ 保持在 20:1（无论二者绝对值多少），即不能使酸碱度值（pH）保持在正常范围（7.35～7.45），就可发生酸碱平衡紊乱，pH<7.35 为酸中毒，pH>7.45 为碱中毒。临床上可有下列 4 种形式表现。

（1）代谢性酸中毒：为婴儿最常见的一种。在脱水、呕吐、肠梗阻及高热、感染、休克、心肺复苏后等情况下，由于大量电解质和水丧失，血浆中 HCO_3^- 减少，组织缺氧，酸性代谢物及脂肪分解增多，形成酮体积累，使 $NaHCO_3/H_2CO_3$ 的比值 <20:1，pH 下降，CO_2 结合力（CO_2-CP）降低。临床表现为精神萎靡、不安，面色苍白，口唇呈樱桃红色，呼吸深而快，带酮味，尿量减少。按 CO_2 结合力测定，其程度分为轻、中、重三度（表 1-1-3）。

表 1-1-3　代谢性酸中毒程度估计

分级	精神状态	呼吸	口唇	周围循环衰竭	CO_2 结合力 /（$mmol \cdot L^{-1}$）
轻度	一般	无明显改变	无明显改变	无	<17
中度	精神萎靡、烦躁	深而快	樱桃红色	无	<12
重度	抽搐、嗜睡、昏迷	深而快、有酮味	樱桃红色	可出现	<7

（2）呼吸性酸中毒：多见于呼吸功能不全（肺炎，肺不张或麻醉、手术后肺换气不足）与呼吸道梗阻（气管异物、颈部肿瘤压迫、先天性气管食管瘘等），使肺内 CO_2 排出量减少，血中 CO_2 积累，碳酸增多。表现为精神萎靡或昏迷、呼吸困难，面色发红或青紫。

（3）代谢性碱中毒：由于长期呕吐（幽门梗阻）或胃肠减压引起大量氯和钾的丧失所致。表现为呼吸浅而慢，嗜睡或昏迷，有低钙血症时可出现四肢抽搐、喉痉挛、腱反射亢进。尿液为碱性，低钾血症时小便可呈反常性酸尿。

（4）呼吸性碱中毒：常见于小儿高热、败血症、极度哭闹或麻醉、人工呼吸机辅助呼吸时，由于过度换气，二氧化碳丢失过多所致。呼吸由深快转向短促、表浅，肌张力增加或手足抽搐。

以上四种酸碱平衡紊乱形式，临床上可单独出现，但往往是混合存在。要对这四种形式作出鉴别和诊断，一般可根据血液 pH、$PaCO_2$ 和 CO_2-CP（HCO_3^-）来判定（表 1-1-4）。

表 1-1-4　四种酸碱平衡紊乱的诊断

类型	急性早期			慢性代偿期		
	pH	$PaCO_2$	CO_2-CP	pH	$PaCO_2$	CO_2-CP
呼吸性酸中毒	↓↓	↑↑		↓	↑↑	↑
呼吸性碱中毒	↑↑	↓↓		↑	↓↓	↓
代谢性酸中毒	↓↓		↓↓	↓	↓	↓
代谢性碱中毒	↑↑		↑↑	↑	↑	↑

临床上为了更精确评估体内酸碱平衡紊乱的情况，除上述 3 项指标外，尚需测定：①标准碳酸氢盐（standard bicarbonate，SB），指在二氧化碳分压为 40mmHg，血红蛋白 100% 饱和的标准状态下的碳酸氢

盐的浓度。如二氧化碳含量与二氧化碳结合力增高而标准碳酸氢盐正常,即可诊断为呼吸性酸中毒。正常值为 20～25mmol/L。②缓冲碱(buffer base,BB),是所有碱的总和(包括碳酸氢盐、磷酸盐、蛋白质及血红蛋白等),正常值为 40～45mmol/L。缓冲碱与 $PaCO_2$ 和 PaO_2 无关,因此动静脉血中值相当。若标准碳酸氢盐含量正常,而 BB 降低,则说明血浆蛋白及血红蛋白低,须补充蛋白质及全血,以纠正碱储备不足。③碱剩余(base excess,BE),是指 38℃、二氧化碳分压 40mmHg、血红蛋白 100% 氧化条件下,将全血滴定至 pH 7.4 时所需的滴定碱或酸的量。正常值为 −3～+3mmol/L。酸中毒时 BE 降低,碱中毒时 BE增加。BE 反映体内碱储备的增减。

四、补液的原则和注意事项

1. 在开始补液的同时,必须尽可能去除引起体液平衡紊乱的原因,以控制体液的继续丧失。

2. 正确的补液内容应包括以下方面。

(1)供给正常日需量(水与电解质)。

(2)纠正累积损失量,即脱水、电解质及酸碱平衡紊乱的纠正。

(3)补充继续的额外损失量,即在治疗期间的异常损失量。

3. 由于体液平衡紊乱常是混合性,故补液时须按下列程序进行。

(1)补充血容量:当血容量不足时,组织缺氧不能纠正,代谢产物也无法排出,酸中毒无法纠正,因此,应先输入生理盐水或胶体溶液(包括红细胞、血浆及血浆代用品),待休克纠正后再做下一步处理。

(2)纠正酸碱平衡紊乱:轻度的酸碱平衡紊乱,经血容量补足后常可自行缓解和纠正,严重者须另外补充酸性或碱性液。

(3)补充电解质:在纠正血容量不足及酸碱平衡紊乱时,电解质也获补充,故可按临床表现、尿量及血液电解质测定结果再决定是否要进一步补充。

4. **严格掌握补液速度**　必须根据脱水程度,心、肺、肾的负荷和输入液的成分、浓度等来决定输液的速度。例如严重脱水时,先按 20ml/kg 一次性注射或快速滴注后,其组织间隙脱水程度并无明显改变,但循环可获改善,其余液体则按 10～12ml/(kg·h)速度滴注,以在短时间内既能纠正水、电解质紊乱,又不至于使心血管负荷过重,而在累积丧失量纠正后,则以 7ml/(kg·h)的速度来补充日需量及额外损失量。有心肺疾病的患儿滴注速度应减慢至 6ml/(kg·h)。

5. 补液期应严密观察患儿对补液的反应、液体的实际输入情况及病情变化,术后应立即进行血液学检测,新生儿在最初 24 小时内须进行 3～4 次评估,以了解输液是否达到预定目标,从而及时调整输液量、速度及各种电解质和浓度。此外,尚需复查有关化验,包括血细胞比容、CO_2 结合力、血气分析、血钾、氯、钠及尿比重等项目(表 1-1-5)。

表 1-1-5　输液中观察项目

观察项目	血容量不足	血容量充足
口渴	存在	不存在
肢体皮肤	寒冷、潮湿、发绀	湿暖、干燥、红润
颈静脉充盈	不良	良好
脉搏	快而弱	慢而有力
收缩压	下降	上升、接近正常
脉压 /mmHg	小	正常(>30)
毛细血管充盈时间	延长	迅速
酸中毒	存在	改善
尿量 /(ml·h⁻¹)	<20	>20

五、补液的实施

1. 水与电解质正常日需量的补充 在损耗水分的同时尚需补给一定量的电解质，所以日需输液量可给予 10% 葡萄糖溶液 80ml，生理盐水 20ml（糖∶盐 = 4∶1），但按此比例 Cl⁻ 较多，故宜将生理盐水中 1/3 量改用 167mmol/L 乳酸钠。

2. 累积损失量补充

（1）水的补充：轻度脱水须补给水分 60～80ml/kg，中度脱水 80～100ml/kg，重度脱水 100～120ml/kg，婴幼儿期各度脱水补给量按估计量 3/4 补给，儿童则按 2/3 补给。手术后脱水，其补液量要适当减少，一般可按上述量的 80% 补给。补充液体的内容须按高渗、等渗、低渗性脱水的不同，选用不同的配方液。①高渗性脱水：补水为主，用 5% 葡萄糖溶液或 0.45% 盐水；②等渗性脱水：用等渗盐溶液补给，可选用乳酸钠或碳酸氢钠 - 生理盐水溶液（1∶2），也可用乳酸钠或碳酸氢钠 - 复方氯化钠溶液（1∶2），它们的补给量可按估计丧失的体重计算；③低渗性脱水：用高渗盐水或碳酸氢钠 - 生理盐水溶液。

（2）电解质补充：见表 1-1-6。

补钾注意点：①须根据尿量决定补钾，在尿少或尿闭时，禁止输钾。当脱水纠正，尿量增多后方可补钾。一般要求在 2ml/（kg·h）以上。②浓度要适宜，含钾溶液浓度 <40mmol/L，即每 500ml 溶液中 10% 氯化钾不超过 15ml。③含钾溶液的滴注速度控制在 <5mmol/（kg·h），新生儿为 20～40ml/h，婴儿为 40～48ml/h，切忌静脉直接注射，以免引起心搏骤停。④定时测定血钾及进行 EKG 检查。发现有高钾血症应滴注 10% 葡萄糖 - 胰岛素溶液（4g 糖 + 1U 胰岛素），使葡萄糖转化为糖原，促使其进入细胞内，同时用 1.5% 碳酸氢钠溶液纠正酸中毒。用 10% 葡萄糖酸钙溶液拮抗对心肌的损害。⑤纠正钾代谢可按下列公式计算：

$$[5 - 患儿血清钾（mmol/L）] \times 0.6 \times 体重（kg）= 需补钾的量（mmol）$$
（5 为血清钾正常值，10% 氯化钾 10ml = 13.4mmol 钾）

表 1-1-6 电解质补充

脱水类型（中、重度）	钠/（mmol·kg⁻¹）	钾/（mmol·kg⁻¹）	氯/（mmol·kg⁻¹）
高渗性	2～4	1～4	—
等渗性	8～10	8～10	8～10
低渗性	10～12	8～10	10～12

钙、镁的补充：纠正酸中毒和脱水时 pH 升高，血游离钙可下降，长期不能进食，均可出现低钙血症，可用 10% 葡萄糖酸钙 0.3ml/（kg·d）静脉滴注。

低镁血症用 25% 硫酸镁 0.2～0.4ml/kg 肌内注射，每周 2～3 次，症状好转后即停用。

3. 酸碱平衡紊乱的纠正

（1）代谢性酸中毒：纠正的同时应积极治疗引起酸中毒的原因。此外，应先测定血钾及血钙，注意避免在治疗期间因钾移向细胞内而发生的致命性低钾血症。

治疗常用的碱性溶液为 5% 碳酸氢钠或 11.2% 乳酸钠，但后者要经过肝脏分解后才能起缓冲作用，因此，新生儿及有肝衰竭或休克者使用须谨慎。此外，谷氨酸钠及氨丁三醇（三羟甲基氨基甲烷，THAM），因使用有局限性及缺点多，故较少应用。

碱性溶液的补充量应按血生化检验结果来计算（表 1-1-7）。在无条件或测定尚无结果时，可先用 5% 碳酸氢钠溶液 5ml/kg 或 11.2% 乳酸钠溶液 3ml/kg 计算，此剂量可提高 CO₂ 结合力 5mmol/L 或 10%（体积浓度），必要时可重复一次此剂量。

表 1-1-7 代谢性酸中毒的碱性溶液补充量估计

	轻度	中度	重度
CO₂ 结合力/（mmol·L⁻¹）	<17	<12	<7
碱性等渗液/（ml·kg⁻¹）	20	40	60
5% 碳酸氢钠溶液/（ml·kg⁻¹）	5	10	15

根据 CO₂ 结合力下降值计算公式：

$$[27（碱储备正常值）- CO_2 结合力异常值（mmol/L）] \times 4 \times 体重（kg）= 167mmol/L 乳酸钠溶液（ml）$$
$$[27（标准碳酸氢钠正常值）- CO_2 结合力异常值（mmol/L）] \times 0.5 \times 体重（kg）= 5\% 碳酸氢钠溶液（ml）$$

按上述公式计算所获用量,在第 1 个 8 小时内静脉注入 1/2 量,其余再按生化结果及病情变化适当调整。

(2)代谢性碱中毒:对轻症者输入 5% 葡萄糖盐水或生理盐水 30ml/kg,有低钾血症者先补氯化钾。重症者 pH > 7.6、血氯 < 85mmol/L 或 CO_2 结合力 > 75%(体积浓度),用 2% 氯化铵溶液(含氯 375mmol),其剂量可按 1ml/kg 可降低 CO_2 结合力 1%(体积浓度)或 0.5mmol/L 计算。若用 0.9% 的等渗盐水则需 2ml/kg。也可按血氯值计算:

$$[103 - 异常血氯值(mmol/L)] \times 0.3 \times 体重(kg) = 补氯量(mmol)$$

首次补给量按上述方法计算所得的 1/3～1/2 给予,以后可根据临床及化验再调整或改用生理盐水。

氯化铵对肝功能不良者不宜应用,可改用 0.1N 等渗溶液(1N HCl 150ml,1 000ml 生理盐水中含 Cl^- 300mmol)。伴有低钙血症者用 10% 葡萄糖酸钙溶液 5～10ml,静脉注射。

(3)呼吸性酸中毒:处理关键在于早期诊断、认识换气不足的存在,积极改善呼吸功能。而治疗主要是维持正常体液及热量的需要,切忌输入过多的氯化钠。合并有代谢性酸中毒可给碱性溶液。

(4)呼吸性碱中毒:应处理原发病,碱中毒本身一般无须处理。

4. 额外损失量的补充 额外损失量是指开始治疗后,当天继续丢失的液量如胃肠减压、胸腔或其他引流管的引流液,胃、肠、胆造瘘液,脓液,灼伤创面渗出液及发热、出汗、水肿等。原则上每天按丢失液体的电解质含量来估计实际损失量,给予等量补充(表 1-1-8)。

此外,在补充量时尚应考虑到积蓄在所谓第三间隙的液体(是指在 ECF 转移至受伤区域或感染组织中,引起局部水肿,或被隔离在器官组织的某一部位的液体),常见于灼伤、挤压伤、软组织损伤和感染、腹膜炎、肠梗阻、肺部感染、骨折等。当估计积蓄在第三间隙的液体量较大时,也应予补充。但须注意,当受伤区毛细血管功能恢复正常后,第三间隙的液体仍可回到循环中,届时有可能发生容量过多、心脏负荷过重的现象。

表 1-1-8 额外损失液的电解质含量及应补给水、电解质

丢失液体种类	每 100ml 应补给的量						
	钠/ (mmol·L^{-1})	钾/ (mmol·L^{-1})	氯/ (mmol·L^{-1})	5% 葡萄糖溶液/ml	生理盐水/ml	1/6M 乳酸钠溶液/ml	10% 氯化钾溶液/ml
汗液	10～20	3～10	10～35		2～5		
胃液	20～80	5～20	100～150	40	60		0.6～1.5
小肠液	100～150	5～15	90～130	20	70	10	0.3～1.5
胆汁	120～140	5～15	80～120		67	33	0.4～1.5
胃肠减压液 <6 个月	70		85	50	50	20	0.4～1.5
胃肠减压液 >6 个月	46		72	33	67		
脓液、渗出液				67	33		

六、新生儿外科的补液特点

(一)水和电解质的正常生理需要量

1. 水的日需量 一般新生儿出生后 3～4 天,水的日需量为 40～80ml/kg,以后为 100～120ml/kg;未成熟儿经皮肤丢失水分多,故日需量也较多,体重愈低,需水量愈大,体重 < 1 000g 者需 200ml/kg,体重在 1 000～1 500g 者为 150～180ml/kg,1 周后为 100～150ml/kg。

新生儿肾功能未臻完善,肾小球滤过率低[仅 21ml/(min·1.73m^2)],至 1 个月后才缓慢地增加。同时肾浓缩功能也差,最大为 500～700mOsm/L,肾小管对血管升压素(抗利尿激素,ADH)不敏感,故若输液过多,可引发水中毒。另外,新生儿体表面积大,不知觉的损失水分较多,基础代谢旺盛,因此,每天水的出入量约等于细胞外液总量的 1/2,故又容易发生脱水。

2. 电解质的日需量　新生儿出生后 3 天内血清氯、钾、磷酸盐、有机磷及乳酸等含量均偏高而处于代偿性酸中毒状态，故此阶段可不给电解质。以后钠的日需量为 1～2mmol/kg，未成熟儿为 2～3mmol/kg；氯的日需量为 2mmol/kg；排尿后，不论日龄可给钾 1～2mmol/（kg·d），但用钾的浓度最好稀释 1/2（即 0.15% 氯化钾溶液）。

（二）累积与额外损失量补充

累积和额外损失量必须以血电解质、血气分析结果来精确核算制订补充方案。务必防止过量，总液量超过 170ml/（kg·d），有引起肺、心肌及脑水肿而死亡的可能。新生儿肾回收氯较多，生理盐水中含氯高，在补充时注意防止发生高氯性碱中毒。对乳酸的代谢差，纠正酸中毒使用 5% 碳酸氢钠溶液时应稀释 1 倍后滴注。

（三）补液速度及监护

新生儿补液时必须注意掌握速度，快速输液 60ml/h（15 滴 /min），若输甘露醇等利尿药，速度可适当增快，但总量不得超过 300ml。对心、肺、肾功能不全者，输液速度要慢，总量不宜过多，无脱水时，一般持续静脉滴注，速度以 6～7ml/（kg·h）为宜，有脱水时可增至 11～12ml/（kg·h）。每天总输液量，应分段定量均衡滴注。

输液过程中必须监护脉搏、血压、心音，每小时测尿量、尿比重，足月新生儿尿量至少是 2ml/（kg·h），相对密度（比重）为 1.010～1.013，应留置导尿管监测。近年，应用折射仪测量尿的折光系数比重，即当光线穿过尿流时弯曲的角度，测量时只需一滴尿液，其精确性与用漂浮比重计测量相一致。每 6～8 小时测电解质、pH、血细胞比容及尿素氮。其中，测量滤过钠排泄分数（fractional excretion of filtrated sodium，FeNa）可以决定血尿素氮（blood urea nitrogen，BUN）升高和尿量减少是否为肾衰竭或者脱水的结果。足月儿正常滤过钠排泄分数 >1%，非足月儿 >3% 时均属正常。

（董其刚　吴晓娟　魏明发）

第二节　新生儿及早产儿的代谢改变

一、新生儿对手术或创伤的应激反应

新生儿对手术或创伤应激呈现显著的激素和代谢反应，与胰岛素抵抗有密切关联。

（一）手术后内分泌的改变

显著的应激状态会导致内分泌反射，通过下丘脑 - 垂体反应，导致肾上腺皮质激素、血管升压素（抗利尿激素，ADH）、生长激素的增加及催乳素的释放，在下丘脑和垂体依赖的内分泌因子中，细胞因子包括肿瘤坏死因子（TNF-α）和白细胞介素 -6（IL-6），在应激和术后均会升高。儿茶酚胺是术后代谢物质改变的主要决定者，血浆肾上腺素和胰高血糖素水平均升高，这与血清中葡萄糖和肾上腺素浓度升高相关。

（二）碳水化合物代谢

术后血糖可为正常葡萄糖水平的两倍，这种高血糖反应是由于内脏合成葡萄糖增多和肾上腺素水平升高所致；可能继发于糖原分解而不是糖异生。此外，在新生儿围手术期，葡萄糖利用的稳定性降低也可以导致高血糖症。

（三）蛋白质代谢

从最初的 2～3 天内氧化储存的脂肪，到游离蛋白质产生负氮平衡，补充高水平氨基酸可导致蛋白质合成增加和内源性蛋白质分解的减少。

（四）脂肪代谢

正常新生儿能量需求的 80% 来自脂肪分解所产生的热量。新生儿手术中全部酮体和血糖的水平升高，可能是儿茶酚胺刺激脂肪分解和酮体生成的结果。

二、早产儿的代谢改变

早产儿的脏器生理、生化功能不成熟或发育不良，与其快速生长所需的高营养素摄入相矛盾。出生后未能及时补足所需营养及能量，造成早产儿的患病率及病死率均较正常足月儿增加，因此，出生后营养支持，尤其是早期营养支持成为最关键的问题，而对于需要新生儿期行手术治疗的早产儿更须注意其代谢及营养状况，以顺利渡过围手术期。早产儿从出生到正常营养摄入需要花费相当大的精力，才能保证其正常的生长发育，避免相关并发症的发生和远期的不良影响。所以，真正了解该阶段小儿的代谢特征和营养素需要的特殊性，是临床实施正确营养管理过程中不可忽视的问题。由于宫内储存不足和不能立刻适应宫外生存条件，如胎儿的必需脂肪酸是由母体胎盘供给，在无外源性供给时胎儿肝内的脂肪酸储存仅能维持大脑生长 2～3 天，胎儿离开母体后，如不及时供给合理而足够的营养素，易发生严重的营养缺乏。早产儿碳水化合物、脂肪等能量储备少，代谢旺盛，胃肠道尚未完全发育，大部分出生后往往伴随不同程度的营养缺乏，对中枢神经、器官发育存在不良影响，若未及时干预，可能发展为不可逆性神经损伤。因此，临床应重视对早产儿的营养支持。

早产儿所需热量为 80～100kcal/（kg·d）。提供足够能量和营养素的目的是满足出生后的生长和体内营养成分的储存率，以赶上宫内相同胎龄胎儿的水平。早产儿体液的特点包括总体水分（妊娠中期胎儿为 85%～90%）明显高于成人（60%）。由于患儿在治疗过程中，始终暴露于开放式暖箱或光疗箱内，易导致非常严重的不显性失水，主要是组织间隙内水分的丢失。当不显性失水导致体重急剧下降 10% 时，血钠将增加 20mmol/L。尽管存在较大的个体差异，但不显性失水仍有与胎龄、体重成反比的倾向。理想的水、电解质平衡可以通过每 6～8 小时 1 次的体重、血清电解质和尿生化指标的监测来完成。

早产儿与足月成熟新生儿相比，具有较少的葡萄糖储存及较高的棕色脂肪、肌肉脂肪比和脑体重比特点，而葡萄糖的利用率却高于成人 4 倍。鉴于这个原因，早期提供足够的碳水化合物能量是十分重要的。值得注意的是对于早产儿，肠内喂养碳水化合物主要来源是乳糖，乳糖是一种含葡萄糖的双糖，由位于小肠绒毛顶端的乳糖酶水解成半乳糖，被小肠黏膜吸收，故当黏膜表面受损时，乳糖酶将非常敏感地受到影响而造成乳糖酶缺乏。

由于早产儿有较高的生长率和蛋白转换率，估计早产儿的蛋白质需要约高于年轻成年人的 5 倍。早产儿蛋白质的摄入，除数量外，还须考虑其质量，必需氨基酸含量应达到 45% 以上。在保证总营养素和能量的情况下，仔细合理调整，维持适宜的热氮比例来纠正负氮平衡。蛋白能量摄入不足将导致不必要的蛋白分解加重，但由于早产儿的代谢和肾脏排泄功能不成熟，摄入过多时，未被利用的蛋白质会诱发迟发性代谢性酸中毒和引起神经系统损害。

由于早产儿的胰酶和胆酸分泌水平较低，脂肪主要由舌下腺和胃液中的脂肪酶消化。因此，作为一个常规策略，经口和鼻胃管喂养优于空肠造瘘喂养，乳汁可以通过上述两个酶系统的作用，最大限度地提高脂肪吸收率。当极低出生体重婴儿肠道喂养不能耐受时，将缺乏外源性脂肪的供给，会引起皮肤损害、视网膜发育不良和神经髓鞘形成障碍。由于早产儿的脂蛋白脂酶和卵磷脂 - 胆固醇酰基转移酶的水平比足月新生儿低，因而肠外应用脂肪乳剂时有发生高脂血症的倾向。

（魏明发　吴晓娟　董其刚）

第三节　手术前准备

一、一般病例的术前准备

（一）全面体格检查及实验室检查

手术前都必须做全面的体格检查，包括生长发育、体重及营养状况、体温、脉搏、呼吸、血压等，以及心、肝、肺、肾等主要器官有无异常。一般化验应做血常规、尿常规、出血和凝血时间测定。

凡患儿较危弱或须做较大手术者，则可按需要做以下检查：①营养状况（包括血红蛋白、血浆蛋白、血钙、磷、锌、微量元素及维生素测定）；②主要器官功能（胸片、心电图、肝功能、转氨酶、乙肝表面抗原、血尿素氮、肌酐等）；③电解质、酸碱平衡测定。

根据体格检查及实验室检查结果，对小儿术前情况做出全面评估，制订手术方案。

（二）术前饮食与禁食

婴儿由于生长发育需要，其新陈代谢旺盛，所需的热量和各种营养物质较儿童为高，正常情况下一般是每 3 小时喂食 1 次，故术前无特殊情况者仍应继续予以喂养，直到手术前 4 小时开始禁食，如此不会由于禁食时间过长而造成饥饿及体内糖储量的明显减少。此外，婴儿胃活动能力强（无梗阻时），喂食后 2～3 小时就能将胃内容物完全排空，故在麻醉过程中发生呕吐及窒息的概率较少。儿童一般需要术前 6 小时禁食固体食物。禁食时间较长或估计手术较困难者，最好在术前静脉注射一次 50% 葡萄糖溶液或给予 10% 葡萄糖溶液滴注，以增加肝糖原储量及防止缺水。某些胃肠道手术前可改流质或要素饮食数天。

（三）控制体温

由于小儿体温调节中枢不健全，易受外界因素影响。尤其是感染性疾病，高热常为首发症状。有高热的患儿，对手术及麻醉的耐受力极差，容易引起惊厥、昏迷、休克，甚至呼吸停止，故术前必须采取降温措施。一般认为肛门体温超过 38.5℃者，不宜立即施行手术，应先降温，可用解热药，同时物理降温，对某些需要置胃肠减压的病例，做胃内冰水灌洗降温，可迅速取得效果。对有休克或休克前驱症状者，在应用降温措施前，必须先静脉补充有效循环血量。

新生儿术前保暖工作十分重要。环境温度要维持恒定，室温最好保持在 25～27℃，低温会增加氧耗及基础能量的需要。体温过低或不升，则可加用热水袋、电热毯、辐射保暖器或置入暖箱内。暖箱温度可按不同需要调节，足月儿调至 30～32℃，相对湿度应维持在 60%～70%，湿度较高，容易保持体温恒定，可减少机体失水和体重下降。

（四）配血、输血

凡准备施行较复杂手术或估计术时出血较多、时间较长的病例，尤其是新生儿（新生儿失血 20～30ml 相当于成人 500ml），都应在术前配血备用。凡遇血红蛋白过低及营养不良的患儿须早期手术者，术前均应积极输血或输血浆。按每日每千克体重输血 10ml 计，可提高血红蛋白 10～15g/L，血红蛋白低于 90g/L 者，则不应施行选择性手术。凡遇有急性失血者（呕血、便血、腹内出血），若血细胞比容 <0.30 或失血量占全身血量 10% 以上时应予输血（足月新生儿血容量为 80ml/kg，未成熟儿约为 100ml/kg，正常新生儿血红蛋白为 180～220g/L，血细胞比容为 0.60～0.65）。

（五）胃肠道准备

胃肠道较大手术、腹膜后手术、脾切除等，术前应放置胃肠减压管。

1. 灌肠　凡结肠、直肠、肛门手术或乙状结肠镜、纤维肠镜检查者及某些腹部大手术（如腹腔内或腹膜后肿瘤），估计需广泛显露手术野，尤其在结肠附近，要使结肠处于空虚状态便于手术操作者，均须进行灌肠。传统的机械性清洗肠道方法，结合术前口服抗生素，能降低结直肠手术后感染率，故至今仍被普遍应用，但这种方法所需时间长，增加体内消耗，且容易造成患儿脱水、血容量减少和电解质紊乱。故 1973 年 Hewitt 等创立全肠道灌洗法（whole gut irrigation，WGI），经鼻胃管注入大量的电解质液清洗肠道。Postuma 首先将此法用于小儿，取得良好效果，它安全、迅速、省时，能有效地排空肠道和减少肠道内细菌数量，使术后感染性并发症明显减少。有条件的医院临床上都采用 Davis 设计的电解质灌洗液（Golytely 液），其组成包括 Na^+ 125mmol/L、K^+ 10mmol/L、Cl^- 35mmol/L、HCO_3^- 20mmol/L、SO_4^{2-} 40mmol/L、聚乙二醇（polyethylene golytely）17.6mmol/L。具体操作方案是患儿术前 1 天进流质，下午口服或经胃管注入 Golytely 液，剂量为 25ml/（kg·h），直至直肠流出液清洁无渣，持续时间 3～7 小时，平均（4±0.2）小时。许多作者报道认为 Golytely 液是目前比较理想的全肠道灌洗液，灌洗前后患儿呼吸、脉搏、体温和电解质均无明显变化，术后感染率从 34%（传统的灌洗方法）下降至 3.3%。

2. 抗生素应用 预防性应用抗生素已成为结直肠外科的公认原则。它可以使肠道细菌减少或受到抑制，再结合肠道灌洗和严格的无菌技术操作，术后感染的可能性可降到最低程度。理想的术前用药要求：①要使结肠内菌群受抑制的最高峰正处于手术时；②受抑制的时间不宜太长，以防止术后耐药菌过度生长；③选择的药物要能抑制肠道需氧菌和厌氧菌的生长；④肠道吸收量少，毒性低，投药方便，小儿易接受。

口服氨基糖苷类抗生素＋红霉素或甲硝唑曾被广泛用于临床，头孢菌素类（头孢替坦、头孢曲松钠、头孢噻肟钠、头孢唑肟钠等）已较多地用于结直肠手术前准备。目前多数医师主张采用口服合并静脉用药，因为口服抗生素能减少术前结肠内细菌，降低术时肠道细菌污染的程度，而静脉用药是为了在术中细菌污染组织时，抗生素在组织和血浆中达到最高抑菌程度，故二者结合使用能最有效地降低术后感染发生率。口服给药时间为术前 2 天开始，也可术前 1 天多次给药或全肠道灌洗结束后给药。静脉给药时间最好按药物在体内的半衰期决定，第一次给药一般在麻醉后或手术开始时，如头孢西丁钠（头孢甲氧噻吩）半衰期较短（0.8～1 小时）须在术中和术后短期内重复给药，而头孢替坦的半衰期为 4 小时，故术时一次静脉使用即可。此外，婴幼儿采用甲硝唑直肠栓剂于术前 30～60 分钟置于直肠内，也方便有效。

（六）维生素应用

维生素缺乏可使患儿对手术的耐受力降低，易发生并发症，故术前给予足量的维生素是必要的。

1. 维生素 C 为胶原纤维制造之必需物质，也参与细胞间质的合成，且能改变毛细血管壁渗透性，活跃机体的酶系统，增加抗体的形成，故为伤口愈合最重要的因素之一。维生素 C 缺乏时，虽不一定发生维生素 C 缺乏病，但会延缓伤口愈合，引起切口裂开或胃肠吻合口瘘等严重并发症。术前应补给 200mg/d。

2. B 族维生素 B 族维生素在外科应用中最主要的是维生素 B_1，它对碳水化合物的代谢起辅酶作用，使中间产物乳酸与丙酮酸进一步分解为水和二氧化碳，并在肝内促使二者合成糖原。它也与乙酰胆碱的合成有关。维生素 B_1 缺乏时的临床表现有：①心肌张力减低，易发生休克或促使心力衰竭；②胃肠道动力及张力均减弱，可引起食欲不振或肠麻痹时间延长；③碳水化合物的氧化作用不全，以致组织存积过多的乳酸，可影响酸碱平衡。

正常需要量一般为 1～2mg/d，对营养不良和人工喂养患儿应补给维生素 B_1 5～10mg/d。

3. 维生素 D 与钙质代谢有关。它能促进钙、磷吸收，减少尿磷排出，提高枸橼酸钠的血浓度，以利新骨的钙化。缺乏时，血钙降低可出现喉痉挛或惊厥。小儿一般需要量 400～800U，可口服浓维生素 AD 制剂，也可肌内注射维生素 D_3。

4. 维生素 A 为构成上皮细胞正常代谢之重要因素，它的缺乏会降低患儿对细菌感染的抵抗力。小儿最低需要量为 1 500U/d。

5. 维生素 K 是肝内制造凝血酶原的必需物质，缺乏时容易引起出血。新生儿由于肝脏功能未成熟及肠道内缺乏正常菌群，使肠道维生素 K 合成不足，凝血酶原过低而造成自然出血倾向，故新生儿术前应常规给予维生素 K 制剂。有胆道阻塞时，因胆盐不能排至胆道内，阻碍脂溶性维生素吸收，长期应用肠道抗生素者维生素 K 合成不足，这些病例均应术前补给维生素 K_1 10mg，或维生素 K_3 2～4mg/ 次，每天 1～2 次，2～3 天即可。

（七）抗生素应用

关于手术前是否常规预防性应用抗生素，目前多数意见认为只要严格掌握指征，适时地应用还是有预防感染的效果。不加区别地滥用，不仅不能达到预期效果，还可并发二重感染，导致耐药株产生。应用指征：①新生儿、早产儿、低体重儿（容易有肺部并发症）手术；②心、胸及骨科、整形手术；③腹腔手术有污染可能者；④肠道手术的准备；⑤严重污染的各种创伤；⑥营养不良或长期应用肾上腺皮质激素者。

实践证明，细菌污染组织 3 小时以上再给予抗生素，不能预防感染的发生，故抗生素应在细菌种植前使用，使在污染时其组织内药物浓度已达高峰。给药时间不宜过早，以免改变人体内正常菌群而使耐药株过度生长。一般认为术前 1 小时开始用药疗效较好。为获得较广泛的抗菌效能，抑制或延迟耐药株产生，宜选用两种抗菌作用和机制不同的抗生素联合应用。目前认为术后继续预防性应用抗生素 24～48 小时已足够。

（八）其他

1. 皮肤准备 小儿皮肤娇嫩，不须剃毛。手术区皮肤于术前充分清洗。骨科手术前 3 天起每天先用肥皂水擦洗 3 次，清水冲洗后再用 70% 乙醇或氯己定液消毒 1 次，用消毒巾包裹。头部手术须剃去头发。

2. 心理准备 对大儿童应以亲切关怀的态度酌情告知病情，消除其紧张、恐惧心理，争取信任和合作。必要时手术前晚可适当应用镇静药（苯巴比妥、地西泮）。

3. 驱虫 选择性手术病例中，若疑有肠寄生虫者（如有蛔虫，术后可发生蛔虫穿过吻合口等并发症），应行驱虫治疗。

二、特殊病例的术前准备

（一）贫血

外科患儿中发现贫血是一种相当普遍的现象。新生儿出生时红细胞处于增多状态[血红蛋白 160g/L，血细胞比容（hematocrit，HCT）>0.60]，一般在 3～5 个月即下降为低值，出现生理性贫血（血红蛋白 90～100g/L，HCT 0.30～0.33）。大部分婴儿在出生后 1 年内需要饮食中供给铁，口服铁剂治疗能将选择性手术患儿的血红蛋白水平每周提高 15g/L。血红蛋白水平低的患儿可给予浓缩红细胞输注。

因胎儿期处于相对缺氧状态，红细胞生成素合成增加，出生时 Hb 为 150～220g/L，早产儿和足月儿基本相等，在新生儿期 Hb<145g/L 为贫血。输血指征为足月儿 Hb<100g/L，早产儿 Hb<115g/L。如果出现贫血，须排除血型不合溶血病。尤其在出生 1 周内的新生儿大手术多为危及生命急症，术前没有足够的时间纠正贫血，往往需要输血。新生儿血液中各种凝血因子，包括维生素 K、凝血因子、纤维蛋白原含量不足，导致凝血酶原时间（prothrombin time，PT）、活化部分凝血活酶时间（activated partial thromboplastin time，APTT）等延长，围手术期出血风险较高，适当补充维生素 K_1、血浆、冷沉淀或纤维蛋白原来纠正。

除此以外，对导致贫血的其他潜在原因，须进一步依赖实验室检查做出判断，包括全血细胞计数、平均红细胞体积（mean corpuscular volume，MCV）、红细胞体积分布宽度（red cell volume distribution width，RDW）、网织红细胞（reticulocyte，ARC）计数、铁蛋白以及血清铁水平等测定。然后根据不同病因采取相应的治疗措施。

（二）蛋白质－能量营养不良

蛋白质－能量营养不良（protein-energy malnutrition，PEM）为体重下降、能量代谢异常、血浆蛋白减少和免疫功能障碍的综合征。国内有学者报道对外科入院患儿的营养调查发现，40%～60% 有 PEM（尤其是恶性肿瘤病例），明显增加手术并发症发生率和病死率。导致 PEM 的主要外科原因为：①能量消耗增加，如严重感染时，机体需要量增加，代谢率增加 1 倍以上，而感染患儿不能迅速动员脂肪储备，骨骼肌和皮肤蛋白质分解增多，释放氨基酸，为促进糖异生提供能源，体内蛋白质储存很早就被利用，造成严重的蛋白质消耗。又如肿瘤患儿糖、蛋白质及脂肪代谢均有异常改变，形成无效生化循环而致能耗增加。②营养吸收障碍，如急腹症、恶性肿瘤、感染等均可引起食欲低下和胃肠道功能抑制，加上呕吐或腹泻造成消化液和营养物质丢失。

纠正 PEM 除给予高蛋白、高热量饮食，输血或血浆外，亦可采用肠内营养和全肠外营养。一般来说，经外周静脉供给全肠外营养可以有效地保证能量供应，逆转 PEM。待 PEM 改善后再行手术。

（三）出血性疾病

小儿出血性疾病并非少见，轻型病例在临床上不一定有明显表现或家长未予在意。因此，在做选择性手术前必须详细询问有否出血病史（包括家族史），如遇可疑者，应做有关检查，血小板计数、PT 和 APTT 是用于评估出血的常用指标。尽可能明确病因，并请儿内科医师协助诊治，待病愈后再考虑做选择性手术。如系急诊患儿，则须在积极准备后方可手术，否则可因术中、术后出血不止而死亡。临床上常见的小儿出血性疾病有血小板性出血、毛细血管性出血、凝血与抗凝血出血三大类。

1. 血小板性出血　正常血小板计数为 $(140 \sim 400) \times 10^9/L$（14 万～40 万 /mm³），临床上若低于 $20 \times 10^9/L$（2 万 /mm³）就会出现自然出血。维持在 $50 \times 10^9/L$（5 万 /mm³）水平则可不见出血，但如有血管内压力增加或毛细血管脆性增强时也会出现出血。临床表现主要是皮肤、黏膜出血，周身皮肤可见瘀点或瘀斑。黏膜出血以牙龈渗血及鼻出血最为常见。术前、术后处理主要为：①选用冷冻血小板浓缩液输入，尤其对重度血小板减少症患者效果较好，输注时要在半小时内完成。② DDAVP（1- 去氨基 -8- 右旋精氨酸加压素），用于防止手术出血。用法为 0.4mg/kg，静脉滴注。③止血药物应用，可选用酚磺乙胺、氨基己酸、血宁片等可能有一定疗效。

2. 毛细血管性出血　主要是毛细血管渗透性增强和脆性增加所造成。临床上以过敏性紫癜最常见，其表现以皮疹（紫癜）为主，常伴有四肢及面部血管神经性水肿、腹痛和关节痛。手术前后处理主要用肾上腺皮质激素治疗，口服泼尼松 $1 \sim 2mg/(kg \cdot d)$，或静脉注射促肾上腺皮质激素、地塞米松等。出血时应及时输血，止血药及维生素 C 也有一定帮助。

3. 凝血与抗凝血出血　系先天性遗传性凝血活酶生成障碍所引起的出血性疾病。临床上以血友病 A（凝血因子Ⅷ质或量异常）最为多见。表现为轻微损伤，甚至不为人所察觉的损伤，即可发生渗血不止，或手术出血不止，一般压迫或填塞方法均无效。皮肤、黏膜、关节、内脏（消化道、泌尿道、中枢神经系统）等部位均可发生出血，严重时可致命。血友病患儿术前、术后处理简述于下。

（1）抗血友病球蛋白（antihemophilic globulin，AHG）浓缩制剂：系从健康人新鲜血浆分离而得到的一种血浆蛋白制剂。正常人血浆 AHG 浓度为 50%～200%，当 <33% 时就可有出血症状。一般来说外科手术前 AHG 必须升高至 30%～60%，至少维持到术后 10 天。AHG 所用的剂量须按患儿出血程度估计（1U AHG 相当于 1ml 新鲜血浆），一般轻度出血（单纯皮下、肌肉血肿）可按 10～15U/kg，每 12 小时 1 次；中度出血或一般手术可用 30U/kg；严重创伤或大手术可用到 50～150U/kg（也可参照下述输血方法）。在补充 AHG 时，须注意其在体内的半衰期，由于它向血管外弥散，故其弥散半衰期为 4～5 小时，其生物学半衰期为 8～12 小时（术后可能缩短至 6～7 小时），因此，为达到并维持 AHG 有效的止血水平，至少每 12 小时输注 1 次，且滴注速度应快，遇大的创伤、伤口或出血时更应缩短输注时间。至于给药天数，可根据出血程度和用药后止血情况确定。此外，当感染发热或组织坏死时，AHG 的利用增加，除加大 AHG 的用量外，还必须尽快地去除病理性应激因素。AHG 制剂每瓶规格有 100U、200U 和 400U，用时先以 30～37℃无菌注射用水或生理盐水 50～100ml 稀释后静脉滴注。

（2）输血：要达到立即止血的效果，必须输以新鲜血浆（冷冻或干血浆也有效），输入量要足，反复多次，以维持血内 AHG 的一定浓度（每千克体重输入血浆 1ml，可使凝血因子Ⅷ浓度升高 2%）。大手术前准备的具体使用方法介绍如下。第 1 天初始剂量 10ml/kg，1 小时内滴完，以后每次 5ml/kg，每 4 小时 1 次。第 2 天每次 10ml/kg，每 8 小时 1 次。第 3～7 天每次 10ml/kg，每 12 小时 1 次。

（3）重组人凝血因子Ⅷ：在纠正或预防出血、急诊或择期手术中，本品起到暂时代替缺失的凝血因子的作用。体内凝血因子Ⅷ水平升高的百分比可用每千克体重注射本品的剂量（U/kg）乘以每千克体重每个单位的 2% 计算而得。术前确定凝血因子Ⅷ活性 100% 需要的剂量，术前半小时开始注射，术后 6～12 小时后，按上述剂量重复注射持续 10～14 天，直至痊愈。

（4）药物：抗纤溶药可防止已形成的凝血块溶解（由于血友病患儿纤维蛋白的形成延缓），对改善血友病有一定效果，也可减少 AHG 的补充用量，常用的有氨甲环酸、氨基己酸及花生衣类制剂等。肾上腺皮质激素可改善毛细血管通透性，有减少出血和加速血肿吸收的作用。此外，DDAVP 是血管升压素的一种衍化物，它可使附着于血管壁上的因子Ⅷ进入血液循环中，有利于止血，对血友病轻、中度出血有一定疗效。

（5）局部出血处理：局部出血肿胀，初期可冷敷后加压包扎，待肿胀不再继续加重时，可热敷以利血肿吸收。黏膜出血可用肾上腺素液棉球、吸收性明胶海绵、鲜血浆或 AHG 浓缩剂局部滴注后压迫止血。关节出血急性期，可用局部冷敷、制动及功能位固定，稳定后，若有必要可在补充足量的 AHG 基础上做穿刺抽血。

（四）长期应用肾上腺皮质激素者

长期使用肾上腺皮质类激素者，其肾上腺皮质萎缩或反应低下，对手术、创伤的应激能力减弱，在术中或术后常出现严重低血压、呼吸抑制和麻醉苏醒延迟等，故术前务必加以准备。手术前后激素的补充方法：①手术前 24 小时及 12 小时各肌内注射醋酸可的松 100mg，使体内有充足的可的松储备；②手术时，以氢化可的松 100mg 静脉注射，如有低血压、休克，应持续滴注或加大剂量，直至病情好转，必要时可用升压药（去甲肾上腺素）；③手术日，醋酸可的松每 6 小时肌内注射 50mg；④手术后第 4、第 5 天每 12 小时肌内注射 50mg，术后第 6、第 7 天改为每 8 小时口服 25mg。以后缓慢逐步可用 9α- 氟皮质醇，每天 0.1mg。

（五）小儿糖尿病

近年，小儿糖尿病有所增加，且病情常较成人严重，不易早期发现。早期症状为多饮、多尿、多食，多数患儿伴明显消瘦。有些患儿是在创伤或感染而发生糖尿病酸中毒时才得到确诊。此类患儿具有下列临床特点，在考虑手术时须注意：①糖代谢障碍，血糖高，糖原储存少。当手术、麻醉刺激时，可使血糖升高，糖原消耗，刺激糖原异生，血内酮体增多。②水、电解质和酸碱平衡失调，常有脱水、酮症酸中毒、低钠血症等。③血浆蛋白低下，机体抵抗力弱，易患感染。术前准备：小儿糖尿病一般须用胰岛素治疗，先用胰岛素，每天用量一般为 10～60U，开始可按每千克体重 0.5U 计算，分 2～3 次餐前皮下注射，以后按尿糖程度增减剂量。术前控制血糖，使其降到稍高于正常水平（5.6～11.1mmol/L，100～200mg/dl），尿糖（+）～（++），以免发生低血糖或酸中毒。手术当日测定空腹血糖，禁食，静脉滴注 5%～10% 葡萄糖溶液 250～500ml，以防因饥饿所致酸中毒。术中可继续补给，依病情需要而定。手术后下午再测血糖。一般在手术日可不给胰岛素，以防血糖过低，术后仍需适当应用胰岛素控制，仍按尿糖情况调整给药剂量。纠正水、电解质紊乱，以防止酮症酸中毒。应用大剂量广谱抗生素及输血，以提高抗感染能力。拆线时间适当延长。

（六）早产儿

早产儿是指胎龄＜37 周，体重＜2 500g 的活产新生儿，随着医疗水平的不断提高，早产儿的存活率也大幅度提高。由于早产儿常同时伴有先天性畸形，包括先天性心脏病、消化道畸形等，以及早产儿坏死性肠炎发病率也随之增高，早产儿手术率也大大提高。由于早产儿外科疾病症状较急，同时合并各系统发育不完善，给手术及麻醉的选择带来较大难度，风险较高，所以术前准备尤为重要。

早产儿的免疫系统、呼吸系统、循环系统及消化系统发育都不成熟，术中暴露及麻醉药物容易引发并发症，如免疫功能损伤、酸中毒及创伤愈合延迟，另外，低体重儿免疫力较差，抵抗力也比较弱，术前可能会出现水、电解质酸碱平衡紊乱或感染等，使手术风险增加，存在死亡率明显升高以及住院周期延长等问题。术前应尽可能纠正患儿代谢性酸中毒、低血糖和电解质紊乱，控制感染，保证早产儿能量需求，以及蛋白质及脂肪供应，对于术前总蛋白低于 50g/L 者，给予补充新鲜全血以及白蛋白，以提高患儿麻醉及手术耐受力。早产儿呼吸调节中枢发育不成熟，易发生呼吸暂停和麻醉药引起呼吸抑制，术前控制呼吸道感染，必要时应用激素促进肺部发育，对呼吸功能不全的早产儿使用气管插管呼吸机辅助呼吸，早产儿每千克体重氧耗量是成人的 2 倍，且只能通过呼吸频率来满足体内氧需求。新生儿肝脏发育不成熟，肝内葡萄糖醛酸转移酶较少，手术又多处于新生儿黄疸期，胆内储存维生素 K_1 较少，术中易出血，术前须常规补充维生素 K_1。早产儿保暖极为重要，患儿对周围环境温度的依赖较成熟儿高，易发生体温不升，术前和运送患儿至手术室过程中，都应尽可能置入温箱保暖，以防体温不升及代谢性酸中毒致呼吸抑制。

（七）其他

巨大恶性肿瘤于术前用化疗或放疗或带抗癌药于术中应用；发绀型心脏病患儿术前吸氧和静脉滴注低分子右旋糖酐；癫痫患儿须一直服用抗癫痫药；哮喘发作期不宜手术。禁食期应肌内或静脉给药。术前应用抗生素。

（董其刚　吴晓娟　魏明发）

第四节 手术后处理

一、一般处理

麻醉后患儿在未清醒前应平卧，头取侧位，及时吸出口腔分泌物，以防误吸窒息或引起肺部并发症。注意神志和面色。每小时测一次呼吸、脉搏和血压。危重患儿或大手术后须重点监护。

术后注意保暖，尤其是新生儿，由于体温调节功能不全，体表面积相对大，容易散热。此外，新生儿皮下脂肪少，汗腺调节功能不全，每分通气量高，因而保温能力差，加上麻醉可抑制体温中枢的调节，使末梢血管扩张，散热增加，故术后常出现低温或体温不升，可导致苏醒延迟、新生儿硬肿症及呼吸循环抑制，甚至衰竭，与术后死亡有密切关系。

一般手术的术后体位无须限制，应早期活动。特殊病例可根据需要选择必要的体位，例如心脏切开手术，应平卧 3 天，以防气栓逸入脑部；腹膜炎手术后应取半卧位，以免膈下或肠间隙脓肿形成；脊膜膨出或骶尾部畸胎瘤术后取俯卧或侧卧位，以免大小便污染。注意伤口出血、渗血。敷料及各种引流管、静脉输液管均须严格包扎固定，防止污染及扭曲受压或脱落。包扎石膏的患儿，应严格观察肢端血液循环情况，如有疼痛、肿胀、发紫或麻木感时，应及时局部开窗或纵向劈开甚至拆除石膏。注意避免大小便污损或浸渍石膏。

术后伤口疼痛，可适当选用镇静镇痛药，婴儿给予苯巴比妥 3~6mg/kg，肌内注射，或氯丙嗪、异丙嗪 0.5~1mg/kg。2 岁以上小儿可用地西泮或哌替啶。一般无菌手术或污染轻微的手术不必使用抗生素。复杂手术、整形或矫形手术可预防性应用抗生素 1~3 天。污染严重或感染病例应根据细菌培养及药物敏感试验选用最合适的抗生素。术后按需要继续给予各种抗生素。

二、重症监护

自 20 世纪 80 年代起，我国大中城市相继建立了小儿重症监护病房。严重创伤、大出血、休克和心血管、胸部、腹部及脑部大手术后（尤其新生儿、婴儿）通过重症监护（intensive care），包括周密地诊疗、护理和集中使用先进监护设备，能有效地提高医疗效果及抢救成功率，大大降低重症患儿的病死率。因此，近年来，危重症医学（critical care medicine）已成为临床医学领域内一门新学科。

（一）一般监护

用监护仪监测心率、心电图及呼吸，每小时记录呼吸、血压 1 次。每 2 小时测体温并记录，记出入量，必要时检查尿相对密度（比重）、尿常规等。

每天检查各种血管内插管（静脉、动脉插管）部位有无感染征象，有怀疑时应更换，每 3 天应做细菌培养。气管内插管及切开的患儿，应每 2 小时吸痰 1 次，并在导管内滴入生理盐水或 5% 碳酸氢钠溶液，每周将气管内吸取物涂片培养。昏迷患儿须严密监护神经精神状态，每小时观察 1 次瞳孔反应，每 4 小时更换 1 次体位，每 8 小时做 1 次全面神经系统检查。

（二）系统及器官功能监护

1. 循环监护 循环监护目的在于判断重要生命器官的血流灌注及其发展趋向。组织血流灌注主要取决于血容量、心排血量及外周阻力。

（1）心电监护：由于在监护室中的患儿多数处于随时会发生心功能障碍的高危状态中，故必须严密观察心率及心律的变化（心率过缓、过速和 / 或心律失常）。心电图（ECG）是评估心率及监测任何心律失常的依据，行 12 导联的 ECG 可进行更完整的评估。新生儿心率根据机体代谢需求和所处的应激状态不同而有所变化，生后 1 周的足月儿，安静睡眠时心率为 120 次 /min，活动时心率上升到 160 次 /min。足月儿生后 3 个月平均心率为 145 次 /min，6 个月为 134 次 /min。

（2）血流动力学监护：凡遇休克、心力衰竭、手术后等均须定时测血压。由于直接测压（动脉或静脉插管）法虽然其结果正确，但插管有一定危险性，故目前一般均采用无创伤且准确的超声多普勒（Doppler）测压，特别适用于新生儿、小婴儿及休克患者。持续监护测压，多采用超声血压持续监护仪，应用超声回波原理，以数字持续显示收缩压、舒张压、平均血压和心率。用特殊袖带绕于上臂，直接连于监护仪上，按需要每 3 分钟、5 分钟、10 分钟或 15 分钟自动充气测量 1 次。足月儿出生时的平均血压为 66mmHg，低于 1 250g 的婴儿为 35～40mmHg，6 个月时平均为 93mmHg。

中心静脉压（central venous pressure，CVP）测定可以反映心脏对回心血量循环功能的完整性，静脉回心血量与心排血量成正比。正常中心静脉压为 4～12mmHg。若中心静脉压低于正常，而动脉压也低，提示为低血容量；若动脉压低，而中心静脉压高于正常，则表示有明显心功能不良（心力衰竭或肺循环阻力增加）。所以，严重休克者需要输血、输液时，中心静脉压测定对控制输注速度和量方面具有指导意义。此外，也可通过中心静脉插管输注药物或行肠外营养。

CVP 插管部位可按病情及患儿具体解剖条件选用经大隐静脉等处。操作方法可采用简便又较安全的 Seldinger 导丝法，即先将小号针头（小儿用 19 号、婴儿用 21 号）穿刺到预定的血管中，从针尾插入 1 条顶端可弯曲的导丝，然后固定导丝在血管内，拔出穿刺针，将选定的导管前端套入导丝尾端，沿导丝插入血管，导管固定后，拔除导丝。插入导管时应严格执行无菌技术，避免损伤血管，以防感染及血栓形成。此外，导管放置时间不宜过长，动静脉压力恢复正常水平，即可拔除。

肺动脉插管可以全面了解由于缺氧、肺水肿、肺栓塞和肺功能不全等引起的肺血管阻力（pulmonary vascular resistance，PVR）的变化，同时也可估计左心室充盈及测定动静脉血氧含量差、心排血量和动静脉血混合情况。近年，多采用四腔球囊血流导向导管（即 Swan-Ganz 导管）进行肺动脉插管，用于血流动力学监测，并指导治疗，这在心脏手术后和严重外科性休克者更具价值。插管可自股静脉、颈内静脉或肘前静脉插入，若监测发现：①右房压（right atrial pressure，RAP）平均为 5.1mmHg，升高提示右心衰竭；②肺动脉压（pulmonary artery pressure，PAP）平均为 15.4mmHg，升高说明为肺血管疾患、左向右分流引起肺血流量增多；③肺毛细血管楔压（pulmonary capillary wedge pressure，PCWP）或肺动脉楔压（pulmonary arterial wedge pressure，PAWP）正常值为 5～10mmHg，升高表示肺充血、肺水肿、补液过多等。

对心排血量的监测目前常用的方法为热稀释法和电阻法。正常情况下，肺循环血流量与体循环血流量相同，所以测得右心室排血量值实际上可以代表左心室排血量。此外，临床观察如患儿皮肤温度、颜色、尿量等均不容忽视，都在一定程度上反映出心排血量和组织灌注状态。尤以尿量，结合血、尿电解质和血浆渗透压的测定，可以为肾前性或肾性急性肾衰竭的诊断提供可靠依据。

对年龄太小和 / 或无法进行肺动脉导管监测及引起心功能障碍病因不明的患儿，超声心动图是一种安全有效评估心功能、心室充盈及是否存在心脏病变的方法。

2. 呼吸监护　小儿胸部、心脏手术后、新生儿大手术后以及多脏器功能损害术后常有肺功能不全和 / 或抑制延续数日，如此，均须进行呼吸机辅助呼吸监控。

呼吸监护内容包括：①血气分析，决定何种性质酸中毒或碱中毒；②呼吸功能监控，充气量和换气量的测定；③呼吸机使用和管理。

（1）血气分析：采用微量血（0.1ml 动脉血注入肝素化毛细血管内）通过血气分析仪即可测出 pH、$PaCO_2$、PaO_2，利用电脑换算，显示出更多反映酸碱平衡状况的其他指标，如 HCO_3^-、BE、SaO_2 等，从而提供患儿氧的输送状态、气体交换的效能以及肺泡换气量等临床资料。

由于每个患儿年龄、腹部病变状况及血样标本（动脉血抑或混合静脉血）不同，因而所谓血气正常值数据可有差异，在判断时还应依靠病史、体检和其他实验室检查等进行综合分析，比较理想的是术前先测定血气值，以便术后比较。新生儿及早产儿由于其心、肺、肾等脏器及血流动力学方面的功能尚处于继续发育而未臻完善的状态，故其 pH 及血气分析具有独自的特点：①动脉血氧分压低于成人；②生后 3 天内表现有代谢性酸中毒，其原因系新生儿时期无氧糖原酵解比较旺盛，乳酸产生较多，ATP 生成少，无机磷积蓄。此外，肾保碱排酸功能差。

近年来国内外屡见报道，血气分析对由于各种原发疾病引起的以呼吸困难、低氧血症、肺水肿及肺顺应性降低为主要临床表现的呼吸衰竭，即急性呼吸窘迫综合征（acute respiratory distress syndrome，ARDS）的诊断具有重要价值。ARDS 早期时，$PaCO_2$ 正常，PaO_2 偏低或接近正常，吸氧后 PaO_2 可恢复正常；中期时，$PaCO_2$ 可见升高；至晚期 PaO_2 继续下降，$PaCO_2$ 明显升高，出现呼吸性或混合性酸中毒，pH 下降，碱剩余（BE）降低。

（2）呼吸功能监控：充气量和换气量的测定。充气量测定，以肺泡 - 动脉血氧分压差（$P_{A-a}O_2$）最具判断价值，它反映肺中氧交换率的情况较其他任何单一参数出现为早，是判断摄氧的标志及帮助鉴别弥散功能静脉分流所致的缺氧，是早期呼吸衰竭的最敏感的指标之一。$P_{A-a}O_2$（当吸入 100% 纯氧时）正常范围为 25～65mmHg，≥300mmHg 为显著不正常。PaO_2 和 SaO_2 只能反映动脉缺氧情况，因早期呼吸衰竭患儿常能维持足够的充气量，故 PaO_2/FiO_2 可以反映充氧效率（通气 / 灌注比例或气体弥散功能），正常值为 500。肺内分流量（QS/QT）即右向左分流，系有灌注而未经换气的肺部血流，也是监测氧合作用的有效指标，正常值＜5%。其计算公式如下：

$$QS/QT = (P_AO_2 - PaO_2) \times 0.003\ 1（C_{a-v}O_2 + P_AO_2）\times 0.003\ 1$$

式中：QS 为未换气肺泡；QT 为心排血量；P_AO_2 为肺泡氧分压；PaO_2 为动脉血氧分压；$C_{a-v}O_2$ 为动脉 - 静脉血氧含量差；0.003 1 为氧溶解系数。

换气量的测定：$PaCO_2$ 是反映肺泡换气量的可靠指标，其值与机体代谢速度相关。$PaCO_2$ 增加提示肺泡换气减少，$PaCO_2$ 减少则表示换气过度。潮气量（VT）也是反映换气的指标，当其受到抑制时，可能出现充气和换气均有困难。VD/VT（无效腔气量 / 潮气量比值）可反映不和肺血交换的潮气量值，由于危重患儿常有过度换气，但其 $PaCO_2$ 可正常（因生理性无效腔增加所致），故单一测定 $PaCO_2$ 难以完全说明肺泡换气充分与否，VD/VT 的测定则有所帮助。正常值为 0.2～0.4，也可用公式计算如下：

$$VD/VT = PaCO_2 - P_ECO_2（混合呼出气二氧化碳分压）/PaCO_2$$

须注意 VD/VT 可随无效腔或潮气量变化而改变，其增加的原因主要为换气的气泡不灌注（如肺栓子或血流的再分配进入膨胀不全肺泡）。

目前在有条件的医院应用经皮动脉血氧分压（$TcPaO_2$）装置监测动脉血氧分压变化情况。其优点为无创伤性，避免反复直接动脉采血；可连续监测 PaO_2 的变化，及时发现低氧血症或高氧血症，从而调节吸入氧浓度（FiO_2）以保持患儿 PaO_2 在正常范围。尤其新生儿由于皮肤菲薄、皮肤血管充盈良好，当其血流动力学稳定时，$TcPaO_2$ 与 PaO_2 几乎相等。严重水肿、休克、低体温及低血容量，均可影响皮肤局部氧的弥散过程及局部血流，此时 $TcPaO_2$ 与 PaO_2 可有差异，临床使用时需考虑到这点。此外，近年经皮 CO_2 分压监测仪也日趋广泛应用于临床，进一步有助于气体交换功能的监护。

（3）呼吸机使用和管理：使用呼吸器，给予机械通气，可以辅助或替代患儿呼吸，增加每分通气量，改善氧合，防止二氧化碳潴留，同时减少患儿呼吸做功和减轻心脏负荷，但"平均"肺活量却增加，从而改善氧气的分布，减少分流。且因呼吸肌的血流量减少，可增加其他主要器官的血流灌注。

呼吸机品种繁多，有定压型和定容型两类，目前小儿多采用电子控制定容型呼吸机。一般具有多种功能，包括间歇正压通气（intermittent positive pressure ventilation，IPPV）、持续气道正压通气（continuous positive airway pressure，CPAP）、呼气末正压通气（positive end expiratory pressure，PEEP）、同步间歇指令通气（synchronized intermittent mandatory ventilation，SIMV）或间歇指令通气（intermittent mandatory ventilation，IMV）。

选用何种通气方式，须根据患儿呼吸抑制程度、引起呼吸衰竭的病因及病理变化而定：①呼吸停止或虽有自主呼吸但潮气量极小，通气不足时，应选用 IPPV。潮气量由机器控制。②自主呼吸存在，但潮气量较小，不能维持满意的气体交换，或为减少呼吸做功以减轻其心脏负荷时，可选用 SIMV 或 IMV。即在几次自主呼吸后，给 1 次预定量的机械通气。③ARDS 患儿若有自主呼吸时可选用 IMV 或 CACP，无自主呼吸时可选用 PEEP。

掌握呼吸机的调节及监测指标是保证达到机械通气、恢复正常呼吸的关键。吸入气氧浓度（FiO_2）一般为 40%～60%，开始机械呼吸时可使用较高 FiO_2。潮气量（VT）15～23ml/kg，吸气时间 0.6～0.7 秒，呼吸频率 20～25 次 /min，吸 : 呼 =1.15～2，气道压力峰值（peak inspiratory pressure，PIP）20～25cmH$_2$O，过高时，可损害肺泡上皮细胞功能，应小于 25cmH$_2$O，增快频率，减少潮气量，或减慢吸气流速。按预定的上述条件给患儿机械通气后，应密切观察反应及循环功能变化，如烦躁不安、出汗、血压下降、静脉压升高等。对婴儿和较小的儿童，应该在气管插管末端监测呼气相潮气量，并对呼吸通路的顺应性进行适当补偿。30 分钟后常规做血气分析，根据 PaO$_2$ 和 PaCO$_2$ 结果再进一步调整，要求逐步达到 PaO$_2$ 80～100mmHg；PaCO$_2$ 30～35mmHg；pH 7.35～7.45；BE −3～+3mmol/L。临床表现为胸廓运动适中，呼吸音清晰。如患儿呼吸频率增加，躁动或呼吸机与自主呼吸不同步，可给予镇静药和肌松药，芬太尼和咪达唑仑可取得良好疗效。使用 PEEP 或 CPAP，可以防止和纠正肺泡萎陷和小气道关闭、增加胸肺顺应性及功能残气量，减少肺内分流，使 PaO$_2$ 升高，减少 FiO$_2$。但由于 PEEP 也使气道内压及胸内压升高，对机体带来不利影响，如减少心排血量和尿量、增加颅内压和 VD/VT、影响缺氧性肺血管收缩和引起气压伤等。因此，PEEP 压力一般应置于 5～8cmH$_2$O 为宜，但按 ARDS 的严重程度不同，在不影响心排血量的前提下，可适当逐步增加，每次增加 1～2cmH$_2$O 直至最佳水平，若 PaO$_2$ 尚未达到要求，而心排血量已经减少，且血压下降，此时可增加血容量或用强心药。使用 CPAP 者，其呼吸方式和正常大气压下呼吸相似。

停用呼吸机应具备以下条件：应进行自主呼吸试验以及拔管准备试验。①自主呼吸恢复，VT>7ml/kg，HR<100 次 /min（婴幼儿可能为 130 次 /min），呼吸频率 <30 次 /min，胸腹呼吸运动正常；② PaO$_2$>75mmHg，FiO$_2$<40%，PaCO$_2$<45mmHg，VD/VT<50%；③全身情况好转，咳嗽、吞咽反射活跃，四肢活动及肌张力良好，循环功能稳定。停用呼吸机后，应予吸氧，同时严密观察患儿呼吸、循环功能变化，30 分钟后，血气检查正常，方可拔管。用 PEEP 时，拔管后用面罩给予短时间 CPAP，以防止功能残气量下降。

（4）体外生命支持（extracorporeal life support，ECLS）：对急性可逆性心脏或呼吸功能衰竭的患儿，在常规医疗及药物无效时，可应用经胸外插入套管，延长体外心肺旁路的循环时间进行体外生命支持。有统计，对足月新生儿进行 ECLS 时其生存率（72%）显著高于用传统呼吸机的患儿（41%）。常用的体外血流道路是静脉 - 动脉旁路支持。

新生儿选用 ECLS 的标准，目前公认的是当氧合指数（oxygenation index，OI）>25 时考虑使用；OI>40 时为指令使用。

3. 肾功能监护　危重患儿、复合伤以及大手术后均有可能发生肾衰竭，出现尿少、尿闭，血尿素氮、肌酐升高等情况，故必须详细记录每小时尿量及每天出、入液体量。准确计算尿量要求留置导尿管或采用集尿袋，尿量是反映循环容量的良好指标：正常儿童尿量 1～2ml/（kg·h），尿量 <1ml/（kg·h）为少尿；尿量 <0.5ml/（kg·h）为尿闭。对持续少尿、无尿的儿童应该注意液体量的缺失，以及肾功能不全（急性肾小管坏死）的出现。

4. 血液系统监护　儿童术后尤其大手术以后可以影响血液系统，由于低温、酸中毒、大量输血及内皮损伤和坏死组织的分解，可诱发机体出现弥散性血管内凝血（disseminated intravascular coagulation，DIC）。

（1）红细胞：由于失血、输血、术后再失血及 DIC 的出现，可出现贫血，应连续监测血红蛋白的动态变化，血红蛋白持续下降时应注意检查是否存在创口出血或内源性出血；出现不能控制的出血应注意是否存在凝血功能异常及大出血；护士应严密记录各引流管血量和出血情况。

（2）白细胞：白细胞降低可能与组织液进入血管内稀释血液有关；白细胞升高除了手术应激，应考虑感染的可能。

（3）凝血障碍：突然出现难以解释的大量或广泛的出血、血液凝固障碍，难以纠正的顽固性休克，血管内栓塞及器官功能衰竭时应考虑 DIC，可见出血性瘀斑、出血性水疱、指 / 趾坏疽，大脑受累呈意识障碍、抽搐、昏迷，应及时进行实验室监测。实验室检查是 DIC 诊断的一项重要依据，临床上常将几种化验结果结合起来进行诊断，并结合临床进行动态观察。如同时有血小板减少，凝血酶原时间（PT）和 / 或活化部分凝血活酶时间（APTT）延长，纤维蛋白原减少，结合临床，诊断即比较肯定。D- 二聚体的检查更可靠。

5. 神经系统　儿童由于术后疼痛、疾病、缺氧、呼吸机对抗等可出现烦躁不安，严重者出现意识障碍，应观察神志变化，解除病因；术中大量补液及神经外科手术者还应观察球结膜是否发生水肿，以观察颅内高压的发生。使用镇静镇痛药的儿童应观察药物使用的程度与对疼痛的反应等。

6. 血糖 由于疾病应激、手术应激、输注含糖液体等,术后往往出现高血糖,高血糖可导致排尿、感染的增加,严重者出现酸中毒或昏迷,应每1~2小时监测血糖,及时调整葡萄糖滴注速度[6~10mg/(kg·min)],如血糖>16.7mmol/L时应考虑使用小剂量胰岛素滴注,但同时应避免血糖快速下降,甚至低血糖。

7. 消化系统 对于腹部手术的儿童应注意术后肠道功能恢复(肠鸣音、排气),大手术的儿童往往存在严重应激,注意发生胃肠功能不全的表现,如呕血、腹胀。应激性溃疡的发生,是导致不明原因贫血的常见原因。应预防性给予制酸剂 H_2 受体拮抗药(西咪替丁等)、质子泵抑制剂(奥美拉唑)、胃黏膜保护剂(氢氧化铝凝胶)。

8. 其他监测

(1)电解质和酸碱平衡:手术儿童容易发生血钾、血钠等的异常,以及酸碱失衡,须监测并干预至正常。

(2)血乳酸:是反映机体组织代谢的指标,休克、缺氧等导致乳酸增高,持续升高提示预后不良。

(3)免疫功能:大手术、严重感染、营养不良、严重烧伤等应监测机体免疫功能。

(4)营养状态:大手术的儿童往往出现蛋白质、糖、脂肪及营养元素的丢失,导致创面恢复不良,有条件者应监测谷氨酰胺、血清铁等指标。必要时进行全肠外营养或部分肠外营养(TPN/PPN)。

三、营养支持

手术前后的营养支持治疗详见本章第八节,在此简述术后的营养支持治疗。

许多需要手术干预的婴儿和儿童,可因进食障碍或疾病出现营养不良。创伤和大手术后蛋白质分解和分解代谢反应更可直接影响患儿术后的康复。此外,在婴儿和儿童的营养需求和管理中还务必考虑生长因素。

手术后出现营养障碍的原因大致有:①手术、外伤和感染等使机体处于应激状态,在神经内分泌系统作用下,蛋白质大量分解(主要是肌肉蛋白质),氨基酸被氧化供能。此外,对能量及各种营养物质的需求量增加,基础代谢率增高,分解代谢加速,体内储存被消耗,出现负氮平衡(同时伴随负钾和负磷平衡),其程度与应激程度呈正相关。②胃肠道梗阻或消耗吸收功能丧失,致使大量水、电解质丢失,肠壁血运障碍引起炎症水肿、渗出,随渗出丧失大量蛋白质,若进一步肠管出现坏死,则大量有毒物质进入循环,可导致肝、肾、肠道功能受损,直接影响营养物质的吸收、利用和代谢。

维持术后营养的要求是:①提供足够的能量、氮及其他营养物质,以满足机体的需要,减少体内蛋白质分解,促进合成;②迅速纠正水、电解质和酸碱平衡失调,恢复有效循环量;③减少消化道分泌量的丧失。

术后饮食及营养具体处理原则:①术后能口服进食者,尽量予以早期进食,为补充营养的最佳途径。可根据患儿年龄、原有饮食习惯、手术情况、胃肠道功能恢复情况及食欲,给予合适的饮食或乳汁。②术后口服有困难者或早产儿吸乳能力较差者,或因其他外科情况而不能经口进食者(如颈、喉部灼伤,昏迷等)均可用鼻饲或经胃、肠道瘘口灌注,灌注饮食务求达到有足量的热量和蛋白质,热量至少每天25kJ/kg(约 6kcal/kg),蛋白质至少 1g/kg。③术后不能选用上述方法者或估计禁食需超过 4 天者,则须用胃肠外营养,可经周围静脉或中心静脉滴注营养液。

(董其刚 吴晓娟 魏明发)

第五节 手术后并发症及处理

一、创口出血及继发性休克

小儿循环储备能力较低,血量少,尤其是新生儿凝血功能不完善,容易发生渗血,若创口渗血过多或止血不慎,有内出血或术中失血量未补足等,即可发生休克。除积极输血外,应全面检查,创口有出血和内出血者必须重新打开伤口，结扎出血血管或再手术剖腹寻找出血原因。创口深部的大血肿也应及早切开，放出血液及凝血块，必要时结扎出血点。由于严重感染、酸中毒、缺氧等所致中毒性休克，应采取综合措施进行抢救。

二、高热惊厥

夏季手术时间过长或环境温度过高、麻醉和手术反应、感染疾病本身及毒素吸收、术前发热未控制、酸中毒、脱水等，均可导致术后高热，且可同时发生惊厥。此外，脑缺氧、脑水肿、低血糖性休克、吸纯氧或 CO_2 排出过多而引起碱中毒，或大量输血所致缺钙、高钾及尿毒症等均可引发惊厥。

术后高热的处理是采用药物或物理降温，同时纠正水和电解质失衡。惊厥的处理，应针对病因采取不同措施。①止惊：地西泮每次 0.25～0.5mg/kg，静脉注射，注意呼吸抑制；苯巴比妥钠每次 5mg/kg，肌内注射；10% 水合氯醛溶液每次 30～60mg/kg 保留灌肠。其他如异戊巴比妥、氯丙嗪、异丙嗪等均可选用。②低血糖：25%～50% 葡萄糖溶液 5～10ml/kg 静脉滴注。③低钙血症：10% 葡萄糖酸钙 5～10mg/kg 静脉缓慢注射。④脑水肿：立即停止输低渗液，并用脱水疗法，呋塞米 0.5～10mg/kg，25% 山梨醇或 20% 甘露醇每次 1～2g/kg，静脉滴注。⑤脑缺氧：给氧吸痰，保持呼吸道畅通，使用呼吸兴奋药，必要时气管内插管，用呼吸机辅助呼吸。

三、腹胀

小儿胃肠道手术后，胃肠功能受到抑制，或因创口疼痛限制了腹式呼吸运动，可使肠蠕动恢复减缓。此外，麻醉时吞咽大量空气，加上肠管内积气（新生儿及婴儿平时肠管内即含有较多气体），术后可出现明显腹胀。临床上主要表现为麻痹性肠梗阻、肠充气、肠蠕动减弱或消失，腹胀严重者多伴有呕吐及呼吸困难。

1. 腹胀的病理生理变化 ①腹胀后肠蠕动减弱，肠管内积液增多，引起肠腔内压力增高（肠腔内压力升高至 2.66mmHg 时，血流减少 1/2），肠壁静脉回流受阻，渗到腹腔内液体增多，可造成水、电解质紊乱及酸碱平衡失调，严重者可引起低血容量性休克。此外，肠内细菌移位及其产生的内、外毒素渗出到腹腔内，加重机体中毒。②小儿肠壁薄，若腹胀不改善，肠腔内压力持续增加，超过正常肠管小血管灌注压，肠壁水肿、缺氧，最终坏死、穿孔引起腹膜炎。③腹胀后使膈肌抬高，影响肺的气体交换功能，致血氧饱和度降低，容易发生肺部并发症。④腹胀严重时，可造成吻合口破裂或腹壁创口裂开。

2. 腹胀的防治 ①术前保持小儿安静，麻醉诱导要平稳，以减少吞咽空气。②手术操作要轻柔，尽量减少肠管暴露和损伤，肠系膜根部用 0.25% 普鲁卡因封闭（有利于肠蠕动恢复）。③胃肠减压可以减轻或解除腹胀，促使肠道功能恢复，预防呕吐、窒息及因肠管过度膨胀而破裂。其减压作用主要是解决上段消化道膨胀，而结肠梗阻病例则因回盲瓣的阻挡不能起到减压作用。减压吸引要持续，压力不宜过大，留置时间应根据病情需要而定，一般应在腹胀解除、肠鸣音恢复及肛门排气后拔除。④及时纠正水、电解质紊乱，低钾者补钾。⑤高浓度（90%～95%）氧气吸入，以取代肠腔内部分氮气，并有利于气体吸收。⑥肛管排气或用高渗盐水 5% 氯化钠溶液 50～100ml 灌肠，以刺激肠蠕动恢复。⑦药物：常用新斯的明 0.03～0.04mg/kg，每 4～6 小时 1 次，可连用 3 次；但疑有腹膜炎、机械性肠梗阻、肠吻合术后及心功能不稳定者均属禁用。口服西甲硅油可以改善肠管积气的症状。

在腹胀诊治过程中，应严密观察效果，若无改善，须随时摄腹部直立位 X 线片，疑有机械性肠梗阻或消化道穿孔者应剖腹探查。

四、创口裂开

自开展微创腹腔镜手术以后，创口裂开的发生明显减少，但传统的开放手术仍不能完全避免。影响小儿创口愈合的因素甚多，既有局部的也有全身性的。

1. 全身性因素 ①营养不良、低蛋白血症、缺氧及贫血。近年研究证实低血容量及血管收缩或受压,可降低创口的氧供应而影响其愈合;此外,还发现在血容量正常的伤口中,其氧张力及胶原纤维合成基本正常,即使血细胞比容下降到 0.20 容积以下,仍能正常愈合,提示动脉氧分压较之血液氧含量在创口愈合中更为重要。因此,术后除提供足够的热量、蛋白质外,保持正常血容量尤为必要。全身条件允许下,应用高压氧治疗对伤口愈合颇有裨益。②微量元素锌缺乏(血清锌浓度 <75μg/dl)。锌参与酶的功能调节,缺锌可以限制各种酶系统活力,减慢了细胞的复制,降低了影响组织生长、修复和成熟的代谢过程,创口表皮变薄、苍白、角化不良,肉芽组织呈萎缩状态并有灰黄色渗出液,使创口愈合明显缓慢。③维生素 C 缺乏,使伤口愈合过程中在纤维组织增生早期就被抑制,胶原纤维合成障碍而影响愈合。

2. 局部因素 ①伤口感染,小儿抵抗力、免疫力低及炎症反应能力差,极容易被细菌感染;此外,手术无菌技术掌握不规范,手术粗暴或伤口残留失去活力的坏死组织、缝线或其他异物,均可成为易感物质而增加伤口感染的概率。②某些消毒药可影响伤口愈合,有学者以激光多普勒血流计测量使用不同消毒药后的肉芽组织中毛细血管血流发现:生理盐水和过氧化氢溶液并不影响肉芽组织血流;氯己定引起轻度渗出反应,少数毛细血管关闭、血流倒注;5% 聚维酮碘(碘附)则导致毛细血管血流完全停止,仅大血管仍通畅和扩张、中度细胞渗出。为此,在处理伤口时应正确选用消毒药。

创口裂开的治疗应以预防为主。除营养支持、正确使用抗生素外,必须重视伤口的闭合,如缝合伤口对齐、避免有张力、选择适当缝线、缝合不宜过紧、缝针间距合适、止血要充分等。发现伤口有红肿或积脓时,及时拆除数根缝线,放置皮片引流。

腹壁创口裂开常见于术后 4~5 天,患儿体温突然升高,精神萎靡。切口处有血性腹水溢出,有时肠管已位于皮下,在拆线或哭闹时腹压增高,创口可全部裂开而发生肠管脱出。此时应急症处理,局部用消毒巾覆盖后送手术室,将脱出的肠管、内脏纳入腹腔,再行腹壁缝合,并加用张力缝线缝合。术后继续加强抗生素的应用,给予输血等全身支持疗法,并采取有效的减轻腹胀的措施。

五、肺部并发症

由于小儿呼吸系统的解剖生理特点和抵抗力低下,术后常发生肺部并发症,其后果也甚严重。

1. 吸入性肺炎 小儿肠梗阻,尤其是新生儿,因分泌物或反复多次的呕吐物吸入呼吸道,重者发生窒息,表现为点头状呼吸,口唇发绀,可突然死亡。较轻者因部分支气管阻塞,临床上出现呼吸困难、鼻翼扇动、口唇发绀等,一般胸部听诊及 X 线检查多无阳性发现。防止呕吐,定时清除口腔、咽部分泌物及胃内容物,是预防吸入性肺炎的重要措施。

2. 肺部感染 小儿呼吸道气管、支气管黏膜娇嫩,抗感染力差,受寒冷或手术打击很容易发生支气管肺炎或间质性肺炎。小儿有发热、咳嗽、多痰、呼吸困难、口周发绀及肺部听诊有细湿啰音,胸部 X 线片检查可明确诊断。治疗上应十分积极,必须加强护理,采用拍背、体位治疗(clapping posture therapy,CPT),每天 3 次,每次 5~10 分钟;给予保暖,清除口腔分泌物等。应用广谱抗生素及全身支持疗法,同时还应采用雾化吸入,根据病情可加入抗菌、平喘、去痰、抗过敏(包括肾上腺皮质激素)等药物,可取得较好的治疗效果。必要时还可应用呼吸机和正压给氧。

3. 肺不张 小儿支气管细小,咳痰功能差,加上腹部手术后腹胀及湿化不够,呼吸道分泌物排出困难,常可阻塞支气管而并发肺不张。临床表现可仅为呼吸、脉搏增快而无其他症状,一侧呼吸活动受限,气管向患侧移位,叩诊呈实音,听诊呼吸音减低或消失或呈管性呼吸音。胸片可予确诊及定位。治疗主要是使阻塞支气管的黏痰排出,可刺激患儿咳嗽,口服祛痰药如乙酰半胱氨酸、淡竹沥等及用 3% 盐水或 5% 碳酸氢钠溶液(5ml)雾化吸入,每天 2~3 次,利用其高渗透压吸收水分,能使痰液变稀咳出。痰液稠厚无法排出时可在气管镜直视下吸痰。

4. 肺水肿 是因输血、输液过量或过快所致。临床表现呼吸困难、发绀、咳嗽伴吐血性泡沫样痰、两肺散布水泡音、心率快、心音低弱、颈静脉怒张及肝大等。治疗主要是控制液体输入量,输入高渗葡萄糖、高浓度间歇正压供氧能增加肺泡内压,降低肺泡与肺毛细血管压力差,减少毛细血管渗出,减少静脉回流,降低肺动脉压力。此外,应用扩张肺血管药(常用酚妥拉明,每次 0.5~1mg/kg,每 15 分钟静脉注射 1 次,用

5～10 次，好转后静脉维持，也可用酚苄明、东莨菪碱、山莨菪碱等）和非渗透性利尿药，如呋塞米每次 1～2mg/kg，静脉注射，每天 2～4 次，也可用利尿酸钠。有心力衰竭者还须应用地高辛、毛花苷 C 等强心药。

六、尿潴留

全身麻醉或蛛网膜下腔阻滞（腰麻）后膀胱排尿反射受限制、下腹部和会阴手术对膀胱神经的牵拉刺激及切口疼痛引起反射性膀胱括约肌痉挛等，均可引起尿潴留。处理可给予下腹部热敷，卡巴胆碱 0.25mg 肌内注射，改变体位（站立或坐起）排尿等。上述方法无效时，可施行导尿，并留置导尿管 1～2 天。

（董其刚　吴晓娟　魏明发）

第六节　休克与器官功能障碍患儿的处理

一、休克患儿的处理

休克（shock）是因多种病因引起机体器官有效循环血容量不足，导致组织灌注不足、细胞缺氧、代谢紊乱和功能障碍为主要病理生理改变的临床综合征。小儿外科发生休克的重要病因有失血性休克、创伤性（和重大手术后）休克和感染性休克，前两者属于低血容量性休克。休克的共同病理生理基础是有效循环血量减少、心排血量降低、微循环障碍三个基本环节。

休克的主要症状包括面色苍白、四肢冰凉、皮肤有花纹或发绀、脉搏细弱、血压下降、尿量减少、神志不清或烦躁不安，继之出现酸中毒，严重的微循环障碍还将导致 DIC 和多器官功能衰竭。

（一）休克的监测

凡遇严重损伤、大量出血、重度感染、过敏患者和有心脏病史者，应想到并发休克的可能。小儿休克常起病急骤、变化迅速，常在创伤初期或原发感染症状还不典型时，休克症状已经出现，故必须熟悉和注意休克的早期变化。

1. 常规监测　包括心率、脉搏、呼吸、血压、体温和神志变化。具体依据包括①血压：血压下降，尤其收缩压下降，脉压小于 20mmHg；②脉率：脉搏细速或摸不到；③精神状态：精神萎靡、嗜睡或兴奋、躁动；④皮肤温度和色泽：肛温升高，但皮肤温度低，四肢湿冷，面色苍白；⑤甲床毛细血管充盈时间延长。

2. 尿量监测　简易而有效，每小时记录尿量一次。24 小时尿量＜240ml 为少尿，＜30～50ml 为无尿。可先给 20% 甘醇 0.5～1g/kg 及静脉输液，1～2 小时后仍然无尿表明已存在肾实质损害，应进一步采取措施。

3. 血液生化检查　测定血清电解质如钠、氯、钾、CO_2 结合力和尿素氮、肝功能指标等。

4. 中心静脉压测定　中心静脉压能反映右心的充盈压，作为判断静脉输液量是否正确的依据。中心静脉压＜0.59kPa 为血容量不足，＞1.47kPa 为心功能不全。

5. 血气分析　监测机体酸碱平衡状态，指导临床治疗酸碱失衡。

6. 血清乳酸测定　正常血清乳酸含量为 0.1～1mmol/L，如果＞2mmol/L 为乳酸生成过多，如果测定乳酸盐 / 丙酮酸的比值则更为可靠，这是监测休克时器官和细胞氧供需是否平衡的重要指标。

7. 凝血功能监测　休克后期血小板＜$100×10^9$/L，凝血酶原时间超过正常 3s 以上，纤维蛋白原＜1.5g/L，表明已发生 DIC。

（二）休克的治疗

休克治疗原则为应针对每一例休克的原因和休克不同发展阶段而采取相应的措施。休克治疗的中心环节在于及时改善微循环，恢复灌注和向组织提供足够的氧。休克的处理应分秒必争，每分钟都应视为黄金时间，快速恰当的复苏有利于生存率的提高。休克早期要以补充血容量、调整血管舒缩功能为主，晚期应积极纠正代谢紊乱、保护重要生命器官功能。

1. 积极处理原发病 小儿外科疾病引起的休克，多存在须手术处理的原发病变，如腹部外伤导致实质性脏器破裂大出血的控制、肠套叠和嵌顿性疝的手术复位、肠扭转肠坏死的切除、消化道穿孔修补和坏死性筋膜炎及各种脓肿的减压引流等。此类患儿应在尽快恢复有效循环血量后，及时施行手术，才能有效地治疗休克。部分危重的情况下，应在积极抗休克的同时进行手术，以免延误抢救时机。

2. 扩充血容量 积极的液体复苏是纠正休克引起的组织低灌注和缺氧的关键。应在监测动脉血压、尿量和中心静脉压的基础上，结合患者皮肤温度、末梢循环、脉搏幅度及毛细血管充盈时间，判断补充血容量的效果。针对休克病因尽早扩充血容量。失血性休克应采用有效的止血措施，积极准备手术的同时，根据失血量、血细胞比容和血液胶体渗透压输给全血或血浆。感染性休克则先用等张碳酸氢钠溶液静脉输入，再根据病情需要输给血浆。扩容具体应分三步：①快速输液，10～20ml/kg，1小时内输入总量不超过300ml。②继续输液，以10ml/(kg·h)速度输入，此时应根据中心静脉压调整输液速度。③维持输液，休克基本纠正后以50～80ml/(kg·d)速度补给。

3. 纠正酸碱平衡失调 休克发生发展过程中，不可避免会产生酸碱平衡失调，而酸性内环境对心肌、血管平滑肌和肾功能均有抑制作用。但目前对酸碱平衡失调的处理多主张"宁酸勿碱"，酸性环境能增加氧与血红蛋白的解离从而增加向组织释放氧，对复苏有利。纠正酸碱平衡失调的根本措施是改善组织灌注，并适时和适量地给予碱性药物。使用碱性药物首先必须保证机体呼吸功能的完整性，否则会导致 CO_2 潴留和继发呼吸性酸中毒。应根据血气分析 CO_2 结合力给予纠正酸中毒治疗。根据公式计算后用 1/2 量的 5% 碳酸氢钠溶液补给，新生儿和婴儿用 1.4% 碳酸氢钠溶液输入，复查后再继续按需补给。

4. 调整血管舒缩功能的药物 在充分补充血容量的前提下可应用血管活性药物，以维持脏器灌注。使用血管收缩剂或血管扩张剂，要根据临床表现分别选用，理想的血管活性药物应用是既能迅速提高血压，改善心脏和脑血流灌注，又能改善肾和肠道等内脏器官血流灌注。

（1）血管扩张药：①α 受体阻滞剂，如酚妥拉明，每次 0.1～0.2mg/kg 肌内注射，或 1～4μg/(kg·min) 静脉滴注，最大量不超过 10mg。②β 受体兴奋剂，如异丙肾上腺素、多巴胺。前者用 0.5～1mg 加入 10% 葡萄糖液 100～200ml 中以 0.05～0.5μg/(kg·min) 速度静脉滴注，后者 10～20mg 加入 10% 葡萄糖液中以 2～5μg/(kg·min) 静脉滴注。③抗胆碱能药物，有阿托品、东莨菪碱、消旋山莨菪碱等，以消旋山莨菪碱为首选。

（2）血管收缩药：如间羟胺、去甲肾上腺素，当血容量已补足，用扩血管药后血压仍未回升者可用去甲肾上腺素 0.5～1mg 加入 10% 葡萄糖液 100ml 中以 0.05～0.5μg/(kg·min) 速度滴入。

5. 控制感染 感染性休克多因细菌感染所致，所以控制感染、及时消除造成感染的病灶是感染性休克救治成功的关键。应选用足量的有效抗生素治疗，一般选用 2～3 种有效抗生素，大剂量联合静脉滴注，在开始抢救前使用。休克期间，肾脏多有损害，应选择对肾脏损害较小的抗生素，同时应覆盖革兰氏阴性杆菌及革兰氏阳性球菌，合并厌氧菌感染时加用甲硝唑。待一般情况稍有好转后，应及时治疗导致感染性休克的外科疾病。

6. 皮质激素和其他药物的应用 目前主张小剂量替代疗法，肾上腺皮质激素多用于肾上腺功能不全的儿茶酚胺抵抗性休克，休克早期可选用甲泼尼龙或地塞米松。超氧化物歧化酶可清除氧自由基，过氧化氢酶可清除羟自由基。钙拮抗剂可防止钙离子内流，保护细胞结构与功能，如维拉帕米（异搏定）10～20mg 每日 2～3 次口服，硝苯地平（心痛定）每次 1～1.5mg 喷咽部。使用花生四烯酸抑制剂以改善微循环。

7. 弥散性血管内凝血的治疗 诊断明确的 DIC，为改善微循环，可使用肝素抗凝。若用肝素后病情加重并出血，则停用肝素，立刻静脉滴注鱼精蛋白中和，剂量与最后一次肝素用量相等。

8. 保护重要器官功能 保护肺功能应持续正压给氧，使用肺表面活性物质。保护心功能应使用强心剂如毛花苷 C。发生脑水肿时应给 20% 甘露醇。发生 DIC 者应首选肝素，同时用血小板聚集抑制剂，前者 1mg/kg 静脉注射，然后每 6 小时 0.5mg/kg 静脉滴注。后者可用双嘧达莫 10mg 加入 20ml 液体中静脉注射，6 小时重复 1 次。高热者宜物理降温，给予人工冬眠疗法以保护脑中枢。尽量保持头和躯干抬高 20°～30°、下肢抬高 15°～20° 体位，以增加回心血量。

9. 营养支持疗法　治疗休克的同时给静脉营养治疗可有效提高休克治愈率,可根据病情需要给予肠外营养治疗。

（三）休克的应急处理

1. 手术室或治疗室操作中发生休克　麻醉医师（或助手）进行加压输血、输液与使用强心剂的同时应采取以下措施。

（1）立即停止手术或治疗操作（出血者暂时填塞止血）。

（2）暂时关闭伤口（可能时放回内脏）。

（3）稳定麻醉,保证睡眠、松弛,抓紧进行有效止血。

（4）必要时如果在手术台上方便,可协助已经暴露的动脉输血,直接增加心脏血量。可迅速恢复中心静脉压。

抢救后是否继续完成手术或治疗的判断,要根据病情性质决定停止、暂停、分期或必须立刻继续进行完成手术。

2. 病房或门诊发生休克　事出突然,首先使患儿平卧、安静。给氧、建立静脉通道。同时迅速分析病因病理,根据情况迅速转入治疗室、监护室或手术室抢救。

（1）迅速滴入葡萄糖盐水及升压药,根据需要输血或血浆。同时尽快诊断病因病位,进行针对性安排。转入适当治疗单位,不应留在门诊。

（2）发现周缘血管痉挛,皮肤冰冷,压迹反射迟钝、发花,须及时给予改善微循环治疗,给予阿托品、东莨菪碱等静脉滴注,直到皮肤转红。

（3）发现器官衰竭现象,包括肾、心、肺、脑、肝等应按各器官情况分别治疗。发现静脉补液足量后仍无尿或尿少,则已是器官衰竭的开始。有条件时应迅速转入监护室治疗。

二、器官功能障碍患儿的处理

（一）急性呼吸衰竭

急性呼吸衰竭（acute respiratory failure,ARF）是儿科危重症抢救的主要问题。由于直接或间接原因导致呼吸功能异常,使肺不能满足气体交换需要,引起动脉血氧下降和/或二氧化碳潴留称呼吸衰竭。其血气诊断标准为动脉血氧分压（PaO_2）< 6.5kPa（/49mmHg）和/或动脉血二氧化碳分压（$PaCO_2$）> 6.5kPa（49mmHg）。肺微循环障碍引起肺功能衰竭称为休克肺。休克时缺氧可使肺毛细血管内皮细胞和肺泡上皮受损,表面活性物质生成减少。复苏过程中,如大量使用库存血,则所含较多的微聚物可造成肺微循环栓塞,使部分肺泡塌陷、不张和水肿,肺透明膜形成,部分肺血管闭塞或灌注不足,引起肺血分流和无效腔通气增加,肺泡塌陷,可导致急性呼吸窘迫综合征（acute respiratory distress syndrome,ARDS）。早期表现为呼吸困难,重者迅速导致呼吸衰竭死亡。

治疗的关键在于呼吸支持,以改善呼吸功能,维持血气接近正常,争取时间度过危机以利治疗原发病。其基本原则是改善氧气摄取及促进二氧化碳排出。早期及轻症用一般内科疗法即可,晚期或危重病例则需气管插管或气管切开,进行机械通气。

1. 一般内科治疗　为便于记忆,可用英文名词简写 A、B、C、D、E、F 表示处理要点。

（1）A（airway）气道管理和通畅气道:①湿化、雾化及排痰,插管者用蒸馏水或生理盐水 3～5ml 滴入气管或用 20ml 雾化吸入。必须强调用温湿化和温雾化;②解除支气管痉挛和水肿,在雾化液中加入异丙基肾上腺素、地塞米松、乙酰半胱氨酸等雾化吸入,每日 3 次,每次 15 分钟。必要时使用支气管扩张剂。

（2）B（breathing,brian）保障呼吸和大脑功能:①给氧,以温湿化给氧为宜,主张低流量持续给氧,急性缺氧吸氧浓度 40%～50%,慢性缺氧吸氧浓度 30%～40%,吸纯氧不超过 6 小时,以防氧中毒。②改善通气,通畅气道,必要时机械通气,一般 Ⅰ 型急性呼吸衰竭（如 ARDS）以有效氧疗（如用 CPAP）为主;通气功能障碍而肺基本正常（如神经根炎）用呼吸机改善通气;通气功能障碍伴肺广泛病变（如肺炎、哮喘）,则改善通气与给氧并重,必要时机械通气。③呼吸兴奋剂必须慎用,神经肌肉病所致的急性呼吸衰竭无效，仅用呼吸兴奋剂而不改善气道阻塞，将增加呼吸肌无效功，使之疲劳反而加重急性呼吸衰竭。④降颅压、控制脑水肿阻断恶性循环。使用渗透性利尿剂的原则为"既脱又补""边脱边补"。常用药为尼可刹米（可拉明）、洛贝林（山梗菜碱）、戊四氮、盐酸二甲弗林等。

（3）C（cardiovascular 和 circulation）维持心血管功能：①强心剂多用快速制剂，如毛花苷 C（西地兰）；②利尿剂对右心衰竭及肺水肿有帮助；③血管活性药。

（4）D（drug）其他药物治疗：针对病因对症用药。急性呼吸衰竭所致酸中毒积极改善通气可纠正，pH 小于 7.25 的代谢性酸中毒或混合性酸中毒加用碱性药物。

（5）E（etiology）病因治疗：选用适当抗生素、广谱抗病毒药。

（6）F（fluid）液体治疗：液量一般 60～80ml/（kg·d），脑水肿时 30～60ml/（kg·d）。

2. 气管插管及切开指征 难以解除的上气道梗阻；须清除大量下呼吸道分泌物；吞咽麻痹、呼吸肌麻痹或昏迷；开放气道机械通气。

3. 机械通气 利用呼吸机产生间歇正压，将气体送入肺内再借胸廓和肺的自然回缩完成呼气。呼吸机的作用是改善通气功能和换气功能，减少呼吸肌做功，也有利于保持呼吸道通畅。

（1）机械通气的相对禁忌证：为张力性气胸、肺大疱。

（2）常规呼吸机的通气方式有：①控制通气，完全由呼吸机控制患儿呼吸，呼吸频率、潮气量、吸 / 呼气时间等均事先调定。②辅助通气，指由患儿吸气引发启动的机械呼吸。③间歇正压通气，指用呼吸机进行间歇强制通气。④呼气末正压，在呼气末保持呼吸道正压，以增加功能残气量，避免肺泡早期闭合，并使部分因渗出及痰液堵塞等塌陷的肺泡扩张，减少肺内分流，改善氧的交换。对改善缺氧极为有利，PEEP 常用 3～8cmH$_2$O。⑤间歇强制通气，指用呼吸机进行间歇强制通气，呼吸机按指令通气，频率＜20 次 /min，由于呼吸机有持续气流供气，两次指令通气间患者可自主呼吸。⑥压力支持通气，为辅助通气方式，患儿吸气引发送气，并预设压力支持水平帮助患儿吸气，吸气时间及呼吸频率均可由患儿控制，比较符合生理需要，且有利于发挥患儿自身的呼吸能力。

（3）非常规呼吸机的通气方式：①高频通气；②体外膜氧合器（extracorporeal membrane oxygenation，ECMO），又称膜肺、液体通气。

（4）非常规呼吸支持。①表面活性物质：内源性表面活性物质由肺Ⅱ型细胞产生，主要功能是降低肺泡表面张力防止肺不张。表面活性物质缺乏或功能异常的结果是 V/Q 失衡、肺内分流增加、低氧血症、肺顺应性减低及呼吸功增加。导致或加重呼吸衰竭，外源性表面活性物质治疗早产儿肺透明膜病的疗效是公认的，可将病死率降低 40%。体内及体外试验均证明外源性表面活性物质对急性肺损伤（acute lung injury，ALI）及 ARDS、胎粪吸入肺炎的治疗也有一定疗效。②一氧化氮：一氧化氮是一种不稳定、气体状的、亲脂性自由基，是许多生理过程的主要内源性介质，参与肺、体循环血管张力的调节。1991 年首次报道吸入一氧化氮能缓解急性肺动脉高压，且证明一氧化氮是选择性肺循环血管扩张剂。已在临床用于肺动脉高压及严重低氧血症，以降低肺内分流。

（二）充血性心力衰竭

充血性心力衰竭（congestive heart failure，CHF）是指心脏工作能力（心肌收缩或舒张功能）下降，即心排血量绝对或相对不足，不能满足全身组织代谢的需要的病理状态。心力衰竭是儿童时期危重症之一。在正常情况下，心脏耗氧量较其他脏器多，当供血不足时、最易受损害。休克发生后即可影响心功能，若休克未及时纠正，血压持续下降，可使冠状动脉供血不足，心肌常在缺血缺氧、高乳酸血症及细菌毒素等作用下导致损害；同时当心肌微循环内血栓形成，可引起心肌局灶性坏死；心肌含有丰富的黄嘌呤氧化酶，心肌收缩功能易遭受缺血再灌注损伤及电解质异常的影响。

应重视病因治疗。如为先天性心脏病所致，则内科治疗往往是术前的准备，而且手术后亦须继续治疗一个时期；对于心肌病患儿，内科治疗可使患儿症状获得暂时缓解；如心衰由甲状腺功能亢进、重度贫血或维生素 B$_1$ 缺乏、病毒性或中毒性心肌炎等引起者须及时治疗原发疾病。心力衰竭的治疗有下列几方面。

1. 一般治疗 心衰时充分休息和睡眠可减轻心脏负担，可以平卧或取半卧位，应尽力避免患儿烦躁、哭闹，必要时可适当应用苯巴比妥等镇静药，吗啡（0.05mg/kg）皮下或肌内注射常能取得满意效果，但须警惕抑制呼吸。即使患儿无发绀，供氧往往是需要的。心力衰竭时，患儿易发生酸中毒、低血糖和低钙血症，新生儿时期更是如此。因此一旦发生以上情况，应予及时纠正。须予水、盐控制，开始时可按 65ml/（kg·d）计算，随病情好转，逐渐加量。一般饮食中钠盐应减少，很少需要严格的极度低钠饮食。应给予容易消化且富有营养的食品。

2. 洋地黄类药物 迄今为止以洋地黄为代表的强心苷，仍是儿科临床上广泛使用的强心药之一。小儿时期常用的洋地黄制剂为地高辛（digoxin），它既可口服，又能静脉注射，作用时间较快，排泄亦较迅速，因此剂量容易调节，药物中毒时处理也比较容易。地高辛酏剂口服吸收率更高。早产儿对洋地黄比足月儿敏感，后者又比婴儿敏感。婴儿的有效浓度为 2～4ng/ml，大年龄儿童为 1～2ng/ml。

3. 利尿剂 钠、水潴留为心力衰竭的一个重要病理生理改变，故合理应用利尿剂为治疗心力衰竭的一项重要措施。当使用洋地黄类药物而心衰仍未完全控制，或伴有显著水肿者，宜加用利尿剂。对急性心衰或肺水肿者可选用快速强效利尿剂如呋塞米或依他尼酸，其作用快而强。慢性心衰一般联合使用噻嗪类与保钾利尿剂，并采用间歇疗法维持治疗，防止电解质紊乱。

4. 血管扩张药 小动脉的扩张使心脏后负荷降低，从而可能增加心搏出量，同时静脉的扩张使前负荷降低，心室充盈压下降，肺充血的症状亦可能得到缓解，对左心室舒张压增高的患儿更为适用。

（1）血管紧张素转换酶抑制剂：通过血管紧张素转换酶的抑制，减少循环中血管紧张素Ⅱ的浓度发挥效应。卡托普利（巯甲丙脯酸）剂量为每天 0.4～0.5mg/kg，分 2～4 次口服，首剂 0.5mg/kg，以后根据病情逐渐加量。依那普利（苯脂丙脯酸）剂量为每天 0.05～0.1mg/kg，一次口服。

（2）硝普钠：硝普钠对急性心衰（尤其是急性左心衰、肺水肿）伴周围血管阻力明显增加者效果显著。在治疗体外循环心脏手术后的低心排血量综合征时联合多巴胺效果更佳。应在动脉压力监护下进行。剂量为每分钟 0.2μg/kg，以 5% 葡萄糖稀释后静脉滴注，以后每隔 5 分钟，可每分钟增加 0.1～0.2μg/kg，直到获得疗效或血压有所降低。最大剂量不超过每分钟 3～5μg/kg，如血压过低则立即停药，使用时间尽可能短一些。

（3）酚妥拉明（苄胺唑啉）：α 受体阻滞剂，以扩张小动脉为主，兼有扩张静脉的作用，用量为每分钟 2～6μg/kg，以 5% 葡萄糖稀释后静脉滴注。

5. 其他药物治疗 心衰伴有血压下降时可应用多巴胺，每分钟 5～10μg/kg，必要时剂量可适量增加，一般不超过每分钟 30μg/kg。如血压显著下降，以给予肾上腺素每分钟 0.1～1.0μg/kg 持续静脉滴注，有助于增加心搏出量、提高血压而心率不一定明显增快。

（三）急性肾衰竭

急性肾衰竭（acute renal failure，ARF）是指由于肾脏自身和 / 或肾外各种原因引起的肾功能在短期内（数小时或数天）急剧下降的一组临床综合征，患儿出现氮质血症、水及电解质紊乱和代谢性酸中毒。

休克时有效循环血量减少，或过量使用血管收缩剂，可使肾血流量减少，肾小球滤过率降低。肾缺血可使肾素分泌增加，更使肾血管痉挛，肾内血流重新分布，有限的肾血流转向髓质，因而不仅滤过尿量减少，还可导致皮质区的肾小管缺血坏死，而发生急性肾衰竭，表现为少尿或无尿。

总的治疗原则是去除病因，积极治疗原发病，减轻症状，改善肾功能，防止并发症的发生。

1. 少尿期的治疗

（1）去除病因和治疗原发病：肾前性 ARF 应注意及时纠正全身循环血流动力学障碍，包括补液、输注血浆和白蛋白、控制感染和使用洋地黄等；避免接触肾毒性物质，严格掌握肾毒性抗生素的用药指征，并根据肾功能调节用药剂量，密切监测尿量和肾功能变化。

（2）饮食和营养：应选择高糖、低蛋白、富含维生素的食物，尽可能供给足够的能量。供给热量 50～60cal/（kg·d），蛋白质 0.5g/（kg·d），应选择优质动物蛋白，脂肪占总热量 30%～40%。

（3）控制水、钠摄入：坚持"量入为出"的原则，严格限制水、钠摄入，有透析支持则可适当放宽液体入量。每日液体量控制在尿量 + 显性失水（呕吐、大便、引流量）+ 不显性失水 − 内生水。无发热患儿每日不显性失水为 $300ml/m^2$，体温每升高 $1℃$，不显性失水增加 $75ml/m^2$；内生水在非高分解代谢状态为 $250\sim350ml/m^2$。每日基本液量约 $400ml/m^2$。所用液体均为非电解质液。袢利尿剂（呋塞米）对少尿型 ARF 可短期试用。

（4）纠正代谢性酸中毒：轻、中度代谢性酸中毒一般无须处理。当血浆 $HCO^-<12mmol/L$ 或动脉血 $pH<7.2$，可补充 5% 碳酸氢钠 5ml/kg，提高 CO_2-CP 5mmo/L。纠正代谢性酸中毒时须注意避免发生低钙性抽搐。

（5）纠正电解质紊乱：包括高钾血症、低钠血症、低钙血症和高磷血症的处理。

（6）透析治疗：凡上述保守治疗无效者，均应尽早进行透析。透析的指征为：①严重水潴留，有肺水肿脑水肿的倾向；②血钾 $\geq6.5mmol/L$；③血浆尿素氮 $>28.6mmol/L$，或血浆肌酐 $>707.2\mu moL$；④严重酸中毒，血浆 $HCO_3^-<12mmol/L$ 或动脉血 $pH<7.2$；⑤药物或毒物中毒，该物质又能被透析去除。透析的方法包括腹膜透析、血液透析和连续动静脉血液滤过三种技术，儿童，尤其是婴幼儿以腹膜透析为常用。

2. 利尿期的治疗　利尿期早期，肾小管功能和肾小球滤过率尚未恢复，血肌酐、尿素氮、血钾和酸中毒仍继续升高，伴随着多尿，还可出现低钾血症、低钠血症等电解质紊乱，故应注意监测尿量、电解质和血压变化，及时纠正水、电解质紊乱，当血浆肌酐接近正常水平时，应增加饮食中蛋白质摄入量。

3. 恢复期的治疗　此期肾功能日趋恢复正常，但可遗留营养不良、贫血和免疫力低下，少数患儿遗留不可逆的肾功能损害，应注意休息和加强营养，防治感染。

（四）肝衰竭处理

休克时肝缺血缺氧，可破坏肝合成与代谢功能。同时，来自胃肠道的有害物质可激活肝库普弗细胞，从而释放炎症介质。组织学可见肝小叶中央出血、肝细胞坏死，表现为血谷丙转氨酶和血氨升高。肝受损后解毒和代谢能力下降，可引起内毒素血症，并加重已有的代谢紊乱和酸中毒。

治疗方面应禁忌给蛋白质、高热量糖类，静脉给高浓度侧链氨基酸和低浓度芳香氨基酸液。口服 50% 硫酸镁溶液导泻或生理盐水灌肠以降低血氨。

（李爱武　任传涛）

第七节　复合伤的处理

复合伤是指人体同时或相继受到两种或两种以上性质不同的致伤因素作用所发生的创伤，以复合形式导致人体的损害，如创伤与电击伤的复合伤、烧伤与冲击伤的复合伤及创伤与烧伤的复合伤等。复合伤常累及多个部位、系统和器官，其整体伤情不是多个系统损伤的数学叠加，而是多器官损伤的相互影响，不同病理生理反应的相互加剧，各部位伤表现的相互掩盖，主要伤情与次要损伤的相互转化，其特点为应激重、伤情重、变化快、难处理、范围广、低氧血症、休克多、易误漏诊、致死率高。

儿童不是成人的缩小版，儿童复合伤除以上特点外，还具有自身的一些特点，如儿童血容量少，易因失血和脱水发生血容量低下，虽然儿童具有通过加快心率来代偿血容量不足的潜力，肝脾破裂导致内出血或骨折造成的大血肿等都有可能置患儿于隐匿性休克前期，患儿只表现为精神恍惚，皮肤出现发绀与苍白相间的花纹状，对此要有充分的认识和警觉。在这个阶段最紧急的是恢复血容量。否则一旦出现血压下降，循环系统功能衰竭，很可能因此而失去抢救机会，因此复合伤是导致小儿死亡的主要原因之一。

围手术期对儿童复合伤进行及时准确的评估显得十分重要，不仅为后续治疗奠定基础，而且更为重要的是评估复合伤的严重程度，并预测预后，从而最大限度地降低病死率和致残率。对于复合伤儿童应主要评估患儿气道、呼吸、循环、中枢神经系统等情况。目前多按照 LOC + CABC 顺序进行快速创伤病情简易评估，进行相应紧急处理。第一步应用快速意识评估法（AVPU）评估患儿意识状况（level of consciousness, LOC）来判定患儿是否存在意识改变及其可能原因（头部外伤、缺氧、休克、药物等）。AVPU 即清醒状态（awake，A）、对语言刺激有无反应（responsive to verbal stimuli，V）、对痛觉刺激有无反应（responsive to painful stimuli，P）及对任何刺激有无反应（unresponsive to any stimuli，U）。第二步按 CABC 顺序进行评估：①控制出血（control bleeding，C），局部按压、包扎、止血带及止血药物的应用等，以控制活动性的外部出血；②气道（airway，A），必须确定气道是否通畅、有无梗阻（如舌后坠、气道异物等）；③呼吸（breathing，B），呼吸状况是否能保证氧合，注意是否存在张力性气胸和连枷胸等引起的异常征象；④循环（circulation，C），是否维持有效循环（心率、血压、毛细血管再充盈时间、肢端温度或皮温）及有无大出血，以判定是否存在休克征象。

　　快速完成评估，在识别并处理危及生命的情况及伤部临时制动、补充血容量和吸氧后，最好遵循下列步骤进行详细的体格检查，可按从上到下有序检查，并须暴露全身全面检查，避免遗漏。首先检查头部是否有明显擦伤、撕裂及变形；随后检查颈部是否有压痛，气管位置及颈静脉的充盈情况；胸部是否有肋骨骨折，同时要及时留意有无血气胸的症状；腹部特别注意有无隆起、压痛、肿块及腹部皮肤有无瘀斑，有无肠鸣音；特别应注意骨盆骨折，因其会增加腹膜后血管、泌尿系统和直肠损伤的可能性，从而增加腹腔出血的风险；四肢应注意有无压痛、肿胀变形、末梢循环减少、活动受限、神经功能损伤，并给予相应处理，进行放射影像学检查排除骨折。此外，进行必要的化验检查，并向家长交代病情及观察期间要对患儿行重复多次体格检查以明确或排除重要损伤。

　　目前对于创伤多采用评分方法来评估创伤的严重程度。评分方法的共同原则是以"多参数量化"描述伤势、评估伤情，目前多为成人创伤的评分方法。现有的儿童创伤评估方法也主要是根据成人的相关评分法进行修改，形成符合儿童年龄、生理状况的评分法。目前使用比较广泛的是儿童创伤评分（pediatric trauma score，PTS）。PTS 由 Tepas 等提出的，它包含 6 个变量参数，每一个变量参数均以轻微损伤或无损伤者计 +2 分，重大或危及生命的损伤计 -1 分，两者之间计 +1 分，总分范围为 -6～+12 分；评分越低，损伤越严重（表 1-7-1）。PTS 的诊断标准及意义：9～12 分，轻度创伤；6～8 分，具有潜在生命危险；0～5 分，有生命危险；<0 分，多数死亡。PTS 评分的临界分值为 8 分，评估值 <8 分则死亡危险非常大，应尽快救治。

表 1-7-1　儿童创伤评分（PTS）

项目	+2 分	+1 分	-1 分
体重 /kg	≥20	10～<20	<10
气道	正常	需氧气面罩、鼻导管辅助呼吸	需气管插管、环甲膜切开
收缩期血压 /mmHg	>90，周围血管灌注及搏动良好	50～90，但可触及大动脉搏动	<50，大动脉搏动微弱或消失
中枢神经系统	清醒	模糊、短暂昏迷史	昏迷
开发性伤口	无	可见挫伤、擦伤、撕裂伤且 <7cm，没有穿过筋膜	组织断离、任何穿过筋膜的刺伤或枪伤
骨折	看不见或没有怀疑骨折	任何地方的单一闭合性骨折	开放或多发骨折

　　患儿经过紧急处理后转送至病房或手术室后应再次按照 LOC＋CABC 顺序进行快速准确的病情再评估，以进一步明确儿童受伤情况和程度，为下一步医疗救治做好准备。评估主要包括以下六个方面内容：①生命体征评估，儿童生命体征见表 1-7-2。②气道和呼吸评估，口咽部有无分泌物与异物等阻塞气道，有无气管移位；胸壁运动是否对称、有无外伤，胸部叩诊有无浊音或过清音，听诊有无异常呼吸音及双侧呼吸音是否对称；监测经皮血氧饱和度，通过评估以判断创伤儿童气道的通畅程度；及时发现导致呼吸受损的潜在原因，如血胸、气胸、连枷胸等。③循环评估，评估外周循环状况，外周动脉搏动、四肢温湿度、肤色、毛细血管再充盈时间、意识状况及尿量。创伤儿童可能存在大量失血，特别要注意内出血，通过评估可以了解是否已经出现循环衰竭、失血性休克。④神经及颅脑创伤的评估，格拉斯哥昏迷评分

表 1-7-2 儿童生命体征

项目	参数			
心率/(次·min⁻¹)	年龄	清醒	睡眠	平均值
	新生儿～3 个月	85～205	80～160	140
	～2 岁	100～190	75～160	130
	～10 岁	60～140	60～90	80
	>10 岁	60～100	50～90	75
呼吸频率/(次·min⁻¹)	婴儿		30～60	
	幼儿		24～40	
	学龄前		22～34	
	学龄期		18～30	
	青少年		12～16	
血压/mmHg	1～10 岁儿童的典型收缩压（第 50 百分位值）：90＋（年龄×2）			
	1～10 岁儿童收缩压下限（第 5 百分位值）：70＋（年龄×2）			
	10 岁以上儿童的正常收缩压下限：约 90			
	典型平均动脉压（第 50 百分位值）：55＋（年龄×1.5）			

（Glasgow coma score，GCS）是目前国际上成人通用的颅脑外伤评价方法，儿童改良 GCS 法根据不同年龄段儿童的生长发育特点进行了改进，但仍需要进一步的临床验证（表 1-7-3）。⑤烧伤评估（表 1-7-4），对于烧伤患儿的评估重点在于烧伤的深度、面积和程度，以利于完成精准的烧伤治疗。⑥疼痛评估，儿童创伤后早期即可出现不同程度的疼痛，不仅给创伤儿童带来痛苦并影响其康复，且儿童期疼痛治疗不充分，可能导致日后疼痛反应增强，因此有必要对创伤儿童早期进行及时的疼痛评估和治疗。现有的疼痛评估手段还没有任何一种方法能理想地应用于所有年龄阶段的儿童。本文推荐较常用的 FLACC 评分（表 1-7-5），以面部表情、腿部活动、体位、哭闹和可安慰性分别进行评分，单项分值 0～2 分，总分值 0～10 分，分值越高疼痛越严重。0 分：放松、舒服；1～3 分：轻微不适；4～6 分：中度疼痛；7～10 分：严重疼痛、不适或者二者兼有。FLACC 评分适用年龄段为 2 个月～7 岁。

一旦各项评估完成，即可启动院内创伤急救网络，召集相关科室值班人员迅速到达急诊抢救室（或手术室）会诊，组成多学科团队合作模式（multidisciplinary team，MDT）团队，以更好判定评估病情，制订合理有效的诊疗方案。患儿置胃管、尿管，记录每小时尿量，血气胸者及时进行胸膜腔闭式引流，并观察有无进行性血胸。

第一步，保持呼吸道通畅，充分给氧，头面部伤、胸部伤患儿，常出现呼吸道阻塞，应保持呼吸道通畅，必要气管插管或气管切开，中等流量吸氧或呼吸机辅助呼吸。

第二步，控制出血，建立有效的静脉通道，保持循环系统的稳定。首先是控制出血，针对复合创伤儿童，在给予开放气道和通气支持的同时应尽快控制外部出血，外部出血可通过直接压迫创口止血，快速予以清创缝合。内部出血的创伤儿童有些需要急诊手术干预。开放性或闭合性长骨骨折也可引起严重出血，应该用适当的夹板将其固定。其次是建立有效的静脉通道，实施液体复苏。一旦急性失血量超过总血量的 15%，即可引起循环衰竭，表现为心动过速、外周脉搏减弱、毛细血管再充盈延迟、四肢湿冷；若急性失血超过总血量 25%～30%，会出现血压降低，因此控制出血和液体复苏是其救治措施中最重要的一环。

表 1-7-3　儿童改良格拉斯哥昏迷评分（GCS）

评分	睁眼	
	0~1岁	>1岁
4	自主睁眼	自主睁眼
3	呼唤睁眼	呼唤睁眼（遵嘱）
2	刺痛睁眼	刺痛睁眼
1	无反应	无反应

评分	运动	
	0~1岁	>1岁
6	—	遵嘱动作
5	对疼痛刺激定位反应	对疼痛刺激定位反应
4	刺痛屈曲回缩	刺痛屈曲回缩
3	刺痛异常屈曲（去皮质状态）	刺痛异常屈曲（去皮质状态）
2	刺痛异常屈曲（去脑状态）	刺痛异常屈曲（去脑状态）
1	无反应	无反应

评分	语言		
	>0~2岁	>2~5岁	>5岁
5	声音定位，互动	言语清楚	有判断力，能交谈
4	哭吵，可安慰	言语不清	无判断力，能交谈
3	呻吟，不可安慰	哭吵	言语不清
2	呼噜声	呼噜声	言语含糊
1	无反应	无反应	无反应

表 1-7-4　烧伤深度及预后评估

程度	累及组织	临床表现	预后
Ⅰ度	表皮	红、干、痛	数天后愈合，不留瘢痕
Ⅱ度	表皮或深部组织	红、湿、剧烈疼痛	数天到数周创面护理后可愈合；少数需要皮肤移植，可能留瘢痕
Ⅲ度	全层皮肤	皮肤坚韧、无感觉、苍白	不切除坏死组织和植皮不能愈合，留有瘢痕
Ⅳ度	伤及皮下组织、筋膜、骨骼	严重的临床并发症	治疗困难，存在后遗症

　　液体复苏策略的制定应根据创伤儿童的实际情况，尤其是否需要紧急输血治疗。通常情况下，儿童的血容量按照 70~80ml/kg 估算，针对已经发生出血性休克者，应立即建立两条以上的有效静脉通道，快速扩容，穿刺困难者应进行静脉切开或深静脉置管。基本方法是输注等渗晶体液或胶体液。晶体液最常用的是乳酸钠林格液，一般为 15~20ml/kg；胶体液常用羟乙基淀粉、右旋糖酐等。输液原则是先快后慢，第一个半小时输完上述剂量，并再次评估是否需要重复输注，尿量超过 1ml/kg 提示血容量已补足。

表 1-7-5　FLACC 评分

项目	0分	1分	2分
面部表情（face）	无特殊表情，微笑	偶尔面部扭曲或皱眉，不愿交流	持续颤抖下巴，紧缩下颌，紧皱眉头
腿部活动（legs）	正常体位或放松状态	不适，肌肉神经紧张，肢体间断弯曲/伸展	踢腿或者拉直腿，高张力，肢体弯曲/伸展，发抖
体位（activity）	安静平躺，正常体位，可顺利移动	急促不安，来回移动，紧张，移动犹豫	卷曲或痉挛，来回摆动，头部左右摇动，搓揉身体某部分
哭闹（crying）	不哭不闹	呻吟或者啜泣，偶尔哭泣、叹息	不断哭泣，尖叫或抽泣，呻吟
可安慰度（consolability）	平静满足，放松，不要求安慰	可通过偶尔身体接触消除疑虑，分散注意力	难以被安慰

通常输注 2～3 次等渗晶体液后，休克症状仍持续存在，应考虑输血。立即抽血配血，尽快补充全血。至于输血时机，一般在输注 40～60ml/kg 生理盐水后，临床改善不明显，应输注 10ml/kg 浓缩红细胞，最大剂量 300ml/ 次。有大量出血或进行性大出血须 24 小时持续输血。尽管大剂量输血的时机仍未有临床共识，但专家建议采用体质量 / 剂量方法：< 5kg（新生儿），55ml/kg；5～25kg（婴儿），50ml/kg；25～50kg（青春期儿童），45ml/kg；> 50kg，40ml/kg 或 900ml/d 的浓缩红细胞。针对严重创伤并需大剂量输血的创伤儿童，成分血制品的输注是必须的，以改善机体的凝血功能，提高生存率。现有主要成分血制品包括新鲜冷冻血浆、血小板、冷沉淀物等。临床上建议血制品的输注按照新鲜冷冻血浆∶血小板∶红细胞＝1∶1∶1 的比例进行。头颅创伤儿童因容易出现凝血功能障碍，应更积极使用新鲜冷冻血浆。

对部分已经接受液体复苏治疗，但血流动力学仍不稳定者，应考虑使用升压药物。在液体复苏过程中需要监测心率、血压、中心静脉压（central venous pressure，CVP）、血细胞比容、尿量等临床指标。若体循环灌注和血压稳定，微循环灌注改善，应尽早停止液体复苏，开始着手处理胸部、颅脑、腹腔内脏损伤及骨折。

第三步，加强围手术期的营养支持，预防感染。

总之儿童复合伤处理的原则是救命第一、保肢第二、维护功能第三。

要做到成功救治儿童复合伤，一方面要熟悉儿童解剖、生理特点，克服小儿表达能力差，尤其是伤后的合作程度不理想，以及家长的焦躁心情等；另一方面要正确实施有效的儿童复合伤早期急救，每个参与儿童创伤急救的医护人员都应接受系统规范的儿童复合伤早期救治的理论与实践相结合的培训，独立、规范地处理临床问题，使之在儿童创伤急救的早期处理中发挥应有的作用，只有这样才能显著降低复合伤患儿的病死率和致残率。

（王小林）

第八节　小儿外科围手术期营养支持治疗

外科手术患儿的术前营养状况及术后营养康复直接影响其患病率及病死率。对外科患儿全面的营养管理包括术前全面营养评估、围手术期规范营养管理及术后积极营养康复。患儿术前营养不良和 / 或术后营养康复缺失，会导致术后感染等并发症增加，住院时间延长，甚至生长发育受限、生命质量下降等不良临床结局。围手术期多学科合作模式对保障外科患儿获得围手术期全程最佳营养管理，改善临床结局非常重要。

一、营养风险筛查和营养评定是围手术期规范营养支持治疗的基础

营养风险筛查、营养评定与营养干预是营养支持治疗的 3 个关键步骤。国内外相关营养指南均推荐对住院患者入院 24 小时内进行营养风险筛查，并在术前、术后、出院前、随访时及病情发生变化时均进行复评，根据患儿临床、手术以及营养状况和营养风险评分及时调整营养治疗方案。

目前成人已有公认的营养风险筛查工具，如营养风险筛查 2002（nutritional risk screening 2002，NRS 2002）、主观全面评定（subjective global assessment，SGA）等。迄今为止对儿科营养风险筛查工具尚没有国际公认的统一标准，一般推荐应用营养状况和生长风险筛查工具（screening tool risk on nutritional status and growth，STRONGkids）或儿科营养不良评估筛查工具（screening tool for the assessment of malnutrition in pediatrics，STAMP）（表 1-8-1）。各儿科医疗机构须制定营养风险筛查相关制度、流程，采用当地适宜的营养风险筛查工具，在患儿入院 24 小时内进行营养风险筛查，继而对有营养风险的患儿进行营养评定，并定期复评，使有营养风险的手术患儿得到及时营养支持治疗，减少感染等并发症，缩短住院时间，并改善临床结局。

表 1-8-1　儿科住院患者常用营养风险筛查工具

营养风险筛查工具	评估内容	营养风险分级
营养状况和生长风险筛查工具（STRONGkids）	疾病严重程度（0 分、2 分）	四项得分相加
	营养摄入减少（0 分、1 分）	0 分（低度风险）
	体重减轻（0 分、1 分）	1～3 分（中度风险）
	主观临床评价（0 分、1 分）	4～5 分（高度风险）
儿科营养不良评估筛查工具（STAMP）	人体测量（0 分、1 分、3 分）	三项得分相加
	营养摄入（0 分、2 分、3 分）	0～1 分（低度风险）
	疾病风险（0 分、2 分、3 分）	2～3 分（中度风险）
		4 分以上（高度风险）

营养评定定义为"使用以下组合诊断营养问题的全面方法：病史、营养史、用药史、体格检查、人体测量、实验室数据"。营养评定能全面了解患儿营养状况，分析营养不良的病因，有利于实施个体化的营养干预。全面的营养评定方法包括"ABCDEF"几个部分（anthropometry 人体测量，biochemistry 实验室指标，clinic 临床情况，dietary 膳食，environment 环境，family information 家庭情况），多由富有经验的临床营养医师或者营养师完成。在临床工作中，医务人员通常先对住院儿童进行营养风险筛查（一般可由护士完成），再由营养医师或营养师进行更进一步全面综合的营养评定。

应用最广的人体测量学营养评定方法包括 Z 值评分法、生长曲线法等。Z 值评分法即标准差法，通过评价年龄别身高（height for age，HAZ）、年龄别体重（weight for age，WAZ）和身高别体重（weight for height，WHZ）来判断儿童的营养状况，以 -1.0、-2.0、-3.0 为界值点来分别判断儿童轻度、中度或重度营养不良。5 岁以下儿童常采用 WHZ、HAZ 和 WAZ 值等指标来评估，5～18 岁儿童通常采用 BMI-Z 值进行评估（表 1-8-2）。

表 1-8-2　儿科营养不良常用诊断指标

指标	轻度营养不良	中度营养不良	重度营养不良
身长别体重 Z 评分（WHZ）	$>-2.0\sim-1.0$	$>-3.0\sim-2.0$	$\leqslant-3.0$
年龄别 BMI Z 评分（BMI-Z）	$>-2.0\sim-1.0$	$>-3.0\sim-2.0$	$\leqslant-3.0$
年龄别身高 Z 评分（HAZ）	$>-2.0\sim-1.0$	$>-3.0\sim-2.0$	$\leqslant-3.0$

二、术前营养支持治疗

对存在高营养风险或已经存在中、重度营养不良或手术范围较大、损伤程度较重、可择期手术的患儿，均应在术前给予 7～14 天的营养支持治疗。术前营养支持治疗的目的是改善患儿的营养状况或减轻营养不良程度，维持机体有效的代谢和器官、组织功能，提高其对手术创伤的耐受性，减少或避免术后并发症和降低病死率。营养风险虽高，但病情较急，不宜后延手术者，则以纠正水、电解质失衡为主，在术后及时进行营养干预。

术前营养支持治疗应优先利用消化道功能，首选肠内营养（enteral nutrition，EN），包括口服营养补充（oral nutrition supplement，ONS）或管饲肠内营养（enteral tube feeding，ETF）途径。当不能通过 EN 或 EN 不能充分满足能量需求时，应在术前给予补充性肠外营养（supplement parenteral nutrition，SPN）或完全肠外营养（total parenteral nutrition，TPN）。

经口喂养适合有完好吸吮和吞咽功能的患儿；经口摄入不足持续 3～7 天可作为管饲肠内喂养的指征。EN 适应证：经口摄食能力降低；经口摄入不足；吸收障碍或代谢异常。禁忌证：完全性肠梗阻；坏死性小肠结肠炎；肠功能障碍；高流量小肠瘘［大于 50ml/（kg·d）］等。

应根据患儿的年龄、胃肠道解剖和功能、预计肠内营养时间和发生吸入的可能性综合判断选择肠内营养途径。肠内管饲喂养常用的方法有间歇推注、间歇输注和连续输注三种。无论足月儿还是早产儿，母乳都是外科患儿进行 EN 的首选。如母乳喂养不能或不足，可针对患儿年龄、胃肠道功能、疾病、营养状况、有无牛奶蛋白过敏等个体化选择适当的肠内营养制剂（亦称为特殊医学用途配方食品，food for special medical purpose，FSMP）（表 1-8-3）。

表 1-8-3 小儿外科常用肠内营养制剂

类型	亚型	成分特性	适应证
多聚配方	标准型	营养素分布与正常饮食相同	胃肠道功能正常
	高蛋白型	蛋白质 > 总能量的 15%	高分解代谢状态、创伤愈合期
	高能量密度型	1.0～2kcal/ml	液体受限、电解质不平衡
	富含纤维型	含 5～15g/L 膳食纤维	肠道功能紊乱
低聚配方	不同程度水解蛋白	成分丰富	消化和吸收功能受损；短肠综合征
要素配方	游离氨基酸	一种或多种营养素被水解	
专病配方	肾病专用	低蛋白，低电解质负荷	肾衰竭
	肝病专用	高支链氨基酸，低芳香族氨基酸，低电解质	肝性脑病
	高 MCT	脂肪中含 30%～80% MCT	乳糜胸/腹
组件配方	蛋白质	酪蛋白、游离氨基酸	增加氮摄入
	脂肪	鱼油、橄榄油、中链脂肪酸等	提高能量和/或必需脂肪酸
	碳水化合物	麦芽糖糊精、水解玉米淀粉	提高能量，增加可口性

肠内营养不耐受的常见症状是腹胀、腹痛、呕吐或胃潴留。若不耐受，可采取以下措施：①减慢肠内营养的速度；②改用含有可溶性膳食纤维的肠内营养配方；③如考虑消化吸收功能受损，可考虑换用要素配方或深度水解配方。如果怀疑胃排空延迟，须考虑减少镇静药的使用剂量，以及换用低脂配方的肠内营养制剂，减慢输注速率和给予促胃动力药物。喂养有困难的患儿开始肠内营养时，建议从 10～20ml/（kg·d）的速度开始，以 10～20ml/（kg·d）速度增加。肠内营养期间应当密切监测可能的不良反应和并发症。

三、术前缩短传统禁食时间

传统观点认为择期手术患者应在麻醉前 12 小时禁食、6 小时禁饮，使胃充分排空，避免麻醉期间反流误吸带来风险。近年来快速康复外科的临床研究以及临床实践表明，在术前 2 小时口服清流质饮食与传统 12 小时禁食相比，没有更大的误吸或反流风险。而且研究提示麻醉前 2 小时口服含碳水化合物的清流质饮食能减少禁食和手术所导致的分解代谢效应、降低术后胰岛素抵抗、维持糖原储备、减少肌肉分解、保持氮平衡。国内外多个指南建议，除胃排空延迟或胃食管反流的患儿外，择期手术患儿在麻醉前 2 小时可饮用清流质饮食。择期手术患者在进行全身麻醉前，禁食时间为摄入清流质饮食后 2 小时、母乳后 4 小时、清淡餐后 6 小时、脂肪餐后 8 小时。有研究报道婴儿麻醉前 2 小时口服 10% 的碳水化合物 10ml/kg 对患儿安全有益，能减轻术前口渴和饥饿感，减少婴儿术前的哭闹，提高舒适度。

四、术中即要考虑术后营养支持途径

小儿外科医师在手术时应根据患儿手术情况、营养状况、消化道功能预先安排术后营养支持的途径。应尽可能利用有消化吸收功能的肠道进行术后肠内喂养，如跨过吻合口喂养或者远端小肠置管喂养。如预计术后不能经口喂养或经口进食不能达到营养目标或部分消化道有功能障碍者，在手术中可建立经鼻置管（包括鼻胃管、鼻十二指肠管或鼻空肠管）或经空肠置管等途径。手术中经皮空肠穿刺置管、内镜下经皮胃置管或空肠置管也是肠内营养的理想途径，具有留置时间长、不刺激与损伤黏膜的特点，可以较长时间应用。正确的肠内营养途径可为术后实现早期肠内喂养做好准备，避免并发症，促进术后快速康复。

五、术后营养支持治疗

小儿外科术后的营养支持治疗方式包括肠内营养和肠外营养。最常用的是肠内联合肠外营养。

术后早期肠内营养可促进肠黏膜修复，维护肠黏膜屏障及免疫功能，防止肠道细菌移位，还可以降低机体高分解代谢反应和胰岛素抵抗，减少炎性因子释放、促进合成代谢。传统多遵循肠道排气排便、肠鸣音恢复后再开始进食，目前多项研究均提出术后 24~48 小时内即可开始早期肠内喂养，甚至有研究提出非胃肠道手术麻醉清醒后即可少量进食，以促进"肠道唤醒"。术后早期肠内营养并不增加吻合口破裂、误吸等并发症，还能促进胃肠运动功能恢复，降低感染等相关并发症发生率和死亡率。因此对非消化道和腹腔手术患儿，在麻醉清醒后即可进食；对涉及消化道和腹腔手术患儿，应尽早开始肠内营养，并根据耐受程度逐渐加量。因儿外科手术类型多，胃肠道功能状况各异，因此，术后早期肠内营养应因人而异地"尽早开始"，根据患儿的年龄、疾病特点和需求有计划、渐进性实施。肠内营养时应密切监测伤口感染、吻合口瘘等并发症，一旦出现及时处理。

如经肠内营养未能获得所需足够营养 3~5 天以上的术后患儿需要给予补充性肠外营养或全肠外营养。肠外营养（parenteral nutrition，PN）由氨基酸、脂肪乳剂、碳水化合物、液体与电解质、微量元素和维生素等配制组成。建议由具有处方资质的临床营养医师或经过营养专业培训的外科医师处方，并纳入医院高危药品质控管理，以保障 PN 的安全性。休克，严重水、电解质紊乱和酸碱平衡失调者，未纠正时禁用以营养支持为目的的 PN 补液。建议使用代谢车进行个体化静息能量测量。简单手术后不须增加能量。营养不良患儿可给予 130%~150% 的静息能量。应从低剂量开始，逐步增加，直至达到目标值（表 1-8-4）。

蛋白质是围手术期患儿重要的营养素需求，需要保障围手术期正氮平衡来促进伤口愈合和组织修复，以及适度追赶生长。PN 建议使用小儿专用氨基酸，并含适量牛磺酸。新生儿氨基酸补充量至少 1.5g/(kg·d)，以避免出现负氮平衡，早产儿最大供给量不应大于 3.5g/(kg·d)，足月儿不大于 3.0g/(kg·d)，3~12 岁病情稳定的儿童每天可提供 1.0~2.0g/kg 的氨基酸。

在 PN 开始时即可使用脂肪乳剂。新生儿（包括早产儿）应用脂肪乳剂时应缓慢连续输注 24 小时。供给量不应超过 4g/(kg·d)；儿童患者的脂肪乳剂摄入量应在 3g/(kg·d) 以内。对于婴幼儿和儿童患者，

表 1-8-4 各年龄不同疾病阶段 PN 能量需要量

年龄/岁	能量需要量/(kcal·kg⁻¹·d⁻¹)		
	恢复期	稳定期	急性期
早产儿ᵃ	90~120		45~55ᵇ
0~1	75~85	60~65	45~50
1~7	65~75	55~60	40~45
7~12	55~65	40~55	30~40
12~18	30~55	25~40	20~30

注：a. 极低出生体重儿生理性体重减轻至最低点后，建议每天增重 17~20g/（kg·d），以防生长落后。急性期指患儿处于需要镇静、机械通气、血管加压药和液体复苏等重要器官支持的复苏阶段。稳定期指患儿病情稳定，可以脱离上述重要器官支持措施的阶段。恢复期指患儿各重要器官正逐渐开始自主运转的阶段。b. 生后第 1 天的能量推荐量。

应首选 20% 浓度的脂肪乳剂。儿科患者不推荐常规使用纯鱼油脂肪乳剂。含有中长链脂肪酸和/或鱼油的混合脂肪乳剂应是危重患儿的首选，也有一定预防 PN 相关胆汁淤积的药理作用。静脉使用脂肪乳剂时，应常规监测肝脏功能和甘油三酯浓度，有明显高脂血症风险的患儿（如使用大剂量脂肪乳剂或葡萄糖、败血症、分解代谢状态的患儿和极低出生体重儿）应增加监测频率。若婴儿血清或血浆甘油三酯浓度超过 3mmol/L（265mg/dl），年长儿超过 4.5mmol/L（400mg/dl），应考虑减少脂肪乳剂用量。

在肠外营养支持期间的葡萄糖、水和电解质、微量营养素（矿物质和维生素）须按照现有指南推荐以及临床监测予以调整补充。

肠外营养并发症主要包括代谢性并发症，胆汁淤积和肝功能损害，肠屏障功能减退导致的细菌移位和肠源性感染，以及导管相关感染、血栓形成等。在患有肠衰竭相关的肝损伤患儿中，尽可能增加肠内营养，优化 PN 配方，需要时使用含鱼油的混合脂肪乳剂或短期使用鱼油脂肪乳剂等可以改善肠外营养相关肝损害的预后。长期使用肠外营养的患儿都要定期监测生长发育及并发症（表 1-8-5）。

表 1-8-5 肠外营养监测项目（ 1cal≈4.2J ）

	项目	第 1 周	稳定后
摄入量	能量/(kcal·kg⁻¹·d⁻¹)	q.d.	q.d.
	蛋白质/(g·kg⁻¹·d⁻¹)	q.d.	q.d.
	脂肪/(g·kg⁻¹·d⁻¹)	q.d.	q.d.
	葡萄糖/(g·kg⁻¹·d⁻¹)	q.d.	q.d.
临床体征	皮肤弹性，囟门	q.d.	q.d.
	黄疸，水肿	q.d.	q.d.
生长参数	体重	q.d.~q.o.d.	每周 2~3 次
	身长/高	每周 1 次	每周 1 次
体液平衡	出入量	q.d.	q.d.
实验室检查	血常规	每周 2~3 次	每周 1~2 次
	血 Na，K，Cl	每周 2 次（或调整电解质后第 1 天）	每周 1 次（或调整电解质后第 1 天）
	血 Ca	每周 2 次	每周 1 次
	血 P，Mg	每周 1 次	p.r.n.

续表

项目		第1周	稳定后
实验室检查	肝功能	每周1次	每周1次～隔周1次
	肾功能	每周1次	每周1次～隔周1次
	血脂	每周1次	p.r.n.
	血糖	q.d.～q.i.d.	p.r.n.(调整配方后，或血糖不稳定时)
	尿糖(无法监测血糖时)	同上	同上

六、多学科合作模式优化围手术期营养支持治疗

规范的围手术期营养支持治疗能够保障手术患儿维持氮平衡，促进组织修复，维护脏器和免疫功能，并对患儿术后实现追赶生长及正常生长发育非常重要，因此对围手术期儿童进行全程营养管理十分必要。儿科围手术期营养支持治疗相关的临床研究还不多，需要进一步大样本、多中心研究来获得更多循证医学证据。小儿外科、临床营养、麻醉、护理、康复治疗等相关学科应组成多学科团队合作模式，在术前、术中、术后及长期随访中实施小儿外科围手术期最佳营养支持治疗，并改善临床结局及长期预后。

（洪　莉）

第九节　日　间　手　术

一、日间手术室的定义和内涵

日间手术（day surgery 或 ambulatory surgery）的内涵是管理理念的更新，通过流程优化和各环节的精细化管理或精准操作，将原本需要住院治疗很多天的手术或操作缩短到24小时内完成。国际日间手术学会（International Association for Ambulatory Surgery，IAAS）将其定义为患者入院、手术和出院在一个工作日内完成的手术或操作，不包括在诊所或门诊进行的手术或操作；中国日间手术合作联盟（China Ambulatory Surgery Alliance，CASA）将其定义为患者在24小时内入、出院完成的手术或操作，不含门诊手术，对于由于病情需要延期住院的患者，住院最长时间不超过48小时。两者日间手术定义对日间手术时限的界定有差异，IAAS指一个工作日，无须过夜，如患者需要过夜，即为日间手术-延期恢复患者；而CASA指24小时内，如病情需要患者在24～48小时内出院则属于日间手术-延期恢复患者。相比较而言IAAS对日间手术的界定更加严格，要求更高，这与欧美发达国家社区医疗或者家庭医师强有力的支撑密不可分。两者定义的共同点是均不包括门诊手术，因为把原本简单的门诊手术改变为住院手术与日间手术的初衷相违背。小儿外科很多手术均以短、平、快为特点，适合进入日间手术模式，所以早在1909年日间手术首先由苏格兰小儿外科医师 James Nicoll 报道，并提出日间手术的概念。我国小儿日间手术发展起步较晚，在1966年由张金哲院士首先报道门诊施行小儿疝修补术，通过优化流程实现在门诊治疗小儿腹股沟斜疝，在保障安全的前提下将原本需要住院数天缩短在一天内完成治疗。按 IAAS 或 CASA 的定义这不是日间手术模式，但其流程和理念与日间手术完全吻合，所以这是我国小儿日间手术的起点。我国大陆地区第一个小儿日间手术中心于2001年在武汉成立。

二、日间手术的管理和运行模式

医疗安全的核心是医疗质量。日间手术管理委员会是医院日间手术建设与发展的顶层决策机构，是质量安全保障制度的制定者，也是医疗质量的管理者。因此开展日间手术的医疗机构应该设立管理委员

会,并制订开展日间手术的实施方案,主持日间手术临床路径的制订,监督各项安全保障制度落实,使日间手术的管理标准化、规范化。

日间手术的管理模式主要有以下三种。

1. 集中管理模式 设独立的日间手术中心,配独立的手术室、病房,设中心主任进行管理,患者集中在日间手术中心,入院、手术、术后护理、随访等由中心统一一体化管理,手术由专科医师负责。

2. 分散管理模式 不独立设日间手术中心,设日间手术管理责任人,统一的日间手术流程,各外科科室分别收治患者,可设独立的不能负责日间手术的预约、宣教和术后随访。

3. 集中 + 分散混合管理模式 一般是独立的日间手术中心规模不能满需求,或中心规模化的设计不能满足高级别手术的要求,部分患者由各专科分别收治,按统一的日间手术流程收治,整合医院整体资源在住院部手术室内统筹安排日间手术,日间手术的预约、宣教和术后随访仍可由日间手术中心负责。设日间中心主任负责医院日间手术具体的建设和管理,设护士长负责中心的日常医疗活动。

日间手术安全开展和可持续发展的核心制度:三个准入标准、三个评估标准、三个应急预案。

准入标准包括医师准入标准、病种 / 术种准入标准、患儿准入标准。

医师准入标准:即什么样的医师有日间手术的主刀和麻醉资质。原则上聘任主治医师职称 3 年以上,具备相应级别手术或麻醉的操作资质;在高级职称医师现场监督下,经考核合格的完成规培三年以上的医师可主持具备相操作资质的手术或麻醉;相关手术或麻醉操作技能熟练,并已完成一定数量(担任主刀或主麻手术 100 例或担任第一助手 200 例以上);通过本人申请、科室及医院考核后确认授权;具备良好的医德及沟通能力。

病种 / 术种准入标准:即什么样的疾病或术种能进入日间手术模式。临床诊断明确;为本医疗机构已开展成熟的术式;手术时间预计不超过 2 小时;围手术期出血风险小;气道受损风险小;术后疼痛轻且可用口服药缓解;能快速恢复饮食;不需要特殊术后护理;术后经短暂恢复能够达到出院标准。

患儿准入标准:即什么样的患儿适合日间手术。日间手术可接受的患儿最低年龄可依据医院自身的经验制定,目前尚不统一,但是新生儿一般不纳入日间手术;美国麻醉医师协会(American Society of Anesthesiologists,ASA)评估Ⅰ级或Ⅱ级和部分Ⅲ级且无明显心肺疾病,术前检查无手术禁忌证;控制良好的哮喘、糖尿病、癫痫患者,有先天性心脏病、结构畸形或凝血功能异常的患儿,在不需要特殊的干预治疗情况下,也可以纳入日间手术;对于术前合并有流涕、咳嗽、发热等单纯急性上呼吸道感染患儿,建议在症状消失 1 周后安排实施手术;出现累及下呼吸道的症状,则应推迟手术至患儿康复后 1 个月;患儿家属理解日间手术过程和利弊,愿意接受日间手术者进行手术,并且围手术期有监护能力的家属陪伴;有联系方式并保持通畅,便于随访和应急事件的处理。

评估标准包括入院前评估、麻醉前评估及离院前评估。

入院前评估:患儿适不适合纳入日间手术。同患儿准入标准。

麻醉前评估:患儿适不适合当日日间手术。同患儿准入标准。

离院前评估:患儿适不适合当日出院完成日间手术。一般须达到生命指征平稳;出麻醉恢复室后至少观察 1 小时;完全清醒且恢复与患儿年龄匹配的活动;进食进饮、进食后无呕吐;疼痛与恶心控制良好;无明显外科出血。

应急预案包括住院期间应急抢救预案、住院期间会诊转科预案、出院后应急预案。

住院期间应急抢救预案:制定住院期间应急抢救流程,主管医师、麻醉医师联合评估,做相应处理,并上报不良事件。

住院期间会诊转科预案:患儿不符合出院标准,由日间手术中心主任主持床位协调,经主管医师或麻醉医师评估,必要时请专科医师协助评估确定延迟出院或转入专科病房,上报不良事件。

出院后应急预案:如患儿出现并发症或其他紧急事件时确保随诊电话或线上随访系统 24 小时开通;宣教内容有常见并发症或紧急事件应对策略;启动急诊绿色通道,通知主管医师,必要时收住入院;外地患儿鼓励就近就医处置并保持沟通;上报日间手术中心负责人,参与协调和沟通;不良事件上报,并总结分析,持续改进。

日间手术流程设计:不同中心的日间手术流程各异,原则上应包含外科门诊、麻醉门诊,入院前评估,登记、预约,反复院前宣教(疾病/手术教育、健康教育、心理疏导、饮食指导、用药指导及手术注意事项的强化),术前检查,术前(麻醉)评估,手术,术后监护,出麻醉恢复室评估,离院前评估,离院宣教(术后护理、饮食指导、出院后应急预案、随访等)。

三、日间手术与加速康复外科

加速康复外科(enhanced recovery after surgery,ERAS)是指在围手术期应用各种经循证医学证实有效的方法以减少手术损伤和应激及并发症的发生,实现患者术后快速康复。目前 ERAS 理念在小儿外科已得到广泛的认可。ERAS 的开展,使患儿康复加速,明显缩短住院时间,当一个计划性手术采用 ERAS措施后,实现 24 小时内完成入院、手术、出院,即该术种进入日间手术模式。ERAS 已被证实可以保障日间手术患者的安全。因此要发展小儿日间手术,必须有良好的围手术期 ERAS 措施的支撑。在保障安全的前提下,高效、经济是日间手术的优势,使其成为解决"看病难,看病贵"难题的有效手段之一。因此国家积极推动日间手术的发展,从《进一步改善医疗服务行动计划的通知》(国卫医发〔2015〕2 号)"合理调配诊疗资源,推行日间手术"到《国务院办公厅关于印发深化医药卫生体制改革 2019 年重点工作任务的通知》(国办发〔2019〕28 号)"要求推动三级医院主动调整门诊病种结构,逐步扩大日间手术病种",4 年间我国日间手术已进入快速发展阶段。从成人日间手术的发展趋势来看,越来越多的三、四级手术进入日间手术模式。可以预期,随着 ERAS 在小儿日间手术应用的不断深入,小儿日间手术开展的术种难度也将增加。

四、日间手术的展望

虽然我国小儿日间手术开展已超过 50 年,近年来发展迅速,但是目前的发展既不充分也不均衡,需更多开展多中心研究和 ERAS 在日间手术中的应用研究,加快制定小儿日间手术的规范,并向基层医院推广。

(黄寿奖)

第十节　小儿腔镜外科的基本原则

腔镜外科(endosurgery)是将传统外科手术操作与现代高科技影像技术完美结合所形成的一种新型诊疗手段,以套管作为进入体腔的通道,用 CO_2 充气造成观察和操作空间,借助腔镜及摄像系统显示手术视野,采用专用腔镜器械来实施的手术操作。腔镜外科作为微创技术的杰出代表,因其具有"切口小、损伤轻、痛苦少、恢复快"的优点,同样也对小儿外科产生了巨大影响。20 世纪 70 年代,美国 Gans 和Berci 诊断胆道闭锁和性腺发育异常标志着小儿腹腔镜外科的起步。经过短暂探索,随着光学技术改进和电视腔镜的广泛应用,镜下分离、结扎、缝合、钉合等基本技术的逐渐成熟以及能量平台和超声刀的研发,使腔镜外科技术得以快速开展,手术所涉及脏器和部位几乎覆盖所有胸、腹部手术。相应适用于婴幼儿尤其是新生儿外科的专用腔镜器械也不断被开发,使小儿腔镜手术真正进入微创时代。

一、小儿腔镜外科手术的特点

小儿解剖生理特点与成人有许多不同之处,由于许多器官发育尚未成熟,组织器官耐受性差,小儿腔镜外科手术操作具有以下特点。

1. 小儿体腔小、操作空间也小　小儿胃多呈水平方向横跨于上腹部且哭闹或梗阻原因易致胃肠积气占据大部分腹腔,膀胱常从盆腔延伸至下腹部影响盆腹腔操作。因此,为最大限度地利用有限空间,术前须置胃管和尿管，缩小胃和膀胱的体积，甚至需要开塞露协助排出结直肠内容物。

2. 小儿体壁肌肉比较松弛、较低压力即可使体壁隆起满足手术要求 小儿呼吸以腹式为主，体腔覆膜菲薄，吸收及弥散 CO_2 较快、易致高碳酸血症，术中 CO_2 压力不要过高，婴幼儿腹腔压力要控制在 9mmHg 以下、胸腔压力要控制在 5mmHg 以下；必要时可使用肌肉松弛剂充分松弛肌肉，以增大体腔操作空间。

3. 小儿体壁薄弱、套管放置处易发生滑脱或漏气 切口时不宜过大，以稍小于套管外径为好；对漏气切口需要及时缝闭，以免过快的气体交换带走机体热量导致低体温。使用金属套管时，由于重力作用，套管极易自动移位或脱落，最好外套橡皮管缝合固定，有条件者宜选一次性使用轻便套管。

4. 小儿体内脏器稚嫩且体腔前后之间的距离较小 插入气腹针或穿刺置入套管易造成损伤，第 1 个套管放置宜在直视下进行，其余套管在腔镜监视下穿刺放置，避免意外损伤。此外，新生儿和小婴儿的肝圆韧带和脐静脉尚未完全闭锁易受损伤，不宜选择脐窝上、下缘切口放置套管。

5. 腔镜镜头和操作器械至病变部位之间需要有一定距离 距离越大，视野范围越大，操作空间也越大。比如新生儿腹腔小，为增大视野范围和操作空间、便于操作，下腹部手术可采取上腹部置入套管，或者上腹部手术选择下腹部置入套管的方法。

6. 小儿体腔不大、使用 3～5mm 的镜头和器械比较合适 术中最好使用同一大小的套管，便于镜头从各个套管交替置入显示术野各个角度，使术者对病变处器官组织的解剖关系有一个立体的、全面的了解。

7. 小儿器官体积小、质量轻，可适当采用经体壁缝合牵引帮助显露视野 可以减少一些辅助器械的插入，如悬吊肝圆韧带显露肝门、悬吊脾下极暴露脾门、悬吊膀胱或子宫显露盆底等。

因此，腔镜外科技术在小儿外科疾病的诊治中具有特殊的优越性：①戳孔小，一般仅在体壁或沿脐环选择 2～3 个 3mm 或 5mm 的小切口即可完成手术，术后瘢痕不明显，切口美观。不像常规开放手术切口较大，脏器暴露时间长，早期活动受到影响，容易发生脏器粘连，恢复较慢，遗留像"蜈蚣"样的大切口瘢痕，影响患儿成长过程中的心身发育。②体内操作使用精密器械完成，使手术更精准，减少对周边组织的损伤，术后恢复快，住院时间短。③腔镜对手术区视野有放大作用，摄像清晰，传输到监视器上好像在放大镜下做手术，同组手术人员可共同观察监视器；同时摄像记录利于教学和留取资料。④腔镜可转换多角度，观察体腔全面，便于同时完成多部位联合手术操作，如腹腔镜技术可同时处理上腹部和下腹部并存的病变，并可显露常规开腹手术难以暴露的部位，如膀胱后区、膈下区等。

二、腔镜基本操作技术

腔镜外科与传统外科在基本操作技术方面相比，既有共性，也有其不同之处。同样不外乎暴露、分离、止血、结扎、缝合等基本技术，但腔镜外科失去了用手直接触诊的"第二眼睛"功能，变成了以专用器械远距离操作，需要在体腔内创造一个视野清晰、便于操作的、宽广的手术空间，以及通过患儿的体壁通道将手术器械安全地送达，这就要求有一个合理的患儿体位和手术组的布局、良好的气体空间和满意的体壁器械通道的建立以及规范的结扎缝合技术。

（一）患儿体位

腔镜手术由于失去手和拉钩直接暴露的作用，因而依靠患儿体位的变换来显露靶器官就显得尤为重要。一般原则是变动体位抬高靶器官使其周围脏器因重力作用而远离，手术野处于高位，便于显露操作。上腹部手术取头高足低体位，下腹部手术取头低足高体位。此外，还要经常结合左倾或右倾体位，如胆总管囊肿手术一般采用头高右侧高的体位，先天性巨结肠手术则需要头低左侧高的体位。

（二）套管放置和手术空间的建立

腔镜手术需要创造一个视野清晰、便于操作的宽广手术空间，同时需要经过体壁通道将手术器械安全地送达操作部位，这就要求建立一个良好气体充盈的操作空间（如气腹、气膀胱、气胸等）和放置准确部位的套管通道。小儿特别是新生儿和小婴儿，由于腹壁薄弱、相对腹胀、组织稚嫩，后腹壁与前腹壁之间的距离又小，为保证安全，最好采取开放式建立气腹和放置套管；较大儿童可以采用气腹针式建立气腹。

1. 套管放置原则 一般情况下套管取位本着以病变为中心的"菱形法则"放置（图 1-10-1），即镜头正对着病变中心,入镜点与病变点的连线为菱形的长轴,而另外两个操作孔套管位于其两侧,两侧套管分别放入术者左手和右手的操作器械,其与中间镜头孔的位置不宜靠得太近,以免阻挡视野和互相发生干扰,一般间距选择 5cm 以上;3 个套管位置最好不放在一条直线上,第 4 个套管为助手辅助操作,位置选择要根据具体的手术情况和目的而定。

2. 第一个套管置入方法

(1)开放式:一般选择脐窝处。首先根据置入套管大小,经脐中心切开或沿脐窝边缘弧形切开皮肤及皮下组织,提起筋膜和腹膜切开进入腹腔,直视下放入套管,然后切口两侧经皮下和筋膜缝合固定线,结扎固定在套管上,以免漏气,连接气腹机注入 CO_2 建立气腹。

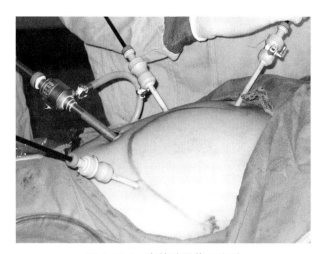

图 1-10-1 套管放置菱形法则

(2)气腹针式:检查气腹针腔道是否通畅,弹簧推进是否正常。然后脐窝部皮肤弧形切开,分离皮下及筋膜,术者和助手提起两侧腹壁,以执笔式用拇、示指捏住气腹针体中下部,腕部用力捻转插入气腹针,滴入几滴生理盐水被吸入消失或连接气腹机显示负压,表明气腹针已在腹腔内,注入 CO_2 形成气腹,否则再调节针尖位置。形成气腹后,拔出气腹针,从原切口处置入套管。

3. 套管置入注意事项

(1)小儿体壁薄、弹性好、张力低,套管容易穿透体壁进入体腔,但这也易误伤脏器。初学者最好使用开放式置入第 1 个套管,操作空间形成后,在腔镜观察下置入第 2、3 个套管。

(2)只有明确套管位于体腔内才能充气,如果误入大网膜和腹膜外脂肪间隙,充气后很难再找到游离腹腔间隙。

(3)套管与切口妥善固定、严格密闭(图 1-10-2),套管漏气会导致气体过快流通,造成视野不清和低体温。

(4)小儿体壁薄,戳孔切口的肌层或筋膜层一定要缝合,防止切口疝发生。

(三)悬吊牵引技术

良好的术野暴露对完成小儿腔镜手术极为重要,小儿虽体腔小、耐受气压低,但脏器也轻小,特别是采用经体壁悬吊缝合方法可有效地达到组织牵引和术野暴露的目的(图 1-10-3),甚至可以代替辅助器械,此法简单易行,费用低廉;同时也可减少套管的放置数目,更能体现其微创手术效果。

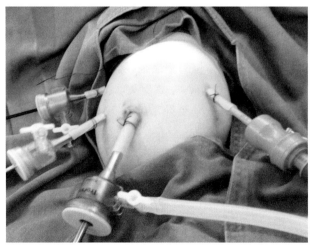

图 1-10-2 套管与切口缝合固定

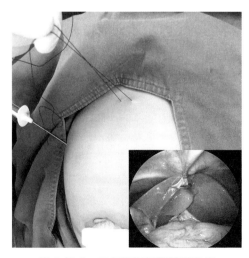

图 1-10-3 悬吊肝圆韧带暴露肝门

（四）分离

1. 钝性分离　又称撕剥分离。分离钳是腔镜常用的组织分离器械，常用于分离切除脏器和病变的管道，可将病变部位的疏松结缔组织拨开显露出管状结构，亦可用来撕开一些疏松的粘连组织。如脾蒂血管的分离（图 1-10-4）。

2. 锐性分离　腔镜剪刀种类较多，常用于精细组织和病变的分离，肾盂输尿管连接部的离断、肝门部胆管的修剪常用腔镜剪刀（图 1-10-5）。在使用过程中应特别注意勿误伤其他组织，要做到在腔镜监视下进入体腔，不能盲目插入，不用时退出套管，养成良好的习惯。

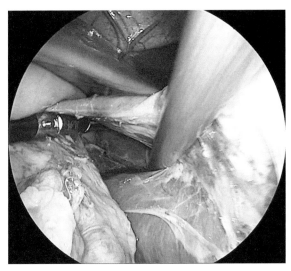

图 1-10-4　钝性游离脾蒂

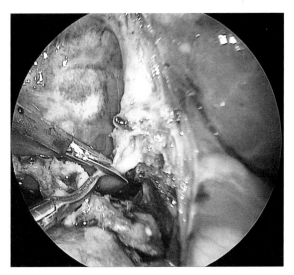

图 1-10-5　锐性修剪肝管

3. 电刀分离　电刀分离是腔镜手术最常用的分离方法，电刀又分为单极和双极两种，单极电凝钩是腔镜手术最常用的器械之一，胆囊的剥离、粘连带的松解、肌层的切开、系膜的游离（图 1-10-6）等都离不开电凝钩操作。双极电凝抓钳主要用于管道凝结、血管止血前夹凝。

4. 超声刀分离　随着超声刀在腔镜外科中的应用，分离效果更为安全、精确和有效。因其少烟、少焦痂，使手术视野更清晰，无能量导向机体或通过机体，可在重要脏器附近分离。小儿结肠游离时的系膜切开常用超声刀分离（图 1-10-7），兼有切割、凝固止血多功能于一体，3mm 以下血管无须结扎或夹闭，既减少了术中器械更换，又省时、省力。

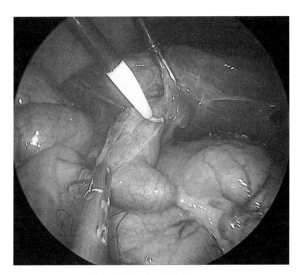

图 1-10-6　胆囊电钩剥离

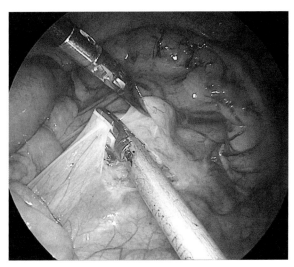

图 1-10-7　超声刀离断结肠系膜

（五）止血

1. 电凝止血 电凝止血是最常用的凝固止血方法,常用于剥离和撕脱创面的渗血、小血管出血的止血。常用器械有电凝钩、电铲、抓钳、分离钳等。此方法最大的缺陷是烧灼组织产生的烟雾会影响手术视野,在电凝的过程中一边充气一边从另一个套管抽气可节省手术时间,弥补不足。

2. 夹闭止血 临床上常用的止血夹有金属钛夹和带锁扣的可吸收夹,常用来夹闭血管及管道等。施夹器有单夹施夹器和连发施夹器两种,单夹施夹器每施一个夹后需拔出体外再安装一个止血夹;连发施夹器是一次性使用,内装有 20 个金属夹,使用方便,止血更及时,但价钱昂贵。

3. 超声刀止血 超声刀止血是目前临床上最为理想的切割止血器械,常用于肝叶切除、肠系膜游离以及炎性胆总管囊肿的剥离,作用远高于电凝,并且对深部组织损伤小,适用于创面渗血及小血管出血,使用比较安全和方便,无电流作用,但不适用于较大的血管止血。

4. 压迫止血 胆总管囊肿剥离时,毗邻大血管,应用电凝较危险,创面渗血时使用钛夹又很困难,此时用纱布条局部压迫止血,能起到良好的效果。

5. 生物制剂止血 常用的生物制剂是止血粉或胶原蛋白海绵,将止血粉喷洒或胶原蛋白海绵覆在渗血创面上,也可有效止血。多用在肝叶切除创面、胆总管囊肿周围渗血、脾切除创面处渗血等。

（六）腔内结扎技术

结扎是小儿腔镜外科基本技术的重要组成之一,常用方法有体腔外和体腔内打结技术用于结扎管腔。腔外结扎有预制 Roeder 结套扎器、Roeder 外打结和滑正结等,但这种打结方法不利于精细缝合或吻合后结扎,因此,要提高腔镜技术,需要掌握腔内打结技术。

1. 双钳打结方法 与开放手术中的传统持针器打结方法一样。取 8~10cm 一段结扎线环绕管腔或10~12cm 针线缝合组织后,左手用弯钳端夹住一端线尾或缝合针,线尾或针头位于弯钳的外弧侧,右手弯钳或持针器用其尖端在左手弯钳的内弧侧环绕结扎线 1 周或 2 周后,夹住另一端线尾,向相反的方向拉紧缝线即成第一个单结;然后右手抓持器械放松线尾,再反方向环绕左手缝线 1 周后重复钳夹住线尾拉紧成方结或外科结(视频 1-10-1)。腔镜手术中,由于立体视觉变成平面视觉,传统器械变成远距离操作器械等不利因素影响,致使这种打结技术需要较长时间的训练方能应用自如。

视频 1-10-1 腹腔镜双钳打结

2. 单钳打结方法 将带线缝合针垂直穿过体壁牵入体腔,线尾留于体壁外,缝合或环绕组织后,拉过缝线长度 8~10cm;然后持针器夹持缝针中部,用针尾钩绕另一侧缝线 1 周或 2 周后放下缝针,绕过缝线夹住针尾将缝针牵出线圈,同时提拉体壁外线尾,相反方向拉紧缝线结扎,再夹持缝针中部反方向用针尾钩绕另一侧缝线 1 周后牵出线圈收紧形成方结或外科结(视频 1-10-2)。此法多用于单操作孔缝扎小儿腹股沟斜疝内环口。

视频 1-10-2 腹腔镜单钳打结

结扎血管时,尽量将血管周围组织游离干净,第一结环绕 2 周打外科结,这样可以保证结扎血管确切。结扎线粗细选择要合适,不可过粗以防结扎不实,最好选择摩擦力较大的多股编织线,这样线结不易松动。

（七）缝合技术

缝合技术也是腔镜手术的重要环节。尽管成人开展的消化道吻合手术广泛采用切割钉合器或环形吻合器,但常会造成吻合口僵硬和狭窄导致排空障碍。相反,腔镜下进行缝合吻合操作可以避免钉合器造成的这些并发症,特别是小儿处于生长发育期,尚无适合小儿专用的吻合器材,因此,多数小儿需要采用可吸收线进行缝合吻合,吻合口径容易掌握,缝合线吸收后,吻合口柔软且随患儿生长需要可以扩大。然而,腔镜下进行缝合吻合操作比较困难且费时费力,需要经过耐心的训练。

常用带有无创缝线的直针或雪橇针进行缝合。方法是将持针器经对侧套管穿出体外,夹住靠近尾部的线把缝合针线经套管导入体内,左手持抓钳夹住针尖,两手配合,使右手持针器夹住缝针的后 1/3 处,缝针穿过组织后,左手钳夹针拔出或帮助固定,右手持针器再持针拔出,此时可进行腔内打结。如果连续缝合,每缝合 1 针都要确保缝线拉紧(视频 1-10-3)。持针器一旦夹紧缝针后要保持在视野内活动,以免刺伤或撕伤周围组织,缝合时持针器一定要扣紧固定缝针,避免其针尖转动偏离缝合方向。剪掉以后较小的针线经套管取出时一定夹牢,以防在体腔内寻找困难。较大缝合针可经体壁穿入与穿出。

视频 1-10-3 连续缝合

(八)标本的取出

腔镜外科采用小戳孔完成手术,使得如何从小戳孔取出腔内标本也是腔镜外科手术基本技能之一。标本取出力求过程顺利,避免延长手术时间,同时要注意炎症或恶性病变组织污染戳孔。根据标本性状不同,可有不同的解决办法。小块组织可直接经套管取出标本,较大标本应扩大戳孔取出,被污染或感染组织和肿瘤标本需要放入取物袋内取出。

(九)冲洗与吸引

腔镜外科手术中,为保持术野清晰、防止体腔内感染、减少并发症发生,应及时清除腔内积血和积液。腔镜下冲洗与吸引虽有一定优势,但与传统开放手术不尽相同,在吸引积血和积液的同时会将 CO_2 气体吸出,要求术者必须掌握好冲洗吸引技术。

(十)放置引流

腔镜手术时渗血较多、止血不满意,病变炎症明显或有炎性液体溢出污染,空腔脏器切开修补后可能发生外漏,以及术中解剖不清、可能有误伤需要观察等情况时,需要放置引流。

三、小儿单部位腔镜技术

随着腔镜外科技术的发展,腹壁无瘢痕手术(scarless surgery)已成为人们研究的新热点。其基本入路是经自然腔道内镜手术(natural orifice transluminal endoscopic surgery,NOTES)和经脐单部位腹腔内镜手术(laparoendoscopic single-site surgery,LESS)。NOTES 是通过自然腔道(胃、结直肠、尿道或阴道)的切口,将内镜置入腹腔进行手术,从而达到腹壁无瘢痕,更加微创、美观的效果,然而,由于 NOTES 技术难度较高,存在腹腔感染和脏器穿刺孔瘘的风险,尚无客观证据表明其安全性、伦理认可程度和费效比等方面具有优势,因而,NOTES 在小儿外科还仅限于经肛门的结直肠手术。同 NOTES 相比,LESS 不存在胃或结肠穿刺孔关闭的技术困难以及内脏穿刺孔漏带来腹腔污染的可能,而且技术难度大为降低;同时除脐部皱褶处隐蔽瘢痕外,腹壁几乎无可见的手术瘢痕,完全可以达到 NOTES 技术所带来的美容效果。由于 LESS 仅是在普通腹腔镜手术器械基础上稍加改进即可实施,更适合腹腔镜外科医师的操作习惯,更容易被熟悉传统腹腔镜手术的医师接受。

四、机器人手术

近十多年来,紧随腔镜手术之后,机器人手术(robotic surgery)也逐步进入小儿腔镜外科领域,使外科医师真正能够坐在远离手术台的操作控制台前,完成更复杂手术的操作。手术机器人包括三个系统,即腔镜手术控制系统(主控台)、机器臂系统和三维成像系统。双镜头摄像的数据可以还原成三维视野,为手术者提供高清图像。术者手腕部的动作通过数据传输,指挥与患儿直接接触的机械臂,完成手术操作。仿真机械手可实现沿垂直轴 360°、水平轴 270° 进行旋转,灵活完成多种复杂动作,实现钳夹、抓持、切割、缝合及专用超声刀止血等操作。机器人成像清晰、放大至少 10 倍的三维视野以及通过智能技术实现手部动作精确化,使解剖结构更清晰,分离更精细,出血更少,具有明显的优势。

五、小儿腔镜外科技术的原则

(一)腔镜手术操作的基本原则

1. 镜视轴枢原则 以腔镜、靶目标和监视器构成整台手术的中轴线。手术人员站位和穿刺孔均应围绕着该中轴线设计、实施。

2. 曲肘站位原则 调节手术台使患儿套管放置的高度与术者 90° 屈肘持平,可最大限度地减轻术者操作时的疲劳程度，最符合人体工程学基本原理。

3. 上肢等长原则　手术台上的各种缆线（冲吸管线、电外科缆线、光缆、摄像缆线等）固定点以上的长度与术者上肢等长。

4. 三角分布原则　腔镜与术者左右手操作孔尽可能地分布成倒的等边三角形，其他辅助操作孔围绕着该核心三角根据手术需要灵活布孔。

5. 60°交角原则　指术者左右手器械在靶目标内配合操作时的交角接近60°比较符合人体工程学原理。

6. 自下而上原则　由于腔镜手术的视角中心轴与传统开放手术的视角中心轴发生了转移，因此，腔镜手术多从靶目标的正下方开始，向其前下和后下方解剖游离，而开放手术则多自靶目标的正前方开始向其前下和前上方分离解剖。

7. 梯度凝固原则　使用电刀、超声刀等电外科设备凝切管状组织结构时采用三波段的凝切手法可使其断端形成较长且有梯度的蛋白凝固带，尽可能地减少术中和术后因管腔内压力变化导致断端凝痂脱落而发生并发症的危险。

8. 血供守恒原则　当某一靶目标的主供血管较经典解剖中通常所见细小时应高度警惕其侧支、变异支或穿通支血管的存在。

9. 阶段递进原则　即遵循由易到难、由简到繁、循序渐进的原则逐步进行。

10. 全面优化原则　本着个体化原则充分考虑患儿的实际病情、术者拥有的技能和各种客观的物质条件，为每一位患儿优化设计理念与手术目的、优化麻醉与手术方式、优化应用程序与围手术期管理。

（二）腔镜手术的适应证和禁忌证

小儿腔镜手术的成功实施受许多因素的影响，如手术者的经验和技术水平、手术器械性能的优劣、手术的复杂程度、麻醉技术水平及患儿的耐受性等。随着镜下操作技术的进步和经验的积累，以及腔镜器械的不断改进和发展，使得腔镜技术在小儿胸腹部疾病的诊治适应证越来越广，目前，约80%的小儿胸腹部疾病手术可在腔镜下完成。

对于儿童肿瘤的腔镜手术尚有争议。争议点主要集中在：①儿童恶性肿瘤，尤其是后腹膜肿瘤能否像开腹一样彻底清除；②许多儿童胚胎性肿瘤容易包绕浸润大血管，镜下操作风险增大；③较大肿瘤切除后的完整取出问题。对于一些良性肿瘤的切除、晚期恶性肿瘤的镜下探查活检以及远处转移病灶的切除，镜下操作仍具有很大优势。

腔镜的手术禁忌证：①患儿有严重的心肺疾病；②无法纠正的凝血功能障碍；③存在手术区域胸腹壁感染；④腹腔内广泛粘连者。术者应在术前对手术及自身的能力进行充分的评估，若预计镜下手术难度远超于开放手术，并可能对患儿造成更大的创伤也应列入禁忌。

（三）小儿腔镜外科手术的选择

腔镜外科深深地根植于传统外科，是传统外科的延伸和发扬光大。其手术原则和目的非但没有改变，而且应该要求更强更高。腔镜外科作为微创外科领域的主导力量理当在观念上更新、技术上更强、坚持原则上更好。腔镜外科的微创理念不仅仅体现在看得见的切口微创化、看不见但可测得到的机体内环境（应激、免疫和代谢）受扰微创化，而且还体现在既看不见也测不到的心理、精神方面的微创化。因此，腔镜外科的应用准则是在严格遵循外科基本原则的基础上，积极探索腔镜手术特定条件下的行为准则，切实做到"安全、有效、快捷"。首先应辩证地选择手术适应证，充分考虑切口创伤与手术本身内在创伤的比值，先选单纯切除或重建类手术，再选切除、重建并存类手术，手术适应证既相对于患儿的病情，也相对于术者的临床技能；其次要正确地把握中转开放手术时机，腔镜手术的中转开放只是手术方式由首选向次选的转变，并非手术治疗的失败，能在发生严重并发症被迫中转之前及时、果断地把握时机主动中转，是一名腔镜外科医师成熟的标志。

六、小儿腔镜外科手术并发症的预防和处理

小儿腔镜手术并发症的发生主要与术者的腔镜操作熟练程度及开放手术经验有关。既有腔镜手术

的特有并发症,也有与传统外科手术相同的并发症。特有并发症主要包括与穿刺有关的并发症如血管损伤、内脏损伤及切口疝等,与体腔充 CO_2 气体有关的并发症如高碳酸血症、呼吸循环功能改变、低体温等。即便是与传统手术一致的并发症,在腔镜手术中其发生的原因、概率、严重程度、处理办法及转归却不尽相同。下面以常见的小儿腹腔镜手术为例,介绍其共有并发症的预防与处理。

(一)与腹壁穿刺相关的并发症

建立气腹过程中的第一个套管盲穿(包括气腹针穿刺)是腹壁穿刺过程中最容易发生损伤的并发症。

1. 出血与腹壁血肿 腹壁切口出血、血肿可发生在皮下组织、肌肉组织和腹膜外组织,可以是单独的,也可以是两个以上部位同时出血。穿刺时注意避开血管、结束腹腔镜手术前仔细检查腹壁戳孔的内外两侧有无活动性出血并做好戳孔的缝合,是避免术后戳孔出血和血肿的有效办法。

2. 戳孔疝 因小儿腹壁薄弱,肠管细小,大于 5mm 的腹壁戳孔容易发生戳孔疝。疝内容物为大网膜或脂肪组织,可暂观察;如腹壁包块逐渐增大,症状进行性加重甚至出现肠梗阻应及时再次手术探查。

3. 内脏或大血管损伤 是腔镜手术严重危及生命的并发症。受损器官大多为空腔脏器,少数为实质性器官。腹壁暴力穿刺和显露术野不当盲目穿刺是发生内脏或血管损伤的主要原因。因此,腹壁穿刺第一套管最好开放式放置,其余套管必须在腹腔镜监视下穿置,术中一旦发生镜下难以控制的血管损伤或脏器破裂时,应即刻行直接压迫止血或剖腹探查手术处理。

(二)与 CO_2 气腹有关的并发症

1. 高碳酸血症 小儿腹膜菲薄,相对弥散面积较大,CO_2 充气后经腹膜大量吸收容易导致高碳酸血症,充气压力应控制在 8~10mmHg 以下,术中应严密监测呼吸、循环参数,采用浅全麻、气管内插管和硬膜外麻醉可获得较好腹肌松弛的效果,高流量给氧以减轻气腹对通气的抑制。对于高难度或时间较长的手术,一旦发生高碳酸血症和呼吸循环不稳定,可暂停手术,放掉腹内 CO_2 气体,待患儿平稳后再继续充气手术。如出现较重度的 CO_2 滞留时,应尽早结束手术。

2. 皮下气肿 气腹针穿刺时位置不当,建立气腹时气体注入腹膜外间隙;穿刺针或套管偏离原穿刺部位,在腹壁上形成多个创道,CO_2 经创道进入皮下;术中腹腔内 CO_2 经套管周边进入皮下组织;使用扩张器或其他方法扩张戳孔后,再次放置套管与腹壁间密闭性减退,气体从腹壁与套管间的缝隙向皮下组织弥散。轻度皮下气肿对机体影响不大,无须做特殊处理;严重而广泛的皮下气肿,因其对心肺的负面影响,须在手术中密切监测,适当降低腹内压,麻醉医师采用过度换气,向戳孔处挤压气肿,有助于减轻气肿的不良作用并延缓气肿的蔓延。难以纠正的皮下气肿引起的心肺功能改变或高碳酸血症,应放弃腹腔镜手术。

3. 体温下降 婴儿、新生儿使用未加温的 CO_2 充气,或腹腔内过量 CO_2 置换可造成患儿体温下降。因此,对小儿腹腔镜手术应在手术中严密观察体温变化,为防止小儿术中低体温,使用加温床垫或注意保暖,最好选用可加温气腹机。

(三)与腔镜手术设备和器械相关的并发症

实施腔镜手术需要专用摄像采集传输设备和特殊操作器械。手术操作器械一类是常规器械的延长,另一类是专门为腹腔镜手术而设计的特殊器械。因此,为减少术中意外并发症,这就要求手术者只有在感觉到各种设备和器械功能良好时,才宜进行手术。

1. 光源灼伤 小儿皮肤稚嫩,耐热辐射差,小儿腹腔镜较细,导光差,为增强手术视野亮度,常须将光源光亮度调大,如果操作疏忽,容易造成光源灼伤。因此,手术准备时,在光纤未连接腹腔镜之前勿开启光源;手术时勿将腹腔镜头端接触腹内脏器;手术结束时及时关闭光源,切忌将腹腔镜头端或光纤连接部接触患儿身体。

2. 医源性烟雾中毒 腔镜操作中,电外科器械产生的烟雾可导致腔内污染和手术室空气污染。烟雾中的化学毒物可经腹膜吸收、损伤腹膜细胞、激活巨噬细胞释放肿瘤坏死因子,甚至导致中毒。因此,气腹中的烟雾需要持续或间断经套管侧孔接吸引器排出。

3. 内脏损伤 由于绝缘物失败、电容耦联、电流直接耦合等原因,单极电凝设备可导致肠管、脏器和腹壁的意外烧灼伤。为预防和降低腔镜手术各种并发症，应强调腔镜医师的规范化培训，具有娴熟的手术基本功和操作技巧，术前做好手术难度的预测及缜密合理的手术设计，充分认识腔镜手术的内在缺陷，熟悉手术器械性能和正确的使用方法，掌握腔镜下血管解剖的特点和脏器解剖特点，重视手术前的充分准备评估和结束前的全面检查。

七、小儿腔镜外科技术的培训

腔镜外科技术已从通过自然孔道的"无孔不入"，发展到人工通道的"无孔也入"的地步，在治愈疾病的同时尚能保留外表完整、美观的躯体，恢复人体的生理功能，努力实现在整体上最大限度地减少医疗过程中对患儿的各种损害，从而达到治疗患儿、善待人体、关切人心的目的，同时也满足了外科医师科学与艺术相结合的追求境界。由于腔镜外科在诊断和治疗上具有显著的优越性，已成为当代医学生及青年医师争相学习的目标。为加强腔镜诊疗技术临床应用管理，规范腔镜诊疗技术临床应用行为，促进腔镜诊疗适宜技术的普及与推广，保障医疗质量和医疗安全，2013年国家卫生和计划生育委员会组织制定《内镜诊疗技术临床应用管理暂行规定》，同时也颁布小儿外科腔镜诊疗技术管理规范。文件要求建立并完善腔镜诊疗技术培训体系，对拟从事腔镜诊疗工作的医师应当接受系统培训并考核合格。因此，相关腔镜诊疗技术管理规范的出台，对进一步规范腔镜诊疗技术临床应用行为、促进腔镜诊疗适宜技术的普及与推广起到重要作用。

（一）腔镜外科技术训练的必要性

腔镜外科手术与传统手术完全不同，术者必须一边观看监视器，一边操作器械，完成三维空间的手术。在二维显示屏上缺乏深度的感知，腔镜医师必须通过触觉及光和影的改变来感知深浅，这要求术者必须要有良好的手眼协调能力、三维空间的感知能力。操作中术者手眼分离，没有手对操作组织和器官的直接接触，只有通过器械传导的间接触觉；另外，在所用器械以及切割、分离、结扎、止血等基本操作等方面，与传统手术也有很大的不同，手术者必须学习操纵长的手术器械，器械轻微的抖动即被放大，而且这些器械的活动范围受到穿刺孔套管的限制，使得操作更为困难。因此，在开展腔镜手术的初期，常常要经过一个手术时间长、中转开放率高、有较高的腔镜手术并发症发生率的过程，这一现象可以用"学习曲线"这一术语描述。即初学者需要经过完成一定数量的手术后，才能成为低手术并发症发生率的、有经验的腔镜医师。

（二）腔镜外科技术学习及训练方法

1. 模拟训练器模式　目前有多种用于腔镜训练的商品化模拟器。最简单的包括监视器、训练箱、固定的摄像头及照明灯。这种模拟器成本低廉，操作者可边看监视器边使用器械完成箱内的操作。这种设备模拟腔镜下手眼分离的操作，能锻炼操作者腔镜下空间感、方向感及手眼的协调运动，是初学者较好的一个训练工具。目前模拟器下的训练模式有多种，其目的是训练操作者的手眼分离、双手协调运动及精细操作或模拟实际手术中的一些操作。目前，较通行的用于初学者的标准化训练项目通常包括以下5项内容。

（1）棋盘训练：在棋盘格上分别标记数字及字母，要求受训者用器械拾起相应的数字及字母并放入棋盘格上相应标记的位置。主要培养二维视觉下的方向感及手对操作钳的控制。

（2）拾豆训练：主要是训练操作者的手眼协调能力。操作者一手把持摄像头，另一手用腔镜器械拾起豆子移动10cm后放入开口为1cm的容器内。

（3）走线训练：主要是训练操作者的双手协调能力。模拟腔镜下双手持器械把持并移动检查小肠肠管的过程。受训者双手器械持起一段线，通过双手协调运动将线段由一端开始逐渐移至另一端。

（4）木块移动训练：用于训练手的精细运动。在三角形的木块上有一金属环，训练时首先用钳抓持一弯针，然后穿过金属环钩住并将其抬起移动到指定位置。

（5）缝合训练：要求训练者用持针器持针将两块泡沫材料缝合在一起并在箱内打方结。这是腔镜操作中最需要掌握的技巧之一。

上面的训练课程只是训练操作者的一些腔镜操作基本技术而非整个手术过程。为了使模拟器下的操作更加接近临床实际手术，国际小儿腔镜外科组织（International Pediatric Endosurgery Group，IPEG）制作了各种手术模型用于培训，如腹股沟疝修补模型、膈疝修补模型、食管闭锁手术模型、十二指肠闭锁模型、阑尾切除模型等。这些模型都部分模拟了手术实际情况，操作者可以在这些模型上完成相应手术，通过在这些模型上的训练，受训者可以很快适应和掌握这些手术。

2. 动物实验模式 采用动物作为腔镜技术操作训练对象。腔镜技术开展的初期需要先采用这种模式，活体动物为外科医师提供了最真实的手术环境，比如手术过程中正常组织反应、操作不当时周围组织脏器的损伤、出血，甚至动物的死亡等。手术者在这个过程中可以熟悉腔镜手术的设备、器械、腔镜系统及配套设备的组成功能和应用。可以熟悉建立气腹、放置套管的方法，完成手术后，可打开腹腔检查手术完成情况及有无周围脏器损伤。在此阶段除要求受训者掌握腔镜手术的实际操作及有关术式以外，还要注意术者与助手及持镜者、器械护士之间的配合，其主要不足之处是训练成本较高。小儿外科医师训练腔镜外科技术，可以采用新西兰大白兔模拟婴幼儿体腔环境进行肺切除、阑尾切除、胃肠吻合、胆肠吻合、肠切除、小肠膀胱吻合等手术训练，成本相对低廉。

3. 虚拟现实训练 虚拟现实是借助于计算机技术及硬件设备产生三维空间，其主要特征是以人为核心使人身临其境并能进行相互交流，实时操作有如在真实世界中的感觉。腔镜虚拟现实模拟出的环境和操作较普通的机械视频训练箱相比更为接近真实情况。较理想的虚拟现实训练可完全实时模拟现实中的实际操作过程，包括光学设备、操作器械以及操作器械与组织器官的相互作用过程，比如组织器官的弹性变形、回缩、出血以及操作者可以感受到使用器械的触觉感及力量反馈。较理想的虚拟现实设备除可以用来训练腔镜下的基本操作外，还可以完全模拟整个手术操作者的手术过程，就如在真实人体上手术的感受。

经过上述的训练课程后，可熟悉腔镜下的常用手术器械及操作技巧，但与临床现实中的手术终究存在差别，一个完整的手术是多种技巧的综合并需要助手及护士的协调配合，在进入临床阶段时，训练箱下学到的腔镜手术技巧仍然需要一个转化到临床的过程。因此，培训者必须进一步接受手术台上的训练，在手术中学习和熟练腔镜手术操作。

4. 正确理解腔镜技术 腔镜技术虽以套管作为进入体腔的通道，借助摄像系统显示手术视野，采用专用器械来完成手术的操作，但它只是传统外科技术上的创新，是对传统外科技术的补充和发展，并未改变外科技术的实质。因此，应正确理解"腔镜外科"这门技术，开展腔镜手术与传统外科一样，要以良好的解剖和临床技能为基础，必要的传统手术为退路，治疗疾病必须以"循证医学"为基本原则——慎重、准确和明智地应用当前所能获得的最好研究证据，同时结合临床医师个人的专业技能和临床经验，考虑患者的价值和愿望，将三者完美地结合起来，针对每例患者制订最佳的诊治措施。否则，腔镜技术应用不当会导致其人文医学价值的削弱。

由于腔镜手术只是"一孔之见"、视野局限，缺乏手部触觉功能和三维视觉效果等不足，具有产生一些严重并发症的潜在危险。例如在腹腔镜胆总管囊肿根治切除中，长时间人工气腹可造成高碳酸血症的病理生理学变化，由于囊壁反复发作炎症粘连，剥离囊肿时误伤门静脉可造成致命性大出血或切除远端囊壁损伤胆胰管合流部导致胰瘘等并发症；所以在尚未熟练掌握腔镜技术及其适应证之前仓促应用、勉强为之，或不根据患者具体情况，以完成腔镜手术为目的，则会使手术难度过大，拖延手术时间，甚至中转开腹，花费很大代价，增加对患者的打击，反而使"微创手术"变为"巨创手术"。再者，也不能只把目光集中在技术革新上，不顾及手术中的具体情况，片面注重腔镜手术的"微创性"。以常见腹腔镜阑尾切除术为例，不管患者的胖瘦和体形、阑尾的位置和病变情况，一律采用单孔操作，对处理化脓性阑尾炎就难以得心应手，容易导致误伤，病灶清除也难完善，并发戳孔感染或遗留盆腔脓肿，结果事与愿违，反而给患儿造成额外的创伤。此外，还要考虑到患儿家庭对昂贵医疗费用的心理承受能力，有些腔镜手术相对于传统手术价格比较昂贵，不要为使手术达到"微创"，而使患儿的家庭、心理遭受"重创"。因此，医师在选择腔镜手术之前，必须根据患儿的病情、适应证、家庭经济承受能力以及自身的业务能力来选择最适宜的治疗方法。

（李索林）

第十一节 加速康复外科

加速康复外科是指以循证医学证据为基础,以减少手术患者的生理及心理的创伤应激为目的,通过外科、麻醉、护理、营养等多学科协作,对围手术期处理的临床路径予以优化,从而减少围手术期应激反应及术后并发症,缩短住院时间,促进患者康复。ERAS 是近年来发展起来的外科围手术期处理创新理念和治疗康复模式,由丹麦外科医师 Henrik Kehtet 于 20 世纪 90 年代末首先提出,其核心是减少手术患者围手术期机体的应激反应,包括生理和心理的应激。这种以强调服务患者为中心的诊疗理念经过 20 余年的发展,目前已广泛应用于胃肠外科、肝胆胰外科、骨科、泌尿外科、妇科等领域,并获得了较好的临床效果,研究显示 ERAS 相关路径的实施,有助于提高患者围手术期的安全性及满意度,可减少 30% 的术后住院时间,从而减少医疗支出,并不增加术后并发症发生率及再住院率。在此基础上许多临床应用方案被权威机构发布出来,以 ERAS 学会为代表,该学会在过去的近 10 年间共发布 10 余部 ERAS 指南及更新,内容涉及成人外科的几乎全部领域如胰十二指肠切除术、择期结肠手术、妇产科手术、直肠盆腔择期手术和胃切除术等,我国于 2007 年由南京军区总医院引入此概念,近年也取得了迅速发展,2015 年,中华医学会肠外肠内营养学分会加速康复外科协作组根据我国的临床研究和经验发布了《结直肠手术应用加速康复外科中国专家共识》(2015 版);2016 年,在此基础上进一步推出了《中国加速康复外科围手术期管理专家共识》;2016 年 12 月国家卫生和计划生育委员会加速康复外科专家委员会成立,标志着 ERAS 的推广和应用已进入国家策略。2018 年中华医学会外科学分会和中华医学会麻醉学分会联合发布了加速康复外科中国专家共识及路径管理指南,来规范和指导 ERAS 路径实施及相关研究。

一、儿童加速康复外科的必要性和基本措施

目前加速康复外科虽广泛应用于成人外科,但在儿童外科相关领域应用刚刚起步。儿童由于生长发育不成熟,对手术应激的耐受力较弱,而传统围手术期处理模式往往应激损伤较大,因此对于儿童这类特殊人群,如何优化围手术期处理措施显得尤为迫切和必要。

儿童患者的 ERAS 实施原则和措施方案多借鉴于成人方案,成人的 ERAS 措施通过适当修正理论上多数可以应用到儿童的围手术期处理中。依据 ERAS 项目执行时间的先后,可分为术前、术中和术后措施。术前主要包括术前宣教、营养评估和改善、禁食时间、机械性肠道准备方式选择等;术中主要包括手术方式的选择(优先选用微创手术)、液体控制、保温和合适的麻醉等;术后主要包括早期肠内营养、早期活动、镇痛措施、各类导管的及时拔除等。

(一)营养风险筛查和营养评定

营养风险和营养状态是影响临床结局的一项独立预后因素,进行营养风险筛查和营养评定是制订营养干预方案的首要条件。营养不良住院患者较营养状况正常患者具有更高的并发症发生率,住院时间长,病死率高。对有营养风险或营养不良的患者进行营养支持能改善患者的临床结局。因此,应采用适当的营养风险筛查方法和营养评定工具,鉴别患者是否存在营养风险,判定机体营养状况,预测营养状况对临床结局的影响,为制订合理的围手术期营养支持计划提供依据。

(二)术前营养支持

手术范围不大、损伤不重、营养不良程度较轻的患儿,术前无须行营养支持;对营养风险高或已经存在中、重度营养不良或手术范围较大、损伤程度较重、预定手术时间容许后延超过 5 天的患儿,均应在术前进行 5~10 天甚至 2 周的营养支持治疗,以期改善蛋白质的量和内稳态。营养支持治疗的方法首先要想到优先利用消化道功能,消化道功能正常或具有部分消化道功能患者应优先选用补充性肠内营养或肠内营养,如果肠内营养无法满足能量及蛋白质的目标量时可行肠外营养补充。

（三）术前禁食时间

传统观点认为择期手术患者应术前 12 小时禁食、6 小时禁饮，使胃充分排空，避免麻醉期间反流误吸。但长时间禁食、禁饮可导致机体糖代谢紊乱、内环境稳态失衡，手术期间及术后机体应激反应增强，导致儿茶酚胺、糖皮质激素、生长激素、胰高血糖素等分泌增加，拮抗胰岛素生物学效应，引起机体分解代谢增加、糖原分解加速、糖异生增加、负氮平衡、糖耐量下降、病理性高血糖。术前长时间禁食、禁饮还可损伤线粒体功能和胰岛素敏感性，形成胰岛素抵抗，加重围手术期不适感，不利于术中和术后的容量管理。近年来许多国家的麻醉学会更新指南时均推荐无胃肠道动力障碍患者麻醉前 6 小时允许进软食，前 2 小时允许进食清流质。术前 2 小时口服碳水化合物能减少禁食和手术所导致的分解代谢效应，提高胰岛素水平、降低术后胰岛素抵抗、维持糖原储备、减少肌肉分解、提高肌力、维护免疫功能。减少术前禁食时间后并未增加麻醉风险和反流、误吸等并发症。蒋维维等就婴儿术前 2 小时是否可以口服碳水化合物的困惑进行了前瞻性多中心临床研究，证实术前 2 小时口服 10% 的碳水化合物对患儿安全有益。术前饮用含碳水化合物饮料已被纳入加速康复外科的一系列举措中。

（四）术前肠道准备

机械性肠道准备（mechanical bowel preparation）对患者而言是一种应激反应，可导致肠黏膜水肿、水电解质紊乱，不利于术后胃肠功能恢复。多项研究已证实不进行机械性肠道准备并不增加吻合口瘘及感染的发生率。ERAS 不推荐对包括结直肠手术在内的腹部手术患者常规进行机械性肠道准备，以减少患者体液及电解质的丢失。术前机械性肠道准备仅适用于需要术中结肠镜检查或有排便功能障碍的患者。针对左半结肠及直肠手术，根据情况可选择性进行短程的肠道准备。但减少肠道准备也须注意个体化，因为儿科部分病种具有特殊性，如先天性巨结肠，患儿无法自主排便，术前必须进行肠道准备排空粪便。

（五）麻醉方法的选择

ERAS 推荐应用胸椎部的硬脊膜外麻醉来阻断交感神经刺激信号的传入，同时在手术结束后使患者快速苏醒，无麻醉药物残留效应，为术后加速康复创造条件。虽然持续硬膜外阻滞麻醉在儿科 ERAS 中也有探索使用，但总的来说儿童使用中胸段硬膜外麻醉的风险较成人大。多数儿童麻醉医师选择使用基础麻醉结合骶管阻滞麻醉，其具有全麻药使用少、术后苏醒快等优点。从穿刺风险及节约麻醉时间等方面考虑，小儿麻醉医师更愿意选择气管插管全身麻醉。这些麻醉方法的优劣还有待于大规模临床实践来证实。

（六）微创手术和保温

符合生理的手术设计和细致的微创操作可以减轻手术应激损伤，是患儿快速康复的基础，也是加速康复外科的核心理念之一。目前多采用腹腔镜手术、机器人手术等，这类手术操作精细、副损伤小，有利于减轻机体应激损伤，研究表明术中精准微创操作是避免术后应激及并发症的重要因素。术中良好的体温管理也是减少应激损伤的重要内容，研究发现术中术后低体温会增加应激损伤，延缓患儿术后康复。手术要尽量少放置或不留置腹腔引流管和导尿管，即使要留置，也应该及早拔除，利于术后早期活动和早期进食，减轻感染概率。

（七）术中精准输液，维持内环境稳定

ERAS 的重要原则之一是维持内环境稳定，避免围手术期容量过负荷。因容量过多会加重心脏负担、引起肠黏膜水肿、延缓胃肠功能恢复；而容量不足可能导致组织缺氧、器官功能下降以及肠黏膜缺血、肠道细菌移位，甚至脓毒血症。ERAS 要求液体管理既能保持足够的循环容量，又不导致液体超载，即围手术期液体零平衡的维持，以降低术后并发症发生率及住院时间，有利于减轻肠道水肿、预防术后胃肠功能障碍的发生。良好的液体管理是整个营养管理的重要部分，需多个流程协同配合，包括术前最短禁食、术前糖类摄入、硬膜外麻醉、避免使用鼻饲管、早期下床运动和早期经口进食等。ERAS 提倡用目标导向液体治疗（goal-directed fluid therapy）指导输液，可避免输液无反应患者液体过负荷及容量有反应患者输液不足。与术中通过目标导向液体治疗指导输液相比，避免容量过负荷并维持液体零平衡的做法同样可让患者获益。美国加速康复协会和围手术期质量推进联盟（Postoperative Quality Initiative，POQI）并不推荐一味实行限制性输液，建议在条件适当时均予目标导向液体治疗指导输液。

（八）术后早期肠内营养

术后早期肠内营养作为 ERAS 的重要内容,一般要求在 24～48 小时内进行,可减少静脉营养使用时间。肠内营养更符合生理,早期肠内营养能刺激肠道消化液分泌、促进肠黏膜代谢和修复、避免肠绒毛萎缩、减少肠道细菌移位、促进肠功能恢复及肠蠕动。有研究认为成人早期肠内营养虽然会增加呕吐等发生情况,但仍可以缩短住院时间、减少术后感染等,但对于儿童实施早期肠内营养,目前还处于探索阶段,对于结直肠手术后的早期肠内营养,儿童和成人差异不大,但对于上消化道畸形,儿童具有特殊性,往往存在吻合口近端肠管动力差、早期肠内营养实施困难的窘境,故对于儿童早期肠内营养还需要进一步探索和研究。

（九）合理镇痛

疼痛是患者术后主要的应激因素之一,小儿术后疼痛容易导致应激、代谢反应加重,胸部伤口疼痛还容易限制呼吸幅度和咳嗽反应,导致分泌物不易排出进而导致肺部并发症,因此术后镇痛对患儿术后康复非常重要。但小儿术后镇痛的方法远远少于成人,可以采用多模式镇痛方案,包括罗哌卡因切口浸润以控制外周神经痛;应用吸吮棒棒糖减轻婴儿疼痛和烦躁;术后给患儿提供一个安静的休养环境,利用听音乐、讲故事等分散患儿注意力,也可有效减轻术后疼痛。多模式镇痛既可达到有效的运动痛控制和较低的镇痛相关不良反应发生率,又能加速患儿术后早期肠道功能恢复,确保术后早期经口摄食及早期下地活动。手术引起的内源性阿片肽释放及疼痛治疗时使用的外源性阿片类药物均能导致术后胃肠功能障碍,减少阿片类药物使用能促进肠道功能早期恢复。多模式镇痛中的轴索镇痛、利多卡因等均能在充分镇痛的情况下,减少围手术期阿片类药物用量。当确实需使用阿片类药物时,尽可能使用不影响胃肠功能和不引起恶心呕吐的药物,既不影响中枢神经介导的镇痛作用,又可加速术后胃肠功能恢复。目前常用的镇痛药物包括对乙酰氨基酚(醋氨酚)等非甾体抗炎药。当然疼痛管理是儿童加速康复外科的重点和难点,有效对患儿进行围手术期镇痛治疗是一项复杂且精细的工作,在我国尚未完全接受并实施,需要根据患儿具体情况,制订个体化的镇痛方案,加强用药期间的监测,需要医护人员和家长的密切合作,目前还处于探索阶段,需要进一步研究。

（十）尽早下床活动,促进胃肠功能尽快恢复

术后早期下床活动可促进呼吸、胃肠、肌肉骨骼等多系统功能恢复,预防肠粘连发生,有利于预防肺部感染和深静脉血栓形成。实现早期下床活动应建立在术前宣教、多模式镇痛以及早期拔除鼻胃管、尿管和腹腔引流管等各种导管的基础之上。推荐术后清醒即可半卧位或做适量床上活动,术后第 1 天即可开始下床活动,建立每日活动目标,逐日增加活动量。

二、儿童加速康复外科的实施现状

成人 ERAS 经过 20 余年的发展,目前具有循证医学证据的措施已达 20 多项。儿童加速康复外科也在逐步开展,但部分研究还存在缺陷,如纳入 ERAS 研究的患儿选择性强、排除率高、实施措施少、评价 ERAS 效果的指标少等。2016 年一项系统评价研究共纳入了 5 篇具有代表性的儿童加速康复外科的研究,502 名儿童患者被纳入研究,包括结肠切除术、肾盂成形术、幽门切开术、胃底折叠术、尿道下裂修补、肾切除术等,这 5 篇研究中 3 篇来自同一批学者的研究,4 篇缺少有效对照或者以地区整体水平作为对照,而且平均每篇研究的 ERAS 措施数为 5.6 项(成人加速康复外科平均措施数为 23.8 项),更为严峻的现实是这些有限的实施措施仍然实施得不严格、不标准。

欧洲是加速康复外科的发源地,德国汉诺威医学院的 Reismann 等是较早进行儿童加速康复外科研究的团队之一,该研究团队在 2007 年和 2009 年分别公布了两项儿童加速康复外科的研究结果,2007 年的研究纳入 159 例患儿,其中完成 ERAS 研究的为 113 例,术后家长满意度 96%,住院时间缩短 3～12 天,但本研究有 46 例患儿被排除 ERAS 研究,排除率接近 30%,而且术后随访失访率达 40%,同时术后相关并发症报道不足。相比较而言,2009 年由该团队公布的另外一项研究,436 例纳入 ERAS 研究的患儿,最后仅完成了 155 例,虽然证实 ERAS 可明显缩短儿童手术后住院时间,但该研究排除率高达 64%,

存在一定的不足。北美儿童加速康复外科的发展较欧洲稍迟，2014 年由 Vrecenak 和 Mattei 公布一项研究结果，此研究纳入 71 例克罗恩病手术患儿，其中 45 例采用加速康复外科模式，26 例采用传统围手术期处理模式，结果发现术后平均住院时间、术后进食时间、术后首次排便时间 ERAS 组均较对照组提前，而且 ERAS 并不增加并发症。中国儿童加速康复外科发展较晚，2014 年，唐维兵等应用腹腔镜技术联合 ERAS 理念治疗婴儿先天性巨结肠，发现可以显著促进患儿术后康复，并且不增加相关并发症的发生率。

近年来随着儿童加速康复外科的发展，儿童加速康复外科研究正在逐步规范，如 2017 年由 Short 等进行的儿童结直肠外科的研究，该项研究加速康复外科的措施较前增多、对 ERAS 效果的评价更加系统详细、并发症的报道较以前更为全面等，该研究发现 ERAS 可缩短儿童手术后住院时间，同时发现 ERAS 缩短术后住院时间可能会增加术后再入院率，这是个值得警示和探讨的问题。2018 年由 Rove K O 等发布的一项前瞻性研究具有一定代表意义，该项研究儿童加速康复外科措施进一步增多、ERAS 效果和并发症评价更加全面，如 30 天内再入院率、90 天内再手术率、90 天内并发症生情况、出院后再次就诊率等。2016 年美国亚特兰大儿童健康中心牵头启动全美儿外科 ERAS 调研及专家共识建立，调查美国小儿外科医师 ERAS 相关措施在儿外科临床中的应用、接受情况，向 1 052 名符合条件的儿外科医师发送调查邮件，仅有 257（24%）名儿外科医生回复，其中 19% 的受访者（$n=49$）不熟悉 ERAS，78% 受访者（$n=200$）愿意实施，已经开展者占 19%（$n=49$），平均实施措施为 21 个 ERAS 项目中的 11 个。经过多轮专家咨询和论证，于 2018 年在 *Journal of Pediatric Surgery* 发表专家共识，采纳了成人 ERAS 项目 22 条中的 20 条，术前不进行机械性肠道准备、术后使用胰岛素控制高血糖这 2 条暂时未放到儿童 ERAS 执行项目中。以上说明国际儿童加速康复外科正在全面实施，我国需要迎头赶上，做出中国特色的儿童加速康复外科业绩，造福广大患儿、家庭和社会。

（唐维兵）

参 考 文 献

[1] FUHRMAN B P, ZIMMERMAN J. Pediatric critical care[M]. 3rd ed. St. Louis : Mosby, 2005.

[2] 张金哲, 潘少川, 黄澄如. 实用小儿外科学 [M]. 杭州: 浙江科学技术出版社, 2003 : 1-47.

[3] NELIN L D, POTENZIANO J L. Inhaled nitric oxide for neonates with persistent pulmonary hypertension of the newborn in the CINRGI study : time to treatment response[J]. BMC Pediatr, 2019, 19(1): 17.

[4] WONG J J, PHAN H P, PHUMEETHAM S, et al. Risk Stratification in Pediatric Acute Respiratory Distress Syndrome : A Multicenter Observational Study[J]. Crit Care Med, 2017, 45(11): 1820-1828.

[5] LU Y, SONG Z, ZHOU X, et al. A 12-month clinical survey of incidence and outcome of acute respiratory distress syndrome in Shanghai intensive care units[J]. Intensive Care Med, 2004, 30(12): 2197-2203.

[6] HEIWEGEN K, VAN ROOIJ I, VAN HEIJST A, et al. Surgical complications in children with CDH : A multivariate analysis[J]. World J Surg, 2020, 44(6).

[7] 汤庆娅. 适合早产儿代谢特征的合理营养管理 [J]. 临床儿科杂志, 2009, 27(3): 217-221.

[8] 王丹华. 规范早产儿喂养提高营养管理水平 [J]. 中华儿科杂志, 2016, 54(1): 1-2.

[9] 儿童创伤急救早期处理专家共识组. 儿童创伤急救早期处理专家共识 [J]. 临床儿科杂志, 2017, 35(5): 377-383.

[10] SHACKFORD S R, MACKERSIE R C, HOYT D B, et al. Impact of a trauma system on outcome of severely injured patients[J]. Arch Surg.1987, 122(5): 523-527.

[11] SHAH M N, CUSHMAN J T, DAVIS C O, et al. The epidemiology of emergency medical services use by children : an analysis of the National Hospital Ambulatory Medical Care Survey [J]. Prehosp Emerg Care, 2008, 12(3): 269-276.

[12] MINTEGI S, SHAVIT I, BENITO J. Pediatric emergency care in Europe : a descriptive survey of 53 tertiary medical centers[J]. Pediatr Emerg Care, 2008, 24(6): 359-363.

[13] TEPAS J J 3rd, RAMENOFSKY M L, MOLLITT D L, et al. The pediatric trauma score as a predictor of injury severity : an objective assessment [J]. J Trauma, 1988, 28(4): 425-429.

[14] KIRKHAM F J, NEWTON C R, WHITEHOUSE W. Paediatric coma scales [J]. Dev Med Child Neurol, 2008, 50(4): 267-274.

[15] BRESSACK M. Comments about the revised Guidelines for the Acute Medical Management of Severe Traumatic Brain Injury in Infants, Children, and Adolescents [J]. Pediatr Crit Care Med, 2012, 13(4): 496.

[16] VON BAEYER C L, SPAGRUD L J. Systematic review of observational(behavioral)measures of pain for children and adolescents aged 3 to 18 years[J]. Pain, 2007, 127(1-2): 140-150.

[17] 中国儿科重症监护室发展调查课题协作组, 宋国维, 任晓旭, 等. 中国儿科重症监护室近 10 年发展情况调查分析 [J]. 中华儿科杂志, 2011(9): 669-674.

[18] DIETRICH A M, CAMBELL J E, SHANER S, et al. Pediatric trauma life support for pediatric care providers 3rd [M]. Downers Grove: International Trauma Life Support, 2009.

[19] CHAFE R, HARNUM D, PORTER R. Improving the treatment and assessment of moderate and severe pain in a pediatric emergency department [J]. Pain Res Manag, 2016(2): 1-6.

[20] GREEN CORKINS K, TEAGUE E E. Pediatric Nutrition Assessment: Anthropometrics to Zinc [J]. Nutr Clin Pract, 2017, 32(1): 40-51.

[21] CANADA N L, MULLINS L, PEARO B, et al. Optimizing perioperative nutrition in pediatric populations[J]. Nutr Clin Pract, 2016, 31(1): 49-58.

[22] WESSNER S, BURJONRAPPA S. Review of nutritional assessment and clinical outcomes in pediatric surgical patients: does preoperative nutritional assessment impact clinical outcomes? [J]. J Pediatr Surg, 2014, 49(5): 823-830.

[23] WEIMANN A, BRAGA M, CARLI F, et al. ESPEN guideline: Clinical nutrition in surgery[J]. Clin Nutr, 2017, 36(3): 623-650.

[24] JOOSTEN K F, HULST J M. Nutritional screening tools for hospitalized children: methodological considerations[J]. Clin Nutr, 2014, 33(1): 1-5.

[25] HUYSENTRUYT K, DEVREKER T, DEJONCKHEERE J, et al. Accuracy of nutritional screening tools in assessing the risk of undernutrition in hospitalized children[J]. J Pediatr Gastroenterol Nutr, 2015, 61(2): 159-166.

[26] CORKINS M R, GRIGGS K C, GROH-WARGO S, et al. Standards for nutrition support: pediatric hospitalized patients[J]. Nutr Clin Pract, 2013, 28(2): 263-276.

[27] BECKER P, CARNEY L N, CORKINS M R, et al. Consensus statement of the Academy of Nutrition and Dietetics American Society for Parenteral and Enteral Nutrition: indicators recommended for the identification and documentation of pediatric malnutrition(undernutrition)[J]. Nutr Clin Pract, 2015, 30(1): 147-161.

[28] LAMBERT E, CAREY S. Practice guideline recommendations on perioperative fasting: A systematic review[J]. JPEN J Parenter Enteral Nutr, 2016, 40(8): 1158-1165.

[29] JIANG W, LIU X, LIU F, et al. Safety and benefit of pre-operative oral carbohydrate in infants: a multi-center study in China [J]. Asia Pac J Clin Nutr, 2018, 27(5): 975-979.

[30] 中华医学会肠外肠内营养学分会儿科协作组. 中国儿科肠内肠外营养支持临床应用指南 [J]. 中华儿科杂志, 2010, 48(6): 436-441.

[31] JIANG W, LV X, XU X, et al. Early enteral nutrition for upper digestive tract malformation in neonate [J] Asia Pac J Clin Nutr, 2015, 24(1): 38-43.

[32] 中华医学会肠外肠内营养学分会, 成人围手术期营养支持指南 [J]. 中华外科杂志, 2016, 54(9): 641-657.

[33] 欧洲儿科胃肠肝病与营养学会, 欧洲临床营养与代谢学会, 欧洲儿科研究学会, 等. 儿科肠外营养指南(2016 版)推荐意见节译 [J]. 中华儿科杂志, 2018, 56(12): 885-896.

[34] 中华医学会肠外肠内营养学分会儿科学组, 中华医学会小儿外科学分会新生儿外科学组, 中华医学会小儿外科学分会肛肠学组, 等. 儿童围手术期营养管理专家共识 [J]. 中华小儿外科杂志, 2019, 40(12): 1062-1070.

[35] 王果, 李振东. 小儿外科手术学 [M]. 2 版. 北京: 人民卫生出版社, 2010: 842-852.

[36] 李索林, 张永婷. 把握腔镜手术适应证是减少并发症的关键 [J]. 临床小儿外科杂志, 2016, 15(4): 313-316.

[37] 李索林, 刘林. 小儿无瘢痕腹腔镜技术应用现状 [J]. 中华腔镜外科杂志: 电子版, 2014(1): 4-9.

[38] DANIELLE S W, TODD A P, NICHOLAS E B. The SAGES manual of pediatric minimally invasive surgery[M]. [S.I.]: Springer International Publishing Switzerland, 2017.

[39] LINNAUS M E, OSTLIE D J. Complications in common general pediatric surgery procedures[J]. Semin Pediatr Surg, 2016, 25(6): 404-411.

[40] KEHLET H. Multimodal approach to control postoperative pathophysiology and rehabilitation[J]. Br J Anaesth, 1997, 78(5): 606-617.

[41] VAN DER MEIJ E, HUIRNE J A, BOUWSMA E V, et al. Substitution of usual perioperative care by ehealth to enhance postoperative recovery in patients undergoing general surgical or gynecological procedures : study protocol of a randomized controlled trial[J]. JMIR Res Protoc, 2016, 5(4): e245.

[42] KAOUTZANIS C, GANESH K N, O'NEILL D, et al. Enhanced recovery pathway in microvascular autologous tissue-based breast reconstruction : should it become the standard of care[J]. Plast Reconstr Surg, 2018, 141(4): 841-851.

[43] 中华医学会外科学分会, 中华医学会麻醉学分会. 加速康复外科中国专家共识及路径管理指南(2018 版). 中国实用外科杂志, 2018, 38(1): 1-20.

[44] TJP B, RASBURN N J, ABDELNOUR-BERCHTOLD E, et al. Guidelines for enhanced recovery after lung surgery : recommendations of the Enhanced Recovery After Surgery(ERAS®)Society and the European Society of Thoracic Surgeons(ESTS)[J]. Eur J Cardiothorac Surg, 2019, 55(1): 91-115.

[45] MELLOUL E, HÜBNER M, SCOTT M, et al. Guidelines for perioperative care for liver surgery : Enhanced Recovery After Surgery(ERAS)Society recommendations[J]. World J Surg, 2016, 40(10): 2425-2440.

[46] MORTENSEN K, NILSSON M, SLIM K, et al. Consensus guidelines for enhanced recovery after gastrectomy : Enhanced Recovery After Surgery(ERAS®)Society recommendations[J]. Br J Surg, 2014, 101(10): 1209-1229.

[47] LASSEN K, COOLSEN M M, SLIM K, et al. Guidelines for perioperative care for pancreaticoduodenectomy : Enhanced Recovery After Surgery(ERAS®)Society recommendations[J]. Clin Nutr, 2012, 31(6): 817-830.

[48] NYGREN J, THACKER J, CARLI F, et al. Guidelines for perioperative care in elective rectal/pelvic surgery : Enhanced Recovery After Surgery(ERAS®)Society recommendations[J]. Clin Nutr, 2012, 31(6): 801-816.

[49] 中国加速康复外科专家组. 中国加速康复外科围手术期管理专家共识(2016)[J]. 中华外科杂志, 2016, 54(6): 413-418.

[50] ROVE K O, EDNEY J C, BROCKEL M A. Enhanced recovery after surgery in children : Promising, evidence-based multidisciplinary care[J]. Paediatr Anaesth, 2018, 28(6): 482-492.

[51] JIANG W, LIU X, LIU F, et al. Safety and benefit of pre-operative oral carbohydrate in infants : a multi-center study in China[J]. Asia Pac J Clin Nutr, 2018, 27(5): 975-979.

[52] CARLI F, CLEMENTE A. Regional anesthesia and enhanced recovery after surgery[J]. Minerva Anestesiol, 2014, 80(11): 1228-1233.

[53] FLEISHER L A. Regional anesthesia : what we need to know in the era of enhanced recovery after surgery protocols and the opioid epidemic[J]. Anesthesiol Clin, 2018, 36(3): xi-xii.

[54] 唐杰, 唐维兵. 小儿外科的加速康复外科应用现状 [J]. 肠外与肠内营养, 2017, 24(3): 177-180.

[55] SHINNICK J K, SHORT H L, HEISS K F, et al. Enhancing recovery in pediatric surgery : a review of the literature[J]. J Surg Res, 2016, 202(1): 165-176.

[56] CHOI J W, KIM D K, LEE S W, et al. Efficacy of intravenous fluid warming during goal-directed fluid therapy in patients undergoing laparoscopic colorectal surgery : a randomized controlled trial[J]. J Int Med Res, 2016, 44(3): 605-612.

[57] THIELE R H, RAGHUNATHAN K, BRUDNEY C S, et al. American Society for Enhanced Recovery(ASER)and Perioperative Quality Initiative(POQI)joint consensus statement on perioperative fluid management within an enhanced recovery pathway for colorectal surgery[J]. Perioper Med(Lond), 2016, 5: 24.

[58] ALKHARFY T M, BA-ABBAD R, HADI A, et al. Total parenteral nutrition-associated cholestasis and risk factors in preterm infants[J]. Saudi J Gastroenterol, 2014, 20(5): 293-296.

[59] SHANG Q, GENG Q, ZHANG X, et al. The impact of early enteral nutrition on pediatric patients undergoing gastrointestinal anastomosis a propensity score matching analysis[J]. Medicine, 2018. 97(9): e0045.

[60] VRECENAK J D, MATTEI P. Fast-track management is safe and effective after bowel resection in children with Crohn's disease[J]. J Pediatr Surg, 2014, 49(1): 99-102.

[61] 唐维兵, 耿其明, 张杰等. 快速康复外科联合腹腔镜技术治疗婴儿先天性巨结肠 [J]. 中华胃肠外科杂志, 2014, (8): 805-808.

[62] SHORT H L, TAYLOR N, PIPER K, et al. Appropriateness of a pediatric-specific enhanced recovery protocol using a modified Delphi process and multidisciplinary expert panel[J]. J Pediatr Surg, 2018, 53(4): 592-598.

[63] ROVE K O, BROCKEL M A, SALTZMAN A F, et al. Prospective study of enhanced recovery after surgery protocol in children undergoing reconstructive operations[J]. J Pediatr Urol, 2018, 14(3): 252.e1-252.e9.

[64] PEARSON K L, HALL N J. What is the role of enhanced recovery after surgery in children? A scoping review[J]. Pediatr Surg Int, 2017, 33(1): 43-51.

小 | 儿 | 外 | 科 | 手 | 术 | 学

各　论

第二章 小儿神经外科手术学基础

第一节 小儿神经系统的生理解剖特点

人类的中枢神经系统是由胚胎时期的神经管发育而成。新生儿期脑的重量为370～390g,相当于体重的1/9～1/8。小儿脑组织生长发育很快,6个月时脑重量可达600g,1岁时可达900g;而成人脑重量一般平均可达1 360g,相当于体重的1/40～1/38。虽然小儿脑组织生长发育很快,但小儿一出生皮质细胞的数目就不再增加,以后主要是细胞功能逐渐成熟完善。3岁时皮质细胞大致分化完成,8岁时与成人大致相同。

脊髓由神经管的尾端发育而成,当胚胎3个月时脊髓与椎管基本等长,脊髓发育较脊柱迟缓,出生时,新生儿的脊髓下端可达第3腰椎,成人可达第1腰椎下缘。

小儿脑生长发育速度快,头围增长也快,新生儿头围约35cm,第1年可增长11cm,第2年约长2cm,第3～4年约长1.5cm。胎儿颅缝间以纤维组织相连,出生后开始骨化,6个月时除前囟(额囟)外其他颅囟都已闭合,而前囟在1～1.5岁才闭合。当幼儿颅内出现慢性高颅压时颅缝可分离,从而使颅内空间得到一定扩大和容积的增加。

小儿颅骨较薄,由于颅骨板障发育不良和钙质相对缺乏而富有弹性,伤后易发生乒乓球样骨折。小儿硬脑膜与颅骨内板粘连较成人紧密,颅骨内侧面尚无脑膜血管形成的骨沟,所以外伤后形成硬膜外血肿的概率较低。当小儿患有慢性颅内压增高时,小儿颅骨可变得像牛皮纸一样菲薄。

小儿的头皮也有其特色,头皮皮脂腺丰富,皮下组织少,头皮较薄,一旦感染可蔓延至颅内,皮下组织与皮肤特别是帽状腱膜与颅骨连接较松弛,受伤后极易在该部形成血肿,而且帽状腱膜下血肿可以很大,加之患儿太小常可导致出血性休克。

儿童颅内幕上肿瘤多位于第三脑室前部后部及大脑半球,幕下肿瘤则多位于第四脑室小脑蚓部和小脑半球,而成人常见的听神经瘤、脑膜瘤和垂体瘤,在儿童极为少见。据北京天坛医院资料,儿童幕上肿瘤占53.2%,幕下肿瘤占46.8%,与国外报道不尽相同。

小儿颅脑损伤后脑代偿能力较成人强,精神压力较成人小,因此通过积极治疗,遗留神经系统缺失症状及功能性症状较成人明显少,恢复常较好。

第二节 神经外科手术的基本原则

1. 精确定位与正确定性 这是神经外科手术成功的前提,CT和MRI的临床应用使病变部位非常直观,神经影像学的革命使得手术定位简洁明了。定性正确与否因条件和个人经验而异,尽可能做到定性正确。首先应判明CT、MRI提示的病变,是否有手术指征。

2. 切口与入路 正确选择切口与入路对手术的成功至关重要。最佳方案应该是既能充分或较好地暴露病变,又能最大限度地不损伤正常组织和脑的重要功能区。为了达到这一点,显微神经外科技术正日趋普及完善,这无疑提高了神经外科手术治疗的效果。

3. 估计手术困难与判断预后　这一点手术前不但要有思想准备,更要拿出既科学又切实可行的手术方案,也包括向家属讲明手术必要性和手术可能出现的危险及并发症,争取充分的理解与合作。

第三节　术前准备、用药和麻醉的选择

术前必须对患儿全身情况有足够的了解。不仅通过测量体重、身高了解其发育和营养状况,也要通过询问病史、临床查体、血液生化检查及胸部 X 线片,个别患儿检查超声波、心电图等选择性对心、肺、肝、肾等进行重点检查。对呕吐频繁和有脱水症状者要对血浆中蛋白、钾、钠、氯和酸碱度进行测定。综合上述情况对患儿能否耐受麻醉和手术以及预后做出评估。

鞍区和第三脑室附近手术可能引起下丘脑水肿或损伤,致使内分泌功能失调,尤其是临床或化验证实已有下丘脑及垂体功能低下者,应于术前补充外源性肾上腺皮质激素、甲状腺激素等。

术前日晚剃光头发并用肥皂将头部洗干净,手术当日晨再剃头 1 次,然后用苯扎溴铵或 75% 乙醇清洁头皮,戴上消毒帽或裹以无菌巾。

手术前夜给予适量的镇静药,保证充分睡眠。根据患儿情况决定禁食水的时间。目前推荐术前 2 小时可以应用清饮料,术前 4 小时可以进食母乳,术前 6～8 小时不再进食固体食物。

为了降低患儿焦虑和减少呼吸道分泌物,颅脑与脊髓手术可以使用麻醉前用药。目前较为推荐的是咪达唑仑 0.5mg/kg 口服。

小儿行颅脑和脊髓手术基本采用气管插管全身麻醉,麻醉方法应根据患儿年龄、合作程度及手术部位与要求统筹考虑。常用方法包括以下几种。

1. 吸入麻醉　常用药物有七氟烷、异氟烷等。如果患儿已开放静脉,可采用静脉诱导方法,如果静脉开放困难,可采用吸入诱导方法。

2. 静脉麻醉　为多种静脉麻醉药物复合麻醉方法,常用药物包括丙泊酚、瑞芬太尼、舒芬太尼和肌肉松弛药等。其特点是给药后麻醉诱导快,麻醉过程平顺,停药后苏醒快。

3. 静脉吸入复合麻醉　可以协同吸入麻醉和静脉麻醉的优点,降低各自的毒副作用,是目前常用的麻醉方法。

因为神经外科手术特殊性,术后是否拔除气管插管和拔管时机需要综合考虑,如果条件许可,可以手术室内拔管以利于早期神经功能评估,但是颅后窝、脑干等部位手术拔管需要慎重。

第四节　手术中患儿体位

患儿手术时的体位,依据有利暴露手术部位、便于术者操作和不影响患儿呼吸为原则,选择适当的体位。常用体位有两种。

1. 仰卧位　适用于额部、前颅底、鞍区、额颞部手术。为了便于操作和暴露,头可稍偏向健侧即仰卧头侧位(图 2-4-1)。

2. 侧卧位　适用于颞、顶、枕、基底核(底节)、侧脑室、第三脑室及颅后窝手术,也可用于脊髓手术(图 2-4-2)。

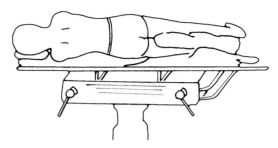

图 2-4-1　手术体位——仰卧位　　　　　　　图 2-4-2　手术体位——侧卧位

第五节　手术后监护和处理

一、神经外科监护

神经外科手术后监护是保证患儿术后平稳渡过危险期到康复期的重要环节,有条件的应采用监护仪器设备监测,时间依病情而定,一般应 24 小时或更长。

1. 意识　应评估意识障碍的程度,目前国际上较常用的是格拉斯哥昏迷量表(Glasgow coma scale)。

(1)睁眼反应

4 分:自然睁眼。靠近患者时,患者能自主睁眼,术者不应说话、不应接触患者。

3 分:呼唤会睁眼。正常音量呼叫患者,或高音量呼叫,不能接触患者。

2 分:有刺激或痛楚会睁眼。先轻拍或摇晃患者,无反应后予强刺激,如以笔尖刺激患者第 2 或第 3 指外侧,并在 10 秒内增加刺激至最大,强刺激睁眼评 2 分,若仅皱眉、闭眼、痛苦表情,不能评 2 分。

1 分:对于刺激无反应。

C 分:如因眼肿、骨折等不能睁眼,应以"C"表示。

(2)语言反应

5 分:说话有条理。定向能力正确,能清晰表达自己的名字、居住城市或当前所在地点、当年年份和月份。

4 分:可应答,但有答非所问的情形。定向能力障碍,有答错情况。

3 分:可说出单字。完全不能进行对话,只能说简短句或单个字。

2 分:可发出声音。对疼痛刺激仅能发出无意义叫声。

1 分:无任何反应。

T 分:因气管插管或切开而无法正常发声,以"T"示。

D 分:平素有言语障碍史,以"D"表示。

(3)肢体运动

6 分:可依指令动作。按指令完成 2 次不同的动作。

5 分:施以刺激时,可定位出疼痛位置。予疼痛刺激时,患者能移动肢体尝试去除刺激。疼痛刺激以压眶上神经为金标准。

4 分:对疼痛刺激有反应,肢体会回缩。

3 分:对疼痛刺激有反应,肢体会弯曲,呈"去皮质强直"姿势。

2 分:对疼痛刺激有反应,肢体会伸直,呈"去脑强直"姿势。

1 分:无任何反应。

格拉斯哥昏迷量表最高分为 15 分,表示意识清楚;12～14 分为轻度意识障碍;9～11 分为中度意识障碍;8 分以下为昏迷;分数越低则意识障碍越重。选评判时的最好反应计分。定时检查评分并做详细记录,注意病情发展及变化。

对不能合作的小儿,意识障碍评估尚无较为统一的标准,目前常采用的方法是 5 岁以下儿童的急性颅脑损伤分级(表 2-5-1)。

表 2-5-1 5 岁以下儿童急性颅脑损伤分级

级别	主要体征
I	正常睁眼
II	刺痛不睁眼,可哭闹
III	刺痛不哭闹,肢体可动
IV	刺痛肢体不动,瞳孔可不等大
V	瞳孔散大,呼吸紊乱

2. 神经眼科检查 瞳孔大小及对光反射是否灵敏。眼球运动,包括眼球位置及各方活动是否到边。

3. 颅内压监测 多为有创性,目前认为具有脑室外引流功能的脑室内颅内压(intracranial pressure,ICP)监测是金标准,既可以监测 ICP,又可以引流脑脊液,从而降低 ICP。放置探头后,与颅内压监测仪传感器相接,通常监测 2~3 天,最长不超过 1 周。颅脑手术后的患儿,在一定时间内都会有某种程度的颅内压增高,若过高常可提示术后颅内血肿或重度脑水肿,应做 CT 检查证实。

4. 血气监测 目前多用血氧饱和度监测仪,了解患儿动脉血氧分压(PaO_2)和动脉血二氧化碳分压($PaCO_2$)等情况,必要时可行动脉穿刺取血测定各项数值,以期做出正确判断。目前临床多采用动脉血氧饱和度(SaO_2)监测仪,它对患儿无创伤且简便易行,可长期监测。

5. 脑电图监测 不作为常规监测,在术前有癫痫或术后有可能出现癫痫时可行监测,癫痫患儿行脑功能外科手术治疗后应做脑电图监测。

6. 生命体征监测 一般用多功能监测仪,以监测血压、脉搏、呼吸及心电变化。

二、颅脑手术后处理

颅脑术后处理常常关系到患儿的生命安危,直接影响手术的疗效。特别是对病情较严重、手术复杂的患儿,术后处理就更为重要。

1. 术后体位 全身麻醉未清醒时,应采用仰卧位,头偏向一侧,以免呕吐物阻塞呼吸道或痰吸入气管内造成窒息。醒后可抬高头部 15°~25° 呈斜坡位,同时要注意翻身,每小时 1 次;对不能合作的小儿应用束带加以约束固定,以保证治疗,防止坠床。

2. 保持呼吸道通畅 术后吸氧气,注意清除呼吸道分泌物,必要时行负压吸痰,对呼吸功能恢复不佳、血氧饱和度低者可用呼吸机。短期难以清醒者、排痰困难者可雾化吸入,加强翻身拍背,必要时行气管切开。

3. 饮食与输液 患儿确实清醒并自肛门排气后即可进水进食,先进流质或半流质,逐步过渡到普食。但对颅后窝涉及脑干及后组脑神经(第 IX、X、XI 对脑神经)手术的患儿,应在清醒后第 2 天由医师首次少量喂水,在无咳嗽、吞咽无障碍时,方能试进流质。神经外科术后患儿补液应有控制,一般体重 10kg 以下者为 55ml/(kg·d),体重 10~20kg 者为 45ml/(kg·d),20~30kg 者为 35ml/(kg·d)。常用 5% 葡萄糖溶液和生理盐水,按 2:1 给予。同时应注意电解质的平衡问题。

4. 伤口及引流管 术后第 1 天应查看伤口,更换敷料。伤口拆线一般在第 7 天,颅后窝及脊髓手术可延长 1~2 天再拆线。脑室内引流应给予特别注意,要保证引流管通畅,有梗阻要及时处理,使脑室内血性液得以排除,避免血块造成梗阻性脑积水,一般 3~5 天拔管。如有脑积水可能的患儿,可以先试行夹闭外引流管,观察患儿有无脑积水表现,拔除前应行头颅 CT 检查明确颅内情况。引流管的高度(最高点)距耳屏 10~15cm,每天记录引流液量并送常规和生化检查。

5. 术后药物的应用

(1)抗生素:目前主张切开头皮前 30 分钟予以抗生素静脉滴注,手术中如果手术时间长,可以术中追加 1 次抗生素。术后根据手术具体情况,可以短时间应用抗生素,一般选用可以透过血脑屏障的二代或者三代头孢类抗生素。如明确有感染因素存在,可以先根据经验选用万古霉素 + 美罗培南,待培养结果,再根据药敏试验结果调整。

(2)脱水药:一般不用,必要时可用 20% 甘露醇 1.5g/(kg·d),6~8 小时 / 次。

（3）止血药：术中及术后可应用止血药，一般用 1～2 天即可。

（4）抑酸药：术后为防止出现应激性胃溃疡可应用抑酸药，一般用 2～3 天。

6. 术后常见并发症的处理

（1）术后颅内压增高：常见原因有三种，即术后颅内血肿、脑水肿、急性梗阻性脑积水。上述情况一旦出现，若无积极有效的处理必然危及生命。术后患儿麻醉期已过，该醒不醒的或醒得不好的，或清醒后意识再度恶化的，或有呼吸、心率减慢而血压升高等高颅压症状和体征时，应立即复查 CT，不可错过再手术的补救机会。第二次手术包括血肿清除，清除坏死软化的脑组织，去骨瓣减压。对于无须再手术者，可在加大脱水利尿药剂量的同时用地塞米松，对脑水肿效果较好。

术后颅内血肿多发生在术后当日或 3 天内，术后脑水肿多发生于术后 3～5 天，笔者主张术后当天晚上常规复查 CT，既可发现术后血肿，也可证实病变切除情况，还可了解有无术后脑水肿、脑积水等。如有急性梗阻性脑积水可急行脑室外引流。

（2）术后高热

1）中枢性高热：多发生在下丘脑附近的手术后，影响了体温调节中枢所致，常在手术后立即出现。体温可达 40℃左右，四肢厥冷而且肤色紫黯，持续高热使机体代谢加快，势必加重脑缺氧，必须及时处理。物理降温最为常用，可在双侧颈部、腋下、腹股沟置冰袋，也可用 50% 乙醇擦浴躯干部。药物降温可用吲哚美辛栓填入肛门。冰毯对多数患儿也有效，在降温的同时更要注意液体的补充和电解质的平衡。

2）继发性高热：多在手术 5～7 天后，病情稳定以后又发热，常见原因是颅内感染，也可见于颅内血肿吸收等，应做腰椎穿刺化验脑脊液，同时做脑脊液细菌培养及药物敏感试验，针对情况调整有效的抗生素。如确定有颅内感染，应每日或隔日行腰椎穿刺释放脑脊液；术后肺部感染也是小儿手术后发热的常见原因，应给予充分注意。

（3）尿崩症：多见于鞍区肿瘤手术后，主要原因是损伤了下丘脑视上核经下丘脑垂体束至神经垂体的路径，使抗利尿激素分泌发生障碍。尿崩症可分一过性和永久性两种。有些患儿术前即有多饮、多尿，每天尿量 2 500ml 以上，尿色淡，比重降低至 1.005 以下。轻度可口服去氨加压素片，重者可用垂体后叶素 2.5～5U 肌内注射，根据尿量每天 2～3 次，短期内不能恢复或永久性损害者，可肌内注射加压素，或口服去氨加压素片剂。

一旦出现尿崩症，常伴随水、电解质紊乱，特别是血钠紊乱，应严密观察、积极治疗。

（4）伤口脑脊液漏：主要原因是切口缝合不严密，儿童比成人更要强调各层缝合一定要严密，特别是硬脑膜；颅内压高是脑脊液外漏的另一重要原因。一旦发现伤口脑脊液漏，应立即消毒缝合补漏。同时要预防感染和降低颅内压，必要时可根据情况每天或隔天一次腰椎穿刺释放脑脊液，也可腰椎穿刺置管行脑脊液持续引流。释放的脑脊液量根据腰椎穿刺时初次测得的颅内压而定，一般放至初压的一半即可，这样可降低颅内压减少积液以利伤口愈合，同时还要注意患儿整体的营养状态。

（5）急性消化道出血：常见下丘脑或脑干受累后，使胃、十二指肠等黏膜下血管栓塞、糜烂、出血。这些部位手术后可应用胃酸分泌抑制剂奥美拉唑或雷尼替丁等来预防应激性溃疡。一旦发生消化道出血，则静脉应用巴曲霉、凝血酶或冰盐水加去甲肾上腺素胃内灌入等来止血。

（6）假性脑膜膨出：过去因颅后窝开颅残留骨缺损，加之正中开颅一般硬脑膜不缝合，儿童颈部肌肉较成人明显薄弱，尤其在术后颅内压解决不理想时可致伤口局部膨隆，看起来似枕部脑膜膨出。CT 可见颅后窝向外膨出的大囊，囊液为清亮的脑脊液，穿刺后可立即塌陷，但 1～2 天又恢复原有体积。应做 CT 或者 MRI 检查了解局部积液情况，先施行局部加压包扎，无效时可行积液腔 - 腹腔分流术。

近年来颅后窝手术基本全部缝合硬脑膜和骨瓣复位，已经少见假性脑膜膨出的发生，但是如果硬脑膜缝合不严密，皮下积液仍须重视。

7. 颅内肿瘤术后的放疗与化疗

（1）放射治疗是针对恶性程度高或手术不能完全切除，以及术后容易复发的肿瘤十分有效的治疗方法。目前应用的放射源有 X 线、γ 射线、高速电子束、中子线和质子线等，治疗机包括深部 X 线治疗机、

钴 -60 治疗机、直线加速器及近几年应用的 X 刀、γ 刀等。

不同肿瘤细胞类型对放射治疗的敏感性是不同的。儿童颅内肿瘤中，对放疗最敏感临床应用最广泛的是生殖细胞瘤和髓母细胞瘤，其他类型胶质瘤用放疗亦有一定效果；此外，未切除彻底的颅咽管瘤和脑膜瘤术后放疗可改善患儿的预后。放疗只能应用于 3 岁以上的小儿，婴幼儿恶性脑肿瘤应先做化疗，直至满 3 岁时方可放疗。近年来国际上有将放疗适用年龄逐步提高的趋势。

（2）化学治疗也是颅内肿瘤术后的一种辅助手段，其原理是用化学药物杀伤肿瘤细胞而达到治疗肿瘤的目的。抗颅内肿瘤的常用药物有甲氨蝶呤、顺铂、卡莫司汀和洛莫司汀等。

三、脊髓手术后处理

脊髓手术后的处理大体上与颅脑手术后处理相同，但也有一些特殊之处。

1. 术后情况观察 应观察肢体活动、肌力和痛温觉平面并与术前情况对比。术后血肿常使肌力下降，感觉障碍平面上升，出现恶性根性痛，对胸段以上特别是颈段手术者应注意呼吸情况，应测定血氧饱和度是否正常，排痰是否有力。如果出现明显的持续性肌力减退伴感觉平面上升要及时行 MRI，如果没有 MRI 的检查条件必要时可再次手术探查。

2. 体位与伤口 术后应卧硬板床，取平卧位或仰卧位，翻身时应整体翻，切勿扭曲脊柱，这在小儿患者并不难做到，但伤口应十分注意，小儿脊髓手术以腰骶部为多，大小便多失禁，伤口易污染，因此伤口敷料以防水敷料为主，一旦污染要及时更换。患儿术后早期可在支具承托下坐起及下床活动，一般术后 3 天可尝试床上坐起，5 天可离开床面，7 天左右可下地活动，小儿因体形较小有时难以找到合适的颈托、背夹及腰托等支具，术前可请厂家定制。

3. 排尿功能障碍的处理 脊髓疾病可有暂时性或长期性排尿功能障碍，术后如果处理不当，可引起泌尿系感染，甚至肾功能障碍。治疗原则：①防止泌尿系感染；②防止膀胱过度膨胀，定时排尿，维持一个较正常的膀胱容量；③压迫排尿时防止膀胱破裂；④排尿困难时应早使用导尿管，定时冲洗，定期更换，如果术前患儿无排尿功能障碍并且考虑手术对排尿功能影响不大可尝试术后早期拔管。

4. 术后药物的应用 术后抗生素与止血药、脱水药的应用基本同开颅术。患儿术后较成人容易出现体温升高，术后 3 天内可先给予物理降温等对症治疗，无效则行腰椎穿刺检查。腰骶段手术患儿如因切口影响无法行腰椎穿刺同时合并白细胞计数增高可直接加用三代头孢及万古霉素治疗，注意监测肝肾功能及血常规变化，体温正常 3 天后可停药观察。肾上腺皮质激素是治疗预防脊髓损伤后水肿的有效药物，地塞米松是首选药物，但要尽量缩短使用时间，逐渐停药，减少激素使用对患儿的副作用。

（罗世祺　程阳泉　田永吉）

第三章 | 小儿颅脑手术

第一节 一般神经外科手术技术

神经外科是外科学的一个分支,手术操作是其最重要的治疗手段。神经外科是一门年轻学科,历史不长,直到 19 世纪出现了麻醉术、无菌术和脑的功能定位后才建立了现代神经外科。Cushing 和 Dandy 对神经外科的发展作出了杰出的贡献,特别是在手术操作技术的标准化和脑肿瘤的划分上,这些使得他们成为现代神经外科的奠基人。

儿童颅内肿瘤的发病率仅次于白血病,在导致儿童死亡的肿瘤性疾病中居第二位,近年来有跃居第一位的趋势。新生儿的颅脑产伤并不罕见,儿童期的颅脑损伤亦有上升趋势。小儿先天性神经系统疾病的发生率为 0.26%,其中大部分需手术治疗。所以,近年来随着国内神经外科的迅猛发展,国内的小儿神经外科亚专业也获得迅猛发展。

近 20 年来,在 CT、MRI 等现代神经影像技术的基础上,随着神经导航、神经内镜、术中 CT、术中 MRI、术中神经电生理监测、多模态影像、3D 打印、机器人辅助手术、复合手术室等神经外科新技术的先后出现,神经外科更是从经典的显微神经外科阶段,进入微创神经外科阶段,并向精准神经外科时代迈进。神经外科手术成功率大大提高的同时,神经外科的手术理念也不断更新,从既往追求病变切除,到现代在保留神经功能的基础上,尽可能全切除病变,更加注重降低手术致死致残率,进一步提高患儿术后的生存质量。

一、前囟穿刺术

正常小儿前囟一般在 1～1.5 岁时闭合,如为颅内压增高患儿,前囟不但闭合晚,而且明显扩大。前囟未闭时,可经前囟做硬脑膜下或脑室穿刺。其操作迅速、简便、易行,在诊断及治疗方面均有意义。

【手术适应证】

1. 硬膜下积液、出血(血肿)或积脓。

2. 颅内压增高并有可疑脑疝时,特别是有梗阻性脑积水时。

3. 距离前囟较近的脑脓肿、颅内血肿及囊性病变。

【手术禁忌证】

1. 前囟周围皮肤感染。

2. 有脑膜膨出者。

3. 前囟狭小已近闭合者。

【手术步骤】

1. 剃除前囟周围头发,患儿取平卧位,助手固定头部,术者用 19～20 号穿刺针或斜面较短的普通 7～8 号针头。也可先用 12～18 号针头穿刺头皮后,再将静脉套管针置入,更有利于固定和持续引流。

2. 穿刺点在前囟侧角最外侧点或中线旁 2.5～3cm,与头皮成 45° 或垂直进针 0.5～2cm,针尖穿过硬脑膜时有突破落空感。表示针已进入硬膜下腔。拔出针芯后再将空针按毫米进度缓慢推进,若流出病理性液体或脑脊液时，说明已进入病灶区域或已进入蛛网膜下隙。引流硬脑膜下积脓、积血时应换一较粗针或经此置入脑室专用外引流管用来引流，并且将针或导管与头皮固定好，接脑室外引流管路。

　　3. 穿刺侧脑室时，针刺穿硬脑膜后不拔针芯再垂直进针 3～4cm，如又感觉到突破落空感时退出针芯即可见脑脊液流出。穿刺前囟附近脑脓肿、血肿等时，应根据 CT 定位调整穿刺方位。穿刺成功，拔出针芯后由于颅内压高，病理性液体常可由针尾自行流出，此时可接无菌注射器缓慢抽吸，不可用力造成负压（图 3-1-1、图 3-1-2）。

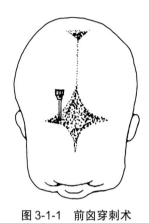

图 3-1-1　前囟穿刺术

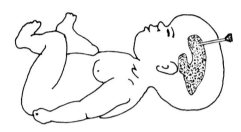

图 3-1-2　穿刺针尖进入右侧侧脑室额角

【术后处理】

1. 注意观察穿刺术后患儿神志、瞳孔变化及肢体活动情况是否有改善。

2. 持续引流者，要根据病变的性质，注意外接引流袋（瓶）的高度及每日引流量。

3. 持续引流者，应注意使用抗生素预防感染。

4. 经前囟穿刺外引流，注意穿刺针及引流管的局部妥善固定。

二、脑室穿刺术

【手术适应证】

1. 因梗阻性脑积水，患儿颅内压增高，症状严重有脑疝危险时。

2. 颅后窝手术切开硬脑膜前释放脑脊液降低颅内压，避免术中脑膨出。

3. 颅内出血破入侧脑室或者脑室内出血时。

4. 引流炎性脑脊液，或向脑室内注入药物治疗颅内感染时。

【手术禁忌证】

1. 硬脑膜下积脓或脑脓肿患儿，脑室穿刺可使感染向脑内扩散，且有脓肿破入侧脑室的危险。

2. 弥散性脑肿胀或脑水肿，脑室受压缩小者，穿刺困难，引流也很难奏效。

3. 穿刺部位有明显感染者。

4. 有大脑半球血管畸形或血供丰富的肿瘤位于脑室附近时，做脑室穿刺可引起病变出血，应谨慎。

5. 有明显出血倾向者。

6. 严重高颅压，视力低于 0.1 者，穿刺须谨慎，因突然减压有失明危险。

7. 弥散性脑肿胀或脑水肿，脑室受压缩小者。

【麻醉与体位】

　　能合作者可用局部麻醉，而大多数儿童不能合作，可用局部麻醉加静脉强化麻醉。额部钻孔取平卧位，枕部钻孔取侧卧位。

【手术步骤】

1. 额角穿刺　发际后 2cm，中线旁开 2.5～3cm，用骨锥钻颅后用穿刺针穿刺，亦可做纵向直切口 3cm，颅骨钻孔后，十字形剪开硬脑膜，用脑针穿刺时与矢状面平行，针尖指向两侧外耳道连线，进针 4～5cm 即达侧脑室额角。进入后有落空感拔出针芯，即可见脑脊液流出。若未见，应适当调整深度，或将针拔出，重新定向，直到流出脑脊液为止。

2. 枕角穿刺 枕外隆凸上 6～7cm，中线旁开 2.5～3cm，脑针方向与矢状面平行。针尖指向同侧眉弓中点，进针 4.5～5.5cm 即可进入侧脑室的枕角和三角区（图 3-1-3）。

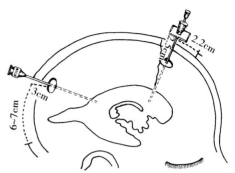

图 3-1-3　侧脑室穿刺的标准入路

【术后处理】

基本同前囟穿刺术。

三、腰椎穿刺术

【手术适应证】

1. 有脑膜刺激症状。

2. 疑有颅内出血。

3. 疑有脑膜白血病。

4. 有发热伴剧烈头痛、昏迷、抽搐等症状及体征而考虑为神经系统疾病。

【手术禁忌证】

1. 考虑有颅内肿瘤尤其是颅后窝肿瘤、颅内压显著增高、视盘水肿患儿，除非有特殊需要，否则不宜做此项检查，如果确实需要，也应缓慢少量释放脑脊液，以防脑疝发生。

2. 穿刺部位皮肤软组织有感染者或穿刺部位腰椎有畸形或骨质破坏者。

3. 开放性颅脑损伤或伴有感染的脑脊液漏者。

【麻醉与操作步骤】

1. 一般采用局部麻醉，对于不能配合的患儿，可以适当予以镇静药物。

2. 患儿侧卧硬板床上，嘱其头部向前胸尽量屈曲，两手抱膝紧贴胸部，以使棘突间隙增宽，以利穿刺。年幼患儿，需有助手协助保持体位。

3. 穿刺可在第 3～4 腰椎间隙进行，根据需要可以上下移动一个椎间隙。4 岁以下的儿童，因脊髓低位，应选第 4～5 腰椎棘突间隙做穿刺点，以防伤及脊髓。

4. 常规消毒，局部麻醉。

5. 用左手示指和拇指固定在穿刺点皮肤处，右手持针由穿刺点刺入。穿刺时右手的拇指和中指持针，示指持于针芯柄上，针尖切面向上，穿刺方向与床面平行（即垂直于脊柱方向）。进针深度为 2～4cm。如遇骨质可退出少许，更换方向再刺。当针头穿过韧带与硬脑膜时，可感到阻力突然减小，有"落空感"，提示针尖已进入蛛网膜下隙。此时可将针芯慢慢抽出，即可见脑脊液流出。

6. 测压脑脊液流出后，立即接测压管测压并记录脑脊液压力数，即脑脊液的初压。

7. 移去测压管，收集脑脊液 2～5ml，分送常规、生化、细胞学检查，必要时送细菌学及血清学检查。然后再接测压管，测定脑脊液的终压。

8. 拔出穿刺针，以消毒纱布覆盖穿刺处并用胶布固定。

【术后处理】

1. 穿刺后一般建议去枕平卧 4～6 小时。

2. 脑脊液标本采集后注意应立即送检，以免放置过久细胞破坏、葡萄糖分解或者形成凝块等影响检查结果。

四、颅内压探头置入术

【手术适应证】

1. 颅脑外伤或者内科保守治疗的颅内出血。

2. 开颅手术后的患者。

【手术禁忌证】

1. 穿刺点有感染。

2. 患者有明显的凝血功能障碍。

【麻醉与操作步骤】

颅内压监测按照传感器和导管的安置部位，可以分为脑室内型、硬脑膜下型、硬脑膜外型、脑实质内型。以脑室内型为例，操作基本同侧脑室穿刺术，根据患儿情况采用局部麻醉或者全身麻醉。取额叶发际后 2cm，中线旁开 2.5～3cm，用骨锥钻颅后用穿刺针刺透硬脑膜，置入探头时与矢状面平行，针尖指向两侧外耳道连线，进针 4～5cm 即达侧脑室额角，遇有脑脊液流出后再送入 1.0cm，探头妥善固定，无菌敷料包盖，连接换能器及监护仪。

五、开颅术

开颅术是用外科手段治疗颅脑疾病和损伤的第一步。正确选择切口，即手术入路是保障手术成功至关重要的一点。手术入路的选择应考虑：①最能接近病变部位，又能避免损伤脑的重要功能区；②根据 CT、MRI 提示的病变部位，结合神经解剖、生理知识给予准确定位，还要考虑头皮的血液供应；③同时也要考虑术后瘢痕不影响容貌，这一点在儿童尤为重要，基本做到切口不出发际。

要设计好切口，首先必须了解头颅表面的一些重要位置［图 3-1-4（1）］。

1. 眉间　两眉间中点。

2. 枕外隆凸　后枕部中线处突出的骨结节。

3. 矢状线　眉间至枕外隆凸的连线。

4. 中央沟位置　矢状线中点后 1cm 与颧弓中点的连线，前为额叶，后为顶叶。

5. 外侧裂位置　中央沟至额骨颧突间的连线。

6. 横窦位置　枕外隆凸至乳突中点连线。

（一）幕上开颅术

【手术适应证】

1. 手术切除幕上肿瘤，大脑半球脑内和脑外肿瘤、鞍区肿瘤、第三脑室肿瘤、侧脑室肿瘤、眶内肿瘤等。

2. 需要手术治疗的幕上各型外伤性颅内血肿、开放性颅脑损伤。

3. 可手术治疗的幕上脑血管疾病，如颅内动脉瘤、脑动静脉畸形及并发的颅内血肿。

4. 幕上一些局灶性炎症，如脑脓肿（特别是多房性）、炎性肉芽肿、结核瘤以及某些脑寄生虫病引起的颅内压增高或局灶症状者。

5. 先天性颅内疾病，如脑积水、脑膜脑膨出、狭颅症、颅骨病变等。

6. 需要手术治疗的顽固性癫痫。

【手术禁忌证】

1. 患儿患有不能耐受手术的严重疾病，如先天性心脏病，肝、肾功能障碍，严重休克及水、电解质紊乱。

2. 有出血性疾病者，如血友病、白血病等。

3. 头部或邻近软组织感染等。

【术前准备】

1. 备皮　传统观点建议术前日晚上剃头并洗净头皮，现在加速康复外科（enhanced recovery after surgery, ERAS）理念认为与剃除所有头发相比，剃除切口局部的头发并不会增加术后切口感染的概率。因此建议选择较小的剃除范围，可以在手术室手术开始前剃发。

2. 禁食禁水　手术前一天 24 点以后需要禁食禁水。但是目前并没有证据表明术前 2 小时进水、6 小时进食，会使术后出现与麻醉相关并发症的风险增加。术前 2 小时口服碳水化合物饮料可以减轻胰岛素抵抗，并可以减轻患儿饥饿感与口渴。因此术前 2～3 小时服用复合碳水化合物饮料可能对患儿更加有益。

3. 适量配血。

4. 抗生素皮试　预防性使用抗生素可在手术开始前 1 小时进行，目前大多数的指南推荐首选头孢唑林。

5. 导尿管　麻醉后置入导尿管。

6. 术前用药见第二章第三节。

【麻醉与体位】

见第二章第三节及第四节。

【手术步骤】

1. 切口准备　设计好切口后，做好标记，并对邻近相关的重要结构，如矢状窦、横窦、中央沟、侧裂等也应做好标记。常规使用碘酊、乙醇进行头皮消毒。碘酊浓度一般用 2.5%，铺无菌巾单后，手术区铺盖手术切口膜［图 3-1-4（2）］。

2. 头皮切口　切口要设计在发际内，皮瓣多呈马蹄形，基底不应窄于 5cm，朝向颅底。切口周围用生理盐水或 1.0% 利多卡因溶液或者 0.5% 罗哌卡因（小儿患者浓度酌减）头皮浸润麻醉，应注入头皮下组织与帽状腱膜之间，腱膜血管处也可注入少许，有利于血管分离［图 3-1-4（3）］。总量在 40～50ml，溶液内可加 0.1% 肾上腺素 3～4 滴，婴儿酌减，这样切头皮时可使软组织出血减少。

随着神经导航的普及，对于体积较小的病变，也可以在导航准确定位的基础上，设计相应的直切口，以减少手术损伤。

3. 皮肤 - 腱膜瓣形成　沿切口两侧铺好纱布，助手手指分开下压减少头皮出血，同时向外推移，术者切开皮肤及腱膜，如有较大搏动性出血可先电灼止血，其余用头皮夹止血［图 3-1-4（4）］。

4. 肌蒂 - 骨瓣形成　骨瓣要从实际出发，不须像头皮切口那样注意美观，一般沿切口内侧 0.5～1cm 按骨瓣形状切开骨膜，以骨瓣剥离器向两侧推开骨膜和颞肌 2～3cm，要注意保留肌蒂的宽度 5～6cm 及主要血管［图 3-1-4（5）］。

5. 骨瓣形成　首先需要设计好钻孔位置，具备电钻和铣刀的条件下，可以用电钻打孔 1～2 个，电钻自动停钻，一次成形，然后用铣刀将骨瓣铣下，一般需要注意从相对安全的部位开始，骨瓣下有静脉窦或者靠近重要部位的地方最后铣下。

不具备电钻和铣刀的情况下，可以使用手摇钻和线锯，根据骨窗大小一般钻 4～6 个，两孔间距 4～6cm。钻孔时一定小心，患儿颅骨可因慢性颅压高而薄如蛋壳。钻孔时要垂直骨面，手摇钻先用扁钻缓慢转动不可用力过猛，钻透外板后更换圆钻头［图 3-1-4（6）］。

使用线锯导板时要注意轻柔插入，紧贴颅骨内面渐进。插入困难时，可用咬骨钳扩大骨孔，或改从另一骨孔插入，不可勉强插入，避免损伤硬脑膜或脑组织［图 3-1-4（7）］。线锯导出后，借助导板保护，以45° 角向外锯开两孔间颅骨。锯开颅骨时应先从无重要血管处开始，最后锯开中线处。锯骨瓣时应使骨瓣断面外斜，以便安放骨瓣时稳固。在颞肌两侧骨孔处用骨钳或骨剪分别向对应方向咬开缺口，用神经剥离子分离内板与硬脑膜粘连后，用两把骨膜剥离器插入骨瓣下，压紧骨瓣基底处同时向上翻起，使其自基底部折断，然后将骨窗下附着的肌肉向下推开，用咬骨钳修平骨窗及骨折断处骨缘，骨缘出血处用骨蜡涂抹止血［图 3-1-4（8）］。骨瓣用盐水纱布包裹，用拉钩牵开固定。亦可将局部骨膜推开，骨瓣取下，关颅前骨瓣复位和加以固定。

6. 硬脑膜瓣形成　剪开硬脑膜前先对硬脑膜表面进行彻底止血，小的渗血点用棉片压迫，大的用双极电凝止血，脑膜动脉出血也可双极电凝或细线缝扎，骨窗内缘渗血可先填压明胶海绵，而后骨窗四周用微钻打孔，将硬脑膜缝合悬吊在骨缘，如无电钻，可以将硬脑膜与骨窗边缘的帽状腱膜缝吊在一起，以防硬脑膜剥离出现硬脑膜外血肿。止血后用湿棉条覆盖骨缘，观察硬脑膜表面有无病变，硬脑膜张力情况，如颅内压增高可用甘露醇，若钻孔时已用脱水药效果仍不明显，可考虑行侧脑室穿刺释放脑脊液，以减小硬脑膜张力而方便剪开。

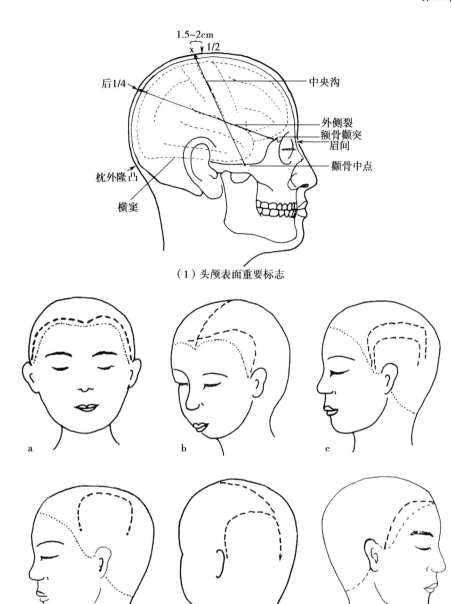

（1）头颅表面重要标志

（2）幕上开颅常用切口

a. 冠状切口；b. 额部和额颞部切口；c. 颞部和颞顶部切口；
d. 额顶部切口；e. 顶枕部切口；f. 翼点入路切口。

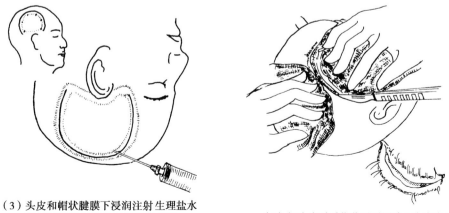

（3）头皮和帽状腱膜下浸润注射生理盐水
或1.0%利多卡因或0.5%罗哌卡因

（4）切头皮时手指分开下压减少头皮出血

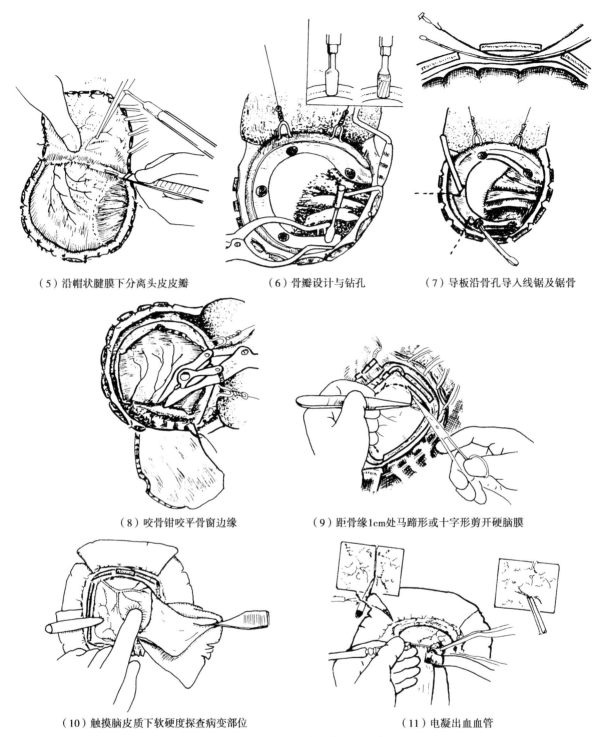

（5）沿帽状腱膜下分离头皮皮瓣　　　　（6）骨瓣设计与钻孔　　　　（7）导板沿骨孔导入线锯及锯骨

（8）咬骨钳咬平骨窗边缘　　　　（9）距骨缘1cm处马蹄形或十字形剪开硬脑膜

（10）触摸脑皮质下软硬度探查病变部位　　　　（11）电凝出血血管

图3-1-4　幕上开颅术手术过程示意图

7. 硬脑膜切开　切开的方式很多，可以四个骨孔方向交叉呈 X 形剪开或马蹄形切开，基底留向静脉窦处，切开应在距离骨缘 1cm 处[图 3-1-4（9）]。切时用脑膜镊挑起硬脑膜，尖刀切一小口，然后用脑膜剪刀向上挑起剪开硬脑膜，用窄脑压板保护脑组织，按预定线剪开硬脑膜[图 3-1-4（10）]。止血后将硬脑膜翻向基底部，湿棉条覆盖[图 3-1-4（11）]。在硬脑膜瓣成形过程中尽量减少电灼，避免硬脑膜皱缩，致使关颅时缝合困难。如无法缝合自身硬脑膜，可选用自体筋膜或者人工硬脑膜缝合修补。

8. 脑部操作　据病变性质、部位及手术目的不同而各异，将在各章叙述，但总的要求是轻柔、仔细、准确，脑部操作有条件一定在手术显微镜下进行，一定要始终秉承神经功能保护的理念。

9. 关颅　颅内操作结束后，按各层分别缝合。关颅缝合前了解患儿呼吸、血压等整体情况是否正常。反复冲洗脑手术创面，证实无出血、渗血、脑搏动好且无肿胀，清点棉片无误后，再缝合硬脑膜。硬脑膜可间断缝合，也可连续缝合，针距 5mm 左右，最后 1 针打结前再注水排出积气，并查看流出水的颜色，以判断无活动性出血后，然后将其结扎。骨窗四周应将硬脑膜与骨缘或者骨缘的帽状腱膜缝合数针，骨瓣固定可以采用颅骨固定材料或者在骨瓣、骨窗边缘相对应部位打 3～4 对小骨孔，用 4 号或者 7 号丝线结扎固定；8 岁以上患儿可用钛钉固定颅骨，安放固定骨瓣后骨膜缝合数针，间断缝合肌层、筋膜、帽状腱膜和皮肤。

【术后处理】

见第二章第五节。

（二）幕下开颅术

【手术适应证】

1. 颅后窝肿瘤，如小脑蚓部、小脑半球、小脑脑桥角、第四脑室、脑干肿瘤及枕骨大孔区肿瘤，以及脑血管畸形等。

2. 应手术治疗的颅后窝外伤性血肿等。

3. 先天性疾病，如小脑扁桃体下疝畸形、颅底凹陷症等。

4. 须手术治疗的颅后炎性病灶或寄生虫病，如脑脓肿、第四脑室囊虫等。

【手术禁忌证】

同幕上开颅术。

【术前准备】

1. 皮肤准备，包括头、颈及双肩。

2. 患儿因颅内高压严重且一般情况差，脑室扩大明显时，可以根据具体情况，采用脑室 - 腹腔分流、脑室镜下第三脑室底造瘘术或者侧脑室穿刺外引流术等，降低颅内压力，待患儿一般状况好转以后再行颅后窝手术。

3. 其他同幕上开颅术。

【麻醉与体位】

须行气管内插管、全身麻醉。体位多用侧卧位、侧俯卧位或者俯卧位，均须保持头部向前屈曲以利于颈部暴露。

【手术步骤】

1. 手术前先行侧脑室穿刺　适用于颅后窝肿瘤有梗阻脑积水且颅内高压明显者，可以先行侧脑室穿刺，穿入脑室后可留置脑室外引流管，术中硬脑膜张力如增高时，可通过打开引流管释放脑脊液来降低颅内压后，再切开硬脑膜。

2. 切口　根据病灶部位，颅后窝手术可选用枕下后正中直切口、旁正中直切口和钩状切口等 [图 3-1-5（1）]，患侧在上便于操作。以后正中直切口为例，取枕外隆凸上 2cm 至第 3 颈椎棘突间连线做好标记，常规消毒铺无菌巾单后，用生理盐水或 1.0% 盐酸利多卡因溶液或者 0.5% 罗哌卡因（小儿患者浓度酌减）头皮浸润麻醉。

3. 正中切开皮肤及皮下组织，严格按颈部正中线切，其标志为连接双侧颈部肌肉之间的白色纤维组织，沿此中线进入出血极少 [图 3-1-5（2）]。电凝止血后，用大自动牵开器将肌肉向两侧拉开，用骨膜剥离器剥开枕骨骨膜，并剥离寰椎结节上组织及枢椎棘突、椎板两侧肌肉，止血后调整自动拉钩，暴露大部分枕骨、枕骨大孔后缘及寰椎后弓椎板 [图 3-1-5（3）]。

4. 骨瓣成形　根据病灶情况决定骨窗范围，儿童枕骨鳞部较薄，先在枕骨相当于小脑半球处钻 1～2 个孔，钻孔时用力不可过大，钻开后用铣刀铣下骨瓣，上至横窦下缘，下至咬开枕骨大孔后缘，两侧可不对称，患侧可大些。多数下方要咬除部分寰椎后弓，特别是有小脑扁桃体下疝时。骨窗成形后，用手触摸可了解硬脑膜张力，如张力过高，可将额部脑室穿刺引流管打开以释放脑脊液降压 [图 3-1-5（4）]。

5. 硬脑膜切开 硬脑膜切口呈 Y 形，上可接横突，下可达寰枢椎硬脑膜，用细线缝扎枕窦[图3-1-5(5)]。剪开硬脑膜后硬膜外缘用细线牵拉固定以利暴露，此时应注意小脑扁桃体是否有下疝，下疝是否解除[图3-1-5(6)]。

6. 缝合切口 仔细止血后检查无出血、渗血方可关颅。儿童颅后窝手术，也应严密缝合硬脑膜，如不严密可用肌肉和吸收性明胶海绵蘸生物胶予以黏合而防止漏液，然后安放固定骨瓣，逐层缝合颈部筋膜、皮下组织及皮肤。如遇硬脑膜因双极电凝止血挛缩，可以采用自体筋膜或者人工硬脑膜减张缝合。

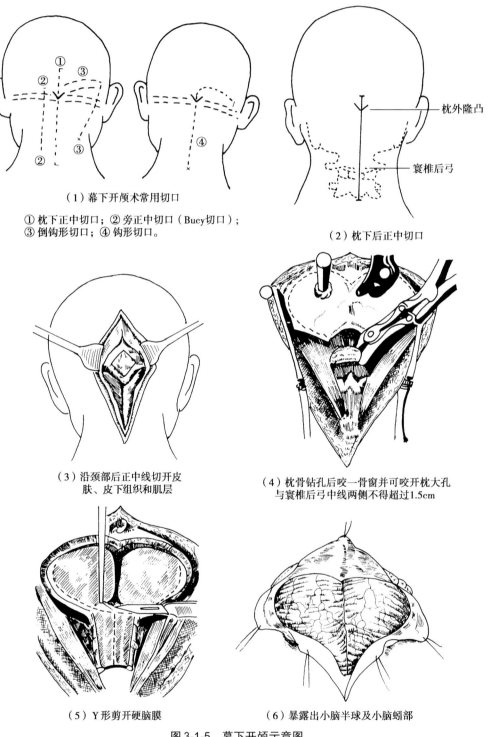

（1）幕下开颅术常用切口

① 枕下正中切口；② 旁正中切口（Bucy切口）；
③ 倒钩形切口；④ 钩形切口。

（2）枕下后正中切口

枕外隆凸
寰椎后弓

（3）沿颈部后正中线切开皮肤、皮下组织和肌层

（4）枕骨钻孔后咬一骨窗并可咬开枕大孔与寰椎后弓中线两侧不得超过1.5cm

（5）Y形剪开硬脑膜

（6）暴露出小脑半球及小脑蚓部

图 3-1-5 幕下开颅示意图

（罗世祺 程阳泉 田永吉）

第二节 颅脑损伤手术

颅脑损伤在全身各部损伤中仅次于四肢损伤，居第 2 位，其病死率、伤残率远较其他损伤高，应十分重视。颅脑损伤可分为闭合性损伤和开放性损伤。小儿颅脑损伤多数是闭合性颅脑损伤，硬脑膜保持完整。

闭合性颅脑损伤一般较为严重，重型损伤的病死率高达 20%～30%，手术治疗往往极为重要，甚至是起决定作用的治疗方法。

小儿颅腔与脑组织之间的间隙狭窄，脑在颅腔内的活动度小，加之脑组织较成人柔软，脑血管弹性好，颅缝闭合不固定，因此对损伤的耐受性比成人好得多，小儿颅脑损伤具有如下特点。

1. 致伤原因与损伤程度常不成比例。有时致伤原因轻，脑损伤很重，有时致伤原因重，脑损伤却很轻，所以小儿脑外伤无论致伤原因轻重都要严密观察。

2. 全脑损伤症状较明显。小儿脑皮质抑制力低，伤后症状明显，如呕吐、抽搐、发热、嗜睡等。

3. 自主神经系统功能紊乱较多，伤后生命体征变化快、改变大，与小儿脑皮质发育不完善有关。

4. 由于小儿脑组织功能代偿力强，8 岁以前脑组织均处在发育和逐步完善阶段，所以同样的脑损伤与成人相比，预后较好，后遗症少。

一、凹陷骨折整复术

据北京天坛医院资料，在小于 15 岁的颅脑损伤患者中，41.6% 为颅骨骨折，其中 1/3 为颅骨凹陷骨折。国外资料表明，小儿外伤性颅骨骨折中 90% 为线形骨折和凹陷骨折，颅骨粉碎骨折罕见。这与小儿颅骨薄、弹性大而强度小有关，特别对小于 6 岁儿童，其颅骨无外板、板障和内板之分，为一层富于弹性而薄弱的骨板，一旦发生骨折多为乒乓球性凹陷，凹陷过深就可压迫脑组织，压迫时间长，常可造成脑软化、脑坏死，并可出现癫痫和相对应的功能障碍。单纯的颅骨线形骨折无须手术治疗，3～4 个月后一般可自行愈合，除非合并硬脑膜破裂发展成颅骨生长性骨折。

【手术适应证】

1. 婴幼儿凹陷深度 >1.0cm 者，有脑压迫者。

2. 3 岁以上凹陷深度 >1cm 者，酌情可考虑手术（亦有数月后自行复位者）。

3. 凹陷骨折引起癫痫者。

4. 骨折片刺破硬脑膜或引起脑挫伤出血者。

5. 骨折片压迫静脉窦引起颅内压增高者。

6. 颅骨凹陷影响外观者。

【手术步骤】

1. 根据骨折部位及范围选择头皮切口，多用马蹄形切口或直切口。

2. 分离皮瓣。

3. 骨折复位 对新鲜的单纯凹陷骨折，可于凹陷区近旁钻孔，用骨撬经骨孔伸至凹陷区，将其复位。对为时过久的凹陷骨折，可于凹陷区边缘钻孔，用咬骨钳咬开半圈后再将其撬开复位。注意撬骨复位时，另一手应轻按在复位处，防止因过力使凹陷处颅骨完全断裂或骨片脱落。若范围较大时，应先近后远多点撬骨，使之复位（图 3-2-1）。

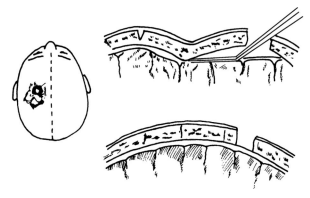

图 3-2-1 凹陷骨折复位术

4. 止血后缝合头皮。

二、硬脑膜外血肿清除术

小儿外伤性硬脑膜外血肿发生率国外报道为 10%～28%，北京天坛医院资料中占 54.9%，其发生率明显高于国外，经进一步分析，资料中小儿硬脑膜外血肿各年龄组的发生率：0～1 岁占 2.1%，0～7 岁占 34.4%，而 7～15 岁占 65.6%，这说明年龄小的发生率低于年龄大的，这一观点与国外一致。

幼儿外伤性硬脑膜外血肿发生低其原因包括：颅骨软韧，骨折后不易因碎骨片刺破硬脑膜或脑组织的血管；颅骨与硬脑膜粘连较紧不易形成大的血肿；颅骨内板尚未形成血管沟；硬脑膜血管韧性好等。

但在大龄儿童中，硬脑膜外血肿仍为常见的、多发的外伤性颅内血肿。出血来源有：①硬脑膜中动脉及其分支的撕破；②硬脑膜静脉或上矢状窦、横窦的损伤；③颅骨骨折后板障静脉或导血管破损出血。上述出血机制均与骨折有关，所以硬脑膜外血肿有 70%～80% 合并颅骨骨折，而在成人有颅骨骨折者可占 98%。

【手术适应证】

1. CT 示颅骨内板有梭形占位者，考虑出血，血肿量幕上 >20ml，幕下 >10ml。

2. 患者有头痛、呕吐并出现精神淡漠或烦躁。

3. CT 显示中线结构移位超过 0.5cm，随诊 CT 血肿量有增大者。

4. 伴有明显脑受压症状或已经出现脑疝者。

【手术步骤】

1. 根据血肿位置和大小设计切口，头皮切口尽可能不出发际，脑疝者可先行钻孔减压。

2. 翻开骨瓣，即见血肿，可用剥离子或脑压板将血肿从硬脑膜上剥下，也可用吸引器吸除，先清理靠近骨缘的血肿，清理后悬吊硬膜，可起止血作用。若见活动性出血，小的可电凝，较大的出血除电凝外还可行细线缝扎［图 3-2-2（1）］，然后可用剥离子或脑压板将血肿从硬脑膜上剥下，也可用吸引器吸除［图 3-2-2（2）］。上矢状窦或横窦出血可依骨折情况进行判定，有撕裂的可修补硬脑膜，一般填压吸收性明胶海绵后骨缘悬吊即可。

3. 清除血肿止血后，骨窗四周填压吸收性明胶海绵，悬吊硬脑膜消灭死腔，防止硬脑膜与颅骨剥离范围扩大，并可起止血作用［图 3-2-2（3）］。硬脑膜切开小口，用生理盐水冲洗，探查有无硬脑膜下出血或者血肿，如无血肿，将硬脑膜严密缝合。

4. 骨窗范围较大者，可于骨瓣中心处钻小孔，并与硬脑膜悬吊，硬脑膜下注入适量生理盐水，不留残腔。

5. 硬脑膜外血肿术后可放引流管，骨瓣复位后缝合切口。

【术后处理】

与一般开颅术后处理相同，但对下列情况应予以特殊处理。

1. 如有引流管，术后 1～2 天拔除引流管。

2. 脑疝时间较长，体弱的婴幼儿，或并发脑损伤较重，脑疝虽已复位，但估计意识障碍不能在短时间内恢复者，宜早期行气管切开术。

3. 对继发脑干损伤严重，术后生命体征又不平稳，可进行人工呼吸机辅助呼吸及低温疗法。

4. 对重症患儿，如有条件最好收入 ICU 病房，进行全面监护治疗。

【主要并发症的预防及处理】

除一般开颅术后常易发生的并发症外，尤应注意以下问题。

1. 术后的复发性血肿以及迟发性血肿。术后应密切注意神志、瞳孔、肢体活动及生命体征的变化，手术当日晚上（术后 4～6 小时）常规复查 CT，以便及时发现和处理。有条件的单位可以行颅内压监测探头置入术。

2. 长期昏迷的患儿容易发生肺部感染，水、电解质平衡紊乱和营养不良等，应及时予以相应处理。

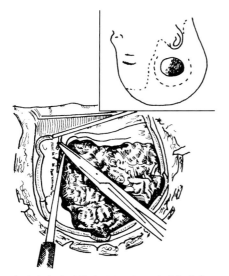

（1）电凝或缝扎破裂出血的硬脑膜中动脉

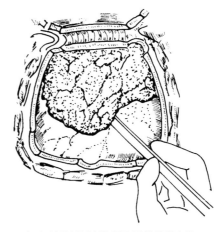

（2）用脑压板刮除硬脑膜外的凝血块

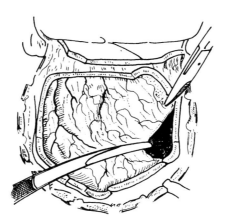

（3）骨窗四周填压凝胶海绵并悬吊硬脑膜

图 3-2-2 硬膜外血肿清除术

【手术经验】

1. 硬脑膜创面广泛渗血 一般硬脑膜外血肿清除术在止血方面不会遇到很大的困难，但有时剥离面的广泛渗血，可使经验不足的术者手足无措。常见原因有血肿大，剥离面广，甚至影响到附近的静脉窦和低血压引起的低脑压，致使硬脑膜塌陷并进一步使之剥离。在处理上，前者清除血肿时不必清除得很干净，可留一小薄层从而避免广泛渗血；后者应迅速提高血压，使脑组织和硬脑膜膨胀复原，渗血创面压盖凝血纱布。

2. 颅后窝硬脑膜外血肿 若在横窦上下形成骑跨性血肿时，骨窗应分上下两部分，中间留一骨桥既可保护横窦，还可填压吸收性明胶海绵，悬吊后有利于止血。

三、硬膜下血肿清除术

硬脑膜下血肿发生于硬脑膜与蛛网膜之间，也是小儿常见的外伤性颅内血肿，多因机动车事故、坠落、袭击所致，尤以对冲性硬脑膜下血肿更具意义，在北京天坛医院一组资料中占同期小儿外伤性颅内血肿的27%。其中0～1岁占41.9%，1.1～7岁占31.2%，7.1～15岁占26.9%。其发生率婴幼儿明显高于儿童。

根据血肿形成的时间，硬脑膜下血肿可分为三类。

1. 急性硬脑膜下血肿 伤后3天内。

2. 亚急性硬脑膜下血肿 伤后3天～3周。

3. 慢性硬脑膜下血肿　伤后 21 天以上。

急性硬脑膜下血肿清除术

急性硬脑膜下血肿，即外伤后 3 天内出现的硬脑膜下血肿，为常见的颅内血肿。在北京天坛医院资料中占颅内血肿的 17.2%，占硬脑膜下血肿的 63.4%。

出血来源主要有脑挫裂伤后脑皮质血管的损伤，大脑表面回流到静脉窦的桥静脉损伤，也可能由脑内血肿穿破皮质流到硬脑膜下腔。

小儿急性硬脑膜下血肿与成人相比，脑挫伤常常不重，但是脑水肿表现则较为明显。

【手术步骤】

1. 切口　按血肿部位采用相应切口，尽可能不出发际。硬脑膜下血肿以额底、颞极的对冲伤所致较多，常可采用较大的额颞骨瓣或冠状切口双额骨瓣。发际后、中线旁 2.5cm，向后延伸至顶结节前转向颞部止于颧弓中点。

2. 钻孔开骨瓣　先钻血肿部位较厚处，第 1 孔可稍行扩大，剪开硬脑膜，放出些积血，缓解颅压。一般钻 4~5 个孔即可形成骨瓣，或者采用铣刀骨瓣成形。

3. 清除血肿　打开骨瓣后，一般可见硬脑膜张力高，呈紫蓝色，U 形剪开并翻起硬脑膜瓣，可见血肿，清除血肿，同时应清除挫裂和糜烂的脑组织。清除血肿后，仔细查找活动性出血点，双极电凝止血到满意为止（图 3-2-3）。

4. 减压术　是否减压视情况而定，如伴较重脑挫伤，脑水肿明显，清除血肿后脑组织仍饱满，可行减压术。减压有两种方法，一种是去骨瓣不缝硬脑膜，另一种是不缝硬脑膜，骨瓣漂浮，根据颅内高压的程度，相机而定。颞部或颞顶枕区血肿伴有脑疝时，在清除血肿后脑压较低时，可再行小脑幕游离缘切开脑疝还纳。即抬起颞叶中后部，暴露小脑幕并将其游离缘剪开，这时颞叶钩回疝（小脑幕裂孔疝）立即缓解。

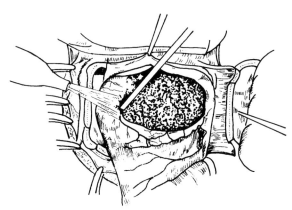

图 3-2-3　硬膜下血肿清除术
吸引器吸除血肿，挫烂的脑组织也一并清除。

四、慢性硬脑膜下血肿钻孔引流术

慢性硬脑膜下血肿在儿童中并非少见，特别是在婴儿中发生率较高，且双侧血肿并不少见，北京天坛医院的一组资料中，其占儿童颅内血肿的 11%，其中 0~1 岁占 44%，0~3 岁占 56%。多数有外伤史，婴幼儿中以产伤为主，约有 50% 的患儿无产伤史。少数病例与某些血液病、维生素 K 缺乏有关。临床表现约 60% 以高颅压为主，且伴有嗜睡或烦躁不安、拒奶吐奶、发育迟缓、体重不增加等。

近年的研究表明，慢性硬脑膜下血肿形成的机制是因血肿包膜的外层内，微血管不断破裂和过度的纤维蛋白溶解又促进了出血，使血肿体积逐渐增大。

【手术适应证】

手术相对简单，效果明显，所以一经确诊均可考虑钻孔引流术。

【手术禁忌证】

1. 血肿量少，且无高颅压和脑压迫症状者可暂不手术。

2. 血肿已形成厚壁或已形成钙化，此情况已不适宜简单的钻孔引流术。

3. 凝血功能差的血液病患儿须经过充分准备才能手术。

【手术步骤】

1. 前囟未闭者可经前囟穿刺抽吸，视血肿大小，一般可在血肿后上方钻孔，血肿大、范围广者也可在血肿后上方和前下方各钻一孔，电凝后十字形剪开硬脑膜，此时可见酱油色陈旧性血液流出。

2. 用导管插入血肿腔内，生理盐水反复冲洗至冲洗液变清为止。

3. 钻两孔者缝合前孔,于另一孔处向血肿腔放置引流管。

4. 缝合头皮前由引流管内向原血肿腔内注满清水,排出空气,然后再缝合头皮,固定引流管,接无菌瓶(袋)(图3-2-4)。

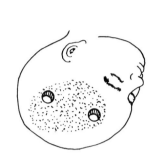

(1)慢性硬膜下血肿范围与钻双孔的位置

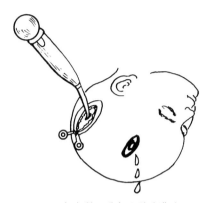

(2)钻双孔与血肿腔灌洗

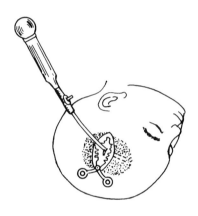

(3)钻单孔的位置与血肿腔灌洗

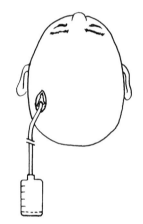

(4)术毕血肿腔放置引流管

图3-2-4 慢性硬膜下血肿钻孔引流术

【术后处理】

1. 采取头低足高位,有利于脑组织膨起、复位。

2. 记录24小时血肿引流量及颜色变化,若引流量减少,颜色变淡,可考虑拔管。一般引流3~5天,拔管前应复查CT,是否拔管依情况而定。

【术后并发症的预防及处理】

1. 脑损伤 由于置入引流管位置不当所致(有文献报道将管插入脑实质内),置入管应平行进入血肿腔缓慢放入,若无把握可扩大骨孔,这样既可看得清,又便于操作。

2. 气颅 骨孔应有一个选在头位的最高点,关颅前要注满生理盐水排出气体。

3. 感染 注意严格无菌操作,术后保持伤口敷料清洁干燥,外引流应采用封闭引流。

有少数慢性硬脑膜下血肿患者引流后复发,脑组织不能复位,多是因血肿壁极厚,影响了脑组织膨起复位,若遇到这种情况,应开颅将厚韧的血肿壁切除。

五、硬脑膜下积液清除术

硬脑膜下积液,又称硬脑膜下水瘤,一般认为是由于头部外伤后造成蛛网膜撕裂,并使其形成一单向活瓣,使脑脊液容易进入硬膜下腔而不能回流,导致张力性积液,并可引起颅内压力增高,好发于额、颞、顶区,临床上也有急、慢性之分。在小儿中发生率并不很高,北京天坛医院资料中占同期硬脑膜下积液的 12.5%，占同期小儿颅内血肿的 3.8%。

治疗一般采用钻孔引流术，即在积液腔的低位钻孔，放置引流管，外接引流袋，引流 2～5 天。

【手术适应证】

1. 外伤性积液 2 个月后检查仍有占位效应者。

2. 积液量较大，并已引起颅内压力增高或局部脑压迫者。

3. 引起癫痫或神经系统功能障碍者。

【手术禁忌证】

1. 积液量少，颅压不高，临床症状不明显者可行观察随诊。

2. 注意与婴幼儿良性硬脑膜下积液、外周性脑积水相鉴别，后者无须手术治疗。

【手术经验】

慢性硬脑膜下积液多为双侧，特别是积液量巨大或伴脑萎缩者，开颅手术因脑组织不能膨起复位而无效，可行积液腔 - 腹腔分流术。

六、颅骨成形术

脑外伤手术后，可造成少数患儿颅骨缺损。颅骨缺损可出现局部头皮下塌、脑组织膨出、二次受伤等，这些患儿常有一种畏惧心理，影响身心健康。

目前修补材料较多，如第一次手术后保存好的自体颅骨、钛合金板、新型高分子材料等。随着修补材料的进步，年龄已经不是主要限制因素，可以根据采用修补的材料，决定修补年龄。

【手术适应证】

1. 首次手术后 1～3 个月即可颅骨成形。

2. 缺损直径超过 3cm 使脑保护受到影响者。

3. 小儿年龄 8 岁以上，颅骨生长相对停止者。

【手术禁忌证】

1. 伤口有感染者，或伤口感染已愈但时间不足 1 年者。

2. 局部脑组织仍向外膨出者。

3. 首次手术不彻底，颅内仍留有碎骨片者，或合并其他疾病，近期需要同部位开颅手术者。

4. 有严重神经功能障碍，如因偏瘫而卧床不起或神志不清者。

【术前准备】

选好修补材料并根据颅骨缺损范围，进行塑形，如钛合金板或者高分子材料，材料中每隔 2cm 应有一孔，并做无菌处理。

【手术步骤】

1. 沿缺损处骨窗外缘做马蹄形切口，应考虑皮瓣的血供，切口应距离骨缘外 1～1.5cm。

2. 从帽状腱膜下分离，翻转皮瓣，在骨缺损边缘仔细分离，既要暴露清楚骨缘，又不要分破硬脑膜。第一次手术数月后，即使硬脑膜未缝合或缝合不完整，此时也形成了一新的纤维层，勿强行寻找硬脑膜而分破此层，使其起到保护硬脑膜的作用。

3. 硬脑膜外彻底止血，将修剪合适的选用材料安放在缺损处，沿着缺损骨窗的周围，将修补材料固定在颅骨上。缺损过大时，可在硬脑膜中央部用缝线与修补材料做悬吊固定，防止有太大的死腔（图 3-2-5）。

4. 根据创面大小，可以留置皮下引流管，外接闭式引流袋。

5. 逐层缝合切口。

【术后处理】

1. 体内修补材料置入，术后可以适当应用抗生素预防感染。

2. 术后 1～2 天可查看伤口，根据引流量决定拔除外引流管，伤口换药时可轻加压包扎，以避免皮瓣下积液。

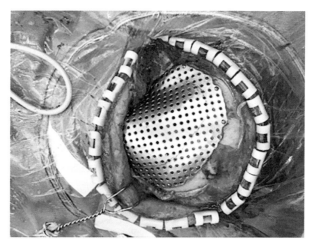

图 3-2-5 颅骨成形术

3. 注意患儿瞳孔及神经功能有无改变,必要时复查 CT,皮瓣下有积液可穿刺抽吸后加压包扎。

【术后并发症的预防及处理】

术后切口感染。切口感染意味着手术失败,因而常不得不再次手术将颅骨修补材料摘除,否则颅骨修补材料作为异物将使感染长期继续下去。切口感染的可能原因有术前原伤口存在潜在感染或同时有异物、术中污染、留下死腔、切口积血积液、电凝灼伤、皮瓣缺血坏死以及术后患儿抓伤污染切口等。

切口感染应与颅骨修补材料引起的异物反应皮下积液相区别,后者经数次穿刺吸除可逐渐愈合,积液的细胞数很少,同时也无其他感染症状。

为防止发生切口感染,应严格掌握手术适应证,注意无菌操作。

(罗世祺 程阳泉 李春德 宫 剑 田永吉)

第三节 颅内肿瘤手术

一、概论

儿童颅内肿瘤的发病率相当高,仅次于白血病,居儿童期肿瘤的第二位。国内外资料显示儿童颅内肿瘤占儿童所有肿瘤的15%～20%,北京天坛医院的数据为15.1%。

成人颅内肿瘤70%～75%在幕上,而儿童中只占40%～53.2%。儿童组中幕下肿瘤的发生率明显高于成人组,儿童颅内肿瘤另一特点是肿瘤的一半以上生长在中线部位(46.8%～60%),容易并发梗阻性脑积水。

病理分类上,胶质瘤在成人组中占40%～45%,在儿童组中则高达70%～80%。北京天坛医院资料发病率前五位的是:星形细胞瘤Ⅰ～Ⅱ级占20.3%、髓母细胞瘤占18.5%、颅咽管瘤占16.6%、室管膜瘤占13.1%、多形性胶质母细胞瘤占5.3%。此外,儿童颅内肿瘤的发病率与人种有一定关系。北美地区小脑星形细胞瘤和髓母细胞瘤多见,我国和日本生殖细胞瘤和颅咽管瘤多见,白种人髓母细胞瘤的比例明显高于黑种人。

儿童颅内肿瘤的病因并不十分清楚,有些与胚胎残余组织的异位发育有直接关系,如颅咽管瘤、皮样囊肿;有些与遗传因素有关,如神经纤维瘤病;有些与成人一样,如基因突变、癌基因和抑癌基因的异常表达与脑肿瘤的发生有关;有些与化学物质的致癌作用、致癌病毒(如乳头状病毒)的致癌性有关;有的则为接受放疗后诱发另一种肿瘤发生。但具体到某种肿瘤发生的确切原因尚不能肯定。

目前儿童脑瘤的治疗有与成人不同的规律,但治疗方法主要还是手术切除、放疗、化疗等。

儿童颅内肿瘤手术治疗的基本原则有以下方面。

1. 在保护神经功能的前提下,尽可能多切除肿瘤,以保证术后能缓解颅内压增高,为下一步放疗、化疗创造条件,当然要力争将肿瘤全部切除。

2. 有梗阻性脑积水时,手术首先要能解除脑脊液循环的梗阻。

3. 明确肿瘤的病理学诊断,为下一步放疗或化疗提供依据,如有可能,争取做到基因组学诊断。

二、幕上肿瘤切除术

幕上肿瘤是小儿常见的颅内肿瘤,占 40%～53.2%。北京天坛医院一组资料中小儿幕上肿瘤 1 064 例,占 53.2%,好发部位主要有第三脑室前部、鞍区、大脑半球、第三脑室后部等,病理分类以脑胶质瘤、颅咽管瘤、生殖细胞瘤为主。

(一)大脑半球肿瘤切除术

大脑半球肿瘤是小儿较常见的颅内肿瘤,国外文献中占幕上肿瘤的 50% 以上,北京天坛医院一组 2 000 例小儿颅内肿瘤的统计中,351 例位于大脑半球(17.6%),占幕上肿瘤的 33%;其中胶质瘤 280 例,占大脑半球肿瘤的 80%,与国外报道的 75% 以上基本一致。由此可见大脑半球肿瘤中以胶质细胞瘤为主,其中常见的有星形细胞瘤、少突胶质细胞瘤、多形性胶质母细胞瘤和室管膜瘤等。

大脑半球的胶质瘤可生长在额叶、颞叶、顶叶,胶质瘤在脑内大多呈浸润性生长,手术中要尽可能在保留患者神经功能的前提下争取全切除病变,目前可以采用导航、术中超声、电生理监测等技术进行辅助,同时也要根据病变,设计个性化的入路,比如在重要功能区,可在附近切开皮质潜行达肿瘤区,分块切除肿瘤,以期保护神经功能。

【解剖生理】

大脑半球被纵裂隔开分为左、右两侧,中间由胼胝体相连,每个大脑半球分外侧面、内侧面和基底面,每个面上有一系列脑沟和脑回,又深又大的脑沟称脑裂。脑沟、脑裂之中以大脑外侧裂和中央沟最为重要;大脑半球分为额、颞、顶、枕和岛叶。

额叶位于中央裂之前,外侧裂之上,在中央裂的前方是中央前回,为大脑皮质的运动区,其前方自上而下为额上回、额中回、额下回,大脑优势半球(一般为左侧)的额下回又叫 Broca 区,是大脑半球皮质的运动性语言中枢。

顶叶位于中央裂之后,外侧裂之上,与中央裂平行的是中央后沟,中央沟与中央后沟之间是中央后回,是大脑皮质感觉区。

枕叶在背外侧,与顶叶及颞叶无明显的分界,而在内侧面则以顶枕裂与顶叶分界,枕叶的内侧面有距状沟,距状沟两侧为视觉中枢。

颞叶位于外侧裂的下面,在其背外侧有两条和外侧裂平行的沟,即颞上沟与颞中沟。颞上回很宽,其后端是听觉的皮质中枢,又叫颞横回或 Heschl 回,颞上回、颞中回后部为感觉性语言中枢。

岛叶位于大脑外侧裂的底部。

大脑半球的血液供应来自大脑前动脉、中动脉、后动脉及其分支。

【手术步骤】

1. **头位** 依据肿瘤所在不同脑叶,灵活确定患儿体位与头位,使病变处在显微镜垂直光束下。可以根据患儿的年龄和颅骨厚度,采取头架、头托固定头部,以方便术中根据情况转动手术床,以获得良好的视角。

2. **硬脑膜切开** 按常规方法,若硬脑膜张力高,切硬脑膜前可静脉滴注脱水药物,脑压缓解后再切开。

3. **肿瘤切除** 肿瘤位于大脑凸面,翻开硬脑膜即可见到;若位于脑内皮质下,可见脑沟变浅或消失,脑回增宽,呈灰白色,触之异常,较硬或囊性感,依肿瘤性质而定。也可用脑针穿刺,触及瘤体有异常感觉,若有硬韧感提示瘤体实性,若有落空感说明瘤体有囊液。术中 B 超对皮质下较小病变定位极为准确且经济。

切除肿瘤方法：根据肿瘤的部位、性质、范围及有无边界等情况来决定手术方式。如肿瘤有假性包膜（某些星形细胞瘤），或与脑组织分界较清楚，且位置不深，应争取做镜下所见全切除；在肿瘤周围的白质水肿带内用脑压板显露分离，用吸引器吸除破碎组织，电凝并切断肿瘤血管，将肿瘤全切除。对囊性变且囊内有瘤结节的肿瘤可先放出部分囊液，然后将瘤结节切除，需要根据术前影像及术中所见判断囊壁是否为肿瘤，如果是肿瘤，则沿着囊变的边界予以切除。如肿瘤位置较深，可沿该部脑沟、脑裂切开，或切除一块无功能的脑皮质后分开白质向肿瘤方向逐步深入，见到肿瘤后分块切除，如肿瘤位于运动区或其他重要功能区深部，而该区的功能仍然存在或部分存在时，则应先切除肿瘤远离功能区的一端，然后由瘤内朝功能区分块全切除，有条件的单位，可以采用术前及术中影像及电生理监测等技术进行功能区定位。

4. 关颅 笔者主张创面彻底止血，严密缝合硬脑膜，在硬脑膜缝合最后一针之前，硬脑膜下用注射器填充生理盐水，尽可能排出颅内的空气，然后将硬脑膜缝线打结，硬脑膜中间用线悬吊在骨瓣中间的小孔上，以尽可能使硬脑膜外腔隙缩小，以防止发生硬脑膜外积血积液，骨瓣稳妥固定。

若冷冻切片检查为恶性脑肿瘤，未能全切而颅内压仍不够低，最后才考虑去骨瓣，硬脑膜不缝合或取筋膜做扩大修补，以达到减压目的。笔者主张尽可能内减压要充分，做部分脑叶切除，严密缝合硬脑膜，安放固定骨瓣。

（二）鞍区肿瘤切除术

北京天坛医院数据为儿童颅内肿瘤中鞍区肿瘤占13.8%，其中以颅咽管瘤最常见，约占54%。另外，尚可见鞍上生殖细胞瘤、皮样囊肿、畸胎瘤、胶质瘤等。

鞍区又称蝶鞍部，包括蝶鞍、垂体、视交叉、下丘脑和蝶鞍周围的骨性及相关的软组织，如蝶窦、海绵窦、第三脑室、动眼神经、滑车神经、展神经和三叉神经的第一支。

蝶鞍位于颅底中央部略前，有鞍前壁、鞍后壁及鞍底。鞍前壁上缘中间隆起为鞍结节，其两端为前床突，鞍底的前下方为蝶窦，鞍底前部骨板菲薄，一般在1mm左右，鞍底后部多为厚的海绵状骨，蝶鞍的上方为视交叉。

鞍区肿瘤常常压迫视交叉，造成视力、视野的损害。视交叉可分为三型。①前置型：视交叉位于垂体的前方，鞍结节上方，进入视交叉沟内；②正常型：视交叉位于鞍膈中央部之上，此类型占81%～91%；③后置型：整个视交叉位于蝶鞍后方的鞍背上，垂体完全在视交叉前。

视交叉上后方为下丘脑。下丘脑是一密集的灰质核团，其上界为丘脑本部，外侧为丘脑底部和内囊，前起视交叉，后至乳头体。下丘脑能整合自主神经和其他生理活动，以维持机体的某些基本生理过程，保持内环境的稳定性，如体温调节，水、电解质平衡、内分泌平衡、糖和脂类代谢的平衡以及睡眠、情绪反应等。下丘脑是自主神经系统皮质下的高级中枢，控制着交感神经和副交感神经的活动。

蝶鞍内为垂体，垂体是重要的内分泌器官，约豌豆大小。可分为腺垂体和神经垂体两大部分，就内分泌而言，垂体和下丘脑密不可分，下丘脑控制着垂体的腺垂体分泌激素，主要为两类：①蛋白类激素，如生长激素、催乳素、促肾上腺皮质激素等；②糖蛋白质类激素，如促甲状腺激素、促卵泡激素、黄体生成素。

从鞍结节上缘至后床突上面有硬脑膜构成的鞍膈，蝶鞍两侧的海绵窦内有颈内动脉、动眼神经、滑车神经、展神经和三叉神经的第一支及颈上交感神经节的节后纤维，海绵窦紧贴垂体的侧壁，手术时切忌误伤。

颅咽管瘤（craniopharyngioma）是一种先天性颅内肿瘤，起源于Rathke囊的外胚层残存组织。其发病有较明显的世界性区域分布特点，据欧美资料统计，颅咽管瘤占儿童颅内肿瘤的6%～9%，而亚洲国家可达12%～13%，北京天坛医院2 000例儿童颅内肿瘤的统计中，颅咽管瘤占16.6%。

颅咽管瘤是鞍区最常见的儿童颅内肿瘤，大部分位于鞍上，其中又多数突入第三脑室，少数病例可突向颅中窝、侧裂及颅后窝延伸。

鞍区肿瘤手术以颅咽管瘤为例。

【解剖生理】

颅咽管瘤源自胚胎颅咽管的残余上皮细胞。颅咽管瘤多位于鞍膈之上,少数亦可发生于鞍膈之下,其瘤体的大小和生长方向各自不同;小型鞍内肿瘤直径仅约 7mm,大型肿瘤可由鞍内生长至鞍上,延伸至鞍旁、脚间池、脑桥池、第三脑室和侧脑室前角等处,一般认为直径小于 2cm 者为小型;2～4cm 为中型;4～6cm 为大型;超过 6cm 为巨型。

肿瘤属成釉细胞瘤样结构,根据组织学特点可分为:①牙釉质型;②上皮型;③梭形细胞型。常由实质性和囊性两种组织组成,囊壁薄厚不一,以壁薄而光滑者居多,有的囊壁因钙化而坚韧异常,囊液呈黄色、棕褐色、棕绿色或深黑色,囊液内含胆固醇结晶,黏度由水样至淤泥样。

颅咽管瘤常刺激周围脑组织产生神经胶质反应,形成胶质样包绕,成为脑组织与肿瘤之间的边界和屏障,有时肿瘤钙化融合成块,或连成蛋壳样,并通过下丘脑。因此手术时一定要注意切除肿瘤不可过于勉强,避免造成下丘脑或垂体柄的损伤。

鞍上颅咽管瘤的血液供应多来自大脑前动脉、前交通动脉、后交通动脉和颈内动脉的分支,瘤壁可与上述血管粘连但不紧密,一般能分离开,术中分离困难时,宁可残存小片粘连组织,做肿瘤近全切除。

近年来,由于神经外科显微技术和手术技巧的发展,有学者根据颅咽管瘤在蝶鞍上方扩展的方向不同,将其分为四个类型:①肿瘤向鞍上前方发展,主要侵犯视交叉前方间隙,使视交叉受压向后移位;②肿瘤向鞍上前外方发展,主要侵犯视神经或视束与颈内动脉的间隙,使其扩大,颈内动脉前床突上段受压向外弯曲;③肿瘤向鞍上后外方发展,主要侵犯颈内动脉外侧间隙,在颈内动脉外侧与动眼神经之间向外膨出;④肿瘤向鞍上后方发展,常侵入或位于第三脑室底部,主要位于视交叉的后方,使视交叉前移。

1. 经额下入路 这是 Cushing 设计的手术入路,多年来一直为各国神经外科医师所采用,是一经典手术入路。适合位于鞍内、鞍上视交叉前方的颅咽管瘤。额下入路可达肿瘤顶部,可满意地显露和保护视神经与视交叉。一般从右额开颅,但也可选择视力损害较重侧或肿瘤向鞍旁生长突出一侧做额下入路。近年来更倾向于从额底外侧入路,抬起额叶暴露至肿瘤路径更短。

【手术适应证】

(1) 位于鞍内、鞍上生长的肿瘤。

(2) 鞍上肿瘤向颅前窝生长。

【手术禁忌证】

(1) 瘤体巨大且向外展扩张生长,暴露欠佳的肿瘤。

(2) 肿瘤主要位于视交叉后方,鞍上 - 脑室内型。

【术前准备】

有垂体功能低下的患儿,可在手术前补充泼尼松、甲状腺素,余同前。

【麻醉与体位】

全身麻醉,气管内插管。患儿取仰卧位,上身略抬高 15°,头偏对侧 15°。

【手术步骤】

(1) 发际内冠状切口:右额开颅,骨瓣尽量开低,直抵前颅底前缘,若额窦开放,应勿使黏膜破裂,骨蜡封闭额窦,沿骨窗前缘弧形剪开硬脑膜(图 3-3-1)。

(2) 暴露肿瘤:脑压板轻抬额叶底面,暴露侧裂,撕破侧裂池蛛网膜,放出脑脊液待额叶塌陷满意,棉片保护额底面,脑板抬起额叶底面沿蝶骨嵴由外向内直至前床突,显露嗅神经,向前可见右侧视神经,在手术显微镜下开放视交叉池与颈内动脉池,可见肿瘤位于视交叉前鞍膈上部(图 3-3-2)。

(3) 切除肿瘤:电凝瘤壁,穿刺瘤体,若为实体瘤即从囊内分块切除肿瘤,挖空瘤体后再切除瘤壁。若为囊性可先抽出囊液,在囊内分块切除肿瘤实体部分,囊壁常与周围神经、血管粘连,镜下锐性分离为佳,先分开囊壁与视神经、视交叉及视束的粘连,再向后分离囊壁上极与下丘脑,分块切除肿瘤达到视路减压满意。

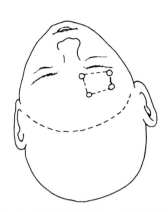

图 3-3-1 头皮冠状切口,右额小骨瓣开颅

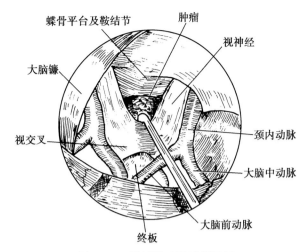

图 3-3-2 鞍区肿瘤及毗邻解剖

2. 翼点入路 翼点入路又称额颞开颅术,是现代显微神经外科采用最广泛的手术入路。经翼点入路在颅内肿瘤及动脉瘤手术中的应用日益广泛。对颅咽管瘤切除术而言,由于这种入路稍加改变就能充分显露视交叉前后、视神经 - 颈内动脉间隙(第二间隙)及颈内动脉外侧间隙(第三间隙),甚至小脑幕边缘及颈内动脉分叉部附近的结构,故其适应证较宽。

【手术适应证】

(1)鞍内 - 鞍上型、鞍上向鞍旁生长、视交叉前、视交叉后的肿瘤。

(2)向鞍后发展的肿瘤。

【麻醉与体位】

全身麻醉,气管内插管。体位一般多采用右侧翼点入路,除非肿瘤主要偏于左侧取仰卧位,头向左侧转 30°～45°,头顶下垂 20°,大龄儿童可头架固定。

【手术步骤】

(1)头皮切口:患儿仰卧,肩部垫高 30°,头偏向对侧 20°～30°。切口自颧弓上耳前 1cm 起向后,越过颞嵴,弯向前方中线旁 1～2cm,切口为耳屏前 1cm 开始,由颧弓中点垂直向上 5cm,沿发迹内弧形向内止于中线。游离帽状腱膜和颞肌筋膜、骨膜,显露颞肌前 1/4 浅筋膜,牵开皮瓣,切开深浅两层的颞肌前 1/5 浅筋膜,使之与颞肌分离,避免损伤面神经,进一步切开并分离额骨、颞浅肌、颧弓、额骨角和颞窝部位的骨膜及颞肌深筋膜,最大限度地牵开颞肌(图 3-3-3)。

(2)开颅:可以只钻一孔,钻孔位置最重要,在额骨颧突之后颞嵴之下,然后用铣刀形成骨瓣,咬除或微型钻磨去蝶骨嵴外侧直至颅中窝底(图 3-3-4)。

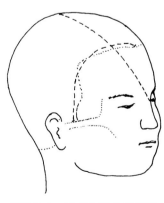

图 3-3-3 翼点入路头皮切口

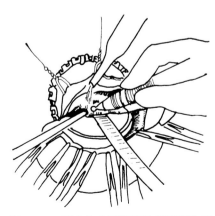

图 3-3-4 翼点入路开颅磨除蝶骨嵴外侧

（3）暴露肿瘤：以蝶骨嵴为中心半弧形剪开硬脑膜，显微镜下操作切开蛛网膜开放侧裂池，放脑脊液，电灼并切断进入蝶顶窦的静脉分支，牵开额叶显示嗅束后部和视神经、颈内动脉。沿颈动脉内侧或外侧，打开颈动脉池，根据情况还可开放视交叉池，充分暴露视交叉前间隙，视神经与颈动脉间隙和颈动脉外与动眼神经间隙，可在间隙发现瘤体，若瘤体较大，可进一步分离额叶底部和肿瘤包膜的粘连。

（4）肿瘤切除：利用翼点入路能暴露两侧视神经与视交叉的间隙，视神经与颈内动脉的间隙，颈内动脉与动眼神经的间隙，颈内动脉和动眼神经下方的间隙，分离肿瘤周围的包膜，保护好蛛网膜下腔间隙，若为囊性先抽出囊液，然后切除囊壁，先行囊内切除缩小瘤体，达到视神经减压的目的后，再锐性分离肿瘤与视神经、视交叉、视束的粘连，保护好大脑前动脉、前交叉动脉及供应视交叉、视束的小血管，最后分块切除囊壁，注意保护垂体柄。

鞍上、视交叉后囊性肿瘤，在开放侧裂池，颈动脉池显示前置型视交叉，沿颈动脉分支处暴露大脑前动脉第一段动脉，沿该动脉再稍加分离便可达到视交叉后方，此时可见变薄的终板（第四间隙），且颜色发蓝并向前膨出。切开后可显露第三脑室内的肿瘤，穿刺囊壁，抽出囊液，分块来切除肿瘤囊壁，可显示出第三脑室、动眼神经、大脑后动脉、后交通动脉、视交叉和视神经。

（三）第三脑室内肿瘤切除术

第三脑室肿瘤是小儿颅内肿瘤的多发部位，分两大类：原发于脑室内肿瘤，第三脑室外的肿瘤长入第三脑室内的，占儿童幕上肿瘤的15%～20%。常见肿瘤有突入第三脑室的颅咽管瘤和胶质瘤等。

【解剖生理】

第三脑室是人两侧大脑半球间一腔隙，其前上缘借左右室间孔（Monro孔）与侧脑室相通。第三脑室通过中脑水管与第四脑室相通；第三脑室侧壁是两侧丘脑的内侧面，下部为下丘脑结构；室间孔到中脑水管间有一可见的沟，叫下丘脑沟。两侧丘脑和下丘脑有中间块将其连接，该块位于室间孔后约4mm；脉络丛动脉、脉络膜后内侧动脉、丘纹静脉、隔静脉、脉络丛上静脉以及由这些静脉汇合形成的大脑内静脉通过此孔；第三脑室内肿瘤依其在脑室内的主要位置，又可分为第三脑室前部、中部和后部肿瘤。

1. 经额叶皮质入路　经额叶皮质层造瘘，再经侧脑室前角至室间孔入路，切除第三脑室肿瘤，为临床上最常用的经典入路，也称为Dandy入路，主要优点是不损伤回流入矢状窦的皮质静脉，也不易损伤胼周动脉，特别适用于侧脑室扩大者，不足之处是可能会对认知功能造成影响。

【手术适应证】

（1）第三脑室前部肿瘤，特别是肿瘤由室间孔突入侧脑室者。

（2）向上突出第三脑室的肿瘤如颅咽管瘤，并阻塞室间孔造成梗阻性脑积水者。

【术前准备】

（1）幕上开颅术常规术前准备。

（2）梗阻性脑积水有高颅压危象者，可先行脑室穿刺外引流；术前8～12小时闭管，术后可继续引流3～5天。

【麻醉与体位】

全身麻醉并行气管内插管。取仰卧位，头向对侧转15°。

【手术步骤】

（1）皮肤切口：以冠状缝为后缘或于其前2～3cm做冠状切口，骨瓣侧切口下端与耳屏平行，另一端到发际的额角与矢状线之间的中点，呈弧形切口。

（2）骨瓣：如无铣刀，可以颅骨钻四孔，分别位于中线旁1～2cm、冠状缝前2～3cm、中线处两孔相距6cm，外侧两孔达到颞肌上缘，两孔相距4cm，骨瓣呈内宽外窄，亦可将骨瓣取下（图3-3-5）。

（3）皮质造瘘：U形剪开硬脑膜翻向中线，注意勿损伤回流矢状窦的桥静脉；在额中回中1/3离矢状线3cm处切开皮质2～3cm，切口

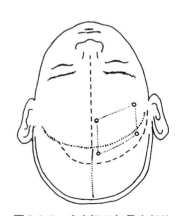

图3-3-5　头皮切口与骨窗部位

与矢状线平行(图3-3-6)。造瘘口直达侧脑室室管膜,电凝止血,棉片铺垫后切开侧脑室室管膜放出脑脊液进入侧脑室。

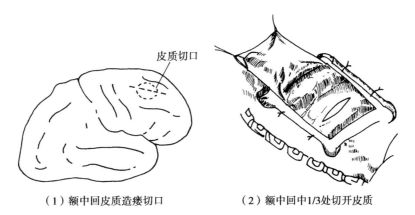

（1）额中回皮质造瘘切口　　　　（2）额中回中1/3处切开皮质

图 3-3-6　皮质造瘘示意图

(4) 进入第三脑室:第三脑室肿瘤多数室间孔扩大,进入侧脑室后,沿脉络丛及丘纹静脉即可找到室间孔,并且可由扩大的室间孔内看到肿瘤(图3-3-7)。

(5) 切除肿瘤:进入第三脑室,见到肿瘤,先行穿刺,了解肿瘤情况。若为囊性肿瘤,可先将囊液吸出使囊壁缩小,再将囊壁分离牵拉到侧脑室行肿瘤分块全切除。实质肿瘤先做囊内分块切除,多用取瘤钳,质软的可用吸引器自中心部向外吸除肿瘤。术中应避免损伤第三脑室前下部的侧壁,否则会造成视丘下部损伤,对丘纹静脉和大脑内静脉要妥善保护切勿电灼损伤,否则会造成基底核和视丘区的缺血梗死。对于与下丘脑等重要结构粘连紧密者不要强求全切除。

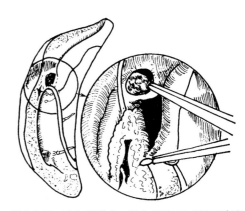

图 3-3-7　进入侧脑室,经室间孔可以看见肿瘤

(6) 关颅:常规关颅,根据术者习惯,多数病例可行脑室内置管外引流,少数也可不放管。

【术后处理】

有侧脑室引流者一般引流 2～3 天,不超过 3 天,要适当调整高度 10～15cm,做到既能引流,又不过量使脑室下陷。坚持无菌操作,特别在更换引流袋,调整引流管时。用足量抗生素预防感染,同时每天 1 次送检引流液做生化、常规检验,必要时做细菌培养。

【术后主要并发症及处理】

(1) 癫痫是主要并发症,占 5%～10%,麻醉清醒后,即给予肌内注射苯巴比妥,能进食可改为口服抗癫痫药。

(2) 由于术中术后出血积血造成脑脊液循环和吸收障碍,可产生梗阻性或交通性脑积水。若术后脑室持续扩大,脑室外引流管无法拔除者,待脑脊液化验大致正常后可行脑室 - 腹腔分流术。

2. 经胼胝体穹窿间入路　此入路亦为 Dandy 首创,且早于经额叶入路,近 20 年重新被人们重视,与显微手术技术普及提高不无关系。本手术优点是不切大脑皮质,术后癫痫发生概率低,这种入路可充分显露第三脑室肿瘤,还可进入一侧或双侧侧脑室,可切除突入两侧侧脑室的肿瘤。

1982 年 Apuzzo 倡导经穹窿间入路,目前已成为我们最常用的手术入路之一。

【手术步骤】

(1) 皮肤切口:非主侧半球发际内切口,一般采用右额后小马蹄形后三角形皮瓣,内侧到中线、后界在冠状缝。

（2）骨瓣成形：骨瓣内侧孔应近中线，使骨瓣内缘恰在矢状窦外缘，骨瓣呈内长外短的梯形骨瓣（图 3-3-8）。

（3）切硬脑膜：沿矢状窦方向半月形剪开硬脑膜翻向中线，此处常无桥静脉，如有注意保留粗的桥静脉。必要时可电灼切断冠状缝前方 1～2 根细小的静脉，将右侧半球向外牵开。

（4）切开胼胝体：由冠状缝中点到两外耳道的假想连线到达胼胝体中线，脑压板牵开右侧半球，注意保护好双侧屏缘动脉、屏周动脉。脑压板在半球间裂逐渐下移即可见到白色的胼胝体，中线两侧屏周动脉间有交通支，可电凝切断，切开胼胝体前 1/3，即由胼胝体膝部向后切 2～3cm，后端可以半球内侧中央沟为标志，脑积水患儿胼胝体变得很薄，胼胝体血管少，可钝性分开进入后稍向右到右侧脑室。见到室间孔后，经胼胝体前部入路下面的操作与经右额叶皮质入路相同。

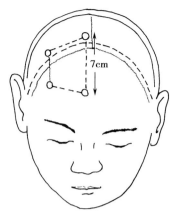

图 3-3-8　头皮切口与骨窗部位

（5）切开穹窿间进入第三脑室路：切开胼胝体前部后，然后再沿透明隔的间隙分开透明隔的中间缝，其前方到达透明隔间隙的前界，双侧透明隔的下界为穹窿，仔细分开双侧穹窿即进入第三脑室顶部（图 3-3-9）。下步操作同经额叶皮质入路。

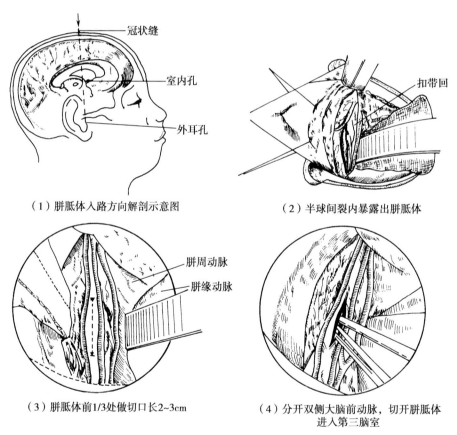

（1）胼胝体入路方向解剖示意图　　　　　（2）半球间裂内暴露出胼胝体

（3）胼胝体前1/3处做切口长2~3cm　　　　（4）分开双侧大脑前动脉，切开胼胝体进入第三脑室

图 3-3-9　经胼胝体前部入路

【手术经验】

关键是切胼胝体前辨清中线结构，勿伤胼周动脉，切胼胝体应在前 1/3，切口 2cm 已足够，不宜过长。透明隔是由左右两层膜构成，两层之间的缝隙一般都能分开。

（四）侧脑室肿瘤切除术

侧脑室肿瘤临床较为少见，其发生率为 0.08%～2%。北京天坛医院资料中占儿童颅内肿瘤的 2.9%。明显低于第四脑室、第三脑室肿瘤的发生率。病理类型中以室管膜瘤、星形细胞瘤和脉络丛乳头状瘤最多,以脉络丛乳头状瘤发病年龄最小,常可发生在婴幼儿。室管膜瘤多生长在侧脑室前部和体部,脉络丛乳头状瘤、脑膜瘤等好生长在侧脑室三角区、颞角和枕角及侧脑室周围,丘脑或脑室室管膜下是胶质瘤的好发部位。

【解剖特点】

侧脑室在解剖上与手术关系最密切的是侧脑室内的血管走行,侧脑室肿瘤的血液供应。

1. 脉络膜前动脉　由颈内动脉发出,按其行程分为池部和脑室部,池部行于环池之内而得名。池部前行经脉络裂入侧脑室,沿侧脑室内脉络丛向后经脑室三角区进入侧脑室体部达室间孔附近,与脉络膜后动脉相互吻合。

2. 脉络膜后动脉　由大脑后动脉发出,可分为两支:①脉络膜后内动脉,经松果体外侧、四叠体池、第三脑室达室间孔与脉络膜后动脉吻合;②脉络膜后外动脉,前支经海马裂入侧脑室,在侧脑室颞角与脉络膜前动脉吻合,供应颞角和脉络丛前部血液;后支绕枕部供应三角区和侧脑室脉络丛,其分支供应穹窿部。

【手术步骤】

1. 手术入路的选择　侧脑室前角肿瘤应选额部皮骨瓣开颅,皮质造瘘到达侧脑室;颞角肿瘤应选颞顶部以颞部为主骨瓣开颅,皮质切开在颞中回;三角区肿瘤应取颞顶枕骨瓣,皮质切口以中线旁2cm顶叶皮质纵行或沿脑沟切开为宜。上述三种皮质切口进入脑室后,有利于暴露肿瘤和肿瘤的供血动脉,即脉络膜前动脉和脉络膜后动脉(图3-3-10)。

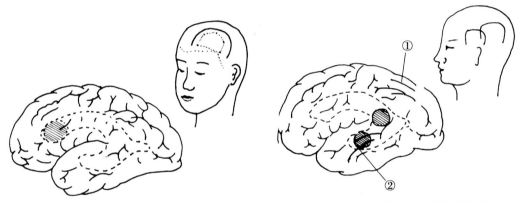

（1）侧脑室前角肿瘤额部皮骨瓣及额中回切口　　　　（2）①三角区肿瘤颞顶枕皮骨瓣及顶叶切口;
　　　　　　　　　　　　　　　　　　　　　　　　　　　　　　②颞角肿瘤颞部皮骨瓣及颞中回切口

图 3-3-10　侧脑室肿瘤手术入路

2. 暴露肿瘤　剪开硬脑膜后先穿刺脑室,一是探查核实方位;二是了解脑组织的厚度;将皮质切开4~5cm直达脑室壁,电凝止血后打开室管膜,用造瘘板或自动脑压板牵开组织,暴露脑室内肿瘤(图3-3-11)。

3. 肿瘤切除　瘤体较小且可游离活动的,可用取瘤钳或持瘤镊轻提瘤体,轻轻向外牵拉,显露出肿瘤底部内侧的供血动脉,电凝切断后可将肿瘤完整取出。

瘤体较大难游离者,不要强求完整切除;应先行包膜内分块切除,再电凝包膜表面血管,游离肿瘤基底部,电凝供应血管后将肿瘤全切除。

肿瘤较大、质地软且供血丰富的术中止血较困难,只有将肿瘤全切除后方可止血满意。

4. 关颅　止血,用生理盐水冲洗,可将一引流管置于侧脑室内以备术后外引流,常规关颅。

【术后处理】

1. 常规处理同颅脑术后处理。

2. 脑室引流管通过调整高度控制脑压,保持引流通畅,一般引流2~3天,放置过久易增加感染机会;引流的血性脑脊液变浅后即可拔管,引流不仅能排出积血,对减轻术后发热也有一定帮助。

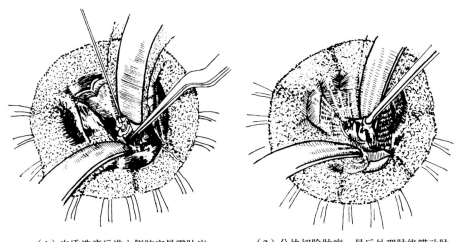

（1）皮质造瘘后进入侧脑室暴露肿瘤　　　（2）分块切除肿瘤，最后处理脉络膜动脉

图 3-3-11　侧脑室肿瘤切除术

【手术经验】

儿童侧脑室肿瘤手术死亡率过去一直较高，1990 年以前文献统计占儿童颅脑肿瘤手术死亡的 15%～20%，近年明显减少。死亡原因为术中出血和术后颅压急剧增高，前者多发生在血供丰富的肿瘤。肿瘤囊内切除，瘤体缩小后注意探查基底及内侧供血的动脉，早处理少出血，术后一旦出现颅内压增高，应立即复查 CT，一般多为急性梗阻性脑积水，应行脑室外引流或尽快行分流手术。

（五）松果体区肿瘤切除术

松果体区又称第三脑室后部，是儿童常见的颅内肿瘤好发部位之一，据国内外资料，松果体区肿瘤占全年龄组颅内肿瘤的 0.4%～2.5%，北京天坛医院数据为 1.1%。松果体区肿瘤绝大部分发生在儿童，Hoffman 报道儿童松果体区肿瘤占儿童颅内肿瘤总数的 5.2%，北京天坛医院报道其占同期儿童颅内肿瘤的 5.6%。松果体区肿瘤组织来源各异，常见的有生殖细胞瘤、畸胎瘤、松果体细胞瘤、星形细胞瘤、室管膜瘤、皮样囊肿和上皮样囊肿。

【解剖生理】

松果体区位于第三脑室后部，其前方为第三脑室后壁、松果体上隐窝、后连合、松果体和松果体隐窝等结构；上部为胼胝体压部、大脑镰下缘、下矢状窦所覆盖，后部为小脑幕切迹游离缘，大脑镰与小脑幕的结合处；下部为丘脑背侧，中脑四叠体和中脑导水管。松果体区肿瘤的血液供应来自大脑后动脉的脉络膜后动脉及其分支，有时小脑上动脉也参与供血。

松果体又称脑上腺，来源于神经外胚层，主要由松果体细胞和神经胶质细胞组成。随年龄增长，腺体内结缔组织不断增加，可出现钙盐沉积，即头颅 X 线片上钙化点。

松果体腺是近年来颇为人们关注的具有活跃功能的内分泌器官，其生理生化在儿童和青年期尤为活跃，它是神经 - 生殖轴的重要组成部分，近代的基础试验研究发现它可产生多种神经递质，如褪黑素（melatonin）、去甲肾上腺素（noradrenaline，NA）、5- 羟色胺（5-hydroxytryptamine，5-HT）、组胺及多种肽类神经调控因子。

枕下经小脑幕入路由 Poppen 于 1966 年最先在临床上应用，他采用枕部经小脑幕入路切除松果体区肿瘤，此入路由 Jamieson 于 1971 年做了改进，使得术野宽敞，暴露好，便于操作，成为切除松果体区肿瘤一经典入路。

【手术适应证】

（1）松果体区肿瘤，蛛网膜囊肿及其他须手术切除病变。

（2）大脑镰、小脑幕交界处脑膜瘤（儿童罕见）。

（3）小脑上蚓部肿瘤，向小脑幕切迹缘上方生长时。

（4）中脑背侧，背外侧占位性病变。

【麻醉与体位】

全身麻醉与气管内插管。采用左侧卧位或左侧俯卧位，右顶枕开颅。

【术前准备】

颅内压增高较重时可先行左侧脑室-腹腔分流术（V-P分流）。

【手术步骤】

（1）皮肤切口：一般在右侧开颅，头皮切口起于枕外隆凸，沿矢状线向上7cm，然后横行向右6～7cm，切口再向下达上项线，皮瓣向下翻。

（2）骨瓣：骨瓣的下缘在横窦上缘，骨瓣的内侧缘在矢状窦外侧缘。

（3）暴露肿瘤：X形切开硬脑膜，使硬脑膜分成两个瓣，一个内翻基底在矢状窦侧，未做V-P分流而脑室扩大者先行枕角穿刺释放脑脊液，减压满意后，脑压板向上向外牵拉枕叶，有时须电灼切断枕叶内侧面与矢状窦间1～3根桥静脉，暴露大脑镰、小脑幕、直窦及小脑幕游离缘，沿直窦外侧1cm处切开小脑幕并切开小脑幕游离缘，切时应将小脑幕轻轻挑起，以免损伤脑组织及血管，必要时楔形切开小脑幕并电灼游离缘使其回缩，然后切开蛛网膜暴露四叠体池、环池和大脑大静脉，此时蛛网膜常呈乳白色（图3-3-12）。

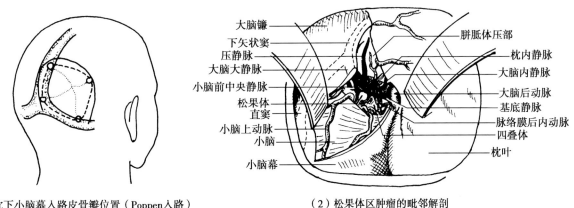

（1）枕下小脑幕入路皮骨瓣位置（Poppen入路）　　（2）松果体区肿瘤的毗邻解剖

图3-3-12　枕下经小脑幕入路松果体区肿瘤切除术示意图

（4）切除肿瘤：仔细观察肿瘤与大脑大静脉、大脑内静脉和基底静脉的关系，并逐步分离与肿瘤之粘连，分块切除肿瘤，先切肿瘤中心部并向四周扩大，后切外壁，力争全部切除，若粘连较紧时，为了不损伤重要结构，也不强求全切除。

【手术经验】

（1）牵拉枕叶要轻柔，不要损伤视觉皮质中枢，一旦损伤可致同向偏盲。

（2）松果体区肿瘤起源不同，而造成大脑大静脉系统的不同方向移位，剥离及切除肿瘤时应避免损伤大脑大静脉及其主要分支。大静脉有小破损出血不宜电凝止血，这类出血越灼烧出血越严重，可用吸收性明胶海绵仔细压迫多能止血，还可保持静脉通畅。

（罗世祺　程阳泉　宫　剑）

三、幕下肿瘤切除术

颅腔以小脑幕为界，分为幕上、幕下两部分。幕下也称颅后窝，其容纳了脑干、第四脑室、小脑及小脑蚓部，体积不大，却是儿童颅内肿瘤的好发部位。国外资料中儿童幕下肿瘤占50%～60%，北京天坛医院数据为占46.8%；其好发部位有第四脑室（19.6%）、小脑蚓部（13.7%）、小脑半球（9.6%）、脑干（2.7%）、小脑脑桥脚（1.4%）。按病理分类，颅后窝肿瘤中最常见的是髓母细胞瘤，占北京天坛医院儿童幕下肿瘤的43.1%。

髓母细胞瘤是中枢神经系统最为常见的胚胎来源肿瘤,单靠手术切除疗效不佳,并有瘤细胞随脑脊液播散种植的倾向。但髓母细胞瘤对放疗较为敏感,近年来,经过手术、放疗和化疗等综合疗法使其预后得到大幅改善,尤其是近年来随着基因组学研究的深入,使其成为颅内恶性肿瘤中前景比较光明的一种肿瘤。

【解剖生理】

颅后窝的前界为蝶骨体的后部,包括鞍背,两侧为颞骨岩上缘及枕横沟,向后至枕骨大孔。

颅后窝中有脑桥、延髓、小脑及所属脑神经;其血液供应主要来自左右椎动脉,进颅后在延髓前上方上行,在脑桥延髓交界处汇成基底动脉,基底动脉发出小脑下前动脉、小脑上动脉各一对,小脑下后动脉由椎动脉发出,小脑下后动脉沿延髓后外侧上行,再绕向后,其分支到延髓、第四脑室脉络丛及小脑半球后下部,并发出脊髓后动脉;第Ⅸ、Ⅹ、Ⅺ对脑神经与小脑下后动脉密切相邻。

（一）小脑半球肿瘤切除术

小脑半球是儿童颅内肿瘤较为常见的发病部位,据北京天坛医院 2 000 例儿童颅内肿瘤资料统计,约占颅内肿瘤的 9.6%,占颅后窝肿瘤的 20%。小脑半球肿瘤以神经胶质瘤最多见,主要为星形细胞瘤,星形细胞瘤常常有囊,在瘤实质内有一个或多个囊,称为"囊在瘤内"。也可有瘤结节被囊包围（只有一侧壁接触脑实质）称为"瘤在囊内",后者切除瘤结节后可治愈,但是需要仔细辨别囊壁是否是肿瘤;儿童的小脑星形细胞瘤肿瘤细胞分化好,大多是 WHO Ⅰ～Ⅱ级,生长缓慢,全切除后预后较好。

【手术适应证】

（1）各类小脑半球占位性病变。

（2）肿瘤已向第四脑室或脑干生长,但原发于小脑半球者。

【麻醉与体位】

全身麻醉,气管内插管。采用病变侧在上的侧卧位,便于操作。亦可根据术者习惯,采用俯卧位。

【手术步骤】

（1）脑室穿刺:儿童颅后窝肿瘤常合并不同程度的梗阻性脑积水,若颅内压增高严重者,麻醉后应先行侧脑室右额角穿刺,放出适量脑脊液,以降低颅压,然后关闭侧脑室外引流管,夹闭后备用。

（2）切口:多采用颅后窝中线切口,上端到枕外隆凸上 2cm,下端达第 2 颈椎棘突水平（图 3-3-13）。

（3）开颅:骨瓣上缘在窦汇、横窦下方,下缘到枕骨大孔,游离骨瓣后再咬开枕骨大孔,依据脑疝情况可咬开寰椎后弓,其宽度应在 1.5～2cm。硬脑膜张力高时可打开侧脑室外引流管,再释放些脑脊液,若为囊性肿瘤,瘤囊较大也可直接穿刺囊腔放液减压,待硬脑膜张力不高时可 H 形或者 Y 形剪开,注意硬脑膜在枕骨大孔水平常有枕窦或环窦出血,可用双极电凝止血,枕窦过宽时可缝扎。

（4）探查肿瘤:剪开硬脑膜后,首先观察两侧小脑是否对称,通常肿瘤侧小脑沟回变宽,同时伴有小脑扁桃体下疝。观察局部血管有无增多或减少,肿瘤大且表浅时寻找多无困难,肿瘤小而深者可用脑针穿刺或用术中 B 超探测,了解肿瘤的部位和深度。

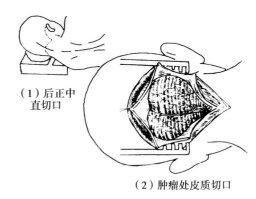

（1）后正中直切口

（2）肿瘤处皮质切口

图 3-3-13　小脑半球肿瘤切除术

（5）切除肿瘤:确定肿瘤位置后,可在显微镜下切除肿瘤。先在肿瘤处皮质表面横向切开 2～4cm,用脑压板牵开暴露肿瘤,实质性肿瘤可沿肿瘤外界用吸引器分离,将肿瘤完整切除,或用活检钳、吸引器将肿瘤分块切除（图 3-3-14）。

若瘤在囊内,切开囊壁后放出囊液,寻找瘤结节,电凝瘤结节周围,即可将瘤结节切除,囊壁是否切除,需要根据术前增强 MRI 及术中所见,仔细辨别,如瘤壁为肿瘤,则应沿周边胶质增生带予以分离切除。如若术中发现病变为血管网织细胞瘤,后者肿瘤血液供应较为丰富,周边有供血动脉,从肿瘤周边

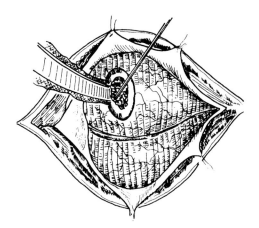

（1）小脑皮质切开暴露肿瘤

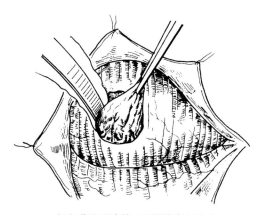

（2）若边界清楚，可沿肿瘤包膜或
假性包膜分离，完整切除肿瘤

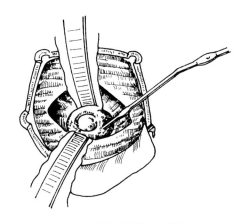

（3）也可用吸引器由肿瘤内
到外分块吸除肿瘤

图 3-3-14 小脑半球肿瘤切除术

分离并电凝进入瘤体的动脉，此时肿瘤体积缩小，游离并牵拉肿瘤使之与周围组织脱离，能将肿瘤结节完整切除，切记避免先处理静脉或者分块切除，以防引起大出血。

若肿瘤侵入脑干时，肿瘤能否切除，关键看肿瘤边界是否清楚，如果边界清楚，在显微镜下也可全切除；当对脑干侵入较深且边界不清时，则不宜勉强全部切除。切除脑干肿瘤时建议术中行电生理监测以保护脑干功能。

（6）关颅：缝合硬脑膜，必要时用自体筋膜或人工硬脑膜修补，安放固定骨瓣，肌层缝合严密，再逐层缝合皮下及皮肤。

【手术经验】

切除肿瘤时，若发现肿瘤与第四脑室底部或和脑干粘连，能分离则分离，不能分离者不要强求，勿伤第四脑室底部。术中与麻醉医师保持密切沟通，必要时手术后保留气管插管。

（二）小脑蚓部肿瘤切除术

小脑蚓部肿瘤在儿童颅后窝肿瘤的发生率仅次于第四脑室肿瘤，说明该处也是儿童颅内肿瘤的好发部位。据北京天坛医院资料，占儿童颅内肿瘤的 13.7%，占颅后窝肿瘤的 29.3%。儿童小脑蚓部肿瘤多数是髓母细胞瘤（medulloblastoma），其特点是：①生长迅速，故病程短；②手术时因肿瘤对第四脑室底多为压迫（少数可侵入），故多能将肿瘤全部切除；③肿瘤细胞有随脑脊液循环播散种植的倾向。

【手术适应证】

（1）小脑蚓部各类肿瘤。

（2）小脑蚓部肿瘤长入第四脑室或伸入小脑半球者。

【手术步骤】

（1）梗阻性脑积水严重颅压过高时可侧脑室穿刺引流，行右侧额部钻细孔脑室额角穿刺，留置脑室外引流管备放液用。

（2）切口：颅后窝正中直切口，手术方法同小脑半球肿瘤（图3-3-15）。

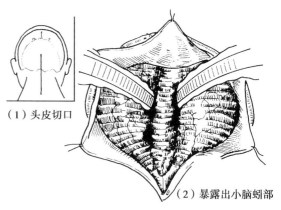

（1）头皮切口

（2）暴露出小脑蚓部

图3-3-15　小脑蚓部肿瘤切除术

（3）肿瘤切除：由小脑下蚓部切开皮质，见到肿瘤后，先分出肿瘤与两侧小脑半球的边界，肿瘤供血动脉及来自两侧小脑下后动脉的分支，在显微镜下看清供血动脉，电凝切断并压盖棉片做好标记。肿瘤多突入第四脑室，如肿瘤质地软，可用吸引器吸除，如肿瘤为硬纤维型，则可沿肿瘤边缘两侧分离，阻断其供血动脉，一般可以先从肿瘤下极抬起肿瘤，找到第四脑室底，以此为标志切除肿瘤，可保护脑干避免损伤，然后再沿肿瘤两侧进行分离，切到肿瘤上极，可见大量脑脊液流出，并见扩大的中脑导水管开口，迅速将棉片压盖中脑导水管开口，防止血液流入第三脑室，也可避免脑脊液流出后空气进入脑室（图3-3-16）。

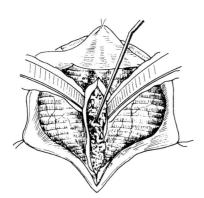 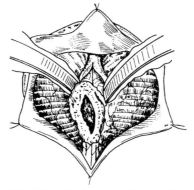 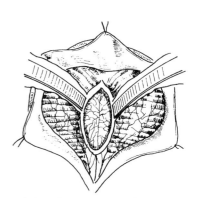

（1）吸引器朝中脑水管开口方向分块吸除肿瘤　　（2）将肿瘤前上部吸除见到中脑水管开口和四脑室底部后，再分离肿瘤两侧　　（3）肿瘤切除后显露出第四脑室底部

图3-3-16　小脑蚓部肿瘤切除术

【手术经验】

（1）找到中脑导水管下端开口，是手术成功至关重要的一步，不仅可解除梗阻性脑积水，而且为全切肿瘤又不损伤第四脑室底部的脑干提供了可靠的保证，还可看清第四脑室底部和肿瘤的关系。

（2）术中见到中脑导水管下端开口及枕大池，应迅速用棉片盖压，这样可使手术中出血流不到中脑导水管和第三脑室，避免空气进入脑室，也阻止血流入脊髓的蛛网膜下隙，减少肿瘤细胞播散种植的可能性。

（三）第四脑室肿瘤切除术

第四脑室肿瘤是儿童较为常见的颅内肿瘤，国外报道中一般占儿童颅内肿瘤的8%～18.7%，北京天坛医院资料中占19.5%。

第四脑室肿瘤指起源于第四脑室内的肿瘤，常见的有室管膜瘤、脉络丛乳头状瘤、皮样囊肿及上皮样囊肿等，也包括一些肿瘤绝大部分位于第四脑室内的肿瘤，如一些髓母细胞瘤、星形细胞瘤、血管网状细胞瘤等。

【解剖与生理】

第四脑室由菱脑发育而成，位于颅后窝中部，脑干背侧，顶由前髓帆、小脑和后髓帆组成。

切开小脑蚓部，暴露肿瘤至侧隐窝，在侧隐窝的终点有两个孔与蛛网膜下腔相通，称侧孔（Luschka

孔）。第四脑室后下方的正中孔（Magendi 孔）与小脑延髓池相通,正中孔位于后髓帆下部,正好在闩的上方,在菱形窝的下角,第四脑室还与脊髓的中央管相通。

第四脑室底是菱形,由中央沟分成二等份,面神经丘和舌下神经三角均位于第四脑室底的中间部位。

【手术步骤】

（1）手术切口:采用颅后窝正中线切口。

（2）暴露肿瘤:剪开硬脑膜后可见蚓部膨隆,自动脑板向外侧轻拉小脑扁桃体,可见正中孔,有些患儿的肿瘤是由此孔长出,沿正中孔向上纵向切开小脑蚓部,可暴露肿瘤（图3-3-17）。

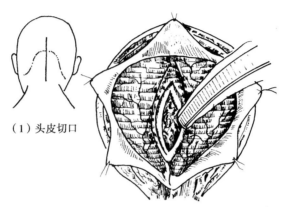

（1）头皮切口

（2）沿正中孔向上切开小脑蚓部,暴露肿瘤

图 3-3-17 第四脑室肿瘤切除术

（3）切除肿瘤:肿瘤与脑组织有明显分界,先分出肿瘤两侧外缘并逐一电凝进入肿瘤供养血管,肿瘤的供血动脉多来自两侧小脑下后动脉的分支,在显微镜下先辨明是否是肿瘤的供血动脉,若是可在动脉进入肿瘤处电凝切断,若不能肯定应先解剖游离,切勿盲目电凝切断,以免影响正常供血（图3-3-18）。

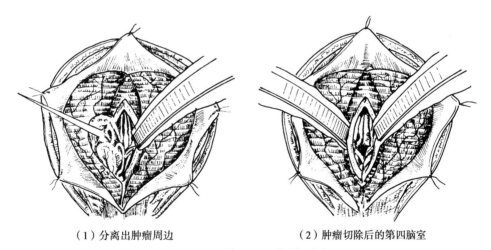

（1）分离出肿瘤周边

（2）肿瘤切除后的第四脑室

图 3-3-18 第四脑室肿瘤切除术

肿瘤供血动脉每侧2～3支,由小脑扁桃体下方和第四脑室侧面进入肿瘤。若肿瘤无包膜,质软且较大,切除方法同小脑蚓部肿瘤切除的方法。缩小瘤体后打通中脑导水管开口,从肿瘤与第四脑室底界面无粘连或粘连不重处,肿瘤上极或下极分离肿瘤基底并切除之,若肿瘤与第四脑室底部粘连不好分离时,可在第四脑室底之脑干上留一薄层肿瘤,以免损伤脑干。

由小脑延髓裂进入第四脑室切除肿瘤值得提倡,但一侧骨瓣要够宽,抬起小脑外下方,分开小脑延髓裂即进入第四脑室,此法无脑损伤,若肿瘤巨大质地硬韧时暴露切除较困难。

（罗世祺 程阳泉 李春德 田永吉）

第四节　脑血管疾病手术

脑血管疾病的治疗是神经外科的一个重要分支,近几年其诊断和治疗有明显提高,介入神经外科学的出现使一些颅内动静脉畸形、动脉瘤的治疗有了新的途径,伽马刀对深部较小动静脉畸形的治疗效果是肯定的,但手术仍然是重要的治疗手段。

成人常见的颅内动脉瘤在儿童罕见,故本文未涉及。

一、颅内动静脉畸形的手术

脑血管畸形是非肿瘤性的中枢神经系统血管性病变,多为先天性疾病。1966 年 McCormick 首次将脑血管畸形分为四种类型:①动静脉畸形;②海绵状血管畸形;③毛细血管扩张症;④静脉性畸形(原静脉血管瘤)。其中,以动静脉畸形发病率最高,在国外报道中占 44%～60%。动静脉畸形(arterial venous malformation,AVM)是一组异常的血管团,由扩张的动静脉及发育异常的血管组成,动脉血不经毛细血管直接注入引流静脉,畸形血管团中不含脑实质。动静脉畸形可随着年龄的增长体积增大,并由低流量状态发展为高流量状态,是引起小儿自发蛛网膜下腔出血的主要疾病之一。在儿童中,如中线 AVM 体积较大并引流入 Galen 静脉,可出现脑积水合并巨颅畸形、充血性心力衰竭伴心脏增大或静脉压增高所致的前额静脉突出等。

北京天坛医院手术治疗 AVM 资料中年龄最小 11 个月,10 岁和 40 岁是两个发病的高峰,占 74.6%,15 岁以下小儿占 22.54%。

AVM 发生部位以幕上为主,占 80%～90%。幕上 AVM 多发生在大脑凸面,占 40%,大脑内侧面占 13%,大脑底面占 10%,侧脑室占 8.9%,侧裂区占 7.3%;幕下仅占 9.5%,发生在小脑半球及脑干。

根据 AVM 病变大小与脑功能区的关系和引流静脉三因素,1986 年 Spetzler 和 Martin 提出了 S-M 分类法,见表 3-4-1,得分总和即级数,可分为 1～5 级。6 级特指无法治疗的、一旦切除病变会不可避免地造成残疾或死亡的病变。

Spetzler-Martin 分级对于预后具有较高的判断能力,但是在儿童患者中适用程度有限(表 3-4-1)。

随着显微神经外科技术的出现和普及,脑动静脉畸形术的手术疗效也明显提高。特别是对分级低、预后好的病例,应采用手术切除方法。近几年北京天坛医院采用栓塞与手术切除联合治疗巨大脑动静脉畸形,并经随访证实效果满意。这对手术治疗巨大脑动静脉畸形是一个新的突破。

【解剖生理】

大脑半球凸面 AVM 最为常见,额叶 AVM 多由大脑中动脉、大脑前动脉双供血,也可由大脑中动脉或大脑前动脉单一供血。引流静脉可入侧裂静脉和上矢状窦,也可经脑底静脉入额眶静脉或蝶顶窦。顶叶 AVM 供血动脉多是大脑中动脉、大脑前动脉、大脑后动脉 3 个主要动脉分支参与。往往在深部有供血动脉。引流静脉多引向上矢状窦,颞叶 AVM 位于颞极者,供血动脉主要来自大脑中动脉第 1 段的外侧支和大脑后动脉第 2 支发出的动脉,也可来自脉络膜前动脉,引流静脉不恒定,差异大。枕叶 AVM 供血动脉多为大脑后动脉第 4、5 段分支,引流静脉引向横窦、大脑大静脉或矢状窦。

表 3-4-1　Septzler-Martion 的 AVM 分级计分表

分级标准	评分
大小	
小型(<3cm)	1
中型(3～6cm)	2
大型(>6cm)	3
是否位于功能区	
否,邻近无重要结构	0
是,邻近存在重要结构	1
静脉引流方式	
浅表引流	0
深部引流	1

【手术适应证】

（1）有出血史，或近期出血伴有颅内血肿者。

（2）癫痫发作频繁，脑电图提示癫痫波部位与MRI的病变部位基本吻合。

（3）病变逐渐增大，盗血日益加剧，神经功能障碍逐步加重者。

（4）顽固性头痛、颅内压增高伴有脑积水者。

【手术禁忌证】

（1）病变位于脑深部和重要功能区，手术后死亡和残疾的可能性较大者。

（2）神经症状严重，如长期昏迷、痴呆、瘫痪，切除病变也难以改善症状者。

（3）有其他严重疾病，不能耐受手术者。

【术前准备】

（1）神经外科常规术前准备。明确血型，备血。

（2）行数字减影血管造影（DSA）了解供血动脉与引流静脉情况。

（3）对于病变邻近功能区或引起神经功能症状的患者，可行功能磁共振成像评估病变与功能区距离。北京天坛医院研究认为病变距功能区5mm及以下会导致术后相应功能障碍。

（4）对大型AVM，可于手术前24～48小时行栓塞治疗，以减少术中出血；或在复合手术间条件下术中栓塞主要供血动脉后，立即切除病变。

【麻醉与体位】

全身麻醉，气管内插管。体位依病变部位和术者的习惯加以选择，总的要求是尽量避开重要功能区、开颅方便、利于显露病变和手术操作。如在复合手术间进行手术可采用放射线能够穿透的头架。

【手术步骤】

1. 动静脉畸形切除术（视频3-4-1）

（1）手术入路：正确的切口选择是暴露病变的关键。可涉及开颅术的各种切口，要注意切口范围以及骨瓣应足够大，以充分暴露畸形范围。翻开硬脑膜时，应注意切勿撕破引流静脉。皮质的AVM常与硬脑膜粘连紧密，若皮质静脉有出血，可使用电灼或吸收性明胶海绵压迫。

视频3-4-1　动静脉畸形切除术

（2）阻断供血动脉：切开硬脑膜后，可见脑表面蛛网膜增厚，近期有出血者，可见血红蛋白沉着。畸形多位于皮质下，但在脑表面常可看到扩张的小血管，以及扩大的颜色鲜红的引流静脉。供血动脉多在脑沟中行走，管径异常粗大，根据脑血管造影的位置在异常血管团的边缘或血管团中的动脉向周边寻找，常可找到供血动脉。夹闭、电灼前用镊子将血管轻轻夹闭一下，如果所夹的是供血动脉，则红色的静脉立即变成蓝色，或在静脉内出现界限分明的红色和蓝色的层流。试夹闭供血动脉时病变缩小，如夹闭的是引流静脉病变则扩大，当确定是供血动脉无疑时，可再将供血动脉电灼切断或使用AVM夹夹闭（图3-4-1）。

（3）切除AVM：在脑表面沿病变与脑组织间分界线上沿胶质增生带环形切开脑表面的蛛网膜及软膜，次要的引流静脉可同时电凝切断。然后逐渐向深部分离，呈圆锥样进入，同时一一寻找出并切除所有的供血动脉，分离时不可偏向病变侧，一旦进入畸形血管团，常造成大出血（图3-4-2）。

多数患儿胶质增生带清晰可辨，沿此带分离最为安全，逐渐分离使病变AVM团完整与脑组织脱离，仅与引流静脉相连。分离过程中除了主要引流静脉外其余血管都一一电凝止血后切断。最后电灼或结扎切断引流静脉。当有脑内血肿时，分离AVM极为有利，血肿就在AVM周围，清除血肿后，即可分离出大部分AVM。

（4）关颅：回升血压，压迫双侧颈静脉或憋气30秒并升高气道压力，观察有无出血，无渗血后常规关颅。

2. 复合手术栓塞＋切除动静脉畸形　复合手术间集合了介入手术及外科手术的优势，可处理更为复杂的动静脉畸形，并且达到术后立即复查的目的。对于邻近功能区的病变，可采用预先栓塞功能区邻

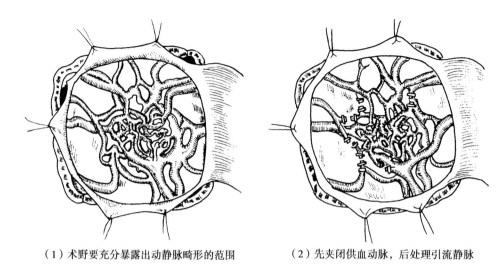

（1）术野要充分暴露出动静脉畸形的范围　　　　（2）先夹闭供血动脉，后处理引流静脉

图 3-4-1　动静脉畸形切除术阻断供血动脉

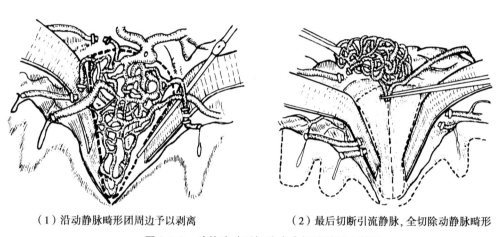

（1）沿动静脉畸形团周边予以剥离　　　　（2）最后切断引流静脉，全切除动静脉畸形

图 3-4-2　动静脉畸形切除术全切除畸形血管团

近部位的病变，再进行手术切除，尽可能减少对于功能的损伤。对于范围较大、供血动脉较多的动静脉畸形，可预先给予部分栓塞再行切除，以减少术中出血。

【术后并发症】

1. 正常灌注压突破（normal perfusion pressure breakthrough，NPPB）　AVM 切除后高流量的分流突然关闭，使供血动脉的周围阻力增加，其他范围内正常脑组织由原来的灌注压逐渐恢复到正常的灌注压，而这些动脉分支因长期低灌注压，已丧失调控功能，使毛细血管急性扩张、渗出。预防措施：①术中先夹闭供血动脉，最后阻断主要引流静脉；②对大型 AVM 也可分期手术，如先栓塞供血动脉，1～2 天以后再行 AVM 切除术；③术后严格控制血压。

2. 有癫痫的患儿手术后一般能控制或减少发作。但也有患儿术后反而较术前加重或新出现癫痫发作，这时可用药物控制。

3. 接近运动区的 AVM 切除，术后可产生运动功能障碍或失语。术后可行康复治疗促进功能恢复。

【术中注意事项】

1. 避免大出血：大出血多由分离时分破了 AVM 团而引起，可用吸收性明胶海绵紧贴出血处，上面覆盖棉片来暂时止血，也可用动脉瘤夹临时阻断止血，然后迅速寻找血管团周围之供血动脉，予以结扎则出血立即停止。

2. 在完全阻断供血动脉前，勿提前阻断主要引流静脉。

3. 如有条件可夹闭供血动脉上的动脉瘤。

【术后处理】

1. 术后应注意控制血压，避免高灌注压突破综合征。

2. 常规给予抗癫痫治疗，预防癫痫发作。

3. 术后复查 DSA，如有动静脉畸形残留可根据情况行放射治疗或再次治疗等。

二、烟雾病的手术

烟雾病（moyamoya disease）又称颅底动脉闭塞症，表现为颈内动脉或基底动脉末端狭窄或闭塞，脑底部出现丰富的、烟雾样的代偿血管，一般均累及双侧，两侧发病可有先后。烟雾病的发病病因尚不明确，但电镜观察证实其病因与平滑肌组织的变性和内弹力层的断裂有关。

烟雾病有两个发病高峰年龄，分别为 10 岁以下和 30～40 岁，占总发病率的 70% 以上。成人常以颅内出血为首发症状，儿童及青少年则以脑缺血、脑梗死为特征。亚洲地区的发病率明显高于欧美地区。部分患儿可以癫痫为起病症状，少数儿童也可有颅内出血的表现。

烟雾病的治疗主要以手术血运重建为主，包括直接血运重建术（血管旁路移植术）、间接血运重建术及联合血运重建术三种术式。因儿童年龄小、血管较细，行直接血运重建术难度较高且不易成功，部分文献考虑直接血运重建术可能存在较高的潜在风险，因此直接血运重建术在儿童中应用较少。此外，近年来文献指出，儿童患者接受间接血运重建术多能获得良好的预后。目前，儿童烟雾病的治疗主要以间接血运重建为主，常见术式包括 1981 年 Matsushima 首次提出的颞浅动脉 - 脑 - 硬膜贴敷术、脑 - 颞肌贴敷术、多点钻孔术及颅骨骨膜贴敷术等。如双侧患病，手术常分两次进行；通常选择出现症状或缺血较重的一侧优先进行血运重建。

【手术适应证】

1. 烟雾病诊断明确，DSA 或 MRA 或 CTA 证实一侧或两侧脑血管呈烟雾病特征性表现。

2. 有临床症状，或影像学证实脑灌注降低。

3. 患儿一般情况好，无其他严重疾病、近 3 个月无重大脑缺血事件者或频繁 TIA 发作者。

4. 如双侧均受累，优先处理出血侧或缺血症状较重的一侧。

【术前准备】

1. 神经外科常规术前准备，完善血常规、凝血等常规术前检查。

2. 完善双侧颈动脉、颈外动脉、主动脉血管造影（DSA）。

3. 评估脑血流灌注，可通过 CTP、MRI-ASL、SPECT 等手段，明确双侧缺血情况。

【麻醉与体位】

全身麻醉。血压、血容量以及二氧化碳分压等血气指标是围手术期的重点监控指标。需神经外科、麻醉科及重症监护等多学科的协作。间接血运重建术中应注意血压的维持，勿过度降低血压，避免术中发生脑梗死。如行直接血运重建，应在血管旁路移植完成后维持稍高血压，在证实通畅后降低血压，避免高灌注综合征。手术采用仰卧位，头偏向对侧。

【手术步骤】

1. 颞浅动脉贴敷术（图 3-4-3、视频 3-4-2）

（1）游离颞浅动脉：一般选取颞浅动脉后支作为贴附动脉。麻醉前使用甲紫溶液在头皮上标出颞浅动脉的走行，如走行难以摸清可采用超声帮助定位。沿颞浅动脉走行自远端向近端切开头皮，分离颞浅动脉。沿颞浅动脉两侧切开帽状腱膜，游离出一条含有颞浅动脉的腱膜长条。分离过程应注意保护颞浅动脉完整性、避免过度扰动导致颞浅动脉痉挛，尽量游离较长的颞浅动脉（6～8cm）。

视频 3-4-2 颞浅动脉贴敷术

（2）颞浅动脉 - 大脑皮质贴敷固定：沿颞浅静脉走行 T 形切开颞肌，推向两侧，暴露颅骨。沿颞浅动脉两端各钻 1 孔，铣下骨瓣，骨瓣可尽量大。悬吊硬膜后放射状切开硬膜，将硬膜缘止血后翻折于骨瓣

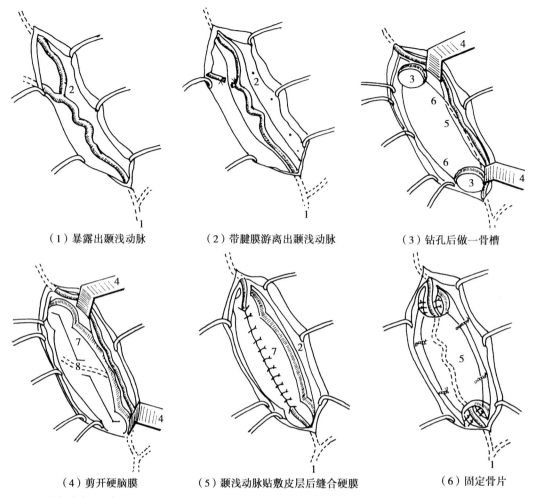

（1）暴露出颞浅动脉　　　（2）带腱膜游离出颞浅动脉　　　（3）钻孔后做一骨槽

（4）剪开硬脑膜　　（5）颞浅动脉贴敷皮层后缝合硬膜　　（6）固定骨片

1. 颞浅动脉；2. 帽状腱膜；3. 骨孔；4. 牵开器；5. 骨片；6. 颅骨锯缝；7. 硬脑膜；8. 硬脑膜血管

图 3-4-3　颞浅动脉贴敷术

下，如脑膜中动脉通过骨窗应尽量避免切断脑膜中动脉。硬膜翻转完毕后，将颞浅动脉及其筋膜平铺于大脑皮质表面上，可将颞浅动脉表面筋膜与蛛网膜、硬脑膜缘固定 1～2 针。可采取免缝硬脑膜覆盖硬膜缺损。复位骨瓣，可将两侧骨孔咬成斜面，避免卡顿颞浅动脉。

（3）分层缝合颞肌、皮下组织及头皮。注意颞浅动脉两端通过颞肌切勿缝合过密，以免挤压颞浅动脉。

2. 多点钻孔术　多点钻孔术主要以硬膜为贴附组织，不受移植物部位的限制，具有较高的机动性与选择性，可根据需要设计相应的血运重建区域及切口。

（1）切开头皮，处理颞肌、帽状腱膜等。推开筋膜，暴露颅骨。

（2）颅骨钻 3～8 孔。每骨孔中，十字形切开硬膜，止血后翻折于骨缘下方。

（3）分层缝合头皮与切口。

【术后处理】

1. 术后常规给予抗癫痫药物。

2. 术后给予补液，维持 1.5 倍生理需要量，避免使用脱水药。术后可经口进食后可酌情减少补液量，并嘱患儿多饮水，避免哭闹等。

【术中注意事项】

1. 术中应注意血压的调控，如上文所述。避免因血压过低引起脑缺血。

2. 术中对于颞浅动脉应尽量保护、避免骚扰、烧灼等，以保证其血供。颞浅动脉如闭塞则难以达到较好的贴敷效果。

3．术中应保留脑膜中动脉，尽量勿将其切断。可在其两侧剪开硬膜。

【并发症】

1．术后脑梗死 常因术中血压变动、术后血容量不足等造成。尤其后循环受累患者易发生。严重时可造成运动、语言、视觉功能缺损，甚至因脑水肿须行去骨板减压术。

2．术后脑出血 血管旁路移植患者可因术后灌注压增高而发生脑出血。对于直接行旁路移植的患者，术后应注意控制血压。

3．癫痫发作 部分患者术后可出现癫痫，尤其在颞肌贴敷术后较常见。应注意术中如需贴附颞肌，应尽量控制放入颅内的肌肉组织厚度。术后常规给予抗癫痫药物。

（赵元立 罗世祺 程阳泉）

参 考 文 献

[1] 段国升，朱诚. 手术学全集：神经外科卷 [M]. 北京：人民军医出版社，1994.

[2] MARK S. Greenberg handbook of neurosurgery[M]. 8th ed. New York：Thieme Medical Publishers，2016.

[3] 赵继宗，王忠诚，王硕，等. 栓塞与手术切除联合治疗巨大脑动静脉畸形 [J]. 中华神经外科杂志，1997，13（1）：6-8.

[4] 王忠诚，杨俊. 800 例颅内动静脉畸形的外科治疗 [J]. 中华神经外科杂志，1992，8（3）：158-160.

[5] SPETZLER R F，MARTIN N A. A proposed grading system for arteriovenous malformations[J]. J Neurosurg，1986，65（4）：476-483.

[6] JIAO Y，LIN F，WU J，et al. A supplementary grading scale combining lesion-to-eloquence distance for predicting surgical outcomes of patients with brain arteriovenous malformations[J]. Journal of Neurosurgery，2018，128（2）：530-540.

[7] ACKER G，FEKONJA L，VAJKOCZY P. Surgical management of moyamoya disease[J]. Stroke，2018，49（2）：476-482.

[8] DENG X，GAO F，ZHANG D，et al. Effects of different surgical modalities on the clinical outcome of patients with moyamoya disease：A prospective cohort study[J]. Neurosurgery，2018，128（5）：1327-1337.

[9] DENG X，GAO F，Zhang D，et al. Direct versus indirect bypasses for adult ischemic-type moyamoya disease：a propensity score-matched analysis[J]. Neurosurgery，2018，128（6）：1785-1791.

[10] KIM T，OH C W，BANG J S，et al. Moyamoya disease：treatment and outcomes[J]. J Stroke，2016，18（1）：21-30.

[11] 神经血管疾病复合手术规范专家共识编写委员会. 神经血管疾病复合手术规范专家共识 [J]. 中华医学杂志，2017，97（11）：804-809.

[12] 烟雾病和烟雾综合征诊断与治疗中国专家共识编写组，国家卫生计生委脑卒中防治专家委员会缺血性卒中外科专业委员会. 烟雾病和烟雾综合征诊断与治疗中国专家共识（2017）[J]. 中华神经外科杂志，2017，33（6）：541-547.

[13] FRASSANITO P，BIANCHI F，PENNISI G，et al. The growth of the neurocranium：literature review and implications in cranial repair[J]. Childs Nerv Syst，2019，35（9）：1459-1465.

第四章 | 椎管内肿瘤手术

第一节 概 述

椎管内肿瘤又称脊髓肿瘤,是指发生于脊髓或神经根、硬脊膜及周围软组织等组织的肿瘤。

椎管内肿瘤仅占全部儿童肿瘤的 2%。椎管内肿瘤的发病率明显低于颅内肿瘤,两者之比,国外资料一般为 1∶20～1∶10,北京天坛医院资料中小儿椎管内肿瘤与颅内肿瘤之比约为 1∶15,占同期全年龄组椎管肿瘤的 7%。男女童发病率比约为 3∶2。

小儿椎管内肿瘤以先天性肿瘤如胚胎残余组织肿瘤和神经胶质瘤最为多见,2011—2018 年北京天坛医院 201 例儿童椎管内肿瘤统计分析,胚胎残余组织肿瘤占 36%,其次为神经胶质瘤占 20%。成人多见的神经鞘瘤(41.7%)和脊膜瘤(16.4%),在小儿组分别占 11.5% 和 2.5%。小儿椎管内胶质瘤中星形细胞瘤多见,而室管膜瘤相对较少见。

小儿椎管内肿瘤可见于椎管内各段,其中以胸段和腰段最为多见,占 71%。根据其与硬脊膜及脊髓的关系可分为硬脊膜外肿瘤、硬脊膜内外沟通肿瘤、髓外硬脊膜下肿瘤和髓内肿瘤。这种情况与肿瘤的定性诊断及手术预后的判断有一定关系。

对于小儿椎管内肿瘤,手术切除治疗是最主要的治疗方法。手术前的定位及定性诊断十分重要,应结合查体情况与影像学检查尤其是 CT 及 MRI 进行定位及定性。手术中在保护神经功能的前提下尽可能彻底切除肿瘤达到脊髓充分减压明确肿瘤性质的目的。

第二节 硬脊膜外及硬脊膜内外沟通肿瘤切除术

硬脊膜外肿瘤是指生长在椎管内、硬脊膜外的肿瘤,北京天坛医院资料中占小儿椎管肿瘤的 13.3%。按病理分类,主要有表皮样囊肿、皮样囊肿、畸胎瘤、脂肪瘤、神经节细胞瘤、血管瘤等良性肿瘤,恶性肿瘤低于成人组。硬脊膜内外沟通肿瘤是指跨硬脊膜生长的肿瘤,最多见于神经鞘瘤也可见于部分脊膜瘤,小儿比较少见,治疗上与硬膜外肿瘤有相近之处故合并描述。小儿硬膜外及硬脊膜内外沟通肿瘤约占椎管肿瘤的 7.4%,最常见的临床体征以运动系统的损害为主。一般良性肿瘤进展缓慢,故病程较长。但是当肿瘤出血时常表现为急性病程,尤其是血管瘤出血时可因急性压迫造成压迫平面以下的肢体活动障碍。

【手术适应证】

1. 有急慢性脊髓压迫症状,神经影像学检查明确,肿瘤定位准确者。

2. 患儿一般情况尚好,能耐受手术者。

【手术禁忌证】

1. 完全性截瘫超过 2 周者,但是儿童恢复能力超过成人,如果仍有肌肉张力在征得家长充分理解的前提下仍可尝试手术治疗,但是松弛性瘫痪患儿基本恢复无望。

2. 患儿呈恶病质, 伴有巨大压疮和严重泌尿系感染者。

【术前准备】

1. 神经外科常规术前准备。

2. 测量体重。

3. 术前 1 天备皮, 范围包括手术切口周边 15cm 以上, 颈部切口者应剃头。

4. 手术当日全身麻醉后置入导尿管。

【麻醉与体位】

全身麻醉。通常采用侧卧位, 患侧在上, 如不须考虑侧别者, 一般以左侧卧位为宜。

【手术步骤】

1. 切口　根据术前定位以病变为中心, 沿背部中线棘突间做直切口, 其范围应包括病变所在部位上下各 1 个椎体, 对于过度肥胖患儿可适当延长切口。标记后, 用 0.25%～0.5% 普鲁卡因局部浸润, 先皮下注射, 再在距棘突外侧 1.5cm 处刺入肌肉, 直达椎板, 注入 3～5ml, 这样既可维持较浅的麻醉深度, 又可减少出血, 沿切口线切开皮肤及皮下、用电刀切开皮下脂肪和深筋膜, 直达棘上韧带(图 4-2-1)。

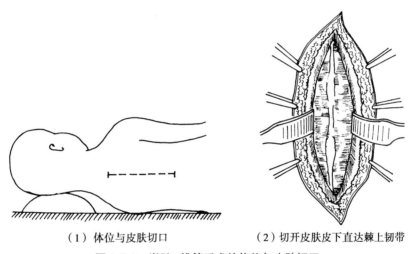

（1）体位与皮肤切口　　　　　　　　（2）切开皮肤皮下直达棘上韧带

图 4-2-1　脊髓 - 椎管手术的体位与皮肤切口

2. 暴露椎板　电刀先切至棘上韧带, 再沿棘突尖端向其两旁剥离, 紧贴棘突侧方骨面和椎板表面, 用电刀及骨膜剥离子向两旁剥离推开椎旁肌肉, 直至关节突, 填入纱布压迫或双极电凝止血。分离时先在一侧逐个椎板进行, 然后再做另一侧。两侧剥离后, 取出填塞纱布。放置椎板牵开器, 向两侧牵开椎旁肌, 用电刀切开上下棘突间的韧带, 用切割钻、铣刀或超声骨刀分别沿两侧椎板切割, 取下棘突及椎板复合体, 胸椎棘突向下倾斜, 胸段手术时可适当咬除上位部分棘突以利操作(图 4-2-2)。

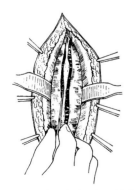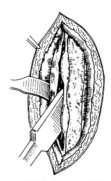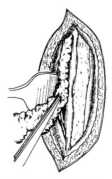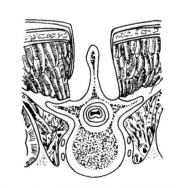

（1）切开棘突尖端两侧的筋膜　（2）沿棘突侧面和椎板　（3）在棘突 - 椎板与肌肉分开的　（4）暴露后棘突 - 椎板示意图
　　　　　　　　　　　　　　　表面向一侧推开肌肉　　　间隙中填压纱布止血

图 4-2-2　暴露椎板

3. 切除椎板　上、下椎板间为黄韧带，外侧厚中间薄，在取下棘突椎板复合体后，可用枪状椎板咬骨钳或小咬骨钳伸入黄韧带及硬脊膜间，将黄韧带连同上下缘椎板分块咬除，咬除范围上下两端超过病变长度，两侧不超过关节突内缘（图4-2-3）。但是如果肿瘤侵犯单侧关节突可适当咬除，单节段一侧关节突的破坏对脊柱稳定性影响有限。

4. 肿瘤切除　探查硬脊膜外肿瘤位置和周围组织关系有无异常血管，有无骨质破坏。小儿硬脊膜外肿瘤多有包膜，只要暴露清楚，分块切除、完整切除均较容易。恶性肿瘤小儿少见，若有，常可累及椎旁肌肉，应将病损肌肉一并切除。若肿瘤在腹侧面，可切除一侧关节突和椎弓根，从椎管的前外侧切除肿瘤。此时以用刮匙刮除为宜，切忌用取瘤钳强行牵拉。手术减压范围应在病变上下两端都可见脊髓搏动为止。若是表皮样囊肿，因囊肿有包膜，可将囊壁与周围组织游离后摘除。硬脊膜内外肿瘤切除后可用超声探查硬膜

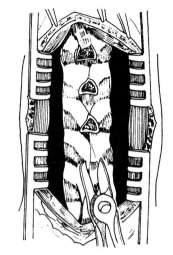

图 4-2-3　取下棘突及椎板复合体

下，必要时可切开硬脊膜探查避免肿瘤残留，如果有脑脊液渗漏应尽量严密缝合，如果硬膜菲薄或缺损较大可以免缝人工硬膜覆盖修复，必要时放置硬膜外引流管（图4-2-4、视频4-2-1）。

5. 椎板及棘突复合体复位　肿瘤完整切除后将棘突椎板复合体放置于原位后以两孔钛片及钛钉复位固定于两侧椎板上，每一椎体节段两侧均须固定，如果为单一节段建议至少固定三点避免移位。

6. 缝合切口　过氧化氢溶液冲洗后，庆大霉素加生理盐水冲洗伤口，间断缝合肌肉全层，连续缝合筋膜、间断缝合皮下组织和皮肤（图4-2-5）。

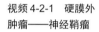

视频 4-2-1　硬膜外肿瘤——神经鞘瘤

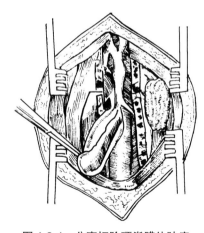

图 4-2-4　分离切除硬脊膜外肿瘤

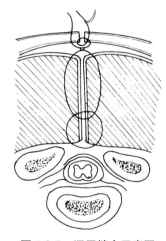

图 4-2-5　逐层缝合示意图

【手术经验】

1. 术前应做好病变脊椎定位，否则椎板切除过多，影响脊柱稳定性，有时甚至将肿瘤遗漏。

2. 切割钻切开椎板时要小心探查到硬膜后，根据深度小心切割，不要求一次性到位，避免损伤硬脊膜，必要时可留薄层骨质以骨膜剥离子撬开。如使用超声骨刀不需大力，仅需顺势切割避免损伤刀头。

3. 扩大咬椎板时，一手握钳，另一手下托握咬钳之手，应向上提咬，即完成每一次咬除动作的同时，双手已将咬骨钳上提一次，防止咬骨钳滑入椎板下压迫脊髓。

4. 小儿背部肌肉较成人薄，要求操作更精确，减少出血量。

5. 止血应彻底，必要时可自切口一端放置引流管于硬脊膜外，术后24～48小时拔除，如果术中考虑脑脊液渗漏建议长期保留引流管，待一周后拔除。

第三节　髓外硬脊膜下肿瘤切除术

髓外硬脊膜下是椎管肿瘤的好发部位，占椎管肿瘤的 60%。国外小儿组的髓外硬脊膜下肿瘤占椎管肿瘤的 2/3，北京天坛医院小儿组的髓外硬脊膜下肿瘤占椎管内肿瘤的 46.3%。病理分类中仍以脂肪瘤、皮样囊肿、表皮样囊肿较多。而成人中最常见的神经鞘瘤和脊膜瘤在小儿组仅分别占 11.5% 和 2.5%。另外，尚可见畸胎瘤、血管瘤等良性肿瘤。

髓外硬脊膜下肿瘤的症状和体征以躯干及肢体的疼痛、无力最常见，若肿瘤偏一侧，可出现布朗 - 塞卡综合征（Brown-Séquard syndrome）。小儿中发生在腰段的多于胸段，其中圆锥部位最为高发。相当多的患儿合并脊柱发育畸形，有报道可达到 37%。

【手术步骤】

切口、暴露椎板、切除椎板步骤同硬膜外肿瘤。

1. 硬脊膜切开　硬脊膜外有一层脂肪，如果肿瘤生长时间长，脂肪层多变薄甚至消失，由中线向两侧分离切除脂肪层，纵向正中切开硬脊膜，略短于椎板切开长度以利硬膜缝合，以能将肿瘤显露充分为准，蛛网膜尽量保持完整，避免悬吊硬脊膜时有血液流入蛛网膜下隙。将切开的硬脊膜向两侧肌肉上缝吊，切开蛛网膜放出脑脊液（图 4-3-1）。

2. 切除肿瘤　如果肿瘤位于脊髓的背外侧，打开蛛网膜后即可见到肿瘤，如能明确显露肿瘤上下极可先将生理盐水棉片轻轻填塞避免术中出血进入蛛网膜下隙。沿肿瘤周边进行分离，分离时应由表浅处开始，如果是脊膜瘤这类起源于硬脊膜的肿瘤可先不打开蛛网膜，沿肿瘤基底逐渐电灼后切断，通常能先游离出肿瘤一端，轻轻提起，向下继续分离，若粘连较紧，可行锐性分离。

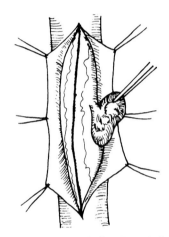

图 4-3-1　剪开硬脊膜显露髓外肿瘤

若肿瘤在腹外侧，完整切除有损伤脊髓的可能时，可先做肿瘤囊内切除或分块切除，待瘤体缩小后再将其全部切除。如切除仍有困难，可在肿瘤两神经根之间找到齿状韧带，一般切断 1~2 根齿状韧带轻轻将脊髓向健侧推开，使肿瘤获得满意显露。肿瘤在背侧、外侧较容易切除。

表皮样囊肿、先天性肿瘤其包膜可薄厚不一，且常与脊髓和神经根粘连，在切开囊壁之前病变周围的蛛网膜下隙要用湿棉片填塞保护，防止囊内容物流入而引起化学性脑脊膜炎。囊壁切开，内容若为牙膏状物质，可用吸引器吸除，然后用生理盐水反复冲洗干净。与脊髓、神经根粘连的囊壁，紧贴囊壁行锐性分离后切除，若囊壁与神经根粘连不能分离时，可考虑切断 1~2 根神经根，争取全切除，与神经根粘连紧密的囊壁可尝试以小功率电极电灼后剥离，如确实剥离困难可以小功率双极电灼减少分泌功能（图 4-3-2）。肿瘤为实性者，可先切开包膜，吸除或刮除囊内容，再行分块囊壁切除，如为表皮样囊肿等内容物可能在术后引起化学性刺激的占位，建议术中反复以生理盐水冲洗，必要时可加用地塞米松（视频 4-3-1）。

切除肿瘤后，应彻底止血，注意观察脊髓搏动是否得到改善。

3. 缝合切口　止血满意，清点棉片无误后，连续严密缝合硬脊膜、以两孔钛片及钛钉复位固定棘突椎板复合体，间断缝合肌层、间断或连续缝合深筋膜、皮下组织和皮肤。

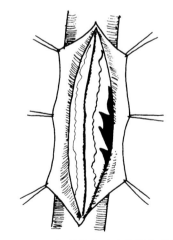

图 4-3-2　切断长出肿瘤的神经根后再切除肿瘤

视频 4-3-1　髓外硬膜下肿瘤——延髓至第 3 颈椎脊膜瘤

【手术经验】

1. 切开硬脊膜后，不能发现肿瘤，可先用细导尿管（8号）沿硬脊膜下髓外上下两端探查，肿瘤端探查受阻不畅，可在近端扩大铣开椎板，延长剪开硬脊膜，直到完全暴露肿瘤。切除肿瘤前，一定仔细观察肿瘤与周围组织的关系。

2. 术中脊髓有小出血，若为静脉出血一般用吸收性明胶海绵或流体明胶压迫止血即可，如无效或动脉出血时才用双极电凝止血，应将功率调低，电灼后及时用冷生理盐水冲洗降温，操作一定要准确。

3. 术中尽量避免对脊髓的牵拉，如考虑脊膜瘤尽量多打开肿瘤侧椎板以利显露肿瘤基底，必要时可切断肿瘤侧齿状韧带以利显露，肿瘤不强求整块切除，对肿瘤的一切牵拉尽量朝向非脊髓侧，有条件的单位可在电生理监测下手术。

第四节　脊髓内肿瘤切除

文献报道脊髓内肿瘤占小儿椎管内肿瘤的30%。2011—2017年北京天坛医院资料显示，小儿脊髓内肿瘤占其椎管内肿瘤的33%，较成人发生率高。而1995—2004年北京天坛医院的一组统计显示，小儿脊髓内肿瘤占53.6%，可能与当时国内各地小儿神经外科脊髓内肿瘤开展还不普遍有关。

小儿脊髓内肿瘤与成人一样以星形细胞瘤和室管膜瘤为主，北京天坛医院数据为60%。其次为表皮样囊肿和皮样囊肿等先天性肿瘤，占30%，还可见脂肪瘤、肠源性囊肿等。颈胸段为好发部位。其中室管膜瘤最多见类型为黏液乳头型（WHO I级），间变室管膜瘤（WHO III级）也不少见。

脊髓内肿瘤成人患者大都以感觉障碍为首发症状，小儿患者运动障碍、疼痛及大小便功能障碍则显得突出。

从外科角度看脊髓内肿瘤可以分成两类，一类是浸润性生长的肿瘤，如星形细胞瘤，与正常的脊髓组织无明显界线，完全切除困难；另一类是肿瘤与周围的脊髓组织有清楚的界线，能够完全切除，如室管膜瘤、表皮样囊肿等，在显微镜下手术，力争肿瘤全切除，对于髓内肿瘤一定要在电生理监测下手术，通常监测体感及运动诱发电位，圆锥部肿瘤要监测肛门括约肌功能。

【手术步骤】

1. 手术切口和椎板切除　切口长度和椎板切除的数目依肿瘤大小而定。椎板切除后可见病变部位的硬脊膜外脂肪大部消失，硬脊膜可呈梭形隆起，触之有坚实感。在隆起的上方可见到搏动，而下方则搏动消失。椎板切开节段务必超过膨隆区。

2. 硬脊膜切开　将硬脊膜在脊髓的膨隆部做中线切开，先切一小口，然后伸入显微剥离子探查，有粘连时则边分离边切开。脊髓内肿瘤所在的脊髓节段呈梭形膨大，有时脊髓内肿瘤可向髓外生长使脊髓表面可见，当肿瘤偏于脊髓腹侧时也可使脊髓背侧隆起，应注意鉴别。

3. 肿瘤切除　如果脊髓表面不能见到肿瘤则在显微镜下沿隆起处后正中线切开，否则可沿肿瘤周边分离。脊髓切开时尽量避开主要血管，勿损伤脊髓后正中动脉，但有时也难以保留，因脊髓为多重供血一般影响不大。通常向下切开1~3mm即可见到肿瘤，如果未见肿瘤切勿盲目深入，必要时可行术中超声检查确定肿瘤位置深度。有边界包膜的沿其周围锐性分离，脊髓到肿瘤的供血动脉要逐一电灼切断，分离时一定要紧贴瘤壁，动作轻柔准确。可分块也可完整切除，不同肿瘤具体方法也不同，肿瘤周边的胶质增生带多予以保留，勿扩大切除造成脊髓功能损伤（图4-4-1~图4-4-5）。

（1）星形细胞瘤：有囊先穿刺，无清楚界线，不易彻底切除，在手术显微镜下大体上可分辨出正常组织和异常组织，异常组织是肿瘤还是胶质增生应小心判断。实在分辨不清时，可行术中肿瘤荧光造影或可用术中冷冻切片帮助，以求尽可能多地切除肿瘤，髓内星形细胞瘤也可做到完全切除，术中电生理监测显示运动诱发电位下降超过50%时要暂停手术，观察后不能好转则停止。肿瘤未能完全切除者，可在术后放疗，如果肿瘤为WHO III级以上肿瘤可考虑同时行化疗或分子靶向治疗。

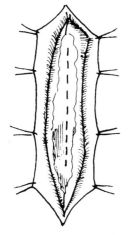

图 4-4-1 沿中线切开脊髓

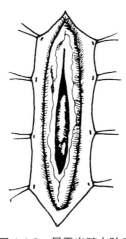

图 4-4-2 暴露出髓内肿瘤

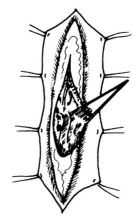

图 4-4-3 分离出脊髓与肿瘤的边界

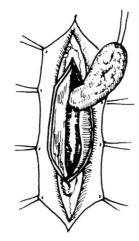

图 4-4-4 先游离出肿瘤的一端

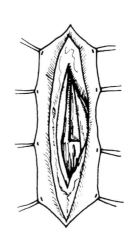

图 4-4-5 肿瘤切除后的残腔

（2）室管膜瘤：通常有清楚的界线，在手术显微镜下由脊髓背部正中切开，先将肿瘤的一端分离出来，提起后逐渐向另一端分离，遇到血管要辨别它是供应肿瘤的还是贴附在肿瘤上的供应脊髓的血管，前者可用双极电凝切断，后者应从肿瘤上游离下来并保留。遇到肿瘤的界线不清楚，可能是肿瘤突破其包膜而向外生长，要在镜下仔细辨别，予以切除。但勿切除任何正常组织。如肿瘤太长，先将肿瘤后侧轻轻分离，此时肿瘤会向后自动地娩出一些，牵起肿瘤一端，在直视下仔细准确地紧靠肿瘤壁分离。若肿瘤很长，可由两端向中间分离。若肿瘤过粗尤其是过分向腹侧侵袭视野不清时，可保留腹侧薄层肿瘤，将大部切除后清晰视野下彻底吸除或剥离肿瘤。牵拉脊髓一定要轻，这样操作损伤小、时间短，脊髓内室管膜瘤一般能较完全切除，彻底切除这种肿瘤后无须放疗（视频 4-4-1）。

视频 4-4-1 室管膜瘤（$T_5 \sim T_7$）

（3）表皮样囊肿等：较上述类型肿瘤的切除操作有不同。先切开囊壁，内容为牙膏状，吸除后再行囊壁锐性分离切除。缝合硬脊膜前用含激素的生理盐水反复冲洗，以免术后无菌性脑膜炎。

4. 缝合切口 瘤腔以海绵压迫或流体明胶止血，清点棉片，如果肿瘤全切止血满意可间断缝合脊髓软膜；如果肿瘤切除不满意脊髓肿胀明显，可减张缝合硬脊膜，必要时去除棘突椎板复合体减压并防止硬膜外引流管；否则连续缝合硬脊膜，以两孔钛片及钛钉复位固定棘突椎板复合体，间断缝合肌层、间断或连续缝合深筋膜，逐层缝合皮下组织和皮肤。

【术后处理】

（1）术后应用肾上腺皮质激素、脱水药及改善神经功能的药物。

（2）脊髓内肿瘤颈胸段居多，若影响到运动功能，术后可出现呼吸浅表无力，应注意呼吸情况，必要时应行气管切开，有利排痰，保持呼吸道通畅。也可使用呼吸机确保血氧浓度，安全渡过危险期。

（3）脊髓内胶质瘤切除不彻底时应行放射治疗等综合治疗。

（罗世祺　贾文清　程阳泉）

参 考 文 献

[1] 王忠诚. 神经外科学：脊髓疾病 [M]. 北京：人民卫生出版社，1983.

[2] 王忠诚，张俊廷，刘阿力，等. 颈髓内巨大肿瘤的手术治疗 [J]. 中华神经外科杂志，1995，11（3）：125-128.

[3] 罗世祺，白广明. 儿童椎管内肿瘤：附133例分析 [J]. 神经精神疾病杂志，1981（2）：96-99.

[4] David G M，Arthur E M，Donacd H R. Pediatric neurosurgery[M]. New York：Grune & Stratton，1982：529-549.

[5] 罗世祺. 儿童神经系统肿瘤 [M]. 北京：北京大学医学出版社，2006：537-584.

[6] 郑立高，李庆彬. 椎管内上皮样囊肿和皮样囊肿：附32例分析 [J]. 中国神经精神疾病杂志，1990，6（5）：289-290.

[7] 曹作为. 腰骶段髓内肿瘤全切除术 [J]. 中华神经外科杂志，1990，6（1）：45-47.

[8] 段国升，朱诚. 手术学全集：神经外科卷 [M]. 北京：人民军医出版社，1994：635-649.

[9] CHMIDEK H H，ROBERTS D W. Schmidek&Sweet operative neurosurgical techniques：indication，methods，and results[M]. 4th ed. Amsterdam：Elsevier Science，2000.

[10] FISCHER G，MANSUY L. Total removal of intramedullary ependymoma，follow-up study of 16 cases[J]. Surg Neurol，1980，14（4）：243-249.

[11] CONSTANTINI S，EPSTEIN F J. Intraspinal tumors in infants and children[M]//Youmans J. Neurological surgery. Philadelphia：Saunders，1996：3132-3167.

[12] MCCORMICK P C，TORRES R，POST K D，et al. Intramedullary ependymoma of the spinal cord[J]. J Neurosurg，1990，72（4）：523-532.

[13] MARK S. Greenberg handbook of neurosurgery[M]. 5th ed. New York：Thieme Medical Publishers，2001.

[14] NOH T，VOGT M S，PRUITT D W，et al. Pediatric intramedullary spinal cord tumor outcomes using the WeeFIM scale[J]. Childs Nervous System，2018，34（9）：1753-1758.

[15] SAHU R K，DAS K K，BHAISORA K S，et al. Pediatric intramedullary spinal cord lesions：Pathological spectrum and outcome of surgery[J]. J Pediatr Neurosci，2015，10（3）：214-221.

[16] LUNDAR T，DUE-TONNESSEN B J，SCHEIE D，et al. Pediatric spinal ependymomas：an unpredictable and puzzling disease. Long-term follow-up of a single consecutive institutional series of ten patients[J]. Childs Nervous System，2014，30（12）：2083-2088.

[17] SOFUOĞLU Ö E，ABDALLAH A. Pediatric spinal ependymomas[J]. Med Sci Monit，2018，24：7072-7089.

[18] WILNE S，WALKER D. Spine and spinal cord tumours in children：a diagnostic and therapeutic challenge to healthcare systems[J]. Arch Dis Child Educ Pract Ed，2010，95（2）：47-54.

[19] ISIK N，BALAK N，SILAV G，et al. Pediatric intramedullary teratomas[J]. Neuropediatrics，2008，39（4）：196-199.

第五章 | 神经系统先天性畸形手术

第一节 概 述

神经系统畸形是指中枢神经系统的先天性发育异常，大多于出生时即被发现，少数于出生后逐渐明显，近年来随着超声、磁共振技术的普及，检出率较前明显提高。

在外科手术治疗方面，各种不同疾病的各类手术也经历了几十年甚至近百年的完善与提高，特别是CT和MRI的出现，不仅提高了诊断率，而且从形态学上更加完善了对各种畸形的认识。显微外科技术的出现和普及、新的手术方法和设计，以及更加合理的分流管的应用，使一些复杂的先天性畸形得到有效的治疗，提高了中枢神经系统先天性畸形的手术治愈率，提高了患儿的生存质量。这不仅是医疗问题，也是不可轻视的社会问题，必须引起医务工作者的高度重视。

中枢神经系统先天性畸形并不少见，世界卫生组织公布的资料表明其发生率为2.66‰，而因先天性畸形死亡的婴儿中，中枢神经系统先天性畸形占6.7%。中枢神经系统先天性畸形的病因很多，其中约60%无明显病因可查，20%为遗传性因素，10%为自发性染色体突变，10%由外在因素如感染、缺血、中毒等所致。中枢神经系统先天性疾病可分为先天性颅脑疾病和先天性脊髓脊柱疾病。先天性颅脑疾病分类方法很多，Demyer分类法应用最广泛，Demyer分类法将先天性颅脑疾病分为三大类：①细胞源性疾病，属于遗传性疾病及染色体病；②组织源性疾病，多属于遗传性疾病；③器官源性疾病，这类疾病较多，如神经管闭合障碍引起的颅裂畸形、脑膜脑膨出，神经元生长障碍引起的小头畸形等，这些疾病中许多可手术治疗。先天性脊柱脊髓畸形构成单位主要是神经管闭合障碍而引起的疾病，最常见为脊柱裂，目前能够行手术治疗的先天性神经系统疾病主要是那些在形态学上有明显畸形异常的，通过手术矫正或部分矫正，达到治疗和改善临床症状体征的目的。

（罗世祺 程阳泉 田永吉）

第二节 脑膜膨出和脑膜膨出修补术

脑膜膨出是显性颅裂（先天性颅骨缺损）的一种，颅腔内容物自颅骨缺损处呈囊样膨出，又称囊性颅裂，发病率占神经管缺陷的10%~20%。70%~80%发生于枕部，少数发生在额面部，通常位于中线部位，可位于额、鼻咽部、颞部或顶部，多从枕骨突出或突进鼻腔。根据膨出物的内容，可以分为以下几种。

（1）脑膜膨出：内容只有脑膜和脑脊液。

（2）脑膨出：内容为脑膜和脑实质而无脑脊液。

（3）脑膜脑膨出：内容为脑膜、脑实质和脑脊液。

（4）脑囊状膨出：内容有脑膜、脑实质和部分脑室，但在脑实质与脑膜之间无脑脊液存在。

（5）脑膜脑囊状膨出：内容与脑囊状膨出相似，只是在脑实质与脑膜之间有脑脊液。

位于枕部者可以很大且多为脑膜脑囊状膨出，近年来随着产前优生检查的普及，临床已很少遇到。

常见顶枕部中线包块较小者，多为单纯脑膜膨出，窄蒂与头皮相连，患儿哭啼时有张力改变，颅骨缺损常较小，囊腔与颅内蛛网膜下隙存在细小的沟通或已完全闭合成为孤立的囊腔。位于鼻根部的脑膜膨出，可以导致两眼距增宽及眼眶变小，甚至不能完全闭眼，如鼻腔受压则呼吸困难，并可引起泪囊炎。从筛板向鼻腔膨出者，形状类似鼻息肉。膨出于鼻咽腔者可引起呼吸、吞咽困难。单纯的脑膜膨出可无其他神经系统症状，患儿智力发育可能完全正常。

　　一般患儿出生后半岁至 1 岁手术较安全。如头皮有破溃可能，鼻腔或鼻咽腔堵塞严重应提前手术。手术目的是封闭颅裂处的缺孔，切除膨出物及其内容物。位于颅盖部者，一般不修补骨缺损，只需将软组织紧密缝合，使其不渗漏脑脊液。位于颅底部者则常须通过开颅术修补，且须修补颅骨缺孔和硬脑膜。由于手术只能消除膨出的肿块，不能纠正脑的畸形，所以就上述五种显性颅裂来看，脑膜膨出的预后最好，其余按顺序渐差，脑膜脑囊状膨出最差。

【手术适应证】

1. 膨出较大影响容貌。

2. 膨出部皮肤菲薄，有破溃可能者。

【手术禁忌证】

1. 局部皮肤溃疡，囊腔已破裂，有继发感染者。

2. 巨型脑膜脑膨出，囊壁菲薄，切除后无足够的正常皮肤可对合者。

3. 合并严重脑积水者，应先行脑积水分流术。

【术前准备】

1. 见第二章第三节。

2. 摄头部正、侧位 X 线片，了解骨缺损的大小，行 CT 或 MRI 检查，明确膨出内容物。

【麻醉与体位】

全身麻醉，气管内插管。膨出物在鼻和颈部的可仰卧位，在顶枕部的可为左侧卧位。

一、枕部脑膜脑膨出修补术

【手术步骤】

1. 切口　在膨出囊肿的基底部采用梭形切口。在设计切口时应估计缝合时无张力，平整美观。

2. 分离囊颈　切开皮肤、皮下和帽状腱膜，直达囊壁外层，并沿其分离直至暴露颅骨缺损边缘。分离颅骨缺口周围骨膜，显露囊颈（图 5-2-1）。

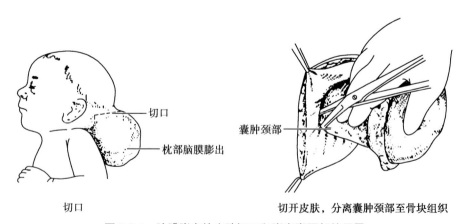

图 5-2-1　脑膜膨出的皮肤切口和膨出囊颈部的显露

3. 处理囊内组织　囊颈分离好后，在接近基底部切除囊肿顶部、放出囊内脑脊液、探查囊内情况（图 5-2-2），如仅有少量脑组织膨出，且外观比较正常，将其与囊壁分离后还纳颅内。若颅骨缺损太小、颅腔容积有限，无法还纳，或膨出脑组织已变性，外观不正常，应于蒂部将膨出脑组织切除。

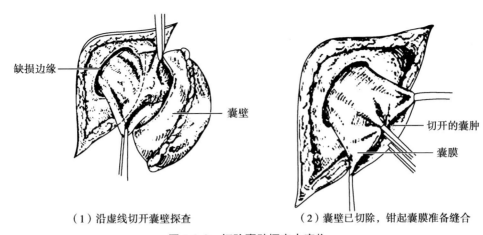

缺损边缘
囊壁
切开的囊肿
囊膜

（1）沿虚线切开囊壁探查　　　　　　　（2）囊壁已切除，钳起囊膜准备缝合

图 5-2-2　切除囊壁探查内容物

4. 残留囊壁缝合、修补硬膜缺损　颅骨缺损小、仅有单纯脑膜膨出者只需将囊颈贯穿结扎。骨缺损较大者，做残留囊壁的缝合，并且翻转邻近骨膜重叠加强缝合（图 5-2-3）。缝合一定要严密，防止脑脊液漏。颅骨缺损一般无须修补。

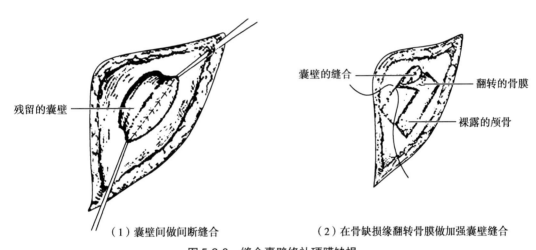

残留的囊壁
囊壁的缝合
翻转的骨膜
裸露的颅骨

（1）囊壁间做间断缝合　　　　　　　（2）在骨缺损缘翻转骨膜做加强囊壁缝合

图 5-2-3　缝合囊壁修补硬膜缺损

5. 缝合切口　严密缝合帽状腱膜，皮下脂肪较多者可切除一部分后再缝合皮下组织及皮肤。

二、颅鼻部脑膜脑膨出修补术

经硬膜下切开硬脑膜可以获得更好的显露，更容易处理疝出脑组织的根部（图 5-2-4）。单纯、较小、靠筛板前部的脑膜膨出，经硬膜外即可处理。

【手术步骤】

1. 切口　发际内冠状切口，皮瓣翻向面部要尽量低，以利暴露鼻根部。

2. 骨瓣开颅　过中线开颅，骨瓣下缘应低至额窦上缘，若额窦开放，可用骨蜡封闭，这样可充分暴露膨出囊的基底部。

3. 显露、切除膨出物基底部　切开硬脑膜，结扎矢状窦，脑压板抬起额叶，充分显露膨出的囊颈以及疝出脑组织根部，切除变形、软化脑组织，充分止血。

4. 取邻近硬脑膜瓣或骨膜、颞肌筋膜，严密缝合硬脑膜缺损。

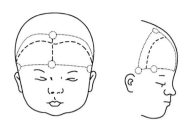

（1）双侧冠状切口的正、侧面观

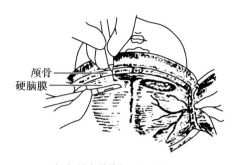

（2）骨窗前缘切开硬脑膜

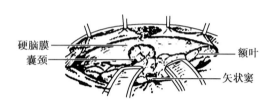

硬脑膜
囊颈
额叶
矢状窦

（3）切开硬脑膜，结扎矢状窦，用脑
压板抬起额叶，显露膨出的囊颈

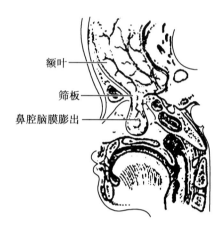

额叶
筛板
鼻腔脑膜膨出

（4）鼻腔内脑膜膨出，经过筛板

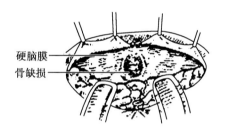

硬脑膜
骨缺损

（5）异常脑组织切除，见硬脑膜缺孔及骨缺损

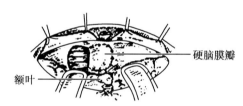

硬脑膜瓣
额叶

（6）自邻近切取硬脑膜瓣做硬脑膜缺孔修补

图 5-2-4　颅鼻部脑膜脑膨出修补术

（万　锋　罗世祺　程阳泉）

第三节　脑积水手术

脑积水是指由于各种原因造成脑脊液在脑室系统内过多积聚。先天性脑积水多见于新生儿或婴儿，故又称婴儿脑积水，常伴有脑室系统扩大、颅内压增高和头围增大。本节讨论的脑积水手术主要是指先天性脑积水。

婴儿脑积水的确切发病率很难统计，据世界卫生组织（WHO）在 24 个国家的统计，新生儿脑积水发病率为 0.87‰，欧美国家一般认为发病率为 1/2 000，占先天性神经系统发育畸形的 1/3。

脑积水的病因形成可分为脑脊液分泌过多和脑脊液吸收障碍两大方面。从外科角度又将脑积水分为梗阻性脑积水和交通性脑积水。婴儿脑积水的发病原因目前认为主要是脑脊液循环通路梗阻，即梗阻性脑积水。造成梗阻的原因有先天性畸形：①中脑水管畸形，这是最常见的病因，如中脑水管胶质增生、隔膜形成等，均可造成中脑水管狭窄。②小脑扁桃体下疝畸形（Arnold-Chiari 畸形），由于小脑扁桃体、延髓及第四脑室过度下垂，疝入枕骨大孔甚至椎管内，造成第四脑室正中孔、侧孔闭塞而使脑脊液循环受阻。③丹迪 - 沃克（Dandy-Walker）综合征，又称 Dandy-Walker 畸形，是由小脑蚓部发育不全、横窦上移及第四脑室正中孔和侧孔闭锁而引起的脑积水。

后天病变常见于脑膜炎和蛛网膜下腔出血后，其炎性渗出使脑脊液经蛛网膜颗粒回吸收进入矢状窦受阻，形成脑积水，属于交通性脑积水。

脑积水的临床表现主要有烦躁、发育迟缓、头痛和呕吐，体征有头围增大、前囟扩大和张力高，严重时可伴有眼的落日征。

CT 和 MRI 检查对婴儿脑积水患儿十分必要。神经影像学检查不仅准确可靠，而且迅速、安全、无创，特别是 MRI 清晰的图像使大多数脑积水的病因及梗阻部位和皮质厚度等一目了然。

自 1898 年 Ferguson 提出脑积水的外科治疗以来已经 100 多年了，至今手术治疗仍然是治疗婴儿脑积水的最主要的方法。目前常用的手术方法主要包括脑脊液分流术和神经内镜下第三脑室底造瘘术，需要临床医师对脑积水的原因进行分析后严格选用。临床实践证实脑脊液分流术是一种较为合理的手术方式。

分流装置的基本结构有：①脑室导管，为一盲管，盲端有多个小孔。②阀门，20 世纪 50 年代美国机械师 Holter 最先发明后，几经改进，目前可见的有裂隙型、僧帽型、球型和隔膜型。它们既有基本结构的差别，又有压力 / 流量特性上的不同。③储液囊，可于此处抽吸脑脊液或向脑脊液内注入药物，以及冲洗分流管。冲洗室一般用于远端导管，还可了解分流引流是否通畅。如加压无阻力，说明远端导管通畅无阻，压瘪后很快充盈，表示近端导管通畅完好。④远端导管，根据分流部位可长可短，盲端多呈裂隙状。⑤辅助装置，较新型的分流装置常有这类装置，如开关装置、抗虹吸装置、脑脊液流动测定装置、分流过滤器等。开关装置多为按扣式，可用作间歇分流，抗虹吸装置可防止站立时过度分流，以及虹吸作用造成的脑室塌陷，引起颅内出血或硬脑膜下积液。有抗虹吸装置，全脑室系统压力低于引流处压力，如腹腔内压力高时可自动关闭导管。儿童脑积水分流术应首选有这种装置的分流管。

临床上脑积水常有不同颅压。分流装置依据这一特点，压力 / 流量变化即阀门关闭的性能根据压力变化来分类，又分为低压型、中压型和高压型。目前压力单位仍按医师临床习惯以 mmH_2O 表示，低压型 $5\sim50mmH_2O$，中压型 $51\sim110mmH_2O$，高压型 $111\sim180mmH_2O$。依据患儿颅压情况或脑积水类型，选择适当型号的分流装置，是保障治疗效果、减少并发症的首要一步。可调压式分流管是目前最新的分流装置，依据临床需要通过磁控原理调定不同压力，目前逐渐普及。

分流手术的方式，目前已有十几种。近百年来，几乎神经外科医师能想到的分流去处都尝试了，但无尽善尽美的方法。现介绍公认效果好，有代表性的脑室 - 腹腔分流术（ventriculo-peritoneal shun，V-P shunt），这也是世界上公认最好的分流方法。

分流手术的并发症种类多，发生率高，但近年来，随着神经外科技术的普及，已经取得长足的进步，尤其是随着可调压分流管及抗菌管的应用，各种并发症的发生率有逐渐下降趋势，但是神经外科医师仍需重视并发症的预防。

一、脑室 - 腹腔分流术

脑室 - 腹腔分流术是将脑积水患儿侧脑室与腹腔用一部带单向阀门的分流装置连通起来，把脑脊液输入腹腔，靠腹腔吸收脑脊液，简称 V-P 手术。Kausch 1905 年首次开展这种手术，1910 年 Hartwell 最先报道手术获得成功。50 年前，由于缺乏单向引流的分流装置，手术效果不佳。近 50 年来，由于单向阀门的出现和高分子医用材料的研制成功，脑室 - 腹腔分流术才被重新认识和使用。目前，该手术也是被各国神经外科医师广泛采用的一种治疗婴儿脑积水的方法。

【手术适应证】

1. 头围进行性扩大，有颅内高压的各类型脑积水患儿，包括梗阻性或交通性。

2. 正常压力脑积水，有或将出现脑损害症状，智力发育障碍的患儿。

3. CT 或 MRI 证实大脑皮质厚度最薄处不小于 1cm 的患儿。

【手术禁忌证】

1. 颅内感染未能控制,或头皮、颈部皮肤有破溃感染者。

2. 脑脊液中蛋白含量显著增高,超过300mg/L,或近期颅内出血者。

3. 腹部有慢性疾病,或有炎症者。

4. 头、颈、胸、腹部皮肤有破溃感染者。

【术前准备】

1. 术前常规检查。

2. CT、MRI检查,了解脑积水情况,排除颅底畸形和颅内肿瘤引起的脑积水。

3. 依据患儿情况选择分流管的型号,包括分流阀大小型号和压力型号。

【麻醉与体位】

全身麻醉,气管内插管。以右侧脑室-腹腔分流术为例,患儿仰卧位,肩下垫软垫使颈部伸展,右肩高于左肩,头偏向左侧40°～60°,在头皮和腹部标记出切口。

【手术步骤】

1. 头部切口 以侧脑室枕角穿刺为例,枕外隆凸上7cm,中线旁开2～2.5cm处向下做一纵向直切口。

2. 切口中央钻孔 根据阀门形状决定骨孔大小,骨孔大小应与之适应,便于安放阀门,结构复杂并有辅助装置,将安放在颅骨外帽状腱膜下层,应将此层分离得大小合适(图5-3-1)。

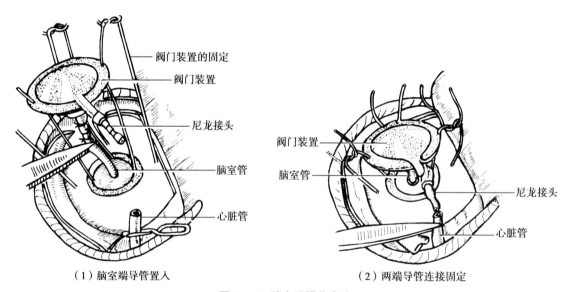

（1）脑室端导管置入　　　　　　　　　　（2）两端导管连接固定

图5-3-1　脑室端操作方法

3. 分离皮下隧道 腹腔导管是从头部切口经顶、颞、耳后、颈部、胸部到达腹部,皮下隧道较长,可分2～3次打通,有经验者,隧道通条合适,在儿童多可一次打通。若采用的分离管是整体式的,皮下隧道应由腹部、胸部、颈部到头部。隧道打通后,将导管插入通条管内向下送,见到分离管后,将通条拔出,同时将导管也带出(图5-3-2)。

4. 脑室内置管 骨孔钻好后十字形切开硬脑膜,于脑皮质无血管区做穿刺点,用带金属导芯的脑室端导管穿刺侧脑室体部,尖端指眉间,一有突破感,或管内流出脑脊液,就立即拔出导芯,然后将脑室端导管再往前慢慢送入,其尖端应超过室间孔2～3cm,避免导管尖端的微孔被脉络丛阻塞,使脑室导管尖端游离在侧脑室前角。如送管过快可插入脑实质内造成失败。一般距头皮切开深部为5～8cm,在尾端剪除脑室导管过长部分,连接固定储液器、阀门、辅助装置,将尾端与分流管腹腔端连接并妥善固定。切记安装阀门时一定要再检查一下其性能,特别是阀门上下方向不能颠倒。固定阀门于骨孔旁骨膜上。将腹腔端分流管折曲,用无菌纱布包裹。

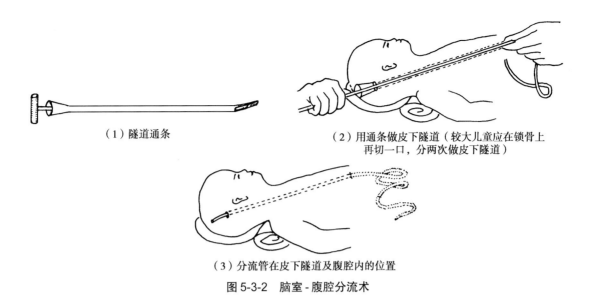

（1）隧道通条　　　　　　　　　　　（2）用通条做皮下隧道（较大儿童应在锁骨上
　　　　　　　　　　　　　　　　　　　　　　　再切一口，分两次做皮下隧道）

（3）分流管在皮下隧道及腹腔内的位置

图 5-3-2　脑室 - 腹腔分流术

5. 置入腹腔导管　脐上旁正中经腹直肌切口，长 3cm，逐层进入腹膜时，准备、验证导管后再将腹膜切一小孔，然后置入腹腔导管并使之远离切口。置入时动作要轻柔，正常情况下导管进入腹腔应无阻力。游离于腹腔的导管长度至少 30cm，最好 40cm 以上。笔者多采用此法，简单可靠，游离于腹腔内导管，不易包裹或阻塞。但送管时要注意不要盘曲及打折。

6. 不用固定导管，后逐层关腹。

【术后处理】

1. 注意患儿神志、瞳孔变化，一旦有高颅内压表现应复查 CT。发生颅内血肿应及时清除。

2. 全身应用抗生素，注意观察伤口及腹部体征，防止术后感染。

3. 如采用可调压分流管，根据术后 CT 及患者症状，调节并设置适合患者的压力。

4. 复查腹部 X 线片，看分流管位置是否妥当。

【术后并发症的预防及处理】

1. 颅内血肿　常因分流过快使颅压过低所致，发生率约为 5%。小儿容易发生，多为双侧硬脑膜下血肿。发生机制为分流过快，致使大脑皮质下陷，脑桥表面静脉拉紧，可因轻微振动而断裂发生血肿。预防这一并发症的关键是根据颅内压选择适合其压力型号的分流管，目前多采用可调压分流管，可以先将分流泵压力设置在较高档位，手术后根据情况再逐步调整，可以有效避免。

2. 消化道症状　腹痛、腹胀、恶心、呕吐、食欲下降等。发生原因主要是脑脊液对腹腔的刺激，3～5 天后逐渐减轻，1 周后消失。特别是重度脑积水患儿、年龄小的患儿更明显。

3. 腹部并发症　最主要是腹腔脏器损伤如肠穿孔。术中一定要逐层进入腹腔，打开腹膜前，要辨认确切，打开后观察腹膜有无异常，置入导管时只能将导管轻柔置入，分流管送入时顺利，证明管已进入腹腔无误，应避免将镊子、钳子伸入腹腔操作，因可引起大网膜的血管出血，尤其因为小儿肠管较薄弱，特别是麻醉状况不好时，腹压高，更易损伤肠管。一旦损伤，应退出腹部切口，行剖腹探查和肠管修补术。

4. 腹腔端分离管障碍　常见原因有导管在腹腔中盘曲和大网膜包裹。若考虑是腹腔端梗阻，应摄腹部 X 线片和腹部超声检查证实。包裹性阻塞是由于大网膜包裹腹腔端导管所致，有时大网膜包裹脑脊液形成一腹部包块，腹部 B 超可证实。腹腔端导管盘曲或包裹均应再手术。可以在腹腔镜辅助下探查，导管盘曲将腹腔端拔出后，冲洗干净，可再重新另选切口置入。

5. 术后感染　是分流术后较为常见并发症，有报道发生率为 11%，是手术失败重要原因。临床上包括脑室炎、脑膜炎、脑膜脑炎、败血症、分流管周围脓肿。这一并发症应以预防为主。无论用何种材料制造的分流管长期置入人体，必定是一种异物，容易发生感染。消毒后的分流管，术中不要过早打开包装，以免硅胶管表面的静电作用吸附异物和细菌。安置前应用抗生素溶液冲洗，安置时应用镊子持管操作，不能用手。术前常规消毒铺无菌巾单后，在手术区应贴敷无菌膜，减少感染机会。全麻后，手术开始前，可静脉注射广谱抗生素预防感染。一旦发生感染，应取出分流装置，全身用抗生素，感染控制后改行对侧的侧脑室-腹腔分流术。

6. 分流管障碍　这是最常见的并发症，分流管阻塞占分流失败的 14%～58%。原因有：脑组织或血块进入导管，造成脑室端阻塞；脉络丛组织的包绕或脑脊液蛋白含量过高也可造成分流管阻塞。为了避免和减少这一并发症，首先在术中应给予注意，脑室端分流管要放置到室间孔前方 2cm，该处无脉络丛。在将腹腔端导管插入腹腔前一定要看到脑脊液能通畅滴出。一旦发生分流管阻塞，可以通过按压阀门泵和穿刺储液器来证实是否有阻塞，阻塞在哪一端。按压阀门泵，若压瘪后回弹迅速有力，说明脑室端通畅。若回弹无力、迟缓，甚至根本不回弹，说明脑室端阻塞。穿刺储液器，能抽出脑脊液，说明脑室端通畅，反之说明阻塞。证实了脑室端通畅，则阻塞的一端只有腹腔端。此时按压关闭装置，或于锁骨处压闭导管，将穿刺抽得的脑脊液缓慢推入储液器，尝试能否将分流管的腹腔端堵塞冲开。仍不成功时，只能再行手术，将阻塞一端取出冲洗，通畅后再置入。必要时，换管在另一侧重做分流手术。

此外，分流管障碍的出现还可包括阀门失灵、导管断裂和分体分流管因为固定不牢而脱节等，均应准确发现，及时处理。

二、内镜第三脑室底造瘘术

Mixter 于 1923 年使用内镜做脑室造瘘术，但由于早期内镜体积过大和照明欠佳，这种手术并未得到普及。现代内镜的光学和照明技术极为先进，且体积明显减小，使内镜的使用范围扩大，这一技术得到了推广，第三脑室底造瘘术已成为治疗脑积水的又一重要手段。

【手术适应证】

1. 梗阻性脑积水，如中脑水管的闭锁、粘连，脑肿瘤术后梗阻性脑积水仍未解决。

2. 蛛网膜下腔通畅，脑脊液吸收功能基本正常。

3. 可作为分流术后感染、颅内出血等致手术失败的补救措施，但成功率较低。

【手术禁忌证】

1. 部分交通性脑积水，或者脑室严重扩大者。

2. 术后脑室炎未经治愈。

3. 6 个月以内婴儿，因其蛛网膜下腔尚未发育成熟。

【麻醉与体位】

全身麻醉，气管内插管。患儿仰卧位，头抬高屈曲 15°～20°。

【手术步骤】

1. 切口与钻孔　在冠状缝前，旁开中线 2cm 处切一小口、钻骨孔，骨孔尽可能靠前。

2. 脑室穿刺与置内镜　十字形剪开硬脑膜，电凝脑表面，根据 MRI 矢状位片用脑穿针朝室间孔穿刺侧脑室额角，留取脑脊液标本，拔出脑穿针。沿脑穿针通道置入内镜套管，也就是钝性分离脑皮质，扩大造瘘通道。

3. 第三脑室底造瘘　内镜进入侧脑室，以脉络丛为标记找到室间孔，由室间孔进入第三脑室后，从前向后可看到视交叉、漏斗、乳头体、中间块和中脑水管开口，弯曲镜头可见终板、松果体上隐窝和第三脑室顶。有梗阻性脑积水时，在漏斗和乳头体之间有一菱形般透明膜，透过此膜可看见鞍背、斜坡和基底动脉，斜坡与基底动脉之间是造瘘的最理想点，可用微型活检钳直接穿破漏斗隐窝后方中央最薄无血管区的底部，使其直径在 5～10mm 即可，然后通过扩大的瘘口观察脚间池内重要标志，以确认瘘口通畅。退出内镜的同时观察脑室内有无出血，结束手术（视频 5-3-1）。

视频 5-3-1　神经内镜下第三脑室底造瘘术

4. 封闭硬脑膜，间断缝合帽状腱膜、皮下组织，缝合头皮切口。

【术后并发症的预防及处理】

1. 直接下丘脑损伤　在中脑水管阻塞的患儿，第三脑室底部常向外突起，下丘脑核团随之向外侧移位，当第三脑室底部没有变薄时仍在中线处造瘘，常可损伤下丘脑，术中辨清解剖关系至关重要。

2. 间接下丘脑损伤　器械压迫、电凝和光源引起脑脊液温度升高，或术中不断冲水而不注意放水，致使第三脑室扩大，均可间接造成下丘脑损伤。尿崩症、电解质紊乱等常常为一过性。

3. 硬脑膜下积液、慢性硬脑膜下血肿，对于脑室严重扩大导致皮质较薄者，需要严格手术适应证。

4. 一过性动眼神经和展神经麻痹，不能控制的出血、心搏骤停等，需要严格选择造瘘部位。

（田永吉　罗世祺　程阳泉）

第四节　儿童狭颅症手术

狭颅症又称为颅缝早闭症、颅缝骨化症、颅狭窄畸形等。1851 年 Virchow 最早发现此病，这是一种颅骨先天发育异常疾病，由于一个或多个颅缝过早闭合导致颅腔狭小不能适应脑的正常发育，临床表现包括：头颅畸形、颅内压增高、脑功能障碍、眼部症状及身体其他部位畸形。

正常儿童一般在 6 岁时开始出现颅缝骨化，30 岁才能完全融合。而新生儿脑重量在第 1 年约增加 135%，头颅周径增大 50%。如果生后 1～2 年内颅缝逐渐骨性融合，就限制了脑组织的正常发育，同时可导致各种头颅畸形。狭颅症一经确诊主要靠外科手术治疗，并应尽早进行。手术的主要目的是松解重建骨化的颅缝，扩大颅腔容积、缓解颅内压的增高以利于脑组织正常生长，同时纠正颅面骨骼畸形。婴幼儿大脑发育迅速，早期手术（建议 1 岁以内为宜）可解除此病对大脑发育的阻碍，预防智力、精神、语言、运动等功能迟缓发育的发生；晚期手术对患儿大脑功能恢复效果不大。

手术治疗颅缝早闭起源于十九世纪七八十年代，那时提出的许多手术操作方法目前仍在使用，且跨学科的颅缝早闭解决办法的研究仍在持续进展中。颅缝早闭早期手术方式为单纯的颅缝再造（1890 年法国 Lannelongue 首次做颅缝线切除治疗狭颅症），随着时间的进展，手术方法走过了一个环形的过程：由条状颅骨切除发展为广泛的颅盖重建，后来又重新回到了微创的内镜下条状颅骨切除和弹性颅盖成形。因此，最好的手术方式目前尚无定论，对于颅缝早闭患儿手术时机以及手术步骤的争论仍未停止。

一、颅盖成形术

早期传统的手术方法只是简单地切开骨化的骨缝，虽有一定颅内减压作用，但术后颅缝再骨化问题无法解决，且不能重塑良好的颅盖外形，也无法确保扩大颅腔。19 世纪 60 年代，单纯的颅缝再造术逐渐由 Tessier 倡导的广泛的颅盖重建手术所取代。1972 年 Rougerie 等进行了颅骨骨瓣重新排列术。之后 Stricker 和 Marchac 先后将额带游离并做水平位前移，并且利用颞肌带蒂骨瓣转位来再造前额。1975 年 Munro、1978 年 Jackson 对骨瓣转位全颅骨再造术及术后颅腔的容积改变做了详尽的研究，这种游离大块颅骨骨瓣后，根据形态改变需要重新排列的手术，可以塑造出一个符合正常解剖的头颅，从而为手术治疗狭颅症开辟了一条崭新的途径。颅盖重塑再造目前已作为狭颅症手术治疗的金标准，其益处在于颅腔的构造可以提前构建，而不是被动地依赖颅内容物生长。对于不同的颅缝早闭情况，颅盖重建有不同的操作方式，但是基本的要求是游离早闭骨缝，纠正额眶后缩畸形，正确应用颅骨切开技术，重塑颅骨外形（额顶结节），从而再造合适的颅腔容积。

【手术适应证】

1. 头颅畸形明确。

2. 颅骨 X 线显示颅缝闭合，颅骨指压迹增多。

3. 患儿 3～6 月龄以上。

4. 有大脑发育迟缓和眼球突出等慢性颅内压增高表现。

【术前准备】

1. 常规术前准备。

2. 拍颅骨正、侧位 X 线片,确定颅缝骨化早闭的位置及范围。

3. 测量记录头颅各径的长度,以利术后观察对比。

4. 头颅 CT 检查,全面了解颅骨及脑的情况。

【麻醉】

全身麻醉。

【手术步骤】

1. **手术体位及切口设计**　绝大多数狭颅症手术均可采用仰卧位,但后斜头畸形(人字缝早闭)或以扩张大脑半球后部为主的颅盖成形手术须取俯卧位,如需同时处理前后颅缝时取改良俯卧位(图 5-4-1)。根据需要处理的颅缝位置设计双额或双顶冠状头皮 Zigzag 切口(图 5-4-2)。

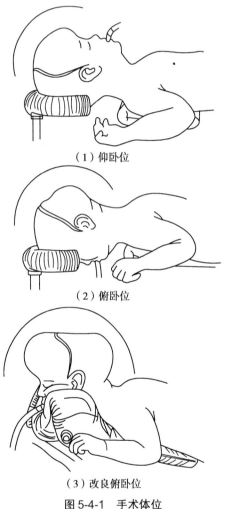

（1）仰卧位

（2）俯卧位

（3）改良俯卧位

图 5-4-1　手术体位

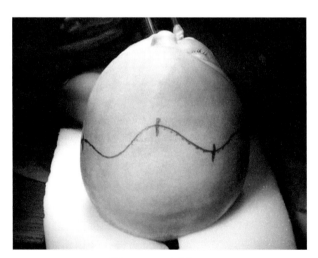

图 5-4-2　手术切口

2. **开颅及颅骨截骨**　显露颅骨时注意对导静脉的止血和眶上神经血管束的松解游离。沿设计线在硬膜外截取骨瓣,将其浸泡在抗生素生理盐水中。注意额骨可分成两部分:①额眶带,上起眶上缘下止鼻额缝,其中包括眉间部及额骨颧突,婴儿额带高度为 1.2cm,儿童一般不超过 1.5cm;②额骨瓣,额带之上冠状缝之前的全部额骨。截取额带时两端要在眶外侧壁,铣刀或摆锯截取颅骨时切割线要又直又细,减少骨缺损,并注意保护好硬脑膜、眶筋膜,有硬脑膜动脉破裂出血应先止血,硬脑膜有破裂也应缝合修补。

3. 矢状缝早闭（舟状头畸形） 从前方的额带至后方的枕鳞基底做全部颅骨穹窿再造。方法一：浮动颅骨瓣成形术可降低颅高压，但对颅骨塑形效果欠佳［图 5-4-3（1）］。方法二：自前囟至人字缝向双侧颅底双顶板条切开扩大左右径，并将额眶带截取缩短、额骨瓣梅花状扩大成形后固定眶上桥以缩短前后径［图 5-4-3（2）］。

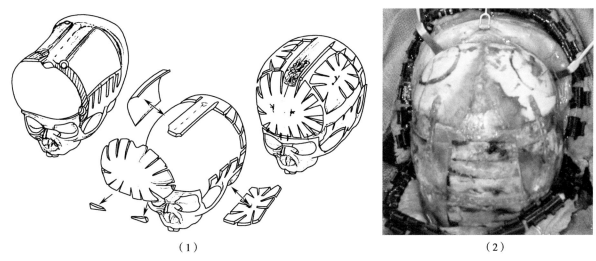

（1） （2）

图 5-4-3 浮动骨瓣成形术，板条切开 + 额带缩短

4. 冠状缝早闭（前斜头或短头畸形） 可行额眶前置术，即截下额骨后，再截取额眶带，即水平截开鼻额缝眶上壁、颧额缝及颞骨部，将单侧或双侧额眶带塑形、水平前移 1.0～1.5cm 后固定在颧骨及鼻根部、眶外侧及颞部，将其双侧颞部骨楔向内侧靠拢，须截断后再固定，再将额骨瓣前移固定在额眶带上，额后颅骨缺损处让其自然不做处理（图 5-4-4）。

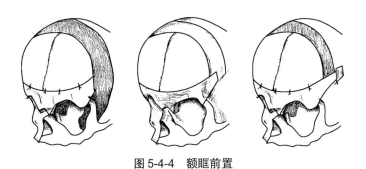

图 5-4-4 额眶前置

5. 额缝早闭（三角头畸形） 截取下额骨瓣及额眶带，将呈三角形的额眶带矫直塑形成正常形态后重新固定在正常位置，再将额骨截骨或倒转后制动，以达到额部的正常形态（图 5-4-5）。

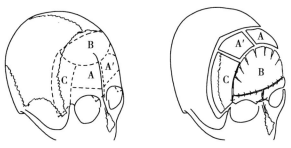

图 5-4-5 额眶前置 + 额骨瓣翻转

6. 人字缝早闭（后斜头畸形）　方法一：指状切开截取顶枕骨瓣，重建人字缝（图 5-4-6）。方法二：采用双侧顶枕骨瓣旋转交错，骨瓣制成梅花形重建两侧枕部，顶枕骨保持合适的间隙，重建患侧人字缝。

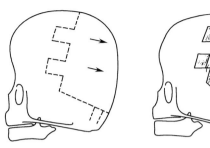

图 5-4-6　顶枕骨瓣指状切开

7. 全颅缝早闭（尖头畸形）　额眶带旋前（额眶前置术）同冠状缝早闭；额骨瓣再造，铣刀将额骨瓣分成 3～4 块，重新调整排列固定，同时可行骨瓣转位、倒转以达整复要求。对尖头畸形做骨瓣转位及 180° 倒转，外形满意后用可吸收材料固定。

8. 缝合皮瓣　不必做硬脑膜悬吊固定。各类手术均要彻底止血后，皮瓣下放置 1～2 根引流管，逐层缝合头皮。创口包扎不必加压。

【手术经验】

1. 保持呼吸道通畅　狭颅症患儿多有颅内压增高，颅底下陷，鼻旁窦发育不良等症状，容易发生呼吸不畅，术中要注意保持呼吸道通畅。

2. 减少出血与纠正失血　由于手术切口较长，皮瓣也较大，婴幼儿对失血耐受性差，因此术中应尽量减少出血，同时又要及时输血防止休克的发生。必要时可做静脉切开置管，以保证输血输液通畅。

3. 婴儿颅骨骨膜和硬脑膜外层的成骨细胞功能非常活跃，所以颅缝再造术时要将骨缝两侧的骨膜广泛切除。也可用药物烧灼硬脑膜外层，预防和推迟颅缝骨化再生，但若硬脑膜太薄，特别是有裂口时，忌用。

【术后处理】

1. 术后头颅体积渐增大，头皮肿胀和张力可能紧张，所以术后包扎不能太紧，以防止头皮坏死，术后每 2～3 天查看伤口一次。

2. 引流液如为血性，渗出量稍大，可致婴幼儿发生休克，应及时输血来维持血容量。

【并发症】

相对传统的颅缝再造术，狭颅症颅盖成形术手术较复杂，手术时间长，创伤大。手术并发症有以下几种。

1. 硬脑膜损伤导致术后脑脊液漏（常见为鼻漏）。轻者可自行愈合，重者则须重新开颅修补。

2. 术后继发性颅内出血，主要为硬脑膜外血肿。

3. 感染。

4. 视力及动眼功能障碍，失明为视神经损伤，动眼神经损伤可造成斜视。

5. 颅骨再造骨缝骨化。

6. 死亡，病死率为 1%～2.5%，主要为急性脑水肿、继发性脑水肿及脑膜炎所致。

7. 其他，如出血量大、皮下积液。

二、内镜辅助下条状颅骨切除 / 颅缝再造术 + 头盔塑形

单纯行颅缝再造术，存在术后颅缝再骨化的问题，且不能重塑良好的颅盖外形，也无法确保扩大颅腔，在临床工作中已不能作为治疗狭颅症的有效方法。Jimenez 和 Barone 等在 1990 年左右，应用内镜下条状颅骨切除治疗尖头畸形的颅缝早闭患儿，并术后结合使用头盔，适当地给予颅腔矫形，实现了术

中失血少、术后住院时间短和进行头颅塑形的要求。同时，由于损伤小，此术式可适用于年龄更小的幼儿，在大脑生长以及颅内容物体积增长前即可用此方法进行手术干预，提前为颅内容物增长提供代偿性容积。

三、弹性颅盖重塑技术

弹性颅盖重塑技术，即人字缝弹簧置入术，多用于治疗人字缝早闭时的颅后窝扩张术，已成为治疗综合征性颅缝早闭中越来越重要的手术方法，是由 Lauritzen 等倡导的治疗颅缝早闭的最新技术，在 100 个连续手术样本中，通过切开冠状缝、人字缝、矢状缝，加装"Q"型的弹簧形成预设弹性颅腔能够较好适应颅内容物的生长，一般在术后 7 个月行弹簧取出，其主要并发症为弹簧移位，发生率 5%。术后 6 个月内，74 例患者中有 67 例患者的颅腔参数恢复正常，术后效果能维持 3 年。额缝早闭引起的双眶间距过短亦可应用弹性颅盖重塑技术得以纠正。

（刘　巍　罗世祺　程阳泉）

第五节　枕骨大孔区畸形手术

枕骨大孔区畸形又称寰枕部畸形，是枕骨大孔周围和第 1～2 颈椎及其韧带所形成的区域。此部常见先天性畸形有：①扁平颅底；②颅底陷入；③寰枕融合；④颈椎分节不全[先天性短颈综合征，又称克利佩尔 - 费尔（Klippel-Feil）综合征]；⑤寰枢椎脱位；⑥小脑扁桃体下疝畸形（Arnold-Chiari 畸形）。这些畸形可以单独发生，也可两种或三种畸形同时发生。

枕骨大孔区畸形最早是由解剖学家发现的。1911 年 Shiiller 最先通过 X 线摄片做出诊断。1970 年 Torklus 等研究认为这类畸形是因为枕骨下部发育不良所致。本病多见于青少年，以 10～20 岁为发病年龄高峰，约占 58.4%。男性多于女性，男女患病之比为 1.7：1。

扁平颅底、寰枕融合、颈椎分节不全单独发生时，多无神经压迫症状，可采用非手术方法治疗。寰枢椎脱位早期无临床症状可暂时观察，但如果出现神经压迫症状要经头部牵引后行枕骨与上颈椎融合术或寰枢椎的融合固定可以纠正。颅底陷入和小脑扁桃体下疝畸形者的临床症状比较多，虽然进展缓慢，但易出现延髓和颈髓压迫，导致进行性四肢瘫痪、肌肉萎缩、感觉障碍及小脑、脑干症状，严重者可有颅内压增高，甚至发生枕骨大孔疝，导致意识障碍，或呼吸突然停止而死亡。所以对这两种患儿要注意随访观察，一旦症状加重应立即手术治疗。手术方法是颅后窝减压术，以解除对延髓和上颈髓的压迫，恢复脑脊液循环的通畅，必要时需要对于合并不稳定的寰枢椎加以固定。

【手术适应证】

1. 经 X 线或 MRI 检查确诊为颅底陷入和小脑扁桃体下疝畸形的患儿。

2. 有延髓和上颈髓受压症状、体征。

3. 后组脑神经受累发生声音嘶哑、吞咽困难、语言不清或舌肌萎缩、斜视等症状，并进行性加重。

4. 枕项部疼痛或颈部活动困难，有呼吸障碍等小脑扁桃体下疝症状的患儿。

5. 有脑脊液循环障碍时出现的脑积水、脊髓空洞，甚至颅内压增高者。

【术前准备】

1. 头颅、颈部 X 线动力位片及三维 CT 检查，确定畸形的类型；应做 MRI 检查，了解有无小脑扁桃体下疝及其疝下所达的平面，了解有无脑积水或脊髓空洞症，以便制订手术方案。

2. 其他同颅后窝开颅术。

【麻醉与体位】

全身麻醉，气管内插管，以便术中发生呼吸障碍时或呼吸停止时进行辅助呼吸，但气管内插管时应避免头部过伸。

体位多采用左侧卧位,6 岁以上患儿可上头架固定,必要时使用专用儿童头钉。头部要顺其畸形的颈部固定稳妥,不可过分前屈或强行扭正。合并寰枢椎失稳须固定的患儿须采用俯卧位,上可透视头架,头自然后仰避免过伸或过曲。

【手术步骤】

1. 切口 枕部正中切口,自枕外隆凸上 2cm 开始,至第 4～5 颈椎棘突平面,沿中线切开项部肌肉,包括枕下肌肉和第 1～3 颈椎椎旁肌肉,暴露枕骨和第 1～3 颈椎椎板(图 5-5-1)。

2. 骨窗开颅 按颅后窝枕下减压术方法,做部分枕骨鳞切除,咬开枕骨大孔后缘,对颅底陷入症的患儿,枕骨大孔边缘向颅内凹陷,寰椎后弓可与枕骨大孔接近或融合,因此打开枕骨大孔后缘时较为困难,要耐心细致地操作,也可用超声骨刀或高速微型钻磨开,宽度 1.5～1.8cm,避免过宽引起小脑及小脑扁桃体进一步下垂。

枕骨切除范围避免过宽,过去倡导的广泛减压已经被证实会增加因小脑甚至脑干继续下垂导致并发症的风险因而应废止,目前仅切除枕骨大孔后缘及枕骨大孔两侧约 0.5cm 骨质达到枕骨大孔减压目的即可;同时咬除寰椎后弓 1.5～1.8cm,依据小脑扁桃体下疝的位置决定是否同时还要切除第 2 颈椎椎板。如果须固定可在寰椎后弓咬除前置入椎弓根或侧块螺钉,同时置入枢椎椎弓根螺钉并根据需要放置融合器。

3. 切开硬脑膜 由于畸形骨质压迫,硬脊膜紧缩,枕大池消失或上颈部椎管腔变窄,骨性压迫解除后神经组织仍然受压,要仔细切除枕骨大孔区的寰枕筋膜。如考虑硬脑膜必须切开,可在显微镜下从 C₁ 水平开始沿中线切开硬脊膜,切口越过枕骨大孔后,Y 形切开硬脑膜(图 5-5-2)。婴儿颅后窝硬脑膜中常有畸形静脉,其部位极不规则,有时枕窦或环状窦异常粗大,故切开硬脑膜时应予注意,通常可压迫及电灼止血,如出血汹涌可临时缝扎。此外,硬脑膜于枕骨大孔附近常与神经组织粘连,应仔细分离(图 5-5-3)。如果术前考虑无须处理小脑扁桃体则应尽量保持蛛网膜完整性,减少术后发热及粘连的机会。

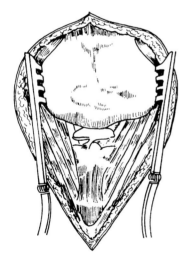 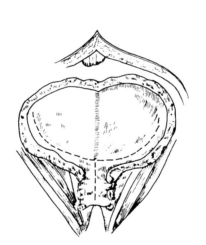 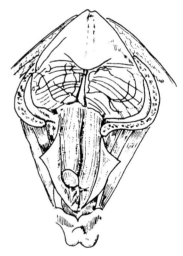

图 5-5-1 暴露枕骨和第 1～3 颈椎椎板 图 5-5-2 Y 形剪开硬脑膜 图 5-5-3 完全暴露出小脑扁桃体,松解周围粘连,硬脑膜减张缝合

轻型的单纯颅底陷入的患儿,在切除骨质及束带样软组织后,压迫症状多能解除。特别是硬脑膜较薄者主张不必切开硬脑膜,硬脑膜较厚者也可做部分硬膜外层切除,完全能达到减压目的。这样做还可防止血液进入蛛网膜下腔,避免日后发生高热和粘连。绝大多数患儿的症状可以通过单纯的骨性减压及硬膜减张获得改善,但是对于部分小脑下疝位置低于第 2 颈椎及复发的患儿需要进行以下手术操作。

4. 分离颅内粘连 硬脑膜切开后,仔细分离枕大池附近的蛛网膜,把所有束带样的纤维条切断。硬脑膜与其下面的小脑扁桃体、延髓以及颈髓的粘连不必过多地剥离。

5. 解除脑脊液梗阻 对小脑扁桃体下疝畸形的患儿，要尽可能地解除脑脊液的梗阻。小脑扁桃体疝呈舌状疝出枕骨大孔，有的可达第 3 颈椎平面，如未见到疝出小脑扁桃体的下缘，应继续向下扩大，直至小脑扁桃体完全暴露。在显微镜下松解小脑扁桃体周围粘连后，可轻轻分开小脑扁桃体，探查第四脑室正中孔，分离正中孔附近粘连。若已解除梗阻，脑脊液自正中孔流出。对轻度下疝的小脑扁桃体可双极电凝小功率电灼软脑膜使其回缩，对下疝较多者可在软脑膜下将其吸除。

6. 硬脑膜处理 笔者强调要减张严密缝合硬脑膜，以防止血液进入脑脊液。可用自体的项筋膜或人工硬脑膜扩大修补减张缝合，但要严密。

7. 如需枕颈固定则放置枕骨钛板后固定，上棒连接寰枢椎椎弓根钉后压棒复位固定，如果寰枢椎椎弓根发育不良可适当向下延长切口行 C_3、C_4 侧块螺钉固定，因儿童期特点置钉及加压时要慎重，以自体骨末加人工骨于两侧植骨后放置双侧硬膜外引流。

8. 关闭切口 肌肉、皮肤按层紧密缝合。

【手术经验】

1. 防止手术加重损伤 此类患儿由于枕骨畸形、枕大池闭塞，枕骨大孔后缘和上颈椎椎板与延髓、颈髓靠得很紧，在切除此部骨质时容易损伤脑重要结构，因此术中禁止使用粗厚的咬骨钳伸到骨板下方去咬除骨组织。可用薄的咬骨钳，仔细分块咬除，或用超声骨刀或高速微型钻逐层磨开贴近脑组织的骨片，笔者在咬除该处骨质时，采用平行骨面逐步咬除，以避免术中加重压迫延髓等组织。目前主张骨窗减压范围不必过大，3cm×2.5cm 即可，关键是枕骨大孔区一定要减压充分。

2. 颅颈交界区先天畸形，有时也合并椎动脉走行位置异常，在切开寰椎后弓及置钉时要特别小心，先从中线开始，再逐渐向两侧扩大，一般后弓切除范围为 1.5～1.8cm。切除枕骨大孔后缘及寰椎后弓时，切勿将骨质连同软组织一起用力撕拉，最好先分离黏附的软组织，然后再分块切除骨质，这样可防止损伤椎动脉。为防止椎动脉在置钉时损伤术前应仔细阅读 X 线及 CT 片，了解椎动脉走行，术中暴露充分，如有条件可在 O-arm 及导航引导下置钉，将大大降低手术风险。

3. 注意保护延髓血管 在分离蛛网膜和小脑扁桃体时容易损伤小脑下后动脉及其分支，这些血管多隐藏在增厚而混浊的蛛网膜之下，稍不注意就会损伤，所以在切开硬脑膜时不强行剥离，应采用显微技术，锐性分离，可以避免损伤。

【术后处理】

1. 脱水治疗同时加用地塞米松等，以减轻术后水肿反应。

2. 术后搬动患儿要注意固定好头部，不能扭曲，不能过度屈伸，做到轴线翻身。合并未处理的轻度寰枢椎脱位或术后颈椎关节不稳的患儿要戴颈托，必要时可行颅骨牵引或内固定手术。

【主要并发症】

1. 脑脊液漏 若发生脑脊液漏，应早期清创缝合瘘口，必要时放置引流，从健康皮肤另做切口引出，原切口愈合后再拔除。

2. 术后高热 应尽早做腰椎穿刺排除颅内感染，无颅内感染时应反复腰椎穿刺放出血性脑脊液。

3. 术后感染 如果术后感染难以控制可临时取出内固定材料，待病情控制后重新置入。

（贾文清 程阳泉）

第六节 颅内蛛网膜囊肿手术

颅内蛛网膜囊肿是脑脊液在脑池或脑裂的蛛网膜内和蛛网膜下腔聚集而形成。颅内蛛网膜囊肿最早于 1831 年首先由 Bright 报道，可以发生在各个年龄组，儿童多见，儿童患者占所有颅内蛛网膜囊肿患者的 60%～90%。很多患儿没有明确的不适，临床上遇到的很多病例，往往是在头部外伤后行头颅 CT 或者 MRI 检查时，偶然发现。随着影像学技术的发展，颅内蛛网膜囊肿被诊断的越来越多。

从性别上看，男性明显多于女性，男女患病比例可以达 2.15∶1。囊肿在颅内的分布，按照发病率由高到低，先后是颅中窝侧裂区、大脑半球、枕大池、脑桥小脑角、深部囊肿，70%～87.2% 发生于幕上，12.3%～30% 位于幕下。

蛛网膜囊肿病因尚不明确，曾经认为是胎儿期缺血、外伤或者感染导致，但均未得到证实，也有学说认为是胎儿发育时期蛛网膜层次之间的先天性分离，将脑脊液包裹聚积于这个潜在的腔隙。最新观点认为位于中颅凹的蛛网膜囊肿是因胚胎时期额叶和颞叶的脑膜融合失败，从而蛛网膜在外侧裂内翻折形成囊肿。

影像学检查，外侧裂囊肿 X 线片常有颞骨鳞部骨质变薄和膨起的征象，局部也表现隆起。儿童患此症者，因头颅增大而类似脑积水。CT 和 MRI 检查最具有诊断价值。

大多数蛛网膜囊肿是偶然发现而且没有症状，无须手术处理，可以观察随访，年龄小的孩子囊肿增大的可能性较大，尤其是 4 岁以下的患儿。

一般认为以下情况，可以考虑手术治疗：①有明确的颅内压增高表现，如头痛、恶心、呕吐等；②运动或者外伤后出现囊肿内出血、硬膜下出血者；③有明确为颅内蛛网膜囊肿所致的症状，如偏瘫、言语障碍等；④囊肿合并癫痫，癫痫症状严重且反复发作，而且药物控制无效；⑤随访过程中囊肿有增大趋势，或脑电图和颅内压有变化者；⑥继发梗阻性脑积水；⑦局部受压征象明显，或者出现中线偏移。此外，手术前还需要评估颅内蛛网膜囊肿患儿的症状与囊肿的关系，与囊肿有关的症状为手术指征，但是生长发育和智力落后，并不是手术适应证。

对于颅内蛛网膜囊肿的最优化手术方式，目前尚无共识。手术方式上小儿可以选择神经内镜下囊肿造瘘术、囊腔 - 腹腔分流术、开颅囊肿切除术及颅骨钻孔外引流术。

一、神经内镜下囊肿造瘘术

神经内镜下囊肿造瘘，使之与邻近的脑室（池）沟通，尤其是在动脉周围囊肿脑池造瘘，因动脉的波动，造瘘口闭合及囊肿复发率很低。神经内镜下囊肿造瘘是目前大家倾向于首选的手术方式，具有微创、手术后恢复比较顺利的优点，可以避免囊肿 - 腹腔分流术的相关并发症，当然手术也有一定的风险性，其操作空间小，需要术者具有娴熟的操作技术，术中止血困难，内镜手术后易于出现硬脑膜下积液和慢性硬脑膜下血肿。

【手术步骤】

1. 手术切口　根据囊肿的具体位置，选择相应的切口，颅骨钻孔后可以铣下小骨瓣，剪开硬脑膜，电灼局部皮质。

2. 置入内镜　缓慢置入脑穿针，待有落空感时，见清亮液体流出，提示脑穿针在脑室内或者囊肿内，缓慢置入神经内镜，生理盐水持续冲洗术区，仔细辨认囊肿壁，可以锐性切开囊肿壁，使囊肿与周围脑室、脑池或者蛛网膜下腔沟通，造瘘成功后撤出内镜（视频 5-6-1）。

视频 5-6-1　蛛网膜囊肿神经内镜造瘘术

3. 吸收性明胶海绵封闭穿刺道，常规缝合硬脑膜，骨瓣复位，严密缝合帽状腱膜及头皮。

【术后并发症的预防及处理】

1. 发热　有部分患者术后出现非特异性、一过性发热，体温常低于 38℃，发热常为自限性，无须药物处理，一般予以观察及对症处理，必要时可以行腰椎穿刺取脑脊液明确是否感染。

2. 硬脑膜下积液　由于脑脊液在短时间内迅速释放，脑室张力下降，脑组织塌陷所致，也可能与蛛网膜颗粒储备吸收能力不足有关，可以观察，必要时行钻孔外引流术。

3. 头皮下积液　多与硬脑膜封闭不严有关，注意硬脑膜的严密缝合及颅骨封闭。

4. 动眼神经损伤　需要熟悉解剖，在行蛛网膜造瘘前使用电凝需要注意避开神经，在动眼神经与颈内动脉之间造瘘时注意仔细辨认动眼神经并予以保护。

5. 造瘘口堵塞　是影响造瘘术效果的主要原因，堵塞的原因常为出血、炎症或者造瘘口较小。

二、囊肿腹腔分流术

囊肿腹腔分流术是以前比较普及的手术方式，效果比较肯定，通过将囊肿内的脑脊液引流到腹腔，使颅内压力下降，从而使邻近的脑组织膨胀，但是体内分流管长期携带，可能出现分流管依赖、分流管感染等不足。对于术后复发、深部囊肿可以考虑。

蛛网膜囊肿囊腔-腹腔分流术与脑积水的脑室-腹腔分流术基本相同，但有两点必须强调：①分流管宜选用可调压分流管；②手术中分流管颅内端要斜行置入颅内囊腔。

三、囊肿开颅切除术

开颅手术将囊肿壁予以切除，同时将囊肿周边的脑池打开，让囊液参与到脑脊液的循环中。开颅手术复发率高，术后并发症多，不作为首选术式，建议谨慎选择。此种手术方式一般仅用于严格选择的情况下，如：继发性囊内出血、多房囊肿、有脑膜炎病史的患者；蛛网膜囊肿合并癫痫，切除囊肿的同时处理癫痫灶；各种囊肿腹腔分流手术或者神经内镜手术失败的病例。

（田永吉　罗世祺　程阳泉）

第七节　脊膜膨出和脊膜脊髓膨出手术

脊膜膨出过去常叫脊柱裂，脊柱裂从字面理解就是椎板没有闭合，正常成人发生率约 25%，儿童发生率达 50% 左右，都是脊髓发育正常的。但本节所指的脊椎裂是脊髓发育异常，所以最好使用神经管畸形来代替脊柱裂。一般描述的隐性脊柱裂称隐形神经管畸形、隐蔽性脊柱裂称隐蔽性神经管畸形、显性脊柱裂称显性神经管畸形更科学。隐性神经管畸形也可为脊髓及背部皮肤完全正常而仅仅终丝病变，隐蔽性神经管畸形脊膜经椎体或椎间孔向腹侧膨出（也叫脊膜前膨出）。隐蔽性神经管畸形、显性神经管畸形为真正的脊膜膨出，脊膜前膨出极其少见。常见脊膜膨出分为：①单纯脊膜膨出；②脊髓脊膜膨出；③脂肪瘤脊膜膨出；④脊髓脂肪瘤脊膜膨出；⑤脊髓外翻。

也有学者根据膨出的皮肤是否完整分为开放性脊膜膨出和闭合性脊膜膨出。开放性脊膜膨出完全没有皮肤覆盖叫脊髓外翻，大部分是皮肤发育不完善，有的有脑脊液渗出，有的只是上皮覆盖没有渗出分泌物，闭合性脊膜膨出皮肤发育完善，都属于显性神经管畸形。只有单纯脊膜膨出中的极少数脊髓发育正常，其他类型均有严重的脊髓发育异常。在脊髓栓系综合征（tethered cord syndrome，TCS）未被重视以前，手术往往单纯行脊膜膨出修补术，导致 TCS 或 TCS 症状加重。强调 TCS 的概念，就是为了手术时重点先松解脊髓栓系，再行脊膜膨出修补。

脊膜膨出腰骶部多见（87.5%），颈（7%）、枕（7.4%）次之，胸部（3.7%）少见。显性者背部中线有囊性肿物，但也可偏离中线，囊肿常为单个，多个少见，可为圆形、椭圆形、不规则形，大小不等，囊肿壁厚薄不一，合并脂肪瘤者很厚、皮肤不完整者非常薄，常与硬膜粘连在一起，囊肿周边可触及缺损的椎板边缘，按压囊肿可触及囟门隆起。脊髓外翻肿物为后突的脊柱，表面可见肉芽，有脑脊液流出，污染后可有脓苔，也有在胎儿期上皮覆盖者或出生后瘢痕愈合者。隐蔽性者背部无肿物，可有毛发、藏毛窦（又称潜毛窦）、血管瘤、痣。隐蔽性者临床少见，背部常无任何表现。位于盆腔易导致大小便排出困难，位于胸腔者导致占位性病变。近年来随着胎儿外科的发展，尤其是各种腔镜在胎儿外科的应用，脊膜膨出型TCS 在胎儿期手术更加安全有效。由于手术技术的提高及设备的发展，对无症状的患儿［脊髓低位或脊髓栓系（tethered cord，TC）］行预防性手术也越来越被人接受。术中最好应用神经电刺激仪、显微镜或放大镜、激光刀或双极电凝减少脊髓损伤。

所有的脂肪脊髓脊膜膨出和几乎所有的脊膜膨出都伴有 TCS。再次强调手术不能单纯修补脊膜膨出，必须进行脊髓栓系松解。术中充分暴露椎管，切除无功能的纤维束。对严重脊髓脊膜膨出型 TCS 的手术,由于脊髓膨出过长彻底松解后也不能完全还纳入椎管,建议先松解脊髓,不修补脊膜,待脊髓随生长发育完全自行进入椎管再进行二期修补。最好松解脊髓后用钛网半球形覆盖于脊髓膨出处,缝合脊膜,可有效防止再粘连。

对于膨出囊壁薄、可能在短期内增大者,应尽快手术。因为胎儿出生后,膨出囊内外压力骤变,囊外压力减低,随着新生儿哭闹或直立位,囊内压力增高,会在短期内使膨出囊迅速增大,牵拉损伤脊髓神经。对于开放性脊柱裂的手术时机,国际上已达成共识:在出生后 24 小时内施行手术。延迟手术则感染率、死亡率大大提高。膨出囊破裂者,应立即行手术闭合、抗感染治疗。

目前,修补脊膜膨出的母胎开放手术需要做上段子宫切开,这增加了母体风险。胎儿镜手术能使胎儿达到相似或更好的结果,同时又降低母体风险,它将成为更好的选择。许多研究证实,胎儿镜手术治疗胎儿开放性神经管畸形,可预防脑脊液渗漏、回纳后脑下疝、好于预期的运动功能;无须脑室分流(出生后 5 个月时),有正常、与年龄相当的神经功能;降低母体子宫破裂等发生率;可避免本次及以后妊娠剖宫产。可以预期内镜手术将是脊膜膨出修补的未来技术。

应避免局部应用抗生素及接触带有潜在神经毒性的物质。多重缝合应首先缝合软蛛网膜,依次缝合硬脑脊膜、髂肋筋膜、皮下组织和皮肤。在脊髓复位手术中,手术显微镜、微型手术器械和激光常被应用,但在手术过程中,应避免对脊髓任何形式的牵拉。应扩大对神经节供应血管的保护,同时为避免不必要的神经创伤可使用双极电凝。

一、脊膜膨出手术

【手术步骤】

1. 体位和切口　取俯卧位,同时将头端稍放低,以减少术中脑脊液丧失。沿突出包块做纵梭形切口。

2. 显露囊膜　沿切口剥离周围皮下组织到深筋膜平面向囊颈解剖,直至椎板缺失处行囊颈与周围分离。

3. 囊腔探查　分离切除囊壁表面附着组织,在囊膜最薄无神经组织处,切开一小口,直视下逐渐扩大。注意防止血液进入蛛网膜下腔。

4. 硬膜囊重建　若无神经组织,在囊颈下方向远端椎板成形术暴露脊髓圆锥及终丝,多数情况终丝增粗、圆锥低位,即便终丝圆锥均正常也建议切除一段终丝。然后将硬脊膜在囊颈平面无张力切除后严密缝合。严禁有张力及在囊颈处结扎,易使此处硬膜囊狭窄造成粘连及压迫。

【术后处理】

1. 患儿术后继续俯卧或侧俯卧,以免大小便污染伤口。

2. 在术前已有囊壁破损(开放型脊膜膨出),甚至感染者,在围手术期应选择能很好透过血脑屏障的抗生素。

3. 术后发生脑脊液漏者,治疗措施有三:①使用抗生素(笔者常用头孢曲松钠);②加强营养支持(补充血浆、氨基酸等);③降颅内压(可使用甘露醇、高渗糖等)。关键在于预防,包括:①术中彻底止血,术后用细的硅胶管冲洗置换脑脊液直到无红细胞为止;②硬膜外深筋膜下放引流管;③术后营养支持。笔者遇到部分患儿术后 1 周仍有脑脊液漏,肯定与营养有关,采取以上措施后无须再次手术,漏口可自愈。

4. 部分患儿在术后可继发脑积水。因此在术前测量头围,术后每周测量 1 次至半年,若发生脑积水做相应治疗。

二、脊髓外翻手术

【手术步骤】

1. 患儿俯卧位腹部悬空,并使股动脉搏动不受任何影响(图 5-7-1)。

2. 在神经板和皮肤间首先切开蛛网膜将脊髓游离达两端到椎管附近(图 5-7-2)。在此可观察到从神经板到腹侧硬膜内发出的神经根。

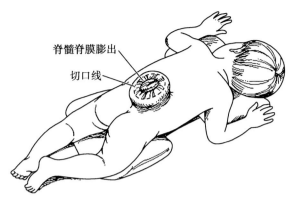

图 5-7-1 患儿体位

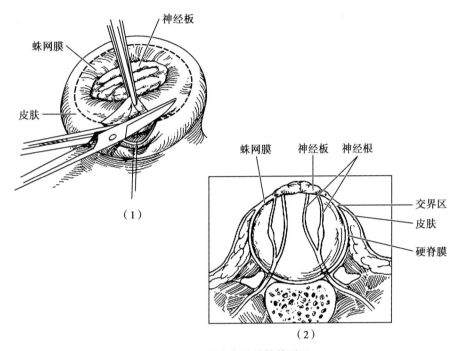

图 5-7-2 游离脊髓达椎管附近

3. 将皮肤沿中线切开,并沿切口两端扩展达正常椎板椎管(图 5-7-3),将硬脊膜从皮肤分开游离(图 5-7-4)。

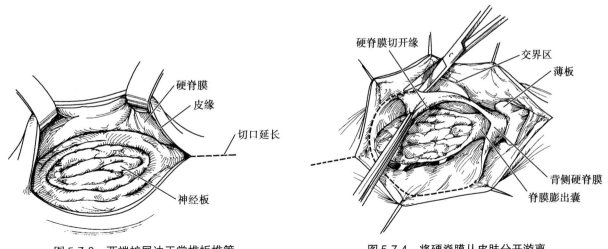

图 5-7-3 两端扩展达正常椎板椎管　　　　　图 5-7-4 将硬脊膜从皮肤分开游离

4. 皮肤内侧凸起骨质即为裂开并外翻的椎板（图 5-7-5 竖箭头指示），保护骨性椎板的软骨帽，连同深筋膜从皮肤皮下组织分离达椎板椎弓根交界处并用组织钳钳夹椎板形成青枝骨折以便内翻缝合（图 5-7-5 横箭头指示）。

5. 将皮肤皮下组织从深筋膜分离。

6. 在神经板的内侧面以基底板或前角细胞区为界，在中线处用 7-0 线缝合或用 CO_2 激光焊接，由此重建神经板为类似管状结构（图 5-7-6），通常神经板太大以至于无法估计它的实际边缘。管状结构的内部是中央脊髓管的继续。

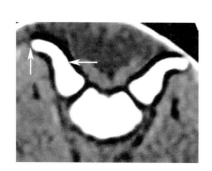

图 5-7-5　裂开并外翻的椎板

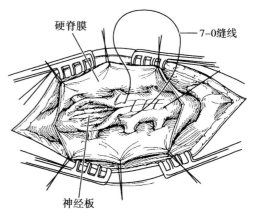

图 5-7-6　重建神经板

7. 在接近中线处缝合硬脊膜，在重建脊膜的周围恢复硬膜囊袋的连续性成管状结构（图 5-7-7）。

8. 重建椎管　这是手术成败的关键。脊髓外翻往往椎板也外翻导致脊柱后凸，椎板从椎弓根交界处形成青枝骨折后，必须向腹侧压脊柱减轻后凸之后才能用 2-0 可吸收缝线缝合（图 5-7-8），不可能完全闭合裂开的椎板，能形成管状即可。

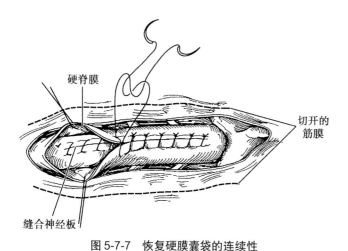

图 5-7-7　恢复硬膜囊袋的连续性

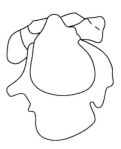

图 5-7-8　重建椎管

9. 最后缝合皮下皮肤。

三、脂肪瘤型脊髓脊膜膨出

"脂肪瘤性脊髓脊膜膨出"所造成的全部损害均因脂肪瘤附着或存在于脊髓中［图 5-7-9（1）］牵拉或压迫脊髓导致。此处探讨的最主要的手术目的是使脊髓不发生粘连，另一目的则是对膨出的脊髓内物质的减压。在体重增加时，患儿的皮下脂肪亦随之增加，脂肪瘤的体积也随之增加。增大的脂肪瘤会进一步导致神经功能的损伤。

　　对一个神经功能完善的患儿切除脂肪瘤，医师应尽力达到上述的两个目的。如果切除脂肪瘤可能造成新的神经损伤或加重神经损伤，应停止手术。

【麻醉方式】

气管内插管全身麻醉，术前麻醉医师应当探视患儿并做麻醉评估。

【手术步骤】

1. 俯卧位腹部悬空，切开皮肤达正常棘突［图5-7-9（2）］。

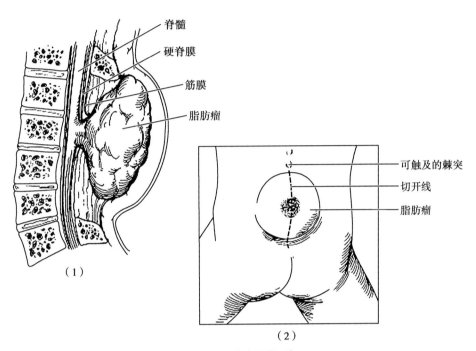

图5-7-9　脂肪瘤位置及切口

　　2. 从正常皮肤处游离皮瓣达深筋膜，然后辨别出正常的皮下脂肪及深筋膜，从脂肪瘤向周围游离达脊柱缺损区（图5-7-10）。暴露缺损区时尽可能多地保留深筋膜及其周围脂肪组织，以备术后紧密缝合深筋膜。用 CO_2 激光实施手术。在切开脂肪瘤上层皮肤时用20W的激光。

　　3. 暴露脂肪瘤近远端硬膜，打开硬膜后直视下靠近脂肪瘤游离硬膜暴露脊髓，但应确认所游离的硬脊膜下没有神经组织，离脊神经后根2mm切除脂肪瘤（图5-7-11）。

　　当脂肪瘤巨大，暴露硬膜有困难时，须先切除部分脂肪瘤。脂肪瘤切除过多可能损伤神经组织，过少又不能很好地暴露硬膜及脊髓。所以术中边切除脂肪瘤边暴露硬膜，一旦顺利完成在中线处的减压，脊髓就复位进入椎管，脊神经根得以识别。

　　通常脊髓背侧会残留大部分脂肪瘤组织，将脂肪瘤组织用激光汽化蒸发，直到手术界面出现纤维组织以及软脂肪组织数量明显减少时中止手术。该界面为神经胶质层和脂瘤的交界面。任何从脊髓及脂肪瘤发出通过椎间孔的神经都有功能，应给予保护。反之为了切除脂肪瘤松解脊髓圆锥可以纵向切断。

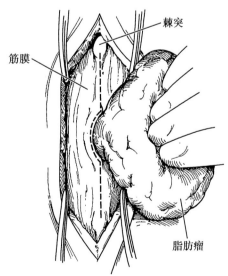

图5-7-10　向周围游离达脊柱缺损区

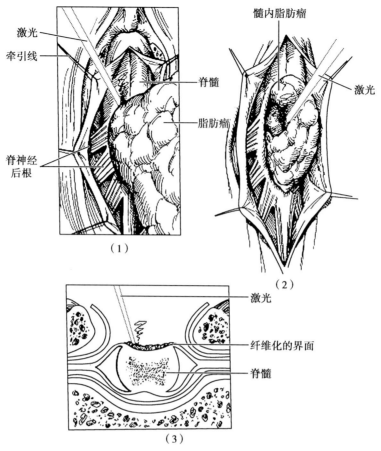

图 5-7-11　暴露脊髓、切除脂肪瘤

　　切除脂肪瘤后在远端检查确定与脊髓相连的终丝并切断一段（图 5-7-12），现在脊髓的体积应显著减小，能自由地移动。如有可能，行软脊膜缝合关闭脂肪瘤被切除后脊髓上的缺失部分，这能明显减少新生肉芽组织，这些新生组织可能黏附到硬脊膜导致 TCS 复发。

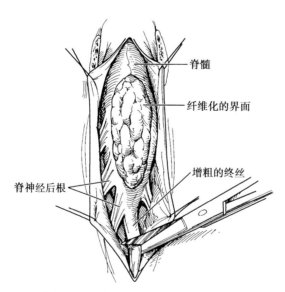

图 5-7-12　切断一段与脊髓相连的终丝

　　下一步是缝合硬脊膜。通常对存在于硬脊膜内体积较大的脂肪瘤，会有充足的硬脊膜用来重建。如果没有足够的硬脊膜，可用异体硬脊膜或其他人造物关闭硬脊膜。

一旦完成了硬脊膜的工作，那么，缝合上层肌肉和筋膜就显得重要了。硬脊膜不可能做到严密缝合，通过硬脊膜的缝线处有可能会渗出脑脊液。因而，把肌肉和筋膜作为第二道防线很重要，术后是否出现脑脊液漏关键就在此处。

切除大的脂肪瘤后，皮下留有较大空隙时，缝合皮肤前除了在深筋膜下放引流管，在此处应再放置引流管。深筋膜下引流管一周内拔除，皮下引流管可在 3～4 周后脂肪液化完成没有引流液时拔除。在背部中线处缝合皮肤时可用可吸收手术线缝合，术后可免除拆线。

（刘福云）

第八节　先天性藏毛窦切除术

藏毛窦又称潜毛窦、皮毛窦和皮肤窦。先天性皮毛窦属胚胎的畸形发育，发生在神经轴背侧，由枕部到腰骶部的任何部位，其中腰骶部最多见。窦口直径 1mm 左右，四周常常有几根较粗的汗毛、色素沉着、毛细血管瘤样改变。窦道由皮肤组织构成，长短不一，短的呈盲管状，长的达椎管内，可伴发皮样囊肿或表皮样囊肿。

据国外资料，先天性藏毛窦的发生率约 3%，多为小的盲管状皮窦，能深达脊髓的仅占 0.25%。

【手术适应证】

1. 腰骶部皮肤藏毛窦伴有神经症状。

2. 窦口有分泌物可能引起感染者。

3. 窦口无分泌物无症状但 MRI 显示脊髓畸形或椎管内皮样囊肿。

【手术步骤】

1. 切口　以窦口及病变皮肤为中心，做纵梭形切口（图 5-8-1，有学者建议做横梭形切口，这不利于椎管内病变的探查，不少情况下术中发现其他病变可以直接延长切口，即便术后切口缺损皮肤多，也能通过向腰腹部游离皮瓣达到缝合），切口达棘突并绕窦口游离窦道至椎板间隙，此时窦口皮瓣影响手术暴露，最好切除并用 3-0 缝线缝合窦口（图 5-8-2）。

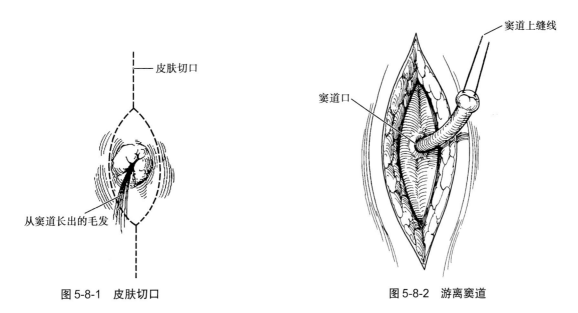

图 5-8-1　皮肤切口

图 5-8-2　游离窦道

2. 游离切除窦道　术前 MRI 确定窦道在椎管内没有形成皮样囊肿，则仅需在窦道附近椎板成形显露硬脊膜，看清窦道与硬脊膜的关系，如与硬脊膜无关联，将窦道自硬脊膜表面切除（图 5-8-3）。即便没有形成皮样囊肿，多数情况窦道有纤维束与脊髓相连，需要切除。笔者专门研究终丝的解剖学结构，即便终丝不粗且外观无明显异常,也可能病变失去弹性引起 TCS,建议同时切除一段终丝。

3. 椎管内病变切除　如窦道通过硬脊膜进入脊髓内,远端形成皮样囊肿,较大者可先行囊内容物挖除或吸除,变小后再将囊肿包膜连同窦道一并切除(图 5-8-4)。如髓内残留包膜,可按椎管内表皮样囊肿处理。

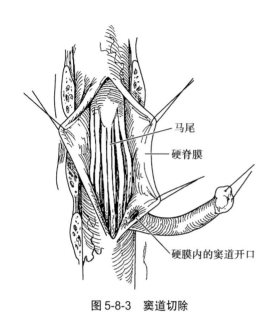

图 5-8-3　窦道切除

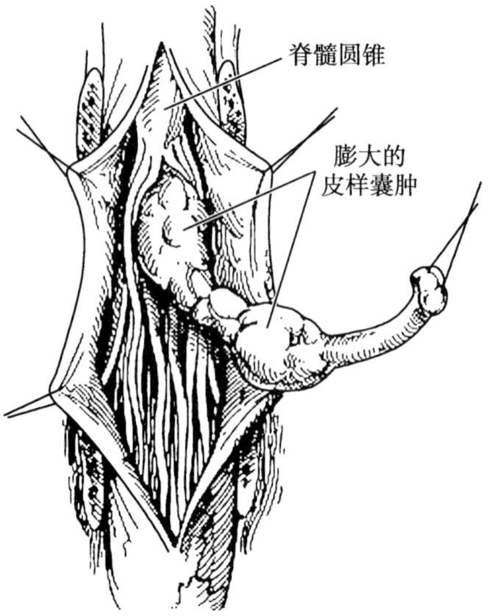

图 5-8-4　椎管内病变切除

4. 生理盐水冲洗伤口,逐层缝合切口后包扎。

枕部皮肤窦道的手术采取沿窦道口边缘以椭圆形纵向切开。窦道常沿颅骨下方进入颅内,并从一开口处到达窦汇。用 MRI 检查窦道在颅内的扩张有诊断价值。有一些窦道会在硬脊膜处终止,并不进入颅内。另一些则继续延伸进入颅内,以皮肤囊肿的形式终止于小脑。全部皮样囊肿的窦道或皮样囊肿物质均必须切除。一种应在枕骨区皮肤窦道处做枕骨下方颅骨切除术。打开枕骨并保护好窦道周围的骨边缘,进入颅内后在清除窦道时应格外小心,不可粗心大意。

鼻背侧皮肤窦道的情况稍有特殊。根据以往临床经验,此时 MRI 诊断是否存在颅内占位性病变结果并不完全准确,因此,此类手术应慎重地与整形科或耳鼻喉科医师联合进行。

对以上患者首先要施行正中鼻切开术,如有必要,随后施行前额颅骨切开术。应注意是否存在因颅内肿块压迫引起颅内损伤的情况。一种情况是在正中鼻切开术后,施行前额颅骨切开术。在做正中鼻切开术时,应由整形科或耳鼻喉科医师做鼻腔前部手术。如果在此期间出现皮肤窦道,而且经常会有病例在此时出现这种情况,MRI 检查还是阴性,那就没必要再做颅内探查术,操作到此就应终止。

另一种情况是,如果剖开前额部颅骨发现在鼻窦处存在有皮肤窦道的延续,应施行前额颅骨切开术进行颅内探查。前额区皮肤窦道的特点为有一条延伸的窦道连接一盲端直接进入颅前窝。它刚好位于棘突前部(图 5-8-5),有时脊突可由皮肤窦道一劈为二。如果存在以上情况,则颅内皮样囊肿就会在早期出现在大脑镰部,而后经进一步膨胀形成窦道进入额叶,在一边或两边形成类似前额脓肿样症状。应当行硬膜外颅内探查术首先认定镰部病变,并同时对前额双侧进行探查。以往的经验表明,可以对颅内前鼻窦道施行切除术,对它的切除并不影响患者的

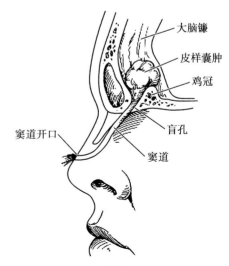

图 5-8-5　前额颅骨切开术

嗅觉功能。此时的嗅道和嗅球可能是不十分完整,嗅神经也可能不十分完整。

如果在镰部存在有皮样囊肿性膨大,那就必须将其切除;切除应包括镰部损伤周边区域。如果损伤发生在盲端前额窝的板层硬膜处,建议用一个颅骨膜片缝入该部分,进行修补。由于须做两侧前额探查术,因此一般可用冠状头皮瓣手术法。手术一般应在侧下方很低的位置切开,这样就很容易接近前额窝的板层。大约有 1/3 的鼻皮肤窦道患者存在有颅内囊肿。

(刘福云)

第九节　脊髓栓系综合征手术

一、儿童椎板成形术

儿童椎管内畸形暴露椎管及对其硬膜做广泛的椎板切除会发展成很复杂的临床问题,其并发症有脊柱后凸、脊柱滑脱和稳定性减弱。为保护椎板预防脊柱畸形,椎板成形是一种较好的选择。

1955 年 Bette 和 Englehardt 首次指出椎板切除后可发生脊柱滑脱和脊柱后凸。1965 年,Tachdjian 和 Matson 报道儿童多椎板切除术后并发脊柱侧弯和后凸,1967 年 Cattell 和 Clark 进一步证实了这一点。由于在成人中还没有发现这些术后改变,因此推论在完全发育成熟的椎体和小儿(婴儿、儿童和少年)发育中的椎体之间有基本的解剖学差别。另外,成人发育成熟的椎旁肌和婴儿未发育无功能的竖脊肌对椎体的影响也要考虑。

1967 年 Cattell 和 Clark 注意到 Tachdjian 和 Matson 对 24 例颈髓损伤的讨论有误,没有考虑到颈椎不稳定性的发展,而只是详述了 115 例儿童胸腰椎多水平切除后脊柱侧弯和后凸的发病机制。这让 Cattell 和 Clark 认识到脊椎活动性最大的部分,也就是颈椎,是椎板切除术后脊柱产生不稳定性的主要因素。他们列举了很多例子,强调骨骼、韧带、神经肌肉和骨质等的生长(伴随椎体的骨化)都多多少少影响椎板切除术后椎体畸形的产生。在他们这些重要的观点中,其中之一认为儿童的椎体是动态、生长和正在骨化的结构,它提供了肌肉发育的环境。儿童异常的生长结构和肌肉韧带弹性的增加是椎板切除术后形成椎体,特别是颈椎,严重畸形的原因。

1976 年 Raimondi 和 coworkers 研究后得出结论,儿童椎板切除后可以导致脊柱后凸、侧弯,并能加重前凸,并认为椎板成形应该取代椎板切除。1981 年,Yasuoka 等报道儿童椎板切除术后在没有射线和损伤刺激作用下,脊柱畸形也能发展。他们认为椎体软骨结构的楔形改变导致了畸形的发生,另外儿童肌肉韧带弹性的增加也是促使其发生的重要因素。以上这些学者的注意力主要集中在儿童椎板切除术后脊柱畸形的治疗,而不是如何废弃椎板切除术和改成椎板成形术使其成为打开儿童椎管的主要选择方法。

1978 年 Barbera 等发表了一篇非常有趣而且有重要意义的文章,他提到了"椎板切除膜(laminectomy membrane)"(1974 年,La Rocca 和 Macnab 曾描述过),为一种瘢痕组织,它被认为是椎板切除术后产生或再生椎体压缩表现的发病原因。Barbera 和同事建议用丙烯酸塑料或 Kiel 骨移植在硬膜上以阻止"椎管内瘢痕组织的扩展和硬膜与其上方肌肉瘢痕的粘连",他们认为移植这种固体物质和组织对于防止"椎板切除膜"的形成非常有必要。

椎板成形术后,不但保留了椎板骨性结构,骨膜及棘突、骨骺、棘上韧带、嵴间韧带、黄韧带均保留,阻止或减少术后椎体畸形(脊柱后凸、侧凸、前凸)的发生,防止"椎板切除膜"的形成。

【手术适应证】

做脊神经后根高选择性离断的脑瘫患儿、手术要探查椎管的椎管内病变等患儿。小于 1 岁暴露 1 个椎体节段、1～15 岁暴露 2～3 个椎体节段,大于 15 岁暴露 3 个或 3 个以上椎体节段时须行椎板成形术。

【手术禁忌证】

脊柱肿瘤、脊柱结核及严重脊柱脊髓畸形,椎板成形术可导致肿瘤复发损伤脊髓等。

【术前准备】

术前 X 线、MRI、CT 检查了解病变范围并确定所需要暴露的椎板。

【麻醉及体位】

经口气管插管全身麻醉。俯卧位腹部悬空,颈部手术头架固定头部暴露颈椎。

【手术步骤】

较大儿童椎板已骨化者椎板成形同成人,但剥离椎板骨膜时先用手术刀正中切开棘突的软骨帽,骨膜剥离子向两侧轻轻推开软骨帽就会轻松剥离椎板骨膜(儿童骨膜厚很容易剥离),遇椎板滋养血管出血时电刀止血或骨蜡止血。剥离至椎板关节突即可(最好不要打开关节囊,打开后可导致关节骨性融合出现功能受限或畸形,年龄越小越严重)。此时可选择两种方法暴露椎板(文献已有报道)。

(1)关节突内侧椎板切开完整去除术(图 5-9-1):先从远端切断黄韧带,再从关节突内侧打开椎板(以前是骨刀或薄刃咬骨钳纵向打开,现在是超声骨刀切开,精、准、稳,安全快速),保留去除椎板间的黄韧带,最后将近端黄韧带切断完整去掉椎板,完成椎管探查后将椎板复位固定(图 5-9-2)。

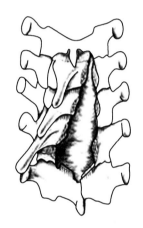

(1)截骨后椎板被掀起

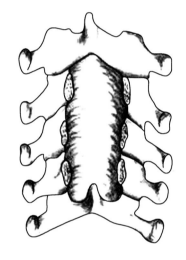

(3)椎板被去除,暴露三个椎板水平硬膜外脂肪,注意,黄韧带也要从上下方去除

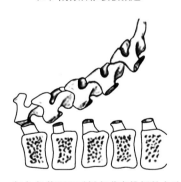

(2)矢状面显示掀起分离椎板的方法

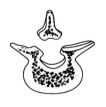

(4)棘突和椎板的一部分自椎管背侧分离

图 5-9-1 关节突内侧椎板切开完整去除术

(2)椎板双开门椎板成形术:先将要暴露的椎管节段椎板间远近侧的黄韧带切断,再于关节突内侧 V 形去除椎板外板达内板骨皮质(作为铰链),椎板棘突裂开者直接用手术刀挑开椎板,椎板棘突完整者超声骨刀或咬骨钳打开椎板(图 5-9-3,图 5-9-4)。

(3)椎板直接切开成形术:儿童一岁左右椎板尚未完全骨化,打开椎管可以直接切开棘突,不用剥离椎旁肌肉,术毕缝合棘突。先切开皮肤皮下组织达深筋膜,用止血钳于棘突间打开黄韧带进入椎管,再用尖刀挑开棘突软骨,自动撑开器撑开椎板暴露椎管(图 5-9-5)。术毕关闭椎管(图 5-9-6)。

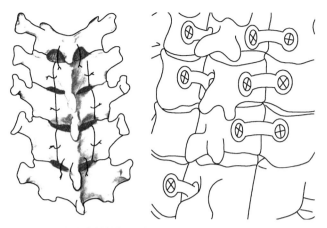

图 5-9-2　将分离的椎板依次从尾侧向头侧方向放回正常位置，两边缝合固定或用钉板内固定

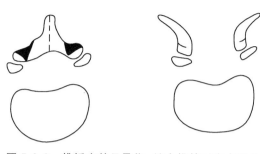

图 5-9-3　椎板完整且骨化，扩大椎管时在虚线处打开棘突，于关节突内侧黑三角处 V 形咬除椎板外板，向两侧推开椎板后直接撑开或缝合椎板固定于牵开器

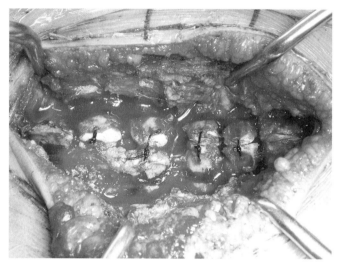

图 5-9-4　使用牵开器清楚暴露椎管

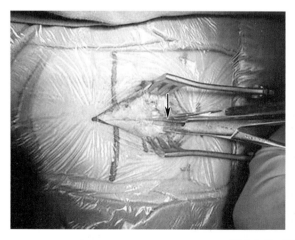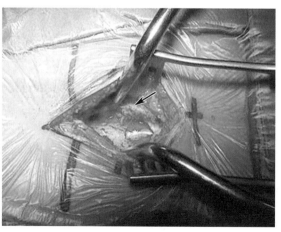

图 5-9-5　暴露椎管方法

（左）用止血钳钳尖向下于棘突间打开黄韧带进入椎管，再翻转止血钳钳尖向上撑开椎板用尖刀（箭头示）挑开棘突软骨；
（右）用自动撑开器撑开椎板暴露椎管，箭头示被切开的棘突，为未骨化的白色软骨骺

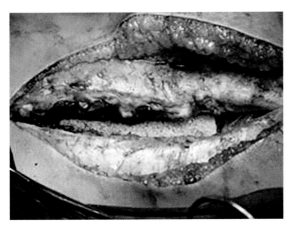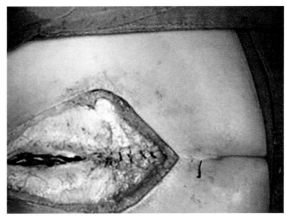

图 5-9-6 椎管关闭方法

（左）术毕，可见打开 8 个椎体节段的棘突软骨及未剥离的椎旁肌；（右）关闭一半的椎管

【术中注意事项】

1. 椎板直接切开成形术是笔者对婴幼儿采用的特殊成形术，未见其他作者报道，其操作要点是用止血钳在远端棘突间经黄韧带进入椎管，动作要稳，经过黄韧带时有阻力，突破后有落空感。初学者在腰椎脊髓末端以下平面棘突间做几次就能找到稳、准的感觉，再在脊髓末端以上平面操作，避免出现脊髓损伤。

2. 打开椎管时去除椎板，尤其是儿童及多平面去除椎板时，出现脊柱后凸滑脱等畸形的文献报道很多。近年有学者报道椎板成形术后也会出现脊柱畸形，笔者分析可能原因是椎板成形术时操作粗暴导致椎板融合，尤其是儿童。避免方法一是尽可能采用椎板直接切开成形术，可避免出现椎板融合，但随着年龄增大椎板骨化增多，手术难度增加，腰椎手术笔者做过的最大年龄为 3 岁。二是剥离暴露椎板时一定要将棘突软骨帽用手术刀先从中间切开，再向两侧剥离骨膜（图 5-9-7）到关节突关节内侧以防损伤关节突关节，操作时只在椎板出血时用电刀，以防损伤骨膜，缝合时软骨帽对准相应棘突。

【术后处理】

对准每个椎板将软骨帽固定于棘突，常规缝合关闭切口，椎板外放引流管。

【并发症预防及处理】

1. **硬膜外血肿** 术前凝血功能检查无异常或治疗后纠正至正常，术后椎板外放引流管。

2. **脊髓损伤** 术前 CT、MRI 了解脊髓病变，打开椎板时动作轻柔稳准，遇有椎管狭窄时不能强行椎板成形术。

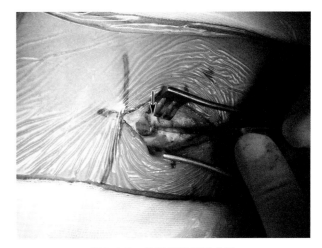

图 5-9-7 软骨帽的暴露方法

手术刀正中切开棘突软骨帽，箭头示已切开并剥离开的白色软骨帽，其下是骨膜，内侧是被剥离软骨帽的棘突骨皮质

3. **椎板融合** 椎板融合可导致脊柱前凸畸形，近年有学者报道。防范要点为：①尽可能采用椎板直接切开成形术；②剥离暴露椎板时注意用手术刀将棘突软骨帽从中间切开，再向两侧剥离骨膜，操作时减少使用电刀，缝合时软骨帽对准棘突；③剥离椎板骨膜暴露椎板时只到关节突关节内侧以防损伤关节突关节；④关闭切口时椎板复位准确无错位，缝合时棘突软骨帽对准相应棘突。

二、脊髓栓系综合征手术

脊髓栓系综合征是脊髓圆锥受膨出脊膜、病变终丝、脊髓纵裂纤维束或骨嵴的固定牵拉，脂肪瘤、皮样囊肿等的粘连压迫而缺血缺氧，导致出现大小便失禁、双下肢畸形及感觉运动功能障碍。最常见于脊膜膨出,也见于单纯脊膜膨出修补术后、脊髓纵裂、椎管内肿瘤、终丝病变等。小儿最常见,也可到成年才发病或加重而就诊,由于涉及小儿骨科、泌尿外科、普外科、神经外科等多学科疾病,临床易误诊。

TCS 分型不一致,为便于诊断和治疗,分为原发型和继发型相对合理。原发型最常见,又分为:①脊膜膨出型;②脂肪瘤型;③脊髓纵裂型,脊髓纵裂分为纤维性和骨性脊髓纵裂,纤维束和骨嵴限制脊髓上升导致脊髓低位,绝大多数终丝增粗;④肿瘤型,肿瘤型 TCS 主要为皮样囊肿和骶管囊肿,肿瘤与终丝关系密切;⑤终丝病变型,由于终丝脂肪变、纤维化等导致终丝失去弹性牵拉圆锥,有学者称终丝紧张综合征,分为圆锥低位型和圆锥位置正常型,圆锥位置正常型也叫隐匿型脊髓栓系综合征(occult tethered cord syndrome,OTCS);⑥混合型。继发型最常见于脊膜膨出修补术后,也见于炎症、外伤。

胚胎早期脊髓与椎管等长,胎儿晚期和新生儿期脊髓末端已上升到接近成人水平。普通 TCS 是由于胚胎期脊髓末端受到牵拉未上升到正常水平,诊断标准尚不统一,但更多学者将脊髓末端低于 L_2 作为 TCS 诊断标准。近年不少学者对终丝进行了研究,脊髓位置正常型 TCS 即便是成年人其终丝直径 <2mm 占 57.7%,≥2mm 仅占 42.3%。其发病机制虽然也为先天性因素,但主要为终丝出生后发生变化,失去弹性或脂肪变。脂肪变的终丝 MRI 易诊断,非脂肪变的终丝 MRI 难以诊断,这也是亟待解决的问题。

混合型 TCS 即为以上几种类型均存在。继发型 TCS 多发生于脊膜膨出修补术后,有些为术者对脊膜膨出型 TCS 认识不清只进行了脊膜膨出修补而导致的,甚至引起 TCS 加重,有些是由于脊髓膨出较多,即使松解彻底也不能完全松弛放入椎管而引起。其他也见于蛛网膜炎、外伤后。

【手术适应证】

1. OTCS 症状典型且进行性加重排除泌尿系感染者。

2. TCS 术后复发者(术后症状明显减轻或正常,几年后又出现或加重)。

3. 脊髓圆锥低位且大小便、双下肢症状典型者。

4. 脊膜修补术后同时切断终丝。

【手术禁忌证】

1. TCS 导致的肾积水尿毒症全身情况极差者改善后手术。

2. TCS 并发严重脑积水者。

【术前准备】

术前常规行血常规、出凝血时间、胸片、心电图等检查,以及全脊柱正、侧位 X 线检查,双下肢肌电图,尿流动力学和尿流率、脊柱区 MRI、心脏或泌尿系超声检查。脊柱区超声、CT 可以选择性检查。新生儿脊柱区超声显示脊髓结构也较清楚,并且可以反复检查,费用低。对脊髓骨性纵裂,CT 三维成像更清楚。术前禁食 4~6 小时(可口服适量 10% 葡萄糖水、无渣果汁)、禁水 2 小时。术前灌肠能减轻术后腹胀,麻醉后留置导尿管,手术后能自主排尿后拔除。同时重视术前宣教有利于缓解患儿及家属的心理压力,减轻术前应激,减少因患儿连续哭吵导致胃肠道胀气而增加手术难度。

【麻醉及体位】

气管插管全身麻醉,俯卧位腹部悬空。

【手术步骤】

(一) 终丝病变型 TCS

1. 切口 取俯卧位同时将头端稍放低,以减少术中脑脊液丧失。标号笔平双侧髂嵴画横线(一般通过 L_4 棘突),再平双侧髂后上棘画横线(一般通过 S_2 棘突),然后在腰骶部沿棘突画线,骶椎棘突不明显,通常以臀沟为中线。根据栓系松解的部位画定切口线,画出了 L_4、S_2 线术中需要延长时可以以此解剖标志进行。切口前以 C 形臂机再精确定位,尤其是 OTCS 只须暴露 S_1~S_2 椎板间隙就可切断终丝。

2. 暴露 S_1~S_2 椎板间隙后 ①身材瘦小的或婴幼儿切口浅可以直接咬除棘突椎板及黄韧带暴露硬膜,可见紧张的终丝紧贴硬膜,打开硬膜后切除一段终丝;②肥胖的或年龄大的孩子切口深不好暴露硬膜,可以用椎板咬骨钳上下咬除 S_1、S_2 椎板扩大间隙再松解终丝;③脊柱裂开的患儿直接暴露硬膜后松解终丝;④椎板成形打开 S_2 椎板暴露硬膜后松解终丝。

3. 笔者遇到过一例复发患儿,调阅过往病历查看记录和照片均显示切除了 1.5cm 终丝,但 MRI 及再次手术均看到终丝完整,分析"再生"的原因是术后终丝远近端间隙形成血肿,血肿机化后"再生"将远近端连接。从此术后均在终丝近端末端包裹可吸收防粘连膜。

(二)隐性神经管畸形伴发 TCS

隐性神经管畸形伴有脊髓栓系,仅就 TCS 而言,手术越早做越好,因为随着患儿发育、脊柱增长,末端被栓系固定的脊髓会被牵拉损伤。有学者认为,若无症状则在出生后 3 个月时手术为宜;但若已有 TCS 造成的神经损害症状,则应尽快手术。笔者认为只要患儿一般状况可耐受麻醉与手术,则应尽早治疗。

1. 围绕皮肤异常区做纵梭形切口,按术前 MRI 确定的病变范围椎板成形打开椎管暴露硬膜。

2. 多数情况病变皮肤下有纤维束经椎板缺损区穿过硬膜与脊髓相连,打开硬膜后首先松解纤维束,再探查脊髓末端终丝切断松解。

(三)脊膜膨出术后 TCS

1. 俯卧位腹部悬空。

2. 原切口向远近端延长,首先在近端找到正常的棘突,椎板成形术最少打开一个椎板暴露出正常的硬膜,标志为硬膜外有脂肪组织。

3. 从正常硬膜向下分离,如果第一次手术采用了椎板成形术,即便椎板愈合比正常差,也能很容易很安全地再次行椎板成形术暴露硬膜。如果第一次手术咬除了椎板,则分离硬膜非常困难,需要从远端以同样方法向中间分离(图 5-9-8)。术中须用手术显微镜,双极电凝或 CO_2 激光彻底止血,仔细分离。

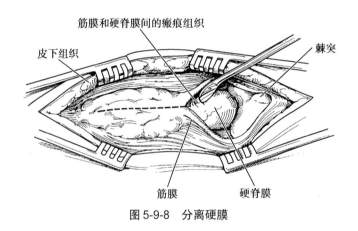

图 5-9-8　分离硬膜

4. 游离硬膜,松解粘连解除脊髓拴系。这一步最困难,术前须通过 MRI(最好是增强 MRI)了解粘连情况,脊髓与周围硬膜有无间隙(如果只是脊髓后侧与硬膜粘连则容易分离,如果只是脊髓前方与硬膜有间隙相对容易分离),如果脊髓四周没有间隙,背侧脊髓有大量脂肪瘤,则单纯切除部分脂肪瘤减压也可能有效,否则慎重再手术松解。图 5-9-9 示两端正常到中间粘连,显微镜下分离粘连切除瘢痕或脂肪瘤。使用激光或双击电凝彻底止血。

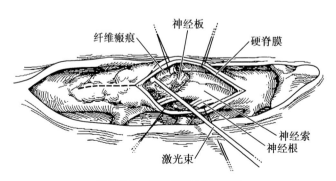

图 5-9-9　分离粘连切除瘢痕

5. 脊髓经减压后直径会迅速增大，血管明显特征性地增加，神经根窝角度变小。建议应用直肠肌电图、尿动力学和运动感觉检测仪进行辅助鉴别完整的神经结构，防止因手术引起损伤加重。在解压术时，偶尔可见球状纤维或脂肪组织仍保持黏附在脊髓远端，应进一步小心剔除残留组织，彻底游离粘连的脊髓和神经根（图 5-9-10）。

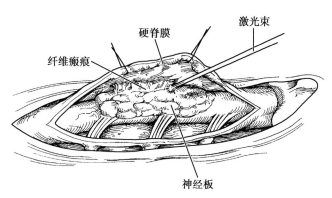

硬脊膜　　激光束
纤维瘢痕

神经板

图 5-9-10　剔除残留组织彻底游离粘连的脊髓和神经根

6. 松解粘连后，最重要的是探查末端脊髓圆锥并切断终丝，防止再粘连复发，除减压彻底、脊髓直径小于椎管外，须彻底止血、生理盐水冲洗红细胞和血块，最后使用可吸收防粘连膜放置在脊髓四周和末端。为进一步降低蛛网膜粘连的概率，应使用质量较好的不引起组织反应的缝线（4-0 线或更细）。

【术后处理】

对可疑脊髓损伤者，术中立即用甲泼尼龙琥珀酸钠针 30mg/kg 静脉注射，注射时间不少于 30 分钟。

（刘福云）

第十节　脊髓纵裂手术

脊髓纵裂是脊髓先天发育畸形中较少见的一类，指脊髓分裂为两半，一种是由骨刺完全分裂并具有两个硬脊膜鞘，称为骨性纵裂；另一种为共鞘，有纤维束将脊髓分为两部分，称为膜性纵裂。由于骨棘或纤维束牵拉脊髓，易发生脊髓栓系综合征。

【手术适应证】

1. 脊髓纵裂合并脊髓栓系综合征。

2. 脊膜膨出或脊柱侧弯合并脊髓纵裂。

【麻醉和体位】

经口气管插管全身麻醉，俯卧位腹部悬空。

【手术步骤】

1. 脊髓纵裂往往伴发局部异常毛发，在病变节段做相应的背部或腰骶部棘上正中纵梭形切口。骨性纵裂椎板往往是双棘突畸形，多是从异常椎板发出骨刺分裂脊髓且终止于椎体，此处椎板需要咬除双棘突，然后双开门椎板成形术暴露硬膜，其他节段椎板可以采用相应的椎板成形术。

2. 先切开硬膜探查脊髓圆锥及终丝并切除一段后，向骨刺处切开硬膜到近端，骨刺周围硬膜多血管和纤维束并与椎板相连，双极电凝凝切纤维束和血管并游离硬膜，切开后将其牵开，可见脊髓裂隙，中间有直径不同长短不同的骨刺（图 5-10-1）。

3. 切除骨刺比较困难和危险。先切断终丝后游离脊髓圆锥，切除骨刺时接触脊髓不易损伤，过去使用很小的尖咬骨钳将骨刺整个剔除，除去这些骨刺（图 5-10-2）。多数骨刺和远端脊髓紧邻，咬骨钳咬除困难（图 5-10-3），现在使用超声骨刀非常容易切除骨刺，从侧方神经根间隙或脊髓圆锥末端离骨刺最近处暴露骨刺根部，先用尖刀切开骨刺表面的硬膜骨膜，超声骨刀直接切断后取出骨刺，双极电凝止血根部软组织出血（图 5-10-4）。目前仍有不少医师去除了骨刺但保留下了完整的硬膜囊，不到 12 个月骨刺可完全重生。CT 扫描发现同术前一样。

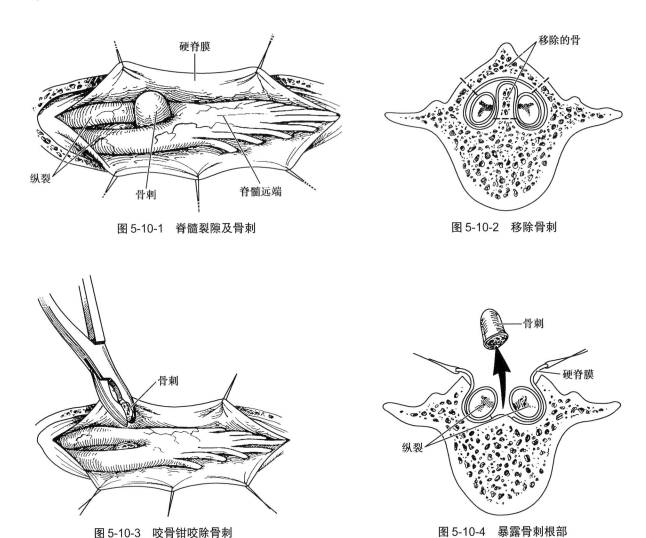

图 5-10-1　脊髓裂隙及骨刺　　　　　　　　　　图 5-10-2　移除骨刺

图 5-10-3　咬骨钳咬除骨刺　　　　　　　　　　图 5-10-4　暴露骨刺根部

　　4. 对于膜性纵裂患儿，纤维束多在纵裂间隙的远端，有时可能是多个纤维束且向侧方终止于椎板，术前一定仔细阅读 MRI，术中多节段椎板成形彻底暴露硬膜，打开后仔细寻找纤维束并双极电凝凝切。

（刘福云）

参 考 文 献

[1]　张金哲, 杨啟政, 刘贵麟. 中华小儿外科学 [M]. 郑州: 郑州大学出版社, 2006: 320-334.

[2]　YAMADA S, LONSER R R. Adult tethered cord syndrome[J]. J Spinal Disrders, 2000, 13(4): 319-323.

[3]　BÄCHLI H, WASNER M, HEFTI F. Intraspinal malformations : tethered cord syndrome[J]. Orthopade, 2002, 31(1): 44-50.

[4]　MALAS M A, SEKER M, SALBACAK A, et al. The relationship between the lumbosacral enlargement and the conus medullaris during the period of fetal development and adulthood[J]. Surg Radiol Anat, 2000, 22(3/4): 163-168.

[5]　DEMIRYÜREKA D, AYDINGÖZB U, YENER N, et al. MR imaging determination of the normal level of conus medullaris[J]. Clin Imaging, 2002, 26(3): 375-377.

[6]　SELÇUKI M, VATANSEVER S, INAN S, et al. Is a filum terminale with a normal appearance really normal?[J]. Childs Nerv Syst, 2003, 19(1): 3-10.

[7]　WEHBY M C, O'HOLLAREN P S, ABTIN K, et al. Occult tight filum terminale syndrome: results of untethering[J]. Pediatric Neurosurg, 2004, 40(2): 51-57.

[8]　BAO N, CHEN ZH, GU S, et al. Tight filum terminale syndrome in children: analysis based on positioning of the conus and absence or presence of lumbosacral lipoma[J]. Childs Nerv Syst, 2007, 23(10): 1129-1134.

[9]　YAMADA S, WON D J, YAMADA S M, et al. Adult tethered cord syndrome: relative to spinal cord length and filum thickness[J]. Neurol Res, 2004, 26(7): 732-734.

[10]　PINTO F C, FONTES R B, LEONHARDT M C, et al. Anatomic study of the filum terminale and its correlations with the tethered cord syndrome[J]. Neurosurgery, 2002, 51(3): 725-729.

[11]　刘福云, 赵保平, 孙雁龄, 等. B超早期诊断新生儿脊髓栓系综合征 [J]. 中华小儿外科杂志, 1999, 20(5): 43-45.

[12]　刘福云, 刘文英, 胡廷泽, 等. 小儿脊髓栓系综合征螺旋 CT 诊断价值 [J]. 实用放射学杂志, 2003(12): 1061-1063.

[13]　WEHBY M C, O'HOLLAREN P S, ABTIN K, et al. Occult tight filum terminale syndrome: results of surgical untethering[J]. Pediatr Neurosurg, 2004, 40(2): 51-57.

[14]　BREZNER A, KAY B. Spinal cord ultrasonography in children with myelomeningocele[J]. Dev Med Child Neurol, 1999, 41(7): 450-455.

[15]　BANNISTER C M. Suggested goals for intrauterine surgery for the repair of myelomeningoceles[J]. Eur J Pediatr Sury, 2000, 10(Suppl 1): 42.

[16]　VAN DER MEULEN M D, HOVING E W, STAAL-SCHREINEMACHER A, et al. Analysis of different treatment modalities of tethered cord syndrome[J]. Childs Nerv Syst, 2002, 18(9/10): 513-517.

[17]　刘福云, 刘文英, 胡廷泽. 小儿脊髓栓系综合征手术中椎板的保护和加强 [J]. 郑州大学校报(医学版), 2004(2): 282-285.

[18]　刘福云, 刘文英, 师红, 等. 体外诱导儿童骨髓间质干细胞分化为神经细胞 [J]. 中华小儿外科杂志, 2005, 26(1): 9-13.

[19]　CAHILL J, FROST G, SOLANKI G A, et al. Paediatric lumbar disc herniation in the very young: a case-based update[J]. Childs Nerv Syst, 2011, 27(5): 687-691.

[20]　MCGIRT M J, GARCÉS-AMBROSSI G L, PARKER S L, et al. Short-term progressive spinal deformity following laminoplasty versus laminectomy for resection of intradural spinal tumors: analysis of 238 patients[J]. Neurosurgery, 2010, 66(5): 1005-1012.

[21]　AMHAZ H H, FOX B D, JOHNSON K K, et al. Postlaminoplasty kyphotic deformity in the thoracic spine: case report and review of the literature[J]. Neurosurg, 2009, 45(2): 151-154.

[22]　STEINBOK P. Multiple short-segment laminoplasties in children: a novel technique to avoid postoperative spinal deformity[J]. Childs Nerv Syst, 2008, 24(3): 369-372.

[23]　DE JONGE T, SLULLITEl H, DUBOUSSET J, et al. Late-onset spinal deformities in children treated by laminectomy and radiation therapy for malignant tumours[J]. Eur Spine J, 2005, 14(8): 765-771.

[24]　STEINBOK P, HICDONMEZ T, SAWATZKY B, et al. Spinal deformities after selective dorsal rhizotomy for spastic cerebral palsy[J]. J Neurosurg, 2005, 102(Suppl 4): 363-373.

[25]　HOSALKAR H S, PILL S G, SUN P P, et al. Progressive spinal lordosis after laminoplasty in a child with thoracic neuroblastoma[J]. J Spinal Disord Tech, 2002, 15(1): 79-83.

[26]　刘福云, 杨险峰, 张小安, 等. 椎板双开门治疗小儿脊髓栓系综合征 [J], 河南医学研究, 2001, 6(3): 227-229.

[27]　田慧中, 张宏其, 梁益建. 脊柱畸形手术学 [M]. 广州: 广东科技出版社, 2012: 328-335.

[28]　刘福云, 李甲振, 郭永成, 等. 小儿显性脊柱裂与脊髓栓系综合征 [J]. 中国矫形外科杂志, 1997, 4(18): 466-467.

[29]　刘福云, 徐尚恩, 周菊玲, 等. 新生儿脊髓栓系综合征的诊断和治疗特点 [J]. 中华小儿外科杂志, 2002, 23(3): 274-275.

[30]　刘福云, 师红, 齐艳, 等. 小儿脊髓栓系综合征尿动力学检查及手术治疗 [J]. 郑州大学校报(医学版), 2003, 38(2): 159-162.

[31]　刘福云, 杨险峰, 徐尚恩, 等. 新生儿脊髓栓系与脊髓栓系综合征 [J]. 中华神经外科杂志, 2004, 20(3): 254-257.

[32] 刘福云. 脊髓栓系综合征的诊断和治疗 [J]. 实用儿科临床杂志, 2008, 23(11): 812-814.

[33] 夏冰, 刘福云, 郭永成, 等. 顽固性便秘 肛门直肠畸形 骶前肿物 骶骨发育不良 [J]. 临床小儿外科杂志, 2008, 7(6): 65-66.

[34] 陈明伟, 刘福云, 夏冰, 等. 小儿脊髓栓系综合征手术并发症的分析及处理 [J]. 实用儿科临床杂志, 2009, 24(11): 839-841.

[35] 刘福云, 张春雷, 夏冰, 等. 胎儿终丝形态学及超微结构研究 [J]. 中华神经外科杂志, 2010, 26(2): 151-154.

[36] 刘福云, 李剑峰, 季泽娟, 等. 脊髓栓系综合征患儿的终丝扫描电镜研究 [J]. 实用儿科临床杂志, 2010, 25(20): 1596-1597.

[37] 刘福云, 季泽娟, 夏冰, 等. 圆锥位置正常型脊髓栓系综合征患儿的诊断与治疗 [J]. 实用儿科临床杂志, 2010, 25(5): 374-376.

[38] LIU F Y, LI J F, GUAN X, et al. SEM study on filum terminale with tethered cord syndrome[J]. Childs Nerv Syst, 2011, 27(12): 2141-2144.

[39] 刘福云, 卜建文, 李剑锋, 等. 终丝牵拉综合征患儿临床表现和终丝病变类型的特点 [J]. 实用儿科临床杂志, 2012, 27(23): 1816-1818.

[40] LI J F, ZHANG J, GUAN X, et al. Scanning electron microscopy(SEM)study on filum terminale with human fetus[J]. Int J Clin Exp Med, 2016, 9(2): 3118-3124.

[41] 李剑锋, 刘福云. 隐性脊柱裂胎儿终丝透射电镜观察 [J]. 中华小儿外科杂志, 2017, 38(5): 374-376.

[42] 韦良愧, 曾宪旭, 刘福云, 等. 光学相干显微成像技术在终丝紧张综合征诊断中的应用研究 [J]. 中华小儿外科杂志, 2017, 38(7): 546-550.

[43] 胡伟明, 刘沛, 刘福云, 等. 儿童脊髓纵裂畸形 225 例诊疗分析 [J]. 中华小儿外科杂志, 2018, 39(3): 204-208.

[44] MCCOMB J B. A practical clinical classification of spinal neural tube defects[J]. Childs nerv syst, 2015, 31(10): 1641-1657.

[45] 尚爱加, 张远征, 程东源, 等. 儿童脊髓栓系综合征的临床分型、手术治疗及疗效分析 [J]. 中华神经外科杂志, 2012, (6): 606-610.

[46] 蔡明, 刘建民, 修波. 无症状儿童脊髓栓系早期预防性手术治疗研究 [J]. 中华神经外科疾病研究杂志, 2016, 15(1): 62-65.

[47] JAYASWAL A, KANDWAL P, GOSWAMI A, et al. Early onset scoliosis with intraspinal anomalies : management with growing rod[J]. Eur Spine J, 2016, 25(10): 3301-3307.

[48] JANKOWSKI P P, BASTROM T, CIACCI J D, et al. Intraspinal pathology associated with pediatric scoliosis : a ten-year review analyzing the effect of neurosurgery on scoliosis curve progression[J]. Spine(Phila Pa 1976), 2016, 41(20): 1600-1605.

[49] MELO J R, PACHECO P, MELO E N, et al. Clinical and ultrasonographic criteria for using ventriculoperitoneal shunts in newborns with myelomeningocele[J]. Arq Neuropsiquiatr, 2015, 73(9): 759-763.

[50] KURAL C, SOLMAZ I, TEHLI O, et al. Evaluation and management of lumbosacral myelomeningoceles in children[J]. Eurasian J Med, 2015, 47(3): 174-178.

[51] JANUSCHEK E, RÖHRIG A, KUNZE S, et al. Myelomeningocele-a single institute analysis of the years 2007 to 2015[J]. Childs Nerv Syst, 2016, 32(7): 1281-1287.

[52] GLENN C, CHEEMA A A, SAFAVI-ABBASI S, et al. Spinal cord detethering in children with tethered cord syndrome and Chiari type 1 malformations[J]. J Clin Neurosci, 2015, 22(11): 1749-1752.

[53] KENNEDY B C, KELLY K M, PHAN M Q, et al. Outcomes after suboccipital decompression without dural opening in children with Chiari malformation Type I[J]. J Neurosurg Pediatr, 2015, 16(2): 150-158.

[54] VAN DEN HONDEL D, SLOOTS C, DE JONG T H, et al. Screening and treatment of tethered spinal cord in anorectal malformation patients[J]. Eur J Pediatr Surg, 2016, 26(1): 22-28.

[55] ALSOWAYAN O, ALZAHRANI A, FARMER J P, et al. Comprehensive analysis of the clinical and urodynamic outcomes of primary tethered spinal cord before and after spinal cord untethering[J]. J Pediatr Urel, 2016, 12(5): 285.

[56] GEYIK M, GEYIK S, ŞEN H, et al. Urodynamic outcomes of detethering in children : experience with 46 pediatric patients[J]. Childs Nerv Syst, 2016, 32(6): 1079-1084.

[57] ALZAHRANI A, ALSOWAYAN O, FARMER J P, et al. Comprehensive analysis of the clinical and urodynamic outcomes of secondary tethered spinal cord before and after spinal cord untethering[J]. J Pediatr Urol, 2016, 12(2): 101.

[58] SZYMANSKI K M, MISSERI R, WHITYAM B, et al. Mortality after bladder augmentation in children with spina bifida[J]. J Urol, 2015, 193(2): 643-648.

[59] GOODRICH D J, PATEL D, LOUKAS M, et al. Symptomatic retethering of the spinal cord in postoperative lipomyelomeningocele patients : a meta-analysis[J]. Childs Nerv Syst, 2016, 32(1): 121-126.

[60] TULIPAN N, WELLONS J C 3rd, THOM E A, et al. Prenatal surgery for myelomeningocele and the need for cerebrospinal fluid shunt placement[J]. J Neurosurg Pediatr, 2015, 16(6): 613-620.

[61] BROCK J W 3rd, CARR M C, ADZICK N S, et al. Bladder function after fetal surgery for myelomeningocele[J]. Pediatrics, 2015, 136(4): e906-e913.

[62] PEDREIRA D A, ZANON N, NISHIKUNI K, et al. Endoscopic surgery for the antenatal treatment of myelomeningocele : the CECAM trial[J]. Am J Obstet Gynecol, 2016, 214(1): 111.

[63] 王果, 冯杰雄. 小儿腹部外科学 [M]. 2 版. 北京 : 人民卫生出版社, 2011 : 297-304.

[64] 王果, 李振东. 小儿外科手术学 [M]. 2 版. 北京 : 人民卫生出版社, 2010 : 360-367.

[65] 唐杰, 唐维兵. 小儿外科的加速康复外科应用现状 [J]. 肠外与肠内营养, 2017, 24(3): 177-180.

[66] 雷俊, 肖菊花, 杨瑞锦, 等. 快速康复外科在小儿急性阑尾炎中的应用 [J]. 中国现代普通外科进展, 2015, 18(1): 70-72.

[67] 雷霆. 小儿神经外科学 [M]. 2 版. 北京 : 人民卫生出版社, 2011.

[68] 沈卫民, 王刚, 崔杰等. 斜头畸形的颅成形术 [J]. 中华整形外科杂志, 2007, 23(6): 459-462.

[69] 薄斌, PERSING J. 颅缝早闭额眶后缩畸形的早期手术治疗 [J]. 中华口腔医学杂志, 2009(6): 370-372.

[70] 沈卫民, 王刚, 吴玉新, 等. 矢状缝早闭(舟状头)全颅成形术 [J]. 中华整形外科杂志, 2006, 22(3): 172-174.

[71] JIMENEZ D F, BARONE C M. Endoscopic craniectomy for early surgical correction of sagittal craniosynostosis[J]. J Neurosurg, 1998, 88(1): 77-81.

[72] JIMENEZ D F, BARONE C M. Endoscopy-assisted wide-vertex craniectomy, "barrel-stave" osteotomies, and postoperative helmet molding therapy in the early management of sagittal suture craniosynostosis[J]. Neurosurg Focus, 2000, 9(3): e2.

[73] PERSING J A, NICHTER L S, JANE J A, et al. External cranial vault molding after craniofacial surgery[J]. Ann Plast Surg, 1986, 17(4): 274-283.

[74] LAURITZEN C, SUGAWARA Y, KOCABALKAN O, et al. Spring mediated dynamic craniofacial reshaping[J]. Scand J Plast Reconstr Surg Hand Surg, 1998, 32(3): 331-338.

[75] 张敦利, 闫长祥. 颅内蛛膜囊肿的认识和外科治疗研究 [J]. 中国医药导报, 2012, 9(8): 15-17.

[76] STRAHLE J, SELZER B J, GEH N, et al. Sports participation with arachnoid cysts[J]. J Neurosurg Pediatr, 2016, 17(4): 410-417.

[77] ZUCKERMAN S L, PRATHER C T, YENGO-KAHN A M, et al. Sport-related structural brain injury associated with arachnoid cysts : a systematic review and quantitative analysis[J]. Neurosurg Focus, 2016, 40(4): E9.

[78] WU X, LI G, ZHAO J, et al. Arachnoid Cyst-Associated Chronic Subdural Hematoma : Report of 14 Cases and a Systematic Literature Review[J]. World Neurosurg, 2018(109): e118-e130.

[79] ZUCKERMAN S L, PRATHER C T, YENGO-KAHN A M, et al. Sport-related structural brain injury associated with arachnoid cysts : a systematic review and quantitative analysis[J]. Neurosurg Focus, 2016, 40(4): E9.

[80] STRAHLE J, SELZER B J, GEH N, et al. Sports participation with arachnoid cysts[J]. J Neurosurg Pediatr, 2016, 17(4): 410-417.

[81] JAFRANI R, RASKIN J S, KAUFMAN A, et al. Intracranial arachnoid cysts : Pediatric neurosurgery update[J]. Surg Neurol Int, 2019, 10 : 15.

[82] 中国医师协会神经外科医师分会. 中国脑积水规范化治疗专家共识 : 2013 版 [J]. 中华神经外科杂志. 2013, 29(6): 634-637.

第六章 | 颅脑化脓症手术

第一节　脑脓肿的外科治疗

化脓性脑脓肿是小儿颅内常见的感染性疾病。Fabricius Hildanus（约 400 年前）最早提出钻孔引流脓液的方法治疗脑脓肿，1881 年 Macewen 首次记载描述脑脓肿手术，并先后进行 94 例颅内感染的治疗，疗效显著。目前脑脓肿的治疗需要神经外科、神经内科、神经影像科、感染科和检验科的多学科协作，多数脑脓肿在外科处理后需要 6～8 周的抗感染治疗，并监测影像学变化。如伴发脑炎的脓肿稳定，自身合并症存在增加手术风险，或脓肿多发深在，可选择非手术治疗。外科治疗方式包括神经导航立体定向下穿刺引流及脓腔灌洗治疗、立体定向内镜引流灌洗治疗、脓肿切除术等。危重脑疝形成者抢救可紧急行脓肿穿刺引流术，如脓肿多房、多次穿刺引流失败、颅后窝脓肿、真菌性脑脓肿、外伤后脑脓肿存在骨片或异物或含气脓肿，可选择导航下脓肿切除术。单房单腔、位置深在的脑脓肿目前多推荐经导航立体定向下的穿刺引流灌洗治疗或内镜引流灌洗治疗。相比于传统的 Leksell 立体定向框架，现代无框架立体定向手术机器人（如 ROSA 等）被认为是首选的立体定向方式，其定位更加精确，误差更小，计划精巧，操作简易，安全性更高。

一、脓肿穿刺引流术

【手术适应证】

1. CT、MRI 显示脑脓肿为单房单腔。

2. 脑脓肿位于深部或重要功能区。

3. 患儿一般情况差，不能耐受开颅手术。

4. 脓肿壁薄，估计手术时脓肿易破溃者。

【手术禁忌证】

1. 多囊性脑脓肿或脓腔内有异物者。

2. 脑脓肿壁厚脓腔小。

3. 囊壁较薄，直径 2.5cm 以内的宜保守治疗。

4. 急性脑炎阶段或脓肿包膜不完整。

【术前准备】

术前一般常规检查，包括心脏超声及头颅 MRI，有条件者可完善肺部 CT 检查明确肺部情况。术前静脉抗感染治疗，酌情给予降颅压治疗。术前禁食 4～6 小时，禁水 2 小时。影像学及临床表现不典型者尽可能排除恶性肿瘤可能。将头颅 MRI 信息导入神经导航仪器中。

【手术步骤】

1. 神经导航立体定向定位　头托头架固定头部，定位脓腔，设定穿刺路线。

2. 切口　在定位明确后，选择距离脓肿最近和远离功能区的头皮做 3～4cm 长的切口，止血并以皮肤自动牵拉器撑开切口。

3. 颅骨钻孔　手摇钻或骨锥进行颅骨钻孔，双极电凝电灼硬脑膜。

4. 脓肿穿刺　在颅孔四周以脑棉进行保护，防止脓肿因压力过高而外溢污染，经导航设定路线穿刺并缓慢抽出脓液，留取标本进行细菌培养及药敏试验，然后脓腔内注入抗生素生理盐水，反复冲洗，切忌过快、过猛。拔针后立即用吸收性明胶海绵和脑棉轻轻敷压，直至液体不再溢出时再缝合切口。

5. 引流管放置　如脓肿紧靠脑皮质，也可沿穿刺的腔道放入内径3～4mm的胶管，固定于头皮上引流脓液。

【术中注意】

1. 避免脓液外溢污染。

2. 头部固定应稳妥，避免穿刺方向出现偏差。

【术后处理】

1. 术后继续应用大剂量抗生素。

2. 术后定期复查头颅CT。

3. 若患儿症状无改善，经复查仍有脑脓肿存在，脓肿壁增厚的可行脓肿切除术。

4. 如放置引流管，术后2～3天内一般不做脓腔内注药灌洗，以减少脓液扩散。

二、脓肿切除术

【手术适应证】

1. 脓肿多房。

2. 多次穿刺引流失败。

3. 颅后窝脓肿或位置表浅。

4. 真菌性脑脓肿。

5. 外伤后脑脓肿存在骨片或异物或含气脓肿。

【手术禁忌证】

1. 囊壁较薄，直径2.5cm以内的宜保守治疗。

2. 急性脑炎阶段或脓肿包膜不完整。

【术前准备】

同脓肿穿刺引流术。

【手术步骤】

1. 神经导航定位　头托头架固定头部，定位脓腔。

2. 切口　在定位明确后，根据脓肿大小，选择距离脓肿最近和远离功能区的头皮做相应切口，止血并以皮肤自动牵拉器撑开切口。

3. 暴露　骨钻进行颅骨钻孔，铣刀铣开骨瓣，双极电凝电灼硬脑膜止血并切开硬脑膜。

4. 脓肿切除　确认脓肿位置后，于合适皮质处造瘘，脑组织四周以脑棉进行保护，防止脓肿因压力过高而外溢污染，脑压板牵开脑组织暴露脓肿，双极电凝沿脓壁边缘逐步分离切除脓肿，脓肿体积较大时可穿刺抽取脓液缩小体积后再行切除。留取标本进行细菌培养及药敏试验，术腔注入抗生素生理盐水，反复冲洗，切忌过快、过猛。在拔针后立即用吸收性明胶海绵和脑棉轻轻敷压，直至液体不再溢出时才缝合切口。

5. 引流管放置　同脓肿穿刺引流术。

【术中注意】

1. 避免脓液外溢污染。

2. 必要时可经术中超声辅助确定位置。

【术后处理】

1. 术后继续静脉应用大剂量的抗生素进行治疗，根据药敏试验结果及时调整抗生素用药。

2．术后定期复查头颅 CT 监测出血及脓肿变化情况。

3．术后监测血及脑脊液检验指标。

4．如放置引流管,术后 2～3 天内一般不做脓腔内注药灌洗,以减少脓液扩散。

5．预防性抗癫痫治疗 3 个月。

第二节　椎管内脓肿的外科治疗

椎管内脓肿包括硬脊膜外脓肿、硬膜下脓肿及脊髓内脓肿,其中硬脊膜外脓肿最常见,硬膜下脓肿及脊髓内脓肿均少见。硬脊膜外脓肿通常由硬脊膜外软组织感染所致,多数位于硬膜囊后方,其外科治疗主要为椎板切除减压、脓液引流及清创术。

【手术适应证】

脓肿尚未致完全性截瘫。

【手术禁忌证】

1．病变累及椎管节段广泛者。

2．全瘫超过 3 天。

3．其他因素无法手术。

【术前准备】

一般准备同普通脊柱手术。

【手术步骤】

1．切口　病变为中心,背部中线棘突纵切口,上下各超出 2 个正常椎体范围。

2．暴露　逐层切开,分离至棘上韧带。椎板自动拉钩牵开切口,电刀沿骨膜分离肌肉,显露横突根部。

3．椎板去除　切断棘间韧带,咬骨钳咬去棘突至椎板。湿纱布保护周围组织,椎板咬骨钳分块咬除椎板及黄韧带。

4．清创　留取脓液送细菌培养及药敏试验,吸引器吸除脓液,并清除炎性肉芽组织,使硬脊膜恢复正常搏动,避免损伤硬脊膜。过氧化氢溶液及生理盐水冲洗创面。

5．留置引流管　术腔留置双腔引流管,并逐层缝合伤口。

【术中注意】

1．硬脊膜外脓肿常合并硬脊膜下脓肿,术中应探查穿刺抽吸硬脊膜下腔或切开硬脊膜排除脓肿可能。

2．注意硬膜囊两侧的炎性肉芽组织清除完全,使硬膜囊恢复正常搏动。

【术后处理】

1．术后制动至少 6 周,保持引流管通畅,必要时加用抗生素进行术腔灌洗。

2．静脉抗感染治疗 3～4 周,如合并骨髓炎静脉抗感染治疗须延长至 6～8 周,定期复查 X 线、超声、血常规、血沉等。

第三节　脑囊虫病的外科治疗

脑囊虫病为颅内最常见的寄生虫病。脑积水或占位效应致颅内压升高是外科治疗的指征。根据病变数量、体积、部位不同,外科治疗包括减压术、分流术或病变摘除术。急性脑炎期通常药物治疗后 6～8 周可缓解,如期间颅内压增高明显,危及生命或影响视力,且不伴有脑室扩张,可选择单侧或双侧颞肌下减压术治疗;非急性脑炎期如包囊直径大于 2cm 产生占位效应,颅内压增高明显,脑积水或脊髓压迫,需要外科进行治疗。减压术及分流术在此不再赘述。下面阐述第四脑室脑囊虫摘除术。

【手术适应证】

脑室内病变引起脑脊液循环障碍,颅内压增高。

【术前准备】

一般准备同普通开颅手术,如颅内压过高脑疝者须穿刺脑室,释放脑脊液,稳定生命体征。

【手术步骤】

第四脑室囊虫摘除术。

1. 开颅术同第四脑室肿瘤切除术。

2. 探查　暴露第四脑室,尽可能不做脑室放液减压以免囊虫位置改变,寻找困难。窄脑压板拉开小脑扁桃体,探查正中孔,常可此发现囊虫。

3. 囊虫摘除　吸引器前覆以棉片吸引囊虫,缓慢向外拉出。如囊胞较大与脑室壁粘连紧密,可先抽空囊液再用镊子取出胞膜及头节,避免破裂,仔细冲洗。如果破裂,异体蛋白流出,有可能会引起颅内炎性反应。

【术中注意事项】

1. 第四脑室内囊虫摘除应仔细探查正中孔及中脑导水管开口处,摘除前不做脑室放液减压,避免遗漏,必要时可注入生理盐水观察囊虫排出情况。

2. 病变尽可能完整取出,避免无菌性脑膜炎。

3. 术区囊液污染须生理盐水冲洗创面5分钟,更换器械手套。

【术后处理】

1. 术后应用类固醇激素,在停用抗蠕虫药物之后逐步减停。

2. 抗蠕虫药物治疗　吡喹酮,100mg/(kg·d),分3次,应用15天;阿苯达唑,15mg/(kg·d),分3次,应用3个月,多油食物后服用。

第四节　脑结核瘤的外科治疗

脑结核瘤可发生于颅内任何部位,大小各异,临床症状各不相同,其外科治疗方式可包括显微镜下结核瘤切除术、神经导航下组织活检引流术、减压术及分流术等。对于非功能区体积较小者可选择病变全切,但体积较大的结核瘤一般选择次全切除术,国外多数学者反对以神经功能损害为代价的全切除术。如果病变多发,仅对最大瘤体切除减压即可。如结核瘤较小深在或瘤内容物坏死液化,可行神经导航下立体定向活检或内容物穿刺抽吸减压,不必切除瘤壁。具体手术方式同一般神经导航下立体定向活检术,在此不再赘述。目前更多采用此种方式以代替开颅组织活检术,创伤小,术后恢复快。脑脊液循环阻塞脑积水者可选择脑室-腹腔分流。下面阐述脑结核瘤切除术。

【手术适应证】

1. 严重颅高压、视力减退或危及生命者,成熟结核瘤体积大。

2. 抗结核药物治疗4～8周效果不佳。

3. 须活检明确病理者。

4. 位置较浅表者。

【手术禁忌证】

1. 位置深在、体积较小的结核瘤。

2. 药物控制有效者。

【术前准备】

一般准备同普通开颅手术。

【手术步骤】

同肿瘤切除/活检术。脑结核瘤多位于皮质下,位置较浅表,送棉片保护周围脑组织后,留取标本应包括肉芽组织全层，快速冷冻病理送检，病理确诊后剥离结核瘤。结核瘤与周围组织一般分界较明显，剥离困难较小，剥离后应反复冲洗术野。

【术中注意】

1. 多发性脑结核瘤可切除引起颅高压的主要病变。

2. 功能区内病灶或汇聚成堆的小结核结节边界不清者可行活检或减压。

【术后处理】

1. 术后继续抗结核药物治疗，注意结核性脑膜炎、脑积水等并发症。

（1）链霉素：适用于急性炎症应激期，20～30mg/(kg·d)，分 2 次肌内注射，疗程不少于 6 个月。

（2）异烟肼：治疗脑结核瘤的首选及主要药物，10～15mg/(kg·d)，口服或肌内注射。

（3）利福平：用于治疗初期与异烟肼合用。15mg/(kg·d)，口服，宜监测肝功能。

（4）乙胺丁醇：防止结核分枝杆菌发生抗药性，不可单独应用，15mg/(kg·d)，注意视力损害，13 岁以下儿童慎用。

2. 定期复查 CT，甘露醇降颅压、激素治疗，减轻组织水肿。

3. 预防性抗癫痫治疗 3 个月。

（葛　明　罗世祺　程阳泉　马鸣雷）

参 考 文 献

[1] 王忠诚. 神经外科手术学 [M]. 北京：科学出版社，2000：446-459.

[2] SCHMIDEK H H. Schmidek and Sweet Operative Neurosurgical Techniques [M]. 4th ed. W. B: Saunders Company, 2002.

[3] BROUWER M C, TUNKEL A R, MCKHANN G M, et al. Brain abscess[J]. New England Journal of Medicine, 2014, 371(5): 447-456.

[4] 中华医学会儿科学分会. 儿科感染性疾病诊疗规范 [M]. 北京：人民卫生出版社，2014.

[5] 段国升，朱诚. 手术学全集：神经外科卷 [M]. 北京：人民军医出版社，1994：439-449.

[6] MARK S. Greenberg: Handbook of neurosurgery[M]. 7th ed. New York: Thieme Medical Publishers, 2010.

[7] 刘全开. 111 例脑脓肿穿刺治疗临床评价 [J]. 中华神经外科杂志，1988(1)：63.

[8] 暴连喜，雷鹏. 深部和重要功能区脑脓肿的治疗 [J]. 中华神经外科杂志，1987，31(1)：54.

[9] DYSTE G N, HITCHON B W, MENEZEZ A H, et al. Stereotaxic surgery in the treatment of multiple brain abscess[J]. J Neurosurg, 1988, 69(2): 188-194.

[10] FRIM D M. Pediatric neurosurgery[M]. New York: Grune & Stratton, 1982: 557-599.

[11] STEPHANOV S. Experience with multiloculated brain abscesses[J]. J Neurosurg, 1978, 49(2): 199-203.

第七章 | 儿童癫痫的手术

第一节 概 述

一、小儿癫痫的特点

现代癫痫外科手术的历史可以追溯到 19 世纪后半叶,经历了上百年的发展,人们对于癫痫的病理生理、症状学和中枢定位逐渐有了较深刻的认识。随着神经影像学、电生理学、计算机等技术的进步,以及术前评估的规范化,致痫灶定位的准确性不断提高。随着局灶性皮质发育不良等病理的发现,癫痫外科的手术适应证不断拓宽,手术种类不断丰富,手术疗效不断提高;同时,对于无法接受切除性手术的药物难治性癫痫患者,神经调控手术有效地减轻了发作,改善了生活质量。并且随着对癫痫认识的加深,人们逐渐发现儿童癫痫和成人有明显的区别。

由于儿童本身处于发育阶段,特别是低龄儿童的神经系统尚不完善,无法像成人一样自己描述症状。并且小儿癫痫多不典型,故在临床中,对于小儿癫痫的诊断和手术适应证的选择要更加慎重。总体来说,小儿癫痫的特点同成人的区别如下。

(1)诊断及寻找致痫灶困难:儿童癫痫普遍起病早,儿童表达能力差,无法描述自身感受,并且症状学和脑电图特异性少。脑电图发作期及发作间期表现形式多样,难以判断起源。

(2)手术目的不同:成人难治性癫痫手术治疗的主要目的是使患者发作消失,从而可重新融入社会;而儿童难治性癫痫手术的主要目的在于早期减少或者消除发作,为患者神经系统及认知等发育提供可能性。

(3)儿童脑发育的可塑性强:虽然儿童癫痫手术风险高,并且灾难性癫痫的比例较成人要高,很多儿童需要行大脑半球切除术这种创伤较大的手术,但是儿童术后的神经功能恢复能力很强,术后语言功能和运动能力多数能不同程度地恢复。

(4)导致癫痫的疾病谱差别大:在成人,以海马硬化为原因的颞叶癫痫多见,而在小儿,发育性异常、肿瘤、围产期损伤导致的癫痫更加多见。

二、小儿癫痫手术的适应证和禁忌证

【手术适应证】

1. 药物难治性癫痫 一般多数人认为,经过合理应用目前的抗癫痫药物,且血药浓度在有效范围内,仍不能控制癫痫发作且影响日常生活、工作和学习 2 年以上者,可以考虑行手术治疗。然而某些小儿癫痫患者,经验上属于药物难治性癫痫,随着癫痫发作,患儿的认知、运动发育会出现迟滞甚至倒退,消极等待 2 年的药物治疗反而可能贻误手术时机,此时手术应更加积极。

2. 有结构性改变 此类患儿应该尽早积极考虑手术,多数存在明显结构性改变的癫痫属于药物难治性癫痫,在手术治疗上应该更加积极。常见的包括局灶性皮质发育不良、发育性肿瘤、结节性硬化、脑面血管瘤病(斯特奇 - 韦伯综合征,Sturge-Weber syndrome)、偏侧巨脑回、拉斯马森综合征(Rasmussen syndrome)等。

3. 原发性全面性发作　此类发作因脑电图上放电弥漫，难以对致痫灶进行准确定位，切除性手术难以进行，如伦诺克斯 - 加斯托综合征（Lennox-Gastaut syndrome，LGS）。但是目前认为，此类癫痫患者虽然不适合行根治性手术，但是经过严谨的评估，可考虑行胼胝体切开术或者神经调控手术。

【手术禁忌证】

1. 具有自行缓解趋势的良性癫痫综合征，如小儿良性癫痫合并中央中颞区棘波（benign childhood epilepsy with centrotemporal spike，BECT），多数患儿学龄期起病，药物反应性良好，青春期后常可自愈。但由于患儿发作具有部分性发作的特点，脑电图有时可能局限于一侧中央中颞区，存在误诊误治的可能。

2. 变性和代谢性疾病或其他内科疾病导致的癫痫，如线粒体脑肌病中的线粒体脑肌病伴高乳酸血症和卒中样发作（mitochondrial encephalopathy，lactic acidosis，and stroke-like episodes，MELAS）综合征，患者可表现为癫痫的部分性发作，影像学及脑电图也可能在某一阶段局限，然而患者的影像学异常呈现游走性的特点，手术切除无法治愈癫痫；自身免疫性脑炎的患者影像学可能表现为颞叶内侧结构的信号异常，手术预后不佳，而激素治疗常常效果良好。

3. IQ＜70。传统上认为 IQ＜70 属于癫痫外科的手术禁忌证，因为手术后患者生活质量也无法得到有效的改善。然而，近年来小儿癫痫外科的诸多研究发现，很多小儿癫痫患者因发作频繁很快出现认知和行为的发育迟滞甚至倒退，手术切除致痫灶后随着发作的缓解，认知也得到恢复，因此对于小儿癫痫患者，IQ 不再成为筛选手术适应证的重要依据。

三、小儿癫痫手术种类的介绍

按照手术治疗的目的，可将小儿癫痫手术分为根治性手术和姑息性手术。根治性手术，就是通过术前评估可以确定患者的致痫灶部位，通过手术切除或毁损致痫灶，达到治愈癫痫的目的。然而，并非所有的药物难治性癫痫患者均能准确定位致痫灶，有时因致痫灶与重要功能区重叠或致痫灶难以定位，根治性手术难以进行，此时应考虑姑息性手术。后者通过阻断癫痫放电的传导或利用神经调控降低神经元的兴奋性，使患者的发作频率减少，发作程度减轻，改善患者的生活质量。

1. 根治性手术　主要包括毁损手术及切除性手术。近年来，有报道对于需要侵入性颅内电极植入进行术前评估的部分癫痫患者，利用立体定向脑电（SEEG）技术结合射频热凝（radiofrequency thermocoagulation，RF-TC）毁损治疗癫痫，部分患者发作明显减少甚至消失，从而避免了开颅手术。对于结节状灰质异位及下丘脑错构瘤等致痫灶较小且局限的疾病，RF-TC 疗效尤著。而切除性手术包括颞叶外癫痫病灶切除术、前颞叶切除术、脑叶及多脑叶切除术和大脑半球切除术，手术术式根据术前评估确定的致痫灶大小及位置进行选择。

2. 姑息性手术　在经过严格术前评估后，无法行根治性手术，或者行根治性手术后预期效果不佳，可以考虑行姑息性手术。姑息性手术的目的是尽量减少癫痫发作，而不是达到完全无发作。

主要包括阻断癫痫放电传导的手术和神经调控术。阻断癫痫放电传导的手术主要包括多处软膜下横切术（MST）和胼胝体切开术。通过切断大脑皮质的联络纤维或联合纤维，阻断癫痫放电传导，从而将癫痫的异常放电局限在大脑皮质的某一部分。多处软膜下横切术多用于致痫灶位于功能区而不能切除的病例。但是现在随着 MRI、PET、fMRI 和立体定向脑电等技术的逐渐普及和发展，致痫灶累及功能区的手术也并不是癫痫外科的禁忌，故此术式的应用较前有所减少。

近年来，随着神经调控术的出现，越来越多无法行根治性手术的患者行神经调控手术治疗。神经调控技术是指通过电刺激或化学的方式，调节改变神经系统功能或状态而获得治疗效果的治疗模式。目前应用于小儿癫痫外科只有迷走神经电刺激（vagus nerve stimulation，VNS），由于其对 LGS 和阵挛发作有较高的缓解率，在临床中的应用也越来越多。

综上，小儿癫痫外科可选择的手术种类繁多，但是具体的每一例癫痫患儿究竟采用哪种手术方式不能一概而论，虽然原则上以根治性手术为主，姑息性手术作为替代治疗，但还应该结合患者的年龄、经济状况及家长的心理预期等情况采取个体化治疗的原则。

第二节 颞叶外癫痫病灶切除术

尽管经过正规的药物治疗，约 30% 的癫痫患者仍存在癫痫发作，称为药物难治性癫痫。在成年人中，颞叶癫痫占比最多。由于颞叶由颞叶新皮质及颞叶内侧结构组成，所以治疗颞叶癫痫时往往需要考虑颞叶内侧结构的作用。目前治疗颞叶癫痫除了单纯病灶切除，还需要包括前颞叶切除术及选择性海马杏仁核切除术。而在儿童，颞叶起源的癫痫比例没有成年人高，颞叶外起源的癫痫更加多见。而颞叶外癫痫大多数起源于新皮质，手术术式多为病灶切除术，手术方式较为固定。颞叶外的病灶切除术基本是根据术前评估确定致痫灶的位置并予以切除。有 meta 分析统计了 1993—2012 年发表的 36 篇文章，1 318 名经历了颞叶切除和 1 259 名颞叶外切除的儿童的术后癫痫无发作率（Engel Ⅰ级）分别为 76% 和 56%，可见颞叶外切除术的术后效果较颞叶切除差，这与颞叶外病灶种类多，有的病变难以定位，涉及功能区的病变难以全切有关。这也说明了颞叶外切除术对癫痫中心的术前评估水平有较高的要求。正因为其可能涉及很多功能区，界定切除范围对手术预后也十分重要。

【常见的病因】

产生颞叶外癫痫的病灶大致分为以下四种：肿瘤性病灶、血管性病灶、发育性病灶及其他病灶。其中肿瘤性病灶和发育性病灶在儿童中最多见。

肿瘤性病灶：行癫痫手术的患者中，10%～30% 的患者患有原发性脑肿瘤。而导致癫痫的原发性脑肿瘤大多为胶质增生性肿瘤及神经元胶质增生性肿瘤。胶质增生性肿瘤主要包括星形细胞瘤、少突细胞胶质瘤及少突星形细胞瘤。神经元胶质增生性肿瘤主要包括神经节细胞胶质瘤及胚胎发育不良性神经上皮肿瘤。在一项针对 298 名儿童肿瘤的研究中，81% 神经节细胞胶质瘤、71% 的高级别胶质瘤和 80% 的少突胶质瘤出现癫痫发作，而髓母细胞瘤（8%）、生殖细胞瘤（11%）很少出现癫痫发作。

血管性病灶：可导致癫痫的血管性病灶主要包括动静脉畸形（arteriovenous malformation，AVM）、海绵状血管瘤、静脉畸形和毛细血管扩张症。约 3% 的血管畸形患者因为难治性癫痫而行手术治疗。其中最容易导致癫痫的为动静脉畸形及海绵状血管瘤。17%～40% 的 AVM 患者会出现癫痫，而癫痫在海绵状血管瘤患者中更加常见，38%～100% 的海绵状血管瘤患者出现癫痫。所有的癫痫发作类型都可以出现，最常见的发作形式为简单及复杂部分性发作及全身性发作。

发育性病灶：另一种导致儿童难治性癫痫常见的原因。根据此组疾病的病理生理学及组织学，可将其分为四大类疾病。神经元异位、脑回异常、异常神经元或者神经胶质及错构瘤。神经元异位及脑回异常两大类一般被归因为神经元迁徙障碍。上述疾病可以单发，也可以并发。

神经元异位包括微小发育不全和灰质异位。微小发育不全主要的特点为异位神经元及皮质构筑异常，具体表现为分子层出现神经元，皮质下白质出现神经元，颗粒细胞层、分子层及白质内出现浦肯野细胞，灰白质界限不清，Ⅰ层与Ⅱ层界限不清。微小发育不全一般无法通过 MRI 检查发现，故术前必须借助其他的评估手段如脑电图、PET、MRS 等明确切除范围。灰质异位为异位到白质中的灰质团块。最常见的灰质异位部位是室管膜下区，多为侧脑室侧角及侧脑室颞角的下外侧，并且多合并其他的发育异常，如多小脑回畸形、无脑回畸形、半侧巨脑回畸形等。灰质异位内一般由结构错乱的神经元及神经胶质细胞构成，包括锥体细胞及分化良好的神经节细胞。值得注意的是，灰质异位的病灶可以很大，但并不是所有的灰质异位都是致痫灶，甚至有的异位灰质可能是有功能的。

脑回异常包括多小脑回畸形、巨脑回畸形和脑裂畸形。多小脑回畸形以多个小脑回畸形为特点，但是临床表现、影像学表现及病理学表现多样。可为局灶性也可为广泛性病变，其畸形程度及范围影响其临床及影像学表现。巨脑回畸形，表现为增大变平的脑回，并合并脑沟变浅。由于共有皮质增厚及脑沟形态，巨脑回畸形在影像上常不易和多小脑回畸形区分。脑裂畸形，表现为大脑表面一裂隙从表面延伸到室管膜下，软脑膜与室管膜相连接，灰质沿裂隙折入并在裂隙内及其邻近脑表面不规则增厚。临床主要表现为癫痫、发育迟缓、肢体运动障碍等症状。

异常神经元包括局灶性皮质发育不良（focal cortical dysplasia，FCD）和半侧巨脑畸形（hemimegalence-phaly，HME）。FCD 作为最常见的皮质发育畸形，可发生于大脑皮质的任何一个部位，有的 FCD 在 MRI 上难以辨别，故在临床中常常配合 PET 和脑电图等手段定位 FCD。半侧巨脑畸形是一种少见的脑发育畸形，是一侧全部或部分大脑半球由于神经元增殖、移行及分布缺陷导致的错构瘤性过度生长，是以神经运动发育迟滞、偏瘫、偏盲及顽固性癫痫为特征的发育性疾病。

错构瘤为异位的脑组织，通常为正常的成熟的神经元及胶质，常不具有肿瘤特点，缺少肿瘤性的占位效应及肿瘤性增殖。但是错构瘤可表现为类似于肿瘤性的团块样改变，并且由于错构瘤内结构紊乱，会出现癫痫症状。

【手术方式】

最常见的颞叶外癫痫手术方式为病灶切除术。此种术式适用于大多数上述肿瘤性、血管性、发育性及外伤、卒中等病灶。大多数非局灶性皮质发育不良患者在进行病灶切术后都可获得满意的效果。有的患者需要切除病灶旁邻近皮质。是否切除病灶旁皮质及切除范围主要依靠术中 ECoG 监测。FCD 行病灶切除术的效果相对较差，这与 FCD 切除范围难以界定有关，并且有些 FCD 病灶在影像上难以发现，有些病灶邻近功能区，导致手术无法全切病灶，影响手术预后。对于 MRI 阴性的癫痫，需要结合脑电图、PET 等检查充分评估，必要时需要行颅内电极植入明确癫痫灶的范围，根据评估行皮质切除术。

【并发症及注意事项】

手术并发症主要包括出血、感染、皮质损伤及新的神经功能损伤。Engel 等统计 0.4% 出现围手术期死亡，6% 出现新的神经功能损伤，5% 出现感染，6% 出现认知及行为学改变。颞叶外特有的术后并发症一般涉及功能区的损伤，如中央区、Broca 区和视觉皮质等。损伤后可出现运动障碍、失语和偏盲等严重并发症。

皮质切除术的基本原则：尽量在目标切除区域内操作，注意保护血管，避免伤及邻近皮质，造成不必要的损伤。脑回表面的软膜用双极轻柔电凝并剪开，然后再进行皮质的操作。切除皮质时注意保护脑沟内经过的血管，并且不要过分深入切除皮质下经过的白质，以免损伤邻近正常脑组织的正常传导束，导致邻近脑组织的功能缺失。切除区域可能涉及功能区的手术必须要行充分的术前评估界定切除范围。必要时术中给予皮质电刺激明确该区域的功能，避免术后出现功能缺失。

第三节　前颞叶切除术

颞叶癫痫是指起源于颞叶的以简单部分性发作或复杂部分性发作或继发全身发作为特征的癫痫，是药物难治性癫痫中最常见的一类。在成人中，引起颞叶癫痫的最常见原因是海马硬化，在所有颞叶癫痫患者中约占 80%，其他原因包括围产期脑损伤、皮质发育异常、脑血管畸形、颅内感染、肿瘤以及外伤等。而在儿童颞叶癫痫中，这一比例存在较大的差异。总体来说，儿童颞叶癫痫的病因较为多样化，围产期损伤、皮质发育异常及脑肿瘤占比较成人颞叶癫痫高。海马硬化在儿童颞叶癫痫中占比较低且多见于大龄儿童，而在低龄儿童中少见（视频 7-3-1、视频 7-3-2）。

视频 7-3-1　前颞叶切除术（1）

【颞叶解剖】

颞叶的解剖在所有脑叶中最为复杂，熟练掌握颞叶解剖是完成前颞叶切除术的关键。

外侧面：由与外侧裂平行的颞上沟、颞下沟分为三个脑回，颞上回、颞中回和颞下回。颞上回向上移行为颞横回并继续包绕外侧裂。

底面：被平行的脑沟颞枕沟、侧副沟分为三个脑回，由外向内为颞枕外侧回、颞枕

视频 7-3-2　前颞叶切除术（2）

内侧回和最内侧的海马旁回。

内侧面：颞叶内侧面主要由海马旁回和钩回组成。内侧面有三条纵行条带。最上方为伞部；中间条带由齿状回组成；最下为海马旁回的内侧缘，即下托。三个条带之间存在两条沟，由上至下为伞齿沟和海马沟。

海马旁回：位于颞叶底面和内侧面交界处。海马旁回向后延续至胼胝体压部下方时，被前距状沟分开，上方延续为扣带回峡部，下方向后延续为舌回。

钩回：是内侧颞叶前部的突起，分为前部和后部。两者在内侧汇合成钩尖。前部主要由杏仁核组成，后部主要由海马头组成。海马头是海马最前端的部分，表面可见3～4个指状突起。海马头前上方对着杏仁核。

齿状回：冠状面上齿状回和海马均呈C形，海马凹向下内侧，齿状回凹向上外侧。

侧脑室颞角：底壁内侧部由海马结构上面的隆起构成；外侧壁由侧腹沟深部上面的侧副隆起构成；顶壁由尾状核和胼胝体毯部构成；外侧壁由胼胝体毯部构成。内侧壁为伞部和丘脑下外侧面之间的裂隙。

【手术适应证】

1. 经正规抗癫痫药物治疗发作控制不满意的癫痫患者。

2. 病史与发作期症状学表现符合颞叶癫痫。

3. 经一系列无创术前评估手段（如发作期与发作间期头皮脑电监测、结构影像、功能影像以及神经心理评估等）或有创术前评估手段定位提示致痫灶定位局限于一侧颞叶。

【手术禁忌证】

活动性精神病患者；双侧颞叶有独立癫痫起源的患者禁止行双侧颞叶切除。

【手术过程】

手术多采用翼点入路，皮肤切口呈"?"形，即从耳屏前1cm，颧骨上2cm左右开始，弧形向上、向后到耳郭上，沿颞上线到发际边缘。切皮时要用利多卡因沿切口进行局部浸润麻醉。从颞浅筋膜处分离开头皮，翻向颞部。离颞上线1cm左右切开颞肌并翻向颞部，前缘要暴露出额骨颧突。骨瓣的设计要尽量考虑到能较好暴露颞叶中、前部和外侧裂区域，骨孔数目视术中情况而定，但须在蝶骨嵴的两侧分别钻孔，便于咬开蝶骨嵴，其他部位可使用铣刀铣开骨瓣。之后尽可能咬除或磨除残余的蝶骨嵴，骨蜡封闭骨缘，悬吊硬膜，预防硬膜外出血。以蝶骨嵴为中心弧形剪开硬膜，视术野暴露情况，放射状向四周剪开硬膜，以便充分显露术野和术前拟进行皮质脑电监测的部位。行脑叶表面皮质脑电图监测，待颞叶外侧新皮质切除完成后再监测颞叶内侧结构，如海马、杏仁核等，确定切除范围。

前颞叶切除范围和手术侧别有关。通常情况下，优势侧半球允许切除颞极后4.5～5.5cm，非优势侧半球允许切除颞极后5.5～6.5cm的范围，但最好向后不超过同侧的下吻合静脉。颞叶外侧皮质切除范围较大时，有可能损伤视束，术后出现外上1/4象限盲。若在优势半球还可能出现语言功能的障碍等。切除颞前叶时，首先在显微镜下分离外侧裂，明确大脑中动脉供应颞极、颞叶等分支的走行，选择性电凝并切断供应颞前叶的动脉，然后再选定拟切除的后限，自此开始切除。若见有脑脊液流出，表明已进入侧脑室颞角，此时扩大切口可见到紫红色的脉络丛组织和颞角内侧发白的海马组织。用棉片填塞颞角，以免流失过多的脑脊液并充当位置标记物。当切除到颅中窝底时，要电凝局部的静脉穿支和软脑膜上的小血管，防止撕断后血管回缩引起出血，然后以此向前切除颞叶组织。清除已离断的颞叶组织后，可较清楚地暴露出颞叶内侧的海马结构。颞角内上为杏仁核，颞角内侧为海马组织。一般切除杏仁核的基底外侧部和海马头之后3.5cm左右的海马组织，切除海马旁回后可达小脑幕缘，此时注意保护内侧软脑膜的完整，勿损伤基底池内的结构。

切除完毕后再次监测术野区癫痫放电情况。若无癫痫样放电出现，即进入关颅阶段。术野残腔及创面严格止血，防止残留血液经颞角进入脑室内。然后在术后残腔内注满生理盐水，严密缝合硬膜，必要时可用筋膜等修补硬膜缺口，以免硬膜外出血渗入颅内。硬膜外止血彻底后，复位并固定骨瓣，缝合头皮等组织。视术中情况决定硬膜外是否留置引流管。

【手术并发症】

总体而言，前颞叶切除术出现死亡、病残等并发症的概率十分低，一般并发症包括感染、出血、麻醉意外、深静脉血栓、无菌性脑膜炎、硬膜下血肿等。涉及前颞叶切除术的特殊并发症主要包括下列几点。

1. 失语　优势半球前颞叶切除术后出现失语的情况相对常见，失语多数是一过性的，在术后几天或几周内会慢慢消失，几个月后才消失者罕见。

2. 轻偏瘫 / 偏瘫　约 5% 的前颞叶切除患者会出现偏瘫，其中约半数为永久性。其原因可能与切除深部组织时损伤大脑中动脉、脉络膜前动脉使其痉挛、栓塞有关。

3. 视野缺损　视野缺损发生率为 35%～50%，如果颞叶切除的范围超过颞极后 5.5cm，就容易导致永久性对侧上向限盲。患者术后早期出现的对侧上向限盲一般会慢慢缓解，直至最后完全消失。

4. 认知障碍　由于手术切除了一侧部分海马组织，故术后患者可出现短期记忆下降。

5. 复视　动眼神经走行于小脑幕游离缘内侧下方，在行颞叶内侧结构切除的过程中可能受到损伤从而导致复视，多数可在术后数月内恢复。

第四节　脑叶及多脑叶切除术

由于导致儿童癫痫的病因和成人不同，决定了其手术方式的比例和成人相比也有较大的差异。据统计，行脑叶及多脑叶切除术者，在儿童癫痫中的比例是成人的 2 倍。在儿童癫痫中，行多脑叶切除术的病因最多者为皮质发育不良，其次为脑软化灶。脑软化灶可能为出生时的产伤所致，或者是由于动脉梗死和颅内出血等原因所致。对于局限于一侧半球的多灶性癫痫，可考虑行多脑叶切除术。手术的术式及切除的脑叶根据病灶的位置进行选择。其中有两种较为特殊的多脑叶切除方式，即大脑半球次全切除术和后 1/4 离断术。适用于病灶范围分布于单侧大脑半球，但是范围较广的时候。目前临床后 1/4 离断较常见并有固定的手术方式。下文详细介绍后 1/4 离断术。

【手术适应证】

适用于术前评估后，致痫灶广泛位于单侧颞叶、顶叶及枕叶的患者，并且致痫灶不累及额叶及中央区的患者。

【手术方式】

早期，手术方式为解剖性后 1/4 切除术，即切除颞顶枕三个脑叶。后来随着发展，出现了颞叶切除术 + 顶枕离断术，减少了手术创伤及手术留下的巨大空洞，即功能性后 1/4 切除术。目前此术式发展为后 1/4 离断术，即仅仅离断从颞顶枕发出的投射纤维及联络纤维，保留颞顶枕脑组织，也是目前应用最广的术式。Daniel 对比了三种术式的预后，发现三种术式对预后无影响。并且后 1/4 离断术尽可能少地切除脑组织，防止由于脑组织切除留下巨大的空洞，造成脑组织移位等并发症。

【手术过程】

1. 岛周开窗　离侧裂 5～8mm 处电凝颞上回表面软膜，横贯整个颞上回全长。切开软膜后行颞盖皮质切除术。切开皮质及白质直到可以看到岛叶下半部。切除颞上回后可暴露下环岛沟全长。沿着下环岛沟，朝向侧脑室颞角离断颞干的白质。由于侧脑室颞角与房部相连，故沿着颞角向后开放脑室直至侧脑室房部，由此很容易找到顶叶盖部皮质。沿着中央后沟后切开顶叶盖部皮质，方式同颞上回切开。在此区域，可暴露上环岛沟后部。由此处进一步离断放射冠后部，可暴露侧脑室房部和部分侧脑室体部。

2. 顶枕离断　在中央后回后切开顶叶皮质。沿着切开皮质的方向切开皮质下白质，白质切开范围内界达大脑镰，上界达上矢状窦，下界达胼胝体。当到达胼胝体，并且开放脑室后，在脑室内、中线旁平面，切开方向为弯曲的，可以离断所有从顶枕叶发出加入胼胝体的纤维。

3. 颞叶内侧结构切除　颞角开放后，可见杏仁核位于颞角的前内侧，软膜下切除钩回时已将杏仁核一并切除。切除杏仁核的上界位于侧脑室颞角顶壁水平。沿着侧脑室颞角及脉络裂暴露整个海马并行海马切除。

【手术并发症】

较为常见的为枕叶纤维离断后出现的视野缺损、短暂性的运动障碍、术后语言功能障碍、轻偏瘫或者偏瘫症状加重。罕见的并发症包括脑膜膨出、低压性脑积水，基本只见于解剖性后 1/4 切除术患者。

第五节　大脑半球切除术

当病变累及一侧大脑半球时，上述数种术式皆不能满足要求，这时需要考虑切除范围最大的一种手术方式：大脑半球切除术。与后 1/4 离断术类似，大脑半球切除术经过近百年摸索和改良，形成了目前临床中常用的三种主流手术方式：解剖性大脑半球切除术、功能性大脑半球切除术和大脑半球离断术。

1938 年 Mckenzie 实施了第一例癫痫患者的解剖性大脑半球切除术，术后癫痫得到控制。但是早期的手术存在一些弊端，如切除脑组织后留下硬膜下巨大的空腔，硬膜下慢性出血进入脑室系统，逐渐形成脑表面含铁血黄素沉积症，继而导致梗阻性颗粒性室管膜炎、阻塞性脑积水和神经功能缺失。随后出现多种改良手术防止该类并发症的出现，如将硬脑膜反折缝合于大脑镰、小脑幕、前中颅底硬膜以及游离肌片填塞室间孔等缩小硬膜下腔的方式来避免上述并发症的出现。不久 Rasmussen 提出大脑半球次全切除术（切除至少 3 个脑叶），虽然降低了术后 SCH 的出现，但是癫痫预后明显低于大脑半球切除术。1974 年，Rasmussen 进一步改良术式，提出切除患侧中央区和颞叶、离断残余脑叶与对侧半球及脑干的纤维联系，解剖上为次全切除而功能上为全切，出现了功能性大脑半球切除术，大大减少了因为行解剖性大脑半球切除术产生的含铁血黄素沉积的问题。进入 20 世纪 90 年代，经改进出现了切除体积更小、仅通过离断患侧半球的投射纤维和联合纤维的大脑半球离断术，其中包括垂直入路大脑半球离断术以及外侧入路大脑半球离断术。

【手术适应证】

1. 术前评估提示癫痫起源于一侧大脑半球多个或广泛区域的难治性癫痫。

2. 术前病灶对侧有偏侧麻痹或者轻偏瘫。

【常见病因】

1. 发育性病因　弥漫性皮质发育不良，偏侧巨脑回畸形等。

2. 进展性病因　拉斯马森综合征、斯特奇 - 韦伯综合征等。

3. 获得性病因　梗死、出血等所致的半球广泛萎缩、软化等。

【手术过程】

1. 解剖性大脑半球切除术（经脑室内）

（1）头皮切口：一侧半球马蹄形或 T 字形切口，暴露出硬膜后，弧形剪开硬膜并翻向颞侧。

（2）血管结扎：由侧裂进入，电凝大脑中动脉分出豆纹动脉后远端（M2 段）以及大脑前动脉分出前交通动脉的远端（A2 段）；结扎下吻合静脉后抬起颞叶，在大脑后动脉分出后交通动脉后电凝切断（P2 段）。

（3）纤维的离断：纵裂结扎桥静脉，暴露胼胝体，纵向全长切开胼胝体达侧脑室，见侧脑室体部内侧壁为透明隔，外侧壁为丘脑及其背外侧的尾状核头部和体部，内侧的室间孔及其穿行的脉络丛的对侧即为尾状核头部与丘脑的交界处；向后邻近胼胝体压部时暴露球状脉络丛提示到达侧脑室房部。侧脑室房部的顶壁为胼胝体体部、压部及毯部，内侧壁为大致水平上下排列的两个隆起，上为胼胝体隆起，为枕钳的纤维束隆起，即球部，下为禽距，外侧壁的前部为尾状核，包绕丘脑枕的外缘，后部为胼胝体毯部，前壁内侧为围绕丘脑枕后部的穹窿脚，外侧为丘脑枕，底壁为侧副三角；侧脑室内室间孔向前即为额角，透明隔为额角的内侧壁，尾状核头部为外侧壁，胼胝体膝部为前壁和顶壁，胼胝体嘴部则构成额角的底壁。向下离断胼胝体的膝部到达额叶内侧面的胼胝体膝下扣带回及终板旁回，于尾状核头的前方向外侧至下环岛沟,向下至蝶骨嵴,额叶底面的嗅神经可以作为重要的解剖标志,向内侧离断直回即完成额叶纤维的离断;于侧脑室房部的内侧壁离断胼胝体球部和禽距可见到内侧的四叠体池。最后自侧脑室尾状核体部外上沿基底节外侧、岛叶皮质深部切开白质,随后向下离断颞干(视频7-5-1)。

视频 7-5-1　解剖性大脑半球切除术

(4)颞叶结构切除:暴露颞角后,于颞角底部沿侧副隆起、侧副三角离断颞叶底部,后沿脉络裂将颞角的内侧切除杏仁核、海马结构切除,半球全部切除。

(5)填塞室间孔,缩小硬膜下腔:小块肌肉堵塞室间孔用生物胶黏合,电灼脉络丛,人工硬膜覆盖基底核和丘脑,缝合固定于大脑镰和硬脑膜,缩小蛛网膜下腔,防止术后脑移位,仔细止血、冲洗术腔,置引流管,关颅。

2. 功能性大脑半球切除术

(1)头皮切口:额颞"?"形切口,内侧至中线旁,后缘以暴露外侧裂全长为宜。

(2)颞叶切除:首先切除颞叶,自颞极向后约8cm或至下吻合静脉,切除颞叶新皮质,吸除杏仁核、切除海马。

(3)中央区切除:中央及顶盖区的皮质切开,深至岛叶,接着用吸引器切开延伸向上到额叶和顶叶,切口的两缘向下延伸到半球内侧面的额顶叶内侧面和扣带回,暂时保留扣带回,防止损伤胼胝体表面的大脑前动脉主干,将额叶后部、中央区、顶叶脑组织整块切除,再将扣带回及胼胝体下回行软膜下切除,暴露出有软脑膜覆盖的大脑前动脉。

(4)额叶、枕叶纤维离断:于侧脑室额角、房部分别离断额叶、枕叶残余纤维,缝合硬膜,常规关颅。

3. 大脑半球离断术(外侧入路,环岛周离断)

(1)头皮切口:取颞枕马蹄形切口,暴露外侧裂全长是手术的关键,"U"形剪开硬膜。

(2)岛上开窗:切除额顶盖,暴露岛叶和侧裂血管,切开环岛上沟、放射冠后进入侧脑室,于侧脑室顶切开内侧壁进入纵裂池,找到胼周动脉后,沿着胼周动脉向前和后切开胼胝体全长。在胼胝体压部经脉络裂切断穹窿、离断海马,经脑室额角沿胼胝体嘴部向蝶骨嵴方向切开至前颅底,完全离断额叶,于侧脑室的房部离断胼胝体压部下方的胼胝体球部和禽距,离断枕叶纤维。

(3)岛下开窗:切除部分颞盖,切开环岛下沟、颞干进入颞角,切除颞叶钩回、杏仁核、海马,离断颞叶。

(4)岛叶离断:经屏状核、外囊潜行离断岛叶深部白质,整个半球完全离断。止血、硬脑膜下放置引流,常规关颅。

视频 7-5-2　大脑半球离断术

大脑半球离断术见视频7-5-2。

【手术并发症】

1. 解剖性大脑半球切除术的并发症　由于解剖性大脑半球切除术创伤大,脑组织切除多,对脑组织的改变最大,所以并发症出现的概率最高。按照出现的时间不同,并发症可分为早期(术后30天内)和晚期(术后30天后)并发症。

早期并发症包括术中大量失血、感染、术后早期脑积水、术腔出血及脑水肿等。晚期并发症包括远期脑积水、脑表面含铁血黄素沉积和脑干移位等。

2. 功能性大脑半球切除术和大脑半球离断术的并发症　由于此两种术式切除脑组织的体积小,故极少出现脑积水、脑表面含铁血黄素沉积和脑干移位。其他并发症同上。

第六节　胼胝体切开术

早在1940年,就有人采用胼胝体切开术来防止痫性放电的扩散。当时报道了10例患者,其中有8例癫痫发作消失,但是并未引起足够的重视。20世纪60年代,Bogen和他的同事们再次应用了这种手术技术去治疗癫痫，并在当时提出了部分切开和全长切开两种理念。1970 年 Luessenhop 第一次报道其应用于儿童难治性癫痫的案例，随后其将外科显微镜应用于胼胝体切开术，同时改进了手术方式。采用显微技术，通过脑室外操作切断海马联合及胼胝体，减少了脑室炎、脑积水等并发症及死亡的发生。1993年，Wyler 更好地发展了显微技术在胼胝体切开术中的应用，他通过利用显微技术进入两个胼胝体动脉之间的透明隔腔，达到了切除胼胝体前部的效果。1983 年谭启富、陈久荣按此方法首先开展了这一手术，随即国内开始了对该术式的研究和应用。

胼胝体是由两侧大脑半球纵裂间横向联系的白质纤维组成的纤维板块，位于大脑半球深部，其本身没有明确的解剖学分界，但根据其与皮质的联系，分为胼胝体嘴、膝、干及压部。胼胝体膝部连接两侧额叶前部，干部连接两侧额叶后部和顶叶，压部连接两侧颞叶和枕叶。胼胝体的功能与执行两侧大脑半球的协调活动有关，两侧半球之间的连合纤维对完成双侧的运动、一般感觉和视觉的协调功能有重要作用。

经过多年的临床验证，证实了胼胝体切开的临床有效性。有 meta 分析认为，无论是强直阵挛发作、肌阵挛发作、复杂部分性发作，还是对于失张力发作，胼胝体切开均有效果。尤其是对失张力发作，其疗效最显著。目前由于迷走神经电刺激术（VNS）的开展，因其较好的安全性和有效性，给传统的姑息性手术带来了挑战。对于强直阵挛发作、肌阵挛发作和复杂部分性发作，两种术式无明显差异。但是胼胝体切开术对于治疗失张力发作，较 VNS 有着巨大的优势。

【手术适应证】

1. 经充分术前评估，无法行根治性手术或者手术预期效果不佳的药物难治性癫痫患者。

2. 全面性癫痫发作，尤其是失张力、强直和强直阵挛性癫痫发作。

3. 发作间期脑电图表现为弥漫发作性多灶性棘波或慢波，以及可引起双侧同步放电的局灶性棘波，伴有正常或异常背景波的广泛棘波放电。发作期脑电图检查则表现为单侧起源，快速引发弥漫发作或双侧同步放电者。

【切开长度选择】

目前认为胼胝体的切除范围越大，癫痫的控制效果就越好，全长切开胼胝体后，80%～90% 的患者其失张力性（跌倒发作）、强直性或强直 - 阵挛性癫痫发作可完全停止或显著减少。而在部分切开胼胝体术后长期随访中，只有 50% 左右的患者癫痫发作得到控制。所以有部分学者主张一期全段切开胼胝体，不保留压部。但压部作为颞叶下部和枕叶的交通纤维，切断后会影响视觉、听觉、感知与记忆等有关功能，而且全长切开容易引起永久性的失联合综合征与裂隙脑室综合征。

除了症状的控制，全长切开产生的并发症也需要慎重考量，严重的并发症影响术后生活质量。但是对于那些十分严重的患者即使切开范围很大，也很少出现失联合症状，因为他们的神经发育已经很差了，因此对这些患者切开的范围可以大一些，最好做一期全段切开。

综上所述，对于大多数难治性癫痫的病例，对于明确的失张力发作，切开的范围为 2/3～4/5。当发作传导到后头部并且患者本身神经发育差的时候，才考虑进行后段切开。

【手术过程】

通常的骨窗设计：在非优势半球的额部，中线旁开口，宽度 2～3cm（中间至外侧），在前后方向上，大约以冠状缝为中心（图 7-6-1）。

切开硬脑膜后，可以暴露半球的上面，这时需要辨认大脑镰与半球内侧面间的所有静脉。由于分离操作的方向是向下，因此牵开器移动时一定要轻柔、缓慢。通过爬行于胼胝体上方的两条胼周动脉和其明显的白色特征，可以很容易辨认出胼胝体。切开胼胝体体部，后沿着胼周动脉向前寻找膝部和嘴部。向后切开胼胝体压部，切开的外侧界为右侧的穹窿脚（图 7-6-2～图 7-6-4）。

【手术并发症】

外科手术造成的并发症包括：额叶肿胀及出血性梗死、出血、感染、无菌性脑膜炎和脑积水、空气栓塞和术后急性癫痫发作等。

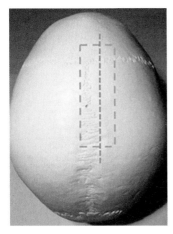

图 7-6-1　骨窗设计

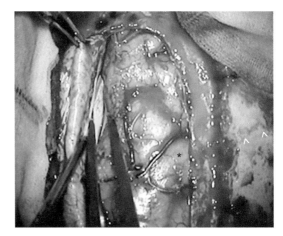

图 7-6-2　辨认所有静脉

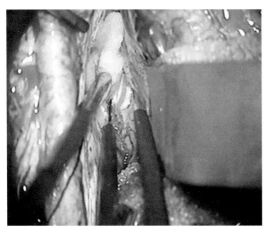

图 7-6-3　分离操作

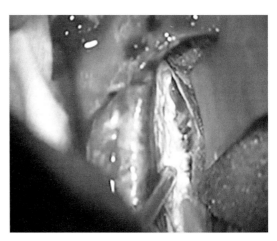

图 7-6-4　切开胼胝体

胼胝体切开术特有的手术并发症包括以下方面。

1. 急性失联合综合征　急性失联合综合征可发生在几乎所有的胼胝体切开术后的患者，症状可轻可重，持续时间也各不相同，可持续数天至数月，一般为暂时性，主要表现为自发性言语减少、非优势侧运动不能（极似偏瘫）、压力性尿失禁、双侧握抓反射及巴宾斯基征（Babinski sign）不能被抑制，以及增强性局灶性癫痫。其中最突出的症状为自发性言语减少，轻者仅出现言语缓慢，严重者甚至完全缄默，患者虽然神志清醒但对周围环境反应亦有下降。

失联合综合征的发生可能与手术切除的程度有关，总体而言，当采用分期胼胝体切开术时，该并发症发生率和严重程度大大降低，而行一期胼胝体全部切开的患者症状更突然且更持久。

2. 裂隙脑室综合征　因两侧半球之间的运动功能和感觉联系突然中断而出现一系列的神经功能缺失症状，称为裂隙脑室综合征，多见于胼胝体完全切开者。由于感觉联系丧失，优势半球不再有路径到对侧非优势半球皮质来执行熟练的远端活动，而每一侧都可以通过同侧未交叉的运动传导通路控制同侧近端肢体的运动，即表现为非优势侧手对语言命令毫无反应，甚至有时可对优势侧的手起相反的作用，主要表现为言语受损、半球竞争和注意 - 记忆程序异常。

3. 恢复障碍　是指先前存在结构损伤（尤其是右侧半球）但功能尚可代偿的患者，在胼胝体完全切开后选择性的 IQ 测试结果下降。其原因主要是被胼胝体代偿的一部分功能随着该结构的破坏而消失，导致先前存在的功能缺失术后重新出现。这类并发症的出现，提示我们术前必须评价病变是结构性还是功能性，如利用 Wada 试验来判断语言、言语记忆、操作是否局限于同侧。

第七节 神经调控术

神经调控术属于姑息性手术中的一种，是对于无法行根治性手术或者行其他手术术后效果不佳的患者所能考虑的最后一种手术方法。主要的神经调控术包括 VNS、脑深部电刺激术（deep brain stimulation，DBS）和反应性闭环电刺激（responsive neurostimulation，RNS）。但是目前只有 VNS 应用于小儿癫痫外科。VNS 的历史最早可以追溯到 1880 年，Corning 等尝试用经皮迷走神经电刺激治疗癫痫。经过上百年的探索，1990 年 Penry 首次报道了 4 例迷走神经电刺激治疗癫痫的病例，2 例完全控制，1 例减少 40% 发作，证实了 VNS 的有效性。1997 年，美国食品药品监督管理局（Food and Drug Admistraton，FDA）证实批准了 VNS 用于癫痫的治疗。其治疗癫痫的机制尚不清楚，一般认为与迷走神经传入纤维经过孤束核和上行网状激活系统所形成的广泛分布有关，并改变脑内核团的递质分泌起到抗癫痫的作用。VNS 治疗儿童难治性癫痫效果良好。Alexopolous 对 46 例儿童难治性癫痫患者行 VNS 治疗，经过 3 年随访，58.7% 的儿童发作减少大于 50%。而对于 LGS，70% 左右的患儿发作可以减少 50% 以上，证明 VNS 对治疗儿童药物难治性癫痫的疗效肯定。

【手术适应证】

现阶段国际上对于 VNS 治疗癫痫的适应证尚无统一标准。目前公认的手术适应证是：①无法行根治性手术或者行根治性手术预期效果不佳的难治性癫痫；②患者年龄通常要求 12～60 岁。

【手术禁忌证】

1. 存在进行性神经系统疾病。

2. 存在精神性疾病。

3. 以往左侧颈部有迷走神经切断史。

4. 全身状况不佳者。

【手术过程】

手术必须选择左侧迷走神经，因为右侧迷走神经支配窦房结，其刺激可引起心动过缓、心脏停搏和其他心脏副作用。

1. 颈部切口与暴露迷走神经 手术在全身麻醉下进行，患者仰卧，头向右偏，在左侧乳突靠近环甲膜做一横向切口，长约 3cm。然后将颈阔肌切开，沿胸锁乳突肌内侧切开筋膜部位，直到颈动脉鞘在颈内静脉的内侧。切开颈动脉鞘，迷走神经位于颈动脉和颈内静脉后方。分离并至少暴露出 3cm 长的迷走神经。

2. 固定电极及测试 首先，将锚栓固定在迷走神经周围，然后定位正（中螺旋触点）和负（上螺旋触点）电极。助手可以通过将电极和 / 或神经拉过其外膜鞘来帮助外科医师，从而轻轻地握住电极和 / 或神经。将螺旋电极缠绕在迷走神经上，让电极与迷走神经表面接触紧密。植入螺旋电极前后，通过将电池临时连接到导线上检查装置。测试阻抗的情况和设备连接情况。

3. 捆扎导线 电极端导线约有 1cm 长，与神经平行，此处用一线绳将其轻轻捆扎。勿将导线和肌肉及神经相连。

4. 胸部切口并制备皮下隧道 在左侧锁骨下方大致平行锁骨方向切长约 5cm 的切口，并切开分离皮下组织，掏一囊袋，皮下充分止血后放入脉冲发生器。用隧道棒从锁骨下切口插至颈部切口，然后将内鞘抽出，留下外套筒。将颈部完成固定后的导线通过外套筒连于脉冲发生器。最后止血，缝合伤口。

【手术并发症】

VNS 治疗的并发症可分为早期并发症（与手术相关）和晚期并发症（与设备和神经刺激有关）。

早期并发症包括：术中心动过缓和心脏停搏、气管周围血肿、感染和迷走神经损伤，随后伴有声音嘶哑、呼吸困难和吞咽困难。声音嘶哑多在几个月内恢复。

由于装置引起的迟发性并发症主要包括晚期感染或伤口愈合不良。其他罕见的神经系统损伤导致的并发症包括：永久性左声带麻痹、肥胖和智力迟钝等。

与神经刺激相关的晚期并发症包括迟发性心律失常（心动过缓、心脏停搏）、喉咽功能不全、阻塞性睡眠呼吸暂停、膈神经刺激症状、扁桃体疼痛以及在长时间气管插管造成的声带损伤。

（张 凯）

参 考 文 献

[1] CROSS J H, JAYAKAR P, NORDLI D, et al. Proposed criteria for referral and evaluation of children for epilepsy surgery: recommendations of the Subcommission for Pediatric Epilepsy Surgery[J]. Epilepsia, 2006, 47(6): 952-959.

[2] KRSEK P, MATON B, KORMAN B, et al. Different features of histopathological subtypes of pediatric focal cortical dysplasia[J]. Ann Neurol, 2008, 63(6): 758-769.

[3] BOATMAN D, FREEMAN J, VINING E, et al. Language recovery after left hemispherectomy in children with late-onset seizures[J]. Ann Neurol, 1999, 46(4): 579-586.

[4] OROSZ I, MCCORMICK D, ZAMPONI N, et al. Vagus nerve stimulation for drug-resistant epilepsy: a European long-term study up to 24 months in 347 children[J]. Epilepsia, 2014, 55(10): 1576-1584.

[5] CHANG E F, POTTS M B, KELES G E, et al. Seizure characteristics and control following resection in 332 patients with low-grade gliomas[J]. J Neurosurg, 2008, 108(2): 227-235.

[6] D'AGOSTINO M D, BASTOS A, PIRAS C, et al. Posterior quadrantic dysplasia or hemi-hemimegalencephaly: a characteristic brain malformation[J]. Neurology, 2004, 62(12): 2214-2220.

[7] DANIEL R T, MEAGHER-VILLEMURE K, FARMER J P, et al. Posterior quadrantic epilepsy surgery: technical variants, surgical anatomy, and case series[J]. Epilepsia, 2007, 48(8): 1429-1437.

[8] DORFER C, CZECH T, MÜHLEBNER-FAHRNGRUBER A, et al. Disconnective surgery in posterior quadrantic epilepsy: experience in a consecutive series of 10 patients[J]. Neurosurg Focus, 2013, 34(6): E10.

[9] 谭启富, 李龄, 吴承远. 癫痫外科学 [M]. 北京: 人民卫生出版社, 2006.

[10] 孙涛. 神经外科与癫痫 [M]. 2 版. 北京: 人民军医出版社, 2015.

[11] BLOUNT J P. Extratemporal resections in pediatric epilepsy surgery-an overview[J]. Epilepsia, 2017, 58(Suppl 1): 19-27.

[12] WIEBE S, BLUME W T, GIRVIN J P, et al. A randomized, controlled trial of surgery for temporal-lobe epilepsy[J]. New England Journal of Medicine, 2001, 345(5): 311-318.

[13] HELMSTAEDTER C, KURTHEN M, LUX S, et al. Chronic epilepsy and cognition: a longitudinal study in temporal lobe epilepsy[J]. Ann Neurol. 2003, 54: 425-432.

[14] SHERMAN E M, WIEBE S, FAY-MCCLYMONT T B, et al. Neuropsychological outcomes after epilepsy surgery: systematic review and pooled estimates[J]. Epilepsia, 2011, 52(5): 857-869.

[15] KAHANE P, BARTOLOMEI F. Temporal lobe epilepsy and hippocampal sclerosis: lessons from depth EEG recordings[J]. Epilepsia, 2010, 51(Suppl 1): 59-62.

[16] ALARCÓN G, VALENTÍN A, WATT C, et al. Is it worth pursuing surgery for epilepsy in patients with normal neuroimaging? [J]. J Neurol Neurosurg Psychiatry. 2006, 77(4): 474-480.

[17] EDWARDS J C, WYLLIE E, RUGGERI P M, et al. Seizure outcome after surgery for epilepsy due to malformation of cortical development[J]. Neurology, 2000, 55(8): 1110-1114.

[18] ENGEL J JR, WIEBE S, FRENCH J, et al. Practice parameter: temporal lobe and localized neocortical resections for epilepsy[J]. Epilepsia, 2003, 44(6): 741-751.

[19] FRATER J L, PRAYSON R A, MORRIS III H, et al. Surgical pathologic findings of extratemporal-based intractable epilepsy: a study of 133 consecutive resections[J]. Arch Pathology Lab Med, 2000, 124(4): 545-549.

[20] CLOPPENBORG T, MAY T W, BLÜMCKE I, et al. Differences in pediatric and adult epilepsy surgery: A comparison at one center from 1990 to 2014[J]. Epilepsia, 2019, 60(2): 233-245.

[21] LEE Y J, KANG H C, KIM H D, et al. Neurocognitive function in children after anterior temporal lobectomy with amygdalohippocampectomy[J]. Pediatr Neurol, 2015, 52(1): 88–93.

[22] ROPER S N. Surgical treatment of the extratemporal epilepsies[J]. Epilepsia, 2009, 50 Suppl 8: 69–74.

[23] JOBST B C, CASCINO G D. Resective epilepsy surgery for drug-resistant focal epilepsy: a review[J]. JAMA, 2015, 313(3): 285–293.

[24] NOE K, SULC V, WONG-KISIEL L, et al. Long-term outcomes after nonlesional extratemporal lobe epilepsy surgery[J]. JAMA Neurol, 2013, 70(8): 1003–1008.

[25] SQUIER W, JANSEN A. Polymicrogyria: pathology, fetal origins and mechanisms[J]. Acta Neuropathol Commun, 2014, 2: 80.

[26] GAITANIS J N, DONAHUE J. Focal cortical dysplasia[J]. Pediatric neurology, 2013, 49(2): 79–87.

[27] EMERY J A, ROPER S N, ROJIANI A M. White matter neuronal heterotopia in temporal lobe epilepsy: a morphometric and immunohistochemical study[J]. Neuropathol Exp Neurol, 1997, 56(12): 1276–1282.

[28] OPESKIN K, KALNINS R M, HALLIDAY G, et al. Idiopathic generalized epilepsy: lack of significant microdysgenesis[J]. Neurology, 2000, 55(8): 1101–1106.

[29] OJEMANN G A. Individual variability in cortical localization of language[J]. J Neurosurg, 1979, 50(2): 164–169.

[30] ROSTOMILY R C, BERGER M S, OJEMANN G A, et al. Postoperative deficits and functional recovery following removal of tumors involving the dominant hemisphere supplementary motor area[J]. J Neurosurg, 1991, 75(1): 62–68.

[31] KRAUSS G L, FISHER R, PLATE C, et al. Cognitive effects of resecting basal temporal language areas[J]. Epilepsia, 1996, 37(5): 476–483.

[32] KASASBEH A S, YARBROUGH C K, LIMBRICK D D, et al. Characterization of the supplementary motor area syndrome and seizure outcome after medial frontal lobe resections in pediatric epilepsy surgery[J]. Neurosurgery, 2012, 70(5): 1152–1168.

[33] HOSKING P G. Surgery for frontal lobe epilepsy[J]. Seizure, 2003, 12(3): 160–166.

[34] TÉLLEZ-ZENTENO J F, DHAR R, WIEBE S. Long-term seizure outcomes following epilepsy surgery: a systematic review and meta-analysis[J]. Brain, 2005, 128(Pt 5): 1188–1198.

[35] LERNER J T, SALAMON N, HAUPTMAN J S, et al. Assessment and surgical outcomes for mild type I and severe type II cortical dysplasia: a critical review and the UCLA experience[J]. Epilepsia, 2009, 50(6): 1310–1335.

[36] DE ALMEIDA A N, MARINO R, AGUIAR P H, et al. Hemispherectomy: a schematic review of the current techniques[J]. Neurosurgical Rev, 2006, 29(2): 97–102.

[37] WEN H T, RHOTON A L Jr, MARINO R Jr. Anatomical landmarks for hemispherotomy and their clinical application[J]. J Neurosurg, 2004, 101(5): 747–755.

[38] FOUNTAS K N, SMITH J R, ROBINSON J S, et al. Anatomical hemispherectomy[J]. Child's Nerv Syst, 2006, 22(8): 982–991.

[39] MORINO M, SHIMIZU H, OHATA K, et al. Anatomical analysis of different hemispherotomy procedures based on dissection of cadaveric brains[J]. J Neurosurg, 2002, 97(2): 423–431.

[40] LEW S M. Hemispherectomy in the treatment of seizures: a review[J]. Transl Pediatr, 2014, 3(3): 208–217.

[41] HU W H, ZHANG C, ZHANG K, et al. Hemispheric surgery for refractory epilepsy: a systematic review and meta-analysis with emphasis on seizure predictors and outcomes[J]. J Neurosurg, 2016, 124(4): 952–961.

[42] MOOSA A N, GUPTA A, JEHI L, et al. Longitudinal seizure outcome and prognostic predictors after hemispherectomy in 170 children[J]. Neurology, 2013, 80(3): 253–260.

[43] MOOSA A N, JEHI L, MARASHLY A, et al. Long-term functional outcomes and their predictors after hemispherectomy in 115 children[J]. Epilepsia, 2013, 54(10): 1771–1779.

[44] LEW S M, MATTHEWS A E, HARTMAN A L, et al. Posthemispherectomy hydrocephalus: results of a comprehensive, multiinstitutional review[J]. Epilepsia, 2013, 54(2): 383–389.

[45] YU T, WANG Y, ZHANG G, et al. Posterior cortex epilepsy: diagnostic considerations and surgical outcome[J]. Seizure, 2009, 18(4): 288–292.

[46] DANIEL R T, MEAGHER-VILLEMURE K, FARMER J P, et al. Posterior quadrantic epilepsy surgery: technical variants,

surgical anatomy, and case series[J]. Epilepsia, 2007, 48(8): 1429-1437.

[47] TANDON N, ALEXOPOULOS A V, WARBEL A, et al. Occipital epilepsy: spatial categorization and surgical management[J]. J Neurosurgery, 2009, 110(2): 306-318.

[48] JOBST B C, WILLIAMSON P D, THADANI V M, et al. Intractable occipital lobe epilepsy: clinical characteristics and surgical treatment[J]. Epilepsia, 2010, 51(11): 2334-2337.

[49] AYKUT-BINGOL C, BRONEN R A, KIM J H, et al. Surgical outcome in occipital lobe epilepsy: implications for pathophysiology[J]. Ann Neurology, 1998, 44(1): 60-69.

[50] KUN LEE S, YOUNG LEE S, KIM D W, et al. Occipital lobe epilepsy: clinical characteristics, surgical outcome, and role of diagnostic modalities[J]. Epilepsia, 2005, 46(5): 688-695.

[51] SALANOVA V, ANDERMANN F, OLIVIER A, et al. Occipital lobe epilepsy: electroclinical manifestations, electrocorticography, cortical stimulation and outcome in 42 patients treated between 1930 and 1991. Surgery of occipital lobe epilepsy. Brain, 1992, 115(Pt 6): 1655-1680.

[52] BINDER D K, VON LEHE M, KRAL T, et al. Surgical treatment of occipital lobe epilepsy[J]. J Neurosurgery, 2008, 109(1): 57-69.

[53] JEHI LE, O'DWYER R, NAJM I, et al. A longitudinal study of surgical outcome and its determinants following posterior cortex epilepsy surgery[J]. Epilepsia, 2009, 50(9): 2040-2052.

[54] SARKIS R A, JEHI L, NAJM I M, et al. Seizure outcomes following multilobar epilepsy surgery[J]. Epilepsia, 2012, 53(1): 44-50.

[55] 李龄, 舒凯, 雷霆, 等. 小儿癫痫外科学 [M]. 北京: 人民卫生出版社, 2014.

[56] OLIVIER A, BOLING W W, TANRIVERDI T. Techniques in epilepsy surgery[M]. [S.l.]: Cambridge university press, 2012.

[57] BALTUCH G H, VILLEMURE J G. Operative techniques in epilepsy surgery[M]. [S.l.]: Thieme Medical Publishers, 2009.

[58] GIRVIN J P. Operative techniques in epilepsy[M]. [S.l.]: pringer International Publishing, 2015.

[59] 谭启富, 刘承基, 等. 胼胝体前部切开术治疗难治性癫痫初步报告 [J]. 中华神经外科杂志, 1985, 1(1): 23-25.

[60] 杨朋范, 魏梁锋, 等. 胼胝体切开治疗药物难治性癫痫 105 例分析 [J]. 中国临床神经外科杂志, 2012, 17(1): 8-11.

[61] 潘蔚然, 徐恩相, 于勇, 等. 胼胝体切开术治疗难治性癫痫远期疗效报告 [J]. 立体定向和功能性神经外科杂志, 1998(4): 33-34.

[62] WAGENEN W, HERREN RY. Surgical division of commissural pathways in the corpus callosum: relation to spread of an epileptic attack[J]. Arch Neurol Psychiatry, 1940, 44(4): 740-759.

[63] BOGEN J E, SPERRY R W, VOGEL P J. Addendum: commissural section and propagation of seizures[M]// JASPER H H, WARD A A, POPE A. Basic mechanisms of epilepsies. Boston: Little, Brown, 1969: 439.

[64] WILSON D W, CULVER C, WADDINGTON M, et al. Disconnection of the cerebral hemispheres: an alternative to hemispherectomy for the control of intractable seizures[J]. Neurology, 1975, 25(12): 1149-1153.

[65] SPENCER S S, SPENCER D D, GLASEr D H, et al. More intense focal seizure types after callosal section: the role of inhibition[J]. Ann Neurol, 1984, 16(6): 686-693.

[66] TANRIVERDI T, OLIVIER A, POULIN N, et al. Long-term seizure outcome after corpus callosotomy: a retrospective analysis of 95 patients[J]. J Neurosurg, 2009, 110(2): 332-342.

[67] KAAS J H. The organization of callosal connections in primates[M]// REEVES A G, ROBERTS D W. Epilepsy and the corpus callosum II. New York: Plenum Press, 1995: 15-27.

[68] ROBERTS D W, REEVES A G, NORDGREN R E. The role of posterior callosotomy in patients with suboptimal response to anterior callosotomy[M]// REEVES A G, ROBERTS D W. Epilepsy and the corpus callosum II. New York: Plenum Press, 1995: 183-190.

[69] UTHMAN B M. Vagus nerve stimulation for seizures[J]. Arch Med Res 31, 2000, 31(3): 300-303.

[70] KWAN S Y, WONG T T, CHANG K P, et al. Seizure outcome after corpus callosotomy: the Taiwan experience[J]. Childs Nerv Syst, 2000, 16(2): 87-92.

[71] CUKIERT A, BURATTINI J A, MARIANI P P, et al. Extended, one-stage callosal section for treatment of refractory secondarily generalized epilepsy in patients with Lennox-Gastaut and Lennox-like syndromes[J]. Epilepsia, 2006, 47(2): 371-374.

[72] KWAN S Y, LIN J H, WONG T T, et al. A comparison of seizure outcome after callosotomy in patients with Lennox-Gastaut syndrome and a positive or negative history for West syndrome[J]. Seizure, 2006, 15(7): 552-557.

[73] GIORDANO F, ZICCA A, BARBA C, et al. Vagus nerve stimulation: Surgical technique of implantation and revision and related morbidity [J]. Epilepsia, 2017, 58(Suppl 1): 85-90.

第八章 小儿脑瘫的神经外科治疗

第一节 概　述

脑性瘫痪（cerebral palsy）简称脑瘫，又称 Little 病，指出生前到生后 1 个月以内各种原因导致的非进行性脑损伤，主要表现为中枢性运动障碍及姿势异常。脑瘫是一个人为的概念，不是某一个单独的疾病，而是一个综合征，诊断脑瘫时须符合以下人为定出的一些条件：脑瘫为中枢性；病变出现于脑生长发育期；各种病因造成的损伤为"非进行性"；症状在婴儿期出现。

脑瘫的发病率为 1‰～3‰，近半个世纪以来，由于产科技术、围产医学、新生儿医学的进展，新生儿死亡率、死胎发生率均有明显下降，但脑瘫的发病率并无明显降低，在某些地区甚至有上升的趋势，这可能是由于抢救危重新生儿技术提高、新生儿监护病房的应用，使许多过去很难生存的极低体重儿得以存活，而这些早产儿患脑瘫的概率明显高于足月儿。目前国外报道脑瘫在基本生活需要支持方面列第三位，在残疾原因方面列第五位，对个人、家庭、社会的影响是极大的，因此提高脑瘫综合治疗水平至关重要。

虽然脑瘫的临床表现多种多样，但一般都有以下 4 种表现：运动发育落后，主动运动减少；肌张力异常；姿势异常；反射异常。脑瘫分型中痉挛型约占 60%，主要表现为：关节僵硬，肢体活动性下降；腱反射亢进；肌肉被动平伸时表现出强烈的阻力；屈肌反射过强。手足徐动型以手足徐动为主要临床表现，多为核黄疸（胆红素脑病）后遗症，占 25% 左右。除以上两种主要类型外，还包括共济失调型、强直型、震颤型、肌张力低下型、无法分类型、混合型等少见类型，其中混合型中以痉挛合并手足徐动型多见。

脑瘫的治疗以康复治疗为主，手术治疗通过解除痉挛、纠正畸形为康复治疗提供条件或起辅助作用。必须明确，长期、正规的康复训练是治疗脑瘫的最主要方法，手术治疗只是为康复治疗创造条件或为补充手段。对于占全部脑瘫患者近 2/3 的痉挛型和以痉挛为主的混合型患者，单纯康复训练往往难以达到满意效果。对于这类患儿施行手术先解除痉挛状态，再在此基础上进行康复运动训练方能达到最佳治疗效果。

脊髓牵张反射属于单突触反射。该反射传入支包括：骨骼肌肌梭、相应脊神经后根内的传入纤维（Ⅰa、Ⅰ类传入纤维）；传出支包括：相应脊髓节段前角 α 运动神经元、周围神经运动支（开始位于相应脊神经前根，后来位于相应周围神经）、神经肌肉连接及肌单位。肌梭和腱器官内的牵张感受器将冲动通过 Ⅰa、Ⅰ类传入纤维直接或间接地兴奋脊髓前角 α 运动神经元，然后再通过反射传出支协调协同肌和拮抗肌的运动。牵张反射在整体内受高级神经中枢的调控，在正常情况下存在抑制机制以保证反射适度。如下肢在正常情况下需一定的肌张力以站立和行走即依靠适度牵张反射来维持。当脑瘫等脑和脊髓疾患累及锥体束时，不同类型的抑制（如 Ⅰa、Ⅰ类传入抑制、突触前抑制、腱器官抑制、α 运动神经元抑制等）丧失导致牵张反射过度，协同肌和拮抗肌的运动失衡，使姿势系统趋向于过度收缩，最终导致痉挛状态。19 世纪末 Sherrington 首次阐述了肌张力与痉挛状态的内在生理联系，为应用神经外科方法解除痉挛状态奠定了基础。神经外科手术治疗痉挛状态是通过在不同部位打断牵张反射环路或提高脊髓 α 运动神经元的抑制功能以降低受累肌肉的兴奋性，从而缓解痉挛。神经外科手术治疗痉挛型脑瘫总的原则为：全面临床评估，严格掌握手术适应证，通过解除痉挛、纠正畸形为康复治疗提供条件或起辅助作用。

目前国内针对痉挛型脑瘫的手术治疗主要集中在两大方面：一方面是采用腰骶段选择性脊神经后根

切断术（selective posterior rhizotomy，SPR）治疗下肢痉挛状态，另一方面是采用各种骨科矫形手术治疗长期痉挛导致的肌腱挛缩及骨关节畸形。国外则除以上两方面外尚较多地开展了周围神经选择性部分切断术治疗痉挛状态，国内在这方面缺少病例积累和临床研究，开展的单位较少。开展较多的骨关节矫形手术虽可比较直接地矫正畸形，但痉挛型患者在痉挛机制未解除、痉挛状态持续存在的情况下，术后复发率很高。对于扭转痉挛、手足徐动及混合型脑瘫，目前尚无有效的手术方法进行外科干预。

第二节　腰骶段选择性脊神经后根切断术

选择性脊神经后根切断术的目的就是打断牵张反射环路，通过电刺激选择性切断肌梭传入的Ⅰa类纤维，阻断脊髓反射中的γ环路，降低过强的肌张力，从而解除肢体痉挛。外科大师 Foerster 于 1908 年第一次采用腰骶段脊神经后根切断术治疗下肢痉挛状态，但因其对肢体感觉和括约肌功能的不良影响，一直未得到广泛应用。二十世纪六七十年代有学者开始考虑采用选择性更高的后根切断手术以降低其不良影响，并开始用于痉挛型脑瘫的治疗。最初的改良包括了切断 L_1～S_1 脊神经后根的 1/3～2/3。Gros 等 20 世纪 70 年代就提出根据术前对痉挛状态的评估和术中电刺激后根小束观察肢体运动来决定后根的切断比例。现代腰骶段 SPR 术由意大利医师 Fasano 于 20 世纪 70 年代末创立，他的创新之处在于术中电刺激方法的确立，即采用双极电极刺激后根小束，观察分析下肢肌肉肌电图反应，来决定切断哪些后根小束。20 世纪 80 年代末美国的 Peacock 对腰骶段 SPR 术做出进一步改良，将手术平面自圆锥降至马尾水平，并进一步完善了术中电刺激方法。这两位学者为现代 SPR 术的完善和推广做出了巨大贡献。国际范围内多个医疗中心采用腰骶段 SPR 术治疗痉挛型脑瘫的大宗病例结果表明：术后 1 年约 75% 患者可恢复到接近正常的肌张力，为进一步的康复训练提供了宝贵的时机和打下了良好的基础；在经过系统正规的康复运动训练后，大部分患者在站坐稳定性、纠正不良姿势和行走协调性方面都有了长足的进步。1990 年 *JAMA* 肯定了 SPR 治疗痉挛型脑瘫的安全性和有效性，同年 SPR 术进入中国。迄今多年的临床实践证明了该术式在痉挛型脑瘫的治疗与康复中的重要性。目前国内已有多家医疗单位开展腰骶段 SPR 术，在几个大的医疗中心，颈段 SPR 术治疗上肢痉挛状态也取得成功，疗效满意。

中日友好医院神经外科迄今已累计施行腰骶段 SPR 术近 4 000 例，手术缓解痉挛的总有效率达 95% 以上。手术疗效要待术后 0.5～1 年后才能确切体现，且有痉挛复发之可能，术后长期坚持正确的康复训练是保证疗效的关键。由于部分切断后的马尾神经断端漂浮于硬脊膜内脑脊液中，而且术中均将切断的后根小束切除 10mm 长一段，脊神经后根发生再生连接的可能性极小，所以笔者认为神经再生不是导致症状复发的主要原因。手术只是为患者的恢复提供了条件，更为重要的是术后长期坚持正确的康复训练，患者智力低下和 / 或术后由于种种原因未坚持正确康复训练是复发的主要原因。另外，休眠神经的启动可能与复发有关，应进行相关的基础和临床研究。必须强调康复的重要性：及时、长期、正规的康复训练是治疗脑瘫的最主要方法，手术治疗只是为康复创造条件或为补充手段而不能替代康复。

术后随访内容包括痉挛缓解情况、运动功能恢复情况、姿势异常改善情况等。具体评估内容基本同术前。另外笔者观察到，部分患者的斜视、流涎、言语不清、上肢痉挛等症状在腰骶段 SPR 术后有不同程度的缓解，可能与脑细胞及 α 运动神经元兴奋性降低有关，笔者将上述症状的改善与否也列为常规随访内容。术后是否进行及时、长期、正规的康复运动训练是决定运动功能恢复情况的关键指标，也是随访的重要内容。

【手术适应证】

1. 痉挛型脑瘫和部分以痉挛为主的混合型脑瘫，肌张力 3 级或以上，痉挛较严重，影响患者日常生活和康复训练。

2. 身体随意运动功能尚好，无严重肌无力、肌腱挛缩和不可逆性骨关节畸形。

3. 痉挛状态已趋于稳定。

4. 同时存在下肢髋、膝、踝等关节多处痉挛（肢体肌群整体痉挛）。

5. 手术最佳年龄为4～6岁，对于痉挛已稳定且较严重的患儿可提前到满3周岁，对成年脑瘫患者也可施行此手术且解除痉挛疗效肯定，但多因长期痉挛导致肌腱挛缩和/或骨关节畸形而不利于术后康复，运动功能恢复不理想。

6. 智力正常或接近正常以利于术后康复训练。

【手术禁忌证】

1. 以强直表现为主。

2. 肌力差，运动功能不良。

3. 存在严重的肌腱挛缩和/或骨关节畸形。

4. 症状体征比较单一、局限的患者。

5. 腰骶段椎体严重滑脱或其他畸形。

6. 智商＜50%或学习、交流能力较差。

【术前准备】

1. 对于合并有癫痫等疾病的患者，术前要经正规治疗至病情稳定以降低手术风险。

2. 术前晚口服番泻叶行肠道准备。

3. 术晨禁食禁水，不必留置导尿。

【麻醉及体位】

1. 气管内插管静脉复合全身麻醉，术中不用肌肉松弛药。

2. 俯卧位，头低位以免术中脑脊液过多丢失（图8-2-1）。

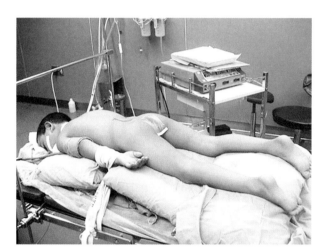

图8-2-1 腰骶段SPR手术体位

【手术步骤】

1. **切口** 常规腰骶段SPR手术切口取L_3～S_1后正中直切口。

2. **椎板切除** 切开后剥离椎旁肌显露L_3～S_1椎板，行跳跃式、限制性椎板切除（图8-2-2），跳跃式指只切除L_3、L_5椎板，保留L_4椎板和棘突，限制性指椎板切除开槽宽度仅5～8mm，完全保留两侧小关节突。

3. **后根部分切断** 切开硬脊膜后在手术显微镜下自脊神经根硬脊膜出口处找到确认双侧L_2、L_3、L_5、S_1脊神经后根并将各后根分为4～8小束（图8-2-3）。对腰骶段SPR术而言，一般选择的脊神经后根节段为L_2、L_3、L_5、S_1。L_4主要支配股四头肌，对维持站立的稳定性具有重要作用，一般不主张行部分切断。虽然大多数人认为包括S_2的腰骶段SPR术能更好地缓解踝部痉挛，但S_2的部分纤维参与膀胱感觉，

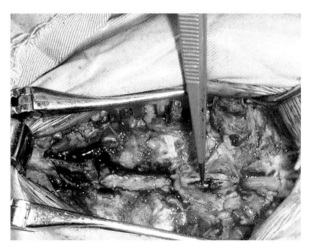

图8-2-2 跳跃式、限制性椎板切除

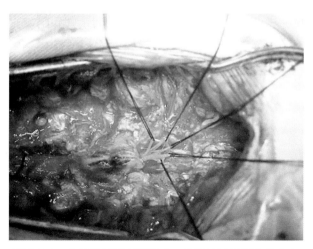

图8-2-3 在脊神经根硬脊膜出口将脊神经后根分为小束

在没有完善的术中电生理监测的条件下行 S_2 部分切断存在较大风险。在笔者的常规腰骶段 SPR 手术中，用电脑程控的神经肌电生理刺激仪以 $0.05\sim0.1mA$ 不同电流双极电刺激确认并根据观察肢体肌肉收缩或描记多导肌电图来记录各脊神经后根小束之阈值，根据阈值高低（切断阈值低者）及痉挛情况（痉挛重者切断比例高）将后根小束选择性部分切断，并分别在切断处的上、下方刺激后根观察相应肌肉收缩情况或肌电反应以决定部分切断的最终比例。笔者的切断比例经验：L_2 为 $25\%\sim45\%$，L_3 为 $30\%\sim50\%$，L_5 为 $40\%\sim60\%$，S_1 为 $45\%\sim65\%$。当然，术中电刺激结果是选择各后根切断哪些小束的金标准。当手术可能涉及与膀胱感觉和肛门括约肌功能有关的 S_2、S_3 脊神经时，膀胱压力和肛门括约肌肌电图监测则成为必需。笔者一般不在常规腰骶段 SPR 手术中应用胫神经和阴茎背神经的诱发神经动作电位监测。

4. 关闭切口 严密缝合硬脊膜，缝合前后分别用含有地塞米松的温生理盐水反复冲洗硬脊膜腔。严格止血，不放置引流物，逐层严密关闭切口。

【术中注意事项】

1. 手术全程严格止血，剥离椎旁肌时谨记自骨膜下进行。

2. 行跳跃式限制性椎板切除，这种微创骨切除对脊柱的稳定性不会造成大的影响。

3. 切开硬脊膜后手术即在显微镜下进行，应用神经肌电生理刺激仪严格选择后行脊神经后根部分切断。

4. 显微镜下轻柔细致操作，避免过度牵拉圆锥，可使术后发生膀胱功能障碍的概率大为降低。

5. 对于膝关节痉挛特别严重的病例可酌情行 L_4 脊神经后根选择性部分切断，但因其对整个下肢的稳定性和平衡性具有重要意义，故主张切断比例不要过大。

6. 对于踝关节痉挛特别严重的病例可酌情行 S_2 脊神经后根选择性部分切断，但切断比例不能超过 50%，术中应监测膀胱感觉和肛门括约肌功能。

7. 严格止血后可不放置术野引流物以减少感染机会，切口按层次严密缝合防止脑脊液漏和出血。

8. 对于腰骶段皮肤质量不佳者可于胸腰段圆锥部位（$T_{11}\sim L_1$）行 SPR 术，手术疗效与腰骶段相当，但圆锥损伤、脊神经后根节段辨认判断失误可能性增大。

9. 单侧下肢肌群广泛痉挛者可行一侧腰骶段连续椎板开窗法行该侧脊神经后根 SPR 术。

有条件者应行椎板成形术。

【术后处理】

1. 手术需全身麻醉，术后当天禁食水，次日再逐步恢复正常饮食。

2. 术后第 1 天或第 2 天换药一次，术后 10~12 天拆线。

3. 术后第 3 周后方可坐起，第 4 周后方可下地行走，但术后第 2 天即应开始康复运动训练，一开始运动量及力度宜小，以后逐步增大，须一直坚持至 18 岁以后，每天保证练 3 小时以上，否则痉挛易复发或效果不好。

4. 术后须定做矫形支具（腰及腿），其中腰部支具必须佩戴至少 3 个月以保护腰部（坐及站立行走时带），腿支具则在睡觉和休息时佩戴以辅助康复。

5. 术后卧床期间要轴线翻身以防扭伤腰部，可以采取仰卧、侧卧或俯卧位。

6. 术后可能有发热、头痛、头晕、呕吐、腰痛、下肢麻木疼痛无力等情况，属正常现象，可予适当对症处理；笔者观察到约 5% 的患者术后出现轻重不等的腹部痉挛性疼痛，病因不明，除外急腹症后可予对症治疗，一般可在 3 天内自然缓解。

7. 手术一般不必插尿管，如术后小便困难可予下腹部热敷，必要时再下尿管，如已插尿管则可在术后第 2 天拔除。

8. 术后卧床期间要注意防止大小便污染腰部伤口，进食易消化食物以免大便干燥。

【术后并发症】

1. 手术后近期并发症

（1）下肢感觉障碍：腰骶段 SPR 手术后根切断后下肢麻木、疼痛等感觉障碍的发生率并不如想象中高,中日友好医院神经外科大宗病例观察手术后近期发生率低于 20%,但笔者发现感觉障碍在较大患儿中更为常见,可能与年龄小患儿或智力低下言语不清者无法准确表达感觉障碍的感受有关,所以估计实际发生率远高于 20%,术中电生理监测用于切断后根小束的选择可以最大限度保留感觉,术后应用神经营养药物有利于感觉障碍症状的改善。

(2)下肢运动障碍(肌无力):后根切断后下肢肌无力的发生率各家报道不一,笔者的大宗病例观察手术后近期发生率 15% 左右,术前肌力差、运动功能不良者应高度警惕该并发症的发生,术中各后根切断比例均不宜超过 60%,术后强化康复训练是促进肌力和运动功能恢复的唯一有效方法。

(3)小便障碍:术后发生一过性尿失禁的比例约为 1%,一过性尿潴留占 1.5% 左右,当手术涉及与膀胱感觉功能有关的 S_2 脊神经时,行膀胱压力监测势在必行,且 S_2 切断比例应小于 30%。

(4)大便障碍:腰骶段 SPR 手术后罕见,胸腰段圆锥部 SPR 术后的发生率略高。

(5)椎管内出血、血肿:罕见,双极电凝器的使用应列为常规,笔者累计施行腰骶段 SPR 术近 4 000 例,无 1 例发生术后出血,严格止血后均不放置术野引流物。

(6)颅内出血、血肿:罕见,避免术中脑脊液过多过快丢失有助于该并发症的预防。

(7)椎管内、颅内感染:虽然少见但是属较严重的并发症,术中严格无菌操作是预防的关键。

(8)脑脊液漏:少见,术毕时应将硬脊膜严密缝合至不漏水,如无法做到则须用人工硬膜修补漏口,并逐层严密关闭切口。

(9)切口并发症:在笔者的病例中发生手术切口延迟愈合、脂肪液化、裂开等切口并发症的概率低于 1%,一旦发生后几乎都需要彻底清创、换药处理,有的甚至可迁延数月方愈。

(10)痉挛状态加重:术后近期该并发症的发生并不鲜见,更多见于紧张性痉挛和混合型脑瘫患者,可能与手术创伤和血性脑脊液刺激有关,一般可自然缓解。

2. 手术后远期并发症

(1)下肢感觉障碍:术后远期随访的结果表明下肢感觉障碍有缓解甚至消失的可能,不足 10% 的患者虽然还遗有麻木等症状,但不对其生活质量构成影响。

(2)下肢运动障碍(肌无力):虽然少见但严重妨碍运动功能恢复,是最令人担心的术后远期并发症之一,几乎都与术前病例选择不当、术中后根切断比例过大或误切前根、术后未强化康复训练有关。

(3)痉挛状态加重:手术后远期仍加重者均与术前病例选择不当有关,更多见于扭转痉挛患者。

(4)二便障碍:笔者的病例中无 1 例发生长期二便障碍,更多见于胸腰段圆锥部 SPR 术。

(5)性功能障碍:缺乏该方面的大宗长期随访资料,笔者的一组(10 例,术前均有正常或接近正常的性生活)婚后大龄脑瘫患者术后远期随访发现无性功能障碍发生。

(6)腰椎失稳:腰骶段 SPR 手术对低龄患儿腰椎发育的影响一直存在争议,行跳跃式限制性椎板切除时,这种骨切除对脊柱的稳定性不会造成大的影响,事实上笔者观察到小儿的椎板具有较强再生潜能,这也多次在二次腰骶段 SPR 手术中得到证实,辅以术后腰部支具保护和康复训练,绝大多数患者无长期腰痛、腰椎畸形的情况发生。

(7)痉挛状态复发:一般来说术后肢体痉挛状态不同程度复发的概率低于 5%,且多数与未进行及时、长期、正规的康复训练有关。

第三节　选择性周围神经切断术

选择性周围神经切断术(selective peripheral neurotomy,SPN)也可以按日本学者的习惯称为选择性显微缩小术,其前身是周围神经切断术。1887 年 Lorenz、1913 年 Stoffel 先后将周围神经切断术用于髋内收肌群痉挛和足痉挛畸形的治疗。周围神经完全切断后虽可极大程度上缓解痉挛,但存在肌力低下、感觉障碍、肌萎缩、建立对立畸形等严重缺点,故未能广泛应用。二十世纪七八十年代,Gros、Shindo 等学者对其进行了改良。显微缩小术的改进之一是术中应用神经肌电生理刺激仪,达到神经部分切断后降低有害肌张力而不过多影响有用肌力的目的,改进之二是显微镜下选择性部分切断而非全部切断周围神经,术中应至少保留 1/4 的运动纤维。SPN 手术是通过术中应用电刺激选择达到周围神经部分切断后降低有害肌张力而不过多影响有用肌力的目的。该术式在欧美开展得较广泛,长期随访疗效确切,但在我国尚未推广,缺乏大宗病例积累和经验总结。虽然该术式相比 SPR 而言较为简单易行,更适于在基层推广,但同时强调手术必须在显微镜下施行,并使用神经肌电刺激仪进行仔细选择以达到最佳效果。术前可行相应周围神经或其运动点封闭试验,如封闭后痉挛状态有改善则可预期行神经切断术有效。但对膝关节痉挛性屈曲患者,因坐骨神经位置深在而不易进行封闭,可施以全麻观察痉挛状态改善程度。

【手术适应证】

手术的基本适应证类同于 SPR。手术针对四肢不同部位的痉挛而分别采用胫神经(针对踝痉挛)、坐骨神经(针对膝痉挛)、肌皮神经(针对肘痉挛)、正中(及尺)神经(针对腕、指痉挛)、闭孔神经(针对大腿内收肌痉挛)、臂丛神经(针对肩关节内收痉挛)SPN,有切口小、出血少、疗效确切、并发症少等优点,尤其适用于痉挛症状体征比较单一、局限的低龄患儿,符合脑瘫早期治疗的原则。

对于肘关节屈曲痉挛患者采用肌皮神经 SPN,对于腕、指关节屈曲痉挛患者采用选择性正中、尺神经 SPN,针对性强,疗效满意,创伤小,出血少,术后无严重并发症。

大腿内收痉挛对髋关节的运动功能造成严重不良影响,进而妨碍整个下肢的运动康复。对于单纯大腿内收痉挛患者采用闭孔神经前支 SPN 可获良效。大腿内收痉挛较为严重时尚需解剖位于短收肌深面的闭孔神经后支,将导致大收肌痉挛的分支部分切断。

胫神经 SPN 的适应证:小腿屈肌(主要是腓肠肌和比目鱼肌)痉挛状态下的内翻足、马蹄足、踝阵挛,痉挛严重,影响患者的日常生活和康复训练。

坐骨神经 SPN 适用于股后肌群(主要是股二头肌、半腱肌和半膜肌)痉挛状态下的膝关节屈曲痉挛,痉挛严重,影响患儿的日常生活和康复训练。对于单纯膝部屈曲痉挛脑瘫患儿采用该术式,疗效确切,安全易行,并发症少,对于症状比较单一、不涉及多个关节的患儿尤为适用。

对于由于各种原因不能行腰骶段 SPR 或行 SPR 手术后下肢仍存在较重痉挛的脑瘫患儿,采用双侧闭孔神经前支、胫神经、坐骨神经组合式 SPN 可有效、安全地缓解痉挛、改善患儿运动功能。

【手术禁忌证】

手术的基本禁忌证类同于 SPR。

【术前准备】

术前准备同腰骶段 SPR。

【麻醉及体位】

1. 气管内插管静脉复合全身麻醉,术中不用肌肉松弛药。

2. 体位

(1)正中神经、尺神经、肌皮神经 SPN:患儿仰卧,患肢外展 90° 并尽量旋前。

(2)闭孔神经 SPN:患儿仰卧,双膝尽量屈曲,双大腿尽量外展。

(3)胫神经 SPN

1)双侧手术:患儿俯卧,双下肢尽量平伸,膝下垫枕。

2)单侧手术:患儿向患侧侧俯卧,患侧下肢背面朝上尽量平伸,膝下垫枕。

(4)坐骨神经手术:患儿俯卧,臀部垫高。

【手术步骤】

1. 正中、肌皮、尺神经 SPN 取患侧上臂肱二头肌肌腹内侧中上 1/3 交界处竖直小切口,长 2～3cm(图 8-3-1)。切开后将肱二头肌牵向外侧,依次显露正中、肌皮、尺神经主干。在手术显微镜下打开神经外膜显露神经束并分离之,电刺激神经束,观察肌肉收缩情况及关节运动以确认导致痉挛的神经束并记录阈值。根据阈值高低及腕、指屈曲痉挛的严重情况切断 1/3～3/4 的神经束。分别在切断处的上、下方刺激肌支观察肌肉收缩情况以决定神经部分切断的比例。将切断的神经束切除 10mm 长一段以防日后神经再生。缝合神经外膜。关闭切口。

2. 闭孔神经 SPN　取患侧腹股沟内侧下方切口,起自长收肌起点,向下沿长收肌走行方向延至长 3～4cm(图 8-3-2)。切开后将长收肌牵向外侧,将股薄肌牵向内侧,解剖显露位于短收肌浅面的闭孔神经前支及其支配长收肌、短收肌、骨薄肌的分支。在手术显微镜下打开神经外膜显露神经束并分离之,电刺激神经束,观察肌肉收缩情况及关节运动以确认导致痉挛的神经束并记录阈值。根据阈值高低及大腿内收痉挛的严重情况切断 1/3～2/3 的神经束。分别在切断处的上、下方刺激肌支观察肌肉收缩情况以决定神经部分切断的比例。将切断的神经束切除 10mm 长一段以防日后神经再生。缝合神经外膜。关闭切口。

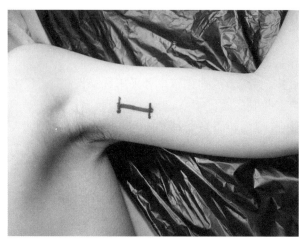

图 8-3-1　正中、肌皮、尺神经 SPN 手术切口

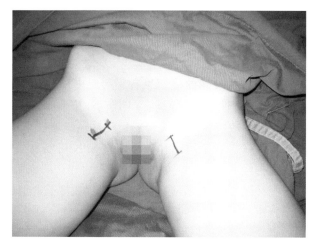

图 8-3-2　闭孔神经 SPN 手术切口

3. 胫神经 SPN　采用全身麻醉,术中不用肌肉松弛药。取腘窝区与腘横纹垂直的"枪刺刀"状切口(图 8-3-3),依患者年龄不同而切口长短不同。切开浅筋膜后于腓肠肌内、外侧头之间显露胫神经主干及其分支。根据患儿踝部痉挛情况在手术显微镜下显露支配腓肠肌内外侧头、比目鱼肌、胫骨后肌的胫神经分支,电刺激神经分支,观察肌肉收缩情况以确认并记录阈值。打开神经分支外膜显露神经束,根据阈值高低及痉挛情况切断 1/3～3/4 的神经束。分别在切断处的上、下方刺激神经观察肌肉收缩情况以决定神经部分切断的比例。将切断的神经束切除 10mm 长一段以防日后神经再生。缝合神经外膜。关闭切口。

4. 坐骨神经 SPN　取患侧臀部臀大肌外下缘弧形切口,切口中心位于大转子与坐骨结节连线中点(图 8-3-4)。钝锐结合切开部分臀大肌及部分阔筋膜张肌上部,将臀大肌向内侧牵开显露坐骨神经主干及其分支。在手术显微镜下显露支配相应股后肌群的坐骨神经分支(腘绳支,位于坐骨神经内侧份)。电刺激神经分支,观察肌肉收缩情况以确认并记录阈值。打开神经分支外膜显露神经束,根据阈值高低及痉挛情况切断 1/3～3/4 的神经束。分别在切断处的上、下方刺激神经观察肌肉收缩情况以决定神经部分切断的比例。将切断的神经束切除 10mm 长一段以防日后神经再生。缝合神经外膜。严格止血,不置引流,关闭切口。

【术中注意事项】

1. 手术必须在显微镜下施行。

2. 术中使用神经肌电生理刺激仪刺激神经分支观察相应肌肉收缩情况决定初始切断比例,然后分别在切断处的上、下方刺激决定最终切断比例,在理想的情况下,刺激切断处上方神经时不引发肌肉痉挛而仍可保存满意的肌力,而刺激切断处下方神经时可重新引发痉挛。

3. 术中将切断的神经束切除 10mm 长一段以防神经再生。

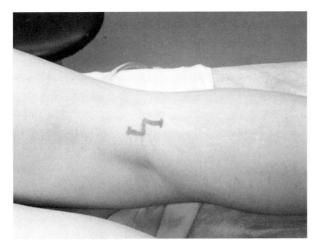

图 8-3-3 胫神经 SPN 手术切口

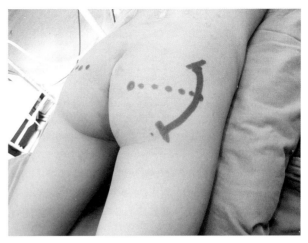

图 8-3-4 坐骨神经 SPN 手术切口

4. 大腿内收痉挛较为严重时尚需解剖位于短收肌深面的闭孔神经后支,将导致大收肌痉挛的分支部分切断。

5. 胫神经 SPN 术中尽量避免损伤腓肠肌内侧皮神经。

6. 因坐骨神经内侧有一肌支支配大收肌的坐骨部,对于部分同时合并有大腿内收痉挛的患者,在行坐骨神经腘绳支 SPN 的同时选择性部分切断该肌支可使内收痉挛部分缓解。

【术后处理】

1. 手术需全身麻醉,术后当天禁食水,次日再逐步恢复正常饮食。

2. 术后第 1 天或第 2 天换药一次,术后 12～14 天拆线。

3. 术后第 2 天即可下地活动并开始康复运动训练,一开始运动量及力度宜小,以后逐步增大,须一直坚持至 18 岁以后,每天保证练 2～3 小时以上,否则痉挛易复发或效果不好。

4. 术后须定做腿矫形支具,在睡觉和休息时佩戴以辅助康复。

5. 术后可能有肢体麻木、疼痛、无力等情况,属正常现象,可予适当对症处理。

6. 手术一般无须置入导尿管,如术后小便困难可予下腹部热敷,必要时再置入导尿管,如已置入导尿管则可在术后第 2 天拔除。

7. 闭孔神经 SPN 术后要注意防止小便污染伤口。

【并发症】

1. **肢体无力** 一般周围神经 SPN 手术切断神经比例不超过 2/3,至少保留 1/4 的运动纤维,术后发生严重的、影响患儿活动的肌无力概率并不高,而且通过康复训练一般可以恢复。

2. **肢体麻木** 并不少见,但一般会在半年之内好转,不会对患儿生活质量构成严重影响。

(于炎冰 张 黎)

参 考 文 献

[1] SMYTH M D, PEACOCK W J. The surgical treatment of spasticity[J]. Muscle Nerve, 2000, 23(2): 153–163.

[2] SINDOU M P, MERTENS P. Neurosurgical management of spasticity[M]// SCHMIDEK H H, ROBERTS D W. Operative neurosurgical techniques: indications, methods, and results. 4th ed. [S.l.]: Elsevier Science, 2000: 2460–2473.

[3] KIM D S, CHOI J U, YANG K H, et al. Selective posterior rhizotomy in children with cerebral palsy: a 10-year experience[J]. Child's Nerv Syst, 2001, 17(9): 556–562.

[4] MITTAL S, FARMER J P, AL-ATASSI B, et al. Long-term funcional outcome after selective posterior rhizotomy[J]. J Neurosurg, 2002, 97(2): 315–325.

[5] DUDLEY R W, PAROLIN M, GAGNON B, et al. Long-term functional benefits of selective dorsal rhizotomy for spastic

cerebral palsy[J]. J Neurosurg Pediatr, 2013, 12(2): 142-150.

[6]　STEINBOK P, SCHRAG C. Complications after selective posterior rhizotomy for the spasticity in children with cerebral palsy[J]. Pediatr Neurosurg, 1998, 28(6): 300-313.

[7]　于炎冰, 张黎, 马延山, 等. 1 244 例痉挛状态的显微神经外科手术治疗 [J]. 中华神经外科杂志. 2005, 21(9): 542-545.

[8]　TURI M, KALEN V. The risk of spinal deformity after selective dorsal rhizotomy[J]. J Pediatr Orthopaed, 2000, 20(1): 104-107.

[9]　GRUNT S, BECHER J G, VERMEULEN R J. Long-term outcome and adverse effects of selective dorsal rhizotomy in children with cerebral palsy : a systematic review[J]. Dev Med Child Neurol, 2011, 53(6): 490-498.

[10] JOSENBY A L, WAGNER P, JARNLO G B, et al. Motor function after selective dorsal rhizotomy : a 10-year practice-based follow-up study[J]. Dev Med Child Neurol, 2012, 54(5): 429-435.

[11] 邵旭, 于炎冰, 张黎. 腰骶段选择性脊神经后根切断术治疗脑瘫性下肢痉挛状态的远期疗效分析 [J]. 中华神经外科杂志, 2014, 30(9): 912-916.

[12] 邵旭, 于炎冰, 张黎, 等. 腰骶段选择性脊神经后根切断术治疗脑瘫性下肢痉挛状态手术并发症 [J]. 北京大学学报(医学版), 2015, 47(1): 160-164.

[13] 张传鹏, 张黎, 许骏, 等. 痉挛型脑瘫患儿改良腰骶段选择性脊神经后根切断术后脊柱稳定性的随访观察 [J]. 中华神经外科杂志, 2019, 35(1): 20-24.

[14] 于炎冰. 痉挛状态的外科治疗 [J]. 中华神经外科杂志, 2019, 35(1): 3-5.

[15] SINDOU M P, SIMON F, MERTENS P, et al. Selective peripheral neurotomy(SPN)for spasticity in childhood [J]. Childs Nerv Syst, 2007, 23(9): 957-970.

[16] KIM J H, LEE J I, KIM M S, et al. Long-term results of microsurgical selective tibial neurotomy for spastic foot : comparison of adult and child[J]. J Korean Neurosurg Soc, 2010, 47(4): 247-251.

[17] ABDENNEBI B, BOUGATENE B. Selective neurotomies for relief of spasticity focalized to the foot and to the knee flexors : Results in a series of 58 patients[J]. Acta Neurochir(Wien), 1996, 138(8): 917-920.

[18] MSADDI A K, MAZROUE A R, SHAHWAN S, et al. Microsurgical selective peripheral neurotomy in the treatment of spasticity in cerebral-palsy children[J]. Stereotact Funct Neurosurg, 1997, 69(1/2/3/4 Pt 2): 251-258.

[19] DECQ P, FILIPETTI P, FEVE A, et al. Selective peripheral neurotomy of the hamstring branches of the sciatic nerve in the treatment of spastic flexion of the knee : Apropos of a series of 11 patients[J]. Neurochirurgie, 1996, 42(6): 275-280.

[20] FÈVE A, DECQ P, FILIPETTI P, et al. Physiological effects of selective tibial neurotomy on lower limb spasticity[J]. J Neurol Neurosurg Psychiatry, 1997, 63(5): 575-578.

[21] BERARD C, SINDOU M, BERARD J, et al. Selective neurotomy of the tibial nerve in the spastic hemiplegic child : an explanation of the recurrence[J]. J Pediatr Orthop B, 1998, 7(1): 66-70.

[22] 于炎冰, 左焕琮, 张黎, 等. 选择性胫神经部分切断术治疗踝部痉挛状态 [J]. 中华神经外科杂志, 2002, 18(5): 306-308.

[23] 于炎冰, 张黎, 左焕琮. 选择性坐骨神经分支部分切断术治疗脑瘫患儿膝部屈曲痉挛 [J]. 中华神经外科杂志, 2003, 19(5): 388-390.

[24] 于炎冰, 张黎, 郭协力, 等. 选择性正中神经分支部分切断术治疗脑瘫性腕、指痉挛 [J]. 中国临床神经外科杂志, 2005, 10(4): 272-273.

[25] 于炎冰, 张黎, 马延山, 等. 选择性肌皮神经分支部分切断术治疗脑瘫性肘痉挛 [J]. 中国微侵袭神经外科杂志, 2005, 10(10): 449-450.

[26] 杨培中, 刘向东, 刘永博, 等. 联合式周围神经选择性部分切断术治疗儿童脑性瘫痪下肢痉挛 [J]. 中华神经外科杂志, 2019, 35(1): 47-50.

第九章 颈 部 手 术

第一节 甲状舌管囊肿(瘘管)手术

【胚胎学及病理】

胚胎早期,甲状腺始基由咽底部第一和第二对鳃弓间正中部的上皮细胞向下生长,并形成一憩室状物。然后从中线向下沉降,经过舌骨中间(少数经舌骨前或后)到达正常甲状腺位置。甲状腺始基为一条细长导管,其上端在舌根咽部之开口称为盲孔。此导管即为甲状腺舌管,它上下连接盲孔与甲状腺峡部。在胚胎第 2 个月末,甲状腺正常发育,甲状腺舌管逐渐萎缩、消失。当发育异常,部分或整个管道未消失时,其管内的上皮细胞发育成长并分泌黏液,则形成囊肿。因导管极为细小,引流不畅,久之反复感染溃破或手术切开形成瘘管,此即甲状舌管瘘。甲状舌管囊肿绝大多数在舌骨下方、颈前正中线。少数在舌骨上方,应注意与颏下皮样囊肿鉴别(图 9-1-1、图 9-1-2)。

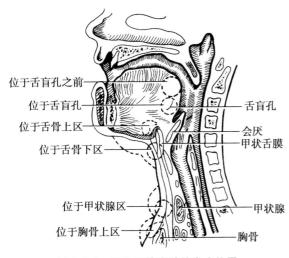

位于舌盲孔之前
位于舌盲孔
位于舌骨上区
位于舌骨下区
位于甲状腺区
位于胸骨上区

舌盲孔
会厌
甲状舌膜
甲状腺
胸骨

图 9-1-1 甲状舌管囊肿的发生位置

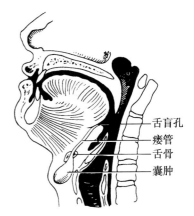

舌盲孔
瘘管
舌骨
囊肿

图 9-1-2 常见甲状舌管囊肿的走向

【手术适应证】

凡确诊为甲状舌管囊肿或瘘管,而无急性炎症或炎症已控制者均应施行手术治疗。

【术前准备】

术前须用抗生素控制感染。凡疑有甲状腺异位者,术前应行超声波检查及甲状腺核素显像以明确诊断。若不慎将异位甲状腺切除,术后将发生甲状腺功能低下,须终身服用甲状腺素治疗。

【麻醉与体位】

气管内全麻。仰卧位,肩下垫软枕头,头部后仰,以显露颈部手术区。

【手术步骤】

1. 囊肿部沿颈部皮肤皱纹横切口。如囊肿过大,皮肤多余,则可做梭形切口。囊肿过低,在囊肿部之切口难以分离至舌骨上及咽底时，则可以在舌骨上另加一小横切口，以利暴露切除整个瘘管（图 9-1-3）。

2. 切开皮肤、皮下组织及颈阔肌，沿囊肿壁细心分离，慎勿分破。囊肿破裂，黏液污染伤口，易引起术后感染。当囊肿两侧及下部分离完毕，可见一纤细组织呈条状连接舌骨，轻轻牵引，勿拉断。用示指触摸舌骨位置，舌骨下方为胸骨舌骨肌，上方为颏舌骨肌、下颌舌骨肌。在舌骨体部将肌肉拉开，于舌骨中段切开骨膜分离舌骨后方，用血管钳或神经剥离器插入舌骨后方，证明已完全分离后，将瘘管附着的舌骨中段两侧剪断（图 9-1-4）。

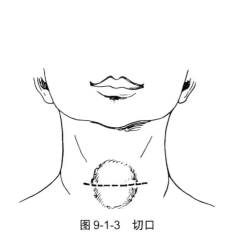

图 9-1-3　切口

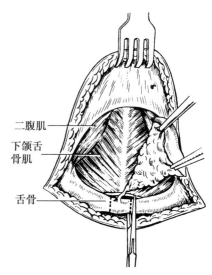

二腹肌

下颌舌骨肌

舌骨

图 9-1-4　切除瘘管连接的舌骨

3. 切断舌骨下连囊肿，上连瘘管。切开下颌舌骨肌及颏舌骨肌中间纤维，向深部分离，轻轻提起囊肿舌骨，沿瘘管向舌根部之盲孔分离。切勿拉断瘘管，以致找不到盲孔位置而未结扎，不但造成手术困难，而且术后易复发。瘘管常有分支，须一并结扎切除，否则此乃复发的另一主要原因（图 9-1-5）。

4. 为使瘘管切除完全，可让麻醉医师将示指尖顶压盲孔，这样显露更好，以便术者彻底分离瘘管，予以结扎切断（图 9-1-6）。

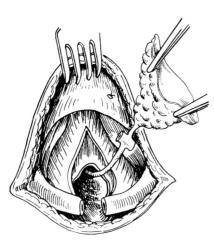

图 9-1-5　继续分离瘘管直至盲孔

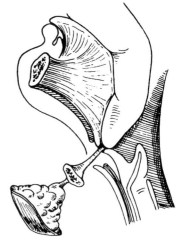

图 9-1-6　麻醉医师用手指顶推盲孔根部，以便分离结扎

5. 当盲孔周围组织分离后，可见瘘管近端连接一漏斗状膜状物，在瘘管根部结扎切断，用碘附涂搽（图 9-1-7）。

6. 缝合瘘管残端周围肌肉组织，然后缝合颌下肌群和舌骨下肌群，使舌骨两端靠拢缝合，缝合颈阔肌及皮下和皮肤，如瘘管囊肿未破者，可不放引流（图 9-1-8）。

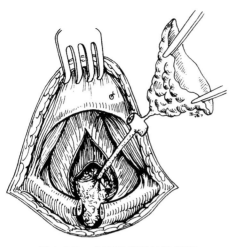

图 9-1-7 在瘘管根部结扎切断

图 9-1-8 缝合颌下肌群

7. 可使用 5-0 可吸收线进行皮内缝合切口,减少切口处瘢痕增生。

【术后处理】

术后为预防感染,可静脉给予抗生素。第 2 天开始进食。

第二节 鳃源性囊肿(瘘管)切除术

【胚胎学及病理】

胚胎早期,颈部两侧有 5～6 对圆形鳃弓,各鳃弓间有鳃裂,与鳃裂相对的咽喉腔内有鳃囊,鳃囊与鳃裂间有膜相隔。颈部外侧的囊肿和瘘管均起源于鳃裂和鳃囊,亦称为胸腺咽管囊肿。常见的颈侧囊肿和瘘管,大多行经颈内外动脉之间,并开口于咽隐窝内,通常鳃囊肿和鳃裂瘘管起始于第二对鳃裂。其外口可发生于下颌角至颈静脉切迹(胸骨上切迹)之间,多数在胸锁乳突肌前缘,颈部中 1/3 处。瘘管沿胸锁乳突肌上行,在舌骨平面转向深部,通过颈内外动脉分叉处,在二腹肌的后下方进入咽隐窝。完全性瘘管同时具有内口和外口。不全性瘘管仅皮肤上有外口,瘘管在颈部某段闭合,与咽部不相通(图 9-2-1、图 9-2-2)。

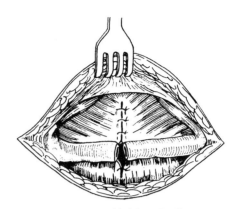

二腹肌
鳃瘘管
颈外动脉
舌下神经
颈内动脉

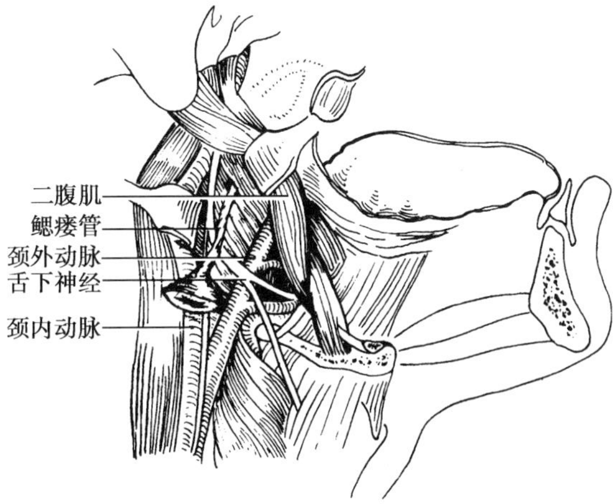

图 9-2-2 鳃源性瘘管的行径

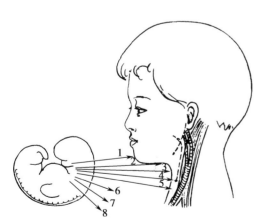

1. 第一鳃弓;2. 第二鳃裂;3. 第二鳃弓;4. 第三鳃裂;
5. 第三鳃弓;6. 第三鳃裂;7. 第四鳃弓;8. 第四鳃裂

图 9-2-1 鳃弓鳃裂位置示意图

【手术适应证】

鳃囊肿及瘘管均须手术治疗,切除时间以 1 岁以后较好。

【术前准备】

术前给予抗生素注射，以预防和控制感染。如有脓肿形成，须切开引流。如已形成瘘管，可经瘘管注入碘油造影，摄片了解瘘管走向。

【麻醉与体位】

气管内全麻。平卧位，肩部垫软枕，头转向健侧。

一、第二鳃囊肿（瘘管）切除术

【手术步骤】

1. 第二鳃囊肿（瘘管）最多见，手术时可用小号头皮针经瘘管缓慢注入经 1:20 稀释的亚甲蓝，若咽部出现蓝色，表明整个瘘管通畅，手术可沿蓝色分离瘘管。注意不能暴力注入稀释亚甲蓝，以免亚甲蓝漏出，造成术野蓝染，增加手术难度。在瘘口或囊肿部做一横切口，切开浅筋膜和颈阔肌，沿胸锁乳突肌前缘向上分离，直至颈总动脉分叉处以上（图 9-2-3）。

2. 沿瘘管向咽壁分离，注意勿损伤颈内外动脉和静脉及舌下、迷走神经。此时最好用 0.5% 普鲁卡因封闭颈动脉分叉处，预防手术刺激该处感受器，引起血压、心脏变化。当分离接近咽壁时，让麻醉医师用右手示指伸入咽部，顶起患侧扁桃体窝作为引导标志。术者触及指尖后，可根据此标志了解分离的深度和方向。在靠近咽壁处结扎切断瘘管，残端消毒。颈深部组织逐层缝合，通常不放引流（图 9-2-4）。

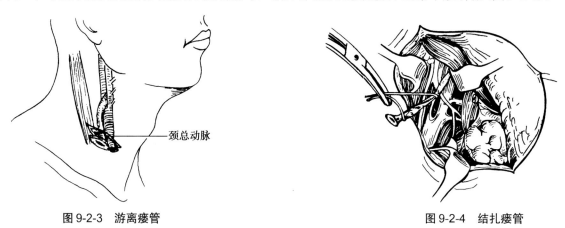

图 9-2-3 游离瘘管　　　　　　　　　　图 9-2-4 结扎瘘管

3. 鳃囊肿切除可沿囊肿皮肤横纹做横切口，胸锁乳突肌向外侧牵拉以暴露囊肿。沿囊肿壁细心分离，不可分破囊壁，注意囊肿下方之舌下神经、副神经、颈内静脉、颈外动脉和囊肿浅面的面静脉，面静脉必要时可以结扎。若囊肿经常发炎可能与上述神经、血管有粘连，应仔细分离。囊肿分离后，注意有一结缔组织束与咽相连，其内常有纤细瘘管，应双重结扎加缝扎后予以切断，不可残留，否则术后容易复发（图 9-2-5、图 9-2-6）。逐层缝合肌肉、皮下、皮肤。

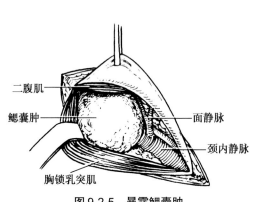

图 9-2-5 暴露鳃囊肿

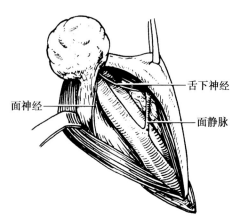

图 9-2-6 完全游离鳃囊肿

【术后处理】

手术后给予抗生素治疗以预防感染。如伤口长期不愈,有黏液分泌外溢,则表示瘘管复发,须再次手术。

二、第一鳃囊肿(瘘管)切除术

第一鳃囊肿(瘘管)极为罕见,其外口在下颌中点之下方,瘘管向后上绕过下颌骨下角,在腮腺后部,经面神经前方或后方进入外耳道。手术切除瘘管时,常须游离腮腺,注意切勿损伤靠近瘘管的面神经及其近端的外耳道。术中用电刺激探查神经分布,对避免损伤常有帮助(图9-2-7)。

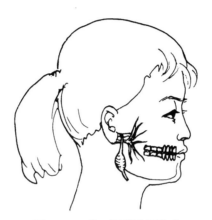

图 9-2-7 第一鳃囊肿切除术

三、第三、第四鳃囊肿(梨状窝瘘)切除术

第三、第四鳃源性囊肿(瘘管)亦称为梨状窝瘘,其上端起自咽部梨状窝。此瘘管在喉返神经外侧,沿气管下行,终止于甲状腺侧叶上极。患儿常因颈侧部甲状腺上极反复感染流脓就诊。术前吞稀钡或碘水检查有帮助,可见梨状窝底部有一瘘管呈细线形向下延伸至甲状腺侧叶上极。做 ^{99m}Tc 甲状腺显像或MRI检查亦可帮助诊断。

手术用气管内麻醉。取仰卧位。经咽部放入一细导管于瘘管内,对于手术中寻找瘘管、解剖剥离甚有帮助。手术须切断甲状腺上动、静脉,切除全部瘘管及上极周围的瘢痕组织。瘘管在咽壁处高位结扎,残端消毒包埋(图9-2-8)。

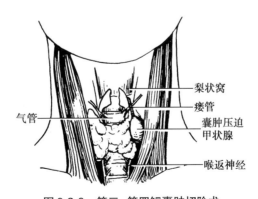

梨状窝
瘘管
囊肿压迫
甲状腺
气管
喉返神经

图 9-2-8 第三、第四鳃囊肿切除术

目前亦可先采取食管镜或支撑喉镜下梨状窝瘘封闭术,可采用 CO_2 激光灼烧、电灼烧、化学灼烧等方法。若术中未能发现内瘘口,则考虑改行颈内入路梨状窝瘘切除术。

【术后处理】

术后给予抗生素治疗以预防感染。如伤口长期不愈，瘘管复发，须再次手术。

第三节　颈内静脉扩张症手术

【手术适应证】

颈静脉扩张的原因尚不完全明了，轻型患儿可以观察，并嘱其减少憋气，以降低胸腔压力。严重者，单侧扩张可以将扩张段两端结扎切断，因静脉交通支丰富，不致发生不良反应，笔者曾对手术后患儿进行随访并做脑电图检查，未发现任何异常。双侧扩张者，可行一侧结扎切断，另一侧用自体阔筋膜或人造材料包裹，亦可双侧包裹（图9-3-1）。

【手术步骤】

1. 患侧颈部横切口，切开皮下组织及颈阔肌，将胸锁乳突肌拉开或部分切断，在颈总动脉内侧找出颈内静脉（图9-3-2）。

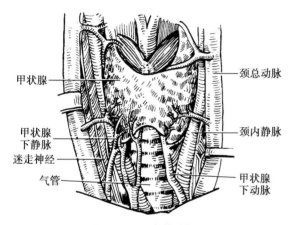

图9-3-1　颈内静脉解剖

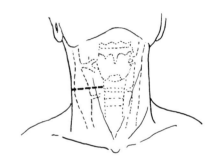

图9-3-2　右侧颈内静脉扩张切口

2. 切开颈部血管鞘，分离颈内静脉，扩张的静脉壁甚薄，切勿撕破造成出血及空气栓塞。结扎静脉细小侧支，待静脉内、外侧及后侧全部游离后，向上、下分离至正常血管。为减少血液回流，可用橡皮筋牵拉远心端，然后分离两端血管。首先结扎远心端两道，然后结扎近心端并切除扩大静脉（图9-3-3）。

3. 双侧颈内静脉扩张，可采用自体阔筋膜或人工纤维布包裹静脉扩张段以加强静脉壁。注意手术时包裹物应包至正常静脉段，并与周围结缔组织或肌肉固定，以防滑脱、复发（图9-3-4）。

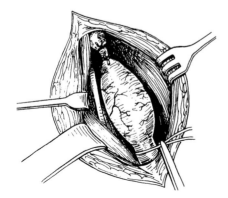

图9-3-3　切除扩张颈内静脉

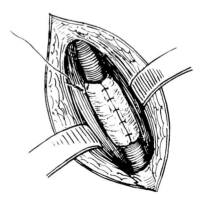

图9-3-4　包绕扩张的颈内静脉

4. 逐层缝合皮下、皮肤。通常可不放引流物。

【术后处理】

术后静脉输液 1 天,给抗生素 3 天。单侧颈静脉扩张症结扎切断后无不良反应,个别患儿可能出现头痛、呕吐,多于数天后好转痊愈。

第四节　颈部囊性淋巴管瘤切除术

颈部囊性淋巴管瘤(囊状水瘤)是淋巴系统的发育畸形,由于部分淋巴组织从原始胚胎的淋巴囊或淋巴管组织分离脱落而形成。其生长特点是依淋巴管并沿静脉发展。囊性淋巴管瘤可发生于全身各处,但以颈部最多见,约占 75%,腋部占 20%,其他如纵隔、腹膜后、腹腔占 5%。颈部囊性淋巴管瘤位于颈外侧、颈后三角的锁骨上窝处,它可以向四周发展,沿胸锁乳突肌向下穿过锁骨进入纵隔;沿臂丛神经进入腋下或肩胛冈;囊肿可向深部包绕颈总动脉、静脉和迷走神经;甚至由食管气管间隙穿入对侧呈哑铃状;囊肿可以向上进入腮腺区。这些不同的生长部位可出现不同的症状,并给手术带来困难。

囊性淋巴管瘤从来不侵犯皮肤,其瘤体由众多的囊腔组成,囊内充满黄色淋巴液,各囊之间可完全分开或交通。若有出血时囊肿突然增大,抽出血色液体但不凝固。囊肿表面光滑、柔软,呈囊性凸起,手术时除基底部外较易分离。

【手术适应证】

1. 囊性淋巴管瘤一般多主张在半岁后切除。

2. 若有气管压迫、呼吸困难或窒息,应立即抢救,行囊肿穿刺减压或气管切开,待一般情况稳定后手术切除。

3. 囊性淋巴管瘤囊内出血、感染,肿瘤迅速扩大,在控制感染后及早手术。

4. 新生儿、早产婴除非有气管压迫窒息危险,否则不应立即手术。

【术前准备】

术前给予抗生素控制感染并预防术后感染发生。如疑有肿瘤进入纵隔者应行胸片或 B 超检查。必要时可行 CT、MRI 检查。

【麻醉与体位】

气管内全麻。仰卧位,肩部垫软枕,头转向健侧。

【手术步骤】

1. 颈部横切口,两端应超过肿瘤边缘。如肿瘤巨大,皮肤多余,为便利手术及减少出血,可做梭形切口(图 9-4-1)。

2. 切开皮肤、皮下组织,因颈部肌肉已变薄,分开后即达肿瘤包膜。为减少出血,用电刀分离止血更为方便,粗大血管均须结扎切断(图 9-4-2)。

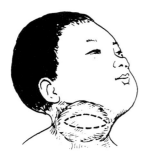

图 9-4-1　切口

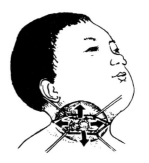

图 9-4-2　游离肿瘤

3. 肿瘤下方和外侧无重要血管，分离比较容易。分离时用组织钳夹住拟切除之皮肤提起囊肿，以便囊肿下极及外侧有良好的暴露。下极有时入锁骨后，但未进入胸腔，稍做牵拉即可分出（图9-4-3）。

4. 有时囊肿巨大，位于胸锁乳突肌后方，此时应拉开或部分切断胸锁乳突肌，方可分离外侧。应注意保护副神经，必要时切开囊壁将神经分支游离拉开，然后再分离囊肿（图9-4-4）。

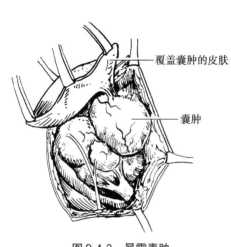

图9-4-3　暴露囊肿

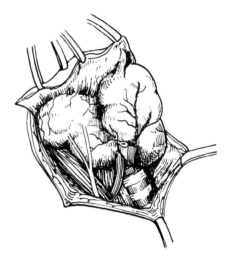

图9-4-4　分离囊肿时注意保护神经分支

5. 分离囊肿内侧时须切断甲状腺血管分支，注意保护神经。经常见到肿瘤将颈总动脉、静脉和迷走神经一起包裹在内。为了避免损伤重要神经血管，常在肿瘤下方找出颈总动脉、静脉，然后沿血管鞘向上分离，如有肿瘤包绕，可将肿瘤剖开，直视下显露全部血管，然后将肿瘤组织分块切除，此乃避免损伤的有效方法（图9-4-5、图9-4-6）。

6. 肿瘤上极常侵及腮腺、口底，此时应特别注意分离时勿损伤面神经及重要血管。通常采取切除大部分囊瘤后，将少量囊肿壁剪开并用碘酊烧灼或用注射用A群链球菌（沙培林）涂抹囊壁（图9-4-7）。

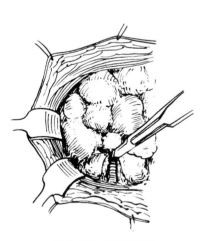

图9-4-5　剖开肿瘤

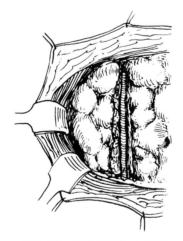

图9-4-6　沿血管鞘向上分离

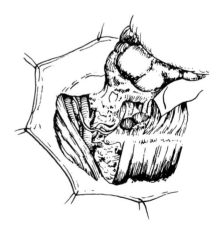

图9-4-7　切除肿瘤勿损伤血管及神经

7. 清理肿瘤分离区并止血，逐层缝合肌肉、皮下、皮肤，瘤床放引流管，一周左右拔除，如引流淋巴液较多可延迟拔管时间（图9-4-8、图9-4-9）。

【术后处理】

1. 术后应保证呼吸道通畅，由于气管插管及手术时分离牵拉气管均会造成喉头水肿、窒息，床边应常规备气管切开包。

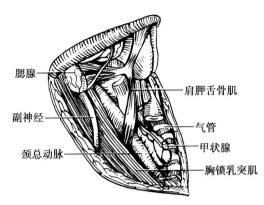

图9-4-8 准备分层缝合切口

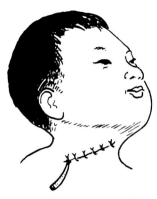

图9-4-9 瘤床放引流管

2. 保持引流管通畅，防止引流管内积血、积液，压迫气管影响呼吸。

3. 拔管后局部有淋巴积液者，可穿刺抽吸。如有复发，可应用沙培林注射治疗，每次剂量0.1~1.0mg，视患者耐受情况可适当加大剂量。每次先抽尽淋巴液，将药液注入，用药期间应注意检查肺部，以防引起肺纤维化反应。对于单囊淋巴管瘤若术后仍有渗液，可于术后5天左右再次注射，效果较满意，注射前注意进行青霉素皮试，阳性者不可注射。

（阮庆兰 易 斌）

参 考 文 献

[1] YANAGISAWA S, OSHIO T, KATO M, et al. Endoscopic chemocauterization for pyriform sinus fistula in children[J]. Pediatrics Int, 2017, 59(7): 807-811.

[2] CHA W, CHO S W, HAH J H, et al. Chemocauterization of the internal opening with trichloroacetic acid as first-line treatment for pyriform sinus fistula[J]. Head Neck, 2013, 35(3): 431-435.

[3] HUANG Y C, PENG S S, HSU W C. KTP laser assisted endoscopic tissue fibrin glue biocauterization for congenital pyriform sinus fistula in children[J]. Int J Pediatr Otorhinolaryngol, 2016, 85 : 115-119.

[4] SHENG Q, LV Z, XIAO X, et al. Diagnosis and management of pyriform sinus fistula : experience in 48 cases[J]. J Pediatr Surg, 2014, 49(3): 455-459.

[5] ZHU H, XIAO X, ZHENG S, et al. Diagnosis and management of pyriform sinus cyst in neonates : 16-year experience at a single center[J]. J Pediatr Surg, 2017, 52(12): 1989-1993.

第十章 │ 胸壁畸形手术

第一节 漏斗胸手术

漏斗胸为最常见的胸廓畸形之一，由于胸骨和邻近肋软骨下陷形成漏斗状，故称为漏斗胸（pectus excavatum，PE）。漏斗胸多自第 3 肋软骨开始到第 7 肋软骨，向内凹陷变形，一般在剑突的上方凹陷最深，有时胸骨旋向一侧，故可分为对称性和非对称性畸形。

漏斗胸的发病率国外报道为 1/400～1/300，男女患病之比约为 4∶1，86% 的 1 岁以内就被发现，37% 有家族遗传史。首都医科大学附属北京儿童医院 1983—2005 年行漏斗胸矫治手术 1 800 多例，其中 1 岁以内被发现的占 82%，但仅 8% 有家族遗传史。病因至今尚不十分清楚，多数学者认为是胸骨和肋软骨先天发育异常所致，可能系肋软骨发育过快、过长，胸骨发育慢，向下挤压凹陷形成漏斗状畸形。也有学者认为和遗传有关。畸形有家族性倾向，国外报道 15%～40% 漏斗胸患者的家庭成员中的一个或更多的人有胸壁畸形，如兄弟、姐妹、父子、母子等。

漏斗胸经常合并其他先天性疾病，如先天性心脏病、食管闭锁、膈膨升、肺囊肿和脊柱侧弯等。

由于 PE 使胸腔容积缩小，胸腔的整体容量减小，肺的扩张受到抑制尤其吸气时肺扩张受限，阻力增加。畸形严重者出现肺功能障碍，肺活量减低，最大通气量下降，残气量增加，肺通气弥散比例异常。心脏受压移位，大血管扭曲，使心搏出量减少，出现心电轴旋转、窦性心律不齐、P 波双向或倒置、不完全右束支传导阻滞、二尖瓣脱垂等。外观畸形也造成儿童心理损害，同时随年龄增长畸形会越来越明显，所以必须适时地进行手术矫治。

手术治疗 PE 已有近百年的历史，早在 1882 年就提出用功能锻炼来治疗漏斗胸；1900—1920 年，提出用一个像钟一样的玻璃的装置抽真空靠吸引的力量来治疗漏斗胸，但由于装置过于笨重，操作复杂，不易坚持，逐渐被弃用；1911 年 Meyer 和 1920 年 Sauerbruch 报道了漏斗胸的治疗；随后以 Gross 为代表提出外固定法治疗 PE；1949 年 Ravitch 手术，即胸骨上举手术问世；1992 年工程师 Klobe 用一种负压吸盘来治疗自己的漏斗胸；1995 年有医师不切骨，利用伊利萨诺夫肢体延长的原理进行外牵引；1998 年由 Nuss 发明的一种全新的不切骨内固定微创技术，目前在世界范围内被广泛使用。各种矫治手术方法演变至今，概括起来大致有四大类，即：①外固定法（已弃用）；②胸骨翻转法（现少用）；③以 Ravitch 手术为基础的各种改良胸骨上举法；④Nuss 提出不切骨微创胸骨上举法。本节主要介绍后两种方法。

【手术适应证】

1. **CT 指数**　也叫 Haller 指数，凹陷最低点的胸廓横径/凹陷最低点到椎体前的距离。正常人平均指数为 2.52，小于 3.2 为轻度畸形，3.2～3.5 为中度畸形，大于 3.5 为重度畸形。Haller 指数≥3.2 为手术指征。

2. 3 岁以上如症状、体征显著，凹陷非常严重的可选择行手术矫正，轻到中度、范围比较局限的漏斗胸仍可以选择观察或保守治疗。但大多数学者认为手术矫治比较好的年龄为 6～13 岁，因为此年龄段患者有一定的配合能力，畸形范围相对局限，导致脊柱侧弯的胸源性应力未发生，手术塑形较容易，效果也好。随着技术的进步，手术越来越微创，手术指征也有放宽的趋势，有一部分患儿是出于美容和心理需要而手术治疗。

3. 有心肺受压症状与体征者。如易患呼吸道感染，活动后易疲乏、气促，心脏向左移位，心电图有右束支传导阻滞及T波改变等。

4. 漏斗胸术后复发或继发性漏斗胸，如先天性心脏病手术后、鸡胸手术后等。

5. 若合并先天性心脏病视情况可同时矫正。

【术前准备】

1. 患儿的准备 除血常规、尿常规、肝功能、肾功能、血生化、心电图等手术前常规检查外，漏斗胸患者可以做心肺功能检查来评价漏斗胸对心、肺功能的影响，及术前、术后心、肺功能的改变。笔者还常规用CT扫描来评价漏斗胸的凹陷程度及对称性。CT还可以更清楚地显示畸形的严重程度、心脏受压和移位程度、肺受压程度等其他问题，有助于在进行外科手术时客观判断。CT扫描也有助于发现漏斗胸合并的其他畸形，如肺囊性腺瘤样畸形、肺叶气肿、肺大疱、肺囊肿和隔离肺等畸形，利于判断是否同期手术及术后可能的并发症。另外，漏斗胸还可同时合并其他先天性疾病，如先天性心脏病、食管闭锁、先天膈疝、膈膨升、隐睾、斜颈等，无疑给矫治手术增加了难度，特别是骨代谢障碍或内分泌疾病，如脊柱侧弯、髋脱位、钩状足、并指、神经纤维瘤病、马方综合征、克利佩尔-费尔综合征和黏多糖贮积症等。全面正确的诊断，有助于判断是否应该手术和选择合适的手术年龄和方法。

2. 心理准备 术前的心理准备也是十分必要的，Nuss手术由于肋软骨和胸骨未做处理，术后会产生疼痛和不适感，尤其在大年龄患者。因此除制订完善的术后镇痛计划外，术前的心理准备是十分必要的。手术医师应当与患者和患者家属进行充分交流，让他们了解大致的手术过程以及手术后的要求，为什么要这么做，这么做的重要性，鼓励患者战胜疼痛，应对好围手术期及取出支撑架前可能出现的各种问题。

3. 器械设备(Nuss术)

(1) 胸腔镜：与成人胸腔镜不同，儿童胸腔镜常常要用气腹机。一般用3mm或5mm的30°镜，要1个气腹针，1个3mm或5mm的Trocar，必要时还需要抓钳和电灼设备备用。

(2) Nuss手术设备

1) 扩展钳：是Nuss手术最关键的工具(图10-1-1)，用它穿过胸骨后，引导支撑架达到预定位置。正确地利用扩展钳可以防止支撑架或扩展钳损伤胸骨后血管和胸腔内脏器。

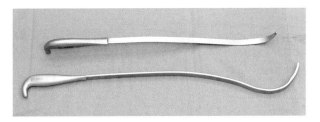

图 10-1-1　扩展钳

2) 折弯钳：有小型专门的折弯钳(图10-1-2)或用骨科弯杠子用的折弯钳(图10-1-3)，也有大型的专门的折弯钳，可以将支撑架弯成需要的形状。

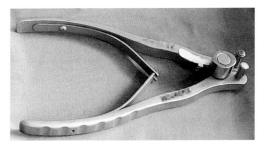

图 10-1-2　折弯钳

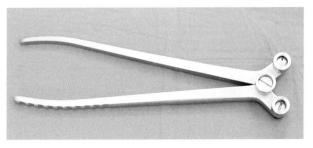

图 10-1-3　骨科折弯钳

3）Lorenz 扳手：年龄小、凹陷轻的患儿可用手直接翻转支撑架，而年龄大、凹陷重的因力量大，必须借助 Lorenz 扳手（图 10-1-4）。另外 Lorenz 扳手也是取支撑架时不能缺少的工具。

4）漏斗胸的支撑架和固定器：支撑架和固定器（图 10-1-5）宽 1.25cm，厚 2.5cm，长度为 17.8～43.2cm，适合大多数漏斗胸矫形病例。支撑架两端及边缘圆钝，避免在插入过程中损伤组织。固定器上有齿槽，主要起稳定支撑架，防止支撑架上下旋转移位。

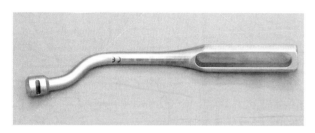

图 10-1-4　Lorenz 扳手

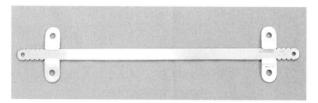

图 10-1-5　漏斗胸的支撑架和固定器

【麻醉与体位】

气管插管，静脉复合麻醉。平卧位。术中保持呼吸道通畅，常规监测生命体征及血氧饱和度。

【手术方式及要点】

1. 胸骨上举术（改良 Ravitch 手术）　该手术矫形效果满意，手术操作简单，价廉，术后并发症少，已被大多数外科医师所接受。我国自 20 世纪 80 年代中期至今已做该手术达数千例，笔者医院亦做了 300 余例。集各家报道结果分析，总体疗效评价良好，是目前较为广泛应用的术式之一。尤其对局限性凹陷比较重的漏斗胸和比较重的不对称漏斗胸以及先天性心脏病（先心病）术后漏斗胸和复发漏斗胸，更适合改良胸骨上举术。华西医科大学（现四川大学华西医学中心）胡廷泽教授经多年研究，提出四点改进：①缝合肋软骨膜使成套管状，是肋软骨规范性再生的基础；②接骨板支架塑成拱形；③适当延长拔除接骨板时间，一般术后 1～2 年；④坚持术后功能锻炼，使矫形效果有所提高。北京儿童医院对畸形肋软骨只切除过长部分，对端 8 字形缝合再以肋骨膜包埋，以增加胸壁的稳定性。笔者医院亦采用此方法。

取胸骨凹陷处正中直切口，切开皮肤、皮下组织，向两侧游离胸大肌。充分显露所有凹陷肋软骨至正常肋骨。游离剑突，最后将剑突上翻固定在胸骨凹陷处，可增加胸骨凹陷矫形效果（外观上）。示指分离胸骨后间隙疏松组织，包括影响胸骨上举的所有纤维束，将胸膜向两侧推开，注意不要分破胸膜造成气胸。骨膜下切除部分畸形肋软骨，切除肋软骨的数目根据凹陷的范围大小而定。一般均需切除第 3 或第 4～7 肋软骨。Ravitch 术将畸形肋软骨全长切除，北京儿童医院只切除过长一小段肋软骨，对端缝合。范茂槐提出仅在骨膜下做多段凹陷肋软骨切开，使胸骨上抬无张力即可。胡廷泽主张切除部分凹陷肋软骨不做对端缝合，将肋骨膜缝成套管状悬吊到接骨板上，以期规范塑形。笔者采用凹陷肋软骨小段切除，对端缝合，肋骨膜包埋，在近胸骨缘处切开肋软骨（保留肋软骨后皮质不全切断），必要时再切除部分肋间肌束，这样更容易使胸廓上抬（图 10-1-6）。于胸骨凹陷起始部（一般在第 3 肋间水平）做横向 V 形截骨术，用涤纶线或钢丝缝合固定，再用特制的接骨板或克氏钢针（直径 2.5～3mm）塑形呈拱状，横穿胸骨固定在第 4 硬肋上（图 10-1-7）。纵隔置引流管，彻底止血，缝合胸大肌及切口。

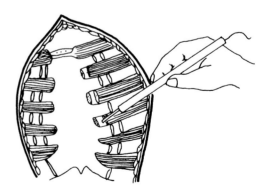

图 10-1-6　切断两侧肋间肌束

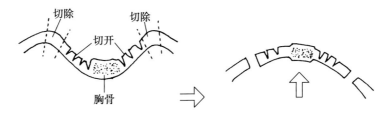

图 10-1-7　切除过长的小段肋软骨及肋软骨多处切断

2. Nuss 手术　1998 年 Nuss 首先介绍了一种微创不切骨胸骨上举术,该手术具有切口小、美观、手术时间短、出血少、活动早、无须游离胸壁肌肉皮瓣、无须切除肋软骨和胸骨、长期保持胸部伸展性、扩张性、柔韧性和弹性等优点,现已被国内外外科医师广泛采用。与改良 Ravitch 手术相比,矫形满意度无显著差异。随着技术的进步,Nuss 手术的适应证不断扩大,不对称的、复发的、有合并症的、先心病术后的漏斗胸也都被纳入了手术范围,目前几乎所有类型的漏斗胸都可以行 Nuss 手术。

Nuss 手术适应证:①大于 3 岁的对称性漏斗胸,但大年龄的尤其成人严重的漏斗胸需要用改良的 Nuss 方法。②非对称型漏斗胸可以用改良的 Nuss 方法。③复发的漏斗胸也可以用改良的 Nuss 方法,但有时要加截骨或双支撑架。④患有其他疾病如马方综合征、脊柱侧弯畸形、神经纤维瘤病的可用改良的 Nuss 方法,但固定时间要延长。

Nuss 手术禁忌证:①金属过敏者。②先心病术后心脏与胸壁有紧密的粘连者。

(1)患儿仰卧,双上肢处于外展位,以暴露前胸及侧胸壁。

(2)气管内插管,全身麻醉,术中心电监测。

(3)标记凹陷最低点,在该平面或稍高于该平面标记双侧凹陷起点的位置,定为放支撑架平面。测量该平面双侧腋中线之间的弓形长度,并减皮下脂肪的厚度,为支撑架的长度。使用折弯钳弯成期望的胸壁形状,如图 10-1-8。

(4)在放支撑架平面两侧胸壁腋前线和腋后线之间各切一 1～2cm 横向切口。分离肌肉,行肌肉或皮下隧道至双支撑架平面的凹陷起点。

(5)在低于一侧切口(一般为右侧)的 1～2 肋间腋中后线之间行 7mm 切口置入气腹针,人工气胸后置入戳卡和胸腔镜。看清胸腔内器官,如有粘连由横切口处置入抓钳或电灼设备进行分离。

(6)用扩展钳沿预先选定肋间的凹陷起点进胸,于胸骨后分离出一条通道直至对侧凹陷起点处穿出。移动扩展钳扩大通道。

(7)握住扩展钳两侧,进行胸壁的按压塑形。

(8)将扩展钳连接到支撑架上,引导支撑架凸面朝后拖过胸骨后方,如图 10-1-9。

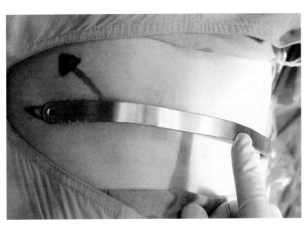

图 10-1-8　折弯钳弯成期望的胸壁形状

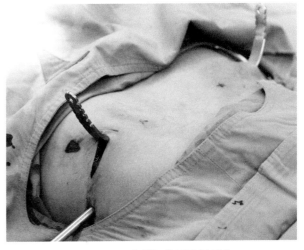

图 10-1-9　支撑架拖过胸骨后方

（9）支撑架拖到位后，用手或 Lorenz 扳手将其翻转过来。使胸骨和前胸壁突起成期望的形状。

（10）如凹陷范围广或力量非常大，可在其上或下方再放一根支撑架。

（11）一侧用固定器固定，并将固定器连同支撑架用 2-0 涤纶线通过三个小孔缝在侧胸壁的肌肉和骨膜上。对侧直接缝合在肋骨上。

（12）关闭切口，于胸腔镜切口膨肺后关闭。

（13）也可将胸腔镜切口与手术操作孔合并，减少一个手术切口，更利于观察对侧胸腔。但要想切口更小，观察孔与操作孔合并，手术有一定的难度。

【术后注意事项】

1. 院内注意事项

（1）术后当天或 4 小时禁食，镇静，平卧，心电监测，雾化吸痰。清醒时每小时进行深呼吸锻炼。

（2）术后第 1 天可以进食，可在搀扶下起床活动，活动时保持上身平直。

（3）加强呼吸道理疗，防治呼吸道感染。静脉应用抗生素抗感染。可配合祛痰药物。

（4）术后几天内患儿需减小活动幅度，以防支撑架移位。保持背部伸直避免弯腰、扭髋。

（5）1 周内不屈曲，不转动胸腰，不滚翻，保持平卧。起床时最好有人协助。

（6）体温正常，伤口愈合好，一般 3～7 天患儿不需帮助行走时可以出院。出院前拍胸片复查。

（7）术后可使用硬膜外阻滞或静脉镇痛泵镇痛。Nuss 手术由于肋软骨和胸骨未做处理，术后镇痛特别重要，应制订完善的术后镇痛计划。

（8）如有呕吐，可禁食减压静脉支持；如便秘可使用缓泻剂，可能与使用麻醉药镇痛有关。

2. 出院注意事项

（1）注意姿势、体位；不滚翻，少屈曲；平时站立、行走要保持胸背挺直。伤口完全愈合后方可沐浴。

（2）晚上睡觉尽量平卧。避免碰撞伤口及周围，造成接骨板、缝线排斥，早拔接骨板影响远期效果。不进行胸及上腹部 MRI 检查。

（3）避免外伤、剧烈运动使支架移位，以免影响手术效果或损伤血管及周围组织。一般 2～4 周可以正常上学及工作。

（4）1 个月内患儿保持背部伸直的良好姿势，免持重物包括较重的书包，经常进行正常行走，不滚翻。1 个月复查后可以进行常规的活动。

（5）术后 2 个月内不弯腰搬重物，不滚翻，不剧烈扭动上身。

（6）术后 3 个月内尽量不要进行剧烈运动。避免身体接触性运动，之后可恢复正常运动。

（7）支架在体内保留 3 年以上。定期复诊评估胸壁的矫形效果，取支架前尽量不要进行对抗性运动。

（8）如生长发育过快，有可能造成接骨板移位或双侧凹陷，应立即复诊。

（9）如有外伤、呼吸困难，立即复诊，拍胸部正侧位 X 线片。

（10）如伤口周围局部突起等，立即复诊，拍胸部正侧位 X 线片。

（11）通常在 3 年后，患儿的胸壁巩固到足以支撑胸骨时，可全麻下去除置入物。取出接骨板后 2 天内运动稍加限制，以后完全正常，以后每年随访 1 次以评估胸壁的矫正效果。

【手术并发症】

Nuss 手术并发症分为术中和术后并发症。术中并发症包括：肋间肌撕脱伤，心包损伤，肺损伤，膈肌损伤，肝脏损伤，心脏、大血管损伤等。术后并发症包括：支撑架移位、液气胸、长期疼痛及疼痛造成脊柱侧弯、金属排斥和伤口感染等。国外早期文献报道发生率可高达 21%～67%，近期报道的并发症发生率逐渐减少，国内报道为 5%～15%。区别在于并发症纳入的标准、手术方式及术后管理不同。比如在国内几乎没有人用硬膜外置管镇痛从而减少了霍纳综合征（Horner syndrome），在肌肉下固定支架而非国外的皮下固定，减少了切口感染与排斥的发生。但由于各种复杂畸形的加入，手术难度不断加大、新术者快速增多，客观地使并发症增多已经成为现实，也带来了更为严重的并发症，如复发的漏斗胸和先心术后漏斗胸的广泛开展，在国内外均出现了大血管和心脏的损伤，出现了术后死亡的病例，需要引起每位术者的高度重视。心脏穿通伤：对凹陷极重或胸骨后粘连严重的患者进行扩大通道时有可能造成心脏穿通伤。对小年龄的患者可将扩展钳紧贴胸骨，前进的同时尽量上提扩展钳防止心脏损伤；也可以用钢丝或巾钳于剑突处提起胸骨再进扩展钳；也可以用吸盘吸起严重凹陷后再进扩展钳；还可以用双侧胸腔镜直视下操作避免心脏损伤。除前胸有切口外，尽量不在剑突处行小切口提起胸骨或手护下穿过扩展钳。下面介绍几种较常见的术后并发症及处理方法。

1. 气胸　Nuss 术后可发生气胸，文献报道发生率为 1.7%～59.6%，但近年来明显下降，一般是缝合切口时膨肺不彻底，或因患儿胸壁薄气体由伤口进入造成。防止的方法是关闭切口时彻底膨肺；尽量将支架和固定器包在肌肉下。

2. 胸腔积液　文献报道发生率为 1.2%～56.7%，近年来也明显下降，一般是肋间、胸骨后或粘连带渗出造成；也有大龄严重的漏斗胸，因对支撑板压力过大，撕开肋间造成。绝大多数用止血药、胸腔闭式引流可以治愈。

3. 肺炎、肺不张　发生率低，一般仅延长住院时间，并不影响预后。术后应早下床，进行呼吸功能锻炼。

4. 支撑架移位　文献报道发生率为 1.2%～29.9%。近年来也明显下降，支撑架移位是导致再次手术的最常见原因，包括上下旋转、向后滑脱及左右移位三种。

（1）上下旋转移位：支撑架上下旋转移位一般是因为患儿畸形非常严重，胸腔镜下胸骨后最凸点几乎呈尖角，支撑架和最凸点间的接触面过小，导致支撑架移位。①在该位置极小切口固定可有效防止移位。②将一侧支撑架套入固定器并将固定器用涤纶线缝在肋骨骨膜上，尼龙线和骨膜均有一定的弹性，可防止支撑架的移位。③支撑点尽量选择在胸骨凹陷最低点或其上的胸骨后平坦部位，可有完美的矫形效果，并可从根本上防止支撑架的移位。如果凹陷起始点水平的胸骨后不够平坦，可调整支撑架进入点（向内或向外）或斜放支架将支点放在胸骨后平坦的位置以确保支撑架的稳定。

（2）向后滑脱移位：一般是大年龄组的重度畸形，特别是复发的漏斗胸容易发生，因为胸壁僵硬、对支撑架压力过大所致。使用两次多点固定用钢丝固定或双支撑架固定可以降低向后滑脱的发生率。

（3）左右移位：左右移位一般是由于支撑架双侧压力不均造成，尤其是非对称型。非对称型尤其是胸骨旋转的要用特殊形状的支撑架，并把固定器与胸壁及支撑架缝在一起可防止支撑架左右移位。在双切口的部位也必须固定支撑架，以使它在手术后不会移位。必要时可用钢丝将支架固定在两侧的肋骨上。

5. 获得性脊柱侧弯　一般是由于害怕疼痛保护性体位造成。重视术后的疼痛管理，尤其是大年龄的患者中，早期应用静脉泵镇痛，后期进行心理治疗，甚至口服镇痛药治疗，以防止发生获得性脊柱侧弯。

6. 伤口感染　因支撑架位于切口下并与胸腔相通，尤其在胸壁薄的儿童患者，一旦感染很可能要取出支撑架。这就要求术中尽量减少切口处组织的损伤，缝合切口前彻底止血，并应用抗生素预防感染。

7. 心包积液、非细菌性心包炎　一般与术中心包损伤有关，应高度警惕，如术中发现穿通心包应重新置入扩展钳。如发生非细菌性心包炎应尽早诊断，激素治疗效果满意。

8. 接骨板排异　排异是正常人体对异物的反应，轻症只是低热，CRP 增高，有时也会出现时隐时现的荨麻疹，一般无须特殊处理。如果发热持续不退，可加用抗生素。对金属过敏时可使用钛合金接骨板，严重的金属过敏者禁行 Nuss 手术。

9. 鸡胸　一般是因为胸骨局部较软和支撑架弧形过高造成，如出现此现象可适当早一些拔除支撑架。

【Nuss 手术支撑架的取出方法】

术后 3 年以上胸廓足以支撑胸骨时就可以拔除支撑架。一般在全麻下进行，也可以用静脉麻醉。麻醉后患者仰卧位双上肢外展，有三种取支撑架的方法。

1. 顺行取支撑架法　术中患者靠近床的一侧，单侧切口，分离包裹固定器和支撑架的筋膜，用 Lorenz 扳手向下沿弧形顺行取出。一般用于单侧固定器的患者。

2. 翻转取支撑架法　单或双侧切口，分离包裹固定器和支撑架的筋膜，用 Lorenz 扳手将支撑架翻转向上再沿弧形顺行取出。

3. 双侧取支撑架法　双侧切口,分离包裹固定器和支撑架的筋膜,用折弯钳或骨科弯杠器将一侧弯直后就可顺利取出支撑架。

取出支撑架后 2～3 天患者就可以恢复正常的活动。

【再手术问题】

漏斗胸术后复发:轻微凹陷,可不必再手术矫正,坚持进行扩胸、深呼吸等功能锻炼即可。凹陷严重,手术失败必须再手术矫治。术中分离纵隔粘连比较困难,可采用锐性和钝性相结合的方法分离。注意不要损伤心包、胸膜和胸廓内动静脉等。

(曾　骐　张　娜　谷兴琳)

第二节　鸡胸手术

鸡胸(pectus carinatum)又称楔状胸、驼胸、锥形胸等,因前胸壁向前凸起,形似鸡胸脯,故得名鸡胸。鸡胸发生率比漏斗胸低,发病率仅次于漏斗胸,是位列第二的先天性胸壁发育畸形。Shamberger 等 1987 年报道 910 例前胸壁畸形中,鸡胸 152 例,占 16.7%。鸡胸的病因尚不完全清楚,可能因为先天性胸肋骨发育不平衡,肋软骨过度生长向前弯曲,挤压胸骨向前凸出所致。也有学者认为与遗传有关。后天性佝偻病也可有鸡胸的表现。鸡胸的解剖形状多样化,为便于临床治疗,可归纳为 3 种类型:①Ⅰ型又称对称性,胸骨体前凸,两侧肋软骨对称向下呈沟状凹陷,胸骨纵断面观呈弓形,最常见(图 10-2-1);②Ⅱ型为胸骨上部及上部肋软骨向前凸(因胸骨柄、体畸形愈合而前凸),胸骨中部向后屈曲,胸骨下部又凸向前,胸骨纵断面观呈乙字形,外观似球形鸽胸,最少见(图 10-2-2);③Ⅲ型又称不对称性或单侧鸡胸,表现一侧胸骨肋软骨较高,另一侧低平或略凹,往往伴胸骨向高的一侧旋转,较少见(图 10-2-3)。

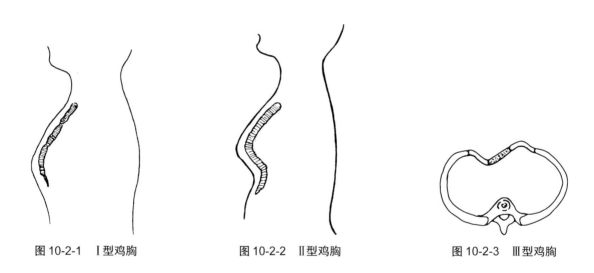

图 10-2-1　Ⅰ型鸡胸　　　　　图 10-2-2　Ⅱ型鸡胸　　　　　图 10-2-3　Ⅲ型鸡胸

鸡胸由于胸廓相对狭小,心肺受到不同程度挤压,常导致患儿易患呼吸道感染,影响生长发育,对大的儿童同时造成心理障碍,因此应给予矫治。

【手术适应证】

包括以下 2 个或 2 个以上标准。

1. CT 检查示 Haller 指数小于 2.30。

2. 肺功能 EKG 和超声心动检查异常。

3. 畸形进展或合并明显症状。

4．外观的畸形使患者不能忍受。

【术前准备】

与漏斗胸基本相同。

【麻醉与体位】

气管内插管，静脉复合麻醉。平卧位。

【手术方式及要点】

由于鸡胸对心肺功能的影响小于漏斗胸，而且年龄小的鸡胸患儿可以通过支具进行矫正，因此鸡胸的手术矫正的发展晚于漏斗胸。手术治疗可采取胸骨下降术或微创胸骨沉降术。

1. 胸骨下降术 在胸骨凸起区做正中纵切口，用电刀游离两侧胸壁软组织和胸大肌，并拉向两侧，充分显露凸起胸骨下至剑突及两侧凹陷肋软骨。肋膜下剥离第3～7畸形肋软骨，并切除病变肋软骨，实践证明，一旦切除病变肋软骨（过长的肋软骨），充分松解，胸骨体失去支撑力，胸骨会自动恢复到正常位。如下降不满意，可对胸骨近端进行不全横形截骨，将肋软骨床收紧缝合（图10-2-4），再行肋软骨端端缝合。利用肋软骨床紧缩和肋软骨缝合拉拢的牵引力，使胸骨下降到正常位。切除剑突，游离并切断腹直肌，最后将胸大肌、腹直肌在胸骨前重叠缝合压盖胸骨，防止胸骨回弹（图10-2-5）。

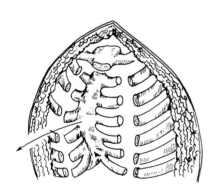

图 10-2-4　取下畸形的胸肋骨

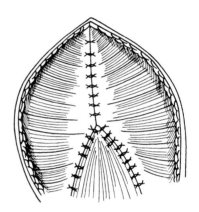

图 10-2-5　胸大肌，腹直肌重叠缝合

以上为传统的胸骨下降术，现已改进为不缝合收紧肋骨床，亦不切断腹直肌与胸大肌重叠缝合，不切除剑突，而是将胸骨下降后松弛的腹直肌做紧缩缝合，胸大肌原位缝合。为防止术后鸡胸变成漏斗胸，可用克氏针横穿胸骨架于硬肋上缝合固定，1年后拔除钢针。缝合切口，皮下置橡皮片引流。

2. 微创胸骨沉降术

手术设备：①折弯钳，同 Nuss 手术的折弯钳，可以将支撑架弯成需要的形状。②长的弯组织剪刀，一个弯的小头卵圆钳用于打皮下隧道并引导固定架穿过隧道。③支撑架和固定器，同 Nuss 手术的支撑架和固定器。

手术过程：患儿仰卧，双上肢处于外展位，暴露前胸及侧胸壁。气管内插管，全身麻醉。

按压凸起部位获得胸壁矫形后可能的外观，标记该部位，定为放固定架平面。测量该平面双侧腋中线之间正常的弓形长度，并减皮下脂肪的厚度，为固定架的长度。使用折弯钳弯成期望的胸壁形状，一般略呈桥型。在放固定架平面两侧胸壁腋中后线处各切一 1.5～2.5cm 长横向切口。分离侧胸壁处肌肉，暴露切口上、下的双侧肋骨，一般是双侧 5、6 肋，分离局部骨膜约 1cm，用 0 号带针的线，断头后，穿过肋骨，带牵引线。牵过双 6 号钢丝。剪断钢丝，每根肋骨上变成 2 根钢丝。将沿肋骨高处钢丝的下头和低处钢丝的上头分别穿过小孔，将固定片两侧分别用双 6 号钢丝固定于肋骨，先不拧紧。把双侧固定片都放好。用长弯剪刀在肌肉下向胸部中央的标记点分离，形成隧道。分离后一侧用卵圆钳，一侧用带芯的胸引管沿双侧隧道对接，卵圆钳夹住胸引管头端后，拔除管芯，带出胸引管。将弯好的支架与胸引管缝合连接,引导固定架凸面朝后拖过胸骨前方。固定架拖过中线后,用手将其翻转过来,将支架牵引到既定位置。将一侧接骨板放入固定片,助手下压胸壁到期望的形状后,用 6 号钢丝 8 字固定接骨板与固定片,再拧紧该侧与肋骨固定的钢丝。下压对侧胸壁,用鼠齿钳调整固定片的角度,将接骨板插入,下压胸壁到期望的形状后,用 6 号钢丝 8 字固定接骨板与固定片,再拧紧该侧与肋骨固定的钢丝。缝合肌肉,差一针时加压膨肺。防止分离骨膜时,胸膜破损产生气胸。缝合皮下及切口。

如鸡胸下压力量不需要过大,也可采用钢丝固定,不需要固定片。

与 Nuss 手术的并发症相似,微创胸骨沉降术最可能的并发症是气胸、固定架移位和伤口排斥与感染。术后一年半左右取出固定支架。

(谷兴琳　曾骐　张娜)

第三节　胸骨裂手术

胸骨裂(sternoschisis)是儿童胸壁畸形中的一种,临床上相对少见,占先天性胸壁畸形的 0.15%,新生儿中发病率低于十万分之一。该疾病在 1740 年首次被报道,1858 年 Groux 对该病进行了病理学描述。国内文献目前仅有个案报道。

正常胚胎发育第 7~10 周时,两侧胸骨基板自上而下在中线融合而形成完整的胸骨。造成胸骨裂的真正病因尚不清楚,可能为胚胎早期胸骨基板发育中止,无法融合成整体胸骨。

根据胸骨裂的部位和程度可分为三种类型:①上部胸骨裂,较多见,裂隙呈 U 形,也有呈 V 形。②全胸骨裂,两侧胸骨缘呈条索状,称胸骨索,易误诊为胸骨阙如。③下部胸骨裂,临床亦较多见。胸骨下方仅有心包和皮肤覆盖,可见明显心脏搏动,常合并先心病、心包部分阙如和膈肌部分阙如。

【手术适应证】

除胸骨末端小裂隙可不必手术外,其他均应手术修补。

【术前准备和麻醉】

与其他胸壁畸形手术基本相同。

【手术方式及要点】

1. 对胸骨裂小,患儿年龄小者,可采用胸骨直接缝合法修复。

2. 对胸骨裂大者,可采用前胸壁重建术,可能需要植入肋软骨、肋弓修复。现在临床多不应用人工材料,因为人工材料不随组织生长,而且植入后增加感染风险。但是随着人工材料的进步,将来应用也可能增加。

3. 对 U 形胸骨裂,做前胸正中纵切口,游离皮下组织及胸肌,充分显露胸骨裂全貌及两侧肋软骨。在其尾端连着的胸骨索与心包之间分离切断,即可直接将两侧胸骨索拉拢钢丝缝合。但要注意强行拉拢张力大,有造成心肺压迫之可能。对全胸骨裂,可在连着的胸骨索处做 V 形切断(图 10-3-1),再将两半胸骨直接缝合(图 10-3-2)。随着年龄增长,胸壁变硬,两半胸骨拉拢直接缝合困难,可采用 Sabislen 手术方法,将多根肋软骨做大的斜形切断(图 10-3-3),以延长肋软骨,减轻两胸骨索拉拢的张力,使之易在中线对合,又可防止缩小胸廓周径和对心肺的压迫(图 10-3-4)。笔者认为两侧肋软骨骨膜下做 Z 形切骨更有利于延长两侧肋软骨。

4. 对年长儿或缺损大、对合困难的病例,可考虑采用自体劈开的肋软骨片条做支撑,再辅以钢丝网或涤纶布或有机玻璃等外来材料进行修补,效果满意。

【术后处理】

1. 卧床,5~7 天可下床活动,注意不要直接撞击前胸。

2. 密切观察有无心脏受压情况。

3. 注意出血和保持引流管通畅。

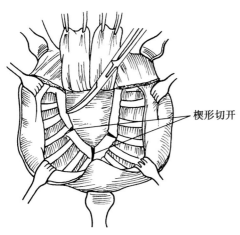

图 10-3-1 胸骨索楔形切开

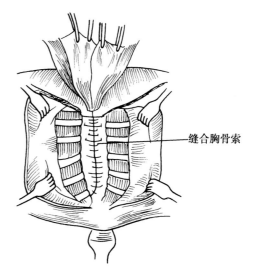

图 10-3-2 缝合胸骨索

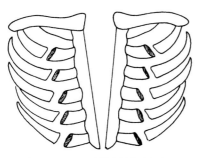

图 10-3-3 肋软骨斜形切断

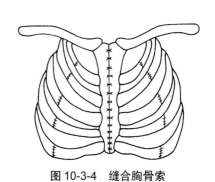

图 10-3-4 缝合胸骨索

4．使用 1～2 种广谱抗生素防止感染。

【特殊情况下的手术处理】

1．合并先心病时，可同时矫正。

2．直接拉拢缝合，术后裂开，必须用替代物填补。

（谷兴琳　曾骐　张娜）

第四节　叉状肋手术

叉状肋（bifurcation of rib）又称肋骨分叉，是临床比较少见的肋骨畸形。其他肋骨畸形还包括腰肋、颈肋、肋骨融合等，叉状肋约占肋骨畸形的 20%。由于叉状肋临床较少见，多数病例在体检或拍胸片（图 10-4-1）、CT（图 10-4-2）时偶然发现，有关叉状肋的文献报道较少，多数为病例报告。叉状肋的病因尚不明确，主要原因考虑是肋骨的先天发育异常所致，无特别预防方法。

叉状肋通常以单发多见，也可以是其他畸形，如脊柱侧弯、小耳畸形或 Gorlin-Goltz 综合征、Jeune 综合征等疾病的一种表现。大部分叉状肋临床无症状。通常为单侧病变，男性多于女性，右侧多于左侧。文献报道叉状肋最常出现在第 3 或 4 肋，依次为第 5 肋、第 6 肋、第 2 肋。

从畸形肋骨的形态分型，叉状肋可分为分叉型、环型。分叉型包括硬肋分叉、软骨分叉。环型通常多为软骨分叉呈环形，远端融合并与胸骨相连。

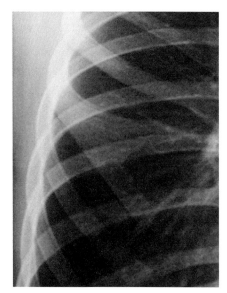

图 10-4-1　胸片发现第 5 肋硬肋分叉

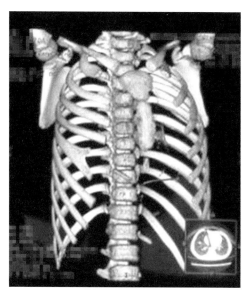

图 10-4-2　CT 重建显示叉状肋

从胸壁外观分型,可以分为凸起型、凹陷型及外观正常型。外观正常型通常在 X 线片检查或体检时偶然发现,查体无异常的凸起或凹陷;凸起或凹陷型通常会引起胸廓外观的畸形,引起胸壁不对称,造成不对称漏斗胸或鸡胸,严重者可影响胸廓发育,对胸腔内脏器造成压迫,影响心肺功能。

对于影像学检查偶然发现,胸壁并未发现异常凸起或凹陷的叉状肋患儿,通常可以随诊观察,无须特殊处理。如随着患儿生长发育,畸形肋骨逐渐发生隆起或凹陷,引起胸壁不对称,则须考虑是否手术治疗。

对于以胸壁凸起为主要表现的叉状肋患儿,通常建议在 3 岁以后,根据凸起的严重程度,以及凸起的进展情况,择期手术治疗。手术方式可采用前胸壁(图 10-4-3)切口开放手术或侧胸壁切口无注气悬吊技术(图 10-4-4),将畸形的分叉上部肋骨切除,同时修整增宽的硬骨。

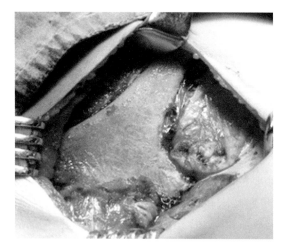

图 10-4-3　前胸壁切口开放手术

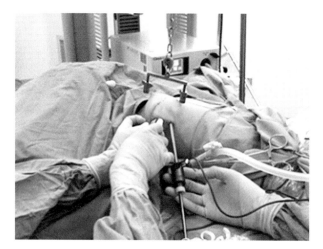

图 10-4-4　侧胸壁切口无注气悬吊手术

对于以胸壁凹陷为主要表现的叉状肋患儿,根据畸形的特点,必要时须置入支架,将凹陷胸壁顶起。叉状肋预后良好,手术治疗效果满意,复发率低。

(曾　骐　张　娜　谷兴琳)

第五节 胸壁血管瘤手术

【手术适应证】

1. 局限性小型血管瘤。

2. 非手术治疗失败。

3. 肿瘤切除后,有足够皮肤缝合创口。

4. 手术不受年龄限制,但尽可能避免新生儿期手术。

【术前准备】

1. 常规摄胸片,查血常规、血小板、出血和凝血时间及血型。

2. 血管瘤本身或周围皮肤有感染,必须彻底控制后方可手术。

3. 常规备皮。

4. 酌情备血。

【麻醉与体位】

酌情采用局麻或静脉麻醉。取平卧位。

【治疗方式】

1. **非手术治疗** 多采用激素、激光、冷冻、硬化剂注射和放射治疗等。

2. **手术切除** 沿肿瘤边缘切开皮肤直达肿瘤包膜(图10-5-1)。钝性或锐性相结合沿肿瘤包膜分离,必须彻底切除干净,以免复发(图10-5-2)。供应肿瘤的血管分离后予以结扎,以减少出血。切除肿瘤彻底止血后,逐层缝合切口,放置橡皮片引流。

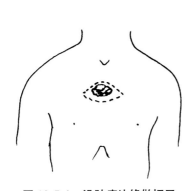

图 10-5-1 沿肿瘤边缘做切口

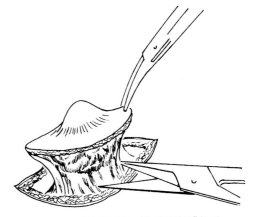

图 10-5-2 沿肿瘤包膜切除

【术后处理】

1. 适当应用抗生素,预防感染。

2. 用弹力绷带加压包扎创口,预防出血。

3. 7～10天拆线。

（谷兴琳 曾骐 张娜）

第六节　胸壁淋巴管瘤手术

淋巴管瘤常无完整的包膜，与周围健康组织分界不清，不易彻底切除，复发率较高。孤立性囊状淋巴管瘤界线清楚，容易彻底切除。

【手术适应证】

1. 病变范围局限，肿瘤切除后要有足够的皮肤缝合切口。

2. 手术不受年龄限制。

3. 非手术治疗失败。

【术前准备、麻醉与体位】

同胸壁血管瘤手术。

【治疗方式】

1. 非手术治疗　笔者单位和天津儿童医院等采用平阳霉素（国产水剂，也称争光霉素 A_5）或博来霉素 A_5 注射治疗，取得较好效果。剂量为 1mg/kg，平阳霉素 10mg 稀释至 10ml。每次注射前先穿刺抽净淋巴液，单囊穿刺一个点，多囊者要多部位穿刺，然后注入平阳霉素溶液。先注入 2mg，观察 2 小时，如无发热、休克等不良反应，即可分点按剂量注射。一次总剂量不超过 20mg。间隔 1 周注射 1 次，一般注射 3～4 次生效。手术中如有残余肿瘤组织无法切除干净，可当即局部注射，预防复发，手术复发的病例也可注射治疗。

2. 手术切除　沿肿瘤表面做横切口。切口两端要略超过瘤体边缘（图 10-6-1）。切开皮肤、皮下组织直达肿瘤表面。钝性、锐性交替分离肿瘤或用电刀边切边分离（图 10-6-2）。小出血点电凝止血，活动性出血予以结扎，彻底止血后，逐层缝合切口，放橡皮片引流。

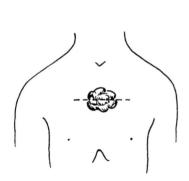

图 10-6-1　沿肿瘤表面做皮肤切口

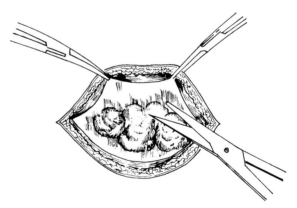

图 10-6-2　锐性、钝性交替分离肿瘤

【术后处理】

同胸壁血管瘤手术。

（谷兴琳　曾骐　张娜）

第七节　肋骨肿瘤切除术

小儿肋骨肿瘤不很常见。

1. 良性肿瘤　①骨软骨瘤，有恶变趋势，应做广泛切除；②软骨瘤，应做彻底切除，否则易复发；③骨纤维结构不良及骨化性纤维瘤，比较常见，切除病变肋骨可治愈；④骨瘤，少见，无症状可不手术，有症状

则切除;⑤骨囊肿,较常见,做肋骨切除预后良好。

2. 恶性肿瘤　①软骨肉瘤,肋骨切除范围应距肿瘤边缘 5cm 以上;②骨肉瘤,须做胸壁广泛切除,预后不良;③尤因肉瘤,应手术切除 + 放疗 + 化疗综合治疗,预后不良。

【手术适应证】

1. 凡确诊为肋骨肿瘤,均应手术切除。

2. 转移性肿瘤范围局限、单发,原发肿瘤已得到控制者。

3. 手术无年龄限制。

【术前准备】

1. 常规摄胸片或 CT 片,查血常规、出血和凝血时间、血型、肝肾功能。

2. 酌情备血。

3. 备皮。

【麻醉与体位】

酌情采用气管内插管静脉复合麻醉或单纯静脉麻醉。取平卧位。

【手术步骤】

1. 沿肿瘤表面做皮肤横或斜向切口,切开皮肤、皮下组织、肌肉,直达肿瘤表面。

2. 充分暴露肿瘤肋骨两端(图 10-7-1),肋膜下将肿瘤连同正常肋骨一并切除(图 10-7-2)。

3. 创面彻底止血后,逐层缝合切口。

4. 某些恶性肿瘤须一并切除部分软组织。

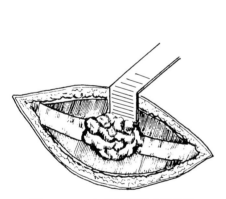

图 10-7-1　充分显露肿瘤及肋骨

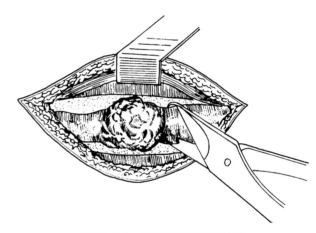

图 10-7-2　骨膜下切除肋骨肿瘤

【术后处理】

1. 注意创口出血,术后 2～3 天更换敷料 1 次。

2. 常规应用 1～2 种抗生素 5～7 天,预防感染。

3. 如为恶性肿瘤,术后早期给予化疗,创口愈合后方可放疗。

(谷兴琳　曾骐　张娜)

参 考 文 献

[1] 张金哲,潘少川,黄澄如. 实用小儿外科学 [M]. 杭州:浙江科学技术出版社,2003:361-369.

[2] 曾骐,张娜,范茂槐,等. Nuss 手术与改良 Ravitch 手术的对比研究 [J]. 中华小儿外科杂志,2005,26(8):397-400.

[3] 高亚,郑百俊,郭新奎,等. 胸腔镜辅助漏斗胸 Nuss 矫正术的技术改进 [J]. 第四军医大学学报,2005,26(8):721-723.

[4] 吴学东,林春榕,李俊,等. Z 字形钢针在漏斗胸 Nuss 手术中应用的实验研究 [J]. 中国微创外科杂志,2005,5(9):720-722.

[5] 曾骐,彭芸,贺延儒,等. Nuss 手术治疗小儿漏斗胸:附 60 例报告 [J]. 中华胸心血管外科杂志,2004,20(4):223-225.

[6]　吴学东. Ravitch 手术及其主要并发症研究进展 [J]. 中华小儿外科杂志, 2003, 24(1): 79-81.

[7]　胡廷泽, 刘文英, 冯杰雄, 等. 改良胸骨上举术治疗漏斗胸 [J]. 中华小儿外科杂志, 1999(6): 337-339.

[8]　罗启成, 韦福康, 胡廷泽, 等. 鸡胸的外科治疗 [J]. 中华小儿外科杂志, 1992(5): 270-271.

[9]　蒋嘉萍, 谷兴琳. 争光霉素 A_5 治疗小儿淋巴管瘤 30 例 [J]. 中华小儿外科杂志, 1987(6): 337.

[10]　顾恺时. 胸心外科手术学 [M]. 2 版. 北京: 人民卫生出版社, 1993: 241-266.

[11]　NUSS D, KELLY R E Jr, CROITORU D P, et al. A 10-year review of a minimally invasive technique for the correction of pectus excavatum[J]. J Pediatr Surg, 1998, 33(4): 545-552.

[12]　NUSS D, CROITORU D P, KELLY R E, et al. Review and discussion of the complications of minimally invasive pectus excavatum repair[J]. Eur J Pediatr Surg, 2002, 12(4): 230-234.

第十一章 胸膜手术

第一节 急性脓胸

急性脓胸是小儿外科的常见病，由多种病因如肺部感染、脓血症尤其是化脓性细菌等引起的一种急性疾病。近年来发病率明显上升，目前急性脓胸的治疗手段主要有抗生素治疗、胸腔闭式引流、手术治疗等，治疗效果较佳，但由于抗生素滥用现象较严重，导致患者机体内出现大量的耐药菌株，进而导致治疗效果下降。对于急性脓胸的手术治疗，目前主要有开胸手术以及胸腔镜手术治疗。胸腔镜手术较开胸手术有微创、视野清晰、利于反复冲洗、术后并发症少以及治疗病灶较为彻底等优点，获得了快速发展以及广泛应用。

急性期脓胸宜早发现，早引流，积极抗生素等全身治疗，在急性期加以控制，必要时行手术治疗，避免其发展为慢性脓胸。

一、急性脓胸闭式引流术

【手术适应证】

1. 脓气胸。

2. 脓液多而黏稠。

3. 脓胸腔有包裹或穿破胸腔形成胸壁脓肿。

4. 急性脓胸早期，脓液稀薄，应先采取穿刺治疗。若穿刺治疗脓液不见减少，全身症状无明显改善，应做闭式引流。

【手术禁忌证】

结核性脓胸。

【术前准备】

1. 摄正侧位胸片，必要时做 CT 检查。

2. 超声波检查。

3. 查血常规，出、凝血时间及血型，肝、肾功能。

4. 使用广谱抗生素。

【麻醉与体位】

大年龄儿童能合作可用局部麻醉；小年龄不合作儿童，可用单次氯胺酮静脉麻醉。取坐位或半卧位，也可侧卧。

【手术步骤】

1. 先穿刺抽脓定点。

2. 沿肋间做皮肤斜切口或横切口。

3. 切开皮肤、皮下组织及浅筋膜。用中弯或小弯血管钳分开胸肌及肋间肌直达胸膜腔。切口略撑开后，血管钳稍后退，另一手用血管钳夹住引流管头部，顺切口内血管钳方向插入胸膜腔，退出血管钳

（图 11-1-1）。引流管侧孔距胸腔内壁 2cm 左右即可。缝合皮肤切口并固定引流管，引流管接水封瓶。

4. 也可用套管针经皮肤切口直接刺入胸腔，从套管针侧孔插入引流管，再将套管针撤出，固定引流管接水封瓶（图 11-1-2）。套管针法比较严密，不会进气，优于直接插管法。

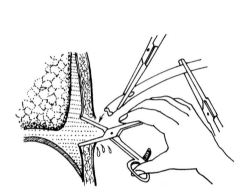

图 11-1-1　用止血钳夹住引流管放入胸腔

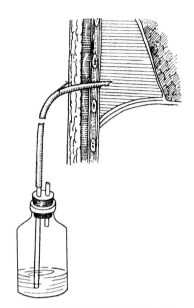

图 11-1-2　引流管接水封瓶

【手术经验】

1. 小婴儿肋间隙太窄，无法放入合适引流管时，可切除一小段肋骨，经肋骨床插入引流管。

2. 合并张力性气胸时，可同时在患侧前胸第 2 肋间再插入一细引流管，以利气体引流。

术中应注意事项：①沿肋骨上缘进针；②插入引流管后如患儿呼吸明显疼痛，通过调整引流管内管方向或向外拉出少许，但不可将内端侧孔拉出；③引流管应缝合固定，谨防脱落；④保持伤口处敷料清洁干燥，浸湿及时更换，防止逆行感染；⑤引流瓶位置低于胸腔 60～100cm；⑥预防漏气；⑦预防纵隔及皮下气肿。

【术后处理】

1. 术后取半卧位。

2. 水封瓶接低负压吸引，保持引流管通畅。最好每天用生理盐水冲洗引流管 1～2 次（有支气管胸膜瘘者不宜冲洗）。

3. 敷料有脓液浸湿，应及时更换。

4. 脓液送培养并做药敏试验。

5. 引流不畅要及时找原因。可摄胸部 X 线片了解引流管和脓腔情况，以便及时调整引流管位置。

6. 应用两种以上广谱抗生素控制感染。

7. 感染控制，无脓液引出，可先夹管 24～48 小时，再摄胸片证实肺已膨胀，脓液基本消失。也可行 B 超检查，胸腔液性暗区消失或少量暗区，即可拔管。

【并发症】

常见并发症包括胸膜反应、血胸、气胸、穿刺口出血、切口感染等。

1. 胸膜反应　穿刺过程中患儿出现头晕、面色苍白、出汗、心悸、胸部压迫感或剧痛、血压下降、四肢发凉、昏厥等胸膜反应应立即停止手术，让患儿平卧，必要时皮下注射 0.1% 肾上腺素 0.3～0.5mg 或静脉注射葡萄糖液，观察血压、脉搏变化情况。

2. 血胸　多由于针头与胸壁不垂直或进针不恰当，刺破肋间动、静脉所致。发现抽出血液应停止抽液，观察血压、脉搏、呼吸情况。

3. 气胸　少量气胸多因胶管未夹紧,空气漏入所致,少量气胸不必处理,较多可抽气;明显气胸因刺破脏胸膜所致,按气胸处理。

4. 切口感染　多因操作不规范,切口敷料浸湿未及时更换所致,需抗生素治疗。

二、开胸手术及电视胸腔镜手术

对于急性脓胸的手术治疗,手术原则是彻底清除病灶的脓液以及相关的周围坏死组织,根据患者纤维板的具体发展情况进行剥离并切除胸膜纤维板,恢复肺组织复张,缝合脓腔。但目前对于手术时机的选择上,存在较大争议。

急性脓胸的手术治疗和慢性脓胸手术治疗方法相同(见本章第二节)。

第二节　慢性脓胸手术

随着生活水平的提高和医疗条件的改善,急、慢性脓胸已越来越少见。慢性脓胸的界定尚无统一标准,一般认为急性脓胸迁延不愈,病程达 4～6 周甚至更长,有胸膜纤维板形成,压迫肺,影响肺膨胀,即可确定为慢性脓胸。慢性脓胸的治疗原则是积极治疗原发病,使用敏感抗生素,充分胸腔引流,消灭脓腔促进肺尽早复张。原则上首选胸膜纤维板剥脱和脓腔清除术。传统手术方法是开胸行胸膜纤维板剥脱术,但手术创伤大、风险高、术后恢复慢。近年来,电视胸腔镜手术以其创伤小、出血少、恢复快、术后对胸壁功能影响小的优点得到迅速发展。

【手术适应证】

1. 确诊为慢性脓胸,胸膜纤维板形成,脓液包裹,压迫肺,影响肺膨胀者。

2. 合并支气管胸膜瘘或肺脓肿。

3. 肺表面纤维板增厚不明显,对肺膨胀尚未造成大的影响,但脓液稠厚包裹,迁延不愈者,可先做胸腔开放引流术,或经肋床放置粗引流管做闭式引流术。

4. 经胸腔穿刺或闭式引流,急性脓胸已被控制,胸腔无积脓或有微量积液,无临床症状,肺已膨胀,仅遗留胸膜增厚,可不必处理,3～6 个月后胸膜增厚可自然吸收。

【手术禁忌证】

1. 结核性脓胸并有活动性肺结核或伴有支气管胸膜瘘者一般不宜手术。

2. 患儿全身情况差,不能耐受手术创伤。

【术前准备】

术前使用两种以上抗生素控制感染,同时给予营养支持,纠正低蛋白血症、贫血,为手术创造条件。术前常规行血常规、出凝血时间、超声波检查、胸片、CT、心电图等检查,适当备血。鼓励患者术前进行呼吸锻炼,术中密切关注体温变化,必要时使用暖风机,术后提倡早期饮食、呼吸锻炼,利于患者的快速康复。

【麻醉与体位】

气管内插管静脉复合麻醉。取健侧卧位。

【手术步骤】

1. 经肋骨床插管引流术　在局部麻醉或静脉麻醉下,沿肋骨做一小横或斜切口,切开皮肤、皮下组织,分开肌层,暴露一小段肋骨,肋膜下切除该段肋骨,再经肋骨床切开胸膜腔,将粗引流管放入胸腔接水封瓶。缝合切口并固定引流管。

2. 开放引流术　在脓腔局限、包裹、分隔、脓液稠厚、肺表面有纤维板形成并固定时,可做开放引流术。沿肋间隙做横或斜切口,切开皮肤、皮下组织,分开肌层直达肋骨骨膜。肋膜下切除 2～3 根一小段肋骨连同肋间肌。经肋床切开胸膜进入胸腔。先用手指伸入胸腔分离粘连包裹之脓腔隔(图 11-2-1),冲洗吸净脓液及脓苔。经皮肤切口向胸腔内填塞凡士林纱布或粗硅胶管 1～2 根，消毒纱布覆盖创口。每 1～2 天更换敷料 1 次，随着脓液减少，脓腔缩小、变浅，更换敷料间隔时间逐渐拉长，并逐渐剪短引流管或减少凡士林纱布，直至肉芽新生创口愈合。

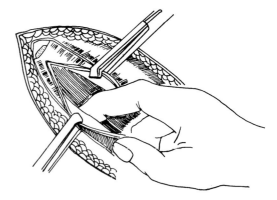

图 11-2-1　经肋骨床切开胸膜进入胸腔

3. 开胸胸膜纤维板剥脱术　做后外侧切口，经肋间隙或切除 1 根肋骨，经肋床进入胸膜外间隙。沿胸膜外上下分离至一定范围，放入撑开器撑开切口，用钝、锐结合继续分离壁层纤维板（图 11-2-2），再折向脏层纤维板（图 11-2-3），直至壁、脏层纤维板全部完整地剥离切除，肺完全膨胀为止。但一般情况下不易做到完整的纤维板剥离切除，多数病例需经脓腔切开，吸净脓液及脓苔，再逐渐剥离脏层及膈面纤维板，使整个肺完全游离，并分开叶间裂粘连，使肺完全膨胀。至于壁层纤维板应尽量多地剥离切除，以利胸廓顺应性恢复。但不强调一定要完整剥离干净。如肺表面纤维板粘连非常紧密，剥离困难，此处常是肺原发病灶所在区，可绕过它剥离其他部位纤维板。余少量纤维板，无法剥脱，可用刀片做井字形切开，以利肺膨胀。有支气管胸膜瘘或肺表面漏气，可予缝合修补。合并肺部病变可同时做肺切除术。

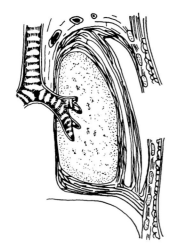

图 11-2-2　经胸膜外间隙剥脱壁层纤维板

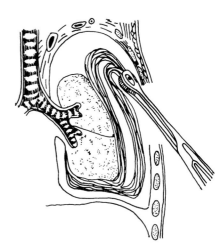

图 11-2-3　剥脱脏层纤维板

4. 电视胸腔镜下胸膜纤维板剥脱术。

【手术适应证】

1. 病史较短，一般不超过 6 周。

2. 经胸腔穿刺、闭式引流或加用胸腔内局部溶纤维素治疗后失败者。

3. 胸部 X 线、胸部 CT 片显示有胸腔积液、胸膜增厚、胸廓无塌陷或仅有轻度塌陷，超声显示脓腔内有"分隔状"结构。

4. 术前诊断为结核性脓胸者最好正规抗结核菌治疗 2 周以上。

5. 对于胸腔内粘连严重，纤维板厚、硬，剥离时失血多，肺组织损伤严重等情况，应及时放弃微创手术而转为开胸手术。

【手术步骤】

选择腋中线第 7 肋间先用注射器针头试穿抽出脓液后做长 1.5～2cm 的皮肤切口，逐层分开胸壁组织，钝性分离肋间肌进入胸腔，吸出胸腔脓液。

置入 Trocar 并经 Trocar 放入胸腔镜探查，观察胸腔内粘连情况。

在胸腔镜引导下在腋前线第5、6肋间做第二切口,腋后线第6、7肋间做第三切口,两切口尽量与观察口成等边三角形。

使用吸引器及刮匙以捣、刮、吸的手法彻底清除脓液、脓苔以及坏死组织,使用卵圆钳将患者纤维组织夹出来,将患者脓腔清洗干净。抓钳夹起纤维板,内镜剪刀逐渐分离粘连纤维板,对病程长、纤维板粘连重不易剥离者,可行井字形切开。解除肺脏束缚消灭残腔。

病灶清除后仔细止血,碘附常规冲洗胸腔,温生理盐水冲洗胸腔2遍。手术结束前胸腔注水膨肺,观察效果,第一切口留置胸腔闭式引流管,退出镜头、拔除 Trocar,逐层缝合伤口。

术中留取脓液送细菌培养。术后将病情详细告知家属,患儿安全返回病房。

术中注意事项:①术中仔细分离粘连,边剥离边止血,避免大血管损伤;②纤维板硬、粘连严重,不要强求微创手术,尽早转开胸手术,减轻对患儿的损害;③壁层的纤维板一般不要求完全切除;④术后须进行持续的胸腔冲洗和引流。

【术后并发症的预防及处理】

术后常见并发症有出血、漏气、脓胸复发、切口感染等。

1. 出血　关胸前止血不彻底或患者血压低,关胸后血压升高;胸腔冲洗时将焦痂冲洗脱落;凝血功能障碍者。如手术后每小时胸腔引流血性液体 >200ml,应分析原因,采取止血措施,怀疑关胸止血不彻底导致的出血,经保守治疗无效情况下,可再次开胸止血。

2. 脓胸复发　脓胸复发由多种原因造成,如术中纤维板剥脱不全再次成为原发灶、术后冲洗不彻底、引流管拔除过早、抗生素未能完全控制感染、缺乏全身支持治疗等。根据临床症状、影像学检查、实验室检查采取相应的处理,必要时可再次行手术治疗。

3. 切口感染　多由胸腔内脓液污染切口、无菌操作不当、未及时更换渗出敷料等原因导致,行切口细菌培养,根据药敏试验结果调整抗生素,定期换药。

4. 漏气　主要因纤维板粘连严重,剥离纤维板范围较大,肺表面撕破,术中缝补不严密引起。小的肺表面漏气无须处理,密切观察;大量漏气,需重新开胸修补。

【术后处理】

1. 胸腔引流管接水封瓶,加低负压吸引,保持引流管通畅,记录引流量及内容物,注意颜色及性质变化。

2. 使用广谱抗生素控制感染。

3. 术后24小时拔除导尿管,可下床适当活动。

4. 建议术后镇痛维持治疗48小时。

5. 加强营养及支持治疗,必要时小量输血及血浆。

6. 定期摄胸片复查。

第三节　乳糜胸手术

由于各种原因导致经胸导管回流的淋巴液外渗,并在胸腔内的过量积聚,称为乳糜胸(chylothorax)。小儿乳糜胸是一种少见的疾病,病因通常是淋巴系统先天发育异常、手术或外伤损伤胸导管、胸腔内肿瘤阻塞或破坏胸导管。患儿因脂肪、蛋白质、淋巴细胞的丢失,出现营养不良(低蛋白血症)、电解质紊乱(低钠血症)及免疫功能障碍等,同时出现典型胸腔积液的临床表现,并引起呼吸困难甚至危及生命。

目前首选非手术治疗。其首要目标是减少乳糜液的漏出,主要治疗方法包括:在穿刺或胸腔闭式引流的条件下,保证肺部张开(必要时可使用呼吸机治疗);严格限制脂肪的摄入;使用脱脂配方奶粉或富含中链甘油三酯的配方奶粉进行肠内要素喂养,给予高碳水化合物、高蛋白饮食,并控制液体摄入量;必要时也可予禁食、禁饮及肠外静脉高营养。80%患儿使用以上治疗方案4周左右能获得很好的效果。

如经非手术治疗后，乳糜液流量有所减少，但仍不消失且引流量仍超过 10ml/kg，可加用生长抑素及其衍生物奥曲肽或采用胸膜粘连术。生长抑素及其衍生物奥曲肽在禁食后通过抑制淋巴液的消化和吸收，使乳糜液产生减少，从而使流经胸导管的乳糜液减少，但存在一定的副作用，一般不作为首选用药。胸膜粘连术方法是将刺激性药物，如高渗糖水、平阳霉素等自引流管注入患儿胸腔，产生胸膜反应，促使上皮细胞和纤维组织增生，使胸膜在胸导管瘘口处粘连，从而封闭瘘口。

发病急骤及保守治疗无效者可进行手术治疗。

【手术适应证】

1. 保守治疗无效者。非手术治疗 3～4 周效果不佳，或非手术治疗 2 周后每日引流量大于 250ml 或每日胸腔积液大于 100ml/kg。

2. 发病急骤，胸腔积液量大（24 小时超过 500ml）并进行性增加，穿刺或引流不见减少，持续 5 天以上者。

【术前准备】

1. 先穿刺抽出胸腔积液做乳糜试验，确定诊断。

2. 摄胸片，查血常规、出血和凝血时间、肝肾功能、血浆蛋白及电解质。

3. 充分纠正营养不良、水与电解质紊乱。除给予静脉营养外，还应给予输血、血浆和白蛋白。

4. 术前 3～4 小时给 1 次含亚甲蓝牛奶 100～200ml（或橄榄油等高脂食物），有助于术中寻找胸导管和胸导管瘘口处。

【麻醉与体位】

气管内插管与静脉复合麻醉。取侧卧位，垫高胸部，使肋间充分伸展。

【手术步骤】

1. 开放性乳糜胸手术

（1）切口：有学者主张单侧乳糜胸取患侧切口进胸，双侧乳糜胸取右侧切口进胸。也有学者主张不论哪侧乳糜胸，均由右侧切口进胸。

（2）手术方法：手术方法较多，如胸导管直接结扎或修补术、膈上大块结扎胸导管术、胸膜腔腹腔转流术、胸膜固定术等。

（3）胸导管结扎术：经右第 6 或 7 肋间进胸，吸净乳糜液将肺推向前方，显露后纵隔，在奇静脉前方，降主动脉裂孔上方约 2cm 处纵向切开纵隔胸膜。将降主动脉向后，食管向前拉开，显露椎体前方，在主动脉右后与脊柱前缘之间寻找胸导管，发现破口处，在其上下方各结扎一道，未发现破口处，在椎体前找到胸导管，予以结扎（图 11-3-1）。左侧进胸者，切断下肺韧带将肺向上拉开，在食管旁切开纵隔胸膜，将食管向前外拉开，将主动脉和奇静脉拉向两侧，在椎体前找到胸导管予以结扎。如渗液在主动脉弓上方漏出，可在弓上切开纵隔胸膜，于锁骨下动脉后方找到胸导管，在破口上下各结扎一道。结扎后仍有渗液，可用纱布将壁胸膜和肺表面脏胸膜擦伤造成粗糙面，并涂上滑石粉或高渗葡萄糖液，促使胸腔粘连，避免乳糜胸复发。常规关胸，放置胸腔引流管。

（4）转流管胸腹腔分流术：用于顽固性乳糜胸。手术过程包括在皮下放置两端分别进入胸腔和腹腔的转流管，转流管的中间是可放于皮下或体外的具有单向阀门的泵。当按压泵时液体可从胸腔流向腹腔，且每天需多次按压直至胸腔引流液减少至消失，再将转流管拔除。

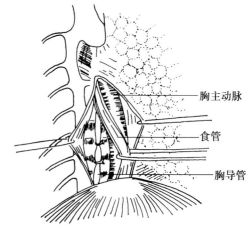

胸主动脉

食管

胸导管

图 11-3-1　胸导管结扎

手术经验：术中如果找不到胸导管，尤其新生儿和小婴儿胸导管纤细不易找到，可采用北京儿童医院提出的盲扎法。即在主动脉裂孔上方约 2cm 处椎体前组织，用 4-0 丝线从椎体一侧缘间断、交叉，重叠向椎体前对侧组织,共缝扎两排。为防止失败,再在主动脉左侧也缝扎两针,即大块缝扎食管与奇静脉之间的椎前组织,并加缝数道。

2. 胸腔镜手术　随着胸腔镜技术的不断完善和成熟,适应开胸手术治疗的乳糜胸也同样适应于胸腔镜手术,而且胸腔镜为乳糜胸的早期手术治疗提供了可能,目前也改变了以往过分强调保守治疗的观点,更倾向于积极的外科治疗。但胸腔镜手术需要建立人工气胸模式,若出现以下情况则不适应选用:胸膜腔广泛而致密的粘连;肺功能受损,不能耐受健侧单肺通气。

(1)术前准备:术前需同时准备好胸腔镜手术设备和开胸手术器械,胸腔镜难以处理时可及时中转开胸手术。

(2)Trocar 的放置:先于腋中线第 6 或 7 肋间放置 5mm Trocar 作为观察镜口,建立 CO_2 气胸状态(如术前已单肺通气则可省略)观察肺萎陷情况及胸腔内积液等其他情况。在胸腔镜引导下,在腋前线第 4 或 5 肋间即肩胛下线第 7 或 8 肋间分别放置 5mm Trocar 作为 2 个操作孔。

(3)镜下吸净胸腔积液,钝性或锐性分离胸膜腔粘连,清除脏、壁胸膜表面的纤维素沉着物,抓钳提起下肺,电凝钩切断游离下肺韧带至下腔静脉处,探查胸膜腔、纵隔及肺。显露脊柱旁、膈肌上方的纵隔胸膜,钝性游离,勿损伤奇静脉、降主动脉及食管。沿胸导管的解剖位置和走行方向仔细探查,寻找灰白色半透明的胸导管,瘘口处有时有白色乳糜液漏出。发现胸导管后,于瘘口远、近端用钛夹双重夹闭或用丝线双重结扎。如术中找不到明显的瘘口,可在膈上结扎胸导管,方法与开胸手术类似。

(4)结扎胸导管后,清洗胸腔,寻找有无出血或漏气情况,再行胸膜固定术。最常用的方法是抓钳(也可用抓钳钳夹少许纱布)机械性摩擦胸膜壁。少数患儿还可在胸前内喷洒滑石粉,但目前已不常用。术毕充分膨肺,术后胸腔引流使肺充分膨胀,脏、壁胸膜充分接触促使胸膜粘连达到固定胸膜的作用,加快瘘口的愈合。术毕缝合 Trocar 处皮肤。

【术后处理】

1. 取半卧位。

2. 保持引流管通畅,直至胸腔引流管无液体或 <10ml/d,可拔除引流管。

3. 术后 2~4 周内仍给予低脂或无脂饮食,必要时可继续静脉高营养治疗。

4. 注意水与电解质平衡,酌情输血或血浆。

5. 定时摄胸片检查。

6. 应用 1~2 种抗生素防止感染。

【预后】

新生儿及小婴儿的乳糜胸,非手术治疗效果较好,创伤造成的乳糜胸手术效果明显,而自发性及特发的乳糜胸经常要经过非手术治疗、手术治疗和进一步保守治疗。对于继发性乳糜胸应积极进行原发病的治疗。

(谷兴琳　舒　强　李建华)

参 考 文 献

[1] 王小雷,金澄宇,马金山.电视胸腔镜在脓胸治疗中的应用体会[J].中华腔镜外科杂志(电子版),2012,5(2):110-112.

[2] SUBOTIC D, LARDINOIS D, HOJSKI A. Minimally invasive thoracic surgery for empyema[J]. Breathe, 2018, 14(4): 302-310.

[3] 朱胜,随志辉,王鸿,等.胸腔镜手术治疗急性脓胸的临床应用[J].齐齐哈尔医学院学报,2014(22):3325-3326.

[4] XIA Z, QIAO K, WANG H, et al. Outcomes after implementing the enhanced recovery after surgery protocol for patients undergoing tuberculous empyema operations[J]. J Thoracic Dis, 2017, 9(7): 2048-2053.

[5] 庞靖,肖海波.电视胸腔镜手术治疗慢性脓胸的疗效及相关影响因素研究[J].重庆医学,2013(23):2769-2771.

[6] 王铮.胸膜纤维板剥脱术治疗慢性脓胸的疗效及预后分析[J].中外医疗,2014(34):101-102.

第十二章 | 纵 隔 手 术

第一节 纵隔感染手术

【手术适应证】

凡急、慢性纵隔感染,均应及时行纵隔清创引流术。但对无纵隔积液或积气的急性纵隔感染,禁忌做纵隔探查或引流术,应采取积极的抗感染治疗。

【术前准备】

1. 摄胸片或CT、B超等检查确定诊断,如局部形成脓肿要进行定位。

2. 应用广谱抗生素控制感染。

3. 适当支持治疗,改善患儿全身情况。

【麻醉与体位】

1. 局部麻醉或静脉复合麻醉。

2. 前纵隔感染取平卧位,后纵隔感染取侧卧位。

【手术步骤】

1. 持续灌注冲洗引流术 打开胸骨,彻底清创,冲洗创面,经胸骨上凹在胸骨后放置硅胶灌注管,胸骨后再放置引流管自剑突下引出接水封瓶,低负压吸引。缝合胸骨及皮肤切口(图12-1-1)。

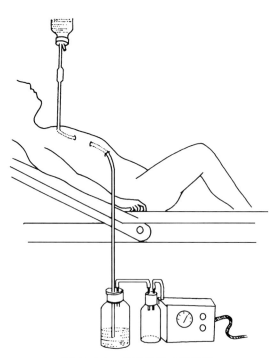

图 12-1-1 纵隔持续冲洗引流

将抗生素溶液,经灌注管按 100ml/(kg·d)慢慢滴入,注意保持出入量平衡。一般需灌洗 7～10 天,待感染彻底控制,拔管。

2. 切开引流术 纵隔感染形成局限性脓肿时,可根据脓肿的位置,采取不同的切口入路进行脓液清除引流术。

(1)脓肿位于前上纵隔:可采取颈根部横切口或胸锁乳突肌前缘斜切口(图 12-1-2)。切开皮肤、皮下组织、颈阔肌,沿胸锁乳突肌前缘分开气管前肌肉组织,切开气管前筋膜,用手指钝性分离纵隔,触及脓肿壁后,用血管钳轻轻刺破脓肿并扩大,再用手指伸入脓腔扩大脓腔口(图 12-1-3),冲洗干净后,放置多孔粗引流管(图 12-1-4)。引流管周围用油纱条疏松填塞,盖上敷料。若手指分离下不能明确脓肿位置,切忌盲目分离,以免损伤大血管及重要脏器,此时可用粗针头穿刺抽吸脓液,在明确脓肿位置后再进入脓腔引流(图 12-1-5)。

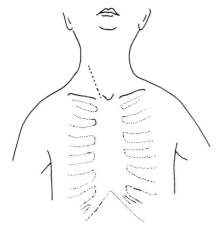

图 12-1-2 胸锁乳突肌前缘切口

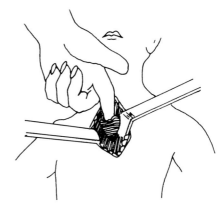

图 12-1-3 用手指探查脓腔

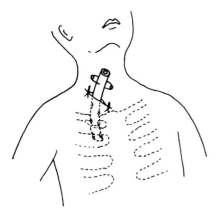

图 12-1-4 置入引流管并固定

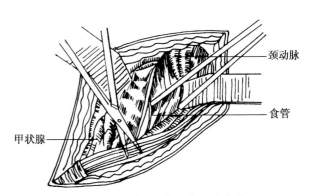

图 12-1-5 引流上纵隔食管旁脓肿

(2)脓肿位于后纵隔:可采取背部肩胛间区纵切口,并切除相应一段肋骨,胸膜外找到脓肿进行开窗引流(图 12-1-6)。

随着胸腔镜技术发展,可采用胸腔镜下纵隔清创引流术。健侧卧位,取患侧腋前线、腋中线、腋后线,根据脓肿部位选择左侧或右侧胸膜腔入路。根据脓肿部位不同调整胸腔镜孔及操作孔位置。通常胸腔镜孔定于腋中线第 5～7 肋间,两个操作孔选择腋前

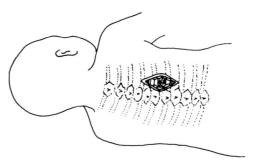

图 12-1-6 后纵隔开窗引流

线3、4肋间，以及腋后线第4、5肋间。前纵隔可取仰卧位，术侧抬高30°～45°，必要时加开颈部切口，分离胸膜粘连后如有胸腔积液或脓液，取材做细菌培养和药敏试验。直视下纵向切开纵隔胸膜，彻底清除冲洗纵隔内感染坏死组织。置入两根硅胶引流管一根引流，另一根做冲洗用。如感染累及心包，出现心包积液可做心包开窗，冲洗引流。

（3）脓肿位于前下纵隔：可取剑突下切口，切除剑突，分离胸骨后，找到脓肿进行引流。

（4）脓肿位于主动脉弓下：可取胸骨旁入路，切除一段第3或第4肋软骨，胸膜外进入脓腔引流。

【手术经验】

纵隔脓肿若穿破胸腔，按脓胸处理。因异物或异物穿破食管引起纵隔脓肿，在引流脓肿的同时，必须取出异物。

【术后处理】

1. 保持引流通畅，及时更换敷料。若引流不畅或脓液稠厚，必要时可再用手指伸入脓腔分离纤维隔粘连，并清除脓块及坏死组织。

2. 感染控制，无脓液引出时要及时拔除引流管，引流管不宜放置时间过长，原则上不超过5～7天。

3. 脓液送细菌培养并做药物敏感试验。

4. 全身应用二联抗生素。

5. 注意补充营养，加强支持治疗。

【术后并发症的预防及处理】

1. 纵隔引流时应尽量避免损伤胸膜，一旦损伤要立即修补或放置胸腔引流。

2. 急性纵隔感染组织充血、水肿、粘连等浸润反应较重，而且组织脆弱，分离时应特别小心，防止损伤大血管、心脏及纵隔内器官。

3. 在做纵隔持续灌注冲洗时，要适当控制冲洗液的滴速，掌握进出平衡，以免发生心脏压塞。

（谷兴琳 舒 强 李建华）

第二节 纵隔肿瘤手术

【手术适应证】

纵隔肿瘤不论良性和恶性，一经诊断均应尽早手术治疗。即使估计肿瘤摘除可能性不大，为了明确诊断，也可考虑剖胸探查。已明确为远处转移或侵犯大血管心脏的恶性肿瘤无手术指征。

【术前准备】

1. 常规摄胸片、CT检查，必要时做MRI、增强CT检查。

2. 血常规，出、凝血时间，肝、肾功能检查。

3. 如为胸腺瘤发生肌无力危象，可考虑做气管切开，给予机械呼吸支持。如为胸内甲状腺瘤合并甲亢者，术前应给予抗甲亢药。

4. 合并有感染者，予以控制后手术。

【麻醉与体位】

1. 气管内插管静脉复合麻醉。注意重症肌无力者不用或少用肌松药。

2. 位于前纵隔者取平卧位，中、后纵隔取侧卧位。

【手术步骤】

1. 切口 位于前纵隔肿瘤可采用胸骨正中劈开切口，一侧性前纵隔肿瘤也可做前外侧切口。后纵隔肿瘤采用后外侧切口。双侧占位肿瘤可做胸骨横断扩大切口，有利于暴露。怀疑胸内甲状腺肿瘤可取颈部横切口，做胸骨劈开准备。

2. 肿瘤摘除

（1）前纵隔肿瘤：以胸腺瘤为例，胸骨劈开并向两侧撑开（图 12-2-1），包膜下分离瘤体（图 12-2-2），注意避免损伤无名静脉及上腔静脉。必须完整摘除肿瘤及胸腺组织，包括纵隔胸膜外脂肪组织，以免复发。

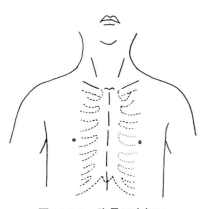

图 12-2-1　胸骨正中切口

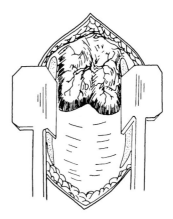

图 12-2-2　胸骨正中劈开

（2）中纵隔肿瘤：以支气管囊肿为例，将肺向前拉开，暴露囊肿。沿囊肿壁向气管隆嵴方向分离，常能发现一小蒂与气管相连。将蒂结扎切断即可摘除囊肿（图 12-2-3）。

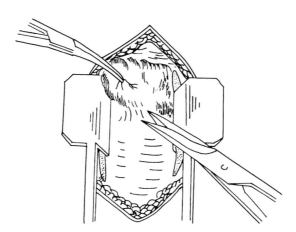

图 12-2-3　剥离摘除胸腺瘤

（3）后纵隔肿瘤：多为神经源性肿瘤，比较常见。将肺向前牵拉，暴露肿瘤。打开纵隔胸膜，于肿瘤基底部切开包膜，包膜下剥离肿瘤，注意避免伤及神经组织，特别是出自椎孔内神经源性肿瘤，近根处易发生出血，止血困难，因此，宁可保留肿瘤蒂部也不要深入椎孔。结扎切断蒂部血管摘除肿瘤，彻底止血，关胸。

【手术经验】

瘤蒂靠近椎孔者，止血时切忌向椎孔内填塞纱布压迫止血，以避免引起神经根和脊髓损伤，造成截瘫。当肿瘤巨大且包膜与周围组织粘连，辨不清肿瘤与周围脏器关系时，切忌盲目分离，以免发生大出血和邻近脏器损伤。此时可切开肿瘤包膜于包膜下钝性分离，用电刀可分块切除肿瘤组织，至肿瘤基底部时显露清楚，再全部摘除肿瘤比较安全。如为巨大囊性肿瘤，可先行穿刺抽液，使囊肿缩小看清周围关系，沿囊壁表面分离，很容易切除。若囊壁与大血管粘连紧密分离困难，不必强求完整切除，可部分残留囊壁组织，再用苯酚（俗称石炭酸）或碘酊涂抹烧灼，不会影响手术效果。

【术后处理】

1. 术后进 ICU，常规监护。根据病情在手术室拔管或带管入 ICU，短时间机械呼吸支持。

2．保持胸腔引流管通畅，一般 24～48 小时后可拔管。

3．应用 1～2 种抗生素防治感染。

4．小量输血或血浆，加强营养。

5．康复后酌情进行化疗或放疗。

6．出院后定期复查。

【胸腔镜和纵隔镜的临床应用】

电视胸腔镜自 20 世纪 90 年代初应用于临床以来，至今已被广泛采用，之后纵隔镜也并始用于临床。随着麻醉和操作技术的不断提高，目前该技术已越来越成熟，应用亦越来越普及。而小儿应用胸腔镜技术仅有 10 年左右时间，纵隔镜较少应用。国内外学者一致认为小儿胸腔镜和纵隔镜也和成人一样，有广泛的适应证，如动脉导管未闭、血管环切开、胸部外伤、肺脓肿、脓胸、肺大疱、肺部肿瘤、纵隔肿瘤、纵隔囊肿、漏斗胸等的诊断和治疗。其主要优点为微创、切口小、痛苦少、并发症少、恢复快、安全。展望未来，腔镜微创手术范围会更加扩大，更能显示其优越性，有条件的单位应积极开展。目前随着胸腔镜技术的发展，绝大部分的纵隔肿瘤都可以通过腔镜技术来切除。肿瘤的大小并不是腔镜下能否手术的决定性因素。对于胸膜顶等深部肿瘤，胸腔镜具有视野上的优势。

（谷兴琳　谭　征　李建华）

参 考 文 献

[1] 顾恺时. 胸心外科手术学 [M]. 2 版. 北京: 人民卫生出版社, 1993: 411-421.

[2] 皮名安, 杨楚墩, 江泽熙, 等. 婴幼儿化脓性纵隔炎的外科治疗 [J]. 中华胸心血管外科杂志, 2003, 19(4): 1.

[3] 兰凤贺, 景吉林, 王建明, 等. 心内直视手术后绿脓杆菌纵隔感染 4 例 [J]. 中华胸心血管外科杂志, 1996, 12(2): 120.

[4] 张金哲, 潘少川, 黄澄如. 实用小儿外科学 [M]. 杭州: 浙江科学技术出版社, 2003: 391-398.

[5] 曲家骐, 史宁江, 高昕, 等. 电视胸腔镜手术 34 例 [J]. 中华胸心血管外科杂志, 1996, 12(1): 2-4.

[6] 张合林, 白世祥, 王新, 等. 纵隔囊性淋巴管瘤的诊断和治疗 [J]. 中华胸心血管外科杂志, 1996, 12(3): 161.

[7] 杨永珠, 王彤, 苏云峰. 纵隔哑铃型神经源性肿瘤外科治疗 5 例 [J]. 中华胸心血管外科杂志, 2000, 16(1): 64.

[8] 王学勤, 赵福元, 韩兴鹏. 197 例前纵隔畸胎瘤的诊断和手术治疗 [J]. 中华胸心血管外科杂志, 2000, 16(6): 370.

[9] 程邦昌, 胡浩, 夏军, 等. 纵隔巨大实质性肿瘤的外科治疗 [J]. 中华胸心血管外科杂志, 2000, 16(2): 83-84.

[10] 王正, 张铮, 李标, 等. 小儿电视胸腔镜的临床应用 [J]. 中华小儿外科杂志, 2000, 21(5): 290-292.

[11] 叶明, 贾兵. 小儿胸腔镜外科进展 [J]. 中华小儿外科杂志, 2000, 21(5): 316-317.

[12] TOROIELLO T A, FRIEDMEN J D. Mediastinitis after pediatric cadiac surgery: 15-year experience at a single institution[J]. Ann Thorac Surg, 2003, 76(5): 1655-1660.

[13] METIN M, SAYAR A, TUMA A, et al. Extended cervical mediastinoscopy in the diagnosis of anterior mediastinal masses[J]. Ann Thorac Surg, 2002, 73(1): 250-252.

[14] 深沢, 折田博之, 广冈茋树, 等. 開心術后纵隔炎症例の检讨: 小儿成人の比较を中心として [J]. 胸部外科, 1993, 46: 124.

[15] 谭征, 李建华, 梁靓, 等. 全胸腔镜下治疗小儿纵隔肿瘤 [J]. 中华胸心血管外科杂志 2016, 32(3): 178-179.

[16] 谭征, 李建华, 陈自力, 等. 小儿原发性纵隔肿瘤和囊肿的诊治特点 [J]. 浙江预防医学, 2006, 18(12): 53.

第十三章 | 肺及支气管手术

第一节 肺 切 除 术

肺切除术是治疗某些肺或支气管病变的有效方法。根据病变的性质、范围可进行肺段、肺叶或全肺切除，原则上应彻底清除病灶，防止复发，但又要尽量少切，多保存正常肺组织，以维持较好的肺功能。儿童由于肺部恶性病变少，肺门的粘连较轻，肺切除操作的难度较成人稍易，术后余肺的代偿能力也较成人为佳，因此预后较好。近年来胸腔镜肺切除术以其切口小、术后疼痛轻、恢复快等优点，被大力推广，除此之外，三维重建、虚拟手术规划及3D打印技术在肺切除术中也有一定的应用。

【解剖生理】

1. 肺叶 肺脏位于左右两侧胸腔内，表面被脏胸膜覆盖，内侧通过肺门与纵隔相连，脏胸膜与壁胸膜在肺门处形成反折，肺的前缘呈尖锐边缘，后缘呈圆形，基底部为凹形与膈穹窿向上突起相一致。两肺皆被斜裂分为上、下两叶，右侧又被水平裂分出中叶，左侧舌叶相当于右侧中叶，但无水平裂分开。婴幼儿的肺呈粉红色，年长儿的肺由于炭粒沉着可见到暗色的斑点，健康的肺富有弹性，随胸腔容积的改变而改变自身的容积，从而完成其通气功能。正常肺脏胸膜与壁胸膜之间有一潜在的间隙，但病变时常形成粘连，会给手术造成困难（图13-1-1）。

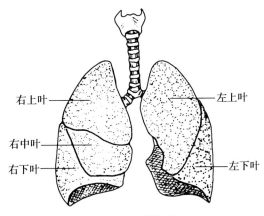

图 13-1-1 肺的分叶

2. 肺段 每一肺叶均分为几个肺段，各有其独立的支气管和动脉。静脉位于肺段之间，接受邻近两个肺段的血液，肺段之间有少量结缔组织，炎症时肺段之间可以发生粘连，右肺上叶分尖、前、后三个段，中叶分内、外两个段，下叶分背段和前、后、内、外 4 个基底段。左肺上叶分尖、前、后、舌 4 个段，下叶分背段和前、后、内、外 4 个基底段（图13-1-2）。

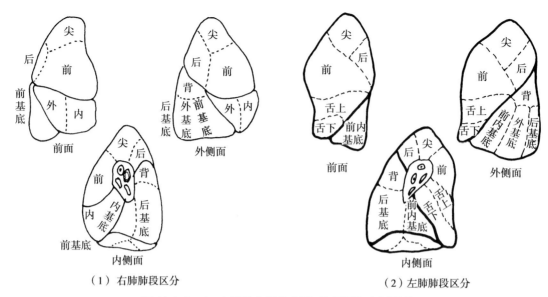

（1）右肺肺段区分　　　　　　（2）左肺肺段区分

图 13-1-2　左、右肺叶分段的前面、外侧面和内侧面观

3. 支气管　气管在第 2 胸椎平面分成左、右主支气管，右主支气管与中线成 25°，较左主支气管短而粗；左主支气管向外斜度大，与中线约成 75°，且较细长。支气管的分支与肺段是一致的，两侧略有不同（图 13-1-3）。

4. 肺门　肺门的主要结构包括主支气管，肺动脉，上、下肺静脉。它们之间的关系两侧稍有不同。

（1）右侧：右侧肺动脉在奇静脉与上腔静脉形成的夹角间，从深部走向浅面，在右主支气管前下方，上肺静脉之后，向后绕到上叶支气管前上方，发出动脉前干，供应尖段和前段，主干向下进入叶间裂，并发出升支供应上叶后段，向前发出 1～2 支中叶动脉供应中叶，再向下延续成为下叶动脉，下叶动脉先发出背段支，然后延续为基底动脉，先分为两大支，再分为 4 支供应 4 个基底段。下叶的背段支与中叶支发出平面相靠近，术中必须加以注意。

右上肺静脉位于肺门前方，收集上叶和中叶的血液，上肺静脉最上面一支为尖、前段静脉常覆盖在尖、前段动脉上方，影响对该动脉的操作。下面一支为后段静脉，从后方经上、中叶裂深部向前汇入上肺静脉。中叶肺静脉汇入上肺静脉下部。

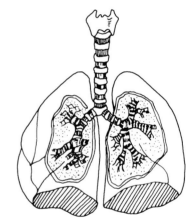

图 13-1-3　支气管分布

右下肺静脉在肺门后下方，由背段静脉和基底段静脉（较粗）汇合而成。切断下肺韧带，在两层纵隔胸膜间小心向上分离，即可显露下肺静脉（图 13-1-4）。

（2）左侧：左肺动脉在主动脉弓下从深部走向浅面而进入肺门顶部，分出第 1 支尖后段动脉，再次分支供应尖、后段，主干从外后方绕过左上叶支气管，向前下方进入叶间裂深部，并分出前段动脉，稍下又向前分出舌段动脉。舌段动脉又分成上、下两支。向后发出背段动脉，主干最后分成两支形成前、内和后、外基底段动脉。

左上肺静脉在肺门前方，收集上叶静脉及舌叶静脉。左下肺静脉在肺门下后方，由背段和各基底段静脉汇合而成（图 13-1-5）。

（3）支气管动脉：可起源于主动脉、上部肋间动脉、锁骨下动脉，每侧 1～3 支，沿支气管后侧走行并随支气管分支而分支，到肺泡时支气管动脉与肺血管之间可形成侧支交通。支气管静脉很细小，回流到奇静脉和半奇静脉，临床意义不大。

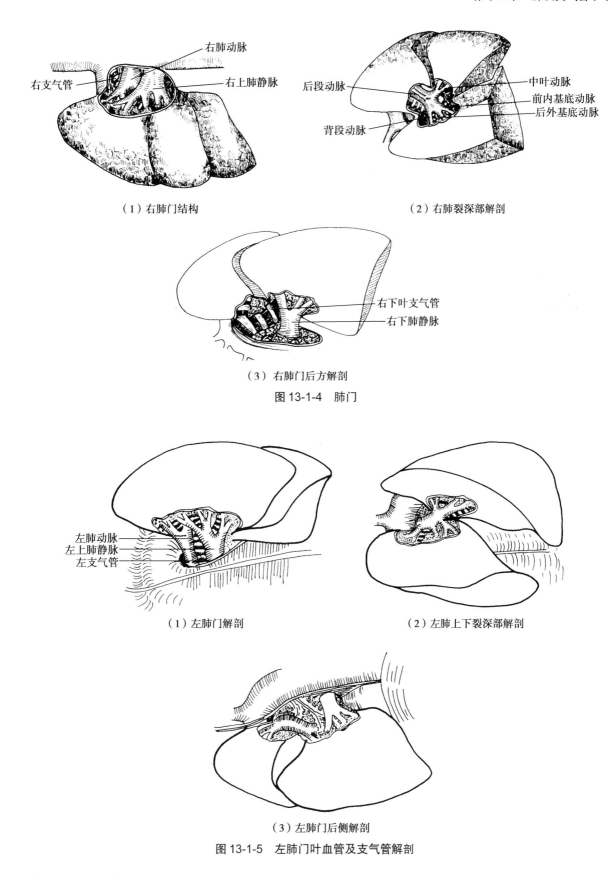

（1）右肺门结构　　　　　　　　　　（2）右肺裂深部解剖

（3）右肺门后方解剖

图 13-1-4　肺门

（1）左肺门解剖　　　　　　　　　　（2）左肺上下裂深部解剖

（3）左肺门后侧解剖

图 13-1-5　左肺门叶血管及支气管解剖

【手术适应证】

1. 先天性肺囊肿　根据囊肿的大小、数量、分布，可分别行囊肿摘除、肺段或肺叶切除。

2. 肺隔离症　行肺段或肺叶切除。

3. 支气管扩张症　病灶较局限,症状明显者可行有病肺段或肺叶切除,但病变范围广泛者不适宜手术治疗。

4. 支气管病变引起的无法复张的肺不张。

5. 肺脓肿　经内科治疗2~3个月不见好转者应做肺段或肺叶切除。

6. 支气管胸膜瘘　内科治疗1~2个月不能愈合者,应行瘘修补或行肺段甚至肺叶切除。

7. 肺结核　2cm以上的结核球、空洞、干酪病灶,药物治疗6个月以上无效者可考虑手术切除病肺。

8. 肺内肿瘤。

【手术禁忌证】

肺功能不全,如术前肺活量、最大通气量低于预计值的60%者应慎重对待。有严重心、肾功能不全者应调整改善后方可考虑手术。

【术前准备】

术前常规行三大常规,肝、肾功能及血沉、出血和凝血时间检查。值得注意的是必须备有近2周的胸部X线片或CT片,明确病变的部位、范围、性质及健肺情况,同时应对肺功能做出正确估计,必要时做肺功能测定。对于术前无明显感染指征的患儿,常规使用一代头孢(如注射用五水头孢唑林钠)。对于感染性病变要应用高级抗生素。分泌物多,年龄较大的患儿可行体位引流。对于慢性病患儿要注意纠正贫血,改善营养状况。手术前晚正常进食,术前6小时禁食,手术前2小时可口服10%葡萄糖注射液或温米汤,而后禁饮。麻醉前不放置胃管,常规术前放置导尿管,术后1天即可拔除导尿管。术前根据患儿病情酌情备血。术前对家属及患儿详细讲解手术的相关事项及注意事项,并及时对患儿及家属进行心理干预,有利于减轻术前应激。

【麻醉与体位】

肺切除术常用的麻醉方式为双腔支气管插管全身麻醉,随着微创技术的进步,遵照严格的纳入及排除标准,非气管插管麻醉的安全性与可行性已在一部分肺大疱切除术、肺楔形切除术、肺段切除术、肺叶切除术中得到证实。非气管插管麻醉可减少气管插管和全身麻醉的不良反应,如气管插管相关的气道损伤、呼吸机所致的肺损伤、神经肌肉阻滞恢复延迟、术后恶心和呕吐,使患者达到手术后快速恢复的效果。患儿取侧卧位(图13-1-6)。

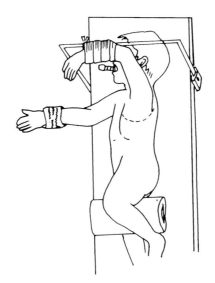

图13-1-6　侧卧位后外侧切口

【手术步骤】

(一)开胸手术

1. 开胸　根据要切除病肺的位置选择相应切口,上叶病变经第4肋间切口,中、下叶病变取第5肋间切口进胸。逐层切开皮肤、皮下组织、肌层，切开肋间肌、胸膜，用撑开器撑开肋间进入胸腔，除少数合并慢性脓胸患儿外，一般都无须切除肋骨。后外侧切口常需切断背阔肌、前锯肌、菱形肌等肌肉。

2. 分离粘连及叶间裂　粘连分离后可充分游离肺叶，并有利于意外出血时止血。儿童胸腔粘连一般较轻，疏松的粘连可以钝性推开或用剪刀剪断，厚的条索状粘连常含有血管，需钳夹、切断、结扎。胼胝瘢痕状的片状粘连有时须采用胸膜外径路剥离，剥离创面出血较多，应仔细止血。叶裂分割不完全是常遇到的情况，多见于右侧的横裂和左侧斜裂，分离右侧横裂可先从肺门处中叶静脉上方、肺动脉干前，向外用血管钳打一隧道，到达横裂与斜裂的交界处，逐渐撑开血管钳，从两个方向逐步分离、钳夹、切断肺组织，尽量多保留健康的肺叶组织。左侧斜裂不全时，提起下叶背段，在背段动脉之上，用血管钳向后外方打通肺组织，再从两个方向分离，切断肺组织。有时肺裂融合太厚实时，为了减少手术时间及避免意外出血，可以先在肺门处处理肺血管和支气管，然后提起切断的支气管断端，即可清楚看到萎陷的待切除肺与健康肺的界限，再分离、切断。

3. 肺血管的处理　肺血管的正确、细致处理是肺切除成功的关键，肺血管薄而脆弱，易撕裂出血，处理时必须小心。肺叶切除原则上应尽可能先处理肺动脉，后处理肺静脉，但遇肺动脉处理困难时也可以先处理肺静脉。

（1）肺动脉的处理：先用血管钳或无齿长镊提起血管表面的纤维组织，用手术剪剪开，直到血管鞘内，然后再沿血管扩大切口，用直角钳、"花生米"剥离子游离血管后壁，游离长度要达 1cm 以上，先在近心端结扎一道线，在其稍远处再缝扎一道线，然后在远心端结扎一道线，中间切断，当血管较短时，远端结扎线可扎在分支上，以便近心端可留出较长的残端，防止线结滑脱（图 13-1-7）。

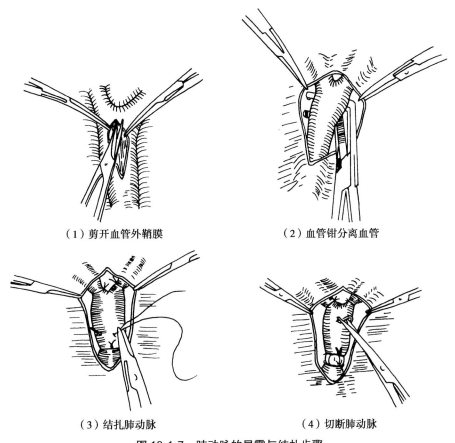

（1）剪开血管外鞘膜　　　　　　（2）血管钳分离血管

（3）结扎肺动脉　　　　　　（4）切断肺动脉

图 13-1-7　肺动脉的显露与结扎步骤

（2）肺静脉的处理：肺静脉的显露处理与肺动脉的处理相似，但静脉壁更薄，主干粗短，结扎线容易滑脱，因此，最好在其分支上进行结扎、切断。上肺静脉应在肺门前处理，下肺静脉应在肺门后方处理。

4. 支气管的处理　支气管处理是肺切除的最后步骤，其正确处理是防止术后支气管胸膜瘘的关键，支气管切断的平面应靠近分叉处，残端不宜太长，留 0.5cm 左右，以防止术后发生支气管盲端感染；支气管周围的剥离不能太广泛，以免影响术后愈合，在拟切断平面远侧夹一把气管钳，松松夹住暂不上齿，嘱麻醉医师膨肺，证实健肺能正常张开后再上紧钳齿，在气管钳的近心侧切断，关闭支气管残端的方法有：①闭合缝合法，即边切边缝，沿钳夹部每次切开 2～3mm，缝合 1 针，立即打结，针距 2～3mm，距边缘 3mm，此法为多数术者采用，可防止创面的血液、分泌物流入气管，亦减少了对通气的干扰。②开放缝合法，在拟切断处两侧各缝一牵引线，在其远侧 0.5cm 处一次切断支气管，将牵引线向两侧拉紧使残端开口尽量变窄，从中央开始间断缝合，每隔 2～3mm 缝 1 针，闭合残端。此法由于支气管残端一次敞开，易使血液、分泌物流入气管，同时由于漏气多，会影响控制呼吸，操作时动作要迅速，并且必须勤加吸引。③结扎法，用双 7-0 号丝线在接近分叉处支气管壁上缝 1 针，但不贯穿支气管，围绕支气管打结，切断支气管，边切边收紧结扎线，此法简单，残端关闭严密，但对此法的推广应用尚有争论意见，此法主要用于新生儿、婴儿（图 13-1-8）。支气管残端要用邻近胸膜覆盖。支气管动脉应予以缝扎。

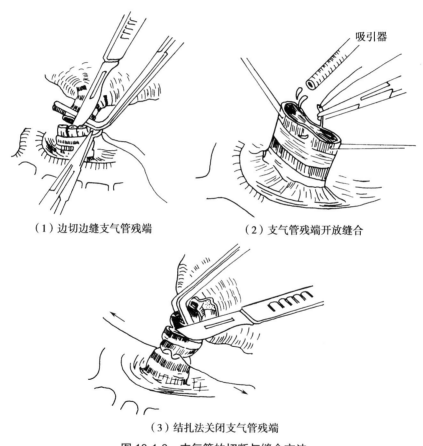

（1）边切边缝支气管残端　　　（2）支气管残端开放缝合

（3）结扎法关闭支气管残端

图 13-1-8　支气管的切断与缝合方法

5. 各种肺叶切除步骤

（1）右肺上叶切除：①在右肺动脉顶部解剖、结扎、切断右肺动脉的第 1 分支（尖、前支）。在横裂根部剪开胸膜显露肺动脉干，找到向后上走行的后段动脉予以结扎、切断。②剪开肺门前胸膜、解剖上叶静脉（保护好中叶静脉），结扎、切断右肺上叶的各分支，后段的静脉位置较深，要在分离叶间裂后才能显露。③解剖切断右上叶支气管，若右上叶支气管较短，可于分支处切断、缝合关闭支气管残端（图 13-1-9）。

（2）右肺中叶切除：①剪开横裂胸膜显露肺动脉干，找到向内发出的中叶动脉（内、外两支），予以结扎、切断；②肺门前解剖上肺静脉下缘找到中叶静脉（1～2 支）；③切断、缝闭中叶支气管（图 13-1-10）。

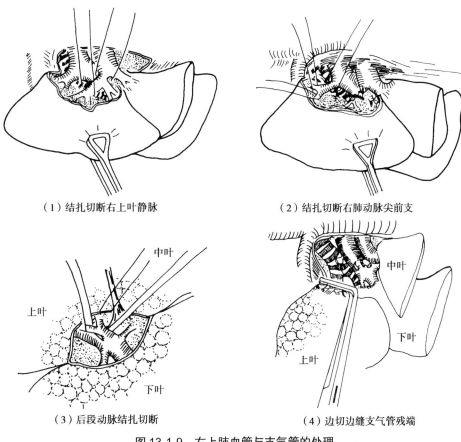

（1）结扎切断右上叶静脉　　　　　　（2）结扎切断右肺动脉尖前支

（3）后段动脉结扎切断　　　　　　（4）边切边缝支气管残端

图 13-1-9　右上肺血管与支气管的处理

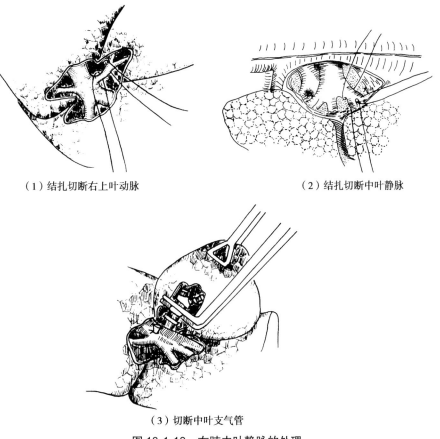

（1）结扎切断右上叶动脉　　　　　　（2）结扎切断中叶静脉

（3）切断中叶支气管

图 13-1-10　右肺中叶静脉的处理

（3）右肺下叶切除：①在斜裂根部剪开胸膜、解剖下叶动脉，先结扎、切断背段动脉，再分别处理基底动脉，一般为两支。②将下叶牵向上方，切断下肺韧带，在两层纵隔胸膜中找到右下肺静脉，近心端可在主干上结扎，再做一道缝扎；远端可在其分支上结扎、予以切断。③切断缝闭下叶支气管，因背段支气管常与中叶支气管在同一平面，故有时可先将其切断缝合，然后再处理下叶基底段支气管（图13-1-11）。

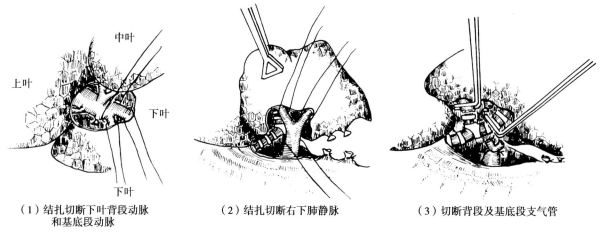

（1）结扎切断下叶背段动脉　　　　（2）结扎切断右下肺静脉　　　　（3）切断背段及基底段支气管
　　　　和基底段动脉

图13-1-11　切断右肺下叶血管及支气管

（4）右全肺切除：①在右上肺静脉上方，向上腔静脉后方纵深处解剖右肺动脉，先结扎、切断供应尖、前段的第1分支，再结扎、切断主干；②剪开肺门前胸膜、解剖上肺静脉，由于该静脉粗短，可分别在上叶静脉、中叶静脉两分支上结扎切断；③切开下肺韧带，找出下肺静脉予以结扎、切断（图13-1-12）；④切开肺门后方胸膜，解剖右支气管，在近分叉处切断、缝闭残端。

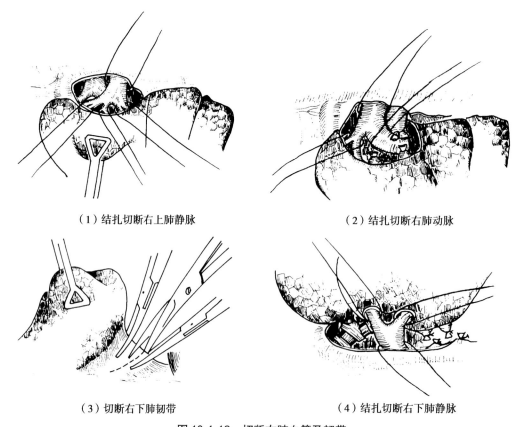

（1）结扎切断右上肺静脉　　　　　　　　　　（2）结扎切断右肺动脉

（3）切断右下肺韧带　　　　　　　　　　（4）结扎切断右下肺静脉

图13-1-12　切断右肺血管及韧带

（5）左肺上叶切除：①切开肺门前上方胸膜，解剖左肺动脉，先结扎、切断其供应尖后段的第1分支，然后将上叶牵向前下方，在斜裂根部解剖肺动脉干，将进入上叶前段、舌段的各分支一一结扎、切断。②在肺门前结扎、切断上肺静脉。③解剖、切断、缝合上叶支气管。由于舌段支气管开口低，常需单独处理（图13-1-13）。

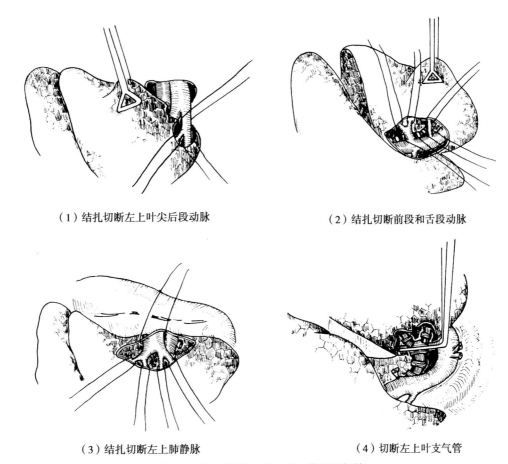

（1）结扎切断左上叶尖后段动脉　　　　　　（2）结扎切断前段和舌段动脉

（3）结扎切断左上肺静脉　　　　　　（4）切断左上叶支气管

图13-1-13　切断左肺上叶血管及支气管

（6）左肺下叶切除：①剪开斜裂胸膜显露左下肺动脉，分别结扎、切断背段动脉和基底段动脉，注意保护舌段动脉；②切开下肺韧带，解剖左下肺静脉予以处理；③解剖、切断、缝合左下支气管残端（图13-1-14）。

（7）左全肺切除：方法与右全肺切除相似。

（8）肺楔形切除：适用于肺叶边缘的良性病变切除，用两把全齿长直血管钳V形夹住病肺，尖端朝向肺门，在钳外侧做一排褥式间断缝合，在钳内侧切除病肺，放松钳后一一打结，在切缘可再添加若干间断缝合，确保残缘不漏气、不出血（图13-1-15）。

（二）腔镜下肺切除术

1. 切口种类

2孔：腔镜孔＋单操作孔。

3孔：腔镜孔＋1操作孔＋1辅助孔，常用，尤其适合单项式操作模式。

4孔：腔镜孔＋1操作孔＋2辅助孔，也常用，方便，尤其适合传统操作模式。

2. 切口定位　腔镜孔一般选择在第7或8肋间腋前线与腋中线间，切口位置的选择因患者不同及所切除肺叶的不同而略有差异。辅助操作孔位置可在胸腔镜探查胸腔后予以确定，以方便手术操作为原则，腋后线与肩胛下角线间第7或第8肋间。主操作孔一般在第4或第5肋间腋前线位置，可根据手术需要和切除肺叶的不同而定，一般应遵循距离肺门较近的原则，长约3cm。

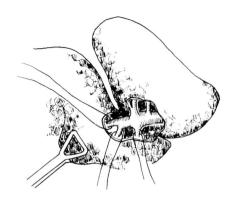

（1）结扎切断左下叶背段及基底段动脉

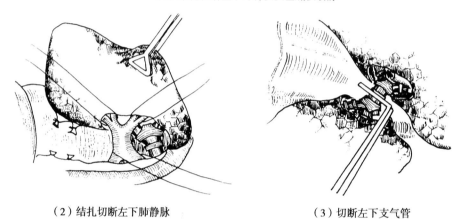

（2）结扎切断左下肺静脉　　　　　　　（3）切断左下支气管

图 13-1-14　切断左肺下叶血管及支气管

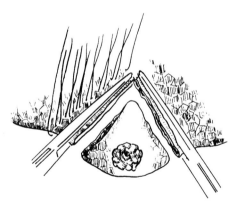

图 13-1-15　肺楔形切除

3. 手术方式选择

（1）传统式：从打开叶间裂开始处理血管和支气管完成解剖性肺叶切除。A-V-B 或 V-A-B 的特点：①与传统开放手术思路一致，胸外科医师比较熟悉操作程序；②肺裂发育不良时曾作为禁忌证；③对助手要求高；④对肺叶翻动频繁。

（2）单向式：由浅到深向一个方向推进，相当于传统的逆行切除，并且形成了一套固定模式。沿肺门平面自下向上（肺下叶切除）、从前向后（肺上叶切除）先切断血管和支气管，最后用内镜切割缝合器处理叶间裂。特点：①思路清晰，不必翻动肺叶；②对肺裂发育不好的更是其优势所在肺裂破坏轻，术后不易漏气；③易学，易推广；④对助手要求不高。

4. 中转开胸

（1）胸腔粘连：曾是腔镜手术禁忌证，非致密钙化的粘连大多在腔镜下耐心分离更容易。

（2）肿瘤外侵：累及血管或支气管近端，术前须仔细判断病情，虽有学者尝试腔镜下袖式切除，但不建议。

（3）淋巴结钙化：肺结核患者在开胸手术时都有一定的困难，在胸腔镜下操作困难将更大。采取锐性鞘内解剖方式成功率高。如仍然不成功，则中转开胸。

（4）出血：病例选择不合适或操作不当。如可控制，可腔镜下缝合修补，如不可控尽快开胸。

【术后处理】

1. 注意生命体征变化，有条件的单位应进 ICU 监护，血压平稳后可改半卧位，鼓励咳嗽排痰。有呼吸困难者可吸氧，新生儿、婴儿多需一定时间的机械通气。术后 2～3 天可起床活动。

2. 保持胸腔引流管通畅，最好接低负压吸引，注意引流量及引流液性质，引流量多而血色不变淡时要警惕有无活动性出血。早期拔除引流管，临床研究多以胸腔引流量决定是否拔除引流管，一般认为胸腔引流量小于 $2ml/(kg \cdot d)$ 拔除引流管是安全的。早期拔除引流管可以缩短术后住院时间，减轻术后疼痛，减少住院费用，并不增加术后并发症的发生率。

3. 术后定期摄 X 线胸片了解余肺扩张与残腔积液的情况，鼓励患儿做吹气球动作以促进余肺扩张（结核病例外），残腔积液多时可以抽液减轻纵隔移位。

4. 应用抗生素。

5. 注意水、电解质和酸碱平衡。提倡早期进食，术后营养强调经口进食作为首要选择，术后拔除气管插管后即可少量饮食，术后次日即可进食流质食物，加快肠道功能恢复，尽量避免对静脉营养的依赖。

6. 早期活动。早期下床活动可以降低深静脉血栓形成的风险，还可以改善术后肺功能，减少肺部感染的发生。

【术后并发症的预防及处理】

1. 防治肺不张　肺不张的发生与痰块堵塞、余肺移位及支气管扭曲等因素有关，一旦发生应调整体位，刺激患儿咳嗽，排出痰液，如无效可应用支气管镜吸痰。

2. 防治支气管胸膜瘘　支气管胸膜瘘是肺切除术后的严重并发症，主要原因有：①支气管残端术前有严重炎症未被重视；②残端太长，分泌物积聚感染穿通；③缝合技术不良；④残端剥离过多，支气管动脉结扎太高，致残端血供不良。支气管胸膜瘘一旦形成应立即做胸腔引流，应用有效抗生素，加强全身支持治疗，择期进行瘘修补或肺切除、胸廓成形手术。

3. 急性肺水肿　一侧全肺切除患儿肺血管床明显减小，术后补液过多、过速可导致急性肺水肿。

4. 出血　多由于术中止血不彻底，胸内广泛粘连剥离创面常有大面积渗血，须采用电凝、热盐水纱布压迫等方法耐心止血，粘连索带、膈面的出血多须缝合才能达到可靠止血。肺血管结扎线松脱常可导致危及生命的大出血，一旦发生要立即开胸止血。

5. 脓胸　感染性病变术后有发生脓胸的可能，因此，感染性病变切除后要认真冲洗胸腔，彻底清除残留的炎症组织，术后胸腔引流要通畅。术后脓胸常与支气管胸膜瘘有因果关系。

第二节　肺大疱手术

【手术适应证】

1. 巨大肺大疱局限在一个肺段、肺叶或一侧肺内，其余肺组织基本正常，大疱压迫周围健康组织，不切除大疱将持续对周围组织造成损害者。

2. 肺大疱在咳嗽及深吸气时有增大趋势，纤维支气管检查或支气管造影发现同时合并有支气管扩张、狭窄、肿瘤或肉芽组织等，非手术治疗无效者。

3. 肺大疱合并感染、出血、破裂，发生气胸及气胸反复发作者。

4. 肺大疱同时怀疑有隐匿性肺癌的患者。

5. 张力性肺大疱，肺大疱体积超过一侧胸腔体积的1/3，患者有剧烈胸痛或近期有进行性呼吸困难。

【手术禁忌证】

1. 双侧、多发性肺大疱，但大疱体积较小，并且经长时间观察无明显长大者。患者无呼吸困难或呼吸困难进展极为缓慢者。

2. 压迫指数小于3/6，肺组织因广泛破坏而失去正常结构影像。肺呼吸功能检查第1秒时间肺活量（FEV_1）小于预测值的35%，肺一氧化碳弥散能力（D_LCO）和休息时的动脉血氧分压（PaO_2）明显降低者。

3. 肺动脉造影和肺核素扫描显示肺毛细血管充盈不良者。

4. 心肺功能不全，心肺储备功能极差，不能耐受单侧肺通气和全身麻醉的患者。

5. 胸膜广泛粘连密闭胸，及年龄<6个月，体重<8kg的婴幼儿，通常不宜行胸腔镜手术。

【术前准备】

1. 有感染者用有效抗生素控制感染。

2. 常规行胸片及CT检查，进行血气分析，以全面了解病情。

3. 已发生张力性气胸者，可先进行闭式引流缓解症状，再安排手术。

4. 术前不再整夜禁食，手术前2小时口服5%葡萄糖。

【麻醉与体位】

气管插管、静脉复合麻醉。为防止手术开始前发生张力性气胸和术中切除肺大疱时肺过度膨胀可采取双腔管支气管插管，术中维持患儿自主呼吸，避免不必要的正压通气，手术结束后用纤支镜充分吸净支气管术中的血液和痰液。

常规手术取健侧卧位，后外侧第5肋间切口，或垫高45°平卧位，前外侧第4肋间切口；也可采用腋下小切口，腹壁结构破坏较少；须行同期双侧手术者则取平卧位做胸骨正中切口。胸腔镜手术选取侧卧位（如行双侧肺大疱切除手术，完成一侧手术后，再翻身进行另一侧手术），常规第6肋间腋中线为观察孔，腋前、腋后第3、4肋间为操作孔，如术前发现病变以下肺为主，则切口相对下移。

【开胸手术步骤】

根据肺大疱的位置采取相应的切口进胸。巨大的大疱可使其暴露至胸腔外（图13-2-1），让余肺迅速复张，以改善呼吸功能。手术原则为彻底切除大疱，最大限度地保留健肺。探明大疱大小、数量及部位。对巨大型肺大疱可切开大疱壁（图13-2-2），鼓肺寻找漏气点。对漏气的细支气管和肺泡逐一缝扎，然后切除多余的大疱组织，仅保留少许边缘，从大疱基底部健康肺组织分层缝合直到肺表面（图13-2-3），使肺组织间不残留死腔，再将大疱边缘间断缝合。对肺表面小疱或串珠样大疱可做基底部缝扎（图13-2-4）。如肺大疱反复感染引起肺叶纤维化，应做肺段或肺叶切除。

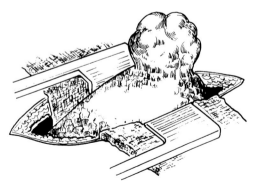

图 13-2-1　将大疱暴露至胸外

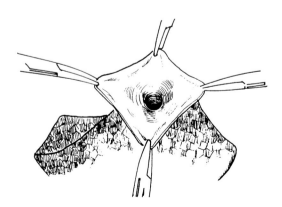

图 13-2-2　剪开大疱壁

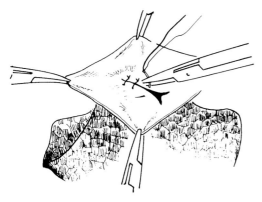

图 13-2-3 大疱基底部缝合

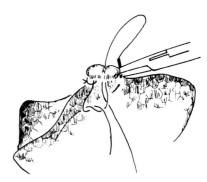

图 13-2-4 小疱基底部缝扎

【胸腔镜手术步骤】

按标准开胸手术消毒，在腋中线第 6 肋间做 1.5cm 切口，插入套管，经套管插入胸腔镜。肺萎陷后在胸腔镜的引导下，分别在腋前线和腋后线（或肩胛骨后缘）各做 1.5cm 切口，插入套管，并经套管插入内镜操作器械，经胸腔镜全面检查肺表面，肺大疱常位于上叶尖段和下叶背段，容易被发现，如果没发现肺大疱，可经气管插管让病肺充气，寻找漏气的肺大疱。经一个套管插入肺抓钳夹住大疱，经另一个套管插入内镜缝合切割器，在胸腔镜监视下，距大疱基底 0.5～1.0cm 的正常肺组织处切除肺大疱。有时需要 2～3 次缝合切割才能完成肺大疱切除。

【手术经验】

对双侧肺大疱是否可一期同时处理目前有两种不同意见，但多数学者主张分期手术，先做重的一侧，再做轻的一侧，如此比较安全。

【术后处理】

1. 保持引流管通畅，尽早拔管。

2. 应用有效抗生素控制感染。

3. 术后常规超声雾化吸入，每天两次协助排痰，由主管护士示范深呼吸，协助患者采用坐位或半坐卧位进行有效咳嗽，将呼吸道分泌物排出。

4. 肺大疱缝合处或肺表面漏气，多在术后 2～4 天，最长 7 天左右，可自行愈合。如因缝闭的大疱漏气，可形成假性肺大疱，需再次手术。

5. 患者术后出现胸部疼痛，主要是胸壁切口的疼痛和胸交感神经切断痛。术后采用放松训练、注意力分散法和体位辅助增强患者的舒适感等方法进行干预，作为非药物辅助干预措施，对减轻疼痛、促进恢复具有较好的效果。

第三节 肺囊性腺瘤样畸形手术

肺囊肿的病因及分类较多，广义的肺囊肿又称肺囊性病变，包括支气管囊肿、先天性囊性腺瘤样畸形（congenital cystic adenomatoid malformation，CCAM）、先天性肺叶性肺气肿（congenital lobar emphysema，CLE）、肺隔离症等；狭义的肺囊肿则专指肺内 CCAM。肺大疱及肺隔离症已有另外章节详述。本节主要叙述 CCAM 和 CLE。

CCAM 为最常见的肺囊性病变，发生率为 1:(25 000～35 000)，最早于 1949 年由 Ch'in 和 Tang 报道。CLE 是一种以明显呼吸道症状和肺泡组织过度充气为主要表现的少见病，据报道活产率为 1:(70 000～90 000)，有一部分患儿在新生儿期表现为致死性的呼吸困难，由于对该病认识不足常误诊为张力性气胸而治疗不当，造成少数重症患儿放弃治疗而死亡。

【解剖生理】

1. 先天性囊性腺瘤样畸形　在胚胎早期支气管树发育障碍,肺芽远端管化,近端与支气管不相通,形成一关闭的囊肿。这种囊肿多呈圆形,囊肿壁厚薄不等,内层有柱状或假复层上皮细胞组织,如有继发感染则可转为扁平上皮被覆,部分可为肉芽组织。外层为结缔组织,内有弹力纤维、平滑肌纤维、黏液腺和软骨。由于不参与呼吸活动,囊肿壁无炭末色素沉着,这是先天性肺囊性腺瘤的特点。囊肿内容物为黏液,如从未与支气管相通,称为含液囊肿;如与支气管相通,囊内黏液排出,空气进入囊腔称为含气囊肿,有时囊肿与支气管交通处形成活瓣机制可导致张力性囊腔;有时液体和空气同时存在,胸片上的囊肿可出现液平面,合并感染时液体可呈脓性并可咳出体外。囊肿多为单发,多发性囊肿较少见。囊肿可发生于肺任何部位,但多见于下叶(图13-3-1)。

1977年Stocker等根据病理特征将该疾病分成3型,后增加0型和4型扩展为5型。

2. 先天性肺叶性肺气肿　该病是一种较少见的先天性畸形,文献中对本病的命名较多,如局限性张力性肺气肿、进行性大叶性肺气肿等。1934年Kountz等首先报道本病。肺叶性肺气肿发病率约为1/80 000,其特征是病变肺叶或肺段极度膨胀,挤压正常肺组织、纵隔及心脏大血管,出现呼吸循环障碍等严重症状。病因可分为支气管内和支气管外两种类型。前者导致支气管阻塞的病理基础是:①支气管软骨发育不良或阙如;②支气管黏膜肥厚或黏液阻塞;③神经肌肉痉挛。后者系支气管被迷走血管、肿瘤等压迫,以及肺间质病变导致病肺呼气困难。两种类型均使肺泡弹力不佳,过度扩张致肺气肿,并压缩余肺(图13-3-2)。肺叶性肺气肿多发生于上叶,常合并其他发育异常,文献报道占40%。

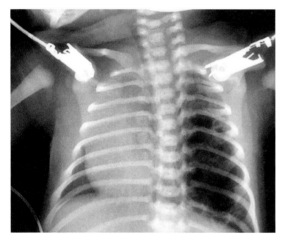

图13-3-1　先天性囊性腺瘤样畸形

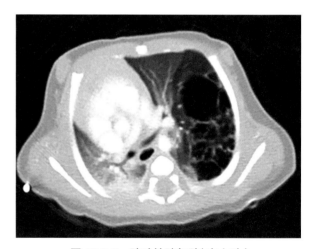

图13-3-2　肺叶性肺气肿(右上叶)

【手术适应证】

1. CCAM不能自愈又易继发感染,出现各种并发症,甚至有肺囊肿发生癌变的报道,因此多主张外科治疗。只有当病变过于广泛、肺功能严重减退或其他复杂畸形等明确手术禁忌时,才采用保守疗法。

2. 无症状的先天性支气管肺囊肿可在密切观察下择期手术。

3. 已有继发感染或并发症的先天性支气管肺囊肿,原则上应先控制感染,治疗并发症,择期手术。

4. 张力性先天性支气管肺囊肿或并发张力性气胸,应急症手术。囊肿体积超过一侧胸腔1/2者,应在短期内手术。

5. 胎儿时期CCAM如出现水肿、羊水过多,纵隔移位,则需要手术干预治疗。

6. 先天性肺叶气肿预后凶险,当X线、CT检查明确诊断后,即应首选外科手术改善通气功能。早年一些作者曾采用保守治疗,但因疗效差而已被摒弃。切除病肺是唯一的有效治疗措施,即使合并病肺严重感染等也非手术禁忌证,年龄小亦非手术禁忌。

【术前准备】

1. 术前常规行血常规、肝肾功能、凝血常规、传染病筛查、X线胸片、心电图等常规检查,同时须完善 CT 或 MRI 检查,除外合并隔离肺等疾病。

2. 对家长进行围手术期相关知识宣教,常规预防性使用抗生素,避免使用长效镇静药,术前禁食 4 小时(可口服适量 10% 葡萄糖水、无渣果汁)、禁水 2 小时、术侧腋下备皮。

3. 张力性囊肿或气胸有呼吸困难者,可先放置胸腔闭式引流管于囊肿内或胸腔内减压,待呼吸平稳后再行手术。

4. 囊肿合并感染应提前使用有效抗生素控制感染,对减少术后并发症十分重要。

5. 肺叶性肺气肿重症患儿术前可使用呼吸机辅助呼吸,并调整水、电解质和酸碱平衡,改善营养状况,但应尽早进行手术。

【手术步骤】

妊娠 32 周以前就出现的严重水肿(腹水,胸腔积液,心包积液,皮肤或头皮水肿,或者胎盘水肿),尤其是头部水肿的胎儿,在没有胎儿手术的情况下几乎是致命的。因此胎儿手术被多次报道。干预措施主要包括:羊膜腔胸腔穿刺,胸腔羊膜腔分流术,经皮激光消融,类固醇治疗及开放胎儿手术。超声引导下经皮向囊腔内注射乙醇胺油酸酯进行硬化治疗也可用于囊肿巨大伴有纵隔移位和羊水过多的病例,但是胎儿手术的有效性及安全性仍未得到证实,故目前仍不普及。

较小的与正常肺组织分界清楚的表面单发性 CCAM,可行单纯 CCAM 切除,但容易切除不完全,残余病变组织导致复发。CCAM 局限于某一肺段与肺叶边缘界限清楚,肺段间分界明显,可行肺段切除。但小儿肺段分离难度大,因此大部分采取肺叶切除术。CLE 多累及整叶肺叶,故直接行病肺叶切除术。

(一)胸腔镜肺叶切除术

1. 麻醉及体位　全身麻醉,健侧卧位,尽量将腰肋部垫高以增宽患侧肋间隙,上肢向前伸展。采用双腔气管插管,或健侧单侧支气管插管,实现健侧肺单肺通气模式。

2. Trocar 的放置

(1)三孔法:采用 5mm 30° 胸腔镜,观察孔在中间,选择腋中线第 8 肋间,主操作孔位于腋前线第 4、5 肋间,辅助操作孔位于肩胛下线间第 6、7 肋间,与观察孔成三角关系,可根据病变所在位置予个性化调整,一般上叶肺切除较下叶肺切除操作孔位置高一肋间。建立人工气胸,CO_2 人工气胸压力为 5mmHg,流量 1～2L/min。

(2)双孔法:观察孔选择腋中线或腋后线第 7 肋间,在腋前线第 3、4 肋间做 2.5cm 切口作为操作孔。

(3)单孔法:腋前线第 4、5 肋间做 3cm 左右操作孔。单孔法较前两种方法创伤小,术后疼痛轻,但对于操作及扶镜要求高。

入胸腔后,胸腔内有粘连者用电凝钩或超声刀分离粘连,暴露良好后,分离叶间裂,切开病变肺叶韧带以及边缘胸膜,钝、锐结合方式向肺门处游离,逐一游离出肺叶动、静脉及支气管。肺叶动、静脉用腔镜切割吻合器夹闭切断,发育不全的叶间裂用腔镜切割闭合器予以切断。游离叶支气管后,距叶支气管开口 0.5cm 予腔镜切割缝合器闭合,注意须请麻醉医师鼓肺,确定其余肺叶复张好,予病肺叶支气管离断,完整取出病肺肺叶。

对于先天性肺叶性肺气肿,可借助操作钳或胸腔镜专用肺钳轻柔牵拉和挤压,让患侧肺尽量萎陷,改善视野。

(二)开胸肺叶切除术

麻醉与体位:气管内插管与静脉复合全身麻醉,必要时对合并感染、痰多的患儿,可采用双腔支气管插管,亦可用单侧支气管插管。通常采用侧卧位,亦有采用头低俯卧位开胸,防止术中发生误吸。

采用后外侧切口,切除范围取决于病变的部位、大小、多发或单发、有无并发病变等因素。位于胸膜下的囊肿可沿囊肿壁游离,仔细结扎连接囊肿的血管、支气管,行单纯囊肿摘除术。局限于肺边缘部分的囊肿还可行肺段切除或肺楔形切除,如囊肿较大、位置深而靠近肺门,剩余正常肺组织太少或切除囊肿后留下大的漏气,应行肺叶切除。多发性囊肿则应视病变范围决定进行肺叶切除或全肺切除。

先天性肺叶性肺气肿开胸后即可见到病肺组织极度充气扩张,占满胸腔,呈苍白色,触之海绵感,不塌陷。可用肺叶钳钳夹使之压缩，让周围肺叶复张改善通气，然后分别游离结扎并切断病变肺叶之动脉、静脉及支气管，切除病肺。

【术后处理】

1. 术后麻醉清醒后即可少量饮水，逐渐进糖水及无渣果汁，术后24小时进流质饮食。术后6小时即可取仰卧位，于床上翻身、活动。

2. 术后常规选用青霉素类或头孢类抗生素预防感染，合并感染者根据药敏试验结果调整用药。给予镇痛及对症处理。

3. 胸腔闭式引流管水封瓶接低负压吸引有助于术侧肺组织复张。鼓励患儿进行深呼吸、吹气球等锻炼以减少肺不张等并发症。

4. 常规术后第3日进行切口换药，注意观察切口是否有红肿、其下是否有波动感。若出现感染、皮下积脓，则须拆除数针缝合线，敞开切口，每日进行换药处理。

【手术经验】

1. 术前胸片示囊肿内有液平面的患者，术中要避免挤压囊肿，防止囊内液体进入气道发生意外。此外，进胸后先阻断病肺支气管，可有效防止囊内液体反流入气管。最好麻醉时使用双腔气管插管，或健侧单侧支气管插管。囊腔较大，影响手术操作时，可先用粗针抽空囊腔内积液和/或积气，再行肺叶切除。

2. 肺隔离症患儿往往被误诊为肺囊肿而进行手术，故肺囊肿尤其是位于下叶后基底段的囊肿，游离囊肿周围组织特别是下肺韧带时，必须注意有无异常的动脉分支，以防损伤造成大出血。这种异常来自体循环的动脉分支，被意外地切断后可回缩至纵隔或膈下，造成难以控制的大出血而危及生命。

【术后并发症的预防及处理】

同本章第一节。

第四节 肺隔离症手术

肺隔离症（pulmonary sequestration，PS），又称支气管肺隔离症（bronchopulmonary sequestration，BPS），是一种较少见的，以血管异常为特征的肺支气管胚胎发育缺陷，占所有先天性肺部畸形的0.15%～6.40%。肺隔离症的动脉供应来自胸主动脉者占73%，腹主动脉上段者21%，其余依次为肋间动脉、锁骨下动脉、胸廓内动脉、心包膈动脉、脾动脉、肾动脉等，可有数支，其静脉可回流到肺静脉，也可进入奇静脉。若被隔离的肺组织与正常肺叶包在同一个脏胸膜中，称为叶内型肺隔离症。如隔离的肺组织有自己独立的脏胸膜则称为叶外型肺隔离症。肺隔离症与正常支气管系统不连续，大多数肺隔离症可通过肺泡孔和/或细支气管与正常肺相通，但无呼吸功能，无炭末或有极少量炭末沉着。镜下可见囊腔内衬有柱状纤毛上皮和不规则的支气管样结构。肺隔离症多位于下叶，以左肺下叶为多，常合并其他畸形，如漏斗胸、膈疝、先天性心脏病等。

肺隔离症的诊断主要靠彩色多普勒超声、胸部X线、血管造影、CT和MRI检查（图13-4-1）。彩色多普勒超声探查发现胎儿肺部病变动脉起自主动脉有助于胎儿PS的诊断。X线胸片常见肺下叶后基底段有不规则三角形、多边形或椭圆形阴影，密度均匀，边缘锐利。血管造影是诊断肺隔离症的金标准，可证实异常血管的位置及数量，因属有创性检查，目前不列为常规检查。CT血管造影（CT

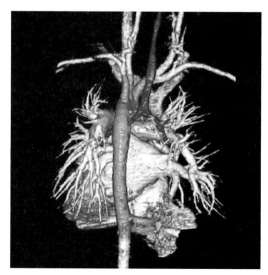

图 13-4-1 肺隔离症异常血管

angiography，CTA）是一种非侵入性检查，其安全性、有效性与血管造影基本没有差别，不仅可以准确地描绘出异常动脉起源及静脉系统回流异常，还可评估肺实质及气管情况，具有无创、用时短、空间分辨率高等优点，可作为诊断肺隔离症首选的无创方法。近年 MRI 对肺隔离症显影的清晰度越来越好，准确率越来越高，但儿童行 MRI 检查有需要镇静时间长的缺点。

肺隔离症肿块中有囊腔，具有肺囊肿的一些特征，因而易误诊为支气管肺囊肿，往往在手术中才被确诊，Savic 报道 50.4%（67/133）的患儿是在尸检时发现的。

【手术适应证】

本症易引起反复或持续性肺部感染，左向右分流所引起的血流动力学改变也随年龄增长而加重，甚至造成死亡。叶外型者常合并其他先天性畸形，其阴影有时难与纵隔肿瘤、肺癌、肺囊肿等区分。故肺隔离症一旦确诊，宜积极手术治疗。

【术前准备】

术前常规行血常规、肝肾功能、凝血常规、传染病筛查、X 线胸片、心电图等常规检查，同时需完善 CT 或 MRI 检查，了解异常血管的位置和数目。对高度怀疑肺隔离症而其他方法又无法确诊时，可采用经股动脉逆行插管造影明确诊断。

重视术前宣教有利于缓解患儿及家属的心理压力，减轻术前应激。常规预防性使用抗生素，避免使用长效镇静药，术前禁食 4 小时（可口服适量 10% 葡萄糖水、无渣果汁）、禁水 2 小时、术侧腋下备皮。术前可嘱患者排空小便，不置入导尿管；如排尿困难、患儿不配合，可麻醉后留置导尿管，手术完成后予以拔除。

术前患儿如有肺部感染，宜加强抗生素治疗控制症状后再行手术，以减少手术并发症。

【手术步骤】

（一）腔镜下隔离肺切除术

1. 麻醉及体位 全身麻醉，健侧卧位，上肢向前伸展。采用健侧肺单肺通气模式。

2. Trocar 的放置 本症多见于下叶，且以叶内型为多见，故手术操作技术类同于肺下叶切除术。

（1）三孔法：采用 30° 胸腔镜，观察孔在中间，选择腋中线或腋后线第 7 肋间，主操作孔位于腋前线第 4 肋间，辅助操作孔位于腋后线至肩胛下线间第 7、8 肋间，与观察孔成三角关系，可根据病变所在位置予个性化调整。建立人工气胸，CO_2 人工气胸压力为 4～6mmHg。

（2）双孔法：观察孔选择腋中线或腋后线第 7 肋间，在腋前线第 3、4 肋间做 2.5cm 切口作为操作孔。

（3）单孔法：腋前线第 4、5 肋间做 3cm 左右操作孔。双孔法及单孔法少有报道，目前广泛采用三孔法。

叶内型首先处理异常动脉，病肺常与周围组织有紧密粘连，一般先分离下叶与膈面及纵隔面与胸壁间的粘连，电凝钩或超声刀分离粘连，小心游离下肺韧带，探查异常血管，有时只有 1 支，有时可多至 4～5 支，予切割缝合器处理或 Hem-o-lok 夹近心端结扎 2 次，远心端结扎 1 次，用超声刀切断。游离、显露病肺肺叶静脉、动脉，分别予腔镜切割缝合器闭合、离断。最后游离叶支气管，距叶支气管开口 0.5cm 予腔镜切割缝合器闭合，麻醉医师鼓肺，其余肺叶复张好，予病肺叶支气管离断，完整取出病肺肺叶。

叶外型直接游离，显露隔离肺，予腔镜切割缝合器直接行肺隔离症切除术。

引流管经观察孔放置入胸腔。

（二）开胸隔离肺切除术

麻醉及体位：全身麻醉，取侧卧位，后外侧切口，经第 6 肋间进胸。

左侧肺隔离症可沿下肺韧带和降主动脉、主动脉裂孔附近用手扪摸，以便发现进入病肺的异常动脉分支，然后剪开肺下韧带，在纵隔胸膜间找到并暴露出异常动脉分支，予以一一结扎、缝扎、切断。异常血管全部处理后，再自下叶与上叶（或中叶）间隙处分离叶间胸膜，暴露下叶背段和基底段动脉，分别予以结扎、切断。再暴露肺下静脉予以结扎，切断和缝合下叶支气管。

肺隔离症位于右侧者，应在心脏后面、下腔静脉外侧切开纵隔胸膜，在食管的前面解剖分离出异常动脉，像左侧一样可能有一支或多支异常动脉穿过膈肌到隔离肺组织供血。

叶外型肺隔离症可以只做隔离肺组织切除。

（三）特殊情况下的手术处理

由主动脉发出的畸形血管往往缺少肌层而具有较多的弹力层，血管壁脆而硬。另外，病肺经常反复感染，周围常多粘连，影响手术暴露，容易引起出血。因此，在游离血管周围组织和松解粘连时应轻柔小心，以免损伤造成大出血。

由于肺隔离症术前往往存在误诊，手术医师术中要善于鉴别，在切除下叶肺囊肿病肺，处理下肺韧带时必须常规扪摸下肺韧带，了解有无异常的动脉搏动，以免因误诊盲目分离下肺韧带而撕裂异常动脉，如异常动脉起源于辅助动脉，断裂血管回缩到膈下因止血困难而发生危及生命的大出血。

叶内型肺隔离症理论上似乎可行肺段切除术，然而由于反复发作的慢性感染，邻肺常合并有支气管扩张和纤维化形成，儿童肺段分离本身困难，且术后余肺有较强的代偿能力，故宜做肺叶切除术。叶外型因有自身的被膜并与正常肺组织可分开，故有可能做单纯的隔离肺切除术。

（四）血管栓塞手术

通过介入技术栓塞 PS 的异常动脉，阻断其血供，使病灶组织缺血、变性、机化，可能有助于 PS 的自行消退。适应证：以咯血为主、难以耐受外科手术及无临床症状的 PS 患儿。禁忌证：病灶感染的 PS 患儿不宜接受介入栓塞治疗。栓塞剂有聚乙烯醇颗粒、微线圈、氰基丙烯酸正丁酯胶、Amplatzer 封堵器、酒精和明胶等。目前，介入栓塞术治疗 PS 还缺乏长期随访及远期效果的报道，故不作为常规手术方式。

麻醉及体位：全身麻醉，平卧位。

诊断性血管造影。

股动脉穿刺建立通路，将鞘管推进至主动脉中行数字减影动脉造影以识别和描绘隔离肺的供血动脉。经导丝将导管送入供血动脉，注入栓塞剂，逐个栓塞供血动脉。退出导管。

行主动脉造影明确血流完全阻断。

【术后处理】

1. 术后麻醉清醒后即可少量饮水，逐渐进糖水及无渣果汁，术后 24 小时进流质饮食。术后 6 小时即可取仰卧位，于床上翻身、活动。

2. 术后常规选用青霉素类或头孢类预防感染，合并感染者根据药敏试验结果调整用药。给予镇痛及对症处理。

3. 胸腔闭式引流管水封瓶接低负压吸引有助于术侧肺组织复张。鼓励患儿深呼吸、吹气球等锻炼以减少肺不张等并发症。

4. 常规术后第 3 日进行切口换药，注意观察切口是否有红肿、其下是否有波动感。若出现感染、皮下积脓，则须拆除数针缝合线，敞开切口，每日进行换药处理。

【术后并发症的预防及处理】

1. 一般并发症

（1）气胸：肺裂钝性分离可能致余肺创面漏气，可持续行闭式引流，大多可自愈。如 2 周仍有较多气体逸出，无减少趋势，可能存在支气管胸膜瘘，及时行手术闭合。

（2）支气管胸膜瘘：是肺叶切除术后最严重的并发症之一，大的瘘口可因血性或浆液性液体灌入其他肺叶甚至主气道而引起呼吸困难，甚至窒息死亡。持续胸腔闭式引流及全身广谱抗生素应用。早期没有明显感染前可行手术闭合。晚期可合并感染形成脓胸。

（3）脓胸：排出脓液，抗感染及全身治疗。

2. 胸腔镜相关并发症　穿刺意外与皮下气肿等并发症。

3. 栓塞术相关并发症

（1）发热：可能与局部隔离肺坏死吸收有关，常规对症处理。

（2）复发：25%～47% 的血管内栓塞治疗的病例中出现复发，可能与闭合不全、栓塞剂移位、侧支循环和分流开放有关。

第五节　先天性肺叶性肺气肿

先天性肺叶性肺气肿（congenital lobar emphysema，CLE），又称先天性肺叶膨胀或肺大叶性气肿，是一种少见的肺发育异常，常在新生儿期表现为一个或多个肺叶极度膨胀。

先天性肺叶性肺气肿是一种并不少见的先天性肺畸形，多在新生儿期发病，由于对该病认识不足常误诊为张力性气胸而治疗不当，造成少数重症患儿放弃治疗而死亡。

通常继发于支气管软骨本身的发育缺陷，导致气道在呼气时塌陷，气体残留逐渐增加，也可以是异常的纵隔结构导致的外源性梗阻所造成，术前排除这一情况对于避免切除正常的肺实质非常重要。可通过 CT、术前支气管镜检查以及术中纵隔探查明确。另因先天性肺叶性肺气肿的患者常合并心脏病，所以术前应做超声心动图检查。对于由于长期正压通气造成的先天性肺叶性肺气肿，做通气/灌注扫描可以有助于诊断肺组织受损最严重的部位（这些部位显示灌注差，放射性同位素的摄取和清除延迟）。

根据肺过度膨胀部分所占体积的大小不同，可导致相邻肺组织受压，引起不同程度的通气障碍。

CLE 发病率为 1/30 000～1/20 000，常见于男性患儿，男女患病比例 3∶1。该病由 Bartholinus 在 1687 年和 Kaufman 在 1904 年报道，Nelson 在 1932 年首次准确描述了 CLE。1945 年，Gross 和 Lewis 首次报道了对一名 4 岁女性 CLE 患儿进行了肺叶切除术。

一、胚胎学

胎儿肺的发育可以分为五个时期：胚胎期、假腺体期、微管期、囊状期和肺泡期。妊娠第 3 周，胚胎肺开始发育，喉气管凹槽尾侧末端形成憩室。妊娠第 4 周，这个憩室形成气管和两支主要的原始肺芽。妊娠第 6 周，这些肺芽发育成为肺叶结构。妊娠的第 7～16 周是肺发育的假腺体期，所有的支气管气道在此时期开始发育。妊娠的第 16～24 周，胎儿肺的发育进入微管期。在此期间，未成熟的肺泡空气囊开始形成。Ⅰ型肺细胞开始分化，最终，产生表面活性物质的Ⅱ型肺细胞前体开始出现，使功能性的气体交换变为可能。

妊娠的第 24 周持续到足月分娩，是肺发育的囊状期，未成熟的肺泡空气囊继续发育至成熟。在这段时期，肺泡空间大小持续进行重塑，合成表面活性物质的能力不断成熟。在出生后不久，肺泡逐渐成熟并且数量增加，直到接近 8 周岁时功能性肺泡的数量增加了 10 倍。有研究者提出，肺泡的形成可能到 2 岁时便已经完成。

二、病因

先天性肺叶性肺气肿以左上叶最为多见（40%～50%），其次为右中叶（25%～30%），右上叶（20%），通常单个肺叶受累，罕见多个肺叶或双侧受累。先天性肺叶性肺气肿的病因是多因素的，可能与下列因素有关：①支气管软骨发育不良或支气管闭锁导致呼气时支气管塌陷是内源性阻塞的最常见原因；②支气管黏膜皱襞活瓣样作用，气体进入正常而排出受阻；③支气管管腔被炎性渗出物或肉芽组织阻塞；④支气管外源性压迫，如异常血管、肿瘤等；⑤局部肺泡增生或肺叶肺泡增多。

三、病理生理

先天性肺叶性肺气肿的发病机制是肺叶或肺段支气管的球瓣阻塞。支气管发生部分梗阻，吸气时肺内压力与外界气压的差距增大，同时，支气管因反射作用而致管腔暂时扩张，空气较易流经梗阻部位而进入肺泡。呼气时，支气管呈收缩状态，加之肺部压缩的力量不够强，因此，肺泡内的气体受阻而不能排出。如此交替肺泡容积因积气而逐渐增加，终致肺泡壁失去弹性，严重者肺泡壁破裂而形成局限性肺气肿。

四、诊断

（一）临床表现

先天性肺叶性肺气肿症状的严重程度和发病时间取决于病变肺组织膨胀的程度。常见的症状包括呼吸困难、急促、发绀、喘息、咳嗽，吸气时胸部或上腹部凹陷，鼻翼扇动等，患儿也常表现为精神不振、发育迟缓、胸廓畸形和反复肺内感染。约23%的患儿在出生时即出现症状，约50%的患儿症状发生在新生儿期。部分患儿无前驱感染史迅速出现呼吸困难、喘息或喘鸣，负荷性发绀或持续性发绀，刺激性咳嗽，进而出现呼吸窘迫，甚至危及生命。而稍迟发病的患儿，除上述表现外，更易出现进食及喂养困难，呼吸、心率增快。气管及心脏向健侧移位。仅5%的患儿在6个月以后发病，主要表现为肺部感染的症状。少数患儿可多年没有症状。

先天性肺叶性肺气肿患儿查体可见胸廓不对称，患侧胸廓稍隆起，三凹征阳性，气管移位，严重者可出现发绀；叩诊呈鼓音，呼吸音降低，可有哮鸣音及啰音，心尖冲动移位。

（二）合并畸形

CLE约有20%的病例伴有先天性心脏畸形，或有大血管的异常。也可能出现肾脏、胃肠道、肌肉骨骼及皮肤异常。

（三）超声检查

随着产前超声检查的普及，越来越多的先天性肺叶性肺气肿得以在产前或出生后早期发现，但与CCAM Ⅲ型均表现为肺部回声均匀的高回声团块，二者难以鉴别。由于CCAM的发生率远高于CLE，所以产前超声通常会按照CCAM Ⅲ型诊断而很少考虑CLE。心脏B超、心血管造影也有助于显示压迫支气管的异常肺动静脉以及先天性心脏病的并存情况。

（四）X线检查

胸片可诊断本病，表现为受累肺叶过度膨胀，体积增大，透亮度增加，可见肺纹理稀少纤细（图13-5-1）。同时相邻的肺叶受压致体积缩小和密度增高，为压迫性肺不张，纵隔向健侧推移，可有纵隔疝形成。新生儿期由于肺内胎液未被完全吸收，胸片暗影较透亮影多，易误诊为胸腔积液或肿瘤。如定时系列摄片，可见暗影逐渐消退，数日后出现典型的肺叶气肿征象。

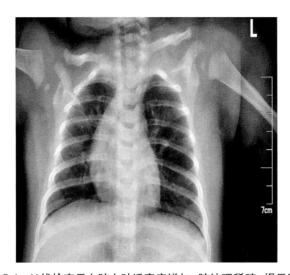

图13-5-1　X线检查示左肺上叶透亮度增加，肺纹理稀疏，提示肺气肿

（五）CT检查

CT可更加清晰地显示先天性肺叶性肺气肿的肺部异常，并可为CLE与其他肺部占位性病变的鉴别提供帮助（图13-5-2，图13-5-3）。CT还可以发现畸形的血管及肿物造成的外部压迫，且CT的气管重建可排除气管异物。

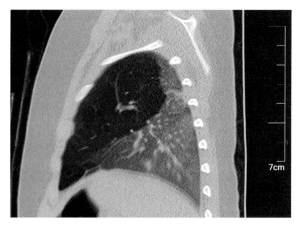

图 13-5-2 CT 示左肺上叶先天性肺叶性肺气肿

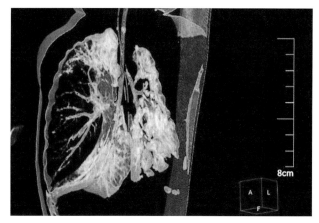

图 13-5-3 CT 示右肺中叶先天性肺叶性肺气肿

（六）支气管镜检查

支气管镜检查能发现支气管梗阻部位，某些情况下还可起治疗作用，但支气管镜检查一般不用于初筛。

（七）其他检查

MRI 对明确诊断也很有帮助；特殊的检查方法有吸入放射性气溶胶扫描，患儿通过麻醉气囊呼吸两分钟放射性气溶胶 ^{99m}Tc 硫胶体，然后拍片，能显示不通气的肺段。

先天性肺叶性肺气肿的鉴别诊断见表 13-5-1。

表 13-5-1 鉴别诊断

名称	鉴别要点
张力性气胸	先天性肺叶性肺气肿影像学表现为病变肺组织向四周膨胀，相邻的肺叶受压致体积缩小和密度增高，表现为压迫性肺不张，纵隔向健侧推移，可形成纵隔疝。而张力性气胸则主要是大量气体进入胸腔，将肺组织向肺内推压，形成"向心性"压迫，通常可见肺组织被推向肺门附近。胸片及胸部 CT 可明确诊断
气管、支气管异物	多有异物吸入史及典型异物吸入症状，症状表现为发热、咳嗽、咳痰等急性支气管或肺炎症状，查体可见患侧胸廓呼吸动度差，呼吸音弱，可有肺不张或肺气肿、气胸或纵隔气肿体征。X 线检查可能有纵隔摆动、肺不张、肺气肿，异物如为金属可确诊。支气管镜检查可确诊
先天性囊性腺瘤样畸形	先天性囊性腺瘤样畸形影像学检查一般表现为单发或多发囊性病变。而肺叶性肺气肿均在影像学表现为患肺透亮度增加、体积膨胀，其内可见肺纹理稀疏，向四周伸展可鉴别

五、胎儿肺叶性肺气肿

胎儿 CLE 在产前超声很容易与肺囊腺瘤Ⅲ型（CCAM Ⅲ型）混淆，因为二者均表现为同一血供来源的高回声囊性肿块，以往均在出生时或出生后的临床诊治中发现，但诊断和治疗资料较少，对其概念模糊，认识不清。随着胎儿超声检查的普及，越来越多的 CLE 得以在产前或出生后早期发现，并有机会得到及时治疗。

以往 CLE 常常是出现临床症状后才到医院诊治，所以通常是新生儿急诊就诊，临床上对其认识是肺组织的过度充气导致的肺功能失代偿。随着产前超声诊断的进步，越来越多的产前胎儿胸部异常被发现，而囊性肿块是最为敏感的，近年有增多的趋势。在大量的胎儿肺部囊性肿块中，有胎儿 CCAM、胎儿隔离肺、胎儿 CLE、胎儿支气管囊肿等，但对胎儿 CLE 的认识较少，这是因为胎儿在宫内还没有呼吸，肺组织尚处在未充气的原始状态，因此，CLE 与其他相关囊性肿块的关系及发病率是亟须弄清楚的问题。目前已知，胎儿 CCAM Ⅲ型和胎儿 CLE 在产前超声检查中可以是同一种表现，即超声表现为胎儿胸部一明显的高回声或强回声团块影,可见到明确肺动脉来源的血供,临床上可与来自主动脉的隔离肺明确区别,而 CCAM Ⅲ 型和胎儿 CLE 的超声影像均为高回声或强回声的囊性结构改变,二者之间尚无明确的鉴别要点,只是 CCAM 的发病率要显著高于 CLE,所以通常会诊断为 CCAM Ⅲ 型,而忽略了 CLE 存在的可能。

尽管 CCAM Ⅲ 型和 CLE 在产前胎儿期无法鉴别,但也不会产生任何风险。主要是因为在胎儿期暂不需要肺的功能,所有的氧均经脐带从母体供给,所以无须胎儿期干预或治疗。但在出生时的明显呼吸道症状提示,对于所有的胎儿 CCAM Ⅲ 型需要在出生后早期行 CT 扫描检查,并且一定要做增强 CT,以尽早明确诊断。文献报道往往将 CLE 误诊为气胸,且有将 CLE 当作气胸而行胸腔闭式引流手术以致延误治疗,这是因为临床上往往对有呼吸道症状者只拍胸部 X 线片而误诊所致。

【治疗】

一般情况下,新生儿期出现症状的先天性肺叶性肺气肿患儿病情发展较快,易成为张力性病变,威胁生命,应积极手术治疗。近年来随着微创技术的成熟,胸腔镜治疗先天性肺叶性肺气肿的报道越来越多。

胸腔镜手术麻醉建议选择气管内插管全身麻醉,采用单肺通气。

手术步骤:手术取健侧卧位,多采用 3 孔法,一般观察孔在中间,两个操作孔分居两侧,与观察孔成三角关系,可根据病变所在位置予个性化调整。建立人工气胸,CO_2 压力为 4～6mmHg。处理顺序常为叶间裂、动脉、静脉、气管。对于叶间裂发育好,血管暴露清楚者,可以电钩分离;叶间裂发育差,肺组织融合明显者,可以 5mm LigaSure 或切割闭合器离断。血管和气管的处理可采取 Hem-o-lok 夹闭,也可缝扎或切割闭合器处理。病变肺叶体积较大者,术中显露困难,可充分利用牵引线悬吊协助暴露,或增加穿刺通道,助手协助暴露。术后常规留置胸腔闭式引流管。

传统开胸手术,取健侧卧位,一般取患侧后外侧切口,由于肺内压力高,开胸后病变肺叶立即"疝出"切口外,患儿呼吸及循环症状即获改善,术后恢复快,手术疗效好。小婴儿并非手术禁忌,新生儿可较好地耐受肺叶切除术。

对于症状较轻或没有症状的先天性肺叶性肺气肿患儿,可暂不手术,内科治疗观察,必要时使用低容量低压力机械通气。如 X 线或 CT 检查有严重的纵隔肺疝,压迫正常肺组织者应积极手术治疗。

肺切除手术范围要根据不同患儿肺部的病变情况和其他病变未累及的肺叶功能具体分析。对于仅侵犯解剖肺叶亚段的病灶,通过逐步分离节段的肺动脉、肺静脉、支气管而行肺段切除或部分肺叶切除,可保留更多正常肺组织;须一次性完全切除异常肺组织,任何组织残留均可导致术后复发。若术后残余病肺体积仍快速增大,患儿再次出现呼吸窘迫,后期可能行二次手术切除剩余病肺。据文献报道,如除病变肺叶外其余肺叶功能基本正常,手术切除病变肺叶后,患儿的其余肺组织能有效建立代偿。

中外学者研究发现,先天性肺叶性肺气肿患儿进行胸腔镜手术是安全和可行的,与传统开放手术对比分析,胸腔镜手术创伤小,伤口美观,术后恢复快。但手术者须严格掌握适应证,具备熟练的手术技巧。

六、先天性肺叶性肺气肿合并先天性心脏病

先天性肺叶性肺气肿为儿科先天性肺囊性疾病之一,合并先天性心脏病(congenital heart disease,CHD)则较为罕见。CLE 合并 CHD 临床常见表现为气促、咳嗽和喘息,婴儿期出现症状须早期手术治疗。国内只有个案报道,但无具体治疗情况。

综合国外文献报道 CLE 合并 CHD 畸形占 CLE 的 14%～20%。其发病机制可能是扩大的肺动脉或左心房压迫支气管形成了单向阀机制,使发育不良的小儿支气管软骨环形成,最后产生肺气肿。CLE 合并 CHD 类型包括室间隔缺损、房间隔缺损、动脉导管未闭、卵圆孔未闭、法洛四联症、肺动脉闭锁、右位主动脉弓、孤立性右位心等。部分患儿出生后即出现急性呼吸窘迫综合征,须机械通气,急诊手术治疗。部分患儿起病较缓慢,表现为喂养困难,呼吸、心率较快,体质量不增,常规内科治疗效果不佳。

合并 CHD 的 CLE 临床处理较为困难,国际上尚无定论。Sakurai 等报道 1 例患儿先行室间隔缺损修补术后不能撤离呼吸机,胸片证实为右侧肺气肿,术后 21 天行右肺上叶、中叶切除术,最终患儿顺利撤

离呼吸机痊愈出院。Moideen 等报道了 1 例患儿先行室间隔缺损修补术后不能脱离呼吸机，给予气管切开处理后，仍然不能脱离呼吸机，术后 28 天行右肺中叶切除术，最终患儿康复出院。Noten 等报道 1 例患儿先行肺叶切除术，术后随访发现 CHD 自然愈合。Dogan 等报道评估心脏病变的严重性，婴儿期可行心脏手术治疗，也可行肺叶切除手术。

七、术后并发症

1. 支气管胸膜瘘 在处理支气管残端时要严格处理、避免遗漏，避免胸腔内感染。发生脓胸及支气管瘘时应立即彻底引流，必要时行瘘修补术、胸廓成形术或肺切除术。

2. 肺不张 鼓励患儿咳嗽排痰，定期吸痰及拍背，必要时支气管镜协助吸痰，尽量早下床活动。

3. 出血 术后密切观察血压、引流液的性质及容量，如少量出血，可应用止血药物治疗；如出血量较大，出现血压下降、心率加快等症状，应及时补充血容量，并急症手术止血。

4. 肺水肿 术中低血压、缺氧，术中及术后输液过量等均可引起肺水肿。肺切除术后肺血管床减少，早期亦易发生肺水肿。一旦有肺水肿迹象的发生，应及时给予吸氧，采取强心利尿等措施。

5. 脓胸 预防方法是避免污染，术后引流要通畅、彻底，尽早排除胸腔内积液。

八、预后

Ozçelik U 等回顾分析了 27 年来 30 例 CLE 患者的随访，其中 21 例患者接受了肺叶切除术，9 例随访保守治疗。在接受手术治疗的患者中，所有病理标本均检出肺气肿，2 例患者合并支气管软骨缺损。手术治疗组 2 例死亡，2 例失访。在保守治疗组，1 例患者失去随访。在随访中，所有患者情况良好。在保守治疗组中，所有病例均发现受影响肺叶的过度扩张有所减轻。

先天性肺叶性肺气肿是一种少见的肺发育异常，除了少部分患儿没有症状，大部分患儿在出生或新生儿期即出现呼吸困难、喘息或喘鸣等症状，严重者可出现呼吸窘迫，甚至危及生命。对于 CLE，手术治疗预后良好，胸腹腔镜手术技术的成熟极大地提高了患儿的生活质量。

第六节 气管、支气管损伤手术

闭合性气管支气管损伤是指暴力撞击后，气管、支气管受外力挤压，造成横向或纵向损伤，而皮肤完整，损伤部位可见于颈段气管、胸段气管或支气管。损伤程度包括气管穿孔、断裂、狭窄、阻塞闭锁、食管气管瘘或气管血管瘘等。闭合性气管支气管损伤单纯气道损伤较少，多数病例为复合伤，部分症状不明显者易被忽视而延误诊断。

创伤性支气管断裂多发生于胸部闭合性损伤，其损伤的机制目前不太明确，可能与下列因素有关：①因胸部有弹性，遭受暴力撞击或挤压时发生回弹，使支气管近隆嵴段向脊柱冲撞，使其根部移位或断裂；②胸部遭受撞击的瞬间，伤者反射性地屏气，声门紧闭，腹压增加，气道压力骤升，引起支气管的破裂；③支气管的环状软骨和隆嵴的位置相对固定，两肺悬于其中，当胸部遭到挤压时横径增宽，而双肺急剧牵拉隆嵴导致支气管破裂，故 80% 的支气管断裂都发生在距隆嵴 2.5cm 的范围内。由于大多数主支气管损伤与胸膜腔相通，伤后立即出现气胸症状并迅速发展为张力性气胸，若不及时排气减压，可很快导致患者死亡。

【手术适应证】

1. 凡确诊为气管、支气管损伤者，均应尽早明确诊断，及时手术治疗。

2. 小的支气管损伤（裂口小于周径 1/3），临床症状轻微，可先做胸腔闭式引流术，严密观察病情，以决定进一步治疗方案。

3. 陈旧性支气管损伤造成长期肺不张，伴有不可逆的肺纤维化、肺功能不可能恢复者，应做肺切除术。

【术前准备】

1. 常规摄胸片（图 13-6-1），行气管断层 CT 检查（图 13-6-2），必要时做气管镜检查。

2. 使用有效抗生素，以防治感染。

3. 超声雾化以助排痰。

4. 因气胸、血胸造成严重呼吸困难时，应先做胸腔引流，补充血容量，必要时气管切开或紧急气管插管予以机械通气，积极改善症状，为手术做准备。

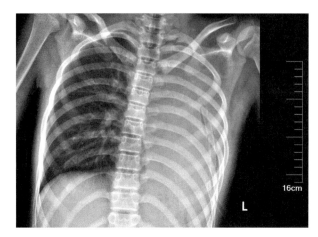

图 13-6-1　左主支气管断裂胸片表现

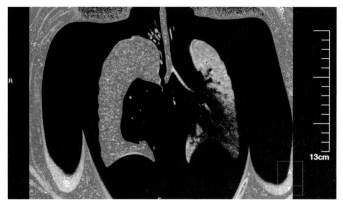

图 13-6-2　右主支气管断裂 CT 表现

【麻醉与体位】

气管内插管静脉复合麻醉。取健侧卧位。

【手术步骤】

1. 气管修补术　诊断一经确定，应尽早做一期修补术为宜。越早修补，效果越好。颈段气管操作应取平卧位，头后仰。做颈根部 V 形横切口。胸段气管、主支气管操作取侧卧位，经第 5 或第 6 肋间进胸。在上纵隔、肺门注意探查，找到漏气处，吸净血液及分泌物，暴露气管或支气管裂口。一般单纯纵裂口或横裂口，经清创修整创缘后做全层间断缝合，修补完毕再用带蒂胸膜片覆盖固定在修补裂口上。置管、关胸（图 13-6-3）。

2. 气管对端吻合术　手术入路同上。充分显露气管或支气管断裂处。先将远端支气管积血及分泌物吸净，再将近端支气管用组织钳钳夹提起，仔细修剪两断端，显露软骨环，尽量使两断端口径相近对合正确，无张力。用丝线间断对端吻合，每端距切缘以不超过 2～3mm 为宜。吻合完毕取附近胸壁带蒂胸膜片覆盖固定于吻合口周围。冲洗胸腔，检查无漏气，张肺能完全膨胀，即可置引流管、关胸。

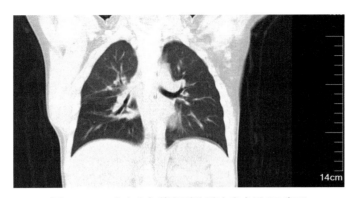

图 13-6-3　右主支气管断裂外科治疗术后CT表现

3. 肺切除术　伤后时日过久（6 个月以上），肺不张伴不可逆性肺纤维化，或支气管断裂端已有感染者，一般不宜做重建术，应做肺切除术。

【术后处理】

1. 取半卧位或头高位，颈部屈曲减少气管张力。

2. 注意翻身、拍背、吸痰、保持气道通畅。

3. 保持胸腔引流管通畅，术后 3～5 天若无漏气，肺完全膨胀，即可拔管。

4. 酌情摄胸片了解肺膨胀情况及有无气胸。

5. 使用有效抗生素以控制感染。

6. 注意营养维持，加强支持治疗。

7. 随时做血气分析。

【特殊情况下的手术处理】

1. 气管、支气管损伤多为急诊，尤其是气管断裂伤，就诊时多数患者由于纵隔、皮下气肿，胸腔内积气、积血，可出现严重呼吸困难，而且常合并其他脏器损伤，全身状况极差，接诊时对病情判断要果断，高度怀疑气管、支气管损伤时应抓紧时间剖胸探查，不一定强调气管镜检查。

2. 手术应尽早进行，早期气管断裂处尚无明显水肿、感染、粘连，易于解剖、修复，手术成功率高。早期手术可及早使肺充分复张，肺内血肿可经肺表面切开挤出凝血块而获得复张。而晚期由于远端肺已长期萎陷或已并发感染，即使气管重建成功，肺功能仍有所减退，有时只能行肺切除。

3. 麻醉最好应用双腔插管，婴幼儿也可用单腔插管，先插入健肺，隔离患肺保证供氧，进胸后在术者引导下进一步调整插管。若术中气管插管妨碍手术操作，可间断吻合，间断操作，利用肺内的氧储备完成手术。完成气管吻合后调整气管插管至正常位置，按摩肺部，尽量吸出远端支气管内积血。

【气管替代物的研究进展】

近年来，气管替代物的研究越来越成为研究者们关注的焦点。气管替代物主要来源包括同种异体组织、自体组织、生物材料以及组织工程假体。但到目前为止，研究者们尚未找到最理想的气管替代物，主要由于替代物不能形成有效的血管化和上皮化。

气管替代物研究的目的：①解决气管供体短缺的问题；②解决长段气管病损无法手术切除的问题。目前，4 种常见的气管替代物都存在一些问题尚未解决，都不能常规在临床上进行应用。近年来，3D 打印技术的发展，为体外构建组织工程化气管提供了新的思路。Chang 等以新西兰大白兔为实验对象，将兔的气管开 1cm×1cm 的窗口，然后用种植间充质干细胞（mesenchymal stem cell，MSC）的 3D 打印补片修补气管缺口。术后第 4 周和第 8 周，经内镜、组织学分析、扫描电镜等检查发现重建的气管形状和功能完全正常，未出现任何排斥反应。但是目前 3D 打印补片仍处在动物实验阶段，将来是否可以应用于临床仍需要进一步实验研究。随着科学技术的不断进步，基质材料的深入研究及组织工程技术不断创新，构建理想的气管替代物肯定能实现。

【体外循环辅助下主支气管断裂的手术治疗】

创伤性主支气管断裂是闭合性胸部创伤严重并发症之一，其发生率国内报道占胸外伤的 0.7%～1.73%，国外为 3%～6%。由于患者病情紧急、危重且常合并其他部位严重创伤，如不及时处理，常会危及患者生命。因此一旦诊断明确或疑为该病应尽早手术。体外循环是用一种特殊装置暂时代替或分担心脏和肺脏工作，进行血液循环及气体交换的技术。需要用特殊插管将静脉血引流到体外，进入人工氧合器进行氧合后再泵入体内。一般有主动脉 - 腔静脉插管，股动、静脉插管等插管方式。

（莫绪明　杨玉忠）

参 考 文 献

[1] KISER A C, O'BRIEN S M, DETTERBECK F C, et al. Blunt tracheobronchial injuries : treatment and outcomes[J]. Ann Thorac Surg, 2001, 71(6): 2059-2065.

[2] WINTERMARK M, SCHNYDER P, WICKY S. Blunt traumatic rupture of a mainstem bronchus : spiral CT demonstration of the "fallen lung" sign. Eur Radiol[J]. 2001, 11(3): 409-411.

[3] 王月圆, 杨萍. 3D 打印技术及其发展趋势 [J]. 印刷杂志, 2013(4): 10-12.

[4] CHANG J W, PARK S A, PARK J K, et al. Tissue-engineered tracheal reconstruction using three-dimensionally printed artificial tracheal graft : preliminary report[J]. Artif Organs, 2014, 38(6): E95-E105.

[5] PRAUD J P. Pediatric Respiratory Disease : Diagnosis and Treatment[J]. Canadian Medical Association Journal, 1994, 70(5): 453-c.

[6] PARIENTE G, AVIRAM M, LANDAU D, et al. Prenatal diagnosis of congenital lobar emphysema : case report and review of the literature[J]. J Ultrasound in Med, 2009, 28(8): 1081-1084.

[7] BADIU I, HIRISCAU A, LUPAN I, et al. Congenital Lobar Emphysema in Infants[J]. Maedica(Bucur), 2017, 12(2): 133-135.

[8] GARCIA V F, INGE T. Operative Pediatric surgery [M]. 6th ed. USA : CRC Press, 2006 : 951-952.

[9] MULVANY J J, WEATHERALL A, CHARLTON A, et al. Congenital lobar emphysema : diagnostic and therapeutic challenges[J/OL]. BMJ, 2016, 2016 : bcr2016214994[2021-12-01]. https://pubmed.ncbi.nlm.nih.gov/27335360/.

[10] ÖZÇELIK U, GÖÇMEN A, KIPER N, et al. Congenital lobar emphysema : Evaluation and long-term follow-up of thirty cases at a single center[J]. Pediatric Pulmonology, 2003, 35(5): 384-391.

[11] 范茂槐, 曾骐, 张娜, 等. 先天性大叶性肺气肿的诊断和治疗 [J]. 中国全科医学, 2008, 11(14): 1262-1263.

[12] MURRAY G F, TALBERT J L, Haller H J Jr. Obstructive lobar emphysema of the newborn infant. Documentation of the "mucus plug syndrome" with successful treatment by bronchotomy[J]. J Thorac Cardiovasc Surg, 1967, 53(6): 886-890.

[13] KANAKIS M, PETSIOS K, BOBOS D, et al. Left Upper Lobectomy for Congenital Lobar Emphysema in a Low Weight Infant[J]. Case Reports in Surgery, 2016, 2016(2): 1-4.

[14] 江泽熙, 胡廷泽. 小儿胸部外科学 [M]. 武汉 : 湖北科学技术出版社, 2008.

[15] ANDRADE C F, FERREIRA H P, FISCHER G B. Congenital lung malformations[J]. J Bras Pneumol, 2011, 37(2): 259-271.

[16] OLIVER E R, DEBARI S E, HORII S C, et al. Congenital lobar overinflation : a rare enigmatic lung lesion on prenatal ultrasound and magnetic resonance imaging[J]. J Ultrasound Med, 2019, 38(5): 1229-1239.

[17] HOURRIER S, SALOMON L J, BAULT J P, et al. Prenatal diagnosis and management offoetal lung lesions[J]. Rev Mal Respir, 2011, 28(8): 1017-1024.

[18] HADCHOUEL-DUVERGÉ A, LEZMI G, DE BLIC J, et al. Congenital lung malformations : natural history and pathophysiological mechanisms[J]. Rev Mal Respir, 2012, 29(4): 601-611.

[19] 俞钢, 洪淳, 马小燕, 等. 胎儿支气管肺隔离症的产前评估、治疗与结局：68 例临床分析 [J]. 中华围产医学杂志, 2013, 16(9): 537-542.

[20] ULKU R, ONAT S, OZÇELIK C, Congenital lobar emphysema : differential diagnosis and therapeutic approach[J]. Pediatr Int, 2008, 50(5): 658-661.

[21] KUMAR S, DEBATA P K, GUPTA R. Congenital lobar emphysema and intercostal drainage tube insertion: the common fate of an uncommon disease[J]. J Clin Diagn Res, 2012, 6(9): 1568-1570.

[22] MULLER C O, BERREBI D, KHENICHE A, et al. Is radical lobectomy required in congenital cystic adenomatoid malformation?[J]. J Pediatr Surg, 2012, 47(4): 642-645.

[23] SAKURAI H, MAEDA M, SAI N, et al. An infant with lobar emphysema requiring lobectomy after ventricular septal defect closure[J]. Kyobu Geka, 1998, 51(5): 429-431.

[24] MOIDEEN I, NAIR S G, CHERLAN A, et al. Congenital lobar emphysema associated with congenital heart disease[J]. J Cardiothorac Vasc Anesth, 2006, 20(2): 239-241.

[25] NOTEN A M, RAMMELOO L A, HAARMAN E G, et al. Congenital lobar emphysema causing discrepancy between size and symptoms of ventricular septal defec[J]. Eur J Pediatr, 2014, 173(12): 1671-1673.

[26] DOGAN R, DOGAN O F, YILMAZ M, et al. Surgical management of infants with congenital lobar emphysema and concomitant congenital heart disease[J]. Heart Surg Forum, 2004, 7(6): E644-649.

[27] ÖZÇELIK U, GÖÇMEN A, KIPER N, et al. Congenital lobar emphysema: Evaluation and long-term follow-up of thirty cases at a single center[J]. Pediatric Pulmonol, 2003, 35(5): 384-391.

[28] MAJUMDAR U, SEN P, SOOD A. Intralobar bronchopulmonary sequestration: a case and brief review[J]. Southwest J Pulm Crit Care, 2018, 16(6): 343-349.

[29] 张卫国, 周清华. 叶内型肺隔离症的诊断和治疗 [J]. 医学研究杂志, 2009, 38(3): 33-36.

[30] ARMBRUSTER C, KRIWANEK S, FEICHTINGER H, et al. Intra-abdominal sequestration of the lung and elevated serum levels of CA 19-9: a diagnostic pitfall[J]. HPB(Oxford), 2004, 6(1): 45-48.

[31] OJHA V, SAMUI P P, DAKSHIT D. Role of endovascular embolization in improving the quality of life in a patient suffering from complicated intralobar pulmonary sequestration – A case report[J]. Respir Med Case Rep, 2015, 16: 24-28.

[32] CHIEN K J, HUANG T C, LIN C C, et al. Early and late outcomes of coil embolization of pulmonary sequestration in children[J]. Circ J, 2009, 73(5): 938-942.

[33] ZENER R, BOTTONI D, ZALESKI A, et al. Transarterial embolization of intralobar pulmonary sequestration in a young adult with hemoptysis[J]. J Thorac Dis, 2017, 9(3): E188-E13.

[34] LEE C K, LEE C H, BALISKI C, et al. Retroperitoneal extralobar pulmonary sequestration mimicking a pheochromocytoma[J]. Histopathology, 2008, 52(4): 525-527.

[35] STOCKER J T, MADEWELL J E, DRAKE R M. Congenital cystic adenomatoid malformation of the lung. Classification and morphologic spectrum[J]. Hum Pathol, 1977, 8(2): 155-171.

[36] MACSWEENEY F, PAPAGIANNOPOULOS K, GOLDSTRAW P, et al. An Assessment of the expanded classification of congenital cystic adenomatoid malformations and their relationship to malignant transformation [J]. Am J Surg Pathol, 2003, 27(8): 1139-1146.

[37] HOURRIER S, SALOMON L J, BAULT J P, et al. Prenatal diagnosis and management of foetal lung lesions[J]. Rev Mal Respir, 2011, 28(8): 1017-1024.

[38] 祝学锋, 金国臻. 先天性大叶性肺气肿二例报告 [J]. 中国航天工业医药, 2000(2): 82.

[39] PRABHU M, JOSEPH T T. Congenital lobar emphysema: Challenges in diagnosis and ventilation[J]. Anesth Essays Res, 2012, 6(2): 203-206.

[40] PARRAY T, APUYA J, ABRAHAM E, et al. Anesthesiologist's dilemma in a patient with congenital emphysema[J]. The Internet Journal of Anesthesiology, 2009, 24(2): 1-5.

[41] KOGA H, NAKAMURA H, MURAKAMI H, et al. Thoracoscopic Pulmonary Lobectomy for Densely Fused Pulmonary Lobes in Children with Congenital Pulmonary Airway Malformation: Technical Tips[J]. J Laparoendosc Adv Surg Tech A, 2019, 29(3): 415-419.

[42] LEBLANC C, BARON M, DESSELAS E, et al. Congenital pulmonary airway malformations: state-of-the-art review for pediatrician's use[J]. Eur J Pediatr, 2017, 176(12): 1559-1571.

[43] 曹雄, 韩彪, 马敏杰, 等. 快速康复外科下无管化治疗方式在肺大疱切除术中的应用 [J/OL]. 中国胸心血管外科临床杂志, 2018, 5: 1-5.

[44] 王玉璇，王海，杨更朴，等 . 快速康复外科指导下电视胸腔镜手术治疗青少年复发性气胸的临床观察 [J]. 山西医药杂志，2018，47（13）：1566-1568.

[45] 胡杰伟，钟钏，杨绪全 . 胸腔镜治疗合并复杂情况的巨大肺大疱 32 例报告 [J]. 中国微创外科杂志，2018，18（6）：503-504.

[46] 胡运洁，张璐，姜睿，等 . 局麻下肺大疱引流术治疗重症肺大疱 [J]. 临床外科杂志，2018，26（6）：441-442.

[47] 韩文健，肖龙敏，吴洪 . 单孔胸腔镜肺大疱切除术治疗自发性气胸的手术效果及对炎症应激反应的影响 [J]. 腹腔镜外科杂志，2018，23（4）：260-263.

[48] 李云峰，王建利，李国，等 . 快速康复外科在肺大疱切除治疗中的应用 [J]. 中国医药指南，2015，13（26）：28-29.

[49] MITANI A，HAKAMATA Y，HOSOI M，et al. The incidence and risk factors of asymptomatic primary spontaneous pneumothorax detected during health check-ups[J]. BMC Pulm Med，2017，17（1）：177.

[50] DEJENE S，AHMED F，JACK K，et al. Pneumothorax，music and balloons：A case series[J]. Ann Thorac Med，2013，8（3）：176-178.

[51] KOUL P A. Primary spontaneous pneumothorax and the Birt-Hogg-Dubé syndrome[J]. J Postgrad Med，2013，59（4）：324-325.

[52] 冯丽颜，黄乐清，郭春玲，等 . 胸腔镜右上肺叶切除术围术期护理中实施加速康复外科的价值分析 [J]. 中国医药科学，2019，9（4）：154-156.

[53] 曾添洋 . 加速康复外科在肺切除术中的应用 [J]. 重庆医学，2018，47（17）：2337-2339.

[54] GONZALEZ-RIVAS D，BONOME C，FIEIRA E，et al. Nor-intubated video-assisted thoracoscopic lung resections：the future of thoracic surgery?[J]. Eur J Cardiothorac Surg，2016，49（3）：721-731.

第十四章 食管手术

第一节 先天性食管闭锁与食管气管瘘手术

先天性食管闭锁在新生儿中发病率为 1/4 000～1/2 500，双胞胎中发病率约 6%，90% 以上的先天性食管闭锁患儿合并食管气管瘘（tracheoesophageal fistula，TEF），约 55% 的患儿合并先天性心脏病、泌尿生殖系统、骨骼肌肉系统和其他消化道畸形。先天性食管闭锁分型繁多，临床上主要以 Gross 分型和 Spitz 分型为主。Gross 分型：Ⅰ型食管闭锁，无瘘管（6%）；Ⅱ型食管闭锁，近端瘘管（2%）；Ⅲ型食管闭锁，远端瘘管（85%）；Ⅳ型食管闭锁，远、近端瘘管（1%）；Ⅴ型食管无闭锁，有 H 形或 Y 形瘘管（6%）（图 14-1-1）。10% 病例并存 VACTERAL 综合征（vertebral anal cardiac tracheo-esophageal renal and limb syndrome，VACTERAL syndrome）（脊柱缺损、肛门闭锁、食管气管瘘、桡骨 / 肾和肢体畸形）；2% 病例合并 CHARGE 综合征（眼阙如、心脏畸形、后鼻孔闭锁、发育迟缓、生殖系统和耳畸形），由于心脏畸形复杂，病死率可高达 70%。

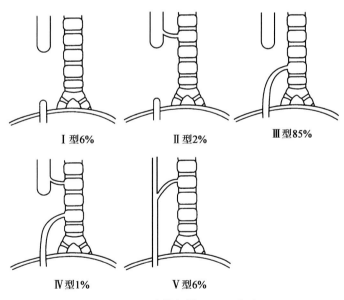

Ⅰ型6%　　　Ⅱ型2%　　　Ⅲ型85%

Ⅳ型1%　　　Ⅴ型6%

图 14-1-1　食管闭锁 Gross 分型

1962 年 Waterson 按先天性食管闭锁危险因素分组，并于 1994 年由 Lweis Spotz 修正，至今仍广泛沿用，主要应用于临床术前及术后风险因素的评估。由于小儿外科腔镜技术、麻醉、手术前后处理和监护的进步，存活率有显著提高，以下为评估标准与疗效前后对比。

Ⅰ组：出生体重 >1 500g，无重要畸形，疗效对比为 95% vs 98%。

Ⅱ组：出生体重 <1 500g，有心脏畸形，疗效对比为 59% vs 82%。

Ⅲ组：出生体重 <1 500g，严重心脏畸形，疗效对比为 22% vs 50%。

本病治疗虽取得很大进步,但远期效果、生活质量和并发症,如长段食管闭锁、胃食管反流、吻合口狭窄和气管软化等处理,对现代小儿外科仍属挑战。

【手术时间及适应证】

1. 一期吻合术 适用于食管远、近端距离≤2cm 者,经胸腔镜下食管端端吻合术,或常规胸膜外或胸腔途径行食管端端吻合术。

2. 延期吻合术 指征:①两端距离≥2cm,难以一期吻合;②有严重并存畸形、体重 1 500g 或重症肺炎,难以耐受手术,先行近端食管造瘘;③食管闭锁无瘘管,远、近端距离为 2～6 个胸椎体;④合并肛门闭锁或十二指肠闭锁时,先天性食管闭锁应后矫治。

3. 分期手术 食管闭锁无瘘管,距离超过 6 个椎体,颈部食管先造瘘,行食管延长术,后期行端端吻合;或 3～4 个月后做食管替代术。

【术前检查】

1. 置 10F 胃管(细胃管常盘于盲端,偶经气管入远端瘘管),轻柔推送胃管,推送困难,行上消化道造影明确诊断。摄胸、腹部 X 线片排除以下合并症:①肺炎、肺不张,脊柱畸形;②根据腹部肠管气体充盈,确定食管气管瘘和肠闭锁;③上腹部双泡液平面影考虑十二指肠闭锁。

2. 超声影像检查 明确心脏畸形、主动脉弓和降主动脉位置,如右位主动脉(占 2.5%)和双主动脉等。

3. 内镜检查 麻醉诱导后,气管内插管前先行食管镜或支气管镜检,目前主张经支气管镜检查确定远端瘘位置;排除近端瘘和气管软化。此检查已代替术前造影。

【术前准备】

根据患儿全身情况、食管闭锁类型及合并畸形,术前 12～24 小时行术前准备。

1. 仰卧或侧卧位,上身抬高,持续或间断吸引口、咽部分泌物。

2. 保温,面罩给氧。必要时气管内插管,机械辅助呼吸。

3. 咽部分泌物培养及药物敏感试验。

4. 血常规、生化和血气分析,EKG。

5. 应用抗生素及维生素 K。

6. 控制输液量及速度,仅给予日需量,纠正低血糖及低钙血症。

7. 脊柱 X 线片、颅脑超声或 CT,最好手术后做。

【手术治疗】

1. 胸腔镜下食管闭锁、远端食管气管瘘修补术

(1)麻醉:胸腔镜下手术对麻醉要求极高,术前评估明确畸形类型,了解瘘管的位置至关重要。所有患儿使用远红外床保暖进入手术室,气管内复合麻醉,麻醉诱导后常规气管内插管,尽可能采用单肺通气模式,除非患儿合并其他畸形,不能耐受单肺通气。有条件的中心可做支气管镜检查,进一步明确畸形类型。多数病例显示瘘管位于气管隆嵴或主支气管水平,同时排除咽气管食管裂。避免气管插管误入食管瘘。

(2)切口:常规采用三孔法手术,取左侧前倾 30°～45° 俯卧位,右上臂向上外展固定,用柔软棉垫支撑左侧腋窝,自肩胛骨顶端右下缘置入 5mm Trocar 进入右侧胸腔,导入二氧化碳气体,压力维持在 3～5mmHg,置入 30° 内镜。取腋窝顶部及肩胛骨与后中线之间连线的中点做 3mm 小切口,置入 3mm 的 Trocar,建立操作通道和辅助通道。

(3)手术步骤

1)游离奇静脉及暴露迷走神经:切开纵隔胸膜,充分游离奇静脉,向下切割游离纵隔胸膜,注意勿损伤迷走神经,以血管圈套线控制游离。当奇静脉影响手术视野时可考虑予以结扎,结扎前最好先试行阻断,以免个别患儿对奇静脉回流依赖,影响心功能。于奇静脉注入上腔静脉处,双重丝线结扎或者生物夹夹闭后切断。

2)游离远端食管:向下切割游离纵隔胸膜,注意勿损伤迷走神经,即可显露下端食管,予以圈套丝线向上提起，电凝钩沿食管向上逐步游离至食管瘘管、气管交界处，切断瘘管，5-0 或 6-0 Prolene 线间断缝合气管。瘘管切断前先试钳夹，请麻醉医师行正压呼吸，无肺不张时，切断缝合，残端以附近筋膜包埋。再次胸腔注水，正压呼吸检查，确保无气泡逸出。

　　3）游离食管近侧盲端：向上游离至气管瘘口起始部，置入 10 号胃管至食管盲端处，推动胃管，钳夹食管盲端最顶端并向上提起，患儿食管近端多与气管之间存在融合，于食管侧予电刀钝性或锐性游离。充分游离食管上下端，上端食管盲端剪开并扩大开口或去顶，在奇静脉后方行食管端端间断或连续吻合，完成食管后壁吻合后食管远端置入鼻胃管，继续完成食管吻合。置入右侧胸腔引流管。

　　2. 常规食管闭锁、远端食管气管瘘修补术

　　（1）切口：左侧卧位，右后外侧弧形标准切口。从肩胛角下 1cm，达腋前线，后至竖脊肌侧缘。右位主动脉弓应做左后外侧切口。传统 Dennis Brown 切口从美观角度已被摒弃。

　　（2）手术入路：①经胸腔，按上述切口，分开背阔肌前缘、前锯肌前缘和肋间肌，经第 4 肋间进胸；②胸膜外入路，钝性向前推开胸膜，从上、下逐步分离胸膜与胸壁，注意切口前方胸膜易撕破。后者目前应用多，优点是可不放置胸腔引流管，万一发生吻合口瘘，不致污染胸腔。

　　（3）手术步骤

　　1）游离结扎奇静脉：根据手术入路，将肺组织向前下方牵引，或向前推开胸膜，暴露后纵隔和奇静脉，以血管圈套线控制游离。结扎前最好先试行阻断，以免个别患儿对奇静脉回流依赖，影响心功能（图 14-1-2、图 14-1-3）。于奇静脉注入上腔静脉处，双重结扎切断。

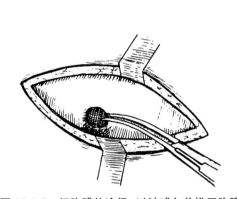

图 14-1-2　经胸膜外途径，以纱球向前推开胸膜

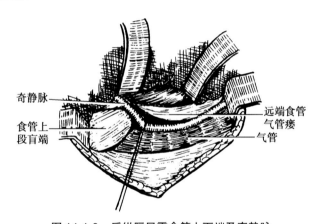

奇静脉
食管上段盲端
远端食管气管瘘
气管

图 14-1-3　后纵隔显露食管上下端及奇静脉

　　2）游离远端食管：奇静脉结扎即可显露气管和与食管瘘交界，以血管圈套线轻提远端食管游离达瘘管、气管交界处，切断瘘管，5-0 或 6-0 Prolene 线间断缝合气管。也可边切边缝合。瘘管切断前先试钳夹，请麻醉医师行正压呼吸，无肺不张时，切断缝合，残端以附近筋膜包埋。再次胸腔注水，正压呼吸检查，确保无气泡逸出（图 14-1-4、图 14-1-5）。

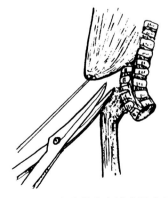

图 14-1-4　充分游离上端食管盲端

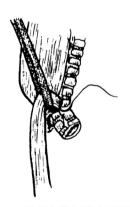

图 14-1-5　游离食管气管瘘以纱条牵引

3）游离食管近侧盲端：在盲端做牵引线，双极电凝或锐性游离，最好达胸腔入口水平。注意有无气管瘘。盲端位置高时，请麻醉医师从口腔送入胃管将其顶出（图 14-1-6），缩短两端距离，以便充分游离。

4）5-0 或 6-0 Prolene 线全层、端端吻合食管后壁，线结置于食管内壁。为避免吻合口狭窄，下段食管宜略呈斜形。吻合前壁时，将胃管经下段食管送达胃内（图 14-1-7～图 14-1-9），此举也可检查食管通畅性。前壁线结置食管外。

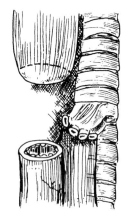

图 14-1-6　间断全层缝合食管气管瘘

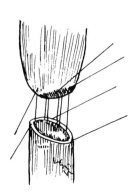

图 14-1-7　间断全层吻合食管，远端呈斜形

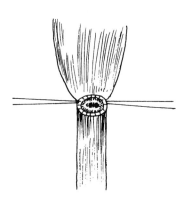

图 14-1-8　后壁已缝合，线结在腔内

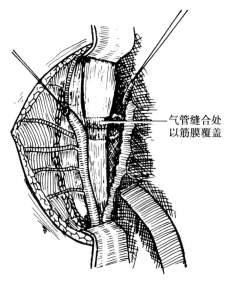

气管缝合处以筋膜覆盖

图 14-1-9　吻合完成

5）胸腔置胸管引流；吻合张力大，胸膜外入路也应考虑置引流管。

6）间断缝合肋骨骨膜，胸肌应按层次缝合。

3. 食管闭锁并近端气管瘘　不能一期吻合者，先做胃造瘘及颈部食管造瘘，日后行食管替代术。探查时尽可能少游离食管上段，以免瘢痕组织影响二期手术。

4. 食管闭锁无瘘管、两端距离大　宜先做喂养 Stamm 胃造瘘，近端食管持续吸引，或颈部食管造瘘。术中支气管镜检有时可发现闭锁远端瘘管。3～4 周后，经上端和胃瘘口分别注入造影剂，或由胃造口置入探子，了解两端距离，每 2 周重复检查，距离不超过 2 个椎体时考虑行食管端端吻合。上端唾液存积，下段胃食管反流，有时使食管上下端迅速延长。超过 12 周龄，改善机会减少。

手术方法如下。

（1）麻醉与体位同前。

（2）游离食管近侧盲端达胸腔入口；远端食管亦可经胃造瘘口置入探子或内镜协助显示，游离至膈肌水平,减少吻合张力。吻合方法同前。缝合张力大者做:① Livaditis 环肌切开;②食管盲端瓣吻合;③食管替代术;④颈部食管造瘘,晚期食管替代术,此方法存在吸入性肺炎、喂养影响和日后语言问题,目前不主张做;⑤新近策略是不做食管造瘘,出生后 4～8 周行一期胃移位术。

5. H 形食管气管瘘　因瘘管呈斜形,确切应称 N 形。多于出生 1 个月才发现。

(1)诊断:①造影,经鼻胃管注造影剂,缓慢退出导管至食管,造影剂可经瘘管进入气管,50% 病例漏诊;②于手术同时做支气管镜检查,以 4F 输尿管导管经瘘管送入食管,确诊并做分泌物培养。

(2)步骤:麻醉同前。仰卧、头向左偏,肩下垫高使颈部过伸。于右颈、锁骨上一横指处做横切口。向侧方拉开胸锁乳突肌,必要时切断胸骨头。分开甲状腺中静脉,游离颈鞘,保护喉返神经。游离食管,瘘管上下方食管分别置血管圈套线,显露瘘管置牵引线,退出输尿管导管。切断瘘管,两侧分别以 5-0 或 6-0 Prolene 线和 PDS 线间断缝合,筋膜间置,避免复发。有报道用 Nd:YAG 激光凝固瘘管,但未被公认,切除仍是治疗金标准。

【术后处理】

1. 继续保温、输液,胃肠道外营养和抗生素。

2. 保持呼吸道通畅,吸引导置入深度一般不超过 8cm,并做标记,以防插管过深损伤吻合口。

3. 机械辅助呼吸、间断注肌松药,适用于吻合口有张力、H 形食管气管瘘术后、局部水肿者。辅助时间一般 3～5 天,情况好转,及时撤离。应注意检查声带或是否有哭声嘶哑。

4. 48 小时后开始经鼻胃管喂养,酌情逐步增加奶量。

5. 术后 5～7 天食管造影,观察吻合口瘘或狭窄。Rintala 主张术后 3 周施行预防性食管扩张。

6. 监测血气及电解质,摄胸片。

【术后并发症的预防及处理】

1. 吻合口瘘　见于术后 4～10 天,小瘘口多可自愈;瘘口大,术后 1～3 天因张力性气胸出现呼吸困难,胸腔引流出唾液或奶汁。应立即充分引流,禁食,给予胃肠道外营养,广谱抗生素。如发生纵隔炎、脓胸和败血症,应行颈部食管造瘘和胃造瘘,延期做食管支架或食管替代术。多数吻合口瘘日后会有食管狭窄。Spits 主张发现吻合口瘘时再次于瘘口处缝合 1～2 针,效果较好。

2. 胃食管反流　发生率为 40%～50%。有反复呼吸道感染、食管炎和食管狭窄。首选药物、体位、稠厚饮食营养和热量补充治疗,有主张由鼻胃管,经泵控制持续注入营养;非手术无效,排除复发瘘,考虑做胃底折叠术,如 Thal 式,或长 1.5～2.0cm、宽松式 Nissen 术。由于食管本身动力原因,失败率达 15%～38%。

3. 吻合口狭窄　术后造影均有一定程度狭窄,且与反流直接有关,其他狭窄原因为吻合口有张力和瘘。有症状、需行扩张者占 37%～55%。有主张行预防性扩张,时间在术后 3～4 周,吻合口基本愈合进行。一般在 X 线或内镜辅助下,球囊扩张 1～2 次可愈。扩张后立即造影排除穿孔。需反复扩张病例应联合上消化道造影、pH 测定和内镜检查,排除胃食管反流。难治性狭窄须反复扩张和胃底折叠,极少数需经胸切除。

Spitz 提出食管端轻柔钳持;注意保留血管;做含完整黏膜的全层缝合,是预防术后狭窄要点。

4. 气管软化　表现为呼气性喘鸣、呼吸暂停、发绀和心率慢。严重者有术后呼吸机依赖、喘鸣、慢性二氧化碳蓄积的呼吸窘迫、猝死。首先应排除胃食管反流所致类似表现。自主呼吸时经支气管镜检查软化范围,可见气管腔前后受压,呼气时软骨受压如剑鞘状,可能超过隆嵴达主支气管,上段食管常突出于气管后壁。

气管软化可能为自限性,重者需外科干预,方法:①连续气道正压通气(CPAP),为重要暂时处理。②主动脉固定,左胸第 3 前肋切口,切除胸腺左叶,显露主动脉根部。将带垫片缝线穿过主动脉根部、升主动脉鞘、下颌骨骨膜结扎,将主动脉向上、前方悬吊,以减少对气管的压迫。注意避免膈神经损伤。③气管支架,以上治疗无效时,Filler 主张应用气管内金属支架。

5. 瘘管复发　占 5%～15%。主要是吻合口瘘所致,部分因近端瘘遗漏。有反复胸部感染、喂养呛呕,为排除复发瘘,应做食管造影和支气管镜检查。后者先在原瘘管处置入输尿管导管注入亚甲蓝,从可曲式食管镜观察食管内有否蓝色;或食管注水,气管行正压呼吸时见气泡从瘘管逸出。治疗同 H 形瘘管,或用 Nd：YAG 激光或纤维胶封闭。

【远期效果】

新生儿胸腔镜手术对于常规开胸手术具有明显的优势,有文献报道虽然新生儿胸腔镜技术能够明显减少胸廓畸形的发生,但由于食管闭锁与食管气管瘘发病率较低、早期胸腔镜技术学习曲线较长、手术技术及麻醉要求较高,使得新生儿胸腔镜的应用仍然存在一定局限性。

有报道先天性食管闭锁由于支气管解剖畸形、食管动力失常和胃食管反流,远期有哮喘和支气管炎症状,或仅表现为食物团吞咽受阻;20% 青年和 48% 成人食管测压和荧光检查结果证实属内源性神经异常;18%～50% 因胃食管反流所致反酸和烧灼感持续至成年;8% 有巴雷特（Barrett）食管;幽门螺杆菌感染率是正常人群的 2 倍;食管腺癌发病率不详。按 Spitzer 指数食管一期吻合较结肠代食管效果好。

第二节 贲门失弛缓症手术

贲门失弛缓症是一种食管动力障碍性疾病,为食管下括约肌吞咽时不能松弛,致食管不同程度狭窄和扩张,而非真性或梗阻性狭窄。也有认为是神经节细胞数减少,电镜下可见支配食管迷走神经分支细胞核变性。小儿主要表现为反复误吸、反复肺部感染、吞咽困难、餐后反流、胸骨后疼痛、生长发育迟缓等。

【术前检查】

1. 反复反流误吸、咳嗽、呼吸道感染史,体重低于正常 5%。

2. X 线胸片见上纵隔增宽、肺部感染和食管中段气液面。钡剂造影显示食管上段扩张,近食管下端括约肌处有鸟嘴影。

3. 食管测压 目前认为是诊断的金标准,一般静息压为 15～20mmHg,吞咽时食管下端括约肌松弛不全,全食管无正常蠕动。

4. 内镜检查 以排除器质性梗阻和远端食管炎。

5. 半固体核素餐造影 评估食管动力,不作为常规检查。

【手术步骤】

1. 食管球囊扩张术 为首选治疗,效果达 60%～70%。亦有作者认为年龄愈小食管球囊扩张术效果愈差,强力扩张穿孔率达 1%～5%。

（1）麻醉、体位及操作步骤:同先天性食管狭窄,但导管必须送达食管胃连接处后充气扩张。

（2）扩张后常规造影排除穿孔。

（3）术后禁食 24 小时,密切观察生命体征改变。

（4）治疗 3～4 次无效;食管扩张达 4 度应考虑手术。

2. Heller 食管纵肌切开术 用于食管极度扩张、迂曲和扩张治疗无效者。1980 年 Gavrilu 在 Heller 术式基础上,加防反流手术,现称 Gavrilu 术式。

术前应适当营养支持,留置胃管。麻醉及体位同本章第一节,仰卧位,胸腹部备皮。

（1）切口:取左上腹部横切口、左肋缘下斜切口、上腹正中切口或左胸第 7 肋间前外侧切口。腹部切口能充分暴露食管胃连接,便于做防反流手术。

（2）分离食管胃连接表面后腹膜,通过食管裂孔游离食管达扩张段,以索带牵引（图 14-2-1）。

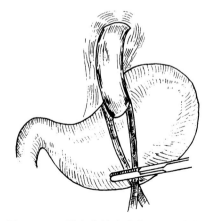

图 14-2-1 游离食管达狭窄以上扩张段,以纱带牵引

（3）纵向切开、分离食管纵肌，上至扩张段，下达胃食管连接部胃壁，使黏膜膨出（图14-2-2、图14-2-3）。

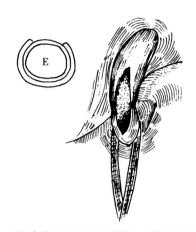

图 14-2-2　分离食管纵肌上至扩张段，下达胃壁，黏膜已膨出

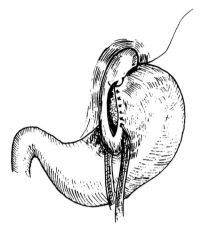

图 14-2-3　间断缝合胃壁与食管左侧分离缘

（4）将胃食管连接大弯处胃壁与食管切口左缘间断缝合达其右缘及胃小弯，即 Thal 防反流术式（图14-2-4），并保持食管纵肌裂口呈分离状态，或做 Toupet 术式，胃底向后180°包绕胃食管连接部，并分别与食管纵肌游离缘间断缝合固定（图14-2-5）。

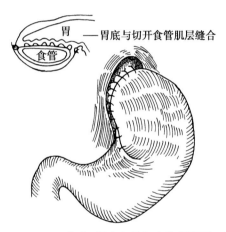

图 14-2-4　Thal 术式，胃底向前与食管纵肌裂口缝合

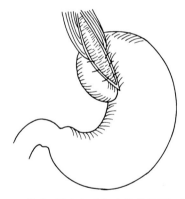

图 14-2-5　Toupet 术式，胃底向后与食管纵肌裂口缝合

（5）术中食管黏膜破损，应即时修补，再用网膜置于食管与 Thal 瓣间缝合加强。

（6）术后处理：同本章第一节。

3. 胸腔镜手术　麻醉体位同本章第一节。

（1）操作切口：锁骨中线上方做 5mm 或 10mm 置镜切口 1 个；在其前后下 1～2 肋间做 2 个 5mm 切口置分离和夹持钳；近膈肌处做 5mm 切口放置超声刀和剪刀。

（2）步骤：将食管探子置入食管远端，有助于游离食管。可曲式胃镜经口腔置入远端食管，其光源更便于显示。于食管表面切开胸膜，钝性游离食管，上达下肺静脉，下至膈裂孔。以脐结扎带穿过食管做牵引，食管表面做纵向切口，分开下 1/3 肌层与黏膜层达食管贲门连接。继续钝性游离黏膜层，使双侧肌层和黏膜分开长度达食管 1/3 周径。内镜检查有助于排除远端食管梗阻。

4. 腹腔镜手术　经 Verss 针做 CO_2 人工气腹。于脐轮下嵴做 5～10mm 置镜切口和 3～4 个 5mm 切口，以牵引或分离食管裂孔，将肝脏向上和腹侧牵引，切开胃食管连接处腹膜，游离远端食管，其余操作同前。经腹可做 Nissen、Thal 或 Toupet 防反流术式。Philip 主张将胃底大弯侧向后包绕食管远端，分别与肌层用不吸收线间断缝合形成长约 3cm 折叠。

5. 经口内镜下括约肌切开术（peroral endoscopic myotomy，POEM）　一种新的微创手术。于齿状线上食管黏膜下注射亚甲蓝，抬举黏膜，Dual 刀纵向切开，经黏膜下剥离至贲门下建立黏膜下隧道，应用 Dual 刀切开食管右后壁环形肌，反复冲洗隧道，应用钛夹夹闭隧道入口，确认黏膜无破损。

【预后】

大多数病例术后可获即时效果。病情恢复后测食管下端括约肌压力，一般在 7～14mmHg。5%～10% 病例 1 年内有吞咽困难，可能因肌层切开不够，症状重者有时需再手术。80% 获永久疗效。经胸手术后病理性反流发生率约 3%。食管切口上端必须超过痉挛狭窄段，下方达贲门 0.5cm，是预防术后吞咽困难或反流的要点。

第三节　胃食管反流手术

胃食管反流（gastroesophageal reflux，GER）是由于食管胃连接处或食管下括约肌发育缺陷或位置异常，胃与食管压力差增大所致。胃食管连接部是防止反流的多因素动力复合体，包括膈食管裂孔弹簧夹作用、贲门食管角和胃食管连接部局部食管黏膜增厚，最重要的是食管下端括约肌，正常位于膈下，为食管下段膈食管韧带和膈食管裂孔所固定。GER 有三种：①Ⅰ型，最常见，进食后 3～4 小时，持续大量反流，食管下括约肌静止压正常或降低，或合并大型食管裂孔疝，约 10% 患儿 1 岁内可自愈，50% 需手术；②Ⅱ型，反流和食管下端括约肌静止压增高，胃前庭及幽门严重痉挛，10%～15% 需手术；③Ⅲ型，为Ⅰ、Ⅱ混合型，13% 需手术治疗。

胃食管反流病（gastroesophageal reflux disease，GERD）常并发吸入性肺炎、幼婴儿呼吸暂停或猝死综合征、支气管肺发育不良、生长发育障碍和反流性食管炎等。

手术治疗方式分为贲门折叠（Nissen 及 Thal 胃底折叠）及胃固定术（Boerema 胃前壁固定术）两大类，必要时同时做幽门成形术。

【诊断】

1. 反复呕吐、呼吸道感染、喉喘鸣，重者有呼吸暂停。

2. 钡剂胃肠道造影　有特殊意义，食管胃连接处及胃的解剖异常，如食管、胃和十二指肠梗阻性疾病和大型食管裂孔疝都有明显异常，尤其是在连续状态下观察可了解反流程度、胃排空延迟等情况。

3. 食管 18～24 小时 pH 监测　微型 pH 探头可用于幼婴儿。动态观察反流次数，持续时间和总反流百分数，现认为是诊断金标准。常用有 Johnson-DeMeester 方法，正常食管 pH 为 5.5～7.0，pH < 4，在食管监测期间反流 > 5% 有诊断意义，结果随年龄有所差别。但近年来发现小儿 GER 不仅有酸性反流，而且还有碱性反流及混合性反流，因而 pH 可以存在假阴性，须警惕。

4. 胃食管压测定　下段食管括约肌功能不全是导致静息压持续降低的主要原因，而静息压是反应食管下端括约肌功能状态的重要指标；胃食管压力阶差增高、食管下端括约肌不恰当松弛、长期动态观察对确诊具重要意义。

5. 食管镜检查　发现黏膜损害，如侵蚀性食管炎和食管狭窄，同时在食管胃连接上方 2cm 取黏膜活检，可证实巴雷特食管。

6. 放射性核素 Te 硫酸胶造影　可做食管和胃排空的定量监测，若在一定时间内食管内查出示踪剂，证明有反流，有作者认为钡剂检查较其准确，不作为常规检查。

【手术适应证】

1. 经积极正规非手术治疗，包括饮食、体位及药物，6～8 周后症状无改善。以下指标可供参考：① 24 小时 pH 监测，食管酸性反流持续 5 分钟以上；②Ⅲ度及Ⅳ度食管炎；③食管镜检查组织学证实食管炎。

2. 重度营养不良，严重影响生长发育。

3. 导致威胁生命的呼吸道感染或梗阻，慢性肺部疾病。

4. 食管炎、食管狭窄进行性加重，严重贫血或巴雷特（Barrett）食管。

5. 胃移位至胸腔。

【术前准备】

术前置胃管，应用抗生素和肠道准备等。

【手术方法】

1. Boerema 胃固定术 加强胃小弯肌环，增加腹内食管段长度，可经腹或腹腔镜施行。Jolley 发现术后食管下端括约肌压力及长度明显高于正常。适用于反复黑粪，无反流性食管炎、神经系统正常的儿童。

步骤：①仰卧位，腰背不宜过度垫高，以免影响食管缝合后的张力；②脐与剑突连线中下 3/4 处做横切口，分开皮肤、皮下与腹直肌前鞘至肝圆韧带；③腹部探查后，切断部分左肝三角韧带，暴露食管裂孔，游离膈食管连接处下段食管全周径，长度至少 3cm；④间断缝合缩小膈脚，注意保护前、后迷走神经及其分支；⑤2-0 不吸收缝线，先后穿过右肝下腹壁全层、肝圆韧带和胃食管连接处胃小弯肌环分别做间距 1cm 间断缝合，至少 4 针；⑥由胃远端向近端依序打结，使结扎后的胃小弯贴近腹直肌后鞘和右肝下腹壁；⑦检查食管张力，结扎部位无肠管嵌入（图 14-3-1、图 14-3-2）。

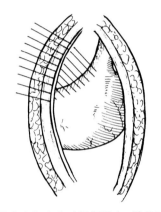

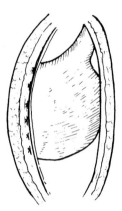

图 14-3-1 胃小弯与右腹壁间断缝合，缝线至腹白线右侧　　　　图 14-3-2 胃大弯靠一定张力依附于腹壁

2. 胃底折叠术 又称尼森（Nissen）手术。胃底 360° 包绕食管缝合。适用于反复呕血或血便，有食管反流或反流性食管炎病例。

步骤：①经左上腹横切口，可充分游离食管下段及食管裂孔，避免开胸对呼吸、循环干扰；必要时同时做幽门成形术，或胃造瘘供给营养（图 14-3-3）。②锐性游离左肝三角韧带，将逾越中线的肝左叶向右下牵拉，暴露食管裂孔，切开此处后腹膜，游离食管 2～4cm，以脐结扎带穿过食管并向下牵引（图 14-3-4）。

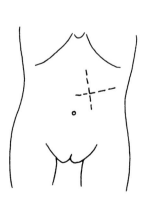

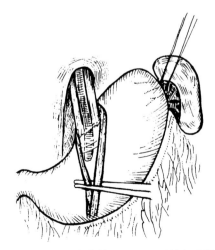

图 14-3-3 切口示意图　　　　图 14-3-4 游离食管 2～4cm，以纱条牵引

③4-0 丝线间断缝合缩小膈脚,进、出针处可用小垫片加强(图 14-3-5)。④游离胃底使之能从食管后向前环状包绕食管 1 周,必要时结扎上方 2~3 支胃短动脉。⑤为避免套叠滑脱,先将胃底大弯侧与食管下段间断缝合 3~4 针,第 1 针始于食管胃连接处(图 14-3-6)。⑥将胃壁包绕食管缝合,缝线先后穿过胃壁浆肌层、食管纵肌及包绕的对侧胃壁浆肌层打结,其松紧为根据年龄可通过 20~34F(婴儿)或 32~50F(儿童)探条为宜(图 14-3-7、图 14-3-8),长度 2~3cm,超过 3cm 术后易吞咽困难。结扎后折叠段与食管间可通过术者示指为恰当松紧度。⑦包绕段左上方胃壁与食管裂孔处膈肌间断缝合固定。⑧有幽门梗阻或迷走神经损伤者,可同时做幽门成形术或幽门环肌切开术。

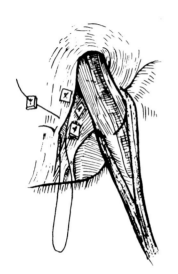

图 14-3-5 间断缝合缩小膈脚,进出针以垫片加强

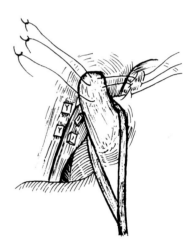

图 14-3-6 将胃底大弯与食管下段间断缝合 3~4 针防滑脱

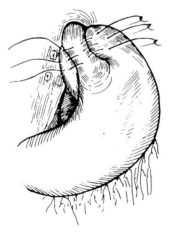

图 14-3-7 胃壁包绕食管缝合

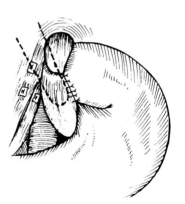

图 14-3-8 包绕缝合完成,松紧以食管右侧缘与胃壁间可通过术者示指为宜

3. Thal 折叠术 为胃壁 230°~270° 部分折叠,术后能呕吐及呃逆,无吞咽困难及上腹胀气之虞。适用于婴儿或儿童无中枢神经症状或食管炎的 GER、先天性食管闭锁术后食管功能失调。

步骤:切口及食管游离步骤同前。8 字形缝合膈食管裂孔与食管后壁,固定腹内食管段。以 3-0 不可吸收线依次将食管胃连接于大弯侧、胃大弯与食管左侧、腹内食管顶端及食管右侧缘连续缝合,形成胃底、胃前壁 230°~270° 瓣状附于食管腹侧缝合,使腹内食管段依不同年龄长度达 2~4cm(图 14-3-9~图 14-3-11),起到瓣膜启闭功能。

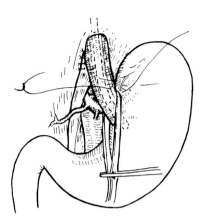

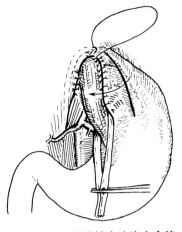

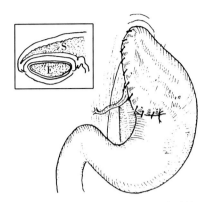

图 14-3-9　8 字缝合膈食管与食管后壁，连续缝合食管胃连接与大弯侧及食管左侧缘

图 14-3-10　连续缝合达腹内食管顶端与部分膈肌

图 14-3-11　完成胃底处胃前壁瓣状与食管的缝合

4. 腹腔镜胃底折叠术

步骤：①采取气管插管全身麻醉；②建立气腹，气腹压力控制在 10～12mmHg，在角切迹的对侧沿胃大弯分离胃，显露左侧膈脚，离断胃短动脉和大网膜；③在上腹部戳 5 个 0.5cm 的孔置入相应大小的戳卡，主操作孔位于右侧脐水平偏上 1.0cm 腹直肌外缘处，置入 0.5cm 戳卡；④腹腔镜孔位于脐水平下，置入 0.5cm 戳卡；双侧锁骨中线肋缘下 1cm，各置入一个 0.5cm 戳卡，为辅助操作孔；⑤第一个 0.5cm 孔位于左侧腋前线肋缘下，放入无损伤抓钳；另一个 0.5cm 孔位于剑突下 3.0cm 处放入肝叶撑开器，暴露裂孔的位置；⑥用超声刀游离切断胃膈和食管膈韧带，离断胃短血管，暴露左侧膈脚；⑦游离切断食管右前面膈腹膜，显露右侧膈脚；游离食管后方间隙，显露腹腔段食管长度至少 5cm；⑧将胃底自食管后牵拉包绕食管前，避免张力过大及两侧胃底不在同一水平，与对侧胃壁间断缝合 2 针，宽约 2.0cm，形成 360° 的宽松短段环状折叠包绕腹腔段食管，避免张力过大及两侧胃底不在同一水平，检查有无神经损伤或活动性出血，解除气腹，撤除腹腔镜器械，缝合伤口。

【手术并发症的预防及处理】

1. 术中并发症

（1）食管损伤：修补膈脚或胃底折叠缝合穿透食管。发现后应退出缝针，拆除缝线，或修补。局部彻底冲洗，必要时置引流。术后 1 周，患儿有高热、呕吐或腹痛等表现，应做造影检查排除食管瘘。感染重者需再手术引流，或修补食管瘘。

（2）腹主动脉损伤：缝合右膈脚或主动脉前筋膜时，应在示指引导下，避开主动脉搏动进出针。损伤腹/胸主动脉导致大出血，忌盲目钳夹，应吸尽血液，以手指或干纱布加压止血。

（3）气胸：右侧胸膜与膈肌紧连，分离或缝合时损伤，术后发生张力性气胸。操作应轻柔；发现损伤应及时修补；缝线结扎前先膨胀肺，排出胸腔气体，或放置胸腔引流。术后如有进行性呼吸困难，应警惕右侧气胸。

（4）迷走神经损伤：小儿迷走神经及其分支纤细易受损。有作者主张先将之暴露，并与食管一同用索带提起以避免损伤。术中万一误伤应做幽门成形术。

（5）腹腔出血：原因为脾包膜撕裂，胃短动脉损伤或结扎线脱落，经胸或腹入路均可发生，止血困难时，宜及时探查或行脾切除术。

2. 术后并发症

（1）腹胀综合征：Nissen 手术后患儿不能呕吐及呃逆，常有上腹饱胀不适。术后应彻底胃管减压，胃管固定牢靠，脱出后难以再置，影响肠功能恢复。

（2）吞咽困难：多因技术操作或手术方式不当所致，原因有①局部炎症或狭窄，见于术后早期，胃管减压可缓解。②胃折叠段太长,包绕或膈脚缝合太紧。Mark 认为,腹内食管包绕段不宜超过 3cm,最好置入 20～24F 胃管行缝合,包绕缝合间能通过术者示指,类似直肠指检(肛诊)感为宜。重者须行食管扩张(武汉市儿童医院曾收治 1 例外院手术后吞咽困难,行食管球囊扩张成形术 2 次后痊愈),无效者应再手术。③反流性食管炎、食管狭窄重者,不应单纯做 Nissen 手术,宜施行 Collis 胃成形术与胃底折叠联合术,使食管延长。

(3)复发或折叠滑脱:发生率约 12%,原因为①食管游离长度不够,缝合进针太浅,食管纵肌有向上收缩倾向,使折叠滑脱。将折叠段近端左侧与食管裂孔缘膈肌缝合固定可预防。②缩小膈脚缝线部分或全部裂开,致折叠段部分或全部进入膈上。裂口小、胃体呈沙漏状,反流或胃溃疡形成,呕吐症状重者应再手术。③食管因炎症瘢痕,使贲门及胃底拉长,误将折叠缝于胃底近端。

(4)并发食管旁疝,疝囊未处理,致胃或结肠疝入,甚至胃扭转、嵌闭,应急诊手术。

(5)小肠梗阻,原因是肠粘连或套叠。前者为近端小肠、大肠与左腹粘连,多发生于术后两周内。后者多为回回肠套叠或回结肠套叠,发生时间在术后两周至两年,可能因小肠蠕动功能紊乱,常无典型症状。武汉市儿童医院曾有 1 例,术后第 3 天进行性腹胀及便秘,腹部 X 线片示有肠梗阻表现,再次手术证实为近端回回肠套叠。

(6)乳糜胸:少见,因乳糜管经主动脉裂孔、食管与主动脉间、脊柱前方走向胸部。游离贲门、食管下段及膈脚缝合时损伤。有的进食后始发现,非手术治疗可痊愈。

第四节　食管狭窄手术

食管狭窄分为先天性和获得性。先天性食管狭窄(congenital esophageal stenosis)罕见,发病率为 1/(25 000～50 000)。其发病原因尚不清楚,诊断亦比较困难,常在婴儿时期因吞咽困难被发现,易被误诊为其他类型的食管结构性疾病。组织学分型:①节段肌肉纤维肥厚型,占 53.8%,狭窄段较长如锥状,见于食管中段或下 1/3 段;②气管或支气管组织残余型,食管肌层内有异位气管,甚至胃及胰腺组织,占 29.9%,多发生于食管下 1/3 段;③膜式狭窄,为薄膜状环形隔,占 16.2%,见于上段或中 1/3 段,多发狭窄只有个别报道。三者可同时并存。获得性食管狭窄(acquired esophageal stenosis)多由于误服强酸或强碱,使食管全层损伤继发增厚、纤维化和狭窄,或食管手术后吻合口瘢痕狭窄。自先天性食管闭锁存活率提高后,需扩张病例也随之增多。此外,引起食管狭窄的原因还包括反流性食管炎所致的食管瘢痕狭窄,食管肌张力增高如贲门失弛缓症、弥漫性食管痉挛所致的食管狭窄。儿童食管狭窄主要是良性狭窄。治疗包括内镜扩张,狭窄段置入自行扩张支撑物和外科手术,前二者使手术率大为下降。扩张器有 Tucker 梭形橡胶探条,Eder-Puestow 金属橄榄探条(21～39F),Savary-Gilliard 半屈式、热塑性探条(5.0～12.8mm)等。

【临床表现】

多表现为不同程度的吞咽困难。小婴儿可出现喂养困难、呕吐、流涎增多、体重不增反降、因反流误吸反复发作的肺炎、贫血等。

【手术适应证】

1. 单纯黏膜增厚及较短段狭窄,如食管闭锁术后吻合口狭窄,球囊或探条扩张已成为首选治疗方案。

2. 先天性食管肌层气管组织异位,长段腐蚀性狭窄常呈屈曲、广泛节段性,扩张效果欠佳,易发生穿孔并发症,宜行手术。

3. 溃疡性、痉挛性或反流性狭窄,目前以扩张疗法与 Omeprazole 配合应用,取得理想疗效。

【方法】

1. 内镜下扩张

(1)术前准备:禁食、补液。术前可行消化道造影,多角度明确食管狭窄的部位、长度、局部扭曲,是否伴发憩室、穿孔等。经食管镜观察狭窄部位、直径和外观性状,选择适合扩张器。

（2）麻醉与体位：一般用静脉麻醉，取仰卧位或左侧卧位。对于小婴儿为避免扩张时压迫气道，术中可行气管插管。

（3）步骤

1）胃造瘘置线环形扩张：经胃造瘘口拉出编织合成纤维线，打结成环形。扩张时穿入 Tucker 扩张器，从胃瘘口→贲门→狭窄段→口腔逆行拉出。此法安全并发症少。

2）橡胶 Tucker 扩张器或塑料扩张器：食管镜显露下，将扩张探条置入食管，通过狭窄段，停留约 5 分钟。

3）球囊成形术：应用带气囊导管（pneumatic polyurethane balloons），经活检孔置入球囊，在导丝引导下通过狭窄段，将球囊体部放置在狭窄段，注水扩张球囊。注水保持压力 1～3 分钟后回抽，间隔 3～5 分钟，反复扩张 1～4 次。此法应用较多。

4）食管支架：对于需短期内多次扩张者可于狭窄部位放置自膨胀支架保持食管腔开放，减少扩张次数和并发症。术中在胃镜下将导丝经食管置入胃腔建立轨道（必要时术中摄片确定导丝进入胃内），胃镜下测量狭窄段长度及上下端距离门齿的距离，选取适宜大小及长度的支架，在胃镜直视下于狭窄处释放支架。

5）有文献报道，对复杂性食管狭窄局部同时应用肾上腺皮质激素以减轻炎症反应、纤维化、再狭窄和延长扩张间隔，但效果不一。

（4）注意事项：①扩张时忌用暴力。每次最好选择同一扩张器三种不同规格，渐进性扩张。②术后禁食 24～48 小时后进流食。③术前建议行消化道造影，如并发食管憩室时可在术前明确憩室与狭窄的位置关系，避免盲目进镜导致憩室被扩张而引起食管穿孔。④对于食管闭锁术后吻合口针尖样狭窄的患儿在扩张术中需以导引钢丝先建立扩张轨道，术中 X 线摄片证实导丝进入胃腔内后再沿导引钢丝放入球囊进行扩张，可增加手术安全性。

2. 手术治疗　食管中下段狭窄；环状狭窄，长度在 2cm 左右，扩张无改善者，应考虑手术治疗。短段做狭窄段切除端端吻合术；长段做食管结肠补片或替代术；肌性狭窄行肌层纵向切开术。

3. 食管灼伤狭窄　内镜检查伤后早期是否进行胃镜检查，过去存在争论，反对者认为胃镜检查会造成食管的进一步损伤，难以窥及食管全段的损伤情况，也难以明确食管灼伤累及的程度。现在越来越多的观点倾向为早期进行胃镜检查，但不适于证实有食管穿孔的患者。内镜检查的目的在于对损伤部位进行定位，观察损伤范围，对伤情分级，评估残余正常食管的情况及胃部情况，为后期手术提供参考，但需要由有经验的高年资内镜医师进行。

Andreoni 等（1997）介绍的食管化学灼伤内镜分级法如下。

0 级：食管黏膜正常，蠕动存在，贲门和幽门开放正常。

1 级：食管黏膜充血水肿，蠕动消失，贲门开放无张力，幽门痉挛。

2 级：食管黏膜充血水肿，并有浅表坏死及糜烂，幽门开放无张力。

3 级：食管黏膜深度坏死、出血、黏膜腐蚀脱落，有溃疡形成。

4 级：食管黏膜深度坏死（黏膜变黑）、严重出血，食管壁有全层溃疡形成（食管即将穿孔）。另外，对有一些患者可选择性进行喉镜和纤维支气管镜检查。

（1）伤后即时处理：适当中和稀释误服液体，如牛奶、液状石蜡等；预防性应用抗生素；胃肠外营养；肾上腺皮质激素应用意见不统一；内镜或纤维咽镜引导下置入鼻胃管或急诊胃造瘘，48 小时后食管胃十二指肠镜（esophagogastroduodenoscopy）检查，确定损伤程度。3～4 周后食管钡剂检查，如有食管全层坏死、败血症，考虑颈部食管造瘘、胃造瘘和晚期食管重建。对原食管是否切除尚存争议。

（2）扩张治疗：食管扩张在预防和减轻食管烧伤后瘢痕狭窄的疗效已得到公认，对瘢痕组织形成早期行食管扩张的效果较好，但严重、多发及广泛狭窄则效果不佳。一般情况好者多在食管烧伤后 10 天开始进行扩张。目前有水银探子、球囊扩张器及沙氏扩张器等，其中以沙氏扩张器应用最多。食管狭窄段较短、瘢痕不很坚硬的病例，还可放置覆膜支架，以达到持续扩张的效果。小儿需麻醉，宜每 7～10 天扩张 1 次（胃造瘘扩张打击小，可每日扩张 1 次）。1～2 个月后酌情延长至 2～3 周 1 次。根据不同年龄，使食管直径达 1～1.5cm。定期行食管造影复查。

（3）注意事项：①扩张后禁食和观察生命体征 24～48 小时。②选择大小合适扩张器，动作轻柔，循序渐进。过大扩张器撕裂出血，瘢痕形成加重狭窄。武汉市儿童医院 1 例食管碱灼伤狭窄，第 3 次扩张时发现纵隔内有少量气体，禁食 4～5 天后吸收。继续扩张 2 次后痊愈。③应用肾上腺皮质激素期间不宜扩张。④扩张 2～4 个月无效者，应考虑食管重建手术。

第五节　食管异物及穿孔

食管异物（esophageal foreign body）是指饮食不慎，误咽异物，如鱼刺、骨片等，异物可暂时停留或嵌顿于食管。小儿喜欢将异物放入口中。大部分误食异物的病例发生在 6 个月至 3 岁的婴幼儿。大部分异物可自然排出体外，有 10%～20% 的患儿需要内镜取出异物，不到 1% 的患儿需要外科手术介入。常表现为食管异物感、吞咽困难、胸骨后疼痛等。虽然误食异物的死亡率不高，但仍有死亡病例的报道，且本病发病率较高，需要关注。严重者可造成食管瘘、纵隔脓肿、穿破大血管，甚至危及生命，一经确诊需立即处理。食管穿孔（perforation of esophagus）是因食管壁病变或外伤造成的食管壁全层裂开，一旦发生病情险恶，可引起致死性的纵隔炎、纵隔脓肿和主动脉破裂等严重的并发症，死亡率较高。

【病因】

食管异物及穿孔多由于饮食不慎、误咽异物、机械损伤、腐蚀物及剧烈呕吐致食管内压力急剧升高，引起食管壁部分或全层破裂穿孔。受伤的原因与受伤部位存在一定的规律：暴力或锐器穿通致食管穿孔多在颈段；异物及腐蚀性损伤发生多在胸段；剧烈呕吐致食管破裂多出现在食管下段左侧壁。

食管自身无病变时发生食管损伤甚至穿孔的部位多发生于 3 个生理狭窄部。食管自身有病变时穿孔发生率较高，如食管憩室、贲门失弛缓症、狭窄等，穿孔部位常位于狭窄的近侧或狭窄处。

近年来，随着内镜检查和经食管超声技术的广泛开展，食管或胃镜检查、食管扩张疗法、食管超声检查、食管取异物、气管插管、纵隔镜检查及外科手术（如甲状腺切除、食管平滑肌瘤摘除、全肺切除术等）均可能造成医源性食管损伤。

【病理生理】

当异物嵌顿到食管某一部位后，局部即产生炎症反应，其严重程度与异物有无刺激性、边缘是否锐利以及异物存留时间长短有关。光滑无刺激的异物如硬币等，可以在食管内存留数月甚至数年之久而食管仅有轻度肿胀及炎症。若为枣核、骨刺等尖锐性异物，则可能刺破食管黏膜，食管局部可迅速出现炎症肿胀，继而发生溃疡或穿孔，形成食管周围炎、脓肿和纵隔炎。如果此类异物靠近大血管，严重者可腐蚀并穿透血管壁，发生致死性大出血。长期存留在食管内的异物因长时间刺激食管，可造成食管狭窄，其上段食管可扩张或形成憩室，少数病例可逐步破溃进入气管，形成食管气管瘘。

尽管引起食管穿孔的原因不同，但穿孔后的病理生理变化都是一致的。食管穿孔后，具有强烈刺激性的胃内容物及带有各种口腔内细菌的唾液和食物等，迅速经破口进入纵隔，引起严重的纵隔感染。炎症在纵隔内迅速扩散，并可侵蚀穿破胸膜进入胸腔，形成一侧或双侧液气胸。因进入的细菌中含有厌氧菌，常引起腐臭性脓胸。有的食管穿孔来势凶猛，食管破裂的同时，胸膜随即破裂，较早出现液气胸，纵隔和胸腔感染，大量体液丧失，毒素吸收，患者很快发生休克。因吞咽使空气由破口不断进入胸腔，可以产生张力性气胸，进而加重呼吸与循环功能紊乱，如不及时救治，患者可迅速死亡。

纵隔内炎症之所以扩散迅速，其原因是：①纵隔内均为疏松结缔组织，除胸廓入口处稍狭小外并无其他的脏器组织足以阻挡感染的扩散，食管穿孔后空气进入纵隔内形成纵隔气肿，为含有多种细菌的消化液进入纵隔创造了有利条件；②吸气过程中，纵隔负压增加，更有利于空气和消化液吸入纵隔；③心脏搏动、食管蠕动及吞咽活动等，对感染的扩散均起促进作用；④口腔内含有多种细菌，尤其是口腔内有感染时，促进纵隔感染及炎症的扩散。

【临床表现】

食管异物及穿孔的临床表现取决于致病的原因、穿孔的部位和大小。

1. 食管异物

（1）吞咽困难：吞咽困难程度与异物所造成的食管梗阻程度有关。完全梗阻者吞咽困难明显，流质难以下咽，多在吞咽后立即出现恶心、呕吐；对于异物较小者，仍能进流质或半流质饮食。

（2）异物梗阻感：异物在上段食管时症状较明显；若异物在中、下段食管时，可无明显梗阻感或只有胸骨后异物阻塞感及隐痛。

（3）疼痛：疼痛常表示食管异物对食管壁的损伤程度，较重的疼痛是异物损伤食管肌层的信号，应加以重视。通常光滑的异物为钝痛，边缘锐利和尖端异物为剧烈锐痛。异物嵌顿导致食管穿孔的患者常述胸痛，有皮下气肿、气胸、局部脓肿等典型穿孔体征。

（4）反流症状：常有反酸、烧心等症状，少数患者会出现反射性呕吐。

（5）呼吸道症状：主要表现为呼吸困难、咳嗽、发绀等。多发生于婴幼儿，特别是在食管入口及食管上段的异物。异物较大或尖锐带刺者，可压迫喉或损伤黏膜引起炎症。

（6）涎液增多：多为小儿主诉。异物嵌顿于颈段食管时更为明显，如严重损伤还可以出现血性涎液。导致涎液增多的原因是咽下疼痛、吞咽困难和食管被堵塞的综合作用，异物局部刺激也可使分泌物增加。

2. 食管穿孔

（1）颈部、胸部及腹部剧烈的疼痛，呈强迫体位，痛苦面容，并伴吞咽困难。

（2）颈部皮下气肿及纵隔气肿。严重时可扩展至颜面和腹股沟。

（3）全身脓毒性感染症状。

（4）纵隔炎及脓肿、脓胸、大血管破裂等严重并发症。

【诊断】

1. 明确的吞食异物或食管损伤史，内镜检查治疗史。

2. 突发的吞咽困难、异物感、疼痛、颈胸部皮下气肿等症状。婴幼儿不能陈述和表达其症状，流质食物（牛奶）可通过异物停留处，可不出现明显吞咽困难或因呼吸道症状而延误诊断。故当婴幼儿出现拒食、涎液增多、进食后呕吐、烦躁、用手搔抓颈部，结合可疑异物吞咽史应联想到食管异物。

早期诊断，及时而正确地处理食管穿孔是降低死亡率的关键。延误诊断的原因主要是对食管穿孔认识不足。对穿透伤引起的食管损伤常合并其他部位严重伤而将食管损伤忽略。至于医源性或异物引起的食管穿孔，诊断较容易。由颈部开始的皮下气肿应怀疑食管穿孔。

3. 颈、胸部正侧位片，食管碘油造影，颈、胸部 CT 扫描。影像学检查是判断有无食管异物及异物停留部位的有效辅助检查，对 X 线不透光的异物如金属等，具有重要诊断意义。对于体积较小的不透光异物为排除脊柱遮挡，需行 X 线侧位摄片。

对于 X 线完全不显影的异物可在造影下摄片以便显示异物，或观察造影剂停留情况间接判断异物的存在。怀疑存在食管穿孔者禁用钡剂造影，可选用水溶性对比剂显影。

纵隔气肿、液气胸是诊断食管穿孔的重要依据。食管造影显示造影剂外溢可确定诊断。但阴性结果不能排除食管穿孔的可能。

CT 比 X 线对透光异物的显像效果更好，多数病例报道表明 CT 扫描对监测食管细小异物较常规 X 线检查更有价值。当 CT 影像有以下征象时，应考虑食管穿孔的诊断。

（1）围绕食管的纵隔软组织内有气体。

（2）在纵隔或在胸腔的脓腔紧靠食管。

（3）充气的食管与一个邻近纵隔或纵隔旁充液的腔相通。

（4）胸腔积液特别是左侧胸腔积液则更进一步提示食管穿孔的可能。当具备以上任何一项时，应做食管造影以明确诊断和确定穿孔的部位，这对指导手术治疗非常重要。

4. 食管、胃镜检查 食管、胃镜检查对胸部创伤、异物引起的食管损伤有重要诊断价值，当食管造影阴性时,有时用食管或胃镜可直接看到食管损伤的情况,并能提供准确的定位,了解污染的情况。食管、胃镜的结果也有助于治疗方式的选择。但存在明确食管穿孔者内镜检查宜慎重,因其可能使穿孔扩大。

【治疗】

原则上应尽早取出异物、闭合穿孔、减少感染蔓延、恢复消化道的连续性。

1. 一般治疗 禁食,抗生素控制感染,胃肠减压及维持水、电解质平衡,常规质子泵抑制剂抑酸治疗。

2. 充分术前准备及辅助检查,明确患者有无内镜检查的禁忌证。

(1)食管异物者尽早行内镜下异物取出术。若异物较大、嵌顿于食管壁或估计穿透食管壁全层、累及主动脉,可在外科协助下,内镜下取出或直接外科手术;若异物嵌顿超过 24 小时,CT 提示食管腔外脓肿形成或有严重并发症,应行开胸纵隔引流手术。

(2)食管穿孔发现时间较早时应争取手术治疗。食管穿孔的手术方法有一期修补、采用其他组织加强修补、放置食管腔内带膜支架、食管旷置及胸腔纵隔引流等。

1)食管破口小,感染局限在纵隔内,症状轻微者,应禁饮禁食,胃肠减压,酌情以生理盐水或抗生素液局部冲洗;胃肠外营养,应用广谱抗生素;闭式胸腔引流等。保守治疗 24 小时无明显改善者,应酌情考虑手术治疗。

2)颈段食管穿孔:穿孔小、局部症状轻,探查不易发现时,单纯引流可使其愈合。大的穿孔需手术修补,经左胸锁乳突肌前缘切口,从甲状腺与颈动脉鞘间游离食管,裂口稍予修剪后,做黏膜和肌层分层缝合,局部置引流管至少 3 天,术后胃肠减压及营养支持治疗。

3)胸段食管穿孔:术前须确定穿孔位置,便于选择进胸途径。通常应在液气胸侧入胸。如无液气胸,原则上是上、中段食管经右 4~5 肋间,下段食管经左 6~7 肋间入路。进胸后,清除胸内渗液,剪开纵隔胸膜用生理盐水冲洗。食管穿孔处扩创修剪,黏膜层和肌层分层缝合。一期修补术后裂开或瘘形成的发生率可达 10%~39%,可采用胸膜瓣包绕修补处,加强缝合,以利愈合。再次胸部清洗后安置胸腔引流管。术后应持续胃肠减压。胸腔引流管至少留置 1 周,术后 7~10 天在确定无食管瘘和脓胸时方可拔管。

4)食管修补失败者不能再行二次修补,只能有效胸腔引流,禁饮禁食,行胃造瘘术喂饲。

5)食管腔内带膜支架是近年来兴起的食管穿孔治疗技术,通过内镜引导在穿孔部位置入带膜支架,可以减少纵隔及胸腔感染,同时促进穿孔处组织生长和愈合。手术创伤小、治疗效果明显。

【预后】

因为食管异物及食管穿孔临床诊断误诊率较高,所以并发症和死亡率均较高。文献均强调,食管穿孔后在 24 小时内确诊及手术,死亡率明显低于超过 24 小时手术者。颈段食管穿孔的死亡率又明显低于胸、腹段。

近年来随着内镜技术、食管带膜支架以及广谱抗生素、胃肠外营养、术后监护加强等措施的发展,食管外伤穿孔的并发症和死亡率进一步下降。

食管异物及穿孔多系儿童误食或机械损伤造成,食管损伤引发的后果包括仅需观察到开胸手术,甚至死亡,早诊断及早期处理是患儿临床预后良好的保证。除传统的开胸引流和手术修补外,食管覆膜支架、经内镜下球囊扩张并药物注射减轻瘢痕狭窄等也取得了良好的效果。

(戚继荣　莫绪明)

第六节　食管替代术

食管替代术(esophageal replacement)的目的是恢复胃肠道延续和通畅性。手术基本原则为:保留近端食管特别是会厌的环咽(cricopharyngeus)或食管下括约肌;替代管道尽可能短、直而不易潴留;权衡各替代物利弊,尤其是食管闭锁合并直肠肛门畸形造瘘患儿,如选择结肠代食管应考虑不影响日后肛门成形术;术前须行影像学检查,根据胃肠道解剖制订手术方案。

【手术适应证】

1. 食管闭锁　远近盲端距离大，无法行一期吻合，吻合口断裂须行食管造瘘者。

2. 先天性和后天性食管狭窄　后者继发于食管灼伤或反流性食管炎，对于食管化学性烧伤后的瘢痕狭窄，早期应抗感染、激素或者胃造瘘治疗，伤后 1 个月左右行球囊扩张治疗。对于狭窄严重的咽、食管烧伤，狭窄段长度大于 4cm，狭窄段上方食管扩张明显及食管吞钡见狭窄段为鸟嘴样改变，应考虑积极手术治疗，由于纤维化狭窄的形成多在 6 个月左右，所以手术一般在烧伤后 6 个月后进行。

3. Barrett 食管　即食管下段正常鳞状上皮被特殊化生的柱状上皮所替代，常见于长期胃食管反流患者，被认为是食管腺癌的癌前病变。经 Nissen 全胃底折叠术失败者，需行食管替代术。

4. 食管功能失调　食管运动失调是食管肌肉的收缩运动不正常或不协调致使食物不能顺利经咽部输送入胃内的病理状态。临床表现为吞咽困难，可伴有胸骨后痛。因不能正常进食而影响健康。需靠 X 线钡剂造影和食管压力测定进行诊断。根据原发病及临床症状，经内科治疗无效者，需手术治疗。此病不多见。

5. 食管恶性疾病　如横纹肌肉瘤、畸胎瘤等。

【食管替代物要求和种类】

手术打击小，按需一期完成手术；替代物具有正常食管舒缩和抗酸性能；不影响呼吸、循环及胸部外观；手术后吞咽困难症状完全消失，无并发症或后遗症。常用结肠、胃管、空肠代食管及结肠补片等。

【结肠代食管】

结肠一直是用于儿童食管替代的首选器官，适用于上段食管广泛狭窄。常用横结肠和降结肠，亦可选择横结肠和升结肠。Richard 主张结肠经左肺门后一期顺蠕动吻合。结肠黏膜因胃液反流致黏膜溃疡或狭窄者少见。

1. 术前准备

（1）肠道准备：胃造瘘者给予要素饮食，术前 1～2 天用抗生素和维生素 K。

（2）胃管或胃造瘘减压。

（3）结肠灌洗后注入甲硝唑或新霉素。

2. 手术方法

（1）体位：取左侧抬高 45° 斜卧位，肩下置垫使颈部过伸。

（2）切口：备下颌至下腹部皮肤。经左上腹腹直肌切口、正中或横切口，横切口可满意暴露及分离左、右结肠。

（3）步骤

左半结肠替代术：①仔细检查结肠血液供应及长度，决定取材部位。②游离切断胃结肠韧带，分开胃与横结肠；分离左肝三角韧带。③切开降结肠脾曲至乙状结肠近端处侧腹膜；分离结肠中动脉左支，保留边缘动脉弓和左结肠动脉弓。④切开膈食管韧带，扩大膈食管裂孔，游离胃食管连接部，使其可上达纵隔。⑤测量结肠近段至食管吻合处长度。保留左结肠动脉上分支及中结肠动脉起始部，在血液循环良好、断缘无出血情况下处理血管和切断替代结肠。结肠吻合恢复其延续性；修补大网膜与肠系膜。⑥选择肺门后结肠替代时，经第 5～6 肋间左胸切口。通过肝胃韧带、扩大食管裂孔或膈肌切口，从肺门后、降主动脉侧方和主动脉弓后游离形成隧道。将结肠段从胃与胰腺间穿过此隧道，结肠上端通过希布森（Sibson）膜后方、锁骨下血管和颈鞘侧方达颈部；替代结肠亦可于胸骨后，经腹部和颈部上下游离形成隧道达颈部，以避免另做胸部切口（图 14-6-1）。⑦替代结肠远端与小弯处胃壁吻合，此前将胃管送入胃内。必要时做幽门成形术或胃造瘘术。⑧颈部吻

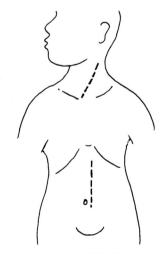

图 14-6-1　颈部及腹部切口示意

合，于左侧胸锁乳突肌前缘，甲状软骨至胸骨上切迹做斜切口，将胸锁乳突肌拉向后方，切开肩胛舌骨肌、胸骨舌骨肌及颈总动脉鞘，在颈总动脉内侧、气管和脊柱间暴露及分离食管。用 5-0 单丝可吸收缝线将食管与结肠行单层吻合（图 14-6-2）。注意保护甲状腺下动脉、喉返神经和胸导管。食管未造瘘者，切断食管双层缝合封闭。⑨颈部切口及腹腔放置引流。

选择右半结肠时，试钳夹右结肠动脉及回结肠动脉，游离中结肠动脉（图 14-6-3）。结肠游离方法同前，注意勿损伤右输尿管及十二指肠。距回盲部 5～10cm 切断末端回肠，切除阑尾。根据所需长度，在中结肠动脉左侧切断横结肠。采用横结肠时离断中结肠动脉，保留左结肠动脉，再经适当入路进行结肠 - 胃的吻合（图 14-6-4～图 14-6-7）。食管闭锁病例如结肠为边缘血管，最好近端食管先做 1cm 造瘘，数周后再吻合。

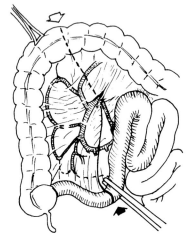

图 14-6-2　选择左半结肠

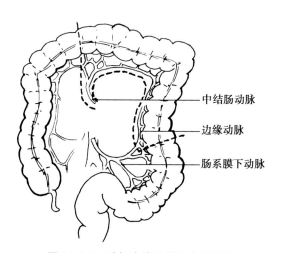

中结肠动脉

边缘动脉

肠系膜下动脉

图 14-6-3　选择右半结肠及末端回肠

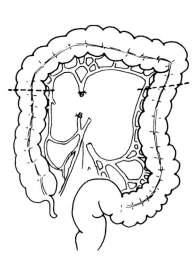

图 14-6-4　选择横结肠

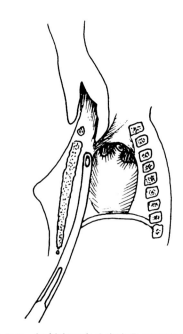

图 14-6-5　经剑突下方分离胸骨后隧道直达颈部

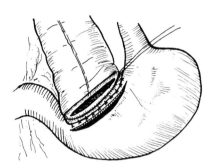

图 14-6-6 移植结肠近端与胃小弯前壁吻合

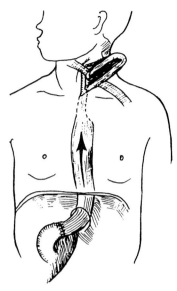

图 14-6-7 颈部食管与结肠或回肠吻合

3. 术后处理

（1）半坐卧位，监测生命体征 48 小时。

（2）按需要量补液，应用静脉高营养、抗生素等。

（3）持续胃管减压，术后第 7 天 12.5% 碘水造影，无吻合口瘘时，考虑进流质，拔除颈部或胸腔引流；有吻合口瘘继续禁食至 2 周后再造影。

（4）X 线胸片检查排除术后胸部并发症及吻合口瘘。

4. 术后并发症

（1）颈部吻合口唾液瘘：多能自愈，发生率为 20%～30%，其原因有①颈部食管血供差；②替代肠段血液循环障碍；③胸骨后隧道狭小；④替代肠段长度不足在张力下吻合或吻合技术问题等。

（2）移植结肠缺血坏死：短段可能纤维化愈合，长段者需再手术。

（3）胃食管反流：进食后取直立或半坐卧位，缓慢吞咽可缓解；无效者需做胃部分折叠术。

（4）颈部吻合口狭窄：随时间延长症状减缓，半数病例需扩张治疗。

（5）声带麻痹：发生率 3%～5%，多因喉返神经损伤导致。

（6）移植结肠冗长：发生率 15%～20%。严重食物淤积或梗阻者，必要时再手术。

（7）间置结肠恶变：待远期随访。

【胃管代食管】

胃血液供应丰富，黏膜耐受酸性反流；保持直行外形是理想食管替代物。适用于结肠畸形或合并先天性肛门闭锁、结肠边缘血管或血管弓畸形。分为胃管翻转代食管术、胃小弯延长代食管术及全胃上移术。

1. 胃管间置术（gastric tube interposition）

（1）术前准备：术前上消化道钡剂检查，胃容量至少在 200～250ml 始能维持移植后容量所需。术前同时准备肠道，以备必要时改做结肠替代。

（2）麻醉为气管插管全身麻醉，取右侧 45° 侧卧位。切口同结肠代食管手术。

（3）步骤：①腹部探查，注意胃的位置，原有胃造瘘应分离及闭合。②游离胃和胃食管连接部，避免损伤脾脏。③先天性食管闭锁食管残端应切除；灼伤食管宜切除，以免日后癌变。④广泛游离十二指肠。⑤测量需移植胃管长度，检查左、右胃网膜血管及其吻合支。⑥在幽门近端 2cm 处结扎切断右胃网膜动脉，于其分支处大弯侧、幽门以上 2.5cm 处平行切开胃前后壁。按不同年龄，以 20～24F 胸管为支撑，长度 5～8cm，间断缝合成管状，边切边缝，以减少出血，或用吻合器缝合。亦有主张近幽门部分间断缝合，其余连续缝合，保留部分大网膜，以保护胃网膜血管；注意成形胃管于胃底端不得狭窄，因此处需成角转向胸部。⑦将胃管从胸骨后隧道,经食管裂孔左侧送达颈部,或经纵隔在肺血管后方与食管吻合;胃管与膈肌缝合固定(图 14-6-8、图 14-6-9)。⑧胃造瘘。

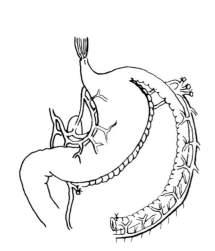

图 14-6-8   从胃大弯侧结扎右胃网膜动脉,做成胃管

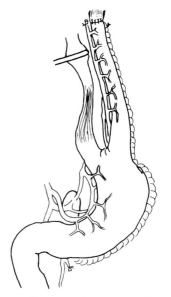

图 14-6-9   将胃管逆时针转向上方,经食管裂孔左侧,胸骨后隧道送至颈部与食管吻合

(4)术后处理:同结肠替代术。

(5)术后并发症:①吻合口瘘,颈部吻合口瘘发生率高达 20%～30%,多能自愈。30% 有狭窄形成。②吻合口狭窄,水肿消退后好转,必要时扩张。③胃食管反流,有主张同时做部分胃底折叠术。

2. 胃小弯延长代食管术   此术式保存食管全段又延长 6～8cm。适用于长段食管闭锁。

(1)手术步骤:①切口及颈部操作同前;②了解远端食管血液供应,胃左动脉分支;③于胃左动脉第 2 分支以下、接近主干处结扎胃左动脉,可保留来自胃深部动脉及胃短动脉的侧支循环;④胃钳呈对角线、斜向钳夹胃小弯壁 2～3cm,切开后可延伸双倍长度,以 GIA 吻合器缝合或双层间断缝合(图 14-6-10、图 14-6-11);处理部分胃短动脉;⑤将延长的食管经后纵隔,或经胸与颈部食管单层吻合;⑥做 Thal 半胃底固定术;⑦幽门成形术及胃造瘘。

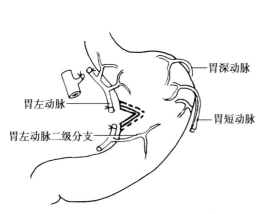

图 14-6-10   以胃钳斜向钳夹胃小弯处,切开胃壁

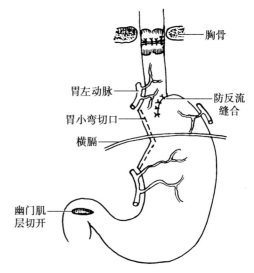

图 14-6-11   延长食管,经后纵隔或胸部与颈部食管吻合,同时做防反流及幽门成形术

（2）术后处理：同结肠替代术。

3. 全胃移位术（gastric transposition） 此术式的优点是操作简单，单一吻合口；胃无张力上移至所需长度，血供良好；吻合口瘘及狭窄发生率低。但胃在纵隔或胸腔可能影响呼吸，胃食管反流发生率高，胃排空延迟或过快（倾倒综合征），影响患儿生长发育和肺部并发症。此术适用于食管闭锁曾行颈部食管造瘘者，较其他术式应用少。

（1）步骤：腹部探查和胃造瘘处理同前。①结扎胃左动脉和胃短动脉，保留胃右动脉和胃网膜右动脉，处理大网膜；②游离胃食管连接部和食管下段 5cm，切断缝合胃食管连接部，或用 GIA 封闭；③扩大食管裂孔，钝性分离，将胃由食管床上移至气管隆嵴水平；④颈部做横切口，游离食管行单层吻合；⑤最好将胃全部上移至颈部，幽门位于膈下，在胃底另做切口吻合（图 14-6-12～图 14-6-14）；⑥同时做幽门成形术。

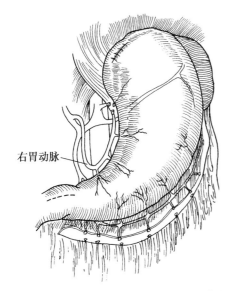

图 14-6-12 游离胃，保留胃右动脉和胃网膜动脉，将胃食管切断、缝合

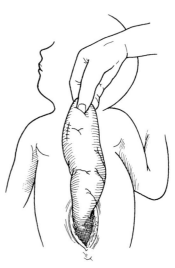

图 14-6-13 结扎胃左动脉和胃短动脉，将胃上移，使胃底顶端超过锁骨

（2）术后处理：同前。如有呼吸困难，酌情机械辅助呼吸。

（3）术后并发症：①胃食管反流常见，但程度轻，导致反流性食管炎者少见；②吻合口瘘发生率约 12%，多能自愈；③吻合口狭窄，处理同前；④粘连性肠梗阻；⑤食管旁疝；⑥术后出血；⑦乳糜胸，可自愈；⑧声带麻痹；⑨倾倒综合征，应用高蛋白、较稠食物及体位疗法可缓解。

4. 空肠间置术（jejunal interposition） 要求患儿年龄应在 1 岁以上，且需多次手术，不作为小儿食管替代首选，仅用于其他术式失败后。最适于远端食管短段阙如，颈部微血管吻合游离空肠蒂替代术。

（1）步骤：①经上腹正中切口，便于替代肠管直行进入前纵隔。②保留屈氏韧带远端第一主要分支空肠动静脉，以保证远端空肠血液供应。分清此血管以下 2～3 支主要血管，离断前以无创血管钳试行阻断，确保肠管血液供应无影响。③于屈氏韧带远端 6～12cm 处分离肠管。测量需替代肠管长度，因肠系膜影响，有时显得较短。注意保

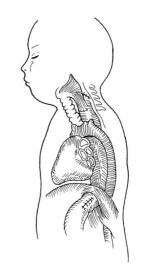

图 14-6-14 从腹部至颈部形成纵隔隧道，完成食管胃吻合

护伴行淋巴组织和自主神经纤维。④松解后腹膜根部血管至二级弓，必要时处理 1～2 支二级血管，有利于延长肠管。空肠至颈部断端易缺血，肠管蒂静脉经过纵隔和裂孔回流易受阻。⑤将游离空肠顺蠕动经肺门后送达颈部，再次检查血供无障碍后，行颈部空肠造口术、空肠远端与胃体小弯侧吻合，此前将胃管置入胃内。行空肠 - 空肠吻合术和胃造瘘术。⑥6～8 周后做二期颈部食管空肠吻合术（图 14-6-15）。

亦可将带蒂空肠段 1～2 级血管与甲状腺上动脉、颈外静脉或胸廓内动脉及颈外静脉吻合。血液循环良好者，可直接将空肠上端与食管间断吻合。分别缝合颈、腹部切口，放置引流。

（2）术后并发症及处理：同结肠代食管术。

5. 结肠片食管成形术　鉴于灼伤后食管狭窄应用结肠替代有臃肿、蠕动差等缺点，长段食管替代使食管下括约肌功能丧失，胃管翻转可能形成溃疡，胃上移使胃丧失存留功能等不足，有作者主张应用结肠片食管成形，在原位保留了直行、全长的食

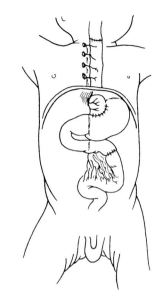

图 14-6-15　空肠间置吻合完成后示意图

管及下括约肌，也不影响胃的储存功能。缺点是缺乏正常蠕动。1975 年 Heelm 等报道此术式。1995 年 Kennedy 等用于食管灼伤后狭窄，近期效果满意，1 例食管造影见补片处憩室形成，但无症状。

（1）麻醉：气管插管全麻。

（2）步骤：①右胸第 6 肋间后外侧切口及上腹正中切口。②从狭窄段上下 2cm、前外侧纵向切开食管（图 14-6-16）。③检查左、右结肠血管分布及走向。如取左半结肠，肠片血供主要来自中结肠动脉。④测量食管切开处顶端、食管裂孔至中结肠动脉根部距离；沿左结肠系膜缘测量相近长度，并做标记；游离远端结肠，保留边缘动脉。切除近端血液循环供应不良的肠管。⑤用橡皮片或硅胶管，按食管缺损形状修剪成形。⑥于肠系膜对侧缘中线将游离结肠劈开，按以上橡皮片裁剪成长椭圆形（较皮片上下缘长 0.2～0.3cm）（图 14-6-17）。⑦将结肠片经胃后、食管裂孔送达食管缺损处。以 4-0 线单层间断缝合结肠片与食管壁，将胃管送入胃内（图 14-6-18）。⑧结肠端端吻合恢复延续性。⑨酌情做防反流或胃造瘘术。置胸管及腹腔引流。

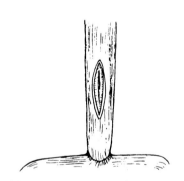

图 14-6-16　纵向切开食管狭窄段

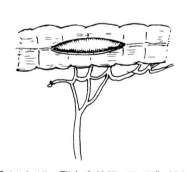

图 14-6-17　取左半结肠，于系膜对侧缘的中线劈开结肠，按切口形状的橡皮片取代血管结肠片

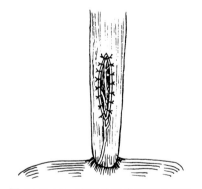

图 14-6-18　将肠片经食管裂孔送达胸部与食管缺损吻合

（3）术后处理：同前。

（4）术后并发症：①局部憩室形成，所取结肠片应有足够长度并略窄；②食管炎；③食管狭窄，食管切口上下需超过狭窄段，预防性食管扩张。

（戚继荣　莫绪明　江泽熙）

参 考 文 献

[1]　江泽熙, 胡廷泽. 小儿胸部外科学 [M]. 武汉: 湖北科学技术出版社, 2007: 236-238.

[2]　LANGE B, SOLD M, KÄHLER G, et al. Experience with fully covered self-expandable metal stents for anastomotic stricture following esophageal atresia repair[J]. Dis Esophagus, 2018, 31(11). doi: 10.1093/dote/doy061.

[3]　VAN LENNEP M, VAN WIJK M P, OMARI T I M, et al. Clinical management of pediatric achalasia[J]. Expert Rev Gastroenterol Hepatol, 2018, 12(4): 391-404.

第十五章 膈疝及膈膨升手术

第一节 先天性膈疝手术

先天性膈疝指腹腔内部分脏器穿过先天性发育不全的膈肌缺损处进入胸腔，为新生儿较常见畸形之一。按其发生部位可分为胸腹裂孔疝、食管裂孔疝和胸骨后疝。

一、胸腹裂孔疝手术

先天性膈疝（congenital diaphragmatic hernia）已成为胸腹裂孔疝也即后外侧膈疝公认的同义词。出生活产婴发病率为 1：5 000～1：2 000，左侧占 85%～90%，右侧占 10%～13%，双侧占不足 5%。女性发病多于男性。重症膈疝死亡率高达 70%。伴发的肺发育不良程度以及合并其他畸形是影响预后的两个主要因素。通常为散发，有孤立膈疝同胞的同代再发风险低于 2%。双侧膈疝的病例更可能有家族聚集性。膈疝手术包括开放手术和腔镜手术，目前首选腔镜手术治疗膈疝已在国际小儿外科领域达成共识，胸腔镜手术治疗新生儿膈疝也逐渐被更多小儿外科医师采纳。

文献报道经胎儿镜先行宫内气管堵塞（Fetendo-PLUG），出生时在断脐前去除气管堵塞球囊（ex-utero intrapartum treatment），可改善重症膈疝的生存率。

目前主张出生后纠正酸中毒和缺氧，24～72 小时评估具备手术指征后延时手术可明显提高患儿生存率。在医疗中心条件具备时可酌情优先考虑微创腔镜手术。

【手术适应证】

先天性膈疝患儿。

【手术禁忌证】

合并严重心肺功能不良，低氧血症者。低体重早产儿依据医疗条件和水平酌情考虑腔镜治疗的可行性。

【术前准备】

仰卧位床头抬高，持续胃肠减压；忌面罩加压给氧，气管内插管呼吸机辅助通气，采用保护性肺通气策略：小潮气量 6～8ml/kg，通常小于 10ml/kg，高频率；允许性高碳酸血症；监测血气变化，维持血气 pH≥7.2；控制液体量，应用碳酸氢钠溶液，血管活性药物，如多巴胺、多巴酚丁胺等。

【麻醉及体位】

静脉、气管内插管复合麻醉。动脉置管监测血压和血气，经股静脉、颈内静脉或脐静脉测定中心静脉压。经胸腔镜手术体位采用健侧卧位，经腹腔镜或传统开放手术采用仰卧位（术中必要时可调节为头低足高位）。

【手术步骤】

1. 胸腔镜下左侧膈疝修补术

（1）Trocar 的放置：采用 3 孔法，右侧卧位，取肩胛下角第 6 肋间置入视镜，第 5～7 肋间肩胛下角线与脊柱连线中点和第 5～7 肋间与左腋前线交点分别置入 2 个 3mm Trocar（图 15-1-1）。

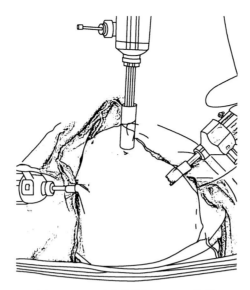

图 15-1-1　手术体位及 Trocar 位置

　　（2）还纳疝内容物：气体压力 4～6mmHg，还纳疝入脏器至腹腔。新生儿组织娇嫩，还纳脏器要轻柔，避免损伤脏器组织；疝入胸腔脏器较多时，可先还纳肠管、胃等空腔脏器，脾脏最后还纳，若脾脏还纳困难，切忌尖锐器械直接压迫，可借助胃或结肠，覆盖至脾脏表面后轻柔推挤将其还纳入腹，避免脾脏及血管撕裂导致出血（图 15-1-2、视频 15-1-1、图 15-1-3、视频 15-1-2）。

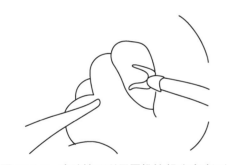

图 15-1-2　胸腔镜下利用胃推挤帮助脾脏还纳

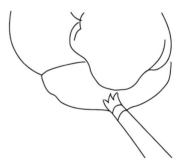

图 15-1-3　胸腔镜下利用结肠推挤助脾脏还纳

视频 15-1-1　胸腔镜下将疝入内容物还纳腹腔（以胃推挤帮助脾脏还纳）

视频 15-1-2　胸腔镜下将疝入内容物还纳腹腔（以结肠推挤助脾脏还纳）

　　（3）缝合膈肌缺损：第一针可用 4-0 编织线从膈肌缺损中部起始，间断缝合，以减少张力，注意应将膈肌缘完整带入缝合，以避免张力过大而撕脱。后外侧膈疝缺损严重者可达胸壁，无肌肉覆盖，此处可行三角（荷包）缝合：先缝合一侧膈肌缘后，将此处肋间肌水平缝合，再缝合另一侧膈肌缘，将缺损膈肌两侧加固至胸壁肋间肌处，适度打紧线结，即可完成膈肌闭合修复，可有效预防复发（视频 15-1-3、视频 15-1-4）。如膈肌发育差缺损大时，可行胸腔镜下补片修补。首先显露膈肌并采用连续缝合法尽可能关闭缺损，测量缺损薄弱处大小，将体外裁剪好的补片，经套筒置入胸腔，4-0 PDS 可吸收线间断缝合固定补片至膈肌薄弱处（视频 15-1-5）。术后需常规置入胸腔引流管一枚，以便肺复张及预防张力性气胸。

视频 15-1-3　胸腔镜下缝合　　　　视频 15-1-4　胸腔镜下缝合　　　　视频 15-1-5　胸腔镜下补片
膈肌缺损　　　　　　　　　　　　膈肌后外侧缺损　　　　　　　　　修补膈肌缺损

2. 开放膈肌修补术　取仰卧位、左侧垫高。皮肤消毒范围达腋后线。左肋缘下斜切口，向上牵引膈肌缺损前叶，依次将肠管、胃、脾等脏器轻柔复位。检查合并畸形、肺组织发育情况。分清膈肌缺损边缘，试用 Allis 钳夹持、对合膈肌边缘，在无张力下，将膈肌前缘覆盖后缘，用不吸收线由前内向后外、褥式或间断双重缝合修补。最后 1 针结扎前，麻醉医师帮助扩张肺部，排出胸腔内气体。术后放置胸腔闭式引流。

【术后处理】

重症膈疝术后需继续呼吸机辅助通气，以保证充分供氧；避免酸中毒和高碳酸血症；输液和肠外营养，控制输液量和输液速度；定时拍背吸痰，变换体位，早期开始肺功能锻炼，以利肺尽早膨复。应用抗生素、镇痛和镇静药等。应尽早开始肠内营养。

【并发症】

1. 术后气胸　除膈肌修补结扎前需排气外，呼吸机辅助时谨防通气压过高和潮气量过大致肺气压伤。目前主张机械辅助用高频振荡通气（high frequency oscillation ventilation，HFOV）模式，必要时放置胸腔引流管。

2. 术后乳糜胸 / 乳糜腹　为术中损伤所致。乳糜管于腹膜后经主动脉裂孔，在食管与主动脉间，沿脊柱前上行至胸部，手术者应熟悉此解剖特点。经非手术治疗多可自愈。

3. 膈疝复发　见于缺损大、膈肌发育不良者。对于膈肌缺损严重患者建议酌情考虑生物补片修补。

二、胸骨后疝手术

由于膈肌胸骨后部与第 7 肋软骨的融合缺损，也是腹壁上动静脉通过膈肌 Larrey 间隙发育缺陷。有腹膜形成的疝囊，于胸骨和剑突右后方与腹腔或心包腔相连。发生率占先天性膈疝的 2%～4%。因左侧有心脏和心包，故右侧发生多，极少数为双侧。儿童和成人多见。疝入内脏有横结肠、大网膜、肝脏和胃。

【手术步骤】

麻醉方法同前。经上腹部横切口，还纳腹内脏器。肝脏影响操作时，可以切开肝左三角韧带，将肝左叶拉向右下方，便于疝囊切除缝合。膈肌于肋缘处与腹直肌后鞘用不吸收线间断缝合修补。检查有无肠旋转不良或其他畸形。注意膈缺损后缘与胸膜和心包紧密相连，缝合过深会损伤胸膜和心包，太浅易裂开致复发。

2003 年新西兰 Azzie 报道腹腔镜下行胸骨后疝修补术 4 例，应用不吸收合成线，经腹壁全层、膈缺损后缘穿出腹壁，于皮下结扎。术后恢复好，仅 1 例有切口疝形成。

【并发症】

1. 心脏压塞　心包内积气或积血压塞，是危及生命的严重并发症。患儿有烦躁不安、肤色苍白、四肢湿凉、心率快、心音低钝、肝大、血压低、脉压增大等表现时，应立即做心电图、摄胸部 X 线片或超声心动图检查，紧急行手术止血和引流。

2. 肠梗阻　少见，由于肠粘连或漏诊肠旋转不良等畸形。非手术治疗无效时，应再次手术探查。

3. 复发　常因膈肌缺损修补缝合脱漏或疝囊处理不全所致，需再次手术。

三、食管裂孔疝手术

本病是由于膈食管韧带、膈脚发育不良，使食管裂孔明显增大，导致部分胃底移位至膈上或全部疝入胸腔，甚至翻转，食管 - 胃连接处正常或上移，合并胃食管反流。

【手术适应证】

1. 经饮食、体位和药物治疗 6～8 周无改善。

2. 患儿体重持续下降，生长发育受到影响。反复便血或呕血致严重贫血。

3. 反复呼吸道感染、气道梗阻、哮喘和慢性肺部炎症，食管镜检查有重度食管炎、溃疡或狭窄。

4. Ⅱ型、Ⅲ型食管裂孔疝为避免胃扭转、坏死，危及生命，应及时手术。

5. 即使首次腔镜手术后复发，二次手术仍可为腔镜手术。

【手术禁忌证】

1. 心功能不全，不能耐受手术者。

2. 合并严重肺炎。

3. 严重营养不良。

4. 合并重症溃疡，胃部合并严重溃疡及瘢痕狭窄。

【术前准备】

1. 纠正心肺功能不全、营养不良及电解质紊乱。

2. 术前行上消化道造影，了解胃食管功能及反流情况。

3. 术前放置胃管。

【麻醉及体位】

静脉、气管内插管复合麻醉。经腹腔镜或传统开放手术采用仰卧位（术中必要时可调节为头低足高位）。

【手术步骤】

采用 4 个 Trocar 技术，头高足低位，气腹压力 6mmHg，必要时间断气腹。按 Nissen 术原则进行，步骤如下。

1. 食管和食管裂孔暴露　还纳疝内容后，在剑突左侧穿腹壁刺入 20 号带针丝线，镜下将针缝合于食管裂孔前壁的膈食管韧带上，然后将针从肝缘下肝镰状韧带的右侧腹壁穿出，在腹壁外拉紧线的两端，腹腔内缝线将肝左外侧叶悬吊起来，显露贲门食管区。

2. 切除疝囊　将胃向下方牵拉，切开膈食管韧带，将疝囊拉入腹腔，在疝囊颈水平用电钩切开疝囊，将其游离切除。可见扩大的食管裂孔和食管。

3. 游离食管　切开食管两侧的肝胃韧带上部和胃脾韧带，将食管下端向上游离约 2cm。应随时注意辨认食管勿造成损伤，注意保护迷走神经（视频 15-1-6）。

4. 紧缩食管裂孔　向前提拉食管，为防止食管损伤可用橡胶片或纱布条绕过食管后方向前牵拉。显露两侧膈脚，用 20 丝线间断对合缝合两侧膈脚 2～3 针，以紧缩食管裂孔。针距约 0.5cm，注意完整缝合两侧膈脚之肌束，打结松紧适度勿过紧，以免造成肌束断裂。为防止缝合过紧，紧缩食管裂孔至可容持针器自由进入为宜（视频 15-1-7）。

5. 胃底折叠　将游离的胃底后壁绕经贲门后面拽向右侧，在食管下端前面与向右牵拉的胃前壁相遇，缝合浆肌层固定胃底 2～3 针，中间穿经食管肌层，包绕食管约长 2cm，将包绕后的胃底上缘与膈肌固定缝合 2 针防止食管向上滑动（视频 15-1-8）。

视频 15-1-6　腹腔镜下显露食管裂孔，切除疝囊，游离食管　　视频 15-1-7　腹腔镜下修补食管裂孔　　视频 15-1-8　腹腔镜下完成胃底折叠

【术后处理】

术后胃肠减压 24～48 小时后拔除胃管，可饮水，36～54 小时进奶，第 4～5 天奶量加至正常。

【并发症】

1. 食管损伤　食管外壁仅有一层疏松结缔组织，缝合时易穿透损伤。术中发现应及时修补。

2. 迷走神经损伤　小儿迷走神经及分支纤细，术中应注意保护。

3. 腹主动脉损伤　缝合膈食管裂孔时进针太深，易损伤腹主/胸主动脉。出血忌盲目钳夹，宜直视下加压或缝合。

4. 气胸　右侧胸膜紧邻右膈脚，分离和缝合过深易穿破胸膜。术中发现应及时排气、修补。裂口较大或术后患儿有呼吸困难，胸部摄片有气胸和肺组织压缩，应及时置管引流。

5. 术后吞咽困难　系因折叠过长或膈脚缝合过紧。麻醉下行食管球囊扩张术可松解。也有报道用微创手术二次经胸部行胃底折叠。

6. 疝复发和折叠滑脱。

第二节　外伤性膈疝手术

外伤性膈疝（traumatic diaphragmatic hernia）可以单独存在，或与复合伤，如肺挫裂伤、脑外伤、肠系膜裂伤和肝脾外伤同时发生。也可于伤后 1～2 天，甚至数周后肠管始疝入胸腔。由于肝脏有力缓冲或局限腹压作用，左侧发病高于右侧。疝入内脏易嵌闭，必须及时诊断和治疗。

【手术适应证】

外伤性膈疝患儿。

【手术禁忌证】

1. 具有潜在的代谢性疾病者。

2. 合并有突出并且严重的全身性疾病者。

3. 合并有严重精神障碍者、严重认知功能障碍者。

4. 营养不良不能耐受手术者。

【术前准备】

1. 急性期患者应详细了解伤情，以确定有无合并伤及其范围和程度。

2. 积极抗休克治疗，恢复呼吸、循环功能，病情稍有稳定，应立即手术。

3. 置入胃管，行胃肠减压。

4. 应用抗生素预防感染。

【切口选择】

经腹者，左上腹旁正中切口；经胸者，胸部后外切口；胸腹联合途径者，胸腹联合切口。

【手术步骤】

根据病情和部位，可选择经胸部第 9 肋间切口，肠管还纳困难时可以向腹部延长切口。凡腹部外伤病例，手术时必须探查膈肌的后侧面，以免漏诊。间断缝合修补膈肌，进出针应在距破裂边缘 1cm 处，并以 Teflon 小垫片加强，不宜缝合过紧。术后放置胸腔引流管。

【术后处理】

1. 继续抗休克，补充血容量、输液，纠正酸中毒和电解质紊乱。

2. 吸氧，必要时机械辅助呼吸。积极防治肺部并发症。

3. 连续心电监护，维持良好的心脏功能。

4. 胃肠减压防止腹胀，直至胃肠功能恢复。

5. 大剂量抗生素预防和控制感染。

6. 保持胸腔引流及其他引流通畅。

【并发症】

膈肌破裂修补的效果一般较好，成功修补后很少复发，但仍有较高的手术死亡率，钝性伤为14%～22%，穿透伤为2%～3%，第三期肠绞窄和肠坏死者，死亡率高达80%。其原因是膈肌破裂常伴有严重的合并伤和休克，以及对膈损伤未能及时地认识和处理。

（马立霜）

第三节　膈膨升手术

膈膨升是指因先天性横膈发育异常或获得性膈神经损伤所引起的横膈抬高。男婴多于女婴，约2:1。以右侧为主，双侧膈膨升罕见。先天性膈膨升除横膈肌肉发育低下外还可伴有其他畸形发生，如肺发育不良、肋骨缺损、先天性心脏病、异位肾、脑积水和脐膨出等。婴幼儿肋骨为水平位，肋间肌较薄弱，呼吸运动主要依靠膈肌上下运动，因此先天性膈膨升的婴幼儿常出现呼吸困难、呼吸道反复感染、发育迟缓等症状。

【手术适应证】

1. 患儿出现呼吸困难或呼吸道反复感染，X线显示膈肌位置抬高达第3～4肋间，双侧膈肌有矛盾呼吸运动。

2. 新生儿膈膨升如有严重呼吸困难、发绀，应立即气管插管，机械通气，并考虑尽早手术治疗。在小婴儿如果抬高的膈肌严重压迫同侧肺，尽管无明显症状也应考虑手术。

3. 横膈抬高2肋及以上，有气促、气喘等呼吸窘迫症状或频繁的肺部感染。

4. 横膈仅抬高1～2肋间，没有明显膈肌反常运动的患儿可暂不手术。

【手术禁忌证】

严重的肺部感染及重症营养不良，神经肌肉性疾病。

【术前准备】

仰卧位床头抬高，持续胃肠减压。

【麻醉及体位】

静脉、气管内插管复合麻醉。经胸腔镜手术体位采用健侧卧位，经腹腔镜或传统手术采用仰卧位。

【手术步骤】

（一）胸腔镜下左侧膈肌折叠术

1. Trocar的放置　同膈疝修补术。

2. 进胸后常规检查肺组织发育情况。以弯钳逐步提起横膈，于其中部双层折叠的基底部起始，用2-0 Prolene线间断或连续缝合于最低点折叠一侧膈肌，再自中部起间断或连续缝合于最低点折叠另一侧膈肌（图15-3-1、视频15-3-1）。

3. 将折叠后的膈肌缘从前向后间断缝合以加强之。最后可将多余膈肌折叠缝合在收紧的膈肌上方，同时切取部分薄弱处横膈组织送病理检查。需要注意缝合或分离粘连时需谨慎避免损伤心脏大血管和肺血管，右侧膈膨升下方注意保护肝脏（图15-3-2、视频15-3-2）。

4. 缝合膈肌薄弱处：有些新生儿小婴儿后外侧膈肌薄弱，此处可行三角（半荷包）缝合，即先缝合一侧膈肌缘后，将此处肋间肌水平缝合，再缝合另一侧膈肌缘，将薄弱膈肌两侧加固至胸壁肋间肌处，适度打紧线结，即可完成膈肌薄弱处修补。术后经Trocar孔放置胸腔引流管1枚（视频15-3-3）。

（二）开放膈肌修补术

取仰卧位、左侧垫高。皮肤消毒范围达腋后线。左肋缘下斜切口，向上牵引膈肌缺损前叶，依次将肠管、胃、脾等脏器轻柔复位。检查合并畸形情况。分清膈肌缺损边缘，试用Allis钳夹持、对合膈肌边缘，在无张力下，将膈肌前缘覆盖后缘，用不可吸收线由前内向后外、褥式或间断双重缝合修补。最后1针结扎前，麻醉医师帮助扩张肺部，排出胸腔内气体。术后放置胸腔闭式引流。

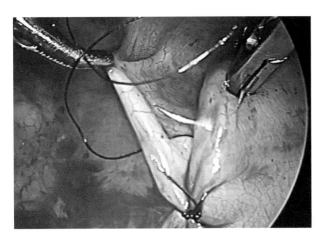

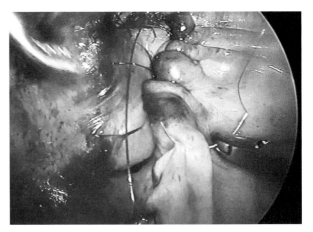

图 15-3-1　胸腔镜下连续缝合折叠膈肌　　　　　　　　图 15-3-2　胸腔镜下间断缝合加固膈肌折叠

视频 15-3-1　胸腔镜下连续缝合　　　视频 15-3-2　胸腔镜下间断缝　　　视频 15-3-3　胸腔镜下缝合膈
折叠膈肌(自膈肌中点处起始)　　　　合加固膈肌折叠　　　　　　　　肌后外侧薄弱处

【术后处理】

尽早恢复自主呼吸,防止肺部并发症。患侧肺常原有膨胀不全,要做好胸腔引流,不急于强行张肺,以免肺泡破裂,造成危险。

【并发症】

1. 呼吸功能障碍　多因术后腹压增高所致,须充分胃肠减压。

2. 术后复发　手术修补必须确实。

(马立霜　江泽熙)

参 考 文 献

[1] 郑珊. 实用新生儿外科学 [M]. 北京: 人民卫生出版社, 2013: 321-322.

[2] 中华医学会小儿外科学分会心胸外科学组, 内镜外科学组. 小儿膈膨升外科治疗中国专家共识 [J]. 中华小儿外科杂志, 2018, 39(9): 645-649.

[3] 李朋飞, 刘江斌, 吕志宝. 胸腔镜下连续与间断折叠缝合膈肌治疗小儿先天性膈膨升的对比研究 [J]. 中华小儿外科杂志, 2017, 38(3): 197-200.

[4] FUJISHIRO J, ISHIMARU T, SUGIYAMA M, et al. Minimally invasive surgery for diaphragmatic diseases in neonates and infants[J]. Surg Today, 2016, 46(7): 757-763.

[5] 冯杰雄, 魏明发. 小儿外科疾病诊疗指南 [M]. 3 版. 北京: 科学出版社, 2013: 415-418.

[6] 江泽熙, 胡廷泽. 小儿胸部外科学 [M]. 武汉: 湖北科学技术出版社, 2007: 249-256.

[7] GRIZELJ R, BOJANIĆ K, VUKOVIĆ J, et al. Epidemiology and outcomes of congenital diaphragmatic hernia in croatia: a population-based study[J]. Paediatr Perinat Epidemiol, 2016, 30(4): 336-345.

[8] COUGHLIN M A, WERNER N L, GAJARSKI R, et al. Prenatally diagnosed severe CDH: mortality and morbidity remain high[J]. J Pediatr Surg, 2016, 51(7): 1091-1095.

[9] PURI P. Newborn surgery[M]. 2nd ed. London: Arnold Hodder Headline Group, 2003.

[10] PULIGANDLA P S, SKARSGARD E D, OFFRINGA M, et al. Diagnosis and management of congenital diaphragmatic hernia: a clinical practice guideline[J]. CMAJ, 2018, 190(4): E103-E112.

[11] GANDER J W, FISHER J C, GROSS E R, et al. Early recurrence of congenital diaphragmatic hernia is higher after thoracoscopic

than open repair : a single institutional study[J]. J Pediatr Surg, 2011, 46(7): 1303-1308.

[12] TSAO K, LALLY P A, LALLY K P. Minimally invasive repair of congenital diaphragmatic hernia[J]. J Pediatr Surg, 2011, 46(6): 1158-1164.

[13] LISHUANG M, YANDONG W, SHULI L, et al. A comparison of clinical outcomes between endoscopic and open surgery to repair neonatal diaphragmatic hernia[J]. J Minim Access Surg, 2017, 13(3): 182-187.

[14] TRACY E T, MEARS S E, SMITH P B, et al. Protocolized approach to the management of congenital diaphragmatic hernia : benefits of reducing variability in care[J]. J Pediatr Surg, 2010, 45(6): 1343-1348.

[15] LAO O B, CROUTHAMEL M R, GOLDIN A B, et al. Thoracoscopic repair of congenital diaphragmatic hernia in infancy[J]. J Laparoendosc Adv Surg Tech A, 2010, 20(3): 271-276.

[16] PETERS J H. SAGES guidelines for the management of hiatal hernia[J]. Surg Endosc, 2013, 27(12): 4407-4408.

[17] CARTLIDGE P H, MANN N P, KAPILA L. Preoperative stabilisation in congenital diaphragmatic hernia[J]. ARCH DIS CHILD, 1986, 61(12): 1226-1228.

第十六章 先天性心脏病手术

第一节 动脉导管未闭手术

动脉导管未闭（patent ductus arteriosus，PDA）是最常见的先天性心脏病之一，发生率占先天性心脏病的 15%～21%，是外科治疗最早疗效最好的一种先天性心血管疾病。1938 年 Gross 成功地为 1 例 7 岁女孩做了动脉导管结扎术，从此开始了外科治疗的新纪元，1966 年 Portmann 首次报道用 Ivalon 塞子经心导管行动脉导管堵闭术，开创了介入治疗的先例。1992 年 Labord 等开展了电视辅助下经胸腔镜闭合动脉导管的手术，开辟了微创外科治疗的途径。我国 1944 年吴英恺教授成功进行了首例动脉导管结扎术，此后外科治疗已成为 PDA 的常规性方法。

【解剖生理】

动脉导管在胎儿循环中起重要作用，出生后导管壁中一种呈螺旋状分布的平滑肌发生收缩使管腔缩小，弹力纤维发生局部断裂，修复组织形成的内膜垫填塞管腔，完成导管闭合，这个过程 84% 的婴儿在出生后 48 小时完成，2～3 周即成为纤维化闭合的动脉导管韧带。影响动脉导管闭合的外因包括：前列腺素 E 的使用、吸入高浓度氧、吲哚美辛。至出生后 2 个月，85% 的婴儿能完成导管闭合。早产儿对前列腺素 E 敏感，尤其在合并呼吸窘迫综合征时导管闭合会延迟，宫内风疹病毒感染影响管壁弹力纤维的发育，可阻止导管闭合。

动脉导管常位于主动脉峡部与左肺动脉起始部之间，其主动脉端位于心包外，左喉返神经于心包反折处悬吊状从左向右经导管下方绕过，手术时易被损伤。病理性动脉导管的内径差异很大，可为数毫米，也可为 1～2cm，多数主动脉端内径大于肺动脉端。动脉导管未闭可分为五型，即管型、漏斗型、窗型、哑铃型及动脉瘤型，其中管型最为常见。粗大型 PDA 血液分流进入肺循环，而体循环灌注不足。食管球囊扩张术 A 的生理后果取决于分流的大小和心脏、肺、其他器官对分流的耐受性。病理性动脉导管可以单独存在，也可以与其他心血管畸形合并存在，其位置、外形、走向可发生变异。在一些发绀型复杂性心血管畸形中，动脉导管开放是患儿赖以生存的条件。

单独存在动脉导管未闭时，主动脉血流经导管分流到肺动脉形成左向右分流，左心房回心血流增加，左心房压增高，左心室负荷加重渐渐扩大肥厚，长期左向右分流可使肺循环阻力增加，右心室也因阻力负荷加重而逐渐发生肥厚扩大，肺小动脉接受右心室和主动脉的双重血流，早期肺血管扩张内压增高，久之发生小动脉炎、小动脉痉挛、内膜增生、管壁增厚、血栓形成、小动脉末梢闭塞而成为不可逆性肺动脉高压[艾森门格（Eisenmenger）综合征]，导管内的血流由左向右变为右向左分流，出现发绀，右心后负荷加重，排血受阻，最终导致右心功能衰竭。

【手术适应证】

1. 出生 3 个月以上，确诊动脉导管未闭，如不合并肺少血性心血管畸形者均考虑手术治疗。但导管细小，心功能良好者，以后仍有较高的自闭机会，可延长观察时间。

2. 新生儿、小婴儿动脉导管粗大，发生难以控制的心力衰竭时应尽早干预。

3. 导管粗大合并明显肺动脉高压者应尽早手术。

4. 合并心内膜炎者应在有效控制感染后再手术,但已发生赘生物并随时可能脱落造成栓塞时,要在大量有效抗生素控制下限期手术。

【手术禁忌证】

1. 合并严重肺动脉高压已发生右向左分流,发生发绀者。

2. 复杂性心血管畸形,如法洛四联症、主动脉弓中断等,并存的动脉导管有代偿作用,不能单独闭合动脉导管。

【术前准备】

1. 依靠心脏 B 超、大血管 CTA 以及 MRA 可以明确诊断,了解导管的病理类型,确定手术方案。

2. 合并重度肺动脉高压者,可依靠心导管或超声技术测定肺血管阻力,判断肺动脉高压程度,以决定能否手术。

3. 心功能不全者先给予强心、利尿治疗,调整心功能。

4. 有呼吸道感染者先应用抗生素治疗控制感染。

5. 术前备 1U 红细胞,以供发生意外出血时急用。

【麻醉与体位】

1. 采用气管内插管吸入静脉复合麻醉,麻醉期间实施心电监护,建立动、静脉有创测压装置及良好的深静脉通路。

2. 经左胸切口手术时可取右侧卧位,左上肢固定在前上方,将肩胛骨向前上方牵拉使术侧肋间隙增宽。如需经胸正中切口手术则取仰卧位,背部垫薄枕。

【手术步骤】

(一)经左胸动脉导管结扎术或切断术

1. 切口 常规选择左胸后外侧切口,切开背阔肌、前锯肌(或游离牵开前锯肌),向上推开肩胛骨,找到第 4 肋间,在下一肋骨上缘切开胸膜进入胸腔(也可选择左腋下竖直切口,或经胸膜外途径进胸手术)。将肺叶向前下方拉开,显露后纵隔,在肺门上方找到由迷走神经、膈神经围成的导管三角区,其内可触到导管,在导管的肺动脉端可触及震颤(图 16-1-1)。

2. 游离导管

(1)从左锁骨下动脉起始处沿主动脉峡部向下至第 1 肋间动脉水平,纵向切开后纵隔胸膜,锐性、钝性相结合,沿胸主动脉表面的疏松组织层将胸膜连带迷走神经一起向内游离翻开,显露导管表面。

(2)用血管钳先探入导管下间隙,小心分离达一定深度,如看到喉返神经则小心将其推开(图 16-1-2)。

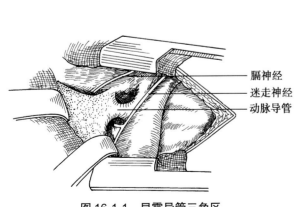

图 16-1-1 显露导管三角区

膈神经
迷走神经
动脉导管

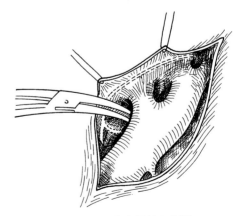

图 16-1-2 分离导管下间隙

(3)用类似方法分离导管上间隙,但上间隙常有较多致密纤维组织,须先将其剪断,血管钳探入时略朝下后方,要防止损伤右肺动脉。

（4）用一把合适的直角钳从导管下间隙经导管后方从导管上间隙探出，引入 10 号丝线（图 16-1-3）。

如发现导管粗且位置深，用直角钳直接带线没有把握时，可采用从胸主动脉后方带线的方法：先游离后纵隔胸膜切口的外侧，显露胸主动脉的后外方，用大号血管套带钳先从导管下间隙经胸主动脉后方绕过，钳尖从胸主动脉后外侧探出引一条控制带套住远侧胸主动脉（图 16-1-4），再经导管上间隙同法引一条控制带套住近侧胸主动脉，提起两条控制带，即可将胸主动脉向上提起，再用花生米剥离子从胸主动脉后外侧进一步游离导管后方（图 16-1-5），以后可从主动脉后外方将 10 号丝线的两线端分别经导管下间隙、导管上间隙顺利引过，使 10 号丝线套至导管后方完成结扎。此法操作虽麻烦，但对于技术不成熟的初学者比较安全（图 16-1-6）。

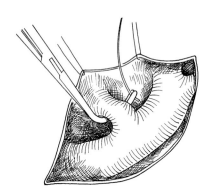

图 16-1-3　从导管后方引过 10 号线

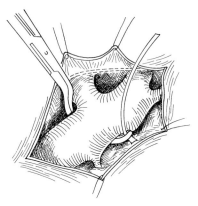

图 16-1-4　从主动脉后外侧引过控制带

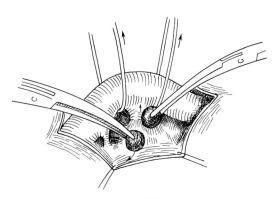

图 16-1-5　提起两条控制带，游离主动脉后方

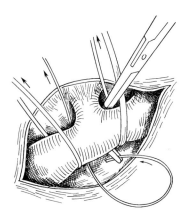

图 16-1-6　提起两条控制带，分别经导管上间隙和导管下间隙从主动脉后外侧引过 10 号丝线的两线头，套至导管后方

3. 动脉导管处理

（1）导管结扎法：适用于绝大多数婴幼儿，按上述方法在导管后方引过两条 10 号丝线（导管粗时可引两道双 10 号丝线），术者和助手各提起一条，两条线分开少许，导管后方两线不要缠绕，控制性降压使收缩压控制在 80mmHg 左右，先结扎导管的主动脉端，再结扎导管的肺动脉端，打结时两手用力要均匀，逐步收紧线结至震颤消失，每根线打 3~4 个方结，不能打滑结，防止术后线结松脱（图 16-1-7）。

（2）导管切断、缝合法：适用于粗而长的导管。此法对手术技巧要求较高，术前须准备优质无损伤血管钳（Potts 钳），导管充分游离后，在导管两端各夹一把无损伤血管钳（必要时主动脉端可夹两把），在中间切断导管，用 5-0 聚丙烯单丝线来回连续缝合导管两断端，继之缓慢松开无损伤血管钳，针眼可能有渗血，用温盐水纱布压迫片刻止血（图 16-1-8）。

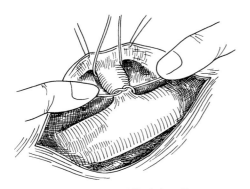

图 16-1-7　结扎动脉导管

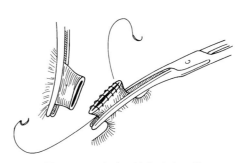

图 16-1-8　切断、缝合动脉导管

4. 关胸　导管处理完成后，再次检查手术野，注意有无出血或异常渗液（淋巴漏），充分止血，疏松间断缝合纵隔胸膜，膨肺，于腋中线第 6 肋间放置胸腔引流管（对于不予切断缝合的细小动脉导管患者可不予放置引流管，术后密切观察，必要时再放置），逐层缝合胸壁切口。

（二）胸骨正中切口、体外循环下动脉导管闭合术

适用于须同时处理心内畸形的患儿。当动脉导管过分粗大，或管壁有广泛钙化时，为提高手术安全度，也可在体外循环下关闭动脉导管。

1. 胸正中切口，纵向锯开胸骨，切开心包并悬吊显露心脏，在肝素化（2～3mg/kg）后分别行升主动脉、上下腔静脉插管，与体外循环机管道连接，开始转流。

2. 调整腔静脉引流量，使右心室稍瘪，用血管钳夹住主肺动脉前壁外膜向下牵拉，弧形切开肺动脉叉处心包反折并向上方推开，在左肺动脉起始部解剖，即可发现动脉导管，在导管两侧小心剪除纤维组织，用血管钳游离导管上、下间隙达一定深度，用直角钳绕过导管引入两条 10 号丝线（图 16-1-9），再次辨清左、右肺动脉和导管三者关系，确认无误后结扎导管。导管结扎后，体外循环全身降温，继续完成心内畸形修补。

如导管过分粗大或有广泛钙化时，采用结扎法仍有撕破导管壁引起难以控制的大出血的危险，此时应从主肺动脉腔内闭合导管开口，由于主肺动脉切开后会有大量血液从导管口涌出，难以进行仔细操作，为了减少导管涌血方便于操作，必须在深低温、低流量体外循环下进行，在降温过程中可先切开肺动脉，助手用手指插入肺动脉堵住导管开口，防止对肺血管的过度灌注，随体温下

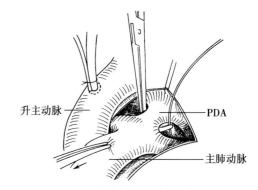

图 16-1-9　体外循环下，结扎动脉导管

降，体外循环灌注流量也相应下降，当肛温达 20～25℃，流量降到 20～30ml/kg 时可以进行关闭导管的操作，将心内吸引器头置于左肺动脉开口处吸除导管来血显露导管在肺动脉端开口（吸引器头不可插入导管内，以免发生主动脉进气形成脑气栓），用带小垫片双针 4-0 无损伤线从导管开口下唇进针，穿过导管从导管前壁穿出，做 U 形缝合，暂不打结，用蚊式血管钳夹住线提紧（可协助控制导管血流），同法做成一排 U 形缝线，各缝线之间要相互交叉，各对针再穿一小垫片，然后一一打结关闭导管（图 16-1-10）。也可以像修补室间隔缺损一样，在导管开口做一圈带小垫片间断 U 形缝合，再穿涤纶补片，一一打结关闭导管（图 16-1-11）。完成修补后，要提高灌注量，仔细观察修补处，如有残余分流可再加针修补。

【术后处理】

1. 术后须行心电监护，动态血压监测，有术后高血压反应者可用酚妥拉明（1～4μg/kg）或卡托普利（0.3mg/kg）等药物调整。

2. 伴重度肺高压患儿，如心、肺功能不全，可实施机械通气。

3. 胸腔引流管应保持通畅，注意引流量及引流液性质，一般在术后 24～48 小时拔除。

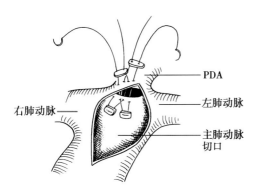

图 16-1-10 体外循环下，切开主肺动脉缝合动脉导管开口

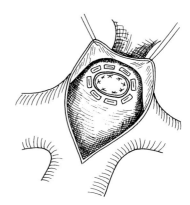

图 16-1-11 体外循环下经主肺动脉切口间断缝合，补片闭合动脉导管

4. 体外循环患儿术后按体外循环术后常规护理。

【特殊情况下的手术处理】

1. 不能辨认动脉导管时，可在结扎导管前用无损伤血管钳夹闭导管 1～3 分钟，如无明显心率、心律、血压、动脉血氧饱和度改变方可结扎。

2. 合并重度肺动脉高压时，导管可以很粗大酷似主动脉弓，而真正的主动脉弓发育细小隐藏在导管右后方，术中识别困难，常会把导管误认为主动脉弓而找不到导管，发生漏扎、误扎，甚至发生误扎主动脉弓的严重事件，遇到这种情况一定要耐心解剖，辨清导管与主动脉弓的关系，准确判断后再结扎。

3. 肺高压患儿导管壁张力高，在游离、结扎导管时易发生意外出血，术中除操作轻柔外，要请麻醉医师控制好血压，在血管壁较软的状态下操作。

4. 导管粗大，曾有导管内膜炎病史，或导管壁有钙化者，结扎导管时易发生破裂出血，可采用在导管表面加垫涤纶卷再结扎的方法，或采用在体外循环下关闭动脉导管的方法处理。

【手术经验】

1. 从游离导管起即应进行控制性降压，使整个操作在血压较低、血管壁张力较小的状态下进行，可降低损伤出血的概率。

2. 导管结扎打结一定要可靠，线结松脱是术后发生再通的主要原因，在完成两道 10 号丝线打结后，再用 1 根 4 号丝线结扎 10 号丝线的线结，可以减少 10 号丝线松脱的机会（图 16-1-12）。

3. 导管切断缝合法所使用的无损伤血管钳质量必须好，切忌术中发生血管断端从钳中滑脱或发生跳钳现象而导致致命性大出血。

4. 术中应常规备 Potts-Smith 钳（图 16-1-13），供万一发生导管意外损伤时急用，一旦发生导管损伤出血，不可慌张，不能用血管钳乱夹，应先用手指压迫出血处控制出血，清理手术野，弄清出血情况后妥

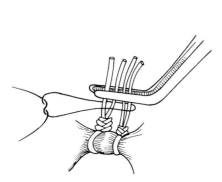

图 16-1-12 用 4 号丝线结扎动脉导管之结扎线，防止松脱

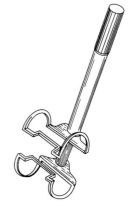

图 16-1-13 Potts-Smith 钳

善处理。导管前壁或侧面小的破损可用 5-0 聚丙烯单丝线直接缝合止血，发生在导管后方的出血应先用 Potts-Smith 钳控制动脉端出血（上钳后仍可保持胸主动脉血流畅通），再用一把 Potts-Smith 钳夹住导管肺动脉端，此时可在无血的状态下处理出血处，或实施导管切断缝合术。

【术后并发症的预防及处理】

1. 术后高血压　是婴幼儿导管结扎术后常见的并发症，早期可使用酚妥拉明控制血压，一般 1～2 周后可缓解。

2. 左侧喉返神经损伤　左侧喉返神经与动脉导管解剖关系密切，婴幼儿该神经纤细，术中不易分辨，在游离导管时，尤其当局部有粘连或发生意外出血时，易损伤该神经，预防的要点是熟悉喉返神经的解剖关系，游离导管时将该神经推向下方加以保护，左侧喉返神经损伤可引起左侧声带麻痹，如为牵拉、挤压损伤，1～2 个月后有望恢复。

3. 乳糜胸　胸导管走行在胸主动脉右后方，分离导管操作过深有可能损伤胸导管，术后发生乳糜胸，但有时并未伤及胸导管，而是损伤了邻近较大的迷走淋巴管导致乳糜胸。一旦确诊乳糜胸，须继续胸腔引流，并控制脂肪饮食，给予静脉营养支持，多数患儿可自愈，胸腔内注入高渗葡萄糖可使部分患儿获得痊愈，少数须行胸导管结扎术治疗。

【再手术及其有关问题】

动脉导管术后再通发生率为 2%～3%，可由于结扎线松脱或因结扎太紧切割导管壁形成假性动脉瘤所致，细小的再通会自行闭合，大的再通应再手术，由于前次手术局部组织粘连，再次解剖导管困难，手术风险大，故可选择体外循环下手术或心导管介入封堵法处理。

（钱龙宝　莫绪明）

第二节　继发孔型房间隔缺损手术

继发孔型房间隔缺损是最常见的先天性心脏病之一，占先天性心脏病的 7%～10%，男女发病比例为 1:2。房间隔缺损可单独存在，也可以与其他心血管畸形合并存在，在有些复杂心血管畸形中，房间隔缺损的存在是改善症状赖以生存的条件。1952 年 John Lewis 采用低温和腔静脉阻断法完成首例房间隔缺损外科矫治。1953 年 Gibbon 首次在体外循环下关闭房间隔缺损。

【解剖生理】

在胚胎发育过程中，原始心房间隔在发生、吸收和融合过程中出现异常，使左右心房之间在出生后仍遗留有交通，称房间隔缺损（atrial septal defect，ASD）。如原发隔被吸收过多，或继发房间隔发育障碍，则上下两边缘不能融合形成继发孔型房间隔缺损。由于左心房压力高于右心房，在房间隔缺损处形成左向右分流，分流量与缺损大小成正比，使肺血流量增加，有时可达体循环的 2～3 倍，右心负担明显加重，肺动脉压力升高，久之肺小动脉发生内膜增厚，中层肥厚，管腔狭窄乃至闭塞，最终形成不可逆的病理改变。右心压力超过左心，形成右向左分流，发生发绀、右心衰竭（艾森门格综合征），但 ASD 的这一过程发展相对比室间隔缺损要慢。

房间隔缺损的大小、位置有很大差异，根据其位置可分四种类型。①中央型：约占 70%，又称卵圆孔型，位于房间隔中部，多有完整的边缘，也有一些形成筛孔状［图 16-2-1（1）］；②下腔型：位于房间隔后下部，缺损下缘无完整边缘而与下腔静脉入口相延续，左心房后壁构成缺损的下缘［图 16-2-1（2）］；③上腔型：也称静脉窦型，位于房间隔后上部，缺损与上腔静脉入口常无明确的边缘，其下方有时仍可找到卵圆孔，常合并右上肺静脉异位连接［图 16-2-1（3）］；④混合型：兼有上述两种以上类型的巨大房间隔缺损。

【手术适应证】

由于 ASD 形成肺动脉高压的过程较慢，因此 1 岁以内、分流量不大的 ASD 可不急于手术。1 岁以上者只要明确诊断可手术治疗。最佳手术年龄为 3～5 岁，但有明显肺高压倾向时应提前手术。

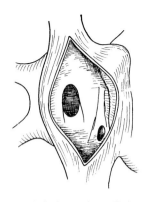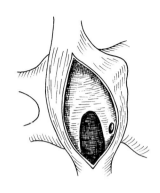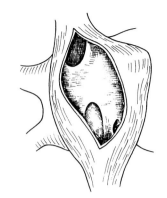

（1）中央型房间隔缺损　　　　　（2）下腔型房间隔缺损　　　　　（3）上腔型房间隔缺损

图 16-2-1　继发孔型房间隔缺损

【手术禁忌证】

已证实肺小动脉发生梗阻性病变，临床出现发绀、右心衰竭，心导管测得肺血管阻力 > 632dynes·sec/cm⁵ 应列为手术禁忌。

【术前准备】

1. 根据症状、体征、心电图、X 线、心脏超声和 / 或心导管等资料明确诊断，判断房间隔缺损的类型，肺高压程度，以及有无合并畸形，制订合适的手术方案。

2. 按体外循环手术的要求进行术前准备。

【麻醉与体位】

1. 进手术室后建立心电监护。

2. 选用气管内插管吸入静脉复合麻醉。

3. 麻醉成功后应建立动、静脉有创测压装置。

4. 经胸正中切口者取仰卧位，背部略垫高。经右腋下、前外侧开胸切口者取左侧卧位，右上肢牵向前上方加以固定。

【手术步骤】

经胸骨正中切口、体外循环下房间隔缺损修补手术步骤如下。

1. 暴露心脏　胸正中切口，纵向锯开胸骨，部分游离胸腺并向上推开，略偏右纵向切开心包，并悬吊固定心包于切口边缘，显露心脏，探查可见右心房明显增大。

2. 肝素化　经右心房注入肝素 2mg/kg（体外循环预充液中加 1mg/kg），使全血激活凝血时间（ACT）值达 400 秒以上。

3. 主动脉插管　用无损伤线在升主动脉上做双荷包缝线，线尾控制套管，在荷包线内刺破血管插入主动脉灌注管，用控制套管收紧荷包线并妥善固定后与体外循环动脉灌注管连接（图 16-2-2）。

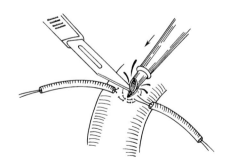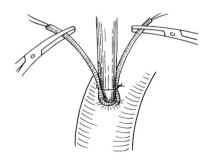

（1）升主动脉预置两圈荷包缝线，　　　　（2）收紧荷包线，固定主动脉灌注管
　　在中央刺破管壁插入主动脉灌注管

图 16-2-2　荷包缝扎固定

4. 腔静脉插管，建立体外循环 右心耳置荷包缝线插入上腔静脉引流管，在近下腔静脉入口处右心房壁置荷包缝线处插下腔静脉引流管，妥善固定后均与体外循环静脉引流管连接（图16-2-3）。

5. 开始体外循环，转流降温。在上、下腔静脉根部套阻断带。

6. 降温至32℃（肛温），阻断主动脉，在主动脉根部插针注入4℃心脏停搏液使心脏停止搏动，同时心包腔内灌注冰水降温。

7. 收紧阻断带，阻断上、下腔静脉，纵向切开右心房3～4cm，用牵引线拉开切口显露右心房。

8. 吸去心腔血液，探查了解房间隔缺损的位置、大小、类型及其边缘情况，冠状静脉窦开口的位置，有无肺静脉异位连接，同时应常规通过房间隔缺损了解左心房内有无异常隔膜等合并畸形。

9. 左心房引流管置入左心房做持续吸引。

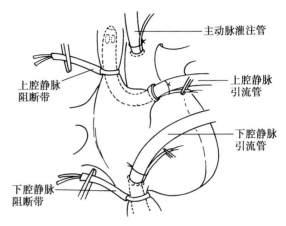

图16-2-3 体外循环完成插管

10. 修补房间隔缺损

（1）直接缝合房间隔缺损：左心房发育良好的中央型中、小孔径的房间隔缺损，可用双针5-0聚丙烯单丝线连续缝合缺损，由下向上做两道缝合，缝完后暂不打结，待左心排气，开放主动脉，拔除左心房引流管后再打结（图16-2-4）。

（2）补片修补房间隔缺损：大孔径房间隔缺损直接缝合易致左心房容积缩小，房间隔张力过高，术后易发生急性肺水肿、房性心律失常、修补处撕裂再通等并发症，故应采用补片修补，补片材料可选用自体心包片，亦可选用涤纶片，补片略大于ASD孔径，用双针5-0聚丙烯单丝线连续缝合，待左心排气拔除左心房引流管后两线会师打结（图16-2-5）。下腔型ASD修补时其下缘要缝到左心房壁。

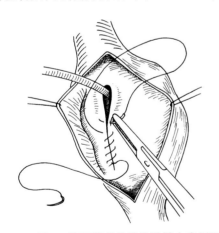

图16-2-4 用5-0聚丙烯单丝线连续缝合房间隔缺损

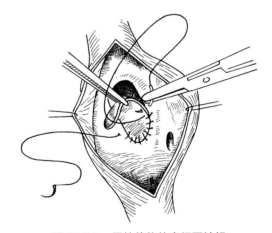

图16-2-5 用补片修补房间隔缺损

11. 拔出主动脉根部灌注心脏停搏液的针头，用尖头蚊式钳略撑开针眼，经左心房引流管注入生理盐水排尽左心气体，开放主动脉，转流升温，多数患儿心脏会自动复搏，少数需电除颤复搏。

12. 缝合右心房切口。

13. 待体温达36℃，调整血容量、血压，逐步减流量停体外循环，拔除腔静脉引流管和主动脉灌注管。

14. 用鱼精蛋白中和肝素，止血，放置纵隔和/或心包引流管。

15. 逐层缝合切口，一般不缝合心包，胸骨用0.6～0.7mm的不锈钢丝间断缝合，3岁以内的患儿用可吸收的PBS线连续缝合。

【特殊情况下的手术】

1. 下腔型房间隔缺损，其下缘必须缝到左心房壁，左心房壁组织缝合要足够多，防止术后撕脱，切勿把下腔静脉瓣误认为下缘进行缝合，造成下腔静脉血流入左心房引起发绀。

2. 合并 1～2 支肺静脉异位开口到右心房时，必须同时把异位的肺静脉开口隔到左心房，当异位肺静脉开口距房间隔较远时，应先扩大房间隔缺损，再用补片修补，同时将异位肺静脉开口隔到左心房。

3. 房间隔缺损合并左上腔静脉时，如左上腔静脉进入冠状静脉窦则无须处理，但左上腔静脉开口在左心房（常合并无顶冠状静脉窦畸形），则在修补时应将其引流到右心房。

4. 为减轻心肌缺血性损伤，可采用体外循环心脏不停搏下修补房间隔缺损的方法，操作时患儿应取头低位，体外循环要高流量灌注，保持平均动脉压在 60mmHg 以上，保证主动脉瓣处于关闭状态，防止心腔内气体进入主动脉造成气栓。

5. 选择右胸前外侧切口手术，可以避免胸骨正中手术瘢痕，受到家长的青睐，但此手术路径操作较困难，对插管技术要求高，否则易发生严重并发症，由于对心脏左侧病变处理比较困难，术前应充分排除合并肺动脉狭窄、动脉导管未闭等畸形的可能，以免术中处理发生困难。一般可经第 4 肋间进胸，在膈神经前 2cm 处纵向切开心包膜，上至升主动脉心包反折处，下至下腔静脉入口处，在心包切口两侧各缝一块纱布垫，上提并固定在切口边缘，再横向加一只胸腔撑开器，可使心脏轻度右移上提，便于进行插管及心内操作。如术中意外遇到心脏左侧病变必须处理时，则可横断胸骨改善手术视野的显露。

【术后处理】

1. 按体外循环手术后常规给予监护 24～48 小时，注意心率、心律变化，动态观察血压、中心静脉压的变化，麻醉清醒前给予呼吸机辅助通气，清醒后如自主呼吸良好，血气分析正常可撤离呼吸机。

2. 引流管要保持通畅，可连接低负压装置提高引流效果，注意出血量，一般在术后 24～48 小时拔除引流管。

3. 术后常规应用抗生素 3～4 天。

4. 合并肺动脉高压者术后要防止肺动脉高压危象发生，可给予前列腺素 E_1 0.025～0.05μg/kg 或吸入 NO，降低肺血管阻力。

【术后并发症的预防及处理】

1. 术后可能发生体外循环相关的并发症。

2. 术后急性肺水肿　大孔径 ASD 采用直接缝合可导致左心房容积明显缩小，有些患儿自身存在左心室发育不良，术后补液过快，容量负荷过重时易发生左心功能不全、急性肺水肿，因此，大孔径 ASD 应采用补片修补。

3. 房性心律失常　如房性室上性心动过速、期前收缩或心动过缓，与术中心房切开、牵拉有关，尤其是大孔径 ASD 采用直接缝合后发生心律失常的概率较高，影响血流动力学的心律失常要做相应处理。

【再手术及其有关问题】

ASD 是体外循环心内直视手术中成功率最高的先天性心脏病，手术死亡率已接近零。术后房间隔缺损残余分流偶有发生，主要由于缝合技术不良造成，下腔型 ASD 其下缘缝合不良发生残余分流时，有可能发生下腔静脉血引流到左心房的严重后果；上腔型 ASD 修补后偶有发生右上肺静脉回流梗阻。以上情况均应考虑再手术处理。

（钱龙宝　莫绪明）

第三节　室间隔缺损手术

【手术适应证】

1. 大型室间隔缺损（ventricular septal defect，VSD）伴肺动脉高压应早期手术，不受年龄限制，一般要在 2 岁前手术。

2. 肺动脉瓣下室间隔缺损易发生肺动脉高压和主动脉瓣脱垂，应早期手术，最好不超过 4 岁。

3．大型室间隔缺损伴肺动脉高压和心功能不全，反复呼吸道感染，应急诊或亚急诊手术。

4．小型室间隔缺损 4.5mm 以下者，无任何症状，有自行闭合之可能，不急于手术治疗，可定期随访，在上小学之前决定手术与否。

【手术禁忌证】

肺动脉高压，右向左分流，临床出现发绀、杵状指，即艾森门格综合征者。

【术前准备】

1．控制呼吸道感染。

2．心功能不全者给予强心、利尿、血管扩张药及 GIK 溶液（极化液）改善心功能。

3．常规检查血常规、血细胞比容、血型，出、凝血功能及肝肾功能。

【麻醉与体位】

（一）室间隔缺损修补术

1．多采用平卧位正中切口，也可采用右胸抬高 30° 做右侧腋下小切口（微创手术）。

2．常规建立体外循环。

3．主动脉阻断，注入心脏停搏液，心脏停搏后经右心房、右心室或肺动脉切口（根据室缺位置）暴露室缺并进行修补。也可在平行转流不停搏下进行修补术。

4．5mm 以下小型室间隔缺损可直接连续缝合加带垫片间断缝合加固（图 16-3-1），或带垫片间断缝合。

5．大、中型室间隔缺损根据不同部位，采取补片连续或间断缝合（图 16-3-2）。修补材料可用戊二醛固定的心包片、涤纶布片或 Gortex 补片。

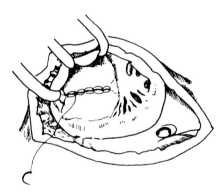

图 16-3-1　小型室间隔缺损修补

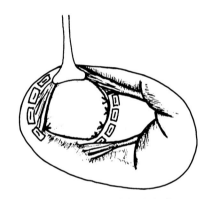

图 16-3-2　补片修补完成

6．修补完毕，请麻醉医师张肺检查是否漏血，注水检查三尖瓣关闭情况。

7．升温，排气，主动脉开放，心脏复搏，缝合心脏切口，体重在 10kg 以下者常规超滤，纵隔、心包置引流管，并关胸。

（二）室间隔缺损封堵术

1．取胸骨下端切口，长 3～5cm。

2．以 1mg/kg 全身肝素化。

3．打开心包，于右心室近膈面少冠状血管区域并垂直于 VSD 定为穿刺点，先在表面缝置滑线荷包，在荷包内用套管针穿刺入右心室腔置入导引钢丝，在经食管超声心动图检查（trans-esophageal echocardiography，TEE）引导下钢丝通过 VSD 后进入左心室腔，沿导引钢丝置入鞘管输送系统，此后将封堵器送入左心室并释放封堵器左盘面，回拉鞘管使封堵器左盘面紧贴室间隔的左侧心室面，行 TEE 检查确认后再释放封堵器的腰部及右盘面。

4．经推拉试验确定封堵器固定，TEE 检查示分流消失，无房室瓣活动障碍，心电图显示无异常后，释放封堵器，退出鞘管，结扎荷包线。缝合心包，常规关胸。

（三）室间隔缺损镶嵌术

1. 常规开胸、建立体外循环。

2. 经三尖瓣孔用细探条探查肌部室间隔缺损，沿肌间隙置入导引钢丝。直视下沿导丝导入动脉止血鞘通过肌部室间隔缺损进入左心室腔，退出鞘心，送入装载好的肌部室间隔缺损封堵器，入左心室腔后，送出封堵器左盘面，回撤整个鞘管使左盘面贴紧室间隔左心室面，再释放封堵器腰部和右盘面，使右盘面贴紧室间隔右心室面，用垫片针固定1～2针。

3. 对肌部2个以上缺损者，封堵后要用探条反复检查，确认缺损已封堵；如多个肌部室间隔缺损相距较远或探条仍探及有缺损，则需增加封堵器。

4. 单纯肌部室间隔缺损者，直接左心排气，开放主动脉；多发性VSD分别用自体心包片连续缝合修补膜周部等较大的VSD。

5. 心脏复跳后行TEE进行详细检查，须证实封堵器位置良好，无残余分流，无房室瓣、腱索活动障碍，无三度房室传导阻滞等。

【特殊情况下的手术处理】

1. 复搏后出现三度房室传导阻滞，可先观察片刻，也可用异丙肾上腺素或肾上腺素，如仍不恢复可重新阻断主动脉，拆除可疑与缝合有关的缝线数针再重新缝合。如因缝合不当所致，重新缝合后往往能收到立竿见影的效果。若重新缝合仍不恢复，可采用心外膜临时起搏帮助心律恢复。一般超过4周不恢复，恢复的可能性很小，需植入埋藏式永久起搏器维持心律。

2. 合并畸形须同时矫正。

3. 肺动脉瓣下室缺常合并主动脉瓣脱垂伴主动脉瓣关闭不全，轻至中度者补片修补室缺即可，重度者须切开主动脉进行脱垂瓣叶悬吊术。

4. 肌部缺损常被肌小梁覆盖，不易找到，有时误将肌小梁作为室缺边缘修补，结果造成术后残余漏。寻找肌部缺损须仔细辨认，可采用反复张肺看有否喷血处，缺损边缘常有白色纤维膜样组织存在，对可疑处也可用蚊式血管钳或探针轻探。心尖部室缺可采用左心尖切口，经左心室面修补，但日后对左心功能影响较大，尽量不采用。而采用右心尖部切口修补，可明显提高疗效。近年来心导管介入或直接经右心室前壁穿刺置入封堵器，为肌部缺损的治疗提供了一个安全有效的方法。

【术后处理】

1. 入ICU，呼吸机辅助呼吸，生命体征监测。

2. 酌情应用正性肌力药，强心、利尿、血管扩张药、阿司匹林。

3. 重度肺动脉高压给予过度通气，保持$PaCO_2$在30mmHg左右，必要时给予NO吸入或应用西地那非每次0.5mg/kg，3次/d，口服7～8天，或给予前列腺素E等血管扩张药。

4. 注意引流管保持通畅，详细记录引流量及引流液性质。

5. 应用1～2种广谱抗生素预防感染。

【术后并发症的预防及处理】

1. 室间隔缺损修补要准确、严密，以防发生残余漏。4～5mm以下小残余漏，无临床症状，可严密观察，定期复查，有自愈可能。大的残余漏须再手术修补。

2. 封堵器移位、脱落，需要紧急开胸手术取出。

3. 三度房室传导阻滞如为永久性，需安置永久起搏器。修补室间隔缺损时注意不要损伤传导束，是预防发生三度房室传导阻滞的关键。

4. 注意呼吸道管理，经常翻身、拍背、吸痰，保持呼吸道通畅，预防肺部感染发生。一旦并发肺炎，应给予有效抗生素治疗。

5. 心功能不全或低心排血量综合征，要查明原因，采取相应的治疗，如注意保持电解质及酸碱平衡，给予扩容、强心、利尿、血管扩张药及正性肌力药物等。

（谷兴琳　莫绪明）

第四节 法洛四联症手术

【手术适应证】

1. 一经确诊均应手术治疗。

2. 原则上手术不受年龄限制，一般认为 2～4 岁比较适宜。有反复缺氧发作史者手术年龄应提前。

3. McGoon 比值 > 1.2，肺动脉指数（Nakada 指数）$\geq 150mm^2/m^2$，左心室舒张末期容积指数 $\geq 30ml/m^2$，可以行根治手术。

4. 不符合一期根治术者，可先行姑息手术。

【术前准备】

1. 应用低分子右旋糖酐降低血液黏滞度。

2. 给予碳酸氢钠溶液纠正酸中毒。

3. 间歇吸氧，防止缺氧发作。

4. 血液常规检查同室间隔缺损。

【手术步骤】

1. **根治手术** 包括室间隔缺损修补和解除右心室流出道梗阻。

（1）气管内插管静脉复合麻醉。

（2）平卧位，正中切口，胸骨劈开，进入心包。

（3）常规建立体外循环。

（4）室间隔缺损修补：大多经右心房切口，拉开三尖瓣，暴露缺损，间断或连续缝合补片修补缺损。也可经右心室漏斗部切口修补。前者对右心室心肌损伤小，有利于保护右心室功能（图 16-4-1）。

（5）右心室流出道扩大术：纵向切开右心室流出道漏斗部，切口尽量小，最大不超过右心室的 1/3（图 16-4-2）。切除肥厚肌束（壁束、隔束及异常肌束），如肺动脉瓣环、瓣及肺动脉狭窄，则一并切开达肺动脉分叉水平（图 16-4-3）。用自体心包片（戊二醛固定）或人造血管片或同种异体带瓣血管片加宽右心室流出道，包括肺动脉（图 16-4-4）。加宽后流出道要求：体重 < 10kg 为 1.0～1.2cm，体重 10～15kg 为 1.3～1.5cm，体重 > 15kg 为 1.5～1.7cm。

（6）术毕停体外循环，常规超滤，手术结束前 1 小时内避免使用肌肉松弛药。

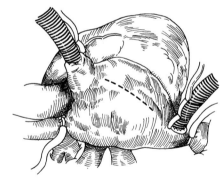

图 16-4-1 右心房切口

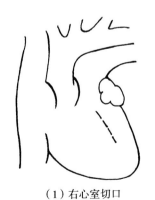

（1）右心室切口

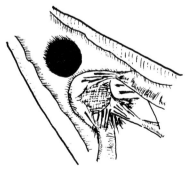

（2）显露缺损

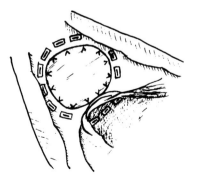

（3）补片修补完成

图 16-4-2 经右心室切口，补片间断缝合修补室缺

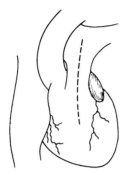

图 16-4-3 切开肺动脉达左、右肺动脉分叉

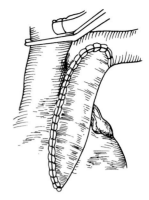

图 16-4-4 右心室流出道加宽补片

2. 姑息手术 不具备一期根治手术条件者,可先行姑息手术,半年至 1 年后复查决定是否可以做根治术。

(1)改良 Blalock-Taussig 术:用 4～5mm 内径的 Gortex 人造血管作为桥,一端与无名动脉吻合,另一端与右肺动脉吻合(图 16-4-5)。或在锁骨下动脉与肺动脉间用人造血管连接。

(2)Waterston 术:常采用右前外侧切口,分别用侧壁钳部分钳闭升主动脉和右肺动脉,中间用 Gortex 血管连接。此手术比较适合小婴儿,尤其 3 个月以下婴儿(图 16-4-6)。

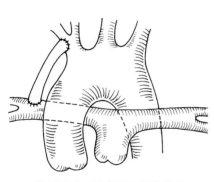

图 16-4-5 改良 B-T 手术完成

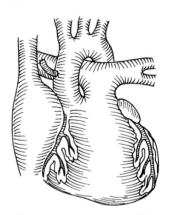

图 16-4-6 Waterston 手术

(3)右心室流出道 - 肺动脉干补片扩大术:体外循环下纵向切开右心室及肺动脉干,切除部分肥厚肌束,用自体心包片行右心室流出道至肺动脉扩大补片,一般加宽至肺动脉最小可接受面积的 1/2～2/3(图 16-4-7)。

(4)中央分流术:在升主动脉与肺动脉干间用 Gortex 人造血管连接(图 16-4-8)。

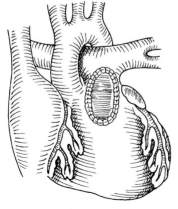

图 16-4-7 右心室流出道扩大术

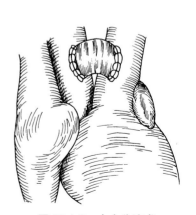

图 16-4-8 中央分流术

【特殊情况下的手术处理】

1. 遇冠状动脉横过右心室流出道时，可用同种异体带瓣管道或带瓣人造血管连接肺动脉与右心室。也可充分游离肺动脉干及左、右肺动脉，结扎切断动脉导管索，越过横跨流出道的冠状动脉，将肺动脉干后壁与右心室切口（尽量高）上半缘吻合，前壁切开至肺动脉分叉处，用自体心包片或人工材料补片扩大。亦有术者将横过右心室流出道的冠状动脉小心游离，从冠状动脉下进行流出道扩大补片，但常难以扩大至满意程度。也可将肺动脉前壁血管片反转缝合于右心室切口上缘，再用心包片缝合修补扩大流出道。

2. 跨瓣补片不可避免会造成肺动脉瓣反流，影响术后右心功能，甚至引起右心衰竭。因此，跨瓣补片时最好沿瓣膜交界切开瓣环，最大限度地保留肺动脉瓣功能。也可采用同种异体主动脉或肺动脉瓣置入，因同种瓣膜来源困难，目前牛颈静脉单瓣开始用于临床，近期疗效满意，远期效果有待观察。用自体心包或牛心包自制单瓣易发生纤维化和钙化，导致瓣口狭窄和反流，远期疗效差。另外，由于肺动脉瓣都有不同程度反流，术中要特别注意检查三尖瓣关闭情况，如有关闭不全要予以纠正，保证三尖瓣关闭良好，对保护右心功能非常重要。

3. 体肺侧支血管的处理，首先必须在术前进行血管造影，如果侧支血管与固有肺动脉有融合，可以结扎，否则会引起肺梗死，须做单源化手术。对术前、术中未发现体肺侧支，术后侧支供血过多引起充血性心力衰竭和肺损伤者，给予介入侧支封堵，是挽救患儿生命的重要手段。

4. 一侧肺动脉阙如，必须另一侧肺动脉发育良好才能进行一期根治术。强调用带瓣补片材料，才能获得满意血流动力学效果。

5. 肺动脉瓣阙如，必须重建肺动脉瓣。

6. 合并其他畸形须同时处理。

7. 法洛四联症伴肺动脉闭锁，不在本节讨论范围内。

8. 近年来采用介入肺动脉瓣置入术，效果良好。

【手术后处理】

与室间隔缺损手术基本相同。尽早撤离呼吸机正压通气，能够增加静脉血液回流以及右心顺应性，原则上是快速康复治疗的理想病种。

【手术后并发症的预防及处理】

1. 低心排血量综合征、三度房室传导阻滞和室间隔缺损残余分流，处理方法与室间隔缺损基本相同。

2. **出血**　法洛四联症由于凝血功能差，手术和体外循环时间较长，故术后易出血，术中仔细止血是关键。术后出血量多，保守治疗无效应及时再手术止血。

3. **肾功能不全**　要针对病因进行处理，必要时给予腹膜透析。

4. **流出道残余梗阻**　瓣膜关闭不全较严重者，保守治疗难以奏效，须再次手术矫治。

（谷兴琳　莫绪明）

第五节　全肺静脉异位引流

全肺静脉异位引流（total anomalous pulmonary venous drainage，TAPVD），是指左、右肺静脉直接或间接与右心房相连接，使腔静脉非氧合血和肺静脉氧合血全部回流至右心房，左心房只是接受右心房来的混合血。多可单独存在，少数合并复杂畸形。全肺静脉异位引流的自然生存率，与有无肺静脉回流梗阻和肺动脉高压程度有关，前者在生后就出现严重发绀和右心衰竭，是少数需行急诊手术的儿科心脏血管疾病之一。没有上述合并症的患儿，则较稳定。

全肺静脉异位引流根据肺静脉引流位置分为 4 个类型（图 16-5-1）。Ⅰ型为心上型，占 40%～50%，肺静脉异位连接到心上静脉系统，包括上腔静脉和残存的左上腔静脉，或者奇静脉。肺静脉血经左上腔静脉、左头臂静脉入右上腔静脉，再回流到右心房；也有少数患儿的肺静脉总干直接同右上腔静脉连接，Ⅰ型是最常见的类型。Ⅱ型是心内型，占20%～30%，在心内水平连接到右心房或冠状窦。Ⅲ型是心下型，占10%～30%，在心下水平的异位连接，最常见的是与门静脉或者门静脉分支相连。静脉总干在食管前方穿过膈肌进入腹腔，与门静脉或静脉导管相连。Ⅳ型或混合型最少见，占5%～10%，包括以上各种不同水平肺静脉连接的混合病变，在交通静脉水平可以发生肺静脉回流梗阻，是由本身血管或者外源性压迫引起，或者在心内交通水平存在梗阻。通常心上型和心内型的肺静脉异位引流没有梗阻或梗阻程度较轻。相反，心下型因静脉通道的长度和肝窦状隙导致下游阻力高可发生不同程度的梗阻。

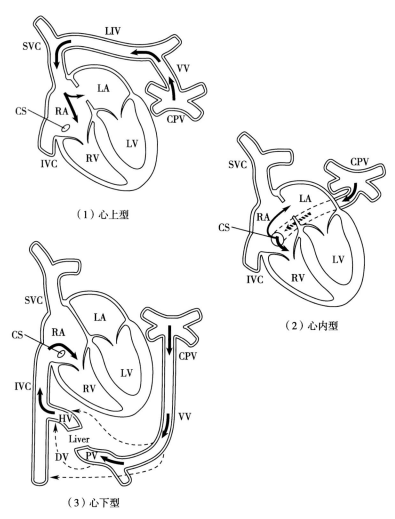

（1）心上型

（2）心内型

（3）心下型

图 16-5-1　完全性肺静脉异位引流常见类型

PV. 门静脉；CPV. 肺总静脉；VV. 垂直静脉；CS. 冠状静脉窦；HV. 肝静脉；DV. 静脉导管；
SVC. 上腔静脉；IVC. 下腔静脉；LA. 左心房；RA. 右心房；LV. 左心室；RV. 右心室；Liver. 肝

【手术适应证】

全肺静脉异位引流中严重的类型是先天性心脏病范畴中真正需要急诊手术的几个疾病之一，且缺乏对于极其危重新生儿的决定性的药物缓解方法。梗阻型和非梗阻型全肺静脉异位引流虽然临床症状上表现存在差异，但是二者都是外科修补的绝对适应证。对于存在梗阻的病例需要诊断后迅速进行外科治疗。非梗阻型病例一般在年龄1～2个月时进行选择性手术，或者在新生儿期出现症状者也可以进行手术。

【术前准备】

肺静脉无梗阻的病例术前可以用强心利尿药物治疗，并避免使用高浓度氧气吸入来代偿右心室功能衰竭、缺氧和充血性心衰。

梗阻型病例中药物治疗作用有限。大部分需要术前气管插管、纯氧过度通气,产生呼吸性碱中毒。维持 $PaCO_2$ 在 30mmHg 以下,使用正性肌力药物、利尿剂,并纠正代谢性酸中毒。体循环严重灌注不足病例可以输注前列腺素 E_1 维持动脉导管开放,通过右向左分流改善体循环。也有部分中心报道了术前采用心导管球囊扩张房间隔、支架置入梗阻的血管、术前体外膜氧合器(extracorporeal membrane oxygenator,ECMO)支持为危重新生儿做术前准备有良好效果。

【麻醉及体位】

麻醉方法均为全身麻醉,对于有低氧血症和代谢性酸中毒的梗阻型全肺静脉异位引流的新生儿,麻醉管理需小心谨慎。通过使用 100% 的纯氧过度通气,使肺血管阻力降到最低。应用高剂量芬太尼进行诱导麻醉,可降低肺血管的反应性。如果需要正性肌力药物的支持,只要患儿没有过分的心动过速,则异丙肾上腺素可能是有帮助的。但是,鉴于有左心轻度发育不良的特质,因此实际上维持高达 180~200次 /min 的快速心率可能是保证足够的心排血量所必需的。应积极治疗代谢性酸中毒。可能需要大剂量的钙剂,且血糖水平可能不稳定,偶尔会伴发败血症和肾衰竭。体位均为平卧位常规胸骨正中切口手术。

【手术步骤】

1. 心上型　有三种手术路径可以采用。

(1)心脏上翻法:在分离并结扎垂直静脉后,将心脏向上方翻转,自左肺静脉起沿长轴切开肺总静脉,达右肺静脉处。自左心耳根部起向后横向切开左心房,将左心房切口和肺静脉切口做侧侧吻合,然后切开右心房修补房间隔缺损。该方法的吻合过程是在心脏上翻下施行的,操作困难,延长了主动脉阻断时间;此外,在吻合过程中对心脏的挤压较多,容易导致心肌温度上升,不利于心肌保护。目前该方法已很少使用。

(2)经右心房切口路径:在左心房后分离肺静脉总干和垂直静脉,结扎垂直静脉。右心房切口从右心房体前面横行向左,通过房间沟卵圆窝水平,至左心耳根部。同时,肺静脉总干正中做长轴切口,与左心房后壁相对应,使两切口吻合。为使吻合口足够大,可向右上肺静脉和右心房侧延伸。以自体心包片关闭房间隔缺损。注意不要将房间隔的切口延长超过卵圆窝的前支,以免切至心脏外;另外,缝线之间必须非常靠近并严密缝合组织边缘,以确保吻合口不渗漏,吻合口后侧的出血很难控制(图 16-5-2)。

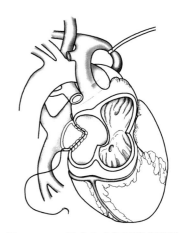

图 16-5-2　经右心房切口路径修补心上型肺静脉异位引流

(3)房顶路径:这是近年来各大心脏中心所推崇并应用较多的手术技巧。将主动脉向左牵开,暴露左心房顶,在左心耳上放置一结扎线。切开左心房顶部上方的后侧心包,辨认肺静脉共汇,沿肺静脉全长做一纵向切口,如果需要可延伸进入肺静脉开口中,以形成一扩张的开口。在左心房顶部的后侧做一对应的切口,将左心耳向左侧牵引。吻合口从左侧开始并沿心房切口的下缘和肺静脉共汇的下缘进行,将余下的边缘吻合在一起以完成手术。房间隔缺损及卵圆孔未闭通过右心房切口予以关闭。必须采取各种措施以确保吻合无渗漏,要控制此区域吻合口的渗漏较为困难和危险(图 16-5-3)。

2. 心内型　心内水平的肺静脉回流,进入冠状窦,或直接至右心房,通常经右心房切口修补。同心上型一样,对回流入冠状窦者,切除冠状窦顶形成大的房间隔缺损,将冠状窦口与房间隔缺损相连(图 16-5-4)。形成左心房和冠状窦之间开口。再以补片关闭房间隔缺损,并将冠状窦口隔向左侧。以避免损伤房室结和传导束。

对肺静脉直接连接到右心房者,通过板障将血流经过扩大后的房间隔缺损引入左心房,右心房不够大,可使用心包补片扩大右心房壁。也可采用 Hiramatsu 移动房间隔位置的方法,包括切下后侧房间隔,再附着于肺静脉开口和腔静脉之间的房隔,重新缝合,形成正常的解剖结构。

3. 心下型　肺静脉常在左心房后进入肺静脉共汇,垂直静脉向下经纵隔穿过横膈裂口。应在横膈水平结扎垂直静脉(图 16-5-5)。通过右侧心房后路径,将肺静脉共汇长轴切口吻合到左心房,再经右心房关闭房间隔缺损。另一种方法是，在横膈水平结扎垂直静脉，将心脏翻起，在肺静脉共汇的头侧方向做切口。可以在松解肺静脉后，做一个宽敞的吻合口，避免肺静脉回流梗阻。

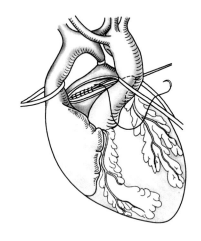 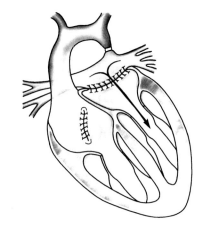

（1）经左心房顶路径修补心上型肺静脉异位引流　　　　　　（2）经左心房顶路径修补后示意图

图16-5-3　经左心房顶路径修补心上型肺静脉异位引流

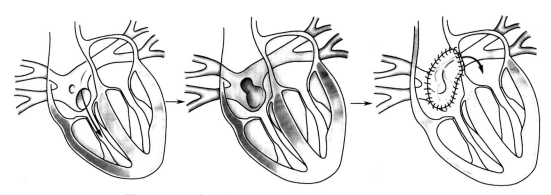

图16-5-4　心内型肺静脉异位引流回流到冠状窦的手术方法

冠状窦去顶后，用补片关闭房间隔缺损，冠状窦口隔入左心房

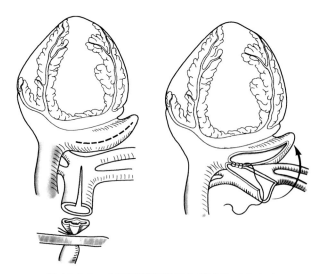

图16-5-5　心下型肺静脉异位引流的手术方法

在横膈裂口处结扎降垂直静脉，切开垂直静脉的头端，肺静脉共汇与左心房

后壁做侧侧吻合，吻合口包括切开的垂直静脉使连接处扩大入左心房

4. 混合型 最常见的混合型为三根肺静脉形成共汇，第四根肺静脉独立回流到体静脉系统。手术方式取决于异位回流的部位。三根肺静脉共汇处理方法是将其重新引导到合适的连接水平。如果可能的话，单独引流的肺静脉也应该重新改向或者重新吻合到正确位置，但是，这种独立的小静脉再吻合后，远期狭窄的发生率很高，所以决定是否修正单独引流的肺静脉是比较困难的。如果单独引流的单根肺静脉并无梗阻的话，不予处理，待其日后发生梗阻再重新移到正确位置。

目前有部分临床中心在心上型和心下型肺静脉异位引流首次治疗时就采用无缝线技术进行共同肺静脉和左心房的吻合，降低了远期再梗阻的可能性，取得了良好的手术效果（图 16-5-6）。

心下型全肺静　　　　　传统手术　　　　　无缝线技术
脉异位引流

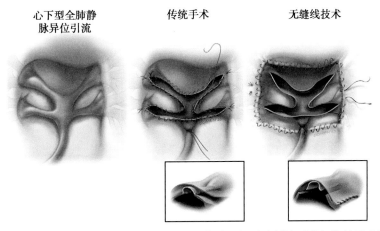

图 16-5-6　采用无缝线技术进行心下型全肺静脉异位引流纠治手术与传统手术比较

一旦心内操作结束且直肠温度至少达到 35℃时，患儿可脱离体外转流。虽然对于择期手术的患儿，这个过程一般较平稳，但对于术前病情危重且有严重梗阻的患儿，则是一个非常重要的处理过程。这类患儿的肺血管阻力可能很不稳定，虽然肺阻力短暂增高，但是这对心肺转流的反应通常很严重。因此，在脱离心肺转流时，除监测主动脉压力和右心房压力外，监测肺动脉压力也十分重要。在脱离心肺转流的前 10～15 分钟，肺动脉压力可接近主动脉压力，这种情况并不少见。在这一时期，通气管理至关重要，患儿应保持纯氧通气并吸入一氧化氮，$PaCO_2$ 应降到 30mmHg 以下，但不能低于 25mmHg，因为这样会导致脑灌注不足。如果吻合口足够大，则在脱离心肺转流后的 15～30 分钟，肺动脉压力会降到体循环压力的 1/2～2/3。如果肺动脉压力仍然很高，应怀疑吻合口梗阻可能。术中可使用经食管超声技术测量吻合口流速来评价吻合口情况。但是在新生儿应避免使用经食管超声技术，即使是使用很小的探头，也可能会有压迫吻合口的危险。如果右心室无法适应在撤离心肺转流后早期阶段逐渐升高的肺循环压力，虽然这种情况较少发生，但有时必须考虑使用数天的体外膜式氧合，以使肺血管阻力逐步下降。可使用与术中所用一样的插管，插管自未关闭的正中切口引出。

【术后处理】

术后须控制入液量，避免容量负荷过重而诱发急性肺水肿。保持酸碱及电解质平衡，避免出现心律失常。对肺动脉高压的处理要及时，应予充分镇静，保持过度通气，应用血管扩张剂。应用吸入一氧化氮可有效治疗肺动脉高压危象。如有心排血量降低可适当应用正性肌力药物，并适当延长机械通气时间。

【术后并发症的预防及处理】

1. 心律失常 术后心律失常通常为房性。心上型以前多数心脏中心采用双心房横切口，疗效确切，但易引起术后心律失常；目前倾向于采用左心房顶部入路，可减少心脏的损伤及心律失常的发生。手术切口尽量避免过多的心内操作，尽可能心外吻合，少做横贯双心房切口，以减少对心脏表面脂肪层下的自主神经的损坏，可能避免术后心律失常的发生。

2. 急性肺水肿 由于左心体积小且左心室顺应性差而导致心力衰竭和急性肺水肿，并引起突发性肺动脉高压，这可能需要使用大剂量的血管活性药物以及延长术后呼吸支持时间。

3. 吻合口梗阻　术后肺静脉梗阻是完全性肺静脉异位引流晚期的最主要并发症及死亡原因。其发生率约占所有全肺静脉异位引流的 5%，占心下型的 10%，常发生于术后 1 年内。治疗手段包括球囊扩张、介入支架植入、手术矫治、手术中支架植入及杂交应用多种方法。虽然手术效果不令人满意，仍应进行积极治疗，不放弃任何一次治疗机会，许多患者需要进行多次手术或介入治疗。

【预后】

目前全肺静脉异位引流手术的死亡率大幅降低，术前严重的肺静脉梗阻和术后残余的肺静脉梗阻，以及合并的其他心脏畸形影响预后。再手术主要原因是残余的肺静脉梗阻和心内分流。术后肺静脉狭窄的发生率为 6%～11%，以心下型或混合型多见。球囊血管成形术和放置血管内支架也为解除术后梗阻的方法。

（贾兵　陈纲）

第六节　主动脉缩窄手术

主动脉缩窄（coarctation of aorta）常发生在左锁骨下动脉远端和动脉导管邻接处。发生率为每 1 000 例活产婴儿的 0.2～0.6，占先天性心脏病 5%～8%，常合并动脉导管未闭、室间隔缺损、二叶式主动脉瓣畸形、二尖瓣病变等。其发生可能是由于胚胎期流经主动脉峡部血流缺乏所致。

Bonnet 将主动脉缩窄分为婴儿型和成人型两类。婴儿型又称为导管前型，成人型称为导管后型。婴儿型主动脉缩窄：动脉导管开放，主动脉峡部的管样狭窄位于动脉导管近端，导管供应降主动脉血流 [图 16-6-1（1）]；成人型主动脉缩窄：动脉导管关闭，主动脉峡部腔内呈搁板样狭窄 [图 16-6-1（2）]。

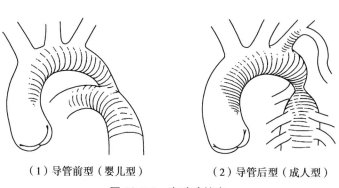

（1）导管前型（婴儿型）　　　（2）导管后型（成人型）

图 16-6-1　主动脉缩窄

决定血流动力学的关键因素包括动脉导管是否开放、主动脉弓发育情况和缩窄程度。在主动脉缩窄合并动脉导管未闭婴儿，左颈总动脉远端的主动脉可存在弥漫性狭窄；切开主动脉可见导管出口的缩窄膜。在年长儿导管邻接的主动脉缩窄，常可见在韧带水平降主动脉外部狭窄，外部狭窄和内腔狭窄不一致。缩窄处近远端主动脉常扩张，形成侧支循环，与缩窄程度及生存时间成正比。侧支血流主要来源于锁骨下动脉及其分支：包括肋间动脉、乳内动脉、肩胛动脉、颈动脉、椎动脉、腹壁上动脉和脊髓动脉。这些侧支动脉足够供应下肢，维持器官功能和发育。

婴儿型生后数周即出现症状，下肢血流依赖于动脉导管，在导管关闭前没做出诊断，就会表现为心功能不全、肾衰竭和酸中毒。体检发现呼吸急促，心动过速，苍白，低血压，脉搏无力，下肢不能触及脉搏，肝大。静脉输注前列腺素 E_1 维持动脉导管开放，使下肢灌注正常并减轻左心室负荷。对病情严重者同时行插管和机械通气、使用正性肌力药物（多巴胺、多巴酚丁胺）以及碳酸氢钠纠正代谢性酸中毒，当各器官系统功能调整满意后施行亚急诊手术。

成人型通常无症状，常规检查发现上肢高血压，下肢无脉搏或较弱。可有头痛、鼻出血，偶有下肢供血不足出现跛行。未经治疗者远期死亡原因为充血性心力衰竭、感染性心内膜炎、自发性主动脉破裂和颅内出血等。

【手术适应证】

手术治疗是彻底解除主动脉缩窄的根本方法。缩窄两端的压力阶差超过 30mmHg 就具有手术指征。

Crafoord 于 1944 年应用切除缩窄端端吻合法获得成功，以后治疗的发展主要是围绕防止再狭窄进行改良。按技术出现的顺序，其他手术技术有人造血管替换、人工补片主动脉成形术、锁骨下动脉翻转成形术、切除缩窄段加扩大成形的端端吻合术。还有一些细微变化的手术，如保留左上肢血流的锁骨下动脉翻转成形术、锁骨下动脉游离翻转、锁骨下动脉翻转加导管组织切除、缩窄段切除加广泛性扩大的端端吻合术、降主动脉和近端主动脉弓端侧吻合术以及肺动脉同种管道补片成形术等。

【术前准备】

有充血性心力衰竭的患儿，应予吸氧及强心利尿治疗。严重心衰伴酸中毒及体循环灌注不足的患儿应用前列腺素 E_1 以扩张未闭动脉导管，改善体循环灌注；同时应用多巴胺，积极纠正酸中毒和电解质紊乱，可纠正低心排血量状态，并逆转代谢性酸中毒和肾衰竭；必要时予以机械辅助通气。

【手术步骤】

手术途径一般经左后外侧第 4 肋间进胸，对合并心内畸形需同期手术者则采用正中胸骨切口。在主动脉阻断期，保持近端高血压以保证缩窄远端平均灌注压，防止发生截瘫。阻断期远端压力需要维持在 40mmHg 以上。

1. 缩窄段切除、端端吻合术（图 16-6-2）

手术步骤：进胸后先对降主动脉、左锁骨下动脉、主动脉峡部、动脉导管以及主动脉弓至左颈总动脉进行游离。在儿童，侧支肋间动脉常常进入缩窄远端降主动脉，也需要游离、切断和结扎以松解主动脉缩窄区域。游离肋间动脉，为了充分显露主动脉缩窄段，必要时可结扎切断 1 对或 2 对肋间动脉。在游离肋间动脉时，应距主动脉壁稍远，游离时应操作轻柔，以防血管破裂或主动脉壁撕破，造成难以控制的出血。术中如探查发现起源于主动脉弓或左锁骨下动脉后壁的一根侧支血管（Abbott 血管），应予以结扎离断。游离肋间动脉应有足够长度，双重结扎后切断。在缩窄段降主动脉近端及远端各置一把阻断钳，切除缩窄段，吻合时助手将上、下端的血管钳轻轻靠拢，减少血管壁吻合和结扎时的张力。应用 6-0 或 5-0 Prolene 缝线，后壁连续、前壁间断吻合。缝合结扎最后一针时应注意排尽血管腔内之积气。

早年再狭窄率较高，特别是小婴儿，原因为：①环形缝线处不生长；②导管组织切除不够；③主动脉弓发育不良等因素。

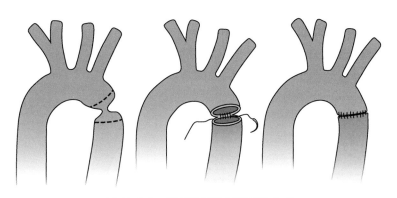

图 16-6-2 缩窄段切除加端端吻合术

2. 人工补片主动脉成形术（图 16-6-3） 1957 年 Vossschulte 首先报道采用人工补片进行主动脉峡部成形术。

手术步骤：进胸后游离血管、结扎动脉导管。在缩窄的近远端阻断，缩窄处降主动脉纵向剖开，向上延伸至左锁骨下动脉。如果峡部发育不良，狭窄段较长并延及左颈总动脉和左锁骨下之间，则补片应扩大至该区域。峡部内膜的纤维嵴样组织不宜切除,因为会破坏内膜增加主动脉瘤形成的概率。采用人造血管剪成圆形或椭圆形补片,沿着动脉切口纵向边缘缝入,将补片最宽处缝在缩窄水平。

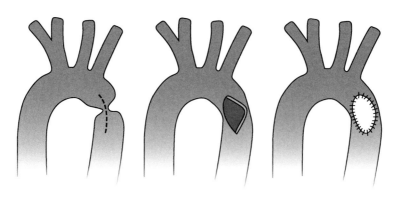

图 16-6-3 人工补片主动脉成形术

优点:①操作简单,无须广泛游离主动脉;②保留了侧支动脉,无须切断结扎;③吻合口无张力,阻断时间短;④避免了血管周边缝合及保留了有潜在生长能力的主动脉后壁,再缩窄发生率低;⑤必要时可同时扩大发育不良的峡部。

缺点为晚期在成形部位或其对侧壁可并发动脉瘤,形成机制可能为:缩窄膜被切除导致内膜层破坏;由于补片和动脉壁不同的张力强度导致血流动力学变化,前壁韧性小,搏动完全朝向主动脉后壁。

1 岁以内婴儿不宜采用人工补片主动脉成形术,因为其主动脉内径较小,远期可能发生再缩窄;大年龄易形成动脉瘤,一般认为 16 岁以上也不宜采用该方法,可选择人工管道连接。

3. 缩窄段切除、人工管道连接(图 16-6-4) 切除缩窄段和导管组织后,选用口径相同及长度适宜的人造血管,先做血液预凝,或选择带预凝的 Hemashield 人工管道。先将人造血管与近侧降主动脉做端端吻合,再缝合远端,在缝合最后一针时松解远端降主动脉阻断钳,使血管腔充盈,排尽腔内积气,然后抽紧缝线结扎。

该式式适用于动脉瘤、长段(或多发)主动脉缩窄和缩窄复发的患者。有时在缩窄段切除和端端吻合术中发现张力过高或者狭窄后扩张的主动脉壁薄需要进一步切除者也可采用管道连接。由于人工管道无生长可能,更适合于 16 岁以上或成人患者。此外,由于需要进行两个吻合口的操作,阻断时间较长。

4. 锁骨下动脉翻转主动脉成形术(图 16-6-5) 1966 年 Waldhausen 等首先介绍了锁骨下动脉翻转主动脉成形术;此后该手术方法在 20 世纪 70 年代中期至 80 年代中期被广泛应用,1983 年 Hart 等利用逆向的锁骨下动脉修补左颈总动脉近端的缩窄;Brown 等利用峡部片状动脉成形术代替锁骨下动脉片治疗婴儿长段主动脉缩窄,而不牺牲锁骨下动脉;1986 年 Meier 等采用锁骨下动脉重植技术保存左臂动脉血流;Dietl 等采用缩窄段切除联合锁骨下动脉片动脉翻转成形;Allen 等最近采用改良锁骨下动脉片,在缩窄段水平增加侧侧横向主动脉吻合;Kanter 等使用逆向锁骨下动脉片修补发育不良的主动脉弓。

手术步骤:游离结扎并切断动脉导管或动脉韧带,在椎动脉起源处结扎左锁骨下动脉。在左颈总动脉和左锁骨下动脉之间阻断主动脉,距缩窄段远端 3~4cm 处阻断降主动脉。在椎动脉的近端切断左锁骨下动脉。切开主动脉缩窄段,向上延伸至左锁骨下动脉根部,向下经主动脉峡部至缩窄后扩张的降主动脉,将切开的锁骨下动脉片向下翻转与降主动脉切口缝合,婴儿可用 6-0 Prolene 线吻合。椎动脉是否结扎尚有争论,保留它可提供侧支血管到上肢,但也可能随着生长造成锁骨下动脉窃血综合征。

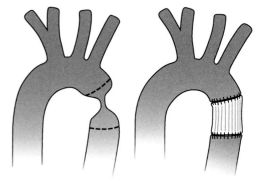

图 16-6-4 缩窄段切除加人工管道连接

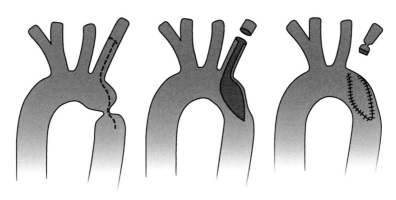

图 16-6-5　锁骨下动脉翻转主动脉成形术

　　锁骨下动脉翻转主动脉成形术的优点是操作简单、阻断时间短、避免了人工材料、容易控制吻合口出血和由于自身组织非环形吻合而具有生长潜能。缺点是牺牲了左锁骨下动脉，可能影响左上肢的发育和功能。虽然术后远期仍有可能发生再缩窄和动脉瘤，然而目前该手术方法仍然是 1 岁以内婴儿，尤其是新生儿较好的手术选择。

　　5. 缩窄段切除、扩大的端端吻合术（图 16-6-6）　1977 年 Amato 报道 4 例主动脉弓近端发育不良的婴儿在左颈总动脉下方的吻合技术，1986 年 Lansman 等报道 17 例婴儿采用扩大的端端吻合方法，该组病例中 47% 的患儿有远端弓部和峡部的发育不良。

　　手术步骤：游离结扎并切断动脉导管或动脉韧带。降主动脉广泛游离，通常至头三组肋间血管结扎并切断。主动脉近端阻断在无名动脉和左颈总动脉之间，远端阻断在缩窄远端，整个导管和缩窄段予以切除。近端切口在主动脉弓下方直到阻断的近端，远端降主动脉斜形切口，然后采用 Prolene 线连续缝合吻合口。尽管间断缝合理论上有利于吻合口生长，Lansman 仍建议连续缝合减少阻断时间。随着吻合口愈合、缝线崩解，吻合口也会生长。

　　该手术优点是：适合于婴儿；所有可能影响生长发育的组织均被切除；左锁骨下动脉被保留，避免了上肢缺血

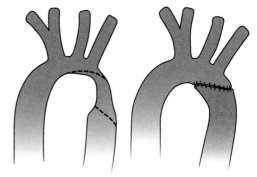

图 16-6-6　缩窄段切除、扩大的端端吻合术

和生长发育障碍；同时纠正主动脉弓、弓远端和峡部发育不良；避免了使用人工材料，减少了动脉瘤形成的可能；并且保存了正常血管解剖。扩大的端端吻合术是目前 2 岁以下儿童应用最广泛的手术方式。

　　小婴儿主动脉缩窄合并心内畸形如存在药物治疗无效的症状即需要早期手术治疗。很少有先天性心脏病类似主动脉缩窄一样在治疗上存在很大争议，主要包括手术技术方法、手术最佳年龄、何时如何处理主动脉弓发育不良、再缩窄的干预等。对于主动脉缩窄合并心内畸形国际上公认采用一期手术纠治，目前大多数术者采用广泛端端吻合术。对狭窄段偏长的患儿行降主动脉与主动脉弓端侧吻合。目前治疗方法的并发症包括：重建主动脉弓需要在深低温停循环，或选择性脑灌下进行手术，带来不可避免的神经系统损伤；缝合口瘢痕和吻合口张力所带来的潜在的术后再狭窄可能；部分患儿重建主动脉弓压迫左支气管造成气管狭窄、乳糜胸、喉返神经麻痹、动脉瘤形成等。

　　随着治疗策略的不断发展，内外科杂交治疗在部分复杂先心病中已经崭露头角，经导管行主动脉缩窄的球囊扩张治疗理论上可以减少深低温停循环带来的损伤、减少端端吻合对气管的压迫，也可以对再狭窄的发生进行反复的扩张。笔者推荐选取缩窄段前主动脉直径与膈面降主动脉直径的均值，但不超过缩窄段直径的 2.5 倍。扩张球囊选择过大易撕裂中层，增加动脉瘤发生率；而较小的球囊则扩张不彻底，再缩窄比例较高。随着介入技术的发展，新生儿小婴儿的经股动脉介入治疗越来越得到普及，国外甚至可以在低出生体重新生儿中进行介入治疗。相比在心导管室进行介入治疗选取球囊扩张直径更为准确，

且扩张后的效果更为直观，对于扩张后仍有明显压差者可以立即选择更大的球囊再次扩张，以减少残余梗阻的发生率。对于小婴儿室间隔缺损合并主动脉缩窄行主动脉弓缩窄球囊扩张联合体外循环下室间隔缺损修补的杂交手术治疗早期疗效满意，可以避免深低温停循环，具有较高的安全性，我们有理由相信其不失为一期外科根治的良好替代治疗选择。

【术后并发症的预防及处理】

并发症包括出血、高血压、截瘫、动脉瘤形成、再缩窄、脑卒中等，术中可能损伤邻近组织，如喉返神经损伤出现声音嘶哑，膈神经损伤导致一侧膈肌麻痹，颈交感神经损伤出现 Horner 综合征，胸导管损伤导致乳糜胸等。

1. 出血　阻断钳松开可出现缝线处渗血。加压后不久即出现凝块，需要时外科止血。术毕置引流管。出血是术后早期最危险的并发症，一旦出现需完全镇静、控制血压和保持正压通气。疑有出血需要即刻开胸探查。

2. 术后高血压　术后即刻发生较常见，24 小时内逐渐下降，是由于主动脉狭窄解除，颈动脉和主动脉弓压力感受器牵张刺激消失，直到压力感受器设定在低水平，血压才会正常。另一种以舒张压升高更为明显，发生在术后 48～72 小时，与肾素和血管紧张素升高有关。术后两种反应的高血压均需积极治疗，术后早期可使用静脉输注硝普钠、艾司洛尔达到快速降压的效果，数天后改为口服血管紧张素转换酶抑制剂，如依那普利。口服普萘洛尔也可有效阻止交感兴奋，治疗高血压反应。绝大多数都在术后 2～4 周消失，少数存在长期高血压。

3. 腹痛或缩窄切开术后综合征　由于内脏动脉长期适应低血压，术后血压的突然增高可导致严重的反应性急性炎症变化，引起内脏动脉炎，甚至发展为内脏缺血。其症状类似急性坏死性小肠结肠炎，临床出现腹痛、腹胀和虚弱，有时可伴腹水、发热、白细胞增多，偶尔可引起胃肠道出血须行腹部手术和肠切除。治疗可对症处理，常规禁食 1～2 天，必要时胃肠减压和静脉补液。应用抗生素和类固醇对解除症状作用不大。控制高血压可减少本症的发生。

4. 截瘫　发生率为 0.4%～1.5%。术后截瘫与主动脉阻断时间、缩窄远端侧支循环和术中体温等因素有关。主动脉阻断期间远端压力非常重要。阻断期需避免酸中毒，因为酸中毒可导致低心排血量和低血压。避免截瘫发生的措施包括：尽量缩短主动脉阻断时间；吻合技术熟练；中度低体温（34～35℃）；无酸中毒；维持近端高血压和足够的远端平均动脉压（>40mmHg）。

5. 动脉瘤形成　主动脉缩窄各种手术方法均报道有真性或假性动脉瘤形成。在人工补片主动脉成形术后发生真性动脉瘤的概率比任何其他手术都高。主动脉峡部纤维嵴的切除和动脉瘤的形成有关。动脉瘤形成的风险因素为年龄超过 16 岁、先前进行过人工补片主动脉成形术。涤纶片比 PTFE 补片发生率高。

6. 再缩窄和再手术　复发或再缩窄的因素为年龄小于 2～3 个月、体重小于 5kg、缩窄段形态、残余导管组织等。再缩窄定义为术后上下肢压差超过 20mmHg。早年缩窄段切除加端端吻合法再缩窄发生率高，与导管组织切除不够、环形缝线处缺乏生长以及合并主动脉弓发育不良有关。锁骨下动脉翻转主动脉成形术理论上消除了再缩窄的可能，但事实上仍有发生。补片主动脉成形术对年长儿效果很好，但如用于婴儿则再缩窄发生率高。缩窄段切除加扩大的端端吻合术再缩窄发生率最低。球囊扩张术是主动脉缩窄复发的首选治疗方法，首次成功率高、并发症少。如果球囊扩张失败或者无指征，则手术治疗。

【预后】

主动脉缩窄的外科治疗取得良好的疗效，手术死亡率已降至 2%～4%。术后患儿症状迅速减轻或消失，婴幼儿可获得正常的生长发育。术后多数病例上、下肢血压无明显压差。再缩窄二次手术者的死亡率为 5%～10%。最常见的死亡原因为术后出血。合并复杂心内畸形或术前病情严重者手术死亡率仍较高。

手术方式对远期疗效有明显影响。婴幼儿行单纯缩窄段切除、端端吻合者再缩窄发生率高，而应用左锁骨下动脉翻转主动脉成形者再缩窄发生率明显低于前者。年长儿应用补片成形术者缩窄发生率低，但术后晚期可能发生动脉瘤。对小婴儿，缩窄段切除加扩大的端端吻合术远期再缩窄发生率最低。

术后远期高血压的发生率为 10%～20%，其发生机制尚不清楚，部分患儿与再缩窄有关，其余可能系多因素的综合结果。早期手术可降低远期高血压的发生。

（贾　兵　谈卫强）

第七节　室间隔完整型肺动脉闭锁的手术

室间隔完整型肺动脉闭锁则是一种少见的先天性心脏病，其发生率占先天性心脏病的 1%～3%。室间隔完整型肺动脉闭锁是一种严重的心脏畸形，大多数在新生儿期就出现症状，未经治疗 50% 死于新生儿期，85% 于 6 个月内死亡。在 90% 的病例中，存在右心室肥厚和发育不良。50% 以上的病例中存在心室腔容积严重变小。在存在小型右心室的常见病例中，心室发育不良的程度变化不一。正常的右心室由 3 部分组成，即流入道、小梁部和流出道。Bull 及其同事从外科治疗的观点出发，将室间隔完整型肺动脉闭锁的右心室形态学进行了分类，分为 Ⅰ 型（流入道、流出道和小梁部均存在，但心肌肥厚，右心室腔小），Ⅱ 型（流出道阙如，流入道和小梁部存在）和 Ⅲ 型（仅有流入道部分）。右心室的大小和三尖瓣瓣环的大小密切相关，不少学者以三尖瓣的直径和 Z 值来判断右心室的发育程度，以指导手术方案的选择。室间隔完整型肺动脉闭锁会发生一系列冠状动脉在心室壁内和壁外的畸形，包括最严重状态下的冠状动脉近端狭窄，以及存在冠状动脉瘘并由右心室向远端冠状动脉供血。最常见的畸形是右心室和冠状动脉之间存在的瘘，且是室间隔完整型肺动脉闭锁心脏所特有的。如果有瘘存在，冠状动脉树通常通过内面衬有内皮的通道与右心室腔产生交通，即所知的位于右心室肌肉内的窦隙。当冠状动脉瘘进入窦隙时，也就是通常所说的心肌窦样间隙开放，又称依赖右心室的冠状血管循环。在这类情况下，任何尝试对右心室进行减压的举措均会引起左心室大面积梗死，并导致患儿死亡。

【手术适应证】

1. 一经确诊均应手术治疗。

2. 轻度发育不良的患儿，应该接受瓣膜切开术或跨瓣环补片手术。许多患儿需要行漏斗部肌肉切除和跨瓣环补片，来解除流出道的残余梗阻。部分病例存在严重的术后低氧血症，而必须加做体肺动脉分流。

3. 中度右心室发育不良。中度右心室发育不良时的三尖瓣 Z 值为 -3～-2。这些患儿有将来可行双心室修补的可能性，推荐方案是实施肺动脉流出道手术加体肺分流。

4. 重度右心室发育不良。重度右心室发育不良时的三尖瓣瓣环 Z 值≤-3。许多这种患儿存在广泛的冠状动脉瘘或显著的右心室依赖性冠状动脉循环，应该仅实施体肺动脉分流。

【术前准备】

1. 禁吸氧，吸氧会导致动脉导管关闭，造成患儿缺氧。术前应建立血管通路，并应该开始前列腺素 E_1 的输注，以维持动脉导管的开放。

2. 维持内环境稳定，纠正酸中毒。

3. 进行心脏彩超检查评估，判断有无冠状窦隙开放。

4. 如果存在循环灌注不足，应该开始给予变力性药物支持。对病情非常严重的新生儿，可能必须进行机械通气并给予肌肉松弛药物。

【初期手术治疗】

1. 经心导管肺动脉瓣切开术　如果右心室的大小足够，且闭锁之瓣膜是常见的膜样结构，可在心导管室内实施肺动脉瓣打孔。同时对漏斗部和肺总动脉（经动脉导管逆行进行）注入造影剂，通常足以判定右心室流出道的解剖特征。将导管送到恰好位于瓣膜下方的位置。在一些病例中，可证实有针孔样的前向血流，可将导丝穿过这个"闭锁"的瓣膜。如果没有发现有血流，则可实施射频打孔。或者，如果射频不可用或不成功，则可使用导丝的硬质端。但有意外穿孔到心脏或者肺动脉外的风险，一旦发生必须即刻得以识别，可能需要心包穿刺或外科手术干预。

2. 肺动脉瓣切开术　使用标准胸骨正中切口，以及双腔静脉和主动脉插管。这个方法使外科医师能关闭任何伴发的房间隔交通，并有利于经心房径路切除漏斗部的梗阻性肌束和精确地实施瓣膜切开。对那些实施单纯瓣膜切开或跨瓣环补片的病例，不必实施心脏停搏。但是，如果准备要实施经心房径路来切除梗阻肌束，则需要使用心脏停搏液让心脏停搏。在少数情况下，对单纯肺动脉瓣狭窄合并典型的狭窄后扩张进行手术时，可做一个横向的肺动脉切口，将融合的瓣交界切开到肺动脉壁上（图 16-7-1），通过锐性分离解除瓣膜固定，并对增厚的瓣膜边缘进行修整，然后使用单丝缝线直接关闭肺动脉。更常见的是存在显著的瓣环发育不良（Z 值 <-2），需要跨瓣环切口，在这种情况下，首选纵向肺动脉切口，存在交界融合时，用上述方法处理，将动脉切口延伸过位于前方的瓣交界，并跨过瓣环进入右心室肌，直到能将尺寸适宜的探条通过肺动脉瓣逆行插入右心室为止。离断漏斗部的梗阻性肌束，进一步解除右心室流出道梗阻。在肺动脉瓣发育不全且没有交界融合时，将瓣膜切除，且必要时行跨瓣切口。切除肌肉后，使用自体心包补片或 0.4mm 厚的聚四氟乙烯补片来关闭跨瓣环切口，并用一根尺寸适宜的探条来决定补片的宽度，以充分解除梗阻。

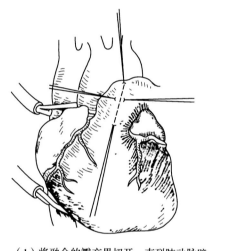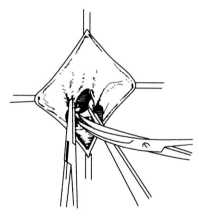

（1）将融合的瓣交界切开，直到肺动脉壁　　　　（2）瓣膜切开术完成

图 16-7-1　肺动脉瓣切开术的技术

3. 右心室流出道跨瓣环补片　经标准胸骨正中切口，游离肺总动脉和动脉导管。当准备做跨瓣环补片时，如果房间隔缺损够大，则使用单根右心房插管就足以进行静脉引流。开始心肺转流，临时阻闭动脉导管。做纵向肺动脉切口，并检查闭锁的肺动脉瓣。前后方向运刀，切开肺动脉瓣的闭锁面，并将肺动脉切口向近心端延长，跨过瓣环，进入右心室游离壁，直到打通右心室腔，使进入右心室腔的交通口略小于正常右心室肺总动脉开口。普通新生儿打开到 7～8mm 就可以。按照流出道腔的预期直径，将一根探条放进跨瓣环切口内，用厚度为 0.4mm 的聚四氟乙烯片，剪出一块长宽适宜的卵圆形补片来关闭切口。把补片缝到切口边缘上完成手术（图 16-7-2）。患儿脱离心肺转流。如果体循环氧饱和度足够，则将动脉导管结扎掉。

4. 体肺动脉分流　如果仅实施体肺动脉分流，则可经右侧胸廓切口或胸骨正中切口来做改良 Blalock-Taussig 分流。使用胸廓切口时，只能期待动脉导管自发性关闭，而使用胸骨切口时，则可按照适应证来结扎动脉导管。游离远端无名动脉，并显露右锁骨下动脉的近段。在右肺动脉前方，平行于膈神经打开心包。用丝线将右上肺叶分支动脉和右肺动脉的连接处圈套住。选择一根尺寸适宜的聚四氟乙烯管道（通常为 3.5mm 或 4mm），并将一端修成斜面。患儿全身肝素化（100U/kg）。将管道有斜面的一端以端侧吻合的方法缝合到右锁骨下动脉近段的血管切口上。然后，将管道修建到适宜长度，不用修成斜面。钳闭右肺动脉的近端，将肺动脉分支上的丝线收紧，把肺动脉分支控制住。用端侧吻合的方法，将分流管道的远端吻合到右肺动脉上缘，位于右上肺叶分支动脉近端的右肺动脉切口上（图16-7-3）。分流血流得以建立，并停止输注前列腺素。如果在构建体肺分流的同时，需要一并进行右心室流出道手术，除使用胸骨正中切口外，手术技术是类似的。如果计划行心肺转流，那在转流期间构建分流则在技术上更容易，分流可在右心室流出道手术之前或之后进行构建。手术完成后，分流血流得以建立，患儿脱离心肺转流。确证患儿有足够的体循环氧饱和度后，结扎动脉导管。如果不使用心肺转流，那么初期手术时构建分流要小心。基本原理是通过临时性阻闭动脉导管，并分别控制肺动脉分支血管来改善肺动脉瓣切开时的显露；没有必要对远端肺动脉进行钳夹。在实施瓣膜切开所需的短时间内，通过前述技术构建好的分流，来维持经分流的右肺单侧灌注。当建立起前向血流并确证有足够的体循环氧饱和度时，结扎动脉导管。

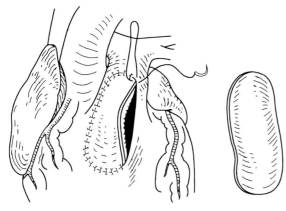

图 16-7-2　右心室流出道跨瓣补片

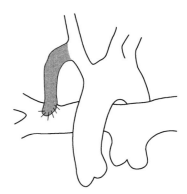

图 16-7-3　Blalock-Taussig 分流

【后续外科治疗】

所有室间隔完整型肺动脉闭锁和新生儿危重型肺动脉瓣狭窄患儿在初期治疗后都需要密切随访，应该在3～6月龄期间进行超声心动图和心导管检查。几乎所有的存活患儿都需要至少一次的后续干预，后续干预的时机和选择是复杂的。可能的结果涵盖范围包括双心室修补、所谓的"一个半"心室修补这种中间状态和单心室治疗。

初期仅接受体肺动脉分流手术，并预期需要接受后续的单心室治疗的患儿，应该在3～6月龄期间进行心导管检查，为双向上腔静脉肺动脉分流手术及拆除体肺动脉分流做准备。理想状态下，这个手术应该在12月龄前完成。应该在年龄为2～4岁时，根据患儿的生长发育，来完成全腔肺连接（Fontan手术）。

成功实施右心室流出道减压（球囊瓣膜成形术、外科瓣膜切开术或跨瓣环补片术），且无须体肺动脉分流的轻度右心室发育不良患儿，应该在3～6月龄期间进行超声心动图和心导管检查。应该在房间隔缺损被临时堵闭期间，评估右心室功能和右心室流出道残余梗阻的程度。应该测定右心房压、体动脉压和混合静脉氧饱和度，来判定右心室是否有能力承载全部的体循环输出。

右心室发育处于临界状态的患儿中，有一个新方法是构建双向上腔静脉肺动脉连接，加做或不加做右心室流出道补片扩大。这个选择即已知的"一个半"心室方案。一个半心室修补是一种介于完全双心室修补和Fontan手术之间的有效过渡状态。不仅能让右心室为肺循环提供一部分的搏动性血流，也具有让右心室完全减压的优点，而且也提供了能让右心室和三尖瓣继续生长的可能性。如果同时关闭房间隔缺损，且患儿能耐受，则可以将两个循环完全分开。如果因左心充盈不够，而无法关闭房间隔缺损，必须对房间隔缺损进行限制，以期待延迟关闭之。目前"一个半"心室方案被更多地使用，但是没有长期证据证实"一个半"心室修补优于单心室循环。

必须使用体肺分流和流出道手术来进行初期治疗的中度右心室发育不良的患儿，应该在约3月龄时进行超声心动图检查，以便对右心室和三尖瓣的生长发育做出评估。右心结构有生长发育的患儿，应该在6月龄时进行心导管检查。在心导管检查时，体肺动脉分流应该予以临时性堵闭。如果可以维持足够的氧饱和度,可在此时完成永久性的弹簧圈封堵。此外,可实施临时性的房间隔缺损堵闭,来判定右心室是否能承载全部的心输出量。然后,治疗的选择与仅需要行初期流出道手术的轻度右心室发育不良患儿相同。

【术后并发症的预防及处理】

由于室间隔完整型肺动脉闭锁大多在新生儿、小婴儿期,须行急诊右心室流出道肺动脉干扩大补片和体肺分流手术,术后右心室顺应性差,须心肺辅助治疗,如使用多巴胺等正性肌力药物、呼吸机支持、镇静和保暖。体肺分流过多时,出现低心排血量症状,包括少尿、代谢性酸中毒和体动脉压差增宽,动脉氧饱和度>90%或并不太低,此时常需的是体肺分流必须关闭。低心排血量的另一个原因是冠状动脉供血不足,因有依赖右心室的冠状动脉循环存在,有时术前用心血管造影也很难确诊,此时可再结扎右心室流出道,以提高右心室压力,再现冠状动脉血流。采用体肺分流术后出现肺血仍不足,在排除分流术梗阻及手术吻合技术原因外,应将即将关闭的动脉导管保持开放。

(张海波)

第八节 完全性大动脉错位合并肺动脉高压的手术

完全性大动脉错位(complete malposition of great arteries)是新生儿期和婴儿期的一种严重的发绀型复杂先天性心脏病,发病率仅次于法洛四联症,占所有先天性心脏病病例数的9.9%,居发绀型先心病的第二位。完全性大动脉错位其大动脉的解剖关系是颠倒的,主动脉起源于右心室并位于肺动脉前方,而肺动脉位于主动脉后方,起源于左心室。

【手术适应证】

1. 一经确诊均应手术治疗。

2. 原则上室间隔完整大动脉转位应在2周内手术,超过2周有左心室功能退化的危险;室间隔缺损大动脉转位可延长至4周内手术。

3. 左心室/主动脉压力比<0.6,需左心室锻炼。

【术前准备】

1. 室间隔完整大动脉转位严禁术前吸氧,吸氧会导致动脉导管关闭,造成患儿缺氧。

2. 维持内环境稳定,纠正酸中毒。

3. 排除新生儿肠道缺血缺氧。

4. 血液常规检查同室间隔缺损。

【手术步骤】

(一)心房调转术

Mustard和Senning心房内板障手术旨在使体静脉回流和肺静脉回流重新定向到与正确的大动脉相连的心室中。Mustard手术中的心包板障和Senning手术中的右心房翻转片(图16-8-2)将体静脉回流导入左心室、肺动脉和肺,以进行氧合。氧合血回到肺静脉心房、右心室、主动脉和体循环。这是构建了一个生理学的连接,而不是一种解剖学的纠正,因为体循环是建立在右心室的基础上。

1. Mustard手术步骤(图16-8-1)

(1)以一个与窦房结相距足够远的纵向切口打开右心房。

(2)从房间隔缺损上缘中点向上腔静脉开口中央,切开房间隔。位于此切口外侧的房间隔,予以全部切除,避免损伤右肺静脉开口。保留内侧的房间隔嵴。

(3)冠状窦向后切开入左心房,并将房间隔的所有毛糙边缘进行锁边缝合。

(4)从左肺静脉开口的上缘开始缝合,板障缝合到位,因此将腔静脉回流引导至二尖瓣,将肺静脉回流引导至三尖瓣。

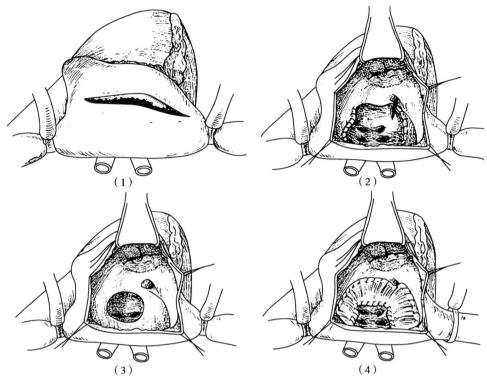

图 16-8-1 Mustard 手术步骤

2. Senning 手术步骤（图 16-8-2）

（1）在三尖瓣附近切开房间隔，造成一个附着点位于后方，腔静脉之间的一个翻转片。

（2）房间隔翻转片缝合到左肺静脉开口的前缘，有效地将肺静脉和体静脉通道分隔开。

（3）右心房切口的后缘缝到房间隔的残迹上，将体静脉通道转而与二尖瓣连接。

（4）通过在两个角上分别做短切口来延长右心房切口的前缘长度，然后再绕着其上方和下方腔静脉，缝到左心房切口的侧缘上，完成肺静脉通道，并将肺静脉血转移到三尖瓣区域。

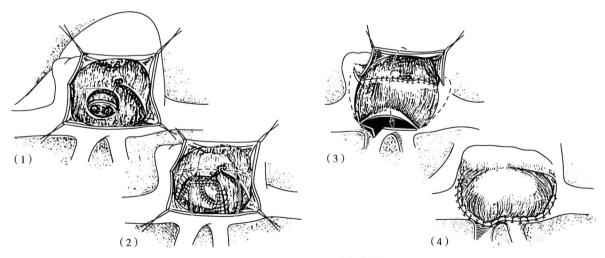

图 16-8-2 Senning 手术步骤

（二）动脉调转术（ASO 手术）

动脉调转术目前是完全性大动脉错位合并肺动脉高压的首选式式。因为冠状动脉转移、心肌保护和新大血管重建的技术得以改善,这些进步造成了与心房内板障手术相比,动脉调转术的存活率统计结果大大改善。

1. 获取心包、悬吊和游离　行胸骨正中切口后,获取心包,以备之后新肺动脉重建之用,裁剪一大块有足够冗余度的裤状心包补片,这样使得因新肺动脉狭窄而再次手术的概率非常低。心包光滑的脏层面应该用做新肺动脉重建时的血管内面。

2. 插管和心肺转流　在靠近无名动脉起源处插入一根 8F 动脉插管,以能最大限度地利用升主动脉的长度进行新主动脉重建和 Lecompte 操作。双腔静脉插管有利于在持续转流期间暴露 ASD 或 VSD。心肺转流的实施以标准含血预充、膜式氧合器和非搏动灌注建立心肺转流。

3. 心肌保护　使用顺行灌注单剂含血心脏停搏液,在碰到意料之外的长时间阻断时,经冠状窦逆行灌注心脏停搏液可能比使用冠状动脉直接灌注好。也可以在心脏停搏液停跳期间,使心脏浸泡在生理盐水冰泥中,以更好地发挥含血心脏停搏液的优势。

4. 新主动脉重建和冠脉转移　主动脉钳夹阻断且心脏停搏以后,实施大血管横断,行 Lecompte 操作,并重建新主动脉。必须根据血管长度及其解剖关系,在横断大血管时做出调整。分别从各主动脉瓣窦,紧靠主动脉瓣交界的位置上切下冠状动脉,以便带有一大片冠状动脉开口周围的血管壁组织,这样有利于冠状动脉转移与缝合重建。使用细针头电刀和剪刀来完成分离。在这个手术步骤中,要极其小心避免冠状动脉损伤。然后实施 Lecompte 操作,将肺动脉换位到主动脉前方,并重置主动脉阻断钳(图 16-8-3)。在要接受冠状动脉转移的肺动脉面向窦做直线切口、V 形切口、U 形窦壁切除或打洞器打孔,为冠状动脉开口纽片提供一个自由行程,使冠状动脉扭折或梗阻的程度降到最低。冠状动脉开口纽片缝置在"最佳"位置,以便能在重建后获取最佳的血流。使用 8-0 单丝线连续缝合来实施吻合(图 16-8-4)。有些学者提倡在冠状动脉转移前将肺动脉近端和主动脉远端先进行吻合。然后再将冠状动脉开口纽片与有血液充盈其中的新主动脉进行对排列。重新夹上主动脉阻断钳,再进行冠状动脉转移,这样重建可更加精确。

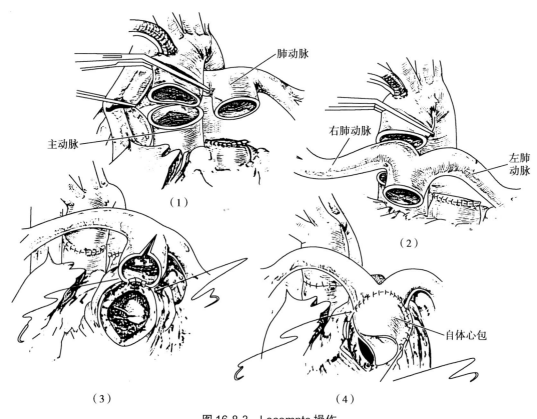

图 16-8-3　Lecompte 操作

5. 新肺动脉重建　新肺动脉重建的目标是避免发生瓣上狭窄,可通过用心包补片来扩大原主动脉瓦氏窦被切除的部分,对两侧肺门进行广泛游离来避免肺动脉扭曲,以及在吻合口上至少保持有一部分自体组织的直接连续以便其最终生长,来达到这个目标。使用单片裤状心包补片的技术可增加后壁的长度,有利于手术修补且避免冠状动脉受压。远端肺动脉的前壁通常与新肺动脉直接吻合,以使其能有匀称的生长性。

6. 脱离心肺转流和术后治疗　在仔细评估吻合口缝合线列和冠状动脉灌注后,脱离心肺转流。

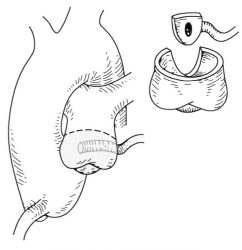

图 16-8-4　冠状动脉缝合重建

【术后处理】

绝大多数的患儿可在多巴酚丁胺 5μg/(kg·min),多巴胺 5μg/(kg·min)和米力农 0.5μg/(kg·min)的支持下脱离心肺转流。在这些情况下,患儿的血压期望值为收缩压 65～85mmHg,且脉压宽,并有优良的外周灌注。在关胸并转运到儿科重症监护室后,再次进行体格检查,要注意囟门的饱胀度、肝缘的水平、外周脉搏的力度、毛细血管充盈时间和每小时尿量,可以此来指导术后治疗。对通气支持进行调整,以维持足够的氧合和轻度呼吸性碱中毒。然后可在术后第一天开始呼吸机脱机过程,如果使用早期拔管策略,则尽快开始脱机过程。

【特殊的冠状动脉问题的处理】

完全性大动脉错位患儿常有冠状动脉循环畸形,必须特别注意是否存在单支冠状动脉和壁内型冠状动脉。单支冠状动脉可根据解剖关系,通过不同技术进行转移。壁内型冠状动脉需要特殊关注,这是患儿的最大风险。转移时的主要原则是在切取冠状动脉开口的纽片前要识别出该畸形,这样可以避免切断冠状动脉,壁内型冠状动脉分支的开口常常需要予以去顶,以防冠状动脉灌注不足,并造成心肌梗死。

【并发症】

冠状动脉功能不全是早期死亡的最常见原因,右心室流出道梗阻、瓣上和瓣下梗阻是造成再次手术的最常见长期并发症。

（张海波）

参 考 文 献

[1] MAVROUDIS C, BACKER C L. Transposition of great arteries[M]// MAVROUDIS C, BACKER C L. Pediatric cardiac surgery. 3rd ed. Philadelphia: Mosby, 2003.

[2] 徐志伟. 小儿心脏外科学 [M]. 北京: 人民军医出版社, 2006: 418-430.

[3] 穆迪. 先天性心脏病临床治疗: 从婴儿期到成年期 [M]. 刘锦纷, 孙彦隽, 译. 上海: 世界图书出版公司, 2018: 197-210.

[4] MUSTARD W T. Successful two-stage correction of transposition of the great vessels[J]. Surgery, 1964, 55: 469-472.

[5] SENNING A. Surgical correction of transposition of the great vessels[J]. Surgery, 1966, 59(2): 334-336.

[6] PLANCHÉ C, BRUNIAUX J, LACOUR-GAYET F, et al. Switch operation for transposition of the great arteries in neonates: A study of 120 patients[J]. J Thorac Cardiovasc Surg, 1988, 96: 354-363.

[7] SERRAF A, LACOUR-GAYET F, BRUNIAUX J, et al. Anatomic correction of transposition of the great arteries in neonates[J]. J Am Coll Cardiol, 1993, 22: 193-200.

[8] HAAS F, WOTTKE M, POPPERT H, et al. Long-term survival and functional follow-up in patients after the arterial switch operation[J]. Ann Thorac Surg, 1999, 68(5): 1692-1697.

[9] SERRAF A, ROUX D, LACOUR-GAYET F, et al. Reoperation after the arterial switch operation for transposition of the great arteries[J]. J Thorac Cardiovasc Surg, 1995, 110(4Pt1): 892-899.

[10] KIRKLIN J W, BLACKSTONE E H, TCHERVENKOV C I, et al. Clinical outcomes after the arterial switch operation for

transposition：Patient，support，procedural，and institutional risk factors：Congenital Heart Surgeons Society[J]. Circulation，1992，86(5)：1501-1515.

[11] MITCHELL M B，CLARKE D R. Isolated right ventricular outflow tract obstruction[M]// MAVROUDIS C，BACKER C L. Pediatric cardiac surgery. 3rd ed. Philadelphia：Mosby，2003.

[12] HANLEY F L，SADE R M，BLACKSTONE E H，et al. Outcomes in neonatal pulmonary atresia with intact ventricular septum：A multiinstitutional study[J]. J Thorac Cardiovasc Surg，1993，105(3)：406-423.

[13] BULL C，DE LEVAL M R，MERCANTI C，et al. Pulmonary atresia and intact ventricular septum：a revised classifi cation[J]. Circulation，1982，66(2)：266-272.

[14] LEWIS A B，WELLS W，LINDESMITH G G. Right ventricular growth potential in neonates with pulmonary atresia and intact ventricular septum[J]. J Thorac Cardiovasc Surg，1986，91：835-840.

[15] SHADDY R E，STURTEVANT J E，JUDD V E，et al. Right ventricular growth after transventricular pulmonary valvotomy and central aortopulmonary shunt for pulmonary atresia and intact ventricular septum[J]. Circulation，1990，82(Suppl 5)：IV157-IV163.

[16] GARDNER T，SPRAY T. Operative cardiac surgery[M]. 5th ed. London：Hodder Arnold，2004：581-591.

[17] BACKER C L，MAVROUDIS C. Congenital Heart Surgery Nomenclature and Database Project：patent ductus arteriosus，coarctation of the aorta，interrupted aortic arch[J]. Ann Thorac Surg，2000，69(Suppl 4)：298-307.

[18] KAUSHAL S，BACKER CL，PATEL JN，et al. Coarctation of the aorta：midterm outcomes of resection with extended end-to-end anastomosis[J]. Ann Thorac Surg，2009，88：1932-1938.

[19] ROTH M，LEMKE P，SCHÖNBURG M，et al. Aneurysm formation after patch aortoplasty repair(Vossschulte)：reoperation in adults with and without hypothemic circulatory arrest[J]. Ann Thorac Surg，2002，74：2047-2050.

[20] ALLEN B S，HALLDORSSON A O，BARTH M J，et al. Modification of the subclavian patch aortoplasty for repair of aortic coarctation in neonates and infants[J]. Ann Thorac Surg，2000，69(3)：877-880.

[21] THOMSON J D，MULPUR A，GUERRERO R，et al. Outcome after extended arch repair for aotic coarctation[J]. Heart，2006，92(1)：90-94.

[22] THERRIEN J，THORNE S A，WRIGHT A，et al. Repaired coarctation：a "cost-effective" approach to identify complications in adults[J]. J Am Coll Cardiol，2000，35(4)：997-1002.

[23] LIUFU R，SHI G，ZHU F，et al. Superior approach for supracardiac total anomalous pulmonary venous connection[J]. Ann Thorac Surg，2018，105(5)：1429-1435.

[24] YANAGAWA B，ALGHAMDI A A，DRAGULESCU A，et al. Primary sutureless repair for "simple" total anomalous pulmonary venous connection：midterm results in a single institution[J]. J Thorac Cardiovasc Surg，2011，141(6)：1346-1354.

[25] YONG M S，YAFTIAN N，AEINTRAUB R G，et al. Outcomes of surgery for mixed total anomalous pulmonary venous drainage in children[J]. Semin Thorac Cardiovasc Surg，2017，29(3)：338-344.

[26] YOON J K，KIM G B，SONG M K，et al. Hybrid pulmonary vein stenting in infants with refractory to surgical pulmonary vein stenosis repair[J]. Pediatr Cardiol，2018，39(8)：1642-1649.

[27] YONG M S，YAFTIAN N，GRIFFIGHS S，et al. Long-Term Outcomes of Total Anomalous Pulmonary Venous Drainage Repair in Neonates and Infants[J]. Ann Thorac Surg，2018，105(4)：1232-1238.

[28] STEWART D L，MENDOZA J C，WINSSTON S，et al. Use of extracorporeal life support in total anomalous pulmonary venous drainage[J]. J Perinatol，1996，16(3 Pt 1)：186-190.

第十七章 腹壁手术

第一节 脐膨出手术

脐膨出是先天性腹壁发育畸形的常见类型，5 000～10 000 例新生儿中有 1 例。多发生在男性，有家族性倾向。由于在胚胎发育期间受某种因素的影响，使发育成腹前壁的 4 个褶皱在脐部未完全融合，内脏未回纳腹腔而形成脐膨出。腹壁缺损大小不等，多为 6～10cm。通常把缺损直径大于 5cm 者称巨型脐膨出。腹腔内脏器通过腹壁缺损突入脐带根部，形成被覆透明膜的肿物。脐带连接在囊膜的顶部。出生后通过透明膜可见到囊内器官，如小肠、胃、结肠、肝、脾等。6～8 小时后囊膜变混浊不透明、水肿增厚。2～3 天后变干枯，囊膜基底部的皮肤可向囊膜表面爬行，最终与囊膜痂下形成的结缔组织覆盖于囊膜表面。但囊膜与皮肤连接部易发生裂隙、感染，甚至破裂内脏脱出。有的婴儿在宫内囊膜破裂，内脏脱出，浸泡于羊水中致使肠壁水肿、增厚，表面有渗出物覆盖；出生后破裂者内脏脱出，常合并感染，都增加了治疗困难。本病约有 60% 合并其他畸形，如先天性心脏病、消化道梗阻等。本病的诊断无困难，其治疗可分非手术治疗与手术治疗，本节重点介绍有关手术治疗问题。

【病理解剖】

脐膨出为腹壁发育缺损，在缺损部位腹膜发育良好，形成脐膨出囊膜的内膜，腹壁肌肉发育不良，皮肤边缘围绕囊膜的基底部。与皮肤边缘相连者为羊膜，羊膜与腹膜间填充脐带胶质（Wharton 胶）。脐带连接在囊膜顶部或稍偏下方。两条脐动脉自脐带根部跨过囊膜内面通向两侧髂凹部；一条脐静脉沿囊膜向头侧走行通向肝脏。

【手术适应证】

凡脐膨出已有囊膜破裂内脏脱出者；已发现有消化道梗阻或膨出的基底呈蒂状狭窄有引起肠管嵌顿形成梗阻的可能者，均应手术治疗。因脐膨出大小及膨出内容物不同，以及受设备技术条件因素的影响，手术时可选择不同术式。手术最好在出生后 6～8 小时施行。

1. 一期修补术（one-stage repair, primary closure） 在切除囊膜后，还纳脱出器官，行腹壁分层缝合。此法适用于中、小型脐膨出，腹壁缺损直径在 5cm 以下，内脏膨出不多且为肠管，还纳入腹腔后腹壁缺损边缘能对合，腹壁缝合后不会造成腹高压所致呼吸、循环障碍者。

2. 二期皮瓣修补术（two-stage skin flap repair） 此法是 1887 年由 Olshausen 提出，1948 年由 Gross 应用推广的。该手术适用于巨型脐膨出，腹壁缺损直径在 5cm 以上，内脏膨出多且有肝脏，纳入腹腔困难，且引起腹压高及下腔静脉折角、扭曲，肾衰竭者。其主要做法是保持囊膜完整，游离腹壁两侧皮瓣覆盖于囊膜上，使其形成腹疝，待年龄达 1～2 岁时再修补腹疝。

3. 分期硅化橡胶袋修补术（staged silastic silo repair） 此法最初由 Schuster（1967 年）介绍。在切除脐膨出的囊膜后，应用带有聚乙烯内衬涤纶编织物暂时代替皮瓣缝合于筋膜，将脱出的内脏置于编织袋中，逐日缩小囊袋，待膨出内脏完全复位后再行腹壁缺损修补术。现多用硅化橡胶袋修补。本手术适用于巨型脐膨出，已基本上代替了二期皮瓣修补术，但需要有修补材料及良好的术后管理。

【手术禁忌证】

对于体弱早产儿,有严重心血管畸形及合并致命性畸形不能耐受手术者,均视为手术禁忌证。应考虑采用非手术治疗。通常采用结痂剂涂布于囊膜上。目前多选用磺胺嘧啶银(silver sulfadiazine)涂布于囊膜表面,每天 1 次,涂后用无菌纱布覆盖,弹力绷带加压包扎,以保护囊膜完整及防止感染,并可持续加压以扩大腹腔容量。待囊膜干燥结痂,完整地覆盖于脐膨出的表面,痂下慢慢生长肉芽,并从周边皮肤向肉芽组织表面生长上皮细胞,最终囊膜为结缔组织及上皮细胞所覆盖,形成腹疝。在小儿发育过程中,腹壁缺损也相对缩小,腹腔容量逐渐增大,待年龄达 1~2 岁时行腹疝修补术。Nuchtern 应用磺胺嘧啶银涂布治疗 37 例巨型脐膨出,均治愈。其中 1 例囊膜破裂缝合后采用磺胺嘧啶银涂布亦获得成功。

【术前准备】

1. 近年来由于 B 超广泛应用于产前检查,可以发现脐膨出,已确诊者应在产前住院,由产科、小儿外科医师共同协作在产后立即进行治疗。

2. 若在院外生产,出生时发现有脐膨出应立即用无菌纱布、弹力绷带加压包扎,以防囊膜破裂及污染,并可防止腹内脏器无限制地膨出。

3. 患儿应置于保温箱内,防止发生低体温,特别是早产儿尤为重要。

4. 进行必要的体格检查及化验检查,了解有无合并严重畸形。特别注意观察呕吐、排便情况,以除外先天性消化道梗阻。

5. 出生后数小时转入的患儿,如囊膜完整,为加强保护,有污染可能者用含庆大霉素的湿盐水纱布覆盖;如囊膜已破,内脏脱出者,应用庆大霉素溶液冲洗后用含庆大霉素的纱布覆盖,并注意勿使脱出肠管发生扭转。

6. 建立通畅的静脉输液通路,必要时做静脉切开。根据生化检查结果积极纠正水、电解质紊乱。

7. 检查血型,并配血备用。

8. 留置胃肠减压,以减少胃肠胀气及保证胃肠在空虚状态。对已进食的患儿,术前应尽量吸净胃内容物。

【麻醉与体位】

气管内插管麻醉。患儿取仰卧位。采取保温措施避免患儿低体温。

【手术步骤】

(一) 一期修补术

手术开始前应先用手尝试复位膨出的内脏,同时用手捏挤腹壁缺损的两侧,评估一期修补的可行性。如缺损边缘能对拢(图 17-1-1)则可行一期修补术,否则可选用其他术式。

1. 切口　沿脐膨出的囊膜基底部的皮肤缘做环形切口(图 17-1-2)。

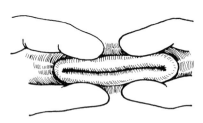

图 17-1-1　腹壁缺损边缘对拢

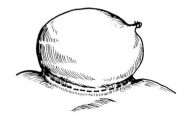

图 17-1-2　切口

2. 结扎脐血管,切除囊膜　脐带根部有 3 条血管,沿囊膜通向腹腔。向头侧者为脐静脉;向两侧下腹部走向的两条血管为脐动脉,在切除囊膜时分别予以双重结扎(图 17-1-3)。切除全部囊膜。

3. 扩大腹腔　在充分的肌肉松弛麻醉下,手术者持续用力牵拉两侧腹壁,以扩大腹腔(图 17-1-4)。

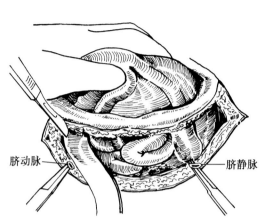

图 17-1-3 结扎脐动、静脉,切除囊膜

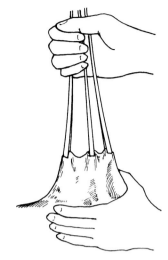

图 17-1-4 扩大腹腔

4. 检查腹内脏器及肠减压 自空肠开始依次检查消化道是否合并畸形,如肠闭锁、肠旋转不良、梅克尔憩室等。根据发现病情予以相应处理(具体处理方法参考有关章节),同时做肠道减压,将肠内容物挤至结肠排出体外,吸引胃管排空胃、十二指肠内容物,以利关腹(图 17-1-5)。

5. 解剖腹壁各层、还纳脏器 将膨出的脏器按解剖位置依次还纳入腹腔,并用湿盐水纱布保护。将两侧腹壁的腹膜及腹直肌后鞘、前鞘分层解剖(图 17-1-6)。在某些特殊情况,如部分肝脏膨出腹腔外时,可根据术中探查情况决定具体处理方式。视频 17-1-1 即为部分肝脏疝出的脐膨出病例,术中探查发现除肠管膨出外,还有部分肝脏与胆囊一同膨

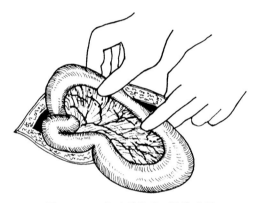

图 17-1-5 探查消化道,肠管减压

出,且其根部游离度大,疝出的肝脏与腹腔内肝脏连接部狭窄,附着不紧密,还纳后可能会有术后胆囊扭转坏死和胆道梗阻的风险,故决定行疝出部分的肝脏局部切除后,将胆囊及其他器官组织还纳,行一期修补术。

6. 腹壁分层缝合 将解剖好的腹壁各层依层缝合。先连续或间断缝合腹直肌后鞘及腹膜,再缝合腹直肌前鞘及肌层,最后缝合皮下组织及皮肤(图 17-1-7)。

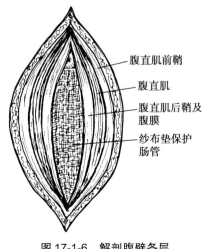

腹直肌前鞘
腹直肌
腹直肌后鞘及腹膜
纱布垫保护肠管

图 17-1-6 解剖腹壁各层

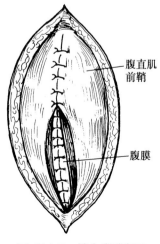

腹直肌前鞘

腹膜

图 17-1-7 缝合腹壁各层

视频 17-1-1 脐膨出肝脏部分疝出一期修补术

（二）二期皮瓣修补术

一期手术最好在生后 8 小时内进行，此时囊膜完整，尚未发生感染，彻底消毒囊膜及其周围皮肤后按以下步骤进行。

1. 剪除脐带　在脐带根部沿囊膜剪除脐带残端，用丝线缝合以防脐动脉出血（图 17-1-8）。

2. 切口　沿囊膜基底皮缘皮肤侧 0.3～0.5cm 切开皮肤。自囊膜剪除切下的皮缘，勿损伤囊膜，保持囊膜完整（图 17-1-9）。

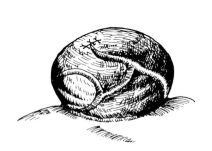

图 17-1-8　剪除脐带

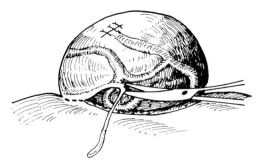

图 17-1-9　切口

3. 游离腹部皮瓣　自切口两侧沿筋膜向两侧腹部游离皮瓣，直达腋前线。但不要过多地向上腹游离，以防肝脏向胸壁折角，增加二期手术的困难（图 17-1-10）。

4. 缝合皮肤　将游离好的皮瓣覆盖于囊膜表面，两侧皮缘用 4-0 丝线做间断外翻褥式缝合（图 17-1-11）。

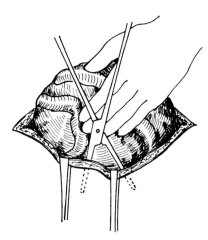

图 17-1-10　游离腹部皮瓣

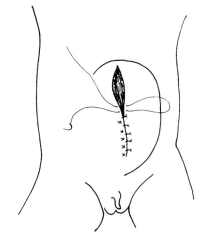

图 17-1-11　缝合皮肤

二期手术在一期手术后 1～2 年进行。在等待手术期间应用弹力绷带加压包扎，以扩大腹腔容量，促进膨出内脏回纳入腹腔。Ravitch 提倡在二期手术前数周至数月应用气腹以扩大腹腔，待估计关腹无困难，且不会造成腹高压时进行二期修补术。切除多余的皮肤，按层次缝合腹壁。操作步骤同一期修补术。

（三）分期硅化橡胶袋修补术

1. 切口　同一期修补术切口。

2. 切除囊膜　检查腹内脏器有无畸形等步骤同一期修补术。

3. 缝合硅化橡胶袋（硅袋）　将特制的硅袋应用 4-0 丝线连续缝合于腹壁缺损边缘筋膜上，脱出内脏均纳入硅袋中（图 17-1-12），周围用无菌纱布包扎。

4. 分次还纳袋内器官　术后 24 小时开始挤压硅袋，迫使脱出器官部分回纳入腹腔。挤压时以患儿不出现呼吸困难为度,然后结扎硅袋的顶端,不留空隙。如此重复,每天 1~2 次。一般 5~7 天脱出内脏可完全回纳入腹腔(图 17-1-13)。

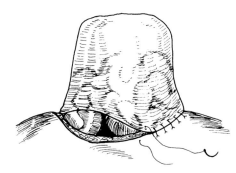

图 17-1-12 缝合硅袋

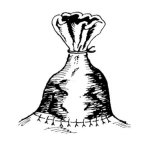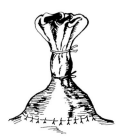

图 17-1-13 分次还纳腹内器

5. 修补腹壁 患儿再进入手术室,消毒后去除硅袋,游离腹壁各层,依次缝合(同一期修补术)。

【特殊情况下的手术处理】

1. 有学者主张在行一期修补术同时做胃造瘘术,以排出吞入胃内的气体和胃肠内容物,保证胃肠减压,达到减少腹壁切口张力、促进愈合的目的。同时还可以用做监测腹压,特别是在分期还纳腹内器官时作为复位的客观指标,如在复位腹内器官时胃内压不超过 1.96kPa,则不会造成腹高压。

2. 脐膨出囊膜已破就诊较晚者,除有肠管污染,肠壁水肿增厚外,有的患儿可合并肠扭转、肠坏死。对这类患儿除加强全身支持疗法外,肠坏死无生机者根据患儿全身情况可行肠切除吻合术或肠外置术。

3. Contrell 五联征,是脐膨出的一种类型,主要由于发育成腹壁的头褶发育停顿。特点为上腹壁脐膨出伴有胸骨远端裂、前中线膈肌缺损、心包与腹腔相通、心脏向前移位和心内发育异常。透过其膨出的囊膜可见到心脏搏动,偶见肠袢经膈肌缺损入心包。此种病情复杂者病死率高。如囊膜完整宜用非手术疗法,囊膜已破则可行手术修补术,同时修补膈肌。各种心内发育异常待以后矫治。

4. 肝脏突出腹腔外是巨型脐膨出的一个重要标志。此类患儿往往无法行一期修补术而须分期处理。比较特殊的情况是,有时疝出的肝脏直径会大于脐部缺损环的直径,很难将其还纳腹腔。此时如果采用保守治疗,包扎加压等措施很容易导致肝脏的主要血管受压而引起肝缺血性损伤,故一般建议对该类患儿给予急诊手术将腹壁缺损扩大至超过疝出的肝脏直径而进行还纳。而本节所提供的病例,因其肝脏的疝出部分与腹腔内部分的连接部较细,考虑还纳后易连同胆囊一并发生扭转,可能导致肝脏局部和胆囊坏死、胆道梗阻等并发症,故予以肝脏疝出部分切除后,胆囊等其他脏器得以顺利还纳行一期修补成功。

【术后处理】

1. 术后仍应置于保温箱中,入住新生儿重症监护治疗病房(NICU)。

2. 禁食、良好通畅的胃肠减压是减少肺部并发症,保证腹壁修补愈合的重要措施。

3. 有呼吸困难、呼吸功能不足者应持续给氧,必要时应用人工呼吸机辅助呼吸。

4. 静脉输液,加强支持疗法,有条件者可用全肠外营养,以保证有足够的热量、蛋白质及维持水、电解质平衡,直至消化道功能恢复为止。

5. 应用有效抗生素。特别是分期硅袋修补术患儿,在分次复位内脏期间易发生感染。因此,应用抗生素十分重要。为了防止感染的发生,Allen 曾应用消毒的导管插入硅袋的顶部,庆大霉素 5mg/(kg·d) 稀释于 120ml 生理盐水内,分次滴入袋内,以防感染发生。

6. 进行腹壁修补的患儿,术后应用弹力腹带加压包扎。皮肤拆线时间应在术后 10 天左右,以防切口裂开。

【术后并发症的预防及处理】

脐膨出术后并发症因采用术式不同而有差别,但总体来说腹高压是脐膨出手术的主要矛盾,很多并发症与此有关。常见的并发症如下。

1. 术后腹高压引起呼吸、循环障碍　行一期修补术的患儿，在麻醉状态下均能顺利地复位内脏而不发生严重呼吸、循环障碍。但在术后肌张力恢复后均表现为中度腹部张力，一般不影响呼吸及循环功能，可应用持续给氧维持其良好状态。如腹壁缺损大、内脏膨出较多的患儿，术后可能发生呼吸频率快、呼吸困难、发绀等缺氧表现。严重者因腔静脉受压发生两下肢水肿。若不及时治疗，长时间呼吸困难、缺氧、腹高压可致死亡。笔者的经验是对此类患儿术后在呼吸机控制下继续应用神经肌肉松弛药，同时对患儿全面监测，一般维持24～48小时可避免术后腹高压。

硅袋安置后患儿多无症状，但在分次缩小袋的体积时，如内容物还纳过多，可引起膈肌升高、呼吸困难和下肢水肿等。因此，以前多主张每日或隔日缩小一次硅袋，每次均以不引起呼吸困难为度，这样达到内脏完全回纳腹腔要10～14天，又带来了感染的威胁。Wesley通过动物实验证明腹内压、下腔静脉压和胃内压是相互关联的。他主张用硅袋修补的同时做胃造瘘术。通过胃造瘘不但可以随时吸出胃内容物，同时还可以通过胃造瘘置测压管以监测胃内压力，作为内脏复位的指示。如缩小硅袋时胃内压不超过 1.96kPa，不会发生腹高压引起的呼吸困难和静脉回流障碍。在胃内压的监测下可以每天 2 次缩小硅袋，使内脏器官完全复位时间缩短至平均 4.7 天，减少了并发症的发生。有的作者应用监测膀胱内压力等作为判断关腹后腹内压变化的方法。

2. 皮肤切口并发症　切口并发症有切口皮肤坏死、感染和裂开。

（1）切口皮肤坏死：多由于皮瓣游离过薄，损伤了皮下血管网，影响皮肤的血液供应。也可由于缝线张力过大，缝合针距过密，直接影响切口边缘的血液循环。病变皮肤早期表现为苍白、灰暗，可有皮下积液、周边皮肤充血。3～4天后病变皮肤变黑、干枯、痂化。黑色痂皮待10余天后开始翘起、脱落。痂下肉芽组织形成，最终瘢痕愈合。发现有皮肤坏死者应加强局部保护，防止感染发生。

（2）切口感染：切口感染多由于就诊较晚，来院就诊时脐膨出已严重污染；或囊膜已破发生感染者；少数由于局部处理、消毒不当所致。有切口感染可能者在腹壁修补时皮下放置橡皮片引流，同时全身应用有效抗生素。已发生感染的切口，早期应拆除部分缝线，以引流炎性渗液，除全身应用抗生素外局部可用理疗，并同时用蝶形胶布拉合切口，外加腹带加压包扎，以防切口裂开。

（3）切口裂开：腹壁切口裂开多由于感染、切口张力大、血液循环不良、全身营养不良、低蛋白血症等因素存在，再加上患儿咳嗽、哭闹、严重腹胀等致腹压突然增高。如仅为皮肤裂开可用蝶形胶布拉合；如为全层腹壁裂开伴有内脏脱出者应在全麻下行二次缝合术。术后应加强支持疗法，纠正致病因素。

3. 术后肠麻痹、肠梗阻　由于腹壁修补后腹内压高于正常，影响肠胃功能的恢复。特别是脐膨出囊膜破裂内脏脱出时间较长者，其肠壁水肿或污染严重合并感染者肠功能恢复更慢。在此期间患儿不能进食，应加强支持疗法。有条件者应用完全胃肠外营养，以减少肠道负担，并维持足够需要的能量、蛋白、维生素和微量元素等，直至肠功能恢复能耐受进食为止。有的报道应用完全胃肠外营养时间长达 40 余天。

肠梗阻的发生可能由于：①合并消化道畸形未发现和矫治，特别是肠旋转不良、肠腔内膜式闭锁或狭窄较多见；②由于内脏复位后腹内压高，肠管彼此紧密相贴，粘连成角或肠系膜扭转造成。发生肠梗阻患儿有典型的症状，经 X 线检查协助诊断，确定为机械性肠梗阻者应再次手术探查，根据术中发现病变进行处理。由于短期内二次手术，切口愈合不良等并发症发生的可能性增加。因此，在二次手术关闭腹部切口时宜特别仔细，除防止污染造成感染外，还应做减张缝线、腹带加压包扎，并加强术后观察及处理。

4. 术后腹膜炎　术后腹膜炎发生的原因有：①脐膨出囊膜破裂，脱出肠管污染严重，未得到适当处理；②合并有小肠结肠炎、肠坏死造成的腹膜炎；③应用硅袋修补时硅袋保留时间过久，一般超过 7 天易发生感染而引起腹膜炎。发生腹膜炎的患儿除腹胀增加外，腹壁多出现红肿，体温也增高，全身情况急剧变坏。对出现典型腹膜炎症状者亦应剖腹探查。如为肠管污染造成的腹膜炎宜清洗腹腔后放置引流；如为肠管坏死造成的腹膜炎应根据腹腔污染及患儿全身情况行肠切除吻合术或肠外置术。术后应用大剂量或联合应用抗生素，并加强支持疗法。

【术中遇到的困难及处理】

1. 二期皮瓣修补术时游离皮瓣出血　应用腹壁皮瓣覆盖脱出器官需要广泛游离腹壁皮肤，直达腋前线或腋中线,游离面积大可造成失血过多。为了减少出血,切不可用锐器自脂肪层间分离,这样脂肪层间小血管切断出血甚多。应沿筋膜与脂肪层之间用纱布或布拭子做推进式钝性分离,遇有小血管可一一钳夹结扎或电凝,可减少出血。

2. 脱出内脏还纳困难 由于脐膨出的基本矛盾是腹腔容量与腹腔脏器(包括膨出脏器)体积不相称。因此,无论是一期修补术,还是二期或分期修补术,在手术中都有不同程度的膨出内脏还纳困难。为了克服困难,术中可采取以下措施。

(1)应用气管内插管全身麻醉,应用神经阻滞药,使腹壁肌肉达到完全松弛。

(2)由胃肠减压吸净胃内容物,然后顺空肠依次向远端轻轻挤压肠内容物,使其进入结肠后自肛门排出体外,使胃肠道呈空瘪状态。为了减轻损伤肠管,减压应一次完成。

(3)在助手的协助下,手术者可按四个象限分别牵拉腹壁,利用持续牵引的手法,使腹壁伸展延长。良好的牵拉后,腹腔容量可以扩大1倍以上。

(4)将脱出内脏有序地自空肠依次放入腹腔,注意保持肠系膜舒展,切勿扭结。为了防止筋膜关闭张力大造成撕裂,可用间断远近-近远滑车缝合法,两线间加单纯缝合(图17-1-14)。

3. 脱出肠管坏死 脱出肠管坏死多发生在囊膜破裂患儿,由于缺乏囊膜保护,腹内脏器特别是肠管可以毫无约束地向外脱出。由于脱出后未及时处理,脱出肠管因重力和体位变动可以发生扭转。亦可因肠管大量脱出后肠管水肿,嵌顿于腹壁缺损而发生血液循环障碍,甚至坏死。遇有此种情况应行急症手术,向腹壁缺损上、下方扩大切口,解除脱出肠管的嵌顿,然后视血液循环恢复情况尽量多保留有生机的肠管。对已证实坏死肠管应行肠切除吻合术。全身情况危重不能耐受手术者可行肠外置术。因此,在分娩过程中和产后保护囊膜完整十分重要。近年来由于B超广泛地被应用于临床检查,可以在产前发现胎儿脐膨出,这样在临产时产科医师可以和外科医师提前做好准备,为患儿实施产时外科手术,即在出生后立即在产房内行脐疝修补术,可以取得良好的结果。

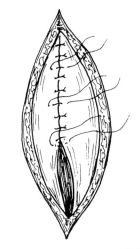

图 17-1-14 远近-近远滑车缝合

【再手术处理】

分期硅袋修补法最棘手的问题就是感染。感染一旦发生则硅袋应当去除,在积极防治全身败血症的同时处理腹壁缺损创面则是很难处理的问题。一般在分期复位5~6天后膨出脏器已基本复位,由于感染发生肠管间彼此粘连,在硅袋去除后局部留有伤面。Andrerl于1986年应用分期硅袋复位治疗14例患儿,其中有3例发生了感染,致使硅袋必须去除,在此情况下应用网状皮肤移植术消灭创面获得成功。移植的皮肤取自患儿大腿,厚0.2mm,做多数小切口使呈网状,应用Acryline glue丙烯酸胶将移植皮肤缘固定,8天后几乎全部上皮化。数周后新皮增厚且使腹壁缺损稍缩小。以后再做瘢痕切除腹疝修补术。作者发现在增厚的网状皮肤内面和肠壁间有与正常腹膜相似的结构生长,这样就使晚期关闭腹疝成为可能,同时提供了分期修复合并感染去除硅袋残留创面的再手术的有效方法。

第二节 腹 裂 手 术

腹裂畸形是一种罕见的腹壁发育缺陷,多发生在早产儿。主要因胚胎期腹壁侧褶发育不良,在脐的一侧留有腹壁全层缺损,呈纵形裂隙,一般长2~4cm,多发生在脐右侧。腹壁缺损的内侧缘与脐之间有条形皮肤隔开。小肠、结肠自该缺损脱出,没有囊膜,没有肝、脾脱出。脱出肠管由于长期浸泡于羊水中,受到其中的尿素、尿酸、无机盐、皮脂等物的刺激而发生化学性腹膜炎,致肠壁水肿、增厚,且其表面有炎性渗出物覆盖。此种畸形易与囊膜破裂的脐膨出混淆。Moors和Stokes认为本病特点为:脐外侧的腹壁畸形,脐带正常,没有囊膜和囊膜的残留物。Bill 认为其特点还有:合并中肠扭转和肠过短畸形。他报道的 24 例腹裂畸形均合并中肠扭转和短小肠畸形。Gillbert 测量 17 例腹裂患儿肠管总长度为 35～130cm,平均 70cm,且均有肠扭转。因此,这种畸形肠管脱出腹腔后易发生嵌顿、扭转和坏死。伴发小肠闭锁或狭窄者均占 10%～15%。此种畸形病死率高。近年来由于早期(包括产前)可以得到诊断,以及治疗方法的进步和术后监护,使其成活率达到 90% 以上。

【病理解剖】

腹壁缺损呈狭长纵形,其边缘整齐,腹膜与皮肤融合。腹腔小,小肠、结肠均脱出。十二指肠与横结肠并行为蒂,与腹后壁相连。两肠间为肠系膜上动、静脉,肠系膜游离呈点状抵止。中肠扭转,结肠位于左侧腹(图 17-2-1)。

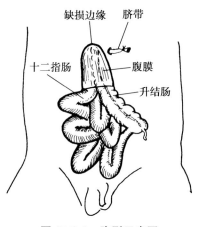

图 17-2-1　腹裂示意图

【手术适应证】

腹裂畸形均应行手术治疗,且手术越早越好。发达国家新生儿出生后发现有腹裂畸形,为了争取缩短术前时间,常采用救护直升机将患儿运送到儿童治疗中心。由于 B 超诊断的广泛应用,在母亲妊娠期间常规检查时可以诊断胎儿腹裂畸形。有些医院在确诊为腹裂畸形胎儿后即开始有计划地治疗,取得良好的结果。Swift 收治 24 例腹裂畸形中有 17 例产前经 B 超确诊。在充分人力和物力准备下,于妊娠 37～38 周接纳产妇入院行剖宫产。患儿娩出后立即气管内插管,应用肌肉松弛药控制呼吸,于生后 1 小时内行腹壁缺损修补术。结果 17 例中有 14 例得到一期修复,3 例行分期修复后 1 例死亡。该作者认为有计划地施行剖宫产可防止经产道分娩造成肠管损伤和阴道细菌污染,并可防止大量气体吞入,增加脱出肠管的膨胀,也可减少肠管在空气中长时间暴露而加重脱出肠管水肿,给一期修补术创造良好的条件。

手术方式的选择是根据腹腔发育情况和脱出肠管的多少而确定的。常用的术式有:①一期修补术;②二期皮瓣修补术;③分期硅袋修补术;④部分肠管切除关腹术。多数作者选用一期修补术和分期硅袋修补术。若采用二期皮瓣修补术,由于腹裂脱出脏器无囊膜,皮瓣直接与肠管接触,形成腹疝后可造成严重粘连,在二期手术修补腹疝时相当困难,故很少选用。过去也曾有学者采取部分切除肠管关腹术,因在已存在短肠的情况下所留肠段更少,术后形成短小肠综合征,很难成活。

【术前准备】

1. 保温　腹裂患儿多为早产儿,体温调节能力差,易受环境温度的影响,另外肠管脱出、腹腔开放增加了散热,可造成低体温并导致代谢紊乱影响预后。因此,患儿应置于保温箱中,调节适当的温度和湿度。在转诊过程中更应注意保温。

2. 复温　入院时已发生低体温患儿应采取复温措施,否则手术预后不佳。Muraii 等收治 23 例腹裂畸形儿中,有 7 例入院时有低体温(31.8～35.4℃),其中 6 例采用温盐水复温法,即将患儿放入 40～42℃ 温盐水中 1 分钟,以恢复正常体温,结果 6 例复温者术后均成活。1 例(体温 31.8℃)未采用复温者,因体温过低造成不可挽回的代谢紊乱而死亡。

3. 输液及抗生素　由于肠管脱出、腹腔开放增加了患儿的水、电解质丢失,故入院较晚者均有不同程度的脱水,严重者可有酸中毒。入院后应首先建立通畅的输液通路,根据生化检查结果补充水和电解质,纠正酸中毒,同时由静脉滴入广谱抗生素,控制已发生的肠管和腹腔的污染,防止败血症发生。

4. 保护脱出肠管　患儿出生时发现肠管脱出应即刻用无菌纱布保护好脱出肠管,避免污染。有条件者可用无菌塑料袋包裹肠管,以减少肠管继续脱出和防止水分丢失,并有保温作用,然后紧急送外科治疗中心。如患儿入院时脱出肠管未加保护已有污染,术前应用庆大霉素溶液冲洗后用含有庆大霉素的湿纱布覆盖等待手术。并随时观察肠管血供情况,防止发生嵌顿或扭转。

5. 做好配血、输血准备。

6. 安置胃肠减压管并保持持续吸引,吸净胃内容物,以利麻醉和手术操作。

【麻醉与体位】

采用气管内插管麻醉,加用肌肉松弛药以保证术中腹肌松弛,便于腹壁缺损修复。患儿采取仰卧位。术中注意保温。

【手术步骤】

（一）一期修补术

1. 彻底冲洗和消毒脱出肠管及腹部皮肤,铺无菌单后轻轻清除肠管表面的纤维蛋白膜,但注意勿损伤肠管。

2. 自脐带根部剪除脐带,将脐动、静脉分别予以牢固结扎。

3. 沿缺损上端向上扩大切口,可见到胃体,并可见到十二指肠在右侧,横结肠在左侧并行形成蒂状,表面被一层浆膜覆盖,其余肠管游离脱出腹腔（图17-2-2）。

4. 剪开包绕十二指肠和横结肠的浆膜,显露肠系膜上动静脉（图17-2-3）并拓宽肠系膜。

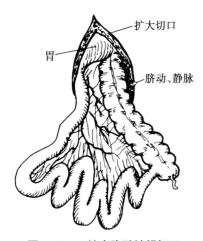

图 17-2-2　扩大腹壁缺损切口

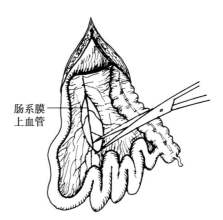

图 17-2-3　剪开十二指肠结肠间浆膜

5. 征求家属同意后切除阑尾,避免日后异位阑尾发生炎症不易诊断而延误治疗。将十二指肠浆肌层缝合固定于右侧肾被膜,再将盲肠固定于左侧腹壁（图17-2-4）。

6. 排空胃肠内容物,扩大腹腔,解剖腹壁各层,依次将肠管还纳腹腔（同脐膨出一期修补术）。

7. 分层缝合腹壁。

（二）分期硅化橡胶袋修补术

本术式首先按上述一期修补术的步骤1～5进行。由于腹裂腹腔发育不良,不能容纳脱出肠管,如强力挤压还纳肠管,可带来腹腔高压引起呼吸循环衰竭,甚至死亡。这种情况下应采用分期硅袋修补法,其他步骤同脐膨出分期硅袋修补术。Fisher 等应用硅袋入口处装有弹簧环的特制硅袋作为修补材料,弹簧环可以直接嵌入腹壁缺损边缘内,不用缝合。安装硅袋后采取分期肠管复位。待肠管完全复位后取下硅袋,分层缝合腹壁各层,用此法治疗 10 例均获治愈。

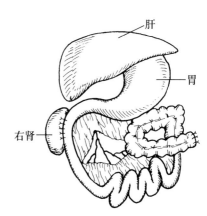

图 17-2-4　切除阑尾固定肠管

【术后处理】

同脐膨出手术。

【术后并发症的预防及处理】

腹裂畸形一期修补术或分期硅袋修补术术后最突出的矛盾是腹腔高压带来的一系列并发症,与脐膨出手术后并发症基本相同。但由于腹裂畸形均合并中肠扭转、肠系膜点状抵止和短肠畸形,因此,肠管易发生嵌顿、扭转致坏死。这样在本来已有短肠畸形的情况下,切除肠管后肠道总长度更短,形成术后短小肠综合征,影响营养吸收及生长发育,甚至危及生命。另外,有 10%～15% 腹裂患儿合并肠闭锁或肠狭窄,亦需要切除部分肠管,也是造成术后短小肠综合征的另一原因。因此,腹裂畸形儿出生后至手术治疗前应特别重视保护脱出肠管,防止发生嵌顿、扭转、坏死。对已发生肠坏死或合并肠闭锁、肠狭窄者,在行肠切除吻合时尽量保留血液循环良好、有生机的肠管。

【对各种术式的评价】

脐膨出和腹裂畸形虽然基本病变不同,但手术治疗方法基本相同。近年来由于医学科学的发展、麻醉技术的进步以及围手术期的周密监护,手术成功率逐步提高。目前在手术方法选择上尽量采用一期修补术,考虑一期修补不能成功者可采用分期硅袋修补术,二期皮瓣修补术仅用于少数患儿。

第三节　先天性腹壁肌肉缺损手术

先天性腹壁肌肉发育不良是一种罕见的先天性畸形,多发生在男性,主要病变为腹壁肌肉纤维阙如,由一层薄的、没有功能的纤维结缔组织代替。病变可以发生在单块肌肉或其一部分,也可以是整组肌肉发育不良。一般来说单块肌肉阙如比整组肌肉阙如多见,单侧阙如比两侧阙如多见。如按腹壁肌肉阙如发生率的高低次序排列,依次为腹横肌、脐下腹直肌、腹内斜肌、腹外斜肌、脐上腹直肌。有的可伴有膀胱扩张、肥厚,肾积水,输尿管扩张,睾丸未降等。具有上述典型表现者称先天性腹肌发育缺陷综合征(prune-belly syndrome),或称梅干腹综合征。本病还可以合并其他畸形。本病发病原因尚不清楚,有很多学说均未被承认,目前多数作者同意胚胎发育异常学说。在胚胎 6～10 周时,骨骼肌、尿路管壁的平滑肌和肾胚基均由间充质分化而来,如此时受某种因素的影响发生发育异常,则形成腹肌发育缺陷综合征。由于腹肌发育不良,不能构成腹股沟管,睾丸不能下降而形成隐睾。

正常情况下腹前壁两侧由腹外斜肌、腹内斜肌和腹横肌重叠组成。因此单块肌肉发育不良,腹壁强度变化不大可无症状。若整组肌肉部分或全部发育不良则病变部腹壁薄弱,腹壁强度减低,由于持续腹压的作用,使该处膨出形成腹壁疝。若一侧或两侧腹壁肌肉完全发育不良则腹壁松弛呈袋状,平卧后可见腹壁多皱褶,腹内器官可触及,可见到肠形及蠕动波。平卧后不能直接变坐位,活动受限。腹肌阙如咳嗽无力者易出现呼吸道感染和膀胱排空障碍。随着年龄的增长泌尿系统症状可逐渐加重,50% 患儿死于 2 岁以内,死于尿路功能性梗阻和感染所致进行性肾破坏,最后死于尿毒症和 / 或败血症。

局限性腹肌缺损者不合并泌尿系畸形或畸形较轻者行腹壁修补术后,泌尿系症状也逐渐好转。对全腹肌发育缺陷综合征患儿多主张行保守治疗,手术治疗多针对泌尿畸形所致的尿路梗阻。腹壁手术可改善外观,增加腹壁强度,再配合术后锻炼有助于功能改善。

【手术适应证】

1. 腹壁局限性全层肌肉缺损已形成腹壁疝者,应行腹壁修补术。

2. 前腹壁一侧或两侧肌肉完全阙如者可行腹壁折叠术,或用人工材料或自体材料修补。

3. 并有严重泌尿畸形和尿路梗阻者应进行手术矫治(详见有关章节)。

【术前准备】

手术前准备同一般腹部手术的准备。术前应详细进行 B 超、泌尿系造影等检查,以了解有无泌尿系病变。如发现有尿路梗阻应同时处理。

【麻醉与体位】

宜选用气管内插管麻醉,必要时加用肌肉松弛药。手术时患儿取仰卧位。

【手术步骤】

（一）局限性腹肌全层缺损手术——腹壁修补术（abdominal herniorrhaphy）

1. 切口 沿疝块长轴，一般为横向切口或斜形切口（图17-3-1）。

2. 游离腹壁缺损处纤维结缔组织膜及腹膜。由于腹壁肌层缺损处被一层纤维结缔组织膜替代，沿皮下组织钝性游离，即可见到白色结缔组织膜。该膜自缺损的边缘与腹膜相贴，向腹壁外突出呈囊状（图17-3-2）。

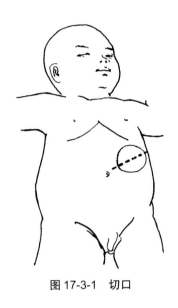

图17-3-1 切口

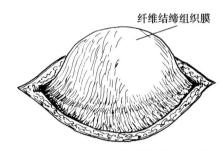

纤维结缔组织膜

图17-3-2 游离显露纤维结缔组织膜

3. 切开纤维结缔组织膜，将其与腹膜沿缺损边缘一并切除后缝合（图17-3-3）。

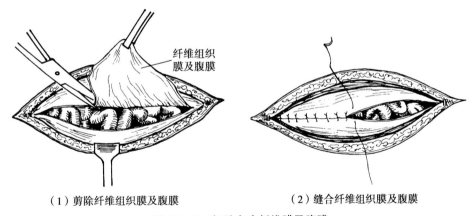

纤维组织膜及腹膜

（1）剪除纤维组织膜及腹膜　　　　　（2）缝合纤维组织膜及腹膜

图17-3-3 切除多余纤维膜及腹膜

4. 沿缺损边缘游离发育良好的肌膜及肌层，分层关闭缺损（图17-3-4）。有的可保留一侧游离好的纤维结缔组织膜，折叠缝合以加强薄弱处。

5. 最后缝合皮下组织及皮肤，过多的皮肤可以剪除。

（二）一侧腹肌完全阙如手术——腹壁折叠术（abdominal plication）

1. 切口 在腹壁上做直切口，与乳头在同一线上，上端起自肋缘，下端达腹股沟韧带。切开皮肤、皮下组织，显露纤维结缔组织膜，并将切口两侧皮瓣与该膜游离（图17-3-5）。内侧达腹中线，外侧达腋前线。

2. 切开纤维结缔组织膜与腹膜，显露肠管检查内脏有无畸形，根据病变情况予以矫治（包括消化系统、泌尿系统）。将外侧纤维结缔组织膜与腹膜分开直达腋前线，并自该处剪除多余的腹膜，内侧纤维组织膜与腹膜不分开（图17-3-6）。

3. 将内侧纤维结缔组织膜及腹膜与外侧腹膜缝合，缩小腹腔。再将外侧纤维组织膜重叠于内侧纤维组织膜上，其边缘与腹中线缝合（图 17-3-7），加强腹壁。

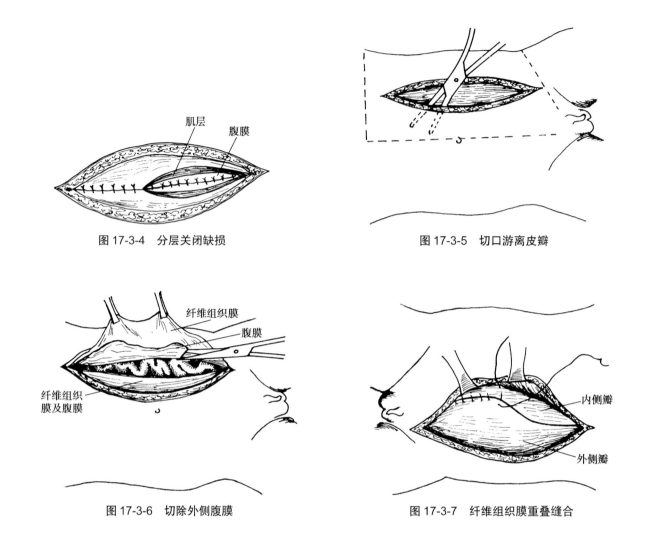

图 17-3-4　分层关闭缺损

图 17-3-5　切口游离皮瓣

图 17-3-6　切除外侧腹膜

图 17-3-7　纤维组织膜重叠缝合

4. 缝合皮下组织及皮肤，必要时可安置橡皮片引流，以防积血、积液。多余皮肤根据缝合紧张度剪除。

【术后处理】

1. 术后禁食 2～3 天，静脉补液，消化道功能恢复后经口饮食。

2. 术后可预防性应用抗生素避免感染。

3. 腹带加压包扎，腹肌缺损较大者术后应用腹带 1～3 个月。全腹肌肉缺损者应长期应用腹带，具体时间视修补后效果而定。

4. 皮下放置引流条，24～48 小时后拔除，拆线应在术后 10 天左右。

5. 双侧全腹壁肌肉缺损者，一侧修补术后 3 个月再行对侧腹壁折叠术。

【术后并发症的预防及处理】

1. **切口下积血、积液**　腹壁缺损面积较大者在修补时组织解剖游离范围广，应彻底止血，以防修补层与皮下间积血、积液。如有积血、积液发生，应拆除部分缝线放置引流物后加压包扎。

2. **切口感染**　单纯腹壁缺损修补术为无菌手术，不应发生感染。偶有因患儿全身情况差、术中污染而发生感染者。患儿可出现高热，腹壁水肿、发红等改变。应立即拆除部分缝线引流炎性渗液，以防引起腹膜炎。放置引流物，密切观察伤口及全身变化，加大抗生素用量或联合用药，或根据细菌培养及药敏试验结果更换抗生素，以期尽快控制感染，对于腹壁巨大缺损者尤为重要。

【手术经验】

笔者所在医院收治 6 例腹壁肌层发育不良者，其中 4 例为腹壁局限性肌层全层缺损，形成腹壁疝，没有明显的泌尿系畸形，经用腹疝修补后痊愈，无任何并发症。另 2 例为全腹壁肌层发育不良，伴有轻度肾积水、输尿管扩张及睾丸下降不全，符合腹肌发育缺陷综合征。2 例虽有泌尿系畸形，但肾及排尿功能良好，仅做腹壁折叠术，均顺利恢复。随访 3 年腹壁外形良好，能维持一定张力，不用腹带包扎亦可参加一般活动，泌尿系病变没有进展。

（李英超　李索林　李振东）

参 考 文 献

[1] 陈博渊，王建峰. "梅干"腹综合征 [J]. 中华小儿外科杂志，1990，11(5)：302-304.

[2] 李振东. 脐膨出和腹裂的手术治疗 [J]. 医学理论与实践，1994，7(5)：15-17.

[3] 王鹏，黄寿奖，秦琪，等. 一期手术治疗严重腹壁缺损及手术后腹腔压力变化探讨 [J]. 临床小儿外科杂志，2018，17(2)：122-125.

[4] 王果，李振东. 小儿腹部手术并发症的预防及处理 [M]. 北京：科学技术文献出版社，1994：18-40.

[5] 王果，冯杰雄. 小儿腹部外科学 [M]. 2 版. 北京：人民卫生出版社，2011：118-128.

[6] SWARTZ K R, HARRISON M W, CAMPBELL J R, et al. Long-term follow-up of patients with gastroschisis[J]. Amer J Surg, 1986, 151(5): 546-549.

[7] MURAJI TSUGAWA C, NISHIJIMA E, et al. Gastroschisis : a 17-year experience[J]. J Pediatr Surg, 1989, 24(4): 343-345.

[8] SCHWARTZ M Z, TYSON K R, MILLIORN K, et al. Staged reduction using a Silastic sac is the treatment of choice for large congenital abdominal wall defects[J]. J Pediatr Surg, 1983, 18(6): 713-719.

[9] HOYME H E, HIGGINBOTTOM M C, JONES K L. The vascular pathogenesis of gastroschisis : intrauterine interruption of the omphalomesenteric artery[J]. J Pediatries, 1981, 98(2): 228-231.

[10] MAKSOUD-FILHO J G, TANNURIU, DA SILVA M M, et al. The outcome of newborns with abdominal wall defects according to the method of abdominal closure : the experience of a single center[J]. Pedia Surg Int, 2006, 22(6): 503-507.

[11] DIVKOVIC D, KVOLIK S, SIPL M, et al. A successful early gore-tex reconstruction of an abdominal wall defect in a neonate with Cantrell pentalogy : a case report and literature review[J]. Clin Case Rep, 2015, 3(1): 19-23.

[12] DÉNES F T, PARK R, LOPES R I, et al. Abdominoplasty in Prune Belly Syndrome[J]. J Pediatr Urol, 2015, 11(5): 291-292.

[13] HADDOCK C, SKARSGARD E D. Understanding gastroschisis and its clinical management : where are we? [J]. Expert Rev Gastroenterol Hepatol, 2018, 12(4): 405-415.

[14] BEAUDOIN S. Insights into the etiology and embryology of gastroschisis[J]. Semin Pediatr Surg, 2018, 27(5): 283-288.

[15] PETROSYAN M, SANDLER A D. Closure methods in gastroschisis[J]. Semin Pediatr Surg, 2018, 27(5): 304-308.

[16] GONZALEZ K W, CHANDLER N M. Ruptured omphalocele : diagnosis and management[J]. Semin Pediatr Surg, 2019, 28(2): 101-105.

[17] KHAN F A, HASHMI A, ISLAM S. Insights into embryology and development of omphalocele[J].Semin Pediatr Surg, 2019, 28(2): 80-83.

[18] SKARSGARD E D. Immediate versus staged repair of omphaloceles[J]. Semin Pediatr Surg, 2019, 28(2): 89-94.

[19] WAGNER J P, CUSICK R A. Paint and wait management of giant omphaloceles[J]. Semin Pediatr Surg, 2019, 28(2): 95-100.

第十八章 | 脐 部 手 术

第一节 脐 疝 手 术

脐疝是较常见疾病，早产儿尤为多见。根据统计新生儿体重在 1 000～1 500g 者 84% 有脐疝；体重在 2 000～2 500g 者 20.5% 有脐疝。此外，很多作者观察本病有家族遗传性倾向。

脐疝的发生主要是出生后脐环处筋膜未闭，留有空隙，由于哭闹、用力、便秘、腹水等原因使腹压增加，致使腹内器官，主要是小肠和网膜通过脐部缺损突向体表。脐部缺损一般直径在 0.5～3cm，有的合并脐上腹直肌分离。脐疝很少发生嵌顿或绞窄。一般平时无特殊症状，偶有腹痛、不适表现，很难肯定与脐疝有关。脐部缺损多数在生后前 18 个月内逐渐缩小，最终愈合。因此，有脐疝者不必急于手术治疗，可以观察，等待其自愈。

【手术适应证】

1. 脐疝已发生嵌顿或绞窄者应急症手术。

2. 由于小肠疝出经常发生嵌顿，部分肠梗阻者应及时手术。

3. 年龄超过 2 岁，脐环直径仍大于 2cm 者。

4. 女婴超过 3 岁脐疝仍不消失，应行脐疝修补术，否则即便是自行愈合，待成年妊娠后脐疝均有复发的可能。

【手术禁忌证】

1. 因各种原因的腹水、腹内巨大肿瘤引起腹压高造成的脐疝，不能单纯行脐疝修补术，应先治疗其原发病。

2. 脐环于生后 18 个月内可继续缩小，最终闭合。故生后 18 个月内有脐疝者可密切观察，保护皮肤免受损伤，并注意有否嵌顿发生。在此期间不考虑手术治疗。

【麻醉与体位】

脐疝修补术操作简单，手术时间短，可作为门诊手术或一日外科（day surgery）手术。选用基础麻醉加局部麻醉或氯胺酮麻醉，均可较好地完成手术。手术时取仰卧位。

【术前准备】

手术前 6～8 小时禁食。常规准备皮肤。检查无贫血及出、凝血功能障碍。

【手术步骤】

1. 切口　多选用疝颈基底脐下弧形切口，合并有脐上腹直肌分离者可选用脐上弧形切口（图 18-1-1）。

2. 游离疝囊　沿皮下游离疝囊，使之与皮肤分开。疝囊顶部与皮肤密切粘连不可分者，可在明视下切断疝囊，使小部分疝囊留在皮肤侧，可免伤皮肤（图 18-1-2）。

3. 打开疝囊，清除疝囊周围的脂肪组织，使脐部缺损的筋膜边缘明显可见（图 18-1-3），以便于缝合修补。

4. 在疝囊颈部剪除多余疝囊后将腹膜间断缝合，关闭腹腔（图 18-1-4）。

5. 间断缝合脐部缺损两侧的筋膜。根据缺损长径的方向可采取横向缝合或纵向缝合（图 18-1-5）。

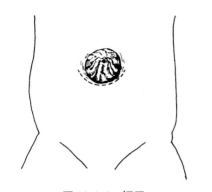

图 18-1-1　切口

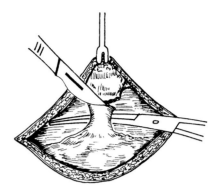

图 18-1-2　游离疝囊

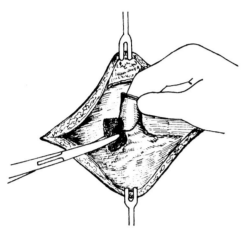

图 18-1-3　显露缺损边缘

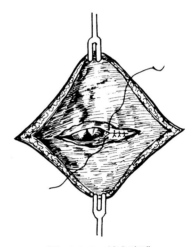

图 18-1-4　缝合腹膜

6. 缝合皮肤及皮下组织（图 18-1-6）。

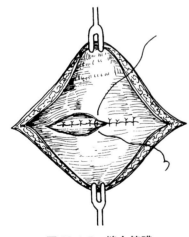

图 18-1-5　缝合筋膜

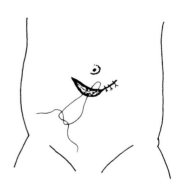

图 18-1-6　缝合皮下组织及皮肤

7. 应用与脐窝大小相应的酒精棉球压在脐窝处，使皮肤与筋膜层密切接触，防止积液，并能保持脐孔的外形。然后覆以敷料，加压包扎。

【术后处理】

脐疝修补术对腹腔扰乱小，麻醉清醒后即可进水、进食。无感染者可不应用抗生素。腹部伤口要保持完好的加压。3 天后观察伤口、更换敷料，7～8 天后拆除缝线。

【术后并发症的预防及处理】

1. 脐部皮肤坏死 皮肤发生坏死可有以下三种情况。

（1）脐疝体积较大者游离疝囊时需广泛游离皮肤，在游离皮肤时应保留皮下脂肪层，否则游离皮肤过薄，会造成血液循环不良，皮肤缺血、坏死。

（2）切口绕脐超过其周径 1/2 以上，可影响该处皮肤血液供应。

（3）疝囊与脐疝顶部皮肤紧密粘连，若为了游离完整的疝囊则往往伤及皮肤，可造成术后皮肤局限性坏死。遇有此种情况时可在疝囊粘连处离断疝囊，皮肤留有少量疝囊不影响手术治疗效果。

若术后已发生皮肤坏死者，应明确坏死界线剪去坏死皮肤，保持局部清洁，每天更换敷料，待肉芽组织填充上皮覆盖愈合。

2. 皮下血肿 其形成原因主要是剥离疝囊后局部毛细血管渗血，且由于脐疝皮肤薄，筋膜缝合后在脐部呈一凹窝，在皮肤与筋膜间形成死腔，渗血存留在死腔中形成血肿。若治疗不当可导致感染形成脓腔，甚至发生危及生命的败血症。为了避免血肿的发生，除仔细彻底止血外，术毕应在脐窝处放置与脐窝同样大的酒精棉球加压包扎。为了防止棉纱球滑动，在脐窝底部通过皮肤缝合 1 针到筋膜上，把皮肤外的两线端结扎以固定棉球，外加敷料及绷带加压包扎。术后 7 天该固定线与伤口缝线同时拆除。既可防止出血，又可得到美观的脐窝。

若不慎发生血肿，小血肿可自行吸收；大的血肿应剪开部分缝线去除积血及凝块，闭塞腔隙，重新加压包扎，同时全身应用抗生素以防感染发生。

第二节　白线疝手术

白线疝又称先天性上腹壁疝，主要发生在上腹壁正中线上，在小儿亦很少见。腹白线是由两侧腹直肌鞘的纤维交叉形成的。因此在交叉纤维间可能留有孔隙，由于腹内压增加使孔隙增大，迫使腹膜外脂肪经该孔隙向外突出，进而腹膜外脂肪牵拉腹膜形成疝囊。腹内脏器主要是大网膜可进入疝囊而向体表突出，形成白线疝。白线疝一般体积不大，呈圆形，位于上腹正中线，挤压后肿物可缩小，但不能完全消失。白线疝多无症状，体检时被偶然发现。有的疝较大，向外突出时可牵扯腹膜或大网膜，或压迫通过白线的神经而有疼痛或消化不良症状。疝体积小无症状者可不做治疗。若肿物较大且症状明显者可行手术治疗。

【白线疝修补术】

患儿取仰卧位。可选用基础麻醉加局部麻醉，于疝块处做直切口。切开皮肤、皮下组织即可见腹膜外脂肪突出肿块。沿突出脂肪块分离即可见腹白线裂孔边缘（图 18-2-1）。分开腹膜外脂肪团块可见突出的疝囊。如疝囊较小，切除腹膜外脂肪团块后，送回疝囊，缝合腹白线的缺损（图 18-2-2）即可；如疝囊较大，可游离疝囊后还纳疝内容物高位结扎疝囊，修补疝孔。最后依层缝合皮下组织及皮肤。

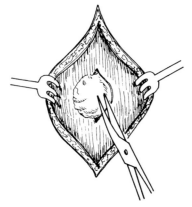

图 18-2-1　显露裂孔

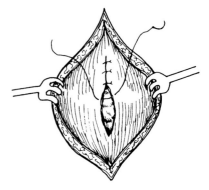

图 18-2-2　送回疝囊，修补裂孔

第三节 脐肠瘘手术

脐肠瘘又称卵黄管未闭（omphalo-enteric fistula）是卵黄管遗留物，属于先天性发育畸形。正常情况下胚胎第 4 周时由卵黄囊形成原始消化管，卵黄囊的胚外部分仍与原始消化管的中肠相连。随着胚胎的发育，卵黄囊与中肠连接部分逐渐变窄形成狭长的管道称卵黄囊蒂（即卵黄管）。随着肠管的发育并回转进入腹腔，卵黄管也逐渐闭锁、消失。据统计由于某些原因致使卵黄管部分或全部未闭者占 20% 左右，可以导致下列疾病：①卵黄管未闭（脐肠瘘）；②卵黄管脐端未闭（脐窦）；③卵黄管中间未闭（卵黄管囊肿）；④卵黄管肠端未闭（梅克尔憩室）；⑤脐部卵黄管黏膜片状残留（脐息肉）；⑥卵黄管及其血管纤维索带残留（脐肠束带）（图 18-3-1）。同一患儿也可同时有两种以上病变存在。

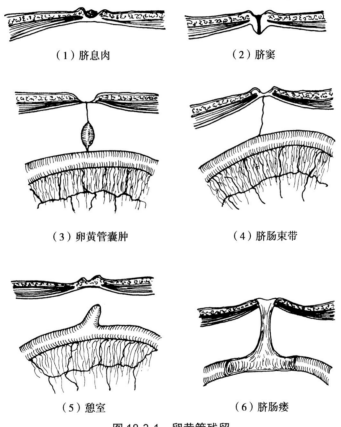

（1）脐息肉　　　　　　　　（2）脐窦

（3）卵黄管囊肿　　　　　　（4）脐肠束带

（5）憩室　　　　　　　　　（6）脐肠瘘

图 18-3-1　卵黄管残留

脐肠瘘患儿出生后就有症状。其症状轻重与瘘管直径及长短有关。瘘管细长者仅从脐孔有少量气体或粪臭肠液流出；短粗者可间断排出粪便，哭闹用力时尤甚。由于粪便及肠液的刺激，致使脐周皮肤发生湿疹样改变，甚至发生糜烂形成溃疡。有少数患儿由于瘘管宽大，常因哭闹、腹压增高致使肠管自脐部脱垂，呈腊肠样外翻。因此，脐肠瘘患儿根据症状多可诊断。仔细检查在脐孔内可见到黏膜，其中央有孔。细探针或细导管自该孔插入可进入而无阻力。如用泛影葡胺向瘘孔内注入，X 线下可见造影剂进入肠管即可确诊。凡已确诊为脐肠瘘者应积极准备行脐肠瘘切除术（resection of the omphalo-enteric duct）。

【手术指征】

1. 脐肠瘘伴有肠脱垂者应及时手术治疗，否则时间过久可引起小儿消化功能障碍，发生营养不良或腹壁发生糜烂、溃疡等有碍手术治疗。

2. 仅有少量漏气、漏液的脐肠瘘,应在充分的准备下行择期手术。

【术前准备】

1. 有肠脱垂者应先设法使脱垂肠管复位。

2. 根据化验结果积极纠正水、电解质紊乱。

3. 保持脐周围皮肤干燥,可加用物理治疗,促使湿疹及溃疡尽快痊愈。

4. 查验血型,做好配血及输血准备。

5. 手术前1天禁食,由静脉输液,并输入抗生素以减少术后感染的发生。

6. 术前置胃肠减压管。

【麻醉与体位】

气管内插管静脉复合全身麻醉,取仰卧位。

【手术步骤】

（一）腹腔镜脐肠瘘手术

腹腔镜脐肠瘘手术可根据术者操作熟练程度和习惯的不同,有单部位、二孔法和三孔法等多种选择,主要区别在于腹部通道建立方式和位置的不同,本节介绍单部位腹腔镜脐肠瘘切除术（视频18-3-1）。

视频18-3-1 单部位腹腔镜脐肠瘘切除术

1. Triport 的放置 取右下腹麦氏切口,直视下切开腹壁各层入腹。置入 Triport（图18-3-2）,接气腹注入 CO_2 气体,气腹压力8～10mmHg。

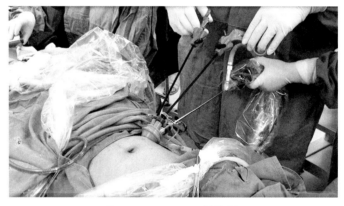

图 18-3-2 Triport 的位置

2. 探查腹腔 置入腹腔镜探查腹腔,可清晰观察到有瘘管样物自脐部通往回肠末段。肠管端有漏斗状隆起,近肠端瘘管粗大,而近脐端瘘管较细小（图18-3-3）。

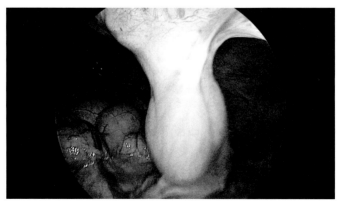

图 18-3-3 脐肠瘘管

3. 切断脐肠瘘管脐端 镜下用超声刀在贴近脐环部离断脐肠瘘管（图 18-3-4）。切除时力争紧贴脐环底部，避免遗留病变组织。

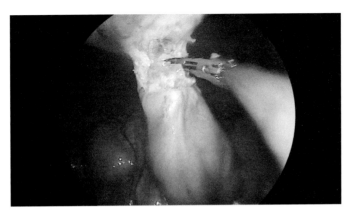

图 18-3-4 切断脐肠瘘管脐端

4. 将病变肠管拖出腹腔 用腹腔镜抓钳夹住脐肠瘘管断端，拧开 Triport 头端，将脐肠瘘管自通道内拖出腹外，拔出 Triport 底座，将脐肠瘘管及其基底部延续的小肠拖出腹腔（图 18-3-5）。

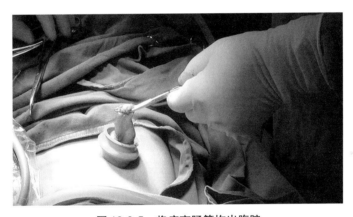

图 18-3-5 将病变肠管拖出腹腔

5. 小肠切除吻合 根据脐肠瘘管基底部在小肠侧的病变范围决定行肠管楔形切除（图 18-3-6）或肠切除术，用可吸收线行小肠双层吻合，吻合后将肠管冲洗干净，还纳入腹腔。

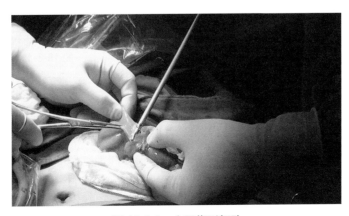

图 18-3-6 小肠楔形切除

6. 脐部处理 于腹腔外经脐部瘘口置入组织钳，将残余的少许脐肠瘘管内翻倒转牵引出脐部。沿脐环将瘘管残余组织完全切除干净，少许残留可以用电刀烧灼，注意避免遗留瘘管黏膜组织。

7. 用可吸收线缝合脐部及 Triport 切口，皮肤可用生物胶黏合，无菌辅料包扎。

（二）开放脐肠瘘手术

1. 肠脱垂患儿经麻醉后腹肌松弛，送回脱出的肠管多无困难，肠管送入腹腔后可见脐部有宽大的外口。

2. 切口 沿脐上、下做横向梭形切口（图 18-3-7）。

3. 游离瘘管 切开皮肤、皮下组织即可见瘘管，沿瘘管周围游离即进入腹腔（图 18-3-8）。游离后的瘘管有的细长似蚯蚓状，有的如回肠样短粗。

4. 循瘘管可找到其近回肠端，一般终止到肠系膜对侧，与该段肠管的肠壁呈 T 形延续，无明显分界（图 18-3-9）。脐肠瘘肠端多数终止在回盲部以近 100cm 以内。

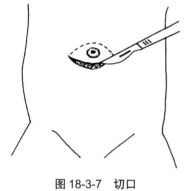

图 18-3-7 切口

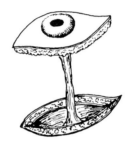

图 18-3-8 游离瘘管

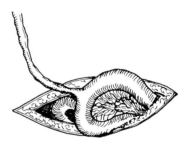

图 18-3-9 显露全部脐肠瘘

5. 以瘘管回肠端为中心，在该处回肠上做楔形切除，完整地全部切除脐肠瘘（图 18-3-10）。

6. 将回肠壁切端做内翻缝合后，再将浆肌层缝合，恢复肠管的连续性（图 18-3-11）。

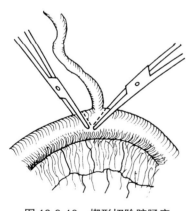

图 18-3-10 楔形切除脐肠瘘

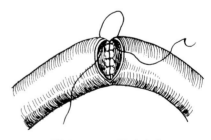

图 18-3-11 肠壁吻合

7. 检查吻合口通畅后冲洗腹腔，逐层关腹。

【术中注意事项】

1. 切除脐肠瘘的肠端时多采用肠壁楔形切除，但切除范围应够大。因为在卵黄管的遗留物中往往有迷走的胃黏膜、胰腺等异位组织。这些组织有可能造成局部溃疡，并可以发生出血、穿孔等并发症。这些异位组织可以存在于卵黄管遗留物的任何部分，有研究统计，40% 可以在与正常肠管连接部位的肠壁上，故楔形切除应包括这些可能有异位组织的肠壁，以防日后发生并发症。

2. 有肠脱垂的脐肠瘘，有时因脱出肠管较长，由于肠系膜被牵拉、压迫、嵌顿，致使脱出肠管血液循环不良,不能复位或复位后血液循环仍无明显改善者,应行肠切除吻合术。

3. 术中若发现有脐尿管未闭者应同时处理(见本章第四节)。

4. 在腹腔镜脐肠瘘手术时,腹腔内操作完成后,脐部残存的少许瘘管组织可从脐部瘘口处置入组织钳,将残存瘘管残端内翻倒转提出脐部外,完全切除,可疑的残留黏膜组织可电灼处理,以免术后脐部渗液复发。

【术后处理】

1. 术后禁食,继续胃肠减压,由静脉补液以维持必要的热量和水、电解质平衡。对体弱者应加强支持疗法,待肠功能恢复后拔除胃管经口进食。

2. 全身应用抗生素,最好应用广谱抗生素以抑制需氧、厌氧菌感染。

3. 腹部用腹带包扎,密切观察切口变化,有感染迹象者应早期处理。

4. 腹壁脐周皮肤湿疹未愈者应保持局部干燥、外用药物继续治疗。

【术后并发症的预防及处理】

1. 一般并发症

(1)切口感染:由于脐肠瘘脐部瘘口与肠道相通,肠道内细菌随粪汁、肠分泌物排出,不能复位的肠管脱垂均造成污染。尽管术中局部消毒,但切口污染仍是不可避免的。因此,除术中操作时注意避免和减少污染、应用抗生素溶液冲洗外,术后应密切观察切口变化,有感染迹象者应及时处理。

(2)术后脐部渗液:脐肠瘘手术后如有脐部渗液,在排除局部感染积液后,应考虑瘘管组织未能切除干净,尤其是残留黏膜组织。故术中应充分予以重视,把脐部的瘘管和黏膜切除干净,尤其是在腹腔镜脐肠瘘手术中,因腹腔内切除瘘管组织的角度问题,对于脐环端的瘘管往往难以彻底切除。故在结束腹腔内操作后,应从腹腔外再次仔细查看脐环深部是否存在病变组织残留,如有残留要彻底切除。对于术后证实脐部存在瘘管组织黏膜残留的情况,可予以局部电灼把黏膜组织彻底破坏,多可解决问题。

2. 腹腔镜脐肠瘘切除术相关并发症

(1)腹内脏器穿刺损伤:建立气腹过程的第一盲穿是腹壁穿刺过程中最容易发生并发症的环节。无论采用何种穿刺器械和方法,都有一定的并发症发生率。尤其是在婴幼儿,其腹腔空间狭小,安全空间不足,且脏器娇嫩,使其穿刺副损伤的危险性较成人更大。为避免穿刺损伤,建议第一个通道的建立最好在直视下将腹壁逐层切开后再将套管置入,建立人工气腹,然后再根据手术需要在腹腔镜监视下逐一穿刺建立其他操作通道,可有效地避免腹内脏器损伤。

(2)皮下气肿:造成皮下气肿的原因有①气腹针的位置不当,建立气腹时气体曾注入腹膜外间隙;②腹壁与套管间密闭性减退,腹腔内 CO_2 气体从腹壁与套管间的缝隙向皮下组织弥散;③穿刺针或套管锥偏离原穿刺部位,在腹壁上形成多个创道,CO_2 气体经创道进入皮下。严重而广泛的皮下气肿可压迫胸廓和上呼吸道,使肺顺应性下降,气道阻力增高,严重者产生 CO_2 气体蓄积,甚至低氧血症。轻度的皮下气肿对机体的影响不大,无须特殊处理。严重而广泛的皮下气肿因其对心肺的负面影响,须在手术中做密切的监测。适当降低腹内压,麻醉医师采用过度换气,向戳孔处挤压气肿,有助于减轻气肿的不良作用并延缓气肿的蔓延。难以纠正的皮下气肿引起的心肺功能改变或高碳酸血症,应中转开腹。

(3)高碳酸血症与呼吸性酸中毒:相对短的气腹时间及较低的气腹压力一般不会造成严重的高碳酸血症。如果气腹压力过高或手术时间过长则可导致高碳酸血症与呼吸性酸中毒的问题,手术中皮下气肿或气胸,也常会伴有较明显的高碳酸血症和酸中毒。发生高碳酸血症,可行过度换气排出体内 CO_2,但速度不能过快,否则已适应了高碳酸血症的呼吸、循环中枢因突然失去高碳酸血症的刺激,出现所谓的"CO_2 排出综合征",即因周围血管麻痹、心排血量锐减、脑血管及冠状动脉收缩引起的血压剧降和呼吸抑制。有较重度的 CO_2 潴留时应尽早结束手术,彻底排出腹内的残余 CO_2,适量应用碱性药物。对无法纠正的高碳酸血症和呼吸性酸中毒,必须中转开腹。

(4)脐端瘘管组织残留:腹腔镜脐肠瘘手术的一个难点,就是在腹腔内对脐肠瘘管进行切除时,其脐端组织因腹腔镜操作的"天花板效应"操作困难而易导致病变组织残留。故在腹腔内操作完成后,可从脐部瘘口处置入组织钳，将瘘管残端内翻倒转提出脐部外，将病变组织完全切除，可疑的残留黏膜组织可电灼处理，以免术后脐部渗液复发。

（5）出血：腹腔镜脐肠瘘手术在进行瘘管肠端切除肠吻合时为腹腔外操作，对于出血可防可控。出血多为镜下行脐端切除时容易出现，因患儿术前可有脐部长期慢性感染和炎症，血供丰富，易在切除时发生出血，故应注重镜下止血，并在手术结束时再次观察脐部是否止血妥善。

第四节　脐尿管瘘手术

脐尿管来源于尿囊的上部。在胚胎早期膀胱位于脐部，以后沿前腹壁正中线下降，在下降过程中其上部逐渐缩小变成管样结构，称脐尿管。该管最终完全闭塞形成脐中韧带，未闭则形成不同的病理状态。如脐尿管完全开放，脐部瘘孔与膀胱相通称脐尿管瘘；若脐尿管脐端未闭称脐尿管窦；近膀胱端未闭称膀胱憩室；脐尿管中段未闭形成脐尿管囊肿。这几种脐尿管遗留病临床表现不同。脐尿管瘘主要表现为由脐孔溢尿和泌尿道感染症状。由脐孔溢尿的多少与脐尿管的直径粗细有关。轻者于排尿时由脐孔滴尿；重者自脐孔不断溢尿，排尿用力时由脐孔喷射出尿液。由于尿液经常浸湿衣裤，患儿带有刺鼻尿味。由于尿液浸泡脐周皮肤，致使皮肤呈湿疹样变化，甚至糜烂、溃疡形成。合并感染者常有脐孔发红，流脓性尿液，有的有发热等全身症状。为了证实脐尿管瘘的存在，可经脐孔注入亚甲蓝，则排出尿液为蓝色。亦可由瘘孔注入造影剂，X线片可见膀胱显影。

膀胱憩室一般无症状，除非其基底部较细，憩室内有尿潴留合并感染可有反复泌尿系感染症状，膀胱造影可发现憩室。脐尿管窦表现为脐部经常有分泌物，有时与脐肠管残留的脐窦不易区别，应用探针检查或注入造影剂摄腹侧位片，可见脐尿管窦自脐孔沿前腹壁走向。切除后黏膜病理检查为移行上皮可确诊。脐尿管囊肿体积小者一般无症状，不易发现。体积大者可表现为下腹正中囊性肿物。合并感染后下腹肿胀明显、压痛，穿刺可抽出脓性尿液，可伴有全身发热症状。脐尿管囊肿合并感染应首先应用抗生素，如无效可切开引流，刮除囊壁内膜；如不痊愈，囊肿复发后再择期手术。膀胱憩室反复感染者及脐尿管窦均应行手术治疗。脐尿管瘘是这些疾病中最严重者，应及时彻底地进行脐尿管瘘切除术。

【手术适应证】

1. 凡脐尿管瘘确诊后，如患儿全身状况许可，不分年龄大小均应行手术治疗。

2. 脐尿管窦、脐尿管囊肿等亦应行手术治疗，手术基本原则同脐尿管瘘切除术。

【术前准备】

1. 脐尿管瘘合并感染者应先用有效抗生素控制感染，待感染控制后 2 周以上再考虑做脐尿管瘘切除术。

2. 脐部周围皮肤有湿疹样变化者，应随时清除脐部排出的尿液和分泌物，保持局部干燥。可采用暴露或加烤灯以促使皮肤干燥，有助于创面愈合。

3. 脐尿管瘘大、流尿多者，可先置导尿管于膀胱并持续开放，以减少脐部尿液外流，并用抗生素溶液冲洗膀胱，以减少感染。

4. 术前 6～8 小时禁食。瘘管曾有炎症发作其周围粘连严重，手术游离瘘管时须进入腹腔者，术前应置胃肠减压管。

5. 其他术前准备同一般腹部手术。

【麻醉与体位】

可采用硬膜外阻滞或气管内插管全身麻醉，手术时取仰卧位。

【手术步骤】

（一）腹腔镜脐尿管囊肿切除手术

1. Trocar 的放置　通常可采用三孔法进行手术，使用 5mm 30° 腹腔镜、5mm 或 3mm 腹腔镜器械。

视野孔置于脐部与剑突连线中点,操作孔位于两侧腹直肌外缘、脐部与视野孔中点水平。也可根据术者熟练程度或习惯不同采用经脐单部位或微抓钳辅助进行手术(视频18-4-1)。本节所示视频采用微抓钳辅助腹腔镜脐尿管囊肿切除术,自脐部切开放置一支 Trocar 作为视野孔,脐旁可免 Trocar 直接穿置微抓钳一把,进镜后探查腹腔,确定脐尿管囊肿位置(图18-4-1),进一步确定微抓钳位置(图18-4-2)。气腹压力根据年龄不同可为8~12mmHg。

视频 18-4-1　脐尿管囊肿-微抓钳辅助腹腔镜脐尿管囊肿切除术

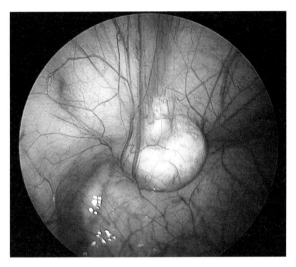

图 18-4-1　脐尿管囊肿

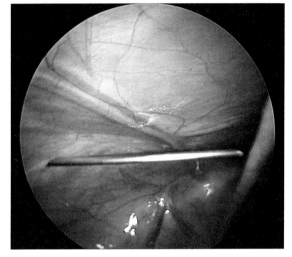

图 18-4-2　穿置微抓钳

2. 游离囊肿　术中确认脐正中韧带及脐尿管囊肿等残存组织,然后使用电凝钩或超声刀切开脐尿管周围腹膜,游离脐尿管近端尽可能近脐部,远端至膀胱上方(图18-4-3)。

3. 处理脐尿管病变膀胱端　于脐尿管进入膀胱分界处缝扎后予以离断。如脐尿管囊肿等与膀胱边界不清,可向导尿管内注入生理盐水使膀胱充盈,明确囊肿等病变与膀胱的分界后精准切除。缝扎瘘管残端(图18-4-4),如切除后膀胱壁缺损较大,可在镜下行膀胱修补术。

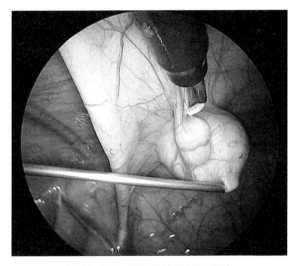

图 18-4-3　微抓钳辅助切除囊肿

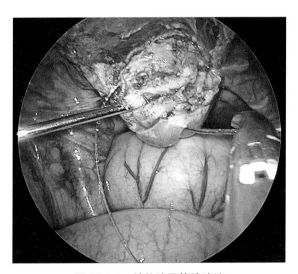

图 18-4-4　缝扎脐尿管膀胱端

4. 脐尿管近端的处理　将脐尿管尽量向脐部游离,拔除中心 Trocar,将脐尿管囊肿等残存组织翻至腹外,在直视下靠脐部游离,将病变组织予以完整切除,必要时可适当扩大脐部切口。

5. 将脐尿管病变切除后的创面两侧腹膜连续缝合关闭（图 18-4-5），避免出血及粘连。

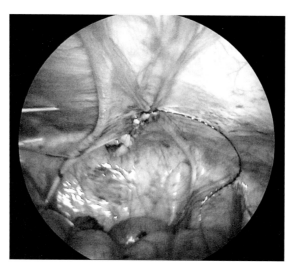

图 18-4-5　连续缝合关闭腹膜

6. 停止气腹，缝合关闭 Trocar 孔，皮肤可用生物胶黏合，无菌辅料包扎。常规留置双腔导尿管并妥善固定。

（二）开放脐尿管瘘切除术

1. 切口　可采用脐下腹中线切口，亦可采用脐下小弧形切口加腹中线切口，呈 T 形（图 18-4-6）。主要以清楚地暴露和便于切除脐尿管为目的。

2. 游离瘘管　脐尿管位于下腹正中腹膜外。切开皮肤及皮下组织后即可见白线。沿白线切开，将腹直肌拉向两侧，即显露瘘管。为了便于辨认瘘管，可自脐孔瘘口插入探针。在探针引导下容易分离瘘管（图 18-4-7）。

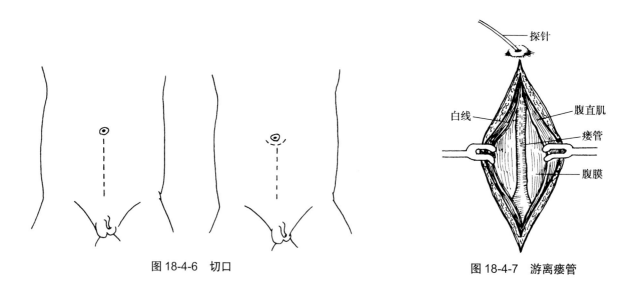

图 18-4-6　切口

图 18-4-7　游离瘘管

3. 显露脐尿管瘘膀胱端　在助手的帮助下游离全部瘘管，在膀胱顶端仔细游离瘘管与膀胱连接部（图 18-4-8）。

4. 沿瘘管的脐部开口周围皮肤切除脐部瘘口，缝合脐部瘘口周围皮肤（图 18-4-9）。

5. 切断脐尿管瘘膀胱端。如瘘管较细可在连接部贯穿结扎或双重结扎后切断，将残端包埋缝合于膀胱壁（图 18-4-10）。如瘘管较粗、切除后膀胱壁缺损较大，则行膀胱修补术。术中置导尿管。

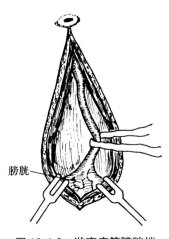
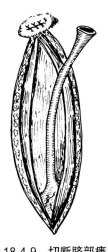
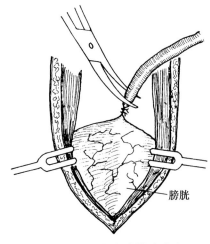

图 18-4-8　游离瘘管膀胱端　　　图 18-4-9　切断脐部瘘口　　　图 18-4-10　切断瘘管膀胱端

6. 分层缝合白线、皮下组织及皮肤。

【术时注意事项】

1. 如瘘管曾因有炎症与腹膜粘连不可分时，可连同部分腹膜将瘘管完整切除。尽量避免游离瘘管时将瘘管撕破或拉断，以减少术中污染。

2. 处理瘘管膀胱端时，残端应关闭牢固可靠。瘘管腔大，切除后膀胱壁缺损较大者应按膀胱修补法进行修补（可参阅泌尿手术有关章节）。

3. 对瘘管有炎症、术中有污染者，除术中应用抗生素冲洗外，关闭切口时应放置橡皮片引流，术后2～3天拔除。

【术后处理】

1. 手术时暴露腹腔者术后禁食、输液，待肠功能恢复后经口进食。

2. 全身应用抗生素。

3. 保持导尿管通畅，使膀胱空瘪无张力，有利于膀胱愈合。注意观察尿量及色质的变化。定时用抗生素溶液冲洗，以防泌尿系感染。导尿管一般在术后5～7天拔除。

4. 注意切口变化，有橡皮片引流者应注意引流量及性质。

【术后并发症的预防及处理】

1. 一般并发症

（1）切口感染：因脐尿管瘘直接与脐相通，尿液不断外溢，致使其周围皮肤有炎症及湿疹样改变，造成瘘管均有不同程度的感染。因此，术中切口的污染很难避免，术后切口感染的概率增高。为了防止感染，术中可用抗生素冲洗伤口，并在切口下置橡皮片引流，术后密切观察切口变化，必要时加用理疗，以促进愈合。一旦有感染发生应及时处理，拆除部分缝线以利引流。做分泌物细菌培养，以便有针对性地应用抗生素。

（2）膀胱损伤及膀胱瘘：膀胱瘘的发生可能与以下因素有关：①手术中膀胱端修补关闭不牢；②切口感染后膀胱修补处缝线脱落；③保留的导尿管阻塞，术后排尿不畅；④合并有下尿路梗阻未解除。最后一种原因尤为重要。在术前特别是脐部流尿量大者应除外有下尿路梗阻。发现下尿路梗阻者应先解除梗阻再做瘘管切除术。术中膀胱修补后常规保留导尿管，有助于防止膀胱瘘的发生。一旦发生膀胱瘘，表现为切口感染及漏尿，应做膀胱造瘘，保持尿液由造瘘管流出，待切口愈合再拔除膀胱造瘘管。

（3）脐尿管残留恶变：因为受尿液滞留和炎症的影响，脐尿管残留可能会恶变，最多见的是膀胱顶部的腺癌。虽然脐尿管肿瘤不会发生在儿童时期，但是为避免成年后出现恶变，在儿童期切除囊肿是十分必要的。脐尿管囊肿的完整切除是避免出现残留囊肿组织再感染和恶变的关键。

2. 腹腔镜脐尿管囊肿切除术相关并发症

（1）穿刺损伤、皮下气肿、高碳酸血症等腹腔镜手术的一般并发症同腹腔镜脐肠瘘切除术，详见本章第三节。

（2）脐部感染：脐尿管近端（脐下）的囊肿，囊肿多与脐下紧密相贴，伴有感染者常可波及脐部组织，此类囊肿切除不全或切除过程中局部破溃污染均可导致脐部感染；同时此类囊肿从腹腔内完整切除是非常困难的，故可采取脐环内环形切口，腹腔内外联合操作，完整切除囊肿及脐部中央皮肤，多可有效避免脐部感染。另外，脐尿管囊肿切除后自脐部戳口取出时，如囊肿存在感染常会导致脐部污染和术后感染，故囊肿切除后应置于标本袋后再取出，避免脐部感染。

（3）腹腔感染：囊肿伴发感染术前未得到有效控制即进行手术和术中囊肿破溃污染腹腔，是导致术后腹腔感染的重要因素。对于囊肿巨大且伴有严重感染者，术前应充分评估，建议分期手术治疗，一期手术行囊肿切开引流，抗生素充分控制感染后再予以二期手术根治切除。腔镜手术下在腹腔内解剖囊肿时操作要细致，对于分离时不小心导致囊肿破损者，应尽快使用吸引器将囊内液吸引干净，避免囊内液溢出污染腹腔而导致术后腹腔感染。

（4）膀胱损伤及膀胱瘘：腔镜手术下无法利用手的触感，当膀胱顶部的囊肿存在感染时常与膀胱连接紧密而导致边界不易区分，此时若盲目分离往往会增加膀胱损伤概率，故解剖分离时应特别小心，最大限度地避免损伤膀胱顶。术前应常规留置尿管排空膀胱，囊肿切除后膀胱内应再次注水判断膀胱是否有漏水，如有膀胱损伤可在镜下双层缝合修补损伤的部位。若术中膀胱和脐尿管囊肿边界经过仔细辨认也无法准确判断，可使用腔镜吻合器楔形切除膀胱顶，保证囊肿完整切除的同时能严密闭合膀胱的创面。

第五节　脐茸或脐窦手术

脐茸（umbilical polyp）是卵黄管的脐端黏膜残留，呈红色息肉样，又称脐息肉。可分泌少许无色、无臭的黏液，当黏膜受损时可有血性分泌液。由于分泌物的积聚使脐周皮肤有湿疹样变化。脐茸与脐窦及卵黄管瘘的鉴别点在于脐茸黏膜表面无开口，探针不能插入。

脐茸的治疗要点在于去除黏膜。体积小的脐茸，可用 10% 硝酸银烧灼（药物腐蚀），有蒂的脐茸，可先以线结扎，5～7 天即可坏死脱落，基底自行愈合，如有残留可再用 10% 硝酸银烧灼。其他治疗方法如电灼、激光治疗等也可选用。基底部较大的脐茸采用上述方法往往效果不佳，可采用手术治疗。

脐窦（umbilical sinus）是卵黄管回肠端完全闭塞，脐端残留一段较短的管道的病变，常为腹膜外病变，是开口于脐部的盲管。脐窦内表面被覆黏膜并分泌黏液。体检可发现脐部小圆形黏膜性凸起，可用探针探入数毫米至数厘米，但不与肠管相通。碘水造影侧位片中能显示脐窦的走行和长度，但不能进入腹腔以及小肠或膀胱。超声、CT 以及 MRI 有助于其与脐部肿瘤和卵黄管囊肿鉴别。

脐窦需要手术切除。合并感染时应先做局部热敷、理疗和抗生素治疗，有脓肿时应做切开引流，待感染控制后，再做手术切除。手术时可使用脐下弧形切口，并经窦口插入探针，在其引导下将窦道完整切除。如窦道较深与腹腔脏器粘连或窦道盲端有脐肠束带存在时，应沿着其走行进入腹腔进行探查和切除。

【手术适应证】

1. 对于基底部宽大或经烧灼不能完全治愈的脐茸应行手术治疗。

2. 脐窦应行手术治疗，合并感染时应先控制感染再进行手术。

【术前准备】

1. 脐部周围皮肤有湿疹样变化者，应随时清除脐部分泌物，保持局部干燥。可采用暴露或烤灯促使皮肤干燥，有助于创面愈合。

2. 脐窦合并感染者应先用有效抗生素控制感染，待感染控制后 2 周以上再考虑做脐窦切除术。

3. 术前 4～6 小时禁食，2 小时禁水。根据术前检查考虑窦道较深与腹腔脏器粘连、可能需要打开腹膜探查者，术前建议置胃管行胃肠减压。

4. 其他术前准备同一般腹部手术。

【麻醉与体位】

脐茸手术操作简单，可作为门诊手术或一日外科手术。选用基础麻醉加局部麻醉或氯胺酮麻醉，均可较好地完成手术。窦道较深的脐窦手术可采用静脉及吸入复合麻醉。患儿采取仰卧位。

【手术步骤】

（一）脐茸切除术

1. 麻醉后局部消毒，在脐茸边缘皮肤缝合两针牵引（图 18-5-1）。牵拉牵引线则脐孔外翻，脐茸周边清晰可见。

2. 在牵引线拉力下沿脐茸长轴做梭形切除（图 18-5-2），完整地切除脐茸，勿遗留黏膜。

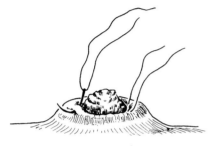

图 18-5-1　置牵引线

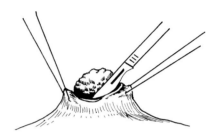

图 18-5-2　切除脐茸

3. 脐部为纤维结缔组织构成，一般出血不多，行单纯缝合即可止血（图 18-5-3）。剪断缝合线时要保留 2cm 左右，以便于牵拉，拆线时不发生困难。最后可用酒精棉球填于脐孔，加压包扎。

（二）脐窦切除术

1. 麻醉满意后，用碘附常规消毒脐部。窦口明显者，以金属探针小心扩张窦道，将亚甲蓝通过管径适当的头皮针硅胶管轻轻注入，帮助确定窦道走行及范围，然后进行手术。无法探明窦口者，则不行亚甲蓝注入。

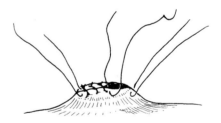

图 18-5-3　缝合切口

2. 以脐部皮肤病变为中心，环形切开皮肤全层，然后将两切缘端对缝后打结，作为牵引提拉准备切除的病灶组织。以此为中心，在病变组织和健康组织之间逐步解剖分离。

3. 可以用手指触摸感知病变组织和健康组织之间的不同。病变组织炎症反复发作，其内包裹窦道质地坚韧，有条索感。健康组织质地柔软而疏松。如能通过窦口插入金属探针，以此为支撑，则感觉更为明显。

4. 若窦道较深进入腹腔，解剖范围大，可以在切缘连接处切开部分腹白线，直至完整切除病灶。注意明确病灶与腹腔内空腔脏器有无关联，目的是避免遗漏需要同时处理的其他发育异常病变。

5. 逐层缝合关闭切口。

【术时注意事项】

1. 如果切口过小导致暴露和操作困难，造成病灶残留，可能是引起术后并发症的重要因素。

2. 脐窦切除时，如果窦道在解剖分离时不小心破损，被亚甲蓝沾染的窦道组织应一并切除。因病变组织内含黏膜上皮和腺体，具有分泌功能，如果残留，可能增加术后感染和复发的概率。

3. 脐窦病灶切除后需明确与腹腔内空腔脏器有无关联，目的是避免遗漏需要同时处理的其他发育异常病变。

4．病灶切除后逐层缝合，如果切口张力不高，可采用可吸收缝线，力求降低异物肉芽肿的形成概率。

5．窦道有炎症者，切除后用抗生素冲洗创面，必要时可留置引流管，术后根据切口愈合情况拔除。

【术后处理】

1．脐茸和脐窦切除术均创伤不大，一般术后当天麻醉清醒后即可进流食，第二天可恢复普通饮食。如果脐窦的窦道过深，术中需进行腹腔探查者，术后可暂禁食、输液，待肠功能恢复后开始经口进食。

2．有感染者术后可口服抗生素。

3．注意切口变化，有引流者应注意引流量及性质。

【术后并发症的预防及处理】

脐茸和脐窦均可伴有不同程度的感染，致使其周围皮肤有炎症及湿疹样改变。因此，术中切口的污染很难避免，术后切口感染的概率增大。对于术前已伴有感染者，除术前应用抗生素外，术中可用抗生素冲洗伤口，必要时可在切口下置引流管，术后密切观察切口变化，必要时加用理疗，以促进愈合。一旦有感染发生应及时处理，拆除部分缝线以利引流。做分泌物细菌培养，以便有针对性地应用抗生素。

（李英超　李索林　李振东）

参 考 文 献

[1] 童尔昌，季海萍. 小儿腹部外科学 [M]. 北京：人民卫生出版社，1991，91-97.

[2] 王果，李振东. 小儿腹部手术并发症的预防及处理 [M]. 北京：科学技术文献出版社，1994.

[3] 陈新国. 小儿腹腔镜手术并发症 [J]. 中华小儿外科杂志，2004，25(4)：364-365.

[4] 张军，王琛，杨轩，等. 单切口腹腔镜治疗小儿白线疝的探讨 [J]. 中华小儿外科杂志，2016，37(10)：729-732.

[5] 石群峰，余彬彬，黄晶晶. 腹腔镜辅助脐环小切口手术治疗小儿先天性脐肠瘘 [J]. 中国微创外科杂志，2011，11(9)：815-817.

[6] KUTIN N D，ALLEN J E，JEUETT T C. The umbilical polyp[J]. J Pediatr Surg，1979，14(6)：741-744.

[7] MEREI J M. Umbilical hernia in children：is pressure dressing necessary[J]. Pediatr Surg Int，2006，22(5)：446-468.

[8] HALLERAN D R，MINNECI P C，COOPER J N，et al. Association between age and umbilical hernia repair outcomes in children：a multistate population-based cohort study[J]. J Pediatr，2020，8(217)：125-130.

[9] TROULLIOUD A G，MENDEZ M D. Pediatric umbilical hernia[M]. Treasure Island(FL)：StatPearls Publishing，2020.

[10] MAEMOTO R，MATSUO S，SUGIMOTO S，et al. Umbilical resection during laparoscopic surgery for urachal remnants[J]. Asian J Endosc Surg，2018，12(1)：101-106.

[11] GÖLLÜ G，KÜÇÜK G，ATES U，et al. Laparoscopic management of urachal remnants in children[J]. Journal of Experimental & Clinical Medicine，2017，34(2)：89-92.

[12] NARANJO M N. Persistence of the omphalomesenteric duct：Umbilical polyp resolved in adolescence[J]. Med Cutan Iber Lat Am，2015，43(3)：204-207.

[13] EZEJIOFOR I F，UGWU J O，NDUKWE C O，et al. Umbilical Polyp；an anomaly of omphalomesenteric duct remnant from birth in a 3-year-old male child：a case report and review of literature[J]. Med J DY Patil Vidyapeeth，2018，11(2)：175-177.

第十九章 | 腹外疝手术

　　腹外疝是小儿外科常见先天性发育异常,最常发生在腹股沟区,可分为斜疝、直疝和股疝。临床上所见到的腹股沟疝几乎均是斜疝,直疝比较少见,股疝更为罕见。对于小儿腹外疝需要行疝修补术,疝修补方法很多,对小儿来讲,在保证痊愈、防止复发的前提下,手术操作越简单越好。因为小儿在生长发育过程中腹肌会逐渐发达、健壮,以弥补腹肌的薄弱因素。

第一节　腹股沟斜疝手术

　　先天性鞘状突未闭合是腹股沟斜疝发病解剖基础,而生后腹内压增高则是其诱发因素。鞘状突随睾丸下降而形成,小儿胚胎发育过程中右侧睾丸下降较左侧稍迟,故右侧腹股沟疝多于左侧,约占 60%;双侧同时或先后发病约占 15%。腹膜鞘突在婴儿生后大部分呈开放状态,到达 1 岁时仍有 40% 未闭。小儿腹股沟斜疝的发生率为 0.8%~4.4%,绝大多数发生在男孩。然而,并不是所有开放的鞘状突都将发生腹股沟疝,只有当腹腔脏器被挤入未闭的鞘状突时,才形成疝。对于鞘状突未闭合,但未表现临床症状者称隐性疝,随着年龄增长,日后 10%~30% 隐性疝会出现临床症状,称异时疝。进入疝囊的腹腔脏器最多见的是小肠,盲肠和阑尾有时也可进入;女孩则可有卵巢和输卵管。由于疝的存在影响小儿活动及消化功能,有的还可以发生嵌顿或绞窄,不但增加患儿痛苦,甚至还可危及生命。小儿斜疝一旦发生则逐渐长大,很少自愈,故须手术治疗。

　　鉴于小儿解剖特点,腹股沟斜疝发病并非由于腹壁肌肉薄弱所致,因此,大部分患儿只需单纯内环结扎即可达到治疗效果,不必进一步加强手术。经腹股沟区解剖入路内环结扎术被公认是治疗小儿腹股沟疝的标准术式,尽管开放手术技术成熟,疝复发概率也不高,但由于手术时需要解剖腹股沟管,游离精索可能造成血管损伤,甚至睾丸萎缩,并可发生医源性隐睾。此外,还不能评估对侧内环情况、避免异时疝的发生。随着科学技术的进步,作为微创技术主体的腹腔镜手术得到快速发展。最初,腹腔镜技术仅作为一种评估对侧鞘突未闭的诊断工具而被引进腹股沟疝手术领域,以其敏感性高、特异性强、快速、安全等优点成为术中诊断对侧隐性鞘突未闭的理想工具。开始由于担心缝扎损伤精索结构,腹腔镜手术先在女孩开展;随后对男孩的腹腔镜手术实践证明无论是治疗复发疝还是嵌顿疝都不会造成重要结构的损伤。通过技术改进,又提出经皮腹膜外内环结扎术的理念,将操作部位由腹腔内转变为腹膜外间隙,突破腹腔镜手术必须在腹腔内进行操作的常规思维,使腹腔镜技术治疗腹股沟疝重新回归到完整结扎内环腹膜的手术原则。与开腹手术相比,腹腔镜手术具有切口隐蔽、对机体创伤小、不解剖输精管和生殖血管而避免医源性隐睾、缩短手术时间、疼痛轻、出血少、术后恢复快、并发症少以及切口愈合美观等优点,并以其能够探查对侧内环情况,从而在不增加腹壁切口和手术器械的情况下同时处理两侧病变、避免异时疝再手术的优势而深受家属及临床医师的欢迎,业已成为治疗小儿腹股沟疝的日间手术方式。

【应用解剖】
　　小儿腹股沟管的解剖与成人基本相似,位于腹前壁的下部,腹股沟韧带内侧半的稍上方,它是精索或子宫圆韧带及髂腹股沟神经通过腹股沟区的一个斜行肌肉筋膜的裂隙，并不是一个明确的管道。腹股沟管的长轴几乎与腹股沟韧带平行，位于腹股沟韧带上方约一横指处。小儿腹股沟管的长度因年龄而异，为1~4cm。年龄越小，腹股沟管走向越短，几乎从腹壁直接穿出，内环和外环也越接近。腹股沟管有两口和四壁，管的内口为内环，是腹横筋膜上一个卵圆形的孔隙；管的外口为外环，又称皮下环，是腹外斜肌腱膜在耻骨结节外上方的一个三角形缺损。管的前壁为腹外斜肌腱膜，在外侧1/3处有腹内斜肌的起始部；管的后壁为腹横筋膜，但在内侧1/3有腹内斜肌与腹横肌共同形成的腹股沟镰；管的上壁为腹内斜肌与腹横肌形成的弓状下缘；管的下壁为腹股沟韧带。内口在外口的外上方，当腹压增加时腹股沟管的后壁被压迫靠向前壁，这样就可以闭合腹股沟间隙，由此提供保护机制。

腹股沟区有三条韧带，对疝修补术有重要意义。腹股沟韧带是腹外斜肌肌腱在髂前上棘与耻骨结节之间形成；陷窝韧带是腹股沟韧带内侧的一小部分纤维向下、向后，并向外附着于耻骨梳上形成；耻骨梳韧带为陷窝韧带继续向外延续止于耻骨梳线上的腱膜。

腹腔镜下实施小儿腹股沟疝手术，一般仅在内环腹膜外间隙单纯结扎疝环，不必解剖腹股沟区域，因此，还需要熟知内环附近应用解剖。

1. 脐韧带　在脐以下腹前壁的腹膜形成五条皱襞。脐正中襞，位于中线上，由脐至膀胱顶，内有脐正中韧带（脐尿管索），是胚胎期脐尿管闭锁形成的遗迹；位于脐正中襞外侧者为脐内侧襞，内含脐动脉索，是胚胎期脐动脉闭锁后的遗迹，对于巨大疝患儿，可将同侧脐内侧皱襞与疝环后外侧腹膜缝扎加强疝内环修补，以减少术后复发；最外侧者为脐外侧襞（腹壁下血管襞），内含腹壁下血管。

2. 陷窝　膀胱上窝，位于两条脐内侧韧带之间，是膀胱的位置，前方有腹直肌保护，不能打开此处的腹膜。内侧陷窝，位于脐内侧韧带与脐外侧韧带之间，是腹股沟直疝突出的部位。外侧陷窝，位于脐外侧韧带的外侧，是腹股沟斜疝突出的部位。

3. 精索　由睾丸动脉、静脉、淋巴管、神经、输精管及其被覆的筋膜等组成。精索为睾丸、附睾、输精管提供血液供应、淋巴回流和神经支配，起自睾丸上端经由腹股沟外环、腹股沟管，于腹股沟内环处，输精管转向盆腔，而动脉、静脉、淋巴管、神经等继续在腹膜后上行，于腰部水平与相应的组织相连。

4. 输精管　呈一坚韧、圆索状的白色肌性管，起于附睾尾，经附睾内侧沿睾丸后缘上行，穿过腹股沟外环，通过腹股沟管到腹股沟内环水平。在腹股沟内环处，输精管离开精索，绕腹壁下血管外侧，越过髂外血管，进入盆腔。在盆腔内，输精管沿闭孔神经和血管内侧下行，越过输尿管前面，最后到膀胱的后面。

5. 内环　腹横筋膜上的卵圆形裂隙，位于腹壁下血管外侧，精索或圆韧带经内环穿出。内环附近腹横筋膜延伸为精索内筋膜，精索内筋膜、睾丸、精索（包括输精管、生殖股神经、蔓状静脉丛、睾丸动脉以及来源于腹内斜肌和精索外筋膜的提睾肌纤维）从内环穿过。它是腹壁下动脉、输精管、精索血管的交汇处，腹腔内容物由此突出即形成腹股沟斜疝。

6. 腹壁下动脉　腹壁下动脉在近腹股沟韧带处起自髂外动脉，经腹股沟管内环内侧向内上脐的方向走行，于弓状线附近进入腹直肌鞘，构成腹股沟三角（海氏三角，Hesselbach triangle）的外侧界，手术中可作为鉴别腹股沟斜疝和直疝的标志。当切开疝囊颈以解除嵌顿时，斜疝应向外侧做切口松开疝囊颈，而直疝则向内侧切开，以免损伤腹壁下动脉。

7. 危险三角　最早由Spaw提出，又称Spaw三角或Doom三角，是指内侧为输精管，外侧为精索血管的三角形区域。它的重要性在于髂外血管位于其底部，通常由腹膜和腹横筋膜将其覆盖，术中应避免损伤此区域，从而避免大血管的损伤。

8. 疼痛三角　位于危险三角的外侧面，即髂耻束与精索血管之间的区域，精索血管的外侧、髂耻束的下方，内含生殖股神经和股外侧皮神经。生殖股神经来自腰丛（L_1~L_2神经），进入腹股沟管内环前分出股支和生殖支。股支进入股鞘，支配大腿近端前方皮肤的感觉，损伤会引起股三角区的感觉过敏。生殖支穿过腹股沟管，提供提睾肌、阴囊和大腿内侧感觉的神经支配，损伤会引起射精障碍、射精疼痛感。股外侧皮神经来自腰丛，在髂耻束的下方通过髂肌的前面，提供大腿外侧皮肤感觉的神经支配，位置较表浅，较其他神经相比更容易损伤。

9. 死亡冠 指由闭孔动脉和变异闭孔动脉所组成的间隙。跨过耻骨梳韧带，与腹壁下动脉和闭孔动脉相连。变异闭孔动脉由腹壁下动脉发出，在髂耻束下方沿耻骨向下走行，在闭孔附近与闭孔动脉会合。此血管如果损伤，血管断端可能回缩至闭孔管内，出血严重且难以控制，故称"死亡冠"。

【手术适应证】

1. 鞘状突闭合过程在出生后仍可继续进行，部分腹股沟疝可有自愈的可能，但在6个月以后闭合的机会很少。因此，择期手术以6个月以后为宜。术前应矫治已存在的腹压增高因素，如慢性咳嗽、排尿困难、便秘等。

2. 斜疝合并隐睾者应尽可能在1岁之前手术，否则会影响睾丸的发育和功能。

3. 若反复发生嵌顿者应尽快进行手术，不受年龄限制。嵌顿疝手法复位未成功或已确定为绞窄疝者应急症手术。

4. 既往有开放手术史、腹股沟区解剖结构紊乱的复发疝最好选择腹腔镜手术。

【手术禁忌证】

1. 患有严重心、肝、肺、肾等重要器官疾病或营养不良者暂不宜手术。

2. 患急性传染病者，病愈后根据疾病种类及恢复情况再考虑择期手术。

3. 腹股沟区皮肤有感染灶者暂不行择期手术。

4. 有出血性疾病在出血倾向未纠正前不考虑施行手术。

5. 小儿处于生长发育期，不宜应用补片修补，以免压迫或刺激精索血管影响睾丸发育。

【术前准备】

1. 全面查体，拍胸片，血、尿常规检查。

2. 术前应清洗腹部（包括脐窝）、腹股沟区及外阴部皮肤。

3. 术前6小时禁固体食物，4小时禁流食，2小时禁水，预防术中出现呕吐、误吸等风险。

4. 手术前1小时应用开塞露排便，预防肠管胀气影响手术视野及术后排便困难，减少腹压增加造成的复发。麻醉后挤压膀胱区排空尿液以免术中插尿管，并可减少术后尿潴留。

5. 嵌顿或绞窄疝患儿应根据脱水情况及生化检查结果，积极纠正水、电解质紊乱后行急症手术。病情较重，估计有肠坏死，可能须行肠切除者，应做好配血及输血准备。

【麻醉与体位】

施行单纯疝囊高位结扎术或疝修补术可采用基础麻醉加喉罩通气，必要时附加骶管阻滞利于术后镇痛。嵌顿或绞窄疝可采用气管内插管全身麻醉。手术时患儿取仰卧位。腹腔镜手术需要术中调整头低患侧抬高体位。

【手术步骤】

（一）腹腔镜腹股沟斜疝手术

腹腔镜腹股沟疝手术发展至今，各种微创术式不断改进，采用三孔、两孔，甚至单孔，经过腹腔内或腹膜外途径入路，选择体内或体外结扎技术完成腹股沟疝内环闭合手术；然而，手术方式的选择不仅依赖于外科医师的经验和腹腔镜操作水平，还取决于疝本身缺损的类型。总之，腹腔镜技术的发展趋向于进一步减少腹壁操作套管及器械的使用，而在不损伤输精管和生殖血管的前提下对内环进行完整无张力的腹膜结扎，同时避免结扎过多腹壁组织成为当今腹腔镜技术治疗小儿腹股沟疝并降低复发率的重要原则。

1. 经腹腔内疝环缝扎术

（1）三孔单纯内环缝扎术：先于脐中心切开，置气腹针或开放式放置5mm套管，建立CO_2气腹，压力设定8～10mmHg，腹腔镜监视下在两侧腹壁分别穿置3mm或5mm套管建立操作通道，探查腹腔、两侧内环及腹股沟疝情况，确定疝环形态及大小，经腹壁穿刺或经套管导入2-0或3-0不可吸收带针缝合线，对内环腹膜荷包缝合或连续缝合关闭内环，尽量完全缝合关闭疝缺损或遗留更小的腹膜间隙，双钳操作至少打三个单节完成腹内结扎（视频19-1-1）。若疝囊较大，结扎前降低腹压，挤压疝囊排出积气。为尽可能避免精索结构损伤、保证内环缝合完全且无张力，可经套管放入内镜穿刺注射针或经腹壁穿刺7号腰穿针在内环后壁腹膜外注入等渗盐水进行水分离，然后再导入带针缝线缝合关闭内环。

视频19-1-1　三孔腹腔镜右内环缝扎术

（2）横断疝囊的内环缝扎术：适用于复发疝或巨大疝。同上述腹腔镜技术首先建立手术通道。该法与传统开放手术相比除不必做腹股沟切口外、操作步骤基本相同，由于需要进行内环解剖，该术式对于术者的镜下操作能力要求更高。分别置入一把无损伤抓钳和一把腹腔镜剪刀或电钩，沿疝囊入口环行切开腹膜，小心从精索结构向近侧松解抬起内环后壁腹膜，完全横断疝囊，由于腹腔镜的放大清晰成像，很容易从输精管和精索血管分离疏松的疝囊而避免损伤，最后导入一根2-0或3-0不可吸收带针缝合线荷包缝合近端的腹膜缺损，完成内环缝扎（视频19-1-2）。

视频19-1-2　三孔腹腔镜横断疝囊内环缝扎术

（3）经脐两孔疝内环缝扎术：经脐部两侧或上下脐缘各切开0.5cm，一个穿置5mm套管用于放置5mm 30°腹腔镜，另一个切口不必穿置套管可直接插入5mm针持。腹腔镜监视下，在距疝缺损外上2cm处、经前腹壁穿刺使带有2-0不可吸收缝合线的圆针进入腹腔，将线尾留于体外，术者单手持针调整位置，在疝环内口腹侧分3～5次将缝针在腹膜下潜行环绕内环口荷包完整缝合一周（视频19-1-3），收紧缝线检查无漏洞后，牵拉入腹端缝线环状搭在缝针端结扎线上，单手持针用带线针尾环绕另一端缝线后，再钳夹针尾从线环牵出形成单节，另一手牵拉体外线尾完成体内打结结扎内环，钩剪腹内剪断结扎线，最后再钳夹带针线尾或持针经腹壁穿出取走缝针。

视频19-1-3　单操作孔腹腔镜内环缝扎术

2. 两孔经皮腹膜外内环结扎术　脐部放置腹腔镜，脐旁或侧腹壁穿置另一个套管放入辅助抓钳。使用硬膜外穿刺针、Endoclose针、自制克氏骨穿针、疝针等带线，在腹腔镜监视下经内环体表刺入术野，用一把抓钳牵拉内环腹膜辅助下使疝针从疝环一侧的腹膜外间隙进行操作，并将结扎线预置腹内，而后再经疝环另一侧腹膜外间隙进针入腹抓取预置线牵出体外，对内环进行结扎（视频19-1-4）。特别是在脐窝单部位插入腹腔镜和辅助操作钳用于牵拉腹膜，使腹膜外内环完全结扎达到隐藏瘢痕的手术效果，相比腹内三孔缝合结扎技术更简便，更有利于该技术在各个层次医院的开展。

视频19-1-4　操作钳辅助经皮腹膜外内环结扎术

3. 单孔经皮腹膜外注水分离内环结扎术

（1）注水分离双钩疝针制作：穿刺部分为双套管针，长12cm，外鞘套管直径1.6mm，尖端钝圆类似硬膜外穿刺勺状针便于钝性分离腹膜与精索和输精管，内置中空针芯可推出，针芯前端针尖侧设计2个凹槽，前方沟槽开口向前用于钩挂结扎线送入腹腔留置腹内，间隔5mm后方的沟槽开口向后便于钩挂腹内预留结扎线。后端手持部分鞘内装有弹簧，方便术者推出针芯前端钩挂结扎线后自动弹回嵌入挂牢。

（2）手术方法：脐部开放式穿置5mm套管，建立CO_2气腹，腹腔内压设定8～10mmHg，置入5mm 30°腹腔镜检查双侧内环有无缺损。取一根1-0或2-0丝线一端钩挂在双钩套扎针伸出针芯前端的沟槽上回缩卡住，钩挂的结扎线与套扎针在外并行，使用前将前端1/3向斜面弯成弧形利于沿内环腹膜外潜行，后端连接装有5～8ml等渗盐水的注射器用于注水分离。腹腔镜监视下，先用刀尖在疝内环对应的下腹横纹位置刺破皮肤做标记，在体表标记点穿刺带线疝针穿过腹壁肌层达疝环前壁腹膜外间隙，先沿疝环内侧腹膜外间隙潜行直到疝针尖端到达输精管与后腹膜之间；然后注入2～5ml等渗盐水溶液在腹膜外间隙水分离、使后腹膜漂起远离输精管，随后疝针紧贴后腹膜向前推进越过输精管，在输精管与精索血管之间的后腹膜穿透进入腹腔5～8cm，稍回退疝针使之与外挂结扎线分离呈环状，用腹腔镜挑拨结扎线、推出针芯使钩挂结扎线与之分离，将结扎线一端预置在腹内，而结扎线的另一端线尾仍留在体外。将套扎针缓慢退至内环前壁腹膜外，随即再将套扎针沿内环口外侧腹膜外间隙潜行至精索血管与后腹膜之间，继续注水分离后腹膜与精索血管越过，在原后腹膜穿刺点再次进入腹腔，推出双钩针芯，用后端沟槽挂住腹内预置线端回缩卡牢,将腹内预置结扎线带出体外结扎关闭内环,线结埋置于腹壁肌层下、内环口前壁腹膜外(视频 19-1-5)。若对侧存在隐性疝同时予以套扎。若腹股沟区缺损薄弱、疝环较大超过 1.5cm,仍从腹壁原穿刺点穿刺带线双钩疝针将同侧脐内侧襞钩挂至内环外侧遮盖,行加强修补术(视频 19-1-6)。

视频 19-1-5　单孔经皮腹膜外注水
分离内环结扎术

视频 19-1-6　巨大疝脐内侧襞加强
修补术

(二)开放腹股沟斜疝手术

1. 疝囊高位结扎术　婴幼儿多选用沿下腹横纹的横向短切口,长 1.5～2cm(图 19-1-1)。此切口沿皮纹走向,愈合后瘢痕较小,且切口距外阴部较远,减少尿液污染的机会。学龄儿童可采用沿腹股沟管的斜切口。切开皮肤、皮下组织,切开腹壁浅筋膜其下方还有一层脂肪组织,用血管钳分离脂肪后即为腹外斜肌腱膜。应用拉钩向下牵拉,即可见腹外斜肌腱膜下方之裂隙——外环(图 19-1-2)。在外环处触摸精索沿其内侧剪开提睾肌,在精索的内前方可见白色膜状物,即为疝囊。提起疝囊剪开(图 19-1-3),可见内容物及少量液体溢出。疝囊较小未进入阴囊者,可将疝囊完全游离。疝囊较大已进入阴囊者可自外环处离断疝囊,用剪刀紧贴疝囊后壁推开精索血管和输精管,分段剪断疝囊后壁(图 19-1-4)。将近端疝囊游离到内环处,行贯穿缝合及双重结扎(图 19-1-5)。然后剪除多余的疝囊,残留的结扎端自动回缩到内环深处。远端疝囊不做剥离切除,但对其离断面必须彻底止血,以防术后血肿形成。根据外环口大小确定缩小缝合,以外环口能容小指尖为度。最后,缝合皮下组织及皮肤。

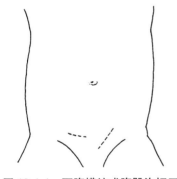

图 19-1-1　下腹横纹或腹股沟切口

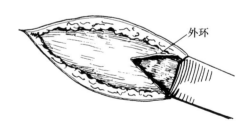

图 19-1-2　暴露外环

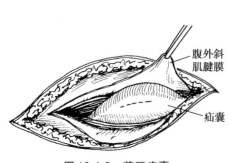

图 19-1-3　剪开疝囊

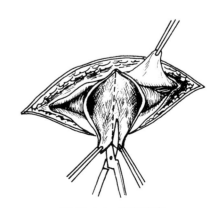

图 19-1-4　离断疝囊

2. 巨大疝修补术 巨大疝有明显腹壁薄弱者可选用疝修补术。在小儿用加强前壁法(Ferguson法)多可达到良好的治疗效果。手术时可采用沿腹股沟管的斜切口。切开腹外斜肌腱膜后,提起腱膜外侧叶游离至腹股沟韧带(图19-1-6),再将腱膜内侧叶提起游离至联合肌腱。寻找、游离、高位结扎疝囊等步骤同疝囊高位结扎术。然后将腱膜内侧叶间断缝合在腹股沟韧带上(图19-1-7)。再将外侧叶重叠缝合于内侧叶面(图19-1-8)。新形成的外环不可过紧,以能纳入小指尖为宜。最后缝合皮下组织及皮肤。

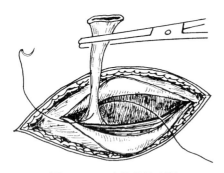

图 19-1-5　高位结扎疝囊

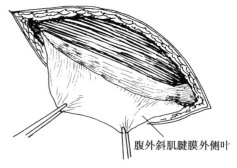

图 19-1-6　游离腹外斜肌腱膜

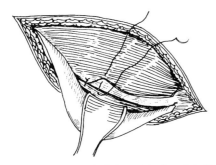

图 19-1-7　腹外斜肌腱膜内侧叶与腹股沟韧带缝合

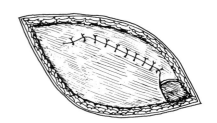

图 19-1-8　腹外斜肌腱膜外侧叶重叠缝合于内侧叶上

(三)特殊腹股沟疝手术

1. 女性腹股沟疝手术 起初为避免损伤精索结构,腹腔镜小儿腹股沟疝修补术首先在女性小儿疝开展,可以经腹腔镜内或经皮腹膜外连同子宫圆韧带一并缝扎或套扎内环关闭疝囊开口,不必将疝囊与子宫圆韧带剥离。若卵巢和输卵管构成疝囊壁的一部分形成滑动疝,可用辅助抓钳牵拉卵巢和输卵管入腹后结扎疝囊,无法将疝囊与卵巢、输卵管分离,可沿输卵管及卵巢两侧剪开疝囊游离牵入腹内(图19-1-9),然后缝合残余疝囊,修补缺损(图19-1-10)。

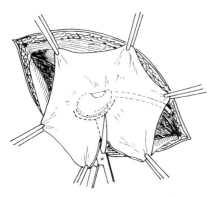

图 19-1-9　游离卵巢、输卵管

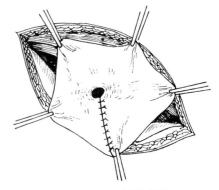

图 19-1-10　缝合疝囊

2. 嵌顿、绞窄疝手术 嵌顿疝手法复位失败或已确诊为绞窄疝者,应积极做好术前准备后行急症手术。手术可采用腹腔镜辅助嵌顿疝手法复位后内环结扎,如果确定疝内容物坏死可以扩大脐部切口提出腹外,类似开放手术处理;也可以沿腹股沟斜切口,打开疝囊后注意疝内容物的血液循环状况。向外上部剪开紧勒疝囊颈的束环,解除对疝内容物的压迫,解除束环压迫后仔细观察疝内容物的血液循环状态,剪开束环如疝囊内有两个肠袢可能为逆行嵌闭疝(Maydl 疝),两肠袢中间的肠袢在腹腔内可能发生坏死,应拖出检查。如肠管血供恢复良好,则送入腹腔,行疝囊高位结扎术或疝修补术。若肠管已坏死无生机,则应行肠切除吻合术。腹壁切口按层缝合不做修补术,切口应放置引流物。

3. 疝合并隐睾手术 疝合并隐睾者应早期手术,不应拖延至 1 岁以后,否则影响睾丸发育及功能。对于可触及的腹股沟型隐睾症合并腹股沟疝采用传统开放手术需要切开腹股沟管,损伤大,且有部分高位腹股沟型隐睾因过度解剖腹股沟段精索导致术后睾丸萎缩。针对开放手术的缺陷,可采取腹腔镜辅助手术。常规腹腔镜辅助手术需要在脐部和两侧腹壁穿刺 3 个套管进行操作,然后在阴囊加穿刺 1 个套管形成隧道引降睾丸固定,然后再缝合扩大内环关闭疝环,术后腹壁会遗留相应的戳孔瘢痕,不够美观。虽然经脐单部位腹腔镜手术切口隐蔽,但多孔道间手术器械因"筷子效应"使操作受限,手术时间延长。经过技术改进,针对疝合并隐睾采用经脐单孔腹腔镜联合阴囊入路,通过腹股沟管,可顺利完成睾丸引降固定及内环结扎,可减少两侧腹壁戳孔又不必做腹股沟切口,美容效果更佳。

脐中心切开分离脐环穿置 5mm 套管,建立 CO_2 气腹,放入 5mm 30° 腹腔镜,头低足高位使肠管移向头侧,充分显露下腹、盆腔,探查睾丸位置、精索结构及疝囊大小,评价睾丸发育状况并详细记录。然后,取患侧阴囊中下部皮肤皱褶横切口约 8mm,在皮下与肉膜间形成放置睾丸的阴囊袋。将腹腔镜经腹股沟管伸入疝囊底部顶起肉膜并切开,引导 Allis 钳经阴囊和皮下环进入疝囊,腹腔镜监视下钳夹睾丸拖出体外;离断睾丸引带;然后用花生米玻璃棒经隧道沿睾丸血管内侧后腹膜分离,充分松解精索结构,精索和输精管交汇处的三角形结缔组织及输精管周围的筋膜组织应注意保护,不做过度游离;随后将睾丸无扭转引至阴囊肉膜外缝合固定。最后,单孔腹腔镜监视下用疝针经皮穿刺腹膜外结扎内环(视频 19-1-7)。

视频 19-1-7 单孔腹腔镜经阴囊入路疝合并隐睾手术

【术中注意事项及并发症防治】

1. 缝线选择 因小儿腹股沟疝仅需缝线单纯结扎关闭内环,可以根据患儿的自身因素、手术入路、缝合或结扎内环腹膜等因素的不同,恰当地选择能够保持其强度、足以承受缝合或结扎张力直至内环充分愈合的缝线。然而,动物实验与临床应用均证实丝线是最佳的结扎缝线。可吸收缝线因材质很被快裂解吸收不能保证内环腹膜充分闭合。单股合成聚丙烯线超滑且组织反应轻、需要过多打结,否则容易松脱不足以完全闭合内环招致复发。此外,也可以选用涤纶编织线,组织反应轻,不可吸收,张力强度大,结扎牢靠。

2. 开放手术确定外环、寻找疝囊 可采用触摸精索的方法确定切口的位置,即在耻骨上方术者用示指左右滑动扪摸精索,在精索向外上方延续摸不到精索处即为外环,以此点为中心做横切口可直接暴露外环。注意先切开浅筋膜,分开脂肪,用小拉钩牵开切口显露外环。沿外环下方剪开提睾肌后精索血管清晰可见。在精索的内前方寻找疝囊。疝囊为白色薄膜状囊袋,剪开其前壁,用钝头止血钳可探入腹腔。若疝囊过小或复发疝解剖不清,最好选用腹腔镜手术。

3. 精索血管或输精管损伤 分离跨越精索或输精管结构表面腹膜时,经验不足、用力不当或皱褶多而反复跨越,易造成精索或输精管损伤,出现血肿、睾丸血供差。为避免损伤,手术时应充分暴露,借助腹腔镜的放大作用仔细分辨精索血管及输精管与疝囊的关系,镜下持针要稳,缝合腹膜要精准,避免刺伤。对于各种疝针手术,当单独疝针操作困难时,可以经脐旁插入一把操作钳协助牵拉内环腹膜展平,既可避免楔形切面跨越输精管或精索时由于来回滑动穿刺而造成的损伤,也降低跨越输精管或精索的难度。此外,注水分离使腹膜浮起,并与输精管和精索血管分开,能很容易地跨过这些重要结构,且保持疝针紧贴腹膜下无张力完整结扎疝缺损而不遗留任何腹膜间隙,可解决部分疑难病例输精管和精索不易跨越的难题,不但减少输精管和精索血管的损伤,还进一步降低手术难度。

4. 血管损伤及出血　是腹股沟疝手术的严重并发症,须立即进行处理,以免造成不良后果。

(1)腹壁下动脉损伤:腹壁下动脉在腹股沟韧带稍上方,起自髂外动脉末端的前壁,分出后在输精管或子宫圆韧带及腹股沟管内环的内侧上升,经腹膜与腹横筋膜之间进入腹直肌鞘内,是直疝与斜疝鉴别的可靠标志。腹腔镜监视下经腹壁穿刺腹膜外内环结扎术需要在内环对应的皮肤处先刺破 1.5mm 的小孔,然后用疝针引线穿刺入腹,如穿刺不当易刺破腹壁下动脉,出现腹壁下血肿。因此,可借助腹腔镜光源透过腹壁而显示腹壁下动脉位置,穿刺时避开腹壁下动脉位置以减少损伤。

(2)髂血管损伤出血:髂外动、静脉紧贴后腹膜在输精管和精索血管之间通过。在绕疝环腹膜外间隙进针过深会刺伤血管引发出血造成难以辨别精索结构。有的初学者甚至反复穿刺加重血管损伤,造成更严重的后果。若处理不当会造成肢体血液循环障碍。术中如发现进针过深造成出血,应立即局部加压,多可达到止血目的。若局部加压不能止血则可能为撕裂伤,应立即中转开腹,剪开后腹膜充分暴露髂外动、静脉血管,用血管阻断钳阻断血管后检查局部损伤情况,根据损伤程度行血管修补缝合术或血管吻合术。

5. 伤口感染　腹腔镜腹股沟疝手术,戳孔感染概率极低。术后避免尿液湿污,一旦发现伤口周围红肿,挤压可见脓性液体渗出,需尽快将伤口敞开,充分引流,积极更换敷料,并可适当应用抗生素治疗,一般数天即可愈合。

6. 皮下线结反应　腹腔镜腹膜外内环结扎术线结可能异位于皮下,出现腹股沟区穿刺点感染,严重者甚至造成复发。建议穿刺腹壁时保持进出结扎线在同一腹壁路径,避免结扎皮肤与疝缺损之间的腹壁组织,通过体外打完结后向上轻提腹壁,将线结埋置于腹壁肌层下、内环口前壁腹膜外,减少皮下线结反应的发生。

7. 术后复发　分析原因:①内环行荷包缝合时,遗留部分腹膜间隙,使腹膜无法完全接触,无法实现内环的完全闭合,由于影响腹膜纤维化和瘢痕形成,造成复发。建议行腹膜外内环结扎术,于腹膜外水平完整结扎内环,不遗留腹膜间隙,减少复发。②进针和退针时未在同一针道或未在腹膜外进针,造成结扎组织过多,局部缺血坏死后,结扎线松动造成复发。因此术中应保证疝环内、外侧两次穿刺为同一针道,且均在腹膜外潜行。③对于肥胖儿,腹壁较厚,结扎内环打结时,张力较大,线结未能结扎到根部,造成结扎不确切;因此要在打第一结后,助手局部按压,再打第二结;打完结后,提拉腹壁,将线结复位至腹膜外间隙。也可借助推结器行深部打结。④术后患儿惧怕扎针而哭闹、早期剧烈活动等造成腹内压增高、腹膜撕裂或线结松脱而造成复发。术后早期应避免咳嗽、便秘、剧烈哭闹等使腹内压增高的活动。⑤结扎内环时应用不可吸收缝线,可有效降低复发率。⑥患儿多次发生斜疝嵌顿,造成局部瘢痕水肿严重,组织较脆,结扎后易发生局部腹膜撕脱或结扎不牢导致复发;对于腹壁组织薄弱,疝环较大并且折叠隐藏者,穿刺时容易遗漏部分内环腹膜组织,造成复发。可将同侧脐内侧襞与疝环后外侧腹膜结扎加强疝修补,增加内环抗压能力,减少术后复发。

8.腹腔镜手术相关共有并发症见本书第一章第十节。

【术后处理】

1.术后保护切口或穿刺孔,防止尿液湿污。一般术后 2～3 小时开始进流食,如无呕吐可逐渐增加进食量直至正常饮食。

2.术后应卧床 3～5 天,防止造成腹内压增高的因素,如控制咳嗽、避免用力和大声哭闹、多食蔬菜水果以防便秘等。

3.腹股沟疝手术属于Ⅰ类切口手术,术后一般无须应用抗生素。

4.绞窄疝行肠切除吻合者术后禁食、胃肠减压,待肠蠕动恢复后再进饮食。

第二节　腹股沟直疝手术

腹股沟直疝发生在小儿者较少见。直疝的发生主要是由于海氏三角腹横筋膜薄弱和腹内压增加所致。约 1/3 直疝患儿有同侧腹股沟疝手术史。这可能有两种情况,一种是除有斜疝外在腹壁下血管内侧还存在另一腹膜囊,即直疝疝囊未被处理(图 19-2-1);另一种原因是在斜疝手术中寻找疝囊时不适当地过分分离腹股沟管的后壁,造成腹横筋膜损伤而腹壁薄弱,术后腹压增高,使腹膜及内脏自腹壁下动脉内侧向体表突出而形成直疝。直疝的特点为腹膜囊口宽大,外形呈半球状,易复位,极少嵌顿。疝内容物不进入阴囊。其手术治疗关键为加强腹股沟管的后壁,常用的手术方法有腹腔镜修补术或开放 Bassini 疝修补术。

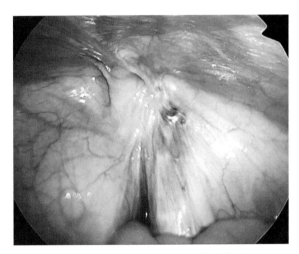

图 19-2-1　腹股沟斜疝术后复发直疝

【手术适应证】

1. 小儿确诊为腹股沟直疝者,手术年龄以 1 岁以上为宜。

2. 斜疝手术后发生直疝者,宜选用腹腔镜直疝修补术。

3. 腹腔镜斜疝手术时如发现并存腹股沟直疝(Pantaloon 疝),应同时处理。

【术前准备】

同腹股沟斜疝手术。

【麻醉与体位】

同腹股沟斜疝手术。

【手术步骤】

1. 腹腔镜腹股沟直疝修补术　为达到腹股沟直疝修补的目的,腹腔镜下可采用疝环缝扎加脐内侧襞遮盖修补或腹膜外无张力补片修补术。

(1)腹腔镜疝环缝扎加脐内侧襞遮盖修补术:类似腹腔镜腹股沟斜疝手术建立气腹和穿置套管,可以采用三孔技术导入缝合针线沿海氏三角缺损周边荷包缝合腹膜关闭疝环,然后将脐内侧襞向外侧牵拉与内环前外侧腹膜及后内侧腹膜缝合覆盖直疝缺损,加强修补;也可以经脐单孔腹腔镜监视下采用疝针经下腹横纹导入结扎线、在腹膜外潜行缝合关闭海氏三角缺损,然后再用疝针带线经皮穿刺将内环前外侧腹膜与脐内侧襞靠近腹壁端缝扎,加强直疝修补(视频 19-2-1)。

视频 19-2-1　腹腔镜直疝结扎加脐内侧襞遮盖修补术

(2)腹腔镜腹膜外补片修补术:类似腹腔镜三孔腹股沟斜疝内环缝扎术建立操作通道,探明海氏三角缺损情况,沿脐外侧襞腹壁下动脉走行方向剪开腹膜,牵起覆盖海氏三角疝囊向内侧腹膜外间隙分离,显露直疝缺损,根据缺损范围大小裁剪补片,将补片导入置于疝缺损腹膜外间隙,间断缝合固定 3~5 针,然后将掀起腹膜瓣复位覆盖补片,连续缝合腹膜切口浆膜化(视频 19-2-2)。

视频 19-2-2　腹腔镜腹膜外直疝补片修补术

2. 腹腔镜腹股沟直疝修补术　一般选用 Bassini 手术方法即可,很少复发。为了便于进行修补术,切口应采取平行腹股沟管的斜切口,可以清楚地解剖腹股沟管和加强腹股沟管的后壁。切开皮肤、皮下组织、浅筋膜后即可见白色腹外斜肌腱膜，其下端为腹股沟管外环。自外环口向外上方剪开腹外斜肌腱膜，则腹股沟管前壁完全打开。分别游离已剪开的腹外斜肌腱膜的内、外侧叶。外侧叶游离到腹股沟韧带；内侧叶游离到联合肌腱。直疝疝囊自精索内后方膨出，疝囊颈宽阔，不进入阴囊。将精索游离后拉向外侧即显露疝囊。切开疝囊将示指伸入疝囊可在其外侧前腹壁摸到腹壁下动脉。全部游离疝囊后做荷包缝合结扎（图19-2-2）。然后将精索提起，自腹横筋膜上将精索完全游离（图19-2-3）。将腹外斜肌腱膜的内侧叶自精索后方穿过与腹股沟韧带缝合修补缺损（图19-2-4）。将腹外斜肌腱膜的外侧叶于精索的前方缝合于腹外斜肌腱膜的内侧叶上方（图19-2-5），重建腹股沟管。最后，依层缝合皮下组织及皮肤。

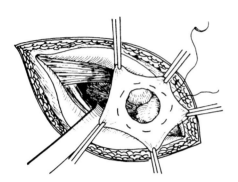

图 19-2-2　疝颈做荷包缝合

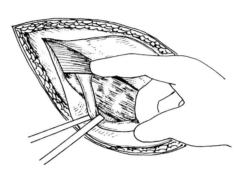

图 19-2-3　游离精索

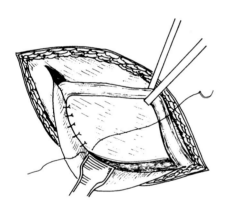

图 19-2-4　加强腹股沟管后壁

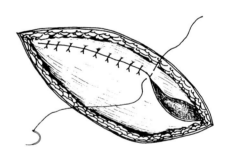

图 19-2-5　重建腹股沟管前壁

【术后处理】

同腹股沟斜疝手术。

【术后并发症的预防及处理】

与腹股沟斜疝手术一样，腹股沟直疝手术也有可能发生类似的并发症，其预防及处理方法亦与斜疝手术相同。

第三节　股　疝　手　术

股疝多发生在中老年妇女，小儿股疝罕见。其发生可能与先天性因素有关。股管为一狭长漏斗形间隙，其周围结构为：前界为腹股沟韧带；后界为耻骨梳韧带；内侧为陷窝韧带；外侧为股静脉。股管亦有上、下两口。上口称股环，有股环隔膜覆盖；下口为卵圆窝。卵圆窝是股部深筋膜上的一个薄弱部分，覆有一层薄膜，称筛状板，位于腹股沟韧带的内端下方，大隐静脉在此处穿过筛状板进入股静脉。在腹压增高情况下，股管上口处的腹膜被受压的腹内脏器推向下方，经股管上口进入股管形成股疝。股疝内容物多为小肠或大网膜。由于疝内容物经股管自外口突出形成折角,因此容易发生嵌顿。临床上所见股疝60%为嵌顿疝。由于疝体积小,且位于大腿根部,往往体检时被忽略而以肠梗阻诊断入院,直至手术时才被确诊。股疝应与腹股沟淋巴结炎相区别,后者有肿痛、质硬肿物,但无肠梗阻症状。

【手术指征】

凡股疝一经确诊均应进行手术治疗,以防发生嵌顿。若已确诊为嵌顿疝应行急症手术。

【手术禁忌证】

同腹股沟斜疝手术。

【术前准备】

同腹股沟斜疝手术。

【手术步骤】

麦克维(McVay)疝修补术具体步骤如下。

1. 采取平行腹股沟管的斜切口。切开皮肤、皮下组织,显露腹外斜肌腱膜,找到外环口后,剪开腹外斜肌腱膜,注意勿损伤髂腹下神经。步骤同斜疝修补术。

2. 将精索游离后拉向上方,即显露腹横筋膜下的疝囊(图 19-3-1)。

3. 游离疝囊,将疝囊自耻骨后方拖出,有时拖出有困难,可在分离粘连的同时,术者另一手在腹股沟韧带下方将疝块向上方推挤,以协助将疝囊自股管口还纳(图 19-3-2)。游离疝囊时特别注意疝囊外侧壁与股静脉相邻,切勿损伤。

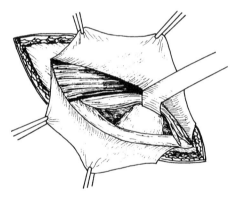

图 19-3-1　显露疝囊

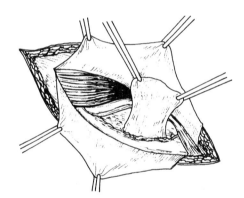

图 19-3-2　拖出疝囊

4. 还纳疝内容物后切开疝囊,于疝颈处做高位结扎,疝囊较小者贯穿结扎即可;疝囊大者可做荷包缝合后结扎(图 19-3-3),切去多余疝囊。

5. 将联合肌腱缝合于耻骨梳韧带上。一般缝合 3 针即足,内侧缝合于陷窝韧带,外侧缝合于股静脉内侧,缝合时用手指保护静脉,勿刺伤。两针中间再加 1 针(图 19-3-4),这样股管口即被闭合。

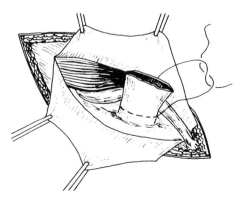

图 19-3-3　疝囊高位结扎

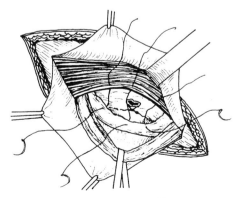

图 19-3-4　关闭股管口

6. 将精索放妥。缝合腹外斜肌腱膜,重建外环,依层缝合皮下组织及皮肤。

【特殊情况下的手术处理】

股疝最容易发生嵌顿甚至绞窄。股疝嵌顿时疝内容物不易复位,为了尽快解除嵌顿,可横断疝块前方的腹股沟韧带,暴露疝囊。剪开疝囊后检查疝内容有无坏死。如为肠管已有坏死应行肠切除吻合术。最后缝合切断的腹股沟韧带,按前述方法关闭股管口。根据术中污染情况决定是否放置引流管。

【术后处理】

同腹股沟斜疝手术。

【术中遇到意外及处理】

股疝由于其发生的解剖部位特殊,即股管的外界为股静脉。因此在游离疝囊和修补关闭股管口时容易损伤股静脉。造成损伤可有两种情况。

1. 游离疝囊时动作粗暴,造成静脉壁撕伤或裂伤,损伤后立即有血液涌出。遇此情况不必惊慌,亦不能用止血钳盲目钳夹以图止血,这将会加重损伤。首先用手指局部压迫,如为小的裂伤压迫 3～5 分钟可以止血;如仍有出血,可在压迫的同时打开疝囊,用手指伸入疝囊内,向外侧压迫出血部位,待出血停止后将疝囊留于该处,其边缘与周围组织固定。如仍出血不止,应扩大切口充分暴露股静脉,在无创伤血管钳阻断股静脉后,进行股静脉修补或吻合术。

2. 关闭股管上口时缝针过深刺破股静脉出血。遇此情况应立即拔出缝针,局部加压 3～5 分钟后多可止血。

总之,在进行股疝手术时应提高警惕,防止损伤股静脉。

（李索林）

参 考 文 献

[1] 王果,李振东. 小儿外科手术学 [M]. 2 版. 北京: 人民卫生出版社, 2010: 225-237.

[2] 中华医学会小儿外科学分会内镜外科学组. 小儿腹股沟疝腹腔镜手术操作指南(2017 版)上篇 [J]. 中华疝和腹壁外科杂志(电子版), 2018, 12(1): 1-5.

[3] 中华医学会小儿外科学分会内镜外科学组. 小儿腹股沟疝腹腔镜手术操作指南(2017 版)下篇 [J]. 中华疝和腹壁外科杂志(电子版), 2018, 12(2): 81-85.

[4] 中华医学会小儿外科学分会内镜外科学组. 隐睾症腹腔镜手术操作指南(2017 版)[J]. 临床小儿外科杂志, 2017, 16(6): 523-532.

[5] CAMPANELLI G. Inguinal hernia surgery[M]. [S.l.]: Springer-Verlag, 2017.

第二十章 | 肠系膜囊肿、大网膜囊肿、乳糜腹手术

　　肠系膜囊肿及大网膜囊肿泛指肠系膜及大网膜上一切来源的囊性占位，是一种少见疾病，占儿童住院患者的 1/20 000 左右。一般认为是先天性胚胎淋巴管发育异常或异常淋巴管的不断生长所致，另有创伤、感染、淋巴结退行性变等后天性原因引起的淋巴管梗阻所致的囊肿。肠系膜囊肿比大网膜囊肿多见，且小肠系膜囊肿比结肠系膜囊肿多见。临床表现取决于囊肿的大小、所在部位及对周围器官的压迫。40% 的病例是在其他手术中偶然发现。囊肿较小时可无临床症状，较大时可表现为腹痛、腹胀及腹部包块，当囊肿破裂、出血感染或扭转时可出现急腹症表现。囊肿有潜在的生长，会侵袭周围器官，在特定条件下具有恶性分化潜能。一旦确诊，主张早期手术治疗。术前检查以超声和 CT 最有意义，尤其是 CT 可判定囊肿的范围及与周边脏器的关系。囊肿穿刺抽液检查对诊断有一定价值，可缓解巨大囊肿引起的压迫症状，但不能将反复穿刺抽液作为根治手段，以免感染引起囊内出血、感染和囊液外渗入腹腔造成肠管粘连。亦不能采用注射硬化剂等药物来达到根治目的，因囊肿为多发，不完全贯通，注药不能奏效，且其囊内表面积大，注入药物有吸收中毒的风险。手术治疗是唯一选择。

　　常规腹腔镜或经脐单孔腹腔镜手术均具有创伤小、恢复快、切口美观的优点，是手术的优先选择。大多数囊肿的切除均可在腹腔镜下完成。术中分离困难时，也可将脐部切口适当延长，将病变部位提出切口外操作。经脐单孔腹腔镜手术由于脐部的切口较大，切口外的操作更为便捷，而且切口完全隐藏于脐部，美容效果更好。当囊肿位置深、靠近肠系膜血管根部、病变广泛、术野暴露困难，镜下分离有重要血管或器官损伤风险，且不能提出脐部切口操作时，可选择中转开腹手术。

第一节　肠系膜囊肿切除术

【手术适应证】

1. 肠系膜囊肿一经确诊即应手术。

2. 并发囊肿破裂、出血或扭转等急腹症时急诊手术。

【手术禁忌证】

患儿有心、肺、肾等严重疾病禁忌手术。

【术前准备】

1. 术前固体食物禁食 6 小时、禁食母乳 4 小时、禁饮 2 小时，术前 2 小时可口服适量 10% 葡萄糖水等含碳水化合物的液体。术前开塞露通便。如无明显腹胀，不推荐术前常规留置胃管及尿管。选择腹腔镜手术时，如术中胃过度扩张影响手术视野者，可在术中留置胃管临时减压，估计手术时间不长者，可在麻醉诱导后挤压下腹盆腔排空膀胱即可。需要留置胃管及尿管时，也应在手术室麻醉状态下进行。如囊肿大或有感染者术前可适当备血。

2. 估计术中有肠切除可能者须做肠道准备，术前 1～2 天口服甲硝唑或庆大霉素，手术前清洁灌肠。

3. 术前 30 分钟预防性使用抗生素注射。

【麻醉与体位】

基础麻醉联合骶管阻滞麻醉或连续硬膜外阻滞，也可选择全麻插管，取平卧位。

【手术步骤】

（一）腹腔镜肠系膜囊肿切除术

1. Trocar 的放置 根据囊肿的部位及放置 Trocar 的菱形原则决定 Trocar 放入的位置。一般在脐上、下缘做 5mm 或 10mm 小切口，气腹针穿刺建立气腹后，置入第一个 5mm 或 10mm Trocar，建立 CO_2 气腹，根据年龄调节气腹压力为 6～12mmHg。以相应口径的腹腔镜插入观察囊肿情况。如囊肿位于上腹部，则可在左右上腹分别放入 3～5mm Trocar；如囊肿位于下腹部，则可在左右下腹部分别放入 3～5mm Trocar（图 20-1-1）。经脐单孔腹腔镜手术则于脐部做 1.5～2cm 的纵向切口，分层切开进入腹腔，安置专用 Port，依次置入 3mm 或 5mm 腹腔镜及操作器械。

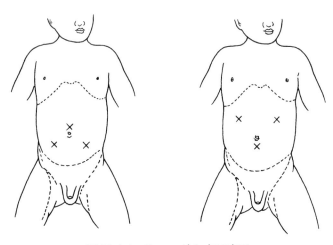

图 20-1-1　Trocar 放入点示意图

2. 探查 囊肿体积大影响术野暴露时，先行囊肿穿刺抽液或囊壁切开减压，缩小囊肿体积。仔细探查囊肿数量、位置、范围，以及囊肿与肠系膜血管、肠管的关系，注意避免遗漏。

3. 囊肿切除 沿囊肿壁用电钩或超声刀进行分离直至完整切除。如囊肿大不易分离，可抽吸囊液待体积缩小后再行剥离。囊肿位置较浅，相对游离，或须行肠切除肠吻合时，也可在腹腔镜下找到囊肿，扩大脐部操作孔后拖出体外操作，使手术更为便捷，此时经脐单孔腹腔镜手术尤有优势。当囊肿肠系膜或肠管粘连严重分离困难时，切忌强行腹腔镜下操作，避免造成副损伤。囊肿完整切除后，可先将囊液吸尽，然后将其放入取物袋中经脐部 Trocar 孔取出。遇到位置深、靠近肠系膜根部、病变广泛、术野暴露或分离困难或系膜血管和肠壁关系密切者，可选择扩大脐部切口，中转开腹手术。

4. 残余囊肿的处理 如病灶与肠系膜根部粘连明显，剥离困难，则可部分切除囊壁组织，尽可能减少囊壁组织的残留，残余部分充分敞开囊壁，局部用苯酚或 3% 碘酊涂抹创面，破坏囊肿内壁。

5. 术毕冲洗腹腔。创面大、渗出较多时可留置腹腔引流管。

（二）开腹肠系膜囊肿切除术

1. 切口选择 取上腹部横切口或旁正中切口，先小切口进腹探查，根据具体情况决定是否扩大切口。

2. 探查 囊肿体积大影响术野暴露时先行囊肿穿刺或囊壁切开减压，减小囊肿体积。仔细探查囊肿的部位、数量、范围以及与囊肿肠管及其血供的关系。注意避免遗漏。

3. 囊肿切除 于无血管区将覆盖囊肿表面的肠系膜前层剪开，然后沿囊肿壁仔细分离，可使用电刀，将囊肿完整摘除（图 20-1-2）。注意保护肠系膜主要血管，防止其损伤致肠管坏死。若囊肿壁与肠管或系膜血管紧密粘连范围较大，无法有效保留与囊肿紧贴的系膜血管时，或怀疑囊肿恶变者且或囊肿侵犯肠壁时，应行囊肿、部分肠管及系膜切除，以及肠吻合术（图 20-1-3）。

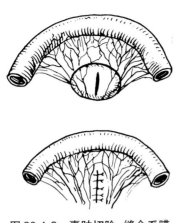

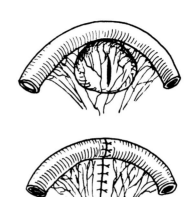

图 20-1-2　囊肿切除，缝合系膜　　　　　　图 20-1-3　囊肿及肠管切除，肠吻合

4. 创面处理　若囊肿大且多囊、分布广泛，或与肠管、系膜根部血管粘连，难以分离，强行切除完整囊肿可能损伤肠管或引起长段肠管血供障碍，应行囊肿大部分切除，充分开放囊肿。残余的囊壁搔刮内膜后涂以 3% 的碘酊或苯酚。

5. 手术创面大或有囊液污染者须冲洗腹腔，并放置腹腔引流管。

【术中注意事项】

1. 术中应注意监测体温，维持患儿正常体温。手术室的温度应维持在 20～25℃。

2. 对于巨大囊性病变，影响术野暴露时，应穿刺或切开引流减压，缩小病灶体积，便于手术操作减压。过程宜缓慢，防止腹腔压力突然下降而影响血压。

3. 肠系膜囊肿囊液为黏液状或黏稠，应注意囊肿恶变可能；术中囊液性质不明时，应避免囊液污染腹腔，如有污染，应予大量蒸馏水彻底冲洗。

4. 应注意与其他腹腔、盆腔囊性病变相鉴别，如胰腺假性囊肿、腹膜后囊肿、卵巢囊肿等。此外，还应避免与结核性腹膜炎、淋巴管瘤、肠重复畸形、畸胎瘤等混淆。特别值得注意的是，以急腹症为主要表现的肠系膜囊肿应注意与肠套叠、肠扭转或急性阑尾炎鉴别。

5. 术中分离困难时，切忌强行腹腔镜下操作，应扩大脐部切口将病变部位提出腹腔外操作或中转开腹。怀疑有恶性倾向者建议放弃腹腔镜治疗。必要时行术中冷冻病理检查，以调整手术方案。

6. 若囊肿与胃或肠管粘连致密、无法分离且范围较大时，可将部分胃、肠管一并切除，以免复发。如残留粘连于脏器的囊壁范围较小，应尽可能切除囊壁组织，并开放所有囊肿创面，可将囊壁内膜以 3% 的碘酊涂抹创面，也可收到满意的效果。如系膜根部或近腹后腔创面有白色乳糜样液体渗出时应用可吸收线仔细缝扎。

7. 单纯囊肿切开引流极易复发，囊肿腹壁造瘘外引流术有可能形成经久不愈的瘘管，囊肿腹腔内开窗可发生腹水或乳糜腹水，囊肿与肠道吻合有引起肠内容物反流发生感染形成脓肿的危险，加之切除不充分者恶变可能性较高，故均不宜采用。

【术后处理】

1. 术后预防性使用抗生素 24～48 小时。如单纯行囊肿切除，术中无污染，可不用抗生素。

2. 术后适当镇痛，术后 4～6 小时清醒后即可床上活动，早期活动可防止肠粘连。

3. 视手术情况决定术后禁食时间，不必以是否有肛门排气为标准。如术中腹腔骚扰较轻、未行肠管切除，鼓励早期恢复饮食，术后 6 小时即可口服清流质或肠内营养液，术后第 1 天起逐渐增加饮食量过渡到正常喂养。

4. 注意观察腹腔引流管的引流量与性状，如引流量少，应尽早拔除，如出现乳糜漏，则须禁食并静脉高营养处理（参照本章第三节）。

【术后并发症的预防及处理】

1. 一般并发症

（1）术后腹腔积液或感染：由于囊肿大，剥离创面大或术前囊肿已合并感染，囊壁周围组织炎症水肿，可致积液或发生感染、脓肿形成。预防措施：放置腹腔引流管，预防性使用抗生素。少数病例可发生乳糜漏，需禁食及静脉高营养治疗，如无效，可再次手术探查。

（2）肠粘连、肠梗阻：手术创面大，术后易发生粘连，甚至肠梗阻。或系膜裂孔未关闭，造成内疝。如保守治疗无效，需手术探查。

（3）肠坏死及穿孔：原因多为术中系膜血管损伤造成肠管血供障碍或分离囊肿时损伤肠壁。切除囊肿后务必再次查看所属区域肠管，如肠管发黑，有血供障碍，应行肠切除、肠吻合术。术后出现持续发热及腹膜炎体征或引流管中有消化液流出，提示肠穿孔，应及时手术治疗。

（4）复发：残留囊壁处理不当，或误把囊肿当做脓肿切开引流，抑或遗留了隐蔽的多发囊肿，均可致复发。预防措施：术中保留的囊壁尽可能少，且一定要认真用碘酊涂搽烧灼。而且探查要仔细，以免遗留多发囊肿。若残留于肠管表面的囊壁范围较大，应将肠管一并切除，以免复发。

（5）恶变：文献报道有 3% 的病例术后可发生恶变。因此术中应尽可能切除囊肿，避免遗漏或残留。囊液为黏液状或黏稠，应注意囊肿恶变可能，术后应定期随访。如术后影像学检查资料提示囊肿复发，呈囊实性改变或囊内有赘生物，主张手术探查。

2. 腹腔镜手术并发症

（1）副损伤：多发生在放置 Trocar 或囊肿分离时，主要为肠管及肠系膜损伤。囊肿大、腹胀明显、既往有腹腔手术史时，放置第一个 Trocar 时须直视下进行，避免副损伤。镜下操作时动作应轻柔，夹持肠管时应采用无损伤抓钳，避免使用分离钳。对于术中分离困难且囊肿与系膜血管和肠壁关系密切者，切忌强行腹腔镜下操作，可将脐部切口适当延长，将囊肿提出腹腔外处理。这种情况在施行经脐单孔腹腔镜手术时尤其要注意避免。囊肿位置深，术野显露或操作困难时应选择中转开腹手术。

（2）出血：新生儿或小婴儿由于脐部血管未闭，脐部穿刺或切口扩大时易导致出血，甚至可因脐静脉损伤发生空气栓塞危及生命。分离囊肿时注意保护肠系膜血管避免损伤，系膜出血时应先使用吸引器吸引，确保止血点术野清晰，再选择电凝、超声刀或用可吸收夹夹闭止血，切勿盲目进行。

第二节　大网膜囊肿切除术

【手术适应证】

一经确诊即应手术。扭转及破裂者应急诊手术。

【术前准备】

腹部手术前常规准备（参照本章第一节）。

【麻醉与体位】

同肠系膜囊肿切除术。

【手术步骤】

（一）腹腔镜大网膜囊肿切除术

1. Trocar 的放置　先在脐下缘取 5mm 或 10mm 切口，气腹针穿刺建立气腹，气腹压力 6～12mmHg。根据囊肿的位置决定另两个 Trocar 的放入点（参见图 20-1-1）。经脐单孔腹腔镜手术时，放置 Port 及器械方法参照肠系膜囊肿切除术章节。

2. 探查　囊肿较大时先予减压，进一步探查囊肿基底部位置、数量、大小、与周边脏器的关系。

3. 囊肿切除　用超声刀或立克束在囊肿近端连同病变大网膜一并切除。如无超声刀也可以用电钩或分离钳，遇有较大的血管可上钛夹或丝线结扎。囊肿游离完毕，将切下的囊肿吸尽囊液后放入取物袋中，自脐部 Trocar 孔取出。大网膜囊肿手术相对简单，多可在腹腔镜下顺利完成，但如果囊肿与周边脏器粘连严重或囊肿多发且累及的部位较深，术野暴露困难，勉强操作可能会发生副损伤时，应选择扩大脐部切口，中转开腹手术。经脐单孔腹腔镜大网膜切除术见视频 20-2-1。

视频 20-2-1　经脐单孔腹腔镜大网膜切除术

4. 残余囊壁的处理　参照本章第一节。

5. 如术中无囊液污染，一般无须冲洗腹腔及留置引流管。

（二）开腹大网膜囊肿切除术

根据囊肿部位选上腹横切口或经腹直肌探查切口。先小切口入腹，探查后根据需要适当延长。开腹后探查囊肿的部位、大小、与周围的关系。然后将囊肿拖出腹腔，于近端连同病变的大网膜一起完整切除。一般可不用放置引流。

【术中注意事项】

1. 离断大网膜时尽量采用超声刀或双极电刀操作，较大的血管应用钛夹夹闭或缝线结扎，以确保可靠止血。

2. 如术中见大网膜有散在小囊肿或囊肿发生扭转（此时静脉可能存在血栓）宜行大网膜全切。

3. 大网膜囊肿切除后，应仔细探查余下部分之网膜、小网膜囊、胃结肠韧带、肝胃韧带、胃脾韧带和结肠小肠系膜等处有无囊肿，以免遗漏。其余参考本章第一节。

【术后处理】

1. 术后适当镇痛，早期活动及恢复饮食。具体参考本章第一节。

2. 如切除的囊肿巨大，术后需要较长时间应用腹带，防止腹腔脏器及腹壁下垂。

【术后并发症的预防及处理】

大网膜囊肿切除的并发症相对少见。

1. 术后出血　主要原因是术中离断大网膜时止血效果不确切。术后出血量少，可先禁食，静脉使用止血药处理。如出现血压不稳、血红蛋白明显下降，腹腔抽出较多不凝血时，须急诊手术探查。

2. 复发　主要原因是病灶遗漏切除或囊壁残留过多。预防措施：术中必须将囊肿壁切净，将囊壁周围浸润变硬的大网膜一并切除，并仔细探查小网膜囊等其他部位，以免遗漏多发囊肿。

3. 肠粘连、肠梗阻　预防措施：术中注意保护肠管，操作宜轻柔，减少肠壁浆膜损伤。术中尽量保持大网膜切除创面平整，宁可多切，也要避免网膜创面形成多处长短不一的索带。创面大、术中出血较多或囊液污染时，应进行腹腔冲洗，放置引流管。

第三节　乳糜腹手术

乳糜自正常或异常的淋巴管漏出，存留在腹膜腔形成乳糜腹，是一种罕见的淋巴管疾病，发病原因至今尚不完全清楚。先天性原因包括淋巴管发育畸形或淋巴瓣膜发育不全等；后天性原因有炎症、结核、创伤（包括外伤及手术损伤）以及梗阻（如肿瘤、肠旋转不良或粘连束带压迫等）等。小儿以先天性原因多见。乳糜腹临床表现不一，可分为急性腹膜炎型和慢性腹膜炎型。急性腹膜炎型少见，为乳糜液突然急速进入腹腔导致化学性腹膜炎，表现为急性腹痛，伴恶心、呕吐、腹部膨胀，可有肌紧张。慢性腹膜炎型比较多见，先天性乳糜腹多属此型，最常见的临床表现依次为腹部膨隆、营养不良（低蛋白血症）、呼吸困难和脂肪痢。对乳糜腹水的常规化验应包括乳糜试验和苏丹Ⅲ染色。因乳糜是由卵磷脂、自由脂肪酸组成，具有杀菌作用，故细菌培养均为阴性。腹腔穿刺可抽出白色腹水。淋巴管造影是确定淋巴管梗阻与破裂的金标准。

治疗原则如下：首选保守治疗，以高蛋白、低脂、中链甘油三酯饮食（3 周）为主，重症或中链脂肪酸饮食失败者可采用全胃肠外营养（4～6 周）。联合使用生长抑素及其类似物，如奥曲肽等，可减少肝脾和门静脉系统的血流,从而减少乳糜导管的淋巴液产生,有助于提高疗效。大部分病例可通过保守治疗获得痊愈。如保守治疗无效,再考虑手术治疗或进行淋巴管造影栓塞治疗。若保守治疗及手术治疗均无效,可考虑使用其他特殊方法。

手术目的是解除病因、缝合结扎乳糜漏瘘口或行腹腔 - 静脉分流。可选择开放或腹腔镜手术方式,开放手术便于查找并解除病因,如切除肿瘤等占位性病变、解除纤维束带压迫等,可全面而准确地探查乳糜漏发生的部位,术中对瘘口的缝扎确切可靠,也便于施行分流手术,是乳糜腹治疗的经典方式。腹腔镜手术具有切口小、微创及术后快速康复的优点,同时借助腹腔镜的放大作用,术中更有利于发现淋巴漏瘘口并进行缝扎。但由于病变部位深,术野易受肠管的遮挡,暴露困难,可能会发生漏诊。近年来有少量采用腹腔镜手术治疗乳糜腹的报道,但其价值仍有待进一步观察。

【解剖生理】

乳糜池由三个较大的淋巴管肠干、腰干、左右腰淋巴干汇合而成,位于第1~2腰椎椎体前方的主动脉与下腔静脉之间。胸导管以乳糜池为起始向上延续,在左颈根部注入左锁骨下静脉和颈内静脉交角处。儿童乳糜池长度为1~2cm,外径3~6mm,呈管状或不规则状(图20-3-1)。以上部位乳糜管及淋巴干和相应属支的病变均可导致乳糜腹和/或乳糜胸的发生。

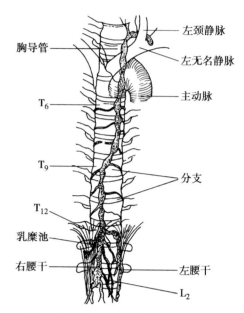

图 20-3-1　乳糜管及淋巴干分布示意图

（图中标注：左颈静脉、左无名静脉、主动脉、分支、左腰干、L_2、胸导管、T_6、T_9、T_{12}、乳糜池、右腰干）

【手术适应证】

1. 乳糜腹经保守治疗4~6周无效或病情加重者。

2. 急性乳糜腹合并感染有腹膜炎者。

3. 肠系膜囊肿破裂所致乳糜腹。

4. 有外伤或手术史,需进行手术治疗者。

【手术禁忌证】

1. 慢性乳糜腹未经过保守治疗者。

2. 由于恶性肿瘤压迫引起的乳糜腹,估计肿瘤不能切除者。

【术前准备】

1. 术前全面细致的检查及全身状态的调整(如纠正水、电解质失调和低蛋白血症等)。如条件许可,应进行淋巴管造影,明确病变部位,尤其是危重的病例。

2. 术前2~3小时经胃管注入或口服200ml牛奶或含有苏丹Ⅲ等脂溶性染料的牛奶,有助术中寻找淋巴管瘘的部位。

3. 术前禁食等其他准备(参照本章第一节)。

【麻醉与体位】

基础麻醉联合骶管阻滞或连续硬膜外阻滞麻醉,也可选择气管插管全麻。体位采用平卧位。

一、处理淋巴管瘘的手术

【手术步骤】

（一）开腹淋巴管瘘缝扎术

取右中上腹经腹直肌切口或脐上横切口进入腹腔,吸净乳糜液。探查腹腔是否存在炎症、粘连束带、肿瘤或其他占位、肠旋转不良等可能导致乳糜漏的病因,并进行相应处理,如粘连松解、切除占位或肠旋转不良矫正等。探查网膜孔(温斯洛孔,Winslow foramen)、横结肠下方、髂血管附近寻找瘘口;游离十二指肠及胰头,向左上方掀起显露主动脉、腔静脉,探查寻找瘘口;探查肠系膜根部和肠系膜上动脉起源处,乳糜漏多发生在这些部位。渗漏部位可见乳糜液或被染色的乳糜液渗出,用4-0或5-0可吸收线予以缝扎;也可在可疑渗漏点上下端将淋巴管分别予以结扎。检查无渗漏后,放置腹腔引流管,逐层关腹。如找不到明显淋巴管破裂处,或者可能有多发淋巴管瘘者,应切开后腹膜,找到渗漏处用3%碘酒涂抹创面。

(二)腹腔镜淋巴管瘘缝扎术

脐下及左、右中上腹5mm切口,放入Trocar,吸净乳糜液,如开腹手术步骤探查寻找瘘孔,镜下予以缝扎。术中发现病因予相应处理。

二、淋巴管-静脉分流手术

采用显微外科技术建立淋巴管与静脉通道,最符合生理,但小儿淋巴管细小,吻合极为困难,其应用受到极大限制。

开腹后探查,结合术前淋巴管造影或术中直接淋巴管造影,如为腹膜后淋巴管扩张、瓣膜功能不全、乳糜反流表明淋巴回流动力学异常,可行腹腔内和腹膜后的淋巴管(干)-静脉吻合,可选择侧侧或端侧以9-0~11-0显微缝线缝合。

不同的位置可选择不同的静脉,如双侧髂外淋巴管与腹壁下静脉分支吻合,双侧腹股沟浅淋巴管与附近的皮下静脉吻合,腹膜后淋巴管(干)-睾丸静脉吻合。如睾丸静脉瓣膜阙如,则以带瓣膜的大隐静脉进行桥接。

三、腹腔-静脉分流术

分流手术方式有多种,腹腔-静脉分流最为常用。首选大隐静脉腹腔分流术。低龄患儿或大隐静脉口径过小时,可采用带有单向活瓣的LeVeen管的腹腔静脉分流术。

【手术适应证】

术中找不到瘘孔、找不到病因、病情又很重的患儿。

【手术禁忌证】

合并腹腔出血、感染、恶性肿瘤或术中有消化液污染等。

【手术步骤】

1. 大隐静脉腹腔分流术 于股三角处做6~7cm纵向切口,解剖大隐静脉切断其属支,游离大隐静脉10~15cm。然后在同侧腹股沟处做3cm横切口显露腹膜,于此处沿股管钝性分离出一隧道至大隐静脉根部,测量两点之间的距离。然后在距大隐静脉根部相应长度处切断大隐静脉,结扎远端,近心端用无损伤血管夹阻断,并用肝素生理盐水冲洗。将大隐静脉倒转经隧道提至腹膜切口处,注意勿使大隐静脉扭曲,将静脉口剖开0.5~1.0cm,腹膜切开1.0cm与血管做间断外翻缝合(图20-3-2),吻合后开放血管夹。

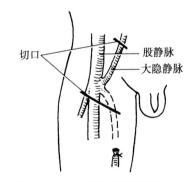

图20-3-2 大隐静脉腹腔转流分流

2. 腹腔静脉分流术 将带有单向活瓣的LeVeen导管,一端留在腹腔,另一端自腹腔引出,经大隐静脉置入髂静脉,或在腹腔内直接置入髂内静脉,超过膈水平或到左心房,单向瓣可使静脉和腹腔保持3~5cmH$_2$O的压力差,腹压增高时乳糜液能直接流入静脉,使乳糜循环重新建立。

【术中注意事项】

1. 手术时一定要游离十二指肠和胰头,掀起后探查腹主动脉与腔静脉之间隙,并探查肠系膜根部和肠系膜上动脉起源处,乳糜漏多发生在这些部位。

2. 术中自肠系膜根部注入亚甲蓝作为淋巴管指示剂有助于寻找淋巴管瘘口。

3. 术中应注意查找病因并积极处理合并存在的病变。如术中发现肠旋转不良或炎性粘连压迫梗阻应予解除,肠系膜囊肿、淋巴结破裂或肿瘤压迫等原因所致的乳糜腹,则做病灶切除并仔细缝合修复创面。

4. 如患者情况欠佳,术中未能明确淋巴管瘘的部位或渗漏广泛又无法缝合瘘口时,应选择分流手术。

5. 即使认为术中对淋巴管瘘的处理很满意,仍需常规放置腹腔引流管。

6. 腹腔-大隐静脉分流术中注意大隐静脉向上翻转时勿致扭曲或受压,吻合口要通畅。置入 LeVeen 管的腹腔静脉分流术,置管时导管应插入至膈肌水平面以上,术中确定缝线结扎固定可靠,避免脱管。

【术后处理】

1. 卧床休息 1~2 周,并上腹带加压包扎。

2. 应用广谱抗生素预防感染。

3. 术后禁食,全静脉高营养治疗。肠道功能恢复且引流量明显减少后可改高蛋白、低脂、中链甘油三酯饮食直至拔除腹腔引流管。联合使用生长抑素及其类似物,如奥曲肽等。

4. 保持引流管通畅,记录每日引流量及颜色,待无腹腔引流液流出后,再观察 3~5 天后拔管。

【术后并发症的预防及处理】

1. 再发乳糜腹 一般为术中未找到瘘口或术中发现腹膜缺损与淋巴管瘘的部位并不一致,仅做探查引流术。处理:术后上腹带加压包扎,保持引流通畅,继续进行保守治疗,有部分病例能自愈。如无效可改行分流术。此时应尽可能完善淋巴管造影检查,明确淋巴管梗阻或渗漏的部位,同时应注意排除颈部、胸腔或纵隔可能存在的病变。

2. 腹腔-大隐静脉分流术失败 原因为术中大隐静脉向上翻转时发生扭曲或受压,吻合口口径太小或管腔内有血栓导致梗阻。倘若出现分流术失败,必要时可再次吻合或改用其他分流术。

3. 置入 LeVeen 管的腹腔静脉分流术可发生导管梗阻或脱管,导致乳糜腹再发,原因为术中导管插入静脉的距离过短或结扎固定的缝线松脱。B 超检查可确诊。须重新置管或改行其他分流术式。

4. 分流手术可发生败血症、弥散性血管内凝血、空气栓塞等严重并发症,术中及术后应严密观察病情变化,如病情恶化应及时处理。

（罗意革　许芝林）

参 考 文 献

[1] 李正,王慧贞,吉士俊. 实用小儿外科学. 北京:人民卫生出版社,2001:559-565.

[2] 余东海,孙晓毅,冯杰雄,等. 儿童肠系膜囊肿和大网膜囊肿临床诊疗分析 [J]. 临床外科杂志,2011,19(8):565-566.

[3] 李乐,武林枫,王刚,等. 肠系膜囊肿的诊断与治疗 [J]. 中华消化外科杂志,2013,12(6):469-471.

[4] 张镟,李建宏,段守兴,等. 肠系膜淋巴管瘤致小儿急腹症的诊治分析 [J]. 中华小儿外科杂志,2016,37(6):444-448.

[5] 席红卫,张鹏,崔强强. 经脐单孔腹腔镜治疗腹腔内淋巴管囊肿 [J]. 中华小儿外科杂志,2012,33(10):789-790.

[6] 李索林. 快速康复外科理念在小儿腔镜外科中的应用 [J]. 临床小儿外科杂志,2015,14(5):353-356.

[7] 王业波,李炳. 单部位腹腔镜辅助下经脐孔切除小儿腹部囊肿 [J]. 中国内镜杂志,2013,19(1):77-80.

[8] 唐杰,唐维兵. 小儿外科的加速康复外科应用现状 [J]. 肠外与肠内营养,2017,24(3):177-180.

[9] 高闯,傅廷亮,刘希杰,等. 快速康复外科在小儿外科中的应用新进展 [J]. 当代医学,2018,24(7):178-182.

[10] 管考平,李旭,刘树立,等. 腹腔镜辅助经脐入路治疗儿童肠系膜囊肿 6 例 [J]. 中国微创外科杂志,2014,14(2):158-159.

[11] 魏晓明,李索林,王昆,等. 腹腔镜诊治小儿肠系膜囊肿的疗效评价 [J]. 临床小儿外科杂志,2011,10(2):154-155.

[12] 杜君,李龙,刁美,等. 经脐单切口腹腔镜治疗小儿肠系膜囊肿 12 例 [J]. 贵州医药,2015,39(3):241-242.

[13] 潘涛,高志刚,章立峰,等. 儿童肠系膜淋巴管瘤 30 例诊治分析 [J]. 中华危重症医学杂志(电子版),2018,11(5):327-329.

[14] 岑峰,张国雷,倪俊,等. 腹腔镜治疗肠系膜囊肿的价值及临床应用 [J]. 浙江创伤外科,2014,19(6):919-920.

[15] 胡勋,李生伟. 腹部手术后乳糜漏的诊治进展 [J]. 国际外科学杂志,2018,45(3):208-212.

[16] 舒俊,卞红强,段栩飞,等. 先天性乳糜腹的诊治分析 [J]. 中华普通外科杂志,2018,33(8):693-694.

[17] 李素云,贺源,刘晓倩,等. 婴幼儿原发性乳糜回流障碍的营养支持及效果 [J]. 中华临床营养杂志,2018,26(3):181-185.

[18] 郑久令. 腹部外科术后乳糜漏的诊疗分析 [J]. 检验医学与临床, 2016, 13(12): 1730-1731.

[19] 潘莉雅, 冯一, 莉费俊, 等. 儿科乳糜胸及乳糜腹规范化营养治疗 15 例 [J]. 临床小儿外科杂志, 2014, 13(4): 346-348.

[20] 李龙, 魏延栋, 董宁, 等. 婴幼儿先天性乳糜性腹水病因及治疗的探讨 [J]. 中华小儿外科杂志, 2016, 37(2): 131-133.

[21] 秦海辉, 李静羽, 孙邠, 等. 全肠道外营养及生长抑素在小儿原发性乳糜腹的临床应用 [J]. 徐州医学院学报, 2017, 37(2): 98-99.

[22] 王秀茹. 乳糜腹水 247 例国内文献分析 [J]. 临床消化病杂志, 2009, 21(1): 41-43.

[23] 潘伟华, 施诚仁, 吴晔明, 等. 儿童腹部实体肿瘤术后乳糜腹的处理 [J]. 临床小儿外科杂志, 2012, 11(4): 247-250.

[24] 冯伟, 陈永卫. 婴儿乳糜腹的诊疗分析 [J]. 临床小儿外科杂志, 2013, 12(3): 219-220.

[25] 李炳, 陈卫兵, 王寿青, 等. 腹腔镜诊治小儿乳糜腹二例 [J]. 中华普通外科杂志, 2014, 29(11): 863.

[26] 沈文彬, 孙宇光, 夏松, 等. 乳糜腹的诊断与治疗 [J]. 中华外科杂志, 2005, 34(1): 25-28.

[27] SMITH I, KRANKE P, MURAT I, et al. Perioperative fasting in adults and children: guidelines from the European Society of Anaesthesiology[J]. Eur J Anaesthesiol, 2011, 28(8): 556-569.

[28] WEST M A, HORWOOD J F, STAVES S, et al. Potential benefits of fast-track concepts in paediatric colorectal surgery[J]. J Pediatr Surg, 2013, 48(9): 1924-1930.

[29] REISMANN M, VON KAMPEN M, LAUPICHLER B, et al. Fast-track surgeryin infants and children[J]. J Pediatric Surg, 2007, 42(1): 234-238.

[30] RIGHTMYER J, SINGBARTL K. Preventing perioperative hypothermia[J]. Nursing, 2016, 46(9): 57-60.

[31] ISHIMARU T, UCHIDA H, YOTSUMOTO K, et al. Recurrence of a congental pancreatic cyst mimicking omental cyst after laparoscopic cyst resection[J]. Eur J Pediatr Surg, 2009, 19(1): 53-54.

[32] PAMPAL A, YAGMURLU A. Successful laparoscopic removal of mesenteric and omental cysts in toddlers: 3 cases with a literature review[J]. J Pediatr Surg, 2012, 47(8): e5-8.

[33] FALIDAS E, MATHIOULAKIS S, VLACHOS K, et al. Traumatic mesenteric cyst after blunt abdominal trauma[J]. Int J Surg Case Rep, 2011, 2(6): 159-162.

[34] SMITH I, KRANKE P, MURAT I, et al. Perioperative fasting in adults and children: guidelines from the European Society of Anaesthesiology[J]. Eur J Anaesthesiol, 2011, 28(8): 556-569.

[35] JOSHI N, YATIAV S, SINGH B, et al. Omental cyst presenting as tubercular ascites[J]. J Infect Dev Ctries. 2010, 4(3): 183-186.

[36] RYU W S, KWAK J M, SEO U H, et al. Laparoscopic treatment of a huge cystic lymphangioma partial aspiration technique with a spinal needle[J]. J Laparoendosc Adv Surg Tech A, 2008, 18(4): 603-605.

[37] WEST M A, HORWOOD J F, STAVES S, et al. Potential benefits of fast-track concepts in paediatric colorectal surgery[J]. J Pediatr Surg, 2013, 48(9): 1924-1930.

[38] KARIM T, TOPNO M, KATE M. Simple mesenteric cyst in a child: presentation and management[J]. Arab J Gastroenterol, 2011, 12(2): 90-91.

[39] REISMANN M, ARAR M, HOFMANN A, et al. Feasibility of fast-track elements in pediatric surgery[J]. Eur J Pediatr Surg, 2012, 22(1): 40-44.

[40] ATTAR M A, DONN S M. Congenital chylothorax[J]. Sermin Fetal Neonatal Med, 2017, 22(4): 234-239.

[41] CAVERLY L, RAUSCH C M, DA CRUZ E, et al. Octreotide treatment of chylothorax in pediatric patients following cardiothoracic surgery[J]. Congenit Heart Dis, 2010, 5(6): 573-578.

[42] MATSUMOTO T, YAMAGAMI T, KATO T, et al. The effectiveness of lymphangiography as a treatment method for various chyle leakages[J]. Br J Radiol, 2009, 82(976): 286-290.

[43] GRUBER- ROUH T, NAGUIB N, LEHNERT T, et al. Direct lymphangiography as treatment option of lymphatic leakage: indications, outcomes and role in patient's management[J]. Eur J Radiol, 2014, 83(12): 2167-2171.

[44] JANCO J, GLOVICZKI P, FRIESE J L, et al. Lymphatic mapping and ligation for persistent ascites after surgery for gynecologic malignancy[J]. Obstet Gynecol, 2015, 125(2): 434-437.

[45] POWELL G, RAMUS J R, BOOTH M I. Laparoscopic management of chyle leak after Nissen fundoplication[J]. J Minim Access Surg, 2012, 8(3): 102-103.

[46] KAWASAKI R, SUGIMOTO K, FUJII M, et al. Therapeutic effectiveness of diagnostic lymphangiography for refractory postoperative chylothorax and chylous ascites: correlation with radiologic findings and preceding medical treatment[J]. AJR Am J Roentgenol, 2013, 201(3): 659-666.

[47] LEVEEN H H, WAPNICK S, GROSBERG S, et al. Further experience with peritoneo- venous shunt for ascites[J]. Ann Surg, 1976, 184(5): 574-581.

[48] HAN D, WU X, LI J, et al. Postoperative chylous ascites in patients with gynecologic malignancies[J]. Int J Gynecol Cancer, 2012, 22(2): 186-190.

[49] LONG L, ZHEN C, YANDONG W, et al. Congenital chylous ascites in infants: another presentation of intestinal malrotation[J]. J Pediatr Surg, 2018, 53(3): 537-539.

[50] WENIGER M, D'HAESE JG, ANGELE MK, et al. Treatment options for chylous ascites after major abdominal surgery: a systematic review[J]. Am J Surg, 2016, 211(1): 206-213.

[51] MOURAVAS V, DEDE O, HATZIIOANNIDIS H, et al. Diagnosis and management of congenital neonatal chylous ascites[J]. Hippokratia, 2012, 16(2): 175-180.

[52] MAJDALANY B S, SAAD W A, CHICK J, et al. Pediatric lymphangiography, thoracic duct embolization and thoracic duct disruption: a single institution experience in 11 children with chylothorax[J]. Pediatr Radiol, 2018, 48(2): 235-240.

[53] KIM S H, KIM H Y, LEE C, et al. Clinical features of mesenteric lymphatic malformation in children[J]. J Pediatr Surg, 2016, 51(4): 582-587.

第二十一章 消化道异物

消化道异物约 80% 发生于儿童，儿童消化道异物多因好奇而误吞入，常见物品有硬币、小玩具、首饰、纽扣、果核、磁铁、电池或切成小块的食物等。70%～75% 的上消化道异物滞留于食管（以食管入口处最为多见），其次为胃和十二指肠。6 月龄至 6 岁为消化道异物的高发年龄段。消化道异物嵌顿或刺破消化道管壁引起的常见并发症包括感染、解剖结构破坏、大血管损伤、大出血，甚至死亡等，因此，消化道异物都要按急症来处理。

【消化道异物的诊断】

1. 病史　家长怀疑或明确孩子吞入异物、较大儿童自诉吞入异物的病史。

2. 临床表现　在大多数儿童消化道异物病例中，约 50% 患儿是无症状的。消化道异物常见的体征和症状与异物的类型（钝性或锐性）、异物所处的位置、大小、在消化道持续的时间等因素有关，而这些症状往往也是非特异性的，常表现为消化道梗阻或穿孔的症状或体征，如哭闹或烦躁、吞咽困难、咳嗽、流口水、呕吐、呼吸困难和拒食、胸部或腹部疼痛、皮下气肿、纵隔气肿或腹膜炎等。

3. 辅助检查

（1）额镜、喉镜：病史及临床表现提示异物位于口咽部、食管入口上方者，先行额镜、喉镜检查，发现异物后应尝试取出。

（2）X 线片：凡是怀疑异物摄入的儿童均应行胸部及腹部正位及侧位 X 线（包括从口到肛门完整消化道的视图）检查，可以检出约 2/3 病例的消化道异物的大小、形状、位置等信息。

怀疑消化道异物的患儿可使用碘剂做造影检查，最好不用钡剂造影，因为钡剂将使内镜处理更加困难。

（3）CT 扫描：如果有明确异物吞入病史或高度怀疑消化道异物，但吞入异物在胸片、腹片中不显影，CT 检查可帮助诊断。

（4）超声在消化道异物诊断中使用很少，但对粪石、胃石等有帮助。

【消化道异物的处理】

消化道异物一经确诊，均应尽早确定相应的治疗方案，决定是否需要干预，是紧急处理还是择期处理。治疗方案的确定受多种因素的影响，包括患儿的年龄、临床表现、异物的大小、形状、摄入物体的类型、所处位置、停滞时间、是否有消化道梗阻或穿孔等。

自然排出、内镜处理和外科手术是消化道异物的 3 种主要处理方式。80%～90% 的消化道异物可自行排出，10%～20% 的病例需要内镜处理，仅有 1% 的病例需要外科手术。

（一）自行排出

对无症状、小的、钝性的消化道异物，可密切观察，定期检查，等待自行排出。

（二）内镜处理

具有创伤小、安全性好、成功率高、并发症少等优势，内镜处理兼具诊断和治疗的双重价值，原则上无并发症出现的普通上消化道异物、结直肠异物均可行内镜处理。

1. 内镜处理的适应证

（1）无胃镜检查禁忌证的食管、胃内、结直肠内异物患儿。

（2）预计难以自然排出而能经胃镜取出，且无并发症的普通异物患儿。

2. 内镜处理的禁忌证

（1）食管内异物嵌顿、异物部分或全部穿出食管壁，内镜下取出后可能导致器官损伤、大量出血等严重并发症者。

（2）不规则、尖锐、较大的异物，如巨大胃石。

（3）异物停留时间长、异物导致瘘管形成者、异物导致局部脓肿者，经相关科室医师会诊后，不宜内镜干预的患儿应通过外科手术处理；如需内镜干预，应以外科处理为主，按照外科手术标准做术前准备，在外科医师的协助下，内镜医师于手术室试取异物，内镜处理失败者转为外科手术。

3. 内镜处理的时机 内镜处理时机取决于临床表现、异物种类、部位、滞留时间等，主要包括急诊内镜和择期内镜。原则上，高危异物以急诊内镜处理为主，普通异物常择期内镜下处理。

（1）急诊内镜。如有以下情况必须行急诊内镜下消化道异物取出：①尖锐异物；②腐蚀性异物；③食管内异物停滞时间大于 24 小时；④多个磁性异物或磁性异物合并金属；⑤食管内异物出现吞咽困难、流涎等食管完全梗阻表现；⑥食管内异物出现呼吸困难、气促等气管受压合并梗阻表现；⑦胃或十二指肠内异物出现胃肠道梗阻表现。

（2）择期内镜。如存在以下情况应在 24 小时内尽早安排内镜手术：①直径 >2.5cm 的异物；②长度 >6cm 的异物；③单个磁性异物；④自然排出的异物；⑤未达到急诊内镜指征的食管异物；⑥出现临床表现但未达到急诊内镜指征的胃或十二指肠内异物。

4. 术前准备

（1）患者准备：按外科手术标准做好术前准备。

1）详细体格检查、检查有无活动牙齿。

2）化验：血常规、肝功能、凝血功能、乙型肝炎感染等。

3）相应的影像学检查排除潜在疾病。

4）禁食、水，术前谈话。

5）镇静、静脉全身麻醉。

（2）器械准备

1）内镜：喉镜、胃镜和硬质食管镜、鼻胃镜、小肠镜。

2）钳取器械：活检钳、鼠齿钳、鳄嘴钳、圈套器、取石网篮、取石网兜等。

3）保护器材。

5. 常见上消化道异物内镜处理方式

（1）尖锐异物：鱼刺、禽类骨头、义齿、枣核、牙签、刀片等，易损伤黏膜、血管而导致穿孔等并发症的尖锐异物，应急诊内镜处理（图 21-0-1、视频 21-0-1）。

视频 21-0-1 经胃镜取出缝衣针

（2）硬币：硬币是最常见的儿童消化道异物，容易嵌顿于食管。若硬币嵌顿于食管，建议急诊内镜取出（图 21-0-2）；若硬币处于胃内，可等待其自然排出（图 21-0-3）。父母需要仔细观察患儿粪便中异物排出情况，3～4 周未排出者需要内镜下处理。

（3）钝性异物：绝大多数钝性异物可通过异物钳、圈套器、取石网篮、取石网兜等取出（图 21-0-4，视频 21-0-2）。

（4）金属性异物：除常规钳取器械外，金属性异物可尝试在磁性异物钳吸引下取出。

（5）磁性异物：当多个磁性异物存在于上消化道内，各物体之间相互吸引，压迫消化道管壁，易造成引发穿孔、腹膜炎、肠瘘、肠梗阻等，须急诊内镜处理。如患儿有腹部症状，在腹部 X 线片见到金属异物时，须高度怀疑多个磁性异物，必须急诊剖腹探查。如患儿无任何症状，X 线检查发现患儿体内有 1 个以上的磁铁，若在胃内，建议通过胃镜取出。

视频 21-0-2 经胃镜取出拉链扣

（6）纽扣电池：是 5 岁以下儿童常见的腐蚀性异物，早期发现，早期诊断，及早取出异物，减少异物在体内存留时间，有效保护被腐蚀的创面，是治疗的关键。后期需要定时复查内镜，如出现食管狭窄，应尽早行内镜下扩张治疗。确诊后应急诊内镜处理。

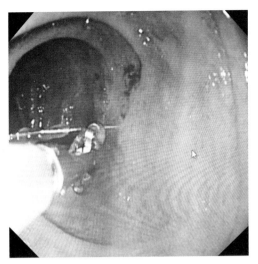

图 21-0-1　食管内缝衣针

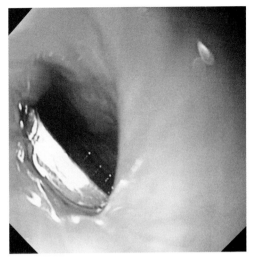

图 21-0-2　食管内硬币

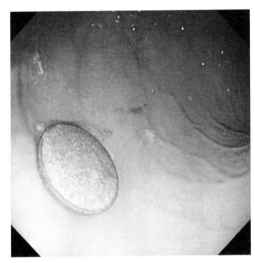

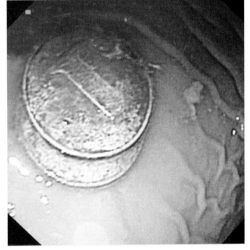

图 21-0-3　胃内硬币

（7）食管内食物团块：尤其食管闭锁术后的孩子，食管内食物团块可在内镜下取出或推入胃内待其消化后自然排出（图 21-0-5）。

（8）胃结石：体积小、质地松软的胃结石可用药物溶解后等待其自然排出。保守治疗失败者，首选内镜下取石。

6. 术后处理

（1）一般处理：监测患者生命体征，术后密切观察病情，酌情限制饮食、使用黏膜保护剂。必要时复查 X 线片、CT、血常规、内镜等以明确疗效。

（2）内镜治疗常见并发症及处理

1）黏膜损伤、出血：内镜操作导致黏膜损伤、出血者，禁食并给予抑酸剂与黏膜保护剂。

2）感染：胃肠道细菌通过黏膜损伤处进入体内，可引起局部或全身感染，除禁食、抑酸、补液外，应给予患者足量抗生素治疗。局部脓肿应充分引流，保守治疗失败者，须外科手术处理。

3）穿孔：穿孔常伴随脓液产生，原则上应保持引流通畅。若病情未改善，须外科手术治疗。

4）吸入性肺炎：胃内容物未完全排空的患儿在急诊内镜操作过程中有误吸风险，最好在气管插管全麻下进行。一旦发生误吸，立即退出内镜并沿途吸引，使患者处于头低足高位，及时清理口腔内痰液与呕吐物，必要时行气管内吸引、气管切开等抢救措施。

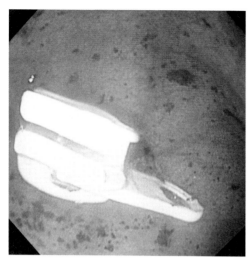

图 21-0-4　胃内拉链扣

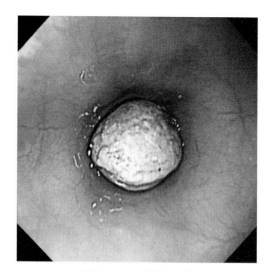

图 21-0-5　食管内干果

（三）手术处理

（1）手术适应证

1）不适于内镜操作取出的异物或胃镜取出失败。

2）异物导致肠梗阻、肠穿孔（膈下有游离气体）、腹膜炎等严重并发症者。

3）经 X 线或超声明确的异物、不能经肛门排出，异物最大直径 >3cm 且尖锐，经内镜亦不能取出，须行手术治疗。

4）有消化道梗阻症状，影像学检查不能明确为消化道异物，须剖腹探查方可确诊。

5）多个磁铁作为特殊消化道异物须引起高度重视，因多个磁铁相互吸引挤压肠壁会形成肠梗阻或肠坏死、肠穿孔（视频 21-0-3）。

6）尖锐异物，有刺破消化道壁可能或多个异物聚集在一个部位，2～3 周无进展，或出现肠梗阻、呕血、黑粪。

（2）术前准备：严格按外科术前准备标准进行术前准备。手术前必须行 X 线等检查以明确异物的形状、大小、数量和停留位置，根据上述情况决定切口的部位和手术中异物的取出方式。

（3）手术方式的选择

1）食管异物：并发食管气管瘘、食管穿孔、食管狭窄和喉返神经麻痹损伤、食管狭窄等，可采取经胸食管切开取出异物或食管切除加胃代食管术。

2）胃内异物：可采用胃镜结合腹腔镜手术或开腹胃切开手术。

3）小肠异物：优先选择腹腔镜探查行肠管纵切横缝方式，取出异物或开腹肠切开手术；异物形成肠坏死或肠穿孔行肠切除、肠吻合或肠修补术。

4）结直肠巨大粪石可先行碎石、灌肠，等待排出，否则，须行切开取石、结肠造瘘术。

视频 21-0-3　腹腔镜手术取肠道磁珠异物

（陈　琦）

参 考 文 献

[1] 方莹. 儿童消化道异物的内镜处理 [J]. 中华消化内镜杂志, 2017, 34(2): 80-82.

[2] 中华医学会消化内镜学分会. 中国上消化道异物内镜处理专家共识意见: 2015 年 [J]. 中华消化内镜杂志, 2016, 33(1): 19-28.

[3] 游志恒. 小儿消化道异物手术治疗分析 [J]. 中国现代医生, 2016, 54(2): 39-41.

[4] 任路, 耿岚岚, 肖伟强, 等. 儿童消化道异物 1 257 例病例系列报告 [J]. 中国循证儿科杂志, 2017, 12(5): 333-336.

[5] KRAMER R E, LERNER D G, LIN T, et al. Management of ingested foreign bodies in children : a clinical report of the NASPGHAN Endoscopy Committee[J]. J Pediatr Gastroenterol Nutr, 2015, 60(4): 562-574.

[6] 李静涛, 马新生, 田云霄, 等. 手术治疗水晶球致小儿消化道梗阻 6 例 [J]. 临床小儿外科杂志, 2016, 15(3): 312.

[7] 武鹏, 陈肖鸣. 小儿肠道异物手术治疗 9 例分析 [J]. 临床小儿外科杂志, 2014, 13(6): 537-539.

[8] 李刚. 胃肠道异物 116 例手术治疗分析 [J]. 中国现代医生, 2012, 50(7): 142-143.

[9] 孔庆印, 曾宪忠, 李兆申. 美国消化道异物处理指南 [J]. 中华消化内镜杂志, 2004, 21(1): 69-70.

第二十二章 | 新生儿消化道穿孔

消化道穿孔是新生儿期的急腹症之一，穿孔原因和部位术前不易明确诊断，主要疾病包括胃穿孔、新生儿坏死性小肠结肠炎（neonatal necrotizing enterocolitis，NNE）、胎粪性腹膜炎、先天性肠闭锁、先天性巨结肠、肠神经发育不良、特发性肠穿孔等，如不能早期发现、及时手术，病情可迅速恶化，最终因重症感染导致死亡。

新生儿胃穿孔和肠穿孔的发病机制并不相同。胃穿孔病因可能为多因素导致，目前多数学者认为导致新生儿胃穿孔的原因主要包括：缺血缺氧因素、胃壁基层缺损、自发性胃穿孔、激素或非甾体抗炎药应用、部分有创性医疗措施、幽门梗阻等。新生儿胃穿孔常发生在出生后1周以内，对于新生儿突然发生腹胀且进行性加重须警惕胃穿孔的可能。呼吸困难可能为首要症状，此外还可能出现反应差、体温低、拒奶、呕吐等症状。

新生儿肠穿孔在早产儿或低出生体重儿中由NNE造成的可能性最大，大多数患儿出现穿孔前有肠道动力改变及腹膜炎症状，部分腹部立位片可见肠壁积气和门静脉积气。此外，胎粪性腹膜炎、先天性肠闭锁、先天性巨结肠、肠神经发育不良、特发性肠穿孔等均可能在新生儿期导致消化道穿孔，手术中应全面探查腹腔内肠管情况结合肠道病理制订治疗方案，避免盲目穿孔修补产生不良后果。

【手术适应证】

新生儿消化道穿孔病情可迅速恶化，因此应争取缩短术前时间，手术越早越好。有研究表明患儿从出现穿孔症状到手术时间越短，治疗预后越好。气腹是外科治疗的绝对适应证，内科保守治疗多无效。

【术前准备】

术前行血常规、出凝血时间检查，术前备血，急诊完善腹部立位片、彩超检查。保暖，纠正水、电解质紊乱，纠正酸中毒，补充血容量，胃管减压，应用抗生素，给氧（给氧时不宜用正压通气，以防更多气体进入腹腔，必要时可气管插管）。如横膈抬高导致呼吸困难可腹腔穿刺减压。

【麻醉及体位】

气管插管全身麻醉，患儿采用仰卧位，术中注意保温。

【手术步骤】

做脐上腹部横切口，必要时可向左侧延长切口。腹腔液体做细菌及真菌培养。手术必须系统地探查腹腔，仔细检查食管裂孔至盆腔水平的胃肠道，找到腹腔粘连或腹膜渗出液最多的部位。如果有明显的胃内容物或胆汁样液体常提示胃或十二指肠穿孔，暗黑色或者粪汁样物质提示小肠或结肠穿孔。

1. 胃穿孔手术 大多数胃穿孔发生在胃大弯处，手术应切除穿孔边缘血供不好的组织，切缘以丝线双重内翻缝合（图22-0-1）。如果胃大弯广泛坏死，可切除坏死组织后留置胃管支撑，将残胃包绕胃管缝合卷成管状。

新生儿期一般不主张做胃大部切除术，当胃窦部广泛坏死时，可行部分胃切除术和胃肠吻合术，首选胃十二指肠吻合术（毕Ⅰ式手术）。

2. 肠穿孔手术

（1）肠切除肠造瘘术：是新生儿肠穿孔广泛被接受的手术方式，手术操作简单、创伤小，患儿存活率高。术中切除明确坏死穿孔的肠组织，清除腹腔内感染物质和积液，将近、远端肠管提出腹壁做肠造瘘术。新生儿肠造瘘尽量不采用单腔造瘘，可选用襻式、分离式双腔、Bishop-Koop 或 Santuli 造瘘术。

（2）肠穿孔修补肠造瘘术：用于末端回肠或结肠单纯穿孔，其周围肠管较健康者。穿孔多位于对系膜肠壁上，用 5-0 细丝线做贯穿肠壁全层的横向间断缝合修补穿孔，外加浆肌层间断缝合（图 22-0-2）。于近端 5～6cm 处结扎切断肠系膜血管及肠管后行肠造瘘术。

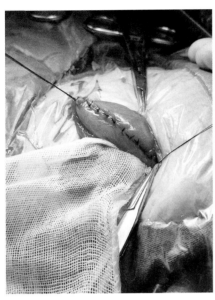

图 22-0-1　胃穿孔内翻缝合

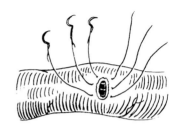

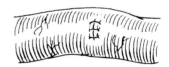

图 22-0-2　横向间断缝合肠穿孔

（3）肠穿孔修补术 / 肠切除肠吻合术：腹腔内无严重感染，穿孔处肠管病变局限、邻近肠管组织健康、血供好，且患儿肠道病理检查正常情况下，可行一期肠穿孔修补或肠切除肠吻合术。

（4）腹腔引流术：此方法只推荐作为暂时性治疗措施，主要应用于无法耐受探查手术的极危重患儿，通过将腹腔内的消化液和气体引流出体外来缓解下消化道穿孔导致的腹腔间隙综合征，改善患儿感染状况，使患儿能够全身状况稳定后进行探查手术。

【术中注意事项】

1. 术中须尽可能清除腹腔内感染物质，以温生理盐水反复冲洗，吸尽后放置腹腔引流。

2. 手术时必须系统地探查腹腔内胃肠道，注意勿遗漏多发穿孔或合并畸形。

3. 如考虑不明原因的肠穿孔，术中应探查远端结肠，新生儿巨结肠扩张段和移行段表现不明显，术中须多处取肠道病理组织检查，一般应包括直肠、乙状结肠、横结肠、阑尾、末端回肠和造瘘口，以免遗漏肠神经发育异常的可能。

为防止术后发生营养不良及短肠综合征，术中应争取保留有生机的小肠和回盲部。手术中多处肠管或大段肠管坏死无法确定时，不建议大段切除肠管，目前推荐的"clip and drop"手术将明确坏死肠管切除，保留近远端肠管并用钛夹封闭肠腔后放回腹腔，48～72 小时后再次剖腹探查评估肠管活性。

【术后处理】

1. 术后吸氧或辅助通气。

2. 彻底胃肠减压，待肠道功能恢复、胃管内液体澄清且量少时可开始恢复肠道喂养。

3. 适量补液，按所需热量给予静脉营养。循环功能差者，加用多巴胺等药物辅助。

4. 应用广谱抗生素，根据药物敏感试验结果调整抗生素使用。

5. 造口手术 6～12 周后患儿情况稳定、腹腔感染控制、体重增加后，可行关瘘手术。关瘘前行造口远端肠造影检查，确定肠管功能良好无器质性病变和肠狭窄方可关瘘。

6. 高位小肠造口在患儿全身情况好转时应尽早关瘘，以免肠液过量损失导致体液、酸碱失衡和营养不良。

【并发症】

1. 切口感染　消化道穿孔因腹腔及腹壁感染，加上切口局部消毒不当，术后易发生切口感染。发生切口感染时早期应拆除部分缝线，引流炎性渗液，全身应用抗生素的同时可以辅以局部理疗。

2. 切口裂开　腹壁切口裂开多由于感染、全身营养不良、低蛋白血症等因素存在，加上哭闹、腹胀等导致腹内压增高而发生切口裂开。如为皮肤裂开可用蝶形胶布拉合，如为全层腹壁裂开伴有肠管脱出者应在全麻下进行二次缝合。

3. 胃、肠瘘　胃、肠瘘是术后常见的并发症之一。原因有：消化道病变部位切除不彻底，吻合后导致吻合口瘘；消化道病变继续发展发生新的穿孔；发生胃、肠瘘时应彻底引流腹腔，积极抗感染，部分胃、肠瘘可局限形成皮肤瘘或自行愈合。对于引流不通畅、感染症状加重的胃、肠瘘须再次手术治疗。

4. 肠造瘘并发症　新生儿肠造瘘并发症发生率较高，应注意预防和处理。

（陶　强）

参 考 文 献

[1] 王果，李振东. 小儿外科手术学 [M]. 2 版. 北京：人民卫生出版社，2010：333-337.

[2] 张金哲，潘少川，黄澄如. 实用小儿外科学 [M]. 杭州：浙江科学技术出版社，2003：693-694.

[3] 郑珊. 新生儿肠穿孔的正确诊断和处理 [J]. 中华小儿外科杂志，2017，38（2）：81-82.

[4] 陈快，戴康临，罗鸣，等. 新生儿胃肠穿孔 78 例诊治分析 [J]. 临床小儿外科杂志，2010，9（3）：209-210.

[5] MISEREZ M, BARTEN S, GEBOES K, et al. Surgical therapy and histological abnormalities in functional isolated small bowel obstruction and idiopathic gastrointestinal perforation in the very low birth weight infant[J]. World J Surg, 2003, 27(3): 350-355.

[6] BYUN J, KIM H Y, NOH S Y, et al. Neonatal gastric perforation : a single center experience[J]. world J Gastrointest Surg, 2014, 6(8): 151-155.

[7] TIWARI C, SANDLAS G, JAYASWAL S, et al. Spontaneous intestinal perforation in neonates[J]. J Neonatal Surg, 2015, 4(2): 14.

[8] LEE D K, SHIM S Y, CHO S J, et al. Comparison of gastric and other bowel perforations in preterm infants : a review of 20 years' experience in a single institution[J]. Korean J Pediatr, 2015, 58(8): 288-293.

第二十三章　胃 部 手 术

第一节　胃部分切除术

对于儿童消化性溃疡的治疗，大多数医师认为应以内科保守治疗为主。由于小儿组织再生能力旺盛，只需调节饮食，应用药物治疗，如制酸药、解痉药、抗胆碱药、H_2 受体拮抗药，有幽门螺杆菌感染时加用抗生素治疗，症状可迅速消失，溃疡自愈。儿童消化性溃疡手术适应范围比成人狭窄，当出现消化性溃疡并发症时应手术治疗。穿孔以修补为主，出血以结扎出血血管为主，也有学者提倡行胃部分切除。对胃大部切除一直存有争议，尤其年龄较小的儿童不适宜行胃大部切除。而迷走神经切断加幽门成形术或壁细胞迷走神经切断术（高选择性迷走神经切断术）对儿童发育影响最小，可作为儿童首选术式。但是该术式操作精细复杂，当急性大出血、胃穿孔和瘢痕性幽门梗阻时不宜施行，而以胃部分切除为宜。为了不影响患儿生长发育，应尽量多保留胃组织，切除不应超过 50%，酌情选择胃肠道重建的术式，可获得较为满意的临床效果。

【手术适应证】

1. **胃肿瘤**　如良性的平滑肌瘤及畸胎瘤，恶性的淋巴瘤、恶性畸胎瘤和胃癌等。

2. **先天性畸形**　如某些类型的幽门闭锁、胃重复、胃及十二指肠憩室等。

3. 胃黏膜脱垂出现有梗阻、大出血及合并溃疡出血等情况。

4. **胃损伤**　尤其胃幽门部范围大的损伤或完全断裂，化学性损伤（如强酸强碱）致胃或幽门部的瘢痕狭窄者。

5. **消化性溃疡**　①胃溃疡或复合性溃疡经内科积极治疗仍反复发作者；②消化性溃疡合并穿孔或持续性梗阻者；③大出血或复发出血，但药物及内镜治疗不愈者；④经住院正规和积极内科治疗，疼痛仍持续无好转，且影响小儿生活和营养及发育的慢性溃疡者。

【术前准备】

1. 纠正水、电解质紊乱，加强支持疗法，输血或者血浆，术前血红蛋白达 90g/L 以上。

2. 对幽门梗阻病例，术前 3 天进流质，每晚用温盐水洗胃。

3. 查血、尿、粪常规，肝、肾功能，乙肝全套，胸透，心电图，钡剂。

4. 术前晚灌肠 1 次，禁食 8 小时，术前上鼻胃管，备血 300～400ml。

【麻醉与体位】

连续硬膜外阻滞加静脉麻醉，或者全麻气管内插管。平卧位。

【手术步骤】

1. 上腹部正中或左旁正中切口。进腹后探查胃和十二指肠，注意溃疡所在部位与周围组织的粘连、水肿，溃疡瘢痕大小及其是否穿透至附近脏器，了解后决定行何种手术方式。

2. 提起横结肠，将胃结肠之间的网膜与横结肠系膜分开，避免损伤横结肠系膜血管。分离切断胃网膜左动、静脉至大弯胃网膜左血管最靠近胃壁处，缝扎切断。

3. 沿胃大弯向右分离至幽门下，将胃网膜右动、静脉结扎。此外，幽门窦后壁与胰腺及横结肠系膜间的疏松粘连可用手指将之钝性分离，至十二指肠第一段。

4. 分离十二指肠后壁，有来自胰腺进入十二指肠的小血管一一结扎，游离十二指肠后壁 1cm。

5. 分离胃小弯，向左缝扎胃左动、静脉。沿胃小弯向右保护肝动脉，将胃右动脉分离结扎。

6. 胃大小弯完全分离后，再分离十二指肠周围粘连，使十二指肠在胃部分切除后有 1～2cm 残端，可缝合或关闭。

7. 预定切断胃体标记　远端标记是切除全部胃窦；近端标记小弯侧取食管以下胃左动脉第 3 支分支处，大弯侧取胃网膜左血管最靠近胃壁处，这两点连线切除约 50%。于此线两端（即胃大弯侧和小弯侧）各上一牵引线为切断胃标志（图 23-1-1）。

8. 在预定处切断胃体，左手拉住胃体中部，右手将直的肠钳在牵引线近侧胃体插入斜行钳夹，小弯侧保留少，大弯侧保留多，使肠钳与胃小弯垂直部成 60°～70°。距此钳远端 1.0～1.5cm 处再夹一把肠钳，两把肠钳之间切断胃体，断面用 0.5% 活力碘涂搽。

9. 十二指肠球部，靠近幽门括约肌下方，平行放置两把直的肠钳，距远端肠钳 1cm 左右两把肠钳间切断。注意远端留下准备吻合或关闭残端的充分位置。此时部分胃体已切除。

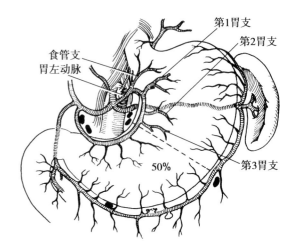

图 23-1-1　胃血管支与胃切除量的估算

10. 胃肠道的连续重新建立

（1）毕 I 式吻合（Billroth I 式）：即胃断端大弯侧与十二指肠断端做端端吻合。

1）残胃处距断端 0.5～0.7cm，切开胃壁浆肌层至黏膜下层，显露小血管一一缝扎，前后壁均要处理。

2）胃与十二指肠吻合：自大弯侧开始后壁浆肌层间断缝合；再用 3-0 肠线全层连续缝合，后壁连续缝合结束时肠线交锁缝 1 针；小弯侧胃多余部分闭合，先行胃残端黏膜层连续缝合，缝完后转为胃壁浆肌层连续缝合；再继续胃肠吻合前壁全层连续缝合（图 23-1-2）。

3）前壁浆肌层间断缝合，胃残端浆肌层间断缝合，胃小弯端做一半荷包缝合，将上角包埋。胃肠吻合口上角易发生瘘的三角，宜补加浆肌层荷包缝合（图 23-1-3）。

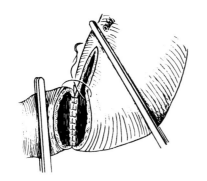

图 23-1-2　胃部分切除术：毕 I 式胃肠道重建

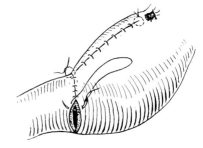

图 23-1-3　荷包缝合危险角

（2）毕 II 式吻合（Billroth II 式）：即胃空肠结肠后吻合。

1）十二指肠残端关闭，钳夹十二指肠残端肠钳，全层连续（或者间断）缝合。浆肌层间断缝合，上下角各做半荷包缝合包埋，中间再加浆肌层间断缝合（图 23-1-4）。

2）提起横结肠系膜，在中结肠动脉左侧无血管区，将横结肠系膜剪一孔，残胃自此孔拉下，胃大弯侧对结肠方向，小弯侧对系膜根部，用细丝线将胃壁与横结肠系膜固定数针。

3）距十二指肠悬韧带（屈氏韧带）5～8cm的空肠与胃断端做吻合。十二指肠悬肌距吻合口尽量短一些，只要无张力即可。吻合段空肠确定后，输入段对小弯，输出段对大弯，半口吻合。

4）胃黏膜下止血同前，胃断端大弯侧与空肠吻合，先行后壁浆肌层间断缝合；空肠对系膜缘全层切开3～5cm与胃断端吻合，按照胃、十二指肠吻合的要点做全层连续缝合；前壁浆肌层间断缝合。吻合完毕后，仔细检查有无出血，吻合口是否通畅，逐层关闭切口（图23-1-5）。

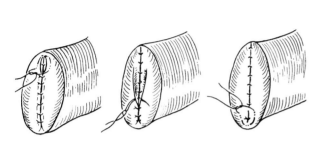

图 23-1-4 十二指肠残端处理间断缝合两层

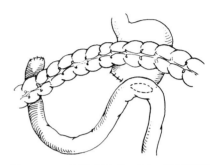

图 23-1-5 毕Ⅱ式 Hoffmeister 法示意图

【术后处理】

1. 体位 全身麻醉未清醒前，应平卧，头偏向一侧，保持呼吸道畅通。清醒后如血压、脉搏稳定可取半坐卧位。

2. 监测生命体征，定时行血常规、血生化和血气分析检查，做出判断，以便采取相应处理措施。

3. 保持胃管通畅，术后24～48小时肠蠕动恢复，肛门排气；胃管内吸出液为清洁胃液，量减少，可拔胃管。

4. 维持术后营养和水、电解质平衡。术后禁食期间应记录24小时出入量，全静脉营养治疗。

5. 术后第3天进少量流质，第5、6天恢复半流质，术后1个月内进软食、面条、馒头。

6. 术后用抗生素，必要时输血或者血浆，加强支持疗法。

【术后并发症的预防及处理】

1. 出血 吻合口出血，胃管内吸出鲜红色液体，常常是吻合口静脉出血。预防措施是术中行胃黏膜下血管缝扎止血。腹腔内出血，表现为血压下降，脉搏变快，有腹膜刺激症状，腹部穿刺液为血性液体。预防内出血，对重要的动静脉均要缝扎，结扎止血可靠。出血的处理为快速输血。用止血药后血压不稳定，需要再次手术探查。

2. 吻合口瘘 术后6～9天有腹膜炎症状，出现体温升高，白细胞计数升高，考虑吻合口瘘。预防措施：要保证残胃血液循环好，胃肠吻合时无张力，吻合口缝合仔细，加强支持疗法。当出现急性腹膜炎症状时需要再次手术，瘘小时可外引流，瘘大时须修补，经久不愈考虑再次行胃切除。

3. 倾倒综合征 胃切除后胃的容量减少，幽门括约机制遭到破坏，食物迅速进入肠道，大量胰岛素分泌，血糖含量下降，出现恶心、呕吐、上腹饱满、腹痛等症状。预防措施为：胃切除不宜过多，胃空肠吻合口不能太大，术后少食多餐，免进甜食，进餐后平卧10～20分钟，一般可自行缓解，极个别需要再次手术。

【手术经验】

1. 胃切除范围的估计 胃切除的范围决定胃酸降低的幅度，从而影响手术疗效。胃切除范围越大，胃酸分泌降低越显著，疗效越好，但过大范围的胃切除也带来胃容积过小的问题。曾宪九曾提出"胃切除范围两多两少的原则"，即十二指肠溃疡切除范围比胃溃疡多些，术前胃酸分泌高的比胃酸分泌低的切除范围多一些；年老体弱及女性病人切除范围少一些，重体力劳动及经常食量大的人切除范围少一些。但切除范围不应少于50%，少于这个限度的切除，可能留下一部分胃窦部黏膜，溃疡复发率较高。从我国基层和农村医院应用胃切除治疗消化性溃疡的经验，认为胃切除范围以50%为宜，随访结果，在防止溃疡复发和恢复劳动力等方面，疗效均满意。笔者认为，50%的切除范围，对儿童消化性溃疡的外科治疗也是合适的。一些外科医师往往是过多地估计其切除量,国外有报道一组 144 例胃切除范围为 75%～90%,经精确几何学测量实际切除仅 60%～70%。国内亦有学者收集 39 例记录胃 2/3～3/4 切除,实际切除范围不到 50%。估计胃切除的范围应以胃的血管标志为准,它易于辨认,且随胃扩张而伸展,误差少,实用意义大。1962 年裘法祖指出,在胃网膜左动脉最右的一根分支与胃网膜右动脉最左的一分支之间的无血管区,向左约两横指处为起点(指成人,约为胃网膜左动脉弓在胃大弯的起点),与胃小弯胃左动脉的第 1 支或第 2 支下方连线为 3/4 切除。曾宪九等指出,胃网膜左、右动脉交界处为起点与胃左动脉第 3 支下方的连线为 50% 切除。熟悉胃切除范围的标志,才能正确估计胃切除的范围,避免胃切除不足或过多之误。

2. 准确辨认幽门　幽门是确定胃溃疡或十二指肠溃疡的分界线,直接影响治疗原则和术式的选择。术中未能辨认幽门,以致胃窦未切除或胃窦残留,更是文献报道术后溃疡复发的重要原因之一。幽门前静脉横行于幽门前面;在胃窦与幽门括约肌之间的表面,尚可见一条细白色沟,可作为幽门的标志。而幽门环是环形肌增厚形成的,十二指肠在其后,环形肌突然变薄,以手触摸可确定其位置。熟悉这些标志及手指触摸法有助于确认幽门。

3. 十二指肠溃疡的处理　溃疡切除是胃部分切除术治疗胃、十二指肠溃疡的作用之一。但溃疡切除并非绝对必要,因为胃切除后,胃酸降低后溃疡常可自行愈合。对球后溃疡或十二指肠后壁的穿透性溃疡,切除难度大,有伤及胆管、胰管及肝动脉、门静脉的危险,不宜追求切除溃疡,可行溃疡旷置术,但必须将残留窦部的胃黏膜剥除,否则术后易并发吻合口溃疡。一旦不慎误伤胆总管或主胰管,应将胆总管或主胰管与空肠或十二指肠吻合,而胰管的损伤应予结扎,损伤部位放置引流。由于先天性壶腹部开口异常(约 17% 开口于十二指肠第一、二部交界处 2cm 以内),或由于溃疡瘢痕收缩而使胆总管或壶腹部上移至幽门附近,加上十二指肠粘连、水肿,致使十二指肠残端无法充分游离,残端封闭难以完善;或者勉强切除溃疡后,要在瘢痕边缘缝合十二指肠残端,这些情况下有造成术后致命的十二指肠瘘的危险。此时,可行开放式封闭十二指肠残端,在紧靠幽门处,不置钳切断十二指肠,两层浆膜及肌层(不缝合黏膜)缝合封闭残端,或者于十二指肠残端插入 12～14F 导管,行造瘘引流;如果断端缝合不满意,可在缝合端下 3cm 处的十二指肠前壁插入 12～14F 导管造瘘,再用大网膜覆盖十二指肠和导管周围,术后负压吸引。要避免这些失误,除熟悉解剖知识外,分离十二指肠时最好从胃结肠韧带近胃窦下方无血管处进入小网膜囊;分离胃后壁至十二指肠第一部后面,如发现溃疡穿透达胰腺,应判断能否切除溃疡,不应盲目分离下去。分离十二指肠小弯缘时,可在肝胃韧带无血管处以手指穿出,以纱条穿过胃后壁将胃窦幽门提起,在直视下分离结扎胃右血管,可避免伤及胆总管、肝动脉、门静脉。还应强调,操作时不应大块钳夹组织。

4. 高位胃溃疡的处理　虽然小儿胃溃疡较十二指肠溃疡少见,高位胃溃疡更为罕见,但一旦术时发现,应设法切除。如小弯侧的胃溃疡,可采用 L 形连溃疡一并切除的术式;贲门或贲门附近的高位溃疡,可行贲门侧 30% 的胃切除加两侧迷走神经干切断术及幽门成形术;也可考虑行溃疡局部切除加远侧胃切除术;或者溃疡局部切除加迷走神经干切断及幽门成形术;如溃疡位置高,周围粘连严重,也可行不切除溃疡的胃部分切除术,此术式尤适用于体弱、手术耐受力差的患者,效果较为满意。

5. 胃肠重建　胃肠重建有胃十二指肠吻合(毕Ⅰ式)和胃空肠吻合(毕Ⅱ式);方法有全口或半口吻合、结肠前或结肠后吻合、空肠输入襻对胃小弯或输入襻对胃大弯吻合等不同方式,各有其优缺点,从治疗效果来看,均无明显差异。因此,术式和方法的选择决定于手术时的具体情况,灵活运用。

毕Ⅰ式只有在十二指肠周围粘连较少、十二指肠溃疡能予切除,以及在足够范围的胃部分切除后吻合口无张力时采用。否则以采用毕Ⅱ式为宜。

胃内容物通过吻合口的速度并非决定于胃空肠吻合口的大小,而决定于空肠口径的大小。因此,全口或半口吻合的选择应参考胃的大小、吻合的方式和术者的习惯而定。更为实际的是吻合时应该用可吸收缝线做内层连续缝合(不扣锁),针距相等,线不要抽得太紧,要检查是否将前后壁缝合在一起,以免造成吻合口狭窄、梗阻。吻合完毕后的口径约 3cm,相当于空肠肠腔的口径最为适宜。

空肠输入襻对胃小弯还是胃大弯,对胃空肠的蠕动排空影响不大,但应避免在吻合后输入和输出空肠襻形成180°交叉位置,因易于引起输入襻梗阻的发生。选择何种方式取决于屈氏韧带与胃断端的位置关系。如屈氏韧带在胃断端的右侧下方,以空肠输入襻对胃小弯为宜;如在左侧下方则输入襻应对胃大弯。无论哪种吻合方式,吻合后均应使输入襻开口位置高于输出襻的开口。重要的是空肠输入襻的长短要适宜,原则上空肠输入襻应尽可能短。因为空肠黏膜抗酸能力距十二指肠越远越弱,发生吻合口空肠溃疡的可能性越大。但过短则可因牵拉造成吻合口处锐角或狭窄,易致输入襻梗阻。空肠输入襻的长短根据吻合口的位置而定。如果行结肠前吻合,长度一般为10～12cm;如为结肠后吻合,长度一般为4～5cm。结肠前吻合或结肠后吻合两者差别不大,除横结肠系膜肥厚过短不宜行结肠后吻合外,可以术者的习惯和经验选择。关键在于行结肠后吻合时,务必将横结肠系膜裂孔固定于吻合口上方3～4cm的胃壁,以防术后输入襻或输出襻梗阻和内疝的发生。当行结肠前吻合时,注意空肠输入襻不宜过长,且应封闭输出襻空肠系膜与横结肠之间的间隙,以减少内疝的发生。

6. 胃回肠吻合　此为胃部分切除术的重大失误,国内外均有报道。由于大部分小肠旷置,处理不当有致命的危险。术中要有有效的麻醉保证检查找出上段空肠无困难,其次要准确地确认十二指肠空肠曲,来决定空肠吻合部位,并缝牵引线作为标志,可避免此种不应有的失误。

【再次手术及其有关问题】

由于溃疡复发及其并发症的出现,有时需要再手术处理。再手术治疗的原则是必须消除复发的原因(如胃切除范围不足、幽门窦部残留等),然后根据过去术式的情况进行处理。术式力求简单,如过去为迷走神经干切断术者,可行胃部分切除术;如为胃部分切除术者,行迷走神经干切断术。

(翁一珍　耿　辉)

第二节　胃扭转手术

胃扭转(gastric volvulus)是婴幼儿和儿童时期发病率较低的疾病,50%以上在1岁以内发病,其中新生儿约占26%。1866年Berti第一次描述了本病,系由胃底及贲门固定缺陷所致,凡是胃部分或者全部大小弯位置发生变换,即大弯在上,小弯在下,或者大弯在右侧,小弯在左侧(先天性内脏反位除外),均可称为胃扭转。

【分型】

1. 系膜轴型(横轴型)胃扭转　以胃大、小弯的中点的连线(胃的横轴)为轴心,以幽门为起点发生胃下部的扭转,幽门沿着顺时针向左向前扭转,或者沿着逆时针向右向后旋转。

2. 器官轴型(纵轴型)胃扭转　即以从贲门到幽门的连线(胃的纵轴)为轴心,胃向前扭转时胃大弯向上,向右移位于小弯上方;胃向后扭转时,则以相反方向旋转(图23-2-1)。

3. 混合型胃扭转　具有系膜轴型和器官轴型两种胃扭转同时存在的特点。

4. 按照发病的缓急、胃扭转的程度和病因,亦可分为急性与慢性胃扭转、部分性(<180°)和完全性胃扭转(180°～300°)以及原发性和继发性胃扭转。

【手术适应证】

1. 急性胃扭转症状无法缓解者。

2. 慢性胃扭转保守治疗无效者。

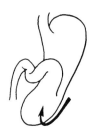
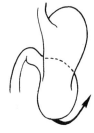

(1)向前扭转　　　　(2)向后扭转

系膜轴型胃扭转

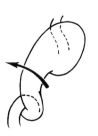
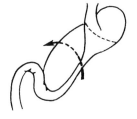

(3)向前扭转　　　　(4)向后扭转

器官轴型胃扭转

图23-2-1　胃扭转类型

【术前准备】

1. 血常规、凝血时间、血生化检查,肝肾功能。

2. 胸部及腹部 X 线片,食管、胃、十二指肠钡剂。

3. 纠正水、电解质紊乱和酸碱平衡失调。

4. 术前常规备血,静脉输入抗生素。

5. 放置鼻胃管,尽可能吸尽胃内容物,降低胃张力。

6. 术前常规宣教,缓解患儿及家属的心理压力,减轻术前应激。

【麻醉与体位】

气管内插管全身麻醉。仰卧位。

【手术步骤】

(一)开腹胃固定术

1. 切口选择 左上腹经腹直肌切口或上腹部横向切口,切口大小适当。新生儿可选择在打开腹直肌前鞘后,可沿内侧缘一侧将腹直肌翻起,而不直接从腹直肌中分离进入(图 23-2-2)。

2. 探查 进入腹腔后,可见到膨胀扭转的胃。将扭转的胃复位,同时经由鼻胃管进行减压。仔细检查胃壁有无坏死和穿孔。如有胃坏死时宜行楔形切除缝合,原则上不做胃切除和胃空肠吻合术。同时仔细探查横膈、食管裂孔、肝脾等胃周围脏器和组织结构有无异常,胃脾韧带、肝胃韧带、胃结肠韧带以及大网膜等胃周围韧带有无阙如、过长或其他异常,并对这些异常做出相应的处理。

3. 胃固定 处理上述问题后,可行胃前壁固定术。将靠近贲门的胃小弯附近的胃前壁缝合固定于腹前壁,缝合时一定要缝到胃前壁肌层,以免缝合线脱落。如果胃周围韧带阙如、松弛等,除将胃前壁固定于腹前壁外,同时可将胃底与膈肌缝合固定,胃大弯远端和胃后壁与后腹膜缝合固定(图 23-2-3)。

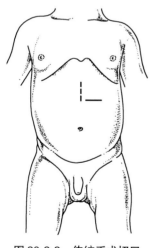

图 23-2-2 传统手术切口

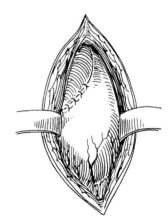

图 23-2-3 胃后壁固定

4. 关腹 腹腔内用温生理盐水冲洗吸尽后,依次逐层缝合切口。若为上腹部横向切口,注意腹壁各层的缝合对合。

(二)腹腔镜胃固定术

1. Trocar 的位置 脐窝上方褶皱处行弧形切口,插入 Hasson 套管,稳定后即注入 CO_2 气体使腹压为 6~10mmHg。建立气腹后,在腹腔镜直视下,于左腹外侧区戳孔作为主操作孔,右侧季肋部戳口作为辅助操作(新生儿或婴幼儿选用 3~5mm 不等的套管针)(图 23-2-4)。

2. 探查 仔细检查腹腔内胃扭转的情况,并用操作器械将胃扭转复位,同时探查有无其他合并畸形或异常。

3. 胃固定 若无其他畸形或异常存在进行复位。胃复位后用不可吸收线将靠近贲门的胃小弯附近的胃前壁缝合固定于腹前壁,将胃底缝合至左侧膈肌。之后将腹腔压力降至3～5mmHg,镜下打结予以固定,完成胃固定术(图23-2-5),仔细检查有无出血、缝合处有无撕脱等情况后,依次拔除套管鞘。

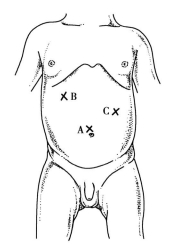

图23-2-4　腹腔镜 Trocar 放置位置

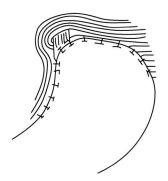

图23-2-5　胃小弯与腹前壁固定,胃底与左侧膈肌固定

4. 缝合切口　尽量使用可吸收线缝合切口各层,缝合皮下及皮肤之前,须使用稀释活力碘消毒液清洗皮肤,避免切口术后感染。皮肤可用组织胶水黏合及干燥无菌辅料对合。

(三)胃镜胃扭转治疗术

慢性胃扭转,并且能够排除不完全梗阻及其他并发症的患儿,均可考虑采用胃内镜进行复位处理。在实际操作过程中,要保证动作轻柔,减少和控制盲目进镜,尽可能减少内脏损伤,提高临床治疗效果,保证复位成功。

1. 将胃镜缓慢向胃腔内部推进,在进镜的同时注意观察患者胃腔情况,进入贲门后首先将胃底黏液湖抽净。

2. 注气时观察胃底黏膜皱襞走行,循序进境,反复向胃腔内注入适量气体,并进行腹部按摩。如果发现患儿胃腔骤然扩大,同时在处理过程中胃镜镜身会伴有振动感,此时,采用内镜观察幽门口,观察后再将内镜退回贲门位置。

3. 重复进行观察,若胃腔形态恢复正常,则表示复位成功。如果采用上述方法无法准确复位,要对患儿胃内气体进行吸除,吸除一部分后将内镜退回贲门口位置。二次进镜,同时向患儿胃腔内注入少量气体,并进行反复进退,吸除气体与注入气体要交替开展,并依据术前X线检查、患儿体位进行转动。

【术后处理】

1. 禁食,持续胃肠减压。

2. 输液维持水、电解质平衡,应用抗生素。

【术后并发症】

1. 胃扭转复发　少见。多为手术中固定方法不当或缝合线脱落,或术后缝合线撕脱等所致。缝合时要达到胃壁肌层并结扎牢固。若胃扭转复发,症状重新出现,则应再次手术。可在胃前壁固定的同时行胃 Stamm 造瘘术(图23-2-6)。

2. 遗漏合并畸形　胃扭转可合并其他多种畸形,对其他合并畸形的遗漏是导致术后呕吐持续存在的主要原因,如先天性幽门肥厚性狭窄和十二指肠梗阻等。因此术中应仔细检查,避免遗漏。

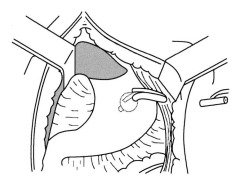

图23-2-6　Stamm 胃造瘘术

3. 腹腔内感染和脓肿形成 由急性胃扭转并发胃壁坏死穿孔术后继发感染所致。因此对胃壁坏死穿孔或腹腔内大量渗出液者应行腹腔冲洗，并放置引流，一旦脓肿形成，则应行脓肿引流术。

4. 中毒性休克 是胃扭转死亡的最主要原因，系误诊或漏诊导致胃壁缺血、坏死穿孔所引起。因此，术前应做充分的准备，术后加强护理。

（耿　辉　翁一珍）

第三节　胃黏膜脱垂手术

胃黏膜脱垂是指幽门部黏膜松弛，脱入十二指肠，引起腹痛、出血及梗阻。小儿较为少见，发病原因尚不肯定，多为黏膜松弛，黏膜下层水肿、增生、炎症及胃蠕动异常。应用钡剂造影可见：幽门管增宽，与胃窦部黏膜皱襞连续的皱襞通过幽门管，十二指肠球部见"香蕈状"充盈缺损阴影，钡剂通过受阻，纤维胃镜可协助明确诊断。

【解剖生理】

本病胃黏膜松弛，黏膜下结缔组织富于移动性，致使黏膜通过幽门脱垂入十二指肠，故可见幽门较宽大，幽门窦黏膜水肿、肥大、出血，有时伴胃炎、十二指肠炎。

【手术适应证】

小儿胃黏膜脱垂绝大多数采用内科保守治疗，如发生以下情况方考虑手术处理。

1. 反复出血，频繁呕吐，持续性腹痛经内科治疗无效。

2. 病情严重，经常发生幽门梗阻或合并有胃、十二指肠溃疡、息肉。

3. 腹胀、间歇性呕吐提示黏膜嵌顿者。

4. 继发性贫血，生长发育受到严重影响者。

【术前准备】

1. 检测血常规，出、凝血时间及血生化。

2. 有幽门梗阻者应禁食、胃肠减压，纠正营养及水、电解质紊乱。

3. 术前置鼻胃管。

4. 应用抗生素。

5. 配血、备血。

【麻醉与体位】

气管内插管全身麻醉；仰卧位。

【手术步骤】

1. 胃黏膜切除术 ①切口选用上腹横切口；②以幽门环为中点，切开胃、幽门管及十二指肠的前壁，出血点分别缝扎；③切除冗长脱垂的胃黏膜，并将黏膜与其下方的肌层固定缝合；④按 Finney 法行幽门成形术（图 23-3-1）；⑤关闭腹腔。

2. 胃部分切除术 胃黏膜脱垂做胃部分切除时，若胃的切断端黏膜有明显松弛外翻，应将过多的胃黏膜切除，以免术后复发。以上各种手术以胃部分切除术的疗效最佳，其他手术疗效较差（详见本章第一节）。需要指出的是，手术中除黏膜嵌顿或合并严重的炎症、出血外，术中病理常难以给出明确诊断。

【术后处理】

1. 保留鼻胃管减压。

2. 禁食 5～7 天，减少胃蠕动，也可佐以镇静药和解痉药。

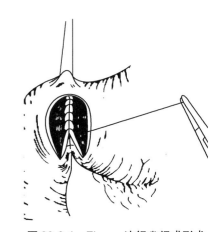

图 23-3-1　Finney 法行幽门成形术

3. 应用抗生素。

4. 其他与胃部分切除后处理相同。

（郑 珊 陈 功）

第四节 胃重复畸形手术

胃重复畸形较为少见，占消化道重复畸形的 9%，多发病在出生后 1 年内，部分患者为产前 B 超诊断，40% 发病在新生儿阶段，主要表现为上腹部囊性肿块伴呕吐。当囊肿与消化道沟通可出现呕血和黑粪，若造影则造影剂可长时间不排出。男女发病比例约为 2:1。

【解剖生理】

重复畸形多发生在大弯侧，以近幽门部多见。形状呈囊状或管状，少数会有蒂状结构，可与正常胃腔相通或不相通。重复畸形内衬有胃黏膜，通常与胃共同分享肌层和血供。幽门的重复畸形比较少见，重复畸形的幽门可开口于十二指肠第二或第三段。

【手术适应证和禁忌证】

胃重复畸形常因梗阻、出血、腹膜炎等并发症手术，原则上凡发现胃重复畸形或诊断不明的肿块均应手术探查，腹腔镜技术的发展使得手术指征的把握相对宽松。早产儿、极低体重出生儿或因其他疾病全身情况差者，在无并发症时可待一般情况改善后再行手术。

【术前准备】

1. 血、尿常规及血生化检查。

2. 补充和纠正水、电解质紊乱，穿孔的患儿特别注意纠正酸碱平衡紊乱。

3. 安置鼻胃管。

4. 应用广谱抗生素。

5. 配血、备血。

【麻醉与体位】

1. 气管内插管，全身麻醉，如手术前已出现气急、面色发绀，应立即给予插管，呼吸机辅助呼吸。

2. 仰卧位。

3. 术中重点监护脉搏、呼吸、血压、血氧饱和度、二氧化碳分压等。

【手术步骤】

1. 上腹横切口。

2. 进入腹腔后如已穿孔，应吸净脓液，做细菌培养。推开小肠显露胃，用温盐水纱布将胃提出。

3. 对大多数胃大弯侧重复畸形，于胃大弯侧切开浆膜层、肌层，黏膜下分离并完整切除囊肿，连续或内翻褥式缝合修补周围的肌层缺损，修补完毕应在胃内注入空气，观察是否有其他黏膜损伤、穿孔。

4. 对较小的重复畸形，可沿其边缘做胃楔形切除，全层、浆肌层缝合（图 23-4-1）。

5. 对病变从胃底沿至幽门者，应部分切除重复胃，剥离残留的黏膜层，并修补缺损。也可部分切除或大部分切除重复胃壁，再切除胃与重复胃间的共同壁，然后将重复胃壁与胃壁吻合（图 23-4-2）。对新生儿须尽量避免切除过多的胃组织，通常以控制在 25%～30% 为宜。

6. 也可应用吻合器插入近端，将胃和重复胃之间的隔膜切开并吻合，使两腔相通，但由于此法不能切除重复的黏膜，仅作为次选（图 23-4-3）。

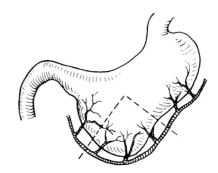

图 23-4-1 沿畸形边缘做部分胃楔形切除

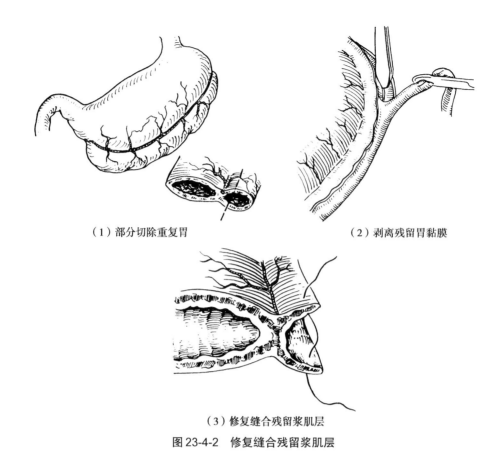

（1）部分切除重复胃　　　　　（2）剥离残留胃黏膜

（3）修复缝合残留浆肌层

图 23-4-2　修复缝合残留浆肌层

7. 针对幽门重复畸形，需要术前行磁共振胆胰管成像或经内镜逆行胆胰管成像评估胆胰管位置，以防手术误伤。多数患者可切开幽门管切除重复畸形，然而当胆管或胰管位置接近切除部位，容易损伤时，可仅行囊肿 - 十二指肠引流或囊肿空肠 Roux-en-Y 引流。

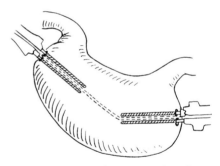

图 23-4-3　吻合器切开胃内隔膜

【术后处理】

1. 生命体征监测，必要时采用呼吸机支持。

2. 持续胃肠减压 48～72 小时。

3. 补液，维持水、电解质平衡和营养需要。

4. 继续应用抗生素。

5. 其他与胃部分切除术相同。

（郑　珊　陈　功）

第五节　胃造口术

胃造口术是最古老的腹部手术之一，以往小儿外科医师主要针对先天性畸形选择该手术方式；近年该术式在继发于中枢神经系统疾病无法吞咽的患者中应用逐渐增多。随着内镜、超声和腹腔镜技术发展，手术方法被简化，随着造口护理和材料技术的进步，其接受程度得到很大的提高。婴儿和儿童的胃造口术主要用于长期喂养或减压，也用于配合抗反流手术、反向食管扩张、空肠营养管放置以及特殊给药。胃造口有三种基本方法：①将造口胃黏膜缝合于皮肤；②在胃壁全层与皮肤之间做管道；③通过经皮穿刺保持胃壁与腹壁通道。

【手术适应证】

1. 喂养和服用药物 用于肠内喂养的胃造口术前须明确上消化道功能基本正常,肠内喂养是长期的,至少要几个月。患者无法吞咽或无法口服足够营养,包括:食管闭锁,不能 I 期吻合或术后吻合口瘘的患儿;化学灼伤致食管狭窄,长期不能进食者;咽喉部疾病不能吞咽者;部分有神经系统功能障碍者;另有部分患儿患有多种病症,如复杂的肠道疾病(短肠综合征、克罗恩病、吸收不良)、恶性肿瘤等。此外,胃造口术也是特殊饮食和药物患者依从性的保障,如慢性肾衰竭患者需要特殊饮食,阿拉日耶(Alagille)综合征患者使用考来烯胺等。神经系统功能障碍患者也常伴有胃肠道运动障碍,此类患者需要胃造瘘联合空肠造瘘。

2. 消化道减压与肠内营养 当胃造口与胃底折叠或十二指肠闭锁同时进行时,造口的管道早期用于减压,其后用于胃内喂养。

【注意事项和禁忌证】

对准备胃造口患者,必须注意既往有无上腹部手术史,肝和/或脾大,以及严重的肌肉骨骼异常,如脊柱侧凸。当发生脊柱侧凸、腹水、凝血功能异常和腹腔内感染时,经皮内镜下胃造口术(percutaneous endoscopic gastrostomy, PEG)属于禁忌,可转为腹腔镜手术。胃食管反流常合并前肠运动障碍,术前须评估患者的反流程度,严重反流患者最好采用抗反流手术联合胃造口术治疗。轻度或无反流的儿童仅行胃造口术。

【术前准备】

1. 患儿由于长期不能进食,一般情况较差,术前必须纠正水、电解质失衡及贫血,改善营养和全身情况。

2. 术前插胃管至食管,将梗阻以上的食管内容物吸净,以免麻醉及术中反流窒息。

3. 术前即刻静脉给予单次剂量抗生素。

4. 静脉麻醉,年长儿可用基础麻醉加局部浸润麻醉。仰卧位。

【手术方法】

1. 烟囱式胃造口术 患儿背部垫高,气管内全麻,准备硅胶蘑菇形导管,足月新生儿采用 12F 导管,青少年采用 20F 导管,早产儿或胃部很小的新生儿采用 10F T 管。

脐上横切口,造瘘口皮肤位置大致位于脐部与左侧肋弓中点连线的上中 1/3 交界处。对于较瘦或胃位置较高患儿可采用直切口。在胃体中部双层荷包缝线缝合(图 23-5-1)。开口须避开脾门附近胃起搏器位置;避开胃大弯可能用于代食管及可能用于胃底折叠的部位;远离胃窦,防止导管引起幽门梗阻或穿孔。胃切口选择在胃较高位置,接近大小弯的中点为宜。如果导管必须靠近胃小弯,须注意迷走神经损伤。

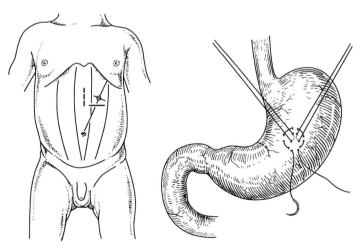

图 23-5-1 烟囱式胃造口术(1)

预置双层荷包缝线后，切开胃体前壁，置入造瘘管，使用可吸收缝合线将胃体固定到前腹壁。从腹膜层切开至皮肤，血管钳将引流管从切口提出，腹膜与胃壁缝合封闭造瘘口内侧半圈，接着缝合外侧，完成整个一圈的包埋（图23-5-2）。

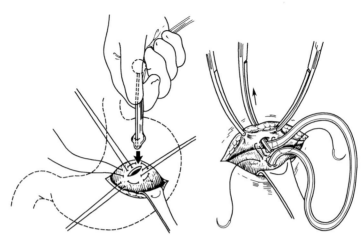

图23-5-2　烟囱式胃造口术（2）

缝合皮肤及皮下，丝线或合成单丝缝合线固定导管，1～2周后拆除缝线。胃造瘘管多数单位采用蕈状管，也可用特制纽扣状阀门（图23-5-3）。

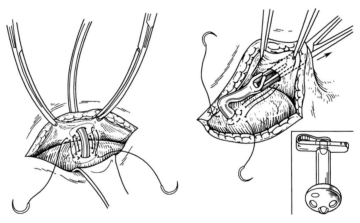

图23-5-3　烟囱式胃造口术（3）

2. 管状胃造瘘　这种管状胃壁造瘘（图23-5-4）可以开放手术手工缝合，也可采用吻合器或腔镜下器械进行操作。管状胃提出皮肤造瘘，须适当离开切口，腔镜手术可将新造的胃管从Trocar孔提出。

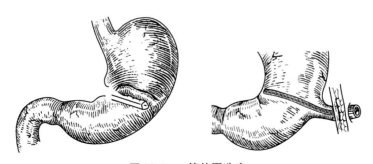

图23-5-4　管状胃造瘘

3. 经皮内镜下胃造口术 年龄较大的儿童可局部麻醉和镇静;年龄较小的孩子一般行气管内麻醉。大多数儿童可使用 16F 硅橡胶导管。严重的脊柱侧凸患儿,由于胃可能进入左胸,横结肠被动上提,易在穿刺中受伤,腹腔镜手术更安全。

首先胃镜在胃内充分充气,造口应远离胸腔,以减少意外刺穿横结肠的可能。小肠不要过多注气。腹壁需要见"红点征",即看到胃镜头端穿透皮肤的明确亮点。否则应改用开放式或腹腔镜技术。局麻后,用带有部分液体的穿刺针经腹壁穿刺红点,当内镜医师看到针尖时,穿刺针内可见气泡,说明穿刺位置正确,如果仅见气泡而内镜下看不到针尖,需要警惕穿刺进入横结肠或小肠。

穿刺成功后,沿穿刺点,在皮肤上做 8~10mm 的切口,通过切口置入套管针和牵引线,内镜监视下圈套器或异物钳抓紧牵引线,将牵引线连同胃镜从口部拖出。在体外将内套管与拖出的牵引线固定,润滑内套管后,从腹壁拉出内套管的管道部分,内镜监视观察内固定盘片位置是否正常。导管部分从皮肤切口由牵引线拖出,修剪导管的长度后,固定外盘片(图 23-5-5)。

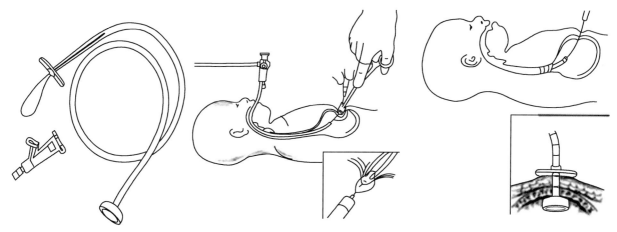

图 23-5-5 经皮内镜下胃造口术

4. 腹腔镜胃造口术 腹腔镜胃造瘘本身造口方法可以是腹腔镜下缝合固定胃体,也可以是腹腔镜监视下的胃穿刺造瘘,腹腔镜使得手术在监视下进行,可控性和安全性得到增强。体形较瘦的患儿可通过扩大的 Trocar 孔提起胃壁,U 形缝合皮肤与胃壁,悬吊固定胃体;较为肥胖的患儿则采用腹膜胃体间断缝合的方法即可固定胃壁。腹壁左上象限中选择最合适的胃造口术部位,选择原则为:远离肋缘和中线。脐部作为观察孔,30°腹腔镜观察更为方便。

【术后护理】

如肠道功能无明显异常,术后第 2 天即可开始使用造瘘口。如果使用 PEG 穿刺造瘘技术,术后 24 小时须检查伤口,防止固定装置损伤切口组织。U 形缝合固定胃体的透皮肤缝线可在术后 5~7 天去除。

伤口处理应尽量避免使用刺激性的抗菌溶液,通常生理盐水清洗即可。切口周围肉芽颗粒组织在术后几周会趋于稳定。重度肉芽生长会导致造瘘口局部泄漏引发护理困难。硝酸银可减少肉芽生长,如肉芽生长过多,则需要修剪。曲安舒松联合抗真菌外用药物可适当减少肉芽生长。

造瘘口护理方面,每日可用生理盐水 10~20ml 冲洗导管 2~3 次,以防管腔被黏液堵塞。灌注流质温度要适中,灌注速度不宜过快,饮食灌注完毕,应用开水冲洗导管腔,以免导管堵塞。造口窦道形成后,一般应每 1~2 周更换导管一次。

胃造瘘如果不再需要,可将导管夹住,口服流质观察,如无泄漏,即可拔除导管,造瘘口会在 2~3 天后自行封闭。如果几周后瘘仍然存在,则需要手术处理。

常见并发症包括:胃与腹壁分离,导致腹膜炎、伤口裂开、出血、感染;胃后壁损伤;造瘘口位置不当。胃与腹壁的分离通常须剖腹手术或腹腔镜进行治疗。

(陈 功 郑 珊)

第六节 幽门闭锁、幽门前瓣膜手术

幽门闭锁是一种极为少见的消化道畸形，仅占消化道闭锁的 1%。50% 的患儿合并有其他畸形，其中最为常见的是大疱性表皮松解症，部分患者有家族发病倾向。临床表现为出生后反复非胆汁性呕吐和上腹部胀，部分患儿有体重偏低、窒息、发绀，延误诊断可引发胃穿孔。出生后 X 线检查见腹部单个含气腔，远端缺乏气体，造影缺乏幽门肥厚性狭窄特有的"鸟嘴征"，幽门处可见凹陷，均提示幽门闭锁。

幽门前瓣膜为黏膜下胃组织隔膜表面覆盖有胃黏膜。迄今为止，仅有不到 200 例报道，发病年龄跨度较大，表现为不全性或完全性幽门梗阻，由于多数患者幽门前瓣膜有孔隙通过食物，患者可成年发病。

【解剖生理】

幽门闭锁病理上有隔膜型闭锁、长段闭锁、幽门阙如三种类型（图 23-6-1）。幽门前瓣膜为幽门前一隔膜，可发生在距幽门 1～3cm 或更高，隔膜为两层黏膜，可含黏膜下组织，隔膜中部往往有一开口，隔膜约直径 2cm，位置呈偏心性。应当注意的是：当拟诊肥厚性幽门狭窄的小儿在术中发现幽门肌无增厚，应将胃管插入十二指肠，排除胃内隔膜可能。

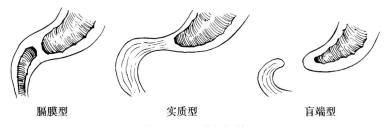

膈膜型　　　　　　　实质型　　　　　　　盲端型

图 23-6-1　幽门闭锁

【手术适应证】

凡诊断为幽门闭锁或幽门前瓣膜均应手术治疗。

【术前准备】

1. 检查血常规、凝血功能、血气分析和血生化。

2. 术前置鼻胃管，持续减压。

3. 适当输液纠正脱水、酸碱失衡和电解质紊乱。

4. 支持疗法，输血浆或白蛋白。对大疱性表皮松解症患儿，术前应纠正贫血、低蛋白血症，甚至静脉营养。

5. 新生儿可静脉滴注维生素 K_1 10mg 每天 1 次，连续 3 天。

6. 预防性使用抗生素。

【麻醉与体位】

1. 气管内麻醉，对病危小儿全身麻醉时应严密监护。

2. 仰卧位。

【手术步骤】

1. 幽门闭锁可选取脐上 2cm 横向切口，从中线偏左开始，切口大约 5cm。先行腹腔探查，辨别病变位置非常重要。高度怀疑本病可试行用 12～14F 胃管通过可疑区域或切开胃体探查。

2. 膜状闭锁或短段性闭锁，针对胃内病变胃体切开长度约 2cm，其中胃端切开 1cm，十二指肠一侧切开 1～1.5cm，沿大弯与小弯之间的中线进行切开，当胃壁较厚时，胃体一侧需要切开更长，隔膜须环形切除，5-0 可吸收线缝合残留基底部。十二指肠腔须插管探查，谨防远端病变被遗漏，横向双层缝合胃体切开部分。

3. 腹腔镜也可完成上述手术步骤,新生儿腹腔压力控制在 8mmHg 以内。

4. 隔膜型闭锁,切除隔膜同时须行幽门成形。长段型幽门闭锁需要根据闭锁长度决定是否幽门成形。

5. 注意部分瓣膜呈风袋状可突入十二指肠导致遗漏。近年,随着胃镜下操作技术的发展,对称性有孔隙的幽门前瓣膜患儿,可试行内镜下球囊扩张,扩张通常可从 9 号开始,每次增加不超过 3 号,每根扩张 1~2 分钟,根据情况可反复操作。对于部分不均匀隔膜或含有血管和肌性成分的隔膜,单纯扩张有困难,须考虑手术,超声内镜判断隔膜厚度方向后,可内镜下行隔膜切除手术。

【术后处理】

1. 保留鼻胃管 48~72 小时,持续减压。

2. 以血气及电解质分析为指导,继续输液至能正常进奶量。

3. 72 小时可开始试服用糖水 15~20ml,每 3 小时 1 次,24 小时后可改用等量母乳或牛奶,以后逐渐加至正常量。

4. 随着快速康复技术的发展,部分患儿可术中保留空肠营养管,早期喂养,减少静脉营养相关并发症。

(郑 珊 陈 功)

第七节 幽门环肌切开术

先天性幽门肥厚狭窄的发病率为 1/1 000~3/1 000,男女患病比例为 4:1。1646 年 Sabricius Hildanus 首次描述了这一疾病,1908 年,Fredet 对增厚的幽门肌进行纵向切开,但予以横向缝合,1912 年,Ramstedt 简化了 Fredet 手术,仅切开幽门肌层,该手术方式延续至今。1986 年,Tan 和 Bianchi 报道了使用脐旁切口寻找幽门,1990 年后,腹腔镜幽门肌切开术逐渐取代了开放手术。

【解剖生理】

幽门外环肌、纵肌增生肥厚,形成质硬苍白的肿块。肥厚的幽门肌在胃的一端界限不清,逐渐移行,但于十二指肠一端突然终止,甚至凸入十二指肠内,故行幽门部肌层切开时,很容易损伤十二指肠黏膜。在幽门处的黏膜水肿增厚,横切面可见肥厚的肌层使幽门黏膜皱缩,排列成纵形皱褶,管腔更趋缩小。由于梗阻,胃不同程度扩大,胃壁增厚,胃黏膜充血、水肿,甚至浅表糜烂溃疡。

【术前准备】

1. 幽门肌切开术术前须先纠正脱水和酸碱失衡,可使用 2/3 张或等张盐水[20ml/(kg·h)]快速补液,见尿补钾。

2. 低钙患儿应注意补充血钙,以免发生喉痉挛。

3. 营养不良者输入血浆或全血支持。

4. 置鼻胃管,如钡剂上消化道检查后应进行洗胃。

5. 可术前预防性应用抗生素。

6. 优先采用气管内麻醉,诱导前应先清空胃,以避免呕吐和误吸。

【手术方式】

(一)开放手术幽门环肌切开术

1. 右上腹横切口,切开皮肤长度约 3cm,垂直逐层切开肌层和腹膜;也可采用脐上半环形切口,绕脐部切开 2cm,若脐部过小,则将切口向两侧横向延伸呈 Ω 形,切口下方游离肌层表面,沿白线切开,将脐静脉推开,进入腹腔(图 23-7-1)。

2. 如为右上腹切口,进腹后轻柔推开肝脏边缘,用盐水纱布固定胃,沿胃大弯向幽门方向探索,扪及幽门肿块后,轻柔提出切口外,以拇指及示指固定幽门两端(图 23-7-2)。如脐部切口,有时寻找胃窦部比较困难,可先找到横结肠或胃,然后牵出胃大弯。选择脐部切口,如难以将幽门拖出腹腔,可用 2-0 缝线平行幽门缝合肌层，牵引固定幽门进行切开，但悬吊的张力不宜过大，防止张力过高导致肌层、黏膜层缺血，引发误判。

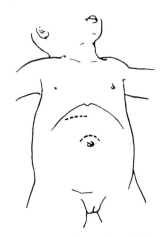

图 23-7-1　右上腹横切口或脐上半环形切口

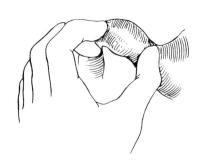

图 23-7-2　用拇指和示指固定幽门两端

3. 幽门前静脉是胃和十二指肠连接处的解剖标志，肌层切开，可选择无血管区沿肿块纵行切开浆膜及浅层肌纤维，切口长度略短于幽门肿块。由于十二指肠肠腔特别脆弱，为确保充分分离，防止贴近十二指肠胃浆肌层分离导致十二指肠撕裂，可在贴近十二指肠将切口设置成 Y 形。

4. 用蚊式钳或 Benson 钳钝性分离幽门肌至黏膜下层（图 23-7-3），使黏膜完全膨向浆膜面（图 23-7-4），然后将胃内气体挤入十二指肠，检查幽门和十二指肠黏膜是否完整，如有气泡或黄色液体流出，则考虑穿孔，5-0 或 6-0 可吸收缝线缝合破口，4-0 缝线缝合切开肌层，转换轴向角度另取切口或打开小网膜囊，在胃后壁另寻找切口重新切开。

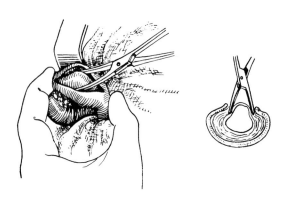

图 23-7-3　钝性分离幽门肌至黏膜下层

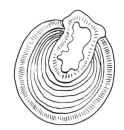

图 23-7-4　使幽门黏膜完全膨出浆膜面

5. 肌层切开边缘用肾上腺素盐水压迫止血或电凝止血，回纳幽门管，逐层关闭切口。

（二）腹腔镜幽门肌切开术

1991 年 Alain 等首次描述了腹腔镜黏膜下幽门肌切开术。儿科开始较晚，Tan 和 Najmaldin 在 1993 年和 1995 年报道了他们的经验并比较了开腹和腹腔镜方法。

手术可选择脐部切口，逐层进腹，荷包缝合腹膜，置入 Trocar 放置 30° 目镜，两侧腹部放置 3.5mm Trocar，气腹压力控制在 8～10mmHg；可一把钳子固定幽门，电凝切开肥厚幽门表面直至肌层，长度与开放手术相同，用特制的血管钳分开肌层直至局部黏膜显露，扩大肌层切口至两侧，至少暴露整个幽门管长度的 2/3，术后患儿呕吐多与胃体一侧分离不全有关。

肌层切缘可用蘸有肾上腺素的纱条压迫止血或电凝止血。对于幽门被肝脏覆盖无法良好显露的患儿，可用 2-0 丝线悬吊肝圆韧带于腹壁，获得良好显露。

【术后护理】

患儿大多数可术后 6 小时开始进食，最初喂养可从 15ml 开始，如可以耐受，原则上，1 小时后开始自由进食。术后呕吐为常见并发症，如果症状持续存在，并有大量奶块可用 10% 的碳酸氢钠溶液洗胃，并重新开始喂养。

【术后并发症的预防及处理】

1. 术后仍有呕吐的原因可能有：①幽门管水肿；②术后胃扩张；③胃食管反流；④幽门肌切开不完全。

以上几种情况应给予输液，加强喂养后的护理，再手术要极为慎重。经治疗 3~4 周后，症状仍与术前相似，才可考虑再手术。

2. 术后复发多为肌层切开不完全所致，故术中浆肌层切开要有足够长度和深度，分离必须达肿物全长，深度以黏膜膨出平幽门切口为度。

3. 术后腹壁切口裂开也是较常见的并发症。水、电解质紊乱（尤以低氯性碱中毒为常见）和营养不良，低蛋白血症为主要原因。强调只有当水、电解质紊乱，酸碱失衡得到纠正，低蛋白和营养情况有了改善后始能进行手术。

4. 如发生黏膜穿孔，在穿孔闭合后留鼻胃管并静脉给予抗生素 48 小时，禁食 24 小时。

（陈 功 郑 珊）

第二十四章 | 十二指肠手术

第一节 先天性十二指肠闭锁与狭窄手术

十二指肠闭锁与狭窄是小儿先天性十二指肠梗阻的主要病因，活产婴儿发病率约 1:10 000。早在 1733 年 Calder 曾描述先天性十二指肠梗阻的临床症状，直至 1916 年 Ernst 才报道第一例手术治愈十二指肠闭锁。2001 年，Bax 等首先报道完成十二指肠菱形吻合术治疗十二指肠闭锁，2002 年 Rothenberg 报道 3 例十二指肠闭锁和 1 例隔膜狭窄采用 4-0 丝线连续缝合进行腹腔镜十二指肠吻合术，国内李索林等 2002 年也开始将腹腔镜应用于先天性十二指肠梗阻的诊治。随着腹腔镜技术的广泛开展，以及镜下分离、结扎、缝合技术的逐渐成熟，腹腔镜已广泛应用于新生儿及婴幼儿十二指肠梗阻的诊断及治疗，腹腔镜手术相比传统开放手术有切口小、术后恢复快、并发症少等优势。随着治疗技术的进一步完善，该病生存率明显提高。近年来国外报道单纯十二指肠风袋隔膜型肠闭锁手术治愈率已近 100%。然而如合并其他畸形、全身系统性疾病如唐氏综合征（21- 三体综合征）、低体重等，患儿预后较差。

【病理类型】

闭锁与狭窄可发生在十二指肠任何部位，以降部肝胰壶腹（法特壶腹）附近最多见，其中 85% 病例梗阻发生在壶腹远端，15% 在壶腹近端。一般将十二指肠闭锁与狭窄的病理形态分为三型。

1. 隔膜型 最常见。肠管保持连续性，肠腔内被隔膜阻断。隔膜由两层黏膜及少量纤维性变的黏膜下组织构成。隔膜中央有大小不等的孔洞存在时形成轻重不同的狭窄。隔膜向远端肠腔脱垂形成风袋形隔膜（图 24-1-1）。

2. 盲端型 本型有两个亚型。①盲端条索型：肠管的连续性中断，两盲端之间由一条索相连；②盲端分离型：两盲端之间完全分离。盲端型常并存胆总管开口畸形，胆总管末端分两支分别开口于闭锁远近端肠腔内口，即胆总管分为两支向十二指肠腔开口。

3. 狭窄型 肠腔内某处黏膜呈环状或蹼状增生，该处肠壁纤维性缩窄。

通常闭锁与狭窄为单发，少数病例有两处梗阻，两处均为隔膜或两处均为盲端，后者罕见。特别要警惕胆总管分两支开口于肠腔，近年由于内镜造影技术如内镜逆行胰胆管造影（endoscopic retrograde cholangiopancreatography，ERCP）的进步，发现本病胆总管成两支分别进入远、近端肠腔（图 24-1-2）。在腹部 X 线片上可见到双泡征以外的肠气阴影者，手术应仔细辨认胰胆管是否有两个开口。

【手术适应证】

1. 出生后持续呕吐胆汁液，腹部 X 线片显示典型的双泡征，上消化道碘水造影确诊为十二指肠梗阻者需急诊、亚急诊手术。

2. 十二指肠狭窄表现为不完全性梗阻者，经术前准备限期手术。

【术前准备】

1. 注意保暖防止硬肿病及肺炎发生，定时测量体温、心率、呼吸、血氧饱和度及尿量。

2. 禁食，置鼻胃管减压，适当给予胃肠外营养。

3. 纠正脱水，根据血气分析结果纠正酸碱平衡失调。合并贫血适当输注去白细胞悬浮红细胞。

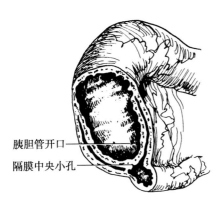

胰胆管开口 ———

隔膜中央小孔 ———

图 24-1-1 十二指肠风袋形隔膜闭锁

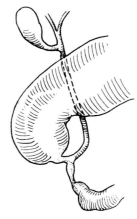

图 24-1-2 胆总管末端分两支分别开口于
闭锁远、近端肠腔内

4. 预防性使用抗生素,肌注维生素 K。

5. 术前灌肠,排空肠道内气体粪便及膀胱内尿液。

6. 术前须纠正营养不良,术前 2 天给予流质或母乳,术日晚用温生理盐水洗胃,术日晨置鼻胃管。

一、腹腔镜手术

【麻醉与体位】

气管内插管全身麻醉,加用骶管阻滞麻醉,以获得更好腹壁肌肉松弛,患儿取头高足低仰卧位。

【手术禁忌证】

1. 早产、极低体重短期内不能耐受腹腔镜手术。

2. 合并严重电解质紊乱、酸碱平衡紊乱、重度贫血等,待纠正后可安排手术。

3. 严重心肺功能不全,不能耐受患儿。

【手术步骤】

1. 腹腔镜下十二指肠隔膜切除、纵切横缝手术,本术式适用于隔膜型或风袋形闭锁与狭窄。

(1) Trocar 的放置:依手术医生水平可采取三孔、四孔法,脐周单部位切口。

三孔法:取脐缘右侧皱褶处行 0.5cm 切口,放置第一个 5mm Trocar,为防止套管滑脱及便于上提牵拉腹壁,Trocar 头端套入管径相同的硅胶套,用 2-0 丝线缝合固定腹壁与硅胶套,建立二氧化碳气腹(6～8mmHg),插入腹腔镜,直视下分别于左右中下腹直肌外缘两个 3mm Trocar(图 24-1-3)。也可将腹腔镜 Trocar 放至脐缘左侧,分别于右上腹腋前线肋缘下和右中腹腹直肌外缘两个 3mm Trocar(图 24-1-4)与 5mm Trocar 采用相同方法与腹壁固定。

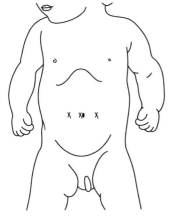

图 24-1-3 三孔法切口示意图(1)

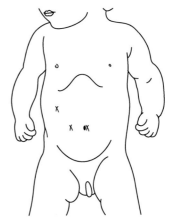

图 24-1-4 三孔法切口示意图(2)

四孔法：初学医师可采用此法，此法为三孔法基础上于左侧上腹部置第四个 Trocar，具体位置可依据术中视野暴露要求适当调整（图 24-1-5），优点是便于暴露手术视野，利于术者操作。缺点是需要第二助手，腹部多一处戳孔，近年来随着悬吊牵引技术的应用，四孔法已较少应用。

脐部单部位切口：脐窝下方 0.5cm 处置 5mm Trocar 插入腹腔镜，分别于脐缘左右侧 0.5～1cm 处两个 3mm Trocar（图 24-1-6），腔镜操作娴熟的医师可使用此法。此法优点：Trocar 均位于脐周皱褶，术后几乎看不出切口瘢痕，缺点是因筷子效应及操作空间的限制，操作难度增加，要求手术医师必须有娴熟的腹腔镜技术。

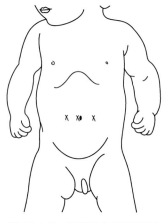

图 24-1-5　四孔法切口示意图

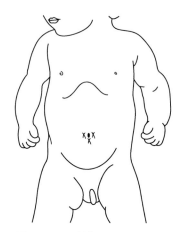

图 24-1-6　单部位切口示意图

无论采取哪种手术切口，镜下手术方法基本一致，以下以三孔法介绍手术方法。

（2）暴露术野：对于新生儿十二指肠梗阻，由于远端小肠未充盈，腹腔操作空间相对较大，通过经腹壁缝线悬吊肝圆韧带或肝右叶即可充分显露十二指肠。悬吊肝右叶即先从剑突下肝脏镰状韧带的左侧，经腹壁穿入 2-0 丝线，线尾留在腹壁外，缝线绕过肝右叶下，最后将缝针由腋前线最下一肋间穿出腹壁，助手提拉缝线悬吊肝右叶（图 24-1-7），充分显露十二指肠；如不悬吊肝右叶，可置第 4 个 Trocar 作为辅助操作孔。

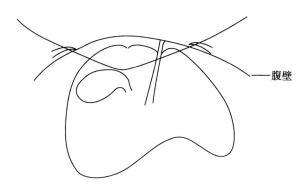

　　　　　　　　　　　　　　　　　　　　　　　—腹壁

图 24-1-7　悬吊肝右叶示意图

（3）探查及游离十二指肠：直视下使用电钩游离十二指肠球部及降部，显露胰腺，除外环状胰腺，根据消化道造影所示梗阻部位，将十二指肠移行段肠管充分游离，镜下如见近端十二指肠明显扩张肥厚，狭窄处以远端肠管变细、萎瘪呈"漏斗状"近端十二指肠蠕动增强至狭窄处可见明显逆蠕动，钳夹移行部肠壁明显增厚、僵硬，即可诊断十二指肠隔膜或闭锁。

（4）十二指肠纵切横缝：在十二指肠粗细漏斗状交界处肠壁前外侧，以此为中心用细小电钩或超声刀分别向远近端纵向切开 1.0～1.5cm，显露十二指肠风袋形隔膜，若隔膜位于十二指肠降部，向上下方向探查，找到十二指肠乳头的开口，必要时可以用压迫胆囊的方式，通过观察胆汁排出情况，帮助确认乳头开口，防止损伤十二指肠乳头开口。钳夹提起隔膜后电钩切除或部分切除，将5-0可吸收性外科缝线由Trocar导入腹内，右手持持针器夹针经切口左侧近端A点浆膜处进针，黏膜下出针，切口左侧远端A′点黏膜下进针，浆膜外出针打结，左手持操作钳收紧缝线，针距1mm，连续横行浆肌层缝合至肠壁切口左侧B点B′点，完成十二指肠吻合（缝合方法同传统开腹手术）（图24-1-8）。如疑有渗漏可再将浆肌层间断缝合加强（视频24-1-1）。

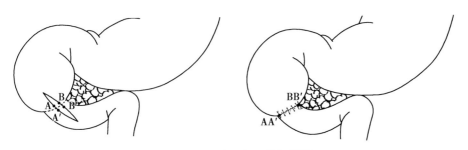

图24-1-8　十二指肠纵切横缝

视频24-1-1　十二指肠纵切横缝

（5）探查腹腔：手术完毕，探查腹腔有无活动性出血、肠壁副损伤，排出腹腔内二氧化碳气体，拔除Trocar。

（6）缝合切口：5-0可吸收线缝合切口各层，组织胶水黏合伤口。

2. 腹腔镜下十二指肠菱形吻合术　对于十二指肠盲端型闭锁及肠壁纤维性缩窄类型可采用此术式（详见本章第二节）。

二、开腹手术

【麻醉与体位】

新生儿采用气管内插管静脉麻醉。年长小儿用连续硬膜外阻滞加静脉麻醉。体位取仰卧位。

【切口】

取右上腹横切口。

【手术步骤】

1. 十二指肠隔膜切除手术　本术式适用于肠管组织健康，蠕动功能良好的隔膜型或风袋形闭锁与狭窄。进入腹腔后游离结肠肝曲，显露并仔细检查十二指肠各部及其周围脏器。如伴发先天性肠旋转不良先做拉德（Ladd）手术（详见第二十五章第二节）。彻底松解屈氏韧带，游离并拉直十二指肠，直视下仔细辨认隔膜位置。通常十二指肠梗阻粗细肠管交界处即腔内隔膜所在，纵向切开十二指肠前壁附着位置，该处肠壁色泽略淡并有一浅凹的环形痕迹，手指触摸时呈增厚感。风袋形闭锁因隔膜向肠腔远端脱垂，肠管粗细交界处与隔膜附着位置并不在同一水平上，而是"风袋"的底部。确定隔膜位置后在十二指肠前外侧壁上，跨越隔膜附着处纵行切开肠壁1.5~2cm（图24-1-9）。用细丝线在肠壁两切缘上各缝1针牵引线，牵开肠壁显露隔膜，用尖镊子轻轻夹起隔膜或用手由下向上托起隔膜环形剪除（图24-1-10）。剪除时应留下1mm左右的隔膜边缘，用5-0细丝线连续缝合隔膜边缘止血。取软质硅管经肠壁切口插入十二指肠腔远端，注入适量生理盐水或空气，检查远端肠管是否通畅。

如果存在十二指肠多发闭锁或空、回肠闭锁，应同时手术矫治。待确定远端肠管通畅，用5-0细丝线将肠壁切口横向间断缝合。先缝合切口上下两端的A点及B点（图24-1-11），做单层黏膜内翻缝合，即缝针穿过肠壁时黏膜层只需带及即可，将线结打在肠腔内。如肠腔内径较宽也可做双层间断缝合法（图24-1-12）。

应特别注意切除十二指肠降部壶腹附近隔膜的手术操作，谨防损伤乳头处的胰胆管开口，尤应警惕胰胆管直接开口于隔膜内或胆总管分两支开口。剪除隔膜前先按摩胆囊，观察胆汁由乳头开口处流出

(乳头位于降部中点内侧缘)，若是分两支开口，则可见隔膜之上、下各有开口流出胆汁。看清开口部位后，剪除隔膜时保留乳头附近隔膜且不缝合，其余的隔膜缝合止血后再次按摩胆囊至胆汁流出，证实胰胆管开口正常方可缝合肠壁切口。

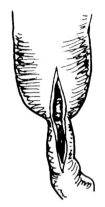

图 24-1-9　纵向切开十二指肠前壁

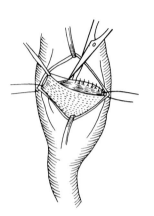

图 24-1-10　环形剪除隔膜

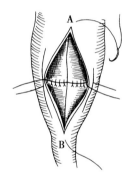

图 24-1-11　横向间断缝合肠壁切口

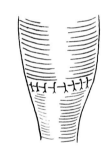

图 24-1-12　完成肠壁切口横向缝合

2. 十二指肠-十二指肠菱形吻合手术　隔膜型闭锁伴肠壁纤维性改变蠕动功能不良，或并存环状胰腺者不能采用肠壁纵切隔膜切除手术者可选用本手术(详见本章第二节)。

3. 十二指肠裁剪尾状成形吻合手术　梗阻近端十二指肠明显扩张肠壁肥厚，形成巨十二指肠，因肠管蠕动功能不良，施行单纯吻合术仍不能解除梗阻，需将扩张的十二指肠进行裁剪尾状成形后行十二指肠端端吻合术。

开腹后按前述步骤显露十二指肠，做十二指肠外侧腹膜科克尔(Kocher)切口，游离十二指肠各部，必要时松解屈氏韧带拉直十二指肠。在肠管周围和小网膜孔垫好纱布防止污染腹腔。盲端型闭锁者游离两盲端后，置软质肠钳横向切开(或切除 1～2cm)近侧盲端底部肠壁，开放肠腔并吸净肠内液体(图 24-1-13)。再于扩张肠管前外侧壁做恰当的锥形切除，使近端肠管口径接近远端十二指肠口径。用 5-0 细丝线将肠壁切口做双层间断缝合，使近端肠管尾状成形。为减少术中出血，裁剪时也可自近心端向远心端方向边切除边缝合十二指肠壁(图 24-1-14)。切除远侧肠管盲端 1cm 左右，与近端尾状成形肠管行端端吻合术(图 24-1-15)。隔膜型闭锁，切除隔膜后做同样裁剪尾状成形术。

4. 十二指肠-十二指肠端侧吻合手术　盲端型十二指肠闭锁，梗阻近端肠管虽扩张但肠壁健康、蠕动功能良好者，可行十二指肠-十二指肠端侧吻合手术。在十二指肠外侧做 Kocher 切口，游离闭锁两端肠管，将远端肠管提至近心盲端前做端侧吻合。用 5-0 细丝线做吻合口后壁浆肌层间断缝合，距缝线 2～3mm 处两肠壁上分别做长约 2cm 切口，注意远侧肠管盲端勿保留过长，以防术后发生盲端综合征(图 24-1-16)。全层间断缝合吻合口内层，进针距切缘 1.5mm，每针距 1.5mm(图 24-1-17)。缝合前壁浆肌层，完成吻合后检查吻合口通畅情况(图 24-1-18)。

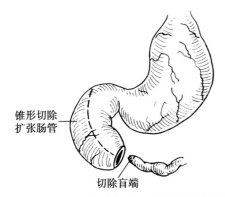

图 24-1-13 近端扩张的十二指肠做锥形切除

锥形切除
扩张肠管

切除盲端

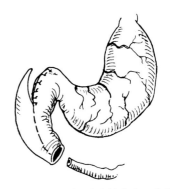

图 24-1-14 边切除边缝合十二指肠

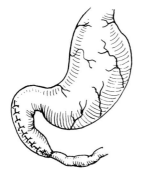

图 24-1-15 近端肠管尾状成形后行十二指肠端端吻合

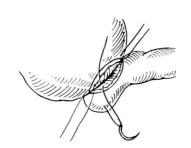

图 24-1-16 闭锁两端肠壁做 2cm 长切口

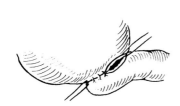

图 24-1-17 吻合口内层间断缝合

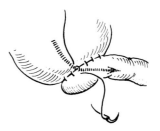

图 24-1-18 完成端侧吻合

5. 结肠后十二指肠 - 空肠侧侧吻合手术 患儿因低体重，并存多种严重畸形不能耐受较长时间手术者可选用本术式。游离梗阻近端十二指肠，向上翻起横结肠，在系膜右侧无血管区戳孔扩大显露十二指肠前壁。用细丝线将十二指肠扩大肠管的肠壁固定于肠系膜裂隙边缘。提起近端空肠顺蠕动方向贴近十二指肠壁，选择扩大十二指肠的最低部位施行十二指肠 - 空肠侧侧吻合。先置两根穿过浆肌层的牵引线（图 24-1-19），在两牵引线之间做浆肌层间断缝合。注意空肠输入袢长度应适宜，太长会发生肠管扭曲或内疝，太短造成张力影响吻合口愈合。分别切开十二指肠和空肠壁 2.0～2.5cm（图 24-1-20）。做吻合口内层的连续缝合后再做外层浆肌层的间断缝合。吻合完成后仔细缝合结肠系膜与空肠之间的空隙，以防发生内疝（图 24-1-21）。

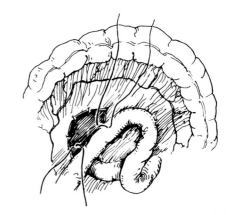

图 24-1-19 空肠近端与十二指肠浆肌层间断缝合

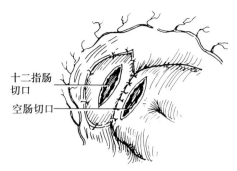

图 24-1-20　分别做十二指肠和空肠壁切口

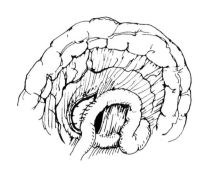

图 24-1-21　吻合完成

【术后处理】

1. 术后危重患儿可入新生儿监护病房,密切观察患儿生命体征变化,恒温箱保温防止新生儿硬肿症的发生。

2. 术后给予抗生素预防感染 1～2 天,营养支持对症治疗。

3. 术后持续胃肠减压 3～7 天,待鼻胃管引流液明显减少且颜色变清亮后可去除,试喂少量糖水,如无呕吐可改为母乳喂养。

4. 术后 6～10 天逐渐过渡至正常喂养。

5. 术后肠功能恢复差的患儿可于术后 2 周左右行上消化道碘油造影,观察吻合口是否狭窄。

【术后并发症的预防和处理】

1. 腹腔镜手术有关并发症

(1) 穿刺意外与皮下气肿等并发症见第一章第十节。

(2) 出血:手术野渗血可用 1∶10 000 的肾上腺素纱条或止血纱条压迫。

(3) 肠管胰腺损伤:术中松解十二指肠,钳夹暴露术野时,可能出现误伤胰腺,肠管浆膜撕脱,手术游离时尽量远离胰腺区,避免暴力牵拉肠管,若出现浆膜撕脱应及时修补。

(4) 胆道并发症:如果乳头刚好开放在十二指肠隔膜处,在行隔膜切除、缝合时就有可能损伤甚至缝合乳头造成胆道梗阻,术中需注意乳头开口,缝合时注意避开,防止造成乳头梗阻。

2. 十二指肠梗阻持续存在

(1) 手术技术错误:如隔膜型闭锁行隔膜切除不彻底,保留隔膜边缘组织过多,肠腔通过不畅。隔膜附着处肠壁组织已呈纤维变性仍然采用肠壁切开、隔膜切除,术后肠蠕动差,梗阻未能解除。行肠吻合术时吻合口组织内翻过多,或肠切口过小,或缝线缝住吻合口造成梗阻。这类并发症需要再次手术重做隔膜切除或重新吻合。

(2) 遗漏并存的肠道畸形:术中遗漏十二指肠多发闭锁或空、回肠闭锁,术后仍存在肠梗阻。对并发肠旋转不良未行 Ladd 手术或未彻底松解屈氏韧带。预防措施是术中仔细检查全消化道。

(3) 保留扩张肥厚十二指肠:近端肠管因扩张肥厚丧失蠕动功能,只做单纯肠吻合手术,术后胃肠内容物潴留于无功能的十二指肠腔内,患儿不断呕吐胆汁样物,还可发生反流性胃炎。故对扩张肥厚的巨十二指肠应先裁剪成形再与远端肠管行吻合手术,镜下操作困难须中转开腹手术。

3. 吻合口瘘　详见本章第二节。

4. 损伤胰胆管开口　处理十二指肠降部隔膜应十分谨慎,尤其因隔膜发生炎症、水肿,剪除隔膜时容易出血使手术野模糊不清,误伤、误扎胰胆管开口,包括分支的两个胆总管开口。因此,剪除隔膜前一定要准确判断胰胆管开口位置,看清楚胆汁排出情况,采用高频双极电凝刀细心切除隔膜(切勿伤及肠壁),或用边切边缝合止血的方法保持手术野清晰,力求切除隔膜满意又不损伤胰胆管开口。

(任红霞　冯杰雄　刘文跃)

第二节　环状胰腺手术

环状胰腺是新生儿常见十二指肠梗阻疾病之一。起源于前肠的背胰芽及腹胰芽转位、融合及退化发生异常,结果围绕十二指肠降部形成环形的胰腺组织,但其发生机制尚不完全清楚。1818 年 Tiedmann 首次报道此病,1862 年 Ecker 命名为"环状胰腺"。

【病理表现】

环状胰腺形成的病因尚未完全明了,多数作者认为胚胎早期胰腺腹侧始基右叶的尖端黏着于十二指肠肠壁上,当十二指肠进行旋转时,粘连部分的胰腺未能随之旋转而形成环状胰腺。手术中可见到环状胰腺黏附并围绕十二指肠降部肠壁,其形状有环状、半环状、钳状或分节状,但胰头仍位于十二指肠弧内(图 24-2-1)。环状胰腺的胰管可进入主胰管后开口于十二指肠,也可单独开口至十二指肠腔。环状胰腺组织为正常胰腺或含有部分纤维组织,有的环状胰腺形状细狭,有的宽厚,它不仅从腔外压迫十二指肠,多数情况下还生长渗入十二指肠壁,与肠壁各层组织互相交织直达黏膜下,构成十二指肠腔内压迫和阻塞。此外,环状胰腺常伴胰胆管开口异常,并与十二指肠闭锁或狭窄同时并存。由于环状胰腺具有上述病理特点,手术中贸然采用环状胰腺分离切断术或部分切除术,不仅不能解除十二指肠梗阻,还将导致胰腺组织出血,胰、胆管或十二指肠损伤而发生胰瘘、胆瘘、肠瘘等严重后果。并非所有环状胰腺均出现症状,只有造成十二指肠梗阻需要手术治疗。紧缩的环状胰腺导致十二指肠完全性或者接近完全性梗阻时,几乎都在新生儿期发病,因此,小儿的环状胰腺手术对象多数为新生儿。

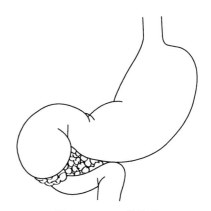

图 24-2-1　环状胰腺

1905 年 Vidal 首次行胃肠吻合术治疗本病,2001 年 Bax 等首先描述腹腔镜下菱形十二指肠吻合术治疗 1 例新生儿十二指肠闭锁,2002 年 Glüer 等报道 1 例环状胰腺合并肠旋转不良所致十二指肠闭锁采用腹腔镜同时矫治获得成功。Sarah Hill 等在对比婴儿先天性十二指肠梗阻开腹手术与腹腔镜手术时发现:腹腔镜手术是一个安全有效的手术方式,它可以同时发现和处理其他合并症,如肠旋转不良、肠闭锁等,在术后并发症、术后进食时间、住院时间上没有显著差异,腹腔镜手术虽然手术时间相对较长,但具有创伤小、术后机械通气时间短、切口美观、切口感染率低、肠道功能恢复快等优点。随着手术外科技术的发展,目前腹腔镜手术方式已成为治疗环状胰腺的首选手术方式。

【手术适应证】

1. 新生儿期影像学检查提示"双泡征"等十二指肠梗阻表现者,做 3~4 小时的术前准备后急诊手术。

2. 反复发作的慢性不全性十二指肠梗阻,影响小儿生长发育及营养摄取者应经数日准备手术。

3. 因其他疾病行剖腹手术时偶然发现环状胰腺者,如胰腺环宽松或半环状并未对十二指肠产生压迫时无需手术处理。

【术前准备】

术前常规行血细胞分析、凝血检查、血生化、胸片、心脏彩超、上消化道造影(碘剂造影)、胃肠道彩超。电解质紊乱及脱水明显者,术前给予纠正电解质紊乱及扩容治疗。因新生儿机体抗感染能力相对差,术前可预防性使用抗生素。术前常规留置胃管,胃肠减压,排出胃液及胃内气体,减少术中腹腔污染机会及减少术中膨隆的胃对术野的影响,术后据肠功能恢复情况拔除。术前使用奥美拉唑等质子泵抑制剂,减少胃液及胃酸分泌,减少胃酸对术后吻合口影响。适量注射维生素 K,预防术中及术后出血。术前禁食禁水 4~6 小时。

一、腹腔镜十二指肠菱形吻合术

【手术禁忌证】

严重心肺功能异常者,不能耐受气腹者。

【麻醉及体位】

气管插管全身麻醉,仰卧位,术中必要时可调节至头高足低、向左侧倾斜约 15° 利于显露十二指肠降部及胰腺(图 24-2-2)。

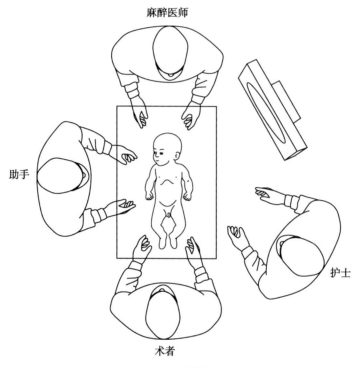

图 24-2-2 整体布局

【手术步骤】

1. Trocar 的放置 目前常见的 Trocar 放置有四孔法及三孔法。四孔法优点:暴露十二指肠降部充分,减少肝缘重力下垂遮挡术野;吻合十二指肠时,切口对合相对整齐。三孔法优点:减少一个 Trocar,创伤减少,采用经腹壁缝线悬吊肝缘及十二指肠,术野暴露也可达到较满意效果。综合考量,三孔法优势更明显,下面着重介绍三孔法。

距脐窝约 0.5cm 右下方褶皱处行 0.5cm 切口,放置 5mm Trocar(提前经 Trocar 头端放置管径相同的硅胶套,硅胶套下端距 Trocar 头端约 3cm,以便留置 Trocar 后与皮肤缝合固定 Trocar),2-0 慕丝线缝合 Trocar 旁边皮肤与硅胶套固定 Trocar,并建立 CO_2 气腹,根据年龄及体重调节气腹压力为 6～10mmHg。放入 5mm 腹腔镜,探查腹腔(沿消化道由胃开始仔细向下探查),探查后根据肠管近远端管径差异,初步确定病变区位于十二指肠后,于左腹脐平面上 1～2cm 腹直肌外侧缘做一长约 0.3cm 切口,于右腹脐平面腹直肌外侧缘做一长约 0.3cm 切口,腹腔镜直视下分别留置 3mm Trocar,插入高频电钩及弯分离钳,进行游离、暴露、吻合等操作。

2. 探查及游离十二指肠降部 根据术中探查肝缘下垂情况,必要时 2-0 慕丝带针线于剑突下经腹壁刺入腹腔,悬吊肝圆韧带,必要时悬吊肝叶,暴露术野。高频电钩结合分离钳于十二指肠球部及降部右外侧离断肝结肠韧带、在后腹膜反折处切开腹膜,充分松解暴露十二指肠球部、降部及胰腺(必要时松解屈氏韧带,充分地松解十二指肠,保证远近端肠管吻合无张力),游离时严禁钳夹等损伤胰腺组织。游离暴露十二指肠降部及胰腺后,可以明显观察到胰腺胰头部环形包绕十二指肠,环状胰腺压迫十二指肠,造成环状胰腺远近端肠管呈明显扩张及失用性萎缩改变,此时可明确诊断环状胰腺。但须仔细探查远端肠管,明确无合并其他消化道畸形。

3. 十二指肠菱形吻合术 提起拟行吻合的梗阻远端十二指肠到梗阻近端十二指肠,保证吻合张力适中。在梗阻近端十二指肠 1～2cm 处做长约 2.0cm 横向切口,在梗阻远端十二指肠前壁做纵行切口 2.0cm,单层间断菱形吻合十二指肠,针距约 1.5mm,后壁行全层间断缝合,将后壁的结打在腔内,前壁行间断内翻缝合,前壁的结打在腔外(图 24-2-3、图 24-2-4)。吻合完成后检查吻合情况,张力较高区域可将浆肌层内翻缝合加强几针。在吻合时可酌情使用 2-0 慕丝线带针线经腹壁以双侧肋缘下锁骨中线位置为进针出针点,悬吊近端十二指肠肠管切口区。于双侧肋缘下 1cm 锁骨中线位置为进针出针点悬吊远端十二指肠切口区,悬吊牵引可更好地显示术野,方便手术操作,降低手术难度,缩短手术时间,可显著提高肠吻合效率。在肠吻合时,可在麻醉医师辅助下留置鼻空肠营养管,空肠营养管远端须越过肠吻合口 10～15cm。术后可早期给予肠内营养治疗,减少医疗费用,缩短住院时间。(视频 24-2-1)

视频 24-2-1 菱形吻合十二指肠

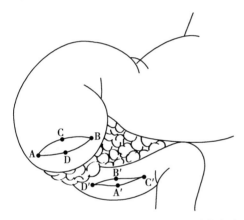

图 24-2-3 菱形吻合十二指肠-切口对合方式

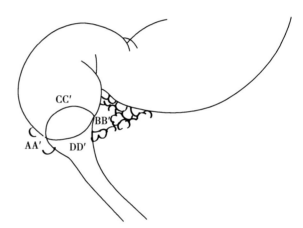

图 24-2-4 菱形吻合十二指肠后整体形态

4. 缝合腹壁切口 再次探查全腹腔,确认无活动性出血,退出镜头,拔除 Trocar。尽量使用可吸收线缝合切口各层,皮肤可用组织胶水黏合或粘贴带对合。

二、开腹十二指肠菱形吻合术

1. 切口的选择 右上腹横切口或经腹直肌切口,逐层切开皮肤、皮下组织、肌肉及腹膜。

2. 显露十二指肠 剪断肝结肠韧带,游离横结肠肝曲,在十二指肠降部外侧腹膜反折处做 Kocher 切口,用手指钝性游离十二指肠后侧,充分松解十二指肠球部及降部,必要时松解屈氏韧带,使十二指肠远端游动(图 24-2-5)。

3. 吻合十二指肠 在环状胰腺上缘 4～5mm 处做长 2～2.5cm 横切口,于 A、B、C、D 点分别缝牵引线,环状胰腺下缘相应部位十二指肠做同等长度的纵切口,于 A′、B′、C′、D′ 点分别缝牵引线,用无损伤 5-0 可吸收线将两切口做单层间

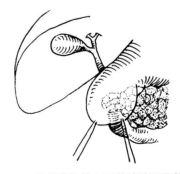

图 24-2-5 将扩张肠管向环状胰腺下肠管牵引

断缝合,先缝合 AA′、BB′、DD′ 3 针同时打结,并在 3 针间做后壁间断缝合吻合口,前壁将 CC′ 缝线结扎后做间断内翻缝合,吻合完毕后,将近端气体挤压入远端,证实吻合口通畅无渗漏,于 A、B 点分别加一

针将浆肌层内翻缝合,以减少吻合口张力(图 24-2-6、图 24-2-7、图 24-2-8)。

4. 缝合腹壁切口 缝合十二指肠外侧腹膜 Kocher 切口,检查无活动性出血,清点器械无误后,3-0 可吸收线连续缝合腹膜及腹直肌后鞘、间断缝合腹直肌前鞘,5-0 可吸收线间断缝合皮下组织及皮肤。

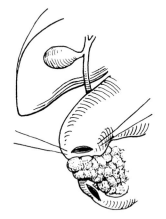

图 24-2-6 环上肠壁横向切口,环下肠壁纵向切口

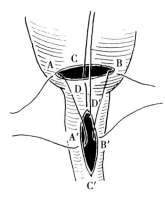

图 24-2-7 先缝合 DD′ 点,继之缝合 AA′、BB′ 点,打结后形成横向吻合口

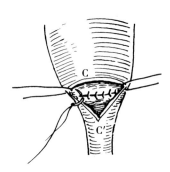

图 24-2-8 继续缝合吻合口后壁

三、开腹结肠后十二指肠 - 空肠 Roux-en-Y 吻合术

对于年龄较大及环状胰腺宽厚者,做菱形吻合术时必须分离环状胰腺的上、下缘组织易发生出血或者胰腺损伤可做本手术。

1. 进入腹腔后提起近端空肠,离屈氏韧带 10～15cm 处,逐一结扎切断空肠系膜血管,切断空肠注意勿损伤肠管血供。在右侧横结肠系膜无血管区戳孔,将远端空肠切端经结肠系膜孔提至十二指肠前。选择环状胰腺近端扩张肠管紧贴胰腺上缘做长约 3.0cm 的横向切口,用双层缝合法行十二指肠 - 空肠侧端吻合术(图 24-2-9、图 24-2-10)。

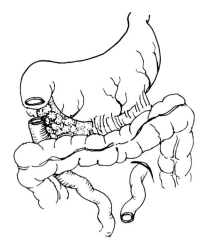

图 24-2-9 环状胰腺上方扩张肠管最低部位做横向切口,远侧空肠切断端经结肠后上提

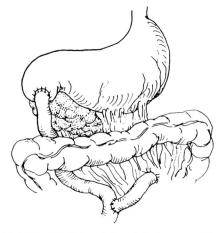

图 24-2-10 完成十二指肠、空肠 Roux-en-Y 吻合

2. 离十二指肠 - 空肠吻合口 15～20cm 处,将近端空肠切端与空肠行 Roux-en-Y 端侧吻合术。缝闭横结肠系膜孔防止发生小肠内疝。

四、开腹结肠后十二指肠 - 空肠侧侧吻合术

详见本章第一节。

【术中注意事项】

1. Trocar 放置注意深浅适度，过深容易造成操作困难，过浅可能形成皮下气肿或 Trocar 脱出。

2. 术中要充分游离暴露十二指肠，仔细观察肠管病变情况，注意与十二指肠隔膜、狭窄等鉴别。同时保证远端肠管上提吻合时张力适中。

3. 术后根据探查情况，可使用缝线穿透腹壁悬吊肠管，来固定肠管和暴露术野。

4. 菱形吻合十二指肠时，注意远近端肠管切口角度对合，达到菱形吻合，以增加吻合口管径，保证吻合口通畅。

5. 吻合完成后要探查吻合口前后壁，观察缝合情况，保证吻合口无渗漏，必要时浆肌层内翻缝合，加强吻合口。

6. 注意观察腹部情况，有无切口或腹腔感染、吻合口漏等并发症发生。

【术后处理】

1. 常规留置鼻胃管，胃肠减压 4～5 天，观察胃液颜色及性状，肠鸣音情况，判断胃肠功能恢复情况，酌情拔除鼻胃管。

2. 术后 1 天即可翻身、拍背，促进胃肠蠕动，减少粘连肠梗阻发生。

3. 术后早期可预防性使用二代头孢菌素治疗 1～2 天，定期复查感染指标，必要时使用三代头孢菌素抗感染治疗。

4. 术后常规输注肠外营养液营养支持治疗 4～5 天，促进吻合口愈合。

5. 常规术后第 3 天进行切口换药，注意观察切口是否有红肿、渗液。若出现感染、皮下积脓，则须拆除数针缝合线，敞开切口，每天进行换药处理。

6. 术后据肠功能恢复情况，开始少量 5% 葡萄糖试行喂养，观察喂养情况，改配方奶喂养。注意据喂养耐受情况，缓慢增加奶量。

【术后并发症的预防和处理】

1. 出血

（1）切口出血：切口皮肤及皮下呈青紫色。若术后发现切口渗血量多时，先采用纱布或者弹力绷带加压包扎止血，多可达到止血目的，如仍出血明显，注意腹腔出血可能，如有腹腔出血需手术止血。

（2）腹腔内出血：术后短时间内出血出现。原因有十二指肠侧腹膜游离区出血、吻合口区出血，患者可出现贫血、心率增快、腹痛、腹肌紧、腹胀、腹腔积液、失血性休克体征。一经确诊，需及时手术探查止血。

（3）肠道出血：表现为术后便血。多为肠管吻合口出血、术中钳夹肠道，导致肠管黏膜损伤、应急性胃肠黏膜损伤出血，一般出血量很少，大部分可自行停止，必要时输血治疗。

2. 副损伤　术中可能出现胰腺损伤、肠管浆膜撕脱等损伤。术中松解十二指肠，钳夹暴露术野时，可能出现胰腺损伤，如损伤明显时，可术后胰腺区留置引流管，通畅引流渗液，多可自行恢复。术中出现肠管浆膜撕脱时，缝合修补撕脱区浆膜，减少术后肠穿孔，肠管粘连风险。故分离组织时应注意力度适中，切忌暴力钳夹撕扯组织。术野不清时，可采用缝线悬吊暴露术野。

3. 感染

（1）切口感染：表现为切口处红肿、渗液、皮温增高、触诊切口疼痛明显。多因手术时切口部位感染所致，一经发现可每日换药，直至伤口自行愈合。

（2）腹腔感染：可表现为腹膜炎体征。由于近端十二指肠扩张明显，术中行近端横向切口后，肠腔积液流出，污染腹腔引起腹腔感染。术中注意及时彻底吸除肠腔漏出液，如流出的积液较多时，术中行腹腔冲洗，可酌情留置腹腔引流管。术后吻合口瘘，继而引起腹腔感染。

4. 肠粘连肠梗阻 术中尽量清除渗血、渗液，肠吻合完成后手术创面较大时酌情缝合腹膜覆盖手术创面。应嘱术后早期翻身拍背、温盐水灌肠、理疗促进肠道蠕动，降低肠粘连的风险，保守治疗无效时，须采取手术松解索带。

5. 吻合口漏 吻合口漏的发生与吻合口的张力、吻合技巧等密切相关。术中据拟吻合肠管区张力，充分游离十二指肠，保证肠管吻合后吻合口张力适中。如术中吻合难度大，及时中转开放手术。新生儿十二指肠吻合口漏，只要有良好的局部引流和禁食时间，一般能自行愈合。

6. 吻合口狭窄 吻合口狭窄发生多与吻合时肠管切口长度及吻合技术相关。术中十二指肠远近端切口需达 2.0～2.5cm，吻合肠管时边距约 0.5cm。术后 7 天胃肠减压量仍大于 100ml，内含胆汁颜色较深时，须行上消化道造影检查，排除吻合口狭窄。如吻合口狭窄明显需再手术治疗。

7. 肠瘘 术中发生损伤肠壁而未发现时，肠腔内容物通过穿孔流到腹腔内，而形成肠瘘。肠瘘的患儿多可出现右下腹压痛、包块等体征，切口处可流出恶臭粪液即可确诊。出现肠瘘，大多需要手术治疗，根据患处情况选择修补、切除吻合或近端肠造瘘术。

8. 十二指肠盲端综合征 十二指肠吻合口位置过高，切口远离环状胰腺上缘，吻合后易发生十二指肠盲端综合征。患儿经常呕吐含胆汁胃内容物，影响营养物质摄取及生长发育。需要再次手术重行十二指肠 - 空肠 Roux-en-Y 吻合术。

9. 切口并发症 主要有 Trocar 穿刺孔出血、渗液，大网膜疝出。新生儿腹壁菲薄，对于 3mm 穿刺孔仍要注意缝合，否则在患儿剧烈哭吵或腹压增高时，仍有可能发生大网膜甚至肠管疝出。只要注意穿刺位点和切口缝合，完全可以避免。新生儿期肝圆韧带尚未闭合纤维化，因此在穿刺时要注意避开肝圆韧带。切口周围皮下气肿，主要因建立气腹时，CO_2 经未突破腹膜 Trocar 进入皮下，留置 Trocar 后要先用腹腔镜探查 Trocar 是否完全进入腹腔再建立气腹，同时要充分固定 Trocar，减少气体经 Trocar 口进入皮下的风险。

（任红霞　冯杰雄　赵　亮）

第三节　十二指肠重复畸形手术

十二指肠重复畸形在胃肠道重复畸形中较为罕见，发生率约占消化道重复畸形的 4%，无特异性临床表现，误诊、漏诊率较高。病因目前尚不清楚，有如下几种学说：①憩室学说；②实性索条学说；③尾端孪生学说。一般认为其发病机制为多源性，不同部位与形态的畸形，可能由不同的病因引起。十二指肠重复畸形多位于十二指肠降部或水平部的内侧或后侧，极少与主肠管相通。本病主要分两大类：囊性重复畸形和管状重复畸形，囊性重复畸形约占 80%。通常情况下，其位于十二指肠后壁，不与肠管相通，管状重复畸形，多与肠腔相通。

1. 囊状型畸形

（1）肠外囊腔型：约 68%，为圆形、椭圆形或管状紧密附着于消化道一侧，与肠腔不相通的囊状肿物，最小直径约 1cm，大者可占据小儿胸腔或腹腔的大部分（图 24-3-1）。

（2）肠内囊腔型：在肠腔内有一囊性肿块，囊腔位于肠壁肌层或黏膜下，该段肠管壁向外突起，呈圆形或椭圆形肿块（图 24-3-2）。

2. 管状型畸形 与正常肠管平行附着于肠系膜侧缘。其长度可自数厘米至数十厘米，甚至可穿过腹膜后通过膈肌某一异常孔隙或食管裂孔进入后纵隔，附着于上胸椎或颈椎，可伴有脊椎畸形，称胸腹腔内重复畸形（图 24-3-3）。

十二指肠重复畸形可并发十二指肠梗阻、出血、穿孔，还可出现胰腺炎或胆道阻塞症状，如黄疸、高热等。往往是以出现并发症来就诊。本病比较少见，临床症状变异亦大，因此手术前完全确诊的病例不多。①超声可提示肠囊肿性病变，对长管状重复畸形，超声检查可见到肠蠕动也有助于诊断；②钡剂造

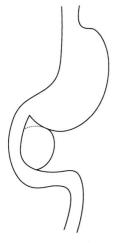

图 24-3-1　肠外囊腔型

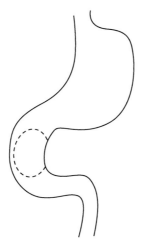

图 24-3-2　肠内囊腔型

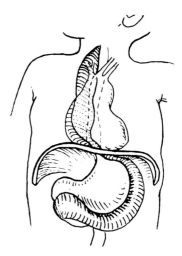

图 24-3-3　胸腹腔内重复畸形

影：钡剂检查主要表现为十二指肠降部受压及充盈缺损影，但管壁较光滑，交通性病例可显示重复畸形囊肿的充盈钡剂；③腹部 CT、MRI 检查常提示十二指肠病变，球状畸形可显示与十二指肠关系密切的囊肿，CT 值介于水与软组织影之间，增强扫描可呈不均匀强化；④纤维内镜有利于确诊，可见十二指肠内有球形突起或有异常孔隙，并可从孔隙内注碘油，可见黑影；⑤应用 ^{99m}Tc 扫描，对含有异位胃黏膜的病例，常能提供诊断依据。

　　十二指肠重复畸形是一种良性的先天性病变，预后良好，一旦确诊应行手术治疗。近年来随着内镜技术及腹腔镜微创技术的发展，给十二指肠重复畸形提供了新的诊治手段。肠内囊腔型可首选内镜下囊状开窗或切除术。腹腔镜手术在诊断和治疗十二指肠畸形方面有较大优势，微创手术更容易被患儿家长接受，伤口小，术后恢复快，位于十二指肠后壁的囊状重复，开腹手术显露困难，腹腔镜下手术探查，更容易找到病变，腹腔镜放大后更容易辨认，可避免胆管、胰腺的损伤。

　　但此病为少见病，近年来国内外只有少数几例相关腹腔镜治疗此病的病例报道，且疗效满意。腹腔镜治疗该病的经验还需进一步总结。本节主要介绍传统开腹手术方法。

【手术适应证】

1. 肠内囊肿型如无条件进行内镜治疗，可行外科十二指肠重复畸形开窗术。

2. 肠外囊腔型位于十二指肠内侧或外侧，适合于行十二指肠重复畸形开窗术。

3. 重复畸形位于十二指肠外侧或内侧管状型重复畸形，适合于行重复畸形切除术。

4. 巨大的十二指肠重复畸形可行囊腔空肠 Roux-en-Y 吻合，或邻近的十二指肠做内引流术。

【术前准备】

1. 术前纠正贫血及水、电解质紊乱。

2. 禁食、置胃管。

3. 肠梗阻和肠出血按急腹症行术前准备。

【麻醉与体位】

全麻插管或连续硬膜外阻滞麻醉，体位取平卧位。

【手术步骤】

1. 十二指肠重复畸形开窗术

（1）右上腹旁正中切口或脐上横向切口。

（2）开腹后探查消化道，确定重复畸形的部位和范围。

（3）在十二指肠内侧可见重复畸形囊腔，于囊肿前壁做较长纵向切口，吸净囊内的内容物（图 24-3-4、图 24-3-5）。

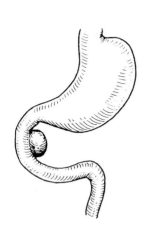

图 24-3-4　探查囊性畸形位于十二指肠内侧

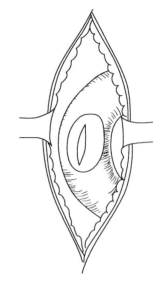

图 24-3-5　纵向切开囊肿，吸尽内容物

（4）显露囊腔与十二指肠间隔，于囊腔最低部位，梭形剪除间隔，使之成为一个窗口（图 24-3-6），用 5-0 细丝线缝合窗口的切缘止血（图 24-3-7）。

（5）切除部分囊腔前壁，5-0 线做双层缝合，关闭囊腔前壁的切口（图 24-3-8）。

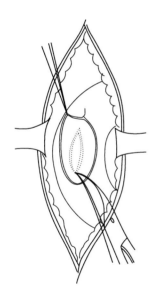

图 24-3-6　显露囊腔与十二指肠间隔

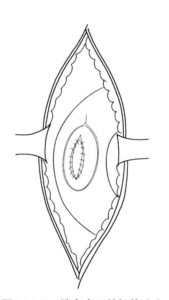

图 24-3-7　缝合窗口的切缘止血

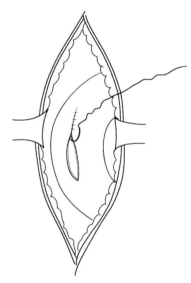

图 24-3-8　关闭囊腔前壁

（6）右侧结肠旁沟放橡皮引流管 1 根。

2. 十二指肠重复囊腔与空肠或邻近的十二指肠做内引流术

（1）开腹探查重复畸形的位置，确定重复畸形的部位和范围。

（2）缝合囊腔与十二指肠侧壁浆肌层两角牵引。

（3）切开囊腔吸净内容物，与十二指肠侧壁浆肌层于黏膜下缝扎止血，缝合囊腔壁与十二指肠侧壁全层，同样方法缝合前壁，切口应在囊腔下方，出口尽量大些，以利引流（图 24-3-9）。

（4）若做囊腔与空肠 Roux-en-Y 吻合术，则找到屈氏韧带，10～15cm 处切断空肠，游离系膜，于横结肠系膜右侧穿一孔隙，将远端空肠牵出孔隙与囊腔吻合，离吻合口 35～40cm 处，行空肠与空肠端侧吻合（图 24-3-10）。

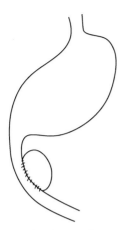

图 24-3-9 囊腔与十二指肠侧壁吻合

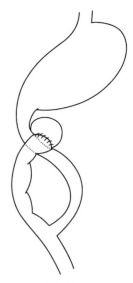

图 24-3-10 囊腔与空肠 Roux-en-Y 吻合

（5）网膜孔放引流管 1 根。

（6）逐层关腹。

【术后处理】

术后继续胃肠减压，静脉输液，给广谱抗生素，肛门排气或排便后拔除胃管，进流质饮食，术后 5～7 天根据引流管引流情况拔除引流管。

【术后并发症的预防及处理】

最常见并发症是吻合口漏，腹腔引流管放置及观察非常重要。吻合口漏一般发生在术后 3～5 天，腹腔引流管有肠内容物流出。可口服亚甲蓝及活性炭，观察引流管内有无亚甲蓝或活性炭流出；还可口服液体碘剂观察，有无吻合口漏。一旦出现吻合口漏，应保持引流管通畅，防止管周溢出肠液，管周有渗液应及时换药和吸引，以免引起创口周围炎症。加强支持疗法和抗感染治疗。

（任红霞　阮庆兰　赵宝红）

第四节　十二指肠前门静脉

十二指肠前门静脉（preduodenal portal vein）是一种罕见的先天性畸形，异常的门静脉跨越十二指肠前面走向肝门，压迫十二指肠引起上消化道梗阻。1921 年 Knight 首次报道这种畸形。该病发病年龄可以从新生儿到成人，2/3 是在出生后 1 周内发病，不到 10% 成人发病。新生儿发病多合并其他畸形，如胆道闭锁、脾脏畸形、肠旋转不良、内脏转位、胰腺畸形等。

门静脉起源于卵黄静脉系统，胎儿时期在发育过程中十二指肠前后有两条并行的静脉。正常的情况下左前侧静脉支闭塞而右后侧静脉支发育为门静脉主干，若右后侧静脉支闭塞则左前侧静脉支发育为十二指肠前门静脉（图 24-4-1、图 24-4-2）。

十二指肠前门静脉术前诊断较为困难，往往在十二指肠梗阻或胆道手术时偶然发现。腹部立位片显示"双泡征"，上消化道造影可以提示十二指肠梗阻。术前彩超、CT 和磁共振血管成像检查可以帮助诊断十二指肠前门静脉。术前如果能够确诊，术中可以预防对该血管的损伤，同时需对全身的情况进行评估，筛查有无合并畸形。

【手术适应证】

若十二指肠前门静脉压迫十二指肠引起高位肠梗阻者需要手术治疗。没有压迫症状者可以暂不处理。

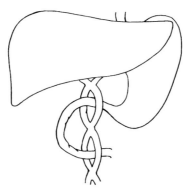

（1）原始左右卵黄囊静脉与十二指肠的关系

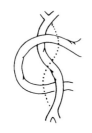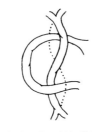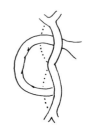

（2）正常发育的门静脉　　（3）十二指肠前门静脉类型之一　（4）十二指肠前门静脉类型之二
（虚线代表退化卵黄囊静脉）　（虚线代表退化卵黄囊静脉）　　（虚线代表退化卵黄囊静脉）

图 24-4-1　门静脉发育示意图（Knight 设计）

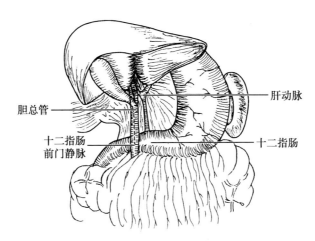

图 24-4-2　十二指肠前门静脉

【术前准备】

1. 根据患儿临床表现和血生化指标,给予静脉补液,纠正水电解质、酸碱平衡紊乱。进行营养评估,对于慢性营养不良及贫血者补充适量的氨基酸、脂肪乳、维生素、悬浮红细胞及血浆等。

2. 十二指肠前门静脉多数以呕吐为主要症状,为避免误吸,入院后根据情况决定是否需要留置胃管,如留置胃管,可少量多次进流质饮食,满足患儿食欲。术前未留置胃管者,麻醉后放置胃管,术前不推荐放置尿管。

3. 注重术前宣教,详细与患儿及父母沟通病情、可能出现的并发症及其处理措施,缓解患儿及家属的心理压力。术前 4 小时可以进少量母乳和流质饮食,术前 2 小时可饮少量温水和清亮的碳水化合物饮料,减少患儿的口渴和饥饿感,增加舒适感,减少应激反应,促进快速康复。

4. 抗生素应在皮肤切开前 0.5～1 小时内或者麻醉开始时给药,在输注完毕后开始手术。如果手术时间超过 3 小时或者超过所用药物半衰期的 2 倍以上,术中应该追加一次,建议使用一代或者二代头孢菌素,预防感染。

【麻醉与体位】

气管插管静脉麻醉或者基础麻醉加连续硬膜外阻滞麻醉,取仰卧位。

【术式选择】

一、十二指肠-十二指肠侧侧吻合术

目前多数作者主张本术式,将门静脉近侧扩张的十二指肠球部与远侧十二指肠在门静脉前行侧侧吻合术。本术式保留十二指肠自然的解剖结构,避免盲襻形成。

【手术步骤】

1. 切口　右上腹横切口或者右上腹直肌切口。

2. 常规打开腹腔,充分游离十二指肠侧腹膜。探查腹腔明确诊断,同时了解有无其他畸形,如十二指肠隔膜、肠旋转不良等。在靠近门静脉两侧的十二指肠肠壁,上下各做一针穿过浆肌层的 U 形缝合,打结后置两根牵引线。

3. 在两根牵引线之间做吻合口后壁浆肌层间断缝合(图 24-4-3)。距缝线 5～8mm 处两侧十二指肠壁分别做一横切口,切开肠壁吸净肠内容物,5-0 可吸收线全层连续缝合后壁(图 24-4-4)。前壁全层间断内翻缝合(图 24-4-5),将吻合口前壁浆肌层间断缝合加固,检查吻合口是否通畅。对于近端胃、十二指肠扩张严重者,在缝合吻合口前壁时,可放置鼻饲管通过吻合口进入空肠上段,留置空肠营养管,术后早期进行肠内营养。

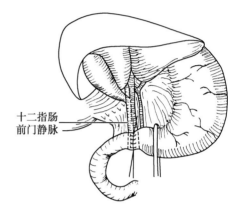

图 24-4-3　在门静脉前将球部与降部浆肌层间断缝合,缝线两侧肠壁各做一横向切口

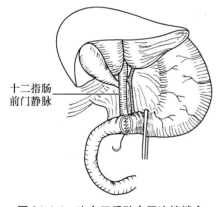

图 24-4-4　吻合口后壁全层连续缝合

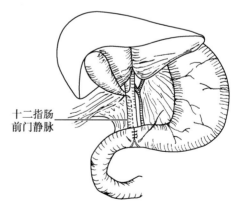

图 24-4-5　吻合口前壁浆肌层间断缝合

4. 腹壁切口分层缝合。

二、结肠后十二指肠-空肠侧侧吻合术

对于异常门静脉在十二指肠水平部前面跨过或者并存十二指肠腔内梗阻者,如十二指肠闭锁、环状胰腺可以选择本术式。

【手术步骤】

1. 切口　右上腹横切口或者右上腹直肌切口。

2．游离十二指肠，查找病因，明确诊断。

3．向上翻起横结肠，在系膜右侧无血管区戳孔扩大并显露十二指肠壁。用细线将结肠系膜裂隙边缘固定于十二指肠扩张肠管。

4．提起近段空肠，距屈氏韧带 10～15cm 处，按顺蠕动方向贴近十二指肠壁，选择扩大的十二指肠最低部位行十二指肠空肠侧侧吻合。

5．切开十二指肠和空肠肠壁 2～3cm，用 5-0 可吸收线连续缝合吻合口后壁全层，前壁全层内翻间断缝合。

三、腹腔镜十二指肠侧侧吻合术

随着腹腔镜微创外科技术的广泛开展，腹腔镜辅助治疗十二指肠梗阻国内外已有开展，需要小儿外科医师有扎实的腹腔镜下分离、结扎、缝合等基本操作技术，术中需要注意避免损伤门静脉。

【手术步骤】

1．取头高足低，左侧向下倾斜 20°～30°，经脐部进入 5mm Trocar，应用 30° 镜。3mm 和 3mm Trocar 分别放置在右下腹和左上腹。

2．悬吊肝右叶，从剑突下肝脏镰状韧带左侧经腹壁穿刺一根粗缝合针线，线尾留在腹壁外，绕过肝右叶下，缝针由腋前线最下一肋间穿出腹壁，悬吊肝右叶。充分游离十二指肠，显露近端扩张肠管与远端萎瘪的十二指肠交界部，即门静脉压迫处。

3．切开十二指肠前壁，近端横向切开肠壁，远端纵向切开肠壁，两切口菱形对合。

4．经腹壁穿刺进入一根牵引线，缝合梗阻近端和远端的十二指肠肠壁，提起牵引线，调整牵引线张力，方便暴露吻合口。

5．腹腔镜下 5-0 线间断全层缝合吻合口肠管，完成十二指肠侧侧吻合，检查无漏气漏液后关闭腹腔。

【术后处理】

1．手术后新生儿置入暖箱，吸氧，心肺功能监测。

2．术后鼓励患儿早期主动或被动下床活动，促进肠蠕动。根据病情尽早拔除胃管。术后尽快恢复经口进食，如术后第一天少量进食葡萄糖水或者清亮碳水化合物饮料，根据自身耐受情况逐步过渡为流食并增加摄入量，逐渐过渡为全量喂养，加强肠内营养，促进术后快速康复。

3．术后常规预防性应用抗生素。

【术后并发症的预防及处理】

1．十二指肠梗阻持续存在

（1）吻合口狭窄。

（2）遗漏并存的肠道畸形，如肠闭锁，十二指肠隔膜，肠旋转不良。

（3）保留扩张肥厚的十二指肠，近端肠管因扩张肥厚丧失蠕动功能，只做单纯肠吻合手术，术后胃肠内容物潴留于无功能的十二指肠腔内，对于扩张肥厚的巨十二指肠应先剪裁成形再与远端肠管吻合手术。

2．吻合口漏 吻合口缝合时要注意针距和边距，吻合缝线不能过密或者过疏，打结力度要适度；吻合完成后要检查是否漏气漏液。围手术期注意加强营养，补充足够的能量，一旦发生吻合口漏，立即禁食进行胃肠减压，加强支持疗法或 TPN 治疗，必要时二次手术。

3．损伤门静脉 特别是腹腔镜手术时，需小心细致，保持手术野清晰，避免损伤门静脉。如损伤门静脉，用心耳钳夹闭门静脉上下两端，用 5-0 血管吻合线修补门静脉。

（杨合英　冯杰雄）

第五节　肠系膜上动脉压迫综合征

肠系膜上动脉综合征（superior mesentery artery syndrome，SMAS）是指十二指肠水平段、升段受肠系膜上动脉压迫所致的急、慢性梗阻而造成的一组相对少见的临床症候群，有学者称为十二指肠淤滞或者Wikies综合征。1842年Rokitansky首先提出，发病率为0.01%～0.33%。发病机制是肠系膜上动脉与腹主动脉对十二指肠的机械性"钳压"所致。

肠系膜上动脉压迫的发生和胚胎发育、局部解剖因素有关。胚胎期中肠以肠系膜上动脉为轴心的旋转运动完成后，中肠和肠系膜上动脉分别固定于正常的位置。十二指肠在第3腰椎椎体前面横过，肠系膜上动脉则在第1腰椎水平自腹主动脉发出，经过十二指肠水平部或升部前面下行，使十二指肠位于腹主动脉与肠系膜上动脉间的夹角内（图24-5-1）。正常人两动脉间角度为45°～60°，平均角度56°（图24-5-2）。如果屈氏韧带位置高且紧导致十二指肠位置上升；或肠系膜上动脉发生先天异常，角度变小（图24-5-3）；过度消瘦、长期处于高代谢状态或消耗性疾病等使腹膜后脂肪消失，均可导致十二指肠嵌入腹主动脉与肠系膜上动脉间狭小夹角内，形成肠系膜上动脉压迫症。

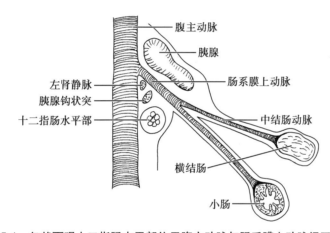

图24-5-1　矢状面观十二指肠水平部位于腹主动脉与肠系膜上动脉间正常角度内

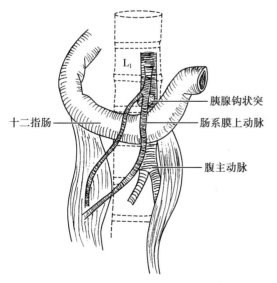

图24-5-2　前面观十二指肠位于腹主动脉与肠系膜上动脉间夹角内

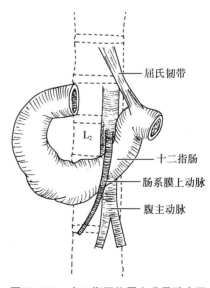

图24-5-3　十二指肠位置上升导致水平

临床表现为急性或慢性十二指肠梗阻,进食后上腹部疼痛、呕吐含胆汁胃内容物,上腹部出现胃蠕动波等。B超检查显示胃十二指肠排空受阻,十二指肠球部、降部扩大;腹部X线片显示双泡征,胃泡扩大,十二指肠近端扩张或有液-气平面;上消化道造影显示钡剂在十二指肠水平部受阻,钡柱突然中断,可出现"笔杆征"。当改变体位做俯卧位检查时钡剂又可通过十二指肠进入空肠。CT血管造影(CT angiography,CTA)可显示腹主动脉和肠系膜上动脉的关系,准确测量两者的夹角,能够明确诊断本病。

【手术适应证】

诊断明确,保守治疗一段时间后症状未改善,且胃十二指肠扩张、潴留者需手术治疗。

【术前准备】

1. 纠正水电解质、酸碱平衡紊乱。补给适量氨基酸、脂肪乳、维生素、成分输血,纠正营养不良和贫血。对于急性十二指肠梗阻、胃扩张的患儿,留置胃管。

2. 术前4小时可以进少量母乳和流质饮食,术前2小时可饮少量温水和清亮的碳水化合物饮料,减少患儿的口渴和饥饿感,增加舒适感,减少应激反应,促进快速康复。注重术前宣教,详细与患儿及父母沟通病情、可能出现的并发症及其处理措施,缓解患儿及家属的心理压力。

3. 抗生素应在切皮前0.5~1小时内或者麻醉开始时给药,在输注完毕后开始手术。如果手术时间超过3小时或者超过所用药物半衰期的2倍以上,术中应该追加一次,建议使用一代或者二代头孢菌素。

4. 麻醉后放置胃管,术前不推荐放置尿管。

【手术步骤】

(一)腹腔镜辅助手术

1. 腹腔镜辅助屈氏韧带松解术

(1)气管插管,静脉复合麻醉。仰卧位,头高足低。

(2)于脐部和脐左、右置入5mm Trocar,探查腹腔。

(3)掀起横结肠,见十二指肠空肠曲位置较高,侧隐窝较深,屈氏韧带肥厚。电凝钩沿十二指肠自左向右游离屈氏韧带松解后适度钝性分离,使空肠下移3~4cm,避免损伤血管,解除十二指肠梗阻。

(4)退镜,缝合Trocar穿刺口。

2. 腹腔镜辅助十二指肠-空肠Roux-en-Y吻合术

(1)腹腔镜系统放置头侧,置入4个Trocar,分别位于脐部,右上腹,右中腹,左上腹。

(2)腹腔镜进入探查可见十二指肠第二、三段扩张及逆蠕动。

(3)上提横结肠,离断高位悬吊的屈氏韧带,可见肠系膜上动脉根部与腹主动脉夹角狭小,十二指肠受压狭窄。

(4)扩大脐部切口,提出空肠近端,距屈氏韧带15cm处离断,暂时缝合远端空肠,将近端空肠与其远端25~35cm处空肠行端侧吻合,缝合系膜裂孔。

(5)复位空肠,重建气腹,于横结肠右侧无血管区分离系膜,显露扩张十二指肠降部和水平部交界处,切开十二指肠水平部,切口长2~3cm,与空肠口径相当。

(6)打开近段空肠临时缝合口,与十二指肠切口对合,用5-0可吸收线全层连续缝合后侧壁,再另一针线全层连续缝合前壁完成十二指肠空肠端侧吻合,关闭系膜裂孔。

(7)鼻胃管注入气体检查吻合口通畅且无渗漏,撤腹腔镜,缝合穿刺口。

3. 腹腔镜辅助十二指肠空肠侧侧吻合术

(1)于脐部和脐左、右置入12mm、5mm、5mm Trocar,探查腹腔。

(2)打开十二指肠降部侧腹膜,充分游离十二指肠降部、水平部。分离结肠系膜偏右侧无血管区,距屈氏韧带15cm处按顺蠕动的方向行十二指肠空肠侧侧吻合,标记空肠和要吻合的十二指肠,分别于空肠和十二指肠系膜对侧缘做一5mm小切口,放置45mm长的腔镜切割闭合器吻合十二指肠和空肠,退出切割闭合器,5-0可吸收线间断全层缝合肠管切口,检查吻合口无渗漏,关闭腹腔。

（二）开腹手术

气管插管静脉麻醉，或者采用基础麻醉加连续硬膜外阻滞，取仰卧位。脐上横切口。

常规打开腹腔，探查可见胃和十二指肠球部、降部明显扩张。提起横结肠，于十二指肠水平部前方用左手示指轻轻探入腹主动脉与肠系膜上动脉间的夹角（图 24-5-4）。必要时避开血管横向切开横结肠系膜探查动脉夹角（图 24-5-5）。如示指尖不能通过血管间隙，且屈氏韧带附着点上移，空肠起始部肠管呈锐角，则可诊断本病。根据情况采用下列手术方法解除十二指肠梗阻。

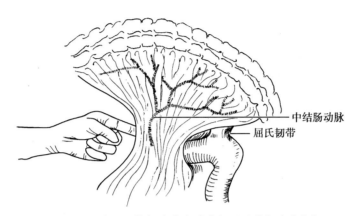

图 24-5-4　左手示指探查腹主动脉和肠系膜上动脉夹角

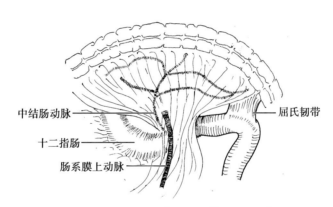

图 24-5-5　切开左侧横结肠系膜显露十二指肠

（1）屈氏韧带松解术：本手术对屈氏韧带过短致十二指肠位置上升造成动脉压迫的效果良好，手术操作较简单，对腹腔组织损伤少。向上提起横结肠，轻拉近端空肠，于脊柱左侧空肠起始部上缘找到屈氏韧带，该韧带为一肌纤维束带，从膈肌右脚走向空肠起始部。将韧带及其附近后腹膜横向剪断（图 24-5-6），游离十二指肠空肠曲和十二指肠远端，使之向下移位 3～4cm 至十二指肠压迫解除。轻轻挤压近端十二指肠，如肠内容物顺利通过进入空肠即达到手术目的。缝合结肠系膜切口，用细丝线将横向切开的后腹膜纵向间断缝合（图 24-5-7）。最后缝合腹壁切口各层组织。

（2）Ladd 手术：Louw（1957）最先推荐采用 Ladd 手术治疗肠系膜上动脉压迫，小儿腹膜后组织结构柔软疏松，施行 Ladd 手术困难不大，尤其对并存先天性肠旋转不良者最适宜。按 Ladd 手术步骤切断松解屈氏韧带，将整个十二指肠 C 形袢游离，使十二指肠空肠曲从肠系膜上动脉后方推移到右侧腹腔，拉直十二指肠，使全部小肠置于右侧腹腔。游离盲肠、升结肠，将全部结肠推至左侧腹腔，切除阑尾。

（3）结肠后十二指肠 - 空肠侧侧吻合手术：有的患儿因腹腔内粘连不宜做 Ladd 手术或屈氏韧带松解术，或已施行屈氏韧带松解术症状仍未改善者，宜行十二指肠 - 空肠吻合术。向上翻起横结肠，剪开右侧横结肠系膜无血管区，显露扩张的十二指肠近端。选择靠近肠系膜上动脉的肠管，将横结肠系膜切口边缘缝合固定于扩张的十二指肠壁上(图 24-5-8)。提取近端空肠离屈氏韧带 10~15cm 处,按顺蠕动方向行十二指肠 - 空肠侧侧吻合术。先用 5-0 可吸收线缝合扩张的十二指肠和空肠浆肌层(图 24-5-9),距缝线 5~8mm 两侧分别在十二指肠和空肠上做一口径 2~3cm 的切口,吸净肠内容物,做吻合口后壁全层连续缝合(图 24-5-10),前壁全层间断内翻缝合(图 24-5-11),最后将吻合口前壁浆肌层间断缝合加固。检查吻合口通畅良好。注意肠壁切口要够大,依年龄大小做长 2~5cm 的切口,吻合口位置应尽量低并贴近肠系膜上动脉近侧肠管,以免术后发生盲端综合征。

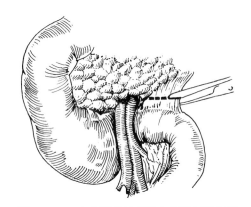

图 24-5-6　在空肠起始部横向切断屈氏韧带

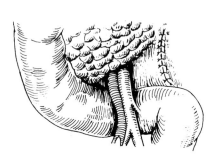

图 24-5-7　十二指肠空肠曲已下移纵向缝合后腹部

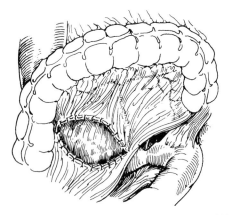

图 24-5-8　横结肠系切口边缘与扩大的十二指肠壁缝合固定

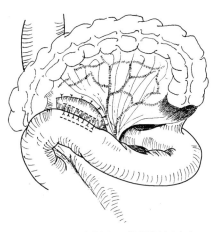

图 24-5-9　空肠十二指肠侧侧吻合

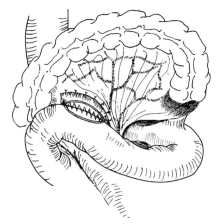

图 24-5-10　吻合口后壁全层连续缝合

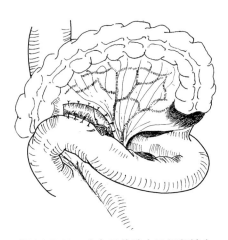

图 24-5-11　吻合口前壁全层间断缝合

【术后处理】

1. 术中尽可能不放置腹腔引流管,如放置腹腔引流管,尽早拔出。

2. 术后鼓励患儿早期主动或被动下床活动,促进肠蠕动。根据病情尽早拔除胃管。术后尽快恢复经口进食,如术后第 1 天少量进食葡萄糖水或者清亮碳水化合物饮料,根据自身耐受情况逐步过渡为流食并增加摄入量,逐渐过渡为全量喂养,加强肠内营养,促进术后快速康复。

3. 鼻胃管管饲不作为常规推荐,但是对于严重胃十二指肠扩张的患儿要留置空肠营养管及胃管,术后留置胃管 1 周,早期经空肠营养管进行肠内营养,1~2 周后逐渐过渡为经口进食。如患儿营养状况很差,可适当延长肠外营养时间。术后常规预防性应用抗生素。

4. 施行屈氏韧带松解术或 Ladd 手术者,开始进食后再度出现呕吐、腹痛时,应密切观察病情变化,必要时做上消化道造影检查,如仍存在梗阻需再次禁食、胃肠减压,无效时考虑再次手术。

(杨合英　冯杰雄)

第六节　十二指肠损伤手术

小儿十二指肠损伤(duodenal injury)发病率较低,是一种严重的脏器伤,因解剖位置特殊,生理功能复杂,损伤时常累及毗邻重要脏器,如肝、胆道、胰腺、门静脉及腹膜后大血管,因此,病死率和并发症发生率较高。十二指肠深藏于右上腹,大部分固定于腹膜后,贴近脊柱,除球部外其余各部均为腹膜后器官,损伤时症状和体征隐蔽,所以,术前诊断十分困难,误诊率高。小儿十二指肠壁薄而脆弱,其血供来自胰十二指肠上、下动脉构成的动脉弓,为边缘性动脉供血,血液循环不及空、回肠丰富。十二指肠具有较强的顺蠕动和逆蠕动功能,这种顺、逆蠕动具有括约肌的作用,使食糜在十二指肠内与消化液充分混合后才进入空肠。因十二指肠活动余地小,肠腔内强消化性肠液滞留和强烈的逆蠕动作用,肠管一旦发生损伤或破裂,修补后张力较大,愈合能力差,容易发生危险的十二指肠瘘。

十二指肠损伤多见于十二指肠的第二、三部(50% 以上),腹部穿透伤和十二指肠球部(第一段)及升部(第四段)损伤后肠内容物溢出,流入腹腔内形成弥漫性腹膜炎,比较容易诊断。但腹膜后位的十二指肠降部及水平部(第二、三段)损伤后,早期症状、体征不明显,且大多伴有其他脏器损伤,患儿往往病史叙述不清,查体不合作,常只能依据一些客观检查指标分析,因此术前确诊较为困难,尤其在腹部存在多发伤时,十二指肠损伤早期症状和体征常被其他脏器伤的症状所掩盖,所以,早期诊断非常困难,有的患儿损伤早期有一短时间的症状缓解期,一旦医师和家长丧失警惕性,极易造成误诊或漏诊,导致严重后果。因此,对上腹部外伤的小儿应警惕十二指肠损伤的可能,并进行必要的检查。

由于十二指肠损伤起病急、进展快、病情重,手术不及时,可因合并感染而导致死亡,开腹手术往往切口长,创伤大,有肠粘连等并发症发生。随着微创技术的不断发展,腹腔镜手术在腹部外伤的应用范围越来越广,逐渐成为首选手术方法,腹腔镜手术对十二指肠损伤既有诊断意义,也有治疗意义,还可以指导手术方式以及切口选择。腹腔镜手术的术野广泛,有利于对腹腔进行广泛探查和冲洗,并可及早发现隐匿的积液和食物残渣等,术中出血少、切口小,有助于体表的美观及伤口愈合,并且术后进食时间早、肠道功能恢复快、可显著缩短住院时间。但由于十二指肠损伤病情急重,病情较复杂,手术方式往往是术中根据损伤的情况而决定,如果腹腔内存在大量食物残渣,且在腹腔镜下难以清除者,腹腔内活动性出血导致患儿血流动力学不稳定者,腹腔内粘连严重,镜下分离困难者,肠管胀气致腹腔内无足够空间进行镜下操作以及复杂的十二指肠损伤手术者,应及时中转开腹手术。

【十二指肠损伤病因】

上腹部锐器穿透伤和闭合性钝挫伤可损伤十二指肠的任何部位。小儿常因交通事故、坠楼、重物倒塌,棍棒或车把撞击上腹部而受伤,加上小儿腹肌薄弱,抗损伤能力较差,受伤时暴力直接冲击上腹部将十二指肠碾轧于脊柱时,损伤常发生于水平部,另外在腹肌松弛情况下上腹部猝然受暴力撞击,使幽门括约肌反射性紧闭，远端因屈氏韧带固定呈大角度转折，致使十二指肠形成闭袢，肠腔内压力骤升，导致肠壁胀裂，此类损伤常发生在降部和水平部或两部交界处的后壁。上腹部受狭小钝器如桌角、椅把碰撞，可发生十二指肠捻挫伤，肠壁血管撕裂形成肠壁内血肿的特殊类型损伤。

【手术适应证】

1. 凡腹部损伤后出现持续上腹痛，压痛、腰背部放射痛，呕吐血样物或伴有休克者。

2. 腹部 B 超检查显示十二指肠附近积血或积气。

3. 腹部 X 线摄片或 CT 检查显示肾周围游离气体，腰大肌影像模糊，口服水溶性造影剂碘海醇自十二指肠腔外溢。

4. 腹腔穿刺抽出胆汁、血液或混浊腹腔渗液。

5. 腹部体征轻微，而全身情况不断恶化，血清淀粉酶升高者。

6. 经胃管注入气体，腹部立位 X 线片可见膈下游离气体者。

7. 受伤后经一定时间观察仍有怀疑时，不应强求术前明确诊断，应不失时机进行手术探查，以免延误治疗。

【手术禁忌证】

一旦十二指肠损伤诊断明确，应积极手术，无明显手术禁忌证。

【术前准备】

1. 严重的十二指肠损伤，伴有腹腔内或身体其他部位复合伤者，出现休克、失血或威胁生命时，应首先抢救解决致命的损伤。积极给予抗休克治疗，快速补充血容量，纠正水、电解质和酸碱平衡失调，改善全身情况，尽快施行腹部探查手术。

2. **术前留置胃管和尿管**　以缩小胃和膀胱的体积，为腹腔镜手术顺利完成创造条件，最大限度利用空间，避免置入 Trocar 时意外损伤：留置鼻胃管充分胃肠减压，以减轻腹胀、减少肠内容物溢入腹腔及腹膜后，留置导尿管以便术中监测尿量术后病情平稳即可拔除。

3. **静脉输入抗生素**　为了有效控制腹腔内感染应联合使用广谱抗生素，选用针对革兰氏阴性杆菌和厌氧菌的抗生素。

4. **给予血管活性药物**　改善心血管功能，增加组织内灌注和肾血流量，如多巴胺、间羟胺等。

5. **术前宣教**　由于小儿十二指肠损伤往往是突发事件，病情较重，家长紧张，应积极做好医患沟通，减轻家长及患儿的心理压力，术后积极配合康复护理，对于幼小的患儿应减少因患儿哭吵导致胃肠道胀气而增加手术难度。

6. **注意保温**　由于十二指肠损伤患儿病情危重，全身情况差，常常伴有休克，注意手术室温度，一般控制在 22～24℃。

【麻醉与体位】

仰卧位。气管内插管静脉麻醉，保持呼吸道通畅，为获得更好腹壁肌肉松弛，增加腹腔空间，保障腹腔镜手术顺利完成，可加用骶管阻滞麻醉。术中进行动静脉穿刺置管进行血气分析、中心静脉压测定、心肺功能及血氧饱和度监测以便正确评价酸碱失衡、组织氧供和氧耗情况。如果是腹腔镜手术，小儿腹腔容量小，腹膜吸收能力强，CO_2 气腹后弥散入血或使腹腔内高压而影响膈肌运动，导致潮气量减少，CO_2 潴留，CO_2 人工气腹对呼吸及循环功能的影响较成人明显，所以，人工气腹压力最好在 8～10mmHg，流量控制在 2L/min，可增加小儿腹腔镜手术的安全性。

【手术步骤】

（一）腹腔镜手术

1. **腹腔镜十二指肠损伤探查**

（1）Trocar 的放置：脐缘左侧切开直视下放置第一个 5mm Trocar 套管放入腹腔镜，注入 CO_2 建立气腹，气腹压力在 8～10mmHg，可选择经脐单部位腹腔镜或三孔法进行手术（图 24-6-1）。经脐单部位腹腔镜：对于诊断明确、病情较轻的十二指肠损伤，可采取此方法；三孔法：在腹腔镜监视下分别在腋前线左肋缘下及左锁骨中线平脐处放置 2 个 5mm Trocar 作为操作孔,放置手术器械,利用三个 Trocar 之间形成的角度进行操作,患者取头高足低体位,首先将腹腔内的脓液和食物残渣吸取干净。

(2)探查腹腔:重点探查右上腹,检查十二指肠附近后腹膜是否呈玻璃样变或血肿,是否积气或被胆汁污染,肠系膜是否出现瘀斑、灰白色皂化斑或脂肪坏死等情况,先用电钩离断肝结肠韧带显露十二指肠降部和胰头(图 24-6-2),在十二指肠降部外侧腹膜反折处用电钩切开做科克尔(Kocher)切口(图 24-6-3),用吸引器沿十二指肠降部后侧轻轻游离肠管(图 24-6-4),即可显露十二指肠球部和降部后壁(图 24-6-5),用操作钳及吸引器清除十二指肠浆膜下及腹膜后凝血块后仔细探查十二指肠肠壁有无穿孔,有时穿孔被肝脏覆盖,可用操作钳抬起肝脏可发现穿孔部位。

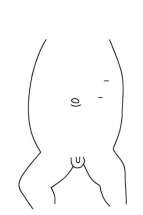

图 24-6-1　Trocar 的位置

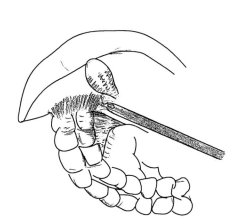

图 24-6-2　用电钩离断肝结肠韧带

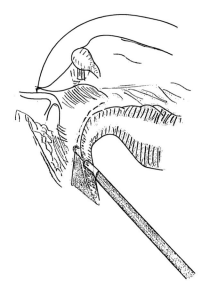

图 24-6-3　十二指肠降部外侧腹膜 Kocher 切口

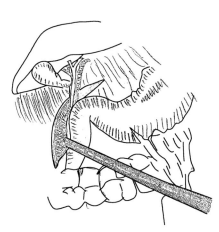

图 24-6-4　吸引器游离十二指肠

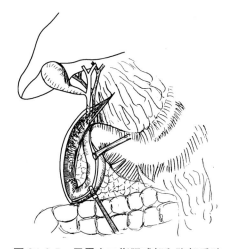

图 24-6-5　显露十二指肠球部和降部后壁

2. 十二指肠损伤修补术　受伤时间在 8～10 小时以内的十二指肠穿孔伤,或破裂口＜15% 肠管周径,肠壁组织较健康的患儿,可在腹腔镜下缝合修补。将腹腔内的脓液和食物残渣吸取干净后,使用无损伤抓钳轻柔固定十二指肠,无张力条件下用 4-0 或 5-0 可吸收线缝合穿孔部位(图 24-6-6)。

3. 十二指肠壁内血肿清除术　十二指肠壁内血肿是十二指肠损伤的一种特殊类型,血肿可发生于黏膜下、肌层或浆膜下,以浆膜下最多见。较小的血肿多数在 1～3 周后自行吸收,无须手术处理。血液量超过 30ml 的大血肿不易吸收,血肿向肠腔突出可造成十二指肠不全或完全性梗阻,甚至发生肠壁压迫坏死迟发性穿孔,降部的血肿累及肝胰壶腹压迫胰胆管开口,可引起阻塞性黄疸和 / 或胰腺炎,故应予以切开清除血肿。腹腔镜下探查到血肿后如果是浆膜下血肿应在血肿下部用电钩或剪刀横行切开浆膜,吸净血液和血块(图 24-6-7),用 4-0 可吸收缝线间断缝合浆膜切口。如果是肌层或黏膜下血肿,在血肿远端与正常肠壁交界处用剪刀横向切开浆肌层直达黏膜下,用吸引器清除血肿后,结扎出血点,用 4-0 可吸收缝线间断缝合浆肌层。在清除血肿后仔细判断局部肠管血液循环情况,是否发生坏死或穿孔。如判断困难,可由鼻胃管注入亚甲蓝,发现蓝色液体外渗应仔细探查并修补。

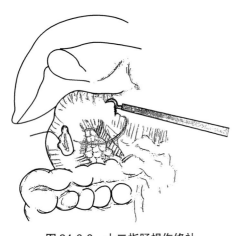

图 24-6-6　十二指肠损伤修补

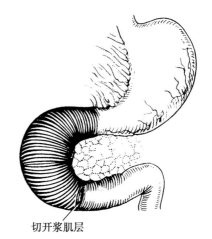

切开浆肌层

图 24-6-7　在血肿远端与正常肠壁交界处切开浆肌层

4. 引流管的放置　用温生理盐水冲洗腹腔,将积液清除干净,在十二指肠修补附近和右髂窝或盆腔常规放置 2～3 根引流管,以避免术后发生腹腔或腹膜后感染,最后再次探视全腹腔,确认无活动性出血、积液、积脓后,退出镜头、拔除 Trocar。

5. 缝合切口　使用 4-0 可吸收线缝合 Trocar 放置切口的各层肌肉,皮肤可用 5-0 可吸收线缝合,也可用胶水黏合或粘贴带对合。

(二)开腹手术

右上腹肋弓与脐之间横切口或右上腹经腹直肌切口。

1. 探查　进入腹腔后应全面探查。穿透伤沿腹壁创口或弹道寻找损伤部位。腹膜内十二指肠球部的损伤较易显露。腹膜后十二指肠探查按下列顺序进行。检查十二指肠附近后腹膜是否呈玻璃样变或存在血肿,是否积气(局部能触及捻发音)或被胆汁污染,肠系膜是否出现瘀斑、灰白色皂化斑或脂肪坏死。以上异常表现均提示十二指肠和 / 或胰腺损伤。此时应先剪断肝结肠韧带显露十二指肠降部和胰头(图 24-6-8)。在十二指肠降部外侧腹膜反折处做科克尔(Kocher)切口(图 24-6-9),用手指沿十二指肠降部后侧轻轻游离肠管(图 24-6-10),将降部向内侧牵开即可显露十二指肠球部和降部后壁(图 24-6-11)。仔细检查降部、胰头和胆道是否损伤。如果正常则需继续探查十二指肠水平部、上升部及胰体、胰尾。提起横结肠于脊柱左侧空肠起始部,横行切开后腹膜,松解屈氏韧带,空肠起始部游离后即可显露十二指肠水平部、升部及胰体、尾。

充分显露十二指肠后,检查并确定损伤部位、程度及毗邻脏器情况。有时肠壁小穿孔或裂口被血块或渗出物堵塞不易发现,取亚甲蓝 2ml 生理盐水稀释至 15～20ml,由鼻胃管注入,轻轻按摩胃部细心观察蓝色液体自十二指肠穿孔处渗出即可确诊。

2. 十二指肠损伤手术方法　探查确定十二指肠损伤情况,依损伤部位、程度,慎重选择手术方法,同时应注意手术中一些特殊的问题:①十二指肠肠壁薄弱且为边缘性血供,愈合能力较差;②十二指肠位置较固定,肠管活动度小,因损伤或手术切开再缝合时肠壁张力较大,也容易发生肠腔狭窄,故术中即使行简单的缝合修补手术也应充分游离该段十二指肠;③十二指肠周围紧邻重要脏器和大血管,与胰胆管引流息息相关,又与胰头共享同一血供,手术操作难度大;④十二指肠汇集大量胃酸、胆汁和胰液,受

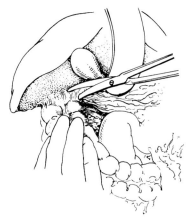

图 24-6-8　剪断肝结肠韧带

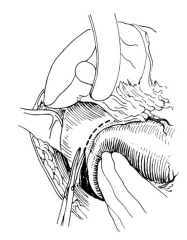

图 24-6-9　十二指肠外侧腹膜做 Kocher 切口

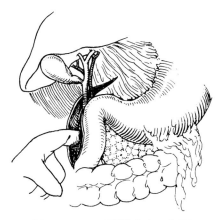

图 24-6-10　手指游离十二指肠

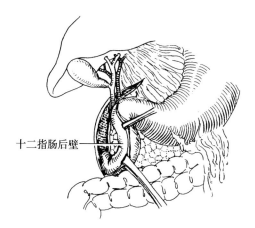

图 24-6-11　拉开降部显露后壁

伤后肠内容物外漏发生腹膜炎，肠壁组织炎症水肿，蠕动功能差，导致肠腔内肠液淤滞，肠腔内压急速升高，使缝合修补的肠壁愈合能力更为减弱。因此，手术中同时施行胃肠造口术对损伤肠段的肠腔彻底减压极为重要。

（1）十二指肠壁内血肿手术：较窄小的钝器击打上腹部时，十二指肠壁受捻挫撕破肠壁内小血管形成血肿。血肿可发生于黏膜下、肌层或浆膜下，以浆膜下最多见。较小的血肿多数在 1～3 周后自行吸收，不需要手术处理。血液量超过 30ml 的大血肿不易吸收，血肿向肠腔突出造成十二指肠不全或完全性梗阻，甚至发生肠壁压迫坏死迟发性穿孔。降部的血肿累及肝胰壶腹（法特壶腹）压迫胰胆管开口，可引起阻塞性黄疸和 / 或胰腺炎，故应予以切开清除血肿。按上述探查步骤显露血肿部位。浆膜下血肿应在血肿下部横行切开浆膜，吸净血液和血块，用 3-0 细丝线间断缝合浆膜切口。肌层或黏膜下血肿，于血肿远端与正常肠壁交界处横行切开浆肌层直达黏膜下，切开时慎勿戳破黏膜（图 24-6-12）。清除血肿后妥善结扎肌层和黏膜下出血点，用 3-0 细丝线间断缝合浆肌层。在清除血肿后仔细判断局部肠管血液循环情况，是否发生坏死或穿孔。如判断困难，可由鼻胃管注入亚甲蓝，发现蓝色液体外渗则应施行缝合修补或补片手术。

（2）单纯缝合修补手术：先充分游离损伤部位肠管（图 24-6-13），修剪肠壁裂口边缘坏死组织，清除残留血块和渗出液，妥善止血后用不吸收 3-0 细丝线横行双层间断缝合法修补（图 24-6-14、图 24-6-15）。缝合应在无张力条件下进行，裂口创缘务必准确对合，缝针穿过创缘的边距为 1～2mm，每针距为 2mm。完成缝合后以带蒂大网膜片覆盖（图 24-6-16）。于十二指肠附近置引流物。接近幽门管的球部损伤宜采用横行单层间断缝合或幽门成形术，以防局部狭窄。

（3）十二指肠端端吻合手术：十二指肠水平部或升部损伤范围＞50%周径或呈横向断裂伤，如果受伤时间短，肠管血液循环良好，创缘整齐者可行十二指肠端端吻合术。先剪断屈氏韧带，游离十二指肠第三、四部直至近端空肠，修剪肠管裂口边缘组织，在无张力下行双层缝合端端吻合术（图24-6-17）。

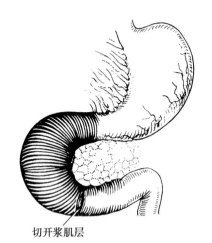

图 24-6-12　在血肿远端与正常肠壁交界处切开浆肌层

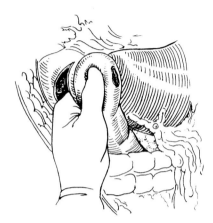

图 24-6-13　充分游离十二指肠

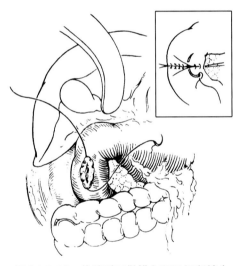

图 24-6-14　前壁裂口做横向双层间断缝合

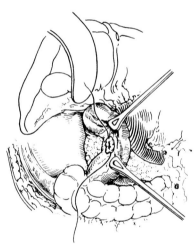

图 24-6-15　后壁裂口横向缝合

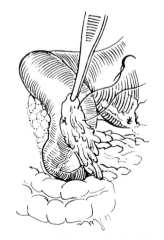

图 24-6-16　带蒂大网膜覆盖修补裂口

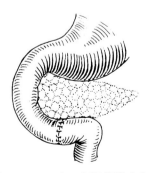

图 24-6-17　十二指肠端端吻合术

无论穿透伤或闭合伤，施行十二指肠损伤修补术或吻合术后，均应将十二指肠四周的坏死组织、血肿、肠液和异物进行彻底清创，置1～2根双套管持续负压吸引，以避免术后发生腹腔或腹膜后感染。

（4）造口手术：鉴于十二指肠壁薄而脆弱，肠腔内强消化性肠液存留，对修补缝合口的愈合很不利，术后一旦发生十二指肠瘘病死率很高。因此，同时对损伤近端肠腔进行彻底减压至关重要。造口手术目的是对损伤部位远近两端肠腔进行彻底减压，并置空肠造口营养管，以保证术后营养供给，一般选择两管造口手术，简单、有效。

两管造口手术包括一个胃造口及一个空肠造口，先于胃前壁中部置一荷包缝线，缝针只穿过胃壁浆肌层。距第一个荷包缝线外5mm处分别再做第2个和第3个荷包缝线（荷包式胃造口），切开荷包内胃壁，吸净胃液，将前端剪2～3个侧孔12～16F硅胶管经胃造口向远端推进，置于损伤近端的十二指肠腔内，收紧胃壁上的荷包。空肠造口将营养管插入远端空肠内，将前端剪有侧孔的硅胶管插入远端空肠腔内5～7cm深，为术后管饲之用，2个造口管分别戳孔引出腹壁外，并与腹膜及腹壁皮肤妥善缝合固定（图24-6-18）。

（5）十二指肠转流手术：严重十二指肠损伤，破裂范围广泛或合并胰胆损伤，受伤时间超过24小时，或腹腔内已存在感染者应施行转流手术，使十二指肠液转流或分流降低十二指肠腔内压力，有利于损伤的愈合。

1）空肠十二指肠Roux-en-Y吻合手术：十二指肠降部严重破裂，肠壁组织缺损范围大可采用本手术。如破损位于十二指肠乳头远端，从破裂处将十二指肠切断，远端十二指肠清创修剪后断端做双层缝合关闭。小心游离破损近端的十二指肠，剪除严重挫伤或坏死肠壁组织，修剪时注意保护十二指肠乳头的胰胆管开口。提取近端空肠，距屈氏韧带15cm左右切断空肠。将远侧空肠断端经结肠后提至十二指肠旁，与十二指肠近端肠管行双层缝合端端吻合术。离该吻合口20～25cm处将近侧空肠断端与远端空肠行端侧Roux-en-Y吻合术（图24-6-19）。仔细缝合横结肠系膜孔隙，十二指肠旁置引流管。

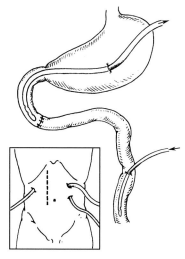

图24-6-18　两管造口术

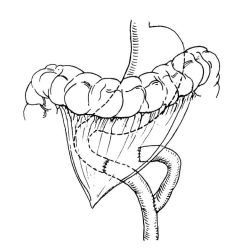

图24-6-19　结肠后空肠十二指肠Roux-en-Y吻合

2）幽门暂时性旷置手术：手术目的是旷置破裂的十二指肠，使胃液、胆汁、胰液经过重建的胃肠吻合和造瘘口改道转流，使十二指肠腔内压力处于低压或相对静止状态，以保证损伤愈合。十二指肠憩室化手术步骤复杂，操作难度大，危重患儿不能耐受者，可采用暂时性幽门旷置术。手术中用可吸收肠线缝闭幽门，使胃液暂时经重建的胃肠吻合口转流，2～3周后，幽门处肠线吸收再度贯通。

按上述方法缝合修补十二指肠裂口及十二指肠造口插管减压。提起胃体在靠近幽门的胃大弯侧做5～6cm横切口，切开胃壁各层，黏膜下血管妥善结扎止血。经胃壁切口显露幽门，用可吸收肠线从胃黏膜面连续缝合封闭幽门，缝合时缝针只穿过黏膜下层，勿穿透浆肌层（图24-6-20）。提取近端空肠经结肠后上提至胃前方,利用胃壁切口行胃空肠侧侧吻合术(图 24-6-21)。根据病情行胆总管造口 T 管引流或胆囊造口引流术。腹膜后、膈下或盆腔置双套管引流。

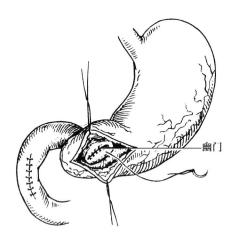

图 24-6-20　经胃壁切口做连续缝合缝闭幽门

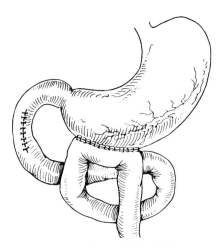

图 24-6-21　结肠后胃空肠侧侧吻合

【术后处理】

1. 十二指肠损伤为小儿腹部严重损伤之一,常合并腹腔内或全身其他部位多处损伤,患儿病情危重,加之手术及麻醉的打击,术后应专人护理或转至 ICU 病房,持续监测体温、脉搏、血压、呼吸等生命体征及心、肺、肝、肾重要脏器功能,继续抗休克治疗,补充血容量,纠正水、电解质和酸碱平衡紊乱,改善全身情况。

2. 妥善管理和确保胃肠减压及各种引流管通畅,每日观察和计算引流液的量、性质和颜色。如术后恢复顺利,引流量逐日减少,无肠液、脓液、血液等引流出,肠蠕动功能恢复,术后可早期拔除引流管,一般先拔除胃肠减压管观察 2～3 天若病情稳定,再拔除腹腔引流管双套管。倘若发生肠瘘或胰瘘则应继续保留引流管,直至胰瘘或肠瘘愈合。

3. 营养问题极为重要,十二指肠损伤后患儿处于应激和高代谢状态,加之手术及麻醉等的影响,术后极易发生营养不良、低蛋白血症。术后应给予 7～10 天短期全肠外营养(TPN),禁食时间长或出现并发症时,置中心静脉导管延长 TPN 时间。同时加用生长抑素及制酸剂,减少胆汁、胰液、胃液的分泌,最后逐渐过渡到经空肠造瘘管施行肠内营养(EN)。

4. 继续联用广谱抗生素,防止腹腔、切口或肺部感染。选用针对革兰氏阴性杆菌和厌氧菌的抗生素,如头孢三代,广谱青霉素、甲硝唑等。出现感染者应做细菌培养及药敏试验,有目的地使用抗生素方能有效控制感染。

5. 严密观察腹部体征,警惕腹内其他脏器损伤的迟发性破裂或穿孔。多处合并伤者术后仍可能发生休克、失血、失水和酸碱平衡失调,应及时给予矫正。如怀疑探查病灶遗漏或存在其他脏器的迟发性穿孔或破裂,应尽早二次手术。

6. 空肠造口管饲者,可早期少量经营养管注入要素饮食,待肠蠕动恢复,可经营养管施行肠内营养,早期停止使用胃肠外营养,减少各种并发症的发生。待患儿能经口进食后拔除营养管。

7. 术后加快胃肠功能恢复,尽快过渡到经口进食。术后第一天可予患儿咀嚼棒棒糖或者口香糖。

【术后并发症的预防及处理】

1. **十二指肠瘘**　十二指肠瘘是十二指肠损伤手术后最危险的并发症,一旦发生,治疗困难,病死率高,是十二指肠损伤术后主要死亡原因。

(1)十二指肠瘘的原因:十二指肠损伤尤其是闭合性损伤,术后发生十二指肠瘘,有自身的解剖因素,也有手术时机的把握、手术方式的选择、手术技巧等方面的原因,同时与患儿受伤严重程度及有无合并伤有关,因此术后发生肠瘘是多因素的结果。

1)解剖因素:十二指肠血供来自胰十二指肠上、下动脉构成的动脉弓供应,为边缘性动脉供血,血液循环较差,损伤修补后容易发生坏死,愈合能力较差。且十二指肠降部、水平部及升部为腹膜后位器官,有可靠的固定,活动余地小,肠管一旦破裂,修补后张力较大,容易发生十二指肠瘘。因此,手术时应注意吻合的张力,适量修剪失活组织。

2)延误诊断:十二指肠损伤后能否早期确诊是手术成败的关键之一。如未能及时诊断(伤后 12 小时以内)或盲目观察以致延误手术时机,使治疗十分被动。凡手术时间超过伤后 24 小时,因发生腹膜炎和腹腔严重感染,十二指肠炎性肿胀,修补或吻合后均不易愈合,其发生十二指肠瘘的概率数倍于早期手术者。

3)术式选择不当:术式不当或技术错误是十二指肠瘘另一重要原因。肠管缺损 >20% 周径,肠壁血供不良或已存在感染强行缝合修补或肠吻合,术后可再度破裂形成瘘。因此,十二指肠损伤术式选择应根据损伤部位、程度、范围、时间长短和患儿全身情况等因素决定。术式选择的原则是术后十二指肠腔道通畅,无消化液滞留和侵扰,缝合的肠壁裂口对合良好,无张力、无狭窄,方能确保损伤部位一期愈合。术者在判明损伤情况后应果断采取措施,效果不肯定的手术不做。手术要求技术娴熟细致,切忌草率或迁就,力争减少术后十二指肠瘘的发生。

4)未进行十二指肠腔减压:充分有效的十二指肠腔减压是预防术后发生瘘的重要措施,尤其是损伤肠管挫伤较严重,修复或肠吻合后仍不满意者,均应行胃肠造口放置十二指肠腔内减压管或做转流手术,保证十二指肠腔内处于低压状态,以利于损伤愈合。术后减压管管理同样重要,如果减压管发生阻塞或脱落,则仍有造成十二指肠瘘的危险。

5)经十二指肠破裂口插置减压管:有术者为简化手术经十二指肠破裂口插置减压管导致十二指肠瘘,原因是破裂的十二指肠壁存在挫伤或血供不良,经此处插管缝合的肠壁容易裂开成肠瘘。

6)术后治疗不充分:术后如未使用生长抑素,十二指肠接受胃液、胆汁、胰液排入空肠,这些消化液的通过使十二指肠修补口、吻合口的愈合能力减弱,易导致十二指肠瘘的发生;术后如长时间未纠正休克、低蛋白血症等,这些都会导致十二指肠瘘的发生。

(2)十二指肠瘘处理:十二指肠瘘系高位高流量肠瘘,内含大量电解质及消化酶,一旦发生迅速形成腹膜炎,并因丧失大量消化液导致全身情况迅速恶化。治疗包括纠正水、电解质和酸碱平衡失调,TPN营养治疗,静脉应用生长抑素以减少消化液的产生,控制感染,彻底引流和处理瘘口。瘘发生早期控制十二指肠瘘极为重要,可经十二指肠瘘口插管引流,沿瘘的方向插入一根 12～16F T 形管于十二指肠腔内,保留腹腔负压引流管,连接负压吸引器定时吸引。肠瘘附近置 1～2 根双套管负压吸引。未行转流手术者可给予西咪替丁以减少胃酸分泌。瘘口周围皮肤护理也不可忽视。力争在瘘发生的 2 周内得到控制成为局限性瘘。只要正确处理,大部分瘘可在 3 个月内愈合,3～6 个月后仍未愈合者应手术补瘘。

十二指肠瘘手术必须掌握手术时机,必须在全身情况良好、腹腔内感染完全控制、瘘成为十二指肠皮肤瘘时方可进行修补手术。常用的方法有:①带蒂浆肌层肠片修补术,肠片切取及制备方法同前所述。瘘口周围十二指肠稍做分离和修剪,全层间断缝合瘘口,将带蒂肠片贴敷瘘口处缝合。本法操作简便效果满意,可作为十二指肠瘘首选手术方法。②小肠浆膜覆盖术,选择浆膜面血管清晰、血供良好的肠管做覆盖物,被覆盖瘘口边缘肠壁必须健康。③空肠十二指肠 Roux-en-Y 吻合术,瘘口远端肠管存在狭窄或梗阻,不宜采用补片或覆盖法修补瘘口,应行空肠十二指肠 Roux-en-Y 侧端或侧侧吻合术,使十二指肠恢复通畅以保证瘘口愈合。

2. 腹腔内残余感染　十二指肠损伤初期手术忽视腹膜后存留的坏死组织、血块、消化液、肠内容物等,常是腹腔或腹膜后残留感染的来源。因此,术中须仔细清除腹膜后坏死组织,温盐水彻底冲洗腹膜后间隙,清除肠内容物及开放损伤进入的异物。患儿在术后出现高热、腹痛、腹肌紧张时应考虑腹腔内残留感染或脓肿形成,此时须进行引流管液培养,使用敏感抗生素,如脓肿形成,可在 B 超和 CT 引导下行脓肿穿刺引流,以防继发菌血症及多器官功能衰竭。如引流效果欠佳,可再次手术行脓肿引流术。

3. 急性胰腺炎　十二指肠损伤合并胰腺损伤,或十二指肠损伤累及 Oddi 括约肌均可引起术后发生急性胰腺炎。术中对于十二指肠降部损伤,一定注意检查及保护十二指肠乳头肌 Oddi 括约肌,避免盲目修剪和缝合。术后如并发黄疸、急性重症胰腺炎,高度考虑十二指肠乳头缝合可能,需再次手术探查。一旦发生急性胰腺炎,应禁食、胃肠外营养支持、早期使用抑制胰液分泌的药物。

4. 十二指肠狭窄　损伤处瘢痕收缩是引起十二指肠狭窄的重要原因。严重病例需再次手术解除梗阻。术中在修剪十二指肠损伤处时,尽量保留正常的肠壁组织,减少缝合时的张力,吻合时横向进行吻合。

5. 膈下脓肿　患儿平卧时,膈下位置最低,十二指肠损伤术后,急性腹膜炎造成的腹腔内的脓液易积聚于右侧膈下,表现为弛张热,脓肿刺激膈肌可引起顽固性呃逆,甚至可引起右侧胸腔积液或右肺不张,如脓肿形成,可采用经皮穿刺引流,创伤小。

6. 腹腔镜手术并发症

(1)除腹腔镜手术自身的并发症外(如损伤血管、高碳酸血症等),其余并发症与开放手术并发症相同。

(2)腹腔镜操作时要注意钳夹损伤的十二指肠及周围肠管,一定要用无创抓钳,分离时可用吸引器头轻柔进行操作;因损伤肠管炎性水肿,肠壁较脆弱,不可暴力牵拉肠管;要注意电钩功率不能太大,避免邻近脏器的损伤。

(刘远梅　冯杰雄　金　祝)

参 考 文 献

[1]　VAN DER ZEE D C, BAX N M. Laparoscopic repair of acute volvulus in a neonate with malrotation[J]. Surg Endosc, 1995, 9(10): 1123–1124.

[2]　BAX N M, URE B M, VANDER ZEE D C, et al. Laparoscopic duodenoduodenostomy for duodenal atresia[J]. Surg Endosc, 2001, 15(2): 217.

[3]　ROTHENBERG S S. Laparoscopic duodenoduodenostomy for duodenal obstruction in infants and children[J]. J Pediatr Surg, 2002, 37(7): 1088–1089.

[4]　CHUNG P H, WONG C W, IP D K, et, al. Is laparoscopic surgery better than open surgery for the repair of congenital duodenal obstruction? A review of the current evidences[J]. J Pediatr Surg, 2017, 52(3): 498–503.

[5]　PARMENTIER B, PEYCELON M, MULLER C O, et, al. Laparoscopic management of congenital duodenal atresia or stenosis: A single-center early experience[J]. J Pediatr Surg, 2015, 50(11): 1833–1836.

[6]　JENSEN A R, SHORT S S, ANSELMO D M, et al. Laparoscopic versus open treatment of congenital duodenal obstruction: multicenter short-term outcomes analysis[J]. J Laparoendosc Adv Surg Tech A, 2013, 23(10): 876–880.

[7]　MACCORMACK B J, LAM J. Laparoscopic repair of congenital duodenal obstruction is feasible even in small-volume centres[J]. Ann R Coll Surg Engl, 2016, 98(8): 578–580.

[8]　李索林, 温哲, 时保军, 等. 小儿腹腔镜下先天性十二指肠梗阻的诊治[J]. 中华小儿外科杂志, 2005, 26(4): 183–185.

[9]　任红霞, 吴晓霞, 陈新新, 等. 腹腔镜下吻合术治疗新生儿十二指肠梗阻[J]. 中国微创外科杂志, 2012, 12(6): 506–508.

[10]　吕成杰, 钭金法, 黄寿奖, 等. 新生儿十二指肠梗阻腹腔镜手术围术期并发症探讨[J]. 临床小儿外科杂志, 2016, 15(5): 460–463.

[11]　李炳, 陈卫兵, 王寿青, 等. 腹腔镜在小儿先天性小肠闭锁和狭窄诊治中的应用[J]. 中华胃肠外科杂志, 2014, 17(8): 816–819.

[12]　李炳, 陈卫兵, 王寿青, 等. 腹腔镜诊治新生儿十二指肠梗阻[J]. 中华小儿外科杂志, 2011, 32(1): 71–73.

[13]　陈兰萍, 陈淑芸, 任红霞, 等. 十二指肠闭锁 13 例产前诊断和早期手术治疗[J]. 中国药物与临床, 2013, 13(5): 634–635.

[14]　王果, 冯杰雄. 小儿腹部外科学[M]. 2 版. 北京: 人民卫生出版社, 2011: 297–304.

[15]　王果, 李振东. 小儿外科手术学[M]. 2 版. 北京: 人民卫生出版社, 2010.

[16] Spitz L, Coran A G. 小儿外科学图谱 [M]. 吴晔明, 顾松, 译. 6 版. 北京: 北京大学医学出版社, 2012: 334-336.

[17] 李索林, 任怀珍, 李英超, 等. 小儿腹腔镜十二指肠缝合吻合术治疗先天性十二指肠梗阻 [J]. 中国微创外科杂志, 2009, 15(7): 579-581.

[18] SPILDE T L, ST PETER S D, KECKLER S J, et al. Open vs laparoscopic repair of congenital duodenal obstructions: a concurrent series[J]. J Pediatr Surg, 2008, 43(6): 1002-1005.

[19] GLÜER S, PETERSEN C, URE B M. Simultaneous correction of duodenal atresia due to annular pancreas and malrotation by laparoscopy[J]. Eur J Pediatr Surg, 2002, 12(6): 423-425.

[20] 王钦尧. 胆胰十二指肠区域临床外科学 [M]. 上海: 上海科技教育出版社, 2007: 168-173.

[21] PATIÑO MAYER J, BETTOLLI M. Alimentary tract duplications in newborns and children: diagnostic aspects and the role of laparoscopic treatment[J]. World J Gastroenterol, 2014, 20(39): 14263-14271.

[22] 曾永梅, 杨敏, 龚四堂, 等. 儿童十二指肠重复畸形并复发性胰腺炎 1 例 [J]. 广东医学, 2013, 34(2): 331.

[23] BYUN J, et al. Lparoscopic partial cystectomy with mucosal stripping of extraluminal duodenal duplication cysts[J]. World J Gastroenterol, 2014, 20(4): 1123-1126.

[24] 慕晓龙, 王俊秋. 腹腔镜诊治十二指肠重复畸形一例 [J]. 腹部外科, 2018, 31(5): 376-377.

[25] 邢福中, 熊晓峰, 鲁巍, 等. 新生儿十二指肠膜式狭窄伴十二指肠重复畸形一例 [J]. 中华小儿外科杂志, 2013, 34(12): 959-960.

[26] MA M X, AWADIE H, BOURKE M J, et al. Treatment of large duodenal duplication cyst using endoscopic submucosal dissection knife[J]. VideoGIE, 2017, 2(9): 223-224.

[27] SEFA T, MIKAIL C, ANIL S, et al. Duodenal duplication cyst extending into the posterior mediastinum[J]. Int J Surg Case Rep, 2015, 10: 252-255.

[28] JADLOWIEC C C, LOBEL B E, AKOLKAR N, et al. Presentation and Surgical Management of Duodenal Duplication in Adults[J/OL]. Case Rep Surg, 2015, 2015: 659150[2021-12-01]. https://pubmed.ncbi.nlm.nih.gov/26844004/. DIO: 10.1155.2015.659150.

[29] YAN X, FAN Y, WANG K, et al. Duodenal duplication manifested by abdominal pain and bowl obstruction in an adolescent: a case report[J]. Int J Clin Exp Med 2015, 8(11): 21710-21714.

[30] ŽUPANČIĆ B, GLIHA A, FUENZALIDA J V, et al. Duodenal Duplication Cyst: A Rare Differential Diagnosis in a Neonate with Bilious Vomiting[J]. European J Pediatr Surg Rep, 2015, 3(2): 82-84.

[31] HAIDAR AM, ELGHARMOOL B M. Neonatal duodenal duplication cyst[J]. J Neonatal Surg, 2014, 3(1): 11.

[32] KNIGHT H O. An anomalous portal vein with its surgical dangers[J]. Ann Surg, 1921, 74(6): 697-699.

[33] 中国加速康复外科专家组. 中国加速康复外科围手术期管理专家共识(2016)[J]. 中华外科杂志, 2016, 54(6): 413-418.

[34] 唐维兵, 耿其明, 张杰, 等. 快速康复外科联合腹腔镜技术治疗婴儿先天性巨结肠 [J]. 中华胃肠外科杂志, 2014, 17(8): 805-808.

[35]《抗菌药物临床应用指导原则》修订工作组. 抗菌药物临床应用指导原则: 2015 年版. 北京: 人民卫生出版社, 2015.

[36] BURGMEIER C, SCHIER F. The role of laparoscopy in the treatment of duodenal obstruction in term and preterm infants[J]. Pediatr Surg Int, 2012, 28(10): 997-1000.

[37] ROKITANSKY C F. Handbuch der Pathologischen Anotomie. Vienna: Branmilller and Siedel[J]. 1842.

[38] 孔赤寰, 李龙, 李颀, 等. 腹腔镜下屈氏韧带松解治疗小儿肠系膜上动脉压迫综合征九例 [J]. 中华小儿外科杂志, 2013, 34(10), 789-790.

[39] 李龙, 李索林. 小儿腹腔镜手术图解 [M]. 上海: 第二军医大学出版社, 2005.

[40] YAO S Y, MIKAMI R, MIKAMI S. Minimally invasive surgery for superior mesenteric artery syndrome: A case report[J]. World J Gastroenterol, 2015, 21(45): 12970-12975.

[41] SHILYANSKY J, PEARL R H, KRELLER M, et al. Diagnosis and management of duodenal injuries in children[J]. J Pediatr Surg, 1997, 32(6): 880-886.

[42] GUTIERREZ I M, MOONEY D P. Operative blunt duodenal injury in children: a multi-institutional review[J]. J Pediatr Surg, 2012, 47(10), 1833-1836.

[43] VAN DER ZEE D C. Laparoscopic repair of duodenal atresia : revisited[J]. World J Surg, 2011, 35(8): 1781-1784.

[44] 潘茜恒, 汪玉雯, 陈永权. 多模式围术期处理在小儿加速康复外科中的应用 [J]. 临床麻醉学杂志, 2018, 34(8): 773-776.

[45] 中华医学会肠外肠内营养学分会儿科学组, 中华医学会儿科学分会新生儿学组, 中华医学会小儿外科学分会新生儿外科学组. 中国新生儿营养支持临床应用指南 [J]. 中华小儿外科杂志, 2013, 34(10): 782-787.

[46] 吕小逢, 唐杰, 徐晓群, 等. 加速康复外科在婴儿胆管扩张症围手术期的应用 [J]. 中华小儿外科杂志, 2018, 39(11): 851-856.

第二十五章 | 小 肠 手 术

第一节　先天性小肠闭锁与狭窄手术

小肠闭锁是新生儿肠梗阻的重要病因,约占该时期小肠梗阻病例的1/3。活产婴儿发病率为1:20 000～1:5 000,欧美较高,Ravitch 和 Barton 报道为 1:2 710。我国资料肠闭锁与肠狭窄发病率仅次于直肠肛门畸形和先天性巨结肠。20 世纪初患肠闭锁新生儿无存活记录,直至 1911 年 Fockens 为第一例小肠闭锁新生儿成功施行肠吻合术,以后虽有存活病例报道,但病死率仍然很高。Evans 在 1950 年收集 1 498 例新生儿肠闭锁,手术治愈率不到 10%。20 世纪 70 年代以后随着现代外科技术的发展和全肠外营养(TPN)的使用,手术治愈率迅速提高。国外报道为 90%～92%(1993),国内伍连康(1996)52 例肠闭锁手术治愈率为 76.92%,20 世纪 90 年代的病例治愈率达 82.85%。随着新生儿重症监护水平、手术技巧、肠外营养、产前诊断和新生儿麻醉技术的不断改善,新生儿肠闭锁或狭窄治愈率可达 90% 以上。

小肠闭锁回肠较空肠多,北京儿童医院回肠闭锁病例较空肠闭锁多一倍,广州儿童医院 46 例小肠闭锁中回肠 37 例,空肠 9 例。国外有报道回肠与空肠发生闭锁的概率相近。肠闭锁一般为单发,多发性肠闭锁各家报道不一,Touloukian(1993)报道为 17%,伍连康报道 13/52(25%)为多发闭锁,明显高于文献资料。临床上单发闭锁手术疗效较佳,并且发生在回肠远端闭锁的患儿预后较好,而多发性闭锁和苹果皮样(Apple-peel)闭锁或合并胎粪性腹膜炎以及腹裂等复杂性肠闭锁患儿的手术难度较大,手术前后处理和营养管理要求高,预后较差,病死率较高。腹腔镜手术治疗肠闭锁因其创伤小、瘢痕小、美观、恢复快、并发症少等优点,在国内已较广泛应用,成为治疗小儿肠闭锁的手术方式。但腹腔镜治疗肠闭锁多针对单纯性高位小肠闭锁,对于低位肠梗阻,因腹腔肠管胀气,手术操作空间局限,以及复杂性肠闭锁仍采用经腹手术。

【病理类型】

按 Grosfeld 改良法将肠闭锁分为四型(图 25-1-1～图 25-1-5)。

1. 闭锁Ⅰ型　隔膜闭锁。肠管及肠系膜保持连续性,肠腔内被一隔膜阻断,有的隔膜中央有针眼样孔洞。

2. 闭锁Ⅱ型　盲端闭锁。闭锁两端肠管呈盲袋,两盲端间有索带相连,肠系膜保持连续性。

3. 闭锁Ⅲ型　本型又分Ⅲa 和Ⅲb 两亚型。

(1)闭锁Ⅲa 型:盲端闭锁。闭锁两端分离,两盲端间肠系膜呈 V 形缺损。

(2)闭锁Ⅲb 型:即 Apple-peel 闭锁。闭锁部位多发生于空肠近端甚至十二指肠,闭锁两盲端分离,远端小肠的肠系膜游离,肠管环绕着肠系膜盘曲形如一串削下的苹果皮。因远端肠管肠系膜不固定易发生肠扭转。

4. 闭锁Ⅳ型　多发性闭锁。闭锁部位多少不等,可呈Ⅰ型、Ⅱ型、Ⅲa 型及狭窄同时并存。

各型小肠闭锁中Ⅰ型和Ⅱ型最常见,占总数的 58%～65%。

【肠狭窄分型】

1. 隔膜型　隔膜中央有较大孔洞。

2. 管状型　小肠某段缩窄,肠壁较僵硬,蠕动功能减退,此型较为少见。

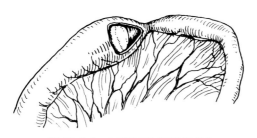

图 25-1-1 闭锁 I 型（隔膜闭锁）

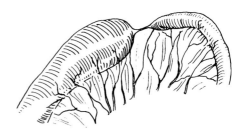

图 25-1-2 闭锁 II 型（盲端闭锁）

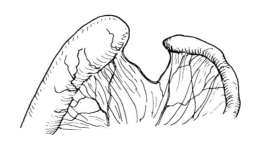

图 25-1-3 闭锁 IIIa 型（盲端闭锁，肠系膜呈 V 形缺损）

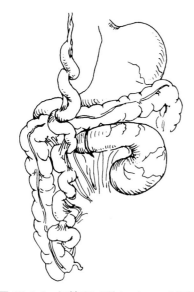

图 25-1-4 闭锁 IIIb 型（Apple-peel 闭锁）

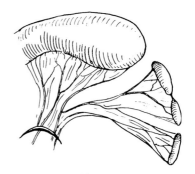

图 25-1-5 闭锁 IV 型（多发性闭锁）

【手术适应证】

1. 小肠闭锁及严重肠狭窄表现为完全性小肠梗阻，新生儿生后持续呕吐，多含有胆汁或呈粪性，不排正常胎便，或排出灰白或青灰色黏液样大便。腹部 X 线片显示上腹部 3～5 个液平面、下腹部无空气影，为高位闭锁；多数阶梯状液平面而侧位片示结肠和直肠无气体，为低位肠闭锁。应尽快做好术前准备急诊手术。

2. 诊断不确定者可用少量稀钡灌肠或碘油造影检查，显示"胎儿型"结肠可确诊。

3. 小肠狭窄为不完全性肠梗阻，狭窄程度愈轻症状出现愈迟。采用稀钡钡剂造影可确定梗阻部位，限期手术。

【术前准备】

术前应做好全身准备，入院后注意保暖防止硬肿症的发生，立即予胃肠减压，并抽净胃液，防止吸入性肺炎和呕吐窒息。定时监测体温、心率、呼吸、经皮血氧饱和度监测、血糖及尿量。行血常规、出凝血时间、血气电解质分析、肝肾功能、胸片、心电图检查。行心脏 B 超及腹部 B 超检查是否合并其他畸形。根据血气分析结果及时纠正酸碱及电解质失衡。贫血者补充血容量,给予维生素 K 和维生素 C。

【麻醉与体位】

新生儿采用静脉 - 吸入复合全身麻醉。肠狭窄患儿全身情况较好者可采用基础麻醉加骶管麻醉。取仰卧位。全程均须注意保暖。

【手术步骤】

(一)腹腔镜手术

沿脐轮左缘做一竖切口,长约 5mm,置入 5mm Trocar,并用 3-0 线与皮肤固定,并建立 CO_2 气腹,根据患儿体重及出生孕周调节气腹压力为 3～5mmHg。置入 30° 主视镜,探查腹腔,判断患儿闭锁位置及肠管情况,无合并复杂闭锁时,可取经脐单部位腹腔镜、两部位或三孔法进行手术。

1. 经脐单部位腹腔镜 对于闭锁位置较高,考虑空肠隔膜,粘连不明显,可采取此方法。沿脐环分别放置另外两个 3mm Trocar,利用三个 Trocar 之间形成的角度进行操作(图 25-1-6)。5-0 线悬吊近段扩张肠管,纵向切开闭锁处肠管,并切除隔膜,然后用 5-0 可吸收线横行缝合肠管。如术中污染少,无须放置腹腔引流管。

2. 两部位腹腔镜 对肠管充气少,闭锁位置位于小肠中段或回肠部位 Ⅰ 型或 Ⅱ 型闭锁,可采用此方法。根据闭锁位置,取左侧或右侧腹 3mm 切口,置入 3mm Trocar(图 25-1-7),置入抓钳,固定抓钳,退出主视镜,沿脐轮弧形扩大主视镜处切口,长约 2cm。利用 3mm 抓钳将病变段肠管从脐部切口拖出置于腹腔外,保护手术切口,裁剪肠管,切除近段扩张明显的肠管,远端盲端肠管,用 5-0 可吸收线全层单纯连续缝合。

3. 三孔法 对于腹腔相对胀气但可行腹腔镜操作时,或须放置腹腔引流管时,可取左下腹及右下腹分别取两个 3mm 切口(图 25-1-8),置入 3mm Trocar,进行操作。术后于左下腹 Trocar 处放置引流。

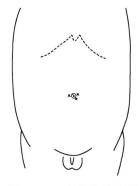

图 25-1-6 单部位腹腔镜 Trocar 的位置

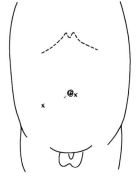

图 25-1-7 两部位腹腔镜 Trocar 的位置

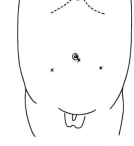

图 25-1-8 三孔法腹腔镜 Trocar 的位置

但腹腔镜手术无法检查闭锁远端合并的外观正常的隔膜畸形的多处闭锁可能。对于预计腹腔镜操作困难者,直接采取剖腹探查术。

(二)开腹手术

右侧腹部脐上横切口或右侧腹直肌切口。

1. 一期肠切除肠吻合手术 空肠中下段和回肠单发闭锁与狭窄及多发性闭锁,可采用肠切除肠吻合手术。

(1)探查闭锁部位及远端肠管:进入腹腔后即可见闭锁以上肠管明显扩张及肥厚,将其提出切口外,确认闭锁位置、类型、肠管口径、肠壁有无炎症、坏死或穿孔。于附近找出闭锁远端的肠管,检查肠管口径、闭锁数目及长度,探查肠系膜是否有缺损。同时探查有无其他合并畸形,如肠旋转不良、胎粪性腹膜炎、梅克尔憩室等。然后提起远端细小肠管,插入针头或细硅胶管,缓缓注入适量温生理盐水,使远端小肠扩张直至直肠。注入盐水探查远端肠管的步骤不可省略，此举可发现多发性闭锁，同时有冲洗肠腔扩张远端萎陷肠管的作用。

（2）闭锁部肠管切除：闭锁近端肠管不仅扩张肥厚，还因局部血液供应不良，肠壁肌间神经节细胞变性或减少，缺乏有效蠕动功能，单纯施行肠吻合术会影响吻合口愈合及通过功能。手术时在保证肠管长度的前提下应切除扩张肠管 10～20cm，切除前尽量将肠内容物挤向闭锁端内一并切除，用盐水纱布包盖肠管切端。切除闭锁远端盲袋或肠管 2～3cm，如远端肠管口径太小，可将对系膜侧肠壁纵向切开约 1cm，使两端肠管口径相近（图 25-1-9）。对小肠总长相对较短不能切除的患儿可采取将近段肠管裁剪尾状成形后，与远端肠管端端吻合（图 25-1-10）。

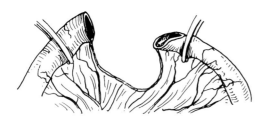

图 25-1-9　切除近端扩张肠管及远端盲袋

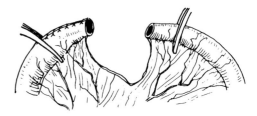

图 25-1-10　切除及裁剪近端扩张肠管

（3）肠端端吻合或端背吻合：用 5-0 无损伤缝线在两肠管肠系膜侧及对系膜侧肠壁上各置一针穿过全层的 U 形缝合，收紧打结（图 25-1-11）。在两线之间做吻合口前后壁全层间断缝合或连续缝合，黏膜层只需稍微缝上。每一次进针缝针距肠壁切缘 1～1.5mm，每针距 1.5mm。缝合时应妥善对齐两肠管组织，切忌遗漏或内翻过多（图 25-1-12）。缝合肠系膜，检查吻合口（图 25-1-13）。

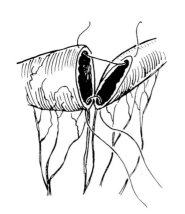

图 25-1-11　肠系膜侧及对系膜侧肠壁各置一针 U 形缝合

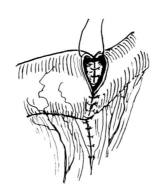

图 25-1-12　吻合口内层间断缝合

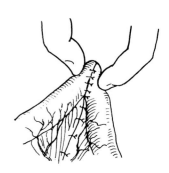

图 25-1-13　检查吻合口

闭锁远端肠腔口径 <1cm，双层缝合可能引起吻合口梗阻，采用单层间断黏膜内翻缝合或连续黏膜下内翻缝合。分别于肠系膜侧及对系膜侧肠壁做穿过浆肌层 U 形缝合，收紧结扎（图 25-1-14）。在两线之间做吻合口前后壁间断缝合，每针由黏膜下进针浆膜面出针，经对侧肠壁浆膜面进针黏膜下出针，将结打在肠腔内（图 25-1-15）。缝合时注意两肠壁各层组织对合良好，黏膜内翻满意。缝合完毕检查吻合口，缝肠系膜，理顺小肠。并存肠旋转不良者行拉德（Ladd）手术，伴发胎粪性腹膜炎只需松解可能造成梗阻的粘连，不宜过多分离。缝合腹膜及腹壁各层组织。

因肠闭锁患儿闭锁远端肠管均细小，双层缝合及单纯间断缝合均可引起吻合口狭窄从而引起梗阻的风险，推荐可采用连续缝合。5-0 可吸收线分别于肠系膜侧与对侧系膜侧肠壁做全层缝合，收紧打结，结位于肠腔外。连续全层缝合肠腔后壁，缝合至肠管一半后改为单纯浆肌层连续缝合，缝合完全后与之前线结打结。

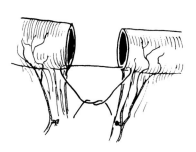

图 25-1-14 肠系膜侧及对系膜侧肠壁各置一针穿过浆肌层的 U 形缝合

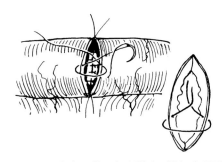

图 25-1-15 吻合口单层间断缝合，结打在肠腔内

2. 肠壁纵切横缝隔膜切除手术 手术操作简便，用于单纯隔膜型闭锁与狭窄，近端肠管虽有扩张但肠管血供和蠕动功能良好者。开腹后确认隔膜附着部位，在粗细肠管交界段对系膜侧肠壁上做跨越隔膜的纵向切口，长约 2cm。于肠腔内找到隔膜做环形剪除，留下约 1mm 隔膜边缘电刀止血。对较高位置的闭锁，盲端位于十二指肠部位时，为避免损伤十二指肠乳头，需仔细谨慎操作，依前述方法向远端肠腔内注入生理盐水或插置细硅胶管探查，确定远端肠腔通畅后，将肠壁切口做横向间断缝合或单纯全层连续缝合。缝合方法参照先天性十二指肠闭锁与狭窄手术。

3. 高位空肠闭锁手术 高位空肠闭锁，空肠起始部甚至十二指肠扩张肥厚却又难以施行肠切除术时，应将扩张的近端空肠或十二指肠裁剪尾状成形后与远端肠管吻合，方能恢复肠道的通畅。进腹腔后将横结肠向上翻起，松解屈氏韧带，游离空肠起始部以利于裁剪手术操作，还可防止吻合后十二指肠空肠曲过度弯曲而梗阻。提起闭锁近端空肠，放置软质肠钳，不切除或酌情切除闭锁盲端肠管 2～3cm，依远端肠管口径设计裁剪扩张肠管的范围。将对系膜侧肠壁楔形切除，使之成尾状形，用 GIA 自动缝合器或使用可吸收线手工缝闭肠壁裁剪切口。切除闭锁远端盲袋 2～3cm，与近端肠管行端端或端背吻合（图 25-1-16）。有作者主张缝合吻合口前壁之前，将鼻胃管（或胃造口导管）经吻合口置入远端肠腔内（图 25-1-17）。置管的优点是术后有利于早期肠内喂养，并有利于吻合口通畅和愈合。缺点是延长手术时间，导管可能压迫小肠壁。

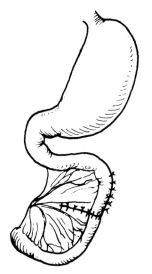

图 25-1-16 近端肠管裁剪尾状成形后与远端肠管吻合

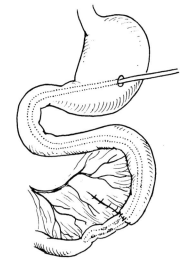

图 25-1-17 胃造口导管置于吻合口远端肠腔内

4. Apple-peel 闭锁手术 本型闭锁远端肠系膜游离，细小的肠管环绕营养血管支呈螺旋状盘曲，闭锁两盲端间距离较远，手术难度较大。如患儿全身情况允许，且肠管长度较长时，可行一期肠切除肠吻合术。切除近端扩张肠管 5～10cm 并裁剪尾状成形，如闭锁位置在空肠近端则少切或不切除盲袋，只做

裁剪成形。切除远端苹果皮样肠管,采用连续或间断缝合法行端端吻合。吻合完成可在吻合口对系膜侧和系膜侧肠壁上,距吻合缝线 1mm 各加 1 针穿过浆肌层的减张缝合,轻轻收紧打结,以防吻合口泄漏(图 25-1-18)。

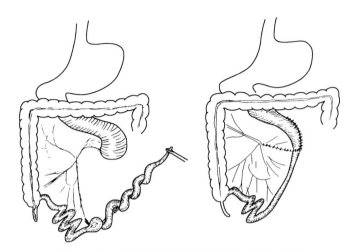

图 25-1-18　切除苹果皮样肠管,近端肠管裁剪成形

如患儿肠管总长度较短,闭锁位置位于空肠近段甚至十二指肠,闭锁远端小肠均为苹果皮样肠管时,须先将近段扩张肠管做裁剪成形,切除远端 1～2cm 盲端肠管并对苹果皮样肠管系膜进行重新成形,首先须将苹果皮样肠管扭转复位,根据苹果皮肠管长度,将肠管分为三个节段,每小段肠管用 5-0 可吸收线缝合滋养血管表面筋膜,注意不要损伤到血管,并在根部固定,使其成为新的系膜(图 25-1-19)。

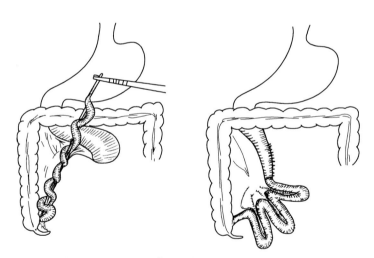

图 25-1-19　肠系膜重新成形,近端肠管裁剪成形

5. 多发性闭锁手术　多发性小肠闭锁手术原则是妥善处理近端扩张肠管,最大限度保留小肠,尤其要保留末端回肠和回盲瓣。末端回肠吸收脂溶性维生素,有促进胆汁的肠肝循环功能。回盲瓣防止结肠内容物反流,延长食物滞留回肠时间有利于营养物质的吸收,有学者认为切除回盲瓣相当于切除 50% 的小肠。多发闭锁较集中,各闭锁部的远近端很接近,则将闭锁段小肠全部切除行肠端端或端背吻合术(图 25-1-20)。闭锁肠段分散,各个盲袋间距离较远,尽量只切除每个闭锁盲袋,做多个吻合口(图 25-1-21)。

6. 回盲瓣附近回肠闭锁手术及 T 形造瘘术　回盲瓣附近回肠闭锁与狭窄较罕见。切除病变肠管及吻合后,因回盲瓣作用肠腔内压升高,将不利于吻合口愈合。若同时切除回盲部又会影响小儿的生长发育及生活质量。可做暂时性盲肠造口,通过造口插置硅胶导管经回盲瓣至吻合口近端肠腔内减压,以促进吻合口愈合（图 25-1-22）。或做暂时性阑尾造口，并经造口插入细硅胶导尿管至吻合口远端回肠减压（图 25-1-23）。1～2 周后若能正常排便、排气，则拔除造口导管。

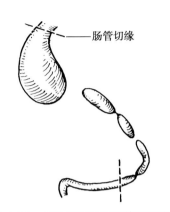

图 25-1-20　切除所有闭锁肠管行肠吻合术

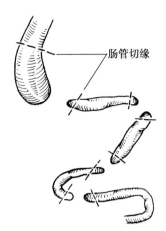

图 25-1-21　切除每个闭锁盲端做多个肠吻合术

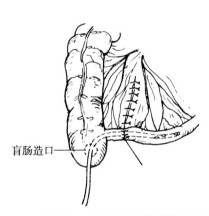

图 25-1-22　盲肠造口，导管经回盲瓣置于吻合口近端

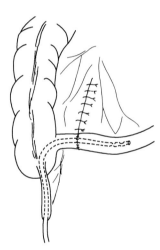

图 25-1-23　暂时性阑尾造口

伴低体重、多发畸形及全身情况不良者，或者远端肠管动力异常者，宜采用较简捷术式。行 Santulli Blanc 肠造口术，将扩张近端肠与远端肠行 T 形侧端吻合 - 近端肠造瘘（图 25-1-24）。或 Bishop Koop 造口术，近端肠与远端肠倒 T 形端侧吻合 - 远端肠造瘘（图 25-1-25）。4～8 周后待全身情况改善再行关瘘术。

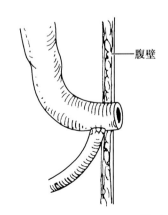

图 25-1-24　Santulli-Blanc 造口术

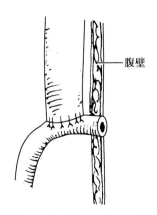

图 25-1-25　Bishop-Koop 造口术

【术后处理】

1. 持续胃肠减压,观察胃肠引流量和性质,引流液清亮,即可拔除胃管。

2. 一期肠切除肠吻合术后给予 5～7 天短期 PN。多发闭锁及 Apple-peel 闭锁术后禁食时间较长者做中心静脉置管 TPN 治疗。TPN 期间密切监测血常规、血液生化、血气分析,有无黄疸及静脉导管相关并发症的发生,并给予及时合理的治疗。

3. 肠蠕动功能恢复后,试喂糖水,开始每 2～3 小时给 10～20ml,12 小时内无呕吐即可给予等量母乳或配方奶,对短肠综合征喂养不耐受患儿给予深度水解配方奶,对牛奶蛋白过敏患儿采用氨基酸配方奶,以后逐渐增加奶量。

4. 有肠造口导管者应妥善固定,防止滑脱或泄漏。造口导管一般保持 6～7 天,能正常排气排便后拔除。

5. 术后 1 周仍未排便者应摄腹部 X 线片或口服碘油肠道造影,检查是否发生吻合口并发症或其他异常情况。

6. 密切观察腹部情况,若发生肠梗阻、腹膜炎或吻合口瘘,应进一步处理。

【术后并发症的预防及处理】

1. 吻合口梗阻　为肠闭锁术后常见并发症。

(1) 吻合口梗阻原因

1) 功能性梗阻:①近端肠管蠕动功能不良,闭锁近端扩张肥厚肠管未行切除或裁剪,吻合后肠管无蠕动功能造成吻合口梗阻。②远端肠管发育不全,胎儿发生肠闭锁后远端肠腔长期处于空虚状态,导致肠壁发育不全,肠管无蠕动。肠吻合后远端肠管功能的恢复需要一定的时间,故出现暂时性吻合口梗阻。③闭锁部邻近肠管肌间神经节细胞变性或减少,胎儿期肠道因血供障碍或炎症造成肠闭锁,同时也导致邻近肠壁肌间神经节细胞发育障碍或变性,造成术后吻合口功能性梗阻。④卡哈尔(Cajal)细胞的功能异常,闭锁近端肠壁肌神经丛 Cajal 细胞明显减少,可能导致了肠闭锁术后肠动力障碍。⑤肠平滑肌的病变,肠闭锁患儿闭锁近端环肌层明显肥厚,但 α-SMA 表达减少,从而导致了术后肠管动力障碍。

2) 机械性梗阻:①技术错误,吻合时远、近两端口径不相称,近端肠壁折叠变厚;进针距肠壁切缘过远、组织内翻过多;缝线缝住吻合口对侧肠壁等原因造成吻合口梗阻。②手术后肠粘连,并发胎粪性腹膜炎病例,手术后易再发生粘连,导致吻合口附近肠管折叠扭曲或成角影响吻合口通过。③闭锁远端肠腔干粪阻塞,由于远端肠管蠕动减少,肠腔分泌液黏稠,在肠道内形成干粪阻塞肠管。

(2) 吻合口梗阻预防及处理

1) 手术时适当切除或裁剪闭锁近端扩张肥厚肠管再与远端肠管吻合。远端肠管注入生理盐水扩张及冲洗肠腔内干粪。

2) 高位空肠闭锁近端肠管虽行裁剪,但蠕动功能仍然较差,将鼻胃管或胃造口管插至近端肠腔内进行减压,待蠕动功能恢复拔除导管。

3) 手术操作应规范、熟练,切忌粗暴草率,使用的器械和缝线均需特别精细。

4) 吻合口梗阻诊断不难。患儿在术后 1 周胃管内仍抽出胆汁性胃液或拔除胃管反复出现呕吐、腹胀、无正常排便。腹部 X 线片显示多个液平面应口服碘油肠道造影检查。如碘油能通过吻合口但前进很缓慢,可能为功能性梗阻,可再继续观察耐心喂养,先给少量母乳或深度水解配方奶,2～3 周后可能恢复。如造影剂在吻合口始终不能通过,表明为机械性梗阻,需再次手术切除原吻合口,重新吻合或造口。

2. 吻合口漏　吻合口漏多发生在术后 3～7 天,初期表现腹胀、腹部压痛、排便不畅、发热及血象白细胞升高或核左移。随后可能从腹部切口溢出粪汁或肠液。

(1) 吻合口漏原因

1) 技术错误:为吻合口漏主要原因。如吻合的缝线过粗,缝合针距过稀、缝线结扎过紧割裂肠壁组织;吻合口两端肠壁对合不良、黏膜外翻;吻合时误缝误伤肠系膜血管;使用硬质肠钳夹伤肠系膜血管或肠壁等,均可导致吻合口瘘。

2）吻合的肠管存在炎症或水肿，肠管组织血供不良致吻合口破裂。

3）伴有严重营养不良、低蛋白血症、黄疸或维生素缺乏症等全身性因素，影响吻合口胶原纤维形成及组织愈合，导致吻合口瘘。

（2）吻合口漏预防及处理

1）手术前积极改善营养不良及低蛋白血症。已发生炎症、水肿和血供不良的肠管应充分切除后再吻合。要求手术者吻合技术娴熟、精细，吻合后认真检查吻合口。

2）吻合口漏发生后应及时手术，术中判断发生吻合口漏的原因。随着外科医师手术技术的提高，技术错误导致的吻合口漏很少发生。吻合口漏大都因为肠管蠕动功能差，腹腔感染，远端肠管合并神经元异常相关疾病。术中须根据肠管情况，可先行造口术，包括双管肠造口术、Santulli 肠吻合肠造口术（近端造口）等，后者可使吻合口张力减小，减少吻合口漏的发生，并减少肠液的丢失。

3. 坏死性小肠结肠炎　肠闭锁患儿肠管血液供应原有先天性缺陷，尤其是 Apple-peel 闭锁，小肠靠回结肠动脉逆行血流供应。任何影响血液循环的内因素如脱水、贫血，均可使肠道血流减慢而触发坏死性小肠结肠炎的发生。发病早期就应积极治疗，包括胃肠减压、纠正脱水和酸中毒、联合使用广谱抗生素、防治中毒性休克等。如有发生肠坏死或肠穿孔的趋向，应及时行手术治疗。

4. 短肠综合征　多发性小肠闭锁、Apple-peel 闭锁合并肠扭转坏死，闭锁伴发胎粪性粘连性肠梗阻等病例，须广泛切除小肠，可致短肠综合征。对这类患儿的手术原则是尽最大可能保留小肠和回盲瓣。如发生短肠综合征应采用 TPN 治疗逐步过渡至肠外营养联合肠内营养，再逐步过渡到全部经口喂养，大部分患儿可望获得痊愈，但仍有部分病例需要手术治疗（详见本章第九节短肠综合征手术）。笔者中心临床治疗一例肠闭锁合并短肠综合征（小肠总长 16cm）的患儿，并完全脱离肠外营养。

5. 腹腔镜探查术相关并发症

（1）穿刺意外与皮下气肿等并发症。

（2）出血：术中手术野小出血点可钳夹后，使用超声刀止血，使用吸引器确保止血点术野清晰，切勿盲目电凝止血。

（3）肠管损伤：操作时切勿使用分离钳钳夹肠管，只可用无创抓钳及吸引器头轻柔进行操作；因新生儿肠壁较脆弱，切不可暴力牵拉肠管。若出现小穿孔，则可在腹腔镜下行缝合修补；若穿孔较大，则须中转开腹手术。

（钭金法　冯杰雄）

第二节　先天性肠旋转不良手术

先天性肠旋转不良是一种复杂的消化道发育畸形，50%～75% 在新生儿期发病，占所有新生儿消化道畸形的 25.8%，少数发生在大龄儿童，也有在成人时期发病的病例。先天性肠旋转不良为胚胎期中肠以肠系膜上动脉为轴心的正常旋转运动发生障碍，使肠道位置出现变异、小肠和结肠系膜附着不全或完全游离，十二指肠受腹膜索带（Ladd 索带）压迫及中肠（小肠）发生扭转等一系列病理变化，是小儿尤其是新生儿急性肠梗阻的重要原因。早年由于对本病的病因、病理和临床特点缺乏正确认识，以致治疗失误，病死率颇高。直至 1923 年 Dott 详细描述肠旋转不良病理和临床诊断，1936 年 Ladd 制定标准手术方法和步骤，使本病的诊断和治疗取得很大进展。Ladd 手术原则是将扭转的系膜复位并松解粘连索带拓展系膜。至今 Ladd 手术仍是治疗肠旋转不良的规范术式而被广泛应用于临床。随着腹腔镜技术的进一步普及和发展，腹腔镜器械的不断改进，国内外腹腔镜治疗肠旋转不良也逐步开展起来。腹腔镜手术具有创伤小、术后疼痛轻、进食早、恢复快和住院时间短等优点。

【病理表现】

肠旋转不良的病理类型复杂，术者必须充分认识本畸形各种病理形态的特点，方能正确施行手术。

1. 腹膜索带（Ladd 索带）压迫十二指肠　几乎所有肠旋转不良病例均存在腹膜索带压迫十二指肠的病理表现。由于胚胎期中肠旋转运动受挫，盲肠停留在右上腹、中腹或左腹，由盲肠和升结肠发出的腹膜索带跨越十二指肠降部或水平部前面附着于右侧后腹壁而压迫十二指肠（图 25-2-1）。有时盲肠停留在十二指肠前，造成十二指肠梗阻（图 25-2-2）。

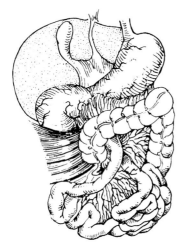

图 25-2-1　腹膜索带压迫十二指肠

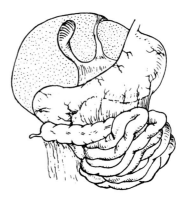

图 25-2-2　盲肠压迫十二指肠

2. 肠扭转　由于小肠乃至盲肠、升结肠系膜游离，肠管仅以肠系膜上动脉基底部狭窄的系膜根部连接于后腹壁，使小肠（中肠）容易环绕系膜根部发生顺钟向扭转（即与正常肠旋转运动相反的方向扭转），形成急性高位小肠梗阻（图 25-2-3），严重者发生肠绞窄及肠坏死。肠绞窄在新生儿病例尤为常见。

3. 空肠近端膜状粘连　当十二指肠空肠祥存在旋转不良，空肠起始部有多数膜状粘连缠绕，空肠受压扭曲，造成高位小肠梗阻（图 25-2-4）。

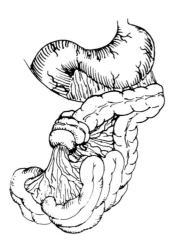

图 25-2-3　中肠顺时针方向扭转

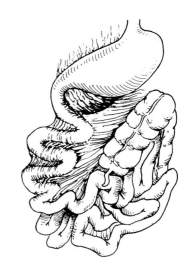

图 25-2-4　空肠起始部膜状粘连

4. 盲肠位置正常的肠旋转不良　临床上多数肠旋转不良病例盲肠异位，但有 5%～32% 肠旋转不良者其盲肠位置正常。这类型病理表现包括：盲肠位于右下腹部、右半结肠游离、由升结肠或肝曲发出腹膜索带压迫十二指肠（图 25-2-5），有的病例十二指肠空肠曲移位至肠系膜上动脉的前方或右侧，空肠起始部广泛粘连。

5. 肠反向旋转　本畸形发生率约占肠旋转不良的 4%，其病理表现特殊。胚胎期中肠退回腹腔之际应该由空肠领先，若由盲肠领先退回腹腔则出现肠反向旋转畸形。由于盲肠首先退回腹腔，导致中肠正常的逆时针方向旋转变为顺时针方向旋转,使十二指肠空肠曲和盲肠的位置发生颠倒,盲肠错误地经肠系膜上动脉后方旋转到右下腹,造成动脉跨越于横结肠前面,后者受压迫形成结肠梗阻(图25-2-6)。另外,右半结肠系膜游离可引起肠扭转。

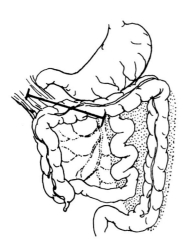

图 25-2-5 盲肠正常旋转肝曲发出腹膜索带压迫十二指肠,右半结肠系膜未固定(空白区)

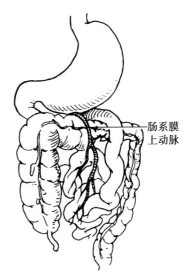

图 25-2-6 肠反向旋转,肠系膜上动脉压迫横结肠中部

6. 并存畸形 据统计肠旋转不良有20%～25%并存消化道其他畸形。以十二指肠闭锁或狭窄最多见。其次为环状胰腺,空、回肠闭锁,肥厚性幽门狭窄,膈疝,先天性巨结肠,胃、肠神经分布异常及乳糜腹等。

【手术适应证】

1. 新生儿肠旋转不良手术适应证

(1)新生儿出生后有过正常胎粪及排便史,频繁的胆汁性呕吐,排便不正常。发病初期,腹部体征不明显者应高度警惕本病的可能。待出现呕血、便血、腹膜刺激征等症状时,提示已发生肠绞窄。

(2)腹部直立位X线片显示胃及十二指肠近端扩张或扩大的液平面,而小肠含气量少有重要意义。

(3)稀钡灌肠检查证实盲肠位于右上腹或左、中腹部。

(4)经鼻胃管注入碘油或碘水造影时,显示空肠起始部位于脊柱右侧或紧贴脊柱下行或空肠近端呈尾状扭曲者诊断即可确立。

(5)腹部CT或B超检查对肠系膜上静脉进行定位有重要意义。正常的B超声像图显示:在胰头水平进行横向扫描时肠系膜上动脉(SMA)位于腹主动脉前方,呈圆形声像。而肠系膜上静脉(SMV)则位于SMA的右前方呈卵圆形声像(图25-2-7)。患有肠旋转不良时SMV则移位于SMA左前方,称肠系膜上静脉旋转征(图25-2-8)。发生扭转时,表现为漩涡征。本检查方法安全可靠,诊断准确率高于其他方法(图25-2-9)。

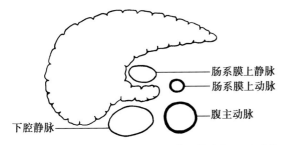

图 25-2-7 正常B超显像,肠系膜上静脉位于肠系膜上动脉右前方

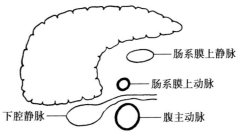

图 25-2-8 肠旋转不良患儿,肠系膜上静脉移位于肠系膜上动脉左前方

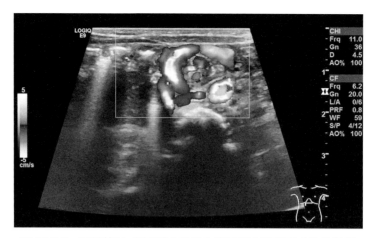

图 25-2-9　肠扭转时,肠系膜上动脉和肠系膜上静脉形成的旋涡征

2. 非新生儿肠旋转不良手术适应证

(1)反复发作的呕吐或腹痛,伴有不同程度的营养不良和体格发育障碍,经常便秘或发生消化不良样腹泻。

(2)钡剂灌肠检查显示盲肠位置异常。

(3)钡剂或 CT 检查见十二指肠不全梗阻、十二指肠空肠曲位置异常或空肠近端呈尾状扭曲者。

(4)发生急性肠扭转时。

【术前准备】

1. 急性肠梗阻伴脱水、酸中毒者,迅速输入平衡液和碱性药物纠正脱水和酸碱失衡。

2. 已出现肠绞窄症状时,按每小时 20ml/kg 液量快速补 2:1 液,边纠正休克边急诊手术。

3. 置鼻胃管减压,吸净胃内容物,减轻腹胀,防止误吸。

4. 静脉输注抗生素,合并肺炎及全身感染者联用广谱抗生素。新生儿补充维生素 K 和维生素 C。

5. 表现为不完全肠梗阻者应注意患儿营养状态,必要时术前予营养支持治疗。

【麻醉与体位】

采用静脉 - 气管插管全身麻醉,或基础麻醉加骶管麻醉。肠绞窄病例须置中心静脉插管测量中心静脉压、心肺功能及氧耗监测。体位取仰卧位。

【手术步骤】

(一)腹腔镜 Ladd 手术

1. 体位　患儿取仰卧位,置于手术床尾,腹腔镜显示器置于患儿头左侧,术者位于床尾,助手位于患儿右侧。

2. 切口　脐环下部 5mm 切口,置入 Trocar,注入 CO_2,建立气腹,气腹压力 4~5mmHg,置入腹腔镜,左、右中下腹(如单部位手术取脐环左右侧)各做 3mm 切口,置微型 Trocar,插入操作钳(Trocar 位置详见本章第一节)。

3. 肠扭转逆时针复位　进入腹腔后向下腹牵拉肠管以暴露肠系膜根部并判断扭转程度,逆时针旋转整复肠扭转至完全复位。

4. 松解 Ladd 韧带　肠管复位后即可见盲肠和结肠发出的索带跨越并压迫十二指肠并附着于右侧后腹壁,彻底松解筋膜索带,解除十二指肠压迫,将盲肠完全游离并将其置于左腹,应注意保护结肠系膜,如结肠系膜有缺损应予缝合关闭系膜裂孔,防止腹内疝的发生。

5. 扩展肠系膜根部　将盲肠、结肠置于左腹后可显露十二指肠空肠襻,松解十二指肠空肠曲及空肠起始部所有粘连带,使十二指肠空肠曲及空肠起始部沿脊柱右侧垂直而下,尽量扩展系膜根部附着处。

6. 阑尾切除　电钩横断阑尾系膜,结扎切除阑尾,提出阑尾。

7. 探查合并畸形　术中应仔细探查是否伴发其他消化道畸形，如十二指肠隔膜狭窄等，若发现伴发消化道畸形应同时予以手术处理。

8. 关腹　捋顺肠管，确保小肠置于腹腔右侧，盲肠和结肠置于腹腔左侧。解除气腹，关闭各切口。

（二）开腹Ladd手术

1. 切口　取右上腹横切口或正中旁切口。

2. 肠扭转复位　切开腹膜进入腹腔后，即可见排列不正常的小肠，迅速将全部小肠提出切口外，检查肠系膜根部判断肠扭转程度。一般为顺时针扭转360°～720°或更多。术者应将全部小肠托于手掌上按逆时针转回。直至扭转的肠管完全复位（图25-2-10）。复位后的小肠肠系膜平坦，即可见系膜血管搏动，肠管色泽转为红润，蠕动恢复。如肠管色泽尚未恢复正常，用0.25%普鲁卡因液做小肠系膜根部封闭，用温热盐水纱布湿敷10～15分钟，再次检查肠管直至血供恢复正常，并用消毒硅胶薄膜或塑料袋包裹全部小肠，减少体液蒸发。

3. 腹膜索带松解　肠扭转复位后检查盲肠，无论盲肠为异位或正常位，均可见腹膜索带自盲、结肠发出，跨越十二指肠前方并压迫十二指肠，然后附着于右侧后腹壁。用剪刀剪断腹膜索带并分离松解十二指肠周围所有粘连带（图25-2-11），使盲肠、结肠彻底游离，将全部结肠推向腹腔左侧。

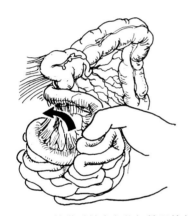

图25-2-10　按逆时针方向将扭转肠管复位

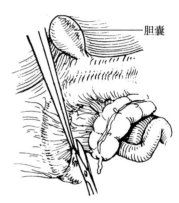

胆囊

图25-2-11　剪断腹膜索带

4. 空肠起始部粘连松解　盲肠、结肠置于左侧腹腔后即可显露位于肠系膜上动脉前方的十二指肠空肠曲，于其左侧及上方剪断屈氏韧带及所有粘连带，分离十二指肠空肠曲及空肠起始部所有粘连（图25-2-12）。

5. 扩展小肠系膜根部附着点　松解后的十二指肠空肠曲及空肠起始部沿脊柱右侧垂直而下。分离肠系膜根部及系膜间的粘连物，尽量扩展肠系膜根部附着部，使其延伸至5cm宽。操作时须先暴露肠系膜上动静脉，用精细器械或银质剥离子分离粘连，动作应轻柔准确，慎勿损伤血管（图25-2-13）。万一损伤血管小分支，先用热盐水纱布压迫止血或用无损伤线缝合止血，切忌粗暴钳夹或结扎。

6. 阑尾切除　按常规结扎切断阑尾系膜，离阑尾根部钳夹阑尾1～2次，用4号丝线结扎阑尾后，切除阑尾，残端黏膜电灼，可荷包缝埋或者不做进一步处理。

7. 检查有无并存畸形　由于肠旋转不良常伴发消化道其他畸形，完成Ladd手术后应仔细检查全消化道，自胃、幽门、十二指肠直至直肠，如发现并存畸形应同时予以手术处理或详细记录，待日后矫治。

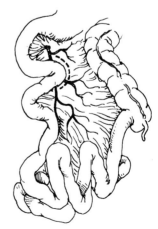

图25-2-12　松解十二指肠空肠曲及空肠起始部粘连

8. 关腹 理顺肠管、小肠纳入腹腔右侧，盲肠和全部结肠置腹腔左侧（图 25-2-14）。无须行肠固定术，缝合腹膜及腹壁各层组织。

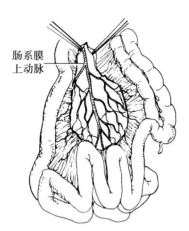

图 25-2-13 显露肠系膜上动脉，扩展肠系膜根部附着点

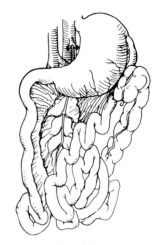

图 25-2-14 小肠置腹腔右侧，结肠置腹腔左侧

【术后处理】

1. 继续胃肠减压、输液、给抗生素和维生素。肠功能恢复后先给少量糖水，腹腔镜 Ladd 术后当天可拔除胃管，并给予少量糖水，无呕吐给等量母乳或配方奶，以后逐渐增加奶量。

2. 拔除胃管后反复出现呕吐、腹胀、无正常排便者，应摄腹部 X 线片或碘油胃肠造影检查，确定有无机械性梗阻。

3. 因肠扭转术后发生腹胀或肠麻痹，需较长时间禁食者应给 7～10 天 TPN 治疗，给予广谱抗生素防止肺部和全身性感染。

4. 因广泛肠坏死行暂时关腹需要再次剖腹者，应入 ICU，给予心肺功能监护、纠正脱水和酸碱失衡，TPN 及氧疗。积极改善全身情况，为再次手术创造较好条件。

5. 广泛小肠切除导致短肠综合征者应给予恰当药物、营养和手术治疗（详见本章第九节）。

【术后并发症的预防及处理】

1. 术后肠梗阻 术后肠梗阻症状持续存在或复发，为 Ladd 手术后主要问题，原因有多方面。

（1）手术中腹膜索带未彻底松解，十二指肠周围、屈氏韧带或空肠起始部粘连未完全分离，致使肠梗阻症状持续存在或缓解后复发。因此，行 Ladd 手术时该部分的分离松解应彻底。少数病例屈氏韧带异常附着于脊柱椎体上使十二指肠成角梗阻（图 25-2-15），手术时应从脊柱面上剪断异常的纤维索带，完全松解屈氏韧带，拉直十二指肠，将全部小肠置右侧腹腔内。

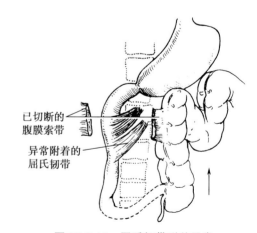

图 25-2-15 屈氏韧带附着异常

（2）剪断腹膜索带，但未将盲肠、结肠推向腹腔左侧，术后盲肠再次与十二指肠或空肠粘连，后者受压造成梗阻。故行 Ladd 手术应按规定将盲肠、结肠全部置于左侧腹腔。

（3）小肠系膜根部附着点未充分扩展，导致肠扭转复发。故手术时不可忽略肠系膜根部和系膜面粘连的扩展和分离。

（4）手术中粘连面剥离较广，创面渗血容易造成再粘连。因此，手术中松解粘连时须恰当使用锐性分离并妥善止血。

（5）并存胃、肠神经分布异常，导致假性肠梗阻是术后症状持续存在另一病因，国内外文献均有报道。患儿于术后反复呕吐、腹胀、腹痛、进食困难和营养不良。小肠测压显示肠动力功能异常，组织活检可确定肠壁神经节细胞阙如、增多或减少。胃肠神经节细胞异常多见于新生儿病例，手术中如发现胃肠蠕动功能差，肠管痉挛而色泽苍白者，应做胃肠壁全层组织活检，诊断确立后需长期 TPN 维持营养，治疗较棘手。

2. 遗漏并存的消化道畸形 比较容易被忽略的疾病如肥厚性幽门狭窄、十二指肠内隔膜狭窄、先天性膈疝、先天性巨结肠等。故术者须谨记在完成 Ladd 手术后逐一检查自胃至直肠的全消化道，并对存在的畸形施以正确的手术处理或详细记载以便日后治疗。

3. 伴发乳糜腹的处理 肠旋转不良是小儿乳糜腹病因之一，尤以非新生儿病例多见。反复发作的肠扭转，使汇集于系膜根部的淋巴干发生阻塞，淋巴管内压力增高，淋巴液漏入腹腔内形成乳糜腹。多数病例在行 Ladd 手术后乳糜腹可自愈。但因淋巴管内压力过高导致乳糜管破裂者需手术缝合或修补。手术时吸净腹腔内乳糜液，充分显露肠系膜和后腹膜，按上、下、左、右顺序分区分片仔细寻找瘘口。有时在瘘口处可看到小泡状囊性肿物，用蚊式血管钳分开可见白色乳糜液呈雾状溢出，并显露瘘口或裂隙。用 5-0 可吸收缝线将裂隙周围组织缝合 2～3 针即可。如在术前 6～8 小时服苏丹黑使肠系膜淋巴管着色，或术中在肠系膜根部注射亚甲蓝为指示剂，有助于术中寻找淋巴瘘。未找到淋巴瘘者也可行腹腔静脉分流术（详见第二十章第三节）。

4. 腹腔镜探查术相关并发症

（1）穿刺意外与皮下气肿等并发症。

（2）出血：术中手术野小出血点可钳夹后，使用超声刀止血，使用吸引器确保止血点术野清晰，切勿盲目电凝止血。

（3）肠管损伤：操作时切勿使用分离钳钳夹肠管，只可用无创抓钳及吸引器头轻柔进行操作；因新生儿肠壁较脆弱，切不可暴力牵拉肠管。若出现小穿孔，则可在腹腔镜下行缝合修补；若穿孔较大，则须中转开腹手术。

（钭金法　冯杰雄）

第三节　小肠重复畸形手术

小肠重复畸形占消化道重复畸形的 42.5%～66.6%，以回肠重复畸形多见。有些患儿可在产前诊断时发现腹腔占位，出生后可通过 B 超、CT 或 MRI 检查确诊。畸形一般为单发，少数病例可同时存在两处以上重复畸形。发病多在儿童时期，多因发生并发症而出现症状，75% 在 3 岁内发病，其中 11.6% 在新生儿期发病。本病在小儿为良性疾患，但至成年期可发生癌变。以往治疗方法多采用开腹手术切除，现在随着腹腔镜技术的普及和发展，腹腔镜治疗小肠重复畸形已成为一种重要治疗手段。

【病理类型】

小肠重复畸形大致有四种类型。

1. 肠管外囊肿型重复畸形 囊肿位于小肠系膜两叶间，与所依附的小肠肠腔无交通（图 25-3-1）。囊肿大小不等，直径为 1～10cm。囊肿增大到一定程度可压迫主肠管或诱发肠扭转。

2. 肠壁内囊肿型重复畸形 本型系位于小肠壁肌层内或黏膜下的孤立性囊肿，尤其好发于末端回肠（图 25-3-2），囊肿直径多数在 4cm 以内，容易诱发肠套叠。囊肿继续增大可堵塞肠腔造成肠梗阻。

3. 憩室样管状重复畸形 畸形呈憩室样，一端开口于主肠管系膜侧肠腔，末端则从小肠系膜伸向腹腔任何部位（图 25-3-3）。其末端可呈游离状态或与所接触的脏器粘连。有的病例重复畸形末端附着于腰椎椎体，甚至穿过膈肌黏附于胸椎椎体，故可并存椎体的发育畸形。20%～25% 病例重复畸形腔的黏膜含有异位消化道黏膜（如胃黏膜）或胰腺组织，由此而发生溃疡穿孔或消化道出血。

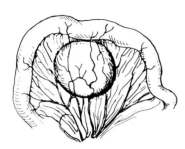

图 25-3-1 肠管外囊肿型重复畸形

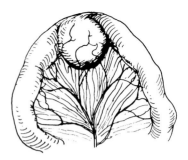

图 25-3-2 肠壁内囊肿型重复畸形

4. 并列型管状重复畸形 长管样重复畸形依附于小肠系膜侧，与主肠管并列而行，其管壁与正常小肠肠管相同（图 25-3-4）。畸形长度最长可达 70cm。有的重复畸形远端向主肠管开口与其相通。与主肠管不交通的畸形可发展为巨大囊肿，腹部触诊可扪及囊性肿物。囊肿压迫主肠管时引起肠梗阻。

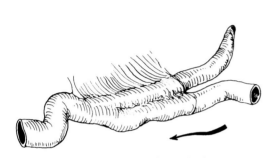

图 25-3-3 憩室样管状重复畸形

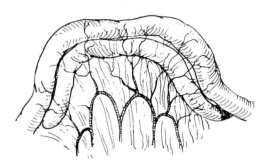

图 25-3-4 并列型管状重复畸形

【手术适应证】

小肠重复畸形因其病理类型、发生部位、范围大小、是否与小肠肠腔交通及有无并发症致临床表现差异较大，术前不易确诊。临床上 80% 病例因发生并发症须行急诊手术。

1. 肠壁内重复畸形诱发肠套叠、肠管外囊肿引起肠扭转或压迫肠腔造成完全性肠梗阻者，应急诊手术。

2. 重复畸形黏膜内含有异位胃黏膜或胰腺组织，因溃疡形成引起消化道出血者，应依据病情的缓急限期或急诊手术。

3. 因重复畸形溃疡穿孔或囊肿破裂引起弥漫性腹膜炎者，应积极做好术前准备，尽快手术。

4. 腹部扪及囊性肿物，B 超检查显示肠管外厚壁囊肿，提示本病可能，完善术前准备后，限期手术。

5. 因腹部其他疾病行剖腹手术发现并存小肠重复畸形，如患儿全身情况良好，应同时予以切除，以免并发症或成年后癌变的发生。

【术前准备】

1. 肠套叠和肠扭转患儿手术前准备参阅本章第二节。

2. 消化道出血严重者入院后迅速输液及输血，纠正休克和低血容量，提高血红蛋白至 90g/L，行急诊剖腹手术。

3. 囊肿破裂或溃疡穿孔导致腹膜炎，联合使用广谱抗生素，快速补液纠正脱水和酸碱平衡失调。有高热者给予物理降温，控制体温在 38℃以下。准备 3～4 小时后行剖腹手术。

4. 因腹部巨大囊肿或表现慢性不全性肠梗阻者，术前须纠正营养不良和贫血，待全身情况改善后限期手术。

【麻醉与体位】

病情严重者宜采用静脉 - 气管内插管吸入麻醉，检测中心静脉压并进行心肺、氧耗监护。全身情况较好者采用连续硬膜外阻滞麻醉。体位取平卧位。

【手术步骤】

（一）腹腔镜下重复畸形切除术

1. Trocar 的放置 在脐轮左下分别置入 5mm Trocar，并建立 CO_2 气腹，根据年龄调节气腹压力在 6～12mmHg。放入 5mm 腹腔镜，在腹腔镜监视下，经病变于腹壁体表投影水平在左 / 右腹直肌外侧缘交界处置入 3mm 或 5mm Trocar。可用单个抓钳探查病灶肠管，如探查困难，可在脐右缘再置入 3mm 或 5mm Trocar。

2. 病灶定位 由回盲部起，逆行探查小肠，确认病灶。

3. 肠管游离 超声刀或电刀分离病灶与周围组织的粘连，确定需要切除的肠段。

4. 肠切除 超声刀或电刀斜形切除病灶两端肠管，病灶处肠管，紧贴肠管切断系膜侧。经腹壁穿刺入腹腔 4-0 或 5-0 带针丝线牵引两断端肠管浆肌层，操作钳撑开由超声刀切断的肠腔，消毒肠腔断端。

5. 肠吻合 置入打好结适合长度的双针 5-0 可吸收线，其中一针连续全层缝合肠腔后壁，缝合至超过系膜侧至部分前壁肠管。另外一针连续全层缝合肠腔前壁。

6. 系膜孔关闭 检查吻合口通畅与渗漏情况（通过两把组织钳，交替挤压肠管，肠气通过顺利，无漏），确认吻合口两端血运良好后，5-0 可吸收线缝合关闭系膜孔。

7. 标本取出 将标本装入取物袋中，经脐部切口稍扩大后取出标本。

8. 缝合切口 使用可吸收线缝合切口各层，皮肤可用组织胶水黏合或粘贴带对合。

也可采用腹腔镜主视镜探视下，抓钳寻找到病灶后，用抓钳固定，扩大脐部切口，囊肿较大时，可先将囊肿内液体吸掉后，将病变肠管提出腹腔外进行肠切除吻合。完成后将肠管还纳腹腔，3-0 可吸收线缝合肌层腱膜，5-0 可吸收线皮内缝合。

（二）肠管外囊肿切除手术

肠管外重复畸形具有独立的系膜和血液供应者，可将囊肿单独切除。此型囊肿与主肠管之间分界清楚，首先检查主肠管血管走行路径，该血管于囊肿后侧走向主肠管时，则将囊肿前侧的肠系膜无血管区剪开显露囊肿（图 25-3-5）。用钝性剥离轻轻推开肠系膜后叶，无并发症的重复畸形粘连很少，剥离不困难（图 25-3-6）。囊肿摘除后仔细检查肠系膜血管及主肠管血运情况，缝合修复剪开的肠系膜。

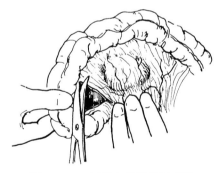

图 25-3-5 于无血管区剪开系膜

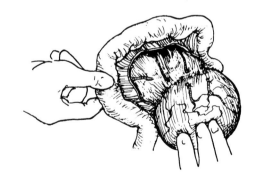

图 25-3-6 剥除囊肿

靠近主肠管的重复畸形其血供与主肠管同一来源时，术者须仔细检查两者间血管分布。Norris 曾指出，在主肠管与重复肠管间留有较清楚间隙时，可以辨认出两者供应血管的走行方向。当营养主肠管的血管在肠系膜后叶跨过重复肠管后壁走向主肠管时，则重复肠管的血管将沿着肠系膜前叶分布到重复肠管前壁，反之亦然。此时，可沿着重复肠管与系膜交界处逐一结扎切断肠系膜，并紧贴重复肠壁游离结扎血管并予以切断（图 25-3-7、图 25-3-8）。注意在切断重复肠管血管前仔细审视主肠管的血运状况慎勿损伤。重复肠管切除后仔细缝合系膜切断缘。手术中发现有并存其他消化道畸形应同时矫治。

管状重复畸形的一端向主肠管开口交通者，手术时应从其游离端进行分离，直至与主肠管交通处，将该段主肠管连同重复肠管一并切除（图 25-3-9），然后行小肠端端吻合术。

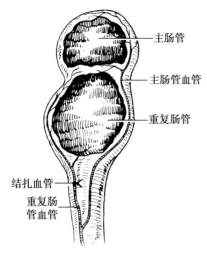

图 25-3-7 主肠管和重复肠管血管分布

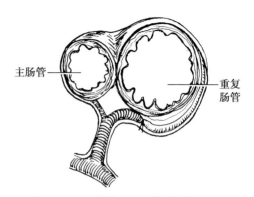

图 25-3-8 紧贴重复肠管壁结扎血管

（三）主肠管、重复肠管切除吻合手术

肠壁内重复畸形、并发肠扭转肠坏死、重复肠管发生感染或穿孔者，难以单独切除重复肠管，如病变范围较小，可将重复肠管连同主肠管一并切除后，行一期小肠端端吻合手术。手术步骤同一般小肠切除吻合术。此类手术虽较简单，术者仍须慎重考虑，准确掌握肠管切除范围，切忌任意牺牲正常的肠管。

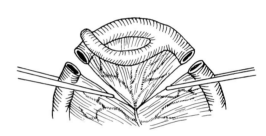

图 25-3-9 管状重复畸形切除

（四）重复肠管黏膜剥除手术

广泛累及小肠又不宜行单独切除的巨型重复畸形，须做重复肠管黏膜剥除手术。进入腹腔后确定病变范围和部位，于相应的肠系膜根部放置软质肠钳。采用电刀在其一侧肠壁上做数个 4～5cm 长的纵向切口，切开浆肌层直达黏膜下。每个切口间的距离以能满意分离全部黏膜为准。注意在重复肠管远近两端的肠壁上设计切口，以便完整剥除黏膜（图 25-3-10）。向每个切口黏膜下层注入适量含肾上腺素的生理盐水（每 30ml 生理盐水加 5 滴肾上腺素），用锐器剥离黏膜直至全部黏膜游离。用 1-0 丝线结扎黏膜筒的一端或中部，由肠壁切口提出完整切除（图 25-3-11）。撤去肠钳，有活动出血处缝扎止血。检查黏膜是否完全剥除干净，切勿遗漏含有异位组织的黏膜，以免造成并发症或癌变的后患。用 3-0 细丝线间断缝合浆肌层切口。

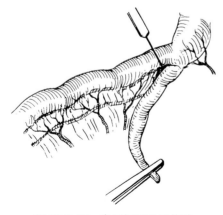

图 25-3-10 电刀切开肌层共壁

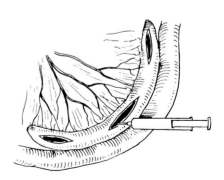

图 25-3-11 重复肠壁做数个纵切口，切开浆肌层黏膜下注水

【术后处理】

同小肠切除吻合手术后的处理。

【术后并发症的预防及处理】

1. 单独切除囊肿时,仔细辨认正常肠管与重复畸形血液供应血管的走行路径,细心加以保护。一旦损伤肠管血运,往往须行肠切除术。

2. 重复畸形肠黏膜剥除时,可能发生出血或撕破黏膜,剥离黏膜前在黏膜下层注入适量生理盐水,使黏膜与肌层分开,再用剪刀分离可减少出血和黏膜撕裂。

3. 回肠末端回盲瓣附近的肠壁内重复畸形手术时应慎重处理。考虑到回盲瓣的重要生理功能,手术中应尽量保留回盲瓣,切忌草率切除回盲部,以免影响小儿日后的生长发育和生活质量。

（冯杰雄　钭金法）

第四节　梅克尔憩室切除术

梅克尔憩室是胚胎早期卵黄管发育异常形成的畸形。正常情况下,卵黄管在胚胎的第 7～9 周逐渐闭塞、退化。然而,有 2% 的人存在有各种类型的卵黄管残留:卵黄管完全开放形成脐肠瘘;卵黄管近端闭塞而远端开放称为脐窦;两端闭锁中间开放则形成卵黄管囊肿;近端残留开放则形成梅克尔憩室;完全闭塞但残留索带称为梅克尔索带。其位置位于距回盲部100cm 以内回肠系膜对侧缘。

憩室的类型多种多样(图 25-4-1),常见的有基底窄而细长的憩室和基底宽大的憩室。部分憩室有索带与脐部相连。部分憩室的血供来自肠管,部分憩室有独立血供,供血血管常起源于所在回肠系膜,跨过回肠供给憩室,切除憩室时该系膜血管应妥善处理。

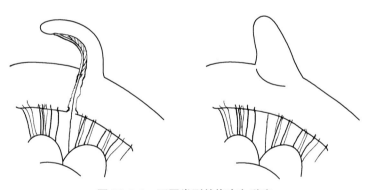

图 25-4-1　不同类型的梅克尔憩室

梅克尔憩室的发生率虽高,但大多数无症状,15%～25% 可能发生多种并发症,其中一半发生在 2 岁以前。并发症与憩室存在异位的胃黏膜、胰腺组织、十二指肠黏膜等有较大关系。主要并发症有出血、炎症、憩室穿孔、肠套叠及肠梗阻等。

【手术适应证】

1. 梅克尔憩室并发溃疡出血　其特点是患儿突然发生无痛性便血,出血缓慢时表现为排出柏油样或暗红色大便,出血量大速度快可排出鲜红色血便,严重者可发生失血性休克。多数病例经输血、抑酸、禁食等保守治疗后出血可暂时停止。由于存在出血复发的可能,应完善胃肠道 B 超、^{99m}Tc 核素扫描等检查,明确诊断后限期手术。对出血不止,全身情况迅速恶化,经输血处理仍不能纠正休克者应急诊手术。

2. 梅克尔憩室引起肠套叠　梅克尔憩室反入肠腔后被肠蠕动推向远端形成套头引发肠套叠。非肠套叠好发年龄的患儿发生肠套叠,或反复发作的肠套叠,均须警惕憩室的存在。完善上述检查可协助明确诊断。

3. 梅克尔憩室引起肠梗阻 梅克尔索带粘连压迫，憩室顶部与脐部之间的索带引起内疝或肠扭转者，均可引起梗阻。主要表现为低位小肠梗阻，容易发生肠绞窄。

4. 梅克尔憩室炎或穿孔引起腹膜炎 需要与急性阑尾炎穿孔鉴别，憩室炎的压痛点较高且靠内侧并距脐较近，常合并有肠梗阻症状。

5. 预防性憩室切除 其他腹部疾病手术探查发现无症状的憩室，只要患儿情况许可就应切除。因为小儿并发症的发生率明显高于成人，且手术技术的提高，使得切除憩室是安全有效的。

【术前准备】

常规憩室切除无特殊术前准备，患儿常规禁食，术前半小时应给予一剂广谱抗生素预防手术感染。并发肠梗阻、穿孔及腹膜炎时应纠正脱水、电解质紊乱。有大量出血应在输血、纠正休克的同时积极完善术前准备。

【麻醉与体位】

常规采用静脉吸入复合全身麻醉，气管插管呼吸机辅助通气。手术切口或腹腔镜操作通道穿刺点局部浸润麻醉有助于减轻术后疼痛，加快术后恢复，年长儿对疼痛敏感，可酌情采用镇痛泵。患儿取仰卧位。

【手术步骤】

开放手术：对于术前已经明确诊断的患儿，可选取右侧脐下横切口；诊断不明时，婴幼儿应选择右侧脐上横切口探查，年长儿可酌情采用右侧经腹直肌切口或腹直肌旁切口，以脐平面为中心向上下延长切口。打开腹腔后找到盲肠，自回盲部开始向近端回肠检查100cm，找到憩室后根据其类型及病理改变决定手术方法。

随着腹腔镜技术的发展，腹腔镜辅助憩室切除术因具有创伤小、术后康复快、探查腹腔不受切口限制以及切口美观等优点，逐渐取代开放手术成为首选术式。诊断明确的憩室，可采用两孔法，即脐部放置操作通道建立气腹，并置入镜头探查，右下腹再放置一个通道置入器械探查回肠，找到憩室后经脐部扩大的切口拉出腹腔进行切除，余下步骤同开放手术。诊断不明确的可采用三孔法，即脐部放置镜头通道，脐下、左侧腹各放置一个器械通道探查腹腔。经脐部单部位腹腔镜辅助切除憩室、全腹腔镜切除憩室并镜下吻合肠管等其他方式也有报道，有条件的中心可以酌情开展。

1. 楔形切除憩室 适用于憩室基底部窄小的病例。先用组织钳将憩室尖端提起，断离憩室系膜血管，然后将憩室连同其基底部分回肠一同呈楔形切除，以确保去除所有异位胃黏膜或胰腺组织（图25-4-2）。打开肠腔检查排除异位组织残留，肠黏膜经消毒处理后，将切缘沿垂直与肠管长轴方向靠拢，顶点置牵引线，用5-0或4-0单股慢吸收缝线做单层内翻间断吻合。酌情行浆肌层内翻缝合包埋肠管创面（图25-4-3）。

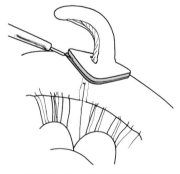

图25-4-2 楔形切除憩室

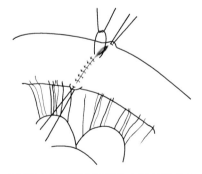

图25-4-3 楔形切除憩室后的肠吻合

2. 憩室及部分肠切除术 适用于憩室基底部宽大及有异位的胃、胰腺组织并发炎症、溃疡出血或穿孔的患儿。憩室基底部溃疡累及回肠黏膜，憩室基底部坏死穿孔以及基底水肿明显影响愈合，为了防止术后溃疡及出血复发，应行肠部分切除端端吻合术（图25-4-4）。切除范围包括憩室及其基底部炎症波及邻近的肠襻。肠吻合时先于系膜缘及系膜对侧缘置牵引线,后用 5-0 或 4-0 单股慢吸收缝线全层内翻缝合,可间断吻合或分 4 象限连续吻合,酌情浆肌层间断缝合加强吻合口,然后修补系膜缺损(图 25-4-5)。

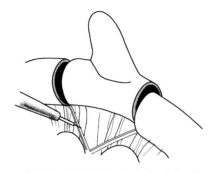

图 25-4-4　基底部穿孔及组织水肿,做憩室及部分肠切除

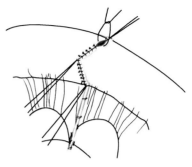

图 25-4-5　肠壁全层连续内翻缝合

【术后并发症的预防及处理】

1. 憩室切除不彻底,残留有部分憩室组织或异位的黏膜成分,造成术后症状复发。需再次手术行肠切除肠吻合术。

2. 术后肠狭窄及梗阻　术中未严格按横向或斜向缝合,或者肠壁缝合内翻过多,造成术后肠腔狭窄引起梗阻。对这部分病例先行保守治疗,待炎症水肿消退后大部分病例症状可能消失。如无缓解,则应行狭窄肠管切除。

3. 肠瘘　由于缝合技术的失误或肠壁水肿明显,影响肠壁愈合,术后发生肠瘘,若不能愈合可按小肠瘘手术处理。

(钟　薇　杨小进)

第五节　胎粪性肠梗阻及胎粪性腹膜炎手术

一、胎粪性肠梗阻手术

胎粪性肠梗阻是新生儿肠梗阻的常见原因之一,其特点为富含蛋白质的异常黏稠胎便阻塞末端回肠导致的梗阻,常常是囊性纤维病的早期临床表现,合并胎粪性肠梗阻的囊性纤维病患者一般预后较差。单纯的胎粪性肠梗阻也常常并发其他一些少见情况,如胰腺发育不良、全结肠型无神经节细胞症等。

囊性纤维病是白色人种常见的常染色体隐性遗传性疾病,是由跨膜转录调节因子基因 *CFTR* 突变所致,随着 DNA 二代测序技术在临床上的普及,怀疑囊性纤维病的胎粪性肠梗阻患儿应做相应基因突变的检测。

如病情允许可先给予温盐水洗肠、植物油或液状石蜡保留灌肠、泛影葡胺等高渗透压的液体保留灌肠等保守治疗,保守治疗失败及发生相关并发症者应手术治疗。应注意的是使用高渗液体保留灌肠时必须静脉给予患儿充足的液体,防止低血容量导致的休克和器官损伤,如坏死性小肠结肠炎等。

【手术适应证】

1. 保守治疗失败、黏稠胎便无法排出、肠梗阻不能缓解者。

2. 发生相关并发症者,如合并肠穿孔、肠坏死、腹膜炎等。

【术前准备】

1. 监测生命体征。

2. 为了加快患儿的术后康复,改善并稳定患儿的一般状态非常重要,其中包括:保温,防止患儿发生低体温、硬肿症;缓解及避免患儿腹胀加重,可给予禁食、禁水、胃肠减压;建立静脉通路,给予充足的液体,保证良好的末梢灌注,对于可能需要长时间静脉输液的患儿,为防止反复静脉穿刺对患儿的刺激和对血管的破坏,可留置PICC;纠正脱水、电解质紊乱及酸碱平衡失调等代谢异常情况,对贫血、低白蛋白血症的患儿可对症给予相应的补充。

3. 预防应用抗生素。

4. 完成常规化验及检查,注意腹部X线片是否有消化道穿孔。

【麻醉与体位】

气管内插管全身麻醉,仰卧位实施手术。

【手术步骤】

手术治疗的首要目的为切开梗阻近端肠腔、清除回肠及结肠内异常黏稠的胎便、解除回肠远端梗阻,之后行肠造瘘术或肠吻合术;如肠腔内异常黏稠的胎便一期清除有一定困难,术后仍需继续灌洗,或一期肠吻合术后发生吻合口瘘等并发症风险较高,可行肠造瘘术。

基于术后远端肠腔灌洗和近端肠腔排泄的需求,采用肠管连续性不完全中断的造瘘方法较为合理,在行造瘘术之前先采取如下手术步骤进行肠腔减压:可采用腹腔镜探查,或右上腹横切口入腹,探查腹腔、末端回肠及结肠,注意探查肠管连续性;提出末端回肠,判断梗阻远近端交界处,与其系膜对侧肠壁做荷包缝合,缝线暂不收紧;于荷包中心切开肠壁;将远端肠腔内黏稠胎便轻柔向肠壁切口处挤压,使部分胎便排出;向远端肠腔内置入导管,灌洗远端肠腔,一边注入温盐水稀释胎便、吸引器抽吸,一边将胎便向结肠内轻柔排出(图25-5-1)。进而可采取肠造瘘术或一期肠切除肠吻合术。

肠造瘘术方法较多,目的为有利于近端扩张肠管的排空,而且能够于术后继续灌洗远端肠腔。

1. T管造瘘术(图25-5-2)

(1)将T管经荷包中心置入肠腔,减压及灌洗结束后,自腹壁切口一侧引出。

(2)将T管处切口周围肠壁与腹膜缝合固定一周,使该处肠壁粘连于腹壁。

(3)逐层缝合腹壁切口。

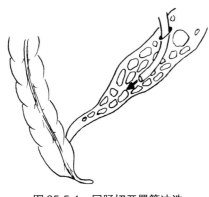

图25-5-1　回肠切开置管冲洗

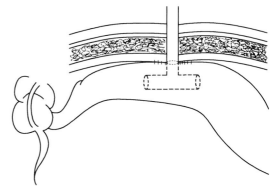

图25-5-2　T管造瘘术

T管造瘘术后既可使近端肠管内容物排出,又可灌洗远端肠腔,待梗阻解除后即可拔出T管,无须再次手术闭瘘。

2. 隧道造瘘术(图25-5-3)

(1)肠壁包绕上述导管形成隧道,使导管于肠壁间潜行1～2cm后于腹壁切口引出。

(2)将导管周围肠壁与腹膜固定,使该处肠壁粘连于腹壁。

(3)逐层缝合腹壁切口。

术后可经导管持续灌洗远端肠腔,待远端梗阻解除后拔出导管,切口处肠管粘连于腹壁,不必再次手术闭瘘。

3. Bishop-Koop 回肠造瘘术（图 25-5-4）

（1）切除近端异常扩张的回肠。

（2）远端肠管 3cm 侧方开口，与近端肠管行端侧吻合。

（3）将远端肠管提出腹壁造瘘，使肠管端侧吻合口位于腹膜下方。

（4）将造瘘口肠管与腹膜及肌层固定。

（5）逐层关闭腹壁切口。

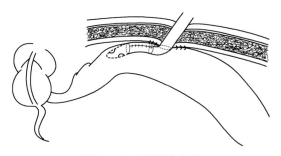

图 25-5-3　隧道造瘘术

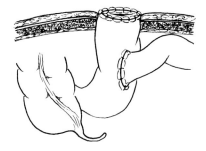

图 25-5-4　Bishop-Koop 回肠造瘘术

造瘘口可减压近端肠腔，且术后可向远端肠腔内置入导管灌洗远端肠腔。

4. Santulli 回肠造瘘术（图 25-5-5）

（1）切除近端异常扩张的回肠。

（2）近端肠管 3cm 侧方开口，与远端肠管行端侧吻合。

（3）将近端肠管提出腹壁做造瘘，使肠管端侧吻合口位于腹膜下方。

（4）远端肠腔内留置导管。

（5）将造瘘口肠管与腹膜及肌层固定。

（6）逐层关闭腹壁切口。

Santulli 造瘘可更直接减压扩张的肠腔，导管可持续灌洗远端肠腔。

5. Mikulicz 双腔肠造瘘术（图 25-5-6）

（1）将扩张段与狭窄段交界处肠管提出腹腔，肠管浆肌层分别与腹膜及肌层结节缝合固定，使该段肠袢粘连于腹壁。

（2）逐层关闭腹壁切口。

（3）切开系膜对侧肠管，形成双腔瘘。

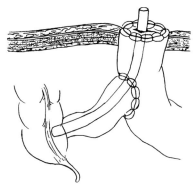

图 25-5-5　Santulli 回肠造瘘术

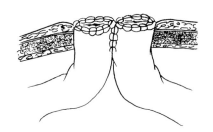

图 25-5-6　Mikulicz 双腔肠造瘘术

双腔造瘘近端造瘘口可减压扩张段肠腔，远端造瘘口可用于灌洗远端肠腔内的胎便及黏液；梗阻解除后可于腹腔外应用切割闭合器将造瘘口远近端肠管行侧侧吻合，待吻合口通畅后瘘口可自行愈合，不必再行闭瘘术。

【术后处理】

1. 生命体征的监测与维护。注意患儿体温的维护,防止低体温。

2. 禁食水,胃肠减压,造口患儿近端肠道功能恢复后即可恢复经口喂养,肠吻合患儿待吻合口愈合后恢复经口喂养。

3. 静脉补液及营养支持,保证患儿获得足够的热量,并注意患儿水、电解质及酸碱平衡,禁食时间长者给予 TPN,必要时可根据情况输注白蛋白、滤白红细胞悬液等血液制品。

4. 抗炎及对症治疗。

5. 术后继续灌洗造口远端肠管,直至黏稠胎便全部排空。

【术后并发症的预防及处理】

1. 肺部感染　术后常见并发症之一,尤其是合并囊性纤维化的患者。术后注意呼吸道管理,可给予雾化吸入稀释痰液的药物、定时拍背吸痰、保持呼吸道畅通,一旦发生感染,使用敏感抗生素。

2. 腹膜炎　由于术中操作不当损伤肠管、肠管血供障碍、造瘘口肠管回缩、吻合口瘘等原因所致。术中探查及减压肠管时要轻柔操作,尽量避免操作过度损伤肠壁,造瘘口肠管张力不可过高,并注意与腹壁固定确切,造瘘及吻合时要注意拟保留肠管的血供,如有血供不良时应另择血供良好的肠管造瘘或吻合。术后发生腹膜炎应首先明确病因,保守治疗不见好转应积极再次手术去除病因,防止炎症加重影响患儿生存。

3. 术后肠功能恢复延迟　这可能与胎儿期肠管发育不良有关,充分减压引流近端胃肠道,TPN 营养支持,等待肠功能恢复。

二、胎粪性腹膜炎手术

胎粪性腹膜炎是胎儿期肠道穿孔导致的无菌性、化学性腹膜炎。肠穿孔发生的早晚和病变范围不同,临床表现也不相同。随着孕产期筛查的普及,许多胎粪性腹膜炎在胎儿期即已发现。早期发生的较小的消化道穿孔出生时往往已经闭合,仅在影像检查时发现腹部钙化斑块;较大的消化道穿孔胎儿期腹腔内有大量游离液体,包裹后形成腹腔假性囊肿,如出生前穿孔已经愈合,则囊肿为孤立性,不随患儿胃肠道气体充盈而增大,囊肿壁常有钙化;有些消化道穿孔发生较晚,出生前没有完全包裹及钙化,肠腔内容物持续进入腹腔,出生后患儿腹腔内有大量游离液体、气体及包裹性气腔,腹膜炎持续加重。

胎粪性腹膜炎往往继发于其他先天性消化道疾病,如肠闭锁、肠扭转、胎粪性肠梗阻、先天性巨结肠等。

【手术适应证】

1. 肠梗阻。

2. 腹膜炎及大量的腹腔游离液体。

3. 消化道穿孔,腹腔内游离气体及包裹性气腔。

4. 巨大的腹腔囊肿。

【术前准备】

同胎粪性肠梗阻。

【麻醉和体位】

气管内插管全身麻醉,仰卧位实施手术。

【手术步骤】

1. 由于胎粪性腹膜炎患儿腹腔内往往粘连严重,因此不适合腹腔镜手术,上腹部横切口逐层入腹。

2. 游离腹腔内粘连,清理腹腔内脓汁、渗液及肠内容物。

3. 游离并切除腹腔内囊肿,一般粘连较重,操作时应轻柔,避免损伤与之粘连的肠管、胆囊等腹腔内脏器。

4．探查肠管，找到原发病变，行穿孔修补或肠切除吻合术。

5．温盐水冲洗腹腔，下腹留置腹腔引流管至盆腔。

6．逐层关腹。

【术后处理】

同胎粪性肠梗阻。

【术后并发症的预防及处理】

1．肺部感染 术后常见并发症之一，术后注意呼吸道管理，可给予雾化吸入稀释痰液的药物、定时拍背吸痰、保持呼吸道畅通，一旦发生感染，使用敏感抗生素。

2．吻合口瘘 多由于吻合技术不过关、肠管血供障碍、患儿周身感染及营养状况差等原因所致。术中应注意吻合确切、吻合口处肠管血供良好，术后给予适当的抗炎及营养支持治疗。发生吻合口瘘需再次手术修补或重新吻合。

3．吻合口狭窄 吻合技术及吻合口肠管血供异常导致，严重者需再次手术。

4．肠梗阻 多由肠粘连及肠管功能异常所致，但第一次手术时术中应明确胎儿期肠穿孔的原发病因，除外神经节细胞发育不良等并发畸形。如有发生给予禁食、胃肠减压、补液、抗炎、对症等保守治疗，如持续不见好转需再次手术。

5．腹腔残余脓肿 术中腹腔积液残留及术后感染所致，可抗炎对症治疗，如不见好转可行超声介入穿刺治疗，必要时可再次手术。

（张志波　刘文英　魏　艇）

第六节　肠粘连梗阻手术

肠粘连为小儿肠梗阻常见病因之一。肠粘连梗阻，也称粘连性小肠梗阻（adhesive small bowel obstruction, ASBO）。据不同报道，ASBO 占小儿各种类型肠梗阻的 20%～30%，婴幼儿发病率更高，可达 50%，因此 ASBO 也是小儿外科最常见的急诊疾病和急诊手术原因。任何原因引起肠祥之间或肠祥与其他脏器之间的粘连均可导致肠梗阻。肠粘连的病因包括先天性和后天性，前者如胎粪性腹膜炎、先天性肠旋转不良、梅克尔憩室并发症等；后者中最常见原因是腹腔手术术后导致的粘连性梗阻，特别是先天性巨结肠根治术、肠旋转不良 Ladd 手术、肠闭锁手术及新生儿坏死性小肠结肠炎手术，其他后天性原因还有腹腔内感染、外伤、肿瘤以及异物等。腹腔内粘连的产生与个体素质有关，所造成肠梗阻多发生于小肠。粘连性纤维组织可呈薄膜状、索条状、阔带状及点状。有粘连并不一定都发生肠梗阻，当粘连组织牵拉、压迫、缠绕或套住肠管，使肠管成角、折叠、狭窄、扭转或包裹成团时才发生梗阻（图 25-6-1）。依粘连程度及不同诱因作用，可表现为急性或慢性、完全性或不完全性、单纯性或绞窄性肠梗阻，临床上应加以鉴别并施以不同治疗方法。

【临床表现】

多数单纯性粘连性肠梗阻经非手术治疗可获缓解，绞窄性肠梗阻需手术治疗。临床上单纯性肠梗阻可转化为绞窄性肠梗阻，此期间如何做到准确判断、恰当选择手术时机及手术方法至关重要。单纯性肠梗阻转变为绞窄性肠梗阻或有肠坏死趋势时，临床症状有明显的变化。下面的客观指标具有重要临床价值：①非手术治疗期间腹痛由阵发性转变为持续性；②原先柔软的腹部出现腹胀，有固定压痛、反跳痛和肌紧张；③体温超过 38℃，白细胞和中性粒细胞数增高；④脉搏变快、血压下降；⑤腹部 X 线片显示液平面增宽、增多或出现孤立肠祥。

小肠梗阻初步诊断至关重要，一旦误诊可能导致严重后果。对怀疑为粘连性小肠梗阻的患者进行初步评估的主要目标是：鉴别粘连性小肠梗阻和其他引起肠梗阻的原因，评估紧急手术探查的必要性，识别和预防肠梗阻的并发症。

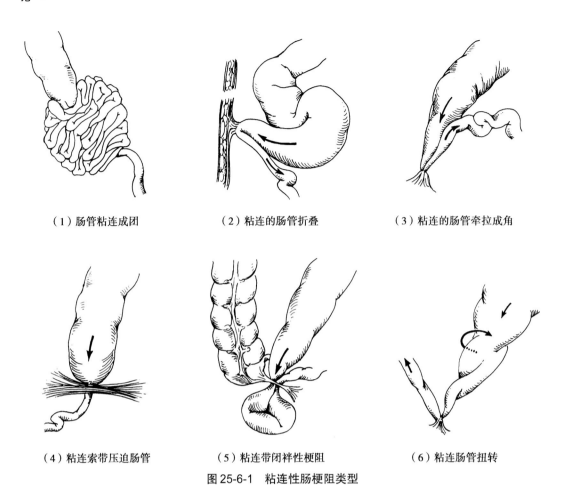

（1）肠管粘连成团　　　　（2）粘连的肠管折叠　　　　（3）粘连的肠管牵拉成角

（4）粘连索带压迫肠管　　　（5）粘连带闭袢性梗阻　　　（6）粘连肠管扭转

图 25-6-1　粘连性肠梗阻类型

【手术适应证】

大宗病例荟萃分析显示，多数单纯性 ASBO 经非手术治疗可获缓解，因此这类患儿应该尝试非手术治疗，除非有腹膜炎、绞窄性梗阻或肠缺血的迹象。虽然手术治疗后复发的风险略低，但这并不是立即选择手术治疗的理由。急诊手术探查的并发症发生率很高，特别是肠损伤，可能会显著降低术后的生活质量。

但一些小儿外科的回顾性分析发现，儿童的预期寿命相对更长，发生再次梗阻的可能性较成人高，因此儿童 ASBO 患者的手术选择相对成人可能需要更加积极一些，特别是 1 岁以下的儿童患者获益较大。一旦水溶性造影剂消化道造影检查（或 CT 扫描）24 小时后，造影剂没有到达结肠，积极手术更安全有效。

综合上述，ASBO 的手术适应证如下。

1. 既往有过腹腔、盆腔炎症、手术史或先天性消化道畸形，入院时即表现为完全性肠梗阻，伴有腹部压痛、反跳痛和肌紧张等肠绞窄征象者，影像学检查提示消化道穿孔。经过 2～3 小时准备后急诊手术。

2. 单纯性 ASBO 患者在非手术治疗过程中出现肠绞窄客观指标 1～2 项者，应改行手术治疗。

3. 单纯性肠梗阻经非手术治疗 12～48 小时症状未改善，或梗阻症状一度缓解又加重，虽尚未出现肠绞窄症状，也表明此类粘连多为束带压迫，或为点状粘连肠管折叠或牵拉成角形成闭袢梗阻，必须手术方能解除梗阻。

4. 有反复发作史，腹部可扪及包块或腹部 X 线片显示钙化阴影者，肠管多粘连成团，非手术治疗难以奏效者。

【术前准备】

1. 禁食、鼻胃管减压抽空胃肠内液减轻腹胀。

2. 静脉输液纠正脱水和酸碱平衡失调,有脉搏增快、血压下降等休克症状者应输给适量全血或血浆。

3. 选用广谱抗生素和甲硝唑,抑制肠道内细菌生长,减少毒素吸收。

【麻醉与体位】

基础麻醉加连续硬膜外阻滞或静脉复合麻醉。仰卧位。

【手术步骤】

1. 切口 为便于腹腔探查,通常采用右侧正中旁或右侧脐下横切口。既往有腹部手术史者应将腹壁原切口向两侧延长,避开腹内粘连处,由正常腹膜进入腹腔,因肠管极易与切口紧密粘连(图 25-6-2),同时旧的腹壁切口因瘢痕挛缩解剖层次不清,这种情况下切开腹膜时容易误伤肠管。切开腹膜进入腹腔时应注意切口下可能存在与腹膜粘连的肠管和大网膜,应先将腹膜提起,切开一小口将手指伸入腹腔内,边探查边切开腹膜。遇有与切口粘连的肠管,直视下沿粘连边缘正常腹膜处切开。如粘连紧密则切下粘连的壁腹膜,使其连同粘连肠管自切口下游离出来,可避免损伤肠管。

2. 腹腔探查 肠粘连的类型和部位变异较多,常有三种不同类型:①肠管有较大范围的粘连;②索带状粘连引起局部梗阻(图 25-6-3);③多发性粘连引起多处梗阻。手术松解粘连性肠梗阻时,应该注意这些不同类型的粘连。探查腹腔时不主张使用环形腹腔撑开器,因为可能造成肠管损伤。进入腹腔后先探查解剖标志,如屈氏韧带或回盲部。如盲肠萎瘪则梗阻在小肠,自屈氏韧带向回盲部或反向探查小肠;如盲肠膨胀则表示结肠梗阻,应顺序向远端探查结肠。多处粘连或广泛粘连时梗阻定位有困难,膨胀最显著的肠管其远端即为最主要梗阻部位,常可由此处开始松解。极其膨大的肠管影响探查和手术操作时,应先行肠腔减压术排空肠腔内的液体和气体,减压过程中注意无菌操作,谨防污染腹腔。探查后依梗阻的部位、类型和程度决定手术方式。

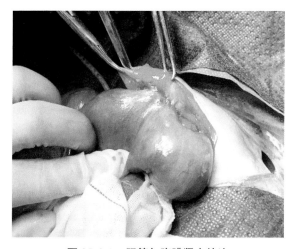

图 25-6-2 肠管与腹膜紧密粘连

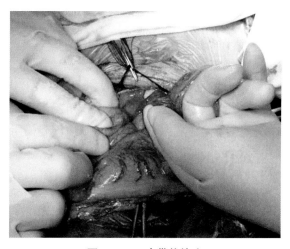

图 25-6-3 索带状粘连

3. 手术方法

(1)肠粘连松解术:腹腔内粘连可形成于肠管与肠管,肠管与大网膜、腹膜或其他脏器之间。未造成肠梗阻的薄膜状纤维蛋白粘连可以不必分离。凡因纤维索带压迫或形成闭袢,点状粘连牵拉肠管成角,扭曲或折叠造成的梗阻,均需手术松解。系统检查肠管的粘连时,可在术者双手拇指和示指间握住肠管,遇到粘连时可在两指之间钝性或锐性分离(图 25-6-4)。疏松粘连做钝性分离,致密的粘连宜用剪刀锐性分离,有血管的粘连应予电凝分离松解。粘连组织切开应紧靠肠系膜或肠管,以免以后粘连复发。分离时仔细辨认肠管与粘连间的界线,慎勿撕裂或剪破肠壁而污染腹腔。压迫肠管的纤维束带在其附着处剪断和结扎,梗阻即可解除。松解过程中损伤肠壁浆肌层(图 25-6-5)应用 5-0 细可吸收缝线将肌层做间断内翻缝合修补,留有肠壁粗糙面者可用肠管自身肠系膜与肠壁缝合覆盖。粘连成团的肠管分离困难,不可强行分离，以免分离面渗血或损伤肠系膜及肠管，且术后仍可再度粘连梗阻，应改行其他手术。粘连松解梗阻解除后，应再做一次全面检查，并进行肠管减压，用示指及中指将近端肠内容物慢慢挤向远端，但要十分小心，避免浆膜损伤，导致粘连。证实全部肠道均已通畅后方可关腹。关腹前将大网膜轻轻张开拉平覆盖小肠表面，将腹膜切口边缘外翻缝合，可防止术后肠壁与切口再粘连。

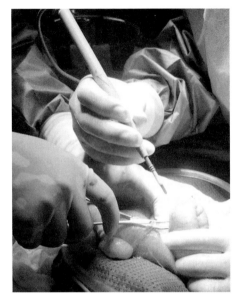

图 25-6-4　电凝分离粘连索带

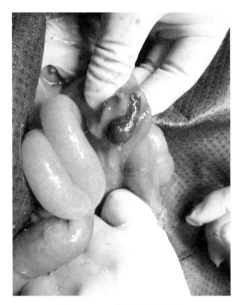

图 25-6-5　肠道损伤穿孔

　　腹腔镜手术也可以考虑运用于粘连较局限的 ASBO 患儿，梗阻部位越靠近近端，实行腹腔镜粘连松解术就越容易；主要中转原因包括：粘连严重无法建立气腹、严重的肠粘连无法在腔镜下分离和小肠坏死。相对于开放手术，腔镜技术有创伤少、恢复快的优势，有经验且具备相应条件的医师可以尝试。

　　目前已有一定证据显示，术中运用透明质酸、羧甲基纤维素等防粘连材料可以在一定程度上预防再次粘连性梗阻的发生。需要注意的是，不建议用这类材料包裹吻合口，因为可能导致吻合口愈合不良而发生吻合口瘘。

　　（2）捷径手术：肠管粘连形成团块或多处致密粘连难以分离时，可采用捷径手术旷置粘连肠管。选择梗阻近端血供较良好扩张肠管与梗阻远端萎陷细小肠管行端侧吻合或侧侧吻合术（图 25-6-6、图 25-6-7）。吻合口应尽量靠近梗阻部位。吻合前须确认远端肠管通畅。旷置肠管不可过长以免术后发生营养障碍。更不可任意将近端小肠与结肠吻合而导致短肠综合征。

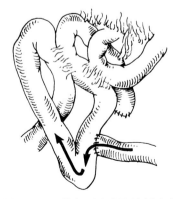

图 25-6-6　捷径手术小肠端侧吻合

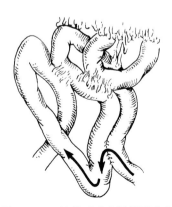

图 25-6-7　捷径手术小肠侧侧吻合

（3）肠切除肠吻合术：绞窄性肠梗阻肠坏死，粘连成团的肠管或分离时肠壁多处破裂难以修补者，须行肠切除肠端端吻合术。如坏死肠管较长，肠壁生机存在疑问，可考虑暂时关腹，24小时后再次剖腹或许可保留较多的肠管。

（4）小肠折叠缝合术：反复发作或多次手术的ASBO，为预防术后再粘连，可施行小肠折叠缝合术。松解所有粘连，游离全部小肠，自空肠上段向远端顺序将肠管折叠排列直至末端回肠。每个折叠单位肠管的长度依患儿年龄而定（7～15cm）。通常在空肠上段和回肠下段折叠长度较短，中间部分稍长（图25-6-8）。折叠排列后在每列肠管间用3-0细丝线距肠管1～2cm处的系膜上做间断缝合，针距1cm。缝合时切勿损伤肠系膜血管，并在每列肠管转折处酌情留出2～3cm系膜空间不缝合，以免转角处的肠管屈曲成角造成梗阻（图25-6-9）。全部小肠系膜缝合完成后，用细丝线将小肠四周边缘的肠管与邻近的结肠或后腹膜做数针间断缝合固定，以防小肠在腹腔内发生摆动或扭转。

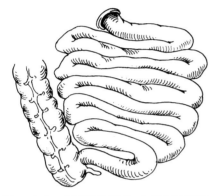

图25-6-8　小肠折叠排列，中间部分稍长，远近两端稍短

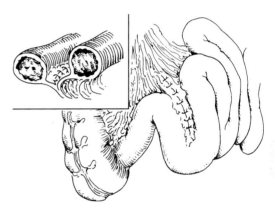

图25-6-9　折叠的小肠系膜间断缝合，注意转折处留出空间不缝

（5）Poth肠壁修补术：施行小肠折叠缝合术须分离所有粘连，分离致密粘连处常撕破肠壁，可行Poth修补术。将肠壁上破口边缘修剪整齐，沿肠管纵轴延长切口（图25-6-10），切开肠壁全层扩大裂口（图25-6-11）。将破口处肠管折叠，注意勿使转折处肠管形成锐角。用3-0细丝线穿过破裂口后壁肠管的浆肌层间断缝合，每针距5～6mm（图25-6-12）。完成后壁浆肌层缝合后，用3-0可吸收缝线或细丝线穿过破口后壁全层做内层连续缝合。缝完后壁转到前壁做全层内翻缝合（图25-6-13）。内层缝合后将破口前壁外层做浆肌层间断缝合，完成破口修补术。

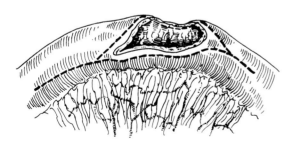

图25-6-10　修剪破口边缘，沿纵轴延长肠壁切口

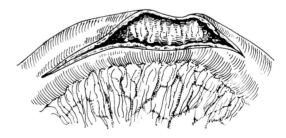

图25-6-11　扩大肠壁裂口

【术后处理】

1. 继续鼻胃管减压，静脉输液和给予抗生素。行肠切除吻合术者术后应加强营养和支持疗法。

2. 行单纯粘连松解术者为预防术后再粘连，应鼓励患儿早期起床活动，特别是腹腔镜术后患儿，在术后早下床方面具备一定优势。待胃液清亮、肛门排气后拔除胃管，给母乳或流质饮食，若无不良反应再逐渐增加饮食量。

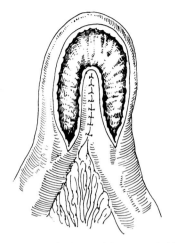

图 25-6-12 破裂口后壁浆肌层间断缝合

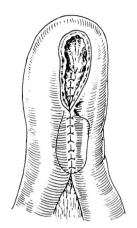

图 25-6-13 破裂口后壁内层做全层连续缝合后转到前壁做全层内翻缝合

3. 术后 3～4 天肠道功能尚未恢复时可给适量温盐水或甘油保留灌肠。如仍未排气且经 X 线检查排除机械性肠梗阻后，可经鼻胃管或口服通便理气中药。

【术后并发症的预防及处理】

1. 术后再梗阻 为 ASBO 术后常见并发症。在施行肠粘连分离术中，既要充分解除梗阻，又要预防再发生粘连。尽管没有流行病学数据说明 ASBO 术后再梗阻的明确影响因素，但外科技术的许多方面都与粘连形成有关，因此，手术过程中尽可能减少损伤是避免术后再梗阻的关键。手术操作要轻柔细致，避免肠管过多暴露在空气中或受器械损伤。时时用温盐水纱布覆盖肠管。凡有浆膜损伤处须将其腹膜化。术中止血要彻底，严防腹腔污染等。有条件和适应证的，可以使用防粘连材料。手术完成后关腹之前，由屈氏韧带起自上而下或由回盲部起向近端理顺全部小肠，并将大网膜轻轻扯平，覆盖于小肠表面，然后仔细缝合腹膜和腹壁各层，可减少术后肠管与切口粘连。然而，一些加重粘连形成的重要危险因素是值得考虑的。最重要的危险因素之一是异物反应，如有粉手套的粉末。能量平台的选择也可能影响粘连的形成，与单极电灼相比，双极电灼和超声刀的腹膜损伤较低。动物实验数据表明，全身和腹腔应用抗生素，尤其是甲硝唑，可以减少脓毒症条件下的粘连形成。再梗阻多发生在术后数周至数年内，一旦梗阻复发，仍先采用非手术治疗，无效时或出现肠绞窄应再次行剖腹手术。

2. 盲端综合征 行肠侧侧吻合捷径手术时，如果旷置的肠管过长，易发生盲端综合征。肠内容物逐渐存积于旷置的肠段内，使该肠段膨胀压迫邻近小肠出现梗阻症状，故捷径手术宜做端侧吻合术，如必须侧侧吻合时，应尽量使吻合口靠近梗阻部位，减少盲端效应的发生。

（吴璇昭　冯杰雄）

第七节　小肠瘘手术

小肠瘘是小儿腹部手术和急腹症严重并发症，多数发生在小肠切除吻合或造口术后，腹部外伤和腹腔内严重感染也可因小肠穿孔形成肠瘘。临床上以小肠外瘘多见，小儿小肠内瘘少见。发生小肠瘘不仅局部手术处理困难，且因肠道消化液不断外流，机体内水分、电解质和营养物质大量丢失，引起全身性严重病理生理改变，治疗棘手。小肠瘘位置越高消化液丢失量越多，引起的病理生理变化越复杂，病死率也越高。因此，如何预防和治疗小肠瘘始终是小儿腹部外科的重要课题。

小肠瘘的形态包括管状瘘、唇状瘘和完全性瘘。肠瘘可为单发或多发。小肠瘘治疗原则是全身治疗和局部处理并重；前者以纠正机体内环境平衡失调和营养支持为主，后者从建立通畅引流、控制感染、肠瘘护理和预防并发症着手,如此内外结合方能提高治疗效果。

【手术适应证】

1. 高位小肠瘘为高流量瘘,大量丢失消化液导致严重水、电解质紊乱,酸碱失衡和营养不良,原则上应尽早手术关瘘。手术时机的选择应在患儿全身情况稳定、营养状况处于正氮平衡、腹腔感染得到控制和瘘管形成之后进行。

2. 管状瘘经过 3 个月保守治疗仍未愈合者可手术关瘘。

3. 唇状瘘、多发性肠瘘绝大多数不能自愈,在时机成熟时手术关瘘。

4. 肠瘘远端存在肠梗阻,瘘不可能愈合,应进行手术处理。

【术前准备】

1. 全身准备

(1) 伴有贫血和营养不良的患儿,术前应输给适量新鲜血、血浆或 TPN 治疗。对高位小肠瘘,如瘘远端肠管延续性良好,早期即可行自体肠液回输,回输灌注速度控制在 5ml/min,温度保持在 37～39℃,如肠液过于黏稠,可加入温 0.9% NaCl 溶液稀释或改用米汤灌入,可有效改善远端肠管的功能和患儿的营养状况。

(2) 术前详细检查肝、肾功能和血液生化,有肝功能不良、脱水、酸碱平衡失调者应先矫治。

(3) 术前 2～3 天全身使用抗生素和甲硝唑,减少术后感染。

2. 肠瘘局部准备

(1) 手术前须做瘘管 X 线造影检查,确定肠瘘的部位、走向、形态和数目,远端肠腔是否存在肠梗阻,以便制订较合理的手术方案。

(2) 肠瘘周围皮肤需妥善护理。如皮肤糜烂须用复方氧化锌软膏或铝粉糊保护,每日理疗有助于控制皮肤感染。

(3) 手术前 2 天每晚用温生理盐水冲洗肠瘘外口,并向瘘管内注入适量抗生素做肠道准备。

(4) 手术前晚洗肠,术日晨置鼻胃管。

【麻醉与体位】

根据肠瘘性质和患儿全身情况,选用连续硬膜外阻滞或静脉 - 气管内插管吸入麻醉。体位取平卧位。

【手术步骤】

1. 切口　根据手术要求和肠瘘周围皮肤状况设计手术切口。先用干纱布填塞肠瘘口,用粗丝线做全层连续缝合封闭瘘口,防止肠内容物外溢污染腹腔。拟做肠瘘及相应肠管部分切除时,则沿瘘口四周做梭形皮肤切口,根据手术需要可向上或向下延长切口(图 25-7-1)。如瘘口周围皮肤有明显炎症或溃烂,或估计肠瘘肠管与腹壁严重粘连,则在肠瘘口旁边正常皮肤上另做腹直肌切口或横切口进入腹腔(图 25-7-2)。

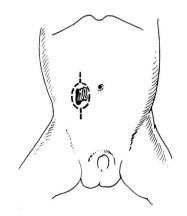

图 25-7-1　沿瘘口周围做皮肤梭形切口

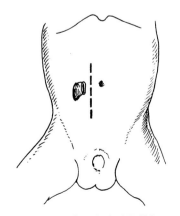

图 25-7-2　瘘口旁皮肤另做切口

2. 手术方法

（1）单纯肠瘘切除手术：适用于单发管状肠瘘。做瘘口周围皮肤梭形切口，自皮下分离和剪开瘘管周围瘢痕组织至腹膜，在正常腹膜上做一小切口，将手指经切口伸入腹腔，分离与壁腹膜粘连的肠管，在手指引导下围绕瘘管梭形剪开腹膜（图 25-7-3）。进入腹腔后游离肠瘘肠管及其远近两端的肠袢，将游离好的肠袢提出切口外，用盐水纱布围绕肠管保护腹腔和腹壁切口。取无损伤肠钳沿纵轴钳夹肠管，在肠瘘基底部肠壁上做楔形切除（图 25-7-4）。用 3-0 细丝线穿过肠壁全层做横向间断缝合关闭肠管切口（图 25-7-5）。撤去肠钳，用细丝线做浆肌层间断缝合（图 25-7-6）。注意切口两端肠壁应妥善包埋。检查缝合处无狭窄无泄漏后，缝合腹膜及腹壁，切口置皮下引流片缝合皮肤。

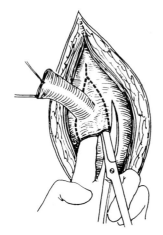

图 25-7-3　手指引导下梭形切开腹膜

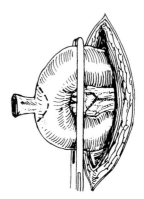

图 25-7-4　瘘管基底部肠壁做楔形切除

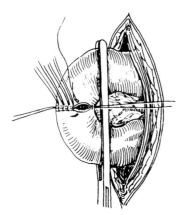

图 25-7-5　肠壁切口做全层横向间断缝合

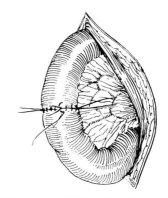

图 25-7-6　做肠壁浆肌层间断缝合

（2）肠切除肠端端吻合手术：远端存在肠梗阻的管状瘘、唇状瘘或完全性瘘病例，应行肠切除肠端端吻合术。可采用梭形切口向上或向下扩大，进入腹腔后充分游离有瘘肠管远近两端的肠袢，将有瘘的及梗阻的肠段切除（图 25-7-7）。远近两肠管断端行端端吻合（图 25-7-8），缝合肠系膜。检查吻合口通过良好无泄漏方可关腹。腹壁切口置皮下橡皮片引流。如果有瘘肠管与腹壁严重粘连，勉强分离易撕裂肠壁引起出血和污染腹腔，则在瘘口旁正常腹壁皮肤上另做切口。进入腹腔后先分离有瘘肠管远近两端较正常的肠袢至足够长度。如果分辨肠管的远近端有困难，可自肠瘘瘘口向两端肠腔内插入导管作为引导，就容易找到与肠瘘相连的肠袢。肠袢游离充分后在贴近粘连肠管两端分别放置肠钳，切断肠管（图 25-7-9）。用干纱布暂时包裹有瘘肠管，将切断的小肠行双层端端吻合（图 25-7-10）。接着从腹腔内将肠瘘及粘连肠管从壁腹膜剥离，在壁腹膜面剪开瘘管周围瘢痕组织直至皮肤，将肠瘘、瘢痕组织及粘连肠管一并切除。分别缝合手术切口和肠瘘切口,于肠瘘切口置皮下引流片。

(3)肠瘘旷置捷径吻合手术:本术式适用于瘘口周围皮肤严重感染或糜烂,肠瘘与腹壁严重粘连,瘢痕多难剥离,以及全身情况欠佳的病例。在肠瘘旁正常皮肤上另做腹壁切口,适当分离粘连肠管远近两端肠袢,切断近端肠管将其远侧断端(即通向肠瘘的一端)做双层缝合封闭。然后将近侧肠管断端与肠瘘远端肠管行端侧吻合术(图25-7-11),不宜做侧侧捷径吻合,以免肠内容物流至肠瘘内阻碍瘘口愈合。旷置的肠瘘可能自愈,如瘘口不愈合,则于局部皮肤炎症控制后行二期肠瘘切除手术。

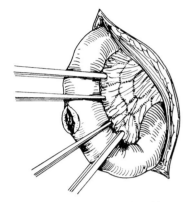

图25-7-7 切除有瘘肠管

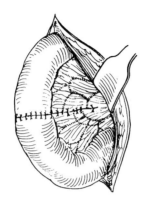

图25-7-8 小肠端端吻合

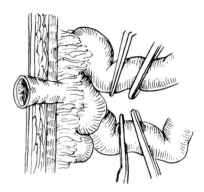

图25-7-9 贴近肠瘘切断肠管

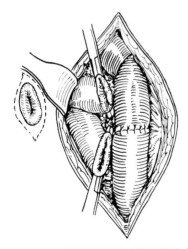

图25-7-10 远近两端肠管做端端吻合

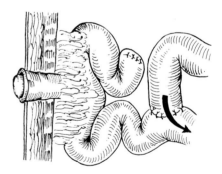

图25-7-11 肠瘘旷置小肠端侧吻合

(4)Santulli肠造瘘手术:适用于仅进行单纯腹腔引流因肠瘘无法局限、无法控制腹腔感染的早期高位小肠瘘的治疗。Santulli造瘘时,肠管端侧吻合口应距离造瘘口2.5~3.0cm,预留一定的肠管长度待术后填塞凡士林纱条以对造瘘口进行临时封堵,并证实吻合口通畅性和行关瘘手术切除部分造口末端瘢痕和炎症肠管。进行关瘘手术时,仅需切除瘘口肠管后进行缝合封闭,不必经原切口,以免较大的腹腔操作导致术后肠道功能恢复缓慢或出现新的并发症。早期诊断、早期手术是Santulli肠造瘘术治疗小儿高位小肠瘘的关键。该方法能消除肠瘘的感染源病灶,改善腹腔引流,控制腹腔感染,保持肠管的连续性和避免术后腹腔内肠管吻合口瘘的风险。但Santulli肠造瘘是近端肠管造瘘,术后仍出现较大的肠液引流量,因此术后应重视体液补充和TPN治疗,以安全渡过围手术期。

(5)全小肠内置管减压引流术:适用于疾病进展迅速、合并明显感染及营养障碍,不得不早期采取手术治疗的患儿。

方法:于距屈氏韧带15~20cm处空肠置入小肠内减压管。内置管为乳胶管,直径约为0.5cm,长度根据肠管长度决定。内置管中段均剪出侧孔,侧孔不超过管道 1/3,侧孔之间距离约为 5cm。内置管沿肠管向下,通过空肠、回肠及肠吻合口进入盲肠。常规切除阑尾,内置管远端经阑尾残端引出。内置管近远端由肠管引出后,分别以双荷包缝合,近远端分别经左上腹及右下腹引出腹腔并固定;肠管顺序放入腹腔。将引流管置于左右侧腹,根据术中情况可留置多根引流管,其中吻合口旁常规置引流管。术后常规行肠内减压引流,营养支持,抑制肠分泌及抗感染治疗。

(6) 负压封闭引流技术:用于治疗高位小肠外瘘,但主要应用于成人,在儿童中应用的经验尚有待积累。

【术后处理】

1. 常规处理同小肠切除吻合手术后处理。

2. 术后 24 小时拔除皮下引流片。每日检查腹部切口,若合并切口感染应拆除感染区缝线予以引流,每天换药直至切口愈合。

3. 肠瘘旷置 3 个月后瘘管仍不愈合时,应行二期肠瘘切除术。

(冯杰雄 余 雷)

第八节 小肠造口手术

小肠造口术在小儿腹部手术中应用颇广,不少严重急腹症须采用小肠造口作为暂时性或辅助性手术,以挽救生命、解除肠道梗阻、输入营养液及预防结肠手术并发症的发生。小肠造口部位和式式的选择依病情需要而定。如为输给营养液,应选近端空肠行隧道式造口;如为粪便分流或促进肠道病变恢复,则在正常肠管与病变肠管交界处选取正常肠管的末端行小肠造口。小儿小肠造口术绝大多数属暂时性手术,只有很少情况下(如晚期恶性肿瘤)才做永久性小肠造口。小儿小肠造口术后仍有一定的并发症发生率,严重并发症处理不当会危及患儿性命。因此,术者不应将小肠造口术视为简单的小手术而掉以轻心,必须严格掌握小肠造口术适应证,根据病情和造口目的慎重选择皮肤切口和造口方法。手术操作务必轻柔细致,并选用精细手术器械。手术后注意护理和观察病情,谨防各类并发症的发生。

【手术适应证】

1. 绞窄性肠梗阻或急性肠套叠所致肠坏死,伴有严重中毒性休克,虽经抢救仍未好转,患儿不能耐受一期肠切除肠吻合术者,应在切除或处置坏死肠管后做小肠造口术,待病情好转再行二期肠吻合术。

2. 坏死性小肠结肠炎切除坏死肠段后,肠管切缘仍有水肿和感染,或未能确定肠管血供是否良好时,应先做双腔造口,以免肠吻合后发生吻合口瘘。

3. 新生儿肠闭锁行肠切除吻合术后,近端肠管蠕动功能不良或肠麻痹,可在吻合口近端做导管造口术减压,以促进吻合口愈合。

4. 结肠损伤或穿孔行结肠切除吻合术后发生吻合口破裂,巨结肠根治术后并发吻合口瘘,或顽固性肠炎者须做末端回肠造口使粪便分流,以利于结肠病变的愈合。

5. 新生儿全结肠型巨结肠不能耐受一期根治术者,先行末端回肠造口,6～12 个月后行根治术。

6. 因十二指肠、胆道、胰腺损伤或病变,术后较长时间不能经口进食者,应做空肠营养性造口输入营养液。

【术前准备】

1. 多数病例病情严重,伴脱水、电解质紊乱或中毒性休克。术前立即采取抗休克治疗,如输液,输全血或血浆,纠正酸碱平衡失调,给予血管活性药物,吸入纯氧等。在抢救同时做好其他术前准备,争取在 2～4 小时内手术。

2. 置鼻胃管胃肠减压减轻腹胀。

3. 联合使用广谱抗生素,补充维生素 B_1、维生素 C,新生儿还应补给维生素 K。

【麻醉与体位】

常规采用静脉吸入复合全身麻醉(气管插管)。加强围手术期的循环呼吸管理。有条件的情况下建议进行动脉和中心静脉置管,利于内环境紊乱监测和液体治疗。体位取仰卧位。

【手术步骤】

1. 隧道式高位空肠造口手术 本术为输入营养液采用的高位空肠导管埋藏造口术。

(1)取左上腹横切口或腹直肌切口(图25-8-1)。

(2)切开腹壁各层和腹膜,进入腹腔,提起横结肠在脊柱左侧找到屈氏韧带,将近端空肠提出切口外(图25-8-2)。

(3)距屈氏韧带10~15cm处定为造口肠管,在其远近两端各置一把肠钳,用3-0细丝线在对系膜侧肠壁做内外两个穿过浆肌层的荷包缝合,两荷包缝线的距离约为0.5cm(图25-8-3)。

(4)用尖刀在内层荷包缝合中心肠壁上戳一小孔,吸净肠内容物(图25-8-4)。

(5)撤去远端肠钳,经肠壁小孔向远端空肠腔插置剪有侧孔的硅胶管,将导管插入肠腔5~6cm深,收紧内层荷包缝线打结。将导管再向肠腔推进少许,收紧外层荷包缝线打结,包埋住内层的荷包缝线(图25-8-5)。

(6)将外层荷包缝线穿过导管壁缝一针固定导管,切勿使缝针穿过导管腔。撤去近端肠钳,将导管沿纵轴埋入肠壁,用3-0细丝线在导管两侧肠壁做长5cm的浆肌层间断缝合,使导管埋藏于肠壁内(图25-8-6)。

(7)空肠放回腹腔,铺平大网膜覆盖在小肠肠管表面,并在导管相应的位置戳小孔,使造口导管通过大网膜后再引出腹腔。大网膜可防止肠内容物由造口处溢出,并减少肠管与壁腹膜的粘连。在腹壁手术切口附近另戳小切口将造口导管引出腹壁外,缝合手术切口腹膜及腹壁各层组织。将小切口逐层缝合,注意勿使导管扭曲,缝合皮肤后将丝线绕过导管妥善固定,以防导管滑出(图25-8-7)。

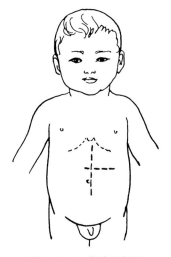

图 25-8-1 腹直肌切口

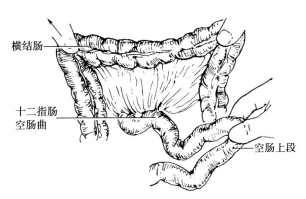

横结肠
十二指肠
空肠曲
空肠上段

图 25-8-2 将空肠上段提出腹腔

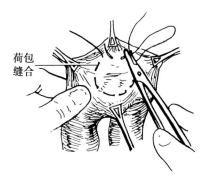

荷包缝合

图 25-8-3 在空肠壁上做荷包缝合

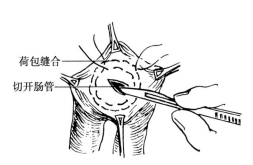

荷包缝合
切开肠管

图 25-8-4 在荷包缝合中心切开肠壁

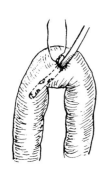

图 25-8-5　导管插入空肠远端，收紧荷包缝线

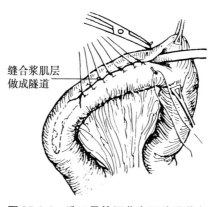

缝合浆肌层做成隧道

图 25-8-6　造口导管埋藏在肠壁隧道中

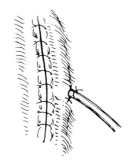

图 25-8-7　造口导管缝合固定在腹壁皮肤

2. 提吊式空肠造口手术　本造口术式可使造口肠管紧贴腹壁，肠内容物不致流入腹腔，但拔管后瘘口不易愈合，须分离肠管修补瘘孔。切口同隧道式造口术，如为输入营养液，造口导管插向空肠远端；如用于胃、十二指肠术后减压，造口导管应插向空肠近端或十二指肠内减压。

开腹后提出近端空肠，置肠钳，在距屈氏韧带 10cm 处对系膜侧肠壁上做两个荷包缝线，内层荷包缝合中央肠壁戳孔后将蕈状造口导管或剪有侧孔的硅胶管插入肠腔 5~6cm 深，撤去肠钳，收紧两个荷包缝线打结并固定导管（图 25-8-8），将空肠纳入腹腔。腹壁上另做小切口，将导管经该切口引出腹腔，在腹壁外轻拉导管使造口肠壁紧贴腹壁。用细丝线将造口管周肠壁浆肌层与腹膜间断缝合数针固定（图 25-8-9），再缝合小切口皮肤，并使缝线绕过导管固定于皮肤上（图 25-8-10）。最后缝合腹部手术切口。

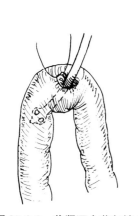

图 25-8-8　收紧两个荷包缝合

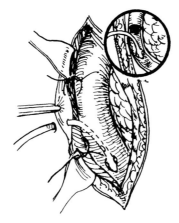

图 25-8-9　腹壁另戳孔引出造口导管，管周肠壁与腹膜缝合

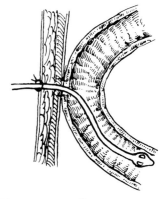

图 25-8-10　导管固定在腹壁皮肤

在此基础之上，针对在造瘘口处置入的器材的不同，目前有 T 管造瘘（主要用于单纯性胎粪性肠梗阻）（图 25-8-11）、纽扣式造瘘（图 25-8-12）、在吻合口处放置近端减压管和远端营养管（图 25-8-13）。在图 25-8-13 中，环绕 A、B 管周围关闭肠壁切口，并用不可吸收线将其紧紧地固定在腹壁的适当位置。两管近端的粗管（A 管）可用于抽吸、排空肠内容物，远端的细管（B 管）用于定时逐渐加量地灌注流质（开始用盐水，之后用牛奶），从而促进回肠和小肠的快速扩张。一旦观察到通过粗管排出的肠内容物变少且有正常的肠蠕动，表示大部分的肠内容物到了远端肠

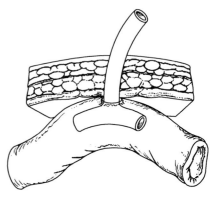

图 25-8-11　T 管造瘘术

管,此时可直接将两根导管拔除。此法可治疗复杂性胎粪性肠梗阻,尤其对于近端和远端的管径差别特别大者,具有较好的疗效,可避免关闭瘘口时的二次开腹手术。

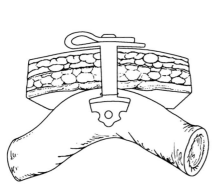

图 25-8-12 纽扣式造瘘术

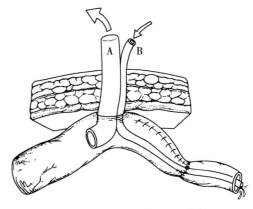

图 25-8-13 近端减压远端营养

3. 回肠造口手术 回肠造口有单腔造口和双腔造口。前者用于结肠手术,做回肠单腔造口有利于结肠病变恢复。后者用于小肠坏死不能行一期肠吻合术时。

(1)回肠单腔造口手术:取右下经腹直肌切口或横切口。将末端回肠提出切口外,逐一结扎切断离回盲瓣 10cm 处的肠系膜血管直至系膜根部,注意保留相应回肠的血液供应(图 25-8-14)。在准备造口的肠管上置两把肠钳切断肠管,断端用 5% 活力碘棉球消毒。远侧肠管断端做双层缝合或做两个荷包缝合封闭后纳入腹腔,用细丝线将该断端肠管缝 2～3 针固定于切口附近腹膜上,便于日后关瘘时寻找远端肠管。在右下腹腹直肌外侧另做一斜向小切口,切口大小以能提出造口肠管为准。切开斜切口皮肤直至腹膜,用 Kocher 钳经该切口伸入腹腔,钳夹近侧回肠断端肠管,撤去原来旷置肠钳(图 25-8-15),将肠管提出切口外(图 25-8-16)。提出肠管时肠系膜切勿发生扭转或有张力,保留腹壁外肠管长度 2cm 以上,以防造口肠管回缩。缝合腹部手术切口。将拉出肠管的肠系膜与腹膜缝合 1～2 针固定,肠壁浆肌层与腹膜、筋膜、皮肤做间断缝合固定。缝合时各层缝线应交叉错开,勿缝在同一肠壁纵轴上,以免撕裂肠壁(图 25-8-17)。缝合也不可过于稀疏,避免腹腔内小肠经切口间隙膨出。用碘附纱条填充肠管周围间隙,再用凡士林纱布覆盖肠管。在拖出肠管固定时,也可直接经原切口提出肠管,并固定于切口外侧端。

术后 24～48 小时取出碘附纱条,72 小时开放造口肠管。如果关腹时肠管高度膨胀,则在缝合腹部手术切口前,行近端肠腔减压排出肠内容物,使肠管易于拖出小切口外。注意减压时切勿污染腹腔和腹壁切口。

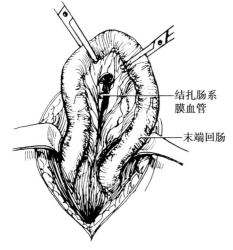

结扎肠系膜血管

末端回肠

图 25-8-14 结扎切断肠系膜血管,切断末端回肠

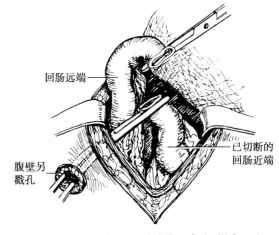

回肠远端

腹壁另戳孔

已切断的回肠近端

图 25-8-15 Kocher 钳经另戳孔伸入腹腔,钳夹近端回肠

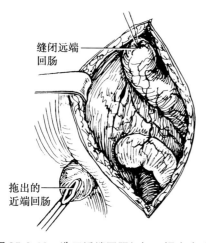

图 25-8-16　造口近端回肠经切口提出腹腔

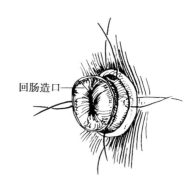

图 25-8-17　造口肠管浆肌层与腹膜缝合

　　对肠道喂养不耐受，经药物或外科治疗后仍有严重的肠管扩张以及动力淤滞，远近段肠管管径差异性大，容易出现反复的感染或肠炎的患儿，可考虑 Bishop-Koop 肠造瘘术（图 25-8-18）、Santulli-Blanc 造瘘（图 25-8-19）。上述术式有利于维持肠管连续性，并可以通过造瘘口减压或输注营养液，有利于患儿术后的快速康复。主要应用在治疗高位空肠闭锁、Ⅲb 型小肠闭锁和Ⅳ型小肠闭锁（多发性小肠闭锁）、合并复杂型胎粪性腹膜炎、肠闭锁肠吻合术后因吻合口瘘再次手术以及短肠综合征的患儿中。

　　Bishop-Koop 造瘘术中，近端小肠末端与远端小肠对系膜缘行端侧吻合，远端小肠造瘘。确定远端肠管通畅后，测量近、远端肠管直径，将远端肠管肠系膜对侧肠壁切开，长度与近端肠管直径相当。近端肠管与远端肠管对系膜缘行端侧吻合。远端肠管断端提至术口外行单腔造口，预留长度约 2cm，行倒 T 形造口。肠壁浆肌层分别与腹膜、肌鞘固定，可吸收线缝合腹壁各层。

　　Santulli-Blanc 造瘘术中，远端小肠末端与近端小肠对系膜缘行端侧吻合，近端小肠造瘘，有利于减压近端小肠，扩张远端肠管。测量近、远端肠管直径，将近端肠管肠系膜对侧肠壁切开，长度与远端肠管直径相当。远端肠管末端与近端肠管对系膜缘行端侧吻合。近端肠管断端提至切口外行单腔造口，预留长度约 2cm，行倒 T 形造口。肠壁浆肌层分别与腹膜、肌鞘固定，可吸收线缝合腹壁各层。

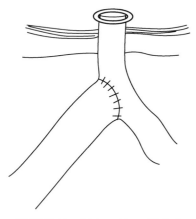

图 25-8-18　Bishop-Koop 造瘘术

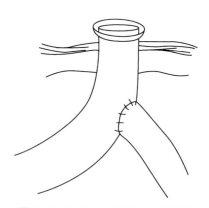

图 25-8-19　Santulli-Blanc 造瘘术

　　采取何种造瘘方式依赖于远近端肠管的位置以及管径大小的差异。一般而言，如果造瘘肠管的位置较高（空肠或近端回肠），预期液体丢失量很高，行 Bishop-Koop 造瘘术有利于减少体液的丢失。如果肠造瘘位置较低，预期液体丢失量较少，则可以考虑 Santulli-Blanc 造瘘术。

　　（2）回肠（空肠）双腔造口手术：双腔造瘘有利于将瘘口分置于切口两端，可将近端瘘口液、生理盐水或奶汁灌注至远端肠管，有利于避免远端肠管管壁的萎缩，减少旷置性结肠炎的发生。

进入腹腔后确定坏死肠管部位及范围,将准备切除的肠管提出切口外,尽可能将近端肠腔内容物排挤入欲切除肠内。用两把 Kocher 钳分别钳夹两端正常肠管,在切口外迅速切除坏死肠段,用 5-0 细丝线分别将远近两端肠管浆肌层与切口腹膜、筋膜及皮肤间断缝合固定(图 25-8-20)。缝合时将远端造口肠管置于近端造口肠管之上,便于术后护理。将夹肠管的两把 Kocher 钳分别固定在腹壁皮肤上带回病房,根据病情 24~72 小时后撤去 Kocher 钳排便。亦可在 Kocher 钳之下用双 2-0 丝线打结封闭远近端造口处,根据病情 24~72 小时后撤去 Kocher 钳或松开结扎线排便。

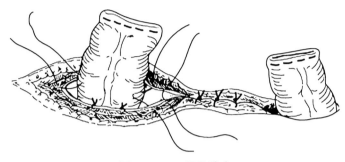

图 25-8-20 双腔造瘘

当新生儿或 / 和儿童需要行末端回肠造瘘时,在将肠管和腹膜、肌层腱膜层依次缝合固定后,可对外置的瘘口行乳头瓣成形术。该方法简单,有助于避免瘘口周围腐蚀、狭窄或回缩。在不损伤肠壁血供的前提下,去除肠管浆膜层外的脂肪,根据造瘘肠腔的大小,等间距将皮肤、浆肌层和切口边缘进行缝合,从而形成一乳头状结构,通常需要缝合 4~6 针(图 25-8-21,图 25-8-22)。

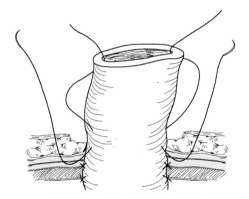

图 25-8-21 等间距将皮肤、浆肌层和切口边缘进行缝合

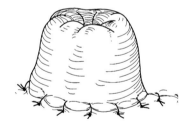

图 25-8-22 肠造瘘口乳头瓣成形

(3)腹腔镜辅助下小肠造瘘:在腹腔镜辅助下确定拟造瘘的肠管的部位,处理好肠系膜,钳夹、切断肠管后,再通过腹壁切口拖出体表。避免了切口感染的风险。但该法适用于小肠造瘘的位置明确,腹腔无明显粘连,一般情况良好的患儿。此外有报道认为,对小肠造瘘术后肠管脱垂的患儿,在腹腔镜下将瘘口脱垂端的近段肠壁与腹膜缝合固定数针,14 例患儿中仅有 1 例再发肠管脱垂。

【术后处理】

1. 持续胃肠减压,直至肠蠕动功能恢复拔除鼻胃管。

2. 减压性肠造口开始排肠液后应注意维持患儿水、电解质平衡。每天估计损失液量,定期检查血液生化,按补液标准输液和纠正酸碱失衡。

3. 营养性造口在肛门排气、排便后从导管内注入营养液,每次注液后应用少许生理盐水冲净导管,防止残留在导管内的物质腐败。待患儿能经口进食后拔除营养造口导管。

4. 妥善固定各种造口导管,切勿使其脱落或堵塞。造口肠管开放后注意周围皮肤的护理,随时清理分泌物和更换纸巾或纱布,同时用氧化锌软膏或铝粉糊涂抹,防止皮肤糜烂或感染。

5. 每日观察造口肠管有无坏死、回缩或肠管膨出,一旦出现并发症应及时处理。

6. 高位减压性造口应尽早关闭,以免大量肠液丢失造成严重的水、电解质紊乱。待患儿全身情况好转、腹腔内感染控制、造口周围皮肤无糜烂或炎症,即可关瘘。

【术中注意事项】

1. 缝合肠壁浆肌层和腹膜时,针距要适当,以免小肠自缝合间隙脱出。

2. 缝合时不要穿透肠壁黏膜层,以免出现粪瘘。

3. 务必确保造瘘口肠管系膜没有张力,以免术后回缩。

4. 造瘘外置的肠管长度以 2cm 为宜,方便术后瘘口的护理。

【术后并发症的预防及处理】

小肠造口术后可发生各种并发症,新生儿病例发生率更高,如处理不当可危及生命,因此,应重视小肠造口术的处理和并发症的防治。

1. 造口导管滑脱　隧道式或提吊式小肠造口手术中,插置导管后肠壁上荷包缝线未充分收紧或与皮肤固定不牢靠,手术后患儿过多翻动或自行拔除等,均可使导管滑脱。如果造口肠管与腹壁间尚未形成粘连时导管滑脱,则肠内容物可流入腹腔形成腹膜炎,需再次剖腹手术置管。如果造口肠管与腹壁间已有粘连形成,则可依病情需要由原造口处插管或任其愈合。

2. 造口肠管坏死　造口肠管坏死是小肠造口术后较常见并发症,其原因有:①结扎切断肠系膜血管时损伤肠系膜血管,导致造口肠管血供障碍;②肠系膜游离不充分,造口肠管拉出腹腔后系膜过度紧张而影响血供;③造口肠管拉出腹腔时肠系膜发生扭转;④腹壁皮肤和筋膜切口太小,压迫肠管和肠系膜。因此,造口术后 72 小时内注意观察造口肠管血供情况。当肠管发生坏死时管壁色泽发黑失去弹性和光泽。如坏死仅限于腹壁外肠管而腹腔内肠段已与腹壁粘连时,则待坏死分界线清楚后切除坏死肠壁,继续护理造瘘口。如为腹腔内造口肠管坏死,应行开腹手术切除坏死肠段,重行造口术。

3. 造口肠管回缩　造口肠管向腹腔内回缩原因有:①肠系膜游离长度不够或周围存在粘连,麻醉下勉强拉出腹壁外,手术后即缩回腹腔;②保留在腹壁外的肠管太短或未用 Kocher 钳夹牢,致肠管回缩;③术后腹胀,腹壁向外膨出,使造口肠段及其系膜相对短缩。一旦发现造口肠管缩至皮肤平面以下,肠内容物流入腹腔形成腹膜炎时,应再次手术将造口肠管与腹壁分离,重新游离出足够长度的肠管行造口术。

4. 造瘘口狭窄　手术后近期内发生造瘘口狭窄,多因造口时皮肤和筋膜切口太小或切口缝合过密所致。后期狭窄往往是未行扩张术或造瘘口周围感染瘢痕收缩引起。严重狭窄将导致肠梗阻。故做造口术时皮肤切口大小应适宜,即造口肠管拉出后切口内能容术者示指顺利通过。术后注意造口皮肤护理,防止切口感染,2 周后每日用手指扩张造瘘口可防造瘘口狭窄。已发生造瘘口狭窄者,先用保守治疗,每日用手指或扩张器扩张瘘口直至排便通畅。如狭窄环坚硬难以扩张,则需切除造口周围环状的瘢痕组织,修剪肠管造口,重做肠壁与皮肤缝合。

5. 造口旁肠管膨出　是较严重的并发症:①多数因造口肠壁与腹壁缝合时针距过大,即缝合过稀留下间隙,使腹腔内肠管由此间隙膨出;②术中如缝针穿透造口肠管黏膜,肠液泄漏致造口处切口感染、肠管与腹壁间未形成粘连或缝线脱落,均使造口哆裂致腹腔内肠管膨出;③术后严重的腹胀、剧烈的咳嗽和吵闹,使得腹内压急剧增高,也可致肠管经造口旁膨出。造口旁肠管膨出如不及时处理,可致肠管绞窄坏死。应立即送入手术室于麻醉下将膨出肠管冲洗干净还纳腹腔内,重新将造口肠管与腹壁妥善缝合固定。

6. 造口肠管脱垂　肠管成肠套叠状由造口肠腔内脱出形成肠脱垂,多数为近端肠管脱出。肠脱垂原因多因切口太大或术后剧烈咳嗽所致。脱垂肠管长度由 4～5cm 到数十厘米不等,脱垂肠管黏膜充血、水肿,溃疡形成,甚至发生坏死,故应及时将脱垂肠管复位,复位后用生理盐水纱布覆盖造口处并稍加压包扎。不能复位屡屡脱垂或甚至有坏死趋势者,应施行手术游离造口肠管,切除脱出肠段,重新做造口术。

7. 肠梗阻　术后肠粘连是肠梗阻的原因之一。此外,造口肠管及其系膜与腹壁之间留下空隙而又未形成粘连,腹腔内其他肠管可疝入该间隙形成内疝及急性肠梗阻。临床表现为肠梗阻或肠绞窄,必须急症手术将疝入的肠管复位,妥善缝合封闭造口肠管与腹壁间的间隙。

(余 雷 周蓉儿 冯杰雄)

第九节 短肠综合征手术

短肠综合征(short bowel syndrome)是指患儿的小肠长度不够,仅由肠内营养不能满足正常的生长和发育需要,临床出现营养不良、体重减轻、腹泻和电解质紊乱的消化与吸收不良症候群。坏死性小肠结肠炎、中肠扭转、多发性肠闭锁、内疝嵌顿、全肠型无神经节细胞症、腹裂、脐膨出、胎粪性腹膜炎、肠梗阻、色素沉着息肉综合征[又称波伊茨-耶格(Peutz-Jeghers)综合征]致小肠广泛息肉等肠切除后剩余肠管过短,以及先天性短小肠,均可导致短肠综合征(本节主要叙述小肠切除后短肠综合征)。一般认为新生儿残留小肠少于 75cm,婴幼儿和儿童 70% 以上的小肠被切除即被认为是大量小肠切除,便可出现短肠综合征的表现。但随着肠内营养的发展和要素饮食的应用,引起短肠综合征的小肠长度也比原来认为有缩短,近期文献报道,在新生儿期保留 40cm 小肠且没有回盲瓣,或者保留 20cm 小肠有回盲瓣的患儿,仍可达到完全的肠内营养而无须外科手术干预。Kurz 报道了 3 例剩留小肠分别为 11cm、12cm 与 13cm,经治疗后均得以生存,因而提出小儿切除大部小肠后残留小肠不足 38cm 者可称为极短小肠综合征(extreme short bowel syndrome,ESBS)。

大部小肠切除后食物在消化道停留时间明显缩短。食物排空时间变快,小肠黏膜大量丧失而使消化与吸收食物和营养的面积和时间大大减少,由此导致营养物质吸收障碍和营养不良,以及由于胰液、胆汁、肠分泌物丢失引起的水、电解质紊乱。根据广泛小肠切除后的临床表现和经过将其分为三期。

第一期:急性期(又称腹泻期),其临床主要表现为腹泻,术后立即出现,第 2 周和第 3 周达到高潮,由于严重腹泻极易导致水及电解质紊乱,免疫功能低下,感染而危及患儿生命。此期患儿胃酸分泌亢进,H_2 受体拮抗药西咪替丁能控制胃酸分泌,促进肠道适应。该期主要依靠全肠外营养(TPN)治疗。

第二期:适应期(又称代偿期),患儿腹泻次数及量都有所减少,能基本维持水及电解质的平衡,其临床主要表现为营养不良,此期一般延续数月至 1 年,患儿出现贫血、低蛋白血症、维生素和微量元素缺乏、消瘦、体重不增或逐渐减轻、凝血障碍等,该期营养支持重点一般由 TPN 向肠内营养(enteral nutrition)过渡。

第三期:稳定期(又称恢复期),患儿此时情况比较稳定,体重已开始有所回升,但多维持在略低手术前的水平上,此期一般在术后 1 年以后,如给予低脂的正常饮食不引起腹泻,虽糖、蛋白质吸收已基本恢复正常,但仍有脂溶性维生素、钙和其他微量元素缺乏,因此,应注意补充维生素 B_{12}、钙及有关微量元素和保持低脂饮食。当发现有高胆固醇血症时可采用考来烯胺治疗。

小儿比成人容易发生肠道适应,因而营养支持为短肠综合征的主要方法,据文献报道半数左右短肠综合征患儿可经 TPN 支持而治疗。但长期 TPN 治疗时费用昂贵,且易产生与导管有关的并发症,如败血症、脓毒血症,以及胆汁淤积、肝衰竭或代谢紊乱等。尤其是早产儿和未成熟儿,长期应用 TPN 更易较其他短肠综合征患儿发生胆汁淤积、黄疸和胆红素增高。Grosfeld 报道,当胆红素高于 513μmol/L(30mg/dl)时,病变不可逆转,继而发生肝衰竭死亡。Thompson 报道小儿短肠综合征病死率约为 20%,其中 50% 是肝衰竭所致。

小儿短肠综合征虽较成人易肠道适应,但仍有患儿经过较长时间治疗不能控制腹泻,吸收及营养障碍严重,生长和发育受到影响,需要考虑外科手术的干预。外科手术的目的和方法包括延长食物在肠内转运时间(如人工瓣膜、肠段倒置等)、增加肠道吸收面积(如肠管延长、小肠移植)和增强肠道功能。

【手术适应证】

手术适应证必须严格掌握,因为肠管已剩余不多,手术难度很大,万一失败,可能使肠管更为缩短。

此外,手术还可能造成过度滞留而增加细菌繁殖,反而不利于消化吸收,还须注意在肠切除的同时不应施行短肠综合征的手术,否则抑制肠道适应性改变。下列情况可考虑手术。

1. 经 TPN 治疗 2 年以上,肠道适应性改变不够,仍不能脱离 TPN。

2. 采用 TPN 支持治疗中,出现严重的并发症,如导管性败血症、胆固醇血症,无法维持 TPN 治疗者。

3. TPN 治疗中出现肝衰竭者。

4. TPN 治疗家庭经济无法承受继续长期的 TPN 费用。

5. 某些患儿用 TPN 出现了不适应而对某些营养物过敏、不适应的代谢性疾病等。

6. 对于小婴儿肠管扩张明显而不存在肠管蠕动功能障碍的,也可在早期实施。

【术前准备】

1. 应用 TPN 支持改善患儿全身状况,纠正营养不良和电解质紊乱。

2. 防治感染。

3. 预防和处理 TPN 相关并发症以及短肠综合征合并症。

4. 术前做肠动力学和影像学检查,了解肠管形态、功能及转运情况。

5. 与家属充分交流、沟通,说明手术的可能风险以及后果。

【麻醉】

气管内插管全身麻醉。

【手术步骤】

1. 切口　腹中部横切口或探查切口。

2. 探查　此类患儿有反复手术史,开腹探查应注意腹壁切口下肠管粘连以及肠管的相互粘连,防止副损伤。同时探查了解残留小肠的部位、长度、直径、蠕动功能、回盲瓣和结肠功能状态,肠管粘连程度,决定手术方法。

3. 各种术式的操作要点

(1)人工瓣膜:适用于回盲瓣切除,肠道转运加快者。

1)Hidalgo 方法:选择一段长 1～1.5cm 的肠管,切除浆肌层,保留黏膜层和黏膜下层,然后将浆肌层缝合,黏膜内折成一环状瓣膜(图 25-9-1)。

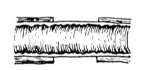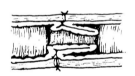

(1)肠管去浆肌层 1～1.5cm　　　(2)肠管对拢缝合　　　(3)肠黏膜折叠成瓣膜

图 25-9-1　人工回盲成形术(Hidalgo 法)

2)Ricotta 方法:游离、去除 4cm 长的小肠末端系膜后,将小肠翻转缝合,做成 2cm 长的乳头瓣[图 25-9-2(1)]。然后将乳头瓣套入远端结肠,先做水平褥式缝合固定[图 25-9-2(2)],再做浆肌层褥式缝合加强一层,防止吻合口瘘。

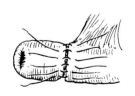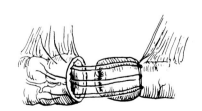

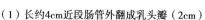

(1)长约 4cm 近段肠管外翻成乳头瓣(2cm)　　　(2)将乳头瓣套入远端结肠管内

图 25-9-2　人工回盲成形术(Ricotta 法)

3）Vinograd 方法：在结肠黏膜层与黏膜肌层间钝性分离打一隧道。长度 4～6cm。将末端小肠通过隧道后再与结肠吻合（图 25-9-3）。

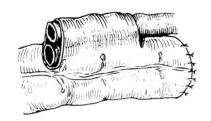 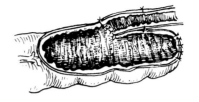

（1）在结肠黏膜下层打一隧道将小肠套入　　　　（2）小肠在隧道下与结肠吻合

图 25-9-3　结肠肌层下隧道法（Vinograd 方法）

上述方法中目前只有套叠瓣，包括 Ricotta 顺行瓣和 Woddell 逆行瓣（结肠乳头瓣套入小肠）应用于临床，部分患儿有一定疗效。有效的人工瓣膜术后近端肠管轻度扩张，类似梗阻症状。套叠瓣坏死、完全性肠梗阻和肠套叠是其主要的术后并发症。

（2）倒置肠段：原理是利用倒置肠段的逆蠕动起到生理瓣的作用，延缓食糜通过，同时近端小肠的蠕动下传被中断和远端小肠壁内神经联系被切断后蠕动频率降低，均可起到减缓肠道转运的作用。其效果与倒置肠段的长短有密切关系，倒置过短，起不到作用；倒置过长，会引起肠梗阻。小儿以 4～6cm，新生儿以 3cm 为宜。倒置肠段应选择回肠，因倒置于空肠近端会引起高酸血症。

具体方法是在远端小肠游离一段 4～6cm 肠管，保留其血供，切断后将其倒转 180°，倒置之肠段与两端肠管端端吻合，以恢复其连续性（图 25-9-4）。

有一组文献超过 30 例临床报道，均起到了延缓转运和促进吸收的作用，但有 1 例发生吻合口瘘。

（3）结肠间置：包括顺蠕动间置和逆蠕动间置，顺蠕动间置位于近端小肠，逆蠕动间置位于远端小肠。结肠间置除可减缓食糜通过外，还可吸收部分水、电解质和营养物质。该手术利用小肠和结肠之间存在的蠕动频率差异而减缓食糜通过。目前主张顺蠕动结肠间置，逆蠕动间置可致致命性肠梗阻。文献上已报道 8 例小于 1 岁的病例，其中 4 例脱离 TPN，1 例好转，3 例无效。结肠间置长度以 8～16cm 为佳。

方法是游离一段带系膜的结肠间置于近端小肠之间（图 25-9-5）。优点是不影响小肠活力和功能，残留小肠较短时同样可应用。

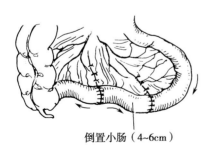 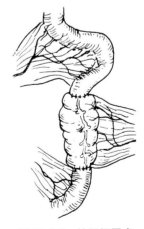

倒置小肠（4~6cm）

图 25-9-4　小肠倒置吻合术

将末端回肠一段 4～6cm 肠管两端切断倒置端端吻合，恢复肠管连续性。

图 25-9-5　结肠间置术

将长 8～16cm 的结肠间置于小肠之间以延缓食糜通过。

（4）肠管延长术

1）该方法最先由 Bianchi 介绍，具体做法是先将扩张肠管的肠系膜钝性分离成两层，然后用自动肠吻合器将肠管纵行吻合,在两排吻合线之间纵向切开分离成两个直径相等的小肠管[图25-9-6(1)],并由各自的系膜血管供血。将一端肠管与另一肠管顺蠕动端端吻合恢复肠道连续性[图25-9-6(2)]。

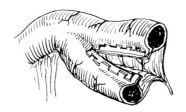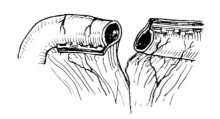

（1）将扩张肠管的系膜钝性分离成两层　　　　　　（2）将小肠管之一切断,
然后用自动胃肠吻合器行吻合切开　　　　　　　　顺蠕动吻合,以延长肠管长度

图25-9-6　小肠延长术

通过这种手术,扩张肠管长度延长1倍。已有40余例小儿病例,90%以上患儿取得明显效果,最长随访10年疗效满意,但只适用于扩张肠管直径达3～4cm以上者,故有学者先行人工括约肌手术,待肠管扩张后再行肠管延长术。20%左右患儿发生肠管缺血和吻合口瘘等并发症。

2）系列横行肠管成形术（serial transverse enteroplasty, STEP）：2003年由Kim等首先报道了STEP,一种新的肠管延长手术方法。STEP手术的技巧在于运用直线切割闭合器,按照固定间距连续保留切割系膜缘及对侧系膜缘肠管,最终形成肠道阶梯样管腔。虽然肠管管腔变窄,但肠管总体长度增加。相较其他自体肠道成形手术,STEP手术因避免了肠管吻合,瘘及腹腔感染的发生率得以降低；同时该术式仅增加了肠黏膜接触时间,而未涉及改变肠道血流自然运输方式,可多次重复行肠道成形术。该术式最大的优势是术后肠管无须经历适应性扩张,术后梗阻的出现概率较低。STEP术式具有手术年龄小（可以在新生儿时期进行）、所需扩张肠管长度短（<20cm长度的肠管扩张）的优点。

2014年Garnett等总结15例新生儿期采用STEP术式的患儿资料显示,新生儿先天性短肠综合征患儿通过STEP手术平均延长肠管长度（15±12）cm,占原有肠管长度的（50.4±27.3）%,手术安全,手术并发症相对少。术后肠梗阻或肠管再度扩张是STEP术后常见的并发症。

其手术方法如下：选择明显扩张的一段肠管,标记扩张肠管的纵向中线,设计好多个横向切口[图25-9-7（1）],使用直线吻合器,在相应的肠系膜无血管区打孔,垂直肠管纵轴插入吻合器,吻合器前端保留2～3cm肠壁,夹闭一侧的系膜缘和对系膜缘肠壁予以切开与吻合,保留的肠壁距离即为延长的肠管口径,以避免切开过多造成肠腔狭窄；而后在该切口远端2～3cm处的对侧做同样的横行吻合钉切口,依次在肠管两侧设计好的切口处交替进行钉合切开,为此形成口径为2～3cm的Z字形肠管[图25-9-7（2）]。肠管延长的长度与使用吻合钉数目及每个吻合钉横行切开肠管长度有关。

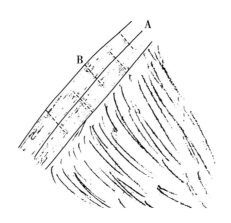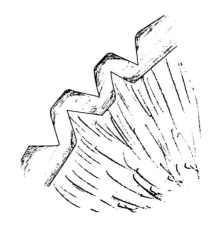

（1）设计横向切口,　　　　　　　　　　　（2）钉合后的Z字形肠管
A线为肠管中轴线,B线为拟行的横向切开处

图25-9-7　系列横行肠管成形术

（5）肠管裁剪术：小儿残留小肠较成人更容易发生扩张，其病理生理机制尚不明了，由器质性狭窄所致者较少，有学者推测为一种假性肠梗阻。残留小肠长度超过 60cm，吸收面积能满足机体需求，可行该手术改善肠管蠕动功能，解除梗阻。于扩张肠管对侧缘裁剪成形（图 25-9-8），或仅将扩张肠管折叠缝合即可。操作时于肠腔内放一支架管，以保证成形肠管的口径。由狭窄等机械性原因所致者，将狭窄处成形或浆膜补片解除梗阻。

（6）狭窄处成形术：肠管某处明显狭窄，致狭窄上方肠管扩张梗阻者，可采用狭窄处肠管纵切横缝，避免施行肠切除，保留残存小肠。或将肠管切口周边与邻近小肠或结肠浆肌层缝合，待肠黏膜自行生长覆盖浆膜形成新黏膜。肠穿孔也可采用上述方法修补。

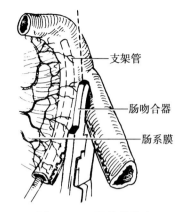

图 25-9-8　肠管裁剪术

肠管扩张严重者，在系膜对侧缘用肠自动吻合器吻合切除，使扩大肠管变小。

（7）小肠新黏膜形成术：在剩留小肠的系膜对侧肠壁做纵向切口，切开肠壁 8～10cm，将邻近横结肠的浆膜贴近于敞开的小肠口上，并间断缝合固定，1.5cm×12.5cm 的结肠浆膜面暴露于小肠肠腔，4～6 个月后小肠黏膜从缝合的小肠边缘向结肠面爬行，并覆盖在显露于小肠肠腔结肠浆膜面，形成新的小肠黏膜，扩大了小肠的黏膜面积。文献报道动物实验证明：无论肉眼与镜下观察，新形成的黏膜与原小肠黏膜的形态和组织结构完全一致，新黏膜的刷状缘中的氨基肽酶、麦芽糖酶、乳糖酶等活性与正常小肠黏膜的酶类相似。临床患儿随访 3 年，原腹泻消失，小儿生长发育达到同龄儿童标准，消化吸收功能良好。

（8）小肠移植：随着临床小肠移植经验的积累和疗效的提高，对残留小肠少于 30cm，合并有严重 TPN 并发症，估计存活期在 1 年之内的患儿，主张积极施行小肠移植或肝 / 小肠联合移植。前者适合于肝功能基本正常，但合并诸如反复感染等 TPN 并发症的患儿。后者适合于并发肝衰竭者（具体方法及详细内容参见第四十七章第三节小儿小肠移植）。

（9）其他：迷走神经切断和幽门成形术、应用化学剂致小肠去神经术，以及循环肠袢术、人工括约肌、小肠电起搏等减慢肠道转运的方法，虽均已有文献报道，但有的效果尚不满意，需要继续研究。

【术后处理】

1. 应用广谱抗生素防治感染。

2. TPN 支持，提高机体抵抗力和伤口愈合能力。

3. 保持胃管和腹腔引流管通畅，并注意观察引流液量和性质。

4. 注意全身及腹部情况，密切观察伤口，防止裂开或吻合口瘘、吻合口狭窄以及肠梗阻等并发症发生。

（魏明发　刘　翔）

第十节　肠套叠手术

肠套叠为婴儿期常见的急腹症，是由于肠蠕动紊乱或肠管局部器质性病变导致一部分肠管及其系膜套入邻近肠管中，临床上出现肠梗阻症状，2 岁以下的婴幼儿最多见，尤以 4～10 个月的婴儿发生率最高。

小儿肠套叠 90% 以上不伴有器质性病变，只有 2%～5% 的少数患儿是由于回肠远端梅克尔憩室以及肠息肉、肠重复畸形或肿瘤的存在而引起。无器质性病变而发生肠套叠的原因仍不十分清楚，多数学者认为与下列因素有关：①回盲部局部解剖因素，婴幼儿肠套叠中回盲型约占 95%，婴幼儿回盲部游离度大，约 90% 回盲瓣呈唇样凸入盲肠达 1cm 以上，加上此区域淋巴组织丰富，受炎症刺激后易引起水肿、肥厚，蠕动时易牵拉肠管形成肠套叠；②饮食改变与刺激，肠套叠高发于 4～10 月龄期，正是婴幼儿从单纯吃奶到增加辅食或断奶之际，此时若肠道不能立即适应饮食改变的刺激，可导致肠痉挛和蠕动异常，而发生肠套叠；③感染与毒素因素，大量文献证实肠腺病毒、轮状病毒感染者易发肠套叠，肠道炎性病变如肠炎、细菌性痢疾等腹泻导致肠蠕动增加，肠寄生虫及其毒素刺激肠道蠕动节律紊乱，均可导致肠套叠；④神经内分泌因素，由于某些原因使肠道神经系统收缩与舒张功能紊乱。内分泌调节失常，如急性肠套叠时血清促胃液素（胃泌素）增高、胰高血糖素明显降低，肠套叠肠梗阻解除后二者水平恢复正常。

肠套叠的治疗包括非手术和手术两种方法。对于早期患儿，灌肠复位仍为目前首选方法，但对晚期患儿和非手术灌肠疗法不能复位时，手术则为有效的治疗。现在，应用纤维结肠镜下注气整复肠套叠也有不少报道，腹腔镜进行肠套叠的诊断和治疗报道也越来越多，本节主要介绍灌肠复位和开腹手术及腹腔镜手术治疗。

一、灌肠复位术

【适应证】

一般发病在 24 小时以内者均可选择 X 线透视下施行空气、钡剂灌肠复位术或者 B 超监视下温生理盐水灌肠复位术。如果全身情况良好，生命体征稳定，无中毒症状，无肠管坏死体征，也可延长到 36～48 小时。由于超声监视下生理盐水灌肠整复压力较平稳、安全，取材方便，操作简易，亦可动态追踪观察，所以建议尽量开展此项技术。

【禁忌证】

1. 发病超过 48 小时或全身情况较差，有高热、脱水、精神萎靡及休克等中毒症状者。

2. 腹胀明显且腹部 X 线片显示肠腔内多个巨大液平面者。

3. 已有腹膜刺激症状或疑有肠坏死者。

4. 肠套叠多次复发疑有器质性病变者。

5. 出血早且量大，肠壁血管损害严重者。

6. 小肠型肠套叠。

7. 先患有痢疾等肠壁本身的损害性病变合并肠套叠者。

8. 肿块过大已达结肠脾曲以下或肿块已达左下腹，套入部的顶端已达到直肠，直肠指检可触及肿块，甚至突出肛门外，估计很难复位者。

（一）B 超监视下生理盐水灌肠复位

自 1988 年王光大在国内首次报道 B 超监视下水压灌肠治疗小儿肠套叠以来，随着 B 超诊断和灌肠技术的不断提高，越来越多的单位均开展了此项技术，甚至一些单位小儿外科医师兼具 B 超诊断和灌肠的综合技术，避免或减少了 X 线对患儿和医务人员的影响，近十年来报道逐渐增多，洪淳、李艳等报道采用此法成功率达 95% 以上，其方法为：肌内注射镇静药后，将 Foley 导尿管缓慢置入肛门内 4.0～5.0cm，气囊内注入空气 20ml，使导尿管固定于直肠腔内不漏液。B 超再次扫描见"同心圆"征象后采用灌肠器向肠腔内注射温生理盐水（35～41℃）治疗，一般注水量为 100ml/kg，常用压力为 80～90mmHg（约 10kPa），但要注意防止一次短时间内注入大量生理盐水后水中毒的危险。在 B 超监视下见套头后退，"同心圆"征象消失，小肠进水，机体内小肠与注入的肠内液体在横面上呈集合影像（"半岛"征），则提示肠套复位成功。操作中如发现肠腔压力较大，应及时停止注水，调整导管或减压处理，切忌强行加压灌肠复位，以免肠腔压力过大导致肠壁破裂穿孔。

（二）空气灌肠复位术

【注气整复前准备】

1. 首先检查机器各阀门开启情况，是否灵活，正常方可使用，否则可引起高压气腹、肠穿孔。

2. 解痉、镇静，应用山莨菪碱（654-2）、苯巴比妥或口服 10% 水合氯醛，患儿吵闹不安常使复位失败。对于有轻度脱水者，可先快速补液纠正脱水、改善内环境，有利于复位。

3. 家属谈话，告知注气整复可能失败，甚至造成肠穿孔、腹膜炎的并发症，须签署知情同意书。

【操作方法】

1. 透视了解腹腔积气、积液的情况，注意膈下有无游离气体。

2. 将带有气囊的肛管放入直肠,深 3~5cm,另一端接空气灌肠机。然后将气囊注气,堵塞肛门防止气体泄漏。

3. 结肠注气 将控压器拨至 60~80mmHg(6~12kPa),注气后见气体阴影由直肠顺结肠上行达降结肠及横结肠,遇到套叠头端则阴影受阻,出现柱状、杯状、螺旋状影像。继续注气时可见空气影向前推进,套叠之头端逐渐被挤后移。当肠套叠之头端达到回盲瓣时,套叠阴影存在时间较长,复位进展最困难,此时应继续注气直至完全复位。少数患儿难以复位,可放气后休息片刻,然后再注气,必要时压力达到 100~120mmHg(13~15kPa,有经验者),同时可在右下腹轻揉按摩,透视下见到软组织肿块影逐渐缩小,直到完全消失,同时可见大量气体进入小肠,然后迅速扩展到腹中部和腹左部。说明肠套叠已复位。在操作过程中应当有节律地注气和放出气体。注气不可过猛,以免造成肠穿孔。

优点:①灌肠复位方法治疗肠套叠避免了手术、麻醉及手术后可能发生的并发症;②操作简单,复位较快,成功率高,空气灌肠复位成功率可达 80% 左右。余亚雄等统计灌肠治疗肠套叠 1 206 例,其中空气灌肠 526 例,复位成功 503 例,达 95.6%,钡灌肠 680 例,复位 497 例,复位成功率 73%。

鉴定肠套叠是否复位,除根据透视下表现外,以下几点可供参考:①拔出气囊肛管后小儿排出大量臭气和一些紫红色黏液,并夹带大量黄色粪液,腹胀消失;②患儿很快入睡,不再有阵发性哭闹或者呻吟;③腹部扣诊原有肿块消失;④炭剂试验,口服 0.5~1g 活性炭,在肠套叠已整复的患儿,炭末将于 6 小时后由肛门排出。如可疑复位不全,在住院观察期间,间隔数小时后 B 超检查有无包块,如仍有包块可再次灌肠检查,必要时手术探查。

4. 钡灌肠复位 是最早采用的方法。应用 25% 钡剂温生理盐水溶液灌肠,在 80~120cmH$_2$O 压力下缓慢注入结肠内,在透视下观察套叠肿块阴影逐渐向回盲部退缩直至消失,大量钡剂迅速进入小肠内,复位成功。其缺点是一旦发生肠穿孔后腹腔感染较空气灌肠严重,而且钡剂一旦进入腹腔很难清除干净,极易引起肠粘连肠梗阻。因此应尽量避免应用该法。

5. 纤维结肠镜对小儿肠套叠的诊断和治疗 其优点是避免通用的 X 线透视下空气和钡灌肠,消除了 X 线对患儿和医务人员健康的影响。纤维结肠镜还可达到回盲部,对结肠以及回盲部的器质性病变观察优于 X 线,易于做出诊断。有一组 35 例报道,32 例复位成功,3 例失败,复位成功率 91.4%,失败主要原因为适应证选择不当,1 例发病 4 天,套叠已达直肠,压力过大 110mmHg(13~14.6kPa)而穿孔;另 1 例套入过深,当压力达 50mmHg(6~7kPa)无效时,因已有穿孔的先例,放弃继续加压治疗而改为手术。缺点:由于肠镜操作技术要求较高,难以普及和推广。

【并发症的预防及处理】

1. 结肠穿孔 其发生率为 1%~5%。在复位过程中看到腹腔内突然出现闪光,膈下及腹腔内出现游离气体,此乃结肠穿孔。患儿临床上表现为面色苍白,呼吸急促困难,心搏加速,脉搏细弱不易扪及,腹部极度隆起,由于腹压过高使膈肌上抬压迫胸腔脏器,同时下腔静脉回流受阻,全身缺氧发绀,皮肤出现青紫和花斑。此时拔出 Foley 导尿管无大量气体排出。遇此情况应立即在剑突至脐中点或脐与髂前上棘连线中点用粗针头穿刺放气,随着气体放出,患儿全身情况好转,生命体征恢复正常,准备手术。

结肠穿孔的原因:①病例选择不当,对发病时间较长的患儿行空气灌肠时应适当降低压力,而且注气速度宜慢;对中毒症状明显、便血较重、肠道有病变和注气时肿块不动者,应及时改为手术治疗。②注气速度过快过猛。③机件失灵,有时灌肠机放气阀用铜制作,日久可生锈,导致放气失灵,压力不断增高以致穿孔。

2. 复位不全 其原因为:①术者害怕灌肠压力过高导致肠穿孔,因而灌肠时采用低压,压力不够导致复位不全;②空气灌肠影像不清晰,复位不全;③回回结型肠套叠,小肠不易复位。

3. 复发 成功率和复发率的高低主要与套叠时间之长短以及操作者的技术熟练程度有关。国内报道空气灌肠成功率 80% 左右,复发率为 0.08%~0.14%。近期复发多为复位不全所致。远期复发可能与体质和器质性原因有关。

二、手术治疗

【手术适应证】

1. 对于各种灌肠复位禁忌证者。

2. 相应的灌肠技术复位失败或穿孔者。

3. 虽适合做空气或钡灌肠复位,但无相应的仪器设备,或缺乏水压灌肠复位的技术配合。

【术前准备】

1. 病情严重者术前应做好充分准备,首先纠正脱水及酸中毒、抗感染、胃肠减压,必要时输血及血浆。体温降至38.5℃以下始可手术,否则易引起术后高热抽搐,导致死亡。

2. 曾行空气灌肠者应留置肛管排气。

【麻醉】

采用气管内插管全身麻醉,条件不具备的单位可采用基础 + 硬膜外阻滞麻醉。麻醉后务必再次检查患儿腹部,以避免不必要的手术。据报道,在 X 线检查与手术之间时间间隔里,有 5%~6% 的肠套叠可自然复位。

【手术步骤】

（一）开腹手术

1. 切口　依据套叠肿块的部位,选用右上腹横切口、右下腹斜切口和右侧经腹直肌切口(图 25-10-1),一般多采用右上腹横切口。

2. 整复手法　开腹后,术者以右手顺结肠走向探查套叠肿块,通常可在右上腹、横结肠肝曲或中部触到套叠肿块。由于肠系膜固定较松,小肿块多可提出切口外。如肿块较大,宜将手伸入腹腔,在套叠部之头端用右手示指、中指先把肿块逆行挤压,当肿块退至升结肠或盲肠时即可将其托出切口。在明视下用两手拇指及示指缓慢地交替挤压直至完全复位[图 25-10-2(1)]。如遇回回结肠套叠,在肿块退出回盲瓣后仍须继续挤推至回肠完全脱套为止[图 25-10-2(2)]。在复位过程中切忌牵拉套入之近端肠段,以免因此造成套入肠壁撕裂。

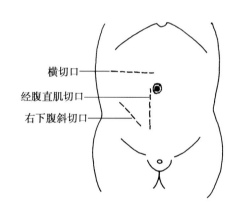

横切口

经腹直肌切口

右下腹斜切口

图 25-10-1　肠套叠手术切口

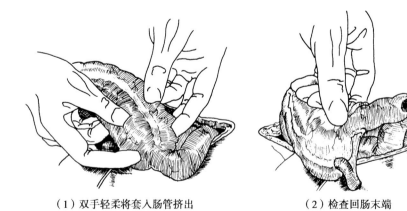

（1）双手轻柔将套入肠管挤出　　　（2）检查回肠末端

图 25-10-2　套入部挤压复位

在已复位的肠管,往往可见距离回盲瓣数厘米的肠壁上有一直径 1~2cm 的圆形或椭圆形凹陷区,此即局部集合淋巴小结肥厚、水肿、内陷的结果。必须恢复平整,以免内陷保留引起复发。复位时如发现结肠浆膜层有细小裂开应予修补。

复位的肠管还常见有肠壁水肿、淤血青紫,浆膜下出现小块出血或黑点区,此时应用热盐水纱布包裹该段肠管数分钟,或用0.25%普鲁卡因(或0.25%利多卡因液)封闭肠系膜的血管周围。如肠管色泽转红、肠壁血管搏动良好、肠管蠕动恢复、弹性正常,表明肠管充满生机,活动力良好。随后可将肠管还纳腹腔,通常不做任何固定手术。

3. 肠外置术 经过上述处理,肠管活力可疑,或肠段坏死界限不清以及全身情况差者,可施行肠外置术。可用1L静脉营养袋或引流袋与腹壁切口缝合形成人工腹腔将活力可疑肠段暂时置于切口外(图25-10-3),观察24～48小时后,如果肠管活力、色泽和蠕动功能正常,则再次手术将肠管回纳腹腔。相反,肠管已坏死则行肠切除术。术后积极抗感染和抗休克治疗。

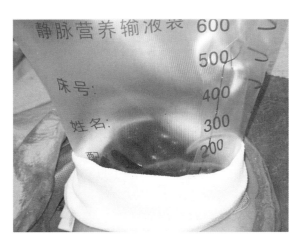

图 25-10-3　将活力可疑肠段置于切口外

4. 肠切除术 对肠壁已坏死不能脱套者,手法整复时肠破裂者,肠管有器质性病变者,疑有继发性坏死者,在病情允许情况下做肠切除一期肠吻合术。如果病情严重,患儿不能耐受肠切除术时,可暂行肠减压腔内留置引流管后肠外置术,病情好转后再行肠切除吻合术。

(1)一期肠切除肠吻合术:操作方法是将准备切除的肠管提出切口外,并用生理盐水纱布保护腹腔。将肠系膜做扇形游离,沿血管走向切断、结扎肠系膜血管[图25-10-4(1)]。在预定切除的坏死肠管两侧各置一肠钳,靠近切除处用血管钳夹住坏死肠段两端,切除坏死肠管,并排空近端肠管内积气和积液。肠管断端常规消毒后行回结肠端端吻合[图25-10-4(2)]。一般用5-0可吸收线全层连续或间断缝合后,如不放心可再将浆肌层间断缝合一层。

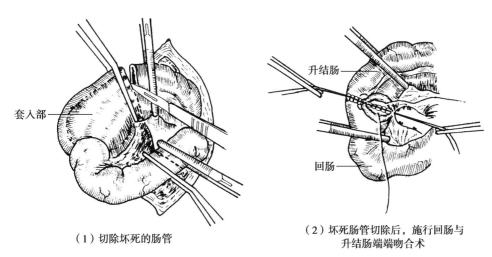

套入部

升结肠

回肠

(1)切除坏死的肠管

(2)坏死肠管切除后,施行回肠与升结肠端端吻合术

图 25-10-4　坏死肠管切除

对套叠头部已达乙状结肠的晚期不能复位的肠套叠,Shah 介绍了一种结肠切开、最少肠切除手术,以避免施行大段套叠肠管切除、回肠乙状结肠甚或直肠吻合术。切开结肠后,在结肠内切除坏死肠管,再将套入部复位吻合,这样可保留套鞘部和没有坏死的套入部。

(2)肠外置切除术:对于肠管活力可疑,或肠段坏死界限不清以及全身情况差、无法耐受肠切除手术者,可施行肠外置术。用 1L 静脉营养袋或引流袋与腹壁切口缝合形成人工腹腔将活力可疑肠段置于切口外,送 ICU 复苏治疗。由于肠管置于人工腹腔内,避免了水分的丢失和达到了一定的保温效果,有利于术后的抗休克抗感染和充分纠正内环境的治疗,允许观察 24～48 小时,等待患儿全身状况,坏死肠管的界限清晰,术前准备充分后,再次手术行坏死肠管切除,肠管吻合术,闭合腹腔。

由于 ICU 的监护技术和肠外营养支持措施的日益成熟,对于全身情况差同时伴有休克的患儿,尽量缩短手术和麻醉时间,简化手术,避免对患儿的进一步的伤害,可以将手术分步实施,为挽救患儿生命创造有利条件。

以下手术方法虽然经典,但手术时间延长,相应地增加了对患儿的损害,对患儿术后的恢复增加了难度,如果 ICU 条件不具备时可采用。

1)米库利兹(Mikulicz)方法:1948 年由 Gross 报道。首先分离套叠肠管系膜,将套叠坏死肠管提出切口外,并将近套叠处近、远端正常肠管并拢缝合,然后关闭切口[图 25-10-5(1)]。切除坏死的套叠肠管,近端肠管置管减压[图 25-10-5(2)]。病情稳定几天后用钳夹去除近、远端肠管壁[图 25-10-5(3)],1 周后在腹膜外关闭瘘口[图 25-10-5(4)]。

2)Jones 方法:该方法首先将整个套叠肠管提出切口外,并关闭切口[图 25-10-6(1)]。切除坏死肠管,近远端分别置管减压[图 25-10-6(2)]。48 小时后再次开腹切除造瘘口附近肠管,做端端吻合恢复肠道连续性[图 25-10-6(3)]。

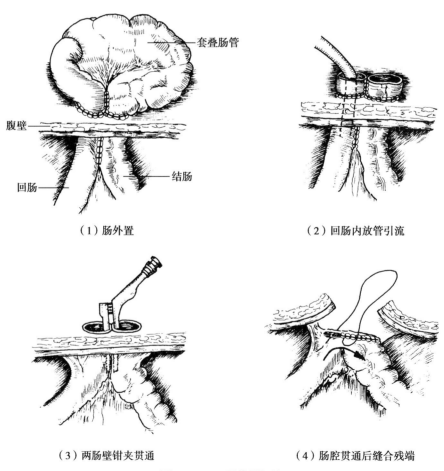

(1)肠外置　　　　　　　　　　　　　　　(2)回肠内放管引流

(3)两肠壁钳夹贯通　　　　　　　　　　　(4)肠腔贯通后缝合残端

图 25-10-5　肠外置切除

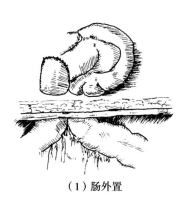
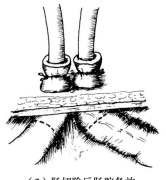
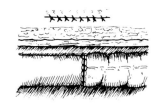

（1）肠外置 　　　　（2）肠切除后肠腔各放 　　　　（3）回肠结肠端端吻合
　　　　　　　　　　　　　引流管 1 根

图 25-10-6　Jones 方法

（3）肠造瘘术：包括双筒造瘘术和 Woodhall 方法（具体方法参见有关肠造口术）。

1）阑尾切除术：回盲型肠套叠复位后，阑尾挤压严重，应将阑尾切除。此时阑尾残端只做单纯结扎，并用大网膜覆盖，以防内翻后导致肠套叠。阑尾病变轻或无病变，不提倡常规将阑尾切除。

2）器质性病变的处理：肠套叠复位后发现局部有梅克尔憩室或息肉等器质性原因，如果局部肠管水肿不重，可行肠管切开息肉摘除术或梅克尔憩室切除术；如果水肿严重或患儿一般情况差，不允许延长手术时间，可行二期手术切除。

（二）腹腔镜整复手术

气管插管静脉复合麻醉。患儿取仰卧位，常规消毒、铺巾，纵向切开脐环，开放式穿刺 5mm Trocar，建立 CO_2 气腹，压力维持在 8～12mmHg。常规探查腹腔，了解腹腔积液情况及肠套叠类型，根据情况选择操作孔的位置及数目，一般常规采用三孔法（图 25-10-7）。

助手在台下将涂有液状石蜡的 Foley 导尿管经肛门插入直肠 8～10cm，向 Foley 导尿管水囊中注入 30ml 生理盐水以封闭肛门。空气灌肠辅助腹腔镜直视下，用两把无损伤抓钳自套头远端肠管反复交替钳夹复位，如复位困难，经 Trocar 孔将吸引器头或细硅胶管插入肠套叠鞘部，注入生理盐水，使颈部狭窄环稍扩张，略分离鞘内肠壁间粘连，用无损伤抓钳钳夹套入回肠末端，在空气灌肠的同时轻轻牵拉，以协助肠套叠整复，复位后行腹腔镜阑尾切除术，不做肠管固定，大部分患者均可成功复位。肠管复位后应仔细观察肠壁的血供，如果无血供异常及肠穿孔和坏死，可以结束手术。腹腔内渗液较多，可从操作孔置引流管，不需要在腹壁另外戳孔。如发生肠坏死或器质性病变，则用操作钳固定病变肠管，扩大脐部切口，将病变肠管提至腹壁外，行坏死肠管或病变肠管切除、肠吻合术。

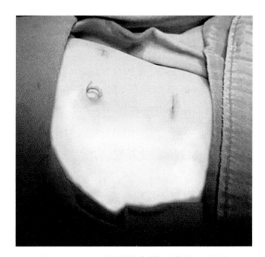

图 25-10-7　腔镜肠套叠手术切口位置

注意事项：肠腔内高度胀气时要注意控制注气压力，不超过 7.9kPa，并反复从 Foley 导尿管减压再注气，辅以肠钳挤压套叠头部以助复位，并直视下观察肠管浆肌层有无破裂或穿孔。

腹腔镜手术治疗小儿肠套叠安全、有效。与传统开腹手术相比，腹腔镜手术微创美观，且不增加术中、术后并发症，对熟悉腹腔镜操作的小儿外科医师，腹腔镜手术可作为治疗小儿肠套叠的首选治疗方案。而且住院时间、恢复正常饮食时间和手术时间短于传统的开腹手术，但差异无统计学意义（$P > 0.05$）。

需要强调的是开展腹腔镜治疗肠套叠的初期，要循序渐进，首先要熟练掌握腹腔镜下阑尾切除、疝囊高位结扎等常见手术的操作技术，其次应本着操作方便、创伤最小、患儿获利最大的原则，不断完善手术团队的配合及精准的操作流程，最后还要有丰富的经腹手术经验，不可盲目开展，否则会给患儿造成严重伤害。

【术后处理】

1. 肠套叠手法整复顺利者,待肛门排气排便后即可饮水,无呕吐就可喂奶。术后腹泻较重者,静脉补液,注意水、电解质和酸碱平衡。

2. 已有肠坏死行肠切除的患儿,术后保持胃肠减压通畅,待肠蠕动恢复,肛门排便后拔除胃管。先喝水,无不适后再逐步增加饮食。除补充水、电解质外,应加强支持治疗,输血或血浆,切除坏死肠管较多者,可应用胃肠道外全面营养。

3. 抗感染治疗,一般应用3～5天。行肠切除和腹腔污染较重者,应加大抗生素用量和延长疗程。

4. 防治肠粘连,由胃管注入或口服理气通下中药,可减少肠粘连的发生。

5. 术后注意腹胀情况,使用腹带,防止伤口崩裂。一般术后7天拆线,减张缝合应于术后10～12天拆除。

6. 对外置的肠管应严密观察,注意肠管色泽、活力和蠕动功能。加强消毒隔离,防治感染。造瘘口应加强护理,防止并发症。

【术后并发症的预防及处理】

1. **高热抽搐**　肠套叠患儿由于肠道梗阻,呕吐频繁造成严重脱水,肠系膜血管绞窄肠壁坏死,肠腔内大量细菌繁殖、毒素吸收而发生全身中毒症状,术前、术后均可出现高热抽搐。因此,术前应采取纠正酸中毒、补液,体温降至38.5℃以下等对症支持措施,防止发生术后高热。术后亦应采取有效措施控制体温。

2. **腹泻**　肠套叠术后常有排便次数增加,可能与肠管水肿、黏膜出血及梗阻解除后肠内容物排出有关,这种腹泻多于数日内消失。严重腹泻可引起脱水与酸中毒,须补液及应用肠道抗生素。对于在胃肠炎或消化不良基础上引起的肠套叠,必须继续治疗原发病。

3. **肠坏死穿孔、腹膜炎**　肠套叠手术复位后常可见到一段肠壁充血色紫,术中用温盐水热敷,或在肠系膜根部以0.25%普鲁卡因封闭,肠管多可恢复红润、光泽,毛细血管出现搏动,证明该段活力存在。有时判断错误,术后病变进一步发展,血管栓塞造成肠壁缺血性坏死、肠穿孔、腹膜炎。术中如果不能确定肠管活力时,宁可切除吻合或肠外置,切不可侥幸放回腹腔,以致形成肠穿孔腹膜炎危及生命。

4. **吻合口瘘和肠瘘**　吻合口肠壁水肿、血供不佳,缝合技术欠缺以及感染等因素,是导致肠切除肠吻合术后泄漏的主要原因。细小瘘孔局限性腹膜炎者,通过禁食、胃肠减压、胃肠道外全面营养和抗感染等治疗多可治愈。漏口大和弥漫性腹膜炎患儿多需手术,根据情况采用肠切除或肠造瘘术。

5. **术后肠套叠复发**　术后复发率为4%左右。约80%的复发患儿年龄在1岁半以下,以后逐渐减少,与婴幼儿局部解剖及体质有关。年长儿童复发者合并器质病变较多见。复发性肠套叠的临床表现与首次发作类似,多有腹痛、呕吐、肿块,发生血便者甚少。诊断比较容易,空气灌肠或钡剂灌肠既可明确诊断又可进行治疗。目前对肠套叠术后复发者,首选灌肠复位治疗。多次复发、灌肠失败及疑有器质性病变者,应手术探查,同时可考虑做预防复发的手术。

6. **伤口裂开**　肠套叠术后伤口崩裂为主要并发症,由于婴儿腹壁薄弱,腹肌发育不良,术后腹胀、咳嗽、哭闹等因素,导致腹压突然增加冲击缝合口,使缝线割裂腹膜,小肠移至皮下进而伤口崩裂,发生肠脱出;腹腔及伤口感染是发生伤口崩裂的另一重要原因。手术采用横切口,尽量减少腹腔污染,关闭切口时逐层缝合;术后胃肠减压、应用新斯的明或中药促进肠功能恢复,以及用腹带和绷带包扎腹部抵抗冲击力,可有效防止伤口裂开的发生。术后一旦出现伤口崩裂,应及时采取有效措施。短距离裂开(0.5～1cm)可将肠管推回腹腔,腹壁用蝶形胶布固定,待肠壁与腹壁粘连形成切口疝,数月后再给予修补。大型裂开、肠管脱出,应急诊手术缝合。

7. **肠粘连**　腹腔手术后均可发生不同程度的粘连,尤其是肠坏死穿孔,肠切除吻合术后。粘连严重时可出现肠梗阻症状,术后早期炎性粘连梗阻多可采用中药灌胃等保守治疗而治愈,晚期或保守治疗无效者应采用手术治疗。

(魏明发　刘　翔)

第十一节 小肠损伤手术

【病理与临床特点】

小肠在腹腔内分布面广,腹前壁为软组织无骨骼保护,当腹部受直接或间接暴力作用时均可伤及小肠。小儿因重心高、腹壁薄、髂嵴不够突出以及椎体支持结构的发育不成熟等原因,在坠楼、车祸时腹部受挤压、撞击等钝挫伤较成人更易发生小肠损伤。另外锐器刀、枪伤也可发生小肠损伤。小肠损伤包括肠系膜损伤和肠管损伤。肠系膜位置相对固定,受伤概率高于肠管。常见的肠系膜损伤为挫伤后形成系膜内血肿,严重者可发生肠系膜血管断裂腹腔内出血。肠系膜被撕裂时裂隙可造成小肠内疝肠梗阻。少数病例发生肠系膜乳糜管或淋巴管损伤形成外伤性乳糜腹。小肠肠管损伤因受暴力不同的力学作用,可发生肠壁血肿、肠管破裂、即发或迟发性肠穿孔以及肠梗阻。当小肠壁受外力作用发生捻挫时撕裂肠壁内毛细血管或小血管,形成小肠壁血肿,血肿可发生在浆膜下、肌层内和黏膜下,以浆膜下血肿较多见。强大的直接和间接暴力对小肠产生撕拉、剪切作用,则可发生小肠破裂或穿孔。腹部钝挫伤造成的小肠损伤常发生在近端空肠和末端回肠,由于近端空肠系膜较短,且由屈氏韧带固定;末端回肠系膜也较短,连接着较固定的回盲部,因此腹部受伤时此两段肠管受累机会较多。锐器刀、枪伤常造成小肠及其系膜破裂和出血。仔细的体格检查对于诊断小肠损伤非常重要,所有的小肠损伤患儿均有不同程度的异常临床表现或腹部体征。

【手术适应证】

1. 腹部受钝挫伤或开放性损伤后发生急性弥漫性腹膜炎,腹部 X 线片示膈下游离气体,为小肠破裂或穿孔,应急诊手术。

2. 肠系膜血管断裂或巨大小肠壁及系膜血肿破裂腹腔内出血者,B 超检查显示大量腹水或腹腔穿刺抽出新鲜血液,应在抗休克治疗同时施行急诊剖腹手术。

3. 腹部受钝挫伤程度较轻,初期症状不明显,24 小时后逐渐出现腹痛、腹胀、腹部固定压痛,甚至可扪及索条状包块时,应考虑小肠壁血肿。B 超检查可显示肠管壁增厚及伴有无回声的液性暗区。血肿继续增大或压迫肠腔引起肠梗阻,应施行手术清除肠壁血肿。

4. 腹部外伤后发生乳糜性腹水,经穿刺抽吸仍不愈,应施行乳糜管修补或结扎术。

【术前准备】

1. 禁食、置鼻胃管胃肠减压,可减轻腹胀、减少小肠内容物继续向腹腔溢出或感染扩散。

2. 静脉输液,必要时经中心静脉插管输液,同时测定中心静脉压。腹膜炎伴感染性休克时迅速输给平衡液或低分子右旋糖酐和 5% 碳酸氢钠溶液纠正水电解质紊乱和酸碱失衡。腹腔出血应输给全血补充血容量。感染性休克应给血管活性药物,改善心功能提升血压,增加组织内血流灌注。

3. 腹膜炎病例联合使用广谱抗生素和甲硝唑,并给予维生素。

【麻醉与体位】

全身情况较好者采用连续硬膜外阻滞麻醉。病情危重及婴幼儿病例采用静脉 - 吸入气管内插管复合麻醉。体位采用仰卧位。

【手术步骤】

取右侧腹直肌旁切口或脐上横切口。切口大小以能充分显露全部小肠为宜。

1. 小肠系膜损伤手术 肠系膜轻度挫伤或小血肿多可自愈,一般无须处理。如血肿内血液量较多应观察一定时间,当血肿范围扩大表明系膜内血管仍继续出血。此时应小心剪开肠系膜的前侧叶或后侧叶,吸净血肿内血液和血块,仔细检查系膜血管损伤程度。细小的动静脉破裂用温热盐水纱布压迫热敷数分钟,如未能止血用 5-0 或 6-0 血管缝线缝扎止血。缝合时切忌用血管钳任意钳夹加重血管损伤,需先用手指轻压系膜根部较大的血管,在破裂血管的近心端缝一针结扎即可满意止血,缝扎时小心避开邻近正常的系膜血管,切勿误扎。缝扎止血后检查其相应肠管血供是否良好,并小心缝合剪开的系膜。较大的系膜动脉有部分断裂时应缝合修补,先用心耳钳或哈巴狗血管钳沿动脉纵轴钳夹止血,也可由助手用手指压迫肠系膜根部止血。用 5-0 或 6-0 血管缝线横向间断缝合修补动脉裂口,一般缝 2～3 针即可满意止血。系膜动脉完全断裂时应施行血管吻合术(参照血管损伤手术节)。如肠系膜及系膜血管严重挫伤无法修复,或肠系膜沿小肠长轴纵向撕脱且造成相应小肠血供障碍,应行小肠切除肠端端吻合术(图 25-11-1)。

2. 外伤性乳糜腹 外伤性乳糜腹手术详见第二十章第三节。

3. 小肠壁血肿手术 小肠壁血肿估计出血量超过 30ml,但肠壁组织无明显挫伤,则于血肿与健康肠管交界处横向切开浆膜层,吸净血块,出血点应彻底止血给予结扎或缝扎,检查肠黏膜完好无损时用 3-0 细丝线做浆膜层横向间断缝合。如血肿巨大累及较长肠段且伴肠壁组织明显挫伤或有坏死倾向,则应行肠切除肠端端吻合术(图 25-11-2)。

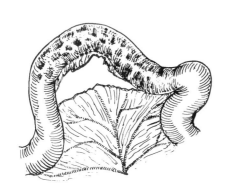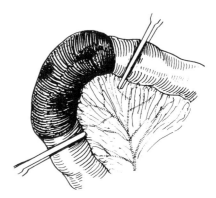

图 25-11-1　肠系膜沿肠管纵轴撕脱致相应肠管血供障碍　　　图 25-11-2　肠壁巨大血肿伴肠管挫伤行肠切除吻合术

4. 小肠穿孔或破裂手术 进入腹腔探查应由屈氏韧带开始至回盲部,顺序检查全部小肠,尤应注意隐蔽在肠系膜侧的小穿孔和多发穿孔,谨防遗漏。穿孔处小肠壁充血、水肿,肠系膜侧穿孔常见局部系膜呈囊泡状水肿,稍加分离即可见破孔,轻轻挤压肠管肠内容物即经穿孔处溢出。发现穿孔后先用无损伤肠钳夹住穿孔两端肠管,防止肠内容物继续外溢。判明穿孔部位和穿孔数目后,按穿孔情况施行手术。肠管壁呈线状裂隙或小穿孔,肠壁组织较健康时,可修剪创缘失活组织,用 3-0 细丝线双层间断横向缝合修补穿孔。如肠壁挫伤严重或有坏死倾向,或裂口呈较长的纵向裂伤不能横向缝合时,应行肠切除肠端端吻合术。小肠破裂伴腹腔内感染者应彻底吸净腹腔内肠液,并置腹腔引流物后关腹。

【术后处理】

1. 术前无明显梗阻症状的患儿,术后全麻清醒后即可口服清质液体(碳水化合物允许在手术后 2 小时内摄入),逐渐过渡至糖水及无渣果汁。随肠蠕动功能恢复,逐渐恢复至正常饮食;根据患儿进食情况,逐步减少每日液体量。

2. 胃管和尿管术后常规 24 小时内移除,对于肠梗阻的患儿根据术后胃管中胃液颜色及腹部体征,酌情考虑胃管拔除时间。

3. 伴腹膜炎病例术后 6 小时即可取仰卧位,于床上翻身、活动;鼓励患儿尽早下床活动,以减少肠粘连发生。

4. 术后可根据病情使用抗生素,或联合使用广谱抗生素和甲硝唑类抗厌氧菌药物。

5. 置腹腔引流物者 24～48 小时后无分泌液时可拔除。

【术后并发症的预防及处理】

同小肠切除吻合术的术后并发症。

(冯杰雄　李　鹏　潘伟康)

第十二节 坏死性小肠结肠炎手术

新生儿坏死性小肠结肠炎（neonatal necrotizing enterocolitis，NEC）是新生儿期特有的一种累及回肠和/或结肠的肠道炎症坏死性疾病，在早产儿中尤为多见，是严重威胁新生儿生命的最常见疾病之一。近年来，随着早产儿救治技术的不断进步，早产儿病死率不断下降，但随之带来了 NEC 发病率的迅速升高，出生体重小于 1.5kg 的早产儿其发病率达 10%。在所有的 NEC 病例中，病死率为 3%，在需要外科干预的病例中病死率上升至 30%。NEC 生存的患儿还存在长期病症的危险，主要是胃肠道的并发症，如短肠综合征和依赖胃肠外营养。另外，这些患儿还面临神经发育损害和慢性肺部疾病增加的危险。

【手术适应证】

1. 绝对的手术适应证 腹部 X 线片提示气腹，是目前公认的 NEC 绝对手术指征。对于出现气腹且腹腔穿刺液中可见粪汁或胆汁的 NEC 病例均应选择积极手术探查，对于无法耐受手术病例应积极加强非手术对症支持治疗，并在具备手术麻醉条件下积极手术探查。

2. 相对的手术适应证 对于未出现肠穿孔的 NEC 病例，在积极非手术治疗后病情继续进展恶化仍具备手术探查指征，但具体判断指标目前仍存争议。应结合临床症状、体征、实验室检查及影像学结果综合分析判断。如存在腹胀与便血等症状进行性加重、出现腹膜炎体征并进展恶化、腹部 X 线片发现肠袢固定、实验室检查提示存在严重感染、酸中毒及电解质紊乱等，且上述情况经积极非手术治疗无效后应选择手术探查（图 25-12-1）。

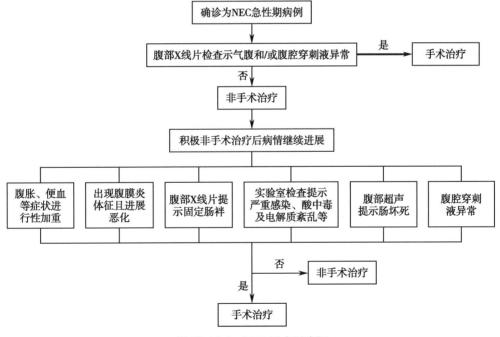

图 25-12-1　NEC 手术适应证

【术前准备】

1. 置鼻胃管进行有效的胃肠减压。

2. 纠正酸中毒和水、电解质失衡。

3. 加强支持疗法，根据 HCT 决定是否需要输血，维持 HCT 30%～35%，凝血功能异常给予输注新鲜冷冻血浆；NEC 患儿血小板可能较低，术前血小板需要维持在一定的水平（通常早产儿需要大于 5 万，以防出血）。

4. 休克患儿按 10mg/kg 剂量静脉注射生理盐水 1 次，必要时可重复；如果心输出量不足，对于早产儿可以使用正性肌力药物，首先用多巴酚丁胺，可以与小剂量多巴胺联合使用；如果持续低血压，可以使用肾上腺素（停多巴胺）。

5. 联用广谱抗生素，补充维生素 K、维生素 C。

【麻醉与体位】

静脉 - 气管内插管吸入麻醉。仰卧位。

【切口】

取脐上横切口，有利于术中探查，术后发生切口裂开机会较直切口少。

【手术方式】

（一）剖腹探查术

剖腹探查手术治疗急性期 NEC 的目的包括控制感染，切除坏死肠管及尽可能保留足够长度的肠管。NEC 根据病变范围可分为局灶型（病变累及单个肠段）、多病灶型（病变累及两个及以上肠段，但仍保留有超过 50% 的健康小肠）及广泛病变型（病变广泛累及小肠及结肠，剩余的健康肠管不足肠管总长的 25%）。手术方式的选择取决于患儿的体重、全身情况及 NEC 病变的部位及范围。

1. 穿孔修补，近端肠管造口术　该术式是目前应用最为广泛、安全的外科手术治疗方法，适用于绝大多数 NEC 病例。其优点在于切除 NEC 病变坏死肠管，迅速阻断 NEC 所引发的机体病理生理改变，有利于减少细菌移位及改善 NEC 患儿的感染状况。末端回肠或结肠单纯穿孔，其周围肠管较健康者可行穿孔修补术。穿孔多位于对系膜侧肠壁上，用 5-0 细丝线做贯穿肠壁全层的横向间断缝合修补穿孔，外加浆肌层间断缝合（图 25-12-2）。于穿孔近端 5～6cm 处结扎切断回肠系膜血管，切断回肠。远侧回肠断端做双层缝合关闭，近端肠管经腹壁另外戳孔缝合固定于腹壁上（图 25-12-3）。关腹前吸净腹腔内脓液，陶氏腔内置引流管，逐层缝合腹膜和腹壁各层。两周后穿孔愈合行关瘘术。

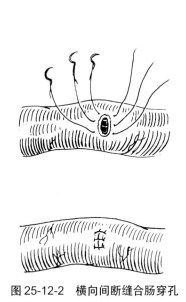

图 25-12-2　横向间断缝合肠穿孔

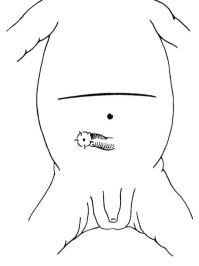

图 25-12-3　末端回肠单腔造口

2. 一期肠切除肠端端吻合术　肠管病变较局限、坏死界线清楚或多个穿孔集中在某一肠段，则行肠切除术。如邻近肠管组织较健康、血液循环好、腹腔内无严重感染，且患儿全身情况稳定，可行一期肠端端吻合术。该手术方式保持了肠管连续性，避免肠造瘘带来的水电解质酸碱平衡紊乱、营养吸收障碍及造瘘口相关并发症，近年来，多项研究显示接受一期肠吻合手术的急性期 NEC 患儿术后存活率可达 76%～89%，病死率在 10% 左右。

3. 肠切除肠造口术　肠管病变范围广泛，但坏死界线较清楚，切除已坏死肠管，将远近两端病变较轻的肠管分别提出腹壁做造口术。如果两端肠管组织健康，血液循环较好，可根据需要做近端或远端肠造口术，另一端则缝合封闭。手术方式依不同坏死部位处理。

（1）回盲部和升结肠受累，将肠管切除行升结肠（或肝曲）肠造口术和末端回肠造口术（图25-12-4）。也可将肝曲缝合、末端回肠造口（图25-12-5）。

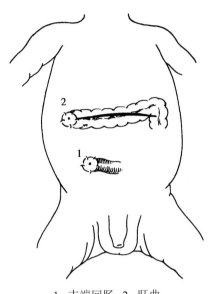

1. 末端回肠；2. 肝曲

图25-12-4　末端回肠结肠肝曲分别造口

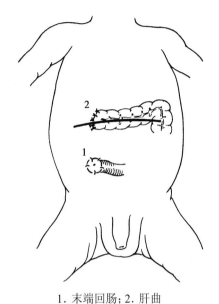

1. 末端回肠；2. 肝曲

图25-12-5　末端回肠造口结肠肝曲缝合封闭

（2）升结肠和降结肠受累坏死或穿孔，则同时切除盲肠、升结肠及降结肠，做末端回肠造口、横结肠近端缝合封闭（或造口）、横结肠远端造口及乙状结肠造口术（图25-12-6、图25-12-7）。

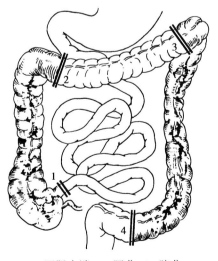

1. 回肠末端；2. 肝曲；3. 脾曲；
4. 乙状结肠与降结肠交界部

图25-12-6　盲肠、升结肠、降结肠切除

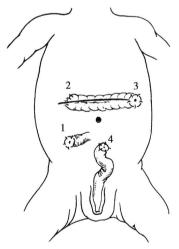

1. 末端回肠；2. 横结肠近端；
3. 横结肠远端；4. 乙状结肠

图25-12-7　末端回肠、横结肠远端、乙状结肠分别造口

（3）部分小肠和升结肠（或盲肠）坏死者，切除坏死小肠和盲肠升结肠，做小肠双腔造口（或小肠远侧断端缝闭）、末端回肠造口、结肠肝曲造口术（图25-12-8、图25-12-9）。

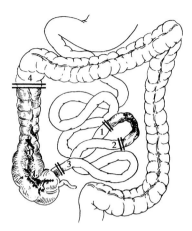

1. 病变回肠起始端；2. 病变回肠末端；
3. 病变升结肠起始端；4. 病变升结肠末端

图 25-12-8　部分小肠、升结肠切除

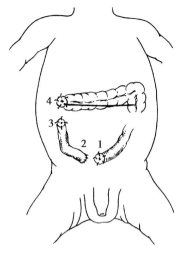

1. 小肠近端造口；2. 小肠远端封闭；
3. 末端回肠造口；4. 结肠肝曲造口

图 25-12-9　小肠双腔造口、末端回肠造口、结肠肝曲造口

（二）腹腔引流术

该手术主要作为剖腹探查手术前的辅助治疗，应用于无法耐受剖腹探查手术的极低出生体重 NEC 肠穿孔病例（<1 000g）。通过将腹腔中的粪汁和气体引流出体外来缓解肠穿孔所引发的腹腔间隙综合征，稳定和改善患儿全身感染情况，使患儿能够耐受后续的剖腹探查手术。近年来，越来越多的专家尝试将腹腔引流术作为一种独立治疗 NEC 的手术方法。但近期多项研究显示单纯应用腹腔引流手术并不能改善极低出生体重儿的预后，且引发许多并发症，降低 NEC 患儿存活率。

腹腔引流可以在 NICU 床旁进行，具体操作为：给予镇痛药物后，腹部涂碘溶液并进行局部麻醉。在麦氏点（位于右下腹，脐与髂前上棘连线中外 1/3 交界处）做一小的横切口。钝性分离腹壁各层，进入腹膜腔，此时会有气体逸出或有粪质样液体流出。液体留取培养，用温热的盐水充分冲洗腹膜腔，将腹腔引流管轻柔插入并固定（图 25-12-10）。

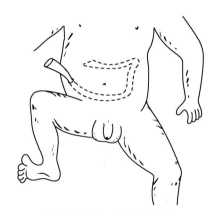

图 25-12-10　腹腔引流术

（三）广泛病变型 NEC 的手术治疗

广泛病变型 NEC 病变坏死肠管广泛，患儿感染严重，全身状况不稳定，病死率高，处理十分棘手。对于该类型病例的处理并不追求一次性切除全部坏死肠管，而以稳定患儿的全身情况及等待可能出现的肠道功能愈合为主要目的。

1. 钳夹 - 释放试验（Clip and drop）手术　经右脐上横切口进入腹腔，发现 NEC 呈多灶性，将病变坏死肠管切除，保留近远端肠管并用钛夹钳夹封闭肠腔后放回腹腔，48～72 小时后再次剖腹探查评估肠管活性并行肠吻合术，术后存活率接近 50%（图 25-12-11）。

2. 修补 - 引流 - 等待观察（Patch，drain and wait）手术（图 25-12-12）　该手术原则为不切除肠管，不行肠造瘘。打开腹腔后予坏死肠管打补丁，然后在双侧腹壁从膈肌下至盆腔放置烟卷引流并从下腹部引流出体外，并延迟关腹，经完全肠外营养，病情稳定 2 周以上再进一步行剖腹探查手术。该手术方法适用于广泛病变型，病情危重且合并有严重腹腔间隙综合征的 NEC 病例。

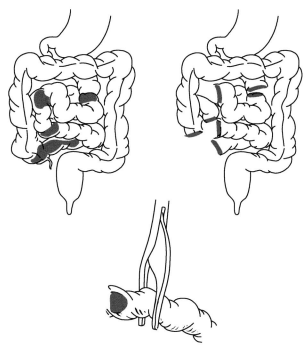

图 25-12-11　钳夹 - 释放试验(Clip and drop)手术

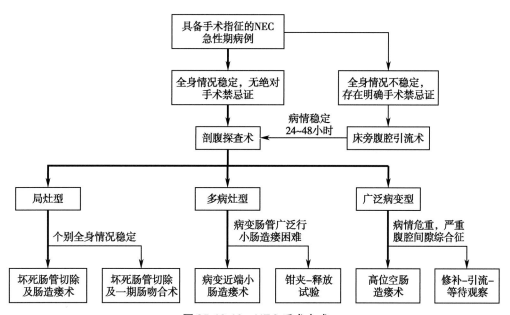

图 25-12-12　NEC 手术方式

【术中注意事项】

NEC 手术治疗既要彻底切除坏死肠管,又要尽可能多地保留有生机的肠管,如何恰当地掌握肠切除范围至关重要,术中应注意以下事项。

1. 正确判断肠管活力,谨慎处理　术中仔细观察生机可疑的肠管。可用 0.25% 普鲁卡因 20～30ml 肠系膜根部封闭,再用温热盐水纱垫包盖肠管热敷 15～20 分钟,如肠系膜血管搏动良好,肠管色泽转为红润,肠蠕动恢复,应予保留。如果经系膜封闭和热敷后,肠管生机仍有可疑,也不随意切除,尤其是病变波及长段肠管时,处理更应慎重。宁可将病变肠管外置(或加做造口减压)或置腹腔引流后关腹。24 小时后二次手术探查,部分原先看起来似乎无生存希望的肠管现在却明显好转而得以保留。此时可将坏死界线清楚的肠管切除,较健康的肠管造口,避免了草率切除大段肠管所带来的不良后果。

2. 确认黏膜坏死范围　依靠肉眼从外观检查肠管坏死程度有时可发生误差。因为 NEC 坏死病变始于黏膜层，其坏死面积往往超过肌层和浆膜，肠切除时须仔细检查切断端肠黏膜，黏膜面呈大小溃疡或片状剥脱者，暂将该肠管外置造口，日后关瘘。

【术后处理】

1. 持续鼻胃管减压，详细记录胃肠引流量和出入水量。继续纠正脱水和酸碱失衡。

2. NEC 小肠造瘘术后营养治疗十分重要，详见《新生儿坏死性小肠结肠炎小肠造瘘术后临床治疗专家共识》。

3. 继续联用广谱抗生素。

4. 仔细观察造口肠管情况，如发生瘘口肠管并发症应及时处理。造瘘口开放后妥善护理腹部皮肤。

5. 关瘘时机力求个体化，造瘘后 6～12 周，患儿体重在 3～4kg 可考虑关瘘。因为 NEC 术后可能存在肠狭窄，且部分患儿临床上与先天性巨结肠合并 NEC 或先天性巨结肠并发穿孔尚难鉴别，所以关瘘前应采用合适的检查方法充分了解远端肠道情况。行远端肠管的造影检查，有助于了解肠管的管径和连续性，排除肠狭窄。

【术后并发症的预防及处理】

1. 肠瘘　肠瘘是术后常见并发症之一。原因有：肠穿孔修补未行近端肠造口，使穿孔再度破裂；病变肠管切除不彻底行肠吻合致吻合口瘘；肠管病变继续发展发生新的穿孔。发生肠瘘应彻底引流腹腔、置双套管持续负压吸引，积极抗感染和加强支持疗法，使肠瘘形成局限性皮肤瘘或自行愈合。不能自愈的肠瘘需再次手术治疗。

2. 腹壁切口裂开　NEC 患儿因腹腔和腹壁感染组织脆弱，加上贫血和低蛋白血症，术后易发生腹壁切口裂开。切口裂开发生于术后 3～7 天，由切口流出淡红色血性渗液，切口缝线下呈空虚感。小的裂开可用蝶形胶布拉拢切口，用多头带包扎腹部，禁食和胃肠减压。一旦内脏脱出应用无菌敷料覆盖并立即在麻醉下重新缝合。

3. 肠造口并发症　新生儿肠造口并发症发生率较高，应注意预防和处理（详见本章第八节）。

4. 肠狭窄　对于 NEC 急性病程控制 1 个月以上，钡剂灌肠检查明确存在肠狭窄的 NEC 患儿均应接受手术治疗。对于钡剂灌肠检查未能明确肠狭窄的 NEC 患儿，如临床出现反复喂养不耐受，反复腹胀，多次腹部摄片提示肠管管型充气且固定，应怀疑末端回肠肠狭窄可能，亦应积极手术探查。无论是 NEC 保守治疗后还是一期肠造瘘术后出现的肠狭窄，一期肠切除肠吻合术均是首选术式。术中应注意探查所有肠段以防多发狭窄，对于多发肠狭窄应根据多发狭窄肠管间的距离决定肠吻合口的数量。

（汪　健　冯杰雄）

参 考 文 献

[1] 王果, 冯杰雄. 小儿腹部外科学 [M]. 2 版. 北京: 人民卫生出版社, 2011.

[2] STOLLMAN T H, DE BLAAUW I, WIJNEN M H, et al. Decreased mortality but increased morbidity in neonates with jejunoileal atresia: a study of 114 cases over a 34-year period[J]. J Pediatr Surg, 2009, 44(1): 217-221.

[3] 樊剑锋, 程明, 王达丰, 等. 腹腔镜经脐部切口治疗新生儿先天性肠闭锁 [J]. 中华腔镜外科杂志: 电子版, 2017, 10(1): 60-62.

[4] 吴典明, 崔旭, 林宇, 等. 先天性肠闭锁 113 例预后分析 [J]. 临床小儿外科杂志, 2014, 13(6): 492-495.

[5] 任红霞, 吴晓霞. 腹腔镜治疗新生儿肠旋转不良、肠扭转 [J]. 临床外科杂志, 2017, 25(12): 888-889.

[6] 黄寿奖, 陈俊杰, 吕成杰, 等. 腹腔镜手术治疗新生儿肠旋转不良的并发症分析 [J]. 浙江大学学报(医学版), 2018, 47(3): 278-282.

[7] 吕成杰, 胡东来, 黄寿奖, 等. 经脐单部位腹腔镜手术治疗新生儿先天性十二指肠梗阻的疗效和安全性观察 [J]. 浙江大学学报(医学版), 2018, 47(3): 261-265.

[8] 李索林, 李英超, 于增文, 等. 腹腔镜下肠旋转不良的诊断与治疗 [J]. 中华小儿外科杂志, 2008, 29(10): 577-579.

[9] 谷奇，李龙，董宁，等．腹腔镜 Ladd 手术治疗肠旋转不良的探讨 [J]．中国微创外科杂志，2013，13(6)：549-551.

[10] 梅董昱，严志龙，陈盛．腹腔镜下儿童肠重复畸形的外科治疗 [J]．临床小儿外科杂志，2017，16(6)：569-573.

[11] 闫学强，李欢，卞红强，等．完全腹腔镜下肠肠吻合术在消化道畸形中的运用 [J]．中华小儿外科杂志，2017，38(9)：666-670.

[12] 时保军，李索林，李振东，等．腹腔镜辅助下肠重复畸形手术治疗 [J]．中华小儿外科杂志，2003，24(3)：263.

[13] CHANG P Y, HUANG F Y, YEH M L, et al. Meconium ileus-like condition in Chinese neonates[J]. J Pediatr Surg, 1992, 27(9): 1217-1219.

[14] WILCKEN B, WILEY V, SHERRY G, et al. Neonatal screening for cystic fibrosis: a comparison of two strategies for case detection in 1.2 million babies[J]. J Pediatr 1995, 127(06): 965-970.

[15] KLEVEN D T, MCCUDDEN C R, WILLIS M S. Cystic fibrosis: newborn screening in America[J]. MLO Med Lab Obs 2008, 40(07): 16-18.

[16] 徐亚娟，严萍，王燕波，等．新生儿小肠造瘘术后自体肠液回输的应用 [J]．中华临床营养杂志，2019，27(2)：123-128.

[17] SHEIKH A R, MALIK A M, SHEIKH G A. Feasibility of early surgical intervention in postoperative entero-cutaneous fistulae[J]. J Ayub Med Coll Abbottabad, 2010, 22(4): 37-40.

[18] 董淳强，董昆，罗意革，等．Santulli 肠造瘘术在小儿早期高位小肠瘘治疗中的应用 [J]．中华实用儿科临床杂志，2013，6(28)：465-467.

[19] 刘鹭，李怡，吴剑宏．全小肠内置管减压引流在复杂小肠瘘早期治疗中的意义 [J]．腹部外科，2019，6(32)：445-447.

[20] ADABA F, VAIZEY C J, WARUSAVITARNE J. Management of intestinal failure: The high-output enterostomy and enterocutaneous fistula[J]. Clin Colon Rectal Surg, 2017, 30(3): 215-222.

[21] HEIMROTH J, CHEN E, SUTTON E. Management approaches for enterocutaneous fistulas[J]. Am Surg, 2018, 84(3): 326-333.

[22] 马丹，陈江鸿，杨桦．应用负压封闭引流治疗高位小肠瘘 [J]．创伤外科杂志，2016，8(18)：458-460.

[23] HARBERG F J, SENEKJIAN E K, POKORNY W J. Treatment of uncomplicated meconium ileus via T-tube ileostomy[J]. J Pediatr Surg, 1981, 16(1): 61-63.

[24] STEINER Z, MOGILNER J, SIPLOVICH L, et al. T-tubes in the management of meconium ileus[J]. Pediatric Surgery International, 1997, 12(2/3): 140-141.

[25] STELLATO T A, GAUDERER M W. Jejunostomy button as a new method for long term jejunostomy feedings[J]. Surg Gynecol Obstet, 1989, 168(6): 552-554.

[26] CORAN AG, CALDAMONE A, ADZICK NS, et al. Pediatric surgery[M]. 7th ed. Philadelphia, PA, USA: Mosby, 2012, 2: 1235-1246.

[27] PENG Y, ZHENG H, HE Q, et al. Is the Bishop-Koop procedure useful in severe jejunoileal atresia? [J]. Journal of Pediatric Surgery, 2018, 53(10): 1914-1917.

[28] SEHGAL S, SANDLER A D, ALFRED CHAHINE A, et al. Ostomy in continuity: A novel approach for the management of children with complex short bowel syndrome[J]. J Pediatr Surg, 2018, 53(10): 1989-1995.

[29] 刘海峰，左楚清，彭罕鸣，等．内镜观察肠内营养缺失对儿童旷置结肠炎的影响 [J]．临床儿科杂志，2009，27(9)：812-816.

[30] DAVIDSON J, HEALY C, BLACKBURN S C, et al. Laparoscopic enteropexy for prolapsing stoma: A case series describing a novel technique[J]. J Laparoendosc Adv Surg Tech A, 2018, 28(9): 1135-1138.

[31] 王果，李振东．小儿外科手术学 [M]．2 版．北京：人民卫生出版社，2010.

[32] 张少一，王剑，毛琦，等．连续横向肠成形术(STEP)：外科治疗短肠综合征的新方法 [J]．中华胃肠外科杂志，2014，17(3)：284-286.

[33] 沈淳，朱海涛，肖现民，等．系列横行肠管成形术的临床疗效初探 [J]．中华小儿外科杂志，2015，36(11)：814-817.

[34] KIM H B, FAUZA D, GARZA J, et al. Serial transverse enteroplasty(STEP): A novel bowel lengthening procedure[J]. J Pediatr Surg, 2003, 38(3): 425-429.

[35] KIM H B, LEE P W, GARZA J, et al. Serial transverse enteroplasty for short bowel syndrome: A case report[J]. J Pediatr Surg, 2003, 38(6): 881-885.

[36] GARNETT G M, KANG K H, JAKSIC T, et al. First steps: serial transverse enteroplasty as a primary procedure in neonates with congenital short bowel[J]. J Pediatr Surg, 2014, 49(1), 104-107.

[37] 洪淳, 俞钢, 杨琳琳. B 超引导下水压灌肠复位治疗小儿急性肠套叠 280 例 [J]. 临床小儿外科杂志, 2008, 7(2): 73-74.

[38] 李艳, 吴梦琦. B 超在水压灌肠复位治疗小儿急性肠套叠的临床观察 [J]. 现代诊断与治疗, 2014, 25(9): 2043-2044.

[39] 罗正利, 周欣, 左楚清, 等. 难复性肠套叠腹腔镜下整复探讨 [J]. 中华小儿外科杂志, 2004, 25(2): 191-192.

[40] 卢贤映, 黄河, 高群, 等. 腹腔镜手术治疗小儿急性肠套叠 36 例报告 [J]. 腹腔镜外科杂志, 2011, 16(10): 771-773.

[41] 孙俊, 徐伟珏, 吕志宝, 等. 腹腔镜与传统开腹手术治疗小儿肠套叠的临床疗效比较 [J]. 中国微创外科杂志, 2017, 17(5): 422-424.

[42] 唐杰, 唐维兵. 小儿外科的加速康复外科应用现状 [J]. 肠外与肠内营养, 2017, 24(3): 177-180.

[43] MATTIOLI G, PALOMBA L, AVANZINI S, et al. Fast-track surgery of the colon in children[J]. J Laparoendosc Adv Surg Tech A, 2009, 19(suppl 1): S7-9.

第二十六章 先天性巨结肠及慢性顽固性便秘的手术

先天性巨结肠(congenital megacolon)又称肠管无神经节症(aganglionosis),1886年由希尔施普龙(Harald Hirschsprung)对此病做了详细而典型的描述,所以通常也称为希尔施普龙病(Hirschsprung disease,HD)。新近研究发现,小儿和成人严重便秘者多数存在肠道传输型障碍,其原因复杂,包括功能性、器质性、药物性等。

HD的原因主要为病变肠段缺乏神经节细胞。胚胎第5周开始,神经嵴细胞沿迷走神经干由头侧向尾侧迁移,于12周时达到消化道远端,在胚胎第5周时已在食管壁发现神经嵴细胞,第6周至胃,第7周达中肠远端,第8周到横结肠,最后于12周布满全部消化道管壁至直肠。不难设想,如果由于某种原因导致神经嵴细胞移行时中途停顿,即可造成远段肠壁神经节细胞缺乏症。停顿的时间越早,则远段未分布神经的肠段越长。由于直肠、乙状结肠位于消化道的最远端,所以受累的机会最高(占75%~80%),其余20%~25%则分布于降结肠、横结肠、升结肠,甚至全部小肠。

因为直肠缺乏神经节细胞,而肠管持续痉挛、狭窄,肠内容物难以通过,形成功能性肠梗阻。其近端结肠继发性扩张、肥厚,甚至细胞退化变性,以致梗阻加重,患儿食欲及营养发育均受影响。因此必须采取手术或其他方法,以保持排便通畅及恢复消化吸收功能。

近年来由于诊断方法的进步,神经病理学、免疫组织化学、分子生物学及电镜等检查方法的应用,发现一些患儿的症状酷似先天性巨结肠,但神经病理学检查病变肠段并非完全无神经节细胞,而是神经节细胞减少(hypoganglionosis)、神经节细胞发育不良(hypogenesis)、神经节细胞未成熟症(immaturity ganglia)及肠神经元发育异常(intestinal neuronal dysplasia,IND)等,这些统称为先天性巨结肠同源性疾病(Hirschsprung disease allied disorder,HAD)。有学者统计原来诊断为巨结肠而行手术的患者,经回顾性病理核查,巨结肠同源性疾病约占1/3以上,此病术后容易复发,年龄越大并发症越多,治疗效果不佳,因此,在术前诊断、术中决定切除范围、术后随访复查等环节,均应采取相应措施。

自1949年Swenson创用拖出型直肠乙状结肠切除后,HD才得以治愈,但是该手术盆腔分离面广,术后并发症多且严重,因此由Duhamel、Soave、Rebhein等加以改进,设计出另外一些新术式,使疗效得以提高,并发症有所降低。国内赖炳耀、张金哲将直肠后拖出吻合巨结肠根治术(杜阿梅尔手术,Duhamel procedure)加以改良,消除了原式的盲袋,减少了并发症。近年来报道用腹腔镜施行巨结肠手术及Torre(1998)报道经肛门切除病变肠段,为巨结肠手术开辟一新的途径,并迅速得到众多医师的接受和施行。

然而根据国内外大宗术后随访病例统计及近期文献报道,HD根治术后并发症发生率仍非常高。一组报道6758例HD根治术后早期并发症发生率的研究显示,吻合口漏占7.2%,吻合口狭窄占15.2%,伤口感染占11.2%,直肠回缩占2.2%,肠梗阻占11.2%;晚期并发症直肠盲袋占3.35%,排便障碍占3.6%,肛门失禁占13.6%,污粪占21.25%,便秘复发占9.4%,肠炎占7.3%,排尿异常占9.7%,继发性巨结肠占8.6%,内括约肌痉挛占11.9%,狭窄占11.2%,死亡占2.2%。统计国内19位作者施行HD根治术1904例中随访的1017例,其术后并发症与国外相近,尤以污粪、失禁较多见。最近国外三位作者的报道,术后便秘占10%~20%,吻合口漏占3.4%~13.3%,小肠结肠炎占3.2%~25%,死亡占0~3.4%。以上大量资料足以说明,无论过去还是现在,HD根治术的并发症仍然多且严重,并非如某些少量病例报道的乐观,因此,小儿外科工作者应特别重视手术并发症的预防和处理。

第一节　经肛门内括约肌部分切除术

经过长期的观察与研究，学者们发现巨结肠的根本症状是便秘，其他所有一切临床表现和病理生理变化均由便秘继发产生。各种治疗方法，包括手术和保守治疗的目的，无一不是为了解决排便问题。目前国内外所有手术，操作虽各有异，但其主要原则，无非是切除无神经节肠段及扩大肥厚、神经节细胞变性的继发病变肠管，并在不同程度上保留无神经节细胞肠段。术后扩肛，使肛管松弛，每日排便。而盆腔内吻合巨结肠根治术（Rehbein 手术）后保留的病变肠管长度亦有 3～5cm，即相当于短段型巨结肠，其之所以切除大量结肠，是因为治疗时间延迟，近端结肠继发性扩大肥厚、正常神经节细胞空泡变性等原因被迫而为之。从上述情况来看，如果早期开始治疗（在形成扩大肥厚和神经节细胞变性之前），则许多患儿可以避免根治手术。为此目的，笔者曾使用中西医结合治疗，已取得良好效果，为了加快及提高治疗效果，亦可采用内括约肌部分切除术。同时近年来文献报道新生儿、小婴儿的巨结肠同源性疾病绝大多数可用保守治疗或加内括约肌部分切除进行治疗，不需每例均行根治性手术。本节介绍经肛门内括约肌部分切除术。

【手术步骤】

1. 截石位，扩张肛门，肛周上方及左右侧各缝一线拉紧，将肛门扩大显露肛管。由齿状线处向肛管黏膜下注射含肾上腺素生理盐水，浸润肛管右侧，向近端 3～4cm，使整个右侧黏膜呈乳白色并与肌层分离，以达到黏膜易于剥离和止血的目的（图 26-1-1～图 26-1-3）。

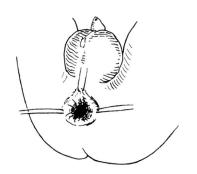

图 26-1-1　缝线牵开肛门

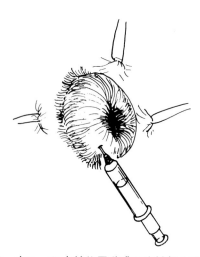

图 26-1-2　在 9～12 点钟位置黏膜下注射肾上腺生理盐水

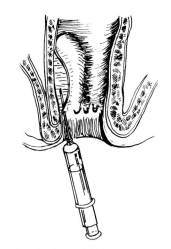

图 26-1-3　图示注射后黏膜肌层分离

2. 用针形电刀切开 8～12 点钟位置黏膜，用剪刀或刀柄分离黏膜，此时黏膜因注射过液体很易分离，向上分离 4～5cm。肌层出血可用电灼止血。注意切勿造成黏膜破裂，如有破裂应立即修补。有时直肠环肌与黏膜粘连被一并分开，应将其分离切除，否则术后可出现内括约肌痉挛，影响治疗效果（图 26-1-4）。

3. 当黏膜分离充分后，用肾上腺素盐水注入肌肉下方，同上方法分离肌层，用电刀切断内括约肌。

4. 切除内括约肌 1cm 宽，4～5cm 长，如肛门过小，上方难以显露切除，可纵向剪开，其顶端必须达到骶骨岬以上的直肠乙状结肠交界处。电灼止血，检查肛管黏膜有无破损。伤口内放橡皮片引流，黏膜对齐缝合，肛门内放碘附凡士林纱条压迫止血，术后次日拔除（图 26-1-5～图 26-1-7）。

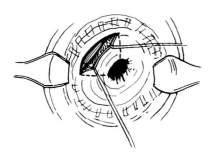

图 26-1-4　分离黏膜

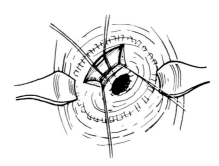

图 26-1-5　分离肌肉并条状切除

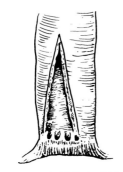

图 26-1-6　切除肌肉后示意图

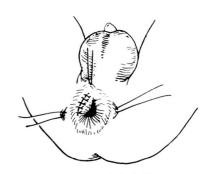

图 26-1-7　缝合黏膜切口

【术后处理】

1. 患儿醒后即可进食流质或奶。

2. 次日拔除橡皮片及肛门纱条，保持肛门清洁，每次便后坐浴。两侧臀部用胶布拉开，用红外线灯烘烤，保持干燥。

3. 两周后开始扩肛，持续 3 个月，每天 1 次。

4. 较大儿童注意排便训练，坚持每天定时排便。

5. 此手术对患儿损伤小，也不影响必要时行根治手术的操作过程。

（王　果　冯杰雄）

第二节　直肠肛管背侧纵切、心形斜吻合术（王果手术）

【手术适应证】

1. 患儿除病史、体征、X 线钡剂灌肠外，必须施行直肠肛管测压、组织化学或吸取黏膜活检确诊，否则容易发生误诊而施行不必要的手术。

2. 常见型、长段型、短段型 HD。

3. HD 同源性疾病及横结肠受累需将升结肠拖出吻合者。

4. 经肛门巨结肠手术或腹腔镜手术中途发现无法完成或出现意外者。

【术前准备】

由于 HD 患儿长期反复出现小肠结肠炎、不全性肠梗阻，造成营养不良、消瘦、贫血、免疫功能低下，病情严重者，肠道菌群失调，大量毒素被吸收，甚至心、肝、肾功能受损。因此，术前必须经过充分的治疗及准备，为手术创造有利条件，以求减少术后并发症的发生。

1. 检查血、便常规，肝、肾功能，凝血功能，心电图，胸部 X 线片，如有异常予以治疗。

2．术前每天回流灌肠，一般术前洗肠约需 10 天。

3．给予容易消化、少渣、高蛋白饮食。

4．如有水、电解质代谢紊乱应予以纠正，严重消瘦及营养不良患儿可给予全肠外营养（total parenteral nutrition，TPN）治疗，并可多次少量输入新鲜血液及白蛋白。

5．术前 3 天做肠道准备。

6．术前夜晚及手术日清晨清洁洗肠各一次。

7．术前备血 10～20ml/kg。

8．术前放鼻胃管减压，保证术时胃腔空瘪及术后减压。

【麻醉与体位】

常规采用气管内插管＋静脉复合麻醉。

患儿采用仰卧位，笔者医院采用双下肢一并消毒，用无菌巾包裹足及小腿，置于消毒单上，待进行会阴部手术时，两腿上拉由助手固定或用布巾钳固定于护架上，保持良好的会阴部术野显露，以利手术进行。

【手术步骤】

1．左下腹经腹直肌切口，上端超过脐孔 3cm，以求能顺利分离至横结肠脾曲。下端达耻骨上缘（图 26-2-1）。

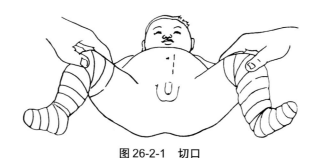

图 26-2-1　切口

2．切开皮肤及皮下脂肪组织，切开腹直肌前鞘。腹直肌依纵行肌束分开，结扎动、静脉和切口下方的腹壁下动、静脉，然后切开腹膜，腹直肌及腹膜切口应与皮肤切口等大。

3．探查腹腔，了解狭窄肠管的部位、长度及扩大肠管的范围。在正常端移行部及预计保留正常结肠处，缝一丝线作为拖出时的标记。必要时切取全层肠壁做冷冻病理切片检查，以决定正常神经节细胞部位及切除长度。手术台置于头稍低、稍向右侧倾斜位，使小肠集中在右上腹，便于显露盆腔。找到腹膜下之输尿管，在腹膜反折处紧靠直肠剪开腹膜，前方可不剪开（图 26-2-2、图 26-2-3）。

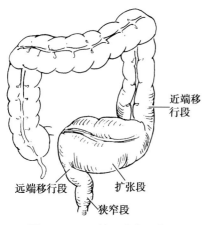

图 26-2-2　巨结肠病变示意图

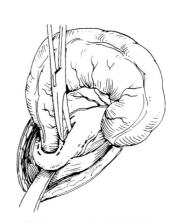

图 26-2-3　剪开腹膜反折

4. 牵开输尿管，以免损伤，在直肠后间隙进行分离，向尾端分离至尾骨尖（约为齿状线水平）。结扎切断上 1/3 直肠侧韧带，盆腔内用干纱布填塞止血（图 26-2-4、图 26-2-5）。

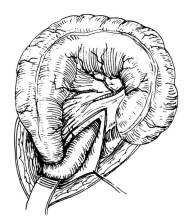

图 26-2-4 游离直肠两侧及后方

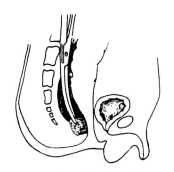

图 26-2-5 盆腔内用纱布球分离直肠至齿状线

5. 向上剪开结肠系膜的腹膜层和脾结肠韧带。逐一钳夹、切断乙状结肠及降结肠动、静脉。注意血管近心端均应结扎一道，缝扎一道，避免结扎线滑脱，造成致命性大出血。游离降结肠、脾曲、横结肠左部，使正常结肠在无张力情况下顺利拖出肛门吻合。术者此时应耐心核查原标记处肠壁微细血管的搏动，如无搏动，则标记线应向上移至血供良好处。必须强调指出，扩张段应尽量多切除，否则术后常易复发，一旦复发便秘，治疗方法极少，多需再次剖腹手术。尤其是神经细胞发育异常者务必切至近脾曲处。绝不可留下病变及神经节细胞退化变性肠管作吻合之用（图 26-2-6）。

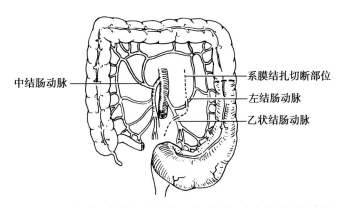

图 26-2-6 切断乙状结肠及降结肠动、静脉，分离降结肠及脾曲

6. 术者转至会阴部操作，强力扩张肛管，婴儿需扩至能两指进入，年长儿童则需可通过 3 指，以保证扩大肠管顺利拖出。放入橄榄头扩张器，于直肠上端扩张器颈部用粗丝线结扎结肠。如无此种橄榄头可用环钳替代，针线穿过环孔结扎两道（图 26-2-7）。

7. 直肠、结肠套叠式拖出肛门外（图 26-2-8、图 26-2-9），在结扎线处切断直肠。继而将粗大结肠徐徐拖出，直至可见到已缝有标记的正常肠段为止。用长血管钳钳夹近端结肠，切除粗大结肠，拖出过程中，慎勿使肠管扭转。

8. 直肠背侧纵向劈开至齿状线上 0.5cm 处（图 26-2-10），切口两翼分开呈"V"形，细心分离清除直肠周围的疏松结缔组织，使直肠肌层吻合时可与结肠浆肌层贴紧，切勿在两肠壁间夹入脂肪垂或结缔组织，以免导致愈合不良，造成术后吻合口漏。

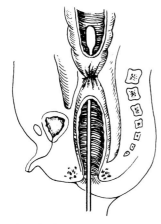

图 26-2-7　直肠内放入橄榄头扩张器，在其颈部结扎

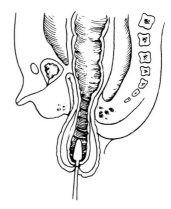

图 26-2-8　直肠结肠拖出肛门外

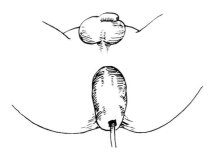

图 26-2-9　拖出后外观

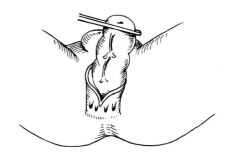

图 26-2-10　直肠背侧纵向劈开至齿状线上 0.5cm 处

9. 首先在 V 形尖端缝两针，3、6、9、12 点钟位置各缝 1 针作为固定牵引线。应特别注意 V 形尖端引线必须靠近齿状线，不可过远，12 点位置引线距肛门缘约 2.5cm（图 22-2-11）。切不可在未看清齿状线时盲目缝合，否则不但不能做成心形斜吻合，而且术后将发生环形狭窄和内括约肌痉挛症状。需要强调的是，直肠前壁缝合点距肛门约 2cm，而结肠前壁的缝合点宜相应缩短（即向近端）2cm，否则两者均长，术后前壁呈瓣膜状向肛管突出，影响通畅和功能。然后牵拉两根牵引线，在两根线间顺序缝合浆肌层一圈。缝线应距切口缘约 0.3cm，为全层吻合留有余地（图 26-2-12）。

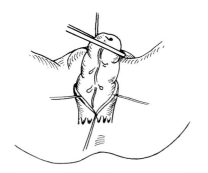

图 26-2-11　置牵引线于 3、6、9、12 点处

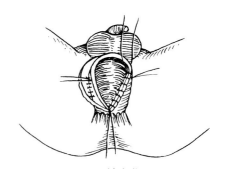

图 26-2-12　缝合浆肌层一圈

10. 切除多余直肠、结肠，吸尽肠腔粪液，消毒后结肠内塞干纱布，手术完毕时拉出。同样在四周等分缝合牵引线 4 根，在两线之间依次全层缝合一圈（图 26-2-13）。吻合完成后，前壁长、后壁短，形如马蹄，突出于肛门外。检查有无漏缝或出血，必要时给予补缝，然后将其送还盆腔。吻合口前壁距肛门约 4cm，后壁约 2cm（图 26-2-14）。术毕放软橡皮肛管 1 根，4～6 天拔除，对预防肠炎颇为有益。

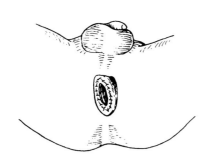

图 26-2-13　缝合全层一圈

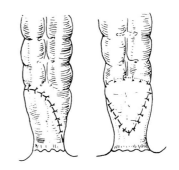

图 26-2-14　吻合完成正面与侧面示意图

11. 扩大肥厚肠段波及横结肠时，则需切除所有扩大肠段，将升结肠游离拖出吻合。此时常需切断右结肠动脉，升结肠血供由回结肠吻合弓供应，小儿一般保留升结肠 10～12cm。此时应特别注意，升结肠不可沿矢状面直接翻下，而应做逆时针旋转后拖出，否则可造成回盲部系膜肠管扭曲及影响血供，并应注意结肠拖出时应逐渐逆时针旋转 360°，以免升结肠扭转，影响术后肠蠕动功能及造成肠梗阻（图 26-2-15）。

12. 术者更换手术衣、手套，转至腹部手术，轻拉结肠，防止在盆腔内屈曲，封闭盆底，修复腹膜，逐层关闭腹腔。

13. 国内外大宗病例统计及近期文献报道，均证明 HD 根治术手术复杂，并发症多。经过 30 多年的临床研究与观察，笔者发现某些并发症与该手术的固有缺陷有关，如 Duhamel 术与其并发症盲袋和闸门综合征、Rehbein 术与内

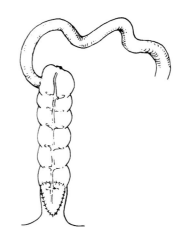

图 26-2-15　结肠次全切除，升结肠直肠吻合示意图

括约肌痉挛和便秘复发，Soave 术与直肠夹层感染等。而另外一些并发症如吻合口狭窄、吻合口漏、盆腔感染等则可通过手术方法的改进而防止。但是肛门污粪、失禁或便秘复发等并发症不但发生率高，而且可造成终生遗恨。笔者通过对各种术式的操作与比较，吸收某些术式的优点，摒弃其缺点，并在此基础上重新设计出一种术式——直肠肛管背侧纵切、心形斜吻合术。此术式不但消除了常见并发症，更重要的是避免了过多或过少切除内括约肌，防止了术后污粪、失禁或便秘复发。此术式不同于翻出型肛门外吻合巨结肠根治术（Swenson 手术）、Duhamel 手术，它们切除大部分或一半内括约肌，术后易发生污粪失禁；更不同于 Rehbein 术和直肠肌鞘拖出吻合巨结肠根治术（Soave 手术），它们保留了几乎全部病变内括约肌，术后易复发便秘症状。

直肠肛管背侧纵切、心形斜吻合术的优点：①盆腔分离少，可不放导尿管，仅在开腹和关腹时各挤压膀胱 1 次，从而避免了膀胱感染和疼痛性尿潴留。②肛门外切除结肠，行端端斜吻合，减少了盆腔及腹腔污染机会，也节约了腹腔内切除巨大结肠封闭结肠断端的操作时间，同时消灭了盲袋、闸门综合征、吻合口感染和裂开等并发症。③心形斜吻合口径宽大，不需要扩肛，避免其他术式需扩肛数月，减轻了家属经济及精神负担和患儿痛苦。④不需任何夹具，减少护理工作，消除了家长的恐惧心理，以及夹具引起的各种并发症。⑤最大限度地保留了内括约肌，同时也完全解除了内括约肌痉挛，从而基本上解决了术后污粪、失禁和便秘复发，并降低肠炎发生率。

由于此式基本上消除了伤口感染、吻合口漏、吻合口狭窄及肛门失禁和便秘复发，目前全国已有数十家省、市级医院采用此方法，病例已超过 2 000 例。这一术式也同样受到国外小儿外科同道的赞扬和重视。

【术后处理】

1. 鼻胃管减压，肠功能恢复后拔除。

2. 静脉输液,给予广谱抗生素 1～3 天。

3. 注意发生小肠结肠炎,如症状严重或疑有假膜性肠炎,则停止广谱抗生素,口服或静脉给予万古霉素。

4. 出院前做肛门指检,以了解吻合口是否宽大、平滑及前后壁高度,如由于吻合不当出现环形狭窄时,可行短期扩张。初学者若直肠肛管后壁吻合口过高,有时会发生环形狭窄。

（王　果　冯杰雄）

第三节　经典手术

一、直肠后拖出吻合巨结肠根治术(Duhamel 手术)

此手术临床上也称为结肠切除、直肠后拖出术,术前准备、麻醉、体位等均同心形斜吻合术。

【手术步骤】

1. 左下腹旁正中切口,切口上端超过脐孔 3cm,开腹后仔细检查狭窄肠管部位、扩大肥厚肠管范围,并确定切除范围(图 26-3-1)。

2. 沿直肠膀胱陷凹直肠两侧腹膜反折处切开腹膜,找到两侧输尿管牵开保护,以免误伤(图 26-3-2)。

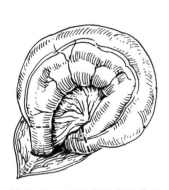

图 26-3-1　图示切除结肠范围

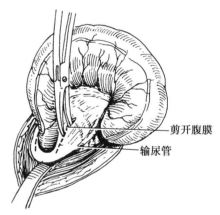

剪开腹膜

输尿管

图 26-3-2　直肠两侧剪开腹膜

3. 分离直肠上部及乙状结肠,直肠在平耻骨平面钳夹切断。

4. 直肠残端用丝线内翻缝合两层。分离降结肠及脾曲,切除巨大结肠并封闭结肠远端(图 26-3-3、图 26-3-4)。

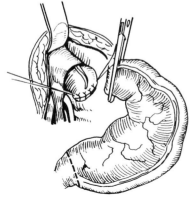

图 26-3-3　直肠残端双层缝合

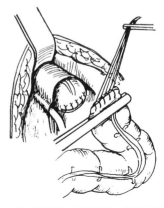

图 26-3-4　切除巨大结肠后,结肠残端闭合

5. 用手指或钳夹纱布球分离直肠后骶前间隙直至皮下。分离直肠侧韧带时，如有血管则结扎切断。

6. 术者转至会阴部，先用示指扩张肛门，在肛管皮肤黏膜交界处两侧各缝合牵引线 1 根牵开肛门，用尖刀在齿状线处切开后半环（图 26-3-5）。

7. 沿此切口分离肛管与外括约肌，向上进入原骨盆分离之通道，以长弯血管钳经此通道夹住结肠残端缝线，将结肠由此通道拖出肛门外。拖出时助手协助徐徐推送，勿扭曲肠管及血管（图 26-3-6）。

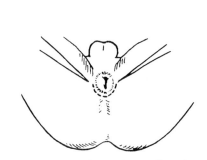

图 26-3-5 沿齿状线切开肛管后半环

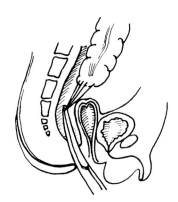

图 26-3-6 用长弯血管钳将结肠由已分离的通道内拖出

8. 结肠后半环浆肌层与远端肛管均匀缝合，切开结肠后壁行全层吻合，切除多余结肠（图 26-3-7）。

9. 远端肛管后壁与结肠前壁用两把血管钳做倒 V 形钳夹（图 26-3-8）。

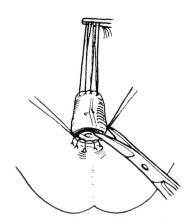

图 26-3-7 结肠后壁与肛管后壁吻合，剪除多余结肠

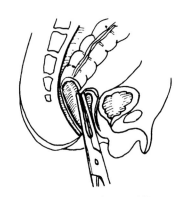

图 26-3-8 结肠前壁与直肠后壁做倒 V 形钳夹

10. 术后 6～8 天，两钳间肠壁坏死，前后肠管贯通形成一新的肠腔，前壁为原无神经节细胞的直肠，具有压力感受功能；后壁为拖下的正常结肠，可正常蠕动协助排便。近年来，有学者改用吻合器将两肠腔吻合后立即切开使两肠腔贯通，手术更为方便安全。

此手术优缺点：①避免盆腔广泛分离，对患儿损伤打击较小，因此减少了盆丛神经损伤和术后尿潴留的发生率。保留了直肠前壁感觉区以维持排便反射功能。由于钳夹使肠壁逐渐坏死脱落，从而也降低了吻合口裂开和吻合口漏的概率。②由于直肠残端呈盲袋形，粪便潴留形成粪石，压迫膀胱及结肠。直肠结肠间隔过低可形成闸门，此为本术式特有的两种并发症。③肛管结肠为钳夹坏死，组织反应严重、瘢痕宽厚，容易发生吻合口狭窄。④此术式需切除内括约肌的 1/2（后半环），容易引起术后污粪及肛门失禁。

【术后处理】

1. 一般处理同心形斜吻合术。

2. 注意血管钳松脱或拉出肠管，一般应在 1 周左右脱落。如钳夹过紧致脱落过早，则两肠壁尚未粘连愈着牢靠，可发生吻合口漏引起盆腔及腹膜炎。如钳夹过松，8 天后仍不脱落，则应紧钳，10 天后可剪去钳夹坏死肠壁,取出止血钳。由于 Duhamel 手术存在盲袋、闸门综合征,结肠、直肠不在一个直接连贯的通道上,为此许多学者又设计出一些改良术式,其目的均为消灭盲袋、闸门,以及改变钳夹方法。常用的改良术式如 Z 形吻合术。

二、直肠后结肠拖出、直肠结肠 Z 形吻合术(Ikeda 手术)

【手术步骤】

1. 剖腹后分离直肠后间隙,游离乙状结肠、降结肠和切除巨大结肠,同 Duhamel 手术。

2. 直肠上端用直角钳夹住,结肠断端用丝线或肠吻合器暂时闭合。

3. 扩张肛管,在齿状线平面横向切开肛管后壁,结肠由此切口拖出,结肠后壁与肛管后壁吻合。平行直肠上端处将结肠前壁切开约 1/2 周径(图 26-3-9)。

4. 直肠上端后壁与切开之结肠下端前壁靠拢对整缝合数针固定。由肛门内放入一长钳夹器,其夹臂长约 10cm 以上,一叶放入结肠内,另一叶放入直肠内,其顶部应超过结肠直肠间隔,否则间隔未夹完全,将影响术后粪便排出。如采用肠道吻合器,先经肛门将结肠直肠间隔吻合切开,再经上端吻合切开,不但保证间隔切开完全,而且避免了术后肛门留放夹钳之苦和夹钳带来的并发症(图 26-3-10)。

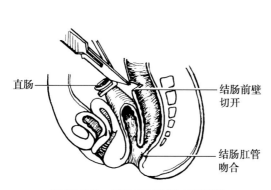

图 26-3-9　切开结肠前壁 1/2 肠管

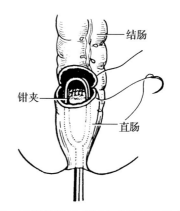

图 26-3-10　结肠前壁(下端)与直肠后壁缝合,上夹钳

5. 直肠前壁上缘与结肠前壁下缘对齐间断缝合两层,当夹钳脱落后,形成一新的肠腔,其吻合线如 Z 形(图 26-3-11)。

此手术的优点是新形成的直肠为一垂直贯通管道,消灭了盲袋与闸门。直肠前后壁吻合口相距甚远,无狭窄之虞。肠腔平滑宽大,术后效果良好。其缺点是切断肠管后需在盆腔内吻合,常污染盆腔引起术后感染;另外,此手术与原术式一样切除了 1/2 内括约肌,损伤了肛门控制能力。

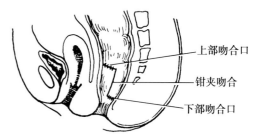

图 26-3-11　图示吻合线呈 Z 形

【术后处理】

同前术式。

三、直肠肌鞘拖出吻合巨结肠根治术(Soave 手术)

此手术临床上也称为直肠黏膜剥除、鞘内结肠拖出术,术前准备、麻醉、体位均同前术式。

【手术步骤】

1. 开腹后探查游离乙状结肠、降结肠同心形斜吻合术。

2. 在直肠近端用 0.5% 普鲁卡因肾上腺素液注入黏膜与肌层之间,将黏膜与肌层推开,以利分离和减少出血。切开浆肌层，注意勿损伤黏膜完整性。用蘸有肾上腺素液的小纱布球及锐性分离黏膜，逐步向深部齿状线处分离。深部可用手指分离，助手自肛门放入手指，以了解分离是否充分达到齿状线水平（图26-3-12、图26-3-13）。

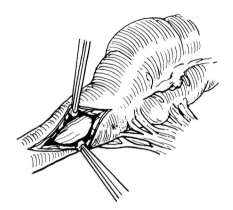

图26-3-12 切开浆肌层，勿切破黏膜

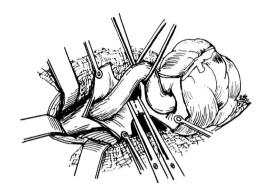

图26-3-13 分离直肠黏膜

3. 有时肠炎严重，黏膜脆弱，分离时黏膜经常破裂，流出粪液污染盆腔。遇此情况可钳夹切断直肠，直肠远端敞开，用碘酊消毒肠腔后分离黏膜则尤感方便易行。待确认已分离至齿状线后，术者转至会阴部。

4. 扩张肛门，沿齿状线切开黏膜，由肛门将黏膜与肌层分离直至与盆腔分离面相沟通，将已分离之管状黏膜与其上部连接之粗大结肠一并经肛门拖出。

5. 切除粗大结肠，将肛管与正常结肠浆肌层间断缝合，然后将肛管黏膜与结肠黏膜缝合一圈。为防止结肠回缩，拖下肠管应松弛无张力，并超出肛门0.5～1cm，为结肠回缩留有余地，以防结肠保留过短，回缩至盆腔造成术后感染及狭窄。如估计回缩严重，则可行结肠外置，外置结肠5～10cm，待10～14天后结肠与直肠肌层粘连，不再回缩时切除多余结肠（图26-3-14）。

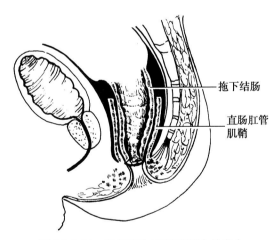

拖下结肠

直肠肛管肌鞘

图26-3-14 结肠套入直肠肌鞘内并愈合

6. 盆腔内行直肠肌鞘后侧切开，以防术后病变肠管痉挛狭窄。将直肠肌鞘与结肠周围固定，手术完成后直肠段有两层肌层。

此手术的优点是不需要解剖盆腔，无损伤下腹下丛（盆丛）和其他器官之虞。完整地保留了内外括约肌，无盲袋及闸门形成，该术式除应用于HD根治术外，尚可应用于息肉病的全结肠切除，以及巨结肠术后复发病例。

此手术的主要缺点是如黏膜未剥除完全，术后发生鞘内黏液分泌感染，脓液由会阴流出形成瘘管，侵及腹腔者形成腹膜炎；另一缺点是肠管回缩和病变直肠痉挛狭窄造成症状复发的内括约肌症状群，所以必须将直肠内括约肌背侧切开，术后坚持扩肛3个月。

四、盆腔内吻合巨结肠根治术（Rehbein 手术）

此手术临床上也称为经腹结肠切除、结肠直肠吻合术，术前准备、麻醉、体位均同前术式。

【手术步骤】

1. 开腹探查、游离结肠同前术式。

2. 沿直肠四周剪开腹膜，向远端分离直肠，直至距肛门婴儿为3～5cm、儿童为5～7cm，在此高度切断直肠，然后切除巨大结肠（图26-3-15）。

3. 直肠结肠前后左右先缝合4针，将左右两引线牵开，首先缝合后壁，继之缝合侧壁（图26-3-16）。

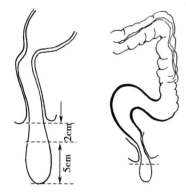

图 26-3-15　图示病变直肠保留范围

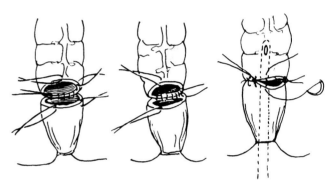

图 26-3-16　结肠直肠先吻合后壁，再吻合两侧及前壁

4. 直视下放入橡皮肛管，其顶端须超过吻合口5～8cm，以保证术后排气及分泌物通畅，达到吻合在无张力情况下顺利愈合。

此术式之优点在于完全不分离盆腔，保留了内括约肌的完整性，又不损伤下腹下丛（盆丛）神经，是唯一未发生过肛门失禁及污粪的术式。但这种术式也有其根本缺点，它保留了3～5cm无神经节细胞的病变肠管，相当于短段型巨结肠，因此，术后常有内括约肌痉挛和便秘复发，需再次手术切除部分内括约肌者约占13%；另外，此术式需在盆腔内吻合，难免污染造成盆腔感染等并发症。

【术后处理】

手术后两周开始扩肛，3个月内每天1次，3个月后逐渐减少为隔天1次至1周1次。术后定期复查，如有便秘复发，应行内括约肌切除术，以免发生继发性巨结肠。

五、翻出型肛门外吻合巨结肠根治术（Swenson 手术）

此手术临床上也称为拖出型直肠结肠切除术，术前准备、麻醉、体位均同前术式。

【手术步骤】

1. 开腹后在盆腔直肠周围切开腹膜，沿直肠向肛门分离，结扎切断血管及韧带，分离直至皮下，向上分离乙状结肠、降结肠系膜，沿虚线切除巨大结肠。暂时封闭两端断端（图26-3-17）。

2. 扩肛后用长弯血管钳夹住直肠残端，将直肠外翻至肛门外（图26-3-18）。

3. 在直肠前壁靠肛门处做一横切口，插入长弯血管钳至盆腔分离之通道，夹住近端结肠缝线，将其拖出肛门外（图26-3-19）。

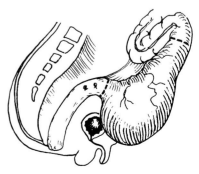

图 26-3-17　图示切除巨大结肠范围

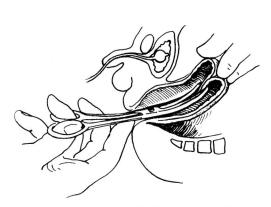

图 26-3-18 直肠残端缝合，由肛门翻出

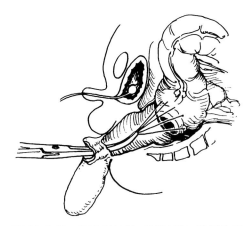

图 26-3-19 切除巨结肠，残端封闭，然后拖出

4. 在齿状线处环形分次切断直肠，将直肠与拖出结肠浆肌层对齐缝合，切除直肠及多余结肠全层，缝合一圈（图 26-3-20、图 26-3-21）。

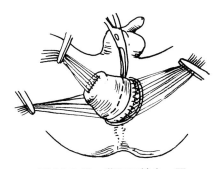

图 26-3-20 浆肌层缝合一圈

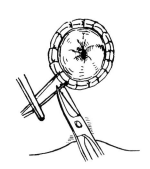

图 26-3-21 全层缝合一圈

此手术之特点是经腹腔游离直肠至皮下，由于分离面广，出血及损伤多，术后并发症多，如吻合口漏、吻合口狭窄、尿潴留、盆腔感染、大便失禁等。该手术是 HD 根治术的首创术式，许多术式均在此手术基础上吸取其经验及教训并加以改进重新设计，故仍有介绍之必要。

六、结肠回肠侧吻合术（Martin 手术）

由于患儿全部结肠缺乏神经节细胞，无蠕动功能，如按常规切除所有病变肠管（全部结肠），则术后患儿丧失水分、电解质的吸收功能，必将处于长期稀便、腹泻及电解质紊乱状态。1972 年 Martin 将回肠拖出肛门外，行回肠结肠侧侧吻合。这一方法明显减轻了术后腹泻发生的程度并缩短了持续时间，提高了治愈率。Martin 本人报道 32 例，近期无死亡，早期 8 例死亡 2 例；术后约 85% 发生肠炎，最近他加用切除内括约肌后发生率已降至 25%；未发生伤口感染，主要得益于术前造瘘、抗生素洗肠及术后给予抗生素等。

【手术步骤】

1. 所有全结肠无神经节细胞症（total colonic aganglionosis，TCA）患儿确诊后应立即做回肠双筒造瘘，另外，在升结肠、横结肠、乙状结肠三处行全层肠壁活检，以明确诊断。根据患儿情况间断和 / 或术前加用 TPN，以提高患儿营养和抵抗力。一般于 6 个月～1 岁行升结肠、横结肠切除，回肠降结肠侧侧吻合术。术前务必清洗整个结肠，并使用抗生素、甲硝唑保留灌洗全部结肠，以保证尽量消灭结肠内细菌，避免因术时长段切开吻合，造成腹腔、伤口感染和吻合口漏，以及结肠细菌移位，大量毒素吸收引起生命危险。

2. 开腹后游离乙状结肠，在直肠后方分离至皮下，在齿状线平面切断肛管后 1/2 环，回肠由此切口拖出。

3. 回肠与肛管后壁缝合两层,切除升结肠和横结肠。回肠、降结肠均在系膜及血供对侧纵向剖开,将两肠管前后壁对齐缝合两层,形成一新的肠腔。肠腔一侧为结肠,有吸收水分功能,另一侧为回肠,有蠕动排便的功能。回肠前壁与直肠后壁钳夹,钳夹应有足够的长度,应超过两肠管已吻合的下缘,否则肠腔内遗留隔膜,影响通畅,需再次手术切除或钳夹(图26-3-22)。

4. 结肠直肠吻合后,成形之肠腔一侧肠壁为回肠,另一侧为结肠(图26-3-23)。

5. 近年来有学者采用肠吻合器吻合,其结肠吻合口过长可分次吻合,然后闭合切口(图26-3-24)。

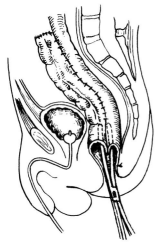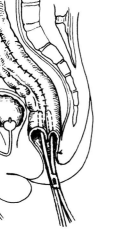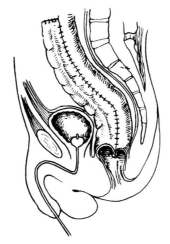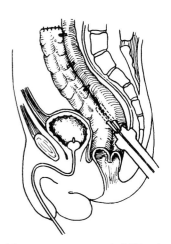

图26-3-22 回肠结肠壁钳夹   图26-3-23 回肠结肠侧侧吻合钳夹后成一肠腔   图26-3-24 图示肠吻合器吻合

6. 吻合后近端回肠造瘘,以保证术后吻合口在无张力情况下愈合,并减少感染。

手术后除一般注意事项外,应给予 TPN 治疗,术后 8~10 周关闭瘘口,关瘘前做 X 线钡剂灌肠检查,以了解吻合愈合情况。关瘘手术时在麻醉后行纤维结肠镜检查,如有吻合口间隔形成应予切断,避免影响肠内容物通过。

七、升结肠回肠侧侧吻合术(Boley 手术)

Martin 手术切除整个升结肠、横结肠,其结肠功能受到巨大损失。根据研究,右半结肠吸收 80% 液体水分、90% 的钠和氯化物及部分碳酸氢钠,所以切除右半结肠后易发生水、电解质代谢紊乱,污粪、腹泻及肛周糜烂等。Boley 将其改为切除降结肠和乙状结肠,将长 15~20cm 的升结肠及部分横结肠与正常回肠侧侧吻合。回肠末端留 5~10cm,将直肠黏膜剥除,回肠由直肠鞘内拖出(Soave 手术)(图26-3-25)。Martin 经过 32 例总结并不赞成这一改进。

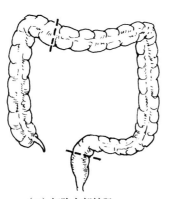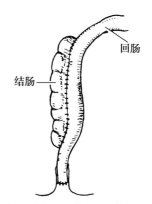

(1)切除大部结肠   (2)升结肠倒位与回肠侧侧吻合、回肠由肛管肌鞘内拖出吻合

图26-3-25 Boley 手术

八、保留回盲瓣手术（Sauer 术）

首先，水分吸收主要在右半结肠，而左半结肠吸收很少，直肠则无水分吸收功能；再者，切除回盲瓣后，维生素 B_{12}、维生素 E、脂肪酸、胆酸等均吸收不良，而且有发生胆石症和尿路结石之虞，造成生理功能和营养的严重紊乱。Goto 用鼠进行实验发现，切除全部结肠、回肠拖出组体重明显下降，4 周后不能恢复，而且呈现明显低钠症状，还会丧失回盲瓣之阻挡功能，结肠内细菌逆行进入小肠，造成细菌移位失调。因此 Sauer 等提出，在距回盲瓣 2～3cm 斜形切断回肠，游离正常回肠 20cm，近端与升结肠侧侧吻合，远端与直肠端端吻合或直肠黏膜剥脱套出。回盲部残端与回肠斜吻合。此手术可根据病情分 1～3 期完成，作者报道 2 例已 3 年，效果良好（图 26-3-26）。

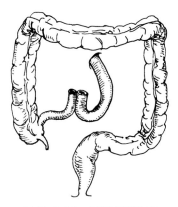

图 26-3-26　回肠双筒造瘘

（王　果　冯杰雄）

第四节　经肛门巨结肠手术

一、经肛门 Soave 手术

1998 年 Torre 报道经肛门分离切除无神经节细胞肠段，并将近端正常结肠拖出与肛管吻合。此手术不必开腹，损伤小、出血少，术后次日即可进食，全身情况恢复快、住院时间短、费用低、腹部无伤口瘢痕，美观。我国自 2001 年高亚首先开展该术式以来，至 2006 年全国有条件的医院已普遍应用，收集文献共报告 62 篇（除去重复报道者）已施行 1 389 例，均已充分证明上述优点。随着各医院病例数的增加，操作的深入，发现该术式虽然风险小，但如果术者不慎或操作不当，也有一定的并发症及危险性，有学者报道术后随访，8.6% 出现便秘，9.5% 出现肠炎，也有学者报道并发症发生率为 15.3%，包括复发、失禁、结肠炎、狭窄、直肠尿道瘘，其他如大出血、结肠回缩、吻合口裂开、长期污粪，甚至腹膜炎而死亡者已有数例。另有两组报道 10%～67% 需经腹腔镜协助完成手术。采用此术式之关键有两个：一是诊断正确，包括术前、术中及术后诊断。国外报道施术前均需活检（经肛门或腹腔镜）确诊，而我国一般医院仅凭症状及钡剂灌肠，故可能使一些特发性便秘及轻型肠神经元发育异常（IND）等，本可用非手术治疗者而施行此术式，以致有扩大手术之嫌。二是掌握适应证。该术式适用于常见型及短段型巨结肠，长段型及重型巨结肠同源性疾病（HAD）因病变肠管切除不够术后容易症状复发，或者术中被迫中转开腹手术或腹腔镜。不可过度强调其优越性而忽视其局限性，甚至有报道可以经肛门切除肠管至脾曲以上，需知经肛门游离如此之高不但增加手术危险性，而且难以将横结肠拖出肛门外吻合，总之，应当科学地实事求是地给予评价。

【手术适应证】

1. 新生儿、小婴儿短段型及常见型巨结肠，狭窄段局限于乙状结肠以下者，无神经节细胞肠段及扩大肠管切除后，近端结肠可无张力地拖出肛门吻合者。

2. 小婴儿巨结肠轻度扩张，估计病变肠管切除后，近端肠管可恢复正常功能者。

3. 已诊断为巨结肠同源性疾病，术前证明降结肠功能良好者。

【手术禁忌证】

1. 长段型巨结肠，狭窄段已近脾曲，扩张段在横结肠者。

2. 年长儿童、横结肠已扩张，蠕动、传输功能不良者。

3．5 岁以上巨结肠同源性疾病或已证明为难治性慢性传输便秘者。

【术前准备】

1．常规化验及肝、肾功能检查。

2．肠道准备 3 天。

3．手术前夜及清晨洗肠，排净粪液及气体。

【麻醉与体位】

骶管阻滞＋基础麻醉或骶管阻滞＋气管内插管麻醉。截石位。

【手术步骤】

1．放置导尿管，双下肢一并消毒包裹吊起。

2．扩肛、直肠内消毒，肛管松弛，直肠呈脱垂状，放射状缝合齿状线及周围皮肤共 8 针，结扎后直肠呈外翻状（图 26-4-1）。

3．在齿状线上于黏膜下一圈注射肾上腺素生理盐水，背侧齿状线上 0.5cm 处用针状电极呈 V 形及环状切开，分离直肠黏膜，边分边缝线，待全周分离后将缝线集中牵引，以防单线撕裂黏膜。用刀柄钝性继续向近端分离，如有出血可电灼止血（图 26-4-2～图 26-4-4），必要时结扎止血。

4．当黏膜管分离至 5～6cm 时，可见直肠肌鞘呈折叠袖套状环行包绕于黏膜管周围，此时已进入腹腔的腹膜反折处，术者向上再稍加分离，使肌鞘拖出肛门（图 26-4-5）。

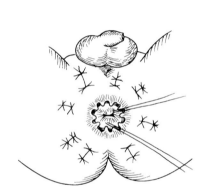

图 26-4-1　缝线扎紧黏膜外翻

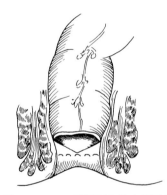

图 26-4-2　V 形切开肛管直肠黏膜

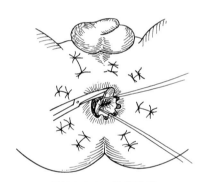

图 26-4-3　分离黏膜

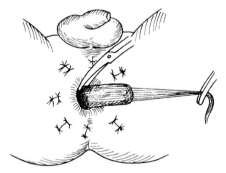

图 26-4-4　肛周黏膜分离拖出

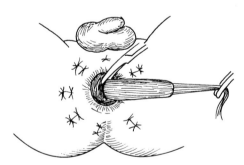

图 26-4-5　剪开直肠肌鞘

5．小心切开前壁肌鞘及腹膜，证明已进入腹腔后紧贴肠管将肌鞘全部切开，慎勿损伤膀胱及两侧的输尿管及输精管。

6．牵拉直肠，分离结扎直肠上动、静脉，血管近端均应缝扎两道。继续向上分离肠系膜，一般可分离至乙状结肠、降结肠连接部，由于肠管弹性大，强力牵拉时伸展长度可延长 1 倍以上，故有学者报道切除 70cm 多，恐有失准确。注意保留靠肠壁的血管弓，直至正常肠段可以无张力地拖出肛门吻合，并保证血供良好。切除扩大结肠。

7. 在正常段取全层肠壁做冷冻病理切片检查,以选择正常神经分布肠段并确定吻合部位。在齿状线上 0.5～1cm 处纵向劈开直肠肌鞘后壁,使呈 V 形,行心形吻合,以防肌鞘收缩狭窄。将正常结肠与直肠肌层缝合一圈,切除多余结肠,用可吸收线将结肠全层与直肠黏膜肌层缝合一圈(图 26-4-6)。

8. 为防止内括约肌切除过多引起污粪或保留过多导致痉挛狭窄,国内均采用此心形吻合,与原术式不同的是,手术开始切开黏膜时不采用环形切开而用 V 形切开。待直肠翻出,吻合时后壁剪开亦呈 V 形,然后行前高后低的心形吻合,效果满意(详见本章心形吻合术)(图 26-4-7)。

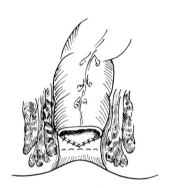

图 26-4-6　结肠肛管呈 V 形吻合

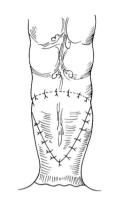

图 26-4-7　吻合后示意图

【术后处理】

1. 术后次日进水及流质和奶。

2. 排便后注意肛门清洁。

3. 静脉应用抗生素 3 天。

4. 术后两周开始扩肛 3 个月。

【术后并发症的预防及处理】

1. 便秘复发　便秘复发需再次手术者占 5%～8.6%,其原因如下。

(1)切除病变肠管不够,遗留病变肠段:新生儿、婴儿肛门细小,显露不佳,由于脾结肠韧带固定,不可能将脾曲牵出肛门外,笔者发现长段型巨结肠多因切除病变肠管不够充分,术后症状复发。常见型如果切除不足也可造成术后便秘。

(2)新生儿肠管狭窄扩张均不明显,切除不足:笔者医院遇到的复发患者中,第一次手术切除 15cm,症状复发后第 2 次检查中拖下保留肠段,乙酰胆碱酯酶 AChE 仍为 +++ 强阳性。组织化学检查说明仍为典型的巨结肠病变肠段。

(3)误将巨结肠同源性疾病(HAD)等同于先天性巨结肠而行手术:因 HAD 确诊困难,仅靠钡剂灌肠无法确诊,有时术中 HE 染色也难以鉴别。加之有的术者对 HAD 认识不足,切除不彻底,术后常复发,国外曾有文献报道,以往诊断为 HD 行手术者术后复发占 19%,均为 HAD。因此,在未能鉴别 HAD 的情况下,盲目采用经肛门手术,必然增加术后复发率。

2. 肛门失禁　笔者医院收治外地早期经肛门手术的患者中,至今已 5 年余每天污粪,国内文献亦有报道短期或长期失禁者,其原因主要是切除内括约肌过多,近年来许多术者改用 V 形切开黏膜,充分保留内括约肌,多可避免此并发症。

3. 吻合口裂开、结肠回缩　主要是分离不够,将结肠强力拖出吻合,术后肠管回缩撕裂吻合口。轻者肛管瘢痕狭窄,重者盆腔、腹膜后感染。由于新生儿反应能力低下,感染源经腹膜后间隙向上发展,症状体征不明显,以致延误诊断最后危及生命,国内已有数例发生。

4. 大出血　主要是牵拉系膜过紧、血管近端结扎不牢或未双重缝扎而脱落出血,需及时发现开腹抢救,否则会危及生命。

5. 伤及尿道、输尿管等 打开肌鞘向上分离时应紧靠肠壁,切勿向四周游离。

6. 术后肠炎 报道约占9.5%,多可采用抗生素及扩肛洗肠治愈。

7. 狭窄 经肛门手术术中吻合时必须切开直肠肌鞘至齿状线,术后必须扩肛3个月左右,如能进行心形吻合,吻合口宽大可缩短术后扩肛时间。

经肛门巨结肠手术损伤更小,进食早,肠蠕动及全身情况恢复快,腹部无瘢痕符合美观、微创,其费用低于腹腔镜手术及开腹手术。但此手术切除病变范围仅可达至乙状结肠或降结肠远段,故应严格掌握适应证,如估计切除病变肠管不够,应及时中转开腹手术或腹腔镜手术。

二、经肛门王果手术

为克服经肛门 Soave 手术的一些并发症,国内学者研发出经肛门腹膜反折上或腹膜反折下方直肠拖出、结肠肛管斜吻合术,在保留经肛门手术对患儿打击小的优点的同时,减少了并发症的发生。

【手术步骤】

1. 留置尿管,排净尿液,适当扩肛,碘附纱布肛管直肠内消毒。

2. 右示指经肛门插入抵及耻骨联合上方,左示指于腹壁外耻骨联合上方与右示指相碰,然后左示指保持不动,右示指撤出,右手持卵圆钳由肛门插入与左示指相碰后钳住直肠前壁缓慢下拉,将直肠套叠牵至肛门缘(图26-4-8)。

3. 于卵圆钳两侧直肠壁上缝牵引线一圈,将牵引线向外牵拉,于此周牵引线上方0.5cm的直肠壁上再缝牵引线一圈,于两圈牵引线之间用电刀将直肠壁全层切断(图26-4-9)。

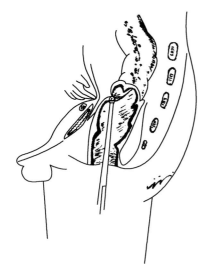 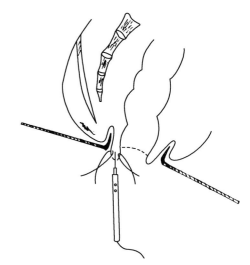

图26-4-8 卵圆钳夹住直肠前壁　　　　　　　图26-4-9 全层切断直肠壁

4. 将近端肠管下牵,边下牵边紧贴肠壁游离,结扎系膜血管,越过移行段后再向上游离15cm(图26-4-10)。必要时取肠壁组织行术中冷冻切片分析,确定有无正常的神经节细胞。

5. 下拉远端肠管的一圈缝线,使远端肠管外翻从肛门拉出,紧贴直肠后壁游离,边游离边纵向劈开,至齿状线上方0.5~1.0cm,直肠前壁游离至齿状线上方2.5~3.5cm,切除多余肠壁,形成前高后低的斜面,然后近端结肠与远端直肠双层吻合。

6. 亦可经腹膜反折下方游离直肠,具体方法为:于肛门前、后、左、右齿状线处各缝合1针用做牵引,在后正中齿状线上做V形切开直肠全层,斜向两侧。术者示指进入直肠后间隙做钝性分离,向下牵拉直肠,紧贴直肠壁缝扎系膜血管及处理侧韧带,不断延长V形切口,两侧切缘于直肠前壁距肛门缘5~7cm处会合(腹膜反折附近)。下拉直肠,继续处理结肠系膜,直至显露正常肠壁处,在该处切断病变结肠,以系膜缘对直肠后壁,对系膜缘对应直肠前壁行双层吻合。

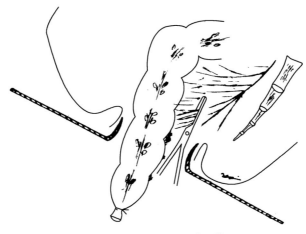

图 26-4-10　结扎系膜血管

【术后处理】

1. 术后不需要留置胃管及导尿管。

2. 术后 8 小时可进水, 24 小时可进流食。

3. 肛管术后 4～6 天拔除。

（王　果　冯杰雄）

第五节　腹腔镜巨结肠根治手术

对于长段型或全结肠型先天性巨结肠患者,无神经节细胞段肠管范围超过乙状结肠,单纯经肛门拖出术无法完全拖出病变肠管,传统的手术方式需开腹并留下巨大瘢痕和创伤。腹腔镜设备的发展和技术的进步为病变肠管较长的患儿提供了一种微创的手术方式。最经典的三种手术方式 Soave 手术、Duhamel 手术和 Swenson 手术均已获得了腹腔镜辅助下一期手术的大量临床经验,腹腔镜辅助心形斜吻合术也被证明可取得良好的手术效果且广泛应用。

【手术适应证】

1. 先天性巨结肠可疑患者病理活检。

2. 确诊的常见型、长段型或全结肠型先天性巨结肠,以及巨结肠同源性疾病患者。

3. 先天性巨结肠患者因并发症需行二次手术者。

4. 有造瘘口的先天性巨结肠患者。

5. 短段型先天性巨结肠患者也可经腹腔镜手术。

【手术禁忌证】

1. 一般情况差,生命体征不稳定患儿。

2. 灌肠后腹胀无明显缓解者。

3. 合并其他严重畸形或疾病,如先天性心脏病、肺部疾病等,无法耐受麻醉和气腹者。

4. 腹盆腔内粘连较重影响术野显露和手术分离者。

5. 伴有严重脱水、电解质代谢紊乱、并发中毒小肠结肠炎者。

【术前准备】

同常规经典手术。一般情况良好适合加速康复外科(enhanced recovery after surgery,ERAS)的患儿可在家行肠道准备及口服抗生素至术前一天,进而术前 1 小时于手术室予以预防性抗生素。麻醉成功后留置胃管减压及尿管以便更好地显露手术视野。

【麻醉及体位】

全身静脉麻醉,可同时应用骶管阻滞以利于肛门松弛。患儿仰卧位,消毒部位包括腹部、会阴部及双下肢,双下肢用无菌单包裹。新生儿和小婴儿横卧于手术台,并于会阴部手术步骤时上抬双腿,术者站于患儿头侧。年龄较大的患儿仰卧截石位,术者站于患儿右侧。

【手术步骤】

(一)王果手术

1. 戳卡的放置 由于新生儿脐静脉尚未完全闭锁,因此宜采用脐窝下切口,由此置入 Triport;或沿脐环分别放置三个戳卡,于脐窝下方褶皱处做长约 1.0cm 弧形切口,利用 Hasson 法放置 5mm 戳卡,建立 CO_2 气腹,根据年龄调节气腹压力为 6~12mmHg(婴幼儿 <8mmHg,流量为 2.8L/min),然后于脐孔两侧沿脐环分别放置另外两个 5mm 戳卡,利用三个戳卡角度行后续手术操作(图 26-5-1)。对于有肠造口的患儿可在造口关闭后用于放置戳卡。小儿腹壁薄,戳卡易移动或拖出,因此必要时可缝线固定。

2. 探查 腹腔镜探查腹腔,找到狭窄段肠管和扩张段的移行区(图 26-5-2),若移行区不明显,于外观正常肠管段取浆肌层或全层组织行术中冷冻切片分析,根据神经节细胞的有无及数量来判断。活检处若出血或穿孔则应行"8"字缝合处理。于预计保留正常结肠远端做一标记。

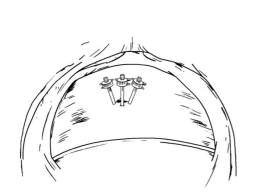

图 26-5-1 戳卡的放置

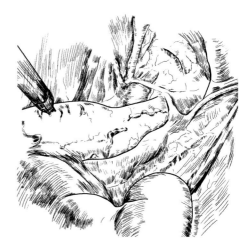

图 26-5-2 腹腔镜探查,找到狭窄段和扩张段肠管

3. 直肠后间隙游离 调整患者体位至头低足高、右斜位,使小肠集中在右上腹,便于显露盆腔,找到并避开输尿管,在腹膜反折处紧靠直肠剪开腹膜,于直肠周围向远端游离至尾骨尖水平,离断直肠侧韧带(图 26-5-3)。

4. 结肠近端游离 用超声刀向上切开结肠系膜并离断结肠系膜血管,直至距离正常结肠约 5cm 处。确保正常结肠可以无张力降至盆腔深处。继而根据病变肠管长度按需求游离乙状结肠、降结肠、脾曲、胃结肠韧带、横结肠、肝曲及升结肠(图 26-5-4、视频 26-5-1)。

如需行结肠次全切除术,常需切断右结肠动脉,升结肠一般保留 10~12cm,血供由回结肠吻合弓供应。务必仔细保护回结肠血管以确保近端结肠的血供(图 26-5-5)。注意此时升结肠不可沿矢状面直接翻下,而应行逆时针旋转后拖出,以免回盲部系膜肠管扭曲影响血供。术者站于患者左侧,将小肠从系膜底部翻转集中到系膜左侧,继而用抓钳抓住阑尾,将升结肠逆时针翻转直至无扭转(图 26-5-6、视频 26-5-2)。切除阑尾。

5. 会阴部操作 扩肛后用手术抓钳经肛门钳夹直肠并将其拖出翻转,切断直肠,并继续在腹腔镜辅助观察下将粗大结肠徐徐拖出肛门直至标记点。此过程中注意勿使肠管扭转,否则会影响术后肠蠕动功能及造成肠梗阻。于直肠背侧纵向劈开至齿状线上 0.5cm 处,切口分开呈 V 形,仔细清除直肠周围的疏松结缔组织,使直肠肌层吻合时可与结肠浆肌层贴紧(视频 26-5-3)。若缝合时两肠壁间夹入脂肪垂或结缔组织,可导致伤口愈合不良,甚至吻合口漏。

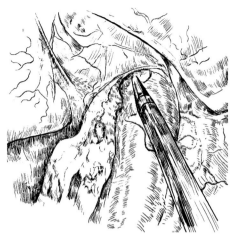

图 26-5-3　游离腹膜反折及直肠后间隙

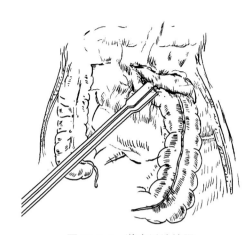

图 26-5-4　游离近端结肠

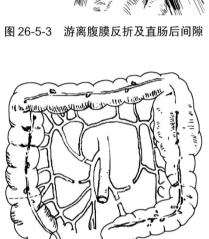

图 26-5-5　注意保留回结肠血管

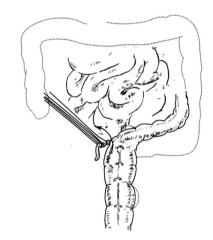

图 26-5-6　升结肠旋转后理顺回肠及回盲部

视频 26-5-1　腹腔镜巨结肠根治术

视频 26-5-2　腹腔镜下结肠次全切除

视频 26-5-3　结肠直肠心形吻合

6. 结肠直肠吻合　确认齿状线位置后再行结直肠吻合，盲目缝合不但做不成心形斜吻合，术后还可能发生环形狭窄和内括约肌痉挛症状。先在 V 形尖端缝合两针，再于 3、9、12 点钟位置各缝一针固定牵引线。V 形尖端需靠近齿状线，12 点钟位置距肛缘约 2.5cm，结肠前壁缝合点相应缩短以保证吻合后肠管前后壁长度相等，否则前壁可能呈瓣膜状向肛管突出，影响肠管通畅和功能。于每两根牵引线间顺序缝合浆肌层一圈。缝线应距切口缘约 0.3cm，为全层吻合留余地。切除多余直肠、结肠，行全层间断缝合一圈，也可边切边缝。吻合完成后，前壁长，后壁短，形如马蹄，突出于肛门外，检查无漏缝或出血后，将其还纳入盆腔，术毕放置肛管一根（视频 26-5-3）。更换手套，腹腔镜下再次检查无活动性出血及肠扭转后，逐层关腹。

（二）Soave 手术

1. 戳卡的放置及探查　同心形吻合术。

2. 乙状结肠及降结肠游离　调整患者体位至头低足高、右斜位，使小肠集中于右上腹，便于显露盆腔，找到并避开输尿管，在腹膜反折上方 5～10cm 处紧靠肠管壁剪开腹膜，向远端紧靠肠管游离系膜至腹膜反折（图 26-5-7）。

3. 近端游离 用超声刀向近端离断结肠系膜及血管方法同心形斜吻合术，根据切除肠管范围需求游离各段肠管，保证近端肠管血供，并确保其可以无张力降至盆底。

4. 会阴部操作 肛周置 6～8 根牵引线。于齿状线上 0.5～1cm 环形切开黏膜并将其从肌层小心完整分离。也可用改良方式，即"前壁高后壁低"的方式切开黏膜。黏膜留置牵引线以便更精确地游离。直肠肌层后壁做一切口打开肌鞘，缩短肌鞘并于后壁 V 形切开。此步骤对于预防病变肠管术后狭窄非常重要。在腹腔镜辅助观察下将病变肠管经肌鞘缓慢拖出，注意在拖出过程中避免系膜扭转，直至标记的正常肠管超出肛缘 0.5～1cm 无回缩，肠管回缩可引起

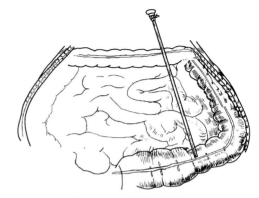

图 26-5-7 游离乙状结肠

术后感染及狭窄。若回缩风险较大，可暂行结肠外置。外置结肠 5～10cm 长，并在 10～14 天后待结肠与直肠肌层黏附不再回缩后予以切除。于标记的正常肠管近端切断结肠，并将切缘浆肌层与肛门间断缝合一圈，再将二者黏膜缝合。

5. 再次探查腹腔 确保无活动性出血。部分患儿术后小肠发生直肠旁疝的风险较大，可在腹腔镜下行盆底腹膜修复。

6. 移去腹腔镜器械，关闭切口，放置肛管。

腹腔镜下 Soave 手术可以避免腹腔内的过度解剖，对盆底神经丛和器官的损伤风险相应减小。此术式除应用于先天性巨结肠根治术外，还可应用于息肉病的全结肠切除，以及先天性巨结肠术后复发病例。然而，此手术方式也可能由于肠管回缩和病变直肠痉挛狭窄造成症状复发的内括约肌综合征，因此必须将直肠内括约肌背侧切开，术后也需扩肛 3 个月以上。此外，如黏膜未剥除完全，术后可发生鞘内黏液分泌感染，脓液由会阴部流出形成瘘管，侵及腹腔者形成腹膜炎。

（三）Duhamel 手术

1. 戳卡的放置 经脐孔下方放置 5mm 戳卡，建立 CO_2 气腹后，分别于右上腹、左侧腹放置 2 个 5mm 戳卡，右下腹放置 12mm 戳卡。

2. 探查 进入腹腔后探查步骤同心形吻合术，取浆肌层或全层组织活检，根据情况可经腹壁置一条牵引线以便更好地显露术野。

3. 游离 按切除肠管长度需求游离结肠系膜及血管，确保正常肠管可以无张力下降到盆腔深部。注意保留正常肠管的血供。通过右下腹 12mm 戳卡放入腔内切缝器，闭合并离断直肠后，直肠后间隙向远端分离直肠周围组织直至肛门，此时可用腹腔镜光源置于最远端以确认分离充分。整个过程中注意保护直肠周围组织，尤其是两侧输尿管和输精管。

4. 会阴部操作 肛周置 6～8 根牵引线完全显露齿状线。于齿状线上 0.5～1cm 直肠后壁做一全层切口，应用血管钳或手指钝性分离直肠后间隙至与盆腔直肠后间隙相通，并在抓钳辅助下经此拖出无神经节细胞的病变结肠，此时可同时用腹腔镜于腹腔内辅助观察，防止在拖出过程中发生肠扭转，确保肠管及系膜无张力。

5. 吻合 将正常肠管与直肠后壁切口环形吻合，即正常结肠后壁与远端直肠后壁吻合，结肠前壁与近端直肠后壁吻合。均匀吻合后，切除多余结肠。将切缝器两肢分别放入直肠盲端和结肠肠腔，并尽可能到达盲端顶部，切开直肠后壁和结肠前壁间隔，同时使直肠与结肠侧侧吻合，避免盲袋。留置肛管一根。

此手术避免了盆腔的广泛分离，降低了盆丛神经损伤和术后尿潴留的发生率，直肠前壁感觉区的保留维持了排便反射功能。但需切除 1/2 内括约肌，易引起污粪及肛门失禁。此外，此术式存在两种特有的并发症，直肠残端的盲袋可造成盲袋炎或粪便潴留形成粪石，压迫膀胱及结肠，同时直肠结肠间隔过

低可形成闸门。因此直肠残端应尽可能短，多种改良术式应运而生。如 Ikeda 术式可完全消灭盲袋与闸门，吻合时将切缝器顶部超过结肠直肠间隔并将其完全切开，再在腹腔镜下间断缝合直肠前壁。但此术式需在盆腔内吻合，可污染盆腔引起感染。

（四）Swenson 手术

1. 戳卡的放置　同心形吻合术。

2. 探查　腹腔内探查方式同心形吻合术式。找到移行段肠管，取 3~4 处肠壁组织行术中冷冻切片分析查看神经节细胞数量及质量，确定切除部位并标记。

3. 游离　超声刀打开腹膜反折，靠近直肠周围向远端游离进入盆腔，保护盆底血管及神经，直至齿状线上 0.5~1cm。为保护盆腔自主神经系统，直肠副韧带的上 1/3 应尽量贴近直肠壁游离。注意周围的输尿管和输精管。向近端根据需要游离乙状结肠、降结肠系膜等，直至到达预计切除水平，且近端正常肠管可无张力降至盆底。注意保留正常肠管的血供。

4. 会阴部操作　腹腔镜辅助观察下用抓钳通过肛门钳夹住直肠向外翻转，于直肠前壁齿状线近端做一切口，将直肠环形分次切除，并将直肠与拖出结肠浆肌层间断缝合，切除多余直肠及结肠，全层间断缝合一圈。

5. 术毕，移除器械，留置肛管。

作为 HD 根治术的首创式，此术式因盆腔分离广泛、出血及并发症多，如吻合口漏、尿潴留、盆腔感染、大便失禁、性功能障碍等，应用越来越少，许多术式均在此基础上总结经验教训而设计开发出来，使得并发症大大减少。

（五）全结肠无神经节细胞症手术（TCA 手术）

1. 戳卡的放置　根据所采取的术式决定戳卡的放置，心形斜吻合术、Soave 术、Duhamel 术、Swenson 术均可。由于大多 TCA 患儿根治术前已行回肠造口术，因此可在造口关闭后经此切口放置 1~2 个戳卡。

2. 探查　需多点取活检明确病变范围，TCA 多在回肠造口时已明确诊断，但仍需在吻合前对拖出肠管行全层术中冷冻切片分析。

3. 游离　腹腔镜下游离结肠系膜及血管，包括乙状结肠、降结肠、脾曲、横结肠、肝曲和升结肠，行全结肠切除时，需离断回结肠血管。腹腔内横断结肠，将回肠拖下与直肠吻合。吻合方法可根据情况选择，主要为前述几种吻合方式。经典的 TCA 术式还包括结肠回肠侧吻合术（Martin 手术）、升结肠回肠侧侧吻合术（Boley 手术）、保留回盲瓣手术（Sauer 术）等，均因各种并发症发生率较高目前已很少使用。

尽管近年来 TCA 手术并发症明显减少，但病死率依然很高。腹腔镜手术切口小，光镜下放大效果使分离更精细，而且可明显减少术后腹盆腔粘连。

（六）再次手术

尽管目前 HD 根治术的发展使并发症发生率明显降低，但仍有大量患儿遭受各种并发症的折磨，如污粪、便秘或腹胀。这些症状可由病理学或解剖学因素引起。最常见的病理学因素是残留无神经节细胞段肠管或移行区，此为二次手术的绝对指征。解剖因素包括肌鞘过长、吻合口狭窄、闸门综合征等。除一部分吻合口狭窄的患者可通过规律扩肛得到缓解，大部分患儿均需再次手术。

再次手术前需考虑多个因素，如前次手术方式、吻合口水平、直肠血供情况，以及直肠旁纤维化和炎症情况。主流的术式均可取得良好效果，已有较多报道腹腔镜手术对于由无神经节细胞段肠管残留导致的便秘复发病例安全且适用性良好（视频 26-5-4）。

视频 26-5-4　腹腔镜巨结肠再次根治术

（七）其他微创手术

为进一步使切口美观，出现了一些新改良的手术方式。Hybrid 经脐单部位腹腔镜手术仅在脐部放入 2 个戳卡，3mm 操作钳直接经左腹壁免戳卡置入操作；Hybrid 经肛门腹腔镜手术仅在脐部做一切口放置光镜，两把操作钳经肛门置入行手术；腹腔镜辅助下 NOTES 手术经肛门放入光镜和操作钳，经或不经腹壁做一辅助切口；达·芬奇机器人手术经机器人设备操作手术。这些手术均操作较困难，对术者技术经验要求较高,尤其是达·芬奇机器人价格昂贵,操作要求高,一般医院无条件购买及使用,此技术难以普及。

【术中注意事项】

1. 术中应先确定病变肠管范围再结扎乙状结肠血管,然后紧靠肠壁向直肠及肛门分离,切勿离肠壁过远,以免损伤输尿管。

2. 若手术过程中单切口腹腔镜手术操作困难,应及时中转多孔腹腔镜手术;若患儿出现不能耐受气腹、难控制的大出血、较复杂的副损伤或严重的肠粘连时,应及时中转开腹手术。

3. 尽管腹腔镜手术的优点之一为术后粘连少,但此术式使降结肠及盆腔剥离面广泛,且均未于术中修复,有时小肠可坠入盆腔造成粘连而发生严重肠梗阻,所以盆底腹膜应适当修复以减少粘连。

【术后处理】

同常规手术。

一期腹腔镜辅助下巨结肠根治术较分期手术和开腹手术有明显的优势,不仅创伤和瘢痕更小,疼痛轻,而且腹壁和腹腔内粘连更少,肠道功能恢复更快,住院时间更短,可根据病变程度不同采取个体化手术方式。尽管手术方式多样,但腹腔镜手术和开腹手术在病死率、肠炎发生率和功能性预后方面无显著性差异,而且,腹腔镜手术需要更长的操作时间和学习时间,手术的关键在于术者和病理科医师的经验。

(王 果 冯杰雄)

第六节 并发症的预防及处理

一、吻合口漏

吻合口漏发生率为 3.4%~13.3%,是根治术早期最严重的并发症,往往造成盆腔脓肿、腹膜炎,甚至危及生命,其原因较多。

1. 结肠末端血供不良 术后缺血坏死,吻合口裂开,因此,在决定下拖肠管前必须确认末端肠管血供良好。下拖过程中系膜不可旋转扭曲或牵拉过紧,以免导致损伤血管。吻合时一旦发现血供不良,必须切除该肠管,直至血供良好处方可吻合。

2. 盆腔感染 凡是在盆腔内吻合的术式均易发生盆腔感染,吻合口浸泡于脓腔之中造成吻合口漏。

3. 钳夹过高 钳夹顶端应距盲端缝合线 >0.5cm。Duhamel 手术及其各种改良钳夹术均需在耻骨联合水平切断直肠,封闭残端。结肠通过直肠后拖出肛门缝合,结肠前壁与直肠后壁钳夹,夹间肠壁坏死,使两肠管贯通成一肠腔。若钳夹时钳子顶端距封闭的盲端过近,可致缝合处缺血坏死,肠壁穿孔感染。

4. 钳夹后肠壁张力过大,粘连处撕裂 为了消除原始 Duhamel 术式的盲袋与闸门,许多术者改用结肠直肠前壁直接钳夹,因两肠管牵拉过紧,张力过大,以致坏死后粘连处裂开。因此,肠管不可牵拉过紧,应在盆腔内检查环钳,并且在环钳顶部将结肠直肠缝合数针,以减轻张力,有利于愈合。

5. 吻合口肠壁间夹杂脂肪垂及大量疏松结缔组织,导致愈合不良,吻合口裂开 这是非常多见的原因之一。在腹腔游离结肠时,可见预定吻合口段常附有大量脂肪垂及血管组织,必须予以分离结扎,使肠壁浆肌层裸露,以利吻合口愈合。分离直肠盆腔段用手指钝性分离,往往将直肠周围结缔组织一并分离,如不进行清除,则结肠直肠吻合后,两侧肌层无法紧贴愈合,必将造成愈合不良而产生吻合口漏。

6. 夹钳脱落过早 Duhamel 手术均须使用夹钳,一般将钳子合拢 1~2 齿即可,脱钳最佳时间为术后 7~8 天,有时钳夹过紧,使肠壁坏死过早,于 3~4 天夹钳脱落,但直肠结肠尚未牢固粘连,可致吻合裂开,盆腔腹腔感染。

7. 缝合不当 改良 Duhamel 手术,须将直肠肛管壁后 1/2 切除与结肠吻合,其前壁 1/2 钳夹,有时在缝、夹交界处漏针或留一间隙,既未缝到也未夹住,术后可能有粪液外渗而造成直肠周围感染,影响吻合口愈合。

一旦出现吻合口漏，并已扩散到盆腔或腹腔，估计单纯引流、禁食、抗感染不能控制者，应及时做回肠造口，否则不但感染发展危及生命，而且往往在盆腔、肛周形成多个脓肿、壁龛、窦道及死腔。久而久之，肉芽组织增生，黏膜长入窦道内，再次手术时难以将黏膜切除干净，黏膜分泌物引流不畅，反复感染形成瘢痕增殖及肛门失禁，虽多次手术，亦难以建立正常功能。

二、直肠回缩

1. Swenson 手术因近端结肠游离长度不够充分，勉强拖下吻合，术后结肠回缩吻合裂开。遇此情况只有暂行回肠造瘘，并等待回缩停止，根据回缩之长短、愈合情况再决定治疗方法。其根本预防方法是拖出结肠必须具有足够长度，张力不可过大。

2. 在施行 Soave 手术或经肛门手术时，目前多用一期吻合，拖出结肠应在无张力情况下，比吻合部长 0.5～1cm 切断吻合，给术后结肠回缩留有余地，切不可在强拉下切断吻合。而在 TCA 或息肉病行 Soave 手术时，可能将回肠由直肠鞘内拖出吻合，因回肠回缩较长，可达 5cm 左右，如行一期切断吻合时，须预留长度以防吻合口裂开回缩，造成盆腔感染，肛管瘢痕形成而狭窄。笔者常于肛门外留置回肠 10cm，用海绵钳钳夹 1/3，肠腔内放留置肛管，既可保证排出液气通畅，又可防止回缩。约 10 天后，回肠与肛管粘连，再切除肛门外多余肠管。

三、吻合口狭窄

1. 吻合口狭窄者，早期占 10.5%～23.8%，晚期仍约有 10%，引起狭窄最多见的原因是钳夹。Duhamel 术为使结肠直肠贯通，必须用血管钳或特制夹具钳夹。钳夹后两层肠壁被压轧缺血坏死，而相邻肠管因炎性反应严重增厚粘连，形成宽厚的瘢痕狭窄环。因而有学者主张常规进行扩张半年，以治疗此类狭窄。

2. 环形缝合　Swenson 手术及 Rehbein 手术均需将结肠直肠对端吻合，术后瘢痕挛缩环形狭窄，目前多用心形斜吻合术，扩大吻合口周径，亦可防止这一并发症。

3. Soave 手术中结肠由直肠鞘内拖出，肛管为双层肠壁组成，容易收缩狭窄，其预防方法为直肠鞘上部切开，术后扩肛数月。

4. 盆腔感染后吻合口裂开，愈合后直肠周围大量瘢痕形成冰冻骨盆，严重狭窄，一旦发生只有早期坚持扩肛。

四、小肠结肠炎

巨结肠根治术后发生小肠结肠炎者占 10%～18%，其原因尚未完全明了，学者们认为与狭窄段痉挛梗阻、细菌繁殖毒素侵蚀肠黏膜，以及免疫功能异常有关。小肠结肠炎可发生于围手术期或数月以后，特别是术前已有结肠炎者术后更易发生。一旦出现小肠结肠炎应及时给予广谱抗生素静脉滴注、纠正酸中毒及脱水，必要时亦可给予庆大霉素、甲硝唑、泼尼松保留灌肠。严重的小肠结肠炎常可引起败血症、脱水、休克及 DIC，导致死亡。

近年来时有报道巨结肠根治术后合并缺血性坏死性肠炎，发生率约为 4.5%，预后凶险，病死率更高。检查患儿多有腹胀、肠型、大便稀臭合并有鲜血排出。纤维结肠镜检查常可见黄豆大小溃疡。

假膜性肠炎是巨结肠根治术后肠炎的另一类型，病死率高达 50%。患儿大便培养可发现顽固性梭状芽孢杆菌，做血清或大便毒素检查多呈阳性。结肠镜检查可见肠壁出现大量黄色假膜斑块，斑块多在黏膜腺开口处，由多形核中性粒细胞及纤维蛋白渗出物组成。其有效治疗方法是口服或静脉给予万古霉素 50～100mg/(kg·d) 或甲硝唑，常用广谱抗生素无益且有害。

五、术后肠梗阻

巨结肠根治术后发生肠梗阻占 9.6%～12.7%，国内报道占 1.5%。引起梗阻的原因多为术后肠粘连，极少数为术后肠套叠。肠管大量切除后，腹膜创面显露，易引起粘连，关腹时应将其腹膜化。肠系膜根部缺损应仔细封闭,以防形成内疝。肠管整理检查有无憩室等。当结肠大量切除时应注意肠系膜勿旋转扭曲。早期出现症状者给予保守治疗,如胃肠减压、禁食、中药灌胃等,多数可以缓解症状而治愈,需剖腹探查者极少。术后晚期出现梗阻者,如保守治疗无效应及时手术。

六、污粪、失禁

巨结肠术后早期污粪、失禁发生率高达30%～40%,患儿排稀便时常常有少量粪便污染内裤,尤其是夜晚熟睡,粪水溢出污染被褥。轻者偶有发生,重者每晚出现。甚至肛门失禁,失去控制能力。污粪多数在半年后好转,1年左右痊愈。晚期仍有污粪者占20.5%,失禁约10%。引起这一并发症的原因,主要在于切除括约肌过多,通常切除1/2或更多。内括约肌切除过多容易发生污粪,相反保留过多,又可出现内括约肌痉挛、便秘复发,究竟切除多少为恰当,临床医师难以掌握,国外学者亦有同感。因此,笔者改用直肠肛管背侧纵切,心形斜吻合术,既全部保留了括约肌功能,又彻底解除内括约肌痉挛,有效地防止了上述并发症的发生。

七、便秘复发

巨结肠根治术后约有10%的患儿发生便秘,其原因如下。

1. 狭窄段切除不足　巨结肠的根本病因是结肠末段缺乏神经节细胞,丧失蠕动功能造成功能性肠梗阻,近端结肠扩大肥厚,继发性神经节细胞变性,以致加重梗阻及全身症状。倘若病变肠段切除不足或由于某一术式而保留过长(5～7cm),术后必然发生无神经节细胞肠管痉挛狭窄、便秘。若诊断为切除不足者,应进行扩肛治疗。无效者行内括约肌部分切除术。

2. 近端扩大肠管切除不足　患儿病程越久,则近端结肠继发性扩大变性越长越严重。肠壁神经节细胞出现空泡变性,功能丧失。所以手术时宜尽量切除病变肠段,保证拖下肠管功能正常。倘若切除不足,症状复发,不但治疗不易,再次手术损伤及并发症更多。个别病例,术时拖下肠管病理检查正常,术后症状复发,再次活检时发现神经节细胞缺乏或消失,其原因可能与术中损伤或缺血有关,因此必须注意术中预防措施。

3. 肠炎反复发作　患儿术后小肠结肠炎反复发作经久不愈,大量细菌毒素吸收,肠壁神经节细胞变性退化失去蠕动功能。梗阻和肠炎互为因果,导致便秘复发。必须强调对肠炎应及时诊断给予有效治疗,防止症状复发。

4. 巨结肠同源性疾病　一些巨结肠同源性疾病及慢性传输性便秘,其临床症状酷似先天性巨结肠,如神经节细胞减少(hypoganglionosis)、神经节细胞未成熟症(immaturity ganglia)、神经节细胞发育不良(hypogenesis)等。这些疾病往往不易鉴别,过去多以先天性巨结肠而手术。当术后复发,再次核查病理切片时方被诊断。其治疗方法宜切除全部病变肠管,如病变范围广泛预后不佳。

5. 合并神经系统病变　文献报道,巨结肠合并唐氏综合征(俗称先天愚型)、神经性耳聋及中枢神经病变者,治疗效果不佳,易出现便秘复发症状。

八、腹腔镜手术特有的并发症

1. 戳卡相关并发症　穿刺部位出血和腹腔血肿的发生率并不高,且少量活动性出血可通过电凝、压迫或缝扎止血。腹腔脏器或大血管的副损伤可导致严重出血,甚至死亡,常由于小儿腹壁肌薄弱、支撑力不足而放置戳卡时用力过大。因此,穿刺时操作应柔和,采用Hasson法直视下放置第一个戳卡,建立气腹后再在腹腔镜监视下放置其余戳卡可有效减少此类并发症。仔细选择穿刺部位,对于二次手术患儿需尤其注意。一旦发生腹腔副损伤,应及时评估腹腔镜下修补的可能性,必要时中转开腹。

2. 电损伤及超声刀相关并发症　不合理地使用电钩、超声刀等热传导器械可导致周围组织严重的热损伤。若肠管或输尿管发生损伤,则发生感染、漏尿、肠穿孔等并发症;血管损伤则发生出血,严重时需立即中转开腹。因此,应用上述器械操作前需仔细鉴别解剖结构,并保护好周围重要组织。

3. 气腹相关并发症 皮下气肿为最常见的气腹相关并发症,常与不合理的穿刺、切口过大、反复穿刺或手术时间过长等因素相关。气腹压力过高可导致膈肌负荷过大,影响通气和心肺功能,导致高碳酸血症和低氧血症。术中需密切监测患儿生命体征,维持气腹压力在 6～12mmHg,保持良好的肌肉松弛度,尽量缩短手术时间,一旦发现异常,及时处理,必要时中转开腹。

(王 果 冯杰雄)

参 考 文 献

[1] 王果,翁一珍,魏明发,等. 心形吻合术治疗先天性巨结肠的远期效果 [J]. 中华外科杂志,2002,40(5):344-346.

[2] 王子林,李萍,张轶男,等. 结肠 - 直肠心形吻合术治疗先天性巨结肠远期疗效分析 [J]. 中华小儿外科杂志,2003,24(2):127-128.

[3] 徐智慧,郭晓东,王建平. 直肠后矢状纵切及心形吻合治疗先天性巨结肠 [J]. 临床外科杂志,2003,11(4):238-239.

[4] 许芝林,李权,安群,等. 经肛门行先天性巨结肠根治大斜面吻合术 [J]. 中国现代普通外科进展,2002,5(1):59.

[5] 高亚,李恭才,张宪生,等. I 期经肛门巨结肠根治术 15 例报告 [J]. 中华小儿外科杂志,2001,22(1):21-23.

[6] 陈永卫,侯大为,张钦明,等. 腹腔镜在新生儿及小婴儿巨结肠根治术中的应用 [J]. 中华小儿外科杂志,2001,22(3):133-135.

[7] 易军,蒋嘉萍,李涛,等. 非开腹式经肛门结肠拖出术治疗小儿先天性巨结肠症 [J]. 中华小儿外科杂志,2001,22(5):265-266.

[8] 李善春,吴邦瑜,郑辉明. 心形吻合术治疗先天性巨结肠症 [J]. 中华普通外科杂志,2000,15(11):651-652.

[9] 武汉医学院第二附属医院巨结肠治疗小组. 中西医结合治疗婴儿先天性巨结肠症 [J]. 武汉新医药,1976(1):45-48.

[10] 武汉医学院第二附属医院小儿外科. 结肠次全切除治疗先天性巨结肠症的探讨 [J]. 武汉新医药,1977(1):26-29.

[11] 王果,徐兆英. 先天性巨结肠根治术后晚期并发症的探讨 [J]. 武汉新医药,1978(4):31-36.

[12] 王果,袁继炎,周学锋,等. 直肠肛管纵切、心形吻合术——巨结肠根治术的改进 [J]. 中华小儿外科杂志,1991(6):344-345.

[13] 张金哲,王燕霞. 巨结肠根治术的改进——介绍环钳吻合术 [J]. 武汉新医药,1977(1):15-19.

[14] CHUNG C C, TSANG W W, KWOK S Y, et al. Laparoscopy and its current role in the management of colorectal disease[J]. Colorectal Dis, 2003, 5(6): 528-543.

[15] HUTSON J M, MCNAMARA J, GIBB S, et al. Review article slow transit constipation in children[J]. J Paediatr Child Health, 2001, 37(5): 426-430.

[16] MIR E, KARACA I, GÜNSAR C, et al. Primary Duhamel-Martin operations in neonates and infants[J]. Pediatr Int, 2001, 43(4): 405-408.

[17] DI LORENZO C, SOLZI G F, FLORES A F, et al. Colonic motility after surgery for Hirschsprung's disease[J]. Am J Gastroenterol, 2000, 95(7): 1795-1764.

[18] LANGER J C, MINKES R B, MAZZIOTTI M V, et al. Transanal one-stage Soave procedure for infants with Hirschsprung's disease[J]. J Pediatr Surg, 1999, 34(1): 148-152.

[19] MIYANO T, YAMATTAKA A, URAO M, et al. Modified Soave pull-through for Hirschsprung's disease: intraoperative internal sphincterotomy[J]. J Pediatric Surg, 1999, 34(11): 1599-1602.

[20] GEORGESON K E, COHEN R D, HEBRA A, et al. Primary laparoscopic-assisted endorectal colon pull-through for Hirschsprung's disease: a new gold standard[J]. Ann Surg, 1999, 229(5): 678-683.

[21] TORRE L D, ORTEGA-SALGADE J A. Transanal endorectal-pull-through for Hirschsprung's disease[J]. J Pediatr Surg, 1998, 33(8): 1283-1286.

[22] WANG G, YUAN J, ZHOU X, et al. A modified operation for Hirschsprung's disease: posterior longitudinal anorectal split with a "heart-shaped" anastomosis[J]. Pediatr Surg Int, 1996, 11(4): 243-245.

[23] HUNG W T. Treatment of Hirschsprung's disease with a modified Duhamel-Garob-Martin operation[J]. J Pediatr Surg, 1991, 26(7): 849-852.

[24] SOAVE F. Endorectal pull-through: 20 years experience. Address of the guest speaker, APSA, 1984[J]. J Pediatr Surg,

1985, 20(6): 568-579.

[25] SWENSON O, SHERMAN J O, FISHER J H, et al. The treatment and post-operation complications of congenital megacolon: a 25-year follow-up[J]. Ann Surg, 1975, 182(3): 266-273.

[26] REHBEIN F, MERQER R, KUNDERT J G, et al. Surgical problem in congenital megacolon(Hirschsprung's disease): a comparison of surgical technics[J]. J Pediatr Surg, 1966, 1(6): 526-533.

[27] DUHAMEL B. Retrorectal and transanal pull-through procedure for the treatment of Hirschsprung's disease[J]. Dis Colon Rectum, 1964, 7: 455-458.

[28] SOAVE F. Hirschsprung's disease: a new surgical technique[J]. Arch Dis Child, 1964, 39(204): 116-124.

[29] BOLEY S J. New modification of the surgical treatment of Hirschsprung's disease[J]. Surgery, 1964, 56: 1015-1017.

[30] MARTIN L W, ALTEMEIER W A. Clinical experience with a new operation(Modified Duhamel Procedure)for Hirschsprung's disease[J]. Ann Surg, 1962, 156(4): 678-681.

[31] DUHAMEL B. A new operation for the treatment of Hirschsprung's disease[J]. Arch Dis Child, 1960, 35(179): 38-39.

[32] SWENSON O, BILL A H JR. Resection of rectum and rectosigmoid with preservation of the sphincter for benign spastic lesions producing megacolon[J]. Surgery, 1948, 24(2): 212-220.

[33] JIAO C, YU D, LI D, et al. A long-term follow-up of a new surgery method: laparoscope-assisted heart-shaped anastomosis for Hirschsprung's disease[J]. J Laparoendosc Adv Surg Tech A, 2018, 28(4): 471-475.

[34] LAMAS-PINHEIRO R, HENRIQUES-COELHO T, CARVALHO J L, et al. Duhamel pull-through assisted by transrectal port: a hybrid natural orifice transluminal endoscopic surgery approach[J]. J Pediatr Surg, 2012, 47(10): 1962-1965.

[35] LI N, ZHANG W, YU D, et al. NOTES for surgical treatment of long-segment hirschsprung's disease: report of three cases[J]. J Laparoendosc Adv Surg Tech A, 2013, 23(12): 1020-1023.

[36] ZHU T, FENG J, ZHANG W, et al. Subtotal colectomy with a single-incision laparoscopic surgery technique in children with long-segment Hirschsprung disease and allied disorders[J]. Pediatr Surg Int, 2013, 29(2): 197-201.

[37] 王果, 冯杰雄. 先天性巨结肠及其同源病 [M]. 北京: 人民卫生出版社, 2011.

第二十七章 结 肠 手 术

第一节　阑尾切除术

急性阑尾炎是小儿最常见的腹部外科疾病之一，Morton 于 1887 年首次为一位怀疑阑尾炎并阑尾穿孔的患者实施阑尾切除术，Gotz 于 1990 年首次完成并报道腹腔镜阑尾切除术成功治愈一名阑尾炎患儿。目前多数学者认为，除张力不高的阑尾周围脓肿及诊断未明的患儿可选择非手术治疗外，其余各型阑尾炎均应主张积极手术。腹腔镜阑尾切除术被认为是治疗阑尾炎的首选手术方式，主要是因为其有如下优点：①可对可疑病例进行探查以明确诊断；②术后肠粘连的程度低；③切口小，术后切口疼痛感减少，切口部位感染及切口裂开的可能性降低；④术后进食时间早，肠道功能恢复快，显著缩短住院时间。

但对于有过腹腔手术史、行其他开放手术时需要同时切除阑尾（如肠旋转不良、结肠次全切除等）、或心肺功能差不能耐受气腹的患儿，更适合开放手术。因此，对于小儿外科医师而言，传统阑尾切除技术也应该熟练掌握。

小儿阑尾炎的特点是穿孔率高，对炎症的局限能力低于成人，毒素吸收快，发病后容易引起全身中毒症状。因此，早诊断、早探查、早治疗是小儿阑尾炎术后快速康复的关键。

【手术适应证】

1. 急性单纯性阑尾炎经保守治疗 12～24 小时，腹痛、腹肌紧张、发热等症状不缓解。

2. 怀疑坏疽性阑尾炎、化脓性阑尾炎、阑尾穿孔合并弥漫性腹膜炎。

3. 经非手术治疗好转后仍反复发作的慢性阑尾炎。

4. CT 或 B 超检查提示阑尾内粪石嵌顿、寄生虫、异物等，并伴有腹痛症状。

5. 行其他手术时需要切除阑尾（如肠旋转不良手术、巨结肠次全切除术等），或术中意外发现合并慢性阑尾炎、异位阑尾等，在征得患者家属同意后，需行阑尾切除术。

6. 阑尾周围脓肿经积极保守治疗后，脓肿不能吸收或反有增大趋势，伴患儿中毒症状加重可考虑行脓肿引流和 / 或阑尾切除术。

【手术禁忌证】

阑尾周围脓肿已局限并稳定，影像学显示脓肿壁厚、周围肠管粘连，且患儿炎症指标已正常，已无腹痛、腹胀等情况。

【术前准备】

术前常规行血常规、出凝血时间、胸部 X 线片、心电图检查。全身中毒症状明显者，术前需静脉使用抗生素（青霉素类、头孢类抗生素，联合甲硝唑类），同时纠正水、电解质代谢紊乱。对于无腹胀、未大量进食者，可术中留置胃管，术后即拔除；对于有弥漫性腹膜炎及腹胀显著的患儿，术前应留置胃管，术后适当延长胃管拔除时间。术前可嘱患者排空小便，不放置导尿管；如排尿困难、患儿不配合、盆腔粘连严重，可麻醉后留置导尿管，手术完成后予以拔除。术前禁食 4～6 小时（可口服适量 10% 葡萄糖水、无渣果汁）、禁水 2 小时。同时，重视术前宣教有利于缓解患儿及家属的心理压力，减轻术前应激，避免因患儿连续哭闹导致胃肠道胀气而增加手术难度。术前 B 超或 CT 检查有助于判断阑尾炎病理类型及位置,指导拟定阑尾切除手术方式。

【麻醉及体位】

气管插管全身麻醉、连续硬膜外麻醉,仰卧位(腹腔镜术中必要时可调整至头低足高、向左侧倾斜位,利于显露阑尾)。

【手术步骤】

(一)腹腔镜阑尾切除术(视频 27-1-1)

1. 戳卡的放置　脐窝右下方褶皱处行 1.0cm 弧形切口,Hasson 法放置 10mm 戳卡,并建立 CO_2 气腹,根据年龄调节气腹压力为 6~12mmHg。放入 10mm 或 5mm 腹腔镜,探查腹腔,重点探查右下腹及盆腔,根据阑尾病变程度、网膜包裹、肠管粘连程度及是否需要放置引流管,可选择经脐单部位腹腔镜、两部位或三孔法进行手术(图 27-1-1)。经脐单部位腹腔镜:对于粘连较轻的化脓性阑尾炎、单纯性或慢性阑尾炎,术中不需要放置引流者,可采取此方法,经脐切开单切口放置 Triport 或沿脐环分别放置三个 5mm 小头戳卡,利用三个戳卡之间形成的角度

视频 27-1-1　阑尾化脓穿孔腹腔镜下阑尾切除术

进行后续手术操作。两部位腹腔镜:对有一定粘连、腹腔内渗液、积脓较多,术后需放置引流管者,可采取此方法,于脐窝放置两个戳卡的基础上,在左下腹反麦氏点处或右海氏三角处再放置一个 5mm 戳卡便于操作,利用下腹戳卡处术后放置引流管。三孔法腹腔镜:对于腹腔、盆腔粘连严重,阑尾坏疽、阑尾周围脓肿、阑尾分离易出血、解剖结构不清晰者可采取此方法,于左下腹反麦氏点、右耻骨结节上 1cm 处各放置一个 5mm 戳卡作为操作孔,术后于左下腹戳卡处放置引流。

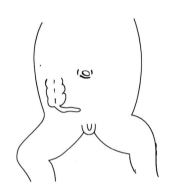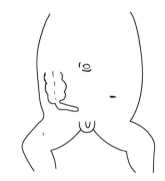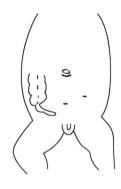

图 27-1-1　戳卡的位置

2. 探查　首先吸尽盆腔中、阑尾周围的脓液或渗液,避免调整体位后脓液流向游离腹腔(图 27-1-2)。手术床调整至头低足高位、向左侧倾斜 15°,依次探查回盲部、盆底、回肠末端 100cm 肠管,确认阑尾炎病变类型并排除梅克尔憩室或肠重复畸形。

3. 分离回盲部粘连、显露阑尾　注意使用无损伤抓钳轻柔操作,夹持阑尾系膜无血管区进行牵拉显露,不可使用分离钳钳夹、更不可直接用锐性抓钳夹阑尾。可使用吸引器头钝性分离包裹阑尾网膜及血管系膜处的粘连(图 27-1-3)。慢性阑尾炎患儿常有阑尾与右侧髂窝处、盲肠与右侧腹壁的粘连索带,均需逐一松解(视频 27-1-2)。部分病例阑尾系膜埋藏于粘连索带之下,需仔细辨别。

视频 27-1-2　慢性阑尾炎腹腔镜下阑尾切除术

4. 离断阑尾系膜　完整显露阑尾系膜后,可使用超声刀紧贴阑尾离断阑尾系膜血管,直至阑尾根部,避免烧灼盲肠(图 27-1-4)。如无超声刀,亦可紧贴阑尾根部使用分离钳戳孔,使用可吸收夹夹闭或使用 2-0 丝线结扎血管近端后,离断系膜。

5. 切除阑尾　距离阑尾根部处使用一次性套扎线圈套扎,或使用 2-0 丝线结扎阑尾(图 27-1-5)。可在距离结扎处远端约 1cm 处再结扎远端阑尾,防止内容物流出,两结扎线之间使用剪刀切断阑尾,切断

处距离结扎处约 0.5cm，并使用超声刀或电钩灼烧阑尾黏膜（图 27-1-6、图 27-1-7）。若阑尾腔内容物不多，也可只在阑尾根部结扎一道。切除后立即使用取物袋将阑尾从 10mm 戳卡孔处取出，避免在腹腔中难以找到已切除的标本或将阑尾、粪石（肠石）遗忘在腹腔内。

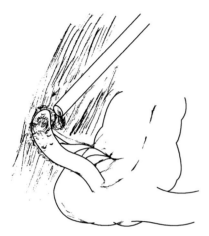

图 27-1-2　吸尽脓液、探查腹腔

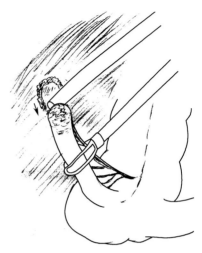

图 27-1-3　吸引器头钝性分离粘连

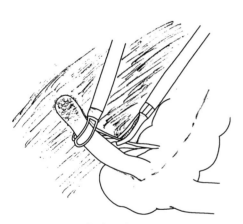

图 27-1-4　超声刀离断阑尾系膜血管

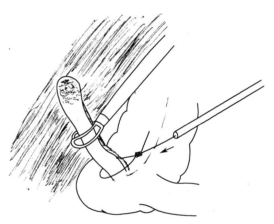

图 27-1-5　阑尾根部结扎

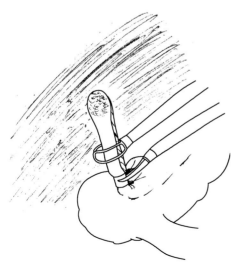

图 27-1-6　切断阑尾

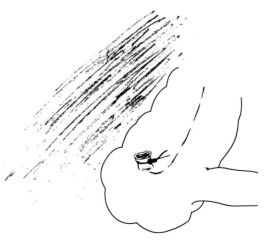

图 27-1-7　阑尾切除完成

6. 引流管的放置　对于并发弥漫性腹膜炎者需要放置引流管,再次按顺序吸尽右侧膈下、右结肠旁沟、右髂窝、左侧膈下、左结肠旁沟、左下腹、盆腔内的积液、积血和积脓,并将手术床回至平坦位。若需要放置引流管,应将引流管放置于右髂窝或盆腔的最低位置。最后再次探视全腹腔,确认无活动性出血、积液、积脓后,退出镜头、拔除戳卡。

7. 缝合切口　尽量使用可吸收线缝合切口各层,开放法放置戳卡时若有脓液污染切口,则在缝合皮下及皮肤之前,需使用稀释活力碘或抗菌冲洗液清洗皮下,避免切口术后感染。皮肤可用组织胶水黏合或粘贴带对合。

(二)开放阑尾切除术

1. 切口的选择　取麦氏点切口,即经过脐与右髂前上棘连线的中、外 1/3 交界处(麦氏点),与该连线做垂直切口,长 3～5cm。逐层切开皮肤及皮下组织,切开腹外斜肌腱膜(图 27-1-8),钝性分离腹内斜肌及腹横肌(不予切断)(图 27-1-9),显露腹膜后,使用小甲状腺拉钩伸入分离开的肌肉之间,沿平行切口方向钝性牵拉肌肉进一步扩大切口,充分显露腹膜(图 27-1-10)。

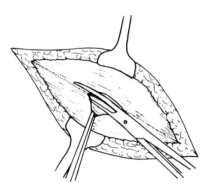

图 27-1-8　剪开腹外斜肌腱膜

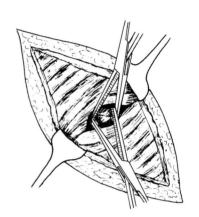

图 27-1-9　分离腹内斜肌和腹横肌

2. 寻找阑尾　交替使用血管钳钳夹腹膜后,切开腹膜,进入腹腔(图 27-1-11)。使用湿纱布将小肠、大网膜向内上方推开,显露回盲部。寻找阑尾的方法有三种:①直视下于切口下方找到肿胀、增粗的阑尾,或使用手指在髂窝稍分离、触及阑尾。②沿升结肠及盲肠的三条结肠带向近端追踪至盲肠末端,即为阑尾根部。③沿回肠末端追踪至回盲部,其后下方即为阑尾所在。对于后位阑尾,因阑尾位于腹膜外,往往需要扩大切口并在升结肠旁打开侧腹膜,将盲肠内翻,即可显露阑尾。除非彻底探查,切不可随意做出先天性阑尾阙如的诊断。

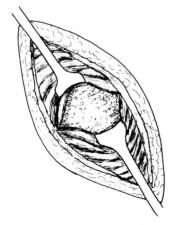

图 27-1-10　用拉钩牵开肌肉显露腹膜

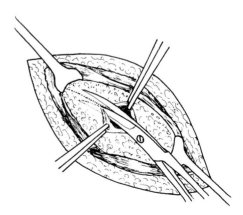

图 27-1-11　剪开腹膜

3. 顺行阑尾切除术　绝大部分阑尾切除可按此方法处理。使用湿纱布垫将盲肠下方垫起，使用组织钳将阑尾系膜夹住轻柔提出切口，切忌钳夹阑尾壁（图27-1-12）。使用分离钳在阑尾系膜无血管区戳孔，离断系膜血管，直至阑尾根部（图27-1-13）。距阑尾根部约0.5cm的盲肠上，使用4-0丝线行浆肌层缝合一圈，暂不结扎。使用直血管钳轻柔地在阑尾根部压出钳印（图27-1-14），于钳印处使用2-0丝线结扎。剪断结扎线之后，使用血管钳从留置的浆肌层缝合线下方钻出，夹住结扎线头，准备将阑尾残端送入荷包之中（图27-1-15）。另一把血管钳夹住距离结扎线头远端0.5cm处阑尾，直视下用刀片切断，至此完成阑尾离断（图27-1-16）。阑尾残端使用活力碘消毒，并去除其中的粪石。将夹住结扎线头的血管钳轻柔压入盲肠壁内，术者顺势将荷包逐渐收紧并结扎（图27-1-17）。

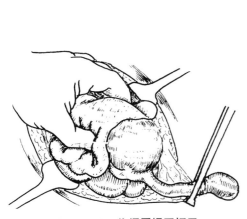

图27-1-12　将阑尾提至切口

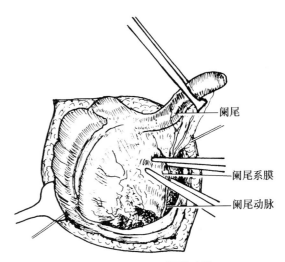

图27-1-13　处理阑尾系膜

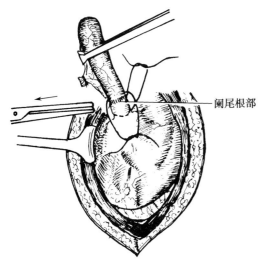

图27-1-14　用直钳轻轻夹住阑尾根部，随后移去直钳

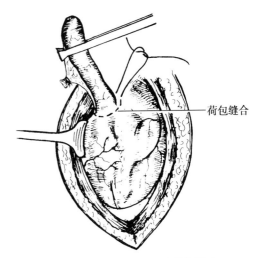

图27-1-15　阑尾根部的荷包缝合

4. 逆行阑尾切除术　部分阑尾炎患儿因后位阑尾或阑尾远端与肠管粘连严重无法分离，进行游离时阑尾尖端不清晰，强行分离有可能造成肠穿孔，则需考虑进行逆行阑尾切除术。逆行切除的关键是找寻阑尾根部及阑尾系膜后，显露阑尾根部（图27-1-18），切断阑尾（图27-1-19），在不游离阑尾远端的情况下，使用分离管钳在阑尾系膜无血管区戳孔，离断系膜血管，直至阑尾根部，注意分离时尽可能多地结扎系膜血管，以免离断靠近阑尾根部的血管后，远端阑尾仍有小的活动性出血（图27-1-20）。荷包缝合、阑尾残端包埋后，再逐渐向阑尾远端分离，注意钝锐结合分离阑尾与周围肠管的粘连，直至显露阑尾末端。

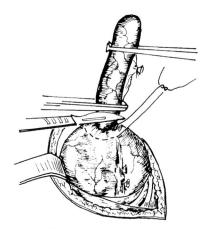

图 27-1-16　切除阑尾

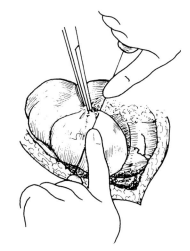

图 27-1-17　处理阑尾残端，结扎荷包缝线

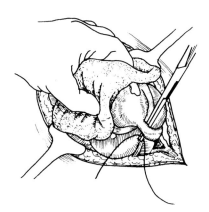

图 27-1-18　显露阑尾根部，准备逆行切除

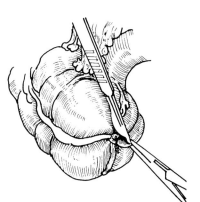

图 27-1-19　切断阑尾根部

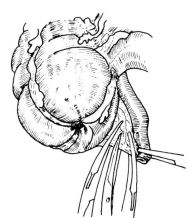

图 27-1-20　分离阑尾系膜血管

阑尾与周围肠管、输尿管、大血管等粘连十分严重，全层分离阑尾远端仍有困难时，可行阑尾黏膜剥除术。

5. 清理腹腔　切除阑尾后，吸尽右侧髂窝及盆腔处的脓液、渗液及渗血后，再次用湿纱布清理腹腔；切口较小，显露不佳时，不宜做大范围冲洗，以免使脓液播散，造成术后腹腔脓肿。

6. 引流管的放置　腹腔引流管应紧贴腹壁放置于盆腔内、右侧髂窝内及病灶旁。腹腔引流管不可从切口内引出，而应从切口下方 2～3cm 处另戳孔引出，以降低切口感染的概率。对于单纯性阑尾炎、渗出不严重的化脓性阑尾炎，阑尾切除术后可不放置引流管；对于术中发现阑尾周围脓肿而无法完整切除阑尾者、阑尾穿孔并发弥漫性腹膜炎者、病变靠近阑尾根部者、腹腔粘连严重且分离创面渗血较多者、行后位阑尾切除且腹膜后污染严重者，均可考虑放置引流管。目前主张术后尽早拔除引流管，留置不超过 72 小时，脓液及渗血较多者可适当延长留置时间。

7. 关闭切口　关闭腹腔前，再次检查残端是否有活动性出血、荷包包埋是否满意、积脓是否清理彻底。对于阑尾穿孔的患儿，腹腔污染较重，若怀疑切口有可能感染时，缝合皮下组织之前，依次使用过氧化氢—生理盐水—稀释活力碘—生理盐水冲洗皮下，必要时放置皮下引流条一根，术后 24 小时拔除。污染切口不适合应用皮内缝合及组织胶水，否则有皮下有积液不易引流出。

（三）阑尾周围脓肿的手术

阑尾周围脓肿是阑尾炎的一种病理类型，其脓肿壁是由周围脏器（多为肠管、侧腹膜、大网膜等）包裹而成，其内含大量炎性渗出物形成的肿块。包块较小、炎症局限时，可进行抗感染、局部理疗、中药等保守治疗。对于脓肿较大合并明显波动感、吸收缓慢、一般情况差、腹膜炎体征明显、短期内肿块增大的阑尾周围脓肿患儿,应行开腹引流、腹腔镜引流或 B 超引导下穿刺引流术,引流管位置需放置于脓肿内最低位置。

【术中注意事项】

1. 戳卡放置时应注意深浅适度,过深容易造成操作困难,过浅可能形成皮下气肿或戳卡脱出。由于阑尾炎患者腹腔内多存在粘连,穿刺部位可能有肠管粘连,故第一个戳卡使用 Hasson 法放置最为安全。

2. 钝性分离阑尾周围及肠管之间的粘连,除非清晰辨认索带,否则不可盲目使用超声刀灼烧粘连带,以免造成肠管损伤。

3. 抓持阑尾时,需抓持阑尾系膜无血管区或阑尾炎症较轻处,使用无损伤抓钳轻柔操作,不可使用分离钳,否则极易造成穿孔。

4. 灼烧阑尾系膜时,需紧贴阑尾操作。贴近阑尾根部的系膜操作时,注意超声刀的工作面切勿损伤盲肠。

5. 对于单纯性阑尾炎,必须探查所有小肠,避免遗漏其他病变。

【术后处理】

1. 术前无明显梗阻症状的患儿,术后全身麻醉清醒后即可少量饮水,逐渐进糖水及无渣果汁,术后 24 小时进流质饮食。术后 6 小时即可取仰卧位,于床上翻身、活动;鼓励患儿尽早下床活动,随肠蠕动功能恢复,逐渐恢复至正常饮食;根据患儿进食情况,逐步减少每日液体量。

2. 术后可根据病情使用抗生素,抗生素可选用青霉素类或头孢类,合用甲硝唑类抗厌氧菌药物。

3. 常规术后第三日进行切口换药,注意观察切口是否有红肿、其下是否有波动感。若出现感染、皮下积脓,则需拆除数针缝合线,敞开切口,每日进行换药处理。

4. 拔除橡胶引流管时,应放开引流球、引流瓶的负压,边挤压、边旋转、边退出引流管,以免将大网膜由戳卡孔处疝出,造成回纳困难。

【术后并发症的预防及处理】

1. 一般并发症

(1)出血

1)切口出血:切口各层均可能出现出血,导致切口附近皮下青紫色。积血可能导致皮下感染,需要及时换药。若发现切口渗血量大或血肿形成时,则需手术止血。

2)腹腔内出血:一般在术后短时间内出现出血,原因多为阑尾动脉结扎线松动滑脱,患者可出现腹痛、腹胀、失血性休克体征。一经确诊,需及时手术探查止血。部分行逆行切除阑尾病例,因远端阑尾尖端处理不完全,离断后残留远端阑尾黏膜下小血管出血,这样的出血大多可自行停止,术中确切结扎、止血对于预防术后出血十分关键。

3)肠道出血:术后肠道内出血多因残端荷包包埋后,结扎残端的线头脱落造成残端黏膜下层出血,一般出血量很少,大部分可自行停止,确切结扎是预防的关键。

(2)副损伤:阑尾炎患儿不仅阑尾水肿、组织脆弱,其周围器官、组织亦水肿,往往解剖关系不清晰。手术中若出现判断失误,则可能损伤右侧输尿管、右侧卵巢、髂血管、肠管等。膀胱过度充盈时,可能在分离粘连时对其造成损伤。故分离粘连时手法要轻柔,从间隙进行分离,切忌大把钳夹组织。术野不清时,必要时可延长切口。若术中出现损伤,需及时修补。

(3)感染

1)切口感染:表现为切口处红肿、皮温增高,轻压后患者诉切口疼痛明显,积脓后触之有波动感。多因手术时切口部位感染所致,一经发现,应拆除部分皮肤缝线,可使用纱条进行引流,每日换药,直至伤口自行愈合或待创面新鲜后行二期清创缝合。

2)腹腔脓肿:术中脓液清理不彻底、引流不畅或引流管位置不合适,可导致术后腹腔脓肿,其中以盆腔脓肿及膈下脓肿多见。盆腔脓肿多位于道格拉斯腔内,患儿除全身症状外,可出现里急后重,直肠指检可触及直肠前壁的质软包块,触痛明显。抗感染等保守治疗无效时,可采用B超引导下穿刺或手术引流。

当脓液积聚在膈下,与横结肠及其系膜的间隙内形成脓肿时,称为膈下脓肿。患儿可出现持续性钝痛,与呼吸有关,深呼吸或咳嗽时加重,疼痛一般位于近中线的肋缘之下,并可牵扯肩背部或后腰部疼痛,部分患儿可出现顽固性呃逆症状。部分膈下脓肿可引起患儿咳嗽、胸痛,甚至膈肌穿孔。膈下脓肿多采用B超引导下经皮穿刺引流治疗,术中尽可能将膈下脓液吸尽。阑尾切除术后,早期在床上坐起、下地活动及通畅引流可降低膈下脓肿形成的可能性。

(4)肠梗阻:术后肠粘连较常见,早期肠粘连可通过早期下床活动、中药辅助、理疗促进肠道蠕动,降低肠粘连的程度,并降低形成肠梗阻的可能性。患儿术后很长一段时间,都存在出现梗阻症状的可能性,特别是部分有弥漫性腹膜炎的患儿术后可能出现反复梗阻,保守治疗无效时,需采取手术松解索带。手术前及出院前,均需对患儿及家属进行宣教,嘱其术后不要暴饮暴食,对辛辣、刺激、生冷、油腻的食物,容易引起腹胀的食物、饮料都要特别注意控制。

(5)阑尾残株炎:凡有过阑尾切除病史,术后再发类似"急性阑尾炎"的典型症状,就应考虑本症的可能。此病的发生多与术中残留阑尾根部过长有关,一般定义为超过1cm。本病容易误诊,危害较大,必须通过再次手术方可治愈。

(6)肠瘘:部分阑尾根部穿孔、回盲部坏死穿孔而未妥善处理时,或术中发生损伤肠壁而未发现时,肠腔内容物通过穿孔流到腹腔内,而形成肠瘘。肠瘘患儿多可出现右下腹压痛、包块等体征,切口处流出恶臭粪液即可确诊。出现肠瘘大多需要手术治疗,根据患处情况选择修补、切除吻合或近端肠造口术。

(7)"第五日综合征":为小儿阑尾炎患者特有,是指阑尾切除术过程顺利、术中及手术均未见异常、切口无感染、无梗阻症状,然而术后第五日左右,患儿出现腹痛、体温增高、白细胞计数增高及弥漫性腹膜炎体征,当再次剖腹探查时,却无阳性发现。目前认为此综合征是因阑尾被切除后,患儿出现一过性的机体免疫功能下降,机体的防御体系一过性发生应激所致,无须再次手术治疗。

2. 腹腔镜阑尾切除术相关并发症

(1)穿刺意外与皮下气肿等并发症见本书第一章第十节。

(2)出血:术中手术野渗血可小纱条填塞;小出血点可钳夹后,使用超声刀止血,使用吸引器确保止血点术野清晰,切勿盲目电凝止血。

(3)肠管损伤:操作时切勿使用分离钳钳夹阑尾及周围肠管,只可用无创抓钳及吸引器头轻柔操作;因炎症波及周围肠管,肠管壁较脆弱,切不可暴力牵拉肠管。若出现小穿孔,则可在腹腔镜下行缝合修补;若穿孔较大,肠液过多,则需中转开腹手术。

(王　果　杨继鑫)

第二节　结肠闭锁手术

先天性结肠闭锁发生率占胃肠道闭锁的1.8%～15%,其病理按Grosfeld分为:Ⅰ型隔膜闭锁;Ⅱ型两盲端肠分离、有索条相连;Ⅲ型两盲端分离,其间肠系膜呈V形缺损;Ⅳ型多发闭锁。Ⅲ型占全部病例的60%,Ⅳ型占10%为最少。脾曲近侧闭锁是远侧闭锁发生率的2.5倍,如回盲瓣关闭严密,脾曲近侧闭锁,结肠极度扩张、肥厚,其横径是闭锁远侧未发育结肠的6～7倍。闭锁近侧肠管壁缺血,神经发育不良,呈麻痹状,甚至肠壁坏死穿孔。结肠闭锁合并其他畸形约占47%,依次为腹壁缺损、小肠闭锁、肠旋转不良等。结肠闭锁在出生后40～72小时内手术者,病死率约为20%,72小时后手术者病死率明显升高。近年来国内结肠闭锁一期手术治愈率达85%以上。

常用的方法有两种:病变肠管切除一期吻合术和肠造口二期根治术。England主张早期的右半结肠切除回肠结肠吻合术;Karnak认为早期造口术有助于近端肠管减压。耿其明主张凡全身情况良好,能耐受手术者,尤其是闭锁盲端位于结肠肝曲近侧,应选择Ⅰ期回肠结肠吻合术,闭锁近盲端位于结肠肝曲以远者,先行肠造瘘多可在Ⅱ期肠吻合时保留回盲瓣和部分近端结肠,建议分期手术。夏仁鹏认为闭锁发生在脾曲近端结肠时应选择回结肠吻合;当闭锁盲端在脾曲以远,可以保留回盲部及部分升结肠行结肠吻合;如果闭锁盲端超过乙状结肠或患儿一般情况较差时,应先行肠造口。

一、病变肠管切除一期肠吻合术

适用于脾曲近侧结肠闭锁,全身情况较好能耐受该手术的患儿。

【术前准备】

1. 新生儿护理,肌内注射维生素 K 预防出血。

2. 禁饮食、有效的胃肠减压、静脉补液纠正脱水、电解质代谢紊乱。

3. 全身应用抗生素预防和治疗常见的感染。

4. 需要在 NICU 监护治疗,全身情况好转争取在生后 24 小时内手术。

5. 必要时术前准备:经肛门直肠插入导管进入左侧结肠,注入碘油造影,以判断胎儿肠闭锁远侧盲端所在部位,同时是鉴别各种新生儿低位性肠梗阻病因的重要依据,也是术前腹部切口选择和肠闭锁手术方法设计的重要参考,造影后清洁灌肠。

【麻醉与体位】

连续硬膜外麻醉或气管内插管全身麻醉。取仰卧位。

【手术步骤】

闭锁位于脾曲近侧者取右侧经腹直肌纵切口或腹部正中切口,位于脾曲远侧者行腹正中纵切口或左侧腹直肌纵切口。

1. 腹腔探查、制订手术方案 进入腹腔后,首先进行肠减压,在严重扩张的结肠闭锁盲端近侧肠壁厚韧处,荷包缝合,中央切一小孔,将预先准备的吸引器导管经小孔插入肠腔,吸净肠内容物,吸尽后收紧荷包缝合,结扎引流管防止内容物外溢,随时可以吸引,保证手术操作的顺利进行。同时排除合并畸形,若有合并畸形相应处理。寻找闭锁盲端,确定闭锁类型和闭锁部位。Ⅰ型、Ⅱ型、Ⅲ型需切除闭锁近侧的全部扩张肠段和远端闭锁肠管 2~3cm,Ⅳ型切除闭锁肠管同上述外,还需切除远近端之间两端闭锁的细小结肠,如多节闭锁且较长,应行多节盲端切除和吻合。若闭锁位于脾曲近侧结肠,仅切除扩张的横结肠和结肠肝曲,保留部分升结肠和回盲瓣。闭锁位于肝曲,应切除全部扩张的结肠肝曲、升结肠、盲肠段和扩张的回肠末段。

2. 术中对病变肠管行冷冻切片分析 有学者建议常规检查,有学者术后检查近 20 例结肠闭锁远近侧切除的肠壁,只发现肠壁神经丛和神经节细胞数量减少、发育不成熟,不推荐常规检查。笔者认为有条件的医院可以检查,积累较多数量资料后更能说明问题。

3. 闭锁肠管切除吻合术

(1)结肠结肠吻合术:适用于脾曲近侧结肠闭锁、回盲瓣关闭不全、扩张段局限于横结肠和结肠肝曲。切除范围包括闭锁的横结肠、结肠肝曲、升结肠远端和阑尾,保留部分升结肠和回盲瓣(图 27-2-1)。

参考本章第四节回肠、结肠特异性炎症手术,游离右半结肠和回肠末段,围绕回盲部外下方切开后腹膜,向上绕过结肠肝曲,向左横断横结肠上缘的大网膜直至脾曲,绕过脾曲外侧,向下切开后腹膜数厘米。在回盲部,升结肠和肝曲背侧分离直至肠系膜根部,使回盲部无张力地牵移到左上腹或剑突下,便于与远侧结肠切口吻合。分离时应防止右髂血管、精索或卵巢血管、肾蒂、肾上腺血管、下腔静脉和十二指肠的损伤。分别结扎、切断右结肠动脉上行分支的边缘动脉、中结肠动脉分支和左结肠动脉上行分支的边缘动脉,切断血管近端,应双重结扎。闭锁远

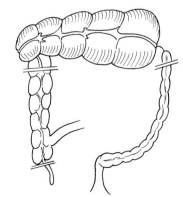

图 27-2-1 脾曲左侧结肠闭锁切除范围

端肠腔注水应自肛门排出,证明远端肠管通畅。将近端肠内容挤压到扩张段肠管内,在拟切除肠管近端夹两把肠钳,在其间横断肠管,闭锁远端肠管距盲端2~3cm处以两肠钳夹持,其间横断肠管,将切断肠管移出,行阑尾切除术。将血供良好、无张力、无旋转的升结肠切口对降结肠切口,若降结肠切口横径细小,可以在其对系膜缘肠壁纵向切开1~2cm扩大开口,肠系膜对肠系膜靠拢,两对侧肠壁靠拢,分别缝合固定后做牵引,用5-0无创缝线连续或间断缝合两切口的肠壁,线结打在肠腔内,只做一层的结肠结肠端背吻合术(图27-2-2)。术后负压吸引,防吻合口漏。

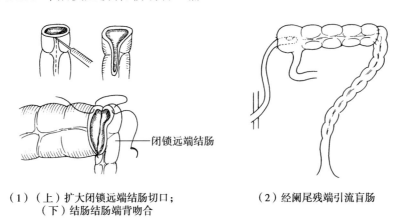

（1）（上）扩大闭锁远端结肠切口；　　　　（2）经阑尾残端引流盲肠
　　　　　（下）结肠结肠端背吻合

图 27-2-2　结肠结肠吻合术

　　(2) 回肠结肠吻合术:适用于横结肠近端闭锁,升结肠、盲肠和回肠末段均扩张,应予切除(参考结肠结肠吻合术)。分别结扎切断回结肠动脉的盲肠支、右结肠动脉和中结肠动脉的右侧边缘动脉,切除回肠末段、盲肠、升结肠或横结肠近端肠管后,行回肠末段和横结肠端端吻合术。

【术后处理】

1. 新生儿护理,监测生命体征,继续肌内注射维生素K 2~3天,继续全身用抗生素。

2. 禁食、胃肠减压,禁食3~4天或更长时间,除静脉补液外,要用TPN维持热量和生长发育的需要。病情好转体重增加,肛门排气排便后,TPN逐渐减量,同时喂养糖水,喂奶,能完全代替TPN后,停用TPN。

3. 术后第2天始,每4~6小时肛管排气1次,直至能自动经肛门排气为止。

4. 阑尾残端引流管接无菌吸引装置,术后排气排便后夹闭,无吻合口漏后拔除。

【术后并发症的预防及处理】

1. **肠梗阻**　①肠闭锁两端切除的肠管不足,尤其是近端扩张段切除不足引起的功能性肠梗阻。即使切除长度足够,肠功能也比婴幼儿肠切除肠吻合后恢复缓慢。②吻合口狭窄水肿,故吻合时必须用5-0无创缝线,做一层黏膜下浆肌层连续或间断缝合。操作必须轻柔、精准。③吻合口近端肠管360°~720°旋转,故吻合前应细致检查。④腹内疝形成,故术中所有切开的肠系膜和腹膜应予缝合。⑤粘连性肠梗阻,强调操作轻柔,保护肠管外壁,严格防止肠内容物污染腹腔,止血要完善。肠梗阻时除肠旋转吻合和内疝形成需再次手术外,多数患儿经保守治疗可以缓解。

2. **吻合口漏**　原因为:①结肠外层纵肌衍化为三条结肠带,其间肠外壁为环肌、少量纵肌和浆膜,很薄,行一层缝合时撕裂浆肌层引起。②吻合口必须通畅,否则狭窄梗阻引起吻合口漏。③营养不良患儿应TPN支持,必要时静脉滴注白蛋白。④持续胃肠减压和术后定时扩肛排气排便。⑤估计可能发生吻合口漏者,术中经切除的阑尾残端插管,做腹壁提吊瘘。吻合口漏一旦确诊,应立即手术缝补或吻合口近端行肠造瘘。

二、分期结肠乙状结肠或结肠直肠吻合术

(一)第一期肠造口术

此造口术适用于不耐受肠切除肠吻合的危重患儿、结肠闭锁远近侧切口大小差距太大不能吻合的患

儿及脾曲远端至直肠闭锁。术前准备、麻醉体位同盲端切除肠
吻合术。左侧腹直肌纵切口。新生儿期降结肠或乙状结肠闭锁
行双侧盲端和扩张肠段切除、双口腹壁造口、米库利兹结肠造
口术（Mikulicz colostomy）、Santulli-Blanc 造瘘或 Bishop-Koop
造口，手术操作参考本书第二十五章小肠手术一章。如直肠近
端闭锁只能做乙状结肠近端或降结肠单管造口（图27-2-3）。

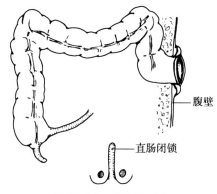

图27-2-3 结肠造口术

若是闭锁近端穿孔，全身情况差，被迫急诊手术，将穿孔肠
管提出肠造口。若为低位隔膜型直肠闭锁可行经骶入路手术治
疗。双口结肠造口者，可经远端造口和经肛门直肠留置水囊导
管，单口结肠造口者经肛门直肠或直肠阴道瘘留置水囊导管，
每天 3 次经导管注水或注液体琼脂扩张发育不良的结肠和直
肠，每次持续 2～4 小时，促进其发育和扩张，持续扩张 3～6 个月，使发育不良结肠或直肠横径达 2～3cm
时（图27-2-4），可行二期肠吻合术。

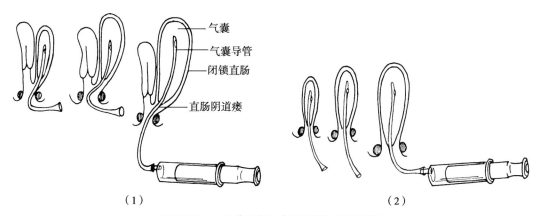

（1）　　　　　　　　　　　　　　　　　（2）

图27-2-4 往瘘口插入气囊导管，扩张直肠

（二）第二期切除肠瘘肠吻合术

【术前准备】

1．术前 3 天口服抗生素，肌内注射维生素 K。

2．术前禁食一天，静脉补液。术前 1 天夜间经双造瘘口清洁灌肠，手术当天早晨再清洁灌肠 1 次。

3．术晨禁食，胃肠减压，静脉补液和输入抗生素。

4．术前要求造口周围皮肤无炎症和糜烂。

【麻醉与体位】

连续硬膜外麻醉或气管内插管全身麻醉。取仰卧位。

【手术步骤】

1．横结肠与降结肠或乙状结肠端端吻合术 远、近端肠造瘘内填入纱布，瘘口外纱布包裹。由原切
口进入腹腔，若第 1 次手术未切除扩张肠段，此次应连同肠瘘一并切除。分别游离横结肠、升结肠，甚至
还需游离回盲部和回肠，才能无张力地使切除扩张段后的肠切口与远侧肠切口吻合，游离方法见本章病
变肠管切除一期肠吻合术。自腹壁游离肠瘘，手指在腹腔内瘘口周围引导，腹腔外距瘘口 0.5cm，围绕瘘
口切开皮肤和皮下组织[图27-2-5（1）]。

分离开与肠管粘连的肌肉和腹膜，使肠瘘与原来引出的腹壁切口完全分离，切开瘘口远端肠管外侧
后腹膜，并在其背侧游离使其松解，将远、近肠瘘口拖出腹腔外，在扩张肠段近端夹两把肠钳，横断其间
肠管，紧贴远侧瘘口，夹两把肠钳，切断其间肠管，移走切除的扩张肠段和瘘口[图27-2-5（2）]。

在腹腔外将远、近端肠管切口靠拢，系膜对系膜，缝合肠管浆肌层固定，两肠系膜对侧壁靠拢，缝合

肠壁浆肌层固定,牵引此两固定线,在其间全层连续缝合或间断内翻缝合肠切缘,外加浆肌层间断缝合,完成远近肠管端端吻合[图 25-7-5(3)]。

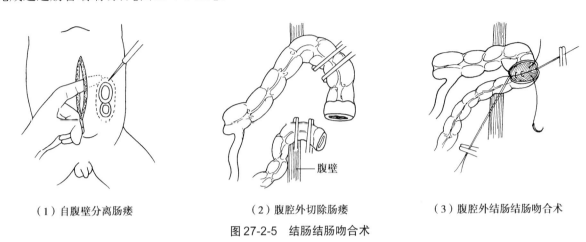

（1）自腹壁分离肠瘘　　　　　　（2）腹腔外切除肠瘘　　　　　　（3）腹腔外结肠结肠吻合术

图 27-2-5　结肠结肠吻合术

缝合切开的肠系膜和腹膜,将吻合肠管送回腹腔,冲洗腹腔,分别缝合原腹壁切口和肠瘘切口。

2. 结肠直肠吻合术　游离横结肠肝曲、脾曲和结肠瘘,将已经扩张的直肠盲端切除,与已切除瘘口的结肠行端端吻合(图 27-2-6),仿巨结肠 Rehbein 手术(图 27-2-7)。

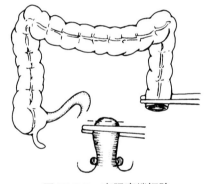

图 27-2-6　直肠盲端切除

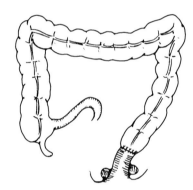

图 27-2-7　仿 Rehbein 结肠直肠吻合术

3. 合并肛门直肠闭锁和直肠阴道瘘或会阴瘘,经直肠留置水囊扩张达横径 2cm 后,先处理肛门直肠畸形(参考本书第二十八章先天性直肠肛门畸形手术有关内容),术后 1～3 个月按上法切除瘘口,行结肠直肠吻合术。

4. Santulli-Blanc 造口、Bishop-Koop 造口和 Mikulicz 造口,仅需在腹膜外切除瘘口边缘皮肤和多余的肠壁,双层间断内翻缝合肠管开口,再缝合腹壁部分肌层和皮肤,即可完成关瘘和肠道的连续,手术步骤参考第二十五章第一节小肠闭锁和第十节肠套叠手术。

【术后处理,术后并发症的预防及处理】

参阅本节病变肠管切除一期肠吻合术。

（陈博渊　席红卫）

第三节　结肠直肠重复畸形手术

结肠直肠重复畸形发生率占消化道重复畸形的 5%～25%。病理分为囊肿型、并列管状型、憩室型和复杂型,后者为重复肠管下端合并泌尿生殖系统畸形和椎管内神经肠源性囊肿或瘘,椎管内病变采用

MRI 结合临床能确诊。结肠直肠重复畸形可能并发肠梗阻、腔内感染穿孔、出血和排便排尿困难等急诊症状，年久不治者可能癌变。结直肠重复畸形是一种罕见、易误诊漏诊疾病，初次就诊时可因先天性直肠肛管畸形、直肠尿道瘘、直肠舟状窝瘘和腹部囊性肿块来诊，错诊漏诊将导致治疗效果欠佳。同时需警惕全结直肠重复畸形可以在多处发生，余东海等报道 2 例在重复直肠和正常直肠之间还有一重复病灶，遗漏病灶将导致不可避免地再次手术。Sarin 等报道了结肠三重重复和双阴茎和重复膀胱尿道的病例。Palazon 等报道了 2 例三重重复的肛管重复畸形。

外科手术应根据病理类型、有无急性并发症和全身情况而选择手术方式，对于单独囊肿型或肠管游离度大者可采用腹腔镜辅助切除，病情复杂或直肠重复畸形往往需要开放手术治疗：①单独囊肿切除术，适用于不与主肠管共壁的囊肿。②主肠管和重复畸形一并切除术，行远近肠段吻合，适用于与主肠管共壁共血供的囊肿、短管状或憩室型等及其急性并发症。③重复肠管切除术，适用于并列全结肠直肠重复，共壁肌层，主肠管和重复肠管各有血管供应。参照本书小肠重复手术，沿共壁肌层外侧纵向切开重复肠管两侧浆肌层，剥脱共壁肌层重复肠管的全部黏膜，将共壁肌层保留在主肠管上，行重复肠管切除术，此法不仅能根除该畸形的急性并发症，还能预防癌变。④并列全结肠直肠重复中隔下端经肛门直肠开窗术。⑤并列全结肠直肠重复，重复近端横断四口造瘘术，适用于结肠直肠重复远端合并泌尿生殖系统畸形，骶管内神经肠源性囊肿或瘘，合并的后两种畸形，按其相应治疗原则处理后，再治并列全结肠直肠重复。⑥对于单发的直肠重复畸形，余东海的经验是以经会阴或骶尾部切口开放手术完整切除病灶。但 Mege 等使用经肛门内镜电切技术，完整切除重复直肠。本节介绍下列五种手术。

一、多孔法腹腔镜下结肠重复畸形切除术

【手术适应证】

单独囊肿型或肠管游离度大者。

【手术步骤】

1. 患儿体位　仰卧位。

2. 手术人员站位　术者站位于患儿左侧，助手站位于患儿右侧。监视器放在患儿足侧。

3. 戳卡取位　取脐窝下缘做 5mm 切口放置腹腔镜，左中腹及脐耻中点处分别做 3mm 或 5mm 切口放置操作钳。

4. 手术操作　①探查腹腔，了解结肠重复畸形的位置、大小及与肠系膜的关系。②探查重复畸形囊肿与主肠管及系膜的关系，完整切除囊肿。③如重复畸形肠管与主肠管共壁，可将该段肠管与囊肿一起钳夹后，扩大脐部切口，或就近行腹壁切口，将重复畸形肠管与主肠管一起提出腹壁外，在腹外行包括重复畸形与主肠管一并切除，行肠管切除肠管吻合。然后将吻合好的肠管再放回腹腔内。对于乙状结肠重复畸形，只剥除畸形肠管。④缝合关闭切口。

二、单孔法或单部位法肠系膜囊肿切除术

患者体位、手术人员站立位置及手术操作与多孔法结肠重复畸形切除术相同，戳卡取位为脐部单孔或单部位，当两个操作钳互相干扰，或者操作钳与镜头互相干扰时，使用可弯曲操作钳进行操作。

三、重复盲肠黏膜剥脱术

【手术适应证】

1. 重复盲肠与主肠管共壁，两者交通或不交通，此术可以保留回盲瓣功能。

2. 共壁重复盲肠坏死穿孔，急症时行重复盲肠外引流术或回肠造瘘术，二期行黏膜剥脱术。

【术前准备】

1. 术前两天进少渣流食和灌肠通便，术晨清洁灌肠。

2. 术前两天口服抗生素。

3．术晨禁食，插胃管，静脉输液和广谱抗生素。

【麻醉与体位】

连续硬膜外麻醉或气管内插管全身麻醉。仰卧位。

【手术步骤】

右下腹经腹直肌纵切口，进入腹腔探查无其他病变，只有盲肠重复，围绕盲肠做外侧后腹膜切开，上端止于升结肠中段，内侧止于回肠末段，在盲肠背侧游离升结肠和回肠末段。用肠钳暂时阻断回肠末段和升结肠起始部，防肠内容流入重复盲肠内影响操作和污染腹腔。重复盲肠外周以纱布保护，切开囊壁后吸净腔内肠液，腔内以聚维酮碘（碘附）液消毒，手指探查交通口部位、大小及共壁范围，切除共壁外重复盲肠的大部分囊壁，靠正常肠壁留一带蒂囊壁瓣，作为将来加固用。沿交通口外，黏膜下注入 1：5 000 肾上腺素液，剥除重复盲肠的黏膜（图 27-3-1），连续或间断肌层内翻缝合交通口（图 27-3-2）。外加肌层间断缝合（图 27-3-3），再将准备好的带蒂囊壁肌瓣，与对侧囊壁切缘缝合固定于缝合的交通口上（图 27-3-4），然后缝合侧腹膜切口，关闭腹腔。

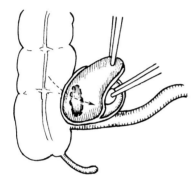

图 27-3-1　沿交通口剥除共壁黏膜

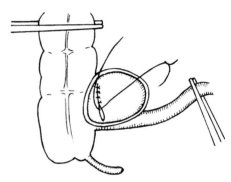

图 27-3-2　全层内翻缝合交通口

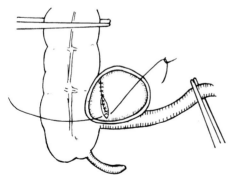

图 27-3-3　外加肌层间断缝合

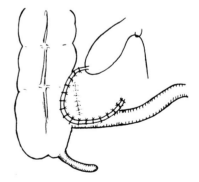

图 27-3-4　带蒂囊壁肌瓣与对侧囊壁缝合

如重复盲肠与主肠管无交通口，只需切除重复盲肠，游离部分沿共壁周围切开重复盲肠的浆肌层，剥除共壁肌层重复盲肠侧的黏膜，将共壁肌层保留在主肠管上，外加肠系膜缝合覆盖（图 27-3-5）。

如重复盲肠感染较重，无法切除，且剥离困难，可在切开重复肠管后，苯酚（石炭酸）灼烧黏膜后，囊内放置橡皮管引流（图 27-3-6），沿腹壁引出，或者囊内放置碘附纱布填塞（图 27-3-7），沿腹壁引出，2～3 天后逐渐拔除引流橡皮管或碘附纱布。

【术后处理】

1．禁食、胃肠减压，肛门排气后进食。

2．静脉补液和应用抗生素。

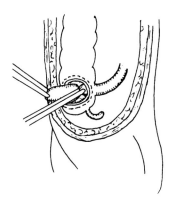

图 27-3-5 分离盲肠重复黏膜

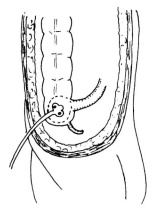

图 27-3-6 囊内置橡皮管引流

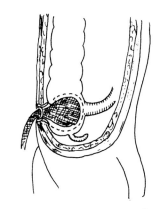

图 27-3-7 囊内碘附纱布填塞

四、经肛门直肠重复腔内黏膜剥脱术

【手术适应证】

适用于正常直肠共壁的囊肿型直肠重复畸形。

【术前准备】

除不需术前插胃管外,其他同重复盲肠黏膜剥脱术。

【麻醉与体位】

骶管阻滞。重复畸形在直肠前用俯卧位,在直肠后截石位。

【手术步骤】

经肛门直肠重复腔内黏膜剥脱适用于低位或能脱垂于肛门外的重复畸形。扩张肛门括约肌,直肠指检了解直肠重复范围与正常直肠的关系,经肛门在囊肿的最下端,切开与正常直肠共壁,直肠重复黏膜层下注入稀释肾上腺素液,分离并电灼止血,将囊内黏膜全部剥离。

腔内留置橡皮片经肛门引出体外,4-0 可吸收线间断缝合直肠壁肌层切口,外加间断缝合直肠黏膜切口。

如重复直肠上极位于骶骨岬,下极在齿状线以上,可用肛门以上骶路后矢状切口,剥除重复直肠黏膜。

【术后处理】

1. 禁食 5 天,静脉补液和应用抗生素,静脉滴注止血药。

2. 腔内留置橡皮片,囊小者术后 4 天拔除,囊较大者无引流液时拔除。

3. 骶路矢状切口术后应俯卧位,严防污染,敷料污染时立即更换。

【术后并发症的预防及处理】

术后并发肛门失禁,为术中损伤内外括约肌引起,术中应横向切开直肠壁,不能纵向切开,可预防失禁。

五、经肛门结肠直肠重复中隔下端开窗术

【手术适应证】

并列全结肠直肠重复或左半结肠直肠重复,远侧为盲端或开口于正常直肠内瘘管。并列结肠直肠重复与直肠为整条肌管围绕,中隔为双层黏膜背向构成,内无完整肌层,无法用重复肠管切除术,开窗术后,随访癌变可能。

【术前准备、麻醉与体位】

与经肛门直肠重复腔内黏膜剥脱术相同。

【手术步骤】

扩肛,拉钩拉开肛门,可以窥见突入直肠腔内的结肠直肠重复盲端或瘘管开口。盲端穿刺抽出粪水

或积液后，在穿刺处或瘘口上下各缝 1 针牵引线。在两线之间横向切开盲端全层 2～3cm，或切开扩大瘘口 2～3cm，以不切破直肠重复侧壁为度，张开两把 Kocher 钳两叶，分别插入直肠和直肠重复腔内，扣紧两把 Kocher 钳两叶，在两叶之间电刀三角形切除直肠和结肠直肠重复中隔下端 4～6cm，示指伸入畅通无阻，即可撤出两把 Kocher 钳，完成手术。

【术后处理】

1. 禁食 2～3 天，静脉补液和抗生素。

2. 术后 2 周直肠指检，如开窗口狭窄应行扩张或再次中隔下端扩大切开术。

（陈博渊　席红卫）

第四节　回肠、结肠特异性炎症手术

一、溃疡性结肠炎手术

1875 年 Wikes 首先描述本病，是病因不明的结肠黏膜下层的炎症性疾病。以往研究结果认为：欧美国家溃疡性结肠炎的发病率较我国高。但近年来相关调查显示我国溃疡性结肠炎发病率有明显增长趋势。溃疡性结肠炎患者的结直肠癌发生率约为 18%，显著高于正常人群。婴幼儿发病多为急性过程，病情常较年长、青少年发病时严重，并发症多，预后差。病程 10 年内癌变率为 3%，20 年内者为 40%。我国溃疡性结肠炎患者手术率 3%，病死率 0.6%。官德秀总结首都医科大学附属北京儿童医院 110 例溃疡性结肠炎患儿手术率 6.4%，肠梗阻、肠穿孔、消化道大出血的发生率分别为 0.9%（1/110）、4.5%（5/110）、5.5%（6/110），手术原因以严重肛周病变为主，其次是肠穿孔。如能排除克罗恩病（Crohn disease），多数学者主张切除早期病变结肠，小儿患者应在发病两年内手术，60% 以上可获缓解，复发率为 37%。溃疡性结肠炎患者由于其特殊的疾病特征，腹腔病变情况较复杂，传统手术及腹腔镜手术操作难度较大。因此，吴小剑提出手助腹腔镜手术（hand-assisted laparoscopic surgery，HALS）治疗溃疡性结肠炎，其认为 HALS 兼具开腹手术的可直视下操作、手术时间短和腹腔镜手术的出血少、术后恢复快等优势，在复杂性炎性肠病（inflammatory bowel disease，IBD）治疗中的作用日益凸显。

【手术适应证】

1. 并发肠穿孔、结肠大出血、完全性肠梗阻或中毒性巨结肠或急性暴发性结肠炎，需急诊手术。

2. 严格的内科疗法 1～2 年无效者或病情严重，内科无法控制者。

3. 长期反复发病，影响小儿生长发育者。

4. 假性息肉有癌变倾向者。

5. 并发关节炎、脓皮病、虹膜炎等严重全身性疾病，经内科疗法不能控制者。

【手术方法】

1. 急性肠穿孔、中毒性巨结肠等，积极防治休克同时，行肠穿孔肠段或中毒性巨结肠切除术、结肠和乙状结肠双造口，或次全结肠切除行回肠造口和直肠上端切口缝合关闭，待全身情况改善后行二期关瘘和肠吻合术，恢复肠道连续（手术方法参考本章第二节二）。

2. 婴幼儿患者如病变局限于结肠一部分，行病变结肠切除、结肠结肠端端吻合术。

3. 病程长，全结肠受累或并发全身严重疾病者，采用全结肠切除、回肠直肠肌鞘内拖出、回肠肛管吻合术。为了减少便次，在回肠末端加做储粪袋术。

4. 回肠腹壁永久造瘘：适用于其他外科手术失败的病例，疗效好，但要终身戴人工粪袋，不被患者接受。

（一）全结肠切除、回肠直肠肌鞘内拖出、回肠肛管吻合术（TCEPIA）

1977 年 Martin 首先应用，目前被广泛应用于溃疡性结肠炎或多发性结肠息肉病。

【术前准备】

1. 术前 2～3 天进流食。

2. 术前两天口服抗生素。

3. 贫血和营养不良者,应输鲜血、白蛋白和 TPN,需 10～14 天,全身情况改善后,方可手术。

4. 术前长期连续应用肾上腺皮质激素,最好停用后手术;如不能停用,术中应静脉输注,以防肾上腺皮质功能不全。

5. 术前夜灌肠,手术清晨清洁灌肠。

6. 术晨插胃管,术中插导尿管。

7. 术前备血。

【麻醉与体位】

应用连续硬膜外麻醉或气管内插管全身麻醉。6 岁以上用膀胱截石位,6 岁以下小儿先平卧做腹部手术,会阴部手术时再抬起两下肢成膀胱截石位。

【手术步骤】

1. 腹部探查　正中切口或左侧旁正中切口,起自剑突和脐之间,下端止于耻骨联合上 2cm,进入腹腔探查全部结肠,了解病变范围和性质,探查肝、脾、大网膜和结肠系膜淋巴结有无病变,分段取病肠组织和附近淋巴结,送冷冻切片检查,如无癌变,无小肠病变和肠系膜淋巴结肉芽肿改变,不考虑克罗恩病。溃疡性结肠炎累及全结肠,需行全结肠切除术。切除范围包括回肠末端 2cm、全部结肠、直肠上端和需要相应切断的血管(图 27-4-1)。

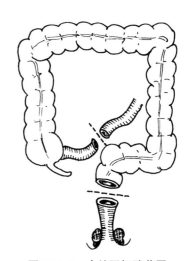

图 27-4-1　全结肠切除范围

2. 游离回盲部、升结肠和横结肠　沿升结肠、盲肠外侧切开后腹膜,后腹膜切口向上延伸切断肝结肠韧带、绕过结肠肝曲,向下延伸绕过盲肠达乙状结肠右侧,再向下达直肠前。使上述肠管背侧和后腹壁之间完全分离。操作时防止损伤十二指肠、右肾上腺、右输尿管、右精索(卵巢)血管、右髂血管和下腔静脉(图 27-4-2)。

将升结肠、盲肠向右拉开,在上述肠管内侧剪开其系膜,分别结扎切断中结肠动脉、右结肠动脉和回结肠动脉的盲肠支(图 27-4-3)。

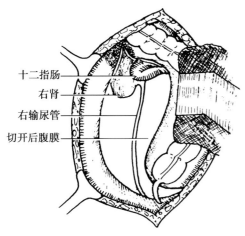

十二指肠
右肾
右输尿管
切开后腹膜

图 27-4-2　游离右半结肠及肝曲

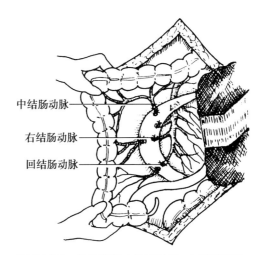

中结肠动脉
右结肠动脉
回结肠动脉

图 27-4-3　结扎切断中结肠动脉、右结肠动脉和回结肠动脉

切断动脉的近端应双重结扎，处理中结肠动脉时要防肠系膜上血管的损伤。自结肠肝曲至脾曲，切断脾结肠韧带时防脾血管损伤，沿横结肠侧剪开大网膜下缘，使横结肠完全游离（图27-4-4）。

3. 游离降结肠和乙状结肠　沿降结肠外侧，自脾曲向下剪开后腹膜，向下延伸到乙状结肠左侧，再向下达直肠前与右侧已经切开的后腹膜会合，将降结肠、乙状结肠背侧与后腹壁分离。

分离时保护脾蒂，防止损伤左肾上腺、左输尿管、左精索血管和左髂血管。将降结肠、乙状结肠向左牵引，在上述肠管的系膜内，分别结扎切断左结肠动脉、乙状结肠动脉和直肠上动脉（图27-4-5），并全部剪开其系膜，上端与已经剪开的横结肠系膜会合。距回盲部2cm，在两肠钳之切断回肠，消毒后备用。

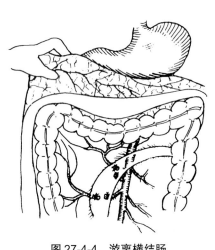

图27-4-4　游离横结肠

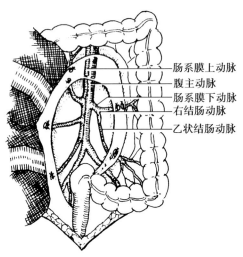

肠系膜上动脉
腹主动脉
肠系膜下动脉
右结肠动脉
乙状结肠动脉

图27-4-5　结扎切断左结肠和乙状结肠动、静脉

4. 剥离直肠黏膜、保留直肠肌鞘　男性先插导尿管引导以防尿道损伤，直角钳夹住和提起乙状结肠直肠交界，紧贴直肠壁向下分离，分开输尿管和膀胱。环形切开中上1/3或1/2交界的直肠肌层，在黏膜与肌层之间注入1:5 000肾上腺素液，电刀分离黏膜达齿状线上0.5～1cm，亦可以同时从肛门向上分离黏膜进行配合环形切断黏膜，因溃疡性结肠炎黏膜有炎症或溃疡，应耐心分离，务必彻底切除黏膜（图27-4-6），否则易引起直肠肌鞘内顽固性感染。将完全游离的回肠末端、全部结肠、乙状结肠和直肠上端移出腹腔。

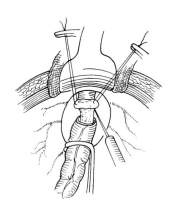

（1）经盆腔剥离直肠黏膜

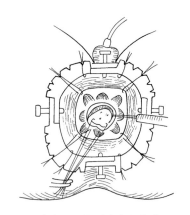

（2）经肛门剥离直肠黏膜

图27-4-6　剥离直肠黏膜

5. 回肠肛管吻合　通过已固定于Lone star金属卷上的肛门，将游离的近端回肠切断、无旋转无张力、肠系膜对肌鞘后正中，通过肌鞘内向下牵引，使回肠切口与齿状线以上黏膜切缘对齐，行回肠全层和

肛管黏膜肌层间断缝合或间断加连续缝合，缝合最后 2 针前、肌鞘和回肠之间留置橡皮片经肛门引出做引流，完成回肠肛管吻合术（图 27-4-7），肌鞘上端与拖入的回肠间断缝合一圈。冲洗腹腔后缝合后腹膜切口，将盆腔腹膜环绕肌鞘上缘缝合固定，以防内疝形成。若冷冻切片证实已有癌变，应按结肠癌手术原则处理，如为克罗恩病，应按该病原则治疗。

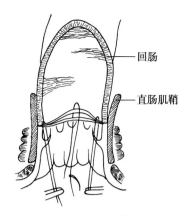

回肠

直肠肌鞘

图 27-4-7　回肠肛管吻合术

【术后处理】

1. 禁食 5～7 天，胃肠减压，肛门排气后可进食。拔除肌鞘内引流橡皮片。

2. 禁食期间静脉补液。禁食时间超过 5 天时应行 TPN 支持疗法。

3. 静脉输注抗生素预防感染。

4. 术前和术中应用肾上腺皮质激素者，术后继续应用，如全身情况好转，应尽早逐渐停用。

【术后并发症的预防及处理】

1. 术后 14 天肛门指检，如吻合口狭窄应定期扩张治疗。

2. 直肠肌鞘内感染常为手术失败原因，预防方法为力求术中彻底剥除黏膜，术中肌鞘内留置橡皮片。如抗生素等不能控制感染，应行近端回肠造瘘，清除肌鞘内黏膜，控制感染后关瘘。

3. 术后便频，10～12 次 /d 和污粪，影响生活。服肠蠕动抑制剂，进少渣食物，可以减少便次，减轻污粪。术后 1 年能逐渐改善。目前加做储粪袋术能明显增加控便能力。

（二）全结肠切除、回肠直肠吻合术

适用于溃疡性结肠炎累及全部结肠，直肠肛门无病变或仅有轻度炎症，手术参照（一）回肠肛管吻合术切除全部结肠，保留全部或部分直肠，行回肠直肠端端吻合术（图 27-4-8），控便能力优于回肠肛管吻合术，但要定时随访监测，预防或治疗直肠炎症复发和癌变。

（三）储粪袋术

储粪袋术有 S 形、J 形和 W 形，是在全结肠切除、回肠末端做成储粪袋，再由直肠肌鞘内拖出与肛管吻合而成，亦可用肛肠吻合器行储粪袋与肛管吻合，不必剥离直肠黏膜做成肌鞘，操作省时。加储粪袋的目的是减少排便次数，减轻或消除污粪。

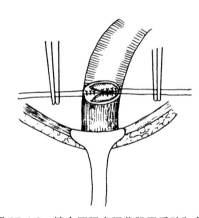

图 27-4-8　缝合回肠直肠浆肌层后壁和全层缝合回肠直肠后壁

1. S 形储粪袋术　1980 年 Park 首创。

【术前准备、麻醉与体位】

参阅 TCEPIA 手术。

【手术步骤】

（1）全结肠切除和直肠黏膜剥脱：参考 TCEPIA 手术。

（2）做 S 形袋：取回肠末段 50cm，折叠成 S 形，末端 2cm 不切开，用无创线连续缝合 Ⅰ、Ⅱ 段和 Ⅱ、Ⅲ 段对系膜缘肠壁附近浆肌层，电刀纵向切开 S 形肠段对系膜缘肠壁（图 27-4-9），在切开的肠腔内，连续全层缝合相邻切开的肠壁（图 27-4-10），连续全层内翻缝合 Ⅰ、Ⅲ 段切开的肠壁，外加连续浆肌层缝合而成 S 形袋，袋的两端荷包缝合，袋长 15cm（图 27-4-11）。

回肠末端经直肠肌鞘内拖至齿状线处，两者切缘对齐，间断缝合或间断加连续缝合回肠切缘全层和直肠黏膜切缘黏膜肌层一圈，成回肠袋和直肠末端吻合，肌鞘上端与 S 形袋下极间断缝合固定（见图 27-4-7）。

（3）为了预防回肠直肠吻合口漏和预防回肠侧侧吻合口漏，做储粪袋的同时，应在储粪袋以上 50cm 行回肠袢式双口腹壁造瘘术（参阅本书第二十五章第八节小肠造口手术），若不做袋以上的回肠造瘘，经

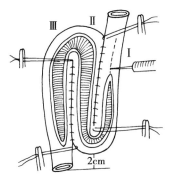

图 27-4-9　切开 S 形肠段对系膜缘肠壁
（Ⅰ、Ⅱ、Ⅲ肠段）

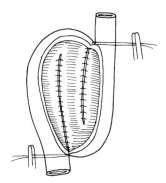

图 27-4-10　缝合相邻切开的
肠壁内层

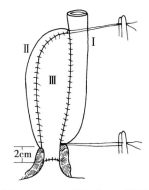

图 27-4-11　缝合成 S 形袋与
肛管吻合

肛门在袋内留置 30F 导管，术后禁食和 TPN 支持疗法必须维持约 15 天。缝合折叠的肠系膜间隙，以防内疝形成，最后关腹。

2. J 形储粪袋　Utsunemiya 等 1980 年创用，是目前治疗溃疡性结肠炎和家族性腺瘤性息肉病首选的储粪袋术，Mayo Clinic 已有 2 000 多例经验，是储粪袋术中操作简单、创伤小、并发症少的一种。术后早期每日排便 4～7 次，夜不排便，很少污粪，随时间推移功能日渐改善，2 年后排便和控便功能与 W 形袋相仿。葛莉报道全结肠切除和回肠 J 形储粪袋成形术后第 1 年储粪袋炎发生率为 48%，但没有 1 例因外科手术最终死亡的。虽然术后初期有排便次数的增加，但大多数患儿在后期都能自动排清储粪袋内容物，排便次数逐渐减少，排便自控性很好。

【手术步骤】

（1）全结肠切除：参阅 TCEPIA，为了使 J 形储粪袋与肛管吻合无张力，待 J 形储粪袋做成后，两者对合时再根据有无张力需要再切断直肠。

（2）做 J 形储粪袋：取末段回肠 40cm 或 30cm，末端切口缝合闭锁。为了保证储粪袋与肛管吻合无张力，在全结肠切除时应保留回结肠动脉主干，做储粪袋时需要结扎切断回结肠动脉第 1 分支，并保留末段回肠的边缘动脉弓，松解和延长末段回肠系膜（图 27-4-12），使做成的 J 形储粪袋末段与肛管能无张力吻合，少数病例甚至要游离肠系膜上动脉起始部才能无张力。将末段 40cm 回肠折叠为 J 形，连续或间断纵向缝合相邻肠系膜对侧肠壁浆肌层，沿纵向缝线切开两侧肠壁，在肠腔内连续缝合相邻肠管切开的后壁全层，再连续缝合前壁成肠管侧侧吻合而成 J 形袋（图 27-4-13），将袋的下端拖入直肠肌鞘内（参考 TCEPIA 操作），经肛门横向切开袋的下端与齿状线以上 0.5cm 黏膜，切缘间断吻合（图 27-4-14），J 形袋长 20cm 或 15cm，术中要求容量达 300ml，术后能增至 380ml。如 J 形袋张力过高，可改做 S 形袋。

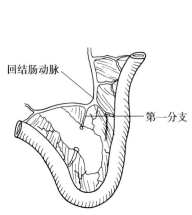

图 27-4-12　切断回结肠动脉第一分支

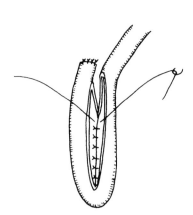

图 27-4-13　回肠侧侧吻合

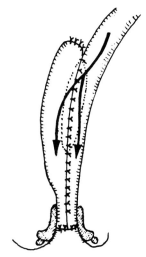

图 27-4-14　回肠袋肛管端端吻合

3. W形储粪袋 1985年Nicholls等创用,袋长10cm,容量大于J形袋1/3,每日排便3~4次,术后20%患者须服止泻药,10%患者夜里需要排便,污粪率为5%。操作复杂,创伤大,并发症稍多。

【手术步骤】

(1)全结肠切除,参阅TCEPIA。

(2)做W形袋:取末段回肠50~55cm,四折叠成W形,末端肠管切口缝合闭锁,将四段肠管靠拢,分别缝合相邻肠管两端做固定和牵引,连续缝合相邻肠管对系膜缘附近肠壁的浆肌层,电刀纵向切开四段肠管对系膜缘肠壁(图27-4-15),在肠腔内连续缝合相邻切开的肠壁全层(图27-4-16)。再连续缝合Ⅰ段和Ⅳ段肠管切开的外侧壁成W形袋(图27-4-17),将Ⅲ、Ⅳ段下端拖入直肠肌鞘内(参考TCEPIA),横向切开下端与齿状线以上切缘吻合,参阅图25-4-7。

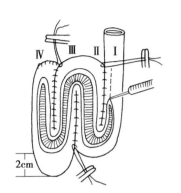

图27-4-15 切开相邻肠系膜缘对侧肠壁
(Ⅰ、Ⅱ、Ⅲ、Ⅳ肠段)

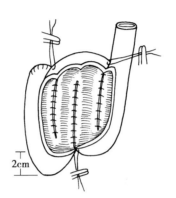

图27-4-16 肠腔内缝合相邻切开的肠壁

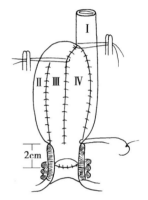

图27-4-17 缝合成W形袋与肛管吻合

S形、J形和W形储粪袋均可用国产锥状订书样肛肠吻合器吻合袋和直肠远端,优点是操作节省时间,不必剥离直肠内黏膜,可以避免直肠肌鞘内顽固性感染,术后控便能力较强。缺点是直肠需分离至齿状线水平,要分开输尿管和输精管,可能损伤下腹下丛,引起性功能障碍,残留直肠黏膜较多,有炎症复发和癌变可能。

【术后处理、术后并发症的预防和处理】

(1)手术打击大,术后应行生命体征监测,防治休克。

(2)禁食、胃肠减压、静脉补液,回肠双造瘘者,肠蠕动恢复后即可进食。未行回肠造瘘者应用TNP疗法4周,能经肛门排气排便,腹部不胀,柔软和无压痛,排便后腹部B超检查腹内和储粪袋无积液,方可进食。

(3)静脉输入抗生素,预防感染。

(4)术前、术中应用肾上腺皮质激素,术后全身情况良好者,术后3天逐渐减量停药。

(5)若行回肠双口造瘘应行肠瘘护理。

(6)术后储粪袋与肛管吻合口狭窄者应定期扩张疗法。

(7)回肠双口造瘘者,术后1~2个月肛门指检和钡剂灌肠证实吻合口无狭窄、储粪袋无渗漏时可以关瘘。如并发直肠肌鞘内感染者,待炎症治愈后方可关瘘。

(8)并发储粪袋炎时,应禁食、每日灌洗储粪袋,袋内灌注和保留抗菌药甲硝唑直至炎症消退。

(9)排便功能不良者,若无吻合狭窄,应行排便训练。

(10)术后排便次数过多造成污粪,可能是储粪袋炎引起,应给予治疗。无炎症者应给予肠蠕动抑制剂,并行控便训练。

(11)直肠肌鞘内感染,先用全身广谱抗生素和局部切开引流等保守治疗。如无效行储粪袋下端腹壁造瘘,待炎症治愈后,再行袋肛吻合。

（12）肠梗阻，按肠梗阻处理原则治疗。

二、克罗恩病手术

1932 年 Crohn 报道本病。病因不明，好发于白色人种青年，10 岁以下患者占全部克罗恩病患者的 10%，20 岁左右患者占 26%。小儿常急性发病，小儿慢性病变 60% 累及肛门和直肠。

克罗恩病的病变侵犯整个消化道，以回肠末段最多见，其次是结肠，大、小肠均有病变者占全部病变的 60%，呈跳跃状者占 15% 以上。病变侵及肠管全层，表现为多发性沟裂状溃疡、多发性肉芽肿和多发性纤维性肠狭窄，一个患者可同时存在上述三种病变，还同时存在轻症肠黏膜充血和糜烂，后者与一般肠炎不易鉴别，即使行术中冷冻切片检查，亦难鉴别。

克罗恩病目前无根治疗法。首先用内科疗法，严格的长期内科疗法无效才需要外科手术。克罗恩病以患病率、致残率和癌变风险高，治愈率和发病年龄低为特征，其常见并发症包括肠瘘、腹腔脓肿和肠腔狭窄等，其中肠腔狭窄是克罗恩病患者最常见的并发症。近年来，吴现瑞等提出内镜下治疗克罗恩病合并肠腔狭窄，主要治疗手段包括内镜下球囊扩张，内镜下小针刀狭窄切开及支架置入等。克罗恩病最终需要外科手术者占全部患者的 60%～85%，术后复发率高，第一次肠切除后 10 年内需要二次手术者占 40%，患者一生中可能要遭受 3～4 次肠切除术，故外科手术亦不能根治。克罗恩病的外科手术时机分为急诊手术和选择性手术。练磊主张狭窄成形术对经选择的克罗恩病肠道狭窄患者有效。狭窄成形术的应用指征为：①广泛空肠回肠炎伴单个或多个较短的纤维化性狭窄；②既往有多次或广泛肠段切除，有短肠综合征风险的患者；③既往肠段切除 1 年内复发的狭窄；④单一的回结肠吻合狭窄；⑤十二指肠狭窄。腹腔感染（合并脓肿、瘘管）、可疑肿瘤及营养较差者一般不宜行狭窄成形术。在较短的肠段内有多个狭窄时，狭窄成形术往往难以达到解除梗阻的目的。在狭窄成形术式的选择上，对于较短的狭窄（≤10cm）采用 Heineke-Mikulicz 方式，即纵切横缝。对于 10～20cm 的狭窄段，可考虑使用侧侧狭窄成形术（Finney）。

（一）急诊手术

【术前准备】

1. 静脉输血、补液、吸氧等防治休克。

2. 全身应用广谱抗生素。

3. 术前长期应用肾上腺皮质激素者，术中应继续用，术后病情好转应尽早逐渐停用。

【手术适应证】

急性肠穿孔、暴发性小肠炎或结肠炎，无法控制的肠道大出血，腹腔内脓肿破裂引起的腹膜炎，中毒性结肠扩张症（中毒性巨结肠）等。急诊手术率占全部克罗恩病手术的 10%～20%。

【手术方法】

1. 肠切除肠造瘘 急诊手术患者多数全身情况差、腹腔污染严重，采用此术较为安全。

手术的理由和要求：①肠管病变广泛，常并发一般性肠炎，术中很难鉴别，后者药物疗法可治愈，故肠管切除范围很难判断。②尽量少切肠管，以后复发还需数次肠管切除；切除过多，会并发肠吸收功能不良，甚至短肠综合征。③如勉强行肠吻合，常并发吻合口漏、腹腔脓肿等。④如为空肠急性肠梗阻，广泛粘连无法分离，行捷径术，梗阻以上切断肠管，近端与梗阻以下肠管端侧吻合，远端缝闭或造瘘。

2. 肠切除肠吻合术 适用于少数患者，全身情况佳、病变局限、腹腔污染轻，如肠道出血等。①为了降低手术复发率，要求术中经病肠切口插入纤维小肠镜，顺行和逆行观察肠腔内病变，较肠管外观察准确，因而肠切除范围也较准确。②切除病肠外，还需切除病肠两端以外 10～15cm 肠管和肠系膜内肿大的淋巴结。③吻合口要大，选用两侧肠切口缝合封闭，在其近侧行肠管侧侧吻合或仿先天性小肠闭锁手术，将一端肠切口旋转 180°，行两端切口斜吻合，在黏膜下缝合浆肌层，线结在黏膜下。④检查全部肠管，了解有无跳跃性病肠。

3. 中毒性肠扩张手术 术前经肛门插入纤维乙状结肠镜（不能充气）或插入 30F～40F 的肛管，进行肠减压,注入和保留抗菌药物,然后再剖腹切除病肠,减轻或消除中毒症状。

4. 误诊急性阑尾炎手术时的对策 ①阑尾正常、末段回肠病变轻,回盲部以上 100～200cm 无病变,临床无不全肠梗阻、腹泻等克罗恩病严重病史,应终止手术,行内科疗法。如切除阑尾可能诱发肠瘘。②阑尾有病变,应予切除,送病理检查,如为肉芽肿,可以确诊克罗恩病,如盲肠和末段回肠病变严重和临床病情均很严重,应行回肠末段和盲肠切除、肠吻合术。

（二）选择性手术

【术前准备】

应充分准备 14 天以上,待全身情况改善后手术,准备包括:①继续内科疗法,抗感染治疗,停用肾上腺皮质激素。②禁食,应用肠内、外营养疗法,是目前治疗克罗恩病的一大进展,60% 患者可获全身改善。③术前小心清洁灌肠 3～7 天,并用广谱抗生素等保留灌肠。④充分备血等做重大手术准备。

【手术适应证和手术方法】

1. 慢性肠梗阻 病变多数位于回肠末端和盲肠,常合并跳跃性病变,临床表现除间断性腹绞痛外,有腹泻、贫血、全身营养不良和生长发育障碍。手术方法:①肠梗阻为回肠末段和盲肠引起,行肠切除、肠吻合,按本病急诊手术进行。②局限性结肠病变引起,行病变肠段切除,结肠结肠吻合术。③如全部结肠有病变,如直肠肛门正常,做回肠直肠吻合术。如直肠也有病变,行回肠肛管吻合术。如加做储粪袋术,50% 以上患者术后并发储粪袋漏,势必要切除储粪袋(含 50～80cm 回肠),故不能采用。如肛门直肠存在难治性克罗恩病,只能结肠直肠肛门切除,行永久性腹壁回肠造瘘术。④纤维化肠狭窄引起,狭窄段病变已经静止,狭窄段长 6cm 者行纵切横缝,超过 6cm 或更长者行狭窄段切除,仿克罗恩病急诊手术行远近肠管侧侧吻合或斜行吻合扩大吻合口。如为多发性肠狭窄,将 Foley 导尿管经肠切口插入肠腔内,导尿管囊内注入 8ml 水,牵引导尿管能顺利通过者,狭窄段横径约 2.5cm,不必手术;如不能通过,应做狭窄段肠管整形手术。如为跳跃型梗阻应切除,其间正常者应保留,行肠吻合。跳跃型梗阻在克罗恩病活动期需切除梗阻两侧 10～15cm,静止期则切除梗阻肠段,不扩大切除两端肠管,行肠吻合即可。

2. 肠内、外瘘 瘘的原发端为病肠,另一端为正常肠管、正常空腔脏器或腹壁,只要切除病肠,修补被动贯通的正常空腔脏器或腹壁,后者就可治愈。如为多数复杂瘘管,伴广泛粘连和感染,先在近端行肠造瘘,待腹腔炎症控制,全身情况改善后,再做瘘管、病肠切除术。

3. 腹腔脓肿 多数为肠瘘引起,切除有肠瘘的病肠,同时做脓肿切开引流。如为复杂肠瘘和广泛粘连,不能切除病变,先行脓肿切开引流,待炎症控制后再切除病肠。

4. 肛门直肠病变 表现为肛周脓肿、肛瘘、直肠溃疡、直肠肛门狭窄等,如病变在肛门直肠肌环以下,可以按一段低位肛瘘或肛周脓肿处理;如在肛门直肠肌环之间或以上,可能伴有肛门失禁。如无失禁,经超声或 MRI 发现病变累及肛门直肠肌环,如做局部手术,可能并发肛门失禁和病变不能治愈,故以近侧肠造瘘为宜,有时腹内克罗恩病肠切除,肛门直肠病变能自愈。

5. 克罗恩病伴有全身严重疾病者,如强直性脊柱炎、慢性肾炎、坏死性皮炎等,切除病肠后可能缓解全身疾病。

6. 经过多次手术的外科患者,不能控制肠管病变的恶化,最终选择永久性腹壁造瘘。

【术后处理】

1. 全身衰弱、进行广泛手术者,采用生命体征监护。

2. 禁食、胃肠减压,静脉补液,用广谱抗生素,继续 TPN 治疗,改善营养,促进肠管愈合。

3. 继续内科疗法。

4. 随访和治疗克罗恩病复发。

(陈博渊 席红卫)

第五节　结肠息肉病手术

小儿结肠息肉病具有遗传性、结肠内多发性息肉，伴发胃十二指肠、小肠息肉，伴发消化道以外的全身性疾病等特点，据此可以包括家族性腺瘤性息肉病、色素沉着息肉综合征［又称波伊茨 - 耶格综合征（Peutz-Jeghers syndrome）］和青少年息肉病等。

一、家族性腺瘤性息肉病

家族性腺瘤性息肉病（familial adenomatous polyposis，FAP），特征是多发性结直肠腺瘤性息肉，是常染色体遗传性疾病，5 号染色体上的 *APC* 基因突变，部分与 FAP 的严重程度有关，父母中一人患 FAP，子女中半数亦患此病。该病如不及时手术，将来几乎 100% 发生癌变，为多病灶腺癌，公认该病为癌前病变，儿童发病后 10～15 年内癌变，一旦确诊应尽早手术，最佳手术年龄为 14～15 岁。应用于儿童和青少年患者的手术有三类。FAP 是最常见的腺瘤性息肉病综合征。恢复性直肠结肠切除术是具有不同吻合选择的 FAP 患者最常进行的外科手术，即回肠直肠吻合术（IRA）或回肠袋肛门吻合术（IPAA）。

1. 全结肠切除回肠直肠吻合术　适用于年龄小，直肠内息肉少于 20 个且无癌变者。手术操作参考本章第四节，本病的术中要求：①回肠末段切口以上无息肉；②直肠内息肉应全数清除；③回肠直肠吻合口位于直肠膀胱腹膜反折以上 1～2cm。术后必须每 6 个月用纤维内镜检查直肠和吻合口以上回肠，摘除新生息肉，送病理检查了解有无癌变，还需行钡剂或纤维胃十二指肠镜检查，了解有无息肉并进行相应处理。本手术病死率在 2% 以下，非致命并发症发生率为 13%。术后 1～2 个月可以正常上学和工作。术后 3 个月 50% 患者每天排便 5 次以下，术后 5 年 60% 患者每日排便 1～2 次。缺点是必须定期检查预防息肉癌变，术后 25 年癌变率在 5% 以下。

2. 全结肠切除、回肠经直肠鞘内拖出回肠肛管吻合术　目前广泛应用回肠储粪袋与肛管吻合术，手术方法参阅本章第四节，术中特殊要求是以齿状线为界做一圈切口，彻底剥除直肠齿状线切口以上肌鞘内的黏膜，强调手工缝合回肠和肛管，如用肛肠吻合器吻合，必然残留直肠黏膜，术后癌变率高。

3. 全结肠、直肠切除和永久性回肠腹壁造瘘术　可以达到预防结肠、直肠息肉癌变的目的，但需终身系带粪袋，不为患者和家长接受。此术虽可预防结肠、直肠癌变，但仍需随访和预防十二指肠壶腹癌和甲状腺癌等。

二、色素沉着息肉综合征

色素沉着息肉综合征是常染色体显性遗传性综合征，与染色体 19p13.3 有关，本综合征的发生率约为 FAP 的 1/10，青少年和儿童期发病，病变为全胃肠道多发性息肉，以小肠上部发生息肉最多，常伴有胃肠道以外病变，目前已有该综合征夹杂腺瘤性息肉癌变的病例报道。症状轻微患者仅需随访观察，尚无有效治疗方法。如并发急性肠套叠或保守疗法无效的肠道大出血，应急诊剖腹探查加纤维内镜治疗，方法为手法整复肠套叠，切开肠管，摘除引起肠套叠的息肉或引起出血的息肉，并用纤维结肠镜或纤维小肠镜由肠切口插入肠腔，逆行和顺行电灼摘除大小肠内 0.5～2.0cm 直径的息肉。对长期慢性便血引起的贫血、生长发育迟缓或经常腹部绞痛者，可用纤维胃、十二指肠镜经口和纤维结肠镜经肛门摘除息肉，并送病理检查了解有无癌变。

波伊茨 - 耶格综合征（Peutz-Jeghers syndrome）又称黑斑息肉病，是一种以皮肤黏膜色素沉着、胃肠道多发息肉为特征的常染色体显性遗传病，占家族性腺瘤性息肉病的 1/2，患者多以腹痛、腹胀、消化道出血、肠梗阻和肠套叠等就诊，目前多采用 WHO 推荐的诊断标准。黑斑分布以头部及手足为主，头部分布部位最为广泛，包括唇部、口周、鼻部、面部、口腔黏膜、颊部、眼周、牙周及牙龈等，有学者称为"环口现象"，也可在肛周部位，部分色素沉着可褪去，但口腔黏膜的色素沉着持续存在。息肉可发生在胃肠道的任何部位,发病率最高的为小肠,尤其是空肠段,其他依次为结肠、胃、直肠等,小肠和大肠息肉多为带蒂息肉,胃息肉多无蒂。

目前尚无研究证实波伊茨-耶格综合征患者的皮肤黏膜色素沉着具有恶变倾向,一般可以不予处理。目前波伊茨-耶格综合征治疗的关键在于胃肠道息肉的处理。对于胃及大肠内的息肉可通过胃十二指肠镜及结肠镜进行切除。对于小肠息肉的治疗目前依然有很大挑战。对于经内镜及影像学确诊的波伊茨-耶格综合征,建议对直径>1cm的息肉进行干预治疗,治疗的目的在于降低消化道出血、贫血、肠梗阻、肠套叠等并发症出现的可能,并降低胃肠道息肉恶变的风险。规律的内镜监测与内镜下息肉摘除可有效降低患者因急性肠梗阻而进行急诊手术的风险。外科手术治疗其对于内镜下无法治疗的息肉及某些波伊茨-耶格综合征患者急腹症的处理方面依然具有不可替代的作用。

三、其他结肠多发性息肉综合征

1. 加德纳综合征(Gardner syndrome) 该病是一种常染色体显性遗传性疾病,具三联病变:①结肠多发性腺瘤性息肉,癌变率高;②软组织肿瘤,如皮样囊肿、硬纤维瘤、脂肪瘤等;③骨瘤,多数良性,主要发生在颅骨、下颌骨和四肢骨等。其他尚可伴发甲状腺癌、十二指肠壶腹癌和肾上腺癌等。骨瘤可能先于结肠息肉发生,因此对于骨瘤患者的筛查对指导结肠息肉早期诊断和预防恶性肿瘤的发生有重要意义,该综合征一经确诊应尽早手术治疗。

2. 特科特综合征(Turcot syndrome) 该病系常染色体隐性遗传性疾病,病变特点:①结肠多发性腺瘤性息肉,癌变率很高。②伴发神经系统肿瘤,如极性胶质母细胞瘤、星形细胞瘤,一旦发现需手术治疗。

3. 青少年息肉病 该病为常染色体显性遗传性疾病,1/3病例有家族遗传史,非家族性患者常伴有其他先天性疾病、结肠多发息肉,其中有腺瘤性改变,具癌变潜能,癌变年龄68%患者为60岁,有学者认为是癌前疾病。对青少年患者有家族遗传史、慢性持续便血者,应定期行纤维结肠镜检查,监测息肉总数和新生息肉的比例,电灼摘除可疑息肉,送病理检查,预防息肉癌变。

(陈博渊 席红卫)

第六节 结肠造口手术

结肠造口手术常作为小儿结肠、直肠和肛门严重疾病的一期手术及术后并发症的预防和治疗手段,绝大多数为短期暂时性的双腔造口,少数病例需做永久性单腔造口术。

【手术适应证】

1. 新生儿中、高位直肠肛门闭锁,为保证重建的直肠肛门获得良好的括约肌功能,需先做乙状结肠或横结肠造口术,3~6个月后做肛门成形术,待肛门功能恢复后再择期关瘘。选择造口部位的原则是:①造口远端保留足够长度的肠管,以利于二期肛门成形;②造口位置应远离二期手术的切口。

2. 新生儿直肠肛门闭锁合并其他严重先天性畸形、硬肿病、肺炎或因技术条件不足不能行肛门成形术时,宜做结肠造口,待患儿情况好转后再行肛门成形术或转专科医院治疗。

3. 新生儿先天性巨结肠并发严重小肠结肠炎,发生巨结肠危象肠管极度扩张不能用灌肠法维持排便,或因并发结肠穿孔,均需急诊行结肠造口。造口位置应选择在移行段与扩张段交界处有正常神经节细胞的结肠上,以便日后做根治术时一并切除。有学者主张常见型巨结肠一律做右横结肠造口,保留造口到根治术后4周关瘘,以保证结肠肛管吻合口愈合。并发结肠穿孔者宜在穿孔近端正常结肠造口。

4. 新生儿结肠闭锁低体重或伴其他严重畸形及全身性感染,不能耐受一期肠切除吻合术者,先做闭锁近端结肠造口,情况好转后行肠切除肠吻合术。

5. 完全性肛门失禁行外括约肌重建术者,为保证移植肌瓣存活,有时需同时做乙状结肠造口。

6. 直肠肛门严重外伤,或因各种原因发生直肠阴道瘘、尿道瘘,且瘘口巨大或已多次手术补瘘,为促使外伤痊愈及瘘修补成功，需同时做结肠造口。

7. 巨结肠术后肛门吻合口回缩并发盆腔感染，需行结肠或回肠末端造口。

【术前准备】

1. 选择性造口术在术前 2～3 天做肠道准备，口服庆大霉素和甲硝唑，每天用温生理盐水灌洗结肠。术日晨清洁灌肠并置鼻胃管。

2. 急诊造口术根据病情做 3～4 小时术前准备。具体方法参考第二十五章第八节小肠造口术。

【麻醉】

新生儿采用静脉 - 气管内插管吸入麻醉，小儿用连续硬膜外麻醉或基础麻醉加静脉复合麻醉。

【手术步骤】

1. 切口　右横结肠造口采用右上腹横切口或经腹直肌切口，乙状结肠造口选择左下腹反麦氏点斜切口或腹直肌切口。切口大小应适中。

2. 结肠双腔造口手术

(1) 选取拟行造口结肠部位的相应部位皮肤切口，依次切开腹壁各层。

(2) 将造口部位结肠提出腹壁切口，周围纱布保护，对系膜缘电刀切开肠壁，吸引器吸除肠内容物，减压肠管。

(3) 在肠系膜无血管区切开系膜，游离造口处结肠周围肠系膜或大网膜，结扎末端血管，然后离断肠管。注意不可过多游离系膜血管，防止造口处肠壁血供不良。

(4) 将离断的结肠远近端浆肌层分别与腹壁各层缝合固定，使肠管开口末端在皮肤外露出 2～3cm。注意缝合针距适当，避免缝扎系膜血管，以防止造口处肠管缺血坏死；肠壁进针不能穿透浆肌层以免切口下肠瘘。注意造口处肠管与腹壁缝合形成瘘口的大小，过大后期会有肠壁脱出，过小会出现出口梗阻排便不畅。远近端瘘口中间皮肤分开，形成皮桥。若腹壁切口较大，可关闭部分切口。

(5) 凡士林或碘附纱条包绕瘘口处肠壁与皮肤交界处，然后纱布覆盖包扎瘘口肠管。

3. 结肠支突式（袢式）双腔造口手术

(1) 进入腹腔后，将准备造口的结肠提出腹腔，外置于切口外的肠管应留有 4～6cm 长，如做右横结肠造口需分离切除结肠上大网膜。在靠近肠管的结肠系膜无血管区电刀切开一小孔（图 27-6-1），用血管钳通过此小孔，用玻璃棒或硬塑料管（剪取一段一次性吸引器管）制作支撑棒，将连接橡皮管的支撑棒穿入系膜孔（图 27-6-2），使结肠横跨于支撑棒上不致缩回腹腔（图 27-6-3）。

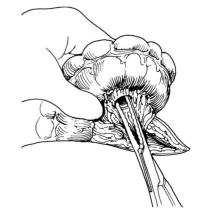

图 27-6-1　分离横结肠系膜无血管区

(2) 将造口结肠系膜及浆肌层分别与切口腹膜及腹壁筋膜间断缝合固定（图 27-6-4）。缝合时切勿损伤系膜血管或穿透肠黏膜。缝合的针距不可过稀或过密，过稀可使小肠经针距空隙脱出或发生内疝，过密则压迫肠管或系膜。支撑棒下两肠袢间之系膜也不可留下空隙。新生儿病例结肠高度膨胀者，缝合前宜先做肠腔减压术。

(3) 如切口过大，可将切口两端的腹膜和腹壁缝合 1～2 针（图 27-6-5），用碘仿纱条环绕填充肠管周围皮下空隙，凡士林纱布敷盖造口肠管。术后 48～72 小时用电刀切断肠管形成双腔造口（图 27-6-6）。

为使术后粪便完全改道不至于流入远端形成粪石，手术时应正确建造肠袢支突。具体步骤如下：将造口肠袢提出适当长度外置，先用 8F 导尿管经系膜孔提吊肠袢，将导管下两肠袢系膜侧肠壁靠拢，用细丝线做浆肌层间断缝合 5～6 针（图 27-6-7），方能建造良好的结肠支突。支突形成后拔去导尿管，将连接橡皮管的支撑棒穿过系膜孔支撑造口肠袢，肠袢与切口腹膜及腹壁筋膜缝合固定，敷盖聚维酮碘（碘附）纱条和凡士林纱布。48～72 小时后用电刀切开对系膜侧肠壁。正确缝建的支突使粪便完全分流（图 27-6-8）。支突缝建不正确的造口，粪便仍流入远端肠腔（图 27-6-9）。

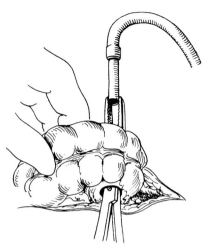

图 27-6-2　穿过连接橡皮管的支撑棒

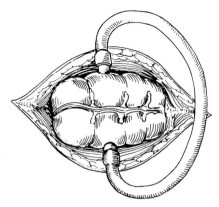

图 27-6-3　结肠置于支撑棒上方

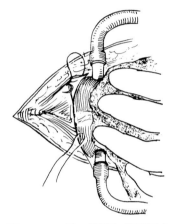

图 27-6-4　造口肠管与腹膜固定

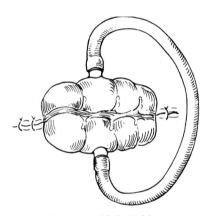

图 27-6-5　缝合皮肤切口

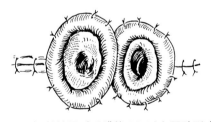

图 27-6-6　切断结肠对系膜缘 2/3 以上肠壁形成造口

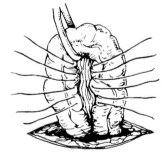

图 27-6-7　两肠袢间系膜缝 5~6 针形成支突

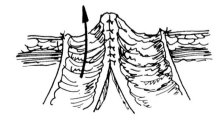

图 27-6-8　正确缝建的支突，粪便完全改道

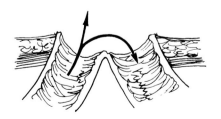

图 27-6-9　支突太短，粪便进入远端

4. 结肠单腔造口手术　暂时性造口手术方法同小肠单腔造口。需要做永久性人工肛门者，应做结肠终端造口，一般选择降结肠或乙状结肠造口。经左腹部正中旁切口（或下腹正中切口）进入腹腔，游离准备造口的结肠，逐一结扎切断相应肠系膜及边缘血管弓，置肠钳并于两肠钳间切断结肠。远侧结肠断端做双层缝合封闭后置腹腔内。在左下腹另做人工肛门的圆形切口，从皮肤、筋膜、肌层直至腹膜，做腹壁全层圆形切除，其直径应与结肠口径一致（图 27-6-10）。用组织钳夹起圆形切口内腹膜，另取肠钳经圆形切口进入腹腔，夹住近侧结肠断端，将其拖出圆形切口外并超过皮肤平面 4cm 长。缝合正中切口腹膜及腹壁各层组织。用 3-0 细丝线将拖出结肠浆肌层与圆形切口腹膜间断缝合 6～8 针，针距应适宜，防止内疝或小肠脱出。外置的结肠末端外翻 2cm，将断端边缘全层与切口皮肤做圆形间断缝合（图 27-6-11）。用碘附纱条严密环绕造口肠管周围，外面覆盖凡士林纱布和消毒干纱布。

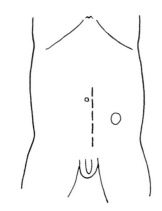

图 27-6-10　左下腹皮肤切口和圆形切除

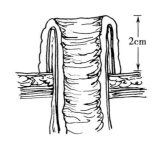

图 27-6-11　造口结肠的终端外翻 2cm

【手术注意事项】

1. 小儿结肠造口术有一定的并发症发生率，新生儿更高，应严格掌握手术适应证，根据患儿全身情况、病变部位、造口目的及日后根治术的要求，选择造口的位置及手术方法。手术操作应规范并选用精细的器械及缝针和缝线。

2. 造口的腹壁切口大小要适中，过大可发生造口旁疝或小肠脱出，过小压迫肠管或系膜影响血供或发生造口狭窄。因此，做造口肠管与腹壁切口缝合前，应在肠管与切口间留下空隙容小指尖通过，如此缝建的造口较为适宜。

3. 造口肠袢系膜游离要充分，使外置肠管有足够的长度，缝合时切勿损伤系膜血管或边缘动脉，以免发生造口肠管坏死或回缩。

4. 新生儿结肠壁薄弱脆嫩，肛门闭锁或先天性巨结肠患儿的肠管高度膨胀，缝合时容易撕裂肠壁或穿透黏膜层发生肠穿孔，肠造口时需先行肠腔减压。用干纱布保护好切口和腹腔，在造口肠袢顶端结肠带上做荷包缝合，在荷包内切开肠壁，向近端肠腔插置蕈状导尿管吸净肠内液，结扎荷包缝线妥善固定导尿管。撤去干纱布，将造口肠管与切口腹膜及腹壁筋膜缝合固定。72 小时后开放肠造口，拔除导管。

【术后处理】

1. 鼻胃管减压，静脉输液，给抗生素和维生素。

2. 手术后 72 小时切开造口肠管排便，注意造口及皮肤护理，经常更换敷料或纸巾，防止切口和皮肤感染。

3. 防止支撑棒滑脱，手术后两周造口肠管愈合良好方可拔除支撑棒，过早拔棒可能发生结肠回缩。

4. 每天观察造口肠管情况，如出现瘘口并发症应及时处理。

5. 造口愈合后若瘘口狭窄可以用相应型号的扩肛棒扩张造瘘口，每天 1 次，每次 5 分钟，持续 1 个月以上。

6. 造口术后 1～3 个月，原发病变痊愈后应及时做关瘘手术。关瘘前应造影检查证实远端肠管功能正常、肠道通畅方可关瘘。

【术后并发症的预防及处理】

同第二十五章第八节小肠造口手术。

（周蓉儿　冯杰雄　李万富）

参 考 文 献

[1] 王果，冯杰雄. 小儿腹部外科学 [M]. 2 版. 北京：人民卫生出版社，2011：297-304.

[2] 王果，李振东. 小儿外科手术学 [M]. 2 版. 北京：人民卫生出版社，2010：360-367.

[3] 唐杰，唐维兵. 小儿外科的加速康复外科应用现状 [J]. 肠外与肠内营养，2017，24（3）：177-180.

[4] 雷俊，肖菊花，杨瑞锦，等. 快速康复外科在小儿急性阑尾炎中的应用 [J]. 中国现代普通外科进展，2015，18（1）：70-72.

[5] GÖTZ F，PIER A，BACHER C. Laparoscopic appendectomy—alternative therapy in all stages of appendicitis? [J]. Langenbecks Arch Chir Suppl Ⅱ Verh Dtsch Ges Chir，1990：1351-1353.

[6] BHANGU A，SØREIDE K，DI SAVERIO S，et al. Acute appendicitis：modern understanding of pathogenesis，diagnosis，and management[J]. Lancet，2015，386（10000）：1278-1287.

[7] TREJO-ÁVILA ME，ROMERO-LOERA S，CÁRDENAS-LAILSON E，et al. Enhanced recovery after surgery protocol allows ambulatory laparoscopic appendectomy in uncomplicated acute appendicitis：a prospective，randomized trial[J]. Surg Endosc，2019，33（2）：429-436.

[8] JASCHINSKI T，MOSCH C，EIKERMANN M，et al. Laparoscopic versus open appendectomy in patients with suspected appendicitis：a systematic review of meta-analyses of randomised controlled trials[J]. BMC Gastroenterol，2015，15：48.

[9] ENGLAND R J，SCAMMELL S，MURTHI G V. Proximal colonic atresia：is right hemicolectomy inevitable? [J]. Pediatr Surg Int，2011，27（10）：1059-1062.

[10] KARNAK I，CIFTCI A O，SENOCAK M E，et al. Colonic atresia：surgical management and outcome[J]. Pediatr Surg Int，2001，17（8）：631-635.

[11] 耿其明，徐小群，唐维兵，等. 结肠闭锁（附 11 例分析）[J]. 中华小儿外科杂志，2006，27（8）：441-442.

[12] 夏仁鹏，李碧香，周崇高，等. 先天性结肠闭锁 18 例诊治分析 [J]. 临床小儿外科杂志，2014（5）：412-414.

[13] 余东海，施佳，龚一鸣，等. 结直肠重复畸形七例诊治经验 [J]. 中华小儿外科杂志，2018，39（6）：445-450.

[14] MEGE D，MANCEAU G，GUEDJ N，et al. Anterior rectal duplication treated with transanal endoscopic microsurgery[J]. Tech Coloproctol，2017，21（6）：471-473.

[15] 葛莉，施诚仁，王捍平，等. 儿童回肠贮袋成形术后疗效观察 [J]. 临床儿科杂志，2006，24（4）：326-327.

[16] 中国炎症性肠病协作组，王玉芳，欧阳钦. 3100 例溃疡性结肠炎住院病例回顾分析 [J]. 中华消化杂志，2006，26（6）：368-372.

[17] 官德秀，于飞鸿，王国丽，等. 2000—2014 年儿童炎性肠病 184 例单中心回顾性研究 [J]. 中华儿科杂志，2017，55（7）：493-498.

[18] 练磊，吴小剑，谢明颢，等. 炎性肠病外科百年发展历程 [J]. 中华胃肠外科杂志，2016，19（1）：31-36.

[19] EL-ASMAR K M，ABDEL-LATIF M，EL-KASSABY A A，et al. Colonic atresia：association with other anomalies[J]. J Neonatal Surg，2016，5（4）：47.

[20] SARIN Y K，MANCHANDA V，SHARMA A，et al. Triplication of colon with diphallus and complete duplication of bladder and urethra[J]. J Pediatr Surg，2006，41（11）：1924-1926.

[21] PALAZON P，JULIA V，SAURA L，et al. Anal canal duplication and triplication：a rare entity with different presentations[J]. Pediatr Surg Int，2017，33（5）：609-617.

[22] 银东智，沈世强，袁又能，等. 溃疡性结肠炎相关结直肠癌的诊断与治疗 [J]. 中华消化外科杂志，2018，17（6）：637-639.

[23] 吴小剑，陈钰锋，柯嘉. 手辅助腹腔镜手术治疗炎症性肠病的优势和操作要点 [J]. 中华结直肠疾病电子杂志，2018，7（3）：214-217.

[24] 吴现瑞, 郑晓彬, 沈博. 炎症性肠病合并肠腔狭窄的内镜治疗 [J]. 中华炎性肠病杂志, 2018, 2(1): 19-22.

[25] ALWAHBI O A, ABDULJABBAR A S, ANWER L A. Cancer in an unexpected site post pouch surgery for familial adenomatous polyposis(FAP)[J]. Int J Surg Case Rep, 2018, 42: 266-268.

[26] 胡海一, 冀明. Peutz-Jeghers 综合征息肉癌变及转移一例 [J]. 中华消化内镜杂志, 2017, 34(6): 444-445.

[27] 林彦锋, 杨霞. Peutz-Jeghers 综合征研究进展 [J]. 胃肠病学和肝病学杂志, 2018, 27(1): 96-99.

[28] HERFORD A S, STOFFELLA E, TANDON R. Osteomas involving the facial skeleton: a report of 2 cases and review of the literature[J]. Oral Surg Oral Med Oral Pathol Oral Radiol, 2013, 115(2): e1-e6.

第二十八章 | 直肠肛管手术

第一节 先天性直肠肛管畸形手术

先天性直肠肛管畸形是常见的消化道畸形,种类繁多,常合并其他严重畸形。20世纪60年代我国小儿外科专业初建,主要以抢救生命为主,低位和中位直肠肛管畸形均施行会阴肛门成形术;高位行腹会阴肛门成形术,术后长期遗留肛门排便功能障碍和便失禁。1953年提出,在先天性直肠肛管畸形患儿中,耻骨直肠肌对术后排便控制功能起着关键作用。高位无肛时,耻骨直肠肌收缩向前移位至尿道(男)或阴道(女)之后,因此手术时需经骶会阴入路,仔细分离出耻骨直肠肌环,并将拖下的直肠经过此环行肛门成形术。1981年De Vries和Pena报道后矢状入路治疗中高位肛门闭锁,手术方式为经骶部正中纵向切开,并在电刺激下切开肌肉复合体,使拖出的直肠经过肌肉复合体中央,以恢复正常解剖关系,术后达到良好的控制排便功能。然而至今对这一疾病,尤其是高位无肛患儿,由于其肌肉神经发育不良、合并畸形多而严重,术后排便功能多数仍难以达到正常水平,术后并发症较多,再手术也经常发生。近年来,随着腔镜外科的迅速发展,腹腔镜肛门成形术日趋成熟,显示出游离直肠充分、对括约肌复合体损伤小、会阴部切口小、感染率低和术后便秘发生率低等优势,成为重要的治疗手段。

小儿直肠肛管畸形分类复杂,1970年制订的高位、中间位和低位分类方法,至今仍对选择治疗方法具有普遍指导意义。1984年将该分类法简化修改后称Wingspread分类法(表28-1-1)。2005年在德国

表 28-1-1　肛门直肠畸形 Wingspread 国际分类法(1984)

女性	男性
高位	高位
肛门直肠发育不全	肛门直肠发育不全
直肠阴道瘘	直肠前列腺尿道瘘
无瘘	无瘘
直肠闭锁	直肠闭锁
中间位	中间位
直肠前庭瘘	直肠尿道球部瘘
直肠阴道瘘	肛门发育不全,无瘘
肛门发育不全,无瘘	
低位	低位
肛门前庭瘘	肛门皮肤瘘
肛门皮肤瘘	肛门狭窄
肛门狭窄	
泄殖腔畸形	罕见畸形
罕见畸形	

Krinkenbeck 举行的肛门直肠畸形诊疗分型国际会议上,提出了新的分型标准,即 Krinkenbeck 分类法(表 28-1-2)。该分类取消了原有的高、中、低位分型,根据瘘管不同进行分类,并增加少见畸形,使其进一步实用化,为临床术式选择提供具体指导。

表 28-1-2　肛门直肠畸形国际诊断分型标准(Krinkenbeck,2005)

主要临床分型	罕见畸形
会阴(皮肤)瘘	球形结肠
直肠尿道瘘	直肠闭锁/狭窄
前列腺部瘘	直肠阴道瘘
尿道球部瘘	"H"瘘
直肠膀胱瘘	其他畸形
直肠前庭(舟状窝)瘘	
一穴肛(包括共同管长度＜3cm 或＞3cm)	
肛门闭锁(无瘘)	
肛门狭窄	

　　肛门直肠畸形患儿都需手术治疗,早期诊断、选择适合的术式和手术时机是小儿直肠肛管畸形术后快速康复的基础。

【术前准备】

　　1. 判定畸形类型及肛周肌肉发育情况　①倒立位骨盆侧位 X 线片:为了解直肠盲端位置及脊椎发育畸形,摄片时间应在生后 12～24 小时进行。②B 超检查直肠盲端至肛门隐窝的距离。③采用 CT、MRI 等检查,不但可以测量直肠盲端至肛门隐窝的距离,还可以了解神经、骶骨和盆底肛周肌肉的发育情况,以便选择适当的术式及估计术后排便功能。

　　2. 术前完善血生化和凝血功能检查,了解肝功能和凝血功能等,如有异常予以矫正。

　　3. 术前采用超声、肾盂静脉造影和尿道逆行造影等检查了解患儿是否合并心血管、食管、泌尿系统畸形,特别是有无危及生命的严重畸形。

　　4. 术前留置尿管,排空膀胱;导尿管术中可以指示尿道位置,以防分离时误伤尿道。如因尿道畸形,尿管不能直接导入膀胱,可通过新生儿尿道镜下插导丝入膀胱,然后沿导丝导入球囊尿管;如存在尿道狭窄等畸形,行耻骨上膀胱穿刺造瘘。术前排空膀胱,创造盆腔操作空间,有利于术后尿道瘘修补处愈合。

　　5. 手术当日禁食,术前留置胃管。

　　6. 术前应预防感染,给予广谱抗生素及 0.2% 甲硝唑 3～4ml/kg。另外,新生儿应给予维生素 K_1 10mg 肌内注射。

　　7. 新生儿术前注意保暖,气温低时应特别注意术时发生新生儿硬肿病。

　　8. 合并瘘管的患儿,术前洗净瘘口远端直肠;已做结肠造瘘患儿,除洗净远端结直肠积存胎粪外,术前通过造瘘口做直肠远端加压造影,显示直肠形态、长度和泌尿生殖系瘘管形态和位置,指导手术方法的选择及预防并发症。

一、结肠造口术

【手术适应证】

　　1. 高位直肠肛门畸形和直肠闭锁,为了减少手术并发症,保证术后排便控制功能,可先做结肠造口术,待 3～6 个月后再行手术治疗。

　　2. 患儿为早产儿或病情严重不能耐受复杂手术者,如合并有心脏病、食管闭锁、肠闭锁等其他先天畸形,应先行结肠造口术抢救患儿生命,待病情允许时再行手术治疗。

【手术步骤】

详见第二十七章第六节结肠造口手术。

二、会阴肛门成形术

【麻醉与体位】

基础麻醉＋骶管阻滞，或气管内插管＋静脉复合麻醉。双下肢悬吊体位。

【手术步骤】

（一）直肠前庭瘘肛门成形术

1. 切口 截石位，放置导尿管。由瘘口放入一弯血管钳，钳尖向肛门部顶起，触摸瘘管走向并了解直肠盲端距肛门皮肤的距离；血管钳向上进入肛管，张开了解直肠肛管的直径。在电刺激下确定肛门中心，做十字形切口（图 28-1-1、图 28-1-2）。

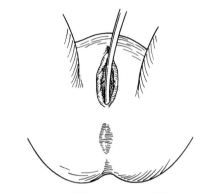

图 28-1-1　血管钳探查了解瘘管粗细及走向

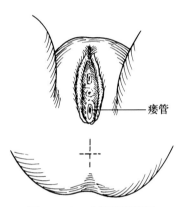

图 28-1-2　瘘管周围切开

2. 游离瘘管和直肠 沿瘘口周围切开，瘘口可能含有少量内括约肌，尽量加以利用，分离瘘管。皮肤切开后，将皮下组织与皮瓣一并游离，找到外括约肌，采用电刺激在其中心点分开（图 28-1-3）。当瘘管完全分离后，钳夹瘘管由外括约肌中心部拉出（图 28-1-4）。直肠与肌肉固定数针，再与皮下组织缝合一圈（图 28-1-5）。

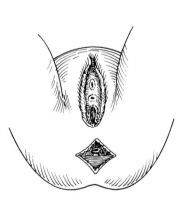

图 28-1-3　分开肌肉找到瘘管

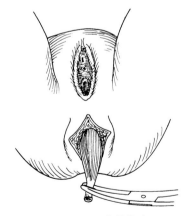

图 28-1-4　瘘管拖出

3. 肛门成形 直肠做 X 形切口修剪，与皮瓣做交叉缝合重建肛门，修补缝合舟状窝切口（图 28-1-6）。

【术后处理】

1. 术后次日可以进食。

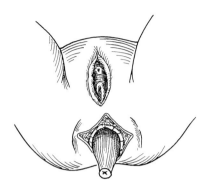

图 28-1-5　肛管四周固定

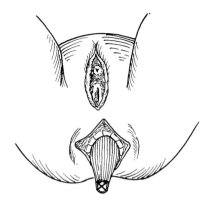

图 28-1-6　直肠作 X 形切开,将每瓣插入皮肤切口

2. 每次排便后清洗肛门,保持肛门清洁。

3. 半月后开始扩肛,扩肛 3～6 个月。

（二）会阴部瘘管切开肛门成形术

1. 切口　会阴部瘘管内放一有槽探针,直达肛管后壁,深 1～1.5cm,用刀切开或用剪刀剪开（图 28-1-7）。

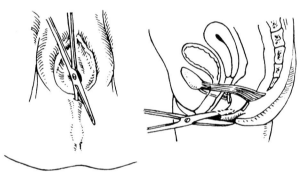

图 28-1-7　剪开皮下瘘管

2. 肛门成形　直肠后壁稍加游离与皮肤对齐缝合,瘘管深部黏膜切除,会阴部皮肤缝合（图 28-1-8）。如有肛管狭窄难以扩张,则可以加做 Y-V 手术,以扩大肛门口径,防止瘢痕挛缩致肛门狭窄（图 28-1-9）。

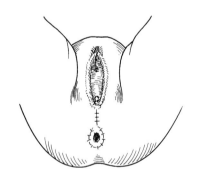

图 28-1-8　瘘管黏膜切除,皮肤缝合,肛门成形

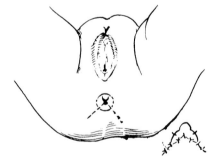

图 28-1-9　肛门狭窄成形术

（三）低位肛门闭锁 - 会阴肛门成形术

1. 切口　男婴放置导尿管（女婴阴道内放细肛管）作为术中指示标志,在肛门隐窝处做十字形切口,切口长约 1.5cm,此切口的中心应在电刺激时位于外括约肌收缩最强处。

2. 游离直肠　切开皮肤及皮下组织,游离皮瓣向四周牵开,用电刺激找到外括约肌最强处,在其中心部将肌肉分开（图 28-1-10）,向深部分离找出直肠盲端,盲端呈深蓝色,当小儿啼哭或压腹时可见其冲动膨出,有时因术野较小,不能肯定为直肠盲端或难以决定向何处分离时,可以穿刺抽吸胎粪以确定盲端位置。穿刺后用细针缝合穿刺孔,以防漏便污染。分离盲端时应仔细操作,勿使破裂,外括约肌慎勿强力拉开,以免断裂而影响术后功能。首先分离直肠后壁及两侧侧壁,最后游离直肠前壁。前方与尿道(阴道)相邻,分离时需格外小心,应靠近肠壁,并不时触摸已放置导尿管(细肛管)的尿道(阴道),切勿造成尿道(阴道)损伤。游离直肠约 1.5cm,无张力状态下拖下直肠与肛门吻合。切忌在张力下拖出缝合,以致术后直肠回缩,瘢痕形成狭窄,遗留排便困难和失禁。

3. 肛门成形 当直肠盲端充分游离后,在盲端四周与肌肉固定数针,然后与皮下间断缝合一圈,以防止术后直肠回缩(图 28-1-11)。将直肠盲端呈 X 形切开(图 28-1-12),吸尽胎粪。直肠壁向四周翻开,依次插入皮肤切开间隙,全层间断缝合,吻合后呈花瓣形(图 28-1-13)。检查吻合口之粗细,直肠内放入包有凡士林纱布的肛管止血。

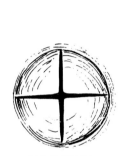

(1)皮肤切口

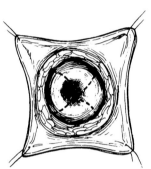

(2)直肠盲端切口

图 28-1-10 皮肤和直肠盲端切口

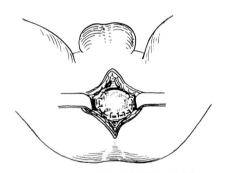

图 28-1-11 直肠与肌肉缝合固定

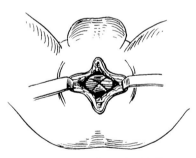

图 28-1-12 切开直肠盲端

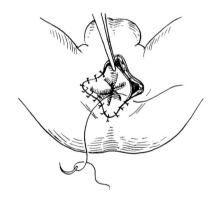

图 28-1-13 直肠壁与皮肤梅花形缝合

【术后处理】

1. 如患儿腹胀消失,排气排便通畅,6 小时后可进食母乳。

2. 保持肛门清洁,每次排便后清洁肛门,并用红外线烤干,减少皮肤刺激及伤口感染。

3. 若术前有脱水及水、电解质代谢紊乱应继续纠正,并给予抗生素预防感染。

4. 必须强调术后两周开始扩肛,扩肛 3~6 个月,术后定期复查。

三、后矢状入路骶会阴肛门成形术(Pena 手术)

【麻醉与体位】

气管内麻醉。俯卧位,骨盆垫高。

【手术步骤】

1. 切口 术前放 Foley 导尿管,如有直肠尿道瘘者,应设法放入膀胱。正中矢状切口,上自尾骨尖上方 2cm，下达肛门隐窝前方 2cm。皮肤切开后继续沿中线向深部切开，肌肉分向两侧。用电刺激仪了解肌肉走向，将各肌群放于相对位置，拉开皮下及肌肉。在切口深部可以看到肛提肌及肌肉联合体，亦由中线切开（图 28-1-14）。为得到良好显露，尤其是高位肛门畸形时应切开尾骨（图 28-1-15）。

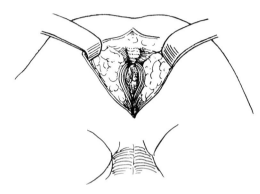

图 28-1-14　骶尾部纵向正中切口位置

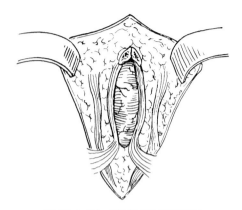

图 28-1-15　切开尾骨显露直肠

2. 游离直肠　当肛提肌已切开并拉向两侧后，在深部常可看到隆起的直肠。当合并直肠膀胱瘘时，则伤口内难以看到直肠，探查分离时应特别小心，勿将膀胱疑为直肠切开。直肠缝牵引线两根，在中间切开直肠至其盲端，切口四周缝线牵引，此时可清楚地发现前壁下端之瘘口，沿瘘口周围切开，并牵开直肠前壁，此时应特别注意已放导尿管的尿道，慎勿损伤。低位瘘管时，尿道与直肠有一共壁，肠壁菲薄，当黏膜切开后向上分离直肠，逐渐将尿道与直肠完全分开。然后首先游离直肠后方及两侧，再分离前方，直至游离出足够长度，使直肠在无张力下拖至肛门吻合为止。当直肠尿道球部瘘时，直肠稍加分离，其长度已足够。当直肠前列腺瘘时，直肠分离非常困难，不易游离出足够长度，此时可以结扎上方的血管，并螺旋形切开直肠外筋膜，往往可以使直肠再延伸 1.5～2cm，以供吻合之需。但是应注意远端血供，并避免神经损伤，防止术后出现便秘及假性先天性巨结肠症状（图 28-1-16）。

3. 修补尿道瘘　用丝线缝合尿道瘘，残留瘘管应有适当长度，避免发生尿道狭窄和尿道憩室。瘘口缝合两层，周围组织包埋，以防尿道瘘复发。

4. 剪裁直肠　如直肠过粗或前壁损伤，则应裁剪修补，将直肠后壁做倒 V 形裁剪，肠壁缝合 2 层（图 28-1-17）。

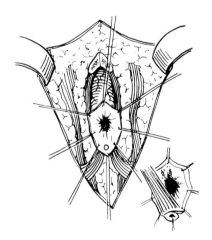

图 28-1-16　切开直肠显露直肠尿道瘘口

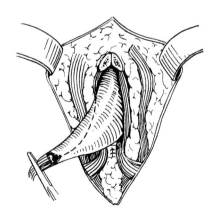

图 28-1-17　修剪宽大直肠

5. 修补肌肉复合体　直肠修剪后，用电刺激找出外括约肌、肛提肌的前方界限，并给予修补缝合（图 28-1-18）。将直肠置于肌肉之中，缝合直肠后肌肉，在电刺激下找出各肌肉纤维的断端，一一对端缝合,缝合时应对齐完整修复,缝针应穿过直肠肌层,以固定直肠,防止直肠术后回缩及脱垂(图28-1-19)。

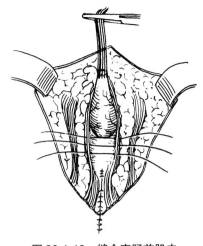

图 28-1-18 缝合直肠前肌肉

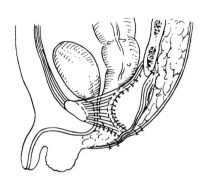

图 28-1-19 逐层缝合直肠后肌肉

6. 肛门成形 直肠肌层与皮下缝合,直肠全层皮肤缝合,肛门成形。肛门前方多余皮肤切口自行缝合,骶部切口逐层缝合(图28-1-20)。

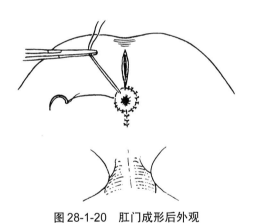

图 28-1-20 肛门成形后外观

四、骶会阴耻骨直肠肌环内拖出肛门成形术

【手术适应证】

适用于中间位肛门闭锁。此手术的优点是使拖出的直肠经过耻骨直肠肌环及外括约肌,加强了排便控制能力,降低术后肛门失禁发生率。

【麻醉与体位】

气管内插管麻醉。俯卧位,骨盆处垫高。如果已先行结肠造口者,可经远端造口放入肛管,作为术中寻找解剖直肠之引导。

【手术步骤】

1. 切口 肛门隐窝处做十字形切开,骶部纵向切口,下端与肛门切口相距1~1.5cm,上端超过尾骨1.5cm。肛门部切开后,分离皮下组织。用电针刺激找出外括约肌收缩最强的中心点,在此点用血管钳向深部分离,此括约肌环即为拟分离的通道的下端(图28-1-21)。

2. 建立肌肉隧道 横向切断尾骨,将附着于尾骨的肛提肌一并向尾侧推开。向深部分离时即可找到充气的直肠,然后沿直肠周围疏松组织由两侧向下钝性分离,边向深处分离边触摸已放置导尿管的尿道。在肛提肌前缘尿道（或阴道）后方可见一围绕尿道的 U 形肌纤维，此即为耻骨直肠肌环。电刺激时可见此肌向前上方收缩移动。如合并有直肠尿道瘘，此时亦可仔细分出（图 28-1-22）。细心将耻骨直肠肌由尿道后逐渐分开，慎勿撕断肌纤维或暴力扩张造成术后瘢痕及收缩无力。用直角钳将耻骨直肠肌轻轻拉开（图 28-1-23）。直角钳向下进入已分离的外括约肌通道，将手套做成的橡皮管由此通道拖入。经肛门切口及外括约肌、耻骨直肠肌环，然后由骶部切口拉出（图 28-1-24）。

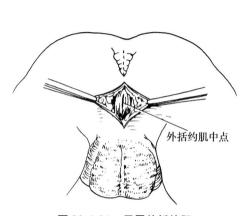

图 28-1-21　显露外括约肌

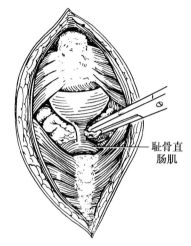

图 28-1-22　显露耻骨直肠肌环和直肠尿道瘘

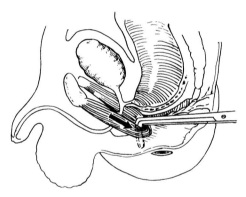

图 28-1-23　在尿道后分离耻骨直肠肌

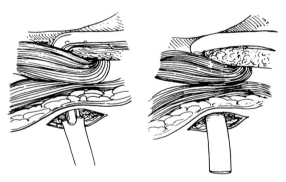

图 28-1-24　经耻骨直肠肌、外括约肌拖入橡皮套

3. 游离直肠　分离直肠远端之瘘管时，应不时探摸尿道位置，宁肯靠近肠壁甚至损伤肠壁，切勿损伤尿道。肠壁粗大易于修补，拖下后不会造成狭窄。如尿道损伤修补后，不但易发生尿漏，而且往往出现狭窄。瘘管分清后在距尿道 0.5cm 处结扎切断。封闭结肠远端并保留缝线。用宫颈扩张器在薄橡皮管内逐渐扩大，扩张器不可突然加大，否则可能造成肌纤维损伤。扩张至直肠可顺利通过肌环即可。将长血管钳通过橡皮管，夹住直肠残端缝线徐徐通过原扩大之通道，将直肠拖出肛门切口（图 28-1-25）。

4. 肛门成形　直肠做 X 形切口，插入皮肤切瓣，缝成花瓣形。

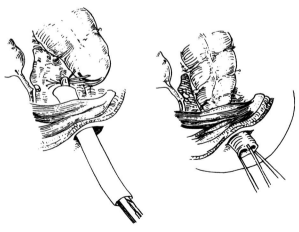

图 28-1-25　直肠由肌肉通道内拖出

五、腹骶会阴直肠鞘内结肠拖出肛门成形术

【手术适应证】

高位肛门直肠畸形,经骶会阴无法拖出直肠与肛门皮肤吻合者。

【手术步骤】

1. 腹部操作 骶会阴已分离出经外括约肌、耻骨直肠肌通道,经试探性分离确实无法将直肠拖出肛门者。缝合骶部切口,将患儿翻身仰卧开腹,切断直肠,将直肠黏膜分离直至瘘管处,在距尿道 0.5cm 处结扎、切断,残端用碘附消毒烧灼(图 28-1-26)。充分游离直肠、乙状结肠,使之能无张力地达到肛门。在直肠鞘底部用手指钝性分离至近肛门处,以便直肠通过。

2. 牵出直肠 从会阴部切口,用长血管钳夹住直肠远端缝线,将直肠远端通过直肠肌鞘、耻骨直肠肌环及外括约肌中心拖出(图 28-1-27)。

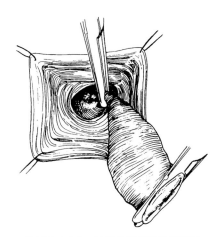

图 28-1-26 结扎切断直肠尿道瘘

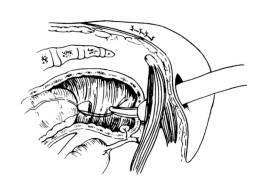

图 28-1-27 结肠通过直肠肌鞘及括约肌通道中拖出

3. 肛门成形 直肠远端与肛门皮肤行花瓣式吻合。

4. 固定直肠 直肠鞘后壁切开并与结肠固定,封闭盆腔腹膜,逐层关腹。

六、直肠闭锁手术

直肠闭锁通常位置较高,确诊后宜先行乙状结肠造口,6 个月后行直肠肛管吻合术。术前经造瘘口远端行钡剂灌肠,同时在肛管内放一子宫颈扩张器,摄片了解上、下盲端的距离。

(一)骶尾路直肠肛管吻合术

【手术步骤】

1. 放置导尿管,骶尾部入路,纵向切开皮下组织骶尾筋膜及肛提肌,在深部找到直肠盲端。肛管内放入宫颈扩张器,以指示肛管盲端距直肠的距离。

2. 先游离肛管盲端,然后游离直肠盲端,以求达到无张力地拖下与肛管吻合,切开两盲端,端端两层间断缝合,逐层缝合外括约肌、肛提肌、皮肤,术后 2 周开始扩肛(图 28-1-28)。

(二)经肛门直肠肛管手术

【手术适应证】

此术式适用于直肠肛管发育正常、有良好的括约肌、直肠肛管扩张后有较大口径、两盲端相距不太远且直肠可推入肛管内以达到吻合的直肠闭锁患儿。

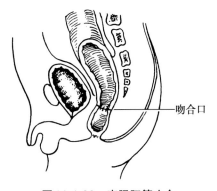

图 28-1-28 直肠肛管吻合

【手术步骤】

1．术时放置导尿管。扩张肛门，肛门四周缝线牵开。

2．用 14 号宫颈扩张器，由结肠造口远端置入直肠，将直肠向下顶入肛管内，在扩张器顶端，切开肛管盲端约 1.5cm，并向四周分离肠壁（图 28-1-29）。

3．钝性分离直肠盲端肠壁的后壁及两侧，以求提供足够吻合之长度。将两端肠壁浆肌层间断缝合，然后在直肠盲端做一约 0.5cm 的小切口，两端肠壁全层间断缝合（图 28-1-30）。为避免直肠回缩，应保留缝线做牵引，并边切边缝，直至缝完肠壁一圈，需 8～12 针。术后两周开始扩肛，扩肛 3 个月，术后定期复查。

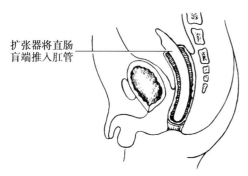

图 28-1-29　扩张器将直肠盲端顶入肛管

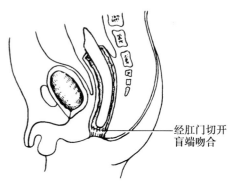

图 28-1-30　直肠肛管吻合

七、一穴肛根治术

新生儿先做结肠造口，根治术待 6 个月至 1 岁后施行。

【麻醉与体位】

气管内插管麻醉。俯卧位，骨盆处垫高。

【手术步骤】

1．切口：后正中矢状切口，上自骶骨下至泄殖腔外口处，切开皮肤及皮下组织。

2．分离直肠、阴道和尿道：在电刺激下，在中线上分开外括约肌和肛提肌。用拉钩牵开，深部首先看到直肠，将其正中切开，其前方可见阴道、尿道开口。将四壁用丝线缝合牵引，仔细测量一穴肛共通管顶端距会阴皮肤之长度，如＜3cm，则可以由骶会阴修补。直肠和阴道及阴道和尿道均有一段共壁，尤其是尿道阴道间共壁可能很长，分离时常常损伤或破裂。此共壁有时需分至很深，甚至达到膀胱三角区或双侧输尿管入口处。因此应加倍小心，并分离出足够长度。否则阴道成形时难以拖至会阴吻合。直肠阴道亦有一共壁，然而较前者易于分离。直肠、阴道均可用缝线牵引，然后用钝性或锐性分离（图 28-1-31），阴道至少要分出 2～3cm 以上，分离时应格外小心勿损伤尿道、膀胱颈及输尿管。

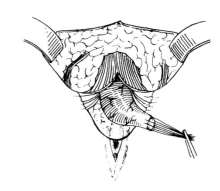

图 28-1-31　游离直肠

3．尿道、阴道、肛门成形：将一穴肛前壁包裹缝合，以延长尿道（图 28-1-32）。将拖下的阴道与皮肤缝合，修复外括约肌前部，最后将游离的直肠拖下与肛门皮肤缝合。

4．如一穴肛共通管＞3cm，阴道无法下拖至会阴皮肤吻合，则可取一段回肠代替阴道吻合（图 28-1-33）。

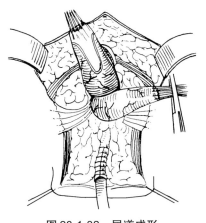

图 28-1-32　尿道成形

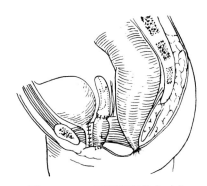

图 28-1-33　回肠代阴道成形术

八、腹腔镜肛门直肠畸形手术

【手术种类】

1. 腹腔镜三期肛门成形术：新生儿期行结肠造口术，3～6 个月时行肛门成形术，然后关瘘。

2. 腹腔镜二期肛门成形术：新生儿期行结肠造口术，3～6 个月时肛门成形和关瘘手术同时完成。

3. 腹腔镜新生儿一期肛门成形术。

【手术适应证】

1. 直肠膀胱瘘。

2. 直肠前列腺部尿道瘘。

3. 部分一穴肛畸形。

【手术禁忌证】

1. 合并其他器官严重畸形，如心脏病、肺部疾病、食管闭锁等。

2. 不能耐受气腹者。

3. 腹腔和盆腔严重粘连，显露困难者。

4. 早产体重过低者。

【麻醉及体位】

气管内麻醉，患儿取平卧位；游离直肠远端时，可取头低足高位。

【手术步骤】

（一）腹腔镜三期肛门成形术

1. 造瘘口处理　从结肠造瘘口导入肛管至直肠盲端，吸净肠内容物，注入碘附消毒，造瘘口用敷料暂时封闭，防止术中肠内容物外溢。

2. 建立气腹　脐窝正中皮肤切口 0.5～1.0cm，切开腹壁白线和腹膜，直视下将戳卡外鞘导入腹腔，荷包缝合脐窝，缝线与戳卡鞘固定，建立气腹。脐部戳卡孔放置腹腔镜镜头，脐旁左右侧腹直肌外缘分别取 2 个戳卡孔腹腔镜直视下导入戳卡外鞘（图 28-1-34）。

3. 探查腹腔　耻骨上穿腹壁进针线，缝合固定于膀胱后壁后出针，腹壁外牵拉将膀胱后壁悬吊在前腹壁显露盆腔。确定盆腔粘连情况，观察直肠、输尿管、输精管、膀胱颈位置和形态，以及其他腹腔器官有无异常。

4. 游离直肠远端　在直肠壁与后腹膜交界处，贴直肠壁切开腹膜；向上提拉直肠，分离直肠后壁；距离腹膜反折 1cm 以上切开直肠浆膜层；进一步向头侧牵拉直肠，将直肠远端从盆前拉出，贴直肠壁环周向远端游离至直肠变细与瘘管交界处（图 28-1-35）。

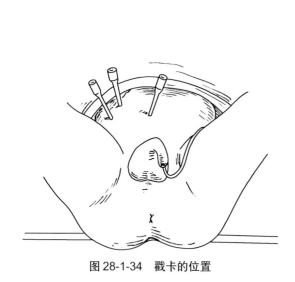

图 28-1-34　戳卡的位置

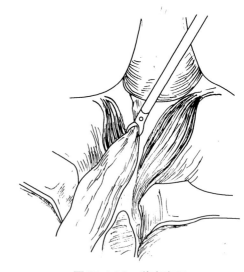

图 28-1-35　游离直肠

5. 修补尿道瘘　高位畸形瘘管多细长,贴近瘘管壁游离至其与尿道交界处结扎或夹闭(图 28-1-36)。中位畸形瘘管多短粗,瘘管前壁与尿道后壁关系紧密,应在直肠与瘘管交界处,切开直肠肌层沿黏膜下层剥离,彻底剔除直肠黏膜至与尿道黏膜交界处,保留直肠远端和瘘管肌鞘,可吸收线连续缝合肌鞘,闭合修补瘘口。如尿道瘘位置过低,腹腔镜下切除修补瘘管困难,应从肛穴中心切开皮肤皮下,分离肌肉,将直肠盲端肠壁用吸引器从会阴部切口顶出切开,拖出直肠盲端,肉眼直视下修补尿道瘘,然后将腹腔镜已游离的直肠拖出吻合。

6. 直肠近端松解　对高位畸形需松解直肠系膜根二级血管弓,使直肠能够无张力达到会阴水平。向上牵拉系膜根,在直肠系膜与后腹膜间切开,保护好直肠壁侧的三级血管弓,看清二级血管走向,尽量剔除血管周围脂肪组织,夹闭血管后切断。

7. 建立肌肉隧道　括约肌复合体呈漏斗状,其中心存在处于闭合状态的潜在隧道;中位畸形将直肠盲端游离后即可显露张开的隧道入口;高位畸形直肠盲端位于隧道上方,隧道处于闭合状态,沿尿道瘘的后方正中线分离显露左右耻骨尾骨肌中缝与尿道后方形成的三角区中心,电刺激引导确定肛穴,收缩肛穴的中心为括约肌复合体隧道下端,根据肌肉收缩范围纵向切开皮肤,用分离钳轻柔地将闭合的潜在隧道分开,直视下扩张隧道深度达 1.5cm 左右;腹腔镜引导分离钳从瘘管或尿道与两侧耻骨尾骨肌腹形成的三角中心穿出,进一步扩大隧道直径至 1.0cm(图 28-1-37)。

8. 牵出直肠　腹腔镜下用分离钳抓住直肠远端,从隧道中心拖出(图 28-1-38),使隧道紧密包裹直肠。

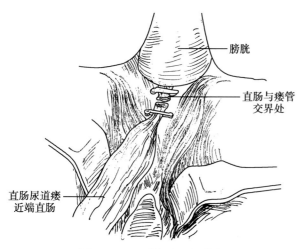

图 28-1-36　夹闭直肠尿道瘘

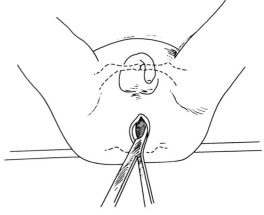

图 28-1-37　隧道建立

9. 肛门成形　切除远端多余和扩张肥厚僵硬的直肠,将直肠与会阴皮肤吻合(图 28-1-39)。冲洗腹腔后,将直肠远端的两侧壁,分别与骶前筋膜各固定缝合一针,预防术后直肠脱垂。

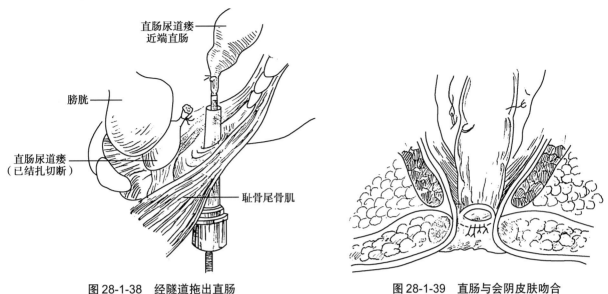

图 28-1-38　经隧道拖出直肠　　　　　　　图 28-1-39　直肠与会阴皮肤吻合

(二)腹腔镜二期肛门成形术

1. 造瘘口处理　从结肠造瘘口导入肛管至直肠盲端,吸净肠内容物,注入碘附消毒,瘘口近远端肠管端端吻合,关闭瘘口送回腹腔,缝合腹壁伤口。

2. 建立气腹　脐窝正中皮肤切口 0.5~1.0cm,切开腹壁白线和腹膜,直视下将戳卡外鞘导入腹腔,缝线固定戳卡鞘,建立气腹。腹壁切口内、外侧角内各置入一个 3~5mm 戳卡。

余下步骤与腹腔镜三期肛门成形术相同。

(三)腹腔镜新生儿一期肛门成形术

1. 切开肠壁洗肠　脐窝纵向切口长 2cm,切除尚未脱落的脐带组织,结扎脐动脉和脐静脉;将扩张的乙状结肠提出切口,在降结肠与乙状结肠交界部系膜对侧纵向切开肠壁1cm,插入肛管,吸净结肠和直肠内胎粪,反复清洗至肠腔洁净,缝合封闭肠壁切口。

2. 建立气腹　重新缝合脐窝切口,内置 5mm 戳卡,建立气腹。脐旁左右侧腹直肌外缘分别取 2 个戳孔(见图 28-1-34)。

余下步骤与腹腔镜三期肛门成形术相同。

【术中注意事项】

1. 术中发现盆腔粘连过于紧密,腹腔镜下分离困难,需考虑中转开腹手术。

2. 直肠乙状结肠系膜根部血管粗大,一旦近端撕裂、回缩或结扎线脱落,腹腔镜止血困难时,要立即开放手术止血。

3. 腹膜反折区有支配膀胱功能的神经丛、输精管和精囊,术中易误伤,故应远离腹膜反折、贴近直肠肌层游离。

4. 肌肉隧道建立是术后排便功能的关键,术中应保证直肠穿过此肌肉隧道中心,并且要尽量减小肌肉隧道损伤。

【术后处理】

1. 造瘘者如无腹胀,术后 4 小时可以进奶;无造瘘者肛管排便后可以开始进水和奶。

2. 术后维持水、电解质、酸碱平衡,并给予抗生素防治感染。

3. 保持肛门清洁,术后 5~7 天排便后拔除肛管。

4. 夹闭尿道瘘者术后 7 天拔除尿管,缝合修补闭合瘘管者术后 12 天拔除尿管。

5. 术后 2 周开始扩肛，坚持 3～6 个月，术后定期复查。

【术后并发症的预防及处理】

1. 肛门狭窄 最多见的并发症之一，与直肠远端血供不良、直肠回缩、吻合口感染、隧道过窄和术后未坚持扩肛等因素有关。应首选扩肛治疗，无效则手术切除狭窄段，将近端直肠与肛门皮肤再吻合。如继发巨结肠、便秘治疗无效者，则需再次剖腹切除巨大结肠行直肠肌鞘拖出吻合巨结肠根治术（Soave 手术）。

2. 尿道损伤 最多见的严重并发症。由于尿道与直肠盲端距离极近，有直肠尿道瘘者两者常为共壁，分离困难。腹腔镜下不易向前显露尿道，尿道损伤可能性小。为了预防这一并发症，术前应留置尿管，以便术时探触辨认。一旦损伤尿道应立即修补，留置尿管，并做膀胱造瘘。尿道损伤如果手术时未发现或修补不良有漏尿者，再次修补会非常困难且复发率高。

3. 直肠尿道瘘复发 术后常见并发症之一。术中瘘管修补不佳、直肠回缩和瘘口感染都可引起复发。腹腔镜术后直肠尿道瘘复发比开放手术少，可能与隧道下端和直肠壁相贴紧密，尿液会向上渗入腹腔形成尿性腹水（表现为术后腹胀、腹痛和麻痹性肠梗阻，充分的膀胱引流依靠腹腔粘连可以逐渐自愈，不会形成直肠尿道瘘），而不易向下渗出有关。直肠尿道瘘一旦复发，直肠黏膜与尿道黏膜相接，应采用手术修补，修补瘘管后应留置尿管，必要时行膀胱造瘘，使尿流通畅，保证局部在无张力下愈合。

4. 尿道憩室 腹腔镜肛门成形术后高发，主要发生于中位畸形，与直肠远端残留过多有关。可采用腹腔镜再次手术，切除憩室并修补尿道瘘口。

5. 便秘 会导致消化功能障碍、污便、充盈性便失禁，甚至肠管扩张等问题，必须积极治疗。先保守治疗，如胃肠动力药、泻药、洗肠、排便训练和生物反馈治疗等；如保守治疗无效，甚至合并巨直肠发展到顽固性便秘时应手术治疗，切除扩张肥厚僵硬的直肠行近端肠管与肛门再吻合等手术。

6. 大便失禁 一种常见的严重并发症，高位畸形多见。原因主要有外括约肌损伤、直肠回缩瘢痕形成、术中耻骨直肠肌未予利用及骶神经和肌肉发育不良等。宜先采取饮食调节、灌肠、排便训练和生物反馈等保守治疗，无效时采取手术治疗。如瘢痕形成，则予以切除并行肛门整形；若是肛门括约肌功能不良，可行括约肌修补术或括约肌重建术。对于耻骨直肠肌未予利用者，可再次行肛门成形术，重新将直肠穿过肌肉中心。

7. 直肠回缩 发生在术后 1 周左右，与直肠松解不足、吻合口张力过高和直肠血供不良、远端坏死有关，如不处理会发展成肛门狭窄和肛周感染。需立即手术，切除远端血供不良的直肠壁，充分松解，再次拖出吻合。

8. 直肠脱垂 是腹腔镜手术高发的并发症，可能与术中直肠游离过多、术后直肠与周围组织粘连轻，以及隧道内口过紧，患儿用力哭闹时直肠逐渐疝出不能还纳有关。术中注意不要过度游离直肠，同时将直肠与盆筋膜缝合固定可预防此并发症，一旦出现，根据情况采用直肠固定或脱垂肠管切除术。

9. 肛门括约肌损伤 原因多为高中位畸形行经会阴肛门成形术时，为扩大视野显露直肠，将外括约肌用力拉开撕裂、撕断。其避免方法是选择适当的手术入路，术时需经常用电刺激仪刺激，了解外括约肌的部位、分布和发育情况。

10. 直肠黏膜外翻 原因多为直肠保留过长，一般多出 0.5cm 即可，术后直肠可自然回缩达到正常位置；也可因直肠与周围肌肉固定不良，术后直肠脱垂黏膜外翻，必要时需手术切除多余黏膜。

11. 膀胱损伤 较少见，主要发生在高位畸形行骶会阴肛门成形术时，因找不到直肠盲端而向深部分离探查，将膀胱误认为直肠而切开。如有损伤，立即修补，并改为腹骶会阴手术寻找直肠盲端。

12. 输尿管损伤 经腹部手术在切开腹膜分离直肠时易损伤左侧输尿管。其预防方法是紧靠直肠壁分离直肠，如有损伤立即修补。如输尿管完全切断，应端端吻合放置支架管。如损伤位置较低可行输尿管膀胱移植术。

13. 术后尿潴留 表现为拔除尿管后不能自主排尿，与术中游离直肠远端时靠膀胱侧近，损伤腹膜反折周围神经丛有关。治疗可给予导尿、口服 B 族维生素、神经营养药和按摩针灸等方法。

（白玉作　王　果）

第二节 直肠息肉切除术

直肠息肉是小儿慢性少量便血的主要原因，男孩多于女孩，3~6岁多见。息肉多为单发，一般位于距肛门3~8cm的直肠后壁。儿童结直肠息肉位于结肠者不足10%。其发病的原因一般认为是肠黏膜由于炎性病变和慢性刺激使分泌腺发生局限性增生，突出黏膜表面形成息肉。直肠息肉合并结肠多发性息肉被证实是一种显性遗传性疾病。

临床表现：患儿慢性少量便血，常发生于排便结束时，粪便的表面有一条血迹，与粪便不相混。排便时无疼痛，偶尔发现直肠息肉脱出于肛门外，便后又自动缩回肛门内，息肉在排便时随粪便排出而发生大出血者偶见。根据慢性便血的病史及直肠指检，结合肠镜检查，直肠息肉的诊断不难。

病理分型以幼年性息肉最多，占71.7%，其次为腺瘤性息肉，占17.3%，炎性及化生性息肉少见，均为良性病变，文献中罕有发生恶变的病例。

【手术适应证】

所有直肠息肉均应摘除。

【术前准备】

肠道准备，术前低渣饮食，行普通灌肠1次，保证直肠内无粪便。

【手术方式及步骤】

1. **手法摘除术** 仅适用于有蒂且直肠指检可触及的直肠息肉。具体操作：取截石位、膝胸位或侧卧位，术者戴涂有凡士林的橡胶手套，先用指尖轻轻按压肛门使肛门括约肌松弛，后缓慢将手指插入直肠，沿肠壁探摸，触及息肉后，用手指末节将其勾住，对着骶骨轻轻挤压，掐断息肉蒂部，顺势将息肉带出肛门。摘除1小时后，再行直肠指检或开塞露塞肛，确定无出血后再离院（本方法虽采用的时间较久，但不推荐作为直肠息肉的首选治疗方法）。

2. **纤维结肠镜下圈套器电切术**（图28-2-1~图28-2-4） 患儿全身麻醉，经肛门插入结肠镜时动作要轻柔，循肠腔走行方向缓慢进镜，避免损伤肠壁。发现息肉后，将电凝勒除器的圈套丝置于距蒂基底0.5cm处或息肉蒂的中段或近息肉处，并轻轻牵拉使息肉悬于肠腔中，再行电凝以完整切除息肉，避免因肠壁过热而导致其穿孔坏死。一般在结肠镜检查完毕逐步退出时切除息肉。若为多发性，则应从近端开始，按顺序切除。对于较大的息肉（直径>2cm），可分块套扎切除。切除息肉后镜下观察数分钟，确定没有活动出血。

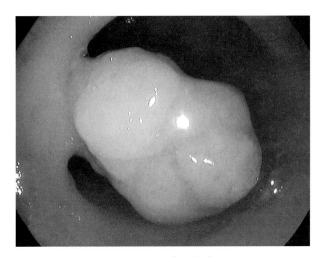

图 28-2-1　发现息肉

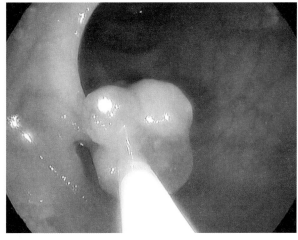

图 28-2-2　圈套丝置于息肉蒂基底

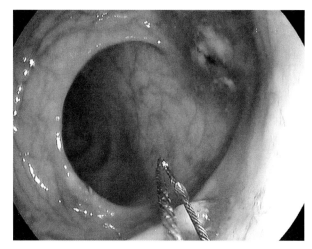

图 28-2-3　电凝以完整切除息肉

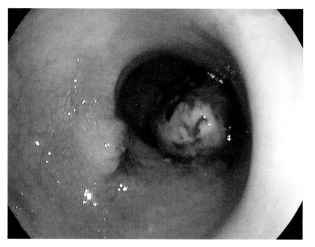

图 28-2-4　观察没有活动性出血

3. 腹腔镜或开腹息肉切除术　对于应用上述方法无法切除的息肉，如密集分布的多发性息肉、直径偏大的巨大息肉（>3cm）、家族性腺瘤性息肉病、部分直肠息肉经肠镜治疗后病理检查结果提示可见恶性细胞的息肉、并发肠套叠/肠梗阻致肠坏死或导致内科治疗无法控制的消化道大出血时，需行部分肠段切除治疗。

【术后并发症的预防及处理】

1. 出血　手法摘除术和结肠镜下切除息肉的常见并发症是出血、穿孔。儿童直肠息肉多伴有炎症，圈套丝容易直接夹断蒂部，导致电凝不彻底，而有大出血的危险。因此，钳夹息肉必须操作轻巧，根据患儿的年龄选择合适的电凝电切指数。确定有活动性出血时必须留院治疗观察。

2. 肠穿孔　对于蒂柄短粗的息肉，圈套时直肠壁部分被套住，电灼发生肠穿孔，因此圈套丝勒在息肉的位置应位于距蒂基底 0.5cm 处或息肉蒂的中段或近息肉处。术中疑似出现肠穿孔可在结肠镜下圈套器电切的基础上联合钛夹，进行镜下缝合修补，从而避免开腹手术。术中发现或术后确定肠穿孔时，应立即开腹或腹腔镜探查，找到穿孔部位，缝合修补肠壁穿孔处，根据腹腔污染情况选择是否放置腹腔引流。

（卞红强　雷海燕　阮庆兰）

第三节　直肠脱垂手术

直肠脱垂简称脱肛，指肛管、直肠，甚至乙状结肠下端向下移位而脱垂于肛门外，常见于儿童及老年人。儿童直肠脱垂的发病高峰期出现在 1～3 岁，采用保守治疗者，多在 5 岁以前自愈。

老年人直肠脱垂分为三型，儿童直肠脱垂临床上根据直肠黏膜层脱出和直肠壁各层脱出，分二型如下。

1. 不完全型脱垂　脱出部分是直肠下端黏膜，特点是直肠黏膜以肛门口为中心放射状脱出肛门外缘 1～2cm，脱出长度为 2～3cm，脱垂部为两层黏膜组成。此型是小儿特有，也较多见。

2. 完全型脱垂　脱出部分为直肠全层，严重者直肠、肛管均可翻出至肛门外。直肠脱出超过 5cm，特点是直肠黏膜皱襞呈环状排列，脱垂部分由两层折叠的肠壁组成。此型多见于老年人，个别儿童病程较长亦可发展为完全型。

绝大多数直肠脱垂患儿与其骶骨弯度未形成，直肠肛管呈垂直下行，腹腔压力直接向肛管传导，肛提肌支撑力度缺乏有一定关系；再合并营养不良、腹泻、排便习惯不良等情况时，则容易发生直肠脱垂。还有一些其他疾病，如直肠息肉导致的继发性直肠脱垂，以及有些中高位直肠肛门畸形接受肛门手术治疗的患儿,术后可发生继发性直肠脱垂。

直肠脱垂治疗前必须仔细分辨引起脱垂的原因,对单纯不完全型脱垂,首先针对病因进行治疗,加强营养,训练幼儿良好的排便习惯,每晚洗浴后用热毛巾外敷肛门可促进痊愈。直肠黏膜脱出时,可戴手套涂液状石蜡后用手指轻轻按摩脱出部分,逐渐复位,复位有困难还可用温盐水外敷,再予手法还纳,多数不完全型脱垂经上述措施治疗可治愈。手术方式主要为直肠周围注射术和直肠黏膜脱垂切除术。老年人直肠脱垂采用的直肠悬吊固定术等术式在儿童中的应用效果缺乏足够的循证医学证据支持,逐渐被小儿外科医师淘汰,本节不再叙述。

【手术适应证】

1. 不完全型脱垂针对病因治疗后仍频繁脱垂,年龄>5岁的患儿。

2. 完全型脱垂,脱垂部分较长,反复发作影响患儿生活质量。

3. 完全型脱垂,无法手法复位或脱垂部位坏死。

4. 肛门手术后继发直肠脱垂,保守治疗不能痊愈者。

【术前准备】

肠道准备,低渣饮食、泻药和清洁灌肠。

【手术方式】

1. 直肠周围注射术　直肠脱垂频繁或年龄>5岁儿童首选直肠周围注射治疗,将左手放入肛门内,右手持注射器针头刺入,由皮肤刺入至直肠周围间隙,切勿穿过黏膜层,否则易发生黏膜坏死。用95%乙醇或50%葡萄糖或5%鱼肝油酸钠注射于直肠左右侧壁外(截石位3点、9点位置),每处注射2ml,采取穿刺到位后边退针边注射的方法。注射液使直肠黏膜与肌层及盆腔组织之间发生粘连,纤维组织增生,加强其支持作用。大部分患儿注射治疗一次即可治愈,少数患儿注射后1个月内再次发生直肠脱垂,可手法还纳。

2. 直肠黏膜脱垂切除术　保守治疗及二次注射治疗无效,完全型脱垂手法复位失败、脱垂部有坏死,继发性直肠黏膜脱垂保守治疗无效等,可行直肠黏膜脱垂切除术。在黏膜脱出部分齿状线上5mm切开黏膜层,用4把组织钳钳夹牵引,适当牵引力下剥离黏膜层多余部分予以切除,直肠近端黏膜层与齿状线黏膜缝合一圈,将直肠还纳入肛管。

【手术注意事项及术后处理】

1. 直肠脱垂注射手术切勿刺穿黏膜,避免黏膜坏死,注射硬化剂亦不能积聚在皮下,以免造成皮肤坏死。一次注射治疗后少数患儿再发直肠黏膜脱垂不必立即再次注射,之后复发次数逐渐减少,1~3个月多可痊愈。极少数患儿一次注射后反复发作,可在间隔3~6个月后再次注射治疗。

2. 一般术后不扩肛,直肠黏膜切除术后注意肛门护理,保持肛门伤口干净与干燥,可口服双八面体蒙脱石(思密达)与肠道益生菌等,避免感染性腹泻。

(卞红强　雷海燕　阮庆兰)

第四节　大便失禁手术

大便失禁是指粪便和气体不自主排出,包括气体、液体大便、固体大便的不自主排出以及便急和污粪症状。大便失禁的患儿不能控制大便或不能在合适的时间和地点排出大便,是一个非常令人尴尬的社会问题。失禁会对患儿和家庭的生活质量造成严重影响,带来一定的社会心理问题。

排便控制涉及几个不同的神经通路和盆底肌,以及肛肠的协同和相互作用。排便控制的因素有:粪便的容量和黏稠度,小肠传输,结肠传输,直肠的顺应性、张力和容量,直肠的运动和排空能力,肛直角,肛门直肠感觉和反射机制,肛管的运动及盆底肌的完整性。

根据失禁的原因,大便失禁分为功能性和器质性,功能性大便失禁占95%以上,器质性大便失禁占不到 5%。由于便秘导致的充盈性失禁，占功能性大便失禁的 80%。器质性大便失禁可分为肌源性和神经源性：肌源性主要见于外伤性及肛门直肠手术后；神经源性在儿童主要见于神经管闭合不全，如脊髓脊膜膨出、脊髓脂肪瘤等。

　　器质性大便失禁可以考虑手术治疗，不同患儿其大便失禁的原因和程度不同，相应的手术方法也不完全相同。失禁可能由单一因素造成，也可能由多种因素造成，可能是完全失禁，也可能是部分失禁，需全面评价才能确定合理的治疗方案。排便障碍和控便障碍均可导致大便失禁，对于大便失禁的患儿，不但要关注其控便能力，还要注意有无排便障碍，部分患儿同时有控便障碍和排便障碍。尽管目前有多种治疗手段用于大便失禁的治疗，但还没有一种方法能够很好地解决这一问题，还需根据大便失禁产生的原因、失禁的程度、患者的依从性及经济条件来进行选择，有可能是几种方法的结合应用才能取得比较理想的效果。

一、可控性顺行灌肠（Malone 手术）

【手术适应证】

1. 肛门直肠畸形术后大便失禁。

2. 先天性巨结肠术后大便失禁。

3. 神经源性大便失禁。

4. 外伤性大便失禁。

【手术禁忌证】

1. 结肠已切除或结肠过短。

2. 上肢功能障碍或下肢瘫痪。

【麻醉及体位】

全身麻醉气管插管，仰卧位。

【术前准备】

术前常规行血常规、出凝血时间、胸部 X 线片、心电图检查。术前 1 天备皮，术前 6 小时禁食固体食物，术前 2 小时口服碳水化合物饮料，术前 0.5～1 小时应用头孢呋辛。

【手术步骤】

（一）腹腔镜 Malone 手术（视频 28-4-1）

1. 仰卧位，脐环下缘取 V 形切口（图 28-4-1）。

2. 建立气腹，经脐部置入 30°腹腔镜，左下腹、右上腹做 5mm 切口，分别放入 5mm 戳卡，放置操作钳（图 28-4-2）。

视频 28-4-1　腹腔镜 Malone 手术

3. 寻找阑尾后经脐部切口拉出，切除远端，保留约 4cm 阑尾及系膜，阑尾不要保留过长，并且要拉直。

4. 阑尾对系膜缘纵向剪开约 1cm，脐部 V 形皮瓣嵌入，与阑尾壁 V-V 吻合（图 28-4-3）。

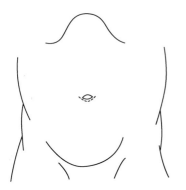

图 28-4-1　脐部切口

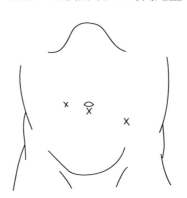

图 28-4-2　戳卡的位置

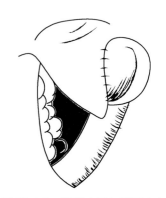

图 28-4-3　脐部皮瓣与阑尾吻合

5. 经阑尾腔向结肠内留置 8F 双腔尿管。

（二）开腹 Malone 手术

1. 脐下缘及下腹正中做 Y 形切口（图 28-4-4）。

2. 寻及阑尾，小心保护阑尾系膜的供应血管，从阑尾根部向远端于盲肠带处切开肌层至黏膜下层，将阑尾包埋 3cm（图 28-4-5、图 28-4-6）。

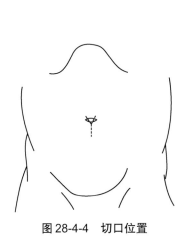

图 28-4-4　切口位置

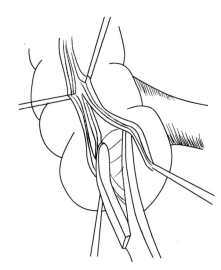

图 28-4-5　切开盲肠肌层

3. 将阑尾提出腹腔，剪除阑尾盲端，使阑尾伸直，对系膜侧纵向剪开约 1cm，于脐部 V 形皮瓣行 V-V 吻合（图 28-4-7）。

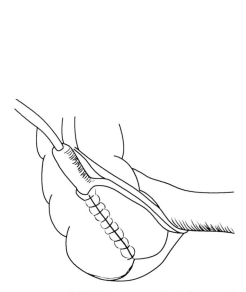

图 28-4-6　将阑尾包埋于肌层与黏膜下层之间

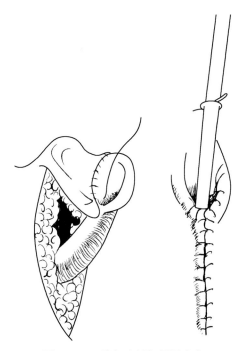

图 28-4-7　脐部皮瓣与阑尾吻合

4. 盲肠与腹壁固定，并逐层关闭腹腔。

5. 阑尾腔内向结肠内留置 8F 双腔尿管，并确保插管顺利。

【术中注意事项】

1. 注意保持阑尾血供，避免阑尾缺血坏死或造瘘口狭窄。

2. 阑尾拉出时要尽量保持伸直，防止因过长、扭曲导致插管困难，同时也要注意避免阑尾保留过短，导致术后漏粪。

3. 脐部 V 形皮瓣成角为 $60°$，两边约 1cm 长。

【术后处理】

1. 术后 6 小时饮水，24 小时进流质饮食。

2. 显露脐部，行脐部护理，及时清除脐部分泌物。

3. 预防应用抗生素 24 小时。

4. 术后第一天下床活动。

5. 阑尾腔内留置双腔尿管 3 周，3 周后拔管开始顺行灌肠，灌肠液通常为生理盐水，在仅用生理盐水难以排空大便的情况下，必要时可适当加入矿物油或聚乙二醇电解质。灌肠液的量依患儿年龄和肠道的情况有个体化差异，要以能完全排空大便，尽量能保持下次灌肠前无污粪为准，一般可从 15ml/kg 开始，根据排便及肠道的清洁程度适当调整剂量。

【术后并发症的预防及处理】

1. 瘘口狭窄或闭塞 阑尾末端与皮肤的吻合口容易形成瘢痕狭窄，特别是容易发生于不能坚持插管灌肠的患儿，甚至发生闭塞，也与阑尾末端血供差有关。脐部做 V 形切口与阑尾行 V-V 吻合，注意阑尾末端血供，术后行瘘口扩张，坚持每日插管灌肠可避免狭窄的发生。

2. 漏粪 阑尾保留过短可发生造瘘口漏粪。有学者认为用盲肠壁将阑尾根部进行包埋可避免漏粪，也有学者认为无须进行阑尾根部包埋。

3. 插管困难 瘘口狭窄或阑尾扭曲均可导致插管困难。

4. 黏膜外翻 可能与脐部 V 形皮瓣和阑尾吻合口过大、阑尾壁未与皮下组织固定有关，可二次修复。

5. 瘘口周围感染 脐部造口处皮下组织污染可导致术后脐部感染，术中要注意无菌操作，避免切口污染，一旦有脓肿形成，及时引流。

二、肛门外括约肌修补术

【手术适应证】

外伤后、肛门直肠畸形术后大便失禁，肛门外括约肌缺损范围小，盆底肌训练或肠道管理效果不理想。

【手术禁忌证】

1. 严重外括约肌受损。

2. 神经源性大便失禁。

3. 排便障碍导致的充盈性大便失禁，如合并巨直肠或肛提肌受损。

4. 合并肛门狭窄或肛门回缩。

5. 肛周皮肤瘢痕明显。

【术前准备】

术前常规行血常规、出凝血时间、胸部 X 线片、心电图检查，肛内超声明确括约肌缺损的部位、范围。术前 3 天清洁灌肠，术前 1 天备皮，术前 6 小时禁食固体食物，术前 2 小时口服碳水化合物饮料，术前 $0.5\sim1$ 小时应用头孢呋辛。

【麻醉与体位】

全身麻醉，截石位或折刀位。

【手术步骤】

1. 于括约肌缺损的位置沿肛周与外括约肌的纤维平行方向做一弧形切口，凹面向着肛门，切口离肛门稍远。切口通常要有半圆周或超过半圆周的长度（图 28-4-8，图 28-4-9）。

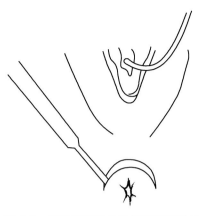

图 28-4-8　括约肌缺损位置做肛周弧形切口

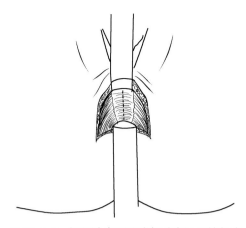

图 28-4-9　切口达半圆周或超过半圆周的长度

2. 向侧方游离皮瓣，显露外括约肌，解剖外括约肌断端，分别将肌束向侧方游离（图 28-4-10）。把瘢痕部分切除，括约肌的两断端用可吸收线缝合行端端吻合或重叠吻合（图 28-4-11）。

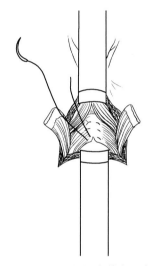

图 28-4-10　向侧方游离肌束

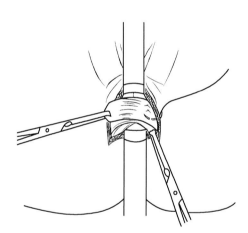

图 28-4-11　括约肌断端重叠缝合

3. 充分止血后缝合皮下组织及皮肤。

【术中注意事项】

1. 吻合肌肉时张力不能过大。

2. 肛门前方解剖时避免损伤直肠和尿道或阴道。

【术后处理】

1. 术后 6 小时饮水，术后第一天开始进少渣饮食。

2. 预防性应用抗生素 24 小时。

3. 显露会阴部，保持切口清洁。

4. 女性患儿留置尿管 1 周。

【术后并发症的预防及处理】

1. 肌肉断端裂开　其原因是缝合两肌肉断端时张力过大，影响血供，其次为切口感染。如为切口感染，应尽早切开引流。缝合的括约肌如发生部分裂开，残端附近因已粘连，愈合后常不影响手术效果。

2. 切口感染　切口邻近肛门，容易被粪便污染，一旦感染，缝合的肌肉断端就容易裂开，因此要加强肛门护理。

三、股薄肌转移肛门外括约肌重建术

见视频 28-4-2。

【手术适应证】

肛门直肠畸形术后、会阴部外伤致外括约肌严重破坏者，经生物反馈训练或肠道管理效果不理想，年龄在 5 岁以上，股薄肌足够长，术后能够配合训练。

视频 28-4-2 股薄肌转移肛门外括约肌重建术

【手术禁忌证】

1．肛周皮肤瘢痕明显。

2．下肢瘫痪。

3．合并排便障碍。

4．合并肛门狭窄、肛门回缩、肛门位置异常。

5．合并巨直肠。

6．肛周、大腿皮肤感染、破溃。

7．合并脊髓栓系综合征等脊髓发育不良。

8．神经源性大便失禁。

【术前准备】

术前常规行血常规、出凝血时间、胸部 X 线片、心电图检查，行肛肠测压、钡剂灌肠造影、肛管内超声、盆底及脊髓 MRI、结肠传输试验，评价肛门失禁原因、类型，盆底肌损伤程度，有无合并直肠扩张及结肠慢传输。术前 3 天清洁灌肠或口服聚乙二醇行肠道准备，术前 1 天备皮。术前 6 小时禁食固体食物，术前 2 小时口服碳水化合物饮料，术前 0.5～1 小时应用头孢呋辛。

【麻醉与体位】

全身麻醉，仰卧位。

【手术步骤】

1．膝关节内侧上方相当于股薄肌中下 1/3 处做一 3cm 长纵向皮肤切口（图 28-4-12），切开皮下分离显露股薄肌，并向远、近端做适当游离。

2．胫骨平台内侧做 2cm 切口（图 28-4-12），牵拉经第一切口游离的股薄肌，辨别股薄肌肌腱，于靠近附着点处将其切断。

3．游离两切口间股薄肌，将远端股薄肌自膝上方切口拖出。

4．大腿内侧近腹股沟处股薄肌表面做 3cm 纵向切口，显露股薄肌，游离第二与第三切口之间股薄肌，将其从第三切口拖出（图 28-4-12）。

5．继续向近端游离股薄肌，继续注意保护闭孔血管及神经。

6．剔除股薄肌表面的肌膜，轻轻钳夹闭孔神经，使其暂时失活。

7．缝合下肢切口，游离的股薄肌临时放入第三切口。

8．在距肛门 1.5cm 的 6 点、12 点位置处各做一个切口，围绕肛门做皮下隧道，同时做肛周 12 点位置处切口至下肢第三切口之间的皮下隧道，将股薄肌引至肛周。皮下隧道要足够宽，以使股薄肌可轻松通过（图 28-4-13）。

9．股薄肌保持一定张力围绕肛管，远端腱性部分固定于对侧坐骨结节（图 28-4-14）。

10．缝合大腿及肛周切口，分别于大腿及肛周切口内放置一引流条。在此基础上植入电刺激器，通过低频电刺激可使 Ⅱ 型肌纤维转化为抗疲劳的 Ⅰ 型肌纤维，称作动力性股薄肌手术，可进一步提高手术效果。

11．同侧髂窝处做切口，切开皮肤、皮下至腹直肌前鞘，向周围游离皮下组织，以便能容纳神经肌肉起搏器，并向腹股沟切口游离形成一个通道。

12．神经肌肉起搏器与腹直肌前鞘固定，两个电极的导线经皮下通道牵入髂窝与神经肌肉起搏器连接（图 28-4-15）。

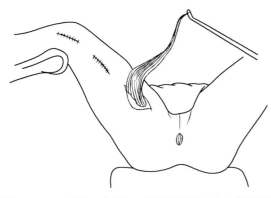

图 28-4-12　下肢三个切口，游离股薄肌，止点处切断，从近端切口提出

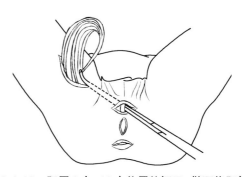

图 28-4-13　肛周 6 点、12 点位置处切口，做环绕肛管及与大腿近端切口间的隧道，将股薄肌牵入肛周

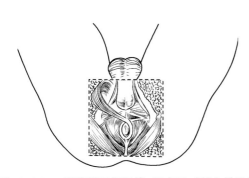

图 28-4-14　股薄肌环绕肛管，固定于对侧坐骨结节

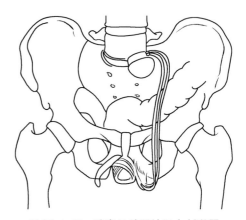

图 28-4-15　髂窝处放置神经电刺激器

【术中注意事项】

1. 术中仔细辨认股薄肌，避免将缝匠肌误认为股薄肌。

2. 手术中必须小心保护股薄肌的神经血管束，如损伤可导致移植肌肉部分坏死，使手术失败。

3. 股薄肌远端肌腱应尽量靠近附着点处切断，以保证股薄肌有足够的长度。

4. 游离肛门前方皮下隧道时要防止损伤尿道或阴道。

5. 股薄肌围绕肛管时要保持适当张力，不可过紧，也不能过松，可行示指肛门指检以判断合适的张力。

6. 皮下隧道内止血彻底，避免隧道内积血导致感染。

【术后处理】

1. 术后 6 小时饮水，术后第一天开始进无渣饮食，必要时口服洛哌丁胺减少排便。

2. 预防性应用抗生素 24 小时。

3. 口服甲钴胺 3 个月。

4. 术后 1 周避免双髋关节外展，可用绷带将双膝固定于并膝位。

5. 显露会阴部，注意肛门清洁护理，至少卧床休息 1 周。

6. 女性患儿留置尿管 1 周。

7. 2 个月后开始收缩肛门训练。

【术后并发症的预防及处理】

1. 移植肌肉坏死、萎缩　支配股薄肌的血管损伤或固定时牵拉神经血管蒂过紧导致股薄肌血供差或感染是导致移植肌坏死的主要原因。

2. 感染　术中止血不彻底导致皮下隧道内积血、术后粪便污染切口是感染的主要原因。

四、肛门口皮肤成形术

【手术适应证】

肛门口瘢痕狭窄或瘢痕形成导致的大便失禁,且扩肛治疗无效。

【手术禁忌证】

1. 肛管狭窄。

2. 合并肛门回缩。

3. 肛门异位。

4. 肛周皮肤瘢痕明显。

【术前准备】

术前常规行血常规、出凝血时间、胸部 X 线片、心电图检查,行肛肠测压、钡剂灌肠造影、肛管内超声、盆底及脊髓 MRI,评价肛门盆底肌损伤程度,有无继发性巨直肠扩张。术前 3 天清洁灌肠行肠道准备,术前 1 天备皮。术前 6 小时禁食固体食物,术前 2 小时口服碳水化合物饮料,术前 0.5~1 小时应用头孢呋辛。

【麻醉与体位】

全身麻醉,截石位。

【手术步骤】

1. Y-V 皮瓣成形术

(1)在肛管内距肛门口 0.5~1cm 处开始,沿直肠纵轴切开黏膜至皮肤缘,然后从此点向外 V 形切开皮肤,使整个切口呈 Y 形(图 28-4-16)。

(2)游离 V 形皮瓣,将皮瓣的尖端向肛管内迁移,嵌插到黏膜切口的尖端,使 Y 形切口呈 V 形,间断缝合(图 28-4-16)。

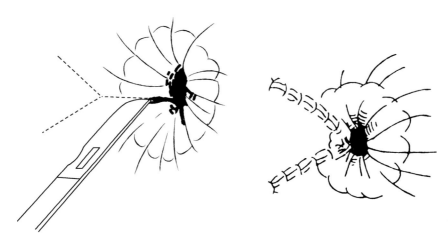

图 28-4-16　肛周 Y 形切口及 V-V 吻合

2. 带蒂菱形皮瓣插入术

(1)肛周 3 点和 9 点位置处各做一个菱形切口。

(2)菱形切口内侧沿皮肤黏膜交界处向肛管黏膜深部延伸。

(3)游离菱形皮瓣,保留皮下组织与深部相连,保证血供。

(4)将皮瓣向肛管深部滑行,嵌插入肛管内的纵向切口。

(5)间断缝合肛管黏膜和皮瓣,以及皮瓣外侧的皮肤切口(图 28-4-17)。

3. 梯形皮瓣成形术

(1)根据狭窄的程度,在肛门相对的两侧或上下或四个方位,做与肛门呈放射方向的梯形瓣。

（2）游离皮瓣，将皮瓣向肛管深处移行，并与肛管黏膜缝合（图28-4-18）。

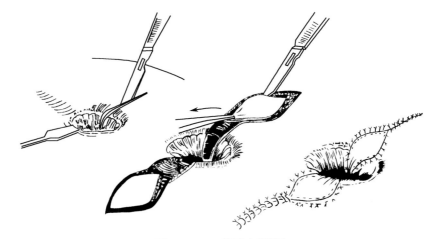

图 28-4-17 菱形皮瓣插入

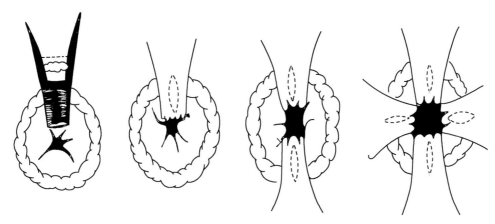

图 28-4-18 梯形皮瓣插入

【术中注意事项】

1. 彻底止血，不留死腔。

2. 注意保护皮瓣血供。

【术后处理】

1. 术后6小时饮水，术后第一天开始进无渣饮食。

2. 预防性应用抗生素24小时。

3. 显露会阴部，保持切口清洁，注意肛门护理。

4. 可服用蒙脱石散或洛哌丁胺1周。

5. 女性患儿留置尿管1周。

6. 术后2～3周开始扩肛。

【术后并发症的预防及处理】

1. **皮瓣坏死** 游离皮瓣时血供破坏或切口张力过大，影响血供。

2. **切口感染** 切口邻近肛门，容易被粪便污染，因此要加强肛门护理。

五、后矢状入路肛门重建术

【手术适应证】

1. 肛门位置异位，直肠肛管没有位于横纹肌复合体的中心。

2．肛管直肠与横纹肌之间有大量的肠系膜和脂肪组织。

3．伴有明显肛门回缩，且括约肌发育尚可。

4．合并直肠尿道瘘。

【手术禁忌证】

合并脊髓栓系综合征等脊髓发育不良。

【术前准备】

术前常规行血常规、出凝血时间、胸部 X 线片、心电图检查，行肛肠测压、钡剂灌肠造影、肛管内超声、盆底及脊髓 MRI，评价直肠位置，盆底肌损伤程度，有无合并直肠扩张。术前 3 天清洁灌肠行肠道准备，术前 1 天备皮。术前 6 小时禁食固体食物，术前 2 小时口服碳水化合物饮料，术前 0.5～1 小时应用头孢呋辛。

【麻醉与体位】

全身麻醉，俯卧位或折刀位。

【手术步骤】

1．切口起自骶骨中部，沿正中线向下至肛门后方，经正中线切开盆底肌，显露肛管直肠、后壁。

2．肛管黏膜与皮肤分界处缝合牵引线，沿肛门周围环形切开。

3．游离直肠至肛提肌以上（图 28-4-19）。

4．电刺激辨别横纹肌复合体前后缘，将直肠置于横纹肌复合体中心，间断缝合肛提肌后缘及横纹肌复合体的后缘（图 28-4-20）。

5．直肠末端与肛周皮肤缝合，逐层缝合皮下组织、皮肤，关闭直肠后方切口（图 28-4-21）。

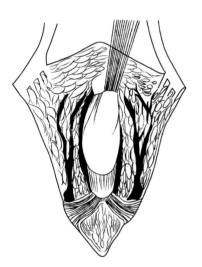

图 28-4-19　后矢状入路游离直肠

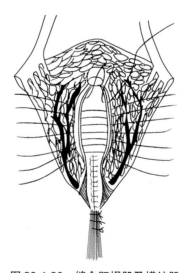

图 28-4-20　缝合肛提肌及横纹肌复合体后缘

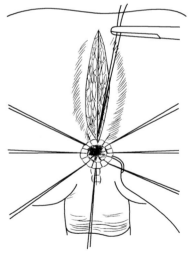

图 28-4-21　关闭切口，重建肛门

【术中注意事项】

1．术中要切除纤维化组织、瘢痕组织及肠系膜、脂肪组织。

2．注意保护横纹肌复合体。

3．如合并直肠扩张，可有以下处理方法：①纵向切除部分直肠后壁，再逐层缝合；②纵向切除部分直肠后壁肌层，保留黏膜完整；③纵向切开平滑肌层，肌层与黏膜下层间分离，剪除部分黏膜和黏膜下层，重叠缝合平滑肌；④游离并切除扩张的直肠。

4．直肠末端与肛周皮肤吻合时可保持轻度回缩。

5．术中可考虑同时行肠造瘘。

【术后处理】

1. 术后 6 小时饮水，术后第一天开始进无渣饮食。

2. 预防性应用抗生素 24 小时。

3. 显露会阴部，保持切口清洁，注意肛门护理。

4. 可服用蒙脱石散或洛哌丁胺 1 周。

5. 女性患儿留置尿管 1 周。

6. 术后 2～3 周开始扩肛。

【术后并发症的预防及处理】

1. **肛门狭窄**　常见原因有直肠末端血供差导致挛缩，感染导致肛周皮肤瘢痕形成，没有坚持扩肛。

2. **切口感染**　切口邻近肛门，容易被粪便污染，因此要加强肛门护理。

3. **肛门回缩**　多为直肠拖下时张力过大或感染导致。

4. **直肠黏膜外翻**　多为肛门口为保留肠管过长或肛周瘢痕挛缩导致。

六、肛门内括约肌成形术

【手术适应证】

肛门内括约肌发育不良导致的大便失禁。

【手术禁忌证】

肛门内括约肌发育良好者。

【术前准备】

术前常规行血常规、出凝血时间、胸部 X 线片、心电图检查，术前行肛管内超声和肛肠测压，评价肛门括约肌。术前 3 天清洁灌肠，术前 1 天备皮，术前 6 小时禁食固体食物，术前 2 小时口服碳水化合物饮料，术前 0.5～1 小时应用头孢呋辛。

【麻醉与体位】

全身麻醉，截石位、俯卧位或折刀位。

【手术步骤】

1. 经肛门或后矢状入路游离直肠，拖出肛门外 3cm，去除该段肠系膜和结肠壁上的脂肪组织，并剥除浆膜。

2. 黏膜下层与肌层间游离，将游离的肌层翻转 180°。

3. 将上翻的肌层与肠壁松散固定，剪除多余的黏膜及黏膜下层。

4. 后矢状入路者电刺激辨别横纹肌复合体前后缘，将直肠置于横纹肌复合体中心，间断缝合肛提肌后缘及横纹肌复合体的后缘，逐层缝合皮下组织、皮肤，直肠末端与肛周皮肤缝合，关闭直肠后方切口。

5. 经肛门入路者，将肠管送回隧道，直肠末端与肛周皮肤缝合，重建肛门。

【术中注意事项】

1. 术中注意保护肌层的血供。

2. 止血彻底。

【术后处理】

1. 术后 6 小时饮水，术后第一天开始进无渣饮食。

2. 预防性应用抗生素 24 小时。

3. 显露会阴部，保持切口清洁，注意肛门护理。

4. 可服用蒙脱石散或洛哌丁胺 1 周。

5. 女性患儿留置尿管 1 周。

6. 术后 2～3 周开始扩肛。

【术后并发症的预防及处理】

1. 肛门狭窄 常见原因有直肠末端血供差导致挛缩,感染导致肛周皮肤瘢痕形成,没有坚持扩肛。

2. 切口感染 切口邻近肛门,容易被粪便污染,因此要加强肛门护理。

3. 肛门回缩 多为直肠拖下时张力过大或感染导致。

4. 直肠黏膜外翻 多为肛门口为保留肠管过长或肛周瘢痕挛缩导致。

七、肛提肌加强术

【手术适应证】

肛提肌发育不良导致的充盈性大便失禁及脊髓发育不良导致的神经源性大便失禁。

【手术禁忌证】

1. 臀大肌萎缩。

2. 慢传输型排便障碍。

3. 合并直肠扩张。

【术前准备】

术前常规行血常规、出凝血时间、胸部 X 线片、心电图检查,行肛管内超声、肛肠测压及盆底 MRI、结肠传输试验及钡剂灌肠造影,评价盆底肌,了解有无结肠传输减慢及直肠扩张。术前 3 天清洁灌肠,术前 1 天备皮。术前 6 小时禁食固体食物,术前 2 小时口服碳水化合物饮料,术前 0.5～1 小时应用头孢呋辛。

【麻醉与体位】

全身麻醉,俯卧折刀位。

【手术步骤】

1. 后矢状正中切口,近端到 S_4 水平,远端距肛门 1.5cm(图 28-4-22)。

2. 切开皮肤皮下,分别游离两侧皮瓣,显露两侧臀大肌。

3. 自骶骨尾骨处切断臀大肌下部起点,分别向两侧沿肌纤维方向游离 2cm 宽的肌瓣(图 28-4-23)。

4. 将游离的臀大肌瓣的起点翻转向远端肛管的后外侧,与肛管后外侧缝合固定(图 28-4-24),切口内放置引流管,关闭切口。

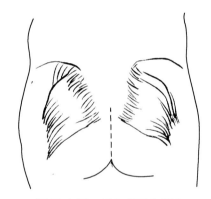

图 28-4-22 后矢状正中切口

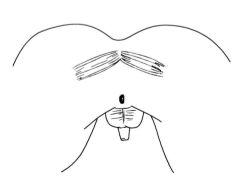

图 28-4-23 沿两侧臀大肌下缘游离 2cm 宽肌束

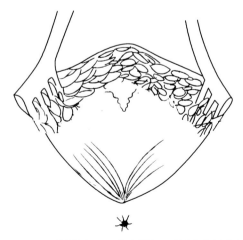

图 28-4-24 两侧臀大肌肌束翻转与肛管侧后方缝合固定

【术中注意事项】

1. 注意保护游离的臀大肌瓣的血供。

2. 注意避免坐骨神经损伤。

3. 止血彻底。

【术后处理】

1. 术后 6 小时饮水，术后第一天开始进无渣饮食。

2. 预防性应用抗生素 24 小时。

3. 显露切口，保持清洁，注意肛门护理。

4. 可服用蒙脱石散或洛哌丁胺 1 周。

5. 切口引流接负压吸引。

6. 女性患儿留置尿管。

【术后并发症的预防及处理】

1. **臀大肌瓣坏死** 常因有臀大肌游离过于广泛，影响血供。

2. **切口感染** 切口邻近肛门，容易被粪便污染，因此要加强肛门护理。

3. **直肠穿孔** 直肠后方解剖过深，损伤直肠。

4. **切口愈合不良** 皮下组织与臀肌之间游离范围过大，影响皮肤血供。

八、恢复肛直角手术（Parks 手术）

【手术适应证】

耻骨直肠肌受损、肛直角变大导致的肛门失禁。

【手术禁忌证】

肛门后方皮肤瘢痕明显。

【术前准备】

术前行肛管内超声、肛肠测压及盆底 MRI、结肠传输试验及钡剂灌肠造影，评价盆底肌、肛直角，了解有无结肠传输减慢及直肠扩张。术前 3 天清洁灌肠，术前 1 天备皮，术前 6 小时禁食固体食物，术前 2 小时口服碳水化合物饮料，术前 0.5～1 小时应用头孢呋辛。

【麻醉与体位】

全身麻醉，俯卧折刀位。

【手术步骤】

1. 肛门后方 V 形切口（图 28-4-25）。

2. 向远端游离皮瓣显露皮下的肛门外括约肌，便可辨认内括约肌平面，在内外括约肌之间的平面进行分离（图 28-4-26）。

3. 在括约肌内平面继续进行分离，分离牵开外括约肌后部的范围应超过肛门全周的一半，继续在耻骨直肠肌上方进行分离至尾骨平面（图 28-4-27）。

4. 显露肛提肌，单纤维或尼龙线间断缝合交织修补 2～3 层（图 28-4-28），紧靠盆底和肛门外括约肌，将其往前固定以增加肛直角的角度（图 28-4-29），切口内放置引流管，关闭切口。

【术中注意事项】

1. 仔细辨认解剖层次。

2. 避免直肠损伤。

3. 止血彻底，不留死腔。

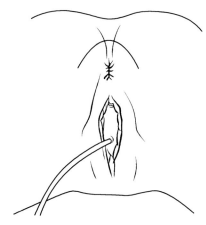

图 28-4-25 切口位置

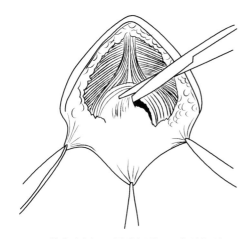

图 28-4-26　游离皮瓣，显露外括约肌，内外括约肌之间游离

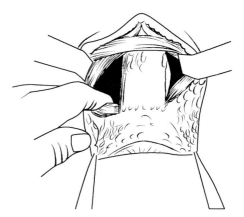

图 28-4-27　外括约肌游离至尾骨平面

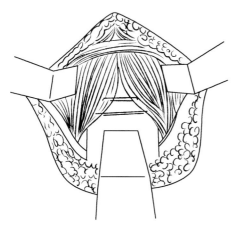

图 28-4-28　显露肛提肌，间断缝合，交织修补

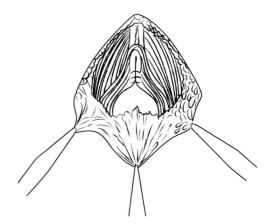

图 28-4-29　缝合耻骨直肠肌、肛门外括约肌，增加肛直角

【术后处理】

1. 术后 6 小时饮水，术后第一天开始进无渣饮食。

2. 预防性应用抗生素 24 小时。

3. 显露切口，保持清洁，注意肛门护理。

4. 必要时用缓泻药，避免粪便嵌塞。

5. 女性患者留置尿管。

【术后并发症的预防及处理】

1. **切口感染**　切口邻近肛门，容易被粪便污染，因此要加强肛门护理。

2. **直肠穿孔**　直肠后方解剖层次掌握不好容易导致损伤直肠。

肛门失禁患儿需做全面评价，根据失禁的原因和程度，结合患儿的家庭经济状况选择治疗方法。肛门狭窄者可行肛门皮肤成形术，如合并继发性巨结肠可考虑同时行巨结肠切除术。肛门或直肠位置异常可行后矢状入路手术，游离肛管、直肠，重新放置于横纹肌复合体中心，重建肛门。肛门失禁合并巨直肠及乙状结肠者，如果肠道管理依从性差，也可行扩张肠管切除术。巨直肠乙状结肠切除术后的临床效果取决于肛门括约肌及结肠蠕动功能。外括约肌缺损范围较小，盆底肌生物反馈训练及电刺激治疗改善不明显，可以行肛门外括约肌修补术。外括约肌严重受损要行肛门外括约肌重建术，术后还需进行盆底肌训练。国外报道认为，股薄肌肛门外括约肌重建术远期效果差，主张行动力性股薄肌括约肌重建术，但笔者随访的结果表明，股薄肌肛门外括约肌重建术的远期效果比较满意，手术效果差的原因可能与病例选择不当和术后缺乏训练有关。肛提肌发育不良导致排便困难及充盈性大便失禁者可行臀大肌瓣转移肛提肌加强术。直肠感觉或肛管感觉差，失去正常的排便反射，可行肠道管理，也可选择 Malone 术。多个因素造成的大便失禁，可能需分期多次手术。治疗方法的选择还需根据患儿家庭的经济条件和依从性。笔者认为，Malone 术对任何原因导致的大便失禁均有效，对于病因复杂、家庭经济状况较差者，可以直接选择 Malone 术，手术操作简单，效果比较满意。

对于外括约肌受损者，国外还有人工括约肌、骶神经电刺激、填充剂注射、胫后神经电刺激、射频治疗用于成人的报道，在儿童的应用较少。

（孙小兵　吴晓霞　崔新海）

第五节　肛周脓肿手术

肛周脓肿常见于小婴儿，尤其是满月前后的新生儿，绝大多数为男性，女性罕有发生肛周脓肿。但该年龄段的女婴，可出现前庭部感染，为一种特殊类型的肛周感染，表现为前庭部或一侧大阴唇出现红肿，继而红肿部位破溃流脓，随之由流脓变为漏粪。男孩肛周脓肿仅出脓，不漏粪，但继发于结直肠术后的肛周感染，有时可经感染破溃处漏粪。男性年长小儿反复发作的肛周脓肿多数是新生儿期肛周脓肿引流或破溃后残留肛瘘所致。在非高发年龄段发病，同时有不典型表现者，要考虑克罗恩病的可能，必要时可行瘘管组织活检；另外，要警惕异物所致肛周感染，必要时可行超声检查。

【麻醉与体位】

将要破溃的皮下脓肿无须麻醉，浅表脓肿用局部浸润麻醉，深部脓肿可用基础麻醉加局部浸润，麻醉前 4～6 小时禁食水。可取膀胱截石位或侧卧位。

【手术步骤】

（一）浅表脓肿切开引流术

选用脓肿中心与肛门接近的放射状切口（图 28-5-1），切口要充分，切开皮肤和皮下组织后，用止血钳插入脓腔，撑开扩大引流，向脓腔内填入凡士林纱条止血、引流，外覆盖多层纱布。脓液做细菌培养和药敏试验。

（二）深部脓肿切开引流术

如为坐骨直肠窝脓肿、直肠后脓肿等，选择红肿中心或压痛处，穿刺抽出脓液后，以针孔为中心，距肛门 2cm 做放射状或平行肛门的直切口，术者左手示指插入直肠内引导，再用止血钳经切口逐渐伸入脓腔内，撑开止血钳，扩大引流口，排出脓液（图 28-5-2），必要时手指伸入脓腔内探查、分离间隔，切除切口周边少许皮缘，填入凡士林纱条或插入双套管引流。

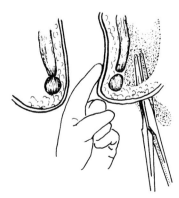

图 28-5-1　肛周放射状切口

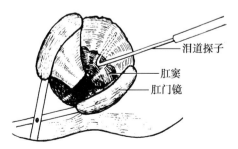

图 28-5-2　止血钳插入脓腔排脓

（三）肛周脓肿切开引流加挂线疗法

适用于肛瘘并发的肛周脓肿。切开脓肿的同时实施挂线疗法，参考本章第六节肛瘘挂线手术的操作，如找不到内口，不必勉强施行，待炎症消退后进行。

【术中注意事项】

1. 深部脓肿必须行术前超声定位，穿刺抽得脓液后再切开，才能避免找不到脓腔。

2. 手指在直肠内引导可以避免伤及直肠，若膀胱充盈，插入导尿管排尽尿液后再切开，可避免膀胱损伤。

【术后处理】

1. 术后 24 小时，拔除引流条后，用 1∶5 000 高锰酸钾液、盐酸小檗碱溶液（2 片溶于约 1 000ml 温水中）或 3% 硼酸液等温水坐浴，每天 3～4 次，每次约 15 分钟，直至伤口愈合。

2. 不建议给予抗生素，因为应用抗生素并不能缩短病程。

（陈亚军　陈博渊）

第六节　肛瘘手术

肛瘘多继发于肛周脓肿，是一种疾病的两个阶段。为强调两者之间的关系，肛周脓肿有时被冠以"致瘘性"。脓肿破溃或切开引流后，一半以上的患儿会形成肛瘘，这种肛瘘绝大部分为简单肛瘘（一个内口相对于一个外口），但可多发，复杂肛瘘罕见。成人肛门直肠周围瘘管多为复杂肛瘘，即一个内口对应多个外口，并且瘘管可穿越直肠肛管的不同平面。女孩前庭部感染所致获得性直肠前庭瘘，不同于男孩的肛瘘，切忌行瘘管切开或挂线手术。

对于肛瘘的治疗，以坐浴等保守治疗为主，部分肛瘘可长期处于无症状的静止期，但在患者此后人生的某个时期，若出现腹泻、抵抗力下降及刺激性食物的摄入等情况时，可出现肛瘘感染的复发。若肛瘘反复感染，待患儿 6 个月以后，根据患儿瘘管长短（瘘管外口距离肛门口的位置），可行瘘管挂线、瘘管切开或瘘管切除手术。术式的选择也要考虑接诊医师对肛瘘术式的理解和掌握的程度。有学者认为肛瘘属于自限性疾病，挂线手术或瘘管切开均为破坏性手术且无必要，尤其是挂线手术。

【术前准备】

术前夜禁食水，术晨灌肠或开塞露排便。

【麻醉与体位】

骶管阻滞或基础麻醉加骶管阻滞。取膀胱截石位。

一、肛瘘挂线手术

此术式是中医治疗肛瘘的传统方法，除女婴直肠前庭瘘外，肛瘘均可应用。

【手术步骤】

寻找肛瘘内口方法：①在肛周可观察到点状瘢痕，即瘘管外口，同时能触及条索状的瘘管；②探针由外口插入瘘管，并顺瘘管走行将探针轻柔地自位于同侧齿状线肛窦处的内口穿出于直肠腔内（图 28-6-1）；③用 4 号缝线分别连接探针和橡皮筋，然后将橡皮筋经内口牵入瘘管（图 28-6-2）；④拉紧皮筋的两端，在保持张力的状态下用缝线扎紧两侧的皮筋（图 28-6-3），剪除结扎线远端多余的皮筋。

若内口定位困难，可自外口向瘘管内注入少许亚甲蓝液，牵开肛门后可观察到有蓝色液体在与外口相对应的肛窦处汇聚或溢出，此处即为内口。如果橡皮筋自瘘管内、外口准确穿过，少有复发，疗效满意。本手术是用橡皮筋边压榨切割边组织愈合，使瘘管在 7～10 天内缓慢纵向豁开，肛门组织及括约肌边割开边愈合，两断端不会出现较大的回缩变位，使肛门括约肌保持原位愈合，故术后很少发生肛门失禁。

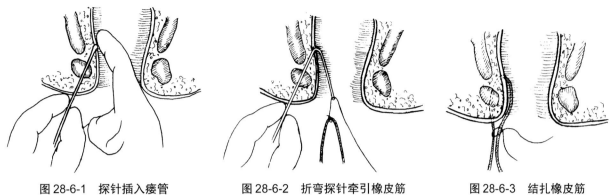

图 28-6-1 探针插入瘘管　　　图 28-6-2 折弯探针牵引橡皮筋　　　图 28-6-3 结扎橡皮筋

二、瘘管切开术

随着电刀的常规使用,避免了术中切开出血,也可行瘘管切开术。

【手术步骤】

寻找肛瘘内口的方法同挂线手术。在槽探的指示下用电刀完全切开瘘管(图 28-6-4)。

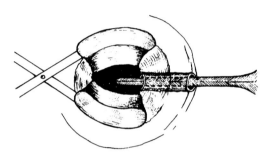

图 28-6-4 瘘管切开

三、肛瘘切除术

适用于瘘管走向明确、瘘管外口距肛门口较远的肛瘘。

【手术步骤】

环瘘管外口纵向梭形切开皮肤和皮下组织,用针形电刀在切口内分离出瘢痕化的整条瘘管(图 28-6-5),完整切除瘘管(图 28-6-6),缝合瘘管内口,逐层关闭切口。

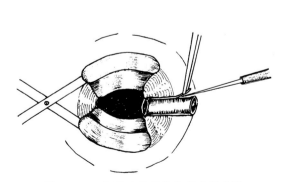

图 28-6-5 切除瘘管边缘和其皮缘皮肤

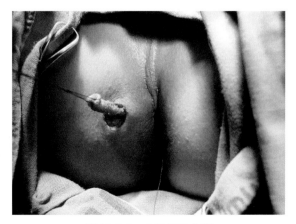

图 28-6-6 完整切除瘘管

（陈亚军　陈博渊）

第七节　感染性直肠前庭瘘的手术

感染性直肠前庭瘘是女孩常见的肛门直肠疾病,尚无确切发病率的统计,总体上亚洲国家较西方国家多见。在病因学上一直存在先天形成和后天获得两种学说的争论。先天形成学说认为是肛门直肠双重末端畸形的一种类型。后天获得学说认为其形成的机制与肛瘘相同,是肛瘘的一种特殊类型。无论是先天形成或后天获得,其最终局部的病理改变基本相同,治疗方式和预后亦没有区别。感染性直肠前庭瘘对患儿生长发育并无影响。家长及患儿的心理需求常是手术的主要原因,因生活不便要求治疗者非常罕见,因而家长对手术的期望值较高。

治疗感染性直肠前庭瘘的手术方式主要有前会阴入路与经直肠入路,两者各有优势。前会阴入路手术其手术野显露清楚,操作便捷。这是因为直肠入路是通过肛门口在直肠腔内操作,其手术空间相对狭小,导致操作不便。另外,肛门过度牵拉有可能造成肛门括约肌损伤。经直肠入路手术最大的优势是会阴部没有切口,尤其对于外口位于舟状窝处的患儿,可以最大限度地保证会阴的正常外观和完整。术者可根据本人对术式的理解和掌握程度选择不同术式。

一、前会阴入路直肠前庭瘘修补术

【手术适应证】

适用于感染性直肠前庭瘘,年龄在2~3周岁为宜。

【术前准备】

术前3天少渣饮食,每天清洁洗肠。

【麻醉与体位】

选用气管插管全身麻醉或其他适宜麻醉方法。患儿取截石位,臀部垫枕抬高,充分显露会阴部及肛门。

【手术步骤】

消毒、铺无菌单后,肛门内碘附擦拭,经肛门向直肠腔内顺序填塞无菌绷带,以防止肠内容物外溢干扰手术和污染伤口。

显露瘘口(图28-7-1)。瘘口太小探查不清时,可用10ml混有亚甲蓝的生理盐水经肛门注入直肠,前庭部瘘口可见有蓝色液体溢出。

游离瘘管。在瘘口缝4根牵引线,提起牵引线用针形电刀由瘘管外口向瘘管内口游离瘘管至直肠壁处(图28-7-2),瘘管长度约6mm,与周围组织界线清楚。游离近直肠壁时,可清楚看到白粉色的直肠壁。

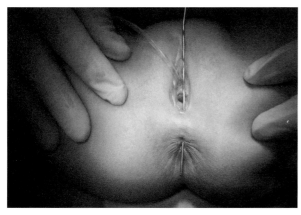

图28-7-1　显露瘘口

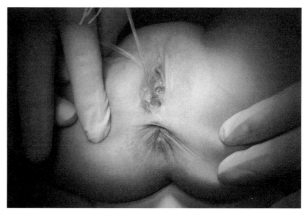

图28-7-2　游离瘘管

用蚊氏钳通过肛门口可探及瘘管内口，并可依此来预估分离的层次。当瘘口较大时，内、外口几乎重叠，没有明确的管型结构，仅仅是一个环形缺损，但也需要完整剔除内、外口之间的组织，才能满意修补瘘口。

缝扎瘘管或缝合瘘口，若瘘管直径＜3mm，可紧贴直肠壁缝扎并切除瘘管（图28-7-3）；若瘘管直径＞3mm，可紧贴直肠壁切除瘘管，5-0吸收线黏膜外连续或间断缝合瘘口。肠壁的黏膜下层是肠壁各层最坚韧的结构，不缝黏膜，仅缝合肌层和黏膜下层，可保证肠壁断面边缘既不内翻亦不外翻，整齐对合，相当于解剖复位，利于切口愈合。

缝合两侧的耻尾肌并逐层缝合切口，勿留死腔（图28-7-4）。

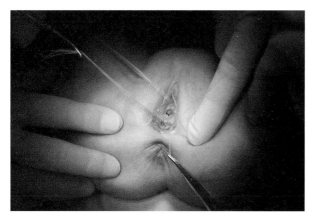

图28-7-3　紧贴直肠壁缝扎并切除瘘管

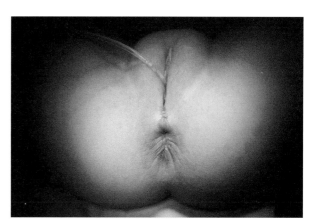

图28-7-4　缝合耻尾肌并逐层缝合切口

【术后处理】

术后禁食3～5天，由静脉给液及抗生素。有条件者可给予完全肠外营养。保持会阴部及肛门部清洁，随时用无菌生理盐水棉球擦拭，保持局部干燥。

必要时可局部理疗（烤灯）。

【术后并发症的预防及处理】

本手术成功率约为90%。若术后瘘口感染复发，因手术已完整地切除了瘘管，再次愈合的可能性较大，50%的复发患者经坐浴等对症处理，可自行愈合。若不能自行愈合需再次手术时，最好与首次手术间隔半年以上，手术方式仍可采用前会阴入路手术。

二、经肛门直肠前庭瘘修补术

【手术适应证】

适用于感染性直肠前庭瘘，年龄在2～3周岁为宜。

【麻醉与体位】

选用气管插管全身麻醉或其他适宜麻醉方法。取折刀位俯卧于手术台上，臀部抬高，充分显露肛门。

【手术步骤】

消毒、铺无菌单后，术者用手指扩张肛门。肛门内碘附擦拭。

用小直角拉钩向两侧牵开肛门口，显露瘘口，瘘口均位于直肠前壁正中肛窦附近。

用止血钳提起瘘口，或瘘口3点、6点、9点、12点位置各缝一根牵引线，拉紧牵引线，用普通手术刀或针形电刀由瘘管内口向外口方向游离瘘管（图28-7-5），近前庭部外口时，缝扎、离断瘘管。

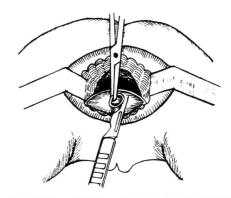

图28-7-5　由瘘管内口向外口方向游离瘘管

闭合切开吸收线横行间断缝合两侧肛提肌（图 28-7-6），然后横行全层间断或连续缝合直肠切口（图 28-7-7）。

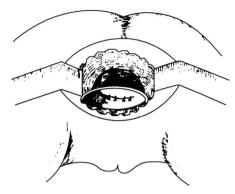

图 28-7-6　横行间断缝合两侧肛提肌

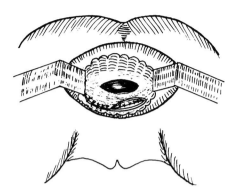

图 28-7-7　横行全层间断缝合直肠黏膜

【术后处理】

术后禁食 3～5 天，由静脉给液及抗生素。有条件者可给予完全肠外营养。保持会阴部及肛门部清洁。

【注意事项】

1. 必须做好术前准备，术前 1 天禁食，术前清洁灌肠等。

2. 本手术成功率约 90%。如未能一期愈合，瘘复发，可在半年以后再行前会阴入路或经肛门直肠前庭瘘修补术。

（陈亚军　陈博渊）

第八节　H 形 手 术

【手术适应证】

用于会阴外伤后会阴体阙如、感染性直肠前庭瘘误行切开或挂线手术的患儿。

【术前准备】

术前 1 周少渣饮食，每天清洁洗肠。

【麻醉与体位】

选用气管插管全身麻醉或其他适宜麻醉方法。患儿取截石位，臀部垫枕抬高，充分显露会阴部及肛门。

【手术步骤】

在会阴裂两侧皮肤与黏膜或瘢痕交界处做纵切口，在两纵切口中央做横切口成 H 形（图 28-8-1）。于两侧纵切口内向深部分离 3～5cm（图 28-8-2），分离出直肠前壁后移和阴道后壁前移（图 28-8-3）。自深部开始间断缝合断裂的会阴体、括约肌和会阴横筋膜等，如直肠前壁纵裂，应内翻缝合两层修补。最后纵向缝合会阴后联合（图 28-8-4）及肛门阴道口之间皮肤，使肛门与阴道完全分开达正常位置，必要时肛门前可加张力缝线（图 28-8-5）。

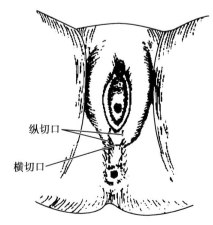

纵切口

横切口

图 28-8-1　H 形切口

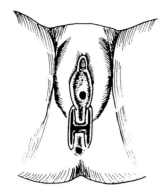

图 28-8-2　沿 H 形切口向深部分离

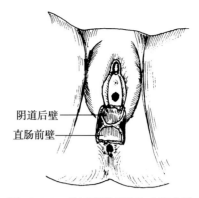

阴道后壁
直肠前壁

图 28-8-3　分开阴道后壁和直肠前壁

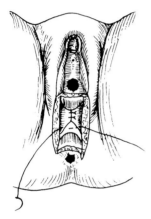

图 28-8-4　缝合会阴中心腱

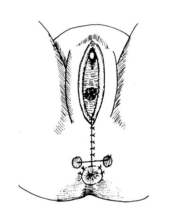

图 28-8-5　肛门前皮肤做张力缝合

【术后并发症的预防及处理】

参考会阴入路直肠前庭瘘修补术。

（陈亚军　陈博渊）

参 考 文 献

[1] 王果, 李振东. 小儿外科手术学 [M]. 2 版. 北京: 人民卫生出版社, 2010: 389-403.

[2] 吉士俊, 王伟, 李正. 小儿外科手术图谱 [M]. 北京: 人民卫生出版社, 2006: 221-245.

[3] 国家卫生和计划生育委员会公益性行业科研专项——小儿腔镜诊断治疗先天畸形技术规范、标准及新技术评价研究课题组, 李龙, 李索林, 等. 腹腔镜肛门直肠畸形手术操作指南 (2017 版)[J]. 中华小儿外科杂志, 2017, 38(9): 645-652.

[4] 孙小兵, 李健, 代晋宇, 等. 腹腔镜技术在 Malone 可控性顺行灌肠术中的应用效果 [J]. 中华普通外科杂志, 2019, 34(1): 45-48.

[5] 耿园园, 张丽, 李艳华, 等. 可控性 Malone 顺行灌肠在神经性肛肠功能障碍患儿的应用评价 [J]. 中华小儿外科杂志, 2015, 36(6): 420-424.

[6] SHANKAR K R, LOSTY P D, KENNY S E, et al. Functional results following the antegrade continence enema procedure[J]. Br J Surg, 1998, 85(7): 980-982.

[7] YOUNG C J, MATHUR M N, EYERS A A, et al. Successful overlapping and sphincter repair: relationship to patient age, neuropathy, and colostomy formations[J]. Dis Colon Rectum, 1998, 41(3): 344-349.

[8] 陈雨历, 姜志娥, 张学衡, 等. 神经压榨的股薄肌、肛门外括约肌成形术——动物实验与临床 [J]. 中华小儿外科杂志, 1995(4): 229-231.

[9] CHAPMAN A E, GEERDES B, HEWETT P, et al. Systematic review of dynamic graciloplasty in the treatment of faecal incontinence[J]. Br J Surg, 2002, 89(2): 138-153.

[10] 王果, 李振东. 小儿肛肠外科学 [M]. 郑州: 中原农民出版社, 1999: 785.

[11] PEÑA A. Posterior sagittal anorectoplasty as a secondary operation for the treatment of fecal incontinence[J]. J Pediatr Surg, 1983, 18(6): 762-773.

[12] HOLSCHNEIDER A M, HECKER W C. Reverse smooth muscle plasty: a new method of treating anorectal incontinence in infants with high anal and rectal atresia[J]. J Pediatr Surg, 1981, 16(6): 917-920.

[13] 孙小兵, 孙小刚, 王若义, 等. 肛门直肠畸形术后排便障碍患儿的肛提肌 MRI 评价及治疗 [J]. 中华小儿外科杂志, 2013, 34(12): 896-899.

[14] BROWNING G G, PARKS A G. Postanal repair for neuropathic faecal incontinence: correlation of clinical result and anal canal pressures[J]. Br J Surg, 1983, 70(2): 101-104.

[15] 邱晓红, 吴萍, 张金哲. 后天性直肠前庭瘘(及会阴裂)的手术选择 [J]. 中华小儿外科杂志, 2002, 23(6): 567-568.

第二十九章 | 肝 脏 手 术

第一节 肝脏手术的外科基础

一、应用解剖

肝脏分前、后、左、右四个缘和脏面、膈面两个面，由镰状韧带、肝圆韧带、左右三角韧带和冠状韧带固定于膈肌、后腹膜和前腹壁。肝脏面有两个纵沟（矢状沟），构成 H 形的肝裂，右纵沟由胆囊窝和腔静脉构成，左纵沟由脐切迹和静脉韧带沟构成。两纵沟之间的横沟为第一肝门所在。肝脏由肝实质和管道结构组成。肝内管道有两个系统，一个是格利森（Glisson）系统，由结缔组织鞘（Glisson 鞘）包裹门静脉、肝动脉和肝胆管组成，三者相伴而行，经肝门（第一肝门）处进入肝脏，然后逐级分支进入肝实质；另一个是肝静脉系统，即肝内血管的流出道，肝左、中、右三支主要肝静脉经肝脏后上方的腔静脉窝（第二肝门）注入下腔静脉。尚有一些引流肝后下段的小肝静脉（肝短静脉）直接注入肝后方的下腔静脉（第三肝门）。

1. 正中裂 胆囊切迹向后上方达下腔静脉左缘处，将肝脏分为左右两半，平面内有肝中静脉经过。

2. 左叶间裂 以镰状韧带附着线稍偏左为界，肝前缘的脐切迹和静脉韧带为标记，将左半肝分为左外叶和左内叶，裂内有肝左静脉的左叶间支经过。

3. 左段间裂 自肝左静脉进入下腔静脉处，斜向外侧抵肝左缘的后、中 1/3 交界处，将左外叶分为上、下段，裂内有肝左静脉段间支经过。

4. 右叶间裂 位于正中裂右侧，自肝右下缘相当于胆囊切迹与肝外缘的外、中 1/3 交界处，斜向右后上方达肝右静脉进入下腔静脉处，在肝表明无明显标记，将右半肝分为右后叶和右前叶，裂的平面内有肝右静脉通过。

5. 右段间裂 肝脏面起自肝门的右切迹，横过右后叶抵肝右缘中点，将右后叶分为上、下两段。

6. 背裂 位于肝脏后上缘中部、尾状叶的前方，是肝静脉进入下腔静脉处，将尾状叶和其他肝叶隔开。

根据上述肝裂将肝脏分为五叶四段，即左外叶、左内叶、右前叶、右后叶和尾状叶。左外叶和右后叶又各分为上、下两段。

二、肝脏分叶分段

（一）Couinaud 分段法

Couinaud 分段主要是基于 Glisson 系统，即门静脉分支的走行划分，肝静脉系统在其中亦起到重要的标志作用。门静脉在肝门处分为门静脉左支、门静脉右支。因此以肝中静脉为界分左半肝和右半肝。右半肝的门静脉右支分出两个扇形的二级分支（second-order sectorial branches）——右前支、右后支，支配右前叶、右后叶。而右前叶、右后叶的分界则是肝右静脉。右前支又分出三级分支，分别往上和往下，即右前上支和右前下支，支配右前叶上段和右前叶下段，分别为段 Ⅷ 和段 Ⅴ。对于右后叶，同理右后支又分出三级分支，分别往上和往下，即右后上支和右后下支，支配右后叶上段和右后叶下段，分别为段 Ⅶ和段 Ⅵ。肝左叶，门静脉左支主要分为左内支、左外上支、左外下支。左内支支配整个左内叶，以镰状韧

带为界即为第 4 段。左外上支、左外下支共同支配左外叶,分别支配左外叶上段即段Ⅱ、左外叶下段即段
Ⅲ。尾状叶则较为独立,由肝门静脉分叉处的分支支配,即段Ⅰ。肝脏的分叶和分段法,对于肝脏疾病的
定位诊断和手术都具有重要的临床意义(图 29-1-1)。

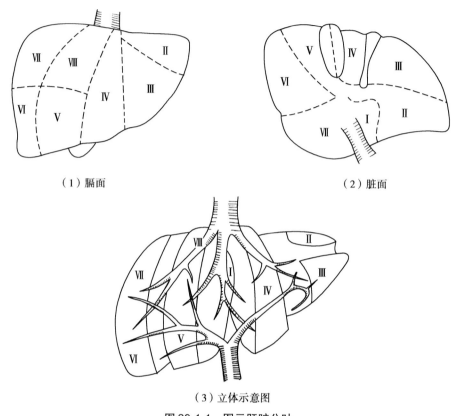

（1）膈面　　　　　　　　　　　　　　　　　　　　（2）脏面

（3）立体示意图

图 29-1-1　图示肝脏分叶

（二）基于 Glisson 系统的分段法（Takasaki 分段法）

将肝十二指肠韧带作为 Glisson 系统的主干,在肝门处分为左、右二个一级分支,右支再分出中、右
二个二级分支,左支向左延伸出横部后于 Rex 隐窝处入肝形成左侧二级分支。

按 Glisson 系统的三个二级分支进行分段,将肝脏大
体分为相等的左、中、右三段,另外,尾状叶直接接受一级
分支供应,单独列为额外部分。三段肝体积各约占肝总
体积的 30%,尾状叶则约为 10%(图 29-1-2)。

肝静脉回流与肝段的关系是,肝右静脉位于肝中段
和右段之间的平面,肝中静脉位于肝中段和肝左段的平
面之间。由于肝中静脉常与肝左静脉合成共干汇入下腔
静脉,且肝左静脉只回流肝左外叶的血流,因此段间平面
内只有肝中静脉和肝右静脉。尾状叶的血流由肝短静脉
直接汇入下腔静脉。

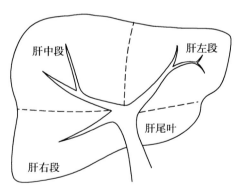

图 29-1-2　Takasake 分段法

三、常用肝血流阻断方法

根据对肝脏入肝血流和出肝血流的不同阻断组合,肝血流阻断技术分为 4 类:入肝血流阻断,全肝血
流阻断,单纯腔静脉阻断,腹主动脉阻断。不同的血流阻断方法适合不同情况下的肝脏切除。以下简述
常用的几种阻断方法。

（一）入肝血流阻断

1. 完全入肝血流阻断　即经典的 Pringle 法，完全阻断第一肝门的肝动脉和门静脉血流，这种方法应用最广泛。常见的做法是：导尿管或细的胶带绕过肝十二指肠韧带，用血管钳收紧导尿管或胶带。常温下正常肝组织可耐受的缺血时间为 60 分钟，故一般采用间隙阻断的方法，即肝门每阻断 15 分钟再开放 5 分钟。其中，阻断和开放的时间可以根据肝切除时间、肝段位置和外科医师的习惯而进行调整。这种方法最大的好处是延长了肝脏的热缺血时间，减轻了肝脏缺血再灌注损伤，减轻了内脏淤血时间。但不能控制肝静脉反流性出血。

2. 选择性入肝血流阻断

（1）肝门解剖式入肝血流阻断：打开肝十二指肠韧带，解剖第一肝门，分离出肝动脉、门静脉和肝管，分离、结扎患侧的管道。这种解剖肝门的方法虽然有时比较费时费力，但是可以发现一些变异的血管，以便进行相应处理。

（2）Glisson 蒂横断式入肝血流阻断：在阻断血流时，不再解剖分离出肝的动脉分支和门静脉分支，而是通过肝内途径或肝外途径分离出 Glisson 鞘，绕过一个大的血管钳，再结扎和切断。这种方法有很明显的优点：①时间快，大大缩短手术时间。②不解剖胆管系统，所以胆管损伤的概率很低。但是这种方法有两个缺点：①以前做过肝门部分离或有肝门部病变的患者不适合。②对手术医师的要求比较高。

（二）全肝血流阻断

1. 经典的全肝血流阻断　经典全肝血流阻断需要完全游离肝周韧带和粘连。阻断顺序是：①肝十二指肠韧带；②肝下腔静脉；③肝上腔静脉。按照阻断相反的顺序解除阻断（图 29-1-3）。

2. 保持下腔静脉通畅的全肝血流阻断　前提是肿瘤没有侵犯肝静脉和腔静脉的汇合部，在阻断第一肝门后，再分离并阻断 3 根肝静脉，保持下腔静脉的通畅。

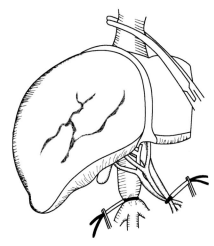

图 29-1-3　全肝血流阻断

（董昭然　肖现明）

第二节　加速康复概念在肝外科的应用

加速康复外科（enhanced recovery after surgery，ERAS）的肝外科应用以循证医学为依据，优化围手术期管理，减少并发症，达到减轻生理及心理应激、降低医疗费用、缩短住院时间、加速康复进程的效果。ERAS 的内容包括术前宣教、缩短禁食禁饮时间，控制术中出血、麻醉管理，术后规范镇痛、营养支持等。

其中对于缩短禁食禁饮时间推荐术前 2 小时禁饮，6 小时禁食，术前 2 小时口服 10% 葡萄糖溶液 250ml，以缓解饥饿感、增加糖原储备、提高手术耐受。口服聚乙二醇导泻、清洁肠道，不予灌肠、洗胃等机械肠道准备。术前口服导泻药清洁肠道，达到手术的要求，降低机体应激反应，预防术后肝性脑病，加速胃肠功能恢复。

术中 ERAS 提倡多模式保温，包括手术室控温 24~25℃、输液加热装置、使用保温垫、温盐水或蒸馏水冲洗腹腔、减少组织显露等。同时，ERAS 倡导联合麻醉理念：全身麻醉联合局部麻醉或区域阻滞麻醉。诱导阶段使用瑞芬太尼、丙泊酚等短效药物泵入，维持阶段使用七氟烷或静脉输注丙泊酚等短效药物，避免使用肝损伤药物，实施肺保护性通气策略。

控制术中出血方面：通过术中适时减少补液，调整体位，静脉滴注扩张血管药物减轻前负荷，维持中心静脉压在 3～5cmH$_2$O，有效控制出血。强调精准肝切除：通过肝脏影像学评估、吲哚菁绿（indocyanine green，ICG）清除试验、3D 手术规划系统、术中超声导航、保证残肝在结构与功能上完整，有效避免肝衰竭。此外，腹腔镜下肝切除术的精细操作能减少应激，改善免疫功能。ERAS 还主张各类引流管尽量少用或尽早拔除，以减少对活动的影响及康复的心理障碍。加强生命体征监测，注意腹部体征变化，出现异常时及时行彩超、CT 检查，必要时穿刺抽液或置管引流。

对于术后镇痛则遵循预防、按时、多模式理念；术前非甾体抗炎药物预防镇痛，术后多模式镇痛，可用硬膜外阻滞、自控镇痛泵、非甾体抗炎药续贯疗法。

第三节 肝切除技术

肝肿瘤、外伤及某些肝胆病变需行肝部分切除术，相关技术一并叙述如下。

一、开放式不规则肝切除术

开放式不规则肝切除术适用于病变较小，位于肝边缘区的病变。近年也用于较复杂病例，手术时不按肝叶、段的解剖范围，而是以病变为中心切肝，仍能达到完全切除病灶的目的，称为根治性部分肝切除术。操作步骤如下。

1. 根据肿瘤的部位与大小，游离肝周韧带。以小儿常见的肝右叶肿瘤切除为例，分离右三角韧带、部分右冠状韧带、肝肾和肝结肠韧带，必要时切断数根肝短静脉，使右肝下部充分游离。用一根乳胶管通过网膜孔束紧十二指肠韧带，阻断第一肝门（即 Pringle 手法）。

2. 术者左手托住病变部位，右手用电刀在肝表面距肿瘤边界 1～2cm（最好 2cm）处切开肝包膜和浅表肝实质。切口呈弧形或略呈倒 V 形。

3. 用指压、刀柄或刮吸法分离肝实质。显露出肝实质内脉管，逐一钳夹、切断，近心断端予结扎或加缝扎。如此边分离肝组织，边切断、结扎血管和胆管，直至切下肝肿瘤（图 29-3-1）。小儿肝脏组织脆嫩，可用大号脑吸引管刮吸，边吸除已游离的肝实质碎块与积血，边钝性分离显露脉管，具有术野清晰的优点。肝实质离断还可采用各种新的手术设备，如超声刮吸刀、水刀和激光刀等。

4. 放开肝门阻断，出血点用细丝线行 8 字形缝扎。用热盐水纱布敷压肝断面数分钟，仔细复查有无残留的出血或胆漏。肝门阻断一般不超过 20 分钟。如果阻断更长时间，可用分次阻断法，阻断间歇为 5 分钟。

5. 止血完全后，用温盐水冲洗术野。肝断面宜尽量闭合，采用大圆针、粗丝线或可吸收缝线在距边缘 1.5cm 处做若干间断全层缝合。肝断面缝合后，止血应较完善，且不留死腔。如缝闭有困难，亦可用一片带蒂或游离大网膜覆盖肝断面。

6. 肝断面下或膈下放置烟卷、乳胶管或双套管引流，经戳卡孔引出腹腔。

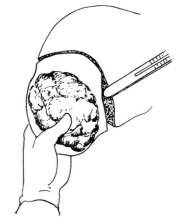

图 29-3-1 部分肝切除术

二、开放式右半肝切除术

小儿肝脏多无硬化等病变，再生能力强，所患肿瘤往往体积大，但局限在半肝内，因此规则性半肝切除术仍具合理性。小儿肝脏肿瘤好发于右肝，开放式右半肝切除术（right hepatectomy）较常用。操作步骤如下。

1. **游离右半肝** 分离切断肝圆韧带、镰状韧带、右冠状韧带、右三角韧带、肝结肠和肝肾韧带。钝性分开肝裸区达肝后下腔静脉。分离肝肾韧带和肝裸区时，注意勿损伤右肾上腺及其血管。

2. 处理第一肝门　先将胆囊管和胆囊动脉结扎、切断。解剖第一肝门，分离出肝右动脉、门静脉右干和肝右管，逐一切断、断端结扎加缝扎。切断通向肝的血管和胆管前需辨明有无解剖异常，以免误伤（图29-3-2）。也可按Glisson鞘蒂横断式直接结扎切断Glisson右支。

3. 处理第三肝门　由助手将右肝向左向上翻起，显露肝后下腔静脉及位于下腔静脉前外侧的右侧肝短静脉。肝短静脉短小，如果肿瘤富于血管，则数目较多，应仔细逐一分离，用直角血管钳引过两根丝线，结扎后切断。操作时不得过分牵拉，以防将肝短静脉撕裂，造成多量出血（图29-3-3）。右肝

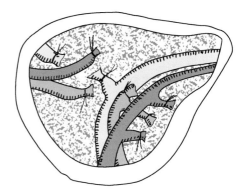

图29-3-2　切断胆囊管、胆囊动脉、肝右动脉、肝右管及门静脉右干

短静脉离断后，右肝后侧便与下腔静脉分开，在之后切肝时可减少出血，避免损伤下腔静脉。

4. 处理第二肝门　肝右静脉粗大，深埋于肝实质内，肝外行程短，可在切肝前沿正中裂，在接近肝右静脉外部切开肝包膜，经过肝实质用直角血管钳引过两根丝线结扎肝右静脉，再切断。较稳妥的方法是在切断肝脏时，最后在肝实质内钳夹切断（图29-3-4）。肝右静脉近下腔静脉端再缝扎加固，肝静脉菲薄，处理时应十分轻柔仔细，谨防撕破。

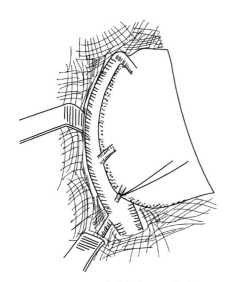

图29-3-3　结扎切断肝短静脉

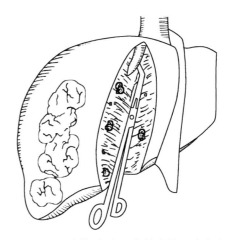

图29-3-4　结扎、切断肝右静脉的两种方法

5. 切断肝脏　沿正中裂右缘1cm，并结合右侧肝门血管结扎后肝脏颜色改变的分界线，用电刀切开肝包膜，运用超声刀分离。分别钳夹、切断肝内管道。经过该断面仅离断肝中静脉的右叶属支，避开了走行在正中裂中的肝中静脉，但在实际操作时仍应警惕误伤。断肝时仍有较多出血，特别是遇到血供丰富的肿瘤或肝内肝静脉支撕裂的时候，必要时采用Pringle手法阻断第一肝门。最后用血管钳穿过肝右静脉底部，连同肝组织钳夹、切断和结扎。以同样方式沿下腔静脉右前壁切断残留的肝短静脉，将右半肝切下。

6. 松去阻断肝门的乳胶管，用热盐水纱布垫压敷肝断面，彻底止血。此时（或在断肝前）可沿左半肝断面边缘用大圆针、丝线或可吸收线做一排交锁的褥式缝合，控制近肝表面切缘的出血与胆漏。查无出血及胆漏后，用温盐水冲洗创面，肝断面用一片大网膜覆盖，并用丝线缝合固定。如患儿大网膜不够大，亦可免去覆盖。右膈下放置引流管，由右上腹戳卡孔引出，妥善固定。

7. 将已切断的镰状韧带和肝圆韧带重新固定于原位置，以防术后发生肝下垂。

三、开放式左半肝切除术

开放式左半肝切除术（left hepatectomy）的步骤如下。

1. 游离左半肝 分离切断肝圆韧带、镰状韧带、左冠状韧带、左三角韧带、肝胃韧带和部分右冠状韧带，使左半肝充分游离。

2. 处理第一肝门 将左半肝向上翻起，切开肝十二指肠韧带，分离肝左动脉（图29-3-5），切断肝左动脉、结扎肝左管及门静脉左干以切断，断端结扎加缝扎。在肝门横沟左侧剪开 Glisson 鞘，分离出肝左管和门静脉左干，亦予结扎。肝门左侧解剖较复杂，变异多。门静脉左干较恒定，偶见门静脉右前支起源于左干，应在其起始点的外侧结扎门静脉左干横部。肝动脉的变异较常见，因此在解剖肝门时必须注意存在这些变异的可能性，尽量靠近管道进入肝脏之前结扎。

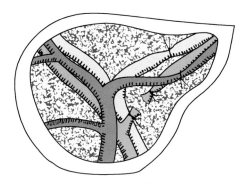

图29-3-5 分离第一肝门

3. 处理第二肝门 将肝脏推向下方，显露第二肝门。肝左静脉较表浅，于镰状韧带膈面附着处延长线的左侧，以长圆弯针做深 1.5～2cm 的"8"字形缝合一针，缝闭肝左静脉。亦可在下腔静脉左侧壁切开肝包膜，用刀柄钝性分开肝实质，显露肝中静脉和肝左静脉的根部及其分叉部，经过肝左静脉基底部肝实质，用直角血管钳引过两根丝线双重结扎，暂不切断（图29-3-6）。肝中、左静脉汇合的解剖类型可有变异，肝中静脉常先与肝左静脉汇合，形成共干进入下腔静脉。操作中要注意辨认，不可误伤肝中静脉。

4. 切断肝脏 沿正中裂左缘 1cm，并结合左半肝血管结扎或肝脏颜色改变的界线进行切肝。操作同右半肝切除术中所述。肝脏切开分离时，切面应斜向横沟左侧，达左纵沟与横沟交界处，将已结扎的门静脉左干横部和肝左管钳夹后切断、结扎和缝扎。最后在肝实质内将已结扎的肝左静脉连同周围肝组织用血管钳夹住切断、结扎，完全离断左半肝（图29-3-7）。肝断面处理及引流同前。

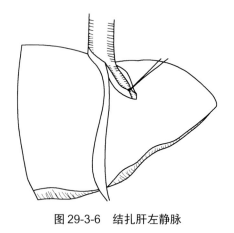

图29-3-6 结扎肝左静脉

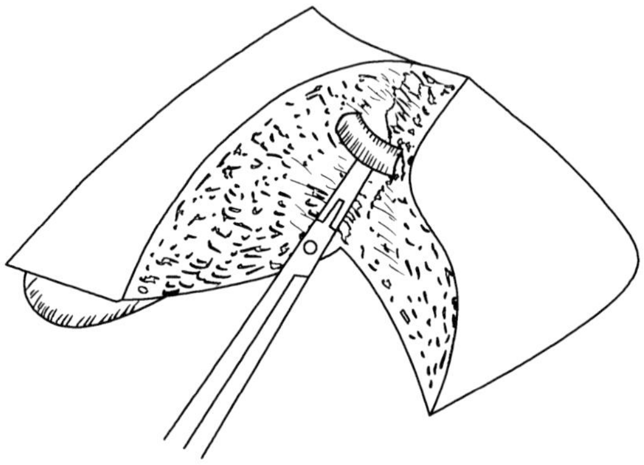

图29-3-7 肝实质内切断肝左静脉

四、腹腔镜下肝切除术

（一）腹腔镜肝切除术的类型

1. 完全腹腔镜肝切除术 完全在腹腔镜下完成肝切除术。

2. 手助腹腔镜肝切除术 通过腹壁切口将手经特殊的辅助装置伸入腹腔，以辅助腹腔镜手术操作，完成肝切除术。

3. 腹腔镜辅助下的肝切除术 在腹腔镜或手助腹腔镜下完成肝切除术的部分操作,而肝切除术的主要操作通过腹壁小切口完成。

4. 机器人外科手术系统进行肝切除术 具有三维立体图像,手术视野放大倍数高,成像清晰,机械臂和机械腕可以进行精细操作。

（二）腹腔镜肝切除术的手术方式

1. 非解剖性肝切除术 包括肝楔形切除、局部切除或病灶剜除术,适用位于Ⅱ、Ⅲ、Ⅳb、Ⅴ、Ⅵ段的病灶,以及部分病变比较表浅的Ⅶ、Ⅷ、Ⅳa段病灶,病变未侵犯主要肝静脉。

2. 解剖性肝切除术 指预先处理第一、二肝门部血管,再行相应部分肝切除的术式,包括左外叶切除、左半肝切除、右后叶切除及右半肝切除。

3. 特殊肝段切除术 肝尾状叶切除、左三叶切除、右三叶切除、肝中叶切除(Ⅳ、Ⅴ、Ⅷ段)及供肝切取等。

（三）手术设备与器械

1. 设备 高清晰度摄像与显示系统、全自动高流量气腹机、冲洗吸引装置、录像和图像存储设备、超声设备及腹腔镜可调节超声探头。

应用术中超声,能发现术前影像学及术中腹腔镜未能发现的病灶,有助于确定肿瘤的可切除性。对于无法手术切除的患者,可减少不必要的剖腹探查术。对于可切除的患者,可明确病灶的大小、边界及子灶情况,提高手术根治率。另外,腹腔镜下超声的应用还可确定肝内重要管道结构的位置,有效避免损伤,防止术中大出血及气体栓塞等严重并发症出现,因此,建议常规使用术中超声。

2. 一般器械 气腹针、5～12mm套管穿刺针、分离钳、无损伤抓钳、单极电凝、双极电凝、剪刀、持针器、腹腔镜拉钩、一次性施夹钳及钛夹、可吸收夹及一次性取物袋。常规准备开腹肝切除手术器械。

3. 特殊器械 主要指分离和断肝器械,包括内镜下切割闭合器(Endo-stapler)、超声刀、CUSA、LigaSure、Tissuelink、腹腔镜多功能手术解剖器、微波刀、水刀、氩气刀等。术者可根据医院条件及个人习惯选用其中一种或多种器械。

（四）术中体位、气腹压力、操作孔选取

一般采取仰卧位和头高足低位。CO_2气腹压力建议维持在12～14mmHg(小婴儿建议为9～10mmHg),应避免较大幅度的气腹压变化。关于患者双下肢是否需要分开,术者站位可根据自身经验、习惯决定。

建议采用四孔法或五孔法切肝,对于肝边缘较小病灶者也可采取三孔法切肝。观察孔位于脐上或脐下,操作孔位置依待切除的肝脏病灶所处位置而定,一般情况下病灶与左右手操作孔位置间遵循等腰三角形原则,且主操作器械要与肝断面成一定夹角。主操作孔应尽可能接近病变部位,病变在右肝者取剑突下,病变在左肝者取左锁骨中线肋缘下,总的原则是利于手术操作。

（五）术中入肝及出肝血流的处理

肝脏血供丰富,肝切除过程中极易出血。除体积小的肝脏病灶或左外叶切除可不阻断入肝及出肝血流外,大的病灶切除或行解剖性肝切除时,为减少切肝过程中的出血,常需阻断入肝及出肝血流。

（六）腹腔镜下切肝技术及肝断面处理

腹腔镜下切肝需利用各种断肝器械,每种器械都有其优缺点,可根据医院实际情况和操作者熟练程度灵活选用。目前使用最为普遍的为超声刀。首先确定肝脏的预切线,用电刀沿预切线切开肝包膜,然后用超声刀等逐步由前向后、由浅入深离断肝实质。由于距肝表面1cm的范围内肝实质内无大的脉管,离断时可一次断离较多肝实质。而离断至深部后则需小心,一次离断肝实质不宜过多。对于直径3mm以下的脉管可以直接凝固切断;直径>3mm的肝内管道,为安全起见,应用钛夹或生物夹夹闭后予以切断;直径>7mm的血管、胆管或肝蒂,则应用丝线结扎或切割闭合器处理。使用切割闭合器时,必须保证切割组织内的大血管完整离断。为安全起见,处理大的脉管和肝蒂建议使用切割闭合器。

肝切除后断面处理的目的是止血、防止胆漏。渗血可用双极电凝或氩气刀喷凝止血,细小血管、胆管可用电凝封闭。经过反复电凝止血后出血仍未停止,应仔细观察创面,寻找出血点,进行缝扎止血;如

管道直径 > 3mm，需用钛夹妥善夹闭。断面处理完后需用生理盐水冲洗，确认无出血和胆漏，或局部再使用止血材料。一般肝断面下需放置 1～2 根橡皮引流管。

（七）中转开腹的指征

行腹腔镜或手助腹腔镜肝切除术时，如出血难以控制或出现患者难以耐受气腹情况，或因显露不佳、病灶较大等情况切除困难时，应立即中转开腹进行手术。

五、联合肝脏离断和门静脉结扎二步肝切除术（ALPPS 手术）

ALPPS 手术的经典方法包括第一阶段的患侧门静脉结扎 + 肝离断术和第二阶段的病损肝脏大部分切除两阶段手术。以肝右三叶扩大切除为例，第一阶段手术：先解剖第一肝门，打开 Glisson 鞘，游离出右侧门静脉，保护右侧肝动脉和肝管，然后游离肝脏，切除胆囊，沿镰状韧带左侧计划切除的界面离断肝脏，结扎并切断之间的血管和胆道，直至下腔静脉，保留肝左静脉完整，断面放置防粘连膜，右半肝可用医用输液袋包裹，袋内和膈下分别放置引流后关腹，若肿瘤过大，也可用补片覆盖关腹。术后分别于第 3 天、第 6 天，必要时可再于第 9 天复查 CT，计算未来剩余肝体积（future liver remnant volume，FLRV）及 FLRV 与标准肝体积（standard liver volume，SLV）的比值，在符合残肝体积增加标准、肝功能恢复的情况下，可决定第二阶段手术的日期。第二阶段手术：打开原手术切口，进一步解剖右 Glisson 系统，结扎切断门静脉右支、肝右动脉和肝右管，处理肝短静脉，完全游离右肝后结扎切断肝中静脉和肝右静脉，切除右肝和肿瘤。残肝断面充分止血、处理胆漏后，常规放置引流管后关腹。术后予监测肝功能、保肝等治疗。

（董崑然　肖现明）

第四节　肝脏外伤手术

肝损伤有开放性和闭合性之分。对于肝损伤的严重程度有许多分类方法，如 Moore（1984）的肝损伤五级分类法，为临床广泛引用。

Ⅰ级：包膜撕脱，无活动性出血；肝实质裂伤深度 <1cm，无活动性出血。

Ⅱ级：肝实质裂伤深 1～3cm；肝周穿透伤；包膜下血肿直径 <10cm。

Ⅲ级：肝裂伤深 >3cm，活动性出血；中央型穿透伤，活动性出血；包膜下血肿直径 >10cm，非扩展性。

Ⅳ级：肝叶组织损坏；巨大中央型血肿，扩展型。

Ⅴ级：肝后下腔静脉或主要肝静脉伤；双侧肝叶广泛破裂伤。肝损伤相当于 Moore 分级的Ⅲ级以上时，临床上称为严重肝损伤。

小儿肝损伤多系闭合性损伤，可由打击、爆震伤、坠落或新生儿在分娩过程中受产道挤压所致。肝损伤的发生率在腹腔脏器损伤中仅次于脾破裂，居第二位，但所致病死率居首位。小儿单纯肝损伤比成人常见，肝右叶受累 4 倍于左叶。约 2/3 的小儿肝损伤属轻度，包括血肿、挫伤及轻度撕裂伤。近年来随着影像学和监护急救技术的发展，儿童肝损伤的治疗策略亦有改变。据国外资料，儿童肝损伤近 89% 可经非手术方法治愈。但肝损伤严重、出血不能自行停止者，需及时剖腹手术。

【手术适应证】

1. 经积极补充血容量，生命体征仍不稳定　在患儿最初的复苏处理时，可先用 20ml/kg 乳酸林格液快速静脉滴注。如患儿生命体征仍不稳定，则有输血指征，一次输血量 10～20ml/kg。输血后患儿生命体征稳定，可继续行保守治疗。如在伤后 24 小时内输血量超过小儿循环血量估计量的 50%，即 >40ml/kg，生命体征仍不稳定者，即有剖腹指征，这比 CT 等影像学检查更具指导意义。

2. 疑有胃肠道损伤、穿孔　腹膜刺激征明显加重，范围扩大，或压痛和肌紧张部位远离肝脾区，伴发热、白细胞计数增多，应考虑合并有胃肠穿孔。如腹腔穿刺抽得脓性渗液，甚至肠内容物，腹部平片（水平侧位）或CT检查见腹腔内有游离气体，均提示胃肠穿孔，有急诊手术指征。

3. 胆漏、胆道出血等　如遇胆漏、无法控制的胆道出血、肝内血肿继发感染形成脓肿、腔静脉闭塞导致肾衰竭等，亦应手术探查。

【术前准备】

1. 积极输血、输液，纠正失血性休克，给氧，纠正电解质紊乱和酸碱失衡，预防肾衰竭的发生。为此应迅速建立两个以上输液通路，可经皮锁骨下静脉或颈内静脉置管达腔静脉，以便快速输液及检测中心静脉压。由于可能存在肝静脉、下腔静脉损伤，术中可能需填塞压迫止血，或阻断下腔静脉，应避免运用下肢静脉作为输液途径。

2. 及时检测血常规、肝肾功能、血气分析，并备足血源。估计术中需大量快速输血，应将库血预热到37℃后再输入。

3. 术前放置胃管、导尿管。

4. 呼吸困难者及时气管内插管，以维持良好通气。

5. 术前预防性应用抗生素。

【麻醉与体位】

气管内麻醉或气管内-静脉复合麻醉。一般取仰卧位，如需在肝右后侧操作，可将患儿右侧腰背部垫高45°。

【手术步骤】

肝损伤的手术目的：①止血；②清除已无活力的肝组织；③阻止胆汁外漏；④充分引流；⑤处理合并损伤。

1. 切口选择　一般采用右肋下斜切口，内侧至中线、外侧至右腋前线。进腹后根据探查结果，可向右后或左肋缘下延长。

2. 探查损伤　打开腹腔后，由于腹内压降低，肝创面出血可加剧。应迅速去除积血、凝血块，了解肝破裂部位及程度，但肝裂伤处凝血块不得贸然取去。肝裂伤出血迅猛、患儿危重时，应手持纱布垫直接压迫创面暂时止血，同时快速输液输血，待血压稳定后再继续操作。如局部压迫无效，可用手指捏住或用乳胶管阻断肝十二指肠韧带，常温下肝门阻断时间不宜超过20分钟。

3. 肝脏缝合术（stitching of liver）　适用于浅表肝裂伤。先清理血块及失活肝组织，活动性出血点缝扎止血。创缘较整齐者，可直接对合缝闭。使用4-0丝线或可吸收缝线，缝合的边距1～1.5cm，针距约1cm，缝线最好穿过裂口底部，以达到妥善止血，消灭死腔。如裂伤较深且宽，宜在裂伤两侧距创缘1.5cm分别做一排间断交锁的褥式缝合，然后再于缝线外侧进针，间断缝合闭合裂口。亦可用带蒂大网膜填入肝缺损内，再行缝合结扎，有较好的止血和防止胆汁渗漏的作用（图29-4-1）。术毕应放置胶管引流于肝下，便于术后观察。

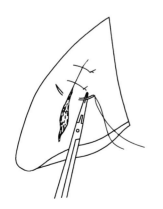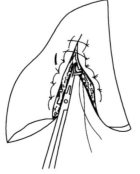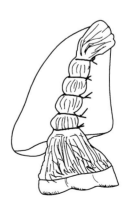

图 29-4-1　肝损伤的缝合术

4. 肝脏清创切除术（resectional debridement of liver）　适用于复杂、严重的肝裂伤。运用指捏法、刀柄分离法或缝扎切割等技术将失去活力或毁损的肝组织碎块清除，同时显露、修补或结扎肝内较大静脉及胆道损伤。应尽量保存有活力肝组织，避免规则性肝叶切除，术毕肝下放置胶管引流。

【特殊情况下的手术处理】

1. 肝周填塞法（perihepatic packing）　是严重肝损伤的简单有效的止血措施。适用于：①缺乏技术条件和术前准备不足时；②大量输血后，已出现凝血功能障碍、低体温、酸中毒，不适合做复杂手术时；③两侧肝叶广泛损伤，尤其是有肝静脉、肝后下腔静脉、第一肝门裂伤时；④广泛肝包膜下血肿，有继续扩大趋势时。经探查，认为具有上述情况，即用纱布垫、纱布或长纱条填塞在肝周围，包括膈下和肝下，以达到暂时止血的目的（图29-4-2）。

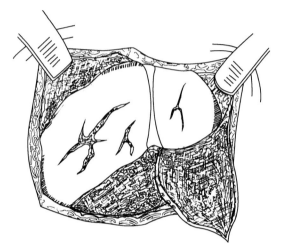

图 29-4-2　肝周填塞法

在患者病情稳定后继续手术，或关闭腹腔，1～3 天后开腹取出填塞物，再行清创止血；估计出血处理较困难，病情不稳定，可延迟至 3～5 天再开始逐步拔除填塞物。填塞物去除后，再出血并不常见，部分病例因此治愈。肝周填塞后可致关腹困难，或勉强关腹，腹内压剧增，应警惕对循环、呼吸和泌尿系统等的损害，即所谓腹腔间室综合征。此时不必强求逐层缝合腹壁切口，甚至可用尼龙袋缝于切口缺损处以扩大腹腔容积。填塞法可使腹部感染率增加，但不失为挽救生命的有效措施，近年重新受到重视。

2. 主要肝静脉、肝后下腔静脉损伤的修复（operation of juxtahepatic venous injury）　主要肝静脉和肝后下腔静脉损伤是肝外伤最危险的合并伤，可在伤后早期或手术探查时即发生致命大出血。如阻断第一肝门后仍出血不止，或者在试图游离肝脏，将肝右叶向上翻起探视时，突然大出血，均应考虑到这种合并伤。应立即用纱布填塞肝周，并将肝脏向膈肌和腹膜后方向压迫，可暂时控制出血。小儿肝上、下腔静脉的显露较成人容易，操作中术者用左手完全握住肝右叶，水平向下牵引以利显露，又可避免拉开血管裂口。如经腹腔显露肝上、下腔静脉有困难，可用全肝血流阻断方法之一（经腹中线延长切口阻断心包内下腔静脉）将肋缘下切口在腹中线处沿剑突左缘向头端延长。自前向后切开膈肌、中心腱和与其愈着的心包膜，显露出心包内下腔静脉，经阻断心包内下腔静脉、第一肝门和肾上下腔静脉，实现全肝血流阻断后，修复肝静脉或肝后下腔静脉的损伤。显露心包内下腔静脉尚可经右胸进路或胸骨正中劈开切口。行全肝血流阻断时，必须快速输血，以保持血压稳定及中枢神经系统供血。

3. 新生儿产伤性肝损伤　以肝包膜下血肿最常见。出生时包膜尚完整，失血表现不明显。一般在生后第 2 天，血肿包膜穿破，出血随即加重。由于诊断易延误，病情严重，病死率高，应在积极输入新鲜血、纠正休克后及时手术止血。根据肝损伤程度，腹腔内放置烟卷、乳胶管或双套管引流。

4. 合并其他脏器损伤　小儿肝损伤多为闭合性钝挫伤，如挤压、车轮横贯轧压腹部及坠落伤等。在肝脏受损的同时可能伴有其他脏器损伤，如胃、肠破裂，胰腺损伤、脾破裂等。这些合并损伤在术前不易明确，因此在剖腹探查时除对肝损伤进行妥善处理外，还应仔细探查腹内脏器。如合并脾损伤，首先可见到脾周围有积血及凝血块，吸净积血清除凝血块后可见到脾损伤情况，根据损伤程度做相应处理。胰腺虽位于腹膜后深处，但胰头后方为脊柱，当上腹受外力挤压时胰头处于外力及脊柱之间，易受损伤，应打开胃结肠韧带进入小网膜腔，仔细检查胰腺受损情况，根据伤情进行处理。胃、肠损伤是腹部外伤中常见的损伤。上腹部钝挫伤可造成胃、十二指肠、空肠近端损伤。若为胃、肠破裂则腹腔内可有肠内容物及胆汁性液体，容易诊断及发现。但有的十二指肠损伤未破入腹腔，则可有腹膜后水肿、积血积液表现，应剪开后腹膜详细检查，切勿遗漏，根据检查结果妥善处理。

【术后处理】

1．术后应密切监护生命体征变化。行血常规检查以作为术后观察的基础数值。如血红蛋白低于100g/L，应继续补充新鲜血液，使血红蛋白不低于100g/L。

2．肝广泛性挫伤致肝功能受损，术后应给予止血药。

3．静脉输液，维持水、电解质平衡，并补充适当热量及维生素B、维生素C等。输入有效抗生素以防感染。

4．保持腹腔引流管引流通畅，并详细记录引流量、性质。如引流量逐日减少，可于术后72小时后拔除腹腔引流管。

【术后并发症的预防及处理】

1．出血　肝损伤缝合或切除后仍含有小量血性液自伤面渗出，一般24～48小时后多能自止，引流管内不再有血性液流出。若术后自引流管流出新鲜血液，且量逐渐增多，严重者可有血红蛋白量下降、血压下降，甚至发生休克。出血原因有：①伤面止血不完善；②遗漏损伤未加处理；③结扎血管的线结脱落；④已栓塞的血管其血栓脱落；⑤有的因凝血机制障碍而出血。应用止血药，输入新鲜血液无效时，应考虑再次手术探查，根据术中发现给予处理。为了防止术后出血，应在术中全面探查，切勿遗漏损伤处。在处理完损伤后应观察缝合、结扎是否牢靠。关腹前应再次检查出血控制情况。

2．胆漏　胆漏的发生主要是损伤胆管未结扎或结扎不牢、线结脱落之故。术后表现为引流管有胆汁流出。凡有胆汁流出者引流管不能拔除，应保持通畅引流，以防流入腹腔形成胆汁性腹膜炎。待胆汁引流量逐渐减少后，胆漏多能自行闭合。因此，要求在术中缝合、修补或切除损伤的肝脏后，用干纱布按压于局部伤面片刻，若有遗漏的损伤胆管未结扎，则白色纱布上有黄染区，应在该处进行缝合或结扎。如在肝门部裂伤，伤及较大胆管时，除行局部处理外，可在胆总管内放置T管引流，以降低胆道压力，促使损伤胆管愈合。

3．腹腔内感染　多由于腹腔引流管引流不畅，伤面渗出血液及胆汁潴留于膈下继发感染所致。表现有术后体温上升，白细胞计数增加，并可有肋间水肿、压痛等体征。应加大抗生素剂量。经B超可证实诊断并可在B超引导下穿刺抽吸脓液，如仍不能控制感染，可行切开引流术。

（董岿然　肖现明）

第五节　肝肿瘤手术

自1870年Bruns首次开展部分肝切除以来，肝肿瘤的手术治疗相继开展。1889年Konig首次切除儿童的肝脏巨大囊性腺瘤。1894年以色列医师成功切除儿童肝脏恶性肿瘤。随着对肝脏解剖生理的深入了解，抗生素和输血技术的运用，以及麻醉技术的改进，至今肝脏外科已得到迅速发展，为小儿肝肿瘤的治疗提供了有效手段。

特别是近年来影像学检查方法的进展，使很多肝肿瘤患者得到了早期诊断和早期治疗，使肝肿瘤的长期生存率有显著提高。B超、CT及MRI广泛地应用于临床，可以提供肿瘤的大小和数目、肿瘤性质、累及肝脏的部位、与血管的关系以及肝周围情况等可靠资料，为选择手术方式、估计预后及术后随访等提供了依据。此外，血清甲胎蛋白检测、肿瘤活检和骨髓穿刺，对鉴别诊断、疗效评估和复发监测均有重要价值。小儿肝脏恶性肿瘤的预后评估以往习惯应用术后分期系统，最近国际儿童肿瘤协会肝上皮性肿瘤组（SIOPEL）依据影像学中肿瘤侵犯的肝叶，即左外叶（段Ⅱ和段Ⅲ）、左内叶（段Ⅳ）、右前叶（段Ⅴ和段Ⅷ）和右后叶（段Ⅵ和段Ⅶ），将治疗前肿瘤进行分期（SIOPEL-PRETEXT分期系统），另外，肝外肿瘤侵犯定为"e"，门静脉受累为"p"，肝静脉受累为"h"。按照SIOPEL-PRETEXT分期系统（图29-5-1），单个肿瘤局限于右后叶或左外一叶者为Ⅰ期；单个肿瘤占据右前、后两叶为ⅡA$_1$期，占据左内、外两叶为ⅡA$_2$期；两个肿瘤分别局限于右后叶和左外叶为ⅡB期；单个肿瘤占据右前、后和左内三叶为ⅢA$_1$期，占据左内、外和右前三叶者为ⅢA₂期；两个肿瘤分别占据右前、后和左外叶者为ⅢB₁期，分别占据右后和左内、外叶为ⅢB₂期；Ⅳ期为单个或两个肿瘤累及所有四叶。该分期系统的特点是不受治疗策略或主治医师个人判断的影响。最近的实践证明，该系统不但对肝细胞癌，而且对肝母细胞瘤也有重要的预后意义。大多数肝脏恶性肿瘤对最初几个疗程的化疗敏感，但最终只有在肿瘤完全切除的基础上通过辅助化疗等综合措施才有治愈的可能。

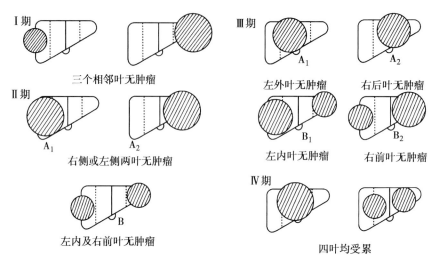

图 29-5-1　肝肿瘤的 SIOPEL-PRETEXT 术前分期系统

【手术适应证】

小儿肝脏肿瘤大多需手术治疗，其中肝脏恶性肿瘤有肝母细胞瘤、肝细胞癌、间质性肉瘤、转移性恶性肿瘤；良性肿瘤有血管异常、间质性错构瘤、局灶性结节性增生、畸胎瘤和肝腺瘤。肝脏海绵状血管瘤及婴儿型血管内皮瘤为小儿最常见的肝脏良性肿瘤，有自然消退倾向，如无症状，不论直径是否 >5cm，均可暂行观察。但如果已引起心血管系统损害，出现心力衰竭或血小板减少（卡萨巴赫 - 梅里特综合征，Kasabach-Merritt syndrome），经肾上腺皮质激素及长春新碱治疗无效时，应根据具体情况选择肝切除术或肝动脉栓塞、结扎等处理方法。局灶性结节性增生由于与肝脏其他良性肿瘤难以鉴别，需行细针抽吸活检或剖腹探查。如果诊断明确又无症状，可暂不做进一步手术。如诊断不明确，则需行肿瘤切除。

【手术禁忌证】

原发性肝脏恶性肿瘤出现如下情况时，不宜手术治疗。

1. 已有肺、骨、脑或腹腔淋巴结等处转移。

2. 病变为弥漫性或多灶性，累及半肝以上，无肝硬化者肝切除量 >70%～80%，有明显肝硬化者肝切除量 >50%。

3. 肿瘤侵及第一、二、三肝门。

4. 有明显黄疸、腹水或恶病质。

5. 合并明显肝硬化，余肝无明显代偿性增大，血浆总蛋白和白蛋白分别低于 50g/L 和 30g/L，凝血酶原时间低于 50%，经积极补充白蛋白、维生素 K₁ 仍不能纠正。门静脉主干瘤栓是严重不良预后的指标，现有报道行门静脉切开取栓术，远期疗效尚待评价。

由于影像学检查可能存在误差，而且小儿肝脏肿瘤虽然体积较大，但多位于右肝，可具包膜，有较高的切除率，因此肝脏肿瘤能否切除，往往最终需经手术探查来判断。小儿肝脏恶性肿瘤的术前化疗可使肿瘤体积缩小、血供减少，从而减少手术并发症、提高切除率，使一些原先认为无法切除的肿瘤亦有完全切除的可能，故不应轻易放弃，而应在积极化疗后争取延期手术切除。

【术前准备】

1. 术前应详细检查全身情况及肝功能，包括血清蛋白、胆红素、凝血功能及各项酶学检测。

2．存在低蛋白血症、贫血及凝血功能不良者，应行保肝治疗，给予高蛋白、高糖和高维生素饮食。静脉补充血浆或白蛋白及维生素 B、维生素 C、维生素 K 等，必要时少量多次输血。术前一般要求蛋白总量高于 60g/L，白蛋白高于 30g/L，白 / 球蛋白比值＞1，凝血酶原时间高于 75%，无肝细胞性黄疸。

3．根据肝切除范围备血，切除范围大或肝功能不良者，宜备新鲜血。

4．术前 1～2 天给予预防性广谱抗生素。

5．术前晚温盐水灌肠 1 次。

6．术前置胃管。

7．进入手术室后，置桡动脉插管，经颈部或上肢静脉置管入上腔静脉，准确监测动脉压、中心静脉压，并便于输血、输液。输液途径不应采用下肢静脉。

8．由于快速输入大量库血，可致低体温、酸中毒，有凝血功能障碍及心搏骤停的危险。术前、术中应注意保暖。输血量大时，宜将血液预热至 37℃，最好用药物将其 pH 调节到 7.4。

9．放置导尿管，监测尿量。

【麻醉与体位】

气管内麻醉或气管内 - 静脉复合麻醉。取仰卧位，腰部略垫高。如肿瘤位于肝右叶，右侧腰背部垫高 45°。

【手术步骤】

1．皮肤消毒：消毒范围要求上至胸骨上凹，下至耻骨联合，两侧达腋后线。铺单时在右背下垫一双折中单，然后在预定切口周围铺手术巾。

2．小儿肝脏手术均可经腹部切口完成，一般无须进胸。常用右肋缘下斜切口，必要时向右后或左肋缘下延长。避免使用纵向切口。

3．探查：了解肿瘤位置、大小、数目、边界，肝门有无淋巴结转移，以决定手术方案。门静脉主干有无癌栓，可经左手示指插入网膜孔，再用左拇指按压门静脉，如感觉其失去弹性，提示其中可能存在瘤栓。

4．按术前规划和术中探查情况选择肝切除术式进行切除病肝及肿瘤。

【术中注意事项】

1．**对血液循环的影响**　在分离病肝将肝向上翻托出切口时，下腔静脉往往发生扭曲、压迫，使回心血量减少而发生血压下降、脉快等循环功能紊乱现象，特别是在切除肿瘤时阻断肝门，使回心血量更少，血压下降更明显。遇有此种情况应采取分次游离的办法，即游离一部分后休息片刻再进行游离，勿使患儿长期处于低血压状态。当病肝完全游离后，准备阻断肝门切除时，应与麻醉医师配合快速输液，保持有效循环量的同时切除病肝。因此，强调肝切除时患者输液径路应建立在上肢。

2．**术中血管损伤大出血**　是施行肝切除术时最危险的并发症。大出血多因对肝脏解剖不够熟悉、肿瘤体积大显露欠佳，以及操作中误伤血管造成。最常见的血管误伤有以下几种情况。

（1）肝短静脉撕裂：肝短静脉是由右半肝直接进入下腔静脉的静脉分支，通常称第三肝门。肝短静脉数目不定、粗细不一，且壁较薄。当行右半肝切除术时，强力牵拉右肝进行右肝后侧游离时，可造成肝短静脉的撕裂或割断，甚至连同腔静脉壁撕裂伤，造成大出血。遇此情况，术者切勿盲目钳夹止血，以免造成更大损伤。应用手指按压出血部位，吸净积血，再分别试行放开的按压手指，以确定出血部位。在明视下用无创伤血管钳钳夹血管壁，进行缝合修补。如果已安置肝上、肝下下腔静脉阻断带，亦可收紧阻断带，同时阻断第一肝门，使该段下腔静脉处于无血状态，更便于修补。

（2）肝左、右静脉损伤：肝左、右静脉均属第二肝门的主要分支。肝右静脉短而粗、壁薄，紧贴下腔静脉，肝外部分很短，其余部分深埋于肝实质内。肝左静脉较表浅，在镰状韧带膈面附着处延长线的左侧，壁薄。在做左、右半肝切除时过度牵拉肝组织引起肝左、右静脉撕裂伤，或由于处理第二肝门时损伤两静脉，亦可因肝左、右静脉的结扎线滑脱而引起大出血。由于第二肝门位置较深，显露欠佳，且有血液涌出，不易直接看到破损处。遇此情况，术者可用示指伸至下腔静脉后方向前顶着下腔静脉，拇指压着肝静脉撕裂处，两指捏紧，吸净积血后进行缝合修补。如不便修补，亦可在阻断肝上和肝下的下腔静脉及第一肝门后,切除肝叶后在无血情况下修补破损静脉。为防止肝左、右静脉损伤,在做左、右半肝切除处理第二肝门时,应按本节所述步骤进行。

3. 肝断面出血　在切除肿瘤后去除肝门阻断带,肝断面可有较广泛的渗血。此时可用热盐水纱布按压于肝断面,3~5分钟后细小出血点多能停止出血,若有小静脉或动脉出血点,可用丝线缝扎止血,以防术后出血。在患儿血压正常的情况下,伤面不再出血才算妥善止血。断面再用镰状韧带或大网膜覆盖,更可减少术后出血。

【术后处理】

1. 密切监测生命体征、血生化指标,警惕术后出血,观察心、肺、肝、肾主要脏器功能。

2. 禁食、胃肠减压、吸氧。

3. 禁食期间每日输葡萄糖溶液和生理盐水,保持水、电解质及酸碱平衡。广泛肝切除者,要预防肝代谢异常所致低血糖、低蛋白血症和低凝血酶原血症。宜用10%葡萄糖溶液内加电解质作为输液,在术后1周内每日补充白蛋白,使血清白蛋白水平维持在30g/L以上,补充维生素K、维生素B、维生素C,必要时输新鲜血。一般于术后2~3天后即可逐渐恢复进食。

4. 继续使用抗生素,预防感染。

5. 保持腹腔引流通畅,密切观察引流液的量与性状。如引流量逐日减少,无出血或胆漏,在术后5天内逐渐拔除引流管。

6. 小儿肝切除后肝脏再生较快,再生过程可在术后2~3周内基本完成。由于某些化疗药物(如多柔比星)有抑制肝细胞再生的作用,恶性肿瘤一般于术后3周以后开始化疗。

【术后并发症的预防及处理】

1. 腹腔内出血　应补充新鲜血、新鲜血浆、凝血酶原复合物或纤维蛋白原,以及其他凝血药物。如出血量大,出现低血容量性休克,保守治疗无效时,应剖腹探查,手术止血。

2. 肝功能不全　肝切除后肝衰竭是非常严重的并发症,一旦发生,常常是致命的,该风险主要取决于肝功能和肝组织切除范围之间的平衡。肝功能的评估方法有Child评分、吲哚菁绿(ICG)滞留率和门静脉高压的程度等。对于肝脏恶性肿瘤患者安全切除肝实质的评估,ICG 15分钟滞留率和ICG清除率K值较Child评分更为准确。如估计肿瘤切除后残余肝组织不足时,可采用联合肝脏离断和门静脉结扎二步肝切除术(ALPPS术式),可使残余肝的体积增大,从而使一些原先视为肝大部切除术禁忌证的患者也能耐受手术。小儿肝脏基础情况较好,肝功能不全仅出现在正常肝组织剩余过少、出血和输血过多、肝门阻断时间过长时,常于术后1~2天即出现,表现为高热、烦躁、嗜睡、昏迷、黄疸等,以及白/球蛋白比例倒置、转氨酶升高、凝血功能异常、总胆红素升高,最后导致肝衰竭。如出现肝功能不全,应加强保肝。充分吸氧,避免使用肝脏毒性较大的药物,补充富于葡萄糖和维生素K、维生素B、维生素C的液体,积极补充白蛋白,并纠正凝血功能障碍,可给予肾上腺皮质激素。严重病例可运用持续血液净化技术,以减少体内的毒性物质。

3. 胆漏　表现为胆汁从切口或引流管流出,量随进食而增加。处理方法为保持引流通畅,胆漏于10余天至数月后可自愈。除非术后早期发生弥漫性胆汁性腹膜炎,一般不需剖腹修补胆道。

4. 膈下感染　如术后持续发热,应怀疑膈下有血液、胆汁或渗出液积聚、继发感染。即使引流管通畅时亦可发生,可由B超确诊,并在超声引导下反复穿刺抽液或穿刺置管引流,尽量避免切开引流。

(董岿然　肖现明)

第六节　肝囊肿手术

肝囊肿为良性疾病,在儿童期较少见,分非寄生虫性囊肿和寄生虫性囊肿两大类。非寄生虫性肝囊肿大多为先天性疾病,如单纯性肝囊肿、囊性间质性错构瘤、表皮样囊肿,偶见畸胎瘤、间质瘤,还有先天性多囊肿。获得性肝囊肿为创伤所致。寄生虫性肝囊肿主要为肝棘球蚴病（见本章第九节肝棘球蚴病手术）。

【手术适应证】

无症状的小囊肿可暂不手术，密切观察。囊肿大、引起症状者应手术治疗，以期去除病灶，解除压迫，改善肝功能。

【术前准备】

同一般肝脏手术。

【麻醉与体位】

气管内麻醉或气管内 - 静脉复合麻醉，取仰卧位，腰部略抬高。

【手术步骤】

1. 切口选择　取右肋缘下斜切口，必要时可向右后或左肋缘下延长。

2. 探查　了解囊肿位置、大小、数目及穿刺液性状，以决定处理方式。

（1）肝囊肿切除术（resection of hepatic cyst）：如囊肿位于肝边缘区或穿刺液清亮、不含胆汁，可考虑行囊肿切除术。常可在囊肿壁与肝脏之间找到无血管间隙，沿此平面剥离，可完整切除囊肿。残腔可以缝闭，或以带蒂大网膜填塞。

（2）肝囊肿开窗术（fenestration of hepatic cyst）：如囊肿位于肝脏中央的深部，完整切除困难，穿刺液清亮无胆汁时，可考虑行囊肿开窗术。在囊壁菲薄处用刀挑开，吸净囊液。切取囊壁组织做活检，明确为单纯性囊肿而非肿瘤性囊肿。用电刀切除至少 1/3 以上囊壁，保证囊腔开窗口宽大，以免囊肿壁闭合、引流不畅，切缘做褥式缝合止血。检查囊腔，明确无出血或胆漏，然后用纱布蘸碘酊涂抹囊壁内面，以破坏有分泌功能的上皮细胞。腹腔内不必放置引流。

（3）肝囊肿空肠 Roux-en-Y 吻合术（Roux-en-Y cystojejunostomy）：如囊肿穿刺液为胆汁性，应立即做胆系造影，了解是否与囊腔相通。如证实相通，宜行囊肿空肠吻合的内引流术。

（4）肝囊肿穿刺抽液乙醇注射术（puncture drainage with alcohol injection for hepatic cyst）：近来用于治疗单纯性单发囊肿，获得良好疗效，亦未遇严重并发症。具体方法为：在 B 超引导下，用 7～12 号穿刺针经皮穿至囊肿中央，吸净囊液。按囊肿大小注入无水乙醇（99.5%），一般量为 20～30ml，反复抽出、注入数次，每次注入后保留 3～5 分钟再吸出，最后注入无水乙醇 10～20ml，拔除穿刺针，局部加压包扎。卧床休息数小时，术后适量使用抗生素和止血药。每周注射 1 次，可反复施行 2～4 次。

对于表浅或位于边缘区的肝脏单纯性囊肿，近年已开展经腹腔镜开窗术、囊肿切除术等操作，具有损伤小、安全、简便的优点。

【术后处理】

同一般肝脏手术。

（董岿然　肖现明）

第七节　卡罗利病手术

目前一般认为卡罗利病（Caroli disease）是一种先天性疾病，可能是常染色体隐性遗传。患者年龄可分布于各个年龄段，但大多数患者的年龄为 30～50 岁。而关于卡罗利病的直接病因以往有过三种假说：①异常增殖的胆管上皮假说；②胰胆管合流异常假说；③异常的胚胎发育假说。临床上一般将卡罗利病分为以下两种类型：Ⅰ型称单纯型，多以胆道反复感染及肝内胆管结石为表现；Ⅱ型称汇管区周围纤维化型，多以肝硬化及门静脉高压继发改变等为表现特点。我国的黄志强从外科治疗角度结合影像学特点将卡罗利病分为：Ⅰ型，不伴有肝纤维化的单纯型；Ⅱ型，伴有肝纤维化的弥漫型；Ⅲ型，肝内囊肿呈节段性分布的弥漫型；Ⅳ型，合并肝外胆管囊肿。卡罗利病如果不伴较为严重的纤维化改变，肝小叶结构一般都正常，肝功能较好；但当肝内胆汁长期淤积可形成肝内胆管结石及出现胆管炎，表现出腹痛、发热等症状；而胆管炎长期反复发作并得不到解决可并发胆汁性肝硬化及门静脉高压、脾大、食管-胃底静脉曲张破裂出血等。扩张的胆管长期受刺激也可能发生癌变，癌变率可达 3%～8%。

由于绝大多数的卡罗利病患者早期几乎都没有任何症状，早期诊断率并不高，多数患者都是出现临床症状后才确诊。卡罗利病的诊断主要还是依靠影像学，而囊肿与管道相互交通是本病最具特点的表现。超声是首选诊断方法；当超声结合 CT 时诊断的准确率可达 90%～95% 以上。磁共振胰胆管成像（magnetic resonance cholangiopancreatography，MRCP）可清晰立体地显示胆管囊状扩张的部位、程度及结石合并情况。一般认为卡罗利病是一种癌前病变，手术是唯一有效的治疗方式；因为反复的炎症刺激可导致胆管上皮发生不典型增生，甚至癌变，所以及早手术治疗能有效降低癌变发生的风险。

手术方式的正确选择能有效降低病灶的癌变率；一般对于囊状扩张胆管局限于单一肝叶或肝段时，行单纯的肝叶或肝段切除即能解除病灶；当病灶位于双侧 I 级胆管时可通过沿着肝门部正中裂的方向劈离肝实质显露肝左管和肝右管及部分 II、III 级肝管，再切除病灶和建立胆肠内引流。肝硬化的患者如果能做好围手术期处理仍能接受单叶或部分肝叶的切除，因为这类患者如果围手术期处理不当会带来较高的并发症发生率及术后病死率，尤其是当患者出现低蛋白血症及凝血功能障碍时。

对于肝内胆管出现弥漫型囊状扩张的病例，推荐采用肝移植手术进行治疗使患者获得最佳远期疗效。这类患儿如果仅行胆肠吻合引流胆汁，并不能降低胆管癌的发生风险，因为很多卡罗利病患者的胆管常出现重度不典型增生。有文献认为，可以尝试在保证足够剩余肝体积的情况下行部分肝切除，尽量切除病变胆管，再行肝管空肠 Roux-en-Y 吻合术，因为较多卡罗利病患者的胆汁生化检查均发现淀粉酶及脂肪酶颇高，而病理结果回报病变胆管多为不典型增生，所以只要引流通畅，无胰液向扩张胆管内反流及存储，即可大大降低癌变风险。卡罗利病虽然经各种治疗，但远期预后差，近年已多采用肝移植来治疗。

（董岿然　肖现明）

第八节　肝脓肿手术

肝脓肿分细菌性肝脓肿和阿米巴肝脓肿两大类。小儿细菌性肝脓肿致病菌多为金黄色葡萄球菌和大肠埃希菌，近来发现厌氧菌亦是重要致病菌。细菌性肝脓肿常发生于有免疫功能缺陷的患儿，如慢性肉芽肿病、白血病及化疗后白细胞减少的患儿；亦可继发于胆道、消化道及其他部位的感染性疾病；新生儿可由脐炎或脐静脉插管引起。部分肝脓肿的原因不明。

小儿细菌性肝脓肿开始为多个小脓肿，经治疗后多数脓肿吸收、机化，也可融合成一个或数个较大的脓肿。阿米巴肝脓肿多见于年长儿童，是阿米巴肠病的肝脏并发症，多累及肝右叶，常为单发性脓肿。

细菌性肝脓肿经抗生素治疗脓肿局限后，由超声定位引导行穿刺引流，或穿刺置管引流一次或数次，多可治愈。阿米巴肝脓肿经抗阿米巴药治疗，大多亦可治愈。少数肝脓肿患儿需行肝脓肿切开引流术。

【手术适应证】

1. 细菌性或阿米巴肝脓肿经反复穿刺抽脓或置管引流，疗效不佳。

2. 肝脓肿位置不易行穿刺引流，或穿刺易损伤其他脏器。

3. 肝脓肿已破溃或有穿破的可能。

4. 阿米巴肝脓肿已有继发感染。

【术前准备】

1. 积极改善全身情况，纠正水、电解质代谢紊乱及贫血、低蛋白血症等。

2. 大剂量有效抗生素或抗阿米巴药。

3. B 超、CT 或 MRI 检查，明确脓肿部位，以便选择手术入路和方法。

【麻醉与体位】

气管内麻醉或气管内-静脉复合麻醉,一般取平卧位,后侧入路取左侧卧位。

【手术步骤】

1. 前侧肝脓肿切开引流术

(1)右肋缘下斜切口,经腹壁各层进入腹腔后探查肝脓肿部位与深浅,有无胆管内原发病变。

(2)用生理盐水纱布保护术野,以免污染。用穿刺针经脓肿最表浅处抽得脓液,沿进针方向用血管钳插入脓肿,排出脓液(图29-8-1)。再以手指探入脓腔,轻柔分离腔内间隔组织。遇到条索物,不得强行撕破,以免损伤肝内血管引起大出血。脓腔用生理盐水冲洗吸净,放置引流管。

(3)引流管周围用大网膜覆盖,引流管自切口或另戳创口引出。脓液送细菌培养。

如位于右肝前侧的脓肿与前腹壁已发生紧密粘连,可采用前侧腹膜外入路行引流术。做右肋缘下斜切口至腹膜外间隙,用手指推开肌层达脓肿部位。此时见局部腹膜水肿、增厚,穿刺抽得脓液后引流操作同上。

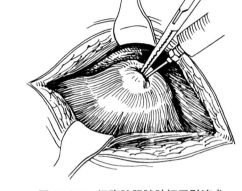

图 29-8-1 经腹腔肝脓肿切开引流术

2. 后侧肝脓肿切开引流术 适用于肝右叶膈顶部或后侧的脓肿。

(1)取左侧卧位,右腰部垫高。

(2)沿右侧第12肋稍偏外侧做切口。切开皮肤、皮下组织,切断背阔肌和后下锯肌,牵开腹外斜肌,显露第12肋骨。

(3)沿肋骨切开骨膜并将其剥离,用骨剪剪去一段肋骨,显露肋骨床。

(4)在第1腰椎棘突水平做横切口,显露膈肌,有时需切开膈肌才能到达肾后脂肪囊区。

(5)用手指沿肾后脂肪囊向上分离,显露肾上极和肝下面的腹膜后间隙直达脓肿。

(6)将穿刺针经手指引导刺入脓肿,抽得脓液后用长弯血管钳沿穿刺针插入脓腔,排出脓液。用手指扩大引流口,并吸净脓液。

(7)脓腔内置乳胶引流管,自切口引出。

【术后处理】

1. 取半卧位,保持引流通畅。待全身症状消失、引流量显著减少、超声检查显示脓腔明显缩小或消失,可逐渐拔管。

2. 继续应用有效抗生素抗感染或抗阿米巴治疗。

3. 继续支持疗法,改善营养状况。

4. 定期行实验室检查及超声随访。

(董肖然 肖现明)

第九节 肝棘球蚴病手术

肝棘球蚴病又名肝包虫病,为棘球绦虫的囊状幼虫(棘球蚴)寄生在肝脏所致寄生虫性肝囊肿,细粒棘球蚴引起的单房性棘球蚴病多见。肝棘球蚴囊肿分外囊和内囊,外囊为肝组织对棘球蚴反应所形成的纤维组织层,内层即是肝棘球蚴囊肿本身的包膜。内囊分为两层,外层为角质层,内层为生发层。囊内含有透明液体及大量头节和子囊。对于小而深藏肝内的肝棘球蚴囊肿可密切随访。如增大至接近肝表面时,应手术治疗。手术一般采用肝棘球蚴囊肿内囊摘除术(extirpation of inner capsule for liver hydatid cyst)。

【手术适应证】

单纯性肝棘球蚴囊肿，无并发感染。

【手术前准备】

1. 常规血、尿、粪检查，肝、肾功能及凝血功能检查。

2. X 线胸片。

3. 术前给予高蛋白、高维生素饮食，口服维生素 B、维生素 C，术前 3 天肌内注射维生素 K。

4. 术前 1～2 天给予预防性广谱抗生素。

5. 术晨置胃管。

【麻醉与体位】

气管内麻醉或气管内 - 静脉复合麻醉，取仰卧位。

【手术步骤】

1. 切口选择 取右肋缘下斜切口。

2. 预定穿刺点 进腹后探查肝脏，肝棘球蚴囊肿常位于肝右叶，在肝表面可见灰白色隆起的囊壁。在囊肿周围用高渗盐水湿纱布垫妥善遮盖，隔开切口和周围脏器，以防不慎将囊液扩散、头节种植，或引起过敏反应。

3. 囊型棘球蚴病的病灶囊壁分为内囊、外囊及外囊与肝组织之间的膜样结构，而内囊及其中的囊液、子囊具有致病性。因此，完整切除内囊或破坏其致病性，是手术治疗的目的。

（1）内囊摘除术：内囊摘除术是最早应用的术式，可应用于各个时期囊型棘球蚴病的治疗，主要适用于美国麻醉医师协会（American Society of Anesthesiologists, ASA）评分较高、位置较深且病灶直径 >10cm，或者同时伴有多个病灶。手术方式为显露棘球蚴外囊并取一小切口，吸引器吸净囊液及子囊后，注入杀虫药物，完整摘除内囊，并反复冲洗残腔，术中可在腔内放置引流管以便术后通过观察引流液情况以判断残腔有无胆汁漏及感染等，是最早应用于囊型棘球蚴病治疗的手术方式，其优点为最大限度地保存肝功能、手术简单，但同时术后胆汁漏、残腔积液及感染出血等术后并发症发生率及复发率较高。为纠正术式的缺点，内囊摘除外囊内翻缝合术、内囊摘除大网膜填塞术、内囊摘除囊空肠吻合术等改进术式也随后诞生。

（2）外囊剥除术：外囊剥除术是根治性治疗囊型棘球蚴病的术式（图 29-9-1）。根据多年的临床经验发现，囊型棘球蚴病外囊与肝脏交界处存在纤维组织构成的膜样结构，沿此外囊及膜样结构间隙可将外囊完整剥除。该手术的优势为完整剥除虫体，减少囊液在手术过程中溢出并扩散至腹腔，降低复发率，并降低胆汁漏、残腔出血、感染等术后并发症发生率，同时最大限度地保存正常肝组织，减少肝功能损害，防止术中大出血等。但相较于内囊摘除术，外囊剥除术的术中风险较大，术中应辨别囊肿周围管道走行，并且若病灶靠近第一或第二肝门时，或囊壁薄、囊内压大时，应酌情选择该术式。

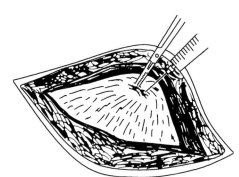

图 29-9-1　外囊剥除术

（3）内囊摘除 + 外囊次全切除术：该手术主要应用于局部组织解剖不清，或囊肿靠近重要组织，如第一、二肝门。由于单纯的内囊摘除术术后复发率和残腔并发症发生率较高，而行外囊剥除术较困难，故此式为首选方法。由于切除大部分外囊，进而将残腔变成壁，故相较于内囊摘除术，该术式降低了复发、残腔感染等术后并发症发生率，减少住院时间，且相较于外囊剥除术，减少了手术耗时及术中出血量。也有学者将该术式与棘球蚴内囊摘除 + 外囊空肠吻合术相比较，具有术后住院时间较短的特点，但胆汁性腹膜炎、胆汁漏等并发症发生率较高。

（4）肝段切除术：肝段切除术是囊型棘球蚴病根治性手术方式之一，主要应用于棘球蚴囊肿较大、囊壁较厚、不易塌陷、肝组织破坏严重、囊内合并感染、胆汁漏等情况，特别是对于直径 <10cm，位于肝左

叶及肝右叶段 V、段 VI 的棘球蚴病灶患者。肝叶切除术虽然可以降低患者术后复发率,但对肝组织损伤较大,手术时间、术中出血及术中风险明显高于其他术式,并且过于依赖手术者的技术水平。随着近几年精准外科手术及快速康复理念的发展与应用,肝段切除术也逐渐向减少创伤、加快恢复的方向发展。

(5)腹腔镜下囊型肝棘球蚴手术:自 1992 年报道第 1 例腹腔镜下肝棘球蚴内囊摘除 + 大网膜填塞术后,该手术方式得到了大力发展。有学者自 1994—1996 年报道了 9 例共 12 个囊腔的腹腔镜下手术,并平均随访 18 个月,除发生 1 例胆汁漏外,无复发情况,这可能与气腹压高于囊内压而阻碍了囊液的溢出有关。但腹腔镜下囊性肝棘球蚴手术具有一定局限性,如适用于肝表面囊肿,直径一般 <10cm,位于段 II、段 IV、段 V 时手术较为容易,病灶一般少于 3 个的初次手术患者。因此术前评估患者病灶大小、部位、数目对腹腔镜下囊型棘球蚴病尤为重要。当然,腹腔镜手术也具有极大的优势,如术中出血较少、术后恢复快、术后疼痛轻、住院时间缩短、切口感染率低,并且不增加其他术中及术后风险等优点。

(6)经皮穿刺引流囊液术:该术为介于手术治疗及药物治疗之间的微创手术方式(图 29-9-2),通过负压吸引、腔内注射杀虫药物、置管冲洗引流等措施来治疗棘球蚴病,并且随着超声定位穿刺、放射定位穿刺技术的应用,提高了穿刺的精确度并减少了手术并发症的发生。该手术方式具有创伤小、住院时间短、费用低等特点,并且其病死率及胆汁漏的发生率较常规手术方法低,但是该术式对棘球蚴分型及囊泡的大小要求比较严格,对于 CE1 期及 CE3a 期囊型棘球蚴,其有效率为 97.1%～100%,而通过单纯负压吸引治疗 CE2 期棘球蚴,有效率仅为 39%,如果囊肿直径超过 5cm 时,则应在负压吸引术的基础上增加置管引流,并且对于多发囊肿,应给予杀虫剂注射。目前常用的杀虫剂主要包括高渗盐水、3% 过氧化氢、95% 乙醇、阿苯达唑溶液等。但应用杀虫剂的同时也增加了硬化性胆管炎的发生率。

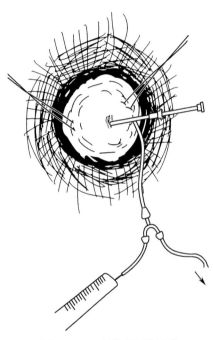

图 29-9-2　内囊穿刺引流术

【术后处理】

同一般肝脏手术。

(董岿然　肖现明)

参 考 文 献

[1] 黎介寿, 吴孟超. 手术学全集: 普通外科卷 [M]. 北京: 人民军医出版社, 1996.

[2] FILLER R M. Liver resections[M]//SPITZ L, CORAN A G. Pediatric Surgery. London: Chapman & Hall, 1995: 579.

[3] O'NEILL J A, GROSFELD J L, FONKALSRUD E W, et al. Principles of Pediatric Surgery[M]. 2nd ed. St Louis: Mosby, 2004: 239.

[4] ATKINSON J B, DE UGARTE D A. Liver Tumors[M]//GROSFELD J L, O'NEILL J A, FONKALSRUD E W, et al. Pediatric Surgery. 6th ed. Philadelphia: Mosby, 2006: 502.

[5] EVANS S, JACKSON R J, SMITH S D. Successful repair of major retrohepatic vascular injuries without the use of shunt or sternotomy[J]. J Pediatr Surg, 1993, 28: 317-320.

[6] BOND S J, EICHELBERGER M R, GOTSCHALL C S, et al. Nonoperative management of blunt hepatic and splenic injury in children[J]. Ann Surg, 1996, 223: 286-289.

[7] VON SCHWEINITZ D. Management of liver tumors in childhood[J]. Semin Pediatr Surg, 2006, 15: 17-24.

第三十章 | 胆 道 手 术

第一节 胆道闭锁手术

　　胆道闭锁（biliary atresia，BA）是引起新生儿梗阻性黄疸的常见原因之一，临床病理特点是肝内外胆管的进行性炎性阻塞及肝纤维化，患儿快速发生肝纤维化及肝硬化是制约 BA 患儿长期生存的关键因素。一直以来，BA 的诊治是小儿外科医师面临的一大挑战。20 世纪中叶，胆道闭锁的治疗取得了突破性的进展，来自日本仙台的 Morio Kasai 教授首次采用肝门空肠吻合术（hepatic portoenterostomy）治疗Ⅲ型 BA，完成了胆道闭锁从"不可治"到"可治"的飞跃，得到小儿外科医师的认可并被广泛采用。1963 年来自美国的 Thomas Starzl 教授成功完成世界上第一例胆道闭锁肝移植手术，尽管这个患儿最后死亡了，但是对于胆道闭锁的治疗来讲是一项革命性进步，也使得 BA 患儿的整体存活率由 60% 提高到 90% 以上。

　　1. 病理分型　　肝外胆管的形态及闭锁部位各异，因而依形态分型复杂。当前广泛采用的为葛西分类法（图 30-1-1）。本分类法将胆道闭锁分为三个基本型：Ⅰ型为胆总管闭锁，Ⅱ型为肝管闭锁，Ⅲ型为肝门部胆管闭锁，并根据胆总管远端的形态和肝管的形态分为各种亚型。Ⅰ型、Ⅱ型为可吻合型（10%～15%），Ⅲ型为不可吻合型（85%～90%）。

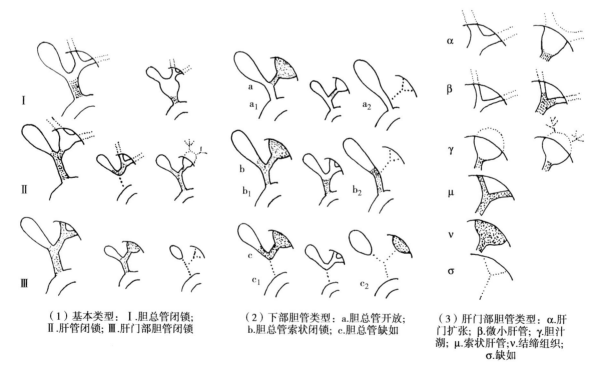

（1）基本类型：Ⅰ.胆总管闭锁；
Ⅱ.肝管闭锁；Ⅲ.肝门部胆管闭锁

（2）下部胆管类型：a.胆总管开放；
b.胆总管索状闭锁；c.胆总管缺如

（3）肝门部胆管类型：α.肝门扩张；β.微小肝管；γ.胆汁湖；μ.索状肝管；ν.结缔组织；σ.缺如

图 30-1-1　胆道闭锁分型

2. 临床分型 2018 年国际胆道闭锁协作组基于胆道闭锁的发病率及 Kasai 术效果制订了如下分型（表 30-1-1）。

表 30-1-1 胆道闭锁临床分型

分型	Kasai 术效果
Ⅰ型：孤立型，80% 的患者出生后无黄疸，无其他主要先天性畸形	包括巨细胞病毒感染型：Kasai 术效果不佳
Ⅱ型：伴发先天性畸形型，10%～20% 的患者至少有一种主要先天性畸形，早期出现黄疸	a. 胆道闭锁并脾脏发育异常综合征（BASM）变体：1%～10% 的患者伴多脾、脾阙如或脾异位，中线肝，下腔静脉间断，肠旋转不良，十二指肠前门静脉，先天性心脏病等，Kasai 术效果不佳 b. BA 主要畸形变体：5%～10% 的患者主要为心血管、胃肠道和泌尿生殖系统畸形 c. 囊性变异：8% 的患者可能与 BASM 共存，Kasai 术效果较好

【手术适应证】

明确诊断为胆道闭锁者，且没有严重肝纤维化，没有患有严重心肺畸形，评估认为可耐受手术者；术中胆道造影和肝活检结果示没有胆道发育不良的患儿，可行手术。

【手术禁忌证】

胆道造影和肝活检结果示胆汁淤积或胆道发育不良时，禁做 Kasai 手术。

【术式选择】

术式按病理分型决定。

1. Ⅰ型、Ⅱ型胆道闭锁，闭锁部位位于胆总管、肝总管，在条件许可条件下，可以行胆囊空肠吻合术或胆总管（肝管）空肠 Roux-en-Y 吻合术。

2. Ⅲ型胆道闭锁，应采用肝门空肠 Roux-en-Y 形吻合术。

3. 晚期病例，或肝门部肝肠吻合术后胆汁排出不畅，以及肝内胆管闭锁或发育不良者，应及早准备行肝移植手术。

【术前准备】

1. 术前患儿家长准备 了解手术过程有助于患儿术后快速康复。术前对 BA 患儿家长介绍麻醉、手术、术后处理等围手术期诊疗过程，使其积极配合医护做好术前准备。同时使家长知晓自己在围手术期所发挥的重要作用，包括术前禁食时间掌握，术后稳定患儿情绪，避免剧烈哭闹，术后合理进食与营养，注意伤口护理等。

2. 术前营养状态评估 BA 患儿术前营养状态不佳，会延长术后恢复时间。婴幼儿有生长发育的旺盛需求，肝脏是机体物质代谢的中心器官，BA 患儿大多存在营养不良。原因如下：①蛋白合成减少；②脂肪吸收不良；③肝脏代谢异常和糖原储备功能受损；④能量消耗增加。研究显示，术前合并重度营养不良的 BA 患儿预后不佳，容易发生早期胆管炎，Kasai 术后黄疸清除率下降。术前行营养评估，并根据营养状况进行相应的营养支持是必要的。

3. 术前肠道准备 术前肠道准备可降低术后肠道感染情况，加快术后吻合口的愈合。术前机械性肠道准备破坏患者肠道内环境，导致脱水和水、电解质代谢紊乱，进一步加重患者的术前应激状态。Kasai 手术一般在患儿 2 个月龄内完成，抗应激能力较差，不推荐常规进行机械性肠道准备。儿童胃排空时间与食物种类有关：固体食物 6 小时，牛乳为 3～4 小时，水仅为 1～1.5 小时。既要保证防止患儿在术中发生误吸，又要减少因禁食水导致的并发症。建议术前 6 小时应禁食固体食物及牛奶，术前 4 小时应停止母乳哺育，术前 2～3 小时应禁水。

4. 手术当日注射维生素 K_1。

【麻醉与体位】

Kasai 手术时间较长，手术操作在患儿的上腹部进行，手术时膈肌受到牵拉挤压、双肺活动受限，施行气管插管进行控制通气，有利于气道保持通畅，便于呼吸道管理，防止术中及术后出现低氧血症。气管内全身麻醉联合硬膜外阻滞，可以减少全身麻醉药物的用量，患者苏醒迅速，自主呼吸恢复快，拔管早，降低了喉头水肿发生机会，同时能够阻滞交感神经传导，减轻应激反应，能有效预防术后肠麻痹、胰岛素抵抗和心肺并发症。手术结束后，患儿快速苏醒，无麻醉药物残留效应，可为术后加速康复创造条件。因此，选择气管内全身麻醉联合硬膜外阻滞为胆道闭锁 Kasai 手术首选的麻醉方式。尽可能选用对肝功能影响较小的麻醉药物，推荐使用无肝脏毒性、不经过肝脏代谢的中短效麻醉药、镇痛药和肌肉松弛药，如瑞芬太尼、七氟烷等。

患儿麻醉后取平卧位，右季肋部垫高，留置胃管及尿管。

【手术步骤】

（一）胆道、肠吻合术

肋缘下横切口，切口长度 50～70mm，适合于肝外胆道闭锁，Ⅰ型、Ⅱ型胆道闭锁。

1. 胆囊、空肠吻合术 适合于胆囊发育良好，肝总管发育较细，闭锁部位恰在胆囊管与肝总管汇合处且造影显示与肝内胆管通畅（图 30-1-2）。

（1）切口：采取右上腹横切口，右侧抵达肋下缘，左侧至腹白线处，观察腹腔内情况再定是否延长切口（图 30-1-3）。

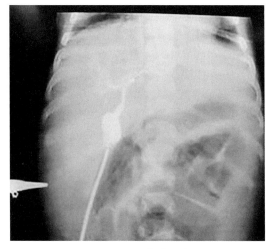

图 30-1-2　胆囊造影结果

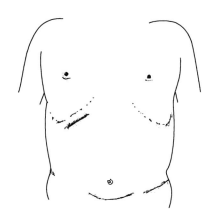

图 30-1-3　腹部切口选择

（2）探查：开腹后首先探查肝脏的大小、硬度、有无结节，脾脏大小及腹水量和性状；然后探查胆道，胆囊内置管进行造影检查，如发现胆总管远端闭锁，胆囊管、胆囊及肝总管通畅时，可以行胆囊、空肠吻合术。

（3）胆囊空肠 Roux-en-Y 吻合：先做空肠 Y 形肠袢，并做防反流瓣，将封闭好的空肠经横结肠后提至肝门处。显露胆囊，在造影处切开胆囊，长度 3～5mm，缝合前一定注意调整空肠与胆囊吻合的角度，不要分离胆囊床，保证胆囊的血供，将空肠与胆囊做侧侧吻合。先缝合后壁，5-0 可吸收缝线间断缝合，每一针间隔 1mm，缝合后一起打结，前壁间断缝合，注意最后一针缝合时一定检查是否缝到后壁。检查并关闭空肠系膜裂口、横结肠下系膜裂口（图 30-1-4）。

（4）肝脏边缘活检：肝组织边缘取材直径 5mm 的组织送检。

（5）缝合腹壁；完成胆囊与肠管吻合后，于肝门处放置腹腔引流管，按层缝合腹壁（图 30-1-5）。

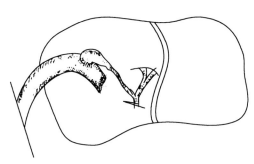

图 30-1-4 胆囊空肠吻合示意图

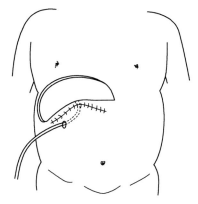

图 30-1-5 放置引流管位置

【术中注意事项】

（1）如发现胆囊内液体为白色时则不能行胆囊空肠吻合。

（2）胆囊造影检查显示肝内胆管不显影时不适合做胆囊空肠吻合术。

（3）吻合时尽量不要分离胆囊床，避免造成吻合口血供不良。

（4）吻合口选择纵切横缝，保证吻合口有一定张力。

（5）胆囊切口长度在 3～5mm，如果胆囊较大，可以选择吻合口直径到 10mm。

（6）吻合后留置引流管。

2. 胆总管（或肝管）空肠吻合术 适合于 I 型囊肿型胆道闭锁或 II 型肝总管闭锁。

（1）切口、探查：与胆囊空肠吻合术相同。

（2）胆总管（或肝管）空肠吻合：术中经胆囊造影显示肝门部囊肿与肝内相同，可以分为云雾状或树枝状，通畅且流出黄绿色胆汁，这是做这个手术的基础，否则应进一步解剖肝门避免有 III 型囊肿型闭锁的可能（图 30-1-6）。造影后切除胆囊，修剪多余的囊肿壁组织，成型吻合口至 5～10mm。做空肠 Y 形肠袢，并做防反流瓣，将封闭好的空肠经横结肠后提至肝门处。打开空肠侧壁，与修整好的胆总管做端侧吻合术。使用 5-0 或 6-0 可吸收缝线进行缝合，先在两个角上留置好牵引线，做后壁间断缝合，每一针间距 1mm，缝合后一起打结，吻合口在 10mmm 左右时，前壁可以选择连续缝合，连续缝合时一定要注意不要缝到后壁；关闭空肠系膜裂口、横结肠下系膜裂口（图 30-1-7）。

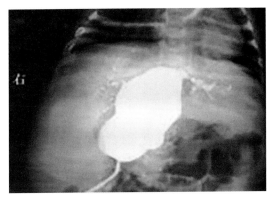

图 30-1-6 囊肿型闭锁造影结果

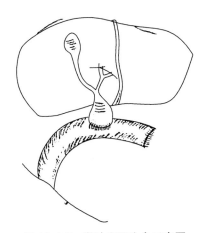

图 30-1-7 囊肿空肠吻合示意图

（3）缝合腹壁：完成胆道与肠管吻合后，于肝门处放置腹腔引流管，按层缝合腹壁。

【术中注意事项】

（1）如发现胆道梗阻系因肿物，如肿大的淋巴结压迫所致，可将肿大淋巴结摘除。

（2）如术中找不到胆总管，应先找到门静脉及肝动脉，贴近门静脉表面结扎纤维条索组织。

（3）如术中发现肝外胆道完整无异常，说明黄疸为胆汁黏稠阻塞胆管所引起，应行胆道冲洗，即在胆囊上剪开一小口，插入导尿管，用生理盐水冲洗胆道，并用手指轻轻按摩胆道，能获得良好效果。将引流管放置胆囊内，做术后冲洗使用（图30-1-8）。

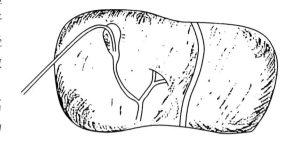

图 30-1-8 胆囊引流管位置

（4）胆总管（或肝管）空肠 Roux-en-Y 吻合术中，游离并切断空肠及肠系膜时，注意勿损伤肠系膜供应该段肠管的血管弓，一旦损伤，应将此段肠管切除，否则可导致肠坏死，应继续向远端游离肠管。

（5）患儿横结肠系膜发育异常，如过短或无血管区面积太小，不能容纳到肝门部的空肠时，则应考虑采用结肠前胆总管（或肝管）空肠 Roux-en-Y 吻合术。

（6）在缝合空肠系膜与横结肠系膜间的裂隙时，因患儿肠系膜较薄，肠系膜的血管弓亦纤细，一定用小针及细丝线仔细缝合，一旦穿破肠系膜的血管支，常造成局部血肿。

【术后处理】

（1）术后禁食、胃肠减压，按患儿体重及全身状况，每日经静脉补给适量液体。术后 3 天待肠管功能恢复，拔除胃管，开始进全流食。

（2）给予抗生素静脉滴注，按控制球菌、杆菌及厌氧菌混合感染联合用药，持续 2 周。

（3）为预防切口感染、裂开及吻合口漏，定期给予输血、血浆或白蛋白，术后即给予维生素 K、维生素 A、维生素 D、维生素 E。

（4）保护肝功能，静脉滴注保肝药物，口服利胆药物。

（5）实验室检查，每周复查一次血浆蛋白、血红蛋白、血总胆红素、直接胆红素、间接胆红素含量和肝功能。

（6）术后 2 周改为口服药物，出院带药，定期复查。

（二）原位肝门、空肠 Roux-en-Y 吻合术

适用于肝大不明显的Ⅲ型胆道闭锁。

1. 切口 采取肋缘下斜切口。

2. 探查 开腹后首先探查肝脏的大小、硬度、有无结节，脾脏大小及腹水量和性状；然后探查胆道。取肝脏边缘组织送病理科检查，同时行胆囊置管造影检查，造影证实为Ⅲ型胆道闭锁（图30-1-9）。

3. 肝门纤维斑块切除（视频 30-1-1） 显露肝门时，拉钩摆放位置恰当，避免长期牵拉肝脏造成血压波动。沿胆囊底开始解剖胆囊与肝脏连接处，游离胆囊管，切开肝十二指肠韧带，在门静脉表面解剖胆总管远端，充分游离后结扎胆总管远端并切断，提起近端结扎线向肝门部游离，这时注意保护肝动脉。游离至肝门部时，应注意分离纤维斑块与门静脉之间的细小分支，大概有 3~5 支，应注意结扎这些细小分支（图30-1-10）。有时肝中动脉会从纤维斑块中穿行，为了充分游离纤维斑块，可以结扎肝中动脉（图30-1-11）。纤维斑块剪除时应选择锋利的剪刀，纤维斑块剪除时保留的胆管断面应整齐，避免术后因损伤造成狭窄发生再次梗阻，或选择弯头剪刀贴近肝包

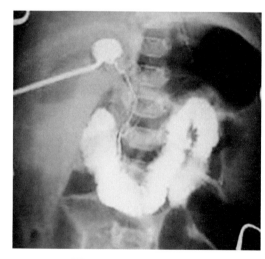

图 30-1-9 胆道闭锁造影

视频 30-1-1 肝门部纤维斑块剥离

膜完整剪除纤维斑块（图30-1-12）。纤维斑块可以先从中央劈开，然后向两边剪除，也可以从一边向另外一边剪除（从右向左剪更方便些）；剪除前先在纤维斑块的两个角部位缝制标志线，便于肝门肠吻合时完全包裹肝门部位。

剪除纤维斑块后，此时在切面上可有以下几种形态：①切面为致密的结缔组织，无胆汁渗出；②可见左右胆管分支，但无管腔，切断时也无胆汁流出；③切面可见少许胆汁外渗、量很少，应用新纱布块贴覆的方法观察有无黄色胆汁分泌液，有时可见直径1mm以内的管腔；④可见到直径1mm以上微细肝管管腔，切面多可见出血，为防止破坏小胆管，尽量不用钳夹或电刀止血，应以52℃温盐水冲洗，止血纱布压迫，通常10分钟左右即可止血。或使用1:10 000肾上腺素盐水或止血海绵压迫创面止血。

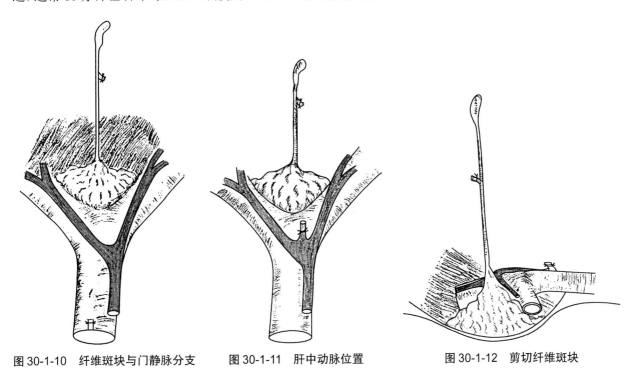

图30-1-10　纤维斑块与门静脉分支　　　图30-1-11　肝中动脉位置　　　图30-1-12　剪切纤维斑块

4. 肝门-空肠吻合（视频30-1-2）　先做空肠后壁缝合，留置6～8根缝合线，缝在门静脉下方，尽量不要缝合在门静脉上，避免造成门静脉损伤而影响将来肝移植时门静脉的血供。前壁可以连续缝合在肝表面（图30-1-13）。

5. 空肠Roux-en-Y吻合　在距十二指肠空肠曲（屈氏韧带）10～15cm处附近，在空肠系膜第一级动脉弓之间切断空肠及空肠系膜，以保证肠管有足够的血液供应，将空肠远端缝合闭锁，经横结肠系膜戳卡孔提至肝门部。

在距空肠离断处40～50cm处，将近端空肠与空肠胆支做端侧吻合，在吻合口上方两肠间缝合数针，有助于防止反流（图30-1-14）。在无张力情况下，缝合空肠系膜与横结肠之间的裂隙，以防术后发生内疝。于肝门处放置腹腔引流管，经腹壁穿出，逐层缝合腹壁。

视频30-1-2　肝门肠吻合

（三）搬肝肝门空肠Roux-en-Y吻合术

适合于肝大明显，肝门位置发生改变，原位Kasai手术解剖困难的Ⅲ型胆道闭锁。

右上腹横切口，右侧达腋前线，左侧抵腹直肌外侧缘。将支撑肝脏两侧的三角韧带、镰状韧带切断，把肝脏拖出到腹腔外，在直视下清晰地行肝门部解剖和肝肠吻合。其他操作步骤与原位Kasai手术相同。

搬肝手术时，可能会出现的问题：①由于把肝脏搬出腹腔外，术中注意患儿生命体征变化，及时与麻醉医师沟通，随时了解患儿术中血压、心率变化情况，避免发生意外。②搬肝手术注意维护术中患儿体温变化，由于肝脏搬出腹腔外，热量丢失较多，术中注意保温及搬出肝脏的温度维持。

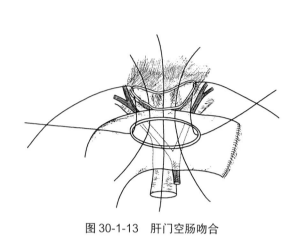

图 30-1-13　肝门空肠吻合

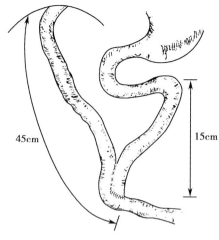

图 30-1-14　防反流瓣

（四）腹腔镜肝门空肠 Roux-en-Y 吻合术

近年来，国内外采用腹腔镜行肝门空肠吻合术（视频 30-1-3）。

1. 戳卡的放置　一般采用 4 个切口（图 30-1-15）：观察孔，脐左缘纵切口，长约 10mm；主刀操作孔 1，腋前线肋弓下平肝下缘；主刀操作孔 2，右下腹腹直肌外缘平脐或稍脐下，这 2 个操作孔放置 3mm 戳卡。在左侧腋前线肋缘下放置辅助操作孔，置入 5mm 戳卡。

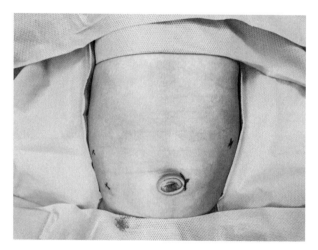

图 30-1-15　戳卡位置

视频 30-1-3　腹腔镜
肝门空肠吻合术

2. 探查　腹腔镜探查肝脏和肝外胆道，观察肝脏颜色、质地。胆道闭锁时肝大、质硬、淤胆；胆囊发育差、细小、萎陷、无胆汁，胆总管、肝总管闭塞、条索状，甚至阙如。

3. 显露肝门　在剑突下方肝镰状韧带的左侧经腹壁穿入 2-0 可吸收线缝合固定于镰状韧带、肝门前的方叶，然后将针从右肋缘下穿出腹壁，缝线拉紧后上提肝脏，与此同时助手下压十二指肠，大多数即可显露肝门满意，绝少数显露不满意者可考虑切除方叶（图 30-1-16）。

4. 分离肝外胆管　先游离胆囊及胆囊管，沿胆囊管找到呈纤维索状改变的胆总管，将闭塞的胆总管分至十二指肠上缘后切断，然后提起胆总管近端及胆囊向上分离，直达肝门部（图 30-1-17）。

5. 解剖肝门部　门静脉左、右支汇合处的上方，肝固有动脉左、右支的内侧即为正常肝管出肝之处，胆道闭锁时，此处为一纤维结缔组织块。先用 3mm 电钩打开其被膜，继续电钩挑起、切断纤维块与周围组织间的结缔组织，游离纤维块和门静脉之间时可见 2～3 条由门静脉发出、进入纤维块的小营养血管，可用电钩靠近纤维块侧予以电凝切断。纤维块下方需分离至与门静脉完全分离，达到肝表面，左右需分离至与肝固有动脉左、右支入肝处完全分离（图 30-1-18）。

6. 切除肝门纤维块 先用剪刀在纤维块正中、纵向剪断纤维块，使纤维块一分为二，然后分别提起左右断端，在纤维块与肝门的纤维板之间用剪刀切除纤维块，至两侧门静脉入肝水平内侧，创面用纱布条压迫止血，不可使用电凝止血（图 30-1-19）。

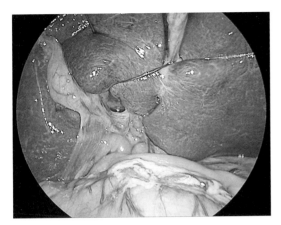

图 30-1-16　显露肝门

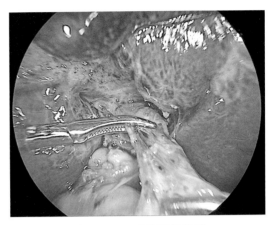

图 30-1-17　分离肝外胆管

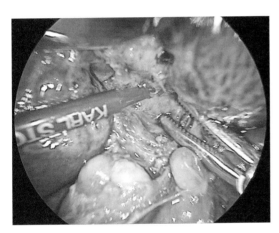

图 30-1-18　解剖肝门部

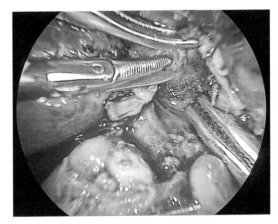

图 30-1-19　切除肝门纤维块

7. 重建胆道（空肠 Roux-en-Y 吻合术）　助手协助上翻横结肠，术者用抓钳提起距屈氏韧带 15cm 处空肠，稍扩大脐部切口至 1.5～2cm，将空肠提出腹壁外，在距离屈氏韧带 15cm 处横断空肠，封闭远端肠腔，将近端与距离远端 30～35cm 处空肠行端侧吻合。吻合后根据肝门的范围，劈开代胆道空肠袢最远端肠管的系膜对侧肠壁，将肠管送回腹腔。

8. 肝门空肠吻合　切开中结肠动脉右侧无血管区的横结肠系膜，分离成直径 2cm 的隧道。把代胆道空肠袢经结肠后隧道上提至肝下，用 5-0 可吸收缝线先缝合肝门的左角与肠管切口的内侧角，然后借用此线，将肠管的后壁与门静脉后方的肝纤维块的断面边缘相吻合，直至右侧角。再用另一针线从肝门左角与肠管的前壁相吻合，在吻合的右角处与前缝线汇合打结（图 30-1-20）。

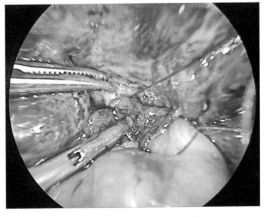

图 30-1-20　肝门空肠吻合

9. 将代胆道空肠袢肠管与周围的横结肠系膜孔固定 2 针,代胆道空肠袢系膜与横结肠系膜固定 1～2 针,防止术后形成内疝。于肝脏边缘用剪刀剪下一小块肝实质送病理检查,创面电凝止血。彻底冲洗腹腔,从右中腹戳卡孔导入引流管一枚,放置于肝门空肠吻合口旁,关腹。

【术后处理】

1. 术后补液 建议一般尿管留置时间不超过 24 小时,但是在临床工作中为了更精确地计算尿量,以此依据补液,尿管留置时间一般延长至术后 72 小时。γ 球蛋白制剂每周 1 次,持续 3 个月,并定期输血或血浆。

2. 术后持续胃肠减压 禁食 2～3 天,肠蠕动恢复后逐渐恢复正常饮食。排便后每日观察粪便颜色变化,检测粪胆素及胆红素;每日液状石蜡保留灌肠 2 次,每次 10ml,连用 1 周。定期检测肝功能、血胆红素含量、血浆蛋白含量及血清氨基酸、胆汁酸等,每周 1 次。

3. 术后激素的应用 方案 1:泼尼松龙 4mg/(kg·d),术后肠功能恢复后开始晨服,每天 1 次,服 4 周;后减为 2mg/(kg·d),服 4 周;再减为 1mg/(kg·d),服 4 周后停药。方案 2:甲泼尼龙于术后开始静脉注射,使用剂量为 10mg/(kg·d)、8mg/(kg·d)、6mg/(kg·d)、5mg/(kg·d)、4mg/(kg·d)、3mg/(kg·d)、2mg/(kg·d),共 7 天;再口服泼尼松龙 2mg/(kg·d),服 4 周;后减为 1mg/(kg·d),服 4 周后停药。

4. 抗生素的应用 术后应静脉滴注抗生素,如头孢菌素类、庆大霉素及甲硝唑,或根据胆汁细菌培养结果选用有效的抗生素,持续 2～4 周,以后改为口服抗生素 3～6 个月。

5. 利胆药 术后口服熊去氧胆酸 10～30mg/(kg·d),每天 2 次,术后进食即可开始服用,一般维持 6～24 个月。

6. 保肝药 葡醛内酯可与含有羟基或羧基的毒物结合,形成低毒或无毒结合物由尿排出,具有保护肝脏及解毒作用。复方甘草酸苷是肝细胞膜保护剂,减轻肝损伤时的局部炎症反应,还可抑制细胞色素 C 的释放,抑制肝细胞凋亡。

7. 术后患儿需常规补充中链脂肪酸和维生素 A、维生素 D、维生素 E、维生素 K。

【术后并发症的预防及处理】

1. 术后早期并发症

(1)急性肝衰竭:胆道闭锁患儿,特别是年龄偏大或肝硬化程度较重的晚期患儿,术前均有不同程度的肝功能损伤,由于麻醉及手术的侵袭,术后黄疸加重,肝功能损害加重,于术后可出现肝性脑病、腹水、上消化道出血。肝衰竭是肝门部肝肠吻合术后近期主要的并发症。

预防和治疗:①严格掌握手术适应证,如年龄较大或肝纤维化程度较重的晚期患儿,已有腹水及消化道出血者,不宜做 Kasai 手术;②术中应加强监护;③细微的肝门部解剖,减少术中出血;④术后加强保肝治疗;⑤注意预防感染。

(2)切口裂开:发生在术后 5～7 天内,主要原因是腹胀、患儿哭闹不安、腹水、低蛋白血症、营养不良及切口感染。临床表现为切口处流出大量渗出液,有时内脏脱出切口外(图 30-1-21)。

预防及治疗:术后留置引流管,尤其是搬肝手术时,术后腹水量增加;改善营养状态,定期输血、血浆及白蛋白;保肝治疗及抗感染;在术中可酌情选用腹壁减张缝合。一旦发现切口裂开,应立即无菌包扎,手术室中在全身麻醉下行 II 期缝合,放置腹腔引流。

(3)吻合口漏:发生的原因是吻合口局部有张力,影响血供;吻合口视野小,肝门部与肠吻合,常不能确切地做到内翻缝合,加之患儿肝功能受损、低蛋白血症等,均可影响吻合口愈合。吻合口漏出现后,切口处有胆汁或肠内容物流出,应取软导管放在伤口内持续引流,并用氧化锌软膏外敷,以保护局部皮肤,少量多次输血或血浆,以期瘘口自行愈合;瘘口

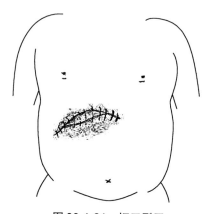

图 30-1-21 切口裂开

长期不愈合，待情况好转后行修补术。

（4）逆行性胆管炎：逆行性胆管炎是术后最常见的又难以解决的并发症，其发生率为34%～48%。按发病时间分为早期和晚期两大类。术后1～3个月内发生者为早期并发症，可能原因：①食物反流，消化道内细菌逆行到肝门处；②梗阻性黄疸的易感染因素，因胆道闭锁患儿术前长时间的胆管梗阻，影响肝巨噬细胞（库普弗细胞，Kupffer cell）的吞噬功能，易患细菌性败血症；③肝内胆管异常。上行性的致病菌可分为需氧菌及厌氧菌两种，多为混合感染，真菌也是致病菌之一。

逆行性胆管炎的临床表现及诊断：①高热，体温38℃以上；②胆汁引流量减少，不足原来的1/2量，颜色变淡，胆汁中胆红素含量降到原来的1/2以下；③皮肤黄染，粪便呈白色；④血中胆红素增高；⑤白细胞计数增高。

预防及治疗：①抗生素的应用，应从胆汁漏收取胆汁送细菌培养，选用有效抗生素；②增强抗病能力，定期给予免疫球蛋白；③服用中药消炎利胆制剂，中药茵陈蒿汤及其变方茵栀黄口服液均有明显的消炎利胆作用；④由于逆行性胆管炎60%以上在2岁以内发病，故2岁以内，抗生素、利胆药、维生素应继续服用，如临床出现发热、黄疸时改用静脉滴入。

对于晚期胆管炎的防治尤为重要，由于胆管炎反复发作，会导致胆管上皮细胞变性、再生，胆管狭窄、肝功能受损、肝内胆管结石、肝硬化门静脉高压等严重后果，故应定期复查，及早处理。

（5）术后腹水：术前肝功能较差，经过Kasai手术打击，术后都有腹水情况出现。分析原因主要是术前肝功能有损伤，体内蛋白水平较低；肝脏纤维化，门静脉高压，门静脉回流不佳，容易出现腹水，再经历手术以后更容易出现腹水。加之搬肝手术对于患儿打击较大，易产生腹水。

预防措施主要是术后注意补充蛋白，手术过程中减少对门静脉和肝静脉的干扰，可以减轻术后腹水。

（6）术后肠粘连、梗阻：由于采用空肠代胆道手术，因此术后容易发生肠粘连梗阻情况；患者术后发生肠瘘，多数情况下在术后4～5天发生，患儿突然出现精神萎靡，反应差；套叠瓣或矩形瓣缝合方法不对或肠粘连引起小肠梗阻。

临床查体可见腹胀、腹痛、腹肌紧张等腹膜刺激症状；立位腹部X线片可见肠管扩张等不全肠梗阻表现，CT检查可见气液平面、腹腔内腹水、肠壁水肿。

发生后应积极处理，给予早期手术探查，检查吻合口情况，重新行肠肠端侧吻合或单纯行修补手术，腹腔内留置引流管，术后加强营养支持治疗，避免肠瘘发生危及患儿生命。

2. 术后晚期并发症　主要是食管静脉曲张、消化道出血、门静脉高压及脾功能亢进。有报道，门静脉高压的发生率为40%～60%，尤其术后合并上行性胆管炎、黄疸再发者发生率更高。约70%在术后5年内发病。胆道闭锁术后死亡的主要原因之一即门静脉高压。

临床表现及诊断：①术后6个月以上肝脾明显增大；②出现没有消化道溃疡及胃炎引起的消化道出血；③经食管钡剂及食管镜检查，发现食管静脉曲张。

（1）胆道闭锁术后门静脉高压：随着胆道闭锁术后长期存活病例的增加，出现门静脉高压、脾功能亢进患者增多，Kasai手术时，几乎超过50%的患者肝脏有桥接纤维化，术后随着病情的进展，最终发展为汇管区纤维化、肝硬化，门静脉高压形成。门静脉高压致食管-胃底静脉曲张、消化道出血及脾功能亢进。门静脉高压同时合并肝功能不良，黄疸持续存在，应列为肝移植的指征。在患者处于肝功能恢复期，黄疸消退时，应用内镜套扎处理消化道出血是合理的。对于胆道闭锁患者伴有门静脉高压时不建议应用分流手术来降低门静脉压力，因为胆道闭锁患者多数伴有门静脉周围纤维化、小门静脉，吻合技术比较困难，且分流手术使将来肝移植手术增加难度（图30-1-22）。

（2）肝肺综合征（Hepatopulmonary syndrome）：是胆道闭锁Kasai术后很难理解的一种并发症，目前认为是机体内代谢不完全的一种血管活性物质引起，在肺血管床处发生异常分流，结果是导致患儿严重缺氧，无法解释原因。肝肺综合征是Kasai术后比较严重的并发症，出现这种情况应早期进行肝移植手术来挽救患儿生命。

（3）肝内囊肿形成：Kasai术后肝内胆管囊状扩张的发病率为18%～25%，分为单个囊状扩张、多发性囊状扩张。肝内胆管囊肿的发生机制目前尚不明确,有如下几种假说:①由于肝内或肝外的纤维闭塞使胆汁腐蚀胆管形成溃疡或小胆管破裂引发胆漏,从而产生囊肿;②进行性的炎症过程造成肝内胆道梗阻,反复发作胆管炎而形成胆道囊肿;③在胆汁淤积性肝硬变过程中,畸形肝内胆管扩张从而形成多发囊肿;④肝管板畸形。囊肿的发生与感染有关,感染和炎症过程在囊肿的发生和发展中起重要作用。两种类型:肝内胆管单纯扩张;无胆管上皮结构,胆汁湖形成(图 30-1-23)。

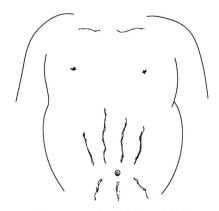

图 30-1-22　门静脉高压症患者

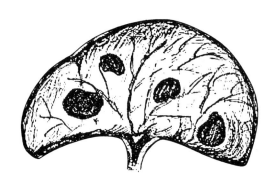

图 30-1-23　肝内囊肿形成

单纯胆管扩张的治疗可以采取经皮肝穿囊肿外引流,或者注入乙醇等硬化治疗;也可以采用内引流的方法。从远期生存情况来看,胆汁湖形成是胆管炎发生的危险因素,是预后不良的信号,需行肝移植手术准备;单纯胆管扩张如不及时处理可以进一步形成胆汁湖,这也是应对患儿进行肝移植的前期评估工作。

(4)胆道闭锁 Kasai 术后肝纤维化引起恶化:胆道闭锁手术后,肝脏在原有损伤的基础上进一步纤维化,并有肝硬化形成,肝脏有恶变可能。肝硬化形成后可能会并发肝细胞癌、肝母细胞瘤、胆管细胞癌。应在术后长期随访过程中,定期进行 B 超、CT 等影像学检查和甲胎蛋白(AFP),如有恶变应做出早期诊断,早期治疗。

胆道闭锁术后长期存活患儿,营养维持亦不可忽视,特别对于脂肪、脂溶性维生素,应定期检查,适当补给。

(詹江华　王　斌)

第二节　先天性胆总管囊肿手术

先天性胆总管囊肿(congenital choledochal cyst)又称先天性胆管扩张症(congenital bile duct dilatation),是小儿常见的胆道发育畸形,主要表现为胆总管囊状和梭形扩张,但亦可发生于整个胆道系统的任何部位,常伴有胆胰管合流异常。1969 年 Babbitt 提出本病发生与胰胆管合流异常有关,胰液反流到胆管内,胆管内胰酶被激活,胆管壁被破坏而发病。传统上 Todani 将胆总管囊肿分为五型,近年来人们倾向于简单分为两型:囊肿型和梭形(远端狭窄型和非狭窄型),前者多合并胆总管远端狭窄,胰管和共同管不扩张,发病早,产前可以诊断;后者胆总管远端不狭窄,多合并共同管扩张及蛋白栓梗阻,常反复发作胰腺炎,发病稍晚。此外,本病常存在十二指肠乳头开口向远端异位,提示病因与胚胎早期肝憩室发生远端异位有关。胆总管囊肿患儿常表现为腹痛、黄疸和包块,治疗不及时会导致肝功能损害、胰腺功能损害、胆道穿孔、自发性出血、营养不良,甚至癌变,故本病应早期确诊,早期行囊肿切除、胆道重建术为宜。

回顾先天性胆总管囊肿手术治疗的历史,20 世纪 60 年代以前,多采用囊肿外引流术或囊肿肠吻合内引流术,术后病死率高达 20%～30%。自 20 世纪 80 年代后,囊肿切除、胆道重建术已被认为是其首选的治疗方法，随着手术病例的增多，手术经验的积累，术后近期并发症逐渐减少。对术式的选择，2005 年李索林等总结 121 例胆总管囊肿切除、胆道重建术，91 例获长期（平均 11 年）随访指出，囊肿切除是治疗本病的基础，肝门大口肝管空肠 Roux-en-Y 吻合加抗反流术是胆道重建的最佳术式。近年来随着微创外科技术的迅速发展，腹腔镜手术日趋成熟，已成为治疗胆总管囊肿的重要手段。

【应用解剖】

1. 肝镰状韧带及肝圆韧带　位于腹前壁上部与肝上面之间的双层腹膜，呈矢状位，稍偏右侧，下端达脐部。镰状韧带游离缘增厚称肝圆韧带，内含脐静脉索，是腹腔镜手术时的重要解剖学标志。

2. 肝十二指肠韧带　肝门与十二指肠上部之间的小网膜包裹组织为肝十二指肠韧带。肝十二指肠韧带内有肝固有动脉、胆总管、门静脉、进出肝门的神经和淋巴等。腹腔镜胆总管囊肿切除手术操作在此韧带中进行，掌握和熟悉这一结构的解剖极为重要，有利于术中保护肝动脉和门静脉等重要结构。

3. 肝结肠韧带　位于肝右叶脏面下缘与横结肠肝曲之间，这一结构在进行胆道重建时要进行松解。

4. 第一肝门　连接左右纵沟的横沟，内有肝动脉、门静脉和肝管通过，腹腔镜手术时要显露肝门，以利肝管空肠吻合。此处有肝十二指肠韧带上部，门静脉左右支、肝固有动脉左右支、肝左右管等结构由结缔组织包绕形成肝蒂。其主要结构的毗邻关系：自左向右为肝固有动脉、门静脉、胆总管；由前向后顺序为肝左右管、肝总管、肝固有动脉左右支、门静脉及其左右支。本病由于胆总管囊肿的挤压，使这些结构关系发生改变，囊肿位于肝蒂的右前侧，肝动脉和门静脉位于左后方，手术分离囊肿时应注意解剖层次。手术前行增强 CT 检查，充分了解囊肿的形态，周围血管特别是肝动脉、胰十二指肠动脉的变异与囊肿壁的关系；术中胆道造影，进一步明确胆道系统形态、胆总管远端与胰管的关系，以及并存的狭窄和结石等，对彻底去除病变、避免意外损伤非常重要。

5. 肝外胆道系统

（1）胆囊：位于肝脏下面的胆囊窝内。胆总管切除手术中，可利用胆囊穿刺或置管进行术中胆道造影。

（2）胆总管：由肝总管与胆囊管汇合形成，在肝固有动脉、门静脉前方下行于肝十二指肠韧带中，向下经十二指肠上部的后方，经胰头进入十二指肠降部的左后壁，在此与胰管汇合，形成胆胰壶腹，开口于十二指肠大乳头。全程分为四段：①十二指肠上段：肝门至十二指肠上缘，在十二指肠韧带右缘走行，左邻肝固有动脉，右后侧为门静脉，后方为网膜孔。②十二指肠后段：位于十二指肠第一段的后方，下腔静脉的前方，门静脉的右前方。③胰腺段：位于胰头与十二指肠间的沟内，或埋藏胰头内。④十二指肠壁段：胆总管穿十二指肠降部肠壁内后方，与胰管汇合，形成胆胰壶腹，开口于十二指肠大乳头。

6. 胰胆管合流异常　即胆总管与胰管汇合于十二指肠壁外，形成一较长的共同管，在游离胆总管远端时勿损伤胰管及共同管；大乳头开口常向远端异位，常开口于十二指肠第二段的远端，甚至第三段，较正常包埋于胰腺深部。所以，胆总管囊肿切除术中，要熟悉掌握这些结构的走行及毗邻关系，特别应注意这些结构因囊肿的挤压，位置和毗邻关系会发生改变。胰管、胆管合流异常的病理改变概括有四种情况：①胰管、胆管在十二指肠壁外汇合；②共同管延长；③汇合部无括约肌；④常伴有胆管、胰管及共同管形态的异常（图 30-2-1）。

Komi 按胆管、胰管合流的形态不同分为三个基本类型。Ⅰ型：胆管进入胰管后汇合；Ⅱ型：胰管进入胆管后汇合；Ⅲ型：复杂型（图 30-2-2）。后来又在上述三型基础上根据共同管是否扩张、副胰管开口部位不同分出各种亚型（图 30-2-3）。

【手术适应证】

先天性胆总管囊肿多伴有胰管、胆管合流异常。由于胆汁排出受阻，胰液和胆汁相混，易引起胆管炎、胰腺炎、胆道穿孔、腹膜炎及肝硬化等严重并发症，常威胁患儿生命，需要及时手术治疗。

1. 已经被临床应用认可的适应证：①胆道扩张（直径≥10mm）；②有临床症状，胆道轻度扩张或不扩张（直径＜10mm），或者临床症状缓解期胆道不扩张，合并胰胆合流异常者；③胆总管囊肿外引流术后 2～8 周无腹膜炎者；④腹腔镜或开放手术后肝管空肠吻合口狭窄胆道梗阻；⑤产前诊断胆总管囊肿者，存在肝功能损害风险，建议在 3 个月内行根治手术。

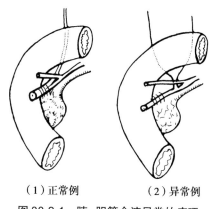

（1）正常例　　　（2）异常例

图 30-2-1　胰、胆管合流异常的病理

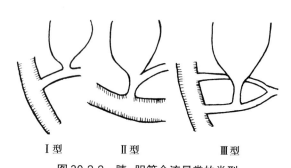

Ⅰ型　　　　　　Ⅱ型　　　　　　Ⅲ型

图 30-2-2　胰、胆管合流异常的类型

Ⅰ型：胆管在胰管合流（胰管型）；Ⅱ型：胰管在胆管合流（胆管型）；Ⅲ型：副胰管同时显影（特殊型）。

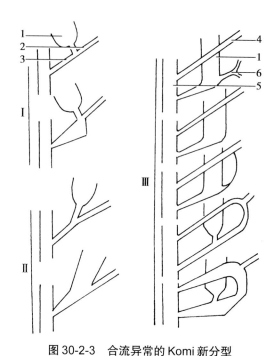

图 30-2-3　合流异常的 Komi 新分型

1. 囊肿；2. 胰管；3. 共同管；4. 副胰管；5. 十二指肠；6. 主胰管。

2. 可作为腹腔镜探索性的适应证：①胆总管囊肿急性穿孔者；②肝左、右管出口狭窄合并肝内胆管扩张者；③肝段肝管出口狭窄合并肝内胆管扩张。

【手术禁忌证】

本病一经确诊，均应手术治疗，但出现下列情况之一应列为相对禁忌证，积极纠正一般状况后再及时手术。

1. 肝功能严重损害，肝功能不全。

2. 凝血功能不良，术前无法矫正。

3. 反复发作胆管炎，囊肿炎症重，壁内异生血管丰富。

4. 囊肿穿孔，生命指征不稳定。

【术式选择】

1. 开放手术

（1）胆总管囊肿造口术：即外引流术，适用于严重胆道感染、黄疸、肝功能严重受损、中毒症状严重、囊肿穿孔或胆汁性腹膜炎不能耐受根治性手术者，可暂行囊肿造口术，根据病情恢复情况再行二次囊肿切除、胆道重建术。

（2）囊肿、肠道吻合术：即内引流术，由于病灶没有切除，没有达到胰、胆分流。上行性胆管炎、胰腺炎反复发作、结石形成等并发症多见。因仍存在胰液反流，胆管上皮被破坏、化生，随年龄增长，癌变概率增高。已不建议采用此术式。

（3）囊肿切除、胆道重建术：胆道重建术有肝管十二指肠吻合术；肝管空肠 Roux-en-Y 吻合术；空肠间置、肝管十二指肠吻合术及空肠间置代胆道加矩形瓣等附加的各种防反流术。尽管各种胆道重建术有其异同，但目前国内外专家一致认为囊肿切除、胆道重建术加防反流术为治疗先天性胆总管囊肿的首选根治性手术。

2. 腹腔镜手术

（1）多孔腹腔镜胆总管囊肿手术：脐窝及左、右上腹取 3～5 个戳卡口，囊肿切除、肝管空肠吻合在腹腔镜下完成，将空肠从脐窝切口提出，空肠空肠 Y 式吻合在腹壁外完成，是目前应用最多的手术方式。

（2）单部位腹腔镜胆总管囊肿手术：脐窝单一切口放置 Triport 或 Quartport，或沿脐环多个切口置入戳卡。

（3）杂交腹腔镜胆总管囊肿手术：脐窝单切口＋右肋缘下辅助操作孔。

（4）机器人胆总管囊肿手术。

【术前准备】

1. 根据条件术前选择 B 超、CT、MRCP、ERCP 等检查，明确肝内外胆管扩张形态及与周围组织的关系，胰管、胆管合流异常及其类型；显影不清者可术中选择胆胰管造影，确定胰胆合流异常诊断；术前注意做碘过敏试验。

2. 胆总管囊肿伴有轻度感染时，用广谱抗生素控制感染，待感染控制后 7～10 天择期行根治术；严重感染不能控制时，应及时行造口术。

3. 患儿全身状态较好，无并发症时，不需特殊准备即可施行手术。

4. 术前常规化验检查，包括血常规、肝肾功能、电解质、血清及尿中淀粉酶测定。

5. 出现贫血、低蛋白血症者，术前应输血、血浆或白蛋白，争取血红蛋白达 100g/L，白蛋白达 35g/L 以上时施行手术。

6. 伴有黄疸、肝功能受损的患儿，应给予维生素 K、保肝药物治疗。

7. 术前 1 天进流质食物，术前 8 小时禁食、4 小时禁水；术前 2 小时开塞露塞肛或清洁洗肠排空粪便。备胃肠减压管及尿管麻醉前插置。

【麻醉与体位】

采用气管内插管全身麻醉。先取平卧位，术中根据手术视野显露需要调整体位。游离切除胆总管囊肿和肝管空肠吻合操作时可取头高足低右侧抬高体位；经脐外置空肠吻合及建立结肠后隧道时，可调回平卧位。如果采用单孔或杂交腹腔镜手术方式宜采取两腿分开体位。

【手术步骤】

（一）腹腔镜胆总管囊肿手术

1. 常规腹腔镜胆总管囊肿切除、肝管空肠 Roux-en-Y 吻合术

（1）戳卡放置：首先在脐中心或脐环左侧切开 0.5cm 或 1.0cm 切口进入腹腔，开放式置入 5mm 或 10mm 戳卡缝合固定，建立 CO_2 气腹，压力设定 8～12mmHg，放入 30°腹腔镜监视下于右上腹腋前线肋缘下、右中腹直肌外缘和左上腹直肌外缘分别穿刺置入 3 个 5mm 或 3mm 戳卡作为操作孔道（图 30-2-4）。遵循术中脐窝、病灶、屏幕"三点一线"和脐窝、左手、右手至病灶形成"菱形法则"。

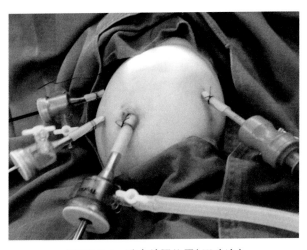

图 30-2-4 戳卡放置位置（四孔法）

（2）胆道造影：对于术前 CT 或 MRCP 未显示胰胆管合流部位者，在腹腔镜监视下，由右上腹戳卡孔导入抓钳抓胆囊底经此切口提出腹腔外切开，置入 6F～8F 气囊导尿管或腹腔镜监视下插入套管针穿刺胆囊，注入泛影葡胺或碘海醇行胆胰管造影，准确了解肝内外胆道系统病变类型和胆胰管合流部情况（图 30-2-5）。特别是胆管远端走行、与胰管汇合的关系；共同管有无扩张及异物，指导胆总管的游离方向、切除上限和下限范围，以及是否需要肝总管扩大成形及共同管蛋白栓的清除。

（3）剥离胆囊：首先分离结扎胆囊动脉，然后用电切或超声刀游离胆囊，至胆囊管和胆管的交界处离断切除，将切除的胆囊放于肝右叶与胸腹壁间隙，待胆总管囊肿切除后随同其一并经脐部通道取出。

（4）悬吊肝脏显露肝门：先在剑突下肝镰状韧带的左侧经腹壁穿入 2-0 缝合针线，缝挂近肝处肝圆韧带，再缝挂胆囊床，然后从右侧季肋部穿出腹壁，上提肝脏，充分显露肝门及便于操作（图 30-2-6）。

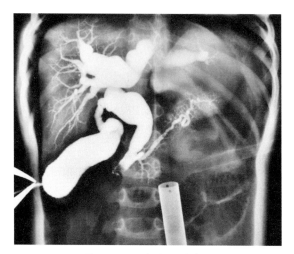

图 30-2-5　术中胆道造影

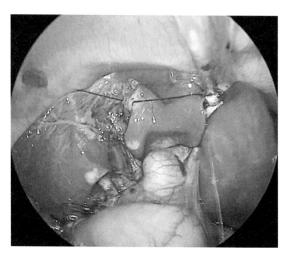

图 30-2-6　悬吊牵引显露肝门

（5）游离切除囊肿：从游离显露胆总管囊肿的前壁开始。对于巨大囊肿，为了扩大操作空间，可以先切开囊肿前壁，吸出胆汁，同时敞开囊腔也有利于指导紧贴囊壁游离，避免造成周围组织损伤，沿囊肿游离壁越近出血越少，副损伤的可能性也越小。特别是囊肿反复发炎者，囊壁有可能与周围粘连紧密，特别是门静脉壁薄，剥离面远离囊壁很容易在过度牵拉或钝性分离时导致其损伤。利用腹腔镜的放大视野，可以显示囊肿壁与周围组织的间隙，准确利用电钩或超声刀进行精准的锐性无血剥离。根据囊肿的扩张程度及在胰腺内的深浅可以采用两种分离方法，有利于安全囊肿剥离。如果为囊肿型扩张，或囊肿位于胰腺的浅层，囊肿游离从前壁和外侧壁开始，助手向下推压十二指肠，术者左手钳起远端囊肿壁逐渐向远端分离，在胆总管最远端的狭窄处结扎横断，然后将囊肿后壁向上掀起，紧贴囊壁游离，将其与后侧和内侧的重要血管游离（视频 30-2-1）。如果为梭形扩张，或胆总管远端深埋于胰腺内，在近端将胆总管横断，提起远端沿胆总管外壁环周游离，直到其最远端变细处，结扎或夹闭后切断（图 30-2-7），这样有利于辨别清楚胆总管后壁与周围重要结构的关系，避免意外损伤。

视频 30-2-1　常规腹腔镜胆总管囊肿游离切除

胆总管囊肿切除时，在近端要切除至囊肿与肝总管的交接部。胆总管囊肿患儿常常合并肝内胆管畸形，包括肝总管开口狭窄或位置异常，副肝管开口于胆囊管或直接开口于囊肿等情况。若胆道造影显示肝内胆管局限性扩张及肝门胆管狭窄，在游离囊肿近端时要首先切开囊肿壁，插入腹腔镜从囊肿内侧观察、确认肝总管及副肝管的开口位置，切除狭窄肝总管或切开狭窄肝管行扩大成形术。

（6）空肠外置离断、Y 式吻合：调整体位，推开横结肠，辨认屈氏韧带，用抓钳抓住距屈氏韧带 10～15cm 处空肠，扩大脐部切口至 1.5～2.0cm，将空肠近端随戳卡一并从腹腔提出体外。与开腹手术方法相同，距屈氏韧带 10～15cm 松解离断空肠系膜血管弓和肠管，封闭远端肠腔。空肠袢长度的选择根据患儿的大小以肝门至脐窝的距离为标准,过长不但会减少有效吸收营养的空肠长度,而且会导致胆流不畅,甚至空肠袢扭转梗阻坏死;过短会造成吻合口有张力和增加食物反流的风险。新生儿及婴幼儿一般留取空肠袢长度 15~20cm,大龄儿为 20~25cm。将近端空肠与预留空肠袢以远行端侧吻合,向近侧对系膜缘间断并行缝合 3~5cm 形成后防反流瓣(图 30-2-8),闭合系膜裂孔,然后将空肠袢送回腹腔,重新缩小缝合脐窝切口,重置戳卡固定、建立气腹,沿屈氏韧带往下将近端空肠及胆支空肠袢理顺位置。

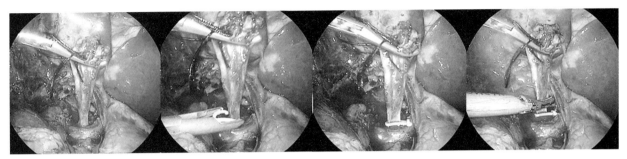

图 30-2-7　梭形扩张胆管远端夹闭

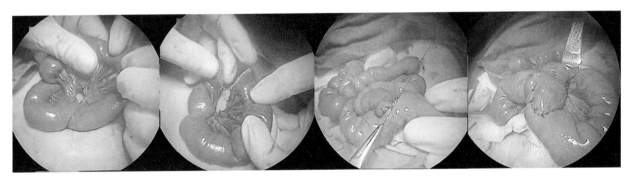

图 30-2-8　经脐部切口提出空肠体外吻合

(7) 结肠后隧道形成:松解肝结肠韧带,沿十二指肠降部前壁向下分离,术者用左手弯钳沿十二指肠降横部前壁向下探查,助手将横结肠向上掀起,即可见到术者左手放置的弯钳,切开中结肠动脉右侧无血管区的腹膜,分开相应空肠宽度的隧道,将预留胆支空肠袢的近端上提至肝门(图 30-2-9)。隧道要足够宽松,保持空肠袢顺畅,避免其扭转造成梗阻。

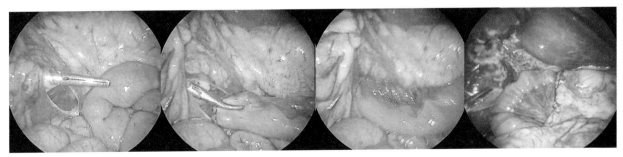

图 30-2-9　结肠后隧道上提胆支空肠

(8) 肝管空肠端侧吻合:根据肝总管开口的直径,切开空肠系膜对侧肠壁。用 4-0 或 5-0 可吸收缝线分别连续缝合吻合后壁和前壁,完成肝管断端与空肠侧口的端侧吻合。缝合从吻合口的左内脚开始,利用腔镜的放大视野首先行后壁连续全层内翻缝合(视频 30-2-2),针距约 3mm,缘距约 3mm,缝合后壁时注意勿损伤门静脉和肝右动脉;然后仍从左内向右侧前壁连续内翻缝合(视频 30-2-3)。缝合后用腹腔镜的放大仔细观察吻合口，如果有胆汁外渗需要及时加固补针，避免术后胆漏。为减轻肝门吻合口张力，可将肝肠吻合口近、远端空肠胆支袢与肝圆韧带根部和胆囊三角处组织分别缝合固定；然后缝合固定空肠胆支袢与结肠系膜裂孔以免发生扭转或内疝形成。

视频 30-2-2　常规腹腔镜肝管空肠后壁吻合

（9）放置引流：彻底冲洗腹腔，最后经右上腹戳卡孔伸出抓钳，去掉戳卡，经此戳卡孔导入一根硅胶引流管，置于肝管空肠吻合口后或胆总管囊肿切除创面。

（10）关腹：检查无活动出血后放出腹腔 CO_2 气体，逐渐减低腹腔压力，去除戳卡，缝合关闭切口，手术结束。

视频 30-2-3　常规腹腔镜肝管空肠前壁吻合

本术式的优点：①腹腔镜手术创伤小、恢复快，多孔操作遵循三角操作原则比较快捷、流畅；②肝管空肠 Roux-en-Y 吻合既能做到引流通畅，又能达到胰、胆分流，防止癌变的目的；有较长的空肠胆支，可起防反流作用；③远期疗效满意。尽管仍有发生术后感染及形成结石的概率，但这一手术已被国内外广泛采用。

2. 单部位腹腔镜胆总管囊肿手术　腹腔镜技术作为微创外科的杰出代表，以其创伤小、恢复快和住院时间短等优势，近 20 年已被广大患者和外科医师所接受并得到飞速发展，业已广泛应用于小儿外科的各个专科领域。随着现代社会物质和精神生活水平的提高，患者或家属的要求也越来越高，追求更小的创伤和更佳的美观效果已成为当今微创外科医师面临的新挑战，腹壁无瘢痕或看不到瘢痕手术（scarless surgery）应运而生。其基本入路是经脐部单切口（single incision laparoscopic surgery，SILS）或单部位腹腔镜手术（laparoendoscopic single-site surgery，LESS）。李龙团队自 2011 年开展经脐单切口腹腔镜手术以来，已成功施行经脐单切口腹腔镜胆总管囊肿根治手术 1 425 例，逐步将这一技术由简单胆总管囊肿切除推广应用于各类复杂胆总管囊肿，如巨大囊肿、新生儿胆总管囊肿、二次或二期手术、穿孔胆总管囊肿及合并畸形如异位肝管/血管的处理中，取得良好效果。

（1）切口及器械选择：可以经脐部 S 形切开 2～3cm 切口入腹，直视下放置三通道套管（Triport）或四通道套管（Quarport），常用小儿单孔操作平台其下方为 4～5cm 可塑切口保护套，上面安装带有中间 12mm、两侧 5mm 三个操作通道和两个进出气体通道的封盖（图 30-2-10）。也可以经脐部纵向切开皮肤 2cm，皮下水平拉伸，中间穿置 5mm 腹腔镜戳卡，同一水平拉伸切口两端脐环分别穿置 3mm 手术器械戳卡于水平，以便增加器械成角。最好采用不同长度的器械和腹腔镜，即较长腹腔镜视管和较短器械配合使用，以避免操作器械手柄与摄像头手柄在同一平面碰撞。

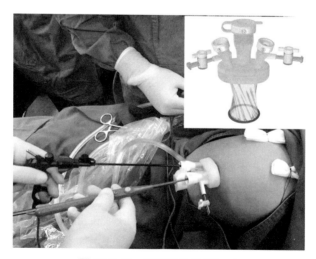

图 30-2-10　单切口放置 Triport

（2）术野显露：单孔手术由于"筷子效应"影响操作器械活动，手术作业范围受限，为更好地显露手术视野需要灵活应用悬吊技术，开始保留胆囊底体部，最后切除、经右上腹部进针缝合胆囊底部悬吊右肝叶显露肝门（图30-2-11）；在游离切除胆总管囊肿的过程中也需要经腹壁接力式穿置一系列缝线悬吊不同部位囊壁（视频30-2-4），助手控制提拉悬吊线的力度和方向，有利于胆管远端和后壁游离时辨别囊肿与十二指肠、门静脉、肝动脉，以及胰腺和胆胰管合流部之间的边界，避免医源性副损伤。

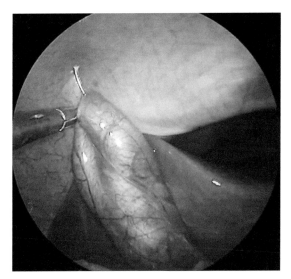

视频30-2-4 单部位接力式悬吊切除胆总管囊肿

图30-2-11 经腹壁缝合胆囊底部悬吊

（3）单部位腹腔镜操作：胆总管囊肿游离切除、空肠外置离断吻合及结肠后隧道形成类似常规腹腔镜手术。

（4）肝管空肠吻合：经腹壁悬吊牵引肝总管开口的前壁，使其吻合口正对镜头；距离上提胆支空肠祥盲端1cm左右的系膜对侧沿肠管走行方向切开肠壁，长度与肝管口径相当；一般选用双针各7～10cm长的5-0或6-0 PDS可吸收单股滑线两尾端结扎在一起或各长7cm双针4-0鱼骨线，从5mm戳卡导入腹腔；夹持一端缝针先从空肠开口的左侧端浆膜面进针、黏膜面出针，对应在胆管的左侧壁内面进针、外侧出针，然后由左向右连续缝合肝管后壁与空肠贴近肝侧壁至肠管切口的右侧，两针之间距离2～3mm，针眼至边缘2～3mm，后壁吻合完成后收紧；然后夹持另一端针线，从左侧肝管前壁紧邻起始第一针开始缝合，同样由左向右连续缝合肝管前壁与空肠开口对缘至吻合口的右侧，与后壁缝线汇合，拉紧两端缝线打结（视频30-2-5）。最后，将胆支空肠祥与结肠肝曲系膜裂孔缝合固定。经脐部右侧置入引流管顺胆支空肠祥下后方至肝门吻合口处。

视频30-2-5 单部位腹腔镜肝管空肠吻合

针对单部位腹腔镜手术，由于失去三角操作原则及器械与腔镜拥挤在狭窄的操作通道相互碰撞，影响手术操作进程，会明显延长手术时间，可以在右上腹肋缘下插入针式抓钳辅助或穿置一个辅助操作钳完成杂交式腹腔镜胆总管囊肿手术（图30-2-12）。利用针式辅助抓钳不必穿置戳卡，经约1.5mm穿刺孔不遗留瘢痕，牵拉胆囊和不同部位囊壁省去经腹壁接力式缝置多根悬吊牵引线（视频30-2-6），同时也可协助抓针、绕线结扎辅助完成肝管空肠缝合吻合（视频30-2-7），减少单部位缝合吻合费时费力的手术时间，同样达到单部位腹腔镜手术的美观效果。

3. 腹腔镜胆总管囊肿外引流术 对于危重型胆总管囊肿，胆道梗阻、胆管炎及肝功能受损严重，凝血功能不良，甚至囊肿穿孔难以耐受根治手术患儿，可以暂时行腹腔镜胆总管囊肿外引流术缓解、纠正一般状况后再手术。

（1）腹腔镜胆囊造瘘术：适应于胆囊充盈、胆囊管通畅、无明显扭曲和狭窄、胆总管无穿孔情况。腹腔镜监视下直接从右侧肋缘下戳卡孔将胆囊底部提出到腹壁外，切开后直视下将蕈状导管（或Foley尿管）插入胆囊内（图30-2-13），然后将管周围胆囊壁荷包缝合线扎紧，最后将造瘘管与腹壁皮肤缝合固定。

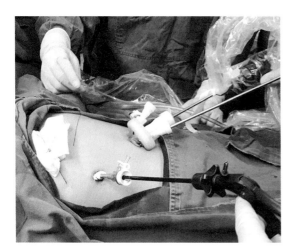

图 30-2-12　右上腹插入辅助抓钳操作

视频 30-2-6　针式抓钳辅助单部位胆总管囊肿切除

视频 30-2-7　针式抓钳辅助单部位肝管空肠吻合

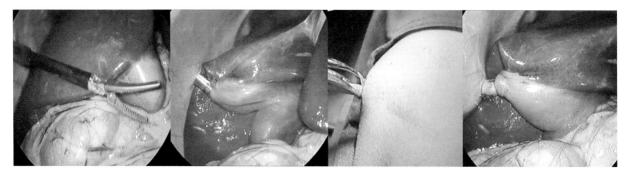

图 30-2-13　经腹壁提出胆囊底部切开置管

（2）腹腔镜胆总管囊肿置管引流术：适用于胆囊干瘪，胆囊管扭曲、细长、狭窄和囊肿穿孔情况。切开肝十二指肠韧带表面的腹膜，显露胆总管囊肿的前壁，纵向或横向切开囊壁，用弯钳扩大切开，导入吸引器吸出胆汁；然后反复冲洗，将囊内或胆总管远端的蛋白栓清除；从右上腹戳卡孔导入造瘘管，对梭形囊肿，向胆总管内插入"T"管；对囊肿型，向囊肿内放置"T"管或蕈状导管（图 30-2-14）；在引流管周围缝合缩小闭合囊肿切口；如果腹腔冲洗干净，可以不放腹腔引流管。

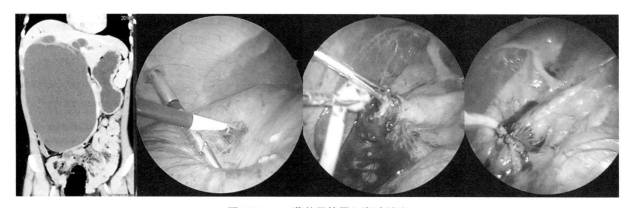

图 30-2-14　蕈状导管置入囊肿引流

（二）开腹胆总管囊肿手术

1. 胆总管囊肿造口术　对于病情危重，囊肿巨大或穿孔，中毒症状严重，难以耐受气腹或操作空间有限不适宜腹腔镜手术者，可暂行开腹胆总管囊肿造口术。一般选择右上腹肋缘下斜切口入腹，用吸引器吸净腹腔渗出液。探查囊肿的位置、大小及与周围脏器的关系。为判定囊肿的性质,可行穿刺抽出胆汁,即可确定诊断。造瘘位置应选择在囊肿前壁中下部。切开放入吸引器管,吸尽囊内胆汁,取出脓苔或蛋白栓结石,以防术后导管阻塞,造成引流不畅。将蕈状导管插入囊内,可吸收缝线荷包缝扎固定导管。如囊壁很厚,炎性水肿较重,在造口周围做荷包缝合不能闭锁瘘口时,可改用间断缝合固定引流管,但缝合必须紧密,以防止胆汁外漏。然后在切口外下侧 2~3cm 的腹壁上切一小口,插入止血钳,牵出引流管缝合固定。最好用大网膜包绕引流管,不但可防止胆汁渗漏,也可防止肠管与腹壁粘连。最后,缝合腹壁各层关闭切口。

2. 胆总管囊肿切除、胆道重建术

(1)切口、探查:右上腹经腹直肌切口,或右上腹肋缘下斜切口。切口要能充分显露术野,便于发现已变异的局部解剖关系,有利于手术操作。进入腹腔后,用温湿纱布保护肝脏,将肝脏向上方牵拉,显露胆总管囊肿。仔细探查囊肿的大小和范围,肝管、胆囊管的位置和大小。抽取胆汁,测淀粉酶,并行细菌培养。

(2)游离胆囊及囊肿:首先将胆囊从胆囊床上剥离下来,于胆囊管和囊肿的交界处,从十二指肠外侧纵向切开肝十二指肠韧带,显露囊肿前壁。无感染的囊肿壁薄而柔软,紧贴囊壁行钝性剥离出血不多。若囊肿已受感染,则囊壁增厚变硬,与周围组织粘连,囊壁外层有丰富的细小血管网,剥离时出血较多,故可行内壁剥除。在无血管的内壁剥离,不但可减少渗血,还可防止损伤肝动脉、门静脉及胰腺等。先剥离前壁,切开囊壁内层,吸出胆汁,探查胆囊、肝总管、肝左右管开口部位的直径,并注意远端狭窄段开口的位置。继续向囊肿侧壁及后壁剥离(图 30-2-15)。剥离面应及时用热盐水压迫止血,切勿盲目钳夹,以防损伤周围主要血管。

(3)切除囊肿:提起囊肿向下剥离,在其下方可显露出其狭窄部。狭窄部有时很细,呈条索状,须仔细辨认,轻柔分离,以免撕断而未被发现。将狭窄部位剥离到胰腺被膜处(图 30-2-16),将其结扎或缝合结扎后切断。如狭窄段内口较大时,应用探针插入,以了解狭窄段的长度及直径。同时注意观察有无胰液反流,可作为判断有否胰、胆管合流异常的客观指标之一。结扎或缝扎囊肿远端狭窄部。然后继续剥离囊肿上部,在肝左、右管汇合处下方切断肝总管(图 30-2-17),连同囊肿、胆囊一并切除。

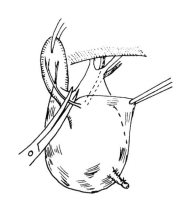
图 30-2-15　剥离囊肿及胆囊

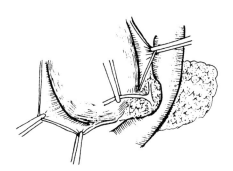
图 30-2-16　游离胆总管远端狭窄部

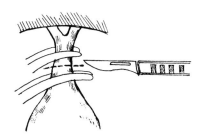
图 30-2-17　切断肝总管

(4)胆道重建术:胆总管囊肿切除后重建胆肠吻合术式主要采用肝管十二指肠吻合术或肝管空肠 Roux-en-Y 吻合术,以往使用的空肠间置、肝管十二指肠吻合术及空肠间置加矩形瓣附加防反流术,由于操作烦琐、远期随访没有优势而很少使用。

1)肝总管十二指肠吻合:游离十二指肠降横部便于上提至肝门,距幽门 3~5cm 处的十二指肠降部右侧壁浆肌层与肝总管后壁外侧,用 4-0 可吸收线间断缝合固定。切开十二指肠右侧壁与肝总管口径相当,全层间断缝合吻合口后壁(图 30-2-18)及前壁(图 30-2-19),再将十二指肠吻合口外上、下两端浆肌层与肝圆韧带根部和胆囊三角处缝合固定套入肝总管十二指肠吻合形成乳头。此种胆道重建术式操作较简单,胆汁直接进入十二指肠,符合生理状态;但其缺点是十二指肠移位成角靠近肝总管,肠内容物容易反流引发反流性胆管炎,仅适用于肝内胆管无扩张的常见囊肿型病例,需要严格掌握适应证。

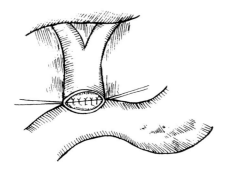

图 30-2-18 缝合吻合口后壁

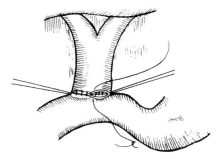

图 30-2-19 缝合吻合口前壁

2)肝总管空肠 Roux-en-Y 吻合术:距屈氏韧带 10~20cm 处为切断空肠的适当位置。选位于形成第1动脉弓的两条动脉支之间,切断肠系膜直到根部,结扎血管,置两把肠钳后切断空肠。将空肠远侧断端缝闭,经过肝曲附近横结肠系膜口与肝总管对合。用 4-0 可吸收线做端侧吻合,间断缝合浆肌层及全层。吻合应在无张力、无扭曲、吻合端血供良好的情况下进行(图 30-2-20)。然后距肝总管空肠吻合口以远 20~30cm 处与近断端空肠做顺行端侧吻合,系膜对缘并行重叠缝合 3~5cm 建立曾氏防反流瓣。将胆支空肠与结肠系膜裂孔缝合数针,并缝合闭锁空肠系膜游离缘,防止发生内疝(图 30-2-21)。

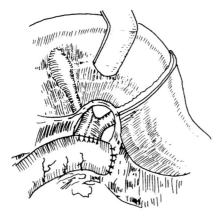

图 30-2-20 肝总管与空肠端侧吻合

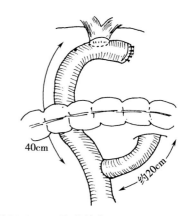

图 30-2-21 肝总管空肠 Roux-en-Y 吻合

(5)放置引流管、关腹:于胆总管囊肿剥离床放置胶管引流,引流管自侧腹壁另选切口引出缝合固定,然后逐层缝合腹壁。

【术中注意事项】

1. 胆总管囊肿外引流术 选择胆总管囊肿暂时外引流手术时,因感染囊壁充血水肿且与腹膜、大网膜形成粘连时,不宜过多剥离,抽吸囊肿内液体为胆汁性,即可在该处置管造口。防止在急性炎症时期过多剥离粘连,为二次根治术时造成更多的困难。若胆囊充盈胆囊管通畅应首选胆囊置管外引流术,胆总管囊肿造口宜取贴近十二指肠的中下部前壁,如太高易残留死腔,过低则距离远端狭窄段太近,不利于二次囊肿切除时正确处理狭窄段。

2. 肝外扩张胆管根治切除 依据胆胰管造影显示胆总管囊肿病变情况确定肝外扩张胆管切除平面,胆囊和囊肿切除范围近端切除至囊肿与正常肝总管的交界处,远端至囊肿与共同管交界处。对胆总管巨大囊肿,先行穿刺或切开抽吸胆汁减压,以扩大手术操作空间。首先游离解剖扩张胆总管前壁切开,再横断其后壁,然后紧贴囊壁向十二指肠后及胰腺内剥离,解剖至胰胆管汇合部,以减少对胰管的损伤。

胆总管远端狭窄的患者，予以丝线结扎或夹闭；胆总管远端无狭窄者，用 4-0 可吸收线贯穿缝扎或离断后连续缝合近合流部远端胆管以防术后胰漏。剥离胆总管囊肿时，应正确选择剥离面，即在有丰富血管网的外层下剥离，这样可减少出血，又可避免副损伤。

3. 注意矫治肝门胆管畸形　合并肝内胆管扩张的复合型胆总管囊肿常合并肝门部胆管畸形。针对肝总管与囊肿交界部单一或多处狭窄，近端切除水平应达狭窄肝总管以上；对于肝内胆管单纯隔膜型狭窄经腔内切除解除梗阻即可，对于肝左、右管汇合部狭窄可以切除后行肝左、右管双腔肠吻合或肝左、右管靠拢后内侧间断缝合形成共管与空肠吻合，发现单侧肝管局限性狭窄可以纵向切开形成肝管向肝内扩张胆管方向的扩大斜形口径吻合以便通畅引流，这样才能消除遗留肝内胆管狭窄导致术后反复发作胆管炎的诱发因素，保证肝门吻合口通畅以取得肝内胆汁的良好引流。对于较少见的异常右肝动脉横跨压迫肝门胆管狭窄也应引起重视，刁美等总结胆总管囊肿术后胆道梗阻二次手术原因时发现近 30% 术的后胆道再梗阻患儿缘于此，结合术前 CT、B 超或 MRCP 影像注意观察是否存在异位肝右动脉横跨近端肝管压迫性狭窄，先游离前壁的异常肝动脉，然后在其下端横断肝门胆管，将近端胆管上提至横跨动脉前方解除压迫梗阻。此外，针对罕见的异常走行的副肝管畸形或肝右管汇合到胆囊管的畸形，术中也应仔细辨认，引流到胆囊床的迷走或副肝管切断后，应将空肠胆支祥与肝门胆管吻合后再与胆囊床吻合包入副肝管开口，汇合到胆囊管切断的肝右管可与肝总管开窗吻合或肝门部双管与空肠吻合。

4. 注意胆胰管合流部的处理　由于胆总管囊肿的类型不同，胆胰管合流位置各异，正确辨认十分重要。根据 MRCP 或术中造影所示胆胰管连接部形态，既要全部切除囊肿，又要预防损伤胆胰管合流部。当囊肿炎症明显、胆管远端狭窄段过短且粘连严重，进入胰腺段剥离困难时，可以在囊壁内层与纤维组织层间分离，类似剥离疝囊一样操作，创面渗血以止血纱布压迫止血并结合电凝或超声刀止血，也可以经囊内插入尿管或胆道镜指导下尽量切除胆胰管连接部以上胆管。狭窄段已达胰腺被膜以下者，应切开胰腺被膜，将胰腺内的狭窄切除，注意勿损伤胰管。同时注意合并共同管蛋白栓或结石的处理，游离至胆管远端可以挤压胰头部协助蛋白栓清除，有条件置入小儿膀胱镜或输尿管镜冲洗共管，或在胆管远端放入 6 号 Foley 管冲洗也可达到清除蛋白栓的目的。若是共通管或主胰管内形成结石过大，可经胆胰管连接部切开共通管或主胰管取出结石，再将胆胰管连接部修复或与十二指肠吻合。

5. 胆道重建术式选择　肝外胆管囊肿切除后需要胆道重建恢复胆汁向肠内的通畅引流，并要设法降低远期胆肠吻合口狭窄和反流性胆管炎的发生率。常用的肝外胆道重建方式包括肝管空肠 Roux-en-Y 吻合、短祥空肠间置肝管十二指肠吻合及肝管十二指肠吻合等。肝管十二指肠吻合虽然符合生理，但肝门胆管开口宽大且十二指肠成角牵向肝门，更容易发生食物反流入肝发生逆行性胆道感染；短祥空肠间置肝管十二指肠吻合操作复杂，也不能起到很好的抗反流作用，因而不建议采用。目前临床上最常采用的胆道重建术式仍是肝管空肠 Roux-en-Y 吻合术，于屈氏韧带下 15~20cm 切断空肠，远端空肠断端缝闭，将远端空肠胆支于结肠后提至肝门部与成形宽大肝管开口用可吸收线缝合吻合；比较认同的小儿失功能空肠胆支祥长度为 20~30cm，近端空肠与远端空肠的吻合方法可以采用曾宪九设计的近端空肠断端沿远端空肠侧壁横形切开半周缝合吻合，并将两空肠祥用数针间断缝合并拢，形成真正的 Y 形，使肠内容物沿顺蠕动方向推向远侧空肠，以降低反流的概率。

6. 及时中转开腹手术　由于腹腔镜手术只是"一孔之见"、视野局限，存在缺乏手部触觉功能和视觉效果等不足，因此有产生一些严重并发症的潜在危险。在腹腔镜胆总管囊肿手术中，长时间人工气腹可造成高碳酸血症，由于囊壁反复发作炎症粘连，剥离囊肿时可能误伤门静脉造成致命性大出血，或切除远端囊壁损伤胆胰管合流部导致胰漏等并发症；所以在尚未熟练掌握腔镜技术之前仓促应用、勉强为之，或不根据患儿的具体情况，以完成腔镜手术为目的，会使手术难度过大，拖延手术时间，增加对患儿的打击，反而使"微创手术"变为"巨创手术"。因此，要正确把握中转开放手术的时机，中转开放只是手术方式由首选向次选的转变，并非手术失败。腹腔镜手术过程中，出现以下情况应该及时中转开腹：①术中发现囊肿壁与周围组织粘连过于紧密，解剖结构不清楚，腹腔镜下切除困难；②术中发现肝段胆管狭窄近端胆管扩张，腹腔镜下扩大成形困难；③术中发现胰管扩张伴结石，腹腔镜下难以确切彻底清除；④术中出血,腹腔镜下不能有效控制;⑤术中损伤十二指肠或胰管,腹腔镜下难以确切修复;⑥吻合口肝管细小,腹腔镜难以确切吻合。

【术后处理】

1. 密切观察患儿生命体征变化,注意引流物性质和量。术后 2～3 天腹腔引流液清淡,每日量＜20ml,同时超声显示无积液,可以拔除引流管。

2. 术后禁食水,持续胃肠减压,应用开塞露诱导排气,待肠蠕动恢复后去除鼻胃管,尽早口服肠内营养制剂,3～5 天后可进行半流食恢复正常饮食。

3. 术后继续应用广谱抗生素控制感染。肝功能有损害者,应保肝治疗,补充多种维生素等。

4. 胆总管囊肿造口术后,待患儿全身及局部炎症消失,根据病情恢复情况确定二次根治术,其间注意引流管的护理。为减少胆汁大量流失引起电解质紊乱,应将胆汁收集,经无菌处理后口服。

5. 如出现上腹痛、发热、黄疸等症状,多为食物反流及胆道上行感染所致,应禁食,给予广谱抗生素联合应用,辅以消炎利胆药物治疗。

【术后并发症的预防及处理】

胆总管囊肿手术的并发症包括腹腔镜手术共有并发症和胆道手术相关并发症。腹腔镜手术共有并发症包括与穿刺建立、CO_2 气腹及专用手术设备和器械使用等相关并发症(见本书总论第十节小儿腔镜外科的基本原则)。与胆总管囊肿手术相关的并发症有出血、胆漏、肠瘘、肠梗阻、上行性胆管炎、吻合口狭窄、肝内结石、癌变及胰腺疾病等。

1. 出血

(1)术中出血:是腹腔镜中转开腹及术后近期再次手术的重要原因之一。引起术中出血的原因,一是囊肿与周围粘连重,剥离囊肿创面(特别是胰腺区)渗血;二是囊肿周围较大的血管意外损伤,如十二指肠上动脉、肝固有动脉、肝右动脉,甚至门静脉。术者要熟悉肝动脉变异,观察明确组织无搏动后再进行分离,或将动脉剥离牵拉远离游离切面以避免动脉意外损伤。门静脉壁薄、粗大,容易与扩张的囊肿壁粘连,术中也容易损伤。建议最后游离囊肿的后侧壁,游离时向头侧悬吊掀起囊壁远侧,紧贴囊壁用电刀或超声刀游离,不可过度用力将门静脉和肝动脉牵拉变形,造成意外撕裂或损伤。在游离紧密粘连的囊肿后壁时,如果囊肿壁的层次不清晰,慎用能量器械分离组织而误伤门静脉,这种情况下可以敞开囊肿壁,放大视野下参照囊肿内膜紧贴囊肿壁游离,或者仅剥除内膜而原位保留外膜,避免门静脉等大血管损伤。无论是渗血还是血管破裂出血,术者应沉着冷静,团队密切配合,正确使用止血工具,如压迫、无损钳钳夹、电能量平台止血设备、止血夹或缝合等手段止血,正确处理。如果腹腔镜下仍然不能控制,要在准确暂时钳夹出血点控制出血的同时,中转开放手术直视下止血。

(2)术后出血:注意观察引流液的出血量和颜色,发现出血首先给予止血药物治疗,及时扩容,必要时输血和再手术。术后早期出血的原因主要是术中游离的囊肿床创面渗血,常常源于合并肝功能严重损害和凝血机制异常,采用补充冷沉淀、凝血酶原复合物、纤维蛋白原和输血等措施,大多数可以有效控制。如果无效立刻手术,对渗血创面进行加压缝合。少数来源于胆囊动脉或创面血管断端凝血痂脱落后出血,也可能是其他周围血管侧壁损伤破裂出血,如果引流管见活动性大量出血必须立即再手术进行血管结扎或缝合止血。罕见术后迟发性出血,发生在术后 1 周左右,表现为突发腹内大量出血或大量便血伴有腹痛,可能与胆肠吻合口时缝挂肝门部血管破裂出血有关,应行急诊手术探查。

预防:①术前应注意保肝治疗,给予维生素 K 肌内注射或静脉滴注;②囊肿合并感染,术中发现囊肿充血、水肿时,剥离面极易出血,不宜强行囊肿切除,可先行造口术;③术中要在囊肿内层无血管处剥离,减少渗血,对巨大囊肿型病例,当囊肿切除后一定要注意创面止血,必要时缝合包埋消灭死腔;④血管结扎要确切。

2. 胆漏

(1)原因:①胆肠吻合口对合不良,缝合不严密,尤以端端吻合时口径相差悬殊,针距间有较大空隙或皱褶,甚至黏膜外翻,愈合不良形成胆漏。②肝总管电凝离断焦痂过多,或局部吻合有张力,术后吻合口裂开；或肝总管游离过多血供不良，术后发生局部缺血坏死。③胆管炎症明显使肝管断端水肿、质脆，缝线割伤管壁，形成裂口渗漏。④肝、胆管变异，胆囊床迷走胆管未注意，手术未能将异位的肝、胆管吻合在内出现胆漏。表现为术后引流管持续出现大量深黄色胆汁，与缝合技术不佳、胆管壁血供不良或缝线割裂渗漏有关的吻合口渗漏，保守治疗大多可以自愈；遗漏吻合口以外的迷走胆管开口，如果胆汁量引流无减少趋势，应该尽快再次手术，清除积液，探明病因，拆开再吻合或行迷走肝管空肠端侧吻合等相应的治疗方法。

（2）预防：①注意在囊肿与肝总管断离之前，先敞开囊肿的前壁，从囊肿内部明确有无异常开口，包括胆囊管周围的迷走胆管入口，以防遗漏。②保持胆肠吻合通畅是预防胆漏的重要措施；③术中要确切地进行对位缝合以免黏膜外翻，最好采用类似血管吻合用的可吸收缝针；④注意勿损伤吻合口的血供，特别在分离肝总管后壁时尤需注意剥离面不宜过深。

3. 肠梗阻

（1）原因：①囊肿切除后胆道重建手术需要截断空肠及系膜重新吻合，会扰乱胃肠道蠕动正常节律，术后 3～7 天肠蠕动恢复时不规律，加之小儿开始进食时容易暴饮暴食，可诱发小肠套叠出现梗阻症状。②囊肿合并感染，腹腔内有炎性渗出或囊肿太大切开时大量胆汁流入腹腔而引起腹腔内浆膜层的刺激形成粘连。③开放手术中未注意保护腹腔脏器，肠管显露时间过长造成干燥性损伤而形成肠管粘连。④胆总管囊肿病情危重第一次行造口术后再次行囊肿切除、胆肠吻合术，易发生粘连性肠梗阻。发生上述情况按肠梗阻原则进行处理即可。

（2）预防：①术中注意降低腹腔污染的机会；②术中注意保护腹腔脏器，减少显露时间；③对合并感染的患儿，争取感染控制后再进行根治术；④注意调节饮食，防止暴饮暴食。

4. 胆支空肠袢梗阻 原因与空肠袢过长有关，过长的空肠袢穿过横结肠系膜裂孔后以系膜血管为轴心发生扭转导致空肠袢系膜血管绞窄肠管血供障碍，肠管梗阻坏死；也可能与结肠系膜裂孔过大或空肠固定不良有关，引发小肠内疝压迫胆支空肠袢造成梗阻。早期症状不典型，表现为腹痛、发热、拒食，因为主肠道通畅，呕吐和腹胀不明显，常常被误诊；X 线片可以显示右上腹肠管扩张和气液平。晚期坏死穿孔时，出现胆汁性腹膜炎，甚至休克。采用个体化长度空肠袢以及注意与系膜裂孔的妥善固定可以有效预防此并发症的发生。一旦空肠袢梗阻确诊要立即手术，早期扭转复位，将过长的肠袢游离归位至结肠系膜下间隙，空肠袢与系膜裂孔固定缝合，或切除过多的肠管端端吻合；晚期肠管坏死，行坏死空肠袢切除，再次截取空肠袢重新行胆肠吻合。

5. 胆道感染 胆道感染在术后近期或远期均可发生，表现为腹痛、腹胀、发热，甚至黄疸。

（1）原因：①术前扩张胆道内感染控制不满意，手术加重感染扩散；②术中囊肿张力高，未遵循先减压、再行囊肿剥离切除，挤压囊肿使感染胆汁逆流进入肝内；③未做抗反流装置，肠内容物上行进入胆道反复发作逆行性胆管炎；④肝门胆肠吻合口狭窄或复合型胆管囊肿遗留肝内胆管狭窄未处理，使胆汁引流不畅，淤积结石形成，引发反复感染。需要抗生素对症治疗，并应按其原因采取相应的有效治疗措施。

（2）预防：①根据不同胆管囊肿病变类型个性化选择胆道重建术式，不论何种胆道重建术式均不能避免术后反流性胆管炎并发症的风险，保证肝门吻合口通畅是其关键，针对无肝内胆管扩张的单纯型，保留肝管的喇叭口可以选用肝管十二指肠套入吻合，即使反流物进入肝内胆道，经过胆汁的冲刷，又返回肠内，一般不表现症状，再者发生吻合口狭窄或结石也便于胃镜下扩张取石，操作简单，创伤小。对于肝内外胆管扩张复合型，需要肝门胆管切开扩大成形，选用肝管空肠 Roux-en-Y 吻合更好。②为防止肠内容物反流，国内外学者设计了各种防反流瓣成形术也可应用。③术前、术后应用有效抗生素控制感染。

6. 吻合口狭窄

（1）原因：①与残留过多炎症性增厚囊壁、不可吸收性缝线炎症刺激和吻合技术不佳等有关；②吻合口近端肝管狭窄，与初次手术残留或未注意矫治有关；③异位的肝右动脉横跨压迫吻合口近端肝总管相对狭窄。吻合口狭窄多伴有结石，以致出现反复发作胆管炎、肝功能受损，甚至形成门静脉高压症等严重后果。一旦明确吻合口狭窄导致胆道梗阻，应该尽早手术去除病因。

（2）防治：①掌握正确的吻合技术；②防治胆道感染；③由于吻合口狭窄，临床经常出现黄疸或反复发作胆管炎，应及时超声检查随诊。

7. 胰腺并发症　胰腺并发症主要有胰漏、蛋白栓梗阻、胰腺炎等。

（1）原因：①囊肿在胰腺中剥离创面大，损伤胰腺或与之汇合的主胰管及共同管造成胰漏；②胰腺内胆管残留形成结石；③共同管扩张、蛋白栓未清除，造成胰液滞留，反复发作胰腺炎；④合并副胰管复杂畸形。临床表现为间断上腹部疼痛，血清及尿中胰淀粉酶升高；影像学检查显示胰管扩张和结石。一般需要再手术治疗。胰漏肝门处出现巨大单腔假性囊肿，如果保守治疗无效，应该尽早手术，多需要开放手术清除积液，探明病因，以及假性囊肿与十二指肠侧侧吻合或与空肠祥侧侧吻合等治疗方法。若共同管或残留胆管结石或蛋白栓梗阻，行内镜下奥迪（Oddi）括约肌球囊扩张取石解除梗阻。

（2）防治：①术前进行内镜逆行胰胆管造影（endoscopic retrograde cholangiopancreatography，ERCP）或磁共振胰胆管成像（magnetic resonance cholangiopancreatography，MRCP），掌握胰管、胆管的形态；②术中切开胰腺被膜，将胰腺内胆管彻底切除；③胰管扩张、胰腺结石，可酌情行奥迪括约肌成形术、胰管空肠吻合术或胰、十二指肠切除术等。

8. 癌变　先天性胆总管囊肿伴胰胆管合流异常的癌变率较高，术后癌变率随年龄的增长而增高，大多发生在 35 岁以后，少见在儿童、青年发病。术后癌变与囊肿的类型及术式有关：①梭形及圆柱形癌变率极高；②囊肿肠吻合术，特别是囊肿十二指肠吻合术，术后癌变率尤高，约占术后癌变病例的 50%；③囊肿切除、胆道重建术后的癌变主要是来源于肝内胆管癌及吻合口部胆管癌，由于吻合口狭窄，反复感染所致。

防治：防治的关键是选择包括胆囊切除的根治术，并做到胰、胆分流和足够大的吻合口，使胆汁引流通畅。术后定期随访观察亦十分重要。

（李索林　王慧贞）

第三节　胆囊切除术

胆囊是储存、浓缩、排出胆汁的器官，常患有炎症和结石，切除后对人体不造成显著影响。胆囊切除术是普通外科常见手术，自 1882 年 Langenbuch 首次成功实施距今已经一百多年，开放式胆囊切除术技术上已经非常成熟且安全。1985 年德国外科医师 Erich Mühe 成功实施了第一例腹腔镜胆囊切除术，三十余年来随着腹腔镜技术及腹腔镜相关设备的快速发展，腹腔镜胆囊切除术已经成为胆囊切除术的首选术式。未来，随着机器人手术的逐渐推广及普及，机器人胆囊切除术有可能成为新的术式选择。无论采用哪种手术入路，小儿外科医师均应将开放式胆囊切除术作为基本功而熟练掌握。

胆囊切除术虽然是常见手术，但仍存在较高风险，胆管及肝门血管副损伤等相关并发症的发生率仍然较高，手术时应注意避免。发生并发症的原因主要有以下三点：①对肝门区解剖不熟悉；②胆囊管及肝门区血管变异度较大；③局部炎症粘连等导致肝门区解剖关系不清楚。胆囊管位置形态变异很大，多数情况下胆囊管细长，偶有短且宽的胆囊管，多数胆囊管开口于胆总管，但有的胆囊管开口可位于肝总管，甚至肝右管，少数情况下胆囊管自胆总管前方或后方绕行进入胆总管。此外，胆囊床偶尔有副肝管和迷走胆管（Luschka 管）进入胆囊或胆管，这些特殊情况术中均应注意，避免发生副损伤或术后发生胆汁漏。胆囊动脉起源变异也非常大，多数来源于肝右动脉，少数来源于肝固有动脉、肝左动脉、胃右动脉，甚至腹腔动脉和肠系膜上动脉，因此处理胆囊动脉时要注意这些解剖结构变异，避免误损伤。

【手术适应证】

有症状的胆囊疾病即为胆囊切除的手术指征，包括以下方面。

1. 胆囊结石引起临床症状经保守治疗无效者，是儿童胆囊切除术的主要病因，可继发于胆囊动力异常、溶血性疾病（如镰状细胞贫血、遗传性球形红细胞增多症等）、肥胖等。

2. 急性化脓性、坏疽性、出血性、穿孔性胆囊炎。

3. 反复发作的慢性胆囊炎。

4. 胆囊良恶性病变（息肉、肿瘤等）。

5. 胆囊失去功能，如胆囊积液、慢性萎缩性胆囊炎。

6. 钟摆样胆囊，易发生胆囊扭转、胆汁淤积和感染。

7. 胆囊管的病变，影响胆囊排空并导致相应临床症状者。

【术前准备】

行胆囊切除术的小儿多有原发性疾病，小儿体液内环境容易受到疾病的影响，因此术前准备非常重要，且应根据原发病种类及患者的全身状况决定。

1. 根据情况调整一般状况，纠正肝功能异常和凝血功能障碍。

2. 术前应用抗生素及抗感染治疗。

3. 如有水、电解质代谢紊乱及酸碱平衡失调应给予纠正。

4. 术前酌情留置胃肠减压。

5. 可适当应用温盐水洗肠或肛塞开塞露排空肠道，缓解腹胀。

【麻醉与体位】

儿童胆囊切除术常常采用气管插管吸入麻醉及静脉复合麻醉；仰卧位，右侧季肋部略垫高。

【手术步骤】

（一）开腹胆囊切除术

1. 切口 可采用右上腹肋缘下斜切口、右上腹经腹直肌切口，或上腹正中切口，根据术者习惯决定。

2. 探查胆囊 观察胆囊的位置、大小、颜色，有无穿孔及与周围组织的粘连，有无分泌物等情况，探查胆囊的厚度、内容物，有无导致梗阻的结石等，并探查胆总管。

3. 切除胆囊 胆囊切除术可分为两种方式：顺行性胆囊切除术和逆行性胆囊切除术。顺行性胆囊切除术从胆囊管开始处理，适用于胆囊炎症不重、胆囊颈及 Calot 三角水肿不重、局部解剖关系清楚者。逆行性胆囊切除术从胆囊底开始游离胆囊，后处理胆囊管，适用于胆囊颈部急性炎症较重、胆囊颈部高度充血水肿，或长期慢性炎症、粘连严重、周围结构不清楚，或局部巨大结石嵌塞于胆囊管与胆总管之间使局部结构变形，难以判断结构的胆囊病变。

（1）顺行性胆囊切除术

1）显露和处理胆囊管：将肝前缘轻轻向前上方牵拉，显露肝门，钳夹胆囊颈部或 Hartmann 囊，向右前方牵拉，游离胆囊管并切开肝十二指肠韧带前方腹膜组织（图30-3-1），血管钳轻柔分离胆囊管，辨认胆囊管与胆总管的关系（图30-3-2）。距胆总管 0.3cm 和 0.5cm 处分别钳夹胆囊管，于其间剪断胆囊管，碘附棉签消毒后近端结扎、缝扎（图30-3-3），远端单层结扎。

2）处理胆囊动脉：向右上方牵拉胆囊管断端显露其后上方的胆囊动脉，注意避免过度牵拉损伤胆囊动脉，并注意其与肝右动脉的关系，避免误伤肝右动脉，双层结扎并切断胆囊动脉（图30-3-4）。

3）剥离胆囊：将胆囊颈部向外上方轻轻牵拉，切开胆囊两侧浆膜层，显露胆囊与胆囊床之间的组织，小儿胆囊与肝脏胆囊窝之间的结缔组织较为疏松，轻微牵拉即可显露两者之间的间隙，沿此间隙剥离出血较少，电刀逐步电凝、游离胆囊体、胆囊底，移除切除的胆囊（图30-3-5）。游离胆囊的过程中注意如有迷走胆管给予结扎，避免术后出现胆漏。

（2）逆行性胆囊切除术

1）剥离胆囊：一般决定行逆行性胆囊切除的病例，局部粘连均较重，需先松解分离局部粘连，显露胆囊壁，如胆囊充盈、体积较大影响操作可先穿刺抽液后再游离。钳夹胆囊底，电切开前后三角筋膜，在胆囊床与胆囊壁之间逐步分离、电凝止血（图30-3-6），如遇迷走胆管及副胆管注意结扎，逐步分离至胆囊颈。

2）处理胆囊动脉和胆囊管：游离胆囊颈后，向外下方轻轻牵拉，显露胆囊动脉，注意探查其与肝右动脉的关系，显露清楚后予以双层结扎、切断，最后轻柔分离胆囊管，辨认清楚其与胆总管的关系后距胆总管 0.3cm 和 0.5cm 处钳夹，于血管钳之间间断胆囊管，近端双层结扎（图30-3-7），取出胆囊。

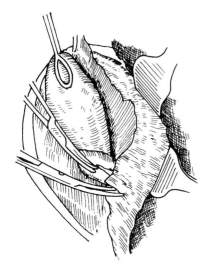

图 30-3-1 切开胆囊颈前腹膜

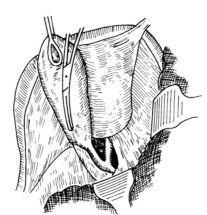

图 30-3-2 分离胆囊管

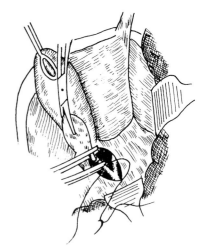

图 30-3-3 缝合结扎胆囊管

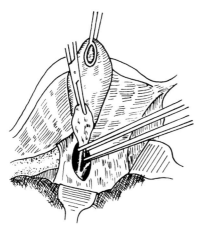

图 30-3-4 切断胆囊动脉

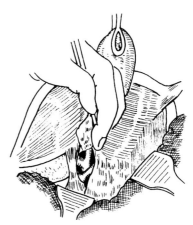

图 30-3-5 由颈部钝性剥离胆囊

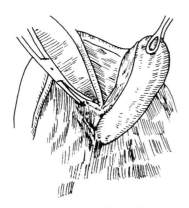

图 30-3-6 由浆膜下剥离胆囊

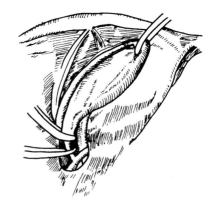

图 30-3-7 钳夹胆囊管

4. 关闭腹腔 清理腹腔,是否留置腹腔引流管视腹腔内渗出情况而定,如腹腔内渗出较多,可用温生理盐水冲洗腹腔,右下腹留置引流管,引流管尖端置于盆底。逐层缝合腹壁切口。

（二）腹腔镜胆囊切除术

1. 切口位置:根据术者习惯选择脐轮上缘、左右上腹三孔法,脐轮上缘及左侧上中腹三孔法,或者脐部单切口及隐瘢痕方法入腹。置入戳卡时应注意防止穿刺误伤腹腔脏器，尤其是置入第一个戳卡时，可以采用开放式切口法，逐层切开皮肤、皮下、筋膜及腹膜，直视下插入第一个戳卡，也可采用气腹针穿刺，穿入气腹针确认入腹后注气，根据患儿年龄、体重设置气腹压力和流量，以腹壁膨隆、腹腔内有足够的操作空间为准，必要时麻醉医师可给予肌肉松弛药，腹壁膨隆后再置入戳卡，腔镜监视下置入其余戳卡。

2. 入腹后探查胆囊及周围病变，具体步骤同开放式胆囊切除术。腹腔镜手术操作空间和术野显露非常重要，可以采用胆囊床悬吊、肝圆韧带悬吊等方法协助显露术野。

3. 入腹显露胆囊及胆囊管，逆行切除胆囊时，用电钩沿胆囊床与胆囊壁之间沿胆囊壁游离，边游离边电凝，多数胆囊动脉不需再另行结扎，游离至胆囊管与胆总管交界处时距胆总管 0.5cm 用丝线结扎或用 hem-o-lock 夹夹闭胆囊管。顺行切除胆囊时，首先分离处理胆囊三角，胆囊管及胆囊动脉尽量应用钝性分离，避免电钩热传导误伤胆管及肝动脉，胆囊管及胆囊动脉可用丝线结扎或用 hem-o-lock 夹处理，后者可节省手术时间，但小婴儿应用 hem-o-lock 夹应慎重，避免压迫损伤胆管。处理胆囊动脉也可游离显露清楚后用超声刀切断，胆囊切除后放入取物袋中自戳卡切口取出，防止内容物脱落于腹腔中（视频 30-3-1）。

视频 30-3-1 腹腔镜胆囊切除术

【术中注意事项】

1. 胆囊管位置和形态变异较大，术中游离胆囊管时应注意周围血管和胆管，避免误伤，周围组织炎症、水肿、粘连较重的情况下尤应注意。

2. 发生胆管损伤时应注意探查损伤的部位、大小及创面，如创面整齐、创口不大可以用 5-0 或 6-0 可吸收缝线确切修补，如创面损伤严重、创口较大，修补后应留置 T 管。

3. 胆囊动脉出血，多半由于胆囊动脉根部结扎线脱落，可双层结扎，切断胆囊动脉断端时距离结扎线不要太近。如有出血可左手拇指及示指控制出血点逐渐显露后重新钳夹结扎，腹腔镜手术可用两把无损伤钳交替轻夹出血部位，吸引器吸出局部血液，显露视野，判断出血位置及胆囊动脉断端后钳夹出血点，hem-o-lock 夹夹闭，如仍不能控制出血则中转开腹止血。

4. 副肝管及迷走胆管的处理：胆囊床及肝门区经常有副肝管及迷走胆管，切断前应予以结扎，避免术后出现胆汁漏，少量胆漏引流后一般可自愈，持续大量的胆汁漏应怀疑是否有较大胆管的损伤。

【术后处理】

1. 如腹腔积液较多、有出血及胆漏风险者应留置腹腔引流，全身麻醉清醒后半坐位以利于腹腔液经引流管排出。

2. 术后早期可少量进水并逐渐过渡到正常进食、促进快速康复，小婴儿腹部手术术后易发生肠麻痹、腹胀，可待排气及腹胀缓解后恢复进食。

【术后并发症的预防及处理】

1. 出血 多由于游离创面渗血，注意补充凝血因子，必要时输血，如因胆囊动脉结扎不确切所致的出血量大且急，需要再次手术止血。

2. 胆汁漏 由于胆管结扎线脱落或副肝管、迷走胆管处理不当所致，如经保守治疗持续不见好转，则需再次手术处理。

3. 胆管狭窄 术中误伤后修补不当或结扎胆囊管过于靠近胆管所致。

（张志波　王慧贞）

第四节　胆道穿孔手术

小儿自发性胆道穿孔非常少见，大多数患者以急腹症、腹水入院，检查发现为胆汁性腹膜炎而确定诊断。多继发于胆总管囊肿、先天性胰胆管合流异常、胆管炎症、结石等原发性胆道疾病。近端胆管多有扩张，且小儿腹腔内脂肪组织较少，因而较易显露病变及穿孔部位。

【手术适应证】

胆道穿孔发生胆汁性腹膜炎或局部形成假性囊肿时可行手术探查。

【术式选择】

胆道穿孔多为急诊手术，术前检查往往并不完善，因此以胆总管探查 T 管引流术为首选术式，待炎症好转后完善检查并处理原发疾病。如就诊及时、局部粘连水肿不重、原发疾病明确者可行一期根治手术。

【术前准备】

1. 术前应用抗生素：胆道穿孔多合并胆汁性腹膜炎，因此术前需抗感染治疗。

2. 纠正一般情状：改善脱水、贫血、离子紊乱等；有感染性休克时需及时抢救。

3. 留置胃肠减压。

4. 完善相关检查明确导致穿孔的病因。

【手术步骤】

1. **切口**　右上腹肋缘下斜切口、右侧经腹直肌切口或上腹中线切口。

2. **探查胆总管及穿孔**　局部病变与就诊早晚有关，就诊较早的患儿局部组织粘连不重、穿孔部位较清楚，穿孔时间较长或形成包裹性积液的患儿，局部粘连较重，分离粘连时要十分注意，勿误伤周围重要组织血管等，可以细针诊断穿刺，如抽出胆汁则判断为胆管，分离出穿孔远近端胆总管，探查穿孔原因及部位。

3. **留置 T 管**　适当清理穿孔周围破溃坏死组织，于其上下方预留牵引线（根据患儿年龄及胆管发育情况选择 4-0 或 5-0 可吸收缝线），根据胆管直径及穿孔大小选择合适的 T 管，自穿孔处置入胆管，注意 T 管直径不可过大，防止压迫胆管致坏死狭窄。收紧牵引线，并于 T 管上下方缝合切口，向 T 管内注水检查不渗漏，且远近端胆管通畅，右侧腹另戳口将 T 管提出腹腔并固定。

4. **清理腹腔**　温生理盐水冲洗清理腹腔内胆汁及脓液，留置引流管置于盆腔。

【术后处理】

1. 对症及抗感染治疗。

2. 术后第一天根据患儿肠功能恢复情况可少量进水，促进快速康复，如无异常逐步过渡到正常饮食。

3. 腹腔引流管处理：全身麻醉清醒后改为半坐位以利引流，观察腹腔引流管内引流液，如引流量不多且无胆汁样液体引出即可拔管。

4. T 管处理：术后 2 周造影显示胆管通畅带管出院，3 个月后手术治疗原发疾病（见本章第二节）。

（王慧贞　张志波）

第五节　浓缩胆栓综合征手术

浓缩胆栓综合征，主要发生于小婴儿，泛指各种原因所致胆汁黏稠、胆栓淤滞于胆管中、不能顺利经胆道排泄，导致血清直接胆红素升高、肝大、肝功能异常的一类疾病，如特发性婴儿肝炎综合征、早产儿胆汁淤积性肝炎、先天性肝内胆管发育不良症（阿拉日耶综合征，Alagille syndrome）、一些遗传代谢性疾病等。这类患儿的临床症状与胆道闭锁非常相近，均表现为梗阻性黄疸，如白便、尿黄、肝大、生长发育迟缓等，如不能排除胆道闭锁或经保守治疗无效则应手术。因患儿均为小婴儿，因此手术以尽量减少损伤和组织结构的破坏为原则，目前多选择腹腔镜胆道冲洗术，并同时行术中胆道造影以排除胆道闭锁，开腹手术很少应用，是否同时行胆囊造瘘术并无统一意见。

【手术适应证】

1. 经术前各项检查不能除外胆道闭锁者。

2. 虽然术前检查不考虑胆道闭锁，但是经系统保肝、利胆等综合治疗后直接胆红素持续不降，肝功能持续异常，影响患儿生长发育者。

【术式选择】

腹腔镜胆道冲洗及术中胆道造影,如腹腔镜操作困难,或有腹腔镜手术禁忌证,则可选择开腹手术。

【术前准备】

1. 纠正水、电解质代谢紊乱及酸碱平衡失调。

2. 术前 3 天给予维生素 K,并纠正凝血功能异常。

3. 根据情况术前预防性给予抗生素。

4. 腹胀影响腹腔镜操作者可于麻醉后留置胃肠减压,术后拔除。

【麻醉及体位】

气管插管复合麻醉。

【手术步骤】

1. 腹腔镜胆道冲洗术 平卧位,右上腹略垫高,脐环上方切口置入第一枚戳卡,为腹腔镜入口,进入腔镜后探查肝脏及胆囊,观察胆囊大小、质地、充盈情况、内容物颜色等,左上腹另行戳口置入 3mm 戳卡及无损伤抓钳,固定胆囊底,腹腔镜监视下经皮插入套管针,穿刺进入胆囊底,抽吸囊内容物并用温盐水冲洗;或在胆囊底于右上腹的体表投射点置入第二枚戳卡及无损伤抓钳抓取胆囊底,放出气腹,使胆囊底贴紧腹壁并经戳卡口提出腹腔外,直视下于胆囊底做荷包缝合,荷包中间插入头皮针胶管,收紧荷包,抽吸囊内容物,温生理盐水反复冲洗胆囊及胆道;一般开始抽吸时胆囊内容物为无色透明黏液,冲洗开始时可感觉到阻力,少量进水后即可感觉到压力骤然减低,并可抽出黄绿色黏稠胆汁及胆栓,注入碘造影剂,C 臂下透视,观察肝内外胆管的通畅性及连续性;造影后可拔除胶管收紧并结扎荷包,将胆囊底还纳入腹,取出器械及戳卡,关闭腹壁切口,也可将胶管留置于胆囊内作为造瘘管以备后期冲洗或造影。

2. 开腹胆道冲洗 可选择右上腹肋缘下斜切口或右上腹经腹直肌切口,入腹后操作步骤同腹腔镜。

【术后处理】

1. 给予保肝、利胆治疗。

2. 术后 6 小时即可少量进水,并逐步恢复经口喂养,每日观察排便颜色,动态复查肝功能,观察胆红素变化情况。

3. 如留置冲洗管则每日观察引流液性状,每日用温生理盐水冲洗胆道一次,术后 1 周再次造影,如胆道通畅即可拔管。

4. 排除胆道闭锁后应行二代测序检查,排除基因异常导致的胆汁淤积,并针对病因及时采取相应治疗。

(王慧贞 张志波)

参 考 文 献

[1] 中华医学会外科学分会. 胆道手术缝合技术与缝合材料选择中国专家共识(2018 版)[J]. 中国实用外科杂志, 2019, 39(1): 15-20.

[2] 中华医学会小儿外科学分会肝胆外科学组, 中国医师协会器官移植医师分会儿童器官移植学组. 胆道闭锁诊断及治疗指南(2018 版)[J]. 中华小儿外科杂志, 2019, 40(5): 392-398.

[3] 詹江华, 夏强. 规范 Kasai 手术为肝移植做准备 [J]. 中华小儿外科杂志, 2019, 40(5): 385-387.

[4] ZHAN J H, CHEN Y J, WONG K. How to evaluate diagnosis and management of biliary atresia in the era of liver transplantation in China[J]. Chin J Pediat Surg, 2014, 35(4): 245-247.

[5] BEZERRA J A, WELLS R G, MACK C L, et al. Biliary atresia: clinical and research challenges for the twenty-first century[J]. Hepatology, 2018, 68(3): 1163-1173.

[6] 詹江华, 熊希倩. 胆道闭锁 Kasai 手术加速康复外科理念实施 [J]. 临床小儿外科杂志, 2019, 18(4): 257-260.

[7] YAMATAKA A, LANE G J, CAZARES J. Laparoscopic surgery for biliary atresia and choledochal cyst[J]. Semin Pediatr Surg, 2012, 21(3): 201-210.

[8]　YAMATAKA A. Laparoscopic Kasai portoenterostomy for biliary atresia[J]. J Hepatobiliary Pancreat Sci, 2013, 20(5): 481-486.

[9]　WANG B, FENG Q, YE X, et al. The experience and technique in laparoscopic portoenterostomy for biliary atresia[J]. J Laparoendosc Adv Surg Tech A, 2014, 24(5): 350-353.

[10]　王果, 李振东. 小儿外科手术学 [M]. 2 版. 北京: 人民卫生出版社, 2010: 448-459.

[11]　中华医学会小儿外科学分会内镜外科学组. 腹腔镜胆总管囊肿手术操作指南(2017 版)[J]. 中华小儿外科杂志, 2017, 38(7): 485-494.

[12]　李索林. 重视腹腔镜技术治疗复合型胆管囊肿手术规划与术中处理 [J]. 临床小儿外科杂志, 2019, 18(7): 529-532.

[13]　刁美, 李龙. 经脐单切口腹腔镜技术治疗胆总管囊肿的手术要点及技巧 [J]. 临床小儿外科杂志, 2019, 18(7): 536-541.

[14]　ZHEN C, XIA Z, LONG L, et al. Laparoscopic excision versus open excision for the treatment of choledochal cysts: a systematic review and meta-analysis[J]. Int Surg, 2015, 100(1): 115-122.

[15]　NARAYANAN S K, CHEN Y, NARASIMHAN K L, et al. Hepaticoduodenostomy versus hepaticojejunostomy after resection of choledochal cyst: a systematic review and meta-analysis[J]. J Pediatr Surg, 2013, 48(11): 2336-2342.

第三十一章 脾脏手术

第一节 脾切除术

自 Zaccaelli 于 1549 年首次施行脾切除以来，小儿脾切除术已成为小儿腹部外科较常见的手术之一。首例腹腔镜脾切除术（laparoscopic splenectomy，LS）于 1991 年在澳大利亚 Royal Brisbane 医院临床实践成功，同时在 1993 年完成了第一例小儿 LS。LS 较开腹脾切除术（open splenectomy，OS）具有损伤小、并发症少、术后疼痛轻、恢复快、住院时间短、呼吸受影响小、胃肠功能恢复快等优点，从而在临床上得到广泛应用。全腹腔镜下脾切除术是腹腔镜脾切除术常见的手术方式，且已经被公认为微创治疗脾相关疾病的"金标准"。而随着手术经验的积累、手术方法的改良和手术器械的不断更新，一些原本被视为腹腔镜禁忌的巨脾切除术也能经腹腔镜完成。严格把握手术适应证和禁忌证，掌握熟练精准的手术操作技巧，才能顺利完成手术，减少术中和术后并发症的发生。

若患儿心肺功能差不能耐受气腹，复合性外伤及脾破裂大出血需紧急手术者更适合开放手术，故小儿外科医师也应该掌握传统脾切除技术。

小儿脾脏是重要的免疫器官，脾切除术后较成人易发生暴发性感染。因此，严格掌握小儿脾切除适应证显得尤为重要，婴幼儿非病情急需不宜切脾。近年来为了保留脾脏的免疫功能，根据不同的疾病，尽可能采取不同的脾保留术式。

【手术适应证】

1. 脾脏本身疾病

（1）脾损伤：小儿脾外伤较常见。损伤轻微，缝合可达到止血目的时，尽可能保留脾脏。对全脾破裂或广泛性脾实质碎裂者、脾脏血液供应完全中断或有威胁生命的复合损伤者、生命体征不稳定或合并脑外伤需要很快结束手术者、脾缝合术不能有效止血者，为了抢救生命，仍应考虑全脾切除术。在全脾切除术后，副脾可发生代偿性肥大及发挥脾脏的部分功能，应予适当保留。

（2）游走脾：单纯游走脾无症状者不需手术；并发脾蒂扭转者，脾脏充血性肿大，渗出液刺激腹膜，形成局限性或弥漫性腹膜炎，应及早行脾切除术。保留副脾，如无副脾，可在脾切除后行自体脾移植。

（3）脾囊肿：罕见，需行脾切除术，保留副脾。囊肿如位于脾的上极或下极，可部分切除脾。

（4）脾肿瘤：原发性肿瘤极少见。良性肿瘤如血管瘤、内皮瘤、淋巴管瘤、纤维瘤等或瘤体小者可切除部分脾；肿瘤较大或纤维肉瘤、网状细胞肉瘤等恶性肿瘤应行脾全切除术。

（5）脾动脉瘤：是内脏动脉中最常见的动脉瘤，应行脾全切除术。

（6）脾脓肿：脾脏急性化脓性感染，多来自血行感染，为全身感染疾病的并发症，脓肿深在脾脏内，行脾切除可达治愈。脾脏结核也可行脾切除术，但全身性结核病的脾粟粒性结核，不宜手术。

（7）门静脉高压充血性脾大，若有脾功能亢进，术中探查脾脏与周围组织粘连不重，脾脏活动度良好时应行脾切除术。如脾脏不太大，脾脏和膈肌、腹后壁之间有实质性紧密粘连，活动度差，新生大血管已形成门腔侧支循环时，不宜切除脾脏。

2. 血液病及代谢疾病

(1) 原发免疫性血小板减少症(primary immune thrombocytopenia, ITP):本病的特点是血小板减少,自发性出血,出血时间延长,血块收缩不良,骨髓中巨核细胞增多或正常,巨核细胞的发育受到限制。本病用肾上腺皮质激素治疗有35%~50%可缓解;内科治疗6周以上无效或仍明显出血者可切除脾。脾切除治疗本病近期疗效较好,远期疗效不够理想,应严格选择。

(2) 珠蛋白生成障碍性贫血(又称地中海贫血):我国少见。当本病合并脾功能亢进、巨脾出现压迫症状时,以及需逐渐增加输血次数和输血量者,可行脾切除术,但只能减轻症状,不能解除病因。

(3) 遗传性球形红细胞增多症(hereditary spherocytosis, HS):本病由于红细胞呈球形、脆性高,通过脾窦时易破裂而致患儿长期贫血和黄疸,严重影响患儿的生长发育。脾切除疗效较好,但应尽可能推迟到较大年龄时进行。

(4) 镰状细胞贫血:是一种罕见的溶血性贫血,伴有脾功能亢进者,手术可以减轻症状。

(5) 再生障碍性贫血:内科治疗无效者,脾切除后部分患儿的全身情况及出血症状可有改善,但不能去除病因;术后血红蛋白和血小板变化不大。

(6) 戈谢病(Gaucher disease, GD, 曾名高雪病):本病属隐性遗传的脂类代谢异常病,脾大明显,继发脾功能亢进的病例,可考虑做脾切除术,术后症状可减轻。

(7) 尼曼 - 皮克病(Niemann-Pick disease, NPD):是一种先天性脂类代谢异常病,预后非常恶劣,一般仅能对症治疗,有脾功能亢进且输血不能改善者,可考虑做脾切除术以改善症状,但不能延缓病情的进展。

(8) 慢性充血性脾大(班替综合征):对年龄小分流手术困难者可行脾切除术。为保留脾脏的免疫功能,可脾次全切除、门静脉断流,近期效果好。

目前,国内对HS、自身免疫性溶血性贫血(autoimmune hemolytic anemia, AIHA)和ITP行切除脾及副脾,以去除直接破坏红细胞、血小板及产生抗体的场所。对肝豆状核变性(威尔逊病, Wilson disease, WD)、NPD、GD等行切脾的目的是缓解脾功能亢进和改善患儿生活质量,对其保留副脾或行部分脾切除有益于提高免疫力。有学者认为副脾>15g方可能引起脾功能亢进,而保留副脾对患儿脾切除后免疫功能是有益的。由于副脾的血管细,即使增大也非常缓慢,不容易快速成为巨脾及发生功能亢进,故临床上应根据不同疾病或脾脏体积大小决定切除脾脏的多少,保留一定的脾脏免疫功能。

3. 其他原因引起的脾大

(1) 脾静脉血栓栓塞所致的脾大及早期胃出血、新生儿脐炎或败血症所致的脾静脉炎、血栓形成、脾大等,此类疾病做脾切除术效果较好,可获痊愈。

(2) 继发性脾功能亢进:如疟疾、黑热病、白血病、霍奇金病等,由于毒素作用或淤积性充血引起脾大,产生生理性功能亢进而使全血细胞减少,对这些疾病做脾切除术可改善脾功能亢进,但不能控制原发性病因。尤其对慢性白血病,脾切除术可缓解病情,但不能延长生存或延缓急变的发生。

(3) 脾棘球蚴病:脾切除效果好,但是机体免疫功能受损,可切除内囊及大网膜充填残腔,或做脾部分切除。

(4) 邻近器官癌肿:如食管下段、胃、胰体或尾、结肠脾曲等部位癌肿,需要扩大切除范围,或恶性肿瘤与脾脏有粘连时,有时必须将脾脏同时切除。

【手术禁忌证】

目前认为脾切除无绝对禁忌证。遇有骨髓硬化症、急性白血病、无症状性脾功能亢进以及轻度遗传性溶血性贫血患者,可考虑保留脾脏。

【术前准备】

对患有需接受脾切除疾病的患儿,应进行全面检查,待确诊后手术,并依据原发病的情况和脾切除的性质而做好术前准备。

1. 完善血常规、出凝血时间、胸片、心电图等术前常规检查。

2. 术前禁食 4 小时、禁水 2 小时，术前 2 小时可口服适量 10% 葡萄糖水，可以减少患儿饥饿感，加速机体代谢，增加肝糖原的储备，减少围手术期补液量，减轻传统禁食方案给患儿带来的应激，并不增加麻醉风险。

3. 脾切除术前常规留置胃肠减压管，以防止误吸且有利于手术操作，术后即拔除。对有呕血史的患儿，置胃管时注意勿损伤食管静脉。

4. 因脾脏自身疾病手术者，术前按腹部大手术常规准备。对因脾破裂而行紧急脾切除术者，术前还要注意抗休克、积极补液、输血，尽量使生命体征维持或接近正常水平。

5. 因血液疾病或脾功能亢进而行脾切除术者，除常规准备外，应特别注意血液学方面的详细检查和骨髓检查。对贫血患儿应纠正贫血；ITP 患儿约有 20% 需输注血小板。

6. 因充血性脾大而行脾切除者，需了解肝功能情况。对需行脾肾静脉分流术者（如门静脉高压），还须了解分侧肾功能。

7. 脾切除术中容易引起大出血，术前应建立静脉通道并做好备血工作。

8. 术前选用有效抗生素预防或治疗感染。

9. 术前可嘱患者排空小便，不置入导尿管；如排尿困难、患儿不配合，可麻醉后留置导尿管，手术完成后予以拔除。

【麻醉及体位】

气管插管全身麻醉，体位主要有头高足低仰卧位（前入路）、右斜卧位、右侧卧位三种，右侧卧位可使脾周围韧带、脾门的处理更加容易、安全。完全右侧卧位利于脾周围韧带的游离，便于安全处理脾蒂（LS 可根据需要灵活改变体位）。

【手术步骤】

（一）腹腔镜脾切除术（视频 31-1-1）

视频 31-1-1 腹腔镜脾切除术

1. 戳卡的放置：根据脾脏的大小，与周围组织的粘连程度，临床医师的操作经验以及患者对术后美观程度的需求等，可选择常规四孔法、三孔法和经脐单切口腹腔镜进行手术。

（1）常规四孔法：沿脐环左上侧缘做 0.5～1cm 弧形切口，切开腹壁，Hasson 法放置直径 5mm 的第一套管，套管两侧各置一针封闭切口，以防止漏气，经套管向腹腔内充入 CO_2 气体，形成气腹，根据年龄调节气腹压力在 9～12mmHg。第 1 套管供 5mm 30° 腹腔镜用，观察腹腔内情况，主要了解脾脏大小、位置，是否存在副脾及周围有无粘连等；在腹腔镜监视下，在左侧中部乳头线上穿刺置入第 2 套管（12mm）；剑突与脐连线的中下 1/3 交界部穿刺置入第 3 套管（5mm），置入操作器械；剑突下穿刺置入第 4 套管（5mm），主要用于置入器械牵拉胃肠和推开脾脏，以显露脾蒂及脾韧带（图 31-1-1）。

（2）三孔法：脐周缘切口为腹腔镜观察孔，气腹针建立气腹，置入 10mm 戳卡鞘放入腹腔镜；于左锁骨中线与肋缘下 5cm 交界处做切口，置入 10mm 或 12mm 戳卡鞘作为主操作孔，剑突下及左肋缘下腋前线处穿刺置入 5mm 戳卡鞘作为辅助操作。三个穿刺孔的位置可根据肝脾大的情况及是否需要同时切除胆囊而灵活变动设置。三个穿刺孔已能够满足腹腔镜脾切除术，甚至巨脾切除的需要，而三孔法相较于传统四孔法创伤更小，在降低穿刺风险的同时不影响手术显露与操作，经济美观。但是，三孔法操作难度较四孔法稍大，对术者技术要求也更高。

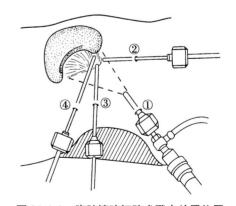

图 31-1-1 腹腔镜脾切除术戳卡放置位置

（3）经脐单切口腹腔镜：行单切口腹腔镜脾切除术时应注意避免阻挡术者对器械的操作，一种方法是可以对镜头长度进行改进，另一种方法是使用 Endo-EYE 电子腔镜。所用套管的改进主要有两个，一是带有多操作孔的专用套管,二是可选择使用多个单独放置的改进短小套管。单切口腹腔镜脾切除术的所有器械都集中于脐部,可使用常规腔镜器械完成手术,但所形成的"筷子效应"使得难以达到三角形操作原则,因此,需要根据不同年龄对操作器械予以相应改进。

2. 寻找副脾:在开始所有的解剖操作前,先检查脾脏和脾周组织的内侧和外侧表面是否存在副脾,如果有则先进行切除。

3. 处理胃脾韧带:于脾下极胃脾韧带最薄弱处用超声刀切开胃脾韧带进入小网膜囊,助手用无损伤钳轻轻上抬脾下极,用超声刀切断脾结肠韧带。助手用无损伤钳将脾轻轻压向外侧,术者用无损伤钳向右侧牵拉胃体,从下向上用超声刀分离胃脾韧带至脾上极,较粗大的胃短血管胃侧可用组织夹或钛夹夹闭(图31-1-2)。对于脾大明显的患者,可沿胰腺上缘解剖显露出脾动脉,用组织夹夹闭脾动脉,使脾脏体积缩小(图31-1-3)。至脾上极时助手用无损伤钳轻轻上抬脾上极显露胃脾韧带后层,用超声刀分离胃脾韧带后层,完全游离胃脾韧带及脾上极。

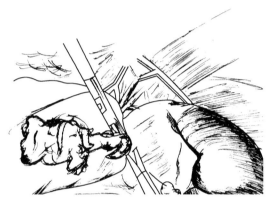

图31-1-2 分离胃脾韧带

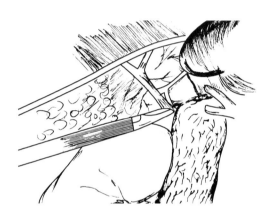

图31-1-3 夹闭脾动脉

4. 距脾边缘1cm由外向内分离外侧的脾肾韧带、脾膈韧带,术者同时经切开的脾外侧韧带向内侧牵拉脾(图31-1-4),由于重力、牵引的作用,随着分离脾逐渐向中线移动。自脾后方上端再次进入小网膜囊,完全游离脾上极。脾后显露出胰尾组织,分离脾、胰尾间组织1cm,显露脾门血管,并增加脾门与胰尾组织间的距离。此时脾脏可活动,仅留脾门处脾蒂组织,用内镜切割吻合器(Endo-GIA)同时切割闭合脾动、静脉,离断脾蒂(图31-1-5)。

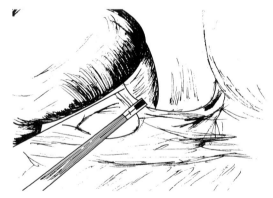

图31-1-4 切开的脾外侧韧带向内侧牵拉脾

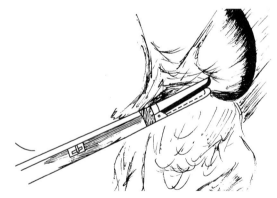

图31-1-5 Endo-GIA切割闭合脾蒂,脾动、静脉

5. 将切除的脾脏放入取物袋中,经戳卡孔提至腹腔外,碎解脾脏分块取出。冲洗腹腔,检查创面无渗血,邻近胃壁、结肠有无损伤,留置脾床引流管,经戳卡孔引出。

6. 缝合切口:尽量使用可吸收线缝合切口各层,避免此切口术后感染。皮肤可用组织胶水黏合或粘贴带对合。

目前腹腔镜脾切除术主要有完全腹腔镜脾切除术、手辅助腹腔镜脾切除术、免气腹腹腔镜脾切除术、单孔腹腔镜脾切除术及机器人辅助腹腔镜脾切除术。其中，全腹腔镜脾切除术治疗效果确切、损伤轻、恢复快，目前已成为临床治疗中最常用的术式；腹腔镜脾部分切除术是脾脏良性占位性病变精准治疗的重要术式之一；手辅助腹腔镜脾切除术在巨脾切除术中应用较为广泛，可以降低术野显露难度，能有效处理术中出血、降低手术风险；机器人辅助腹腔镜脾切除术克服了传统腹腔镜二维平面显示的局限性，凭借三维高清视野及机器手臂良好的灵活性，可以完成更精细的手术操作，实现精准治疗。

（二）开放脾切除术

1. 切口的选择：选择切口要考虑患儿的全身情况、脾脏的大小、病理变化的性质、脾脏与周围粘连的程度、有无出血倾向、切脾的同时是否还需施行其他手术以及脾切除的方式。狭长的腹形常用 L 形切口；蛙状腹形则沿第 9~10 肋缘斜向脐上 1~2cm 做斜切口，并略延向右侧显露满意；自中线右侧，沿左季肋缘下 2~3cm 直至左腰部的斜切口（Cole 切口），适宜于体态肥胖或估计粘连较多的患儿（图 31-1-6），即使在脾切除后需要行脾肾吻合术，也能提供满意的显露。其他如旁正中切口、横切口、左肋缘下弧形切口等亦可采用（图 31-1-6）。笔者多采用左上腹横切口，易于延长及探查腹内脏器。对大脾也可采用经第 10 或 11 肋骨床的胸腹联合切口，但较少见。

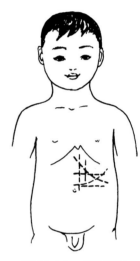

图 31-1-6　各种切口

2. 探查：进腹后仔细探查脾、胃、十二指肠、胰腺、肝及胆囊，对先天性溶血性贫血患儿应特别注意寻找副脾和胆石；对血液病和脾功能亢进者也应注意有无副脾。

3. 游离脾脏：用生理盐水湿纱布将小肠推开，显露脾脏；肋弓缘垫纱布后用长拉钩向上牵开。由于胃脾韧带上极内有胃短动、静脉，游离脾脏稍有不慎易引起胃短血管出血，故应先处理胃脾韧带以后再处理脾肾韧带、脾结肠韧带及脾膈韧带。

（1）切断胃脾韧带：在胃中点左侧的胃脾韧带无血管区剪开小孔，从下而上分离切断、结扎胃脾韧带后进入小网膜腔，并由下而上逐一结扎胃脾韧带。注意分离该韧带上部时，应在双重结扎后在两结扎线间离断，有些患儿（尤其是小年龄者），其胃短血管很短，应特别小心，以防止损伤血管及脾胃组织（图 31-1-7）。

（2）分离脾肾韧带：术者左手将脾脏向右向上拉开，显露脾肾韧带，用剪刀剪开，注意结扎侧支血管（图 31-1-8）。

（3）离断脾结肠韧带：助手将脾下极向左上牵开，显示并钳夹切断脾结肠韧带，注意保护结肠系膜血管（图 31-1-8）。

（4）继续向上分离切断脾膈韧带（图 31-1-8）。

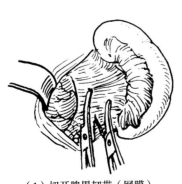

（1）切开脾胃韧带（网膜）
进入小网膜腔

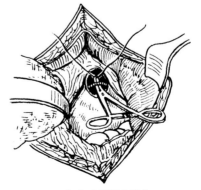

（2）在胰腺上缘分
离结扎脾动脉

图 31-1-7　切断胃脾韧带

4. 托出脾脏：至此脾脏已得到充分游离，仅存脾蒂。可在助手的帮助下，用一只手或双手在膈和手之间轻柔牵拉，将脾托出切口之外。托出脾脏之前可以用纱布填入脾床，防止脾脏回缩（图31-1-9）。

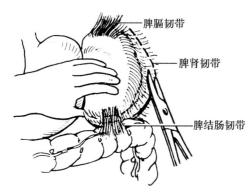

图31-1-8　分离切断脾结肠韧带、脾肾韧带、脾膈韧带

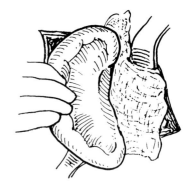

图31-1-9　托出脾脏，于脾窝内填入纱布垫

5. 结扎脾动脉和脾静脉：充分游离脾脏并将其托出切口后，可以用生理盐水纱布垫起脾脏，手指扪住脾蒂后面，以中弯血管钳钝性游离，显露出脾动、静脉。用血管钳双重钳夹脾动脉，然后以丝线于近端血管钳下方缝扎一道，间隔1～2分钟后再同法结扎脾静脉，这样可以回收一部分自体脾血。如果脾脏较小或是外伤性脾破裂，也可以同时处理脾动、静脉。处理时用三把血管钳夹住脾蒂，在靠近脾脏的两把钳间切断；脾蒂靠近脾门处贯穿缝合，远端各血管再单独结扎。这一步骤应小心避免损伤与脾门血管紧邻的胰尾（图31-1-10）。

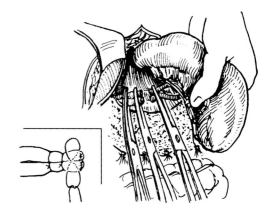

图31-1-10　脾蒂血管三钳钳夹法、脾蒂血管三重结扎切断法

6. 清理脾床：脾蒂处理完后即可将脾切除。此时应取出所有填入的纱布，探查脾床，仔细检查膈面、肝左叶脏面、胃脾韧带残端、后腹膜、侧腹膜以及脾蒂和胰尾。对任何出血点均应结扎或热敷处理。一般脾床仅有少量渗血，用热生理盐水纱布敷压数分钟即可止住，也可用明胶海绵。

7. 注意再次探查有无遗漏的副脾。另外，如有胰尾损伤应在膈下间隙放置血浆引流管。

8. 用丝线逐层缝合腹壁切口，一般无须引流。

【术后处理】

1. 术后心电监护，每1～2小时测血压、心率、呼吸频率及氧饱和度。如遇血压下降或引流液过多，应及时检查、输血；如遇血压持续下降，心率加快，出现失血性休克症状者，应再次剖腹探查。

2. 术后禁食，予静脉补液，注意维持水、电解质和酸碱平衡，必要时给予营养支持。为防腹腔胀气应保留鼻胃管减压，待肠蠕动恢复后拔除胃管，开始进食。腹腔镜手术后，全面清醒后即可少量饮水，逐渐进食糖水及无渣果汁，术后24小时进半流质饮食，待肠蠕动恢复后，逐渐恢复至正常饮食。及早经口进食，有利于早期恢复胃肠道功能。

3. 术后常规使用止血药，并及时复查血常规。一般血小板在术后24～48小时即可显著增加，数日后可达（600～700）×10^9/L，通常术后2周可达最高值，然后逐渐下降，术后1～2个月恢复正常。

4. 术后应用抗生素预防感染。定期复查肝、肾功能，尤其在小儿门静脉高压脾肺分流术后，可出现急性肝衰竭，对肝功能不良者应给予保肝药物。

5. 腹腔镜手术术后24小时可拔除尿管。

6. 术中若留置血浆引流管，应在术后48～72小时拔除。

【术后并发症的预防及处理】

1. 一般并发症 见本章第五节术后并发症的预防及处理。

2. 腹腔镜脾切除术相关并发症

（1）穿刺意外、皮下气肿及高碳酸血症等并发症见本书总论第十节小儿腔镜外科的基本原则。

（2）出血：是小儿 LS 的主要并发症，也是导致中转开腹的主要原因。术中出血通常是由腔镜下游离脾周韧带时过分牵拉引起脾被膜撕裂或脾蒂撕裂造成的，若发生术中出血，应及早确切止血，有利于还原清晰术野，当出血不能控制时需尽早中转开腹；术后出血应及时发现、尽早处理，当非手术治疗不能控制出血时需行开腹手术止血。

（3）胃瘘、肠瘘及胰瘘：多是在游离脾周围组织过程中超声刀使用不当而灼伤胃、结肠、胰腺等部位引起脏器损伤而形成瘘。因此，腔镜下正确使用超声刀、精准解剖并游离脾周围组织有助于降低胃瘘、肠瘘及胰瘘的发生率。

（4）脾切除术后肠系膜血管、脾静脉、门静脉内形成血栓：是一种发生率较低的并发症，其原因可能与血小板上升速度有关，因此，需要全程监控血小板及凝血功能的变化，必要时可使用药物来调控血小板及凝血功能，有助于降低其发生率。

（5）机体免疫功能下降：脾脏是机体体液免疫和细胞免疫中心，脾切除术可引起机体免疫功能下降，增加感染风险。研究发现，腹腔镜脾切除术较开腹脾切除术能更好地保护机体的免疫功能。因此，在腹腔镜脾切除术中尽量减少对机体的损伤及尽可能保留脾脏的功能，对降低感染风险尤为重要。

（刘文英　邓小耿）

第二节　脾外伤手术

小儿腹壁薄弱，防御能力差，脾是最常受损的器官，轻度外伤就可能引起脾破裂。根据发病原因，临床上分为三类：①开放性损伤，如锐器损伤、枪弹贯通伤等，这类损伤多合并胸腹器官损伤；②闭合性损伤，如车祸、坠落伤、左侧胸腹直接挫伤（拳击），近年交通事故及高层建筑坠落伤较多；③医源性损伤，如结肠脾曲手术、脾穿刺出血等形成脾被膜下血肿或破裂。

按病理类型可分三种：①脾实质中央破裂，如脾破裂范围小，出血不多可自然停止，血肿机化而痊愈。多数脾中央破裂者继续出血，血肿从实质内发展到被膜下，可形成完全破裂。②脾被膜下破裂：脾被膜下实质破裂出血，血液积存于被膜下形成血肿。如继续出血或因活动致被膜破裂，可引起腹腔内大出血。小的被膜下血肿可被吸收或机化。③脾实质及包膜破裂：破裂大可发生腹腔内大出血；小的破裂仅为线形裂隙，出血缓慢。

脾损伤常合并颅脑、胸部、肋骨、脊柱或骨盆等损伤，以及腹腔内其他器官损伤等，必须高度警惕。

根据 2000 年 9 月天津第六届全国脾脏外科学术研讨会通过的脾脏损伤程度分级标准，将脾损伤分为 I～IV级，涵盖了由被膜至实质、由分支血管至脾蒂主干的各类脾损伤。

I 级：脾被膜下破裂或被膜及实质轻度损伤，手术所见脾裂伤长度≤5.0cm，深度≤1.0cm。

II 级：脾裂伤总长度 >5.0cm，深度 >1.0cm，但脾门未累及；或脾段血管受损。

III 级：脾破裂伤及脾门部或脾脏部分离断，或脾叶血管受损。

IV 级：脾广泛破裂，或脾蒂、脾动脉、静脉主干受损。

以上分级仅针对成人的无病理改变情况下的脾脏损伤，对于儿童及病理性脾脏，上述分级尚不能概括其具体分级及相应的处理策略。

【手术适应证】

对怀疑脾损伤内出血的患儿，均应严密观察，采用各种辅助检查手段（如 B 超、CT、诊断性腹腔穿刺等），及时明确诊断，判断损伤严重程度，决定治疗方式。对于血流动力学稳定的患者，目前特别是国外推崇非手术治疗。因为非手术治疗在并发症发生率、输血量及脾切除术后暴发性感染发生率等方面，都较手术治疗低。国外甚至有报道，儿童脾损伤后非手术治疗成功率达到 90% 以上。对于血流动力学不稳定或非手术治疗失败的患者，应立即剖腹探查。探查适应证包括具备以下情况 1～2 项者：①早期出现休克，经抗休克处理，临床症状无明显改善者；②持续性腹痛或进行性腹胀，伴有腹膜刺激症状者；③伤后有进行性贫血，输血后病情无改善者；④腹腔穿刺抽出不凝血，且出血量较多者。

【术式选择】

脾损伤的术式有多种，包括脾脏修补术、脾部分切除术、脾自体移植术、脾动脉结扎术及脾切除术。近年来随着微创外科的发展，腹腔镜脾保留性手术已不鲜见，其优点在于：避免开腹手术对脾脏的搬动和探查加重脾脏损伤；放大的视野有助于探查及诊断，能清晰显示脾上极和脾门处血管分支，便于进行保脾手术；创伤小、恢复快；可进行腹腔积血回收及回输。

儿童脾损伤后应尽量不采用脾全切除术。根据脾损伤的不同程度选择不同术式：①Ⅰ级脾损伤后已止血者，可不做处理；有渗血者，可用电凝或纤维蛋白或 ZT 胶黏合止血，亦可采用脾包膜缝合止血。我国目前主要有纤维蛋白组织黏合剂、微细纤维胶原胶、氧化纤维素、明胶海绵、ZT 胶、PW 喷雾胶等，术中常联合应用上述材料，可获得满意效果。②Ⅱ级脾损伤适于缝合修补、黏合治疗、大网膜填塞及包囊修补治疗。③Ⅲ级脾损伤及脾门部或脾脏部分离断，或脾叶血管受损者，常采用脾脏部分规则或不规则切除。④Ⅳ级脾损伤，脾广泛破裂伤，血流动力学稳定者可用吸收性网扎紧脾碎片再加止血药止血；如不能控制止血可打开小网膜腔，于胰腺上缘远离脾门结扎脾动脉控制出血，脾周围韧带有广泛的侧支循环，不至于引起脾坏死，且应尽量避免损伤胃短血管及胃网膜左血管，以期保存较为满意的血供；脾蒂、脾动静脉主干受损等大出血情况，需紧急切脾结扎脾蒂止血。若情况允许可保留脾上极，因有胃短血液供应脾上极，一般不会发生坏死。若脾上极碎裂不易保留，则尽快切除脾脏。

一、腹腔镜保脾治疗

1. 适应证：适于脾损伤分级Ⅰ、Ⅱ级。

2. 方法：气管内插管＋静脉复合麻醉下进行，建立人工气腹，置腹腔镜行鸟瞰，了解脾损伤的程度和腹内其他脏器的病变。然后吸净脾窝处积血，显露脾脏，对出血部位先行纱布压迫止血约 5 分钟，然后凝固止血（凝血酶或止血纱布），再压迫止血 5 分钟，确定止血效果后徐徐移开。观察 5～10 分钟，于脾窝处置一橡皮引流管引流。

腹腔镜下保脾手术是一种新型保脾措施，安全有效，缩短住院时间，避免了不必要的开腹手术给患者带来的痛苦，具有诊断和治疗双重作用，可同时处理腹内合并伤，值得推广应用。必须提出的是，因腹腔镜治疗的局限性，一味强调保脾，对脾脏出血量大且凶猛的患者采取镜下止血是不可取的。

二、脾动脉结扎术

1. 适应证：①脾损伤较广泛；②脾蒂撕裂伤出血多；③单纯脾修补术后未达到止血目的者。

2. 手术步骤：术者可在大网膜左侧选择一无血管区切断胃结肠韧带进入小网膜腔，在胰腺上缘找到脾动脉并向脾门追踪，切开覆盖于脾动脉表面的腹膜，以中弯钳或直角钳游离脾动脉，双重结扎；亦可分别结扎其分支（图 31-2-1）。

3. 注意事项：①游离脾动脉时注意勿损伤脾静脉。关键在于选择较表浅的脾动脉段，但不宜靠近脾门。②切忌在未打开腹膜及充分游离动脉前强行以血管钳穿过腹膜挑起血管，易误伤血管导致大出血。③若出血停止即用大网膜覆盖裂口。④如还有少量渗血，可用热敷或明胶海绵填塞止血。⑤如出血较多或仍有动脉出血，则需加以修补或根据出血部

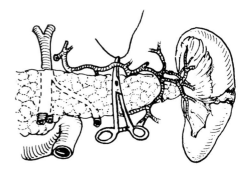

图 31-2-1　结扎脾血管

位结扎其相应的侧支。脾上极出血可以结扎胃短动脉,脾下极出血可结扎胃网膜左动脉。⑥出血停止后于左膈下放置引流管,关闭腹腔。

出现下列情况之一者不宜行本术式:①阻断脾动脉后脾脏有明显缺血表现者;②脾脏已广泛游离,侧支循环中断者;③合并其他脏器严重损伤者及生命体征不稳定者。

三、脾修补术

本术式较适用于脾贯通伤,对Ⅰ～Ⅲ级脾损伤,宜尽可能行修补术。

手术步骤:认真探查脾损伤情况,慎防损伤部位有遗漏,导致不良后果。

1. 控制脾动脉,用橡皮带环绕脾动脉,拉紧后可达到控制出血的目的。如果不先控制脾动脉,在脾修补后如仍有活动性出血须附加脾动脉结扎时,可能会因脾脏萎缩、裂口对合不严而致创面再次出血。

2. 探查时如有血块黏堵裂口,在脾脏未游离和托出切口之前不应去除,否则可致出血。

3. 无损伤性游离脾脏,保持脾脏良好的血供。

4. 清除全部血块及坏死、无血供的组织,结扎有活动性出血的血管。

5. 缝合裂伤。脾组织脆弱,易被缝合针线切割。因此,脾修补时必须极度轻柔,可用 2-0 铬制肠线或无创伤缝针将裂开的两边间断对合,边距 0.5cm,缝针须贯穿底部或略深于底部,以防存留死腔。推荐采用褥式间断缝合,在打结前,助手将裂口两侧于轻缓压力下合拢,然后将缝线逐一在无张力下做松紧适中的结扎,缝线不可拉得过紧,打结务必轻柔,否则可致脾脏严重撕裂。对创面较大的脾裂伤,可用带血管蒂的大网膜填塞(图 31-2-2)。

修补后用生物蛋白胶喷涂创面,止血较好,愈合较快。

6. 视术中情况,不放置引流管或在脾周留置烟卷或血浆引流管,关腹。

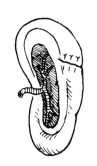 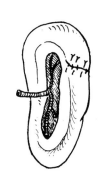 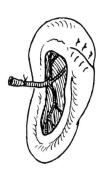 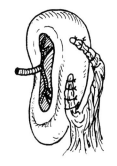

（1）垂直褥式缝合　（2）垂直褥式加包膜缝合　（3）褥式缝合加脾动脉结扎　（4）大网膜覆盖嵌入缝合

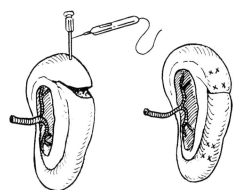 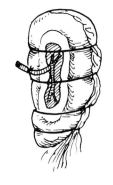

（5）（6）粗线穿过,带出线水平褥式缝合　　（7）大网膜包裹脾脏、肠线捆绑

图 31-2-2　脾损伤缝合方式

四、脾部分切除术

脾动脉的解剖特征表明：脾动脉在脾内呈节段血管供血，如树枝状，将脾脏分为脾叶、脾段。脾各叶、段形成一个真正独立的形态学单位，为脾叶、段切除提供了可靠的解剖学基础。对于脾部分切除保留脾脏应为多少，争论较多，一般认为保脾 1/3 才能提供足够的抗感染功能。研究表明，只要保留 1/5 脾脏，即能保持正常的 T 细胞亚群。具体手术方式见本章第三节。

这里需指出的是，由于脾部分切除术操作要求高，费时多，因此必须注意以下几点：①与其他手术一样，保留性脾手术后有发生并发症的可能，如凝固止血、缝合修补、大网膜填塞、转移大网膜包脾修补或部分脾切除术后再出血、自体脾移植术后肠粘连、腹腔脓肿等。因此，术后 48 小时内应严密观察腹腔引流管内出血情况，并定期复查血小板，检测 IgM。②对Ⅰ～Ⅲ级脾损伤尽量做保脾手术，且保留脾脏一定要妥善处理，既要止血严密，防止术后再出血，又要保证一定血供，以免保留脾坏死。③合并严重胰腺损伤或伴有腹腔污染或合并感染，应审慎采用保脾手术。④对脾广泛破裂及脾蒂、脾动静脉主干受损或多脏器合并伤或病理脾，均宜做脾全切除术。

五、自体脾移植

脾脏切除后将导致机体免疫、血液滤过功能下降。研究表明，脾外伤脾切除自体脾片大网膜移植有助于上述功能指标的恢复，且是一个操作简单、并发症少的手术。适应证：①Ⅲ、Ⅳ级脾破裂伤；②有威胁生命的多发伤；③病情重、血压不稳定；④脾缝合术不能有效止血者。详见本章第四节。

六、脾全切除术

一般认为，脾脏开放性破裂、损伤血管蒂、两处以上的严重脾破裂、脾脏有病理改变，以及复合性损伤病情危急，患儿不允许做脾修补或脾部分切除术者，应行脾切除术。详见本章第一节。

需要强调的是，小儿相对成年人对手术的耐受较差，特别是对时间与出血的耐受差，常突然在手术台上休克，甚至死亡。所以术前必须充分计划准备，尽量缩短开腹到关腹的时间，减少出血。术中及时输血、输液（同时避免过量输液）。

（刘文英）

第三节　脾部分切除术

脾脏是机体重要的免疫器官，为降低脾全切除术后出现严重感染、肿瘤易感性增高及血栓栓塞事件等的发生，脾部分切除术在临床上越来越受到重视，对低年龄婴幼儿尤其如此。脾部分切除术包括规则性和非规则性切除两种。规则性脾部分切除是按照脾内血管分布施行的脾段切除、脾叶切除和半脾切除。非规则性脾部分切除是根据脾损伤、病情和脾脏的分区进行选择，在临床更为常用。

随着脾保留手术的需要和对肝内结构认识的启发，自 20 世纪 70 年代以来，先后有 Dixon、Redmond、Clausen 和 Gupta 等一批学者从事脾脏和脾段解剖和血管分布情况的研究。我国华中科技大学同济医学院（原同济医科大学）附属同济医院刘大卫等根据 850 例脾脏标本对脾内血管解剖进行了细致的研究，发现脾动脉分成两叶动脉（占 86%）或三叶动脉（占 12.2%）进入脾脏；叶动脉又分出 3～5 条段动脉及亚段动脉；再分出与之垂直的 5～6 支小梁动脉，至外周成为终末小动脉。静脉起自脾窦，与动脉相伴，在动脉之后出脾。脾髓内的血管随小梁行走，由于脾小梁横行走向和横行节段性动脉供应，使脾的裂伤多数是横行的，常不跨过主要节段，这就为脾修补和部分脾切除提供了解剖学依据（图 31-3-1）。根据血管的分布将脾内血管分成三个区：外区由最小的血管（终末小动脉、笔毛动脉、微静脉）组成；中间区由中等血管（亚段动静脉及其分支）组成；脾门区主要由大血管（脾叶及脾段动静脉）组成。仅有 1/3 的脾动脉在脾门外很早就分出脾叶动脉（呈 Y 形），其余 2/3 的脾支脉紧贴脾门表面才分出脾叶动脉（呈 T 形）。

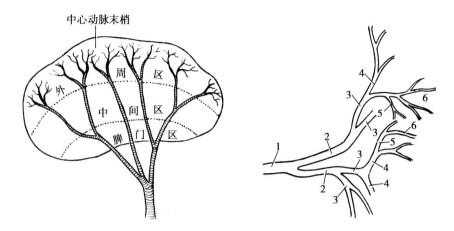

（1）3支脾叶动脉及5支脾段动脉（S₁~S₅）　　　　（2）脾内动脉的分布

1. 脾动脉；2. 脾叶动脉；3. 脾段动脉；4. 脾亚段动脉；5. 脾小梁动脉；6. 中心动脉。

图 31-3-1　脾动脉分支

【手术适应证】

1. 脾损伤　呈节段性的深裂、挫伤、粉碎或横截伤，或脾上、下极动脉或节段动脉损伤。

2. 良性病变　局限于脾脏某一部分的囊肿、错构瘤、动脉瘤等。

3. 选择性病理改变　如戈谢病、骨髓纤维变性、恶性淋巴瘤的分期治疗等。部分血液系统疾病，如珠蛋白生成障碍性贫血（地中海贫血）、遗传性球形红细胞增多症、慢性粒细胞白血病等有时也需要采用脾部分切除术辅助治疗。

4. 局限性病理改变　邻近器官或组织的恶性肿瘤需扩大根治切除者。

【手术步骤】

（一）腹腔镜脾部分切除术（视频 31-3-1）

1. 体位及戳卡的放置　关于腹腔镜脾切除的手术体位及戳卡的放置本章第一节已经详细阐述，此处不再重复。

2. 技术要点　先用 LigaSure 离断左侧胃结肠韧带及胃脾韧带，胰腺上缘找到并分离出脾动脉主干，用 7 号丝线提起备阻断。根据肿物或损伤位置分离出向脾上极或下极的脾蒂血管支，结扎并切断。此时，脾部分缺血、变黑，出现一条明显的分界线，用超声刀、LigaSure 分离脾上极或下极周围韧带，使已缺血的脾上极或下极充分游离。用腹腔镜下 B 超探头检查脾脏，确认脾占位或损伤部位位于已缺血的预定脾切除部分。先用 Habib 4X 沿着缺血线对脾组织进行消融固定，再用超声刀离断脾组织，断面管道用 hem-o-lock 血管夹结扎后离断，直至完成脾部分切除，这样离断脾组织时可以做到基本无活动性出血。将切除的脾脏装入标本袋中，用海绵钳深入标本袋中将脾脏钳碎后取出，冲洗断面，止血后常规放置引流管（图 31-3-2）。

视频 31-3-1　腹腔镜脾部分切除术

（二）开放性脾部分切除术

目前，开放性脾部分切除术仍然是不能完全放弃的手术选择方法之一，尤其是在腔镜下脾部分切除术条件受限、指征不足或有困难的情况下。

开放性部分脾叶切除或脾段切除包括脾脏的游离、脾叶或脾段血管的结扎、脾实质的离断和保留脾断面缝合等几个步骤。

1. 开腹后充分显露脾脏，切忌盲目分离，以免增加脾损伤。应探查脾脏与邻近器官的关系，并分离粘连。在探查损伤的脾脏时，夹紧脾门与胰尾之间的脾蒂血管来控制活动性出血是极为重要的。

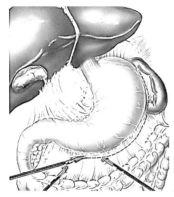（1）离断左侧胃结肠韧带及胃脾韧带　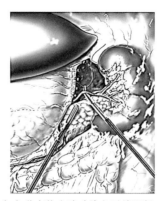（2）分离找出脾动脉主干并阻断　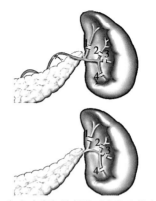（3）离断切除部分对应的血管支

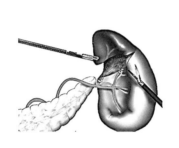（4）脾实质切除　　　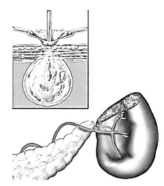（5）标本袋中钳碎后取出脾标本

图 31-3-2　腹腔镜脾部分切除术

2. 切断脾脏所有韧带，术者用右手将脾脏向前、向内、向下轻轻托起，助手向上、向外、向后牵拉腹壁，尽量显露脾脏。

3. 根据情况决定施行脾部分切除（脾上极、脾下极）、半脾切除、次全切除（保留脾脏部分相当于正常脾脏体积的 25%～20%）。一般认为保留正常脾脏的 25%～50%，就能维持机体的免疫功能。

4. 结扎相应的脾血管　除非有致命的出血，否则不应在对脾损伤作出估计之前结扎脾叶或脾段血管。当决定施行脾叶或脾段切除术，通常都能在脾门处结扎和切断脾叶动脉及静脉。由于有 2/3 的病例，脾动脉是紧贴脾门的表面才分出脾叶动脉及其分支，为手术增加难度。在这种情况下，脾叶或脾段血管的处理，只能在紧贴脾脏表面或在脾实质组织内进行。为确保这些血管结扎，常规应用血管近端的缝合结扎和远端的贯穿缝合结扎的方法。

5. 脾实质的离断　脾部分切除的技术与肝叶切除相似。阻断及结扎相应脾血管后，脾表面显示出缺血区。标出切除平面后，在标志线健侧的 0.5cm 处，切开脾包膜，用刀柄钝性分离脾实质，将所遇到的血管用血管钳钳夹切断，并分别结扎，直至整个实质离断。

如果脾亚段血管断端回缩入脾内，不应试图向脾实质深部钳夹。此时，用 3-0 丝线做水平的褥式缝合能达到安全止血的目的。

6. 保留脾断端的处理　可用 2-0 铬制肠线行 U 形交锁褥式缝合，或水平褥式缝合。用带血管蒂的大网膜覆盖，有助于保留脾脏的侧支循环形成（图 31-3-3）。

7. 再次检查　再次检查保留的脾脏有无出血、缺血和淤血现象。如果出现保留脾有淤血，则意味着其静脉回流有障碍，应小心检查是否有脾静脉或脾叶静脉被结扎或阻塞。只有证实保留脾无出血和缺血时才可还纳入左上腹。还纳前，分离的脾床应予缝合。还纳后，保留脾周围的韧带组织应与胃和后腹膜组织固定数针，以免发生脾扭转。

膈下脾周常规放置软胶管引流后关腹。

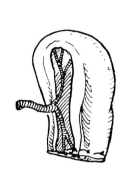 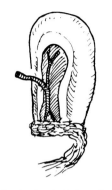 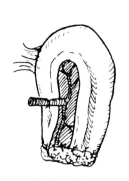

（1）脾段切除水平褥式缝合 　（2）脾段切除，断端大网膜覆盖 　（3）脾部分切除加脾动脉结扎

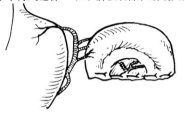 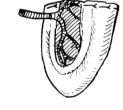

（4）脾大部切除保留脾短动脉血供 　　　　（5）半脾切除保留下半脾

图 31-3-3　脾部分切除术式

（刘文英　邓小耿）

第四节　自体脾移植及保脾手术

一、自体脾移植

1. 基于脾在免疫功能方面的重要性及脾组织对严重缺血有良好的耐受性，自体脾移植的研究已被广泛重视。但外伤性脾破裂切除脾脏后是否应常规进行自体脾移植，目前仍有争论。这主要是由于目前还未能证实再植对人类是否如同实验动物那样达到对感染的防卫作用，也不能证实在调理素作用不足的脾组织再植能形成有效细菌过滤器。但不少人认为，即使再植不能使机体有充分的抗感染能力，仅只达到罹受感染时延长生存时间，就已经有足够理由应用自体再植，以便发生败血症时赢得时间开始治疗。再植的前提是手术操作对患者没有不利影响。当然，再植只应该在保脾手术不可能施行时才采用。病理脾组织的自体移植报道日增。研究者在大量患者的随访中，对手术情况、免疫状态、移植脾组织存活情况等进行统计分析，发现自体脾移植组的手术风险较小、脾片移植后成功率较高，还可显著提高患者术后免疫功能，与单纯脾切除组相比，术后并发症发生率、感染率也较低，故自体脾移植越来越多地应用于临床，但注意对于有严重合并伤且危及生命者不能一味追求保脾，要做到"救命第一，保脾第二"。

2. 再植再生的可能性取决于足够的植入量、移植物体积的大小及再植组织是否有足够的血液灌注。移植多少脾组织才能达到维持机体的免疫功能，仍有不同的意见，但一般认为最少不能少于正常脾脏的25%。移植组织片大小要适宜，不宜太厚、太大。厚度为 2mm，大小为 20mm×10mm 的薄片，或 2cm×1cm×0.5cm 呈菱形或多边形的小块，便于血管再生，太大易引起脾组织中央缺血坏死。大网膜内再植是目前使用最广泛和最佳的方法，不但范围大、血供丰富、易于早期建立血供和移植物成活，而且移植物的静脉血液与门静脉系统相连。

3. 脾组织片制作：切除后将除去血管钳的脾脏放入 4℃平衡液（内加肝素 12 500U，另外可再庆大霉素 12 万 U、青霉素通滤波器 160 万 U）中浸泡，洗除脾组织内的积血，再用冷平衡液冲洗脾脏。去除脾包膜极为重要，有利于移植物与移植床间的血管建立。然后将脾组织切成要求的大小，放入平衡液中，进行漂洗。

4. 脾组织片移入：认真止血和温盐水冲洗腹腔后，将大网膜铺平，在其前叶剪一小孔，将脾片（块）平铺植入大网膜内的血管丰富区，予以缝合固定。

二、保脾手术

损伤未波及脾门大血管而呈节段性的深裂、挫伤、粉碎或横截伤，或脾上、下极动脉或节段动脉损伤时，若一般情况较好，可考虑施行脾网术。缝扎较大裂口并止血，用碳素纤维编织成网眼状口袋，把脾损伤部分套入口袋内，收紧口袋后既能加压止血，又能达到保脾目的。有文献报道，采用自制的可吸收线或细肠线编织网套进行可吸收网套脾包裹修补术，取得良好效果，且网套可降解，无毒副作用，降低了不良反应的发生率。

（刘文英）

第五节 术中、术后特殊情况的处理

【术中特殊情况的处理】

良好的显露和明视下操作是关键，术中失误多是由于显露不好，解剖关系不清，而强行或盲目操作造成。

1. 为控制出血而预先行脾动脉结扎时，如因胃脾韧带较厚且与后腹膜粘连较紧，一时不易找到正确平面进入小网膜腔时，可通过胃结肠韧带进入小网膜腔，然后再切开胃脾韧带。在胰腺上缘搏动最明显处找到位置较浅表的脾动脉，选择动脉弯曲处进行分离，此处脾动、静脉分开，使分离易于进行，降低伤及脾静脉的风险。如遇脾动脉深藏胰组织或解剖分离有困难时，可省去此步骤。术中大出血的原因多由于：①强行分离脾周围粘连，特别是与肝及膈面的粘连，撕裂血管性粘连所致；②胃短血管撕裂或撕脱；③盲目钝性分离脾肾韧带，在脾门背侧撕裂脾静脉及其分支，或致脾撕裂；④强行向外托出脾脏时用力过大，撕裂脾静脉或脾蒂撕脱；⑤脾蒂钳滑脱。

（1）遇术中大出血时应保持镇静，应先压迫堵塞控制出血，并立即输血，做好照明、吸引、牵拉等准备，必要时扩大切口，充分显露术野，寻找出血原因。

（2）切忌盲目钳夹出血点或脾蒂，有伤及胃、胰、大小肠等危险。最有效的控制出血的方法是助手用手指捏紧脾蒂及胰尾。

（3）企图在脾脏仍深在脾窝内的情况下彻底止血是不实际的和不可能的。原则上应果敢地迅速切脾，才能有效控制出血。

（4）根据不同的出血情况加以处理。

1）在分离脾与肝、膈面粘连时发生不易控制的出血，应立即以手指捏紧脾蒂血管后，将脾脏迅速游离并提出切口外，以纱布垫填塞脾窝，切脾后再逐步取出纱布垫，找出出血点，一一缝扎止血。

2）正确处理脾蒂血管，是脾切除成败的关键之一。勿过度牵拉脾脏，以免使脆弱的脾静脉破裂；钝性分离脾门处脾血管分支之间的疏松结缔组织，以免因组织过多钳夹滑脱；在两道结扎间的距离不应少于0.5~1cm，使中间的缝合结扎在血管中穿过处不至于损伤出血。以上这些都是脾蒂处理时重要的基本原则。脾蒂大出血一旦发生，手指捏紧脾蒂血管，迅速切脾后，妥善处理结扎脾蒂血管。

3）胃短血管出血时，可将胃向下牵拉，将脾向左牵开，以利于显露及钳夹、缝扎止血。

4）在脾肾韧带后叶和上方未完全切断之前，试图强行翻出脾脏会导致脾蒂血管破裂的危险。此时应控制脾蒂血管，迅速分离余下的韧带，提出脾脏于切口外，处理脾蒂及切除脾脏。

5）脾结肠韧带的小血管出血，易于个别血管结扎止血。

2. 邻近器官的损伤是脾手术的另一危险，多由于强行钝性或剪割周围粘连时造成，或术中发生出血，盲目钳夹止血所致。

（1）损伤胃：分离结扎胃短血管或胃血管出血时盲目钳夹，均可造成损伤。应注意检查，如有可疑，应及时将胃壁做两层浆肌层内翻缝合。

（2）损伤胰尾：不按规程处理脾门，而是大块钳夹，有造成胰尾损伤的可能。被钳夹的胰尾远端应予切除，胰管用细丝线单独结扎，胰远端最好用褥式缝合，结扎时不要用力过大，以免割裂组织。术毕在膈下置橡皮管引流。

（3）损伤膈肌：分离膈面粘连时，可撕裂膈肌造成出血或穿孔，应予缝合修补。若合并气胸，应从膈肌破口插入导尿管行胸腔闭式引流。

（4）损伤左肝：分离与肝左叶外侧的紧密粘连时，有时会造成包膜或肝实质的损伤而致出血或胆漏。最好的预防办法是经脾包膜下切除脾脏。发生出血时，若单纯缝合止血无效，可翻转三角韧带或折叠已纤维化变薄的左肝外侧缘压迫缝合止血。如仍不能控制出血，宜行左肝外侧段切除。术毕左膈下放置引流管。

（5）损伤肾上腺或肾脏：强行分离脾脏与后腹膜粘连时，可造成此种损伤而致难以控制的出血，值得注意。采用结扎止血无效或组织缺损难以缝合时，可采用纱布堵塞压迫止血，术后 3～5 天拔除。

3. 对于巨大的脾脏，或脾脏固定不能移动，估计脾周围粘连较多；或者术中因脾脏上极与膈面的粘连紧密牢固，不能钝性分离时，应采用或改行胸腹联合切口，在明视下逐步切断膈肌与脾脏之间的粘连。如术中发现切除极为困难，患者全身情况欠佳时，不得不放弃脾切除，可仅做脾动脉结扎。

4. 脾破裂合并其他器官复合伤，且需要同时手术处理时，应迅速切脾止血，而不强求保留脾脏，以免延误时间。值得注意的是，脾门的损伤施行脾部分切除是十分危险的，主要是由于大的脾叶或脾段血管显露于保留脾脏的断面表面，从而使水平褥式缝合无法施行。此种情况下，应行脾切除为宜。

【术后并发症的预防及处理】

1. 手术后内出血　术后出血是脾脏手术后最严重的并发症之一。常见原因是结扎小血管的线结脱落或剥离创面的毛细血管渗血。脾动、静脉主干出血罕见，但一旦发生后果严重，坚持脾蒂三钳夹切法和脾蒂血管二重结扎加缝扎的原则，应可避免此意外的发生。术时胰尾曾被钳夹或切除者，常可发生胰尾出血。出血多在术后 24 小时内发生，很快出现低血容量症状，故术后生命体征的监测极为重要。此外，还可从腹腔引流管引出鲜红血性物。因此，保持术后引流管的畅通不容忽视。出血诊断一旦成立，迅速补充血容量，经原切口探查，清除腹腔内积血，有新鲜凝血块处常有活动性出血点，要予缝合结扎止血。对渗血创面可用缝合方法缩小渗血面积，逐步控制出血。胰尾部出血要确实结扎。肝面渗血可用纤维蛋白黏合剂，必要时考虑肝左叶切除。渗血无法控制，大多有凝血机制障碍，应立即做相应的检查和治疗。脾修补术后有发生出血的可能，在此种情况下，脾切除是可取的选择。

2. 左膈下脓肿及脾静脉血栓性静脉炎　脾切除术后膈下积液容易继发感染形成膈下脓肿，有时膈下的感染波及已结扎的脾静脉，造成血栓性静脉炎，这也是脾切除术后长期发热的原因之一。膈下积血继发感染、胰尾损伤处理不当、胃或结肠损伤后污染膈下等是常见原因。术后发热持续不退应想到此种可能，须进一步检查以确定诊断。诊断明确后，尽早切开引流或在 B 超引导下穿刺脓肿，并加强抗感染治疗。

脾切除术中有误伤或大出血者，应在左膈下放置有侧孔的引流管，术后半卧位，保持引流管的畅通，对预防感染至关重要。

3. 术后血管栓塞　血管栓塞的发生与术后血小板增加有关，发生率为 5%～10%，但在小儿似乎少见。常见为门静脉栓塞，临床上大多发生在术后 2～3 周，与血小板数上升的高峰时间相符。有学者主张，在脾切除后若血小板超过 $300\times10^9/L$，应立即给予抗凝治疗，防止血栓形成。故术后 1 周起，应定期检查血小板，为预防血栓形成，可使用双嘧达莫（潘生丁）治疗，严重者可给予适当的水化治疗。

血管栓塞的早期可试用尿激酶治疗。全身治疗为将药物溶于 5% 葡萄糖溶液或右旋糖酐 40 中静脉滴注，负荷剂量为 2 000～4 000U，在 30 分钟内滴完，继以维持量每小时 2 000～4 000U，连续 12 小时。或用链激酶，首次剂量 4 000U/kg 溶于生理盐水或 5% 葡萄糖溶液 100ml 内静脉滴注，30 分钟滴完，维持量 2 000U/（kg·h），连续 10 小时。疗程为 3～5 天。剂量可参考凝血酶时间进行调整，在溶栓治疗时，凝血酶时间可较正常延长 2～2.5 倍。

治疗也可局部用药，尿激酶 5 000U 或链激酶 4 000U 溶于生理盐水 20ml，经导管插入栓塞血管内注射，每天 1 次，连续 3 天。

严重的肠系膜上动脉栓塞，应行紧急取栓手术。

4. 术后胰瘘或假性胰腺囊肿 胰瘘是术中损伤胰尾所致，后果严重，预后恶劣。术后腹腔脓肿经引流长期不愈合，引流物为透明或稀薄混浊的液体，且皮肤被腐蚀时应考虑胰瘘的可能。测定引流液中的淀粉酶水平有助于诊断。治疗原则是充分引流，全身应用抗生素及支持治疗，保护局部皮肤。应用抑制胰液分泌的药物如奥曲肽、生长抑素，亦极有帮助。引流持续 3 个月以上不愈，则可考虑手术。

假性胰腺囊肿形成后，若囊肿张力不高或体积小，可暂时不做外科处理；若囊肿张力高或体积大，则应及时行手术外引流；若持续引流 3 个月左右，囊肿壁厚度≥2mm 时，则宜施行内引流术。

5. 术后消化道穿孔 术后消化道穿孔少见，多为术中创伤所致。术中连同胃壁或结肠壁一起结扎，致使局部坏死、穿孔。多在术后第 3～5 天发生，临床出现典型的弥漫性腹膜炎体征。应立即置胃管，纠正水、电解质代谢紊乱后剖腹探查。

（刘文英）

参 考 文 献

[1] 李索林，李萌. 单切口腹腔镜脾切除术的技巧 [J]. 临床外科杂志，2015，23（11）：809-810.

[2] 徐冰，彭兵，曹李明，等. 儿童腹腔镜脾切除术 35 例分析 [J]. 临床小儿外科杂志，2013，12（3）：216-218.

[3] 唐杰. 小儿外科的加速康复外科应用现状 [J]. 肠外与肠内营养，2017，3：177-180.

[4] 李索林. 快速康复外科理念在小儿腔镜外科中的应用 [J]. 临床小儿外科杂志，2015（5）：353-356.

[5] 刘秀荃，张新宇. 腹腔镜脾切除术的研究进展 [J]. 中国普外基础与临床杂志，2018，25（1）：113-117.

[6] 王湘辉，上官建营，项红军，等. 腹腔镜脾切除术的临床应用（附 85 例报告）[J]. 腹腔镜外科杂志，2015，20（2）：122-126.

[7] FELDMAN L S. Laparoscopic splenectomy : standardized approach[J]. World Journal of Surgery，2011，35（7）：1487-1495.

[8] FENG S，QIU Y，LI X，et al. Laparoscopic versus open splenectomy in children : a systematic review and meta-analysis[J]. Pediatric Surgery International，2016，32（3）：253-259.

[9] TULMAN S，HOLCOMB G W，KARAMANOUKIAN H L，et al. Pediatric laparoscopic splenectomy[J]. J Pediatr Surg，1993，28（5）：689-692.

[10] RESCORLA F J，WEST K W，ENGUM S A，et al. Laparoscopic splenic procedures in children : experience in 231 children[J]. Ann Surg，2007，246（4）：683-688.

[11] SOMASUNDARAM S K，MASSEY L，GOOCH D，et al. Laparoscopic splenectomy is emerging 'gold standard' treatment even for massive spleens[J]. Ann R CollSurg Engl，2015，97（5）：345-348.

[12] UTRIA A F，GOFFREDO P，KECK K，et al. Laparoscopic splenectomy : has it become the standard surgical approach in pediatric patients? [J]. J Surg Res，2019，240：109-114.

[13] HASSAN M E，AL ALI K. Massive splenomegaly in children : laparoscopic versus open splenectomy[J]. JSLS，2014，18（3）：e2014.00245.

[14] DENG X G，MAHARJAN A，TANG J，et al. A modified laparoscopic splenectomy for massive splenomegaly in children with hematological disorder : a single institute retrospective clinical research[J]. Pediatr Surg Int，2012，28（12）：1201-1209.

[15] 邓小耿，唐晶，伍耀豪，等. 改良腹腔镜巨脾切除术治疗儿童血液病的临床研究 [J]. 中华外科杂志，2013，51（9）：788-791.

[16] SHAMIM A A, ZAFAR S N, NIZAM W, et al. Laparoscopic splenectomy for trauma[J]. JSLS, 2018, 22(4): e2018.00050.

[17] AL-SALEM A H. Splenectomy for children with thalassemia : total or partial splenectomy, open or laparoscopic splenectomy[J]. J Pediatr Hematol Oncol, 2016, 38(1): 1-4.

[18] CHEN J, YU S, XU L. Laparoscopic partial splenectomy : a safe and feasible treatment for splenic benign lesions[J]. Surg Laparosc Endosc Percutan Tech, 2018, 28(5): 287-290.

[19] LIMA M, REINBERG O, RUGGERI G, et al. 3D virtual rendering before laparoscopic partial splenectomy in children[J]. J Pediatr Surg, 2013, 48(8): 1784-1788.

[20] ENGLUM B R, ROTHMAN J, LEONARD S, et al. Hematologic outcomes after total splenectomy and partial splenectomy for congenital hemolytic anemia[J]. J Pediatr Surg, 2016, 51(1): 122-127.

[21] PUGI J, CARCAO M, DRURY L J, et al. Results after laparoscopic partial splenectomy for children with hereditary spherocytosis : Are outcomes influenced by genetic mutation? [J]. J Pediatr Surg, 2018, 53(5): 973-975.

[22] SEIMS A D, BRECKLER F D, HARDACKER K D, et al. Partial versus total splenectomy in children with hereditary spherocytosis[J]. Surgery, 2013, 154(4): 849-855.

[23] 于增文, 李素林, 李英超, 等. 腹腔镜脾切除联合胃食管周围血管离断术治疗小儿门静脉高压症 [J]. 临床小儿外科杂志, 2011, 10(4): 267-269.

[24] 王文晓. 肝前型门脉高压研究进展 [J]. 中华小儿外科杂志, 2010, 31(10): 789-792.

[25] 胡廷泽, 冯杰雄, 刘文英, 等. 三联手术治疗小儿肝外门静脉高压 [J]. 中国修复重建外科杂志, 2004, 18(4): 281-284.

[26] 张金山. 小儿肝硬化门脉高压症的研究新进展 [J]. 中华小儿外科杂志, 2010, 31(9): 702-705.

[27] BALAPHAS A, BUCHS N C, MEYER J, et al. Partial splenectomy in the era of minimally invasive surgery : the current laparoscopic and robotic experiences[J]. Surgical Endoscopy, 2015, 12(10): 4118-4119.

[28] 王卫东. 腹腔镜脾部分切除术的方法和技巧 [J]. 世界华人消化杂志, 2017, 25(34): 3021-3024.

[29] BORIE F. Laparoscopic partial splenectomy : surgical technique[J]. Journal of Visceral Surgery, 2016, 153(5): 371-376.

[30] 莫锋, 蔡辉华, 陈学敏, 等. 超声刀联合双极电凝在腹腔镜脾脏部分切除术中的应用 [J]. 中华肝胆外科杂志, 2014, 20(10): 756-757.

[31] 陈红卫, 汪佳辉. 严重外伤性脾破裂切除加自体脾移植的临床疗效及其对免疫状态的影响 [J]. 浙江创伤外科, 2014, 19(1): 101-103.

[32] 程宇, 殷莉波, 倪沂江, 等. 自体脾组织大网膜移植术治疗小儿脾破裂的临床分析 [J]. 实用临床医药杂志, 2015, 19(9): 124.

[33] 贾会文. 自制可吸收网套在保脾术中的临床应用 [J]. 中国现代药物应用, 2014(17): 212-213.

[34] GUIZZETTI L, GARZA-SERNA U, OVALLE-CHAO C, et al. Total versus partial splenectomy in pediatric hereditary spherocytosis : A systematic review and meta-analysis[J]. Pediatr Blood Cancer, 2016, 63(10): 1713-1722.

第三十二章 | 门静脉高压症手术

小儿门静脉高压症的临床表现与成人相似,也是以脾大、脾功能亢进、食管-胃底静脉曲张破裂出血为主要症状;但发病原因与成人有区别,成人病例绝大多数为肝内型,主要系肝硬化所致,而小儿门静脉高压症肝外型较多,可占50%~70%。尽管病因有别,但在疾病的发展过程中危及生命的仍是食管静脉曲张破裂出血或肝硬化导致最终肝衰竭。近年来,随着对小儿门静脉高压症病理生理的深入研究,针对病因的治疗显著提高了其预后效果。对于肝外型梗阻常见的门静脉海绵样变性,Rex旁路手术在肠系膜上静脉和门静脉系统之间架桥形成分流,由于分流后内脏的血液流入肝脏并且重建门静脉的生理灌注,已被认为是治疗儿童肝前性门静脉梗阻标准治疗方法;然而,对于肝炎后或胆汁性肝硬化和先天性肝纤维化等肝脏病变所造成的肝内型门静脉高压症,仍是针对食管静脉曲张破裂出血的对症治疗。虽然内镜套扎或注射硬化治疗已成为预防和治疗食管静脉曲张破裂出血的首选方法;但是,随着患儿年龄增长,门静脉高压症的持续作用会逐渐加重脾大,表现伴有全血细胞减少的脾功能亢进,严重贫血会阻碍生长发育,这就需要采用外科手术干预取代保守治疗。最初手术采用阻断门静脉与奇静脉间交通支的贲门周围血管离断控制食管静脉曲张破裂出血的断流术,随后又创用在门、体静脉间造成人工吻合通路的分流术以降低门静脉压力,达到预防或治疗食管静脉曲张破裂出血的目的。尽管各种分流术均能在一定程度上降低门静脉压力,但术后出现的加重肝脏损伤又限制了分流术的应用。分流术与断流术术后均有一定可能会发生再出血,且两者各有利弊,因此各家主张不一,分流术与断流术之争未见分晓,尚无一种完美的术式。小儿作为特殊群体,除考虑疾病的治疗外,尚须考虑小儿生长、发育和生活质量问题,故在选择术式时更应慎重。对于小儿门静脉高压症脾功能亢进,多数学者不主张单纯脾切除术,因为脾切除术后脾静脉继发血栓,失去了再次分流术的机会。随着腹腔镜技术的进步,脾部分切除术已被开展,联合选择性贲门周围血管离断术治疗顽固性食管静脉曲张出血合并脾功能亢进取得良好疗效,既可缓解有症状的脾大,保留部分脾脏免疫功能,又可控制出血性食管静脉曲张。

门静脉系统应用解剖

门静脉是腹内器官最大的回流静脉,收集胃、肠、胰、脾、胆道等的血液汇入肝脏,是肝脏血供的主要来源,约占入肝总血量的70%。门静脉主干由脾静脉、肠系膜上静脉汇合而成,走行于肝十二指肠韧带两层腹膜之间,位于胆总管与肝动脉后方,其长度与直径因年龄而异。在肝门部分为左、右支分别进入肝左、右叶。

(一)门静脉的特点

1.门静脉与一般静脉不同,其始末两端均为毛细血管,开始于胃、肠、脾、胰、胆道等器官的毛细血管网,汇集成门静脉主干后进入肝脏,终止于肝脏的毛细血管网,即肝小叶内的肝窦。

2.门静脉系统内无静脉瓣,故其中的血液在门静脉高压症时可以产生逆流这一病理状态。

3.门静脉系统与腔静脉系统间存在广泛的侧支吻合,当门静脉压力增高时侧支开放形成侧支循环,由于门静脉与腔静脉间存在压差,致使门静脉血液部分流入腔静脉系统。

(二)门静脉属支

门静脉是腹腔脏器最大的回流静脉。由肠系膜上静脉、脾静脉、肠系膜下静脉、胃左静脉、胃右静脉等汇合而成。

1. 肠系膜上静脉　由胃网膜右静脉、胰十二指肠下静脉、小肠静脉、回结肠静脉、中结肠静脉、右结肠静脉等汇合而成。在肠系膜上动脉的右侧与之伴行，经肠系膜根部上行，经胰颈部后方与脾静脉汇合形成门静脉主干。

2. 肠系膜下静脉　由左结肠静脉、乙状结肠静脉、直肠上静脉汇合而成。乙状结肠静脉与左结肠静脉汇合后沿后腹膜深面屈氏韧带的左侧上行汇入脾静脉，少数汇入肠系膜上静脉。

3. 脾静脉　脾静脉是由2~6条脾静脉分支汇合而成。脾静脉分支类型有集中型和分散型两种，集中型占30%，脾静脉距脾门0.6~2cm分成脾叶静脉，脾静脉主干相对较长，脾叶静脉较短，管径较粗，支数较少，进入脾门范围比较集中；分散型约占70%，脾静脉距脾门2.1~6cm分为脾叶静脉，脾静脉主干相对较短，脾叶静脉较细长，进入脾脏的范围较分散。脾静脉在其起始部接纳胃短静脉、胃网膜左静脉的血液，形成一条脾静脉主干，与脾动脉伴行在胰腺的后方向右走行，在胰腺近颈部与肠系膜上静脉汇合形成门静脉。沿途接纳肠系膜下静脉及来自胰腺的细小静脉。此外，脾静脉还可以接受胃后静脉的血液，胃后静脉自胃体后壁经胃膈韧带下行汇入脾静脉或其分支。门静脉高压时胃后静脉内血液逆流是造成食管、胃底静脉曲张及出血的主要原因之一。

4. 胃左静脉（胃冠状静脉）　接收来自胃小弯胃支的血液后在贲门右侧转向右下方，在其转向右下方处又接纳来自高位食管支（食管旁静脉）的血液，形成冠状静脉干。

5. 胃右静脉　胃右静脉位于幽门小弯侧，与同名动脉伴行。该静脉汇入门静脉，与胃左静脉间有吻合支。

（三）门静脉与腔静脉间吻合支

门静脉与腔静脉间存在大量吻合支，在正常情况下不交通，但在门静脉高压状态下这些吻合支就会开放，形成静脉曲张（图32-0-1）。常见的吻合支有以下。

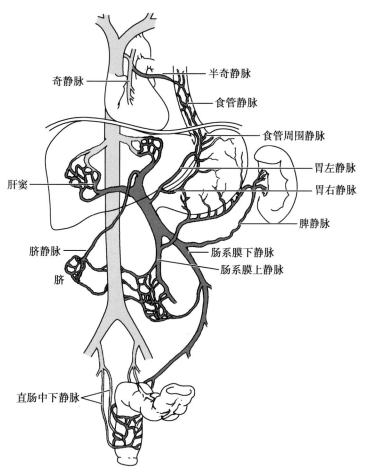

图 32-0-1　门静脉和腔静脉系统间的交通支

1. 门、奇静脉吻合支 门静脉系统的冠状静脉、胃短静脉与腔静脉系统的奇静脉、半奇静脉在胃底和食管下段黏膜下层间有吻合支相交通。由于冠状静脉和奇静脉分别直接进入门静脉和腔静脉主干，门、腔静脉间压差大。当门脉压力增高时冠状静脉受压力最早、最大，致使该处吻合支较早发生静脉曲张。食管曲张静脉破裂出血的部位绝大多数位于食管下端3～5cm。食管壁的静脉分为三层：上皮下浅静脉丛、深固有层（黏膜下层）静脉丛和食管旁静脉丛。穿支静脉将这三层静脉丛连接在一起。内镜超声检查可以清晰显示门静脉高压症患者食管壁周围的血管结构。食管侧支静脉根据其位置分为两组：食管周围侧支静脉（毗邻食管固有肌层的小血管）和食管旁侧支静脉（与食管固有肌层分界的大血管）。穿支静脉穿透食管壁与食管周围侧支静脉或食管旁侧支静脉连接，正常情况下在胃食管黏膜连接处上方2～3cm的数支穿支静脉，其血流方向是向外的。门静脉高压症时，穿支静脉扩张且瓣膜关闭不全，部分血流可逆向回流，重度门静脉高压症时，穿支静脉的瓣膜关闭不全，使奇静脉和门静脉内的血液反流入高压和充盈的深固有层静脉内（曲张静脉），它最终接受来自门静脉和奇静脉的双重静脉系统。呼吸、咳嗽和呕吐等情况可增加食管胃连接处的压力，加剧血流动力学紊乱，在食管胃连接处形成一个压力高而且极易波动、充血、扩张、浅表和易破裂的静脉系统。

2. 直肠上静脉与直肠下静脉吻合支 直肠上静脉属门静脉系统，直肠下静脉为腔静脉系统。直肠下静脉的肛管静脉在直肠下段的黏膜下层与直肠上静脉的终末支通过吻合支相交通。当门静脉压力持续增高时发生静脉曲张而形成痔，亦可发生出血。

3. 腹壁静脉与附脐静脉吻合支 腹壁上、下静脉属腔静脉系统，而附脐静脉属门静脉系统，两者的吻合支在脐周相交通。当门静脉压力增高时可产生脐周静脉曲张，严重者称为"海蛇头"。

4. 门、腔静脉腹膜后吻合支 门静脉系统的肠系膜上、下静脉的属支与腔静脉系统在腹膜后有广泛的吻合支相交通，长时间门静脉压力增高可有腹膜后水肿及曲张血管增生。

第一节 Rex 分流手术

Rex 分流术是针对小儿肝前性门静脉梗阻而实施的肠系膜上静脉到 Rex 隐窝（左门静脉远端所在肝左内、外叶之间的裂隙）门静脉左支的搭桥吻合术。1992 年比利时肝移植医师 de Ville de Goyet 在处理 1例 3 岁肝移植术后门静脉血栓的患儿时，巧妙地设计了一种新的手术方法，将患儿的左侧颈内静脉自体移植到肝内门静脉左支 Rex 窝与肠系膜上静脉之间，恢复门静脉血流重新进入肝脏，完美地解决了门静脉梗阻问题，该手术方式称为 meso-Rex 分流术（图 32-1-1）。随后，这一技术进一步被应用到门静脉海绵样变性的肝前性门静脉高压症患儿，也取得了良好效果，1998 年发表 7 例 Rex 手术的相关报道，标志着肝前性门静脉高压的治疗进入了一个新的时代，正式应用于小儿肝外型门静脉梗阻（extrahepatic portal vein obstruction，EHPVO）。由于该术式与传统门体静脉分流手术有本质区别，可达到生理性恢复入肝内血流，为此病提供了一种可治愈而不是姑息的治疗方法，故很快被接受并得到推广应用。传统 Rex 手术通过移植颈内静脉，将其两端分别与肠系膜上静脉和 Rex 隐窝内的门静脉左支相吻合，达到分流门静脉系统血液进入肝内的目的，但手术增加了颈部切口。因此，不断有改良 Rex 手术的报道，分流血管的选择方式多样，包括胃冠状静脉、胃网膜右静脉、肠系膜下静脉、脾静脉、股静脉和大隐静脉等。

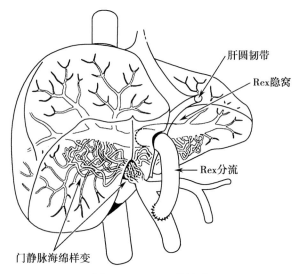

肝圆韧带

Rex隐窝

Rex分流

门静脉海绵样变

图 32-1-1 Rex 分流术

【手术适应证】

1. 门静脉海绵样变性或门静脉血栓梗阻。

2. 肝内门静脉左支或右支发育良好，肝实质没有病变。

3. 有可供吻合通畅的肠系膜上静脉或脾静脉。

4. 有合适的搭桥静脉。

【手术禁忌证】

1. 肝内门静脉发育不良，没有合适的分流血管。

2. 年龄较小，肝外门静脉或脾静脉过细难以吻合。

3. 凝血功能障碍，血液呈高凝状态。

【术前准备】

1. 全面查体了解心、肝、脾、肾、肺等重要脏器功能情况。

2. 影像学检查包括腹部超声、颈部超声、螺旋 CT 或磁共振肝内外血管造影，甚至经介入肝静脉楔入门静脉造影评估相应血管情况。

3. 必要时术中经脐静脉再通后造影，以了解肝内门静脉及其分支情况，确定 Rex 分流肝内静脉吻合选择。

4. 配血及做输血准备。

5. 因患儿有食管静脉曲张，术前禁食，麻醉诱导后安置鼻胃管。

【麻醉与体位】

气管内插管全身麻醉为宜，亦可静脉麻醉复合硬膜外阻滞。手术时患儿取仰卧位，腰部垫高 15°。

【手术步骤】

1. 切口 可采用右侧腹直肌或肋缘下切口。也可采用上腹横切口便于联合贲门周围血管离断。

2. 探查 进入腹腔后全面探查肝、脾情况，重点检查门静脉系统曲张程度及 Rex 隐窝脐静脉遗迹（图 32-1-2）。选择一段小肠三级静脉属支穿刺并留置套管针，测定门静脉压力并造影，进一步了解门静脉及其属支情况，若肝内门静脉显影不清，还需要解剖肝圆韧带循至 Rex 隐窝，穿刺脐静脉造影，明确肝内门静脉发育情况，决定是否可行 Rex 分流术并确定搭桥血管。

3. 解剖 Rex 隐窝 将肝圆韧带游离至 Rex 隐窝矢状部门静脉左支远端及通向肝段Ⅲ、段Ⅳ的分支，解剖显露左支 2～3cm，用小号心耳钳阻断左支及其分支，在与左支的连接处切断肝圆韧带，并向肝中心方向纵向切开，以扩大吻合静脉切口（图 32-1-3）。

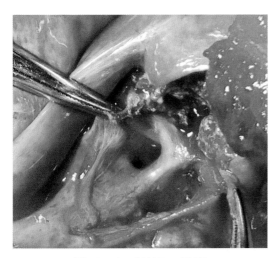

图 32-1-2 解剖 Rex 隐窝

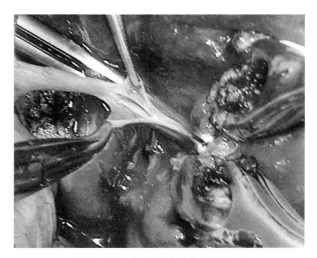

图 32-1-3 门静脉左支矢状部切开

4. 选择搭桥静脉　搭桥血管直径≥5mm，长度适宜。首选靠近 Rex 隐窝处的门静脉系统血管，如冠状静脉（图 32-1-4）、胃网膜右静脉、脾静脉，此处血管游离切断后可直接与肝门静脉左支吻合（图 32-1-5）；次选门静脉系统其他血管，如肠系膜下静脉、回肠静脉，这些血管要截取；如果门静脉系统无符合要求的血管，可截取一侧颈内静脉作为搭桥静脉，取下颈内静脉于肝素液中浸泡，行全身血管肝素化，将移植静脉与门静脉左支做端侧吻合，然后将另一端与肠系膜上静脉做端侧吻合。

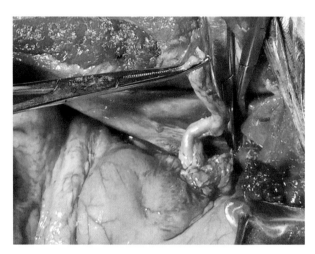

图 32-1-4　游离冠状静脉

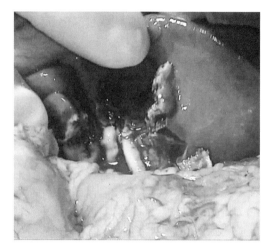

图 32-1-5　搭桥静脉与门静脉左支吻合

5. 静脉吻合　选择 5-0 或 6-0 无创伤单股合成聚丙烯缝线（Prolene）在静脉吻合口的两角各做一 U 形外翻缝合（图 32-1-6）。静脉后壁吻合多采用连续褥式外翻缝合（图 32-1-7），最后拉紧缝线，后壁应对合良好无空隙，两角 U 形缝合固定线分别与后壁连续缝合线的首尾端结扎在一起。静脉吻合前壁可用间断褥式外翻缝合，自切口两端开始向中央缝合结扎，最后中央两针暂不结扎（图 32-1-8），松开血管阻断钳后放出搭桥静脉内可能形成的血栓后，收紧缝线并结扎。缝合完毕如吻合口少量渗血可用热盐水纱布局部加压片刻，出血多能自止；若出血较多可补加 1～2 针缝合止血。

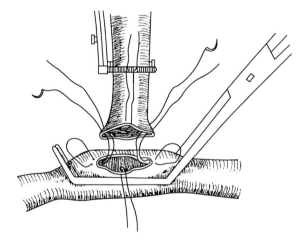

图 32-1-6　U 形缝合两角

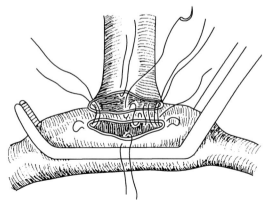

图 32-1-7　后壁连续外翻缝合

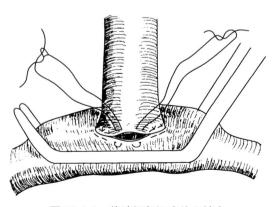

图 32-1-8　前壁间断褥式外翻缝合

6. 再测门静脉压力，以观察 Rex 分流术后门静脉压力下降情况。最后冲洗腹腔，缝合关闭切口。肝门处放置引流管另戳口引出固定。

【术后处理】

1. 监测体温、呼吸、脉搏、血压等重要生命体征变化。

2. 术后立即测定血红蛋白、红细胞、血小板、血细胞比容作为基础数值，必要时可重复检查。

3. 术后取平卧位或头高足低半卧位（床头抬高 15°～20°）。切忌躁动。

4. 禁食水，静脉输液同时输入抗生素，待肠功能恢复后由口进食。

5. 记录腹腔引流管引出液的性质和量。如渗出物不多可在术后 48～72 小时拔除。

6. 预防性抗凝治疗，初始 36～48 小时，给予低分子量肝素静脉持续给药 10U/（kg·h）。高凝状态或血栓形成倾向等特殊情况可继续维持低分子量肝素治疗 1～2 周。常规监测活化部分凝血活酶时间（activated partial thromboplastin time，APTT），并将其与术前基础正常值进行对比，如延长 1.5～2 倍，则为抗凝效果良好，依据 APTT 实际测量值调整低分子量肝素的剂量。抗凝治疗结束后，给予口服肠溶阿司匹林 3mg/（kg·d）和双嘧达莫 7mg/（kg·d），治疗 3 个月。

7. 针对门静脉高压性胃病需要抗酸、保护胃黏膜治疗，给予奥美拉唑静脉滴注 3 天后予口服治疗 2～3 个月。

【手术注意事项及术后并发症的预防与处理】

1. Rex 手术搭桥血管的选择　Rex 手术最早应用颈内静脉作为搭桥血管，但由于需要舍弃一条颈内静脉，并且还增加了腹部之外的手术切口，为该手术方式的弊端。基于此，学者们尝试了多种改良式式，搭桥血管包括：胃冠状静脉、肠系膜下静脉、胃网膜右静脉、脾静脉、大隐静脉、再通的脐静脉、人工血管等。张金山等研究报道，使用冠状静脉成功率为 77.1%，系膜血管间置（肠系膜下静脉、空肠静脉等）成功率为 88.5%，脾静脉成功率为 80%。虽然胃冠状静脉已作为最常用的门静脉属支，游离转位即可完成 Rex 手术且减少一个吻合口，但其走行迂曲，侧支较多，转位成角形成剪切力容易诱发血栓。因此，移植门静脉系统血管间置在门静脉主干与门静脉左支之间的分流术可能是最佳的改良 Rex 手术方法。因此，在应用改良方法搭桥血管时，在血管条件符合应用标准的情况下，可以选择使用。近年来组织工程学发展迅速，人工血管作为搭桥血管的研究越来越多，此方法可避免额外的手术创伤，为搭桥血管的选择也提供了一种新思路，但还有待进一步完善和成熟。

2. 精细血管吻合　Rex 分流术的关键技术是血管缝合吻合，决定手术的成败。精细血管吻合应遵循以下条件和方法：①血管吻合口在吻合前要修剪整齐，大小一致，并使其直径尽量≥5mm；②吻合血管时，操作在放大镜下实施，血管内膜准确精细对合吻合后内膜平坦；③血管吻合应由有丰富血管吻合经验或肝移植经验的医师实施；④选取搭桥血管要慎重，尽量不采用两段血管拼接吻合。

3. 分流血管血栓形成　搭桥血管血栓形成是最严重的术后并发症，也是造成 Rex 手术失败的主要原因，其发生率为 4%～14%。术后血栓形成与手术操作、血管选择、搭桥血管角度、张力、多次腹腔内手术严重粘连、瘢痕等多种因素有关。术后常规抗凝治疗是预防血栓形成的有效措施之一，但目前国际上并没有统一的抗凝方案。超声随诊检查是监测血管情况的可靠方法，术后常规监测搭桥血管的直径、血流速度等，及时发现异常情况，及早处理，可能对预防血栓形成有一定帮助。

4. 吻合口狭窄　Rex 手术后吻合口血管狭窄也是常见的并发症。Lautz 等报道 86 例 Rex 手术患儿，术后发生血管狭窄 15 例（17.4%），吻合口的肝端和肠系膜端均可发生狭窄。由于门静脉矢状部吻合处的血管细小，在肝端的吻合口更容易发生狭窄。一般来说，吻合口直径＜3mm，临床上在门静脉高压症状缓解后又出现脾大、血小板下降、静脉曲张复现等情况时需要考虑吻合口狭窄。对于吻合口狭窄，血管介入扩张是首选的微创治疗方法，介入扩张失败时可以进行手术重新吻合。Lautz 报道的 15 例吻合口狭窄患儿均进行了介入血管扩张治疗，其中 9 例（60%）一次性扩张成功，但 3 例需要再次扩张，3 例扩张失败再手术。因此，介入血管扩张是治疗 Rex 术后并发吻合口狭窄的有效方法，可以避免再次手术。

5. Rex 分流失败　对 Rex 手术可行性的判断需要在手术中做出，手术探查 Rex 窝若门静脉左支发育不良,可以再向右侧探查门静脉右支是否发育良好,如果通畅也可作为分流血管,当不能行 Rex 手术时,可以行远端脾肾静脉分流术(Warren 手术)。Warren 手术为选择性分流手术,可以有效降低脾胃区的门静脉压力,预防食管 - 胃底静脉曲张出血,同时保证肠系膜区的血流入肝,保证肝脏的门静脉血供,其手术效果优于非选择性分流。如果也没有 Warren 手术的条件时,可以考虑非选择性分流,如近端脾静脉肾分流、肠腔静脉分流等术式。在分流手术不能实施时,可以选择断流术,如贲门胃底周围血管离断手术。

(李索林　李振东)

第二节　脾肾静脉分流术

脾肾静脉吻合方式不同,可分为惯用的脾肾静脉分流术、脾肾静脉侧侧吻合分流术和选择性远端脾肾静脉分流术(Warren 手术)。

【手术适应证】

选用脾肾静脉分流术应符合下列条件。

1. 肝内型门静脉高压症伴有食管静脉曲张破裂反复出血和脾亢者。

2. 患儿一般情况良好,肝功能符合 Child 分级 A 级、B 级或中华医学会外科分会制订的门静脉高压肝功能分级标准 I 级、II 级者。

3. 年龄在 5 岁以上,脾静脉直径在 0.5cm 以上。

4. 出血停止期,一般状况已恢复。

【手术禁忌证】

1. 急性出血期不考虑行分流术,应积极采取措施制止出血。一般可采用内镜下套扎或硬化剂注射止血。

2. 肝功能不良,存在低蛋白血症、腹水、黄疸者。

3. 脾脏已切除者多合并脾静脉血栓形成,不能行分流术。

4. 孤立肾或有肾功能不全或左肾静脉畸形者。

【术前准备】

同 Rex 分流手术。

【麻醉与体位】

同 Rex 分流手术。

【手术步骤】

1. **切口**　可采用左肋缘下切口。也可采用 7 字形切口,从剑突下沿左肋缘下切口,至左侧腹直肌外侧缘,然后沿其外侧缘折向下至脐(图 32-2-1)。此切口更便于脾肾静脉分流操作。

2. 进入腹腔后全面探查肝、脾情况,测定门静脉压力。为了解门静脉及其分支情况,可在术中做门静脉造影术。根据病情需要确定切脾还是保脾后行脾肾静脉分流术(图 32-2-2)。为保留脾脏的免疫功能又要处理巨脾及脾亢,现在多主张行脾大部分切除,保留胃短血管供应的脾上极。在切脾时应充分游离脾脏下极及显露脾门,为了保留脾静脉分叉,应在其远端紧贴脾门切断脾蒂(图 32-2-3),但注意勿损伤胰尾。不离断胃脾韧带及脾膈韧带,在脾脏血供分界线处横断脾脏,残脾断面用肝针可吸收线包埋止血,保留胃底经脾上极和脾膈韧带向膈肌的分流。

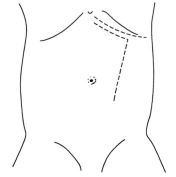

图 32-2-1　左肋缘下和 7 字形切口

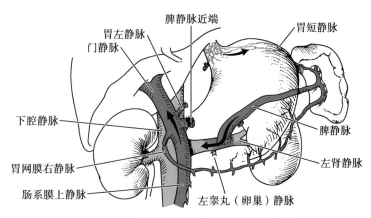

图 32-2-2　保留脾脏的远端脾肾静脉分流术

3. 游离脾静脉　在脾静脉充盈状态下细心解剖脾静脉，游离其周围的脂肪组织。遇到由胰腺来的小静脉一一分别结扎切断。注意勿撕破脾静脉。脾静脉游离的长度为 3～4cm。

4. 修整脾静脉　脾静脉游离足够的长度后应修整脾静脉端。去除脾静脉以外多余组织，保留脾静脉分叉。剖开脾静脉分叉，使脾静脉末端呈喇叭口状备用（图 32-2-4）。这样可以扩大脾静脉口径，便于与肾静脉吻合。

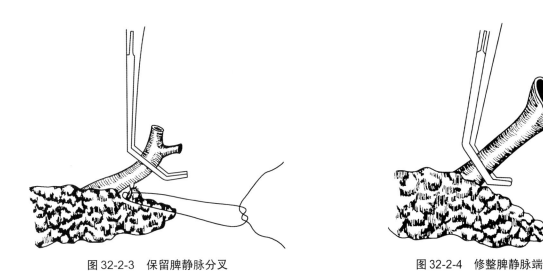

图 32-2-3　保留脾静脉分叉　　　　　　　　　　图 32-2-4　修整脾静脉端

5. 游离显露左肾静脉　牵开横结肠及脾曲。显露左肾，在肾门内侧分离显露肾静脉。向中线侧游离肾静脉长约 3cm，游离其周径达 2/3。注意肾静脉有无畸形。如左侧精索静脉有碍肾静脉的游离可结扎切断。然后用心耳钳钳夹肾静脉周径的 2/3（图 32-2-5）。避免钳夹过多完全阻断肾静脉血流。

6. 在钳夹的肾静脉壁上做切口，其长度与脾静脉口径相等。然后使脾静脉与肾静脉接近缝合吻合（图 32-2-6）。脾肾静脉的吻合与 Rex 手术静脉缝合吻合的方法一样。

7. 再测门静脉压力，以观察脾肾静脉分流术后门静脉压力下降情况。最后冲洗腹腔，左膈下脾床放置引流管由皮肤另戳口引出，逐层缝合关腹。

【术后处理】

同 Rex 分流手术。

【术中注意事项及术后并发症的预防与处理】

1. 脾静脉直径细吻合困难　由于年龄小或脾脏不大的小儿脾静脉口径较细，行脾肾静脉吻合后易发生栓塞，主张脾静脉口径必须在 0.8cm 以上才施行脾肾静脉分流术。为了解决脾静脉细吻合困难的问

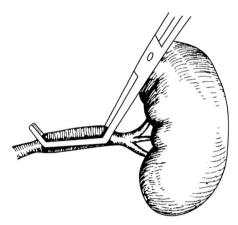

图 32-2-5　心耳钳钳夹肾静脉

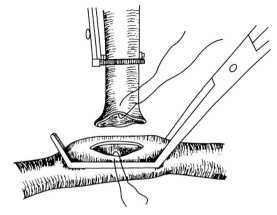

图 32-2-6　脾肾静脉吻合

题,可保留脾静脉分叉呈喇叭口状或利用较粗的脾静脉中段剪成斜面与左肾静脉做端侧吻合以扩大吻合口,这样可使脾静脉口径≥0.5cm即可完成吻合。

2. 游离脾静脉时出血　脾静脉在脾门处由2～6支静脉汇合而成,形成脾静脉后在胰脾韧带内与脾动脉和胰尾紧密伴行。脾静脉经过胰腺后面的上部时,有数条胰腺小静脉自胰腺体、尾部穿出流入脾静脉。游离脾静脉是完成脾肾静脉吻合的重要步骤,脾静脉必须有足够长度,一般需3～5cm。在游离脾静脉时注意逐一结扎胰腺静脉属支后离断,以免分离时不注意撕破或扯断。若撕裂胰腺静脉的裂口波及脾静脉时造成多量出血,应用手指捏压脾静脉的近肝端即可控制出血。在看清出血部位和裂伤情况后缝合修补裂口。因此,在游离脾静脉时应想到有损伤胰腺静脉的可能。

3. 游离肾静脉时出血　左肾静脉位于腹膜后的深层,在游离肾静脉的操作中最常遇到的问题是出血,需要注意。

(1)汇入肾静脉的属支撕伤出血:脾肾静脉分流术要求游离肾静脉有足够的长度和宽度,以便钳夹吻合。通常肾静脉的上缘收纳左肾上腺静脉、左膈下静脉、肾囊静脉及半奇静脉中间支等的血液;下缘接收睾丸(卵巢)静脉、肾囊静脉、输尿管静脉等汇入的血液。在游离肾静脉的过程中必须特别注意其汇入肾静脉的属支,以防损伤。

(2)肾静脉损伤:在寻找和游离肾静脉时均可损伤肾静脉。寻找肾静脉时应以肾门为标志,触到肾门后在其内侧分离腹膜后组织,即可显露肾静脉。游离肾静脉时应靠近中线,切忌在肾门处分离,以免损伤进入肾实质处的肾静脉分支。若遇到出血应先用手指加压,吸净积血后根据手指压迫处的静脉损伤情况予以修补,切不可慌忙中用止血钳盲目钳夹止血,以防加重损伤。

(3)腹膜后曲张血管损伤出血:门静脉高压症由于门静脉压力长期增高,使门静脉系统与腹膜后的体静脉系统间形成很多侧支循环,侧支多数迂曲扩张,有的呈丛状。在游离肾静脉时这些侧支曲张静脉易被撕破出血。因此,在寻找和剥离肾静脉时也应小心结扎可见的曲张静脉,以减少出血,保证术野清晰便于吻合。

4. 防止吻合口狭窄、血栓形成及脾肾静脉吻合失败　处理同Rex分流手术。

5. 术后出血　脾肾静脉分流术除脾断面外还要剥离脾静脉、游离肾静脉,完成脾静脉与肾静脉的吻合。因此,剥离面大、组织损伤多,特别是腹膜后侧支循环较多的病例,更容易止血不彻底而广泛渗血造成腹腔内出血。也有由于血管结扎不牢,结扎线脱落造成出血。发生出血者多在术后数小时内,出血量大者表现为烦躁不安、面色苍白、冷汗、血压下降、血红蛋白下降、腹腔引流管内有新鲜血液流出。上述症状提示出血量大应行急诊手术探查,根据术中发现彻底止血,延误治疗可危及生命。

6. 膈下感染　膈下感染是脾大部分切除术后常见的并发症。膈下感染的发生原因除脾窝积血、积液外,胰腺损伤、胰液外溢也是主要原因。患儿表现为术后持续发热,白细胞计数增高。B超显示膈下积液及伴有胸腔积液等表现。膈下感染后除全身应用抗生素外,亦可在B超引导下穿刺置管冲洗后注入抗生素,多数患者可获痊愈。若脓腔大、脓液黏稠置管引流不畅者,可考虑行切开引流术。

7. 术后消化道出血　术后应告诫患儿及家属避免各种诱发出血的因素,如不可食入粗糙、带壳、带刺的食物,不服用解热镇痛类药物,不食用强烈刺激、酸辣食物及酒类,勿过劳,避免情绪激动等。一旦发生再出血应先采用保守疗法,如应用止血药,内镜下喷洒止血药或套扎、注射硬化剂等措施。如反复出血治疗无效时,可考虑经腹做食管、贲门、胃底切除术。

8. 肝衰竭　肝炎后、胆道闭锁术后肝硬化引起的肝内型门静脉高压,脾肾静脉分流术后由于肝硬化的继续发展,最终会导致肝衰竭,甚至死亡。因此,肝内型门静脉高压患者在行脾肾静脉分流术后继续长期保肝治疗是非常重要的。肝功能不能好转且逐渐恶化到不能维持正常生命活动时,肝移植是唯一的治疗手段。

(李索林　李振东)

第三节　肠腔静脉分流术

【手术适应证】

1. 同脾肾静脉分流术。

2. 患儿年龄小,脾静脉细且有畸形、病变,或脾肾静脉分流术已有血栓形成不适合再行脾肾静脉分流术者。

【手术禁忌证】

同脾肾静脉分流术。

【术前准备】

同脾肾静脉分流术。

【麻醉与体位】

同脾肾静脉分流术。

【手术步骤】

1. 切口　取右侧腹直肌切口。上端起自肋缘下,下至下腹横纹。手术时先做上腹切口,探查肝、脾、门静脉系统及贲门周围血管。确定行肠腔静脉分流术后再向下延长切口。

2. 显露肠系膜上静脉　将横结肠及其系膜提起,可见中结肠动脉。循中结肠动脉至肠系膜根部,在相当于十二指肠水平部的下缘可触到肠系膜上动脉。以该动脉为中心横向切开肠系膜上的腹膜。在肠系膜上动脉的右侧可见肠系膜上静脉,将其游离3～4cm(图32-3-1)。游离过程中注意勿损伤右结肠静脉。

3. 显露下腔静脉　沿升结肠旁沟剪开侧腹膜,将升结肠及盲肠游离并推向左侧腹,显露下腔静脉及髂总静脉,切断腰静脉及右侧精索静脉后将下腔静脉及右侧髂总静脉游离。注意勿损伤输尿管。

4. 肠系膜静脉下腔静脉吻合　测量自十二指肠降部、水平部(2、3段)交界处下腔静脉左缘至肠系膜上静脉的长度。按其长度选取一段自体肠系膜静脉、颈内静脉、脾静脉或大隐静脉等。同Rex分流手术完成肠腔静脉H形吻合(图32-3-2)。

【术后处理】

同Rex分流手术。

【术中注意事项及术后并发症的预防与处理】

肠腔静脉分流术的注意事项及并发症大部分与Rex分流手术类同,此外还应注意以下几点。

1. 游离下腔静脉或肠系膜静脉应仔细轻柔,避免撕裂出血。游离肠系膜上静脉时应注意腹膜后淋巴管,如有损伤应及时结扎,以防术后发生乳糜腹。

2. 必要时游离右半结肠及回盲部推向左侧腹,便于肠腔静脉H形分流吻合并减轻吻合口张力。

3. 行静脉吻合时如十二指肠水平部压迫下腔静脉弯曲处,可游离并向上推移十二指肠。

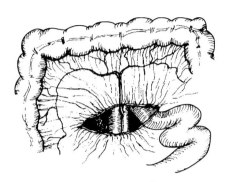

图 32-3-1　显露肠系膜上静脉

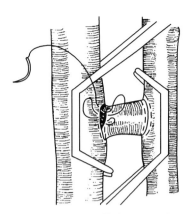

图 32-3-2　肠腔静脉 H 形吻合

4. 预防肝性脑病。肠腔静脉分流术的分流量大，肠系膜静脉血液不经过肝脏代谢而直接进入体循环，由于肠道内氨被吸收后部分不通过肝脏解毒转化为尿素而直接进入体循环，影响大脑的能量代谢，从而引起肝性脑病。此现象多在术后 15～30 天发生，开始有头晕、记忆力减退、思想不集中等表现；中度表现为反应迟缓、嗜睡、间歇性精神错乱；重度者有间歇性昏迷或木僵状态，每天发作数次，甚至昏迷死亡。另外，由于分流后入肝血减少，对肝内型门静脉高压患者会加重其肝损害，也是促使肝衰竭发生的原因之一。

（李索林　李振东）

第四节　贲门周围血管离断术

贲门周围血管离断术是通过结扎、切断来自食管、贲门的静脉，以阻断门静脉和奇静脉间的反常血流，达到制止或减少食管静脉曲张破裂出血的目的，是断流术中最常用的术式，经典手术结扎和切断的血管包括胃左静脉（胃冠状静脉）及其胃支、食管支和高位食管支，以及胃短静脉，膈下静脉，胃后壁静脉等（图 32-4-1）。杨镇等通过对食管贲门周围血管的解剖学研究，对此术式进行了一些修改，主张保留食管旁静脉而逐一切断其进入食管下段的穿支静脉，将其命名为选择性贲门周围血管离断术（图 32-4-2）。选择性贲门周围血管离断术是一种有效、安全、合理的手术方式。"有效"是指断流彻底，本术式紧贴下段食管壁和胃底贲门区的胃壁外面，逐一离断所有进入下段食管壁和胃底贲门区胃壁的各支穿支血管，因而可完全彻底地消除形成食管 - 胃底静脉曲张的反常血流，不仅能即刻控制出血，还可避免复发出血

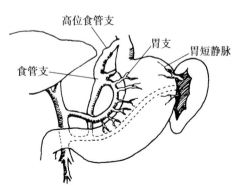

图 32-4-1　贲门周围静脉分布

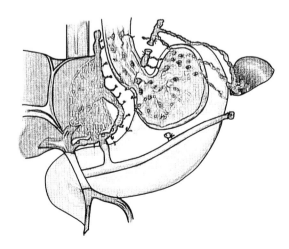

图 32-4-2　选择性贲门周围血管离断

和远期再出血。"安全"是指手术的创伤小，由于仅离断胃冠状静脉通向下段食管壁和胃底贲门区胃壁的穿支血管，不须花费时间和精力去分离、解剖、离断食管旁曲张的静脉丛以及在胰腺上缘离断胃左动、静脉的主干，因而简化了手术的操作步骤，提高了手术的安全性。"合理"是指保留食管旁静脉丛，因而在一定程度上可维持门体静脉间自发的分流，降低门静脉压力，避免再度发生食管-胃底静脉曲张，并有利于胃的静脉回流，可防止形成和加重门静脉高压性胃黏膜病变。随着腹腔镜技术的进步和先进手术器械（如超声刀、LigaSure、腔内切割闭合器等）的研发，腹腔镜选择性贲门周围血管离断术业已开展，具有创伤小、恢复快、美观效果的优势。

【手术适应证】

1. 门静脉高压症伴有食管静脉曲张破裂反复出血，保守治疗无效者。

2. 脾大伴有脾功能亢进症，与脾大部分切除联合手术。

3. 准备行分流手术但吻合失败者；或与分流术同时施行。

4. 急性大出血经保守治疗无效者，在及时补足血容量的同时行急诊贲门周围血管离断术。

【手术禁忌证】

患儿情况差，特别是合并腹水、黄疸或已有肝性脑病表现者。

【术前准备】

1. 一般准备同 Rex 分流手术。

2. 腹腔镜手术前开塞露协助排空结肠粪便，轻柔小心地安置胃管，以作为术中寻找和游离食管的标志。

【麻醉与体位】

手术部位较深，因此要求腹肌松弛才能显露良好，便于操作，故选择气管内插管全身麻醉，配以肌肉松弛药为佳。采用仰卧位，左肋下垫高 15°。

【手术步骤】

（一）腹腔镜脾大部分切除、选择性贲门周围血管离断术

1. 麻醉和体位　气管插管、静脉复合麻醉。患者取头高仰卧位，左季肋部垫高，两腿分开。监视器摆放在患者头侧，术者站于患者两腿之间。

2. 建立气腹、放置戳卡　采用四孔技术，脐环右侧切开穿刺 Veress 针，建立 CO_2 气腹，压力控制在 10~12mmHg，穿置第一个 10mm 戳卡放入腹腔镜；左中下腹、剑突下和中上腹分别穿置三个 5mm 戳卡。也可以采用杂交腹腔镜技术，先经脐部切开 3cm 切口入腹，直视下放置 Triport，放入 5mm 30° 加长腹腔镜（长度 50cm），以避免操作器械手柄与摄像头手柄在同一平面碰撞；调整手术台向右侧倾斜并成头高足低位便于显露脾脏，腹腔镜监视下于左腋前线脾下缘穿置 5mm 套管作为主操作孔。对于脾脏巨大、上下径超过 20cm，难于显露脾门者，则将脐部切口扩大至 8~10cm 放置 10~12cm 可塑切口保护套用于手辅助腹腔镜手术。

3. 脾大部分切除术　腹腔探查后抬起脾下极，超声刀切断脾结肠韧带和部分胃结肠韧带，向右侧牵开胃大弯显露脾门；如在胰腺上缘容易分离显露脾动脉，则先予以结扎或夹闭脾动脉主干（图 32-4-3），使淤血肿大的脾脏缩小；如脾蒂血管在胰腺后走行则用超声刀紧贴脾门将胰尾剥离后再分离脾动脉结扎。然后根据脾蒂血管的分支类型，对于集中型脾蒂游离主干至少 2cm，近端粗丝线双重结扎、远端单次结扎后离断；对于分散型则先双重结扎脾蒂主干后再分别结扎脾脏下极和上极血管，于分叉处离断（视频 32-4-1）。不切断胃脾韧带内的胃短血管和

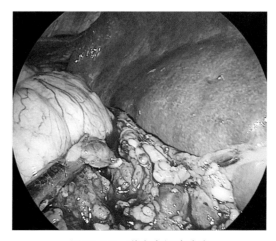

图 32-4-3　游离夹闭脾动脉

脾膈韧带，以保留胃底经脾上极组织向膈肌方向的分流，观察脾上极的活力，确定血供分界线，经左季肋部腋前线缝置悬吊线绕过脾上极由锁骨中线穿出体外，体外牵拉以增加显露并可控制脾脏断面出血，保留 10%～20% 剩余脾组织用超声刀切断完成脾大部分切除，断面较大血管予以夹闭，渗血断面用 1-0 可吸收缝线贯穿缝扎，并与后外侧膈肌或腹膜缝合固定（视频 32-4-2）。

视频 32-4-1　腹腔镜脾大部分切除术

视频 32-4-2　腹腔镜下脾脏断面缝合固定

4. 贲门周围血管选择性离断　推开肝左叶显露膈食管区，向右侧牵开胃大弯显露胃后壁及胃胰皱襞，继续超声刀离断胃后壁血管，切开胃胰皱襞显露胃左静脉及穿支静脉，沿胃后壁胃小弯紧贴胃壁离断进入胃壁的穿支静脉（图 32-4-4），注意保留胃左静脉主干。然后将胃复位向左下方牵拉显露肝胃韧带，切开食管贲门区的前浆膜，紧贴食管贲门右侧壁离断胃左静脉和食管旁静脉发出的穿支静脉以及伴行的胃左动脉分支，保留胃冠状静脉及延续的食管旁静脉的完整（视频 32-4-3）。随后切开膈食管膜裸化食管下端 4～6cm 和贲门区（图 32-4-5）。目的是紧贴肌层离断食管下段、贲门区周围静脉丛和穿支静脉，保留胃冠状静脉之食管旁静脉向奇静脉的分流。当侧支血管或穿支静脉直径 <5mm 时，可直接使用超声刀凝切功能离断，若血管明显扩张超过 5mm，则予以结扎后断离。

视频 32-4-3　选择性贲门周围血管离断，保留胃冠状静脉向食管旁静脉的分流

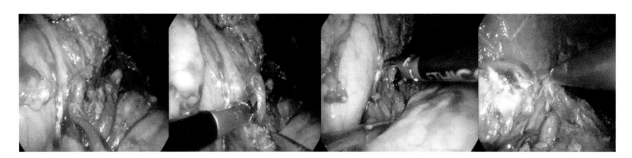
图 32-4-4　胃后壁沿小弯侧离断穿支静脉

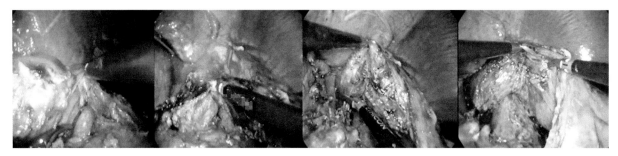
图 32-4-5　裸化食管下段和贲门区

5. 取出脾脏、放置引流　将标本取物袋由脐部戳卡或 Triport 送入腹内，展开标本袋将脾脏装入，经脐部切口提出取物袋口，伸入手指搅碎脾脏，逐块取出脾组织。重新放置 Triport，再建气腹，冲洗吸引检查脾床及贲门周围有无活动性出血，创面喷涂止血粉，由左侧腹戳卡孔导入引流管放置左膈下区脾窝固定，最后将大网膜覆盖脾床，关闭切口。

（二）开腹贲门周围血管离断术

1. 切口　同脾肾静脉分流手术。

2. 进入腹膜后可先做选择性胃冠状静脉造影（图 32-4-6），以详细了解胃冠状静脉分支情况，作为静脉离断参考。

3. 按本章脾部分切除操作切除大部分脾脏。

4. 将胃大弯拉向右侧，见到曲张的胃后静脉及胃后壁小弯侧穿支静脉分别给以结扎、切断。

5. 结扎切断贲门周围血管：先切开食管前浆膜层，游离食管下段，用纱布带将食管拉向左侧。用手指沿食管右后侧分离，即显露走向食管贲门的4～6支穿支静脉，分别予以结扎切断（图32-4-7）。

6. 最后冲洗腹腔，膈下放置引流管另戳创口引出。

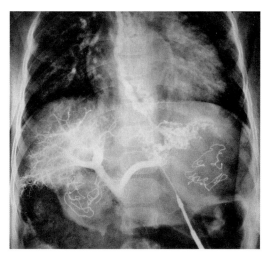

图 32-4-6 胃冠状静脉造影

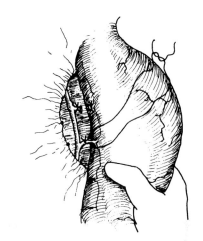

图 32-4-7 结扎离断胃冠状静脉之穿支静脉

【术中注意事项】

1. 在离断贲门周围血管时要循序渐进，切勿贪多求快，离断血管凝固不彻底发生出血会导致被迫中转开腹；可根据术中具体情况交替、配合进行，先处理易于显露的血管，在逐步离断胃底贲门区的过程中，手术视野亦随之扩大，有利于寻找高位食管支和胃后静脉，一旦发生术中出血，亦易发现出血点。对直径3mm以下的血管可直接用超声刀凝切离断，如血管直径超过3mm需要分离结扎后再离断。

2. **静脉损伤出血** 贲门周围血管离断术要求离断来自食管、贲门周围的各条静脉。在门静脉高压症患儿，这些静脉都分别有不同程度的扩张、迂曲，且静脉壁薄，再加上腹膜后水肿在分离过程中稍有不慎会造成血管损伤、破裂出血，有时形成大血肿。故在手术时应先看清静脉走向，根据其解剖部位逐一结扎、切断。即便不慎损伤出血，循静脉走向钳夹即可达到止血的目的。

3. **迷走神经损伤** 胃的迷走神经有左、右两干。右迷走神经干（后干）沿食管的后侧穿食管裂孔入腹腔再分出较小的胃支和较大的腹腔支，分布于幽门以外的胃的后下面；左侧迷走神经干（前干）于食管前面穿膈肌入腹腔分布于胃前壁。在行静脉高位食管支离断时，由于其位置较高且隐蔽，因此，必须切开膈下食管前浆膜将食管游离，用一条纱布带将贲门向下牵拉，再沿食管右后侧做钝性分离，才可显露。故在剥离过程中，如两侧神经干损伤可造成胃排空延缓，甚至胃潴留。发生双侧迷走神经干损伤应同时行幽门成形术。

4. **损伤胃壁** 在游离凝切胃冠状静脉的胃支、食管支等穿支静脉，特别是处理胃短血管时需要紧靠胃壁凝切离断，热辐射有可能造成胃壁损伤。若胃壁坏死，术后有造成胃穿孔的可能，造成弥漫性腹膜炎可危及生命。故在凝切穿支静脉时必须认清胃壁，需要缝扎止血时缝针不可穿透胃腔。如因胃短血管过短必须累及部分胃壁才能夹闭离断血管时，则在离断血管后将该处胃壁做一层浆肌层缝合包埋，以防形成胃瘘。

【术后处理】

1. 术后严密监测血压、脉搏等生命体征变化。

2. 观察胃管引流物内容，特别注意术后有无血液引出。待胃肠功能恢复后可拔除胃管。

3．禁食，由静脉补液并输入抗生素，待胃肠功能恢复后由口进食。

4．详细记录和观察腹腔引流液的量和性质。如引流物不多，术后48～72小时可拔除胃管。

【术后并发症的预防及处理】

1．腹腔内出血　可由于脾周围韧带血管凝切不确切、结扎夹或线结脱落导致，亦可由于贲门周围侧支循环迂曲增多，广泛分离后渗血。严重出血者可出现贫血、血压下降、休克等表现，腹腔引流管有血液流出。严重出血者应再次手术止血。为防止术后出血，术中应牢固结扎或凝固每支血管。广泛渗血者除全身应用止血药物外，局部可用止血材料压迫止血。手术结束前一定要再次仔细检查有无活动性出血。

2．膈下感染　手术后由于腹腔内渗血、渗液，或胃壁切开离断食管下段吻合时胃内容物的污染，可发生膈下积液和继发感染。此外，分离脾门粘连时胰腺损伤，胰液外溢对周围组织的侵蚀作用，更促使炎症发生。有膈下感染者的表现有术后高热，胸透时显示膈肌运动减低。B超检查可见膈下有积液。早期可采用B超引导下穿刺引流，如无效可再手术引流，同时联合应用抗生素。

3．胃穿孔腹膜炎　由于凝切分离贲门周围血管可造成胃壁损伤。发生穿孔后可有腹痛、发热、腹肌紧张及腹腔引流量增多且有胃内容物等表现。如腹腔引流管通畅、B超检查示腹腔内积液不多，腹部体征局限且逐渐减轻，可加大抗生素用量并密切观察。若引流管已拔除，腹腔渗出物增多，全腹体征加重，应再次手术行胃穿孔修补及腹腔引流术。

4．复发消化道出血　选择性贲门周围血管离断术只离断食管下段、贲门和胃底浆肌层外面的穿支静脉，但食管贲门部黏膜下曲张的血管仍存在，只是暂时张力减低、血流量减少。硬、带刺、粗糙食物的损伤，以及刺激性食物、水杨酸类药物、情绪激动等原因仍可诱发急性胃黏膜病变出血，因此，手术后应指导患者防止各种诱发出血的因素，一旦发生出血应首先行保守治疗。若胃镜检查仍有食管-胃底静脉曲张，可行辅助内镜下套扎治疗。

（李索林　李振东）

第五节　食管贲门胃底切除术

【手术适应证】

食管贲门胃底切除是一种操作复杂、创伤大、并发症多的手术，在选择此术式时应特别慎重。主要用于术后反复出血，或其他手术治疗无效，且全身一般情况好、能耐受手术治疗者。

【手术禁忌证】

患者全身情况差，肝功能不良，有腹水、黄疸和重度贫血者，以及急性大出血期间，均不宜选用此术式。

【术前准备】

同贲门周围血管离断术。

【麻醉与体位】

同开腹贲门周围血管离断术。

【手术步骤】

1．切口：可采用左上腹直肌切口。若腹腔内严重粘连，无法显露贲门时，可扩大为胸腹联合切口（图32-5-1）。

2．仔细游离胃大、小弯侧粘连，使胃体游离，但必须保留胃网膜右血管。

3．将左侧肝三角韧带剪断，用深拉钩将肝左叶拉向右侧，显露食管，切开食管前腹膜，沿食管两侧用手指将食管游离（图32-5-2），并将胃底充分游离，这样胃的上部全部游离完毕。

4．将胃及贲门向下方牵引、游离食管3～5cm，暂时将鼻胃管撤至食管内。用直角钳钳夹食管，切断食管（图32-5-3）。于贲门下约2cm用胃钳横向钳夹胃底，将食管下端、贲门及胃底整块切除（图32-5-4）。

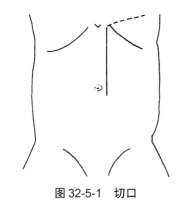

图 32-5-1　切口

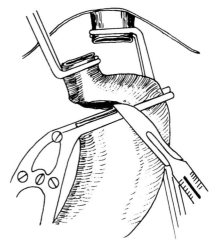

图 32-5-2　游离食管

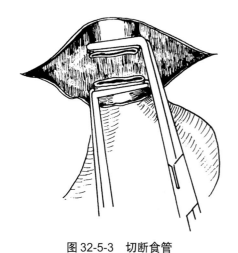

图 32-5-3　切断食管

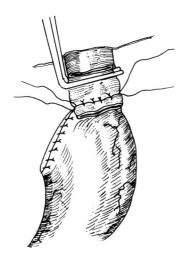

图 32-5-4　切除食管贲门胃底

5. 将胃残端小弯应用 U 形全层缝合关闭。在大弯侧留下与食管下端相同口径的胃壁开口。将食管断端两侧与胃壁切口两端做浆肌层牵引线，并完成后壁浆肌层缝合（图 32-5-5）。随后，食管、胃后壁做间断全层缝合（图 32-5-6）。后壁缝合完成后将鼻胃管由食管近端牵出送入胃腔。

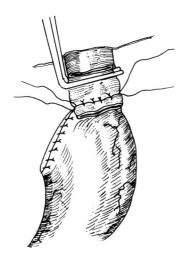

图 32-5-5　食管胃后壁浆肌层缝合

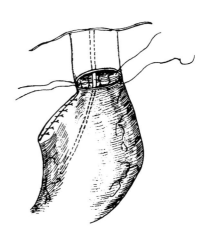

图 32-5-6　食管胃后壁全层内翻缝合

6. 用同样方法分别缝合胃食管前壁全层及浆肌层，完成吻合。最后将吻合口处胃壁与膈食管裂孔缝合固定，既可遮盖吻合口，又可降低吻合口张力。

7. 幽门成形术：在幽门前壁做纵向切口，长约 2cm（图 32-5-7），然后行横向缝合。先行全层内翻缝合，再浆肌层加固缝合（图 32-5-8）。

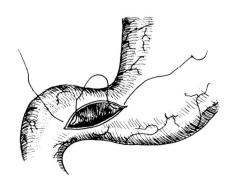

图 32-5-7　幽门前壁纵向切口

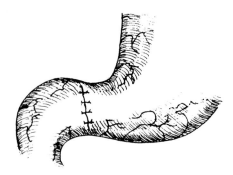

图 32-5-8　幽门前壁全层及浆肌层横向缝合

8. 冲洗腹腔后膈下放置引流管另戳创口引出。最后依层关闭切口。

【术后处理】

同贲门周围血管离断术。

【术中注意事项及术后并发症的预防与处理】

1. 腹腔严重粘连　术中遇到的主要困难是腹腔严重粘连。因为选用此术式者为术后甚至多次手术的患儿，腹腔内特别是胃周围粘连严重。为了解决游离膈下贲门区困难的问题，可采用胸腹联合切口。贲门周围血管离断术后粘连最严重的部位多在胃底部，故游离胃时可先从幽门及窦部游离，循大、小弯侧紧贴胃壁游离，亦可剪开食管前腹膜后将食管游离，再循胃底及小弯向下游离，自上而下将胃底、体全部游离。

2. 腹腔内出血　可由于血管结扎不牢或线结脱落导致，亦可由于腹腔内粘连严重，腹膜后侧支循环增多，广泛分离后渗血。严重出血者可出现贫血、血压下降、休克等表现，腹腔引流管有血液流出。严重出血者应再次开腹止血。为了防止术后出血，术中应牢固结扎每支血管。在分离粘连时可用电刀，广泛渗血者除全身应用止血药外，局部可用热盐水纱布加压止血，或用止血粉喷洒止血。关腹前一定要仔细检查有无活动性出血。

3. 膈下感染　手术后由于腹腔内渗血、渗液，再加上吻合时胃内容物的污染，可发生膈下积液和继发感染。特别是分离粘连时胰腺损伤、胰液外溢，对周围组织的侵蚀作用，更促使炎症发生。有膈下感染者表现为术后高热，胸透时显示膈肌运动减低。B 超检查示膈下有积液。早期可采用 B 超引导下穿刺引流，如无效可切开引流。同时联合应用抗生素。

4. 吻合口漏　吻合口漏是术后严重并发症。发生的原因有：①吻合技术不佳；②吻合部食管或胃壁血液循环不良、坏死；③腹腔感染后吻合口缝线脱落。发生吻合口漏者可出现急剧腹痛、发热、腹膜炎体征，腹腔引流管可有胃内容物流出。症状严重者应再次手术，修补漏口并充分引流。

5. 吻合口狭窄　多由于食管胃吻合时胃壁组织翻入过多，缝合过紧，术后瘢痕挛缩，造成吻合口狭窄而有吞咽困难，可采取食管扩张术。

（李振东　李索林）

参 考 文 献

[1] 王果, 李振东. 小儿外科手术学 [M]. 2 版. 北京: 人民卫生出版社, 2010: 482-497.

[2] 董蒨. 小儿肝胆外科学 [M]. 2 版. 北京: 人民卫生出版社, 2017: 573-594.

[3] 张金山, 李龙. Rex 手术治疗小儿肝外门静脉高压的应用进展 [J]. 中华小儿外科杂志, 2017, 38(8): 636-640.

[4] 温哲, 张宾滨. 儿童肝前性门静脉高压的术前评估及手术治疗 [J]. 临床小儿外科杂志, 2019, 18(12): 994-998.

[5] 田琳欢, 李索林, 刘林, 等. 腹腔镜脾大部分切除联合选择性贲门周围血管离断术治疗儿童肝内型门静脉高压症 [J]. 临床小儿外科杂志, 2019, 18(12): 1009-1013.

[6] DE VILLE DE GOYET J, D'AMBROSIO G, GRIMALDI C. Surgical management of portal hypertension in children[J]. Semin Pediatr Surg, 2012, 21(3): 219-232.

[7] GUÉRIN F, BIDAULT V, GONZALES E, et al. Meso-Rex bypass for extrahepatic portal vein obstruction in children[J]. Br J Surg, 2013, 100(12): 1606-1613.

[8] BAI D S, QIAN J J, CHEN P, et al. Laparoscopic azygoportal disconnection with and without splenectomy for portal hypertension[J]. Int J Surg, 2016, 34: 116-121.

第三十三章 | 胰 腺 手 术

第一节　胰腺的解剖

　　胰腺是人体内仅次于肝脏的最大腺体,呈带状,位于上腹中部腹膜后,第1、第2腰椎体前方。胰腺可分为胰头、钩突、胰颈、胰体和胰尾5个部分。胰头嵌入十二指肠弧内,其下缘有一部分向后、向上凸起,包绕肠系膜上动、静脉,成为胰钩突。颈部较窄,其上部为肠系膜上静脉和门静脉的分界部位。胰体与胰尾的分界不清,尾部逐渐变窄,与脾脏面相连。胰腺表面为后腹膜所覆盖,固定于后腹膜,不能移动。

　　在胚胎发育的过程中,腹、背胰芽在发育、旋转、融合成胰腺的过程中,60%～70%的腹、背胰管可以正常连接;若连接失败,则形成胰腺分裂,是胰源性长期上腹痛的原因之一;同时胰腺分裂亦可诱发特发性急性胰腺炎。胰腺发育的过程中还有环状胰腺、异位胰腺等先天性异常,这两种情况下异常胰腺都具有外分泌功能。

　　胰腺的血供属于"胆胰十二指肠区"的血管网络,胰腺与十二指肠有两个来源不同的动脉血供。胰头与十二指肠的血供主要来自肝总动脉-胃十二指肠动脉-胰十二指肠上前及上后动脉;以及发自于肠系膜上动脉-胰十二指肠下动脉-胰十二指肠下前及下后动脉。胰十二指肠上前及上后动脉与胰十二指肠下前及下后动脉构成胰十二指肠前后动脉弓(图33-1-1)。胰头、胰尾的血供来自脾动脉的各个分支。胰腺的静脉回流伴随相应的动脉,胰头部血液经过十二指肠静脉、胰体、胰尾经脾静脉汇入门静脉。脾静脉位于脾动脉下方,横行于胰腺背侧,其5～6根分支深入胰组织内。在脾静脉下方平行的胰下静脉回流入肠系膜下静脉。胰颈部背侧有3～4支小静脉,自上而下横向进入肠系膜上静脉右侧(图33-1-2)。此外,胰腺周围的重要血管众多,除胰腺钩突包绕的肠系膜上动、静脉外,胰头深部为下腔静脉和肾静脉,颈部深面有肠系膜上动、静脉和门静脉,体尾部深面为腹主动脉,尾部上缘毗邻脾动脉和脾静脉。

　　胰头的淋巴汇集到胰十二指肠淋巴结,脾胃部的淋巴汇集到胰体上下缘和脾门淋巴结;颈部的淋巴结直接回流入肠系膜上动脉附近的淋巴结。

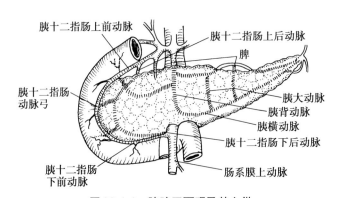

图33-1-1　胰腺正面观及其血供

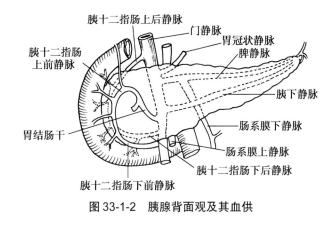

图 33-1-2 胰腺背面观及其血供

（刘江斌　吕志宝　陈博渊）

第二节　胰腺外伤手术

胰腺损伤占小儿腹部脏器伤的 2%～8%，大多数由于腹部或腰部钝性挫伤所致，少数由于腹部贯通伤所致；另外，肝、胆、脾和十二指肠手术不慎亦会引起医源性胰腺损伤，常引起胰腺出血、坏死，急性胰腺炎，胰瘘、胰腺脓肿和假性胰腺囊肿等并发症。同时，胰腺外伤通常合并肝、胃、大血管、小肠、结肠、肾和十二指肠等损伤，病死率较高，处理难度大，治疗上有很大的挑战性。其中最常见的是合并十二指肠损伤。

【手术适应证】

1．腹部外伤后腹膜炎。

2．诊断性腹腔穿刺或 B 超探查腹腔有血性液体，穿刺液淀粉酶明显升高；或含有大量脓细胞和细菌。

3．血淀粉酶持续性升高。

4．腹部 X 线片见胃和横结肠移位，B 超和 CT 示胰腺断裂、胰腺血肿、胰周积液等。

5．上腹部外伤后因肝、脾、十二指肠和横结肠外伤剖腹探查者，必须同时探查胰腺伤。

【术前准备】

1．禁食，胃肠减压。

2．密切监控有无血流动力学失衡，抗休克，纠正电解质紊乱，输血。

3．静脉使用抗生素。

4．应用生长抑素抑制胰液分泌，应用奥美拉唑抑制胃酸分泌。

【麻醉与体位】

气管插管全身麻醉；取平卧体位。

【手术步骤】

胰腺外伤的手术目的是止血、清创、控制胰液外漏和处理合并脏器伤。

在进行胰腺损伤手术中常需遵循以下原则和步骤：首先控制出血，再处理脏器损伤；手术中需充分显露胰腺，探明损伤的部位、程度及主胰管的完整性，以及是否合并周围脏器损伤；清除无活力的胰腺组织时，尽量争取保留 50% 以上的正常胰腺功能组织；根据病情进行相应的手术方式；褥式缝合胰腺残端前，应找到主胰管开口并将其缝扎；进行胰肠吻合时，尽量采用主胰管内置支撑管＋胰肠"套入式"吻合；配合使用"三管"或"四管"技术，如胃造瘘管、胆管 T 管、经空肠逆向十二指肠减压管及空肠营养管。

1．探查腹腔和胰腺　上腹部正中切口或肋缘下弧形切口，必要时正中切口的中段向左或向右横切口。进腹后先探查整个腹腔，及时处理内脏出血和破裂。术中若发现以下情况常提示胰腺损伤：①十二指肠肠壁挫伤,十二指肠外侧后腹膜水肿、血肿、胆汁外漏。②横结肠系膜及小肠系膜根部水肿、血肿。③大网膜、肠系膜脂肪坏死,钙化灶。④小网膜囊内血肿。探查胰腺时首先切开胃结肠韧带,显露并探查整个胰腺(图33-2-1),仔细检查胰腺各部位是否有血肿、挫伤、裂伤和断裂。切开肝结肠韧带,牵开结肠肝曲,Kocher切口游离十二指肠以及胰头后侧,并将其向内翻转,观察其背侧及右肾有无损伤(图33-2-2)。在胰腺下缘切开后腹膜,翻转胰腺检查胰腺背侧损伤。游离脾脏并向右翻转,依次在脾门、胰尾、胰体背侧向右分离和剪开胰腺上下缘被膜,直达门静脉和脾静脉、肠系膜上静脉汇合的背侧,检查胰体、尾部(图33-2-3)。

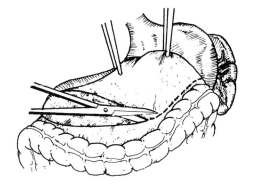

图33-2-1　切开胃结肠韧带,显露并探查整个胰腺

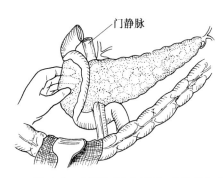

图33-2-2　游离十二指肠以胰头后侧,并将其向内翻转,观察其背侧及右肾有无损伤

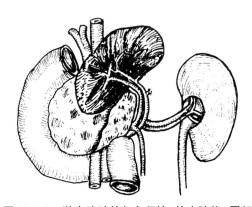

图33-2-3　游离脾脏并向右翻转,检查胰体、尾部

手术中要清除碎裂、坏死无生机或已无血供的胰腺组织块;对不能确定坏死的胰组织,应剪开其中心观察血供情况,如有出血可以保留,不出血者应予以剔除;发现胰腺血肿应切开缝合结扎止血。如为胰腺挫伤,只需单纯引流。若一半以上胰腺组织断裂,即使未发现胰管断裂,也应该按主胰管损伤处理;为明确有无主胰管损伤,术中可静脉注射促胰液素,观察损伤部位有无胰液溢出。必要时切开十二指肠降部,直视下找到十二指肠乳头后注入亚甲蓝,观察损伤部位有无蓝染;或进行胰管造影检查。

胰腺损伤通常可以分为4级:Ⅰ级损伤,胰腺挫裂伤,不伴胰管损伤;Ⅱ级损伤,远端胰腺(肠系膜上动、静脉远端)挫裂伤伴胰管损伤;Ⅲ级损伤,胰颈部完全断裂,或胰颈部挫裂伤伴主胰管损伤;Ⅳ级损伤,胰腺联合十二指肠损伤。需根据胰腺损伤的不同级别采用相应的手术方式。

2. 胰腺损伤手术

(1)Ⅰ级损伤:对胰腺损伤部位局部止血和单纯外流,无须修补胰腺被膜,以免引起术后胰腺假性囊肿;对胰腺实质内的小裂伤或非主胰管破裂,可对胰腺实质进行缝合修补(图33-2-4),局部负压球引流。但若估计手术后引流液较多,可采用双腔管进行持续负压吸引。

(2)Ⅱ级损伤:通常采用远端胰腺切除或远端胰腺

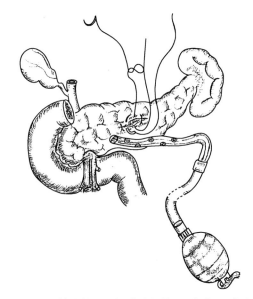

图33-2-4　缝合修补Ⅰ级胰腺损伤,局部负压球引流

切除加脾切除术。对小儿而言，保脾可以预防小儿脾切除后暴发性感染。术中需仔细探查保留的近端胰腺断端胰管开口位置，必要时在开口处插入细的塑料管进行胰管造影，了解近端胰管情况。若近端胰管无损伤，可使用非可吸收缝线 U 形缝合胰管断端、胰腺残端全层褥式缝合，将大网膜覆盖在胰腺残端，放置引流（图 33-2-5）。如果Ⅱ级损伤伴有近端胰管损伤，则行胰腺远端及脾切除＋肠内引流术：术中首先找到近端胰腺内的主胰管，在主胰管开口置入一根 5～6cm 长的细塑料管，一半裸露在胰管外，丝线将其固定缝合在胰腺断端。然后在保留十二指肠血供的情况下，进行胰腺-空肠端端套入式吻合术（图 33-2-6），也可以进行端侧套入式吻合术。

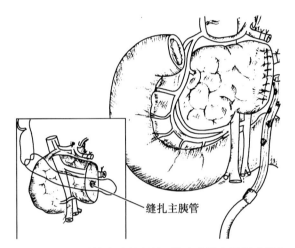
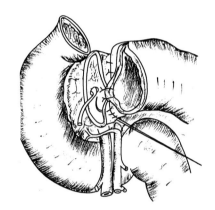

图 33-2-5　U 形缝合胰管断端、胰腺残端全层褥式缝合 　　　图 33-2-6　主胰管开口置入细塑料管、胰腺-空肠端端套入式吻合

（3）Ⅲ级损伤：进行近端胰腺缝合、远端胰腺空肠 Roux-en-Y 吻合术。手术时先切开胰腺损伤部位的上、下缘的后腹膜，分离胰背间隙，切除损伤的胰腺段，寻找并缝扎近端主胰管后间断褥式缝合胰腺残端（图 33-2-7）；再寻找远端主胰管，胰管置入 5～6cm 长的细塑料管，一半裸露在胰腺外，用 3-0 丝线将其缝合固定在胰腺断端，然后进行远端胰腺空肠 Roux-en-Y 吻合术，通常采用端端或端侧套入式吻合法（图 33-2-8）。

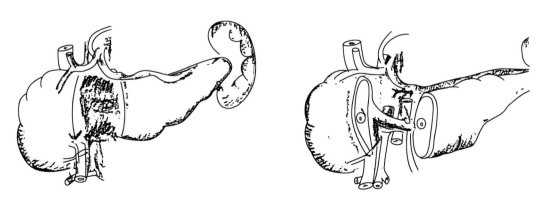

图 33-2-7　切除损伤的胰腺段，近端主胰管结扎，间断褥式缝合胰腺残端

若Ⅲ级损伤伴有胰头部的挫裂伤，要切除损伤的胰腺颈段，并进行远、近端胰腺空肠 Roux-en-Y 双吻合。先将远端胰腺空肠进行端端套入式吻合后，在距离吻合口远端 5cm 处，将近端胰腺空肠端侧吻合，在进行双吻合前，在近、远端主胰管内均需置入支撑管（图 33-2-9）。

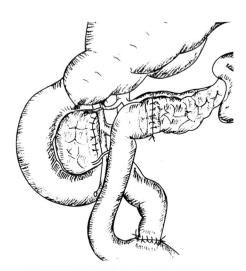

图 33-2-8　远端端端或端侧套入式胰腺空肠 Roux-en-Y 吻合术

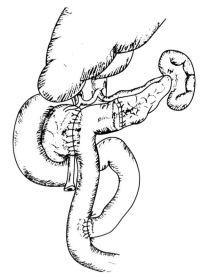

图 33-2-9　远、近端胰腺空肠 Roux-en-Y 双吻合术

（4）Ⅳ级损伤：按损伤程度的不同可以分为Ⅳ-1、Ⅳ-2、Ⅳ-3 三个亚型，需进行相应的个体化手术。

Ⅳ-1 级损伤：胰腺挫裂伤、血肿；无主胰管的损伤；十二指肠破裂＜50% 十二指肠周长：此时的胰腺损伤多为 1 级损伤，采用胰腺修补＋十二指肠修补术：先做胰腺修补，再修剪破损的十二指肠壁，用可吸收线纵向或横向黏膜对黏膜连续缝合十二指肠，再用细丝线间断浆肌层间断缝合十二指肠壁。

Ⅳ-2 级损伤：胰腺挫裂伤；壶腹与一个管完整，十二指肠破裂＞50% 十二指肠周长。可采用 Jondan 十二指肠憩室化术（图 33-2-10）：胃窦下缘做纵向切口，将幽门黏膜一圈用线（吸收和不吸收线均可）间断缝闭或荷包缝闭，使幽门暂时不通，3 周后能自行通畅，缝合十二指肠破口置管引流，如胆总管破裂用 T 形管引流，胃窦切口和空肠近段行侧侧吻合；亦可采用 Beger 术，详见本章第五节。

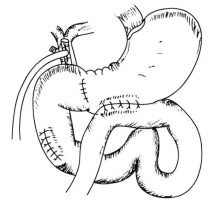

图 33-2-10　Jondan 十二指肠憩室化术

Ⅳ-3 级损伤：严重胰头伴壶腹、近端胰管和 / 或远端胆总管损伤；十二指肠破裂＞75% 十二指肠周长：本型损伤已无法进行重建手术，进行胰十二指肠切除是唯一的选择。

【术后处理】

1. 术前、术后应密切监控生命体征，继续防止休克和急性呼吸窘迫综合征（acute respiratory distress syndrome，ARDS）等严重并发症。

2. 禁食，胃肠减压，静脉输液，多次少量输新鲜血或血浆纠正贫血和低蛋白血症。长期禁食应用 TPN 和补充维生素 C、维生素 K 等。

3. 应用广谱抗生素防治感染。

4. 术后监测血淀粉酶，应给予胰酶分泌抑制剂。

5. 每天测定双套管持续负压引流量，并等量静脉补充，测定其淀粉酶含量。如腹腔引流量很少，术后 5～7 天拔除引流管；若引流量多应该持续吸引至很少时再拔除；若胰瘘形成，需引流 4～6 周以上，待其自愈后方可拔管。

6. 十二指肠憩室化术后：伤区双套管引流时间较长，如引流量很少，可以拔管。术后 14 天以上，方可夹住引流的 T 形管，如无不适，应经 T 形管造影，了解胆总管远端有无梗阻并做相应处理。十二指肠引流管术后应持续负压吸引，T 形管拔除后 3～5 天，如十二指肠引流量很少，十二指肠引流管也应夹闭

1～3 天,若无不适,其引流管亦可拔除。

【术后并发症的预防及处理】

1. 胰瘘 是胰腺外伤术后最多见的并发症,坚持双套管负压吸引,加强营养,全身情况好转,术后 6～8 周多数能自愈。少数旷日持久,影响生长发育者,应再次手术行胰瘘空肠 Roux-en-Y 形吻合术。

2. 胰瘘并发大出血 应急诊手术处理。

3. 脓肿形成 抗生素不能控制者,应及时进行 B 超或 CT 引导下穿刺引流,或开腹手术引流。

4. 急性胰腺炎 按急性胰腺炎处理。

5. 胰腺假性囊肿形成 (详见本章第六节)对病程在 4 周内、囊肿较小者可行保守疗法,待其自行吸收。囊肿形成超过 4～6 周以上,根据情况可行内引流术,通常可在 B 超或 CT 引导下进行经皮穿刺、置管引流;或经内镜胃超声引导下经胃 - 囊肿穿刺 - 囊肿置管引流,或手术进行囊肿 - 胃、囊肿 - 十二指肠或囊肿空肠 Roux-en-Y 吻合术。目前已较少采用囊肿外引流手术。

(刘江斌　吕志宝　陈博渊)

第三节　重症急性胰腺炎手术

国内外关于急性胰腺炎(acute pancreatitis,AP)的诊断标准无明显差异,一致认为临床上确诊 AP 需至少符合以下 3 项指标中的 2 项:①与 AP 相符合的腹痛症状;②血清淀粉酶和 / 或脂肪酶至少高于正常上限 3 倍;③腹部影像学检查符合 AP 的影像学特征。如果发生 AP 的同时,伴发一个或一个以上脏器功能衰竭,或局部出现坏死、脓肿或假性囊肿形成等并发症,即可诊断为重症急性胰腺炎(severe acute pancreatitis,SAP)。SAP 占全部 AP 的 5%～20%,但儿童 SAP 比较少见,多由于外伤、病毒(如 EB 病毒感染)、药物或胰胆管畸形等引起。SAP 患儿病情重、并发症多、病死率很高(30%～50%)。在 SAP 急性反应期,大部分患者经过非手术治疗后,全身情况和局部病变都能够得到有效的控制,但有少部分患儿在发病 72 小时内即出现休克、多器官功能障碍合并腹腔间室综合征,此种类型的胰腺炎即为暴发性急性胰腺炎(fulminant acute pancreatitis,FAP),临床上常表现为突发性上腹部剧烈疼痛、恶心、呕吐、腹胀伴有腹膜刺激症状。经检查可以排除胃肠道穿孔、绞窄性肠梗阻等急腹症,病情恶化迅速,早期迅速出现休克或出现多器官脏器功能衰竭,如心、肺、肾、脑和邻近的胃肠功能障碍等,或抗休克治疗无明显好转,需早期进行手术治疗。随着 SAP 疾病的进展,部分患者发生胰腺或胰腺外坏死感染,甚至出现胰腺脓肿,表现为脓毒综合征,此时亦需要手术治疗。当 SAP 进入腹膜后残余感染期时,形成的窦道经过冲洗大都可以治愈,少数患者进行腹膜残余感染腔敞开引流手术。SAP 可以通过增强 CT 检查发现,主要表现为急性胰腺外液体集聚、脓肿形成,胰腺和胰腺外组织坏死感染等。

对 SAP 往往需要多学科团队共同对患者进行治疗。首先要早期开展正规的非手术治疗,包括祛除病因、充分的液体复苏、抗休克、抗感染、维持重要器官功能,必要时进行呼吸机支持以防治急性呼吸窘迫综合征(ARDS)及连续性肾脏替代治疗(continuous renal replacement therapy,CRRT)等;其次要增强疏通肠道、保护胃黏膜屏障、预防肠道细菌移位;进行手术治疗要及时、恰当,包括清除坏死灶和感染灶,合理开放创口和有效引流。同时进有效的营养支持治疗及康复治疗。

【手术适应证】

胰腺及胰腺外组织坏死感染;包裹性坏死性感染;有症状的包裹性无菌感染;FAP;腹腔间室综合征;胰腺脓肿形成;胰腺假性囊肿;难以治愈的胰瘘、消化道瘘等。

【术前准备】

1. 一般治疗 禁食。一旦明确诊断,患者往往数周内不能经口摄食,应及时给予营养支持,胃肠减压,监测腹腔内压力,若腹腔内压力超过 10～12cmH_2O 即为腹内压升高,超过 25cmH_2O 即为警戒线。静脉输注生长抑素、奥美拉唑等抑制胰酶、胃酸的分泌。

2. 防治休克　对 SAP 应当及时进行充分的液体复苏,推荐使用等渗乳酸林格液作为补液首选液体,补液速度为每小时 5～10ml/kg,液体复苏后 6 小时和 24～48 小时反复评估患者补液是否充分。关于评估液体复苏是否达到效果,2013 年国际胰腺病协会认为应达到以下指标之一:①心率＜120 次 /min,65mmHg＜平均动脉压＜85mmHg,每小时尿量＞0.5～1.0ml/kg;②血细胞比容达到 35%～44%。2015 年日本肝胆胰外科协会则以平均动脉压＞65mmHg 和每小时尿量＞0.5～1.0ml/kg 作为判断补液是否充分的指标,不推荐血尿素氮(BUN)、血细胞比容,以及在容量充足的前提下以中心静脉压作为指标。

3. 矫正酸碱平衡和电解质紊乱　抗休克的同时应立即进行血气分析,测定电解质,并据其结果进行矫治。防治低钙血症和高血糖症。

4. 急性呼吸窘迫综合征(ARDS)　应及时采用人工正压通气呼吸等措施,如 ARDS 不能得到有效控制,极易诱发多器官功能衰竭。

5. 心力衰竭　应给予正性肌力药物,必要时可以使用血管活性药物等救治。

6. 抗感染　首先静脉输入第三代头孢菌素类抗生素和甲硝唑等,再根据细菌培养和药敏试验结果选用有效的抗生素控制感染。

7. 合理应用糖皮质激素以减轻应激反应,稳定细胞内溶酶体。

8. 肾衰竭和脓毒血症　及时给予 CRRT。

9. 胆源性 SAP　目前国内外最新指南对于胆源性 AP 采用内镜逆行胰胆管造影(endoscopic retrograde cholangiopancreatography,ERCP)+ 内镜下十二指肠乳头括约肌切开术(endoscopic sphincterotomy,EST)及胆囊切除等相关热点问题达成了较为一致的意见。①国内外指南均严格限定了 ERCP 的指征和时间:对于伴有急性胆管炎(acute cholangitis)或持续胆管梗阻的 AP 患者,应在入院 24 小时内行急诊 ERCP(或 +EST);对于大部分不伴胆管炎或没有胆管梗阻临床证据的患者,无须早期行 ERCP;对于高度怀疑伴有胆总管结石而无胆管炎或黄疸的患者,应行 MRCP 或 EUS 检查,而非行诊断性 ERCP 进行筛查;对于高危患者,应使用胰管支架和 / 或术后直肠给予非甾体抗炎药(NSAID)栓剂以预防 ERCP 术后重症急性胰腺炎。②国内外指南均推荐对于轻型胆源性 AP 伴有胆囊结石者,应在当次住院期间即行胆囊切除术以防止胆源性胰腺炎的复发。胆源性 SAP 患者,为预防感染发生,应待炎症缓解,胰周液体积聚消退或推迟 6 周后再行胆囊切除术。

【麻醉与体位】

气管插管全身麻醉。平仰卧位,术中应紧密监测生命体征,防止休克。

【手术步骤】

为阻止 FAP 患儿器官功能障碍的发展,宜早期进行手术干预:一般采用两侧肋缘下联合切口或正中切口;术中将小网膜囊敞开、胰腺周围减压、彻底引流腹膜后间隙;清除坏死界线已经分明、已经失去活力的胰腺组织和胰腺外坏死组织,尽量保留有活力的或分界不明的组织,在小网膜囊、胰腺周围、腹膜后间隙低垂部位放置三腔引流管术后进行灌洗引流;彻底清除包裹性坏死感染灶、有症状的包裹性无菌坏死灶,对清除后残留的腔隙留置三腔管,术后持续灌注引流;对临床上有压迫症状的或间歇性增大的假性囊肿,应行囊肿内引流或外引流。具体如下:

1. 坏死胰组织清除　剖腹探查后常可见胰腺坏死,即有多量血性混浊渗液,大网膜及腹膜充血、皂化斑,甚至有紫褐色坏死。早期胰腺坏死呈暗红色、暗紫色斑点或斑块,散在多发,甚至有大面积坏死,晚期坏死为灰黑色、黑褐色斑块,坏死灶萎缩,被膜破溃,周围有血性液体积聚。对分界清楚的坏死胰组织,应彻底清除,出血点用细丝线缝扎。术中对不能明确是否是完全坏死的胰组织,剪开其中心,如出血不止为有生机者,应予保留,不出血者清除。坏死的大网膜也要切除,清除坏死组织的创面应彻底冲洗。若全部胰腺坏死,将危及生命。通常按照以下步骤有序进行探查、减压和清除坏死组织:首先剪开胃结肠韧带,进行小网膜囊探查,尽量保留横结肠系膜完整。再拉开胃后壁,对胰尾上间隙进行探查;然后再牵拉横结肠左侧,探查胰尾下间隙;接着沿十二指肠降部在其外侧切开,探查胰头、十二指肠旁间隙。最后探查降结肠后间隙及升结肠后间隙。对上述部位进行充分减压,防止坏死组织残留。若疑胰头、胰体、胰腺背侧、胰尾背侧也有坏死，也应分离显露，以利引流和取出坏死组织。手术中对腹水常规做细菌培养和药敏试验。

2. 腹腔灌洗　SAP 患者术后继续采用一根或多根三腔管（如 Chaffin 三腔管，图 33-3-1）作为灌洗引流，通过腹壁小切口进行，以利于控制感染和胰液渗出，并将不断脱落降解的坏死物排出体外。通常放置在小网膜囊、胰腺周围、腹膜后间隙低垂部位；或已经清除的包裹性坏死感染灶后或有症状的包裹性无菌坏死灶的残留腔隙内（图 33-3-2）。

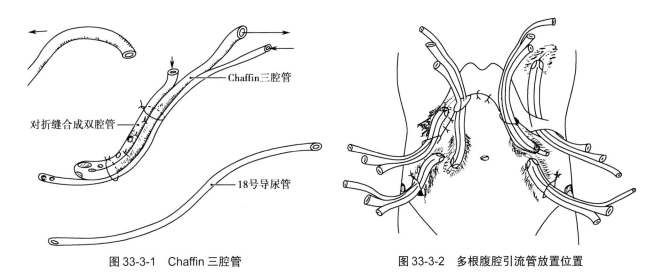

图 33-3-1　Chaffin 三腔管　　　　　　　　图 33-3-2　多根腹腔引流管放置位置

3. "三造瘘" 术　即胃造口、胆总管 T 形管引流和近端空肠置管造瘘进行肠内营养。胃造瘘应采用经典的隧道包埋法，若采用荷包缝合式胃造瘘，容易发生胃造口周围漏，一旦发生，处理十分棘手，不但容易加重腹腔内感染，而且容易腐蚀创面引起腹腔内出血，导致造口部位皮肤糜烂，患者疼痛难忍。胆道造瘘可以减少胆汁向胰管反流，有助于胰腺病症的缓解；空肠营养造瘘为术后肠营养提供了安全便捷的途径。

4. 其他手术　不缝合腹壁弧形切口敞开引流、部分和全部胰腺切除，小儿患者很少应用。

【术后处理】

手术后重点是维持内环境稳定，维护脏器功能，加强营养代谢支持，为康复创造条件。

1. 继续防治休克，纠正水、电解质代谢紊乱和 ARDS。

2. 禁食、胃肠减压、静脉补液。胃造瘘和 T 形管引流者应注意引流通畅。如胰腺炎已被控制，引流液少，夹管无不适者，可拔管。

3. 空肠造口者合理滴注要素饮食，也可应用 TPN 进行支持疗法。

4. 定时做腹腔引流液和血液的细菌培养、药敏试验，选用敏感有效的抗生素，防止真菌感染。

5. 腹腔灌洗中，Chaffin 式三腔管应用最为普遍，维持负压值在 −15～−7kPa 为宜；每天每根滴水管生理盐水量维持在 1 000～10 000ml。使灌入量与排出量相等，持续应用至流出液清亮、胰腺炎控制为止。必要时可以取出三腔管进行清洗和更换，在成熟的窦道置入较细的导管，以生理盐水进行低压冲洗，将三腔管内无法取出的坏死组织冲出。

6. 定时测引流液中蛋白质的损失量、血浆蛋白含量和血电解质，及时补充调整。

7. 继续应用抑制胰酶和胃酸分泌的药物。

8. B 超或 CT 检查了解胰腺有无继续坏死，并做相应处理。

【术后并发症的预防及处理】

1. 防治休克，纠正电解质紊乱、ARDS 及多器官功能障碍。

2. 术后出血：术中要充分止血；出血后应及时补充，维持血流动力学稳定，大出血时应再次手术止血。

3．再手术：FAP 经过胰周和腹膜减压引流术后，或坏死病灶经过清创引流术后，胰腺继续坏死出现新的感染灶需要再次手术；或全身感染控制，但窦道长期不愈，需要经窦道造影结合增强 CT 检查，明确有无消化道瘘，若合并胆漏、胃瘘、十二指肠瘘或结肠瘘等复杂性消化道瘘，需根据情况进行手术治疗。

4．真菌感染：发生率为 15%～20%。一旦发现真菌感染，可用氟康唑或两性霉素 B 治疗。

5．胰腺感染和残余脓肿形成：充分的腹腔灌洗和抗生素的合理应用，常可预防其发生。一旦脓肿形成，必须手术引流。

6．胰瘘：发生率为 20% 以上，故引流管不能过早拔除，一旦发现胰瘘，经过充分引流和换药，可以形成慢性管状胰瘘。对胰瘘的窦道进行造影检查，若发现主胰管无狭窄者，绝大多数都能够经过换药而治愈；若胰瘘近端主胰管中断、狭窄者，需行胰外瘘内引流术。

7．远期可能并发糖尿病、切口疝和慢性复发性胰腺炎等，相应给予治疗。

（刘江斌　吕志宝　陈博渊）

第四节　慢性胰腺炎手术

慢性胰腺炎的基本病理改变为胰腺慢性纤维化和 / 或钙化，胰管常有多发狭窄及囊性扩张；胰管内可见结石或蛋白栓。上述病理改变呈慢性进行性加重。长期、慢性炎症最终导致胰腺实质纤维化、胰管梗阻、胰管内类高压及胰腺内外分泌功能不全等症状。儿童慢性胰腺常发生在急性胰腺炎未治愈、胰腺分裂（pancreas divisum）、主胰管乳头和 / 或副胰管乳头狭窄、主胰管和副胰管融合异常、主胰管狭窄、环状胰腺或胆胰合流异常等病例中；或病毒、细菌、寄生虫等反复感染，导致胰管梗阻，胰液排泄不畅、胆汁逆流入胰管激活胰酶，引起急性胰腺炎反复发作而成慢性复发性胰腺炎。临床表现主要为复发性或持续性中上腹疼痛，进食后饱胀不适，食欲减退，恶心、呕吐，脂肪泻，且容易并发糖尿病。若在胰腺头部形成肿块时，可导致梗阻性黄疸、十二指肠压迫等。

慢性胰腺炎一般均须先接受系统的内科治疗，约 2/3 的患者经过规范的内科治疗后症状缓解，但仍有部分患者需要外科手术干预，通常的手术指征包括：难以治疗和控制的顽固性腹痛；合并梗阻性黄疸和胆石症；直径 >5cm 的胰腺囊肿、胰腺脓肿、胰瘘；合并十二指肠梗阻或结肠梗阻；门静脉高压及不能排除胰腺肿瘤或恶性病变者。手术目的以去除病灶、取尽胰管结石、解除胰管梗阻、保持胰液引流通畅和缓解疼痛为主，通常采取以下术式。

1. 胰管减压术　胰管狭窄开口成形术、胰尾切除 + 胰腺空肠吻合术（如 Duval 术）、胰尾切除 + 胰腺空肠内植入吻合术（Puestow 术）、胰管空肠侧侧吻合术（Partington 术）、胰管胃侧侧吻合术（warrent 术）。其中，Duval 和 Puestow 手术难以保证吻合口长期通畅，只适用于胰尾部单纯病变或胰腺头部胰管梗阻伴胰管全程扩张者，而对胰管多发狭窄和扩张的慢性胰腺炎患者效果不佳，术后复发率较高，目前已被 Partington 手术所替代。

2. 胰腺切除术　包括胰十二指肠切除术、保留十二指肠的胰头次全切除术（Beger 术）、胰头中心部分切除 + 胰管空肠侧侧吻合术（Frey 术）、远端胰腺切除术、远端胰腺切除 + 加自体胰岛移植及全胰切除术等。

本节重点介绍胰管狭窄开口成形术和 Frey 术。

一、胰管狭窄开口成形术

【术前准备】

1．急性胰腺炎发作经治疗缓解后。

2．术前凝血功能正常；测定空腹血糖，必要时进行糖耐量试验，合并糖尿病患者应控制血糖；心、肺、肝、肾功能等在正常范围；能够耐受复杂手术。

3. 手术前行 B 超、CT、MRCP 等检查，必要时行 ERCP，以明确病变部位、胰管结石分布情况、胰管狭窄与扩张程度；同时明确有无合并胰腺占位，以及胆管病变情况。

【麻醉与体位】

气管插管全身麻醉。仰卧位。

【手术步骤】

1. 主胰管开口狭窄成形术 游离胰头和十二指肠背侧，纵向切开十二指肠中段前壁 3～5cm，于十二指肠内后壁找到十二指肠乳头，8F 导尿管经十二指肠乳头插入胆总管内，在乳头开口的 11 点位置切开十二指肠黏膜、壶腹或乳头括约肌约 0.5cm（图 33-4-1），于壶腹内胆总管开口的内下方 4～5 点位置找到主胰管的开口，扩大主胰管开口（图 33-4-2）。取出开口处胰石和蛋白栓。由主胰管开口插入细导管直至胰尾，经导管缓慢低压注入 2～3ml 造影剂进行胰管造影，可以了解胰管的全貌（图 33-4-3）。如有胰管串珠状狭窄，根据狭窄部位行部分胰腺切除术或做 Frey 胰管空肠侧侧吻合术。

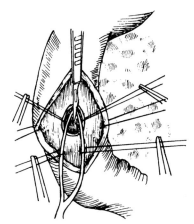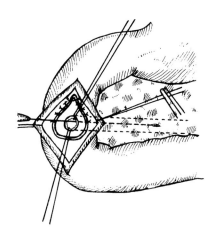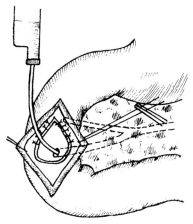

| 图 33-4-1 切开十二指肠乳头括约肌 | 图 33-4-2 切开胰管狭窄开口 | 图 33-4-3 经导管胰管造影 |

2. 副胰管开口狭窄成形术 如找不到主胰管开口，应在十二指肠乳头上方 1～3cm 找副胰管开口，扩大副胰管开口，留置直径 2～3mm 的聚乙烯管短暂支撑。如找不到副胰管开口，则可在胰体、尾胰管扩张处穿刺造影检查，如发现胰管开口狭窄可行开口成形术；如胰管多处狭窄则采用 Frey 术为宜。最后纵向或横向间断缝合十二指肠切口，置双套管引流，缝合腹壁切口。

二、Frey 胰管空肠吻合术

Frey 胰管空肠吻合术是 Partington 手术的衍化术式，即将胰腺体、尾主胰管切开，切除胰腺头部含有的囊肿、坏死组织、结石后，行胰空肠侧侧吻合术。该手术与胰头切除术相比创伤较小，可以保留较多的胰腺组织，缓解胰管高压引起的疼痛，以及手术后可能发生的胆总管与十二指肠狭窄等病变所导致的梗阻。

【术前准备】

同胰管狭窄开口成形术。

【麻醉与体位】

同胰管狭窄开口成形术。

【手术步骤】

切断胃结肠韧带显露胰腺，然后行 Kocher 切口充分游离十二指肠及胰头后侧，在胰腺颈部上、下缘分别解剖出门静脉和肠系膜上静脉，在胰颈背面与门静脉—肠系膜上静脉前间隙分离贯通，引入牵引导管；在胰腺表面探及扩张的胰管后，细针穿刺定位，必要时低压造影检查以了解整个胰管情况。先切开胰体尾部扩张的胰管（图 33-4-4），然后在距离十二指肠内侧缘及门静脉—肠系膜上静脉右侧缘 0.5cm

之间用超声刀、彭氏多功能解剖器（POMD）或电刀剜除胰头核心部位的病变组织（如囊肿、结石等）后（图 33-4-5），结扎近端主胰管残端，胰头内侧应保留 3～5mm 厚的完整薄层胰腺组织（图 33-4-6）。自胰头至胰尾平行切开胰管，清除胰管内的结石和蛋白栓，狭窄处适当切开扩张。

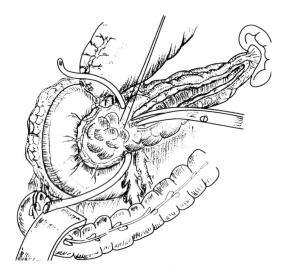

图 33-4-4　切开胰体尾部扩张的胰管

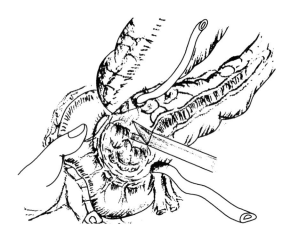

图 33-4-5　剜除胰头核心部位的病变组织

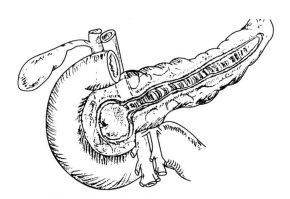

图 33-4-6　结扎近端主胰管残端，胰头内侧保留薄层胰腺组织

三、胰管空肠侧侧 Roux-en-Y 吻合术

1. 胰管空肠侧侧吻合　切断距屈氏韧带 10～15cm 空肠，远端空肠（称胰支空肠）断端缝合关闭。通过中结肠动脉右侧横结肠系膜无血管区戳孔，将远端空肠提至胰腺表面，空肠闭锁端对胰尾，系膜缘对侧肠壁与胰管切口平行。根据胰管纵向切开的长度，切开空肠系膜对侧缘肠壁，用 4-0 可吸收缝线（如 4-0PDS 线）进行胰管空肠侧侧吻合（图 33-4-7），吻合宜采用双层吻合：先缝合胰肠吻合口下壁，先将空肠浆肌层与胰腺前壁，包括胰腺被膜和胰腺实质间断缝合后，再将空肠全层与胰管全层连续或间断缝合。下壁缝合完成后，再缝合胰肠吻合口上壁，先将空肠全层与胰管全层连续或间断缝合，再将空肠浆肌层与胰腺前壁的胰腺被膜和胰腺实质间断缝合。

2. 近远空肠端侧吻合　距空肠胰管吻合 30～40cm 处，将近端空肠与胰支空肠进行端侧吻合，关闭横结肠系膜与空肠系膜裂孔（图 33-4-8）。在胰肠吻合口的上下缘放置负压引流。无须加做各种抗反流瓣，如矩形瓣等。

【**术后处理**】

1. 禁食、胃肠减压。

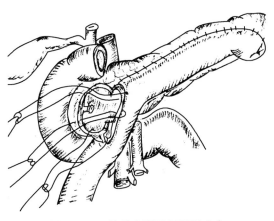

图 33-4-7　胰管空肠双层侧侧吻合

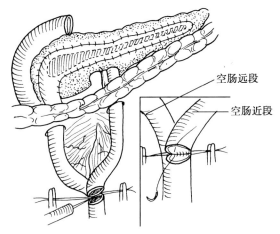

图 33-4-8　近端空肠与胰支空肠端侧吻合

2. 如禁食时间长,可行 TPN 支持治疗。

3. 应用抗生素预防感染,常规使用生长抑素。

4. 术中在十二指肠处留置双套管引流,可起到诊断和引流的作用。引流液很少时,夹闭引流管无不适,约在术后 14 天可拔除引流管。

【术后并发症的预防及处理】

1. **十二指肠瘘**　Oddi 括约肌过长或误切开十二指肠壁全层引起。在缝合十二指肠前壁切口后,应将十二指肠降部向左翻转,上腹腔灌满液体,由胃管注气观察有无渗漏,如有渗漏应及时缝合修补。

2. **胰瘘**　保持引流通畅,监测引流液的淀粉酶浓度,常规使用生长抑素。

3. **腹腔感染**　监测体温、血常规、CRP 及 PCT 等。引流液培养,选择敏感抗生素,若脓肿形成,可在 B 超及 CT 引导下行穿刺引流,若引流效果不佳,可行手术引流。

4. **腹腔出血**　如果发现引流管内出现血性液体,应及时给予扩容、止血药、输血等处理,因胰瘘导致血管腐蚀引起的腹腔内出血,应保持引流通畅,引流口附近放三腔引流管进行持续灌注引流,同时使用生长激素抑制胰酶分泌,对难以控制的出血应及时手术治疗。

5. **高血糖**　术后应常规监测血糖,对高血糖患者使用胰岛素,控制血糖在 7～8mmol/L。

6. **肠梗阻**　可先行非手术治疗,对非手术治疗无效或完全性肠梗阻应再次手术治疗。

(刘江斌　吕志宝　陈博渊)

第五节　胰腺切除术和胰十二指肠切除术

一、保脾胰腺次全切除术

切除胰腺的 80%～95% 称为胰腺次全切除术,该手术分为远端(胰尾侧)胰腺次全切除术和近端(胰头侧)胰腺次全切除术。儿童最常见的手术方式为远端胰腺次全切除术,其适应证主要为以下方面。

1. 婴儿先天性高胰岛素血症(congenital hyperinsulinism infancy,CHI),是指胰岛素不适当的分泌导致持续性低血糖状态,可导致婴儿不可逆的神经系统损害,临床上 CHI 的诊断标准:①需静脉持续输注葡萄糖 > 8mg/(kg·min) 方能维持正常的血糖水平;②空腹血糖 < 3mmol/L;③胰岛素 /C 肽升高;④游离脂肪酸降低或无法检测;⑤胰高血糖素试验阳性;⑥低血酮糖。多数患儿病因不明,需长期静脉给予葡萄糖。CHI 临床上分为弥漫型(60%～70%)和局灶型(30%～40%),该病的最大挑战就是要对弥漫型和局灶型进行区分,但目前来看,常规增强 CT 和 MRI 并不能显示病变,术中对病灶进行触诊探查往往也

无法探及病灶，近年来有学者采用 ^{18}F-DOPA PET/CT（^{18}F-L-3,4-dihydroxyphenylalanine positron emission tomography combined with computed tomography）诊断局灶型 CHI 取得成功，显著提高了对局灶型 CHI 的诊断率。同时，也有应用高分辨率 PET/CT 提高 CHI 定位的报道。尽管如此，所有胰腺次全切除术者均应先在手术中取胰腺尾部进行快速冷冻病理检查，确诊为弥漫型 CHI 方能进行胰腺次全切除术；对局灶型病灶则需将病灶连同周围正常组织一并切除，术中冷冻病理检查证实切缘没有病变后才能结束手术。近年来，已经有腹腔镜下弥漫型 CHI 胰腺次全切除术的报道。

2. 胰体、尾部多发胰岛素瘤、胰岛过度增生；以胰体、尾部为主的慢性胰腺纤维化伴顽固性疼痛、已不适合采用其他术式；胰腺良性肿瘤或交界性低度恶性肿瘤，如胰腺导管内乳头状黏液性肿瘤、实性假乳头状瘤、黏液性囊腺癌等。

【术前准备】

1. 术晨禁食、胃肠减压，备血。

2. 预防性使用静脉抗生素。

3. 术前数日起停用除葡萄糖以外的医疗药物，如二氮嗪（diazoxide）或生长抑素，以免影响对病损形态学的快速冷冻诊断。

4. 术中定时监测血糖浓度，如低于 2.2mmol/L 时，应立即静脉补充高浓度葡萄糖溶液，防止持续性低血糖。

5. 术前测定心、肝、肾及凝血功能。

【麻醉与体位】

气管插管全身麻醉。仰卧位。

【手术步骤】

1. **胰腺探查**（参考本章第二节）　剪开网膜囊后，无论是开腹还是腹腔镜手术，CHI 患儿的胰腺大多数外观正常，首先在 PET/CT 显示的三个不同的非病变部位进行胰腺表面活检，如果快速冷冻病理检查发现休眠的胰岛细胞，则可以排除弥漫型 CHI，反之，则认为是弥漫型。根据快速冷冻病理检查的结果决定手术方式。大多数学者推荐对弥漫型 CHI 采用胰腺次全切除术，以避免术后高胰岛素血症依然存在；对于某些难治病例，有学者甚至提出切除 98% 的胰腺。在胰腺次全切除术中，仅保留胆总管及十二指肠周围的部分胰腺。以下为切除 95% 胰腺的手术步骤。

2. **显露胰腺**　横断胃结肠韧带、胃脾韧带、脾结肠韧带，充分显露胰腺前侧，做 Kocher 切口，充分游离十二指肠及胰头后方。

3. **分离胰尾、胰体，保留脾脏**　婴幼儿胰腺组织脆弱，直接抓取容易导致组织破碎，在胰腺尾部做牵引线是稳妥的方法。从脾门开始从胰尾向胰头分离，自脾血管发出进入胰腺的细小血管需以双极电凝后切断，特别注意保护脾动、静脉，以免避免切除脾脏（图 33-5-1）。万一损伤脾血管，可给予 6-0 Prolene 线修补，若修补失败，可结扎切断脾血管，但不必急于切除脾脏，因保留胃短血管、胃网膜左血管和胃冠状静脉，仍能供应脾的血液循环。必要时可采用自体脾移植。

4. **游离钩突和胰头**　当分离至肠系膜上血管，将游离好的胰体尾部向右翻转，可以用吊带或手指牵引门静脉及肠系膜上血管，以利于游离胰腺钩突（图 33-5-2）。再游离胰头十二指肠背侧，在胰头腹侧较易剪开钩突的被膜，切断腹腔丛分布来的小分支，小心保留肠系膜上血管分出的胰十二指肠下血管，分别结扎切断胰头和钩突横向进入肠系膜上静脉的 3～4 支小静脉。在分离胰头时，需仔细辨认胆总管走向，可先在十二指肠第一部上方吊带牵引胆道，然后至十二指肠"C"环内侧将该吊带引过十二指肠第一部分后方，于胰头上方进行牵引，有助于术中指引胆管走向，避免损伤。

5. **切除胰腺**　在游离胰头和钩突后，自十二指肠壁外、胆总管下端壁外和肠系膜上血管前右侧切除胰腺，切断胰腺时需注意寻找主胰管与副胰管，不可吸收缝线结扎后切断，仅分离十二指肠框及胆总管周围的胰组织（图 33-5-3）。分离中需防止胰十二指肠前、后血管供弓、十二指肠壁和胆总管壁的损伤。完成 95% 以上胰腺切除术（图 33-5-4）。

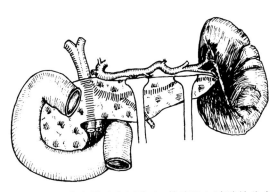

图 33-5-1　分离胰腺背侧脾动、静脉进入胰腺的分支

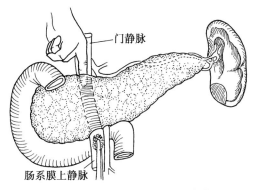

图 33-5-2　分离门静脉前方胰腺

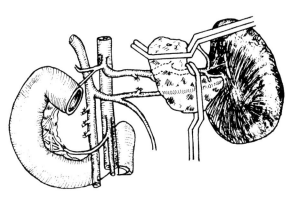

图 33-5-3　分离十二指肠框及胆总管周围的胰组织

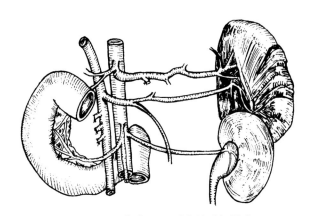

图 33-5-4　完成 95% 以上胰腺切除术

6. 腹腔镜胰腺次全切除术（视频 33-5-1）　头高足低位，脐部放置一个 10mm 戳卡，置入 5mm 30°镜。另外，左、右侧腹部放置 2 个戳卡，切断胃结肠韧带，显露小网膜囊，经腹壁丝线悬吊牵引胃后壁（可以代替 Nathanson 拉钩），胰腺尾部丝线贯穿缝扎，超声刀切断部分胰腺做快速冷冻病理检查，以明确是否为弥漫型 CHI，在病理明确前不做进一步切除。明确病理后，自胰尾向胰头方向分离，3.5mm 电钩以较高能的电凝方式切断自脾血管发出的进入胰腺的胰短血管。在胰腺钩突部至牵引线向前牵引，沿十二指肠边缘使用超声刀切除胰腺，保留十二指肠及胆管周围胰腺组织，缝合胰腺断端，将切除的胰腺放入取物袋内，经脐部套管取出，术后放置引流。

视频 33-5-1　腹腔镜胰腺次全切除术——先天性高胰岛素血症（弥漫型）

【术后处理】

1. 监测生命体征，防治休克和应激性溃疡等。

2. 禁食、胃肠减压。

3. 静脉应用抗生素。

4. 静脉补液，如禁食时间长采用 PN。

5. 术后定时监测血糖浓度，如血糖高于正常，要暂时应用胰岛素治疗，血糖低应及时补充。

6. 仅切除 80% 胰腺者，手术后使用生长抑素。

7. 维持引流通畅，放置双套管可接负压吸引，直至无渗液拔管。

【术后并发症的预防及处理】

1. 胰腺内外分泌功能障碍　胰腺次全切除手术后，CHI 患儿血糖浓度可以维持至正常水平；但随着年龄的增长和体重增加，此类患儿今后将不可避免出现胰腺功能不足，导致 1 型糖尿病，故应长期监测血糖和尿糖变化，及时调整胰岛素用量。

2. 低血糖　若胰切除不足 95%，术后仍可能继续出现低血糖症，除静脉滴注葡萄糖溶液外，尚需应用二氮嗪等药物治疗。

3. 胰瘘　需持续引流并给予生长抑素治疗，多数能自愈。

4. 十二指肠残留胰腺血供障碍　是胰腺次全切除术后严重的并发症，故在手术时必须保留好十二指肠前、后血管弓；关腹前需再次检查十二指肠及残留胰腺的血供情况。

二、胰头切除术（Beger 术）

Beger 术适用于病变局限于胰头，如慢性胰腺炎伴胰头部肿块、顽固性疼痛；肿块压迫胆总管或十二指肠；局部肿块难以确定良恶性病变者，如胰岛素瘤、胰腺腺瘤、局灶性胰岛细胞增生症和胰岛细胞增殖症等。术前准备、麻醉和体位参考保脾胰腺次全切除术。

【手术步骤】

右肋下斜切口或右上腹直切口，切断胃结肠韧带及部分胃脾韧带，探查全部胰腺，取可疑病变组织做快速冷冻病理切片检查明确是否为恶性肿瘤。在胰腺颈部后方，沿肠系膜上静脉与门静脉的无血管间隙分离，建立"隧道"，通过该"隧道"以硅胶导管牵引颈部，可安全又方便地横断胰颈，仔细分离从胰腺组织中汇入门静脉—肠系膜静脉左右侧的细小分支，均以丝线结扎后切断。横断胰腺颈部，在远断端胰体找出主胰管，不结扎（图 33-5-5）；牵起胰头，并将其旋转 90° 处于腹、背侧位，静脉拉钩将肠系膜上动、静脉牵向左侧，用超声刀或电刀逐步向右侧充分游离胰腺，切除胰头和胰腺钩突部位的胰腺组织，完成胰头次全切除，仅在十二指肠壁外和胆总管下端壁外保留 0.5cm 胰薄片，缝合该处少量的残留胰腺组织及胰管开口，术中应防胰十二指肠血管弓的损伤（图 33-5-6）。然后向左侧游离胰体，若胰管无明显扩张则可行胰肠端端吻合；否则，应纵向切开胰管至尾部进行 Fery 术。

术后处理、术后并发症的预防及处理参考本节保脾胰腺次全切除术。

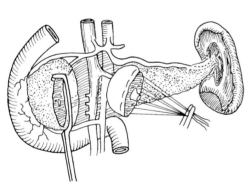

图 33-5-5　横断胰腺颈部

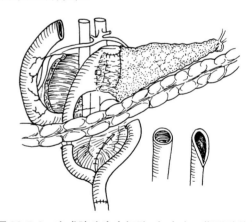

图 33-5-6　完成胰头次全切除，仅在十二指肠壁外和胆总管下端壁外保留薄片胰腺组织；远端保留胰腺进行空肠 Roux-en-Y 吻合

三、胰体胰尾切除保脾术

术前准备及手术方法同本节保脾胰腺次全切除术，多适用于胰腺体部肿瘤，如胰腺囊性肿瘤、胰母细胞瘤及胰腺囊实性肿瘤等（视频 33-5-2）。

视频 33-5-2　腹腔镜胰腺畸胎瘤切除术

四、胰十二指肠切除术

适用于胰头十二指肠恶性肿瘤的治疗,属选择性手术,国内外小儿外科中心均有手术成功病例报道,但由于儿童胰头十二指肠恶性肿瘤发病率极低,现阶段尚为个案报道阶段,可参考成人手术方法,做充分的术前准备,其手术成功率与成人手术相仿。

（刘江斌　吕志宝　陈博渊）

第六节　胰腺囊肿手术

小儿胰腺囊肿可分为假性囊肿和真性囊肿,前者多发生在外伤和胰腺炎后,其囊肿内壁缺乏上皮细胞覆盖,外壁为纤维组织和慢性炎症细胞浸润构成,故称为假性囊肿。假性囊肿约占全部小儿胰腺囊肿的80%。真性囊肿包括胰腺囊肿肿瘤和先天性囊肿等,其中,大多数为肿瘤性囊肿,包括上皮源性肿瘤,如胰腺导管内乳头状黏液性肿瘤(intraductal papillary mucinous neoplasm of the pancreas,IPMN)、黏液性囊性肿瘤(mucinous cystic neoplasm,MCN)、浆液性囊性肿瘤(serous cystic neoplasm,SCN)等;非上皮源性肿瘤包括良性非上皮性肿瘤(如淋巴管瘤)、恶性非上皮性肿瘤(如肉瘤)等;上皮源性非肿瘤性疾病,如淋巴上皮囊肿、黏液性非肿瘤性囊肿、肠源性囊肿、潴留性囊肿/个体发育不良性囊肿、壶腹旁十二指肠壁囊肿、子宫内膜异位性囊肿等。据报道,MRI/MRCP鉴别胰腺囊肿肿瘤具体类型的准确度为40%~95%,而CT的准确度为40%~81%。2018年版《欧洲循证指南:胰腺囊性肿瘤》不推荐ERCP作为胰腺囊性肿瘤的鉴别诊断方式。对不同类别的胰腺囊肿肿瘤手术方法差异很大。本节重点讨论胰腺假性囊肿的手术方法。寄生虫性胰腺囊肿多见于牧区的棘球蚴囊肿,应按棘球蚴囊肿原则处理。

胰腺假性囊肿的治疗原则是保持引流通畅,防止并发症。最初学者们将胰腺假性囊肿直径>6cm或囊肿持续6周以上作为手术指征。然而,近年来研究表明,直径<6cm的胰腺假性囊肿也会产生严重的临床症状,相反,虽然部分囊肿持续存在很长时间,但患者可以没有任何临床症状。目前认为,胰腺假性囊肿早期可密切观察随访,但存在如下情况时需进行手术干预:①急性胰腺炎症状消失后,进食后反复疼痛;②囊肿直径>6cm或不断增大;③出现感染、出血等症状;④囊肿引起胆道和肠道梗阻;⑤难以与胰腺囊肿肿瘤等真性肿瘤鉴别。胰腺假性囊肿的手术方式包括开放手术内引流术、外引流术,胰腺部分切除,经皮穿刺引流,内镜引流等。

一、胰腺囊肿内引流术

适用于囊肿壁已经"成熟"的患儿,目前认为胰腺假性囊肿壁成熟一般需要4~6周,故通常需要观察至少6周方可手术,过早手术会因囊肿壁脆弱造成吻合困难、遗留病灶。内引流术方法取决于胰腺囊肿的部位,常见包括囊肿胃吻合术、囊肿十二指肠吻合术和囊肿空肠Roux-en-Y吻合术。需要注意的是,囊肿与胃肠道的吻合口应保持足够大,囊肿壁上应切除一块椭圆形组织作为囊肿开口,而非做囊肿壁线性切开,以防手术后吻合口狭窄和囊肿引流不畅导致继发感染;此外,囊肿壁开口应尽量选择在囊肿最低位,以利于重力引流。

(一)囊肿胃吻合术

【手术适应证】

适用于囊肿壁位置较高,囊壁与胃后壁紧密粘连者。

【术前准备】

1. 手术前行CT、MRCP、肿瘤指标等检查。

2. 术前禁食、胃肠减压。

3. 预防性使用抗生素。

【麻醉与体位】

气管内插管全身麻醉。仰卧位。

【手术步骤】

上腹部正中切口或上腹部横切口，进入腹腔后触摸囊肿大小、边界及与周围脏器的关系。剪开胃结肠韧带无血管区，探查囊肿与胃后壁粘连紧密，可行囊肿胃吻合术。于胃前壁胃大弯以上 2～3cm 做一平行胃大弯切口，长 5～6cm，拉钩拉开胃前壁切口，经胃腔显露胃后壁。在相当囊肿部位经胃后壁刺穿囊腔，抽出黏液证实是囊肿后，于胃后壁胃大弯以上 1～2cm 纵向缝 2 针牵引线，在其间平行胃大弯做切口进入囊腔。椭圆形切除部分胃后壁及囊肿前壁，边切边以 1-0 肠线间断或连续缝合两者的全层（图 33-6-1），达到止血目的，吻合口至少直径 4cm，才能保证引流通畅。放置引流。抽出的黏液行术中淀粉酶测定，切除的胃后壁及囊肿前壁送快速冷冻病理切片检查，若为非肿瘤性囊肿，将胃前壁切口双层缝合，关闭腹壁切口。

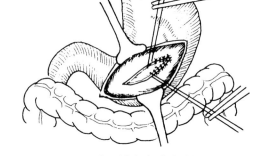

图 33-6-1　全层缝合囊肿前壁与胃后壁

【术后处理】

1. 胃肠减压、禁食；胃肠功能恢复后进饮食。

2. 给予生长抑素。

3. 静脉滴注抗生素 3～5 天。

4. 术后 2 周 B 超或 CT 随访囊肿引流和闭合情况。

（二）囊肿十二指肠吻合术

【手术适应证】

囊肿位于胰头部紧贴十二指肠壁。

【术前准备】

与囊肿胃吻合术相同。

【麻醉与体位】

与囊肿胃吻合术相同。

【手术步骤】

右上腹横切口或右肋缘下斜切口，进入腹腔后探查囊肿与十二指肠关系，若囊肿与十二指肠侧侧吻合有张力，应切开十二指肠外侧腹膜和胃结肠韧带，游离十二指肠降部或水平部，使十二指肠紧密附着在囊肿底部，紧靠十二指肠切除囊壁，将囊壁切口下缘和切开的十二指肠水平部切口上缘浆肌层间断缝合后，再全层连续缝合（图 33-6-2）；再将囊肿切口上缘和十二指肠切口下缘同样双层缝合，要求吻合口长至少 2cm。放置引流。关闭腹壁切口。

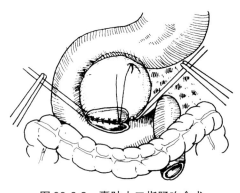

图 33-6-2　囊肿十二指肠吻合术

【术后处理】

与囊肿胃吻合术相同。

（三）囊肿空肠 Roux-en-Y 吻合术

【手术适应证】

位于胰腺任何部位的较大囊肿均可应用本手术。该方法的成功率高，并发症较少。

【术前准备】

与囊肿胃吻合术相同。

【麻醉与体位】

与囊肿胃吻合术相同。

【手术步骤】

上腹部正中直切口或横切口，或根据囊肿部位做相应切口。进入腹腔后，了解囊肿的大小、与周围脏器的关系。参考本章第三节相关内容，囊中行空肠 Roux-en-Y 吻合术，距屈氏韧带 15cm 横断空肠，旷置空肠约 30cm，将空肠与囊肿进行双层侧侧吻合，一般在结肠后吻合，吻合口以能通过 2～3 横指为宜，吻合口附近放置引流（图 33-6-3）。手术后处理与囊肿胃吻合术相似。

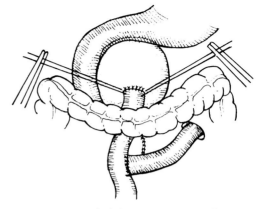

图 33-6-3　囊肿空肠 Roux-en-Y 吻合术

二、假性胰腺囊肿外引流术

适应证：①囊肿破裂引起弥漫性腹膜炎，囊壁尚未完成熟，不宜用内引流术者；②囊肿合并感染、出血等情况需要行急诊外引流者，③患者全身情况差、不能耐受复杂手术、需缓解临床症状者。其操作简单，但容易形成遗瘘囊肿复发。

手术方法：囊内置管外引流术（图 33-6-4），囊肿袋状腹壁缝合术（图 33-6-5）。

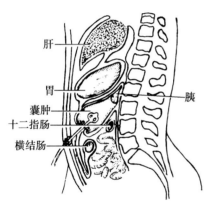

图 33-6-4　囊内置管外引流术

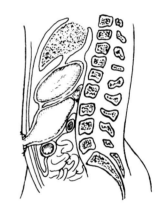

图 33-6-5　囊肿袋状腹壁缝合术

术后需积极改善全身情况外，纠正水、电解质代谢紊乱。早期引流液往往较多，一般 2～3 周后引流量会逐渐减少，囊肿迅速萎缩并可形成窦道。伤口周围因有胰液的腐蚀作用，容易出现皮肤糜烂，要给予生长激素，抑制胰酶分泌；加强切口周围皮肤的护理，给予氧化锌外敷保护伤口。若伤口周围瘢痕组织收缩，瘘口暂时关闭，可导致囊肿复发。对长期存在的胰瘘，可按照胰瘘进行处理。

三、经内镜内引流术

经内镜胰腺假性囊肿内引流术是一种微创手术，国内外近年来报道日渐增多，可部分代替传统剖腹手术以减少手术创伤。文献报道经内镜引流成人假性胰腺囊肿成功率达 80%。在儿童中的应用还处于起步阶段。其手术适应证为：①假性囊肿与胃部共壁，且囊壁厚度 <1cm；②超声内镜下有合适的引流位置；③囊肿与胰管相通，手术后可持续引流。但当囊液黏稠或脓液内有大量坏死组织时，该方法容易引起引流管堵塞。难以排除恶性疾病的患者需慎行使用。

术前应行 MRCP 检查囊肿的部位，大小；有无胰管扩张和狭窄、狭窄部位和范围，胰石和蛋白栓的大小、数量、所在部位。首先在超声内镜引导下探查囊肿的大小、位置及与胃壁的距离，避开血管。可以采用两种方法进行内镜下引流：①采用特制的双腔套管对囊肿部位进行穿刺、抽液，置入导丝，在套管内置入双 J 管完成引流。②采用 HOOK 逐层切开胃壁，切穿胃壁进入囊腔，囊液涌出，吸尽囊液，用 HOOK

刀沿切口边缘扩大切开胃壁，将胃镜送入囊肿腔内进一步清理囊内容物并观察囊内及切口周边黏膜情况，后置入金属支架进行引流。若发现囊肿近端与胰管相通者，需同时实施十二指肠乳头引流术：通过十二指肠镜用气囊导管扩张狭窄的胰管乳头，或电刀切开狭窄的胰管开口，清除胰管内的胰石和蛋白栓，对狭窄的胰管乳头或部分狭窄的胰管插入和留置 5F～6F 支撑管，进行引流和支撑（视频 33-6-1）。

视频 33-6-1　经内镜内引流术

　　经内镜内引流术的并发症：①胃肠道出血；②胃或十二指肠穿孔；③胰腺囊肿内感染和 / 或急性胰腺炎；④支撑管移位、脱落；⑤胰腺囊肿复发等。

（刘江斌　吕志宝　陈博渊）

参 考 文 献

[1] 王钦尧. 胆道与胰腺十二指肠区域外科手术图谱 [M]. 北京：科学出版社，2013：336-438.

[2] 王果，冯杰雄. 小儿腹部外科学 [M]. 2 版. 北京：人民卫生出版社，2011.

[3] 中华医学会外科学分会胰腺外科学组，中国医疗保健国际交流促进会胰腺病分会胰腺微创治疗学组，中国研究型医院学会胰腺疾病专业委员会胰腺微创学组，等. 腹腔镜胰十二指肠切除手术专家共识（附：手术流程与主要步骤）[J]. 中华外科杂志，2017，55（5）：335-339.

[4] 中华医学会外科学分会胰腺外科学组，中国研究型医院学会胰腺病专业委员会，中华外科杂志编辑部. 胰腺术后外科常见并发症诊治及预防的专家共识（2017）[J]. 中华外科杂志，2017，55（5）：328-334.

[5] 张磊，楼文晖.《胰腺术后外科常见并发症诊治及预防的专家共识（2017）》胰瘘部分更新介绍及解读 [J]. 中华外科杂志，2017，55（7）：504-506.

[6] 邵天伟，张明满，熊强，等. 纵向胰肠吻合术治疗儿童慢性胰腺炎合并胰管扩张 [J]. 中华肝胆外科杂志，2019，25（2）：116-119.

[7] 张丹，陈亚军，王增萌，等. 小儿不同级别闭合性胰腺损伤的疗效分析 [J]. 临床小儿外科杂志，2018，17（7）：523-527.

[8] 张金山，李龙，侯文英，等. 经脐单切口腹腔镜胰腺大部切除术治疗高胰岛素血症的应用研究 [J]. 中华小儿外科杂志，2018，39（11）：846-850.

[9] 刘翔琪，董岿然，柳龚堡，等. 保留十二指肠胰头肿块切除术在儿童胰头肿瘤治疗中的应用 [J]. 中华小儿外科杂志，2017，38（2）：103-106.

[10] 张立洪，吕志葆，肖现民，等. 儿童胰腺肿瘤 8 例报告 [J]. 中华小儿外科杂志，2009，30（1）：13-16.

[11] 金震东，蒋斐，姚瑶，等. 内镜超声引导下经胃穿刺覆膜金属支架引流胰腺假性囊肿的初步临床研究 [J]. 中华消化内镜杂志，2014（9）：486-488.

[12] ZOLLINGER R M. Zollinger's atlas of surgical operations[M]. 8th ed. England: The McGraw-Hill companies Inc., 2003: 234-280.

[13] PAUL M D, MOONEY D P. The management of pancreatic injuries in children: operate or observe[J]. J Pediatr Surg, 2011, 46（6）: 1140-1143.

[14] KOH E Y, VAN POLL D, GOSLINGS J C, et al. Operative versus nonoperative management of blunt pancreatic trauma in children: a systematic review[J]. Pancreas, 2017, 46（9）: 1091-1097.

[15] ROLLINS M D, MEYERS R L. Frey procedure for surgical management of chronic pancreatitis in children[J]. J Pediatr Surg, 2004, 39（6）: 817-820.

[16] DZAKOVIC A, SUPERINA R. Acute and chronic pancreatitis: surgical management[J]. Semin Pediatr Surg, 2012, 21（3）: 266-271.

[17] ABU-EL-HAIJA M, NATHAN J D. Pediatric chronic pancreatitis: updates in the 21st century[J]. Pancreatology, 2018, 18（4）: 354-359.

[18] POHL J F, UC A. Paediatric pancreatitis[J]. Curr Opin Gastroenterol, 2015, 31（5）: 380-386.

[19] SNAJDAUF J, RYGL M, PETRU O, et al. Indications and outcomes of duodenum-preserving resection of the pancreatic head in children[J]. Pediatr Surg Int, 2019, 35（4）: 449-455.

[20] OHTSUKA T, BAN D, NAKAMURA Y, et al. Difficulty scoring system in laparoscopic distal pancreatectomy[J]. J

Hepatobiliary Pancreat Sci, 2018, 25(11): 489-497.

[21] JOHNSON P R. Gastroenteropancreatic neuroendocrine(carcinoid)tumors in children[J]. Semin Pediatr Surg, 2014, 23(2): 91-95.

[22] SHAH P, DEMIRBILEK H, HUSSAIN K. Persistent hyperinsulinaemic hypoglycaemia in infancy[J]. Semin Pediatr Surg, 2014, 23(2): 76-82.

[23] ZAMPIERI N, SCHIAVO N, CAPELLI P, et al. Pseudopapillary tumor in pediatric age: clinical and surgical management[J]. Pediatr Surg Int, 2011, 27(12): 1271-1275.

[24] European Study Group on Cystic Tumours of the Pancreas. European evidence-based guidelines on pancreatic cystic neoplasms[J]. Gut, 2018, 67(5): 789-804.

[25] MYLONAS K S, DOULAMIS I P, TSILIMIGRAS D I, et al. Solid pseudopapillary and malignant pancreatic tumors in childhood: A systematic review and evidence quality assessment[J]. Pediatr Blood Cancer, 2018, 65(10): e27114.

[26] MULLER C O, GUÉRIN F, GOLDZMIDT D, et al. Pancreatic resections for solid or cystic pancreatic masses in children[J]. J Pediatr Gastroenterol Nutr, 2012, 54(3): 369-373.

[27] MAKIN E, HARRISON P M, PATEL S, et al. Pancreatic pseudocysts in children: treatment by endoscopic cyst gastrostomy[J]. J Pediatr Gastroenterol Nutr, 2012, 55(5): 556-558.

第三十四章 肾脏手术

第一节 重复肾手术

本章所指重复肾是重复肾及重复输尿管的统称，具有各自的血供和收集系统，彼此完全分开，非附加肾。重复肾两肾段为一共同被膜所包绕，而附加肾有自身独立被膜。

重复肾多发生于一侧，也可发生于两侧，均有其所属的集合系统，即双肾盂双输尿管。如重复肾没有并发因输尿管末端囊肿、输尿管开口异位或输尿管反流等异常所导致的反复尿路感染、排尿困难及尿失禁等情况，不必手术治疗。如果有一根或一根以上的输尿管末端异常，则按有关病变给予相应的手术治疗，参阅第三十五章输尿管手术第一、二、四节。此外，如果重复肾段几乎丧失功能，目前推荐对相应肾段行腹腔镜下的半肾切除术，开放手术参阅本章第四节肾部分切除术。本节重点讲解经腹途径腹腔镜下重复肾半肾切除术。

【麻醉与体位】

经腹途径腹腔镜手术：气管插管、复合静脉全身麻醉、常规监测呼气末 CO_2 浓度。患儿取健侧卧位，腰部支撑抬高患侧，向健侧倾斜约30°，胶布或绷带固定。CO_2 气腹压力一般以 8～10mmHg 即可，术中避免较大幅度变化。麻醉、消毒后予以保留导尿，利于术中膀胱灌注。

开放手术：复合静脉全身麻醉，平卧位，患侧撑以腰桥抬高，向患侧倾斜45°。

【手术步骤】

1. 建立气腹及戳卡的放置：建立气腹后，于脐孔上缘放置 5mm（或 10mm）戳卡，置入 30°镜头，于脐孔下缘及剑突与脐孔中点各置入一 5mm（或 3mm）戳卡。也可采用经脐多通道腹腔镜或经脐单孔腹腔镜手术。

2. 解剖重复肾及重复输尿管：超声刀（或电钩）切开结肠外侧腹膜，将结肠推向内侧。游离并显露重复肾及重复输尿管上段，同时仔细辨别下肾段输尿管，避免误伤（视频 34-1-1）。若上肾段肾盂积水严重并影响手术显露，可将上肾段肾盂切开引流。

3. 离断上肾段输尿管（视频 34-1-2）。

4. 离断供应上肾段血管（视频 34-1-3）。

5. 沿上下肾段交界横断肾实质并放置引流管（视频 34-1-4）。

6. 横断上肾段输尿管远端，肾周放置引流管（视频 34-1-5）。

视频 34-1-1　解剖显露重复肾及重复输尿管　　视频 34-1-2　离断上肾段输尿管，并将其从肾蒂血管深面穿过　　视频 34-1-3　离断上肾段血管　　视频 34-1-4　沿上下肾段交界横断肾实质　　视频 34-1-5　横断上肾段输尿管远端，肾周放置引流管

（刘　星　龚以榜）

第二节 肾囊性病手术

肾囊性病是一组由多种原因引起的，单侧或双侧以肾实质的部分或全部形成囊性结构的疾病，种类较多。Potter 分型将肾囊性病分为 4 型：Ⅰ型为常染色体隐性遗传多囊肾病（autosomal recessive polycystic kidney disease，ARPKD）；Ⅱ型为多囊性肾发育不良（multicystic dysplastic kidney，MCDK）；Ⅲ型为常染色体显性遗传多囊肾病（autosomal dominant polycystic kidney disease，ADPKD）；Ⅳ型为梗阻性囊性肾发育不良（obstructive cystic dysplastic kidney，OCDK）（图 34-2-1）。成人型多囊肾（ADPKD）和单房性肾囊肿（或称单纯性肾囊肿或孤立性肾囊肿），虽成年人和儿童均可发病，但因其多在成年后表现症状，不属本节讨论内容。

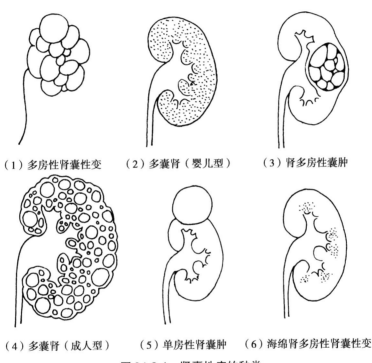

（1）多房性肾囊性变　　（2）多囊肾（婴儿型）　　（3）肾多房性囊肿

（4）多囊肾（成人型）　　（5）单房性肾囊肿　　（6）海绵肾多房性肾囊性变

图 34-2-1　肾囊性病的种类

梗阻性囊性肾发育不良（OCDK）的病因，可能为胎儿发育早期输尿管梗阻所致（主要为低位梗阻，多因肾盂与输尿管交界处狭窄及尿道闭锁或尿道瓣膜症等引起）。肾实质仅有初级形态的肾小球和近端小管，因此没有肾功能，可行肾切除。

常染色体隐性遗传多囊肾病（ARPKD）多发病于新生儿期及婴儿期，虽有少量肾小球及肾小管，但功能极差。病变为双侧性，几乎没有或极少尿液形成，羊水量严重不足，不能缓冲子宫壁对胎儿的挤压，胎儿胸廓受压导致肺发育不全，加之多囊肾大多伴有肝脏囊性病变，甚至其他先天性畸形，虽在宫内借助母体胎盘的透析作用可以继续发育至成熟，但娩出之后，就可因肾、肺功能不全，以及肝硬化、门静脉高压等而难以继续存活。

肾多房性囊肿如果囊肿不大，肾脏尚保留有一定肾功能的实质，可行囊肿剜除术、部分肾切除术；如囊肿巨大，肾实质严重受压、萎缩而失去肾功能，只能行肾切除。

本节仅就多房性肾囊性变行肾切除进行介绍。

【术前准备】

1. 静脉肾盂造影（intravenous pyelography，IVP）**检查**　患侧多不显影，但主要是了解对侧肾形态及功能。

2. 超声、CT 检查　应与先天性肾盂输尿管连接部梗阻导致的肾积水相鉴别，同时了解有无多囊肝等合并症。

【麻醉与体位】

气管插管下静脉复合全身麻醉。腹腔镜下肾切除术：体位同本章第一节；开放肾切除术：患侧向上45°斜卧位，腰部用腰桥托起，患侧上腹部横切口。

【手术步骤】

1. 腹腔镜下多房性肾囊性变行肾切除术

（1）建立气腹。

（2）腹腔镜下明确病变部位。

（3）阻断患肾动、静脉。

（4）切除患肾及输尿管。

2. 开放肾切除术

（1）用电刀切开腹壁各层，将腹膜反折推向对侧，显露病变肿块。

（2）游离囊肿性病变肾脏。用三把弯血管钳夹住肾蒂动、静脉，于肿块侧切断肾蒂。于近心端一把血管钳处用 4-0 丝线结扎，于远心端一把血管钳处做贯穿缝扎。

（3）游离输尿管至盲端（多在中上部）予以切断、结扎。创口不置引流。

（4）逐层缝合腹壁各层。

（龚以榜　刘　星）

第三节　肾盂输尿管连接部梗阻手术

肾盂输尿管连接部梗阻（ureteropelvic junction obstruction，UPJO）是小儿先天性肾积水最常见的原因，梗阻的病因约 90% 为连接部狭窄，其次是迷走血管压迫及息肉所致，其发病率为 1/600～1/800。尿液引流不畅导致患者出现各种症状、体征及肾功能受损表现。治疗方法较多，外科手术目的主要是切除病变部位、解除梗阻、缓解症状、保护肾功能。

Anderson-Hynes 的离断式肾盂输尿管成形，最能满足切除狭窄的连接部的同时切除扩张肾盂壁的要求，因此仍是治疗 UPJO 的标准术式。手术方式多样，自 1995 年 Peters 等首次报道小儿腹腔镜应用于肾盂输尿管成形术以来，腹腔镜肾盂成形术以其疼痛轻、创伤小、恢复快、美容效果好及成功率不低于开放手术等优点而被广泛应用。经过不断改良，腹腔镜手术发展出以下不同方式：①传统腹腔镜手术，腹部放置 3～4 个戳卡完成手术，应用广泛。②经脐单部位三通道腹腔镜手术，脐周置入 5mm 戳卡放入镜头，脐上下缘置入 3mm 或 5mm 戳卡作为操作孔。③经脐单孔腹腔镜手术，脐部 2.0～2.5cm 切口置入单孔 Triport 装置，配备专用器械完成手术。④经后腹腔镜手术，于腹膜后建立空间置入 3～4 个戳卡完成手术，因小儿腹膜后操作空间狭小，手术操作难度较大，应用较少。⑤达·芬奇机器人辅助腹腔镜手术，是传统腹腔镜的升级智能版本，具有 3D 手术视野、手腕 7 个自由活动度和震颤过滤等优势，但因其价格昂贵，国内小儿泌尿外科仍未普及。本节主要介绍传统经腹部腹腔镜下离断式肾盂输尿管成形术及开放离断式肾盂输尿管成形术。

【手术适应证】

1. 经超声检查肾盂前后径 >30mm。

2. 肾盂前后径 >20mm 伴有肾盏扩张。

3. 由肾积水导致分肾功能<40%。

4. 随访过程中肾功能进行性下降（下降值>10%）或肾积水进行性增大（增大值>10mm）。

5. 肾积水伴临床症状（反复泌尿系感染、发热、腰痛、血尿等）。

6. 利尿性肾核素扫描提示梗阻存在且$t_{1/2}>20$分钟。

【手术禁忌证】

心、肝、肺等脏器功能异常，或患儿营养状况差，不能耐受麻醉和气腹手术。

【术前准备】

术前评估患儿重要脏器功能情况，明确有无其他畸形及手术禁忌证。完善B超检查以了解肾积水程度及部位；排尿期膀胱尿道造影排除膀胱输尿管反流情况；利尿性肾动态显像评估双肾分肾功能。术前尿路感染者需行尿培养及药敏试验，并使用敏感抗生素。术前1天进食无渣流质饮食，手术日灌肠以排空大便，术前半小时预防性应用静脉抗生素。所有腹腔镜肾盂成形术术前都需做好中转开腹准备，术前向患者及家属说明中转开腹的可能性。

【麻醉与体位】

同本章第一节。

【手术步骤】

1. 经腹途径腹腔镜手术

（1）戳卡的放置：建立气腹后，于脐孔上缘放置5mm（或10mm）戳卡置入30°镜头，于脐孔下缘及剑突与脐孔中点各置入一5mm（或3mm）戳卡。也可采用经脐多通道腹腔镜或经脐单孔腹腔镜手术（视频34-3-1）。

（2）腹腔镜下确定病变部位：超声刀（或电钩）切开结肠外侧腹膜，将结肠推向内侧（适合右侧肾积水手术）；或沿肠系膜无血管区打开肠系膜窗口，经结肠内侧入路（适合左侧肾积水手术）。游离并显露肾盂及输尿管上段，明确梗阻部位（视频34-3-2）。

（3）肾盂输尿管成形：沿肾盂最低点修剪肾盂，下极预留2~3cm长舌状瓣备用；切除狭窄段输尿管至正常处，于输尿管外侧壁纵向剖开至正常管腔，切开长度应考虑吻合后输尿管张力适中为宜；用5-0或6-0可吸收线将肾盂最低点与输尿管最低处点对点定位缝合，连续或间断缝合输尿管前后壁（视频34-3-3）。

（4）置入双J管，缝合肾盂并留置引流管：从缝合处顺行置入双J管（根据患儿年龄、身高选择不同长度的双J管）；将亚甲蓝溶液注入膀胱，双J管有亚甲蓝溢出提示远端已进入膀胱。冲洗肾盂，连续缝合肾盂。再次检查输尿管吻合处情况，确认无异物嵌顿或活动性出血后，于手术部位放置引流管，修补后腹膜。清点器械无误后放出腹腔内CO_2气体，缝合皮肤切口，结束手术（视频34-3-4）。

视频34-3-1 建立气腹，置入戳卡

视频34-3-2 腹腔镜下切开后腹膜，解剖肾盂输尿管交界处

视频34-3-3 修剪肾盂及输尿管，肾盂输尿管吻合成形

视频34-3-4 置入双J管，缝合肾盂、留置引流管并修复后腹膜，结束手术

2. 开放手术

（1）患侧上腹部横切口。用电刀切开腹壁各层。腹膜稍做分离，即可将腹膜推向对侧。

（2）分离肾周组织。如无反复感染，肾周比较容易分离。如分离有困难或肾积水巨大妨碍操作，可将尿液抽出一部分后继续分离。寻找输尿管并向近端检视，即可见到肾盂输尿管连接部的梗阻处。

（3）将扩张肾盂表面的血管予以分离推开。用肾盂钳夹起肾盂壁，沿肾窦外1~2cm切除扩张肾盂壁。至下极要留出一小块舌状瓣。

（4）切除梗阻输尿管至正常处，并将其外侧缘剖开约1cm，以便与肾盂舌状瓣行端侧吻合。

（5）于肾实质最薄处戳口，向肾盂腔内引进一蕈状导尿管和一根大小合适的硅胶导管。蕈状导尿管作为肾造瘘引流管，硅胶导管插向远端输尿管并注水，证实远端输尿管无梗阻后，即可进行肾盂输尿管成形术。硅胶管留作支架管。

（6）用 3-0 或 4-0 肠线连续扣锁缝合两侧肾盂边缘，直至下极舌状瓣的近端打结。

（7）用 5-0 Dexon 线先将舌状瓣肾盂的最远端与输尿管外侧缘剖开的最低处缝合 1 针，再将输尿管断端（最高处）与肾盂缝合线最下端的肾盂壁缝合 1 针。将两针线头作为牵引（图 34-3-1）。

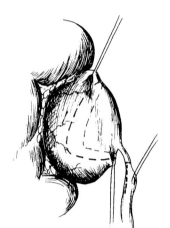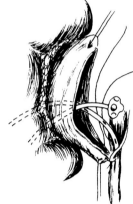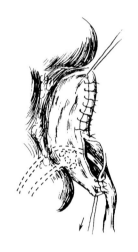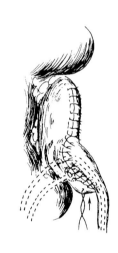

（1）切除狭窄部分，部分　　　（2）进行肾盂输尿管吻合　　（3）后壁完成吻合并吻合前壁　　（4）完成吻合，留置导管
　　输尿管和大部分扩张肾盂

图 34-3-1　离断式肾盂输尿管成形术

（8）在硅胶管的支撑下，用 5-0 Dexon 线将肾盂舌状瓣与输尿管断端做全层外翻间断吻合。完成一侧吻合后，借牵引线将吻合创面翻转 180°，使另一侧待吻合的边缘显露在视野里，继续吻合。

（9）完成舌状瓣肾盂与输尿管吻合后，剪断牵引线。整理好输尿管走向。

（10）经肾造瘘管灌注肾盂，证实无漏水后，于腹壁切口后下缘另做戳口，将肾造瘘管和输尿管支架管经同一戳口牵出腹壁。肾周置一胶管引流。

（11）逐层缝合腹壁切口。

【术中注意事项】

1．分离肾盂时应小心将附在其表面的血管推开。特别是肾积水严重者，肾蒂血管被动牵拉移动，如不慎损伤，可危及肾实质血供。如遇出血，用纱布压迫止血，不宜结扎止血。

2．切除扩张的肾盂，在其下极留一舌状肾盂瓣至为重要。舌状瓣与剖开的输尿管的吻合口是斜面，避免了环状吻合可能发生的吻合口狭窄。另一方面，舌状瓣以肾盂组织作为输尿管吻合口的外侧壁，其蠕动有利于尿液的推进。

3．如术中发现狭窄部远端还有梗阻，梗阻部位偏中上段，尽量争取同期处理，在切除肾盂之前，可以考虑采用长段肾盂瓣翻转形成管道与远端正常输尿管做斜面对端吻合；如梗阻部位于中下段，而且已经做了肾盂切除者，可采用最低位肾盏与远端正常输尿管做对端吻合（图 34-3-2）。

4．梗阻部位靠近膀胱，同期矫治有困难者，可先完成肾盂输尿管成形术，后期再行输尿管狭窄段的处理。

5．在切除输尿管前，于自然状态下辨清其内侧和外侧。以细丝线在外侧面缝合 1 针作为标志，可避免将输尿管系膜侧切开而与舌状瓣吻合时扭转输尿管。

6．是否放置输尿管支架管和肾造瘘管及其留置的时间，各家意见不一，应根据术者的经验取舍，不可划一强求。

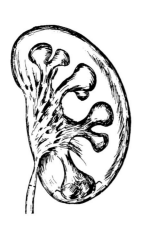
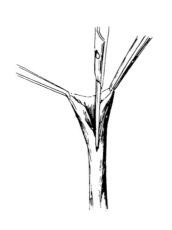
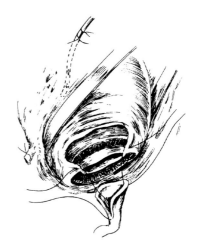

（1）最低位肾盏与输　　　　　　　（2）纵向剪开部分输尿　　　　　（3）肾下盏与输尿管进行吻合
尿管吻合切口示意　　　　　　　　　管以便与肾下盏吻合

图 34-3-2　下极肾盏输尿管吻合术

7. 对于双侧肾积水，如有条件，可两侧同期进行肾盂输尿管成形术；如需分期进行，目前认为先进行病变较轻的一侧。

8. 对于迷走血管压迫所致的肾积水，输尿管受压处常有继发性病变，亦应将受压段输尿管予以切除，然后按离断式肾盂输尿管成形术进行（图 34-3-3）。

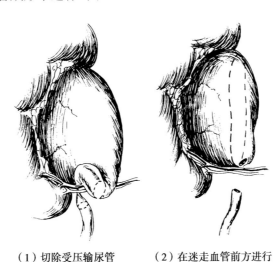

（1）切除受压输尿管　　　　（2）在迷走血管前方进行
　　　　　　　　　　　　断离式肾盂输尿管成形术

图 34-3-3　迷走血管压迫所致的肾积水手术方法

【术后处理】

1. 术毕麻醉清醒后回病房监护，密切观察生命体征、尿量及腹腔引流情况，确保尿管及腹腔引流管通畅，导尿管保留 1～2 天后拔除，根据腹腔引流量及患儿情况适时拔除腹腔引流管。

2. 术后加强呼吸道管理，促进排痰，防止呼吸道并发症。

3. 术后维持水、电解质平衡，加强支持治疗，肠道通气后逐渐恢复进食，适当多饮水，保证足够尿量。

4. 体内留置双 J 管期间予以呋喃妥因等口服抗生素预防尿路感染，留置 4 周左右拔除双 J 管。

5. 如留置肾造瘘管，拔管前，夹住造瘘管 12 小时，如无腰胀、腰痛或发热等，可经造瘘管注入亚甲蓝或造影剂，如膀胱很快排出带有蓝色尿液，或摄片显示膀胱内有造影剂，证实肾盂输尿管吻合口畅通，即可拔除造瘘管。

6. 扩大的肾盂已经部分切除，扩大的肾盏经减压后也可能有一定程度的回缩，但其形态不可能恢复至正常解剖形态,需注意与家属的术前沟通。只要原来的临床症状消失,各项检查证明上尿路引流通畅,即算是达到有效的治疗目的。

【术后并发症的预防及处理】

1. 血尿　术后血尿多由术后残余血引流或体内支架管刺激所致,一般予以充分补液、多饮水、少活动等保守治疗可好转。如出血较多应考虑吻合口或肾盂内出血,可加强止血药物治疗。对肉眼血尿较重患儿应密切观察,及时冲洗或更换尿管,保持导尿管引流通畅,同时密切监测血红蛋白变化情况,必要时给予输血治疗及再次手术探查出血原因。

2. 腰痛和尿路刺激征　一般为体内支架管刺激或引流不畅所致,予以充足补液量保证尿量及减少活动可缓解上述症状。必要时可应用抗胆碱能药物缓解上述症状。

3. 感染和发热　可能的原因为①术前即有尿路感染,未能彻底控制;②术后输尿管内支架压力性膀胱输尿管反流或堵塞,也可增加感染风险;③婴幼儿消化道系统发育不完善,若术后发生较长时间腹胀容易造成肠道内菌群失调和内毒素吸收,导致败血症。处理及预防:对于术前合并泌尿系感染的患儿,应在感染控制后再行手术治疗。建议术中裁剪肾盂前将肾盂内积液抽吸干净,避免术中裁剪肾盂时肾盂内积液流入腹腔,可降低术后发热、感染的概率。一旦发生感染和发热,宜积极行抗感染治疗,根据尿液及分泌物培养结果选择敏感抗生素,积极预防和尽早处理婴幼儿的感染性休克。

4. 肾周积液　尿液渗漏或肾周出血积聚未能及时引流至体外,若积液持续存在,可能会引起感染,影响吻合口愈合并引起肾周粘连。患儿可有间断发热,腰部胀痛等不适。如症状不明显可予以保守观察治疗。如症状持续存在或反复发热难以控制可予以肾周穿刺,视情况决定是否留置肾周引流管和肾周冲洗。

5. 吻合口漏　可发生于肾盂缝合口或肾盂输尿管吻合口,临床表现可有腰胀、腰痛、发热,经肾造瘘管注入适量造影剂摄片,如显示造影剂外溢,即可证实,为肾盂成形术后最常见并发症,通常为腹腔镜下吻合不够严密、术后吻合口水肿消退尿外渗或内支架堵塞、移位所致。良好的腹腔镜下吻合技术、通畅的内支架引流、留置导尿管保持膀胱低压引流防止反流等可减少尿漏的发生。一般给予保持腹腔引流管通畅、延迟拔除引流管可治愈。如果术后尿漏持续存在,应考虑有无输尿管堵塞及支架管移位的可能,必要时行内支架管更换或肾造瘘术,并加强营养,促进伤口愈合,一般1～2周后均可好转。如经久不愈,经肾周引流管引流后,其周围已形成窦道,3～6个月后进行修补。

6. 吻合口狭窄　多是吻合口瘢痕缩窄,尤其是肾盂输尿管端端吻合者。通常出现于术者早期学习曲线阶段,因为缝合技术操作不熟练、采用肾盂输尿管端端吻合、吻合口张力过高、吻合口异物嵌顿、反复泌尿系感染等所致。娴熟的缝合技巧,避免缝合过程中对吻合口组织的钳夹与牵拉,采用纵切横缝原则确保宽敞通畅、血供良好、无张力吻合,可降低吻合口再狭窄风险。

7. 乳糜尿或淋巴漏　系术中损伤肾周淋巴管所致。一般给予低脂饮食1～2周,静脉营养支持治疗可好转。

8. 麻痹性肠梗阻　可能原因有①因术中渗出较多及气腹压力的影响,术后胃肠功能恢复较慢;②吻合口尿外渗至腹腔内,若腹腔引流不通畅尿液滞留于腹腔内导致尿源性腹膜炎。给予禁食、胃肠减压、肠外营养支持治疗,同时注意防治水、电解质代谢紊乱,一般可自行缓解。

9. 术中十二指肠损伤　较少见,一般出现于再次手术或因炎性渗出粘连分离困难所致。若术中及时发现可用6-0可吸收线在腔镜下直接缝合。预防:右侧肾盂成形术时应小心谨慎,避免超声刀误伤或余热烫伤肠管,特别对于年龄较小、手术操作空间较小的患儿尤其应小心操作。

10. 肾蒂血管损伤　是肾盂成形术较严重的并发症,通常见于再次手术、瘢痕粘连严重、解剖位置变异、分离困难。如术中损伤应沉着应对,找到出血点,并向血管两侧充分游离,用肾蒂血管钳阻断后用6-0可吸收线缝合,必要时需及时中转开腹手术止血。

11. 切口疝及切口感染　切口疝好发于脐窝部位切口,尤其好发于采用10mm戳卡的切口。缝合切口时,尽量修补腹膜及肌层组织;如有切口感染应予以定期更换伤口敷料及抗感染治疗。

(刘　星　龚以榜)

第四节　肾损伤手术

　　肾损伤是小儿较常见的脏器外伤，其发生率高于成人，原因有：①小儿肾脏的体积相对较成人大；②肾脏位置较低；③肾实质较脆；④肾包膜发育不全；⑤小儿腰部肌肉不发达，肾周保护作用较成人弱；⑥肾脏异常较多（如先天性肾积水等）。小儿肾损伤多为闭合性损伤，一般占腹部外伤的8%～10%，占小儿泌尿系损伤的30%～40%。肾损伤通常为单侧病变，极少累及双侧，但常合并其他脏器或泌尿生殖系统其他部位的损伤。美国创伤外科协会将儿童肾损伤分为五级：Ⅰ级，肾挫伤，有或无肉眼血尿，肾包膜下血肿，无肾实质裂伤；Ⅱ级，非扩张性肾包膜下血肿，或肾实质撕裂厚度<1cm，无尿外渗；Ⅲ级为肾实质撕裂厚度>1.0cm，集合系统完整，无尿外渗；Ⅳ级为肾撕裂伤，累及肾皮质、髓质及集合系统，或肾血管损伤；Ⅴ级为肾粉碎伤，或肾门撕裂。临床按治疗需要简易分为轻伤和重伤：轻伤包括肾挫伤、肾皮质裂伤、包膜下血肿；重伤包括肾贯通伤、肾粉碎伤、肾蒂损伤、肾盏破裂（图34-4-1）。临床所见的病例约80%以上为轻度肾损伤，仅少数为重度损伤或同时合并其他脏器损伤，如不及时诊断与治疗，可危及患者生命或致严重并发症和后遗症。对小儿肾损伤及时正确地做出伤情判断，为治疗方法的选择提供可靠的依据，大大提高了小儿肾损伤的治疗效果。

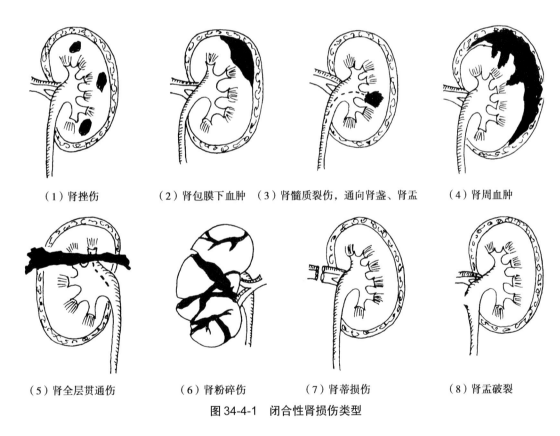

(1) 肾挫伤　　　　(2) 肾包膜下血肿　(3) 肾髓质裂伤，通向肾盏、肾盂　(4) 肾周血肿

(5) 肾全层贯通伤　　(6) 肾粉碎伤　　　(7) 肾蒂损伤　　　(8) 肾盂破裂

图 34-4-1　闭合性肾损伤类型

　　手术探查可分为急诊手术探查和延迟手术探查，急诊手术探查的适应证包括血流动力学不稳定或增强CT肾脏不显影，延迟探查的适应证包括非手术治疗过程中持续发热（超过38.5℃）、持续尿外渗导致的疼痛。具体手术指征如下。

【手术适应证】

1. 开放性肾损伤合并其他脏器损伤。
2. 经积极对症处理休克难以纠正，有进行性出血者。

3．非手术治疗过程中肾周包块逐渐增大。

4．持续肉眼血尿或凝血块堵塞尿路者。

5．体检时有明显腹膜刺激症状。

6．静脉肾盂造影或增强 CT 扫描有明显造影剂外溢和 / 或肾脏不显影者。

肾损伤的手术方法包括：肾周引流、肾裂伤修补、肾部分切除术、肾切除术、肾蒂血管修补术、高选择性肾动脉栓塞术、自体肾移植术。对所有肾损伤的手术原则为在保证患儿生命安全的前提下，最大限度地保存伤肾组织及其功能，其次才是尽可能降低并发症和后遗症的发生率。

【术前准备】

1．有失血性休克者，应积极抗休克治疗，若经快速输血仍不能维持血压者，在抗休克的同时立即进行手术探查。

2．适量备血。

3．留置导尿管，需探查腹腔者术前留置胃管。

4．适当使用抗生素和止血药。

5．在病情允许的情况下做必要的检查（如 B 超、静脉肾盂造影、肾核素扫描、CT 等），了解伤肾情况、对侧肾功能，有无其他合并伤。

【麻醉与体位】

一般选用硬膜外阻滞，如患儿年龄小或病情重，选择气管内麻醉更为安全。取平卧位，患侧腰部垫高 30°。

一、肾周引流术

【手术适应证】

1．开放性肾损伤已超过 12 小时，创口污染严重，有异物、血块存留或已有感染征象。

2．闭合性肾损伤有血、尿外渗，未能早期手术处理且已并发感染者。

3．肾损伤并发血、尿外渗，患儿情况不能耐受较复杂手术或医疗技术条件有限，且不了解对侧肾功能情况者。

【手术步骤】

1. 切口及显露肾脏　一般取腰部斜切口，分层切开皮肤、皮下及各层肌肉，避免损伤腹膜，然后切开肾周筋膜显露肾脏［图 34-4-2（1）］。

2. 探查肾脏、清除凝血块或其他污物　显露肾脏后，清除肾周血肿、尿液、坏死组织或异物。若肾脏创面有活动性出血，可缝合止血，在肾下方置橡皮引流管 1 根。如肾组织水肿、脆弱，无法缝合又有明显出血时，可用明胶海绵或医用止血纱布覆盖创面后再用一张宽大的凡士林纱布铺在其表面［图 34-4-2（2）］，并将其一角留置在切口外。

3. 纱布填塞　若肾创面广泛浅表出血，且组织炎性水肿，不能缝合止血，可用纱布条紧贴凡士林纱布表面对出血创面进行填塞止血，同时可起到引流作用［图 34-4-2（3）（4）］。

4. 缝合切口　认真仔细检查无明显活动性出血后，分层缝合切口各层，注意切勿缝合过紧，以免日后拔除填塞纱条困难。

【术中注意事项】

1．由于肾周炎性水肿、粘连，解剖层次不清，术中切忌过多分离肾脏，以免误伤肾蒂血管、输尿管或周围其他脏器。

2．尽量清除血肿及坏死组织，吸尽外渗的尿液或继发感染的脓液。

3．若创面无新鲜活动性出血，或仅有尿液渗出者，其裂口严重水肿，仅在肾周下方置橡皮管引流即可，切忌试图缝合。

4．需用纱布填塞止血时，出血创面覆盖凡士林纱布后，用宽纱布条按顺序排列填塞，以利日后拔除。

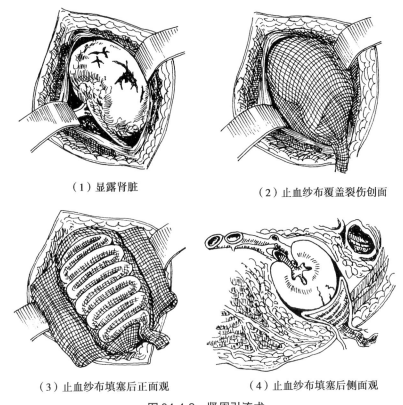

（1）显露肾脏　　　　　　　　　　　　（2）止血纱布覆盖裂伤创面

（3）止血纱布填塞后正面观　　　　　　　（4）止血纱布填塞后侧面观

图 34-4-2　肾周引流术

【术后处理】

1. 术后卧床 10～14 天，注意观察血压、脉搏变化，有无伤口出血及血尿，记录引流量。

2. 加强抗感染治疗，静脉内给予有效抗生素至引流物全部拔除，体温正常 3 天后停药。

3. 继续用止血药，加强支持疗法。

4. 术后 5～7 天拔橡皮引流管，若纱布条填塞止血者，1 周后逐日向外牵拉纱布条，一般在 3～4 天全部取出，最后更换凡士林纱布，换药至伤口完全愈合。

5. 若引流管每日引流出尿液量大，不宜过早拔除，应待引流尿液逐日减少直至完全消失后才能拔除引流管。

二、肾修补术

【手术适应证】

新鲜肾损伤在手术探查时，发现整个肾脏血液循环良好、伤肾裂口整齐者。

【手术步骤】

1. 切口的选择　过去一般对单纯性肾裂伤修补均采用经腰部进路，但由于手术中出血不易控制，使许多可以修复的肾脏被切除。近年来国内外学者大多主张经腹入路，不仅可以探查了解腹腔有无合并伤并可探查对侧肾脏，而且在处理肾损伤之前，先显露肾蒂血管控制肾出血，有效地降低了肾切除率。

2. 肾血管显露　先做脐上横切口或患侧经腹直肌切口，分层进入腹腔探查脏器后，将小肠推向内侧，显露小肠系膜根部及后腹膜，在腹主动脉分叉与肠系膜下静脉之间切开后腹膜[图 34-4-3（1）]。该切口起于腹主动脉分叉附近，向上延伸超过屈氏韧带，保护肠系膜下动脉。切开后腹膜后可见膨隆的血肿位于腹主动脉前方，术中注意保护横跨腹主动脉前方的左肾静脉，向上牵开左肾静脉，左肾动脉即可显露。稍向上、中方游离即可显露右肾动脉，沿下腔静脉右侧解剖即可分离出右肾静脉[图 34-4-3（2）]。

3. 显露肾脏、清除肾周血肿　沿结肠旁切开后腹膜、显露血肿，切开肾外筋膜后的脂肪囊，立即清除肾周血块，沿血肿方向用左手探查伤肾，将肾裂口捏住，暂时控制出血，或用无损伤血管钳夹住肾蒂血管,然后进一步吸净积血,仔细探查全肾[图34-4-3(3)]。

4. 修补肾裂口 控制出血后仔细探查裂伤的部位及深度,彻底清除无生机的组织,用5-0可吸收缝合线连续或间断缝合破裂的肾盏或肾盂,并结扎肾断裂处小叶间动脉的出血点[图34-4-3(4)]。放开控制出血的肾蒂部无损伤血管钳,证实无明显出血后,用3-0可吸收缝合线间断褥式缝合肾实质,并在线结下垫明胶海绵(或可吸收止血纱布)或周围脂肪组织或带蒂大网膜,以防止打结时因肾实质脆弱而割伤肾组织[图34-4-3(5)]。如肾裂伤口未累及肾盏时可直接用3-0可吸收缝合线贯穿肾被膜及肾实质间断缝合裂口,先在肾裂口处垫以肾周脂肪或明胶海绵(或可吸收止血纱布)后再打结[图34-4-3(6)]。

5. 多发裂伤的处理 肾实质多处裂伤,往往缝合修补困难,可将预先用肠线编织好的肾网套(或用裁剪的带蒂大网膜)缝合后紧束肾脏,达到压迫止血的作用,可望保存肾脏[图34-4-3(7)]。

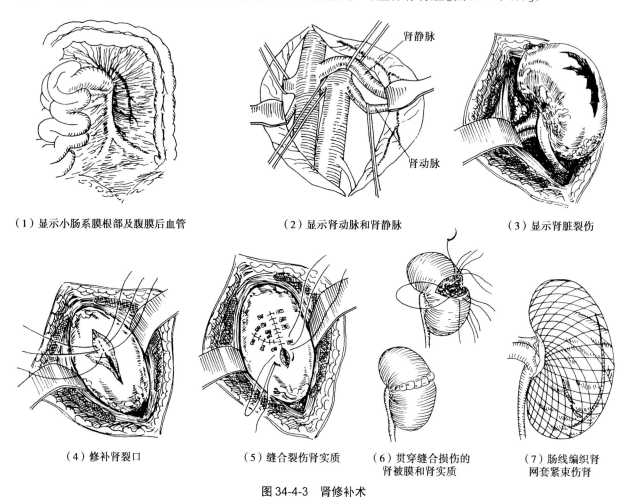

（1）显示小肠系膜根部及腹膜后血管 　　（2）显示肾动脉和肾静脉 　　（3）显示肾脏裂伤

（4）修补肾裂口 　　（5）缝合裂伤肾实质 　　（6）贯穿缝合损伤的肾被膜和肾实质 　　（7）肠线编织肾网套紧束伤肾

图34-4-3 肾修补术

6. 放置引流、关闭切口 肾裂伤修补完毕后,松开控制肾脏的无损伤血管钳,观察创面有无大的出血,渗血可用温盐水纱布压迫止血,冲洗创口,肾床下方放置橡皮引流管1根,用0号丝线间断缝合肾周筋膜,逐层缝合切口各层。

【术中注意事项】

1. 探查肾脏前需先解剖显露肾蒂血管,必要时用无损伤血管钳夹住肾蒂血管,以减少术中出血,便于操作。

2. 在未游离出肾蒂前,切勿盲目钳夹,以免损伤周围脏器。

3. 钳夹肾蒂血管一定要使用无损伤血管钳,避免损伤血管壁内膜导致肾脏血液循环障碍。

4. 肾裂口深大,严重出血时,修补前先夹住肾蒂血管控制出血,但应15分钟左右放松1次。

5. 肾组织脆弱,修补时应连同肾包膜一起缝合,线结下垫以明胶海绵或肾周脂肪组织。

6. 若肾损伤缺损大，组织水肿脆弱，不能缝合修补时，止血冲洗创口后，放置橡皮引流管，尽可能避免肾切除。

7. 注意合并伤的处理。

【术后处理】

1. 绝对卧床休息 10～14 天。

2. 术后 3 天内密切观察血压、脉搏变化。

3. 使用止血药，用抗生素预防感染。

4. 留置导尿管，观察尿量及颜色。

5. 保持引流管通畅，并记录引流量，一般在术后 5～7 天拔除引流管。

三、肾部分切除术

【手术适应证】

肾脏的上极或下极严重损伤（断裂或粉碎伤），无法修补者。

【手术步骤】

1. 经腹切口，切开肾包膜，清除血块，游离肾脏，了解肾损伤部位及程度。显露肾蒂，用无损伤血管钳夹住肾动、静脉，暂时阻断血流。阻断时间不应超过 30 分钟，如需阻断更长时间，则可间歇 15 分钟开放 1 次。在需做肾部分切除时弧形切开肾纤维膜，用刀柄钝性分离至超过正常肾表面 1cm，遇到肾盂或肾盏时可改用刀片，然后在预定切除平面用电刀横向切除损伤肾的上极或下极[图 34-4-4（1）]。

2. 关闭肾盏或肾盂 若切面累及肾盏或肾盂时，则需用 6-0 可吸收缝合线缝合肾盂或肾盏断面[图 34-4-4（2）]。

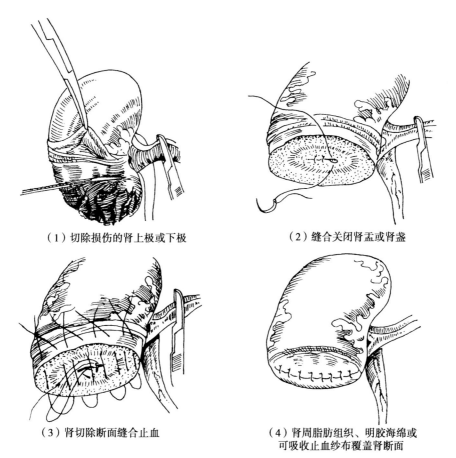

（1）切除损伤的肾上极或下极　　　　　（2）缝合关闭肾盂或肾盏

（3）肾切除断面缝合止血　　　　　（4）肾周脂肪组织、明胶海绵或
　　　　　　　　　　　　　　　可吸收止血纱布覆盖肾断面

图 34-4-4　肾部分切除术

3. 断面止血　暂时松开钳夹肾蒂血管的无损伤血管钳，了解肾断面出血情况，渗血创面可用电凝止血，对搏动性的动脉出血用 4-0 可吸收线"8"字缝合止血，然后用 3-0 可吸收缝合线重叠褥式缝合肾实质 5～6 针[图 34-4-4（3）]。

4. 覆盖肾断面　肾断面覆盖肾周脂肪组织、明胶海绵或可吸收止血纱布，然后用 4-0 丝线间断缝合肾纤维膜，将肾断面覆盖[图 34-4-4（4）]。若肾纤维膜缺损不能覆盖肾断面时，可取一块游离腹膜覆盖。

5. 关腹　冲洗创面，仔细检查有无明显活动性出血，于肾下方置橡皮引流管 1 根，用 0 号丝线缝合肾周筋膜以固定肾脏。然后逐层缝合切口各层。

【术中注意事项】

1. 在探查肾脏前最好先显露肾蒂血管，用 8F 导尿管绕过肾蒂血管，以利于控制大出血。

2. 钳夹肾蒂血管必须用无损伤血管钳，阻断血流时间不宜过长，一般 15～20 分钟松开血管钳 1～2 分钟。

3. 肾包膜及肾实质均很脆弱，操作时动作要轻柔，以免损伤正常肾组织。

4. 肾盏及肾盂断面一定要严密封闭，以免术后漏尿。

5. 术中止血要彻底，以双极电凝较为合适。

【术后处理】

同肾修补术。

四、肾切除术

【手术适应证】

1. 肾严重破碎裂伤，大量出血无法控制。

2. 无法修复的肾蒂血管损伤，病情严重。

3. 肾损伤伴有严重的肾盂或输尿管撕裂，无法修补或吻合者。

4. 肾损伤后肾内血管已有广泛血栓形成，肾脏血液循环严重障碍者。

5. 肾损伤或损伤手术后感染、坏死继发大出血。

6. 肾损伤的晚期并发症，如脓肾、经久不愈的尿瘘、瘢痕肾、萎缩肾并发高血压或肾基本丧失功能。

【手术步骤】

1. 探查腹腔、控制出血　根据伤情选用脐上横切口或经腹直肌切口。一般情况下进腹后先探查肝、脾及胃肠道并做相应处理。若肾脏出血严重，则应先控制肾蒂血管，开腹后将小肠置于腹腔一侧显露肠系膜根部及后腹膜，按图 34-4-5（1）所示的方法显露肾蒂，用无损伤血管钳夹住肾蒂血管。

2. 显露肾脏　在结肠外侧切开后腹膜，然后将结肠推向内侧，显露肾周筋膜并将其纵向切开，清除血块并游离肾脏，了解并判断伤肾有无生机。若术中证实伤肾无法保留，需做肾切除时，必须探查了解对侧肾脏。

3. 结扎肾动、静脉　分离解剖肾蒂血管，显露肾蒂血管适当长度，清除周围脂肪组织，在直视下用三把血管钳或肾蒂钳夹住肾蒂血管，然后切断血管，在肾血管近心端保留两把血管钳，以防滑脱出血。结扎近心端血管的方法一般先用 0 号丝线，再用 2-0 丝线贯穿缝扎，最后用 3-0 号丝线分别结扎动、静脉[图 34-4-5（2）]。

4. 低位切断输尿管　将肾脏托出切口外，分离解剖输尿管至髂血管交叉处切断，残端用 10% 活力碘涂搽后用 2-0 或 3-0 丝线结扎[图 34-4-5（3）]。

5. 关腹缝合切口　用生理盐水冲洗创面，认真检查肾床周围有无出血，活动性出血应结扎处理，然后在肾床置橡皮引流管 1 根。缝合侧腹膜使引流管经腹膜外引出，清理腹腔、理顺肠管后逐层关腹。

【术中注意事项】

1. 一般采用经腹切口为宜，既可探查腹腔其他脏器有无损伤，又易显露肾蒂血管便于控制出血，同时又可以探查对侧肾脏。

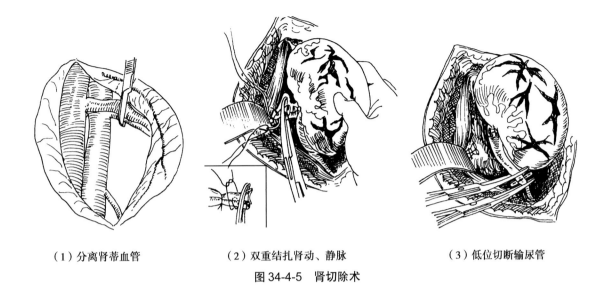

（1）分离肾蒂血管　　　（2）双重结扎肾动、静脉　　　（3）低位切断输尿管

图 34-4-5　肾切除术

2. 若肾脏有严重出血，应先显露肾蒂血管控制出血，然后再探查肾脏，清除血肿，了解伤肾受损情况。

3. 为判断伤肾的生机，可暂时松开控制肾蒂血管的无损伤血管钳，仔细观察肾脏的循环和受伤程度，切不可随意切除伤肾。

4. 对术前未接受 IVP 或增强 CT 检查者，在决定切除肾脏前，必须探查对侧肾脏。

5. 处理肾蒂血管时，必须在直视下进行，安全可靠地结扎肾动、静脉，防止结扎线滑脱或肾血管回缩。同时要避免损伤腹主动脉或下腔静脉，右肾静脉较短，更应谨慎。

【术后处理】

1. 注意观察血压、脉搏、呼吸的变化，引流物的量和颜色。

2. 禁食、补液、持续胃肠减压至胃、肠功能恢复。

3. 记录 24 小时出入液体量，控制输液速度。

4. 合理使用抗生素，预防感染。

5. 术后 48 小时拔除引流管。

五、肾蒂血管损伤修复术

【手术适应证】

1. 肾实质无严重裂伤。

2. 肾蒂血管中间位裂伤，伤口较整齐。

3. 患儿一般情况尚可，经对症处理后生命体征稳定，同时具备血管吻合技术。

【手术步骤】

显露肾蒂血管，证实肾血管有损伤并确定有修复指征后，用两把无损伤血管钳夹住血管裂口的两端，用肝素液冲洗血管内凝血块，用 6-0 无损伤缝合线连续缝合修复血管，松开血管钳观察有无漏血，仅有少量渗血用温盐水纱布压迫片刻即可（图 34-4-6）。

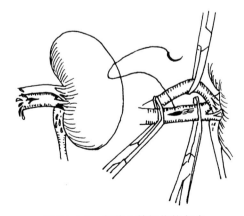

图 34-4-6　肾蒂血管损伤修复术

对于肾动脉呈锯齿状损伤或有片状缺损无法缝合修补时，可将损伤段血管切除做端端吻合术，若有明显张力，则可用自体大隐静脉移植或人造血管修复。对血管修复有困难，对侧肾阙如或功能不良者，可考虑行自体肾移植术。

六、高选择性肾动脉栓塞术

近年来国内外采用放射介入治疗部分肾损伤的病例取得较满意效果。用高选择性肾动脉栓塞术,使肾动脉分支暂时栓塞达到止血作用,避免了不必要的肾切除,提高了患儿的生存质量。目前应用的栓塞剂分为两大类,一种为可吸收暂时性栓塞剂,如明胶海绵、自体凝血块等,其中以明胶海绵最常用,注入血管后一般 2～3 周吸收。非吸收永久性栓塞剂,如钢圈、氰基丙烯酸乙酯等,此种材料栓塞可靠,使用安全,但成本高,操作复杂,适用于动、静脉瘘或假性动脉瘤。小儿一般使用可吸收明胶海绵,取材容易,方法简单,且可以吸收。

【手术适应证】

1. 严重的肾挫裂伤伴持续肉眼血尿,无尿外渗者。

2. 肾损伤后肾动脉分支再次破裂出血或假性动脉瘤破裂引起继发性大出血。

3. 孤立肾合并肾损伤不宜手术的病例。

【手术步骤】

采用局部麻醉或静脉麻醉,取平卧位,在腹股沟韧带下 1.5cm 股动脉搏动处做皮肤小切口(0.3～0.5cm),在针感股动脉搏动处进针,拔除针芯有动脉血喷出时将导丝插入股动脉,取出穿刺针,循导丝逆行插入导管,直达第 1 腰椎水平,高压注入 60% 泛影葡胺 20～40ml。造影确定动脉破损部位后,将导管尖转向病肾侧,并在第 1～2 腰椎处上下移动,管尖即会落入肾动脉,再次注入造影剂进一步证实肾动脉分支出血部位,插入导管移至肾内动脉。导管再在导丝引导下直达肾动脉分支,注入约 5ml 造影剂进行高选择性肾动脉造影,证实导管在破损动脉所属的肾动脉分支内后,注入栓塞剂,再造影了解栓塞情况。术毕拔除动脉造影导管,股动脉穿刺点适当加压包扎,以可扪及足背动脉搏动为准。

【术后处理】

1. 绝对卧床 1 周,继续观察尿液量和颜色。

2. 股动脉穿刺点加压可于术后 24 小时解除,更换无菌敷料。

3. 适当使用抗生素预防感染。

4. 3 个月后复查静脉肾盂造影,了解肾脏的形态及功能。

七、肾损伤术后并发症

单纯肾挫伤或肾部分裂伤者预后良好,一般很少出现并发症。广泛严重的肾挫裂伤、肾蒂损伤、肾盂撕裂,并发症发生率较高。一般分早期并发症和晚期并发症。

早期并发症指伤后立即或 6 周内出现与危及生命的危险症状。其中最严重的是出血性休克、严重肉眼血尿或大量尿液漏至腹腔致尿性腹水,其次是血肿、尿外渗引起的肾周感染、高热、败血症等。此外,肾损伤的同时,可能并发急性肾衰竭,因此在伤后应密切观察尿量的变化。

晚期并发症为肾损伤后期出现的症状,如进行性肾积水、肾周含尿假性囊肿、肾性高血压、慢性肾盂肾炎、结石、肾瘢痕性萎缩、功能消失等。

早期并发症一般易引起重视而被发现,晚期并发症往往被家长及医师所忽视。因此对肾外伤的患儿应定期随访,3～6 个月后行 B 超和静脉肾盂造影检查,了解伤后肾脏的形态及功能,如发现并发症应积极处理,必要时再次手术探查。

(袁继炎 余克驰)

第五节 肾结石手术

小儿泌尿系结石的发病原因复杂,主要有感染和先天畸形,各地域间发病率的差异说明饮食、水质及生活习惯对泌尿系结石的发生也起着重要作用，而代谢性疾病和遗传性疾病所致结石也占有一定比例。小儿肾结石的临床表现及诊断方法与成人基本相同，外科治疗包括体外冲击波碎石术、经皮肾镜取石术、输尿管镜取石术和手术切开取石术等。

一、肾结石的手术治疗

肾结石的手术有肾盂切开取石术和肾切开取石术。另外，还有肾部分切除术、肾切除术和离体肾切开取石术，此三种手术一般不用于小儿，故在此不作介绍。

（一）肾盂切开取石术（pyelolithotomy）和肾窦内肾盂切开取石术（intrasinusally extended pyelolithotomy）

【手术适应证】

肾盂切开取石术是最常用的手术方法，适用于肾盂结石，尤其是肾外型肾盂及肾积水扩张者，也可用于较小的肾盏结石的取出。

【麻醉与体位】

婴幼儿一般选用气管内插管全身麻醉，年长儿可用连续硬膜外麻醉。体位取全侧卧位，肾区对准腰桥并顶起，幼小婴儿有时可用沙包垫代替腰桥。

【术前准备】

1. X 线检查：包括肾、输尿管及膀胱平片（KUB 平片），静脉尿路造影，明确结石大小、部位、数目、肾盂形态和肾功能。

2. 术前 2 天给予抗生素。

3. 肾功能及血清电解质检查，若有异常应予以积极治疗。

【手术步骤】

1. 切口 多采用腰部斜切口，小儿常用第 11 肋间切口，可很好地显露整个肾脏，当须行肾实质切开取石和合并肾积水要同时处理时，此切口更为适宜。切口起于竖脊肌（骶棘肌）外缘第 11 肋间隙，经第 12 肋骨尖端斜向前下至髂前上棘内上方[图 34-5-1（1）]。

2. 显露肾脏 切开皮肤后，顺切口方向切开背阔肌及腹外斜肌，在第 12 肋尖的上缘切开腰背筋膜及肋间肌，用手指推开腹肌前方的肾周筋膜、腹膜及腹膜外脂肪组织，然后向下切开腰背筋膜、腹内斜肌和腹横肌，切开肾周筋膜直达肾脏。

3. 切开肾盂取出结石 先游离肾下极和输尿管上段，将输尿管用细导尿管提起，继续沿输尿管向肾背侧分离脂肪组织，显示肾盂背侧面。在预计切开处两侧各缝牵引线一根，在两线之间纵向切开肾盂。若结石过大或肾盂较小，可以将切口向肾窦方向延长或做 V 形切开，不可向肾盂输尿管连接部延长[图 34-5-1（2）]。

切开肾盂后用取石钳将结石顺着切口方向完整取出[图 34-5-1（3）]。

若结石与肾盂黏膜有粘连，可用神经剥离器进行分离后取出。肾盏内结石，应用不同弯度的取石钳探触，待触到结石后方可钳夹，轻轻取出。

4. 切开肾窦内肾盂取石 若术中发现为肾内型肾盂，鹿角形结石及肾大盏结石，经肾盂取出可能导致肾盂撕裂者，应切开肾盂外膜，在外膜下用脑膜剥离器或纱布球钝性分离肾窦。剥离不断向两侧和深处扩大，必要时可分离至肾大盏。用小拉钩牵拉肾门处肾实质，显示肾窦内肾盂[图 34-5-1（4）]。然后肾盂切口向肾盏漏斗部延长，切开肾窦内肾盂后用取石钳轻柔取出结石。结石巨大或嵌顿紧，无法使其松动时不要强行取石，可用取石钳、血管钳或咬骨钳夹破结石，然后分块取出[图 34-5-1（5）]。

5. 结石取出后应检查结石的完整性，其数目、形态和大小与手术前 X 线片进行比较，必要时行术中摄片。然后用细导尿管插入肾盂内冲洗并吸净肾盂内凝血块和残留碎石。冲洗时要防止碎石进入输尿管形成输尿管结石。最后将导尿管插入输尿管注入生理盐水，了解输尿管通畅情况。

6. 肾盂冲洗干净后，用 5-0 Dexon 线间断缝合肾盂。若术中见肾盂炎症水肿明显，或取石时有损伤出血者可行暂时性肾或肾盂造瘘。肾盂吻合口附近置橡胶管引流。

7. 缝合切口　缝合肾周筋膜,逐层缝合切口[图34-5-1(6)]。注意各层肌肉必须严密对准,以防切口内出血感染和切口疝。

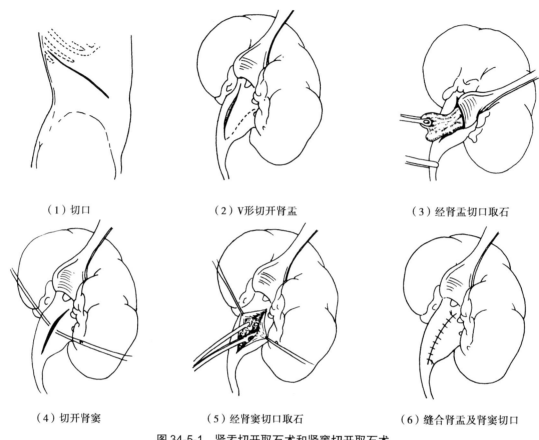

（1）切口　　　　　　　　　（2）V形切开肾盂　　　　　　　（3）经肾盂切口取石

（4）切开肾窦　　　　　　　　（5）经肾窦切口取石　　　　　　（6）缝合肾盂及肾窦切口

图34-5-1　肾盂切开取石术和肾窦切开取石术

【术中注意事项】

1. 肾盂切开时切口不要过于接近肾盂输尿管连接部,以免缝合后出现狭窄,继发肾积水。

2. 取石动作必须轻柔,千万不能使用暴力,避免肾盂被撕裂。

3. 避免结石残留,取石后一定要用生理盐水冲洗肾盂防止碎石残留。如有较多碎石块不易冲洗,可取自体全血数毫升注入肾盂内,待血液凝固后,结石碎片可被包裹其中,在取出凝血块时将石块一并取出。

4. 肾窦内肾盂分离一定要在肾盂外膜下进行,特别是再次手术,粘连分离后的肾盂外膜可见小淤血点,借此作为判断是否分离至肾盂外膜的指示。

5. 肾窦深处肾盂可以不缝合,强行缝合可能出现肾盂被撕裂和肾盏颈部狭窄。

6. 手术中若发现肾盂输尿管梗阻、肾积水等情况,应同时手术矫正。

【术后处理】

1. 应用抗生素,防止感染。

2. 引流管应留置5～7天后方可拔除。

3. 行肾造瘘者,术后10～12天试行夹管,如无梗阻即可拔除。

【术后并发症的预防及处理】

1. 出血　少量出血可自行停止。出血量较大者,可出现凝血块堵塞输尿管引起尿瘘。导致出血的原因有:①术中止血不确实;②取石过程中操作粗暴,肾盂损伤出血;③残留结石及感染。故术中应仔细操作,术后加强抗感染治疗。

2. 尿痿 轻微尿液渗漏,经引流后1周左右可自愈。当输尿管被凝血块或残留结石阻塞时,以及肾盂输尿管连接部狭窄时,尿痿可经久不愈,应以预防为主,一旦发生应行针对性处理。

3. 肾盂撕裂 往往是由于结石过大或强行取石所致,一旦发生应行修补。如修补肾盂有困难,可就近游离适当大小的肾包膜,翻转包裹肾盂裂口。同时做肾或肾盂造痿。为了避免肾盂被撕裂,在结石取出受阻时应考虑结合其他方法取出结石。

(二)肾切开取石术(nephrolithotomy)

【手术适应证】

1. 肾盏结石,且结石无法通过肾盏的漏斗部。

2. 嵌顿于肾盂、肾盏内的鹿角形结石,不能经肾窦内肾盂切开取出者。

【术前准备】

1. 手术前2天给予抗生素,预防手术后感染。

2. 备血100～300ml,另外备生理盐水制备的冰块。

【麻醉与体位】

同肾盂切开取石术。

【手术步骤】

1. 切口及肾脏显露 取第11肋间腰部斜切口显露肾脏,游离肾脏及肾蒂血管。

2. 阻断肾脏血流 游离肾蒂血管后用血管夹将肾蒂血流暂时阻断,然后在肾脏凸缘稍偏后切开肾实质,切口的平面正对肾门,因为此处是肾动脉前、后支互相交叉的部位,是血管末梢分布而无大血管的区域[图34-5-2(1)],在此切开肾实质可减少出血。

3. 肾实质切开取石 肾切开取石往往与肾盂切开取石联合应用。经肾盂无法取出的结石,用取石钳夹住或顶住结石,直接切开肾实质[图34-5-2(2)]。

大的鹿角形结石在阻断肾蒂血流后用手固定肾脏,纵向切开肾凸缘实质,取出结石[图34-5-2(3)]。

肾下极肾盏内结石仅需阻断肾下极血管即可取出结石[图34-5-2(4)]。

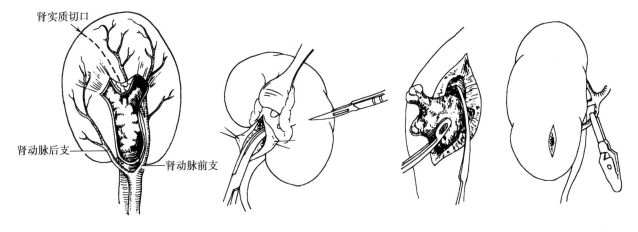

(1)示肾实质无血管区　(2)确定肾实质切开部位　(3)经肾实质切口取石　(4)肾下极肾实质切口

图34-5-2 肾实质切开取石术

4. 取出结石后用冷生理盐水反复冲洗,清除凝血块和残留结石,然后分离肾盂、肾盏边缘,用5-0 Dexon线连续缝合,使肾盂与肾实质切口分开,防止肾实质渗血进入肾盂。肾实质行间断褥式缝合。

5. 肾盂切开处的处理及切口缝合同肾盂切开取石术。

【术中注意事项】

1. 肾实质切口不宜过大,避免造成不必要的损伤;亦不要过小,否则取石时可能发生肾实质撕裂。

2. 手术中止血要确实,无结石残留。肾盂与肾实质分隔缝合良好者可不做肾造痿。

3. 手术要迅速,避免肾血流阻断时间过长,血流阻断时间不得超过 15 分钟,必要时可间歇性恢复血供。

【术后处理】

1. 静卧 1～2 周,密切注意出血情况。

2. 适当应用抗生素。

3. 术后 3～6 个月复查 KUB 和 IVP,了解肾功能及肾结石是否复发。

二、体外冲击波碎石术

体外冲击波碎石术(extracorporeal shock-wave lithotripsy,ESWL)具有不开刀、留院时间短和可以反复进行的特点,故深受肾结石患者和泌尿外科医师的欢迎。国内近 20 年的工作积累了大量病例,尤其是成人泌尿外科取得了相当丰富的经验,而小儿泌尿外科此项工作进行得较少。随着体外冲击波碎石术的广泛开展和研究工作的不断深入,高能冲击波对患者正常组织和器官的损伤已逐渐引起重视。除对肾脏的损伤外,还对心、肺、肝等脏器也有损害,特别是对小儿性腺的损害不容忽视。因为小儿不仅组织薄弱,冲击波易传导,而且躯干个体小,各器官相对集中。另外,小儿碎石后若形成"石街",处理也明显难于成人,故应该严格掌握其适应证。其适应证为:肾及输尿管上段结石,肾功能良好,无先天性畸形和其他禁忌证。体外冲击波碎石对于直径 <2cm 的中上盏及肾盂结石效果良好。体外冲击波碎石术的禁忌证有:①肾源性囊肿和憩室内结石;②结石远端尿路有梗阻;③无法明确结石位置;④肾功能严重受损者;⑤已明确泌尿系存在先天性畸形;⑥结石巨大和多发,无法单次完成需反复进行者。

三、经皮肾镜取石术

经皮肾镜取石术(percutaneous nephrolithotomy,PCNL)在儿童肾结石的治疗中逐渐推广,对于儿童肾体积较大(直径≥2cm)、质地较硬的结石,经皮肾镜取石术是首选的治疗方式,其安全性及有效性已经被证实。

【手术适应证】

儿童肾脏大结石(直径≥2cm),梗阻性肾扩张,复杂结石,阴性结石或胱氨酸结石,感染性结石,ESWL或开放手术失败者,甚至马蹄肾或孤立肾结石等。

【术前准备】

1. 手术前 2 天给予抗生素,预防手术后感染。

2. 备血 1～2U。

【麻醉与体位】

一般采用气管插管内全身麻醉,首先采取截石位,然后采取俯卧位,腹部垫高,显露患侧腰腹部。

【手术步骤】

1. 逆行插入输尿管导管 麻醉满意后,首先采取截石位,在输尿管肾镜下将 4F 或 5F 输尿管导管逆行插入患侧输尿管,深至肾盂内,连接灌注液持续滴注,扩张充盈肾盂。

2. 建立通道 改取俯卧位,B 超引导下选取患侧第 12 肋下或第 11 肋间、腋后线与肩胛线之间的区域作为穿刺点。B 超监视下将穿刺针置入目标肾盏或肾盂,拔除针芯有尿液溢出说明穿刺成功,插入导丝,退出穿刺针套管,再沿导丝置入筋膜扩张器,用从小至大的不同型号的扩张器行筋膜扩张,建立操作通道,儿童一般顺序扩张至 14～16F 并留置微通道工作鞘,因为小儿肾盏比成人空间小、脆性大,容易造成撕裂伤、黏膜撕脱伤等,操作过程中,需注意手法轻柔,不能用力过猛,尽量选取圆钝的扩张器,避免副损伤。若患儿年龄较大或微通道取石困难,扩张器逐渐扩张至 24F 并留置工作鞘。

3. 碎石、取石 通过工作鞘放置输尿管镜或肾镜到目标肾盏或肾盂内,利用腔内气压弹道碎石系统或钬激光等方法粉碎结石,用取石钳、网篮取出或灌注泵水压冲洗出碎石碎屑。如操作取石过程中,术野不清晰,出血较多,则不要强行取石,需暂停手术,沿导丝放置肾造瘘管压迫止血,1 周后二期再经皮输尿管镜或肾镜取石。待目标肾盏及肾盂内结石取净后,依次检查上、中、下肾盏,肾盂及输尿管上段有无结石残留,有条件可用 C 臂 X 线复查有无残余结石。结石取净后,有条件时可行肾盂输尿管造影,如同时合并肾盂输尿管连接部梗阻(UPJO)者,可根据情况行 UPJ 内切开或息肉切除术。术后拔除输尿管导管,顺行放置双 J 管,退出肾镜,退镜后于原穿刺口处放置相应型号的肾造瘘管。

【术中注意事项】

1. 出血 儿童腹壁组织结构相对成人薄,肾组织脆,建立通道穿刺时需动作轻柔,碎石时易损伤肾血管造成出血,严重时甚至危及生命,做好术前备血,术中必要时需输血。

2. 低体温 患儿体温调节中枢尚未发育完善,受周围环境温度影响大。需注意做好手术室保温工作,缩短手术操作时间,调整并维持灌注液的温度,降低低体温并发症的发生概率。

3. 双肾结石处理 一般先行一侧肾碎石,另一侧置双 J 管,1~2 周后再碎石。

【术后处理】

1. 予抗感染对症治疗 5~7 天,肾造瘘管保留 5~7 天。拔除肾造瘘管基本标准:造瘘管引流通畅,引流尿液颜色正常,KUB 平片或 B 超确定无大块结石残留后,夹管 1 天,无发热、腹痛等不良反应再拔除肾造瘘管。

2. 如患儿残余结石 >1cm 或结石位于肾下盏估计排出困难者行二期经皮肾镜取石治疗。

3. 术后 4~6 周拔除双 J 管,行 UPJ 内切开或输尿管息肉切除者,2~3 个月后拔管。

四、输尿管镜取石术

随着精密制造技术的飞速发展,输尿管镜技术可用来诊断及治疗儿童上尿路结石。由于儿童的输尿管相对较短较细,需使用更加纤细的输尿管镜以便顺利通过输尿管口及上行至上段输尿管。对于输尿管上段结石、肾盂结石及部分肾上盏结石,硬质输尿管镜可以配合取石网篮及钬激光或气压弹道进行碎石取石,传统硬镜可以通过绝大多数的儿童输尿管,但对于肾中下盏结石,硬质输尿管镜无法顺利探及,需配合软质输尿管镜进行操作。输尿管软镜技术在儿童上尿路治疗中的广泛应用,使得在肾脏进行“无死角”式碎石,“无创”治疗结石不再是天方夜谭。

【手术适应证】

1. ESWL 定位困难、X 线阴性肾结石(<2cm)。

2. ESWL 术后残留的肾下盏结石。

3. 嵌顿性肾下盏结石,ESWL 治疗效果不好。

4. 极度肥胖、严重脊柱畸形,建立 PCNL 通道困难。

5. 结石坚硬,不利于 ESWL 治疗。

6. 伴肾盏颈狭窄的肾盏憩室内结石。

7. 合并出血性体质、肾脏解剖畸形、位置畸形等情况下的肾结石。

【术前准备】

同 PCNL 准备。

【麻醉与体位】

一般选用气管内插管全身麻醉,体位取截石位。

【手术步骤】

1. 输尿管扩张 由于儿童输尿管纤细,在实际操作过程中,可能出现输尿管镜进入输尿管困难的问题,此时就需要进行输尿管扩张。输尿管扩张方法包括:①术中使用球囊扩张器进行主动扩张;②置入双 J 管被动扩张输尿管,择期手术;③术中使用输尿管镜硬镜、输尿管鞘等也可以起到扩张输尿管的作用。目前大部分学者更倾向于选择置入双 J 管被动扩张输尿管,1~2 周再行输尿管镜碎石,避免主动扩张和强硬扩张造成输尿管损伤。

2. 置入输尿管镜 术前行 KUB 或 CT 确定结石部位,常规消毒铺巾,截石位,置入输尿管硬镜,从硬镜中置入导丝，再沿导丝置入输尿管软镜导引鞘，并确定其在肾盂内，从输尿管软镜鞘内置入输尿管软镜。

3. 碎石、取石　在肾盂中仔细探查每个肾盏，并找到结石，从操作孔中插入钬激光光纤或气压弹道，调整合适的能量或功率进行碎石，仔细检查各个肾盏及肾盂，用结石网篮取出结石残渣，检查结石是否完全清除，取出的结石渣用于结石成分分析。

4. 退镜，留置双 J 管　留置导丝退出输尿管软镜及软镜鞘，沿导丝留置双 J 管。手术完毕，留置导尿管。

【术中注意事项】

避免操作不熟练或操作粗暴，可导致输尿管损伤，甚至断裂等严重并发症。

【术后处理】

1. 术后抗感染治疗 2～4 天，拔除导尿管，2 周后复查 CT，了解有无结石残留，如无结石残留，则可拔除双 J 管。

2. 血尿多为肾盂及输尿管黏膜损伤，1～3 天可自行消退，可嘱患儿多饮水和辅助止血治疗。

3. 发热可能出现在术后患儿，体温波动在 38℃左右，可给予抗感染治疗，并保持尿管引流通常。

4. 结石残留，术后 2 周复查 CT 并观察碎石效果，未排净的结石碎片直径＜3mm 或完全排净结石，并无临床症状者视为碎石成功，拔除双 J 管。未排出的结石直径＞3mm 者为有结石残留，需再次进行输尿管镜取石。

（袁继炎　余克驰）

第六节　肾造瘘术

肾造瘘术分为暂时性和永久性两种，一般均为暂时性肾造瘘。造瘘方法有经皮穿刺肾造瘘、原位肾造瘘和游离肾造瘘三种。随着医学的发展与进步，新的有效抗生素不断问世，尤其是外科诊治水平的提高，目前肾造瘘在临床上已较少应用。但仍有部分患儿经暂时肾造瘘转流尿液后，能有效控制感染、降低肾内压力，对预防术后并发症、保护患肾功能起重要作用。

一、肾穿刺造瘘术

【手术适应证】

巨大肾积水合并严重感染或肾积脓，肾功能不良，暂时不能耐受手术，用抗生素又不能控制感染者，可先行穿刺造瘘，待引流通畅、感染控制、肾功能改善后再行根治手术。

【术前准备】

1. 用抗生素。

2. B 超定位。

【麻醉与体位】

局部浸润麻醉。取侧卧位或俯卧位，患侧腰部垫高。

【手术步骤】

1. 局部麻醉下于肋脊角处进行肾穿刺或在 B 超定位引导下进行，用长针头穿刺抽出尿液后，在穿刺处切开皮肤约 1cm，拔除穿刺针，改用穿刺套针按原来进针的方向慢慢向肾脏穿刺至突然有减压感后再前进约 1cm 停止进针[图 34-6-1（1）]。

2. 固定套针并退出针芯少许，见有大量尿液从套针侧孔溢出，说明穿刺套针进入肾盂。将针芯继续后退至固定位置后，然后经侧孔插入相应粗细的硅胶引流管，术中见尿液从硅胶管流出后，再边插送引流管边慢慢拔除穿刺套针[图 34-6-1（2）]。然后用 1-0 丝线缝合固定引流管。

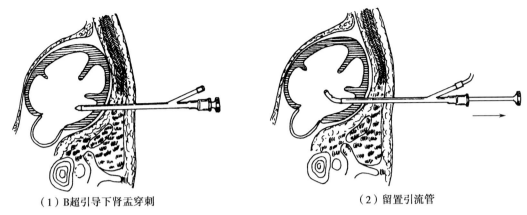

（1）B超引导下肾盂穿刺　　　　　　　　（2）留置引流管

图 34-6-1　肾盂穿刺造口术

二、原位肾造瘘术

【手术适应证】

1. 肾积水较轻，但感染严重，用抗生素不能控制感染者。

2. 双侧肾积水，病情重、年龄小，患儿不能耐受双侧同期肾盂输尿管成形术时，在积水轻的一侧行肾盂成形术的同时，对积水重的一侧做原位肾造瘘，待 2～3 个月后再择期行根治性手术。

3. 经皮肾穿刺造瘘失败者。

【术前准备】

1. 应用有效抗生素。

2. 如有高热，体温应控制在 38.5℃ 以下。

3. 有肾功能不良者，应注意水、电解质平衡并改善一般情况。

【麻醉与体位】

连续硬膜外麻醉或静脉复合麻醉。取健侧卧位。

【手术步骤】

1. 取腰部斜切口 5～7cm，切开皮肤及皮下组织，显露背阔肌及腹外斜肌［图 34-6-2（1）］。

2. 钝性分离肌层，并向两侧牵开，显露腰上三角。切开腰背筋膜及肾周筋膜，分开肾周脂肪囊，显露肾脏，用长针头在肾实质最薄处穿刺肾脏，抽出尿液后退出穿刺针［图 34-6-2（2）］。

3. 在穿刺处切开肾包膜约 0.5cm，用直蚊式钳沿穿刺针孔戳穿肾实质并扩大创口，然后用血管钳夹住 14～16F 硅胶导尿管自肾实质创口插入肾盂内，吸出肾盂内尿液，如肾内有感染积脓时可用 0.5% 甲硝唑溶液或生理盐水冲洗肾盂，证实引流管通畅后用 3-0 可吸收缝合线做荷包缝合 1 针固定引流管［图 34-6-2（3）］。然后逐层缝合切口。

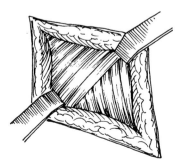 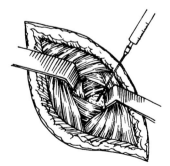

（1）切开腹壁，分离腰部肌　　　　　（2）穿刺定位　　　　　　（3）留置引流管后
　　肉等、暴露肾脏　　　　　　　　　　　　　　　　　　　　　荷包缝合固定

图 34-6-2　切开肾造口术

三、游离肾造口术

【手术适应证】

1. 已游离的肾脏需做肾造瘘者。

2. 肾积水行肾盂输尿管成形术后不宜置双 J 形管者。

3. 原位肾造瘘失败者。

【术前准备】

同原位肾造瘘术。

【麻醉与体位】

同原位肾造瘘术。

【手术步骤】

1. 游离肾脏，纵向切开肾盂，用中弯血管钳经肾盂切口探至肾下极扩张最明显的肾盏，将血管钳置于肾实质最薄处作为引导，切开肾实质 1cm[图 34-6-3（1）]。

2. 将中弯血管钳伸至肾实质切口外，将另一中弯血管钳经肾皮质通过肾大、小盏至纵向切开的肾盂外，夹住 16～18F 蕈状导尿管的尾端[图 34-6-3（2）]。

3. 将蕈状导尿管拖至肾盂内，其蘑菇头应放置在肾中、下盏最适宜的位置，然后用 3-0 可吸收缝合线围绕造瘘管做荷包缝合止血，用 4-0 或 5-0 号可吸收缝合线缝合肾盂[图 34-6-3（3）]。肾周置橡皮引流管 1 根，用细丝线缝合肾周筋膜，然后分层缝合腰部切口。

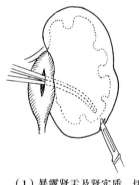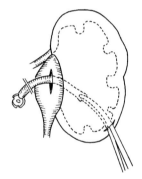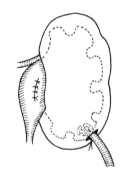

（1）暴露肾盂及肾实质，切开肾盂和肾实质   （2）经肾实质引流造瘘管至肾盂内   （3）缝合肾盂，固定造瘘管

图 34-6-3　游离肾造瘘术

【术中注意事项】

1. 肾穿刺造瘘最好在 B 超引导下进行，应避开腹腔脏器，引流管近端剪 1～2 个侧孔，并放置适当长度至肾盂内，防止巨大肾积水引流后扩大的肾盂回缩致引流管位置改变造成引流不畅。

2. 若肾积水轻，肾脏活动度较大，经皮肾穿刺造口失败时，应及时改为肾切开造口术，以免反复穿刺造成严重出血等不良后果。

3. 施行原位造口时，若肾实质较厚，肾盏扩张不显著，往往不易找到进入肾盂的适当途径，盲目切开肾实质可能损伤较大血管致严重出血，此时应扩大切口，改用游离肾造瘘术。

4. 在做游离肾造瘘时，最好放置蕈状导尿管或气囊肾盂造瘘管，有利于固定造瘘管和保证引流通畅，同时便于术后护理。

【术后处理】

1. 妥善固定造瘘管，以防小儿躁动时致造瘘管脱出。

2. 保持造瘘管引流通畅，防止引流管受压或折叠成角，定期更换引流袋。

3. 合理使用有效抗生素预防感染。

4. 小儿一般不做肾盂冲洗，如有凝血块堵塞或肾内存在严重感染有较多沉淀物影响引流时，可适当增加输液量或鼓励患儿多饮水，必要时可用一定浓度的抗生素溶液冲洗肾盂，冲洗时应注意无菌操作，低压缓慢冲洗。

5. 需要较长时间留置造瘘管者，应定期更换造瘘管，一般2~3个月更换1次。

【术后并发症的预防及处理】

1. 尿外渗　早期尿外渗往往是由于肾造瘘处缝合关闭不严、造瘘管位置不好、造瘘管滑脱至肾外、凝血块堵塞或造瘘管受压折叠等。应查明原因，做相应处理。在早期若证实造瘘管已脱至肾外，应在直视下重新置管。

2. 血尿　较少见，往往是造瘘管损伤肾盂浅表血管所致，应减少患儿活动，多饮水或适当输液，应用止血药防止凝血块堵塞引流管。

3. 造瘘管周围漏尿　由造瘘引流不畅所致，多见于晚上睡觉时使造瘘管受压，也可能是沉淀物堵塞造瘘管引起。应做相应处理，必要时可更换造瘘管。

（袁继炎　余克驰）

第七节　肾上腺肿瘤手术

1. 肾上腺的局部解剖　肾上腺是位于腹膜后成对的内分泌器官，分别附着于两侧肾脏的上极，左侧呈半月形，其内侧有腹主动脉，前面为胰腺和脾动脉、脾静脉；右侧呈三角形，与肝后下缘和下腔静脉毗邻。在肾上腺和肾脏之间有一层筋膜，因此可随肾脏上下移动而被牵动。

肾上腺的血供极为丰富，肾上腺上动脉起源于膈下动脉，肾上腺中动脉来自腹主动脉，肾上腺下动脉来自肾动脉；另外，肾上腺上方膈下动脉的终末分支与上述3支肾上腺动脉之间存在丰富的交通支，在肾上腺被膜内形成密集的血管丛。肾上腺静脉往往只有一支，左肾上腺静脉汇入左肾静脉；右肾上腺静脉大多数在下腔静脉的侧后壁直接汇入，所以距离短且隐蔽，手术中尤应注意，少数情况下右肾上腺静脉汇入右副肝静脉[图34-7-1(1)]。

2. 肾上腺的组织学及其生理功能　肾上腺表面有完整的被膜，被膜下的腺体实质分为两层，外层皮质占肾上腺的80%~90%，内层髓质占10%~20%。

(1) 肾上腺皮质按细胞排列方式不同分为三层，最外层为球状带，紧贴被膜，是最薄的细胞层，主要分泌盐皮质激素；中间层为束状带，细胞层最厚，是分泌糖皮质激素的基地；内层为网状带，紧邻肾上腺髓质，分泌性激素，尤其是雄激素。当肾上腺皮质发生肿瘤时，就会出现一种或多种激素的过度分泌，产生相应的临床表现。

(2) 肾上腺髓质由交感神经节细胞和嗜铬细胞组成，分泌肾上腺素和去甲肾上腺素。小儿常见的肾上腺肿瘤，如神经母细胞瘤即发生于髓质，往往有儿茶酚胺类代谢产物升高所致的高血压表现。

各种肾上腺肿瘤切除手术方式大同小异，常常只有切除后做病理检查才能明确肿瘤性质。儿童肾上腺肿瘤中神经母细胞瘤较为多见，因此本节主要以肾上腺神经母细胞瘤为例介绍肾上腺肿瘤的手术方式。

一、肾上腺神经母细胞瘤切除术

神经母细胞瘤是小儿最常见的恶性实体瘤，患病率约为每7 000活产儿发生1例。在40%的病例中，肿瘤的起源为肾上腺。另外，腹腔神经丛，颈、胸交感神经，颅内及周围神经也可以发生神经母细胞瘤。神经母细胞瘤生长迅速，恶性程度高，有时原发肿瘤很小就已发生肝、骨骼等远处转移。肿瘤大小及形态变化大，巨大肿瘤可占据整个腹部。多数肿瘤呈分叶状，表面血管丰富如网；早期有完整的包膜，但肿瘤迅速突破包膜向远处转移。随着外科技术的提高和化疗、放疗的不断改进,对已有远处转移者也主张切除原发肿瘤;对于不能手术切除者,提倡先活检获得病理诊断,行化疗和 / 或放疗后再行二期肿瘤切除。

【手术适应证】

1. 无论任何年龄,诊断一经明确,应及早手术切除。

2. 第 1 次手术仅取活检确诊,经化疗和 / 或放疗后,肿瘤缩小者。

3. 特殊Ⅳ期原发肿瘤。

【手术禁忌证】

Ⅳ期神经母细胞瘤的原发肿瘤切除和Ⅲ期神经母细胞瘤的完整切除,对提高生存率和消灭转移灶具有重要意义。只是出现如下情况才考虑暂缓手术,经化疗和 / 或放疗后,待肿瘤有所缩小或转移灶得以控制后再行延期手术。

1. 临床及实验室检查高度提示神经母细胞瘤或转移灶病理性质已明确,而临床判断不能一期切除者。

2. 处在进展期的Ⅳ期肿瘤,患儿情况不能耐受手术者。

【术前准备】

1. 做详细的体检及各项有关检查,以明确有无远处转移,疑有骨髓转移者,可行骨髓穿刺;条件许可情况下应行核素骨扫描。

2. 改善营养状况,纠正贫血,监测血压。

3. 了解患侧肿瘤与肾脏的关系,若肾脏被肿瘤侵犯应一并切除,故术前应了解对侧肾功能。

【麻醉与体位】

采用气管插管全身麻醉,术中密切监测血压及心率变化,保持良好的静脉通道。开放手术患儿取仰卧位,患侧腰部略垫高。经腹腹腔镜手术患儿采用健侧 30°～60° 侧卧位,后腹腔镜手术采用健侧 90° 侧卧位,垫高腰部,适当升高腰桥。术中根据情况可进一步调整手术床倾斜角度。

【手术步骤】

1. 开放肾上腺神经母细胞瘤切除术

(1)切口:多选择上腹部横切口,有利于探查对侧肾脏。切口经过脐部与剑突连线的中点,切口两端向上或向下弯曲[图 34-7-1(2)]。

(2)进入腹腔后探查患侧肾脏及肿瘤附近的淋巴结,注意肿瘤与附近血管的粘连。了解对侧肾、肝、肠管及其系膜是否受到肿瘤侵犯。

(3)切除右侧肾上腺神经母细胞瘤:用拉钩将肝向上牵引,必要时切断肝镰状韧带和右三角韧带,使肝易于向上、向前推移。切开升结肠及十二指肠降部外侧的后腹膜[图 34-7-1(3)]。

游离十二指肠降部及升结肠并牵向内侧,切开肾周筋膜,分离肾周脂肪,显露右肾上腺及肿瘤[图 34-7-1(4)]。

右侧肾上腺静脉很短,过度牵拉可能撕破静脉壁,病情允许时先显露下腔静脉,结扎右肾上腺静脉。如肿瘤位置高,体积小,剥离肿瘤周围前可用手或拉钩将右肾向下牵拉,肿瘤可随肾的下移而接近切口;如果肿瘤向肾血管后方生长,显露困难,可将肾完全游离并牵向内侧,然后剥离肿瘤[图 34-7-1(5)]。

(4)切除左肾上腺神经母细胞瘤:降结肠上段外侧切开后腹膜壁层[图 34-7-1(4)],并沿脾曲转向内侧依次剪开脾结肠韧带、膈结肠韧带及胃结肠韧带。游离脾曲并推向内侧。胃大弯向右上方牵拉,切开肾周筋膜,分离肾周脂肪,显露左肾上腺及肿瘤[图 34-7-1(6)(7)]。先分离、结扎左肾上腺静脉,然后分离切除肿瘤。

(5)切除肿瘤时若包膜破裂,应吸尽脱落的肿瘤组织。肾门及主动脉旁淋巴结转移者应行淋巴结清扫。若术中发现肿瘤已侵犯同侧肾脏应一并行同侧肾切除。对无法完整切除的残留肿瘤组织用银夹标记,便于术后放疗。

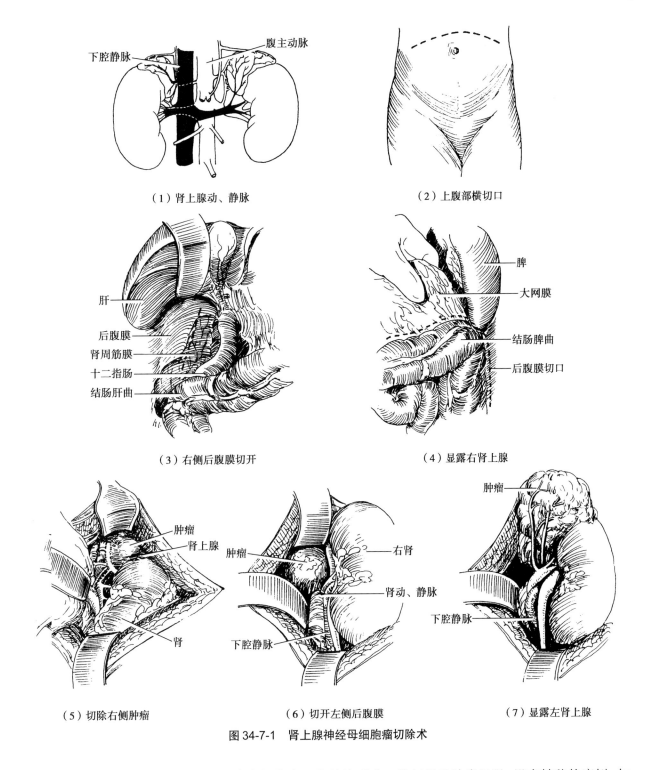

（1）肾上腺动、静脉

（2）上腹部横切口

（3）右侧后腹膜切开

（4）显露右肾上腺

（5）切除右侧肿瘤

（6）切开左侧后腹膜

（7）显露左肾上腺

图 34-7-1 肾上腺神经母细胞瘤切除术

2. 经腹腹腔镜肾上腺神经母细胞瘤切除术 腹腔镜手术一般仅用于肿瘤局限、没有转移的病例，如发现肿瘤范围较大难以完整切除，或周围淋巴结广泛增大需要清扫，或有远处转移患者，不应勉强使用腹腔镜，而应以肿瘤彻底清除为首要目标。

（1）戳卡位置：在脐部用 Hasson 法置入一根 10mm 戳卡作为镜头孔，另两根 5mm 戳卡分别位于上腹部及下腹部作为操作孔，上腹戳卡可位于上腹中线，下腹戳卡多位于患侧下腹部，具体位置可根据患儿年龄大小适当调整，一般戳卡位置距离病灶 6～10cm 操作最为方便。如为单孔手术，可围绕脐部置入 3 根 5mm 戳卡，取标本时可将两个戳卡孔切开连接成一个大切口将标本取出，也可直接切开肚脐置入专用单孔腹腔镜装置。

（2）切除左肾上腺神经母细胞瘤：将手术床适当调整，如头高足低或左右倾斜，利用重力将肠管置于患者右侧，显露左上腹。切开降结肠近端外侧腹膜，切断脾结肠韧带，打开肾周筋膜，分离肾周脂肪，显露左肾上腺及肿瘤。大多数情况下，肾上腺肿瘤只有中央静脉需要结扎，其余仅需超声刀即可安全离断。但肿瘤较大或血液循环丰富时，在肾上腺内侧，特别是内下方，也可能有较粗的动脉，必要时用 hem-o-lock 结扎。有经验操作者可先找到中央静脉，hem-o-lock 结扎离断后再游离肿瘤。肾上腺外侧的血管较内侧少，初学者可先从外侧向内侧游离肿瘤，最后显露肾上腺中央静脉并结扎离断。分离内侧时如不能很好地显露中央静脉，不必勉强游离，可连少量同周围组织一并结扎后离断。如肿瘤与正常肾上腺边界清晰，可用超声刀紧贴肿瘤切除，保留正常肾上腺组织。

（3）切除右侧肾上腺神经母细胞瘤：将肠管置于患者左侧，必要时通过悬吊或增加戳孔抬起肝右叶显露右上腹，切开结肠肝曲外侧腹膜，并向内下方游离结肠肝曲及十二指肠，切开肾周筋膜，分离肾周脂肪，在右肾内上方显露右肾上腺及肿瘤。右侧肾上腺中央静脉较短，一般直接汇入下腔静脉。同左侧肾上腺肿瘤切除一样，初学者可先自外侧向内侧游离肿瘤，最后在内侧用 hem-o-lock 结扎离断肾上腺中央静脉。有经验者可先显露中央静脉甚至下腔静脉，离断后再游离切除肿瘤。

（4）切除肿瘤后检查创面有无渗血，有无副损伤，周围有无肿瘤残留或肿大淋巴结，必要时进一步处理。后腹膜一般不需专门缝合关闭，创面可留置引流管一根。

3. 后腹腔镜肾上腺神经母细胞瘤切除　与经腹途径相比，后腹腔镜手术对腹腔的骚扰小，解剖关系相对恒定，特别适用于难以寻找的微小肾上腺肿瘤。然而，婴幼儿后腹腔镜空间建立较困难，而且经腹途径可以通过经脐单部位部完成手术，达到无瘢痕的效果，相对来说后腹腔镜瘢痕更明显（图 34-7-2）。

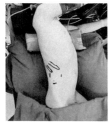 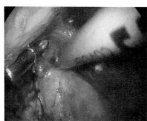 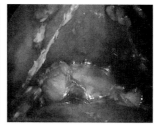

（1）体位与戳卡位置　（2）沿肾纵轴方向　（3）在肾内上方找到肿瘤
　　　　　　　　　　切开肾周筋膜

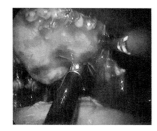 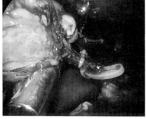 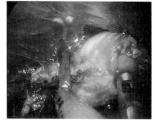 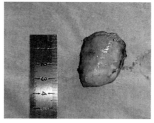

（4）由外侧向内侧游离肿瘤　（5）分离中央静脉并夹闭离断　（6）在肿瘤后外侧紧贴肿瘤切开，　（7）切除肿瘤大体观
　　　　　　　　　　　　　　　　　　　　　　　　　　　保留部分正常肾上腺组织

图 34-7-2　（右）后腹腔镜肾上腺神经母细胞瘤切除

（1）戳卡位置：患儿取完全健侧卧位，在腋后线 12 肋下缘做长约 2cm 纵切口，大小以可以伸入术者示指为宜。有经验者可直接用长弯血管钳钝性戳入后腹腔，进入后腹腔时会有两层突破感，一层是穿过腹壁肌肉层，另一层是穿过腰背筋膜。儿童腹壁较薄，在小拉钩的帮助下，初学者也可在直视下切开肌肉层及腰背筋膜层进入后腹腔，看见腹膜后脂肪即到达正确的层次。

切开后用示指伸入后腹腔分离间隙，将腹壁脂肪及腹膜推向患者腹侧及下方，初步创造腹膜后间隙，较瘦儿童仅通过手指分离即可达到满意的后腹腔间隙，也可用球囊充气 200～400ml 进一步扩张后腹腔镜间隙。在示指引导下,于腋中线髂嵴处及腋前线合适部位各穿入一根戳卡。髂嵴处戳卡作为腔镜孔,另外两个作为操作孔。

（2）进入后腹腔后首先自上而下清理腹膜后脂肪,显露肾周筋膜。由外上方到内下方沿肾纵轴方向切开肾周筋膜,务必充分切开才能更好地显露肾上腺。切开时注意避开内侧腹膜,如不小心切开腹膜造成漏气可用 hem-o-lock 夹闭破口,并用粗针头穿刺腹壁放出腹腔内气体。在肾周筋膜和肾周脂肪层之间向肾上极方向分离,即可显露肾上腺及肿瘤。依次游离肾上腺腹面、背面及肾脏面,外侧可留少量组织作为牵引最后再做分离,最后在内侧显露中央静脉后结扎离断,切除肿瘤。肿瘤切除后自腋后线切口取出。

（3）检测创面有无渗血、副损伤,周围有无肿瘤残留或肿大淋巴结,必要时进一步处理。创面可留置引流管一根,自腋前线戳卡孔穿出。

【术中注意事项】

1. 注意血压变化,及时补充失血量。

2. 手术中若发现肿瘤巨大,分离肿瘤应紧贴瘤体进行。因为巨大瘤体挤压和牵拉使解剖关系变化,血管显露困难。而紧贴瘤体手术可避免周围脏器及大血管损伤。

3. 腹腔镜手术中充分显露手术野非常关键,必要时可增加戳卡孔或采用悬吊等方法辅助显露手术野。

4. 左侧肾上腺上方及内侧有脾蒂血管及胰尾,右侧肾上腺内侧紧邻下腔静脉,均需注意避免误伤。特别是右侧肾上腺肿瘤切除时应注意避免撕裂下腔静脉,因为一旦发生,再行血管修补比较困难。

5. 腹腔镜手术中如发生出血,首先用吸引器吸净出血,寻找出现点。一般情况下,肾上腺腹面、背面及肾脏面的血管用超声刀或双极电凝即可有效止血。如出血较多,可用纱条压迫出血部位,再根据情况用 hem-o-lock 夹闭或缝合止血。操作时一定要注意避免盲目钳夹,以免造成损伤进一步扩大。必要时可增加戳卡辅助缝合或及时中转开腹。

【术后处理】

1. 术后禁食,补液、给予抗生素,加强支持治疗。后腹腔镜及腹腔镜手术对腹腔骚扰较小,如肠管无损伤,手术后 6~8 小时即可试喂水,如无呕吐、腹胀等不适,即可喂牛奶及其他流食。开放手术第二天可夹闭胃管试喂水。

2. 开腹手术腹部用腹带或绷带包扎,减轻伤口疼痛,防止切口裂开。

3. 根据肿瘤分期,行放疗和/或化疗。

【术后并发症的预防及处理】

肾上腺神经母细胞瘤手术的并发症主要为术中损伤大血管引起的大出血,以及周围脏器的损伤。如脾损伤可行脾切除,术后加强抗感染治疗,以防暴发性感染发生;十二指肠损伤应行修补;胰腺损伤应行引流。

二、肾上腺皮质肿瘤切除术

小儿肾上腺皮质肿瘤很少见,国外报道仅占小儿恶性肿瘤的 0.2%,国内略高,为 0.2%~0.4%。即使如此,在肾上腺肿瘤中也只占很少的比例。肾上腺皮质肿瘤中 60%~80% 为皮质癌,腺瘤偶见发生。

小儿肾上腺皮质肿瘤 95% 为功能性肿瘤,自主分泌皮质醇及性激素。一方面有皮质醇增多症症状和性征异常的表现;另一方面,过多皮质醇抑制垂体分泌 ACTH,导致同侧和对侧肾上腺组织萎缩,手术切除肿瘤后有肾上腺皮质功能不足的表现。因此,手术前及手术中、手术后对激素紊乱采取必要的措施,对于手术的成功至关重要。

由于化疗和放疗效果不佳,外科手术成为控制儿童肾上腺皮质瘤的主要方法。

【手术适应证】

1. 肾上腺皮质功能性肿瘤,无论瘤体大小及性质,一经确诊即应手术切除。

2. 肾上腺皮质非功能性肿瘤一般发现较晚,且多为恶性,也应手术切除。

【术前准备】

1. 供应充分热量，补充必要的蛋白质。

2. 常规应用抗生素，补充多种维生素。

3. 术前 1 天醋酸可的松 50～100mg 肌内注射，手术过程中静脉滴注氢化可的松 100～200mg，以维持基础需要量。

【麻醉与体位】

一般采用气管插管全身麻醉。术中密切观察循环及呼吸情况，监测患儿体温及尿量，防止发生低血压及休克。一旦出现急性肾上腺皮质功能减退症，应尽快补充必需的皮质激素或加快氢化可的松的滴注速度。手术体位同肾上腺神经母细胞瘤切除术。

【手术步骤】

1. 切口：定位诊断已明确的单侧肾上腺皮质腺瘤可选用患侧经腰部切口，操作同一般肾脏手术。小儿多选择上腹部横切口或肋弓下"八"字形切口经腹手术（图 34-7-3）。

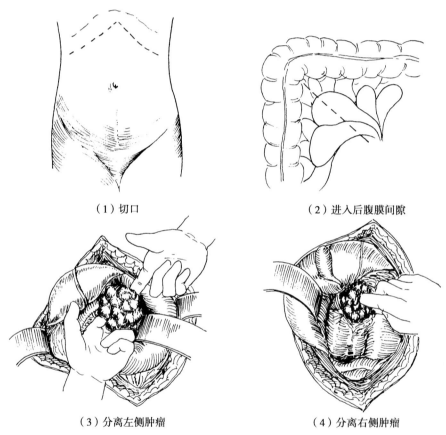

（1）切口

（2）进入后腹膜间隙

（3）分离左侧肿瘤

（4）分离右侧肿瘤

图 34-7-3　肾上腺皮质肿瘤切除术

2. 肾上腺及肿瘤的显露过程同肾上腺神经母细胞瘤切除术。

3. 肾上腺皮质腺瘤多有完整的包膜，可用钝性或锐性方法将腺瘤自肾上腺组织中剥离出来。一定要仔细结扎进出瘤体的血管。

4. 肾上腺皮质癌周围多有侵犯，应将肿瘤及肾上腺全部切除，同时应清扫主动脉旁淋巴结。如果肾脏已受侵犯，并且对侧肾功能正常者，应一并切除同侧肾及肾周脂肪组织。

5. 术中探查对侧肾上腺，若发现腺瘤应予摘除；若为皮质癌，应同时行双侧肾上腺及肿瘤切除。

6. 腹腔镜及后腹腔镜肾上腺皮质肿瘤切除术同肾上腺神经母细胞瘤切除术。由于肾上腺皮质瘤对放、化疗不敏感，因此应以彻底清除肿瘤为首要目标，腹腔镜操作困难时应及时开腹，切口创伤大小为其次考虑。

【术后处理】

1. 继续补充肾上腺皮质激素，逐渐减量，直至萎缩的肾上腺功能恢复。具体方法为：①手术后24小时氢化可的松100mg，静脉滴注；另外，每8小时给予醋酸可的松50mg，肌内注射。②术后第1、2天，醋酸可的松50mg肌内注射，每8小时1次。③术后第3、4天改为每天注射两次。④术后第5～7天，可的松25mg口服，每8小时1次。⑤术后1周以后，可的松25mg口服，每天3次。此后根据肾上腺皮质功能恢复情况，逐渐减少可的松剂量，直至最后停药。

2. 停用肾上腺皮质激素前2周，可以适当给予ACTH，促进肾上腺皮质功能恢复。停止使用肾上腺皮质激素的指征为：①血压恢复正常且稳定；②嗜酸性粒细胞下降至正常；③尿17-羟皮质类固醇上升到正常水平。

3. 双侧肾上腺全切除者，应终身给予肾上腺皮质激素替补治疗。

4. 手术后3天内应密切注意病情变化，若出现血压降低，循环衰竭，恶心呕吐，脱水、少尿及高热，甚至昏迷等肾上腺危象时，应静脉快速滴入氢化可的松100mg。

5. 肾上腺皮质癌不能完整切除者，可以用氯苯二氯乙烷，以减少皮质激素的分泌。但此药只拮抗肾上腺皮质亢进的症状，不能控制肿瘤生长，并且毒性大，胃肠道反应重，故不宜长期使用。

6. 补充足够的热量及营养，加强抗生素的应用。由于切口愈合能力差，应延迟拆线，防止切口裂开。

三、肾上腺嗜铬细胞瘤切除术

嗜铬细胞瘤主要来源于肾上腺髓质，此外，还可来自交感神经节、旁交感神经节或其他部位的嗜铬组织，所以，上自颈交感神经链，下至盆腔交感神经节均可发生嗜铬细胞瘤。小儿嗜铬细胞瘤大多数（约3/4）来自肾上腺，肾上腺外约占1/4，与成人相比，具有多发性和家族史等特点。在儿童患者中，约40%的嗜铬细胞瘤病例与已知的基因突变相关。嗜铬细胞瘤分泌释放肾上腺素和去甲肾上腺素，导致血压升高等一系列儿茶酚胺产生过多的表现。手术前的充分准备和手术中麻醉的密切配合是降低手术死亡率的关键所在。

【手术适应证】

肾上腺嗜铬细胞瘤诊断一旦确定，即应行手术切除。

【麻醉与体位】

一般用气管内插管全身麻醉。谨慎选用术前用药及麻醉药品，有下列药理作用的药物不能使用：①对心脏功能及心肌有影响者；②增加交感神经兴奋性者；③不利于手术中控制血压者。常用硫喷妥钠诱导，甲氧氟烷吸入麻醉。术中禁用阿托品。

体位为仰卧位。若取腰部斜切口则取侧卧位。腹腔镜手术体位同肾上腺神经母细胞瘤切除术。

【术前准备】

嗜铬细胞瘤分泌大量儿茶酚胺的结果是血压升高、血管床收缩和血容量减少，而一旦肿瘤切除后则出现血管床扩张、血容量不足，甚至发生严重休克。手术前针对性地进行充分准备是保证手术成功的关键。

1. 肾上腺素α受体拮抗药控制血压：酚苄明0.2mg/（kg·d）逐渐加大剂量至1.0mg/（kg·d）口服，或直至血压降至正常。若出现高血压危象，则用酚妥拉明静脉注射。

2. 肾上腺素β受体拮抗药控制心率及心律失常：一般于手术前3天开始服用普萘洛尔，剂量为每天20mg或视小儿病情确定。

3. 补充血容量：在给予肾上腺素α受体拮抗药后输入必要的晶体和胶体溶液。

4. 常规应用抗生素，补充营养及多种维生素。

5. 配备升压、降压及控制心律失常的药物溶液，以备术中需要。

【手术步骤】

1. 切口以上腹部横切口较为适宜，便于探查双侧肾上腺。

2．肾上腺的显露过程参见肾上腺神经母细胞瘤切除术。

3．切除肿瘤。瘤体小而有包膜者行肿瘤摘除术。若肿瘤大且多发，或疑为恶性嗜铬细胞瘤者则行肾上腺及肿瘤切除。首先分离结扎肾上腺静脉，然后再处理动脉，继而切除肾上腺及肿瘤[图34-7-4（1）（2）]。这样可防止在分离肿瘤过程中大量儿茶酚胺进入血液循环。在结扎右肾上腺静脉时要注意结扎副肝静脉。

4．探查对侧肾上腺。由于小儿嗜铬细胞瘤具有多发的特点，故应该常规探查对侧肾上腺。

5．腹腔镜肾上腺嗜铬细胞瘤切除术同肾上腺神经母细胞瘤切除术。术中尽量首先显露肾上腺中央静脉并结扎，避免触碰肿瘤导致儿茶酚胺释放。

【术中注意事项】

1．手术中应密切注意心率、血压变化，手术全过程进行心电监护、中心静脉压测定及尿量观察。最好能行动脉插管监测心脏功能。手术中注意下列并发症的发生并进行相应处理。

（1）高血压发作：在麻醉诱导期，气管内插管时或行肿瘤分离探查时，可因儿茶酚胺的大量释放导致血压升高，甚至发生高血压危象。此时应用酚妥拉明静脉注射，还可以用硝普钠静脉滴注控制血压。

（2）低血压休克：在结扎肾上腺静脉和切除肿瘤后，中断了儿茶酚胺进入血液循环，再加上血容量不足和血管床扩张，导致低血压性休克，有时甚至是致命的。除准备好升压药物外，应在休克发生前补充血容量。

（3）心律失常：给予肾上腺素β受体拮抗药，必要时用4%利多卡因控制心律失常。

2．分离切除肿瘤时操作要轻巧、细致，尽量减少儿茶酚胺的释放。

3．肿瘤摘除后，如果血压下降不明显，甚至升高，要高度怀疑为多发性嗜铬细胞瘤，不仅要探查对侧肾上腺，还要探查腹腔内交感神经节等可能发生嗜铬细胞瘤的部位。

4．若肿瘤浸润累及肾脏，应将肿瘤及同侧肾脏一起切除[图34-7-4（3）]。

5．若为双侧肾上腺嗜铬细胞瘤，须行双侧肾上腺大部分切除或全切除时，术中及术后常规应用肾上腺皮质激素替代治疗。

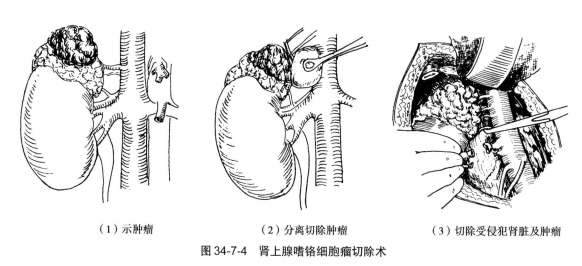

（1）示肿瘤　　　　　　（2）分离切除肿瘤　　　　　（3）切除受侵犯肾脏及肿瘤

图34-7-4　肾上腺嗜铬细胞瘤切除术

【术后处理】

1．手术后数日内密切观察心率、心律、血压及尿量，注意心脏功能。出现低血压、高血压应进行相应处理。

2．双侧肾上腺次全切除或全切除时，术后常规补充肾上腺皮质激素。

3．应用抗生素，防止感染。

4．术后定期随访，测定血压及儿茶酚胺水平，如果再次出现高血压等应注意肿瘤复发，争取及时处理。

（周学锋　李　宁）

参 考 文 献

[1] FERNÁNDEZ-IBIETA M. Renal trauma in pediatrics : a current review[J]. Urology, 2018, 113 : 171-178.

[2] ABU-GAZALA M, SHUSSMAN N, ABU-GAZALA S, et al. Endovascular management of blunt renal artery trauma[J]. Isr Med Assoc J, 2013, 15(5): 210-215.

[3] LEEVAN E, ZMORA O, CAZZULINO F, et al. Management of pediatric blunt renal trauma : A systematic review[J]. J Trauma Acute Care Surg, 2016, 80(3): 519-528.

[4] FRASER J D, AGUAYO P, OSTLIE D J, et al. Review of the evidence on the management of blunt renal trauma in pediatric patients[J]. Pediatr Surg Int, 2009, 25(2): 125-132.

[5] GOTTLIEB M, NAKITENDE D. Comparison of tamsulosin, nifedipine, and placebo for ureteric colic[J]. CJEM, 2017, 19(2): 156-158.

[6] HERNANDEZ J D, ELLISON J S, LENDVAY T S. Current trends, evaluation, and management of pediatric nephrolithiasis[J]. JAMA Pediatr, 2015, 169(10): 964-970.

[7] ANDREASSEN K H, PEDERSEN K V, OSTHER S S, et al. How should patients with cystine stone disease be evaluated and treated in the twenty-first century?[J]. Urolithiasis, 2016, 44(1): 65-76.

[8] DIAMOND D A, CHAN I, HOLLAND A, et al. Advances in paediatric urology[J]. Lancet, 2017, 390(10099): 1061-1071.

[9] ROEBUCK D J. Genitourinary intervention in children[J]. Pediatric Radiology, 2011, 41(1): 17-26.

[10] BARNACLE A M, ROEBUCK D J, RACADIO J M. Nephro-urology interventions in children[J]. Tech Vasc Interv Radiol, 2010, 13(4): 229-237.

第三十五章 | 输尿管手术

第一节 输尿管囊肿手术

输尿管囊肿是输尿管膀胱壁段的先天性囊性扩张,女性较为多见,其中约 10% 的患者为双侧输尿管囊肿。输尿管囊肿可分为正位输尿管囊肿,囊肿全部位于膀胱内,常涉及单一集合系统;异位输尿管囊肿,囊肿部分位于膀胱颈或尿道,常涉及整个肾上极且可伴有完全性输尿管重复畸形。

如果囊肿位于膀胱内且囊肿较小,多不易引起膀胱出口梗阻而无明显的临床症状;如囊肿较大,占据膀胱大部分,甚至堵塞尿道内口,造成梗阻。

输尿管囊肿的病理损害不仅仅是囊肿本身的梗阻,而且也可引起感染、反流、尿失禁等。

异位型输尿管囊肿常伴有重复肾双输尿管畸形,而囊肿病变的输尿管几乎都是引流重复肾的上段肾,囊肿部位都在正常输尿管口内下方的膀胱基底部,近膀胱颈部,或脱垂至尿道。女孩可经尿道口脱出。

【手术适应证】

1. 输尿管囊肿伴有尿路感染,无论其囊肿大小,都应手术治疗。

2. 输尿管囊肿本身有输尿管反流,或其他肾段所属的输尿管有反流者。

3. 输尿管囊肿伴有尿失禁者。

输尿管囊肿的手术治疗包括部分肾、输尿管切除,囊肿切除和膀胱颈重建。根据具体情况,单独采用或联合采用,一期完成或分期完成。

早年只对囊肿行揭顶术,术后并发输尿管反流者相当普遍。输尿管囊肿切除必须附加抗反流的膀胱输尿管再植手术。这些手术近年多已放弃不用。

本节着重介绍部分性肾输尿管切除术。

【术前准备】

1. 术前 1 周即开始应用抗生素。如能导尿培养并做药敏试验,则可更有效指导用药。

2. IVP 造影。患侧上肾段可能因积水而不显影,下肾段可有受压推移现象。如下段肾也不显影,提示伴有下段肾发育不良。同时,也应注意对侧肾输尿管有无畸形。少数病例可并存对侧重复肾双输尿管畸形。在 IVP 片上,一般均能显示膀胱充盈缺损的囊肿轮廓。

3. 排尿性膀胱尿道造影。IVP 检查时,输尿管囊肿可能显示不满意。经导尿管注入 10% 泛影葡胺,可以满意地显示其大小轮廓外,还可显示可能并存的输尿管反流。反流可发生在囊肿所属的输尿管,也可发生在同侧正位开口的输尿管,甚至对侧单一输尿管,或双输尿管的一根或两根。分别记录输尿管反流的根数及程度。

4. 超声检查。分别扫查患侧肾、输尿管及膀胱。一般比较容易发现重复肾上段肾积水,与扩张输尿管相通和膀胱内无回声液暗区。但如囊肿特别大,占据整个膀胱腔者,超声反而难以与正常膀胱充盈相区别。

5. 输尿管囊肿可表现为排尿困难,也可表现为尿失禁。术前应仔细追询并做必要的检查。经导尿管向膀胱内注入带颜色的生理盐水,用干净纱布贴在外阴部,如患者无自觉排尿感而纱布染色,即可证实术前已经存在尿失禁。这点非常重要，因为输尿管囊肿手术治疗后，也有可能并发尿失禁。如术前检查不明确，就很难与术后所发生的尿失禁相区别。

【麻醉与体位】

1. 开放手术采用连续硬膜外麻醉或全身麻醉气管插管。患侧向上45°侧卧位，腰部用腰桥托起。

2. 腹腔镜手术采用气管插管全身麻醉。体位同上。

【手术步骤】

（一）开放手术

1. 患侧上腹部横切口。可用电刀切开腹部各层，将腹膜反折推向对侧，并探查肾脏。比较容易发现扩张，甚至迂曲的输尿管及其所引流的上段肾。

2. 在肾门仔细解剖，如发现上段肾有单独血供者，予以结扎切断。

3. 于扩张输尿管的中段将其切断，先游离近侧段，小心从肾门血管背侧将其向颅侧牵出。

4. 矢状切开上段肾包膜，并将其剥离至上、下两端肾交界处以下0.5cm，用电刀切除与扩张输尿管相连的上段肾[图35-1-1（1）～（3）]。

5. 如对下段肾的肾盏有损伤者，应用7-0 Dexon线予以间断缝合修补。

6. 将剥离上段肾的包膜修剪后，间断对缝覆盖创面[图35-1-1（4）（5）]。

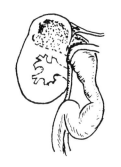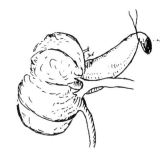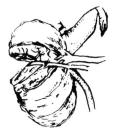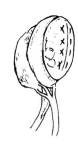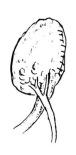

（1）病变输尿管迂曲扩张　　（2）切断分离病变输尿管　　（3）切除上段肾　　　　（4）缝合肾实质　　　（4）缝合肾包膜

图35-1-1　部分肾输尿管切除术

7. 游离扩张输尿管远端，至低位处切断、结扎。残端用苯酚乙醇盐水处理。

8. 如术中对整个肾脏进行游离，应将下段肾与邻近肌筋膜固定数针，以防术后肾扭转。如解剖范围不大，则可不必。

9. 清理创面后，逐层缝合腹壁各层。

（二）腹腔镜手术（视频35-1-1）

1. 制备气腹，置入套管。观察孔套管的位置宜选在脐部，其余两个操作孔可选择在锁骨中线平脐部及肋缘下，另一个操作孔可选在对侧下腹部。

2. 打开腹膜，游离腹膜及腹膜下脂肪，将结肠推向内侧，显露肾周筋膜。

3. 打开肾周筋膜，游离扩张的重复输尿管上段和扩张的肾盂。

4. 打开扩张的上段肾肾盂，吸净积液，离断重复输尿管上段。

5. 提起上段肾肾盂向上游离变薄的肾实质，找到上段肾的肾血管并结扎。

6. 超声刀切除重复肾，连续缝合肾创面。

7. 向下游离输尿管到膀胱入口附近，打开扩张的输尿管，将输尿管切除。

8. 关闭盆腔内腹膜及肾周筋膜，放置引流管。

视频35-1-1　腹腔镜下重复肾及重复输尿管切除术

【术中注意事项】

1. 如术前检查怀疑患侧下段肾功能严重受损，而手术探查中也发现下段肾有明显病变，应做上、下两段肾一并切除。

2. 如病变仅限于上段肾及其所属输尿管,则按部分肾输尿管切除。

3. 切除上段肾时,如果涉及两段肾交界隔膜以下的健康组织,可有出血。采用电刀切割,可避免出血。如遇出血,先用手控制肾蒂血管,以便看清出血部位,给予必要的缝扎,再用明胶海绵或牵引一块大网膜压迫,并尽快在压迫物的表面缝合肾包膜,最后放开肾蒂血管的压迫,一般都能达到止血的目的。笔者多年来曾对一些已成菲薄囊样的上段肾采用揭顶,沿上、下两段肾交界处的上缘,边切边缝,将部分肾盂或肾盏留置原位,不加扰动,手术简便、安全,效果满意。

4. 对扩张输尿管的远端做最低位的切除即可,不必也不应该强调必须将远端游离至膀胱壁入口处再加以结扎,双输尿管病变的两根输尿管几乎在同一水平进入膀胱壁,被一个共同的鞘所包绕。强调完整、彻底切除所有病变扩张的输尿管,必然会损伤正常输尿管的血供。但如残留太多,术后会发生输尿管反流和残株感染,也会留下后患。

【术后并发症的预防及处理】

1. 膀胱输尿管反流 是输尿管囊肿手术治疗,特别是单纯囊肿切开或揭顶术后最常见的并发症。部分肾输尿管切除术也可发生膀胱输尿管反流,反流可发生在病变输尿管(残株)或同侧正常输尿管,也有发生在对侧输尿管。Husmann(1995)回顾复习了 87 例输尿管囊肿,采取部分肾输尿管切除术,发现术前放射学检查诊断为输尿管囊肿不伴有膀胱输尿管反流者,在部分肾输尿管切除术后,100% 不需再次附加其他手术;Ⅲ度或更严重的膀胱输尿管反流者,或双侧输尿管囊肿伴有 3 个收集系统的任何程度反流者,在只做部分肾输尿管切除术后,100% 需要再次追加手术。所以,术前详尽的检查,对手术方式的选择和安排,至关重要。

2. 尿失禁 对于输尿管囊肿切除术后发生的尿失禁,一般认为是手术切除输尿管囊肿时,损伤膀胱颈或外括约肌导致的结果,而对部分肾输尿管切除术后的尿失禁,颇难解释。Husmann 对这些病例进行膀胱镜检后认为,尿失禁可能与输尿管囊肿所致的膀胱颈部内括约肌缺陷有关。对于这类病例的治疗,只有再行膀胱颈重建或永久性尿流改道。

(何大维　刘　丰)

第二节　输尿管开口异位手术

输尿管口异位的输尿管约 80% 并发于重复肾双输尿管,其所引流的几乎都为重复肾上段肾。本病多见于女性,异位输尿管口在尿道外括约肌的远侧,故有尿失禁,但又有正常次数的排尿,诊断比较容易。男性的输尿管口异位多为单一输尿管,异位输尿管口在尿道外括约肌的近侧,所以不像女性那样出现典型的症状,不易作出诊断。

异位输尿管口一般都较狭窄,引流不畅,所以相应的上段肾均有不同程度的积水和肾实质病理改变。单一输尿管口异位,其所引流的肾脏多有发育异常,一般为指头大小或更小,也远离正常的肾脏位置,多在腰椎的一侧,甚至进入盆腔。

围绕对梗阻的重复收集系统的处理存在争议。主张保留上段肾者认为,分流手术可保护上段肾实质,以最大的单侧肾功能可对总肾功能做出贡献。反对保留上段肾者认为,保留有病变的上段肾,对下段肾功能和引流所造成的危害,更甚于保留上段肾所能维持的功能,得不偿失。Vates 等对保留上段肾和切除上段肾(包括输尿管口异位、输尿管囊肿等病例)的回顾复习,通过对肾功能的改变、并发症及再手术率的比较,结果示行上段肾切除者,其相对肾功能无明显损失;而保留上段肾者,亦无明显增加。保留上段肾者的再手术率较切除上段肾者要高(25%∶4%)。虽无统计学意义,但这个比例对临床却很重要。因此认为,对大多梗阻性重复肾行部分肾输尿管切除,仍应是首选。

输尿管口异位的手术方法,应根据其所引流的肾功能而定。

本节只对典型的部分肾输尿管切除术作一介绍。

【术前准备】

基本同输尿管囊肿手术的术前准备,特别是要判明异位输尿管口所属的输尿管是在左侧还是在右侧。

1. 检查外阴时应仔细搜寻异位的输尿管口。异位输尿管口一般位于正常尿道口的上边缘,可见间歇性尿液溢出;必要时,可分别挤压左右下腹部以观察溢尿情况。

2. 异位开口一般都稍偏向一侧,如偏向左侧,则提示左输尿管病变;如偏向右侧,则提示右输尿管病变。

3. 试向异位开口插入适当的输尿管导管,如能进入开口,稍微推进1～2cm即可;轻轻加压注入少许造影剂后摄片,根据输尿管远端显影偏向,判明病变输尿管的侧别;如果导管插入过深,可能戳破输尿管远端管壁而致检查失败。

4. 如果外阴不能发现异位开口,则开口可能异位在阴道壁上;可向阴道内置入一导尿管;助手尽量将患儿的两侧大阴唇向中间挤紧,经导尿管加压注入造影剂摄片,有时可显示病变输尿管远端,借以判明病变的侧别。

5. B超检查比较简便。一般而言,异位开口的输尿管都有一定扩张,扩张的一侧,就是病变的一侧;但应注意,如发现两侧都有扩张输尿管,那么,是哪一侧输尿管异位开口,还需反复以上的各项检查,有时甚至只有在手术探查中才能确定。

【手术适应证】

1. 输尿管口异位,其所引流的肾段功能严重损伤。

2. 下段肾解剖形态、生理功能基本正常。膀胱镜检可见患侧有正常输尿管口。

3. 对侧肾脏正常,输尿管口位于膀胱内,无重复肾双输尿管的输尿管口异位。

【麻醉与体位】

同输尿管囊肿手术。

【手术步骤】

（一）开放手术

1. 麻醉后,摆体位之前,先置入保留导尿管,接于手术台旁引流袋,特别是术前诊断不明确者。再将湿纱条或湿纱布的一角轻轻塞进阴道,其余部分夹在外阴。纱条的另一端或纱布的另一角用一血管钳夹住,摆在手术台边缘。

2. 做患侧上腹部横切口。用电刀切开腹壁各层,将腹膜反折推向对侧。

3. 找出扩张的输尿管,注入少量亚甲蓝,并轻轻向远端推挤。请辅助人员拉出手术台边缘的血管钳所夹的纱条或纱布。如纱条或纱布一角染色,则证实输尿管异位口在阴道壁;如其他部分纱布染色,证实异位口在女阴或尿道壁。如纱布毫无染色,而膀胱引流出染色尿液,证明该扩张输尿管不属异位开口,手术中止,缝合腹壁各层,另做处理。如果条件允许,可按上法探查对侧。

4. 在确诊扩张的输尿管为异位开口后,即可行部分肾输尿管切除术。手术步骤参阅本章第一节中部分肾输尿管切除术。

5. 逐层缝合腹壁创口。一般不置肾床引流。

对重复肾上段肾功能尚好者,可经耻骨上正中切口,游离扩张输尿管至最远端,结扎、切断。其近端扩张的输尿管适当裁剪后,行膀胱输尿管再植术;至于保留上肾段的利弊,参阅上文。有关手术方法及手术中注意事项,参阅本章第四节膀胱输尿管反流手术。

（二）腹腔镜手术

步骤参阅本章第一节中部分肾输尿管切除术。

（何大维　刘　丰）

第三节　输尿管中下段狭窄手术

本节所指为输尿管中下段先天性狭窄,可单独发生,也可并发于肾盂输尿管连接部狭窄以远的输尿管。由于输尿管狭窄,尿流受阻,可引发上尿路扩张。

【术前准备】

1. 手术前应明确输尿管狭窄的部位及范围,作为手术设计参考。

2. 对于肾积水患儿,应常规超声检查。如肾盂输尿管均有积水扩张,则可除外肾盂输尿管连接部梗阻,如全程输尿管扩张,则可能为膀胱输尿管反流或先天性巨输尿管;如输尿管扩张只限于中上段,则提示中上段输尿管可能有狭窄存在。IVP造影可能因上尿路积水,造影剂被稀释而未能显示梗阻部位。如条件许可,行经膀胱镜输尿管造影,效果最为满意。

3. 应用抗生素。

【麻醉与体位】

1. 开放手术:连续硬膜外麻醉或全身麻醉气管插管。患侧向上45°侧卧位,腰部用腰桥托起。

2. 腹腔镜手术:采用气管插管全身麻醉。体位同上。

【手术步骤】

（一）开放手术

1. 切口:根据术前定位,采用不同切口。如为中段狭窄,可做腹直肌切开;如为下段狭窄,右侧者,做麦氏切口,左侧者,做相应斜形切口。

2. 将腹膜及腹腔脏器推向对侧,先找到扩张输尿管段,顺沿而下,即可见到正常管径的输尿管,两者交界处即为狭窄部位。

3. 先切开扩张段输尿管,吸净上尿路潴留尿液,向远端插入合适导管,用无损伤钳夹住远端输尿管最低处,经导管注入生理盐水,使远端输尿管膨胀,其最近端不膨胀,即为狭窄部位的远端。

4. 切除狭窄段全长,再做注水试验,如远端输尿管不再膨胀,证实注入的生理盐水顺利进入膀胱,不存在输尿管多发性狭窄。将导管的尖端插入膀胱,注入适量生理盐水,无阻力,证实导管已进入膀胱。再将导管的喇叭口端插入输尿管近端。

5. 在导管的支撑下,用7-0 Dexon线先间断外翻缝合输尿管黏膜层,然后间断缝合输尿管肌层。如有困难,做全层输尿管外翻吻合亦可。

6. 进入膀胱的导管,可做膀胱小切口引出腹壁。

7. 逐层缝合腹壁切口。

（二）腹腔镜手术（视频35-3-1）

1. 制备气腹,置入套管。观察孔套管的位置宜选在脐部,其余两个操作孔一个可选择在锁骨中线平脐部,另一个操作孔可选在对侧下腹部。

2. 找到狭窄段输尿管,在狭窄段上方扩张输尿管的无血管侧做斜形切开。

3. 在狭窄段下方正常输尿管纵向切开,切开长度与扩张输尿管斜形切开长度相符,同时切除狭窄段输尿管。

4. 用6-0 Dexon线将输尿管远近端斜形端端吻合,留置双J管。

5. 关闭后腹膜,放置引流管。

视频35-3-1　腹腔镜下输尿管狭窄段切除吻合术

【术中注意事项】

1. 输尿管狭窄可能为多发性,吻合之前,必须证实吻合口的远端输尿管已无梗阻存在。

2. 如狭窄段近端输尿管扩张不明显者,可直接做对端吻合。近端输尿管扩张明显者,可将远端输尿管壁的外侧做适当纵向切开,然后再与近端进行吻合。如近端输尿管扩张非常显著并有迂曲者,对扩张

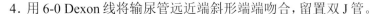

迂曲段做适当剪裁,再行吻合。剪裁方法可参阅本章第四节 Leadbetter-Politano 手术【术中注意事项】第 5 条。如输尿管狭窄段较长,切除后,两断端无法进行直接吻合者,处理方法可参阅本章第五节输尿管损伤手术。

3. 如果术中发现狭窄部位已靠近膀胱,或切除狭窄全程后,远端已靠近膀胱,吻合操作比较困难,可将远端输尿管缝扎,游离近端输尿管至适当长度(注意保护输尿管的血液供应)。然后再切开膀胱,按 Leadbetter-Politano 法或 Cohen 法行膀胱输尿管再植术。具体方法参阅本章第四节膀胱输尿管反流手术有关部分。

【术后处理】

1. 继续应用抗生素。

2. 输尿管直接吻合者,术后 7～10 天拆除经膀胱的输尿管支架管。

3. 输尿管膀胱再植者,术后 4～7 天拆除输尿管支架管,2 周左右拔除膀胱造瘘管。拔管之前,先经导管注入适量造影剂,夹住导尿管,行排尿膀胱造影,了解有无膀胱输尿管反流。

4. 复查 IVP 或膀胱输尿管造影,了解吻合是否通畅。

(何大维 刘 丰)

第四节 膀胱输尿管反流手术

正常尿流是单向的,即从肾脏经输尿管进入膀胱;膀胱收缩,尿液经尿道排出体外。

早在公元 150 年,Galen 最先认识到正常的输尿管膀胱连接部有抗反流机制。他在尸体解剖研究中,将尿道予以结扎,然后向膀胱内注水使其充盈,膀胱内液体不会倒流至输尿管。1883 年,Pozzi 以兔为对象,研究了膀胱输尿管反流。1893 年,描述了人类的膀胱输尿管反流。19 世纪中叶,Hutch 首先揭示了膀胱输尿管反流对肾脏有害的佐证。

膀胱输尿管反流可分为原发性和继发性两种,发病率在一般人群中为 1%～2%,有相当高的家族性,患者子女的患病率为 50%～66%(女孩多于男孩),其同胞兄弟姐妹的患病率为 25%～33%。1 岁以内发病率最高,随年龄增长逐渐降低。

国际膀胱输尿管反流研究机构按反流程度和输尿管肾脏病理改变的静脉肾盂造影(intravenous pyelography,IVP)所见,将膀胱输尿管反流分为五级(图 35-4-1)。

Ⅰ级:反流仅达下段输尿管。

Ⅱ级:反流至肾盂肾盏,但无扩张。

Ⅲ级:反流并有轻度或中度肾盂扩张,但无或仅有轻度穹隆变钝。

Ⅳ级:肾盂、肾盏中度扩张和 / 或输尿管迂曲,但多数肾盏维持乳头形态。

Ⅴ级:肾盂、肾盏严重扩张,多数肾盏失去乳头形态,输尿管迂曲。

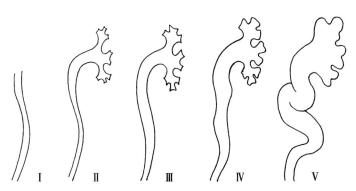

图 35-4-1 膀胱输尿管反流分级

输尿管以斜形方式进入膀胱，所以有膀胱壁间段和膀胱黏膜下段之分，据研究，输尿管膀胱内段总长约14.3mm，其中膀胱壁间段长4.8mm，占全长的1/3，黏膜下段长9.5mm，占2/3。膀胱内段的总长度为输尿管外周直径的3～4倍。对输尿管与膀胱连接部肌肉分布的研究于1892年由Waldeyer提出，输尿管斜形穿越膀胱壁，在输尿管肌肉与膀胱肌肉之间存在一种肌肉复合结构，称为Waldeyer间隙，使斜形的输尿管壁间段有一种良好的收缩闭合装置。当Waldeyer鞘收缩时，壁间段输尿管完全闭合，松弛时，则完全开放，类似活瓣的功能（图35-4-2）。

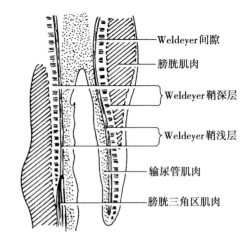

图35-4-2 输尿管开口部 Weldeyer 鞘及间隙示意图

正常情况下，膀胱充盈膨胀时，膀胱黏膜下段的输尿管被挤压，管腔变窄；再加上膀胱收缩排尿时，膀胱壁肌肉强力收缩，也使膀胱壁间段受到有力的钳闭，两者共同阻止了尿液向输尿管反流。

儿童时期，由于输尿管膀胱连接处的发育还不健全，尤其是Waldeyer鞘的发育不够成熟，常有膀胱输尿管反流发生。随着年龄的增长，输尿管肌肉发育逐渐完善，反流也随之减少。

【手术适应证】

1. 反流程度达到Ⅳ级以上者。

2. 有肾内反流者。

3. 输尿管口呈洞穴状，或输尿管旁囊性病变（Hutch憩室）。

4. 经长期药物治疗感染不能控制者。

5. Ⅲ级反流经一段时间非手术治疗无效，程度加重者。

【手术禁忌证】

1. 小婴儿。

2. 神经病理性膀胱、脊髓脊膜膨出、脊柱损伤、膀胱过度活跃。

【术前准备】

1. 完善各项有关检查，如静脉肾盂造影、膀胱镜检查、排尿膀胱尿道造影、尿流动力学检查、尿常规等。

2. 如果存在尿路感染，需进一步行尿培养、药敏试验并应用有效抗生素1～2周。

据报道，用于抗反流的手术方式已有20多种。本节只介绍几种比较典型、疗效较好、应用较为广泛的手术方法。

一、保留原输尿管口的抗反流手术

保留原输尿管口的抗反流手术主要介绍Lich-Gregoir手术，包括常规开放手术及经腹腔镜手术，是在膀胱外埋藏输尿管末端，重建输尿管后膀胱肌肉层的一种手术。

【麻醉与体位】

1. **开放手术** 连续硬膜外麻醉或气管插管全身麻醉。平卧位。

2. **腹腔镜手术** 气管插管全身麻醉。仰卧位，头低足高位，约15°，术者位于对侧操作。

【手术步骤】

（一）开放手术

1. **切口** 单侧者做下腹部斜切口，双侧者可做腹中线直切口或耻骨上弧形横切口。

2. 结扎切断脐血管束（图35-4-3）。

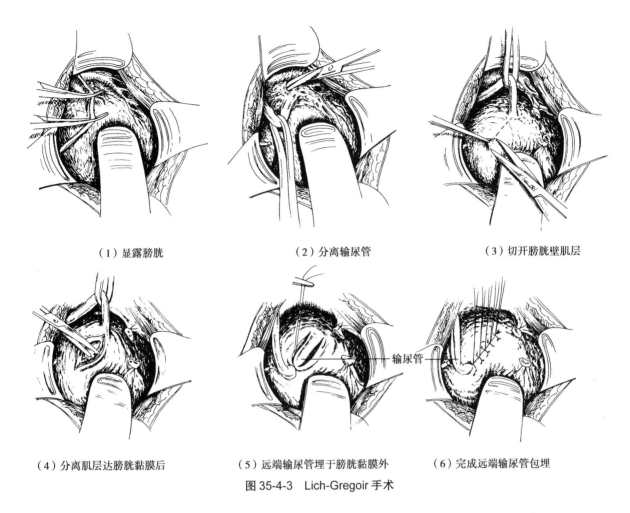

|（1）显露膀胱|（2）分离输尿管|（3）切开膀胱壁肌层|

|（4）分离肌层达膀胱黏膜后|（5）远端输尿管埋于膀胱黏膜外|（6）完成远端输尿管包埋|

图 35-4-3　Lich-Gregoir 手术

3. 分离输尿管末端，直至其进入膀胱处。仔细避开进入膀胱壁的血管［图 35-4-3（2）］。

4. 围绕输尿管周围环形切开膀胱壁，切口向上延长，纵向切开膀胱壁肌肉，其长度依患儿年龄而定。2～4 岁为 3～4cm，5 岁以上为 4～5cm［图 35-4-3（3）］。

5. 仔细分离膀胱肌层，显露膀胱黏膜。黏膜分离的宽度根据输尿管末端管径而定，一般约 2cm 即可［图 35-4-3（4）］。

6. 用 4-0 肠线或 4-0、5-0 Dexon 线缝合膀胱肌层，将输尿管埋藏在膀胱黏膜后与膀胱肌层之间［图 35-4-3（5）（6）］。

（二）腹腔镜手术（视频 35-4-1）

1. 制备气腹，置入套管。观察孔套管的位置宜选在脐部，其余两个操作孔可选择在锁骨中线平脐部，另一个操作孔可选在对侧脐与髂嵴连线中点处。

2. 游离输尿管。辨认髂外动、静脉，于髂外血管处打开侧腹膜找到跨过髂外动脉的输尿管，向下游离直至膀胱输尿管交界处。

视频 35-4-1　腹腔镜下膀胱输尿管抗反流术

3. 切开膀胱壁。充盈膀胱（100～200ml 生理盐水），将膀胱表面腹膜打开，切开膀胱浆肌层及肌层 3～4cm，逐层分离直至膀胱黏膜，保持黏膜完整并使黏膜向腹腔方向膨出。

4. 将输尿管埋在切开的膀胱肌层隧道中，间断缝合膀胱肌层及浆膜层，使输尿管在膀胱黏膜及肌层之间潜行的长度约为输尿管直径的 3 倍。

5. 通过导尿管向膀胱注水，检查膀胱输尿管反流情况有无改善，腹膜后留置引流管，关闭后腹膜，引流管从腹部戳卡孔引出并固定。

【术中注意事项】

1. 游离输尿管末端时，不要太紧贴输尿管壁，避免输尿管末端缺血性坏死。

2. 膀胱壁切口应尽量按输尿管生理走向,即呈垂直状,不可太偏向外侧,以免引起梗阻。

3. 切开膀胱壁肌肉和分离膀胱黏膜时,注意不要损伤膀胱黏膜。如不慎破损,不必急于修补,手术继续进行,但术后必须置入导尿管引流膀胱数天。在切开膀胱壁之前对膀胱做适度充盈(约 1/2),有利于黏膜的分离;但过度充盈容易损伤膀胱黏膜,而且膀胱黏膜可从切口膨出,也无法对黏膜下层做精细的重建。

4. 缝合膀胱后壁切口时,必须再次仔细检查输尿管走向,务必避免输尿管扭转。

5. 在缝合膀胱后壁切口时,必须评估缝合后的膀胱肌肉层,既不可太紧,也不可太松。

6. 输尿管末端有明显迂曲者,忌用本法。

7. 双侧病变有严重肾功能损害者慎用。因为术后埋入段输尿管可能出现水肿梗阻,而加重肾功能损害。

二、不保留原输尿管口的抗反流手术

(一) Leadbetter-Politano 手术

始创于 1958 年,至今被世界公认为治疗膀胱输尿管反流最为广泛流行的手术。

【麻醉与体位】

连续硬膜外麻醉。平卧位。

【手术步骤】

1. 脐下腹正中切口或耻骨联合上横切口。将膀胱前壁腹膜反折向上推开。

2. 切开膀胱前壁,用深部拉钩将膀胱壁向两侧拉开,以便良好显露两侧输尿管口及膀胱后壁。经输尿管口插入适当大小的导管,并缝合固定在输尿管口。

3. 沿输尿管口做环形黏膜切口[图 35-4-4(1)]。

4. 游离输尿管末端 4~6cm,其末端以肠线缝穿,作为牵引[图 35-4-4(2)]。

5. 用特制膀胱黏膜分离钳,或用普通弯血管钳向外上方做黏膜下潜行分离,其宽度要适合输尿管的粗细,特别是有输尿管扩张者,更要注意有足够的长度,至少比输尿管直径大 2.5 倍以上,在该处切开膀胱后壁肌层[图 35-4-4(3)]。

6. 用长弯钳经膀胱上方新切口插入膀胱壁后进入原输尿管口部位,将已游离的输尿管末端从新切口牵出[图 35-4-4(4)(5)]。缝合关闭新切口至原输尿管进入膀胱处膀胱壁肌层。

7. 用长弯钳经原输尿管口插入黏膜下隧道至膀胱上方新切口,牵引游离输尿管经黏膜下隧道从原输尿管口进入膀胱内[图 35-4-4(6)~(8)]。

8. 将输尿管末端与原输尿管口切开处用 4-0 或 5-0 Dexon 线间段缝合[图 35-4-4(9)]。

9. 再用 4-0 或 5-0 Dexon 线将膀胱上方切口的肌层与黏膜分别与植入的输尿管壁做间段缝合固定。

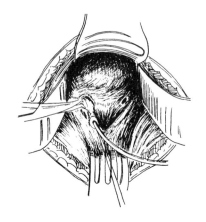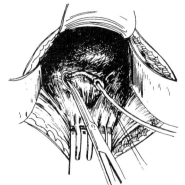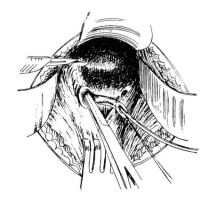

(1)沿输尿管口做环形黏膜切口　　　　(2)游离输尿管末段4~6cm　　　　(3)建立膀胱黏膜下隧道

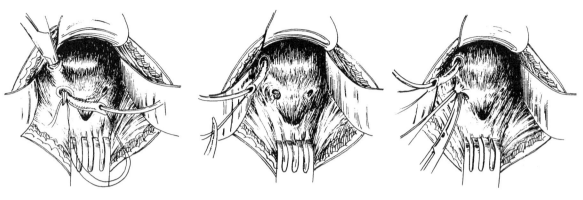

（4）血管钳通过膀胱后壁进入原输尿管口部位　　（5）将已游离的输尿管末段经膀胱后壁牵出膀胱新切口　　（6）经黏膜下隧道插入弯血管钳至膀胱新切口

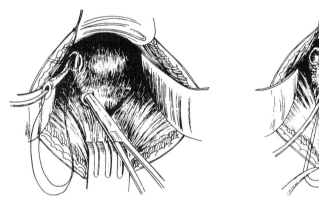
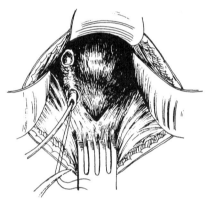

（7）（8）将已游离的输尿管末段经膀胱黏膜下隧道牵出原输尿管口部位

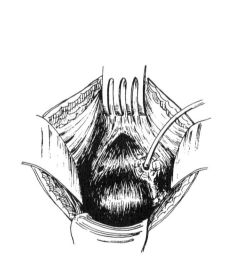
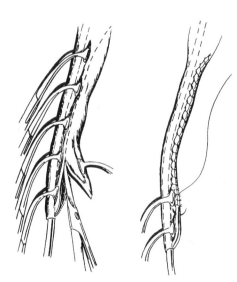

（9）将输尿管口与原输尿管口做间断吻合　　　　　（10）输尿管剪裁

图 35-4-4　Leadbetter-Politano 手术

10. 经新形成输尿管口插入适当大小的硅胶管引流输尿管，并用肠线与输尿管口周围固定一针。

11. 置入蕈状导尿管。用肠线或 Dexon 线缝合膀胱黏膜层。

12. 分别缝合膀胱肌层和腹壁。

【术中注意事项】

1. 术前应置入导尿管,向膀胱内注水,使其适当充盈,以便在膀胱肌层切开和分离膀胱黏膜时不致损伤膀胱黏膜。

2. 在膀胱内游离输尿管末端时,应注意输尿管周围组织尽可能予以保留;如果剥离精光,必定会引起输尿管末端血供障碍而影响手术效果。

3. 输尿管再植完成后,可试行插入导管以了解输尿管是否扭转。

4. 黏膜下的输尿管长度必须比输尿管直径大2.5倍以上,否则,不能起到完全抗反流作用。

5. 是否留置输尿管引流管,各家意见不一。主张引流者认为,输尿管再植术后,输尿管口黏膜水肿,甚至可能造成梗阻、感染,加重肾功能损害;反对者认为,引流管可压迫水肿黏膜,甚至可引起坏死,影响手术效果,而且引流管留置不适当,也可能诱发感染。

笔者早年不置引流管,曾有一例患者术后高热,拆开膀胱壁缝合口,见到输尿管口明显水肿。插入引流管,涌出大量脓性尿液。引流后体温即逐渐下降。对于术前肾内已有感染,肾功能已有较严重损害,或做了输尿管剪裁,手术部位做了广泛剥离,或双侧病变同期手术治疗者,留置输尿管引流管,可能是比较安全的措施。

6. 如果输尿管扩张明显者,拖入膀胱黏膜下层难度较大,而且也难保障其长度与宽度的比例,应做适当剪裁。剪裁的原则是裁去外侧部分,保留内侧部分,保留部分应呈细长漏斗状[图35-4-4(10)]。

【术后处理】

1. 经输尿管引流管留取标本,进行细菌培养及药敏试验。

2. 术后应用抗生素4～6周,尿培养转阴后改为小剂量维持。

3. 输尿管引流管保留7天左右予以拔除。

4. 膀胱造瘘管维持2周左右。拔管前注入适量造影剂,夹住造瘘管,进行排尿期膀胱尿道造影,初步了解抗反流效果。

5. 术后3个月进行各项随访检查。

(二) Cohen 手术

【麻醉与体位】

连续硬膜外麻醉。平卧位。

【手术步骤】

1. 脐下正中直切口或耻骨上弧形横切口。

2. 分开两侧腹直肌,推开腹膜反折。

3. 切开膀胱前壁,并用深拉钩拉开膀胱壁,显露两侧输尿管口。

4. 沿输尿管口周围环形切开输尿管口,根据患者年龄,游离输尿管末端3～5cm,边缘用丝线缝合一针,以便牵引[图35-4-5(1)]。

5. 用特制的膀胱黏膜分离钳或普通弯血管钳,向对侧输尿管口上方做黏膜下潜行分离,以形成隧道。至对侧输尿管口上方尽可能靠外侧做一黏膜切口。

6. 将已游离的输尿管牵入黏膜下隧道[图35-4-5(2)]。

7. 输尿管口与对侧膀胱黏膜切口以4-0或5-0 Dexon线进行间断缝合。插入硅胶引流管,试探输尿管是否扭转[图35-4-5(3)]。

8. 以丝线间段缝合原输尿管部位的膀胱壁肌层。用Dexon线缝合膀胱黏膜。

9. 留置的输尿管引流管用肠线固定在新形成的输尿管口。

10. 缝合腹直肌、皮下及皮肤。

11. 将输尿管引流管和蕈状导尿管分别与腹壁切口缝线固定。

【术中注意事项】

1. 如双侧病变拟同期手术病例,在第一侧进行膀胱黏膜下分离时,即应分离出足够容纳两根输尿管末端的隧道。如果在完成第一侧输尿管再植后,再为第二侧输尿管植入行分离膀胱黏膜就会比较困难。

2. 一般操作都是将第一侧输尿管埋在黏膜下隧道的上方,将第二侧埋在下方[图 35-4-5(4)]。

3. 其他与 Leadbetter-Politano 手术相同。

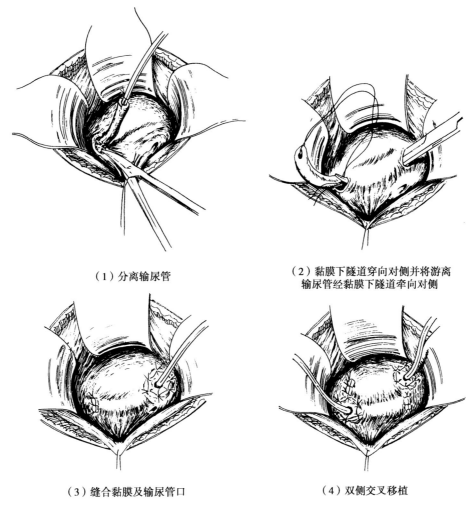

（1）分离输尿管

（2）黏膜下隧道穿向对侧并将游离
输尿管经黏膜下隧道牵向对侧

（3）缝合黏膜及输尿管口

（4）双侧交叉移植

图 35-4-5　Cohen 手术

【术后处理】

与 Leadbetter-Politano 手术相同。

（三）腹腔镜下膀胱输尿管再植术

1994 年 12 月 Reddy 首次报道了在腹腔镜下膀胱外输尿管膀胱再植术。2007 年 Uberoi 报道了机器人辅助下腹腔镜输尿管远端切除＋输尿管膀胱再植术。

【麻醉与体位】

气管插管全身麻醉。仰卧位,患侧稍抬高,头低足高位,术者位于对侧操作。

【手术步骤】

1. 制备气腹,置入套管。观察孔套管的位置宜选在脐部,其余两个操作孔可选择在锁骨中线平脐部,另一个操作孔可选在对侧脐与髂嵴连线中点处。

2. 游离输尿管。辨认髂外动、静脉,于髂外血管处打开侧腹膜找到跨过髂外动脉的输尿管,向下游离至膀胱输尿管交界处。靠近膀胱壁输尿管结扎后用超声刀离断。

3. 切开膀胱壁。充盈膀胱(100～200ml 生理盐水),将膀胱表面腹膜打开,切开膀胱浆肌层及肌层,逐层分离至膀胱黏膜。

4. 输尿管膀胱吻合。将输尿管与膀胱全层用 4-0 可吸收线做间断吻合。先缝合视野远端难以缝合处，依次环形直至视野前方较易缝合处，留置双 J 管。距离输尿管末端 2～3cm 处将输尿管与膀胱切口浆肌层缝合固定，防止输尿管扭曲。

5. 通过导尿管向膀胱注水，检查有无吻合口漏尿，腹膜后留置引流管，关闭后腹膜，引流管从腹部戳卡孔引出并固定（视频 35-4-2）。

视频 35-4-2 腹腔镜下输尿管膀胱再植术

【术中注意事项】

1. 输尿管游离充分，远端病变血供差输尿管应切除，无张力吻合。

2. 缝合后输尿管应无扭曲或成角。

【术后处理】

1. 术后常规抗感染治疗。

2. 术后 3～5 天拔除引流管，具体视引流量决定。术后 7～14 天拔除尿管。

3. 术后 1～3 个月拔除双 J 管，术后 1 个月、3 个月、6 个月进行各项随访检查。

（四）膀胱输尿管反流内镜注射法

1981 年 Matouschek，1984 年 O'Nonnel 介绍经内镜注射某些材料治疗膀胱输尿管反流。在欧洲的许多小儿泌尿外科已作为一个标准方法被普遍采用。最初用于注射的为非生物材料，如聚四氟乙烯（Polytetrafluoroethylen）糊，或称 Teflon、Polytef。

1986 年 O'Dennel 报道效果为反流消失率 85%，复发率 15%，以后有许多学者报道，结果不一。Teflon 注射的优点在于简单易行，其缺点是可能形成肉芽肿，远处器官（肺、肝、脑）移行，个别可引起输尿管梗阻。其他非生物材料有 Silocon（硅微粒），其物理特性类似 Teflon，其微粒较 Teflon 大些，可防止移行的危险。

1995 年 Capozza 报道应用生物新材料，如血、脂肪、软骨细胞注射，其效果为，一次注射成功率 72.2%，二次注射成功率 81%。1995 年 Reunanaen 报道治愈率为 1 个月随访 93.9%，3 个月 91.7%，6 个月 85.3%，2 年 81.8%。1995 年 Frey 报道 1～2 次注射的治愈率为 79.4%。

其他生物材料还有 GAX35 和 GAX65。有些尚在动物实验阶段。

【适应证】

1. Ⅱ～Ⅳ级反流。

2. Ⅰ级反流，而对侧有较严重反流者。

3. 对少数Ⅴ级反流者。

4. 手术抗反流失败者。

【禁忌证】

1. 输尿管口严重异常者。

2. 高度反流Ⅳ级或Ⅴ级者。

3. 双输尿管畸形者。

【注射方法】

在膀胱镜指导下，将适量的注射材料注入患侧输尿管口 6 点钟位置的输尿管黏膜下层，球形隆起使输尿管口形成新月状。

根据输尿管病变情况，注射量为 0.5～5ml。

注射治疗的效果与术者的经验密切相关。

【术中注意事项】

1. 采用较细的注射针头，以 21 号为适宜，若注射针头过粗，在拔针时注射材料可能从针刺处溢出，影响效果。

2. 进入深度必须控制在黏膜下层。Brown 等总结 32 例注射 Teflon 患者的组织学改变，27 例由于持续反流而行再植手术。该 27 例反流的输尿管中，Teflon 注入黏膜下位置者仅有 3 例，而 11 例注入肌层内，13 例注入膀胱壁脂肪中。

3．注药之前应试抽有无回血，如有回血，应更换注射部分或暂停手术，改日再行注射。切忌将注射材料直接注入血管内。

4．注射完后稍待几秒钟拔针，以免注射材料外溢。

【术后处理】

1．继续抗生素治疗。

2．短期内进行排尿期膀胱尿道造影，以了解反流控制情况。早期失败的原因多为技术失误，如部位不当，刺入太深或沿 Waldyer 鞘移行，以及操作中的其他困难。

（何大维　刘　丰）

第五节　输尿管损伤手术

小儿输尿管相对细小，本身又有一定的活动度，前有腹腔脏器遮挡，后有腰背部肌群的保护，再加上内侧脊柱的缓冲，因此，钝性所致的单独损伤相当少见。如果受到损伤，则几乎都并存于严重的腹部复合性损伤。由于其他脏器的损伤所表现的临床症状容易引起医务人员的注意，因此，并存的输尿管损伤常被贻误诊断而丧失适时适当的处理，导致严重的后果。尽管小儿腹膜后脂肪组织较少，输尿管轮廓显示清晰，但手术操作所致的医源性损伤，如腹膜后、盆腔内肿瘤切除，先天性巨结肠根治术，经腹会阴肛门成形术等，损伤输尿管者时有所见。笔者曾接受 2 例院外转来的输尿管损伤，其中 1 例为腹股沟疝手术时误伤输尿管，另 1 例诊断为阑尾炎，术中将输尿管误认为阑尾予以分离切除。

本节介绍输尿管对端吻合术。

【手术适应证】

1．输尿管损伤即刻发现（如医源性）或短期内发现（如外伤性）者。

2．输尿管损伤已经肾造瘘或输尿管造瘘者。

【术前准备】

对于医源性损伤，应立即处理，无须特别准备。

对于损伤后未能及时发现，因尿瘘或其他症状就医而确诊，或已经尿流改道者，应进行必要的手术前准备。

1．肾图检查　初步了解双侧肾功能情况。

2．IVP 检查　了解双侧肾盂输尿管显影情况。

3．如有造瘘者，可经造瘘管注入造影剂，了解梗阻部位；如能配合经膀胱逆行输尿管造影，更能明确梗阻部位及两断端之间的距离。

【麻醉与体位】

连续硬膜外麻醉或气管内插管全身麻醉。患侧向上 45°斜卧位。腰部用腰桥托起。

【手术步骤】

1．如为医源性损伤术中即刻发现者，游离损伤部位两断端，插入适当的输尿管导管，近端进入肾盂，远端进入膀胱或进入输尿管戳孔引出。在导管支撑下，用 5-0 Dexon 线做输尿管对端吻合术。

进入膀胱的导管，做膀胱壁小切口引出腹壁；未进入膀胱的导管经输尿管（吻合口）远端戳孔引出，再经腹壁小切口引出。

2．如为延期修复术，根据术前定位检查，采取相应部位的切口。腹直肌旁切口便于上、下延长。

3．切开腹壁各层后，将腹膜推向对侧。寻找输尿管。有造瘘者，可经造瘘管注水，使近端扩张，便于辨认。如能配合术前经膀胱输尿管插管，以导管作为标志更容易找到远端输尿管。

4．适当游离两断端。在无张力状态下，用 5-0 Dexon 线行对端间断吻合术。

5. 逐层缝合腹壁创口。

【术中注意事项】

1. 游离输尿管断端时,应尽量保留输尿管周围组织。贴近输尿管游离会损伤输尿管血供,可能导致吻合口愈合不良,甚至输尿管缺血坏死,形成尿漏。

2. 完成吻合术后,可游离一段带蒂大网膜经后腹膜牵入后腹壁,包绕吻合口周围。借助大网膜丰富的血供,促进吻合口愈合,避免尿漏形成。

3. 如两断端距离较大,不能直接吻合,可根据具体情况,采取下列措施。

(1) 对于上段者,可将肾脏完全游离、下降。再进行输尿管对端吻合。但肾脏受肾蒂血管的固定,游离下降的程度有限。如先期已行肾造瘘者,肾周必有炎症、粘连,游离下降极为困难。

(2) 对于下段者,可将患侧膀胱尽量游离上提。估计如有可能行输尿管对端吻合者,先用 3-0 Dexon 线将膀胱侧壁与腰大肌或盆腔侧壁缝合固定后,再在输尿管导管支撑下,进行输尿管对端吻合;或将膀胱切开后用手指顶住膀胱三角区,使远端输尿管上举,以便与近端输尿管进行吻合。吻合后,再将膀胱侧壁与腰大肌或骨盆进行固定(图 35-5-1)。

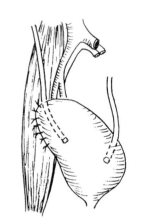

图 35-5-1　腰肌膀胱悬吊术

(3) 缺损段靠近中下段,以上方法不适用者,可考虑膀胱瓣输尿管成形术。应注意:①切取膀胱瓣之前,应使膀胱充盈。膀胱瓣的长度要比实际所需长 1cm,长宽比例以 2:1 为宜,而且基底部还要再宽一些。②膀胱瓣缝成管状之前,应将游离的近端输尿管与膀胱瓣的黏膜下隧道的戳口吻合,以抗反流。不可先将膀胱瓣缝成管状直接与近端输尿管进行对端吻合(图 35-5-2)。

对中下段输尿管缺损,也可考虑将患侧的中上段输尿管经肠系膜下隧道牵出,与对侧输尿管做 Y 形输尿管 - 输尿管端侧吻合。

(4) 如缺损段靠近中上段,而肾盂又有明显扩张者,可考虑用肾盂瓣翻转,用 5-0 Dexon 线缝成管状,再与远端输尿管进行对端吻合。

(5) 如以上方法都不适用,可考虑肠道代输尿管。最常用的方法是游离一段适当长度的回肠,反复冲洗肠腔后,以顺蠕动方向,即近端对肾盂或扩张输尿管进行吻合,其远端与输尿管远端进行吻合(图 35-5-3)。

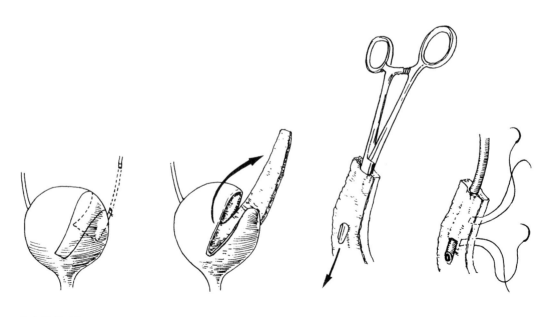

(1) 膀胱壁切口　　　(2) 示膀胱瓣　　　(3) 分离出膀胱瓣黏膜下隧道　(4) 将输尿管牵进黏膜下隧道

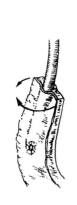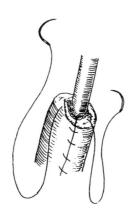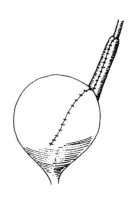

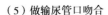

（5）做输尿管口吻合　　（6）将膀胱瓣缝成管状，并与输尿管壁固定　　（7）修复膀胱壁切口

图 35-5-2　管状膀胱瓣输尿管成形术

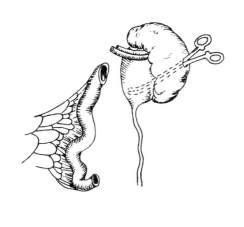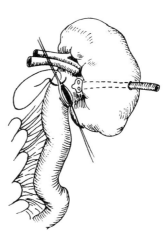

（1）切取适当长度回肠　　　　　　（2）回肠肾盂吻合

图 35-5-3　回肠代输尿管

　　该术式的缺点是，移植一段带有细菌的肠道，可能引起肾内感染，有大量黏液分泌，尿液经常出现絮状物，甚至形成堵塞。此外，口径悬殊太大，难与输尿管进行吻合，而必须做全长输尿管肠管替代，近端与肾盂吻合，远端与膀胱吻合。因有以上弊端，故现今已极少采用。如别无选择时，可将肠系膜对侧肠壁做适当裁剪后，重新缝成管道，再与输尿管两断端进行吻合。

　　（6）右侧病变者，可考虑移植阑尾作为替代材料。

　　（7）对损伤时日已久，未经有效的尿流改道，或虽已改道，但肾内感染不能控制，经术前检查，患侧肾功能严重受损或丧失功能者，则应行肾切除术。

（何大维　刘　丰）

第六节　输尿管结石手术

　　近年来儿童输尿管结石的发病率较前明显增加。近 15～20 年输尿管镜碎石取石在临床上普及应用以来，开放性输尿管取石手术已显著少。但长期嵌顿的输尿管结石，输尿管先天性畸形、较大且多发的息肉或狭窄，结石合并难以控制的尿路感染，结石梗阻性无尿症等情况，在未开展或未熟练掌握腔内泌尿外技术的医院，输尿管切开取石是必须掌握的术式。

1912年Young第一次使用9.5F的小儿膀胱镜观察因后尿道瓣膜导致扩张的输尿管,这是第一次所谓的"输尿管镜检"。1980年,Perez-Castro介绍了Karl Storz输尿管镜可直接观察到肾盂。1988年,Ritchey等首先报道了应用输尿管镜技术治疗小儿输尿管结石,开始因器械限制发展较慢。随着科学技术的发展,输尿管镜制造技术水平逐步提高,目前已有小直径(6.9F)而大工作通道(3.4F)的输尿管镜问世,这使得输尿管镜更易进入输尿管。同时,相应配套设备不断出现和完善,输尿管镜被广泛应用于上尿路疾病的诊断与治疗。

20世纪80年代以来,软性输尿管镜的视野和光亮度得到很大改善,同时配套治疗器械的发展,使输尿管软镜的应用日益广泛。目前的输尿管软镜包括纤维输尿管软镜和电子输尿管软镜。镜下直视碎石工具也不断发展,从超声、液电碎石器到气压弹道碎石器、激光碎石器,都使输尿管镜下碎石的效率不断提高。小儿输尿管镜碎石取石术治疗小儿输尿管结石具有安全、有效、损伤小、恢复快、成功率高、并发症少等优点。输尿管镜碎石取石术已逐步成为儿童泌尿系结石的一线治疗方法。

手术器械及配件:输尿管硬镜(图35-6-1)、钬激光光纤(图35-6-2)、DJ管(图35-6-3)、超滑导丝及网篮(图35-6-4)、纤维输尿管软镜(图35-6-5)、电子输尿管软镜(图35-6-6)、输尿管软镜鞘(图35-6-7)、钬激光机(图35-6-8)。

小儿输尿管结石的特点:儿童的身材相对成人短小,输尿管较短,输尿管镜下可以处理上到肾盏,下到尿道的任何一处尿路结石,比成人应用范围更广。直径<3mm的儿童输尿管结石,90%可自行排出体外,直径>4mm的结石需行手术干预治疗。

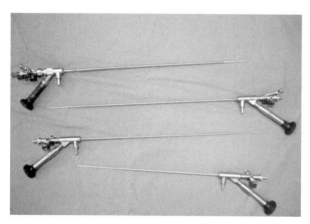

图35-6-1　输尿管硬镜

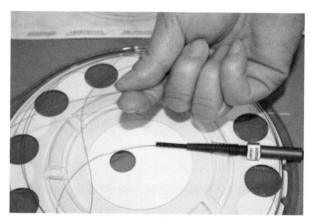

图35-6-2　钬激光光纤

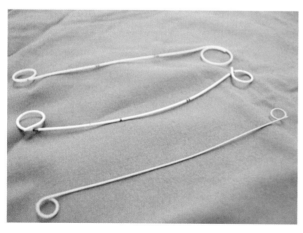

图35-6-3　DJ管

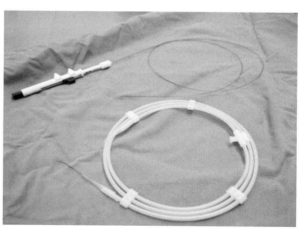

图35-6-4　超滑导丝及网篮

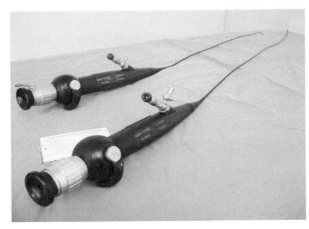

图 35-6-5 纤维输尿管软镜

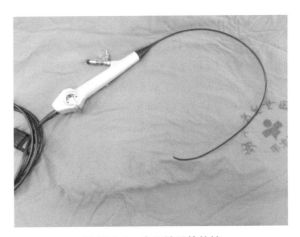

图 35-6-6 电子输尿管软镜

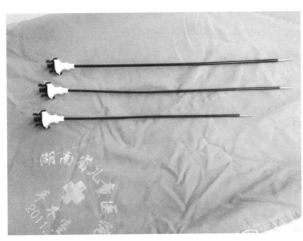

图 35-6-7 输尿管软镜鞘

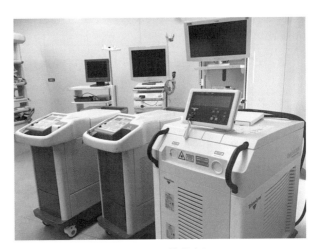

图 35-6-8 钬激光机

【手术适应证】

输尿管全程的结石均可使用输尿管镜技术治疗。

1. 对于采取 MPCN、ESWL 治疗后残余结石，术后输尿管内形成的石衔。

2. 输尿管上段结石，可使用输尿管软镜治疗。

3. 输尿管中、下段结石，可采取硬性输尿管镜联合气压弹道碎石、超声碎石或钬激光碎石治疗。但是选择何种治疗方法，应根据术者所具备的设备、技术、经验及患儿自身条件、结石情况做出恰当选择，安全有效是对治疗的最高要求。

【手术禁忌证】

绝大部分为相对禁忌证。

1. 泌尿系急性感染期，术中冲洗压力易导致败血症等严重并发症。

2. 尿道、输尿管狭窄，软输尿管镜不能插入。

3. 尿道狭窄可先做尿道扩张或内切开；严重骨盆和髋关节疾病不能取截石位。

4. 有放射治疗史，输尿管固定、纤维化使插管困难并易造成输尿管穿孔等并发症。

5. 术中发现输尿管开口小或近端管腔明显狭小者，应避免盲目进镜造成输尿管口及输尿管的损伤。

6. 严重的心、肺、肾、脑等器官功能不全，不能耐受麻醉或手术者。

【术前准备】

1. **全身准备** 术前评估患儿是否适合手术，因为儿童的抵抗力较成人差，更加要注意手术禁忌证。术前禁食禁饮的一般原则：术前 2 小时禁饮，术前 4 小时禁流质食物（含母乳），术前 6 小时禁配方乳，术前 8 小时禁固体食物或高脂肪食物。同时还要注意饮食清淡，以保持肠道通畅。保持病室安静舒适整洁，适时开窗通风，监测生命体征变化。同时，重视术前宣教有利于缓解患儿及家属的心理压力，减轻术前应激，减少因患儿连续哭闹导致胃肠道胀气而造成的术后并发症。与患儿家长进行良好的沟通，最重要的是安抚患儿的畏惧心理。

2. 影像学资料　包括泌尿系彩超、泌尿系 CT、近期 IVU 摄片，必要时行逆行肾盂输尿管造影、MRU 等。术前应全面了解患者的局部和全身情况，根据影像学资料了解输尿管走行特点及有无扭曲和狭窄及其部位，从而减少术中并发症，提高手术成功率。向患者及家属交代手术目的、预期结果和可能出现的并发症。

3. 控制尿路感染　有尿路感染者应先给予抗生素控制感染。由于儿童输尿管结石常合并尿白细胞高于正常，故在术前应根据尿培养的结果或经验预防性使用抗生素，降低术后感染的风险。若尿培养结果为阴性则根据降钙素原（PCT）及白介素 -6（IL-6）的结果选择合适的手术时期。

【麻醉及体位】

气管插管全身麻醉，手术体位一般取截石位，完全截石位有利于拉直输尿管，头高足低位，有利于防止术中结石上移至肾内（图 35-6-9）。也可采用 Motola 等报道的改良截石位，即健侧下肢抬高，患侧下肢下垂，使远端输尿管前移，有利于输尿管镜操作。该体位使骨盆向患侧倾斜，确保输尿管镜进入输尿管口的角度由锐角变为钝角，使镜体与输尿管成为一条直线而使插入更容易，而且患者健侧髋部充分外展后，术者可在抬高的下肢下方自由操作。但此体位对于有髋关节活动受限疾病的患者禁用。

【手术步骤】

1. 输尿管硬镜碎石取石术（视频 35-6-1）

输尿管硬镜检查：男性患者首先提起阴茎使镜体达精阜后再将阴茎和镜体转为水平，在灌注泵的水压作用下使后尿道冲开，同时将镜体推入膀胱。然后镜体先退至膀胱颈部，找到输尿管间嵴，顺间嵴找到输尿管开口（图 35-6-10）。

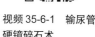
视频 35-6-1　输尿管硬镜碎石术

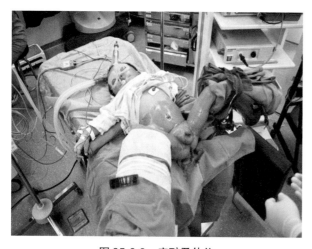

图 35-6-9　麻醉及体位

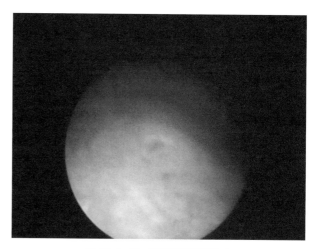

图 35-6-10　输尿管硬镜检查

1）导丝置入：向手术侧输尿管内插入一输尿管导丝，在导丝的引导下，使输尿管镜顺导丝贴近管口，再将镜体旋转 180°，斜面朝上，镜尖贴近 6 点位置处，液压灌注下使输尿管口冲开，轻推镜体使其进入壁间段后，再将镜体转为原位。利用灌注液使输尿管膨胀，慢慢推进镜体，注意保持整个输尿管管腔位于输尿管镜视野中央。输尿管硬镜进入输尿管后，一般采用由下至上的观察方法，沿导丝向上缓慢进镜，观察输尿管管腔（图 35-6-11）。

2）术中探查：输尿管硬镜进入壁内段输尿管后，术者常有一定程度紧束感，穿过壁内段后可有突破感,随之可见黏膜光滑、管腔宽敞的输尿管,这是输尿管镜通过壁内段输尿管的重要标志。在输尿管跨过髂血管时,其走行变化最大,呈 S 形弯曲(界曲),常常向外上方走行,须将镜尾下压、前端向外上方抬高,才可发现管腔;此时应抬高镜端,方可看清输尿管腔,同时也能看见该处输尿管后壁出现脉冲式搏动,这是输尿管镜通过第二生理狭窄的重要标志。输尿管黏膜水肿、增生,甚至炎症息肉形成,说明结石在其近端的可能性极大(图 35-6-12)。

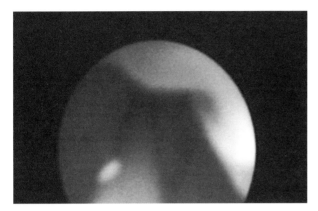

图 35-6-11　导丝置入

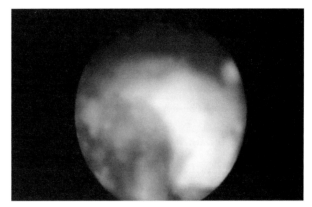

图 35-6-12　术中探查

3)腔内碎石:在输尿管内停留时间较长的输尿管结石,由于慢性刺激使其周围输尿管黏膜水肿、增生,甚至炎症息肉形成。因此,当输尿管镜接近结石时,往往会被这类炎症水肿和增生的黏膜所掩盖,较难看到结石,术者应耐心地寻找,此时最好加大液压灌注泵压力,使黏膜被冲开,以便能看清结石。一旦输尿管镜下见到结石后,术者应观察结石周围的情况,假如结石较大且不规则,与周围黏膜紧密相连时,最好先行腔内碎石。目前多采用弹道或激光碎石,碎石效果好,而并发症大大减少。①采用激光碎石时,将激光纤维束通过输尿管镜工作通道直达结石处,然后触发激光进行碎石,这个击发的效果可以听到(当击到结石表面产生一种清脆的爆破声)。钬激光目前被认为是最理想的治疗输尿管结石的工具,因为其光纤纤细且有一定弯曲度,可通过细输尿管镜工作通道,随着大功率钬激光的推出,其碎石速度和效果都令人满意。②弹道碎石机(气压或电子弹道)碎石时,将探条直接与结石表面接触,采用单发或连续击发。术中只要术者牢握杆柄,一般不会造成人为机械性刺伤,此探条尖端产生的碎石能量也不会造成输尿管壁热损伤(视频 35-6-2)。

视频 35-6-2　输尿管硬镜腔内碎石

4)腔内取石:较小的结石可用取石钳或套石篮在直视下钳夹后取出。具体操作如下:输尿管肾镜直视下窥见结石后,选用适当的套石篮通过输尿管镜工作通道进入输尿管内结石下方,并于结石与输尿管壁之间的空隙处向上插入,使网篮位于结石上端。完全开放网篮后.慢慢回撤,直视下可见网篮位于结石旁,此时顺时针或逆时针转动网篮,设法使结石滚入网内,然后拉紧网绳,使结石牢牢固定在网内,来回牵动套石篮,确定套在网内不能滑出亦无输尿管黏膜被牵引,将套有结石的网篮连同输尿管镜稳稳地拉出尿道(视频 35-6-3)。

视频 35-6-3　腔内取石

5)留置 DJ 管:手术结束时是否放置和放置何种支架管,应根据术中具体情况考虑,如输尿管无明显炎症水肿,碎石完全取出,可不放置支架管。如有残留结石、输尿管炎症水肿明显或输尿管有损伤者,根据患儿的身高选择合适的 DJ 管或带尾线的 DJ 管,术后 2 周内在门诊直接拔除,以减少患儿麻醉及手术的次数。术后留置导尿管,防止膀胱输尿管反流(图 35-6-13)。

6)术后确认 DJ 管留置的位置:术后再次确认 DJ 管留置的位置,在留置 DJ 管的过程中,导丝可能存在部分滑出,或留置过深,导致导丝穿出肾盏、肾盂的情况。常常需用彩超或 C 臂进行定位,降低并发症发生率。若无并发症发生,术后 1~2 天可出院(图 35-6-14)。

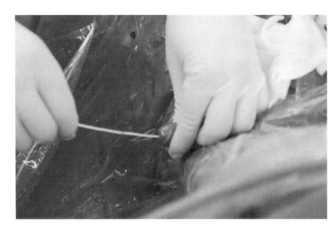

图 35-6-13　留置 DJ 管

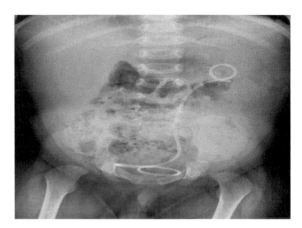

图 35-6-14　术后 X 线下 DJ 管影像

2. 输尿管软镜治疗输尿管上段结石（视频 35-6-4）

（1）一期留置 DJ 管：小儿的输尿管直径较小，输尿管上段结石常常不能使用输尿管硬镜一期行碎石取石术，可行输尿管软镜手术或经皮肾镜手术。一期置管可行日间手术，输尿管软镜在一期先将结石推入肾盂内解除结石嵌顿，并留置 DJ 管 2～4 周以扩张输尿管，为二期行输尿管软镜手术准备（方法同输尿管硬镜留置 DJ 管，见图 35-6-13）。

视频 35-6-4　输尿管
电子软镜碎石术

（2）输尿管硬镜检查拔除一期预先留置的 DJ 管：先将输尿管硬镜置入膀胱内，用输尿管异物钳将 DJ 管完整拔除。若 DJ 管回缩至输尿管内，使用 4.5F 输尿管硬镜在导丝引导下置入输尿管内，用结石网篮钳夹 DJ 管的尾端后拔除。另外，如果 DJ 管的管壁上附着结石，在 DJ 管的拔除过程中明显受阻，不能强行将 DJ 管拔除，避免损伤输尿管，应该将 4.5F 输尿管硬镜沿 DJ 管逆行置入输尿管内，并用钬激光将 DJ 管管壁的结石击碎后在 DJ 管无张力的情况下拔除。

（3）输尿管鞘的置入（软镜）：先在导丝的引导下将输尿管硬镜置入至肾盂内，预先评估输尿管的宽度及长度，选用合适的输尿管导引鞘（图 35-6-15）。方法是通过膀胱镜或输尿管镜插入导丝至检查侧输尿管，然后在 C 臂或彩超的指引下将带鞘输尿管鞘沿导丝插入输尿管腔内，然后留下 Teflon 鞘管，输尿管软镜通过此鞘管可顺利进入输尿管腔内（图 35-6-16）。在直视下沿导丝逐步进入输尿管各段和肾盂、肾盏内进行观察。

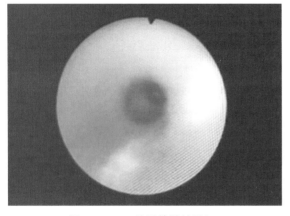

图 35-6-15　输尿管鞘的置入

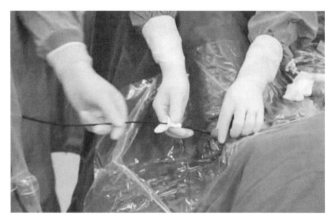

图 35-6-16　输尿管软镜入鞘

（4）腔内碎石并取石：输尿管软镜置入肾盂后，在直视下将输尿管鞘后退至肾盂输尿管交界处，避免输尿管鞘限制输尿管软镜在肾盂肾盏内的弯曲，同时观察输尿管鞘的放水情况，保持进出水量的平衡，避免肾盂内高压。输尿管软镜寻找到结石后，使用结石网篮将结石夹取至上盏或中盏进行碎石，使输尿管软镜的前端可弯曲部分尽量伸直,以减少输尿管软镜的损耗。碎石及取石的方法同硬镜。

(5)退鞘并留置DJ管:将超滑导丝置入至肾盂内,在输尿管软镜的直视下轻柔退鞘,观察输尿管内有无结石残留及损伤程度,留置长度及大小合适的DJ管。

(6)术后确认DJ管留置的位置:手术完成后,在X线或彩超下观察DJ管的位置,若留置过深,导致导丝穿出肾盏、肾盂,则拔除后再次留置(图35-6-17)。

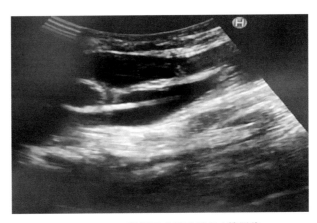

图35-6-17 彩超下术后确认DJ管影像

【术后处理】

1. 术后全身麻醉清醒后即可少量饮水,逐渐进糖水及无渣果汁,术后24小时进流质饮食。术后6小时即可取仰卧位,于床上翻身、活动;鼓励患儿尽早下床活动,随肠蠕动功能恢复,逐渐恢复至正常饮食。术后与家长协同安抚患儿,让患儿能平静下来,必要时需要使用约束带。

2. 术后注意导尿管引流通畅,并观察尿液色泽,一般术后第1天可见淡红血尿,2~3天后则会转清。

3. 留置DJ管内引流者,一般在术后第2、3天拔除尿管,鼓励患儿自主排尿。双J管在术后2~4周拔除。

4. 术后应用抗生素预防尿路感染,留置内支架者口服抗生素直至拔除DJ管。

5. 鼓励患者多饮水,根据术后的结石成分分析调整饮食结构及药物,如枸橼酸氢钾钠颗粒或中成药等,促进排石及预防结石的复发。

6. 经分析后发布结石成分分析报告。

【并发症的预防及处理】

随着器械的改进、技术的进步和术者经验的积累,输尿管镜取石术的并发症已大大减少,但仍存在一定的并发症。并发症发生率因患者的情况、使用的输尿管镜、术者临床经验等因素,而存在明显的差异,总的发生率在有经验和条件好的医院为2%~8%。

1. 术中并发症

(1)输尿管黏膜下损伤并假道形成:最常见的而又容易被术者忽视的术中并发症。采用以下几种手段可有效预防。

1)逆行插管时,动作要轻巧,最好先行输尿管逆行造影,然后再插导管和导丝,要随时体会自己手的感觉,一旦遇到阻力就应停止,不要强行上插。

2)遇到输尿管口和输尿管行程成角而逆行插管不成功时,不要勉强用膀胱镜反复试插,应改用输尿管镜直视下插管,在清楚地见到正确的输尿管腔后再插上导丝。

3)输尿管镜沿导丝上镜时,要密切注意是否造成黏膜下损伤,如发现导丝不在腔内而在黏膜下,应及时拔除,并将导丝放回正确的腔内。

(2)输尿管穿孔:最常见的是在处理嵌顿的结石时,盲目地用取石钳、套石篮取石,造成输尿管壁的损伤,或较长时间使用碎石器械造成。

术中请助手或麻醉医师观察腹部情况，早期症状是局部外渗和腹胀。出现穿孔后，也应先用输尿管镜设法放入导丝（以亲水超滑导丝为佳），然后放置内 DJ 管 4～6 周。如不能放入导丝而患者症状明显，估计穿孔较大时，应放导丝于穿孔部后立即行开放手术处理。

（3）输尿管撕裂或黏膜撕脱：可能发生在过大的结石用网篮套石而强行拉出时，或在发生穿孔后未加注意，再盲目进镜操作而造成更严重的损伤，甚至引起输尿管完全断裂、撕脱。输尿管撕裂伤，在行输尿管镜取石术中，只要术者操作谨慎，手术器械齐备是可以避免的。当用套石篮套取过大的结石时，套石篮易嵌顿，这时既不能取出结石又无法张开套石篮，强行拉出引起输尿管撕脱。如剥离的黏膜太长，术中放置内支架管引流，注意不要让黏膜迂曲，4～8 周后拔管，黏膜多能自行愈合，术后注意随访有无输尿管狭窄的发生。

（4）输尿管离断或全长脱出：术中最严重的并发症，发生率很低。常见于输尿管腔细小而用较粗的输尿管硬镜强行挤入，在拔除输尿管镜时，造成输尿管离断或全长拖出。一旦发现输尿管撕脱断裂，应立即改开放手术探查。处理方法如下。

1）输尿管离断后，如仍保留有血供，可考虑手术修补行输尿管再吻合术，留置双 J 管做内支架引流，术中根据需要行肾造瘘术。若为下段输尿管撕脱，可行输尿管膀胱吻合术，如缺损长，不能直接吻合，可行输尿管膀胱角吻合。

2）对于中段输尿管撕脱，可行输尿管膀胱角或膀胱瓣吻合，或患侧输尿管与对侧输尿管吻合。

3）如输尿管离断位置高，如上段近肾盂部位的输尿管损伤或输尿管肾盂连接部撕脱损伤，可行输尿管肾盂吻合术；输尿管离断远端血供较差，单纯行输尿管吻合术后输尿管坏死可能性极大者，可考虑采用肠代输尿管术。

4）如患者条件较差，不能承受大的手术操作，或技术条件有限不能进行其他手术者，可采用永久肾造瘘。

5）较长段输尿管损伤用一般修补方法困难时，可考虑肠代输尿管或肾自体移植。

6）输尿管严重损伤不能用修补、替代手术者，可选择肾切除术。

（5）输尿管内支架放置错误非常少见。导管部分在泌尿道管腔外，可再次行输尿管镜检查手术，取出内支架，重新留置内支架管于泌尿道管腔内。

留置内支架时，看清肾盂、输尿管腔，当导丝尖端露出输尿管镜时，固定导丝，后退出输尿管镜 2～3cm，然后再推进导丝，常可避免输尿管内支架放置的错误。

（6）肾破裂或肾周血肿：极罕见，主要是肾脏自身存在病变或脆性增加，再加上手术时短时间内经输尿管镜灌注的液体量较大，导致肾脏裂伤、破裂或肾周血肿。一般留置好内支架后，保守治疗有效。切记，术中不可为了看清视野而"拼命"灌注液体，应牢记"量出为入，时时排水"等原则。

2. 术后并发症

（1）出血：术后血尿多由于黏膜损伤，患者尿液呈淡红色，活动后尿的颜色加重，一般不需要特殊处理，1～3 天后自行止住，尿液转清。嘱患者多饮水，无须其他特殊处理。出血较多时可应用止血药，多补充液体。除非有严重的绞痛、凝血块等经内科治疗无效，才需要处理。

（2）术后引起发热和泌尿系感染不常见，一般是在原有泌尿系感染的基础上，在输尿管镜灌流作用下，细菌逆行进入血液或淋巴引起。术前如有泌尿系感染应首先控制感染，术中严格无菌操作，控制灌注压。术后必须留置的引流管最好使用内径较粗的导管，以增强引流效果，并加强抗感染治疗。

（3）肾绞痛：给予解痉、镇痛和镇静处理，疼痛可在短期内缓解。如无法缓解，则应注意有无尿路梗阻。加强生活护理，减少引起腹压增高的因素，如安抚患儿，预防便秘，防止受凉感冒，及时排尿不憋尿等。

（4）尿外渗：术后尿外渗，常见于术中输尿管管壁的损伤、术中灌注的液体量大、术后凝血块或脓苔阻塞输尿管管腔所致。一般留置好内支架，充分引流即可。

（5）膀胱输尿管反流：输尿管镜手术后，会出现暂时的膀胱输尿管反流现象。留置导尿管并适当延长拔管时间即可缓解。

（6）输尿管狭窄或闭锁：输尿管狭窄或闭锁与下列因素有关：①结石梗阻引起输尿管壁的损伤、炎症；②术中输尿管损伤；③尿外渗导致的输尿管周围纤维化；④腔内超声或液电碎石仪所致热损伤；⑤内支架管压迫输尿管壁造成局部缺血。因此，输尿管镜手术的患者，必须建立严格的随访制度，一般来说，对输尿管镜引起的输尿管狭窄患者，可以采用输尿管直视下输尿管气囊扩张的方法来解决。如狭窄段较长或腔内手术失败，则考虑开放手术治疗。输尿管狭窄段较短（<3cm）可行狭窄段切除输尿管端端吻合术，估计吻合口血供不好或有再次狭窄可能，可用大网膜包裹吻合口输尿管。下段输尿管长段狭窄行输尿管膀胱角吻合或膀胱瓣输尿管下段成形术。中上段长段狭窄行回肠代输尿管术或自体肾移植术。

预防措施主要是在行输尿管镜操作时，要小心谨慎，避免过多损伤输尿管黏膜。另外，留置导管，特别要根据术中实际损伤的程度，选择不同类型导管及决定导管留置时间，对预防术后发生输尿管狭窄是非常重要的。

（7）输尿管支架存留、内缩或断裂：输尿管内支架存留、内缩、断裂可通过超声检查、泌尿系 X 线片或尿路造影发现。输尿管支架内缩，经尿道用输尿管镜多可取出；较复杂的输尿管支架存留或断裂，也可以用腔内技术取出或开放手术取出。

（8）输尿管支架结石形成：输尿管支架留置的时间过久或患者成石体质较强，常在支架上形成结石，往往导致支架取出困难。此时，切不可强行拔除，否则有可能拔断内支架或输尿管。可在腔内镜下沿内支架将结石击碎取出，再取出内支架；或经内科溶石治疗或 ESWL（体外冲击波碎石术）排石后，再经尿道取出。

（赵天望　刘　李）

参 考 文 献

[1] 梅骅. 泌尿外科手术学 [M]. 3 版. 北京：人民卫生出版社，2007：745-759.

[2] 高新. 微创泌尿外科手术与图谱 [M]. 广州：广东科技出版社，2007：97-127.

[3] 黄健. 微创泌尿外科学 [M]. 武汉：湖北科学技术出版社，2005：256-261.

[4] 曾国华，钟文，李逊，等. 输尿管镜术治疗学龄前儿童输尿管中下段结石 [J]. 中华小儿外科杂志，2007，25（5）：241-242.

[5] 叶章群. 泌尿系结石 [M]. 2 版. 北京：人民卫生出版社，2003：490-493.

[6] 赵天望，刘李，涂磊，等. 经输尿管镜钬激光碎石术治疗婴幼儿输尿管结石 [J]. 中华小儿外科杂志，2011，32（11）：327-329.

[7] GOODMAN T M. Ureteroscopy with pediatric cystoscope in adults[J]. Urology，1977，9（4）：394.

[8] ABDEL RAZZAK O M，BAGLEY D H. Rigid ureteroscopes with fiberoptic imaging bundles：Features and irrigating capacity[J]. J Endourol，1994，8（6）：411-414.

[9] LYON E S，KYKER J S，SCHOENBERG H W. Transurethral ureteroscopy in women：a ready addition to urologic armamentarium[J]. J Urol，1978，119（1）：35-36.

[10] LYON E S，BANNO J J，SCHOENBERG H W. Transurethral ureteroscopy in men using juvenile cystoscop equipment[J]. J Urol，1979，122（2）：152-153.

[11] RITCHEY M，PATTERSON D E，KELALIS P P，et al. A case of pediatric ureteroscopic lasertripsy[J]. J Urol，1988，139（6）：1272-1274.

[12] SCHUSTER T G，RUSSELL K Y，BLOOM D A，et al. Ureteroscopy for the treatment of urolithiasis in children[J]. J Urol，2002，167（4）：1813-1816.

[13] DE DOMINICIS M，MATARAZZO E，CAPOZZA N，et al. Retrograde ureteroscopy for distal ureteric stone removal in children[J]. BJU Int，2005，95（7）：1049-1052.

[14] TAN A H，AL-OMAR M，DENSTEDT J D，et al. Ureteroscopy for pediatric urolithiasis：an evolving first-line therapy[J]. Urology，2005，65（1）：153-156.

[15] MINEVICH E，DEFOOR W，REDDY P，et al. Ureteroscopy is safe and effective in prepubertal children[J]. J Urol，2005，174（1）：276-279.

[16] VAN SAVAGE J G, PALANCA L G, ANDERSEN R D, et al. Treatment of distal ureteral stones in children: similarities to the American Urological Association in adults[J]. J Urol, 2000, 164(3 Pt 2): 1089-1093.

[17] 那彦群. 泌尿外科内腔镜诊治图谱 [M]. 郑州: 河南科学技术出版社, 2001: 62-65.

[18] 刘国礼. 现代微创外科学 [M]. 北京: 科学出版社, 2003: 633-639.

[19] 韩见知, 庄乾元. 实用腔内泌尿外科学 [M]. 广州: 广东科技出版杜, 2001: 171-178.

[20] 张旭. 泌尿系内镜检查 [M]. 北京: 人民卫生出版社, 2000: 149-154.

[21] 郭应禄. 泌尿外科内镜诊断治疗学 [M]. 北京: 人民卫生出版社, 2004: 112-114.

[22] TURUNC T, KUZGUNBAY B, GUL U, et al. Factors affecting the success of ureteroscopy in management of ureteral stone diseases in children[J]. J Endourol, 2010, 24(8): 1273-1277.

[23] SMALDONE M C, CANNON G J, WU H Y, et al. Is ureteroscopy first line treatment for pediatric stone disease?[J]. J Urol, 2007, 178(5): 2128-2131.

[24] SMALDONE M C, CORCORAN A T, DOCIMO S G, et al. Endourological anagement of pediatric stone disease: present status[J]. J Urol, 2009, 181(1): 17-28.

[25] MENEZES P, DICKINSON A, TIMONEV A G. Flexible ureterorenoscopy for the treatment of refractory upper urinary tract stones[J]. BJU Int, 1999, 84(3): 257-260.

[26] RAZDAN S, SILBERSTEIN I K, BAGLEY D H. Ureteroscopic endoureterotomy[J]. BJU Int, 2005, 95(suppl 2): 94-101.

[27] MARDIS H K, KROEGER R M, MORTON J J, et al. Comparative evaluation of materials used for internal ureteral stents[J]. J Endourol, 1993, 7(2): 105-115.

[28] ABDEL-RAZZAK O M, BAGLEY D H. Clinical experience with flexible ureteropyeloscopy[J]. J Urol, 1992, 148(6): 1788-1792.

第三十六章 | 膀 胱 手 术

第一节 膀胱外翻手术

膀胱外翻是一种较少见、严重的先天畸形，可影响下尿路、外生殖器、腹壁和骨盆，男性多发（男女比例为 6:1～5:1）。膀胱外翻和尿道上裂的手术修补是儿童泌尿外科医师面临的巨大挑战之一。20 世纪中期以前，膀胱外翻均采用非手术治疗，之后随着医疗技术和理念的发展，膀胱外翻的治疗取得了长足的进步。20 世纪 80 年代末，Mitchell 首先提出了一种联合治疗尿道上裂和膀胱外翻的手术，即阴茎完全拆解术并膀胱外翻一期完全修复术（complete primary repair for extrophy，CPER），主要用于治疗新生儿膀胱外翻，也可用于再次手术及未及时治疗的膀胱外翻患者。1995 年，Kelly 首次报道了根治性软组织松动术（radical soft tissue mobilization，RSTM），其为分期多次手术。一期手术在新生儿期关闭膀胱且无须骨盆截骨，二期或三期再完成尿道上裂修复、膀胱颈和尿道括约肌重建，其优点是可以在不截骨的情况下游离盆底肛提肌和附着于耻骨坐骨支上的阴茎海绵体脚，在中线处将双侧肛提肌包绕成形的尿道和膀胱颈，达到控尿的目的。近年来，建立一个功能性膀胱的成功率亦大大提高，但也应对不同患者选择不同的治疗方法，制订严格的标准。

整个膀胱闭合和功能重建可分为三步：第一步，膀胱闭合；第二步，抗反流手术和膀胱颈重建；第三步，尿道上裂修补。本节只介绍骨盆闭合（包括截骨术）和膀胱闭合术；有关抗反流手术、膀胱颈重建手术和尿道上裂修补手术，请参阅第三十五章第四节膀胱输尿管反流手术、本章第五节尿失禁手术和第三十七章第一节尿道上裂手术。

一、骨盆闭合与截骨术

【手术适应证】

患膀胱外翻的新生儿，传统的膀胱关闭手术在出生后 72 小时内完成，其最大的好处是不需要骨盆截骨就能完成骨盆的关闭。当然，如果手术中发现耻骨分离特别宽，即使麻醉下对合耻骨联合仍有困难或张力过大，术后重新裂开的可能性很大，这时应行截骨术。对出生后 72 小时以上者则都应施行截骨术，以帮助耻骨联合的闭合，这时，截骨术、骨盆闭合可与膀胱闭合同时进行。

目前随着医学技术的不断进步，很多学者认为膀胱外翻已经不是急诊，不必为避免截骨而急于手术，可在对膀胱黏膜进行保护的情况下，在患儿 2～3 月龄时进行首次手术。如果膀胱容量很小，可以待患儿 6～12 月龄时再进行手术。虽然这种观念逐渐盛行，但延迟关闭膀胱的短期并发症发生率较高，因此尚需要更加深入地研究探讨。

【手术步骤】

髂骨截骨术可通过前、后两个路径。

1. 后径路 经骶髂关节外侧纵向截骨。

俯卧位，经骶髂关节外侧行纵向或外上略向内下倾的斜切口，起自髂后上棘外侧，达坐骨切迹顶部，分离臀大肌达髂骨翼，用截骨刀凿断髂骨翼内、外板，保留髂骨翼前方骨膜，切口缝合后改为仰卧位，缝合耻骨联合（图 36-1-1）。

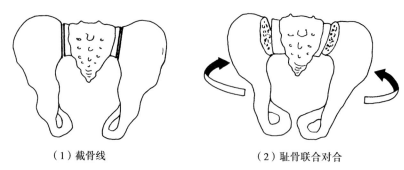

（1）截骨线　　　　　　　　　　（2）耻骨联合对合

图 36-1-1　髂骨截骨后径路

2. 前径路　经髂前下棘上方横向截骨。

仰卧位，经髂嵴的前 1/2 切开，继续向内方延长，切开髂嵴软骨前后，向深部用骨膜剥离器分开髂骨翼内、外板骨膜，至坐骨大切迹，向下在缝匠肌与阔筋膜张肌之间，股直肌之前深入，并注意保护股外侧皮神经，必要时可在起始点切断缝匠肌，以获得更佳的显露。骨膜下分离，使外侧的阔筋膜张肌、臀中肌、臀小肌和骨膜一起向外翻，髂骨翼内侧骨膜连同髂腰肌向内翻。髂前上、下棘之间至坐骨大切迹顶部为截骨方向，用米氏钳经坐骨大切迹引出并夹住线锯。双侧髂骨都锯开后，将远侧骨向内旋转至耻骨联合分离处在正中对合，自髂翼插进克氏针，经骨截面向远侧骨块钉入以固定位置（图 36-1-2）。

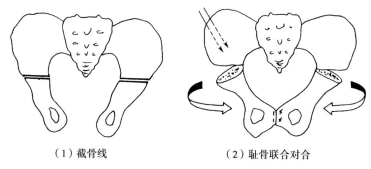

（1）截骨线　　　　　　　　　　（2）耻骨联合对合

图 36-1-2　髂骨截骨前径路

【术后处理】

1. 膀胱外翻患儿不管是生后 48 小时未行髂骨截骨术者，还是超过 72 小时行髂骨截骨术者，术后都应行越头牵引（臀式牵引）（Bryant traction），胶布牵引维持膝微屈、髋屈曲 90°，向上牵引使臀部刚离开床面，牵引持续 3～4 周。

2. 若为前径路髂骨截骨术，则术后应置支架固定，保证在床上安静不过分活动，亦可用双侧髋"人"字形石膏固定 6 周。

二、膀胱闭合术

【手术适应证】

新生儿或髂骨截骨术后。

【术前准备】

1. 早期处理　出生时膀胱黏膜通常是光滑、薄而完整的，也是很敏感、很容易剥脱的。在产房，脐带应尽量靠近腹壁剪断，最好用结扎而不是用夹子，以免过长的脐带和夹子损伤膀胱黏膜，致黏膜剥脱。膀胱表面用一片不粘贴的塑料软片覆盖，以防黏膜接触衣服或尿布，造成损伤。

2. 全面评价肾功能及心、肺状况。

【麻醉与体位】

静脉复合麻醉或气管内插管全身麻醉。平卧位,消毒和包裹范围自胸至小腿,双下肢用无菌手术巾包裹并置于手术野无菌范围区内,如此可在手术期间由助手握住患儿双大腿向内靠拢,使耻骨联合靠近。

【手术步骤】

1. 用小号导管经输尿管开口插入双侧输尿管[图36-1-3(1)]。

游离外翻膀胱的双侧皮肤,在膀胱两侧缘各做一个1cm宽的皮肤瓣,顺膀胱缘的方向达分离的耻骨,到上裂的后尿道时,在其两侧切口纵向延续,并在精阜远端两侧切口通过一横切口连接起来[图36-1-3(2)(3)]。膀胱缘的切口向上达脐,切断脐带,女性患者横向切开尿道板时,其位置应在阴道壁上方。游离皮瓣时一定要保证一定的宽度和厚度,以确保其血供,皮瓣远端游离到耻骨联合。沿着膀胱壁和前腹膜间隙分离,以游离膀胱壁直达膀胱底部。

2. 为使耻骨联合内侧愈合良好,首先应显露其间的纤维索带,在男性应仔细地从肛提肌上解剖和分离下来,女性则应从阴道前壁分离下来,在修补膀胱颈时以其包绕在前方,把从侧方牵拉的力量变为向内加固膀胱颈的力量。

3. 为减少阴茎短缩,游离海绵体向两侧耻骨降支深入,仔细解剖,如发现附着在骨骼上的肛提肌进入Alock管的位置,应注意保护经此管走行供应海绵体的血管[图36-1-3(4)(5)]。

4. 充分游离前列腺周围的尿道板,如此海绵体亦得到松解,若游离不充分,海绵体并对缝合时将会出现一个角度。将膀胱从腹直肌和腹膜上游离下来,使之闭合后置于腹膜后盆腔内。

5. 外翻膀胱两侧的皮瓣滑移向下,与后尿道板两侧缝合,下方则两侧皮瓣相互缝合,以此来增加尿道板的长度和宽度,在重建缝合膀胱颈和后尿道时不至于发生狭窄,整个尿道板应有2cm宽[图36-1-3(6)]。

6. 若膀胱容量小,黏膜又明显肥厚,并呈息肉样变,可用电刀切除部分黏膜以利膀胱闭合。亦可用双手撑张膀胱或将逼尿肌外筋膜切开后再撑张膀胱,有助于膀胱闭合。

输尿管导管经膀胱前壁引出,膀胱造瘘管经膀胱后方引出。闭合膀胱用3-0可吸收线连续自上而下缝合,主要缝合肌层并带少量黏膜。膀胱皮瓣的外缘亦在正中缝合,以完成后尿道的重建,如此保证尿道有足够的长度和口径[图36-1-3(7)(8)]。在膀胱颈处用耻骨联合间的纤维索带包绕缝合在膀胱颈上[图36-1-3(9)]。完成闭合后,将膀胱推回腹腔,腹膜腔位于其前方,如此,腹内压直接向下作用于膀胱前壁而不至于出现膀胱膨出[图36-1-3(10)]。

7. 耻骨联合采用强度高的不可吸收线褥式缝合,通常两针褥式缝合,打结在耻骨前方,由助手握住患者大腿两侧向里靠拢挤压,褥式缝合打结后[图36-1-3(11)],两侧腹直肌鞘和腹直肌内缘亦在正中对位缝合[图36-1-3(12)],关闭皮下组织和皮肤,导管引出皮肤并固定[图36-1-3(13)]。膀胱造瘘管经腹正中在脐的位置引出,此处皮肤做成X形,当导尿管拔除后局部形成凹陷,其外观更接近正常的脐窝。

8. 对年长儿没有施行截骨术者,为防止腹直肌筋膜在张力过大条件下缝合引起撕裂或愈合不良,可在脐下水平横向切开腹直肌鞘和筋膜,在其与肌肉之间的间隙向远侧游离腹直肌,将其下缘和双侧耻骨结节间断缝合,如此可在分离的耻骨结节之间形成增厚的纤维束,以加强下腹部修复与重建。两侧腹直肌在正中缝合,如果在分离时已把后鞘打开,那么在缝合腹直肌时应将其闭合,防止疝形成。皮肤可用旋转皮瓣向中央转移缝合,以防张力过大[图36-1-3(14)(15)]。

【术后处理】

1. 为避免耻骨联合缝合处张力过大,术后可将两下肢捆缚在一起,膝和踝部中间隔一垫子,以防压迫溃疡。避免下肢外展,每天调整2~3次,维持4~6周。

2. 输尿管支架留置7~10天,若尿经管周外溢,说明膀胱黏膜已明显消肿,可提早拔管。术后两周可行低压(50cmH$_2$O)膀胱造影,然后拔除耻骨上造瘘尿管。

3. 所有膀胱外翻患者都应认为有膀胱输尿管反流,因此术后应常规给予抗生素,小儿满1个月时应行B超检查,以除外肾输尿管积水,3个月时行IVP。膀胱闭合后1年内应每3个月行B超检查或用8~10F导尿管测残余尿,并做尿培养。

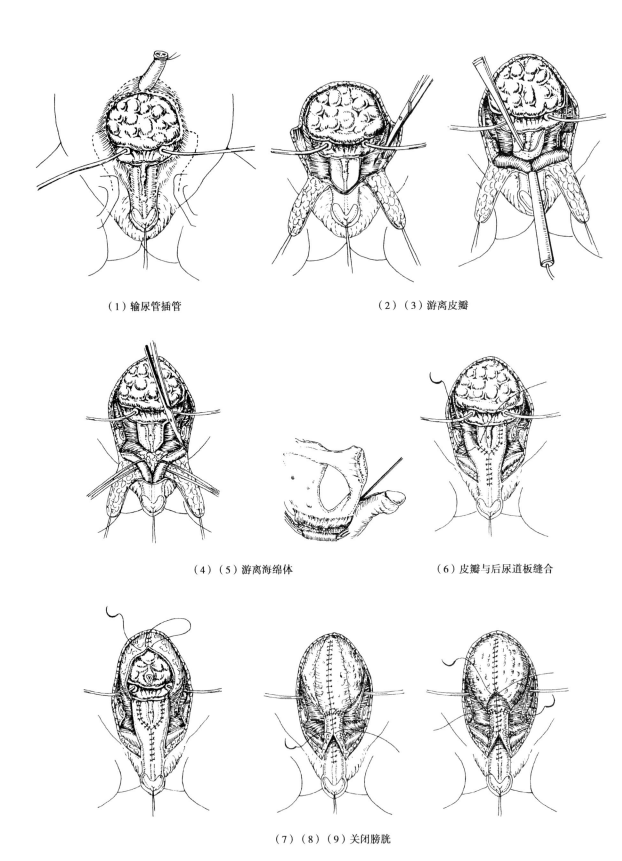

（1）输尿管插管　　　　　　　　　　　（2）（3）游离皮瓣

（4）（5）游离海绵体　　　　　　　　　（6）皮瓣与后尿道板缝合

（7）（8）（9）关闭膀胱

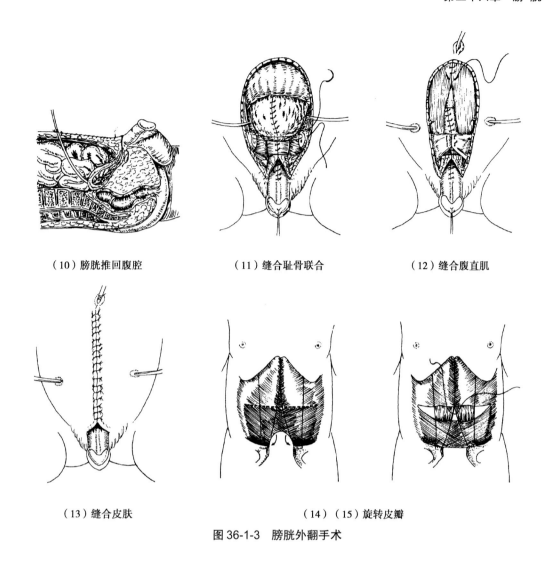

（10）膀胱推回腹腔　　　　（11）缝合耻骨联合　　　　（12）缝合腹直肌

（13）缝合皮肤　　　　　　　（14）（15）旋转皮瓣

图 36-1-3　膀胱外翻手术

第二节　输尿管结肠或小肠吻合术

输尿管结肠或小肠吻合术是尿流改道中常用的一种术式。当今可控制尿流改道已经成为泌尿外科的重要组成部分，在临床应用上需注意下列原则：①建立一个高容低压储尿库；②非管化和无蠕动储尿库；③输尿管和储尿库之间的抗反流；④建立可控制排尿（包括间歇导尿）机制。

本节重点介绍输尿管和储尿库之间的抗反流吻合技术和注意事项。

【手术适应证】

1. 神经源性膀胱反复发作肾盂肾炎，或行间歇性导尿期间有进展性上尿路恶化或无失禁造瘘术仍不能控制上尿路恶化者，常可见膀胱逼尿肌顺应性很差，纤维化严重者。

2. 盆腔恶性肿瘤治疗上需行永久性尿流改道者。

3. 任何原因引起膀胱严重纤维化致小膀胱者；膀胱外翻合并纤维化膀胱者。

一、无反流输尿管乙状结肠或横结肠吻合

【术前准备】

术前肠道准备 2～3 天。

【手术步骤】

平卧位,旁正中或正中切口,在髂血管叉远端显露腹膜后输尿管,并游离输尿管,注意保留血供。从肠系膜下动脉属支上分离一段乙状结肠或降结肠,长8～10cm,保留其血供完整,上、下结肠断端行端端吻合以恢复结肠的连续性;游离段结肠的近端予以封闭。

在游离结肠段的结肠带上选择4～5cm,用1:10万肾上腺素盐水在黏膜下层和肌肉之间进行浸润注射,不仅便于分离亦可防止血肿。在此处纵向切开浆肌层并在肌层与黏膜下分离出一间隙,向两侧潜行游离。在最远端的黏膜上剪椭圆形孔,把输尿管对系膜侧剪成匙面状,行输尿管结肠黏膜间断缝合(图36-2-1),浆肌层包埋输尿管间断缝合,形成一抗反流的隧道,缝合时应十分注意防止输尿管成角、折曲、压迫缩窄;在输尿管内放置支架管,经肠造口引出体外;游离段结肠的远端经皮肤做造口。

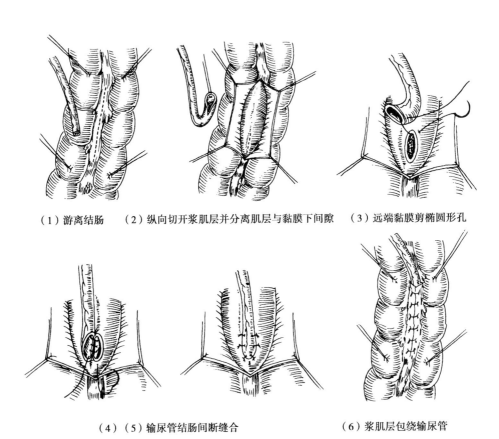

(1)游离结肠　　(2)纵向切开浆肌层并分离肌层与黏膜下间隙　　(3)远端黏膜剪椭圆形孔

(4)(5)输尿管结肠间断缝合　　　　　　　(6)浆肌层包绕输尿管

图36-2-1　输尿管结肠吻合术

二、回盲部导引储尿库,输尿管回肠吻合术

回盲部由于有回盲瓣的存在,形成一个自然抗反流机制,在这基础上进行缝合可使抗反流作用更强。亦有学者把回盲瓣这个抗反流机制做成可供间歇导尿的无失禁造瘘口。

【手术步骤】

平卧位,腹正中切口进腹。剪开后腹膜显露输尿管,游离左侧输尿管并将其牵向右侧,保留回结肠血管完整,游离8～10cm末端回肠、盲肠和右半结肠至肝曲,切断肠管,保留血供,形成回盲部孤立肠段,行回结肠吻合以恢复肠管连续性。

利用回盲瓣作为抗反流机制,可将回肠套叠状缝合在盲肠上,以加强抗反流作用,亦可将粗大的回肠在对系膜侧肠壁纵向卷曲缝合,术中试验抗反流能力应达60cmH_2O,将输尿管末端对系膜侧剪开,与回肠段吻合,支架管经右侧腹的结肠造瘘口引出。

三、输尿管乙状结肠吻合术

以前的输尿管乙状结肠吻合会造成尿粪合流和感染,成为术后许多并发症发生的根源。现在一些学者主张将降结肠经肛门括约肌内直肠后拖出,形成肛门括约肌控制的尿粪分流。另外,按前述的 Leadbetter 技术,采用一长隧道和输尿管黏膜及结肠黏膜直接吻合的加强抗反流机制,使此手术重新得以应用。

【手术适应证】

临床上儿童病例应用不多,因易并发肾盂肾炎、输尿管梗阻、结石形成、代谢废物吸收和输尿管乙状结肠吻合口处的腺癌,只在少数病例如膀胱外翻或盆腔肿瘤考虑应用。

【手术步骤】

手术方法同无反流输尿管乙状结肠或横结肠吻合,只是输尿管支架管经肛门引出。

四、乳头瓣法

在结肠袋上做一全层矩形瓣,基底部位于肠系膜侧,长度稍宽于输尿管周径,输尿管末端剪裁为匙面状,将结肠瓣外翻包裹输尿管缝成乳头状,输尿管内放置一支架管,完成缝合后把乳头推进结肠腔,间断缝合结肠。应防止缝合过紧引起输尿管狭窄(图 36-2-2)。

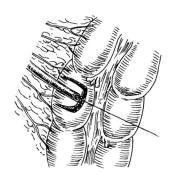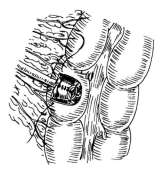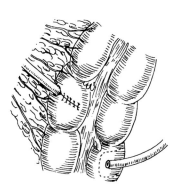

(1)结肠袋上做全层矩形瓣　　(2)结肠瓣外翻包裹输尿管缝合　　(3)间断缝合结肠

图 36-2-2　乳头瓣法输尿管结肠吻合术

第三节　膀胱憩室手术

先天性膀胱憩室临床上并非常见,但也非罕见。诊断先天性膀胱憩室首先应除外由于膀胱出口梗阻和神经源性膀胱引致的继发性憩室,后者在治疗上应针对原发病因进行处理。

先天性憩室几乎仅发生于男童,正常膀胱部分仍为光滑,或由于憩室排尿不完全造成轻度的小梁增生。

诊断主要依据 IVP 和排尿期膀胱尿道造影(voiding cystourethrography,VCUG)。膀胱镜检查的目的是了解膀胱输尿管反流与憩室之间的关系,除外膀胱出口的梗阻,且能对憩室本身定位,测量憩室颈的大小及与输尿管口或尿道内口之间的距离。为除外神经性损害,常还需行尿流动力学检查和括约肌肌电测定,这对怀疑神经源性膀胱的患者有重要意义。

【手术适应证】

1. 膀胱憩室合并慢性感染、结石及肿瘤者。

2. 梨状腹综合征(prune belly syndrome,PBS)患者合并巨大的脐尿管憩室并引起尿潴留和感染者应行切除。

3. 输尿管旁憩室,若很小且仅有轻度膀胱输尿管反流暂可观察,不少病例可随着小儿生长发育而自行消失;但如引起严重膀胱输尿管反流者,则应在手术切除憩室的同时修补输尿管旁的肌肉裂孔,纠正膀胱输尿管反流。

4.先天性膀胱憩室若不是梗阻引起,则单纯手术切除憩室即可;若是梗阻原因引致的大憩室,亦应在解除原发病因的同时行憩室切除。

【手术步骤】

1.耻骨上腹下横切口,显露膀胱,正中纵向切开膀胱壁,经憩室口插入导管,并寻找靠近憩室的输尿管口,亦插入一适当的输尿管导管[图36-3-1(1)],在憩室内充填湿纱布条,再转向膀胱外分离。

2.在膀胱外以锐、钝结合方式分离憩室。由于绝大多数患者为男性,因此要特别注意显露同侧的输精管和输尿管,以防损伤。

3.在近膀胱壁处横断憩室颈,用4-0肠线缝合膀胱黏膜,再以3-0 Dexon线缝合膀胱壁肌层[图36-3-1(2)(3)]。

4.对粘连不太重、口径大的膀胱憩室可经膀胱内切除。经膀胱内显露憩室口和输尿管口同上,在憩室口边缘缝合一圈牵引线,切开憩室周围膀胱壁,紧贴憩室壁向深部以锐、钝结合方式分离切除全部憩室。以可吸收线缝合膀胱壁肌层,用细肠线缝合膀胱黏膜(图36-3-2)。

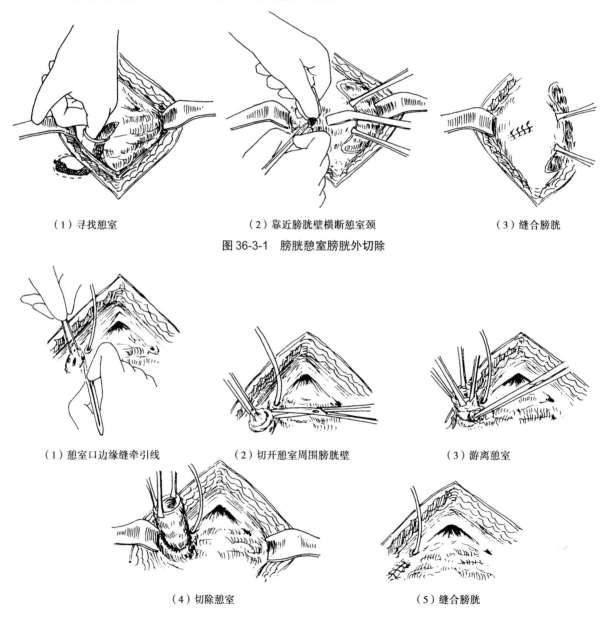

（1）寻找憩室　　　　　　　　（2）靠近膀胱壁横断憩室颈　　　　　　　　（3）缝合膀胱

图36-3-1　膀胱憩室膀胱外切除

（1）憩室口边缘缝牵引线　　　　　（2）切开憩室周围膀胱壁　　　　　（3）游离憩室

（4）切除憩室　　　　　　　　　　（5）缝合膀胱

图36-3-2　膀胱憩室膀胱内切除

5. 没有经常感染的病例可行憩室内黏膜剥除术,在分离时,黏膜下注入生理盐水以使黏膜间隙清楚,易于分离,以锐器分离直至全部切除,再逐层缝合。

6. 术后耻骨后橡皮条引流,3 天内拔除,膀胱造瘘管术后 1 周拔除。

第四节　膀胱颈梗阻手术

对原发性膀胱颈梗阻,曾经有许多错误的肯定和许多错误的否定,而成为几十年来的一个争论点。1933 年,Marion 报道在尸检中发现由于膀胱颈痉挛继发肾积水;20 世纪 50 年代末—60 年代初,膀胱颈梗阻是很"时髦"的诊断,不管男孩或女孩都诊断此病,并认为是泌尿系感染、膀胱输尿管反流的病因,甚至认为对诊断不清楚的患者可施行诊断性膀胱颈切开,以观察疗效。到 20 世纪 60 年代中期,开始否定本病,并认为膀胱颈梗阻引起肾积水是很罕见的,病理变化报告亦有很大差异,Marion 描述是膀胱颈的纤维性挛缩,Bodian 则报道为纤维组织和弹性组织增生(fibroelastosis);1965 年 Young 报道认为膀胱颈的变化是由于炎症和感染所致而不是原发性的;Kaplan 和 King 则发现病理变化有很大的不同,有正常的平滑肌组织和纤维组织、弹性组织的增生,这也解释了患者不同程度梗阻的表现;Bates(1975)相信某些患者可能像逼尿肌收缩那样,膀胱颈紧缩导致梗阻而并没有纤维组织增生的证据;Weod-Side 则证明膀胱颈梗阻是不协调或膀胱颈不能松弛的结果;Aanderson 等和 Yalla 等都证明确有解剖学异常,至少在罕见的病例有此证据。

小儿膀胱颈梗阻可分为原发性和继发性两种。原发性包括器质性和功能性两种;继发性包括后尿道瓣膜、尿道狭窄、神经源性膀胱、输尿管囊肿、上皮纤维息肉、输尿管肿瘤和医源性等。

现在很多学者都证明原发性膀胱颈梗阻是一种罕见病,而且只发生在男性,没有种族差异,其诊断过程就是膀胱颈梗阻性疾病排除的过程。X 线片和膀胱镜检都没有特征性表现,尿流动力学检查对诊断必不可少,表现排尿压升高,尿流率下降,盆底肌松弛反射正常。目前药物治疗膀胱颈梗阻效果不理想。继发性膀胱颈梗阻的治疗应根据其原发疾病而定。对原发性膀胱颈梗阻的手术,历史上曾应用 Y-V 成形术(图 36-4-1),现在认为应十分慎重,因为容易引起医源性尿失禁,而膀胱颈阻力增大可提供间歇导尿的可能,如果这个阻力丧失,则还必须增加阻力来防止失禁。通过膀胱镜行膀胱颈烧灼切开亦应慎重,不宜一次切开过多(图 36-4-2)。

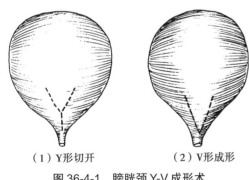

（1）Y 形切开　　　　（2）V 形成形

图 36-4-1　膀胱颈 Y-V 成形术

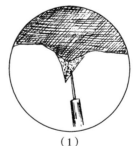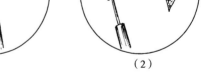

（1）　　　　　　（2）

图 36-4-2　内镜膀胱颈烧灼切开

第五节　尿失禁手术

小儿尿失禁可由于严重的解剖异常或由于控尿功能异常所引起。临床常见的功能性尿失禁,如不稳定性膀胱(unstable bladder)、遗尿(enuresis)、少排尿状态(infrequent voiding condition)等,治疗以非手术为主；而解剖异常的器质性尿失禁则常需外科治疗，而且还需针对不同病因给予适当治疗。

一、小儿尿失禁的机制和原因

根据 Ricardo Gonzalez 的意见，小儿尿失禁的机制和原因如下。

1. 充溢性尿失禁或慢性尿潴留

（1）逼尿肌无力：神经源性、肌源性。

（2）膀胱出口梗阻。

1）解剖结构性：后尿道瓣膜、输尿管异位开口、输尿管囊肿、欣曼综合征（Hinman syndrome）、神经源性膀胱。

2）功能性（括约肌松弛）。

2. 尿道阻力不足或括约肌衰竭

（1）解剖结构性：膀胱外翻、尿生殖窦畸形、双侧单输尿管异位开口。

（2）神经源性膀胱。

3. 膀胱容量过小

（1）小膀胱：膀胱外翻、输尿管异位开口、神经源性、医源性。

（2）无顺应性膀胱：后尿道瓣膜、神经源性、膀胱外翻。

（3）膀胱无抑制收缩：神经源性、非神经源性。

4. 混合性原因

5. 排尿开口在括约肌之外　瘘、重复畸形并异位输尿管开口。

6. 假性尿失禁　阴道排空（vaginal voiding）、尿道憩室。

小儿尿失禁的外科治疗是个复杂的问题，且不是依赖一种或几种特殊的手术方法就可以解决，而应根据不同病因做不同的治疗选择。临床上直接针对膀胱及括约肌功能的治疗方法有以下方面。

（1）观察其变化，部分患儿随着年龄增长尿控制能力逐渐完善。

（2）膀胱功能训练，包括生物反馈训练。

（3）药物处理，针对不同部位如逼尿肌或括约肌的功能起作用。

（4）自行间歇导尿。

（5）外科重建及尿道改建等。外科重建的目标是：①保存上尿路的正常解剖和功能；②实现没有泌尿系感染；③完全性尿控制无须尿收集器；④有足够容量的膀胱储尿；⑤膀胱低压排空；⑥社会可以接收等。治疗方法包括改善膀胱储存功能、加强膀胱排空功能及一些可控性尿流改道技术等。

二、改善尿储存功能的方法

（一）永久性选择性蛛网膜下腔阻滞（subarachnoid block）

将高相对密度（比重）的甘油与碳酸或乙醇经骶注入蛛网膜下腔，使蛛网膜下腔神经永久性阻断。蛛网膜下腔阻滞不如骶神经根切断术有那么强的选择性，且可导致阳痿、会阴区感觉丧失和下身轻截瘫（paraparesis）。

（二）骶神经根切断术

采用双侧骶神经前根或骶神经后根切断术可在膀胱测压和括约肌测压的控制下，进行各个骶神经根刺激和阻断，刺激时反应增强者可切断，如此可减少切断的不良效果。双侧骶神经根切断也可导致勃起功能丧失和肠功能暂时性损害。

近年来，选择性骶神经根切断已应用于增加膀胱容量，这是由于支配膀胱无抑制收缩的运动神经作用被去除而保留了正常的括约肌功能和性功能。

（三）膀胱扩大术

常用的膀胱扩大术是采用一片带血管蒂的肠或胃壁补片，缝合在切开的膀胱壁上，以使膀胱容量增大。在临床应用中,不管是结肠、回肠、回盲部,还是胃壁部应遵循以下原则。

1. 改造小球形重建大球形　为避免移植的补片在膀胱上呈一憩室样扩大,应把球形膀胱改变成为宽阔的两个瓣,然后在其间移植补片,使膀胱膨胀后仍成为一个球形。通常采用长的矢状切口,把巨大的膀胱分为左右两半,当两半分开后进行蚌壳膀胱成形术(bramble calm cystoplasty),即用一肠壁补片缝合其间。有学者主张行一巨大的冠状切口,但应注意勿损伤两侧供应膀胱的血管束。由于膀胱被分为两个巨大的逼尿肌瓣,就失去了使膀胱内压增高的张力;另外,只有如此才能使补片移植重建之后成为新的大的球形,从而最大可能地达到扩容作用,最终实现建立一个高容低压储尿库的目的。

2. 非管化原则　用肠管行膀胱扩大术的另一原则即应改造肠段的管状结构,把肠段剪开再缝制重建。比较 Camey 袋和 Kock 袋可发现,两手术都采用 35～40cm 长的一段回肠缝制成肠管储尿管,保留肠管完整的 Camey 袋其容量仅为 350～400ml,而非管化处理后的 Kock 袋可容纳 1 000ml。保留肠管完整和非管化处理对于术后达到尿可控制的比例亦有明显的差异,非管化处理后可控制率明显增高。

3. 无蠕动原则　即在缝制补片时应破坏肠管壁固有的蠕动活动。临床实践证明,经过无蠕动处理的补片术后达到尿自控的能力明显高于未行无蠕动处理者,如 Goodwin 和 Winter 设计的帽状补片技术,即将肠段对系膜侧完全剪开,两侧的纵轴边缘相对缝,横轴切缘则与宽大的膀胱开口相缝。临床上为了获得更大的膀胱容量,常采用肠管非管化,无蠕动处理,把系膜对侧缘切开后呈 U 形或 N 形,折叠缝合成一大补片,再缝合在膀胱切缘上,如此可更大限度地破坏肠蠕动对膀胱压力造成的不利影响(图 36-5-1)。

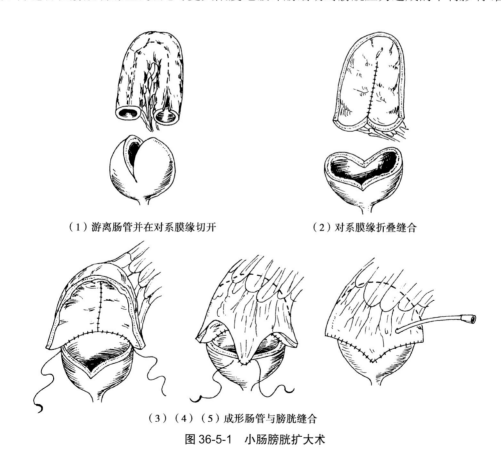

（1）游离肠管并在对系膜缘切开　　　　（2）对系膜缘折叠缝合

（3）（4）（5）成形肠管与膀胱缝合

图 36-5-1　小肠膀胱扩大术

4. 采用肠管的选择

(1)回肠:位于肠系膜上动脉的末端,肠系膜游离,采用时技术上较容易。但由于保留黏膜有回吸收功能,可能出现高氯性酸中毒,因而肾功能严重损伤的患者不宜应用;且过多切除回肠致胆盐回吸收的肝肠循环被破坏,胆盐刺激结肠上皮可能造成腹泻,所以采用回肠时不宜切取过多。

(2)回盲部:其应用的优缺点与回肠类似,神经源性膀胱患者常亦合并神经源性肛肠,其排便控制在一定程度上依赖慢性便秘,如果回盲部消失,结肠细菌就会自由进入小肠,改变了肠菌群的结构,从而出现腹泻。

（3）乙状结肠：比较易游离,且靠近膀胱,技术上容易完成,在老年人乙状结肠容易出现憩室,但儿童则无此顾虑,但结肠内细菌多,术前准备困难,若对一例脊髓发育不良的患者,亦常合并结肠运动功能减退,应用时宜慎重。

（4）胃壁：Adams 等在胃体部取一楔形胃壁,以左或右胃网膜动脉为血供,在结肠后转向盆腔（图36-5-2）。由于胃黏膜不吸收氯且多排出氯,胃内细菌少,术后出现感染的机会亦少,所以适用的范围更广些,但与任何带黏膜的肠道一样,存在黏液性尿结石和远期黏膜上皮恶变倾向等一些难以克服的弊病。此外,远期观察一些患者出现胃酸性膀胱炎也可造成临床棘手问题。

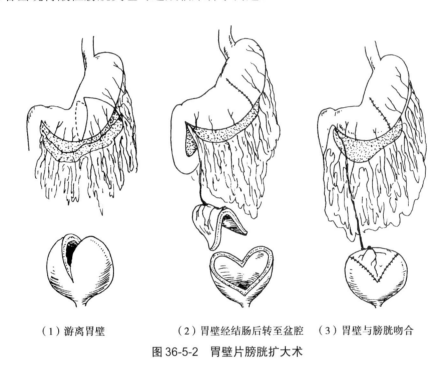

（1）游离胃壁　　　（2）胃壁经结肠后转至盆腔　　（3）胃壁与膀胱吻合

图 36-5-2　胃壁片膀胱扩大术

（5）去黏膜胃肠管平滑肌壁：采用去黏膜肠壁缝制成一平滑肌性补片,与膀胱壁缝合后,依靠膀胱黏膜的迅速生长覆盖在平滑肌补片上,从而更接近正常膀胱,且切除胃肠黏膜可消除许多由于胃肠黏膜引起的弊病（具体方法参见本章第六节神经源性膀胱手术）。

（四）增加尿出口阻力

以手术方法在膀胱颈部位增加尿排出的阻力,包括膀胱颈悬吊,可用肌瓣、筋膜瓣、膀胱瓣等,在耻骨上悬吊膀胱颈,以及经阴道尿道折叠术膀胱颈重建和人工尿道括约肌置入术。

以外科手段在膀胱颈以远平面提高尿出口阻力的方法包括外括约肌电刺激、尿道压迫、尿道周围Teflon 注射和人工尿道括约肌等。

1. 膀胱颈悬吊　　肌肉瓣,如肛提肌瓣、会阴肌、股薄肌和锥状肌。

Millin（1932）提出用锥状肌及其筋膜条围绕膀胱颈。由于来自侧方的供应血管常可在手术时得以小心保护,且锥状肌可连接一束腹肌鞘,所以围绕膀胱颈后缝合于对侧耻骨结节常无多大困难,对适合病例仍不失为一个临床应用选择。

Verges-Flague、Mathisem 采用肛门外括约肌呈袢状压迫尿道球部,使其成角,增加阻力。

Aldridge（1942）采用腹外斜肌筋膜瓣围绕膀胱颈,其他各种远处移植或附近转移的筋膜瓣亦都可用以增加尿出口阻力。

2. 膀胱颈远处尿道悬吊术　　在女性压力性尿失禁患者常采用膀胱颈远处尿道悬吊术,并认为膀胱颈位置下降和活动是导致此类患者尿失禁的重要因素。治疗可通过抬高和固定膀胱颈，来实现尿控制能力的恢复。

（1）Marashall-Marchett-Krantz 法

【手术步骤】

患者置于截石位，臀部略抬高，膀胱留置 Foley 尿管，以无菌生理盐水充盈。在耻骨联合上 2cm 处做一横切口，分离膀胱颈及尿道周围，分离出尿道近端 1cm，这时位于膀胱的 Foley 尿管可作为膀胱颈和尿道位置的标志，必要时可切开膀胱，以更好地确定尿道及膀胱颈的位置。用 3 根可吸收线从尿道和膀胱颈旁的阴道外周表面进针，再缝合在耻骨联合一侧，对侧与此侧相距 1cm 处相应部位同样缝合 3 针。如果耻骨联合太窄，可缝合在耻骨骨膜上（图 36-5-3）。或者按 Burch 描述的把阴道周围组织缝合在耻骨梳韧带上，以提高和固定膀胱颈的位置。在进行此操作时需十分小心，缝针切勿刺穿阴道壁或尿道壁，手术时助手手指应在阴道内向上抬举，帮助缝合并控制张力，直至结扎完毕并认为满意为止。近头侧再将膀胱前壁和腹直肌缝合数针，以便更好地固定，置橡皮条引流，切口逐层关闭。Foley 尿管在术后第 5 天拔除。

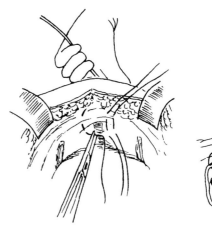

（1）膀胱颈与耻骨联合缝合　（2）膀胱颈缝至耻骨骨膜

图 36-5-3　Marashall-Marchett-Krantz 手术示意

（2）经阴道尿道中段悬吊术：因手术简单、创伤性小、并发症少，成为目前治疗女性压力性尿失禁的首选方法。

【手术步骤】

患者取截石位，于尿道中段部位切开阴道前壁 1.5cm，稍微游离阴道前壁，尿道的两侧向耻骨方向游离隧道，穿刺针通过隧道沿耻骨联合背侧上行，并于腹直肌两侧耻骨联合上穿出皮肤。引出经阴道无张力吊带（tension free vaginal tape，TVT），拉紧吊带，拉紧时尿道内放置一 14 号金属扩张器，以防过紧而致术后排尿困难。膀胱镜观察，确定膀胱、尿道无损伤后，放置导尿管。

手术后第 2 天拔除导尿管，试行排尿，如出现排尿困难、尿潴留，则行尿道扩张，直至能自行排尿为止。

3. 经阴道尿道紧缩术　由 Keuy 于 1913 年最初提出，King 和 Wende 于 1969 年对此手术提出改良，并应用于女孩尿道松短或膀胱颈功能不全的病例。

【手术步骤】

患者置于截石位，床尾略抬高。对于青春前期女孩，因其阴道尚未发育，常需在前侧方切开阴道口，以扩大显露。放入尿道镜以观察膀胱颈，若随着尿道镜外撤，膀胱颈及尿道仍不能闭合，则证实有功能不全存在。插 Foley 尿管，充盈气囊，向外牵拉至球囊在膀胱颈部受阻处停止，并以该管的气囊和尿管作为膀胱颈和尿道的标志。在前距尿道口 1cm，后距膀胱颈 3～4cm 的阴道前壁正中做一纵向切口，阴道壁切缘以组织钳（Allis 钳）夹住，并将阴道前壁从膀胱底和尿道壁上分离下来，这时可很容易见到膀胱颈，并可用手指触摸 Foley 管球囊得以证实，褥式缝合（进针距为 0.5cm）折叠膀胱颈，如此缝合 3 针，缝合应自膀胱延续至尿道（图 36-5-4）。拔除尿管再用尿道镜复查。通常

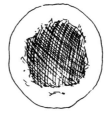 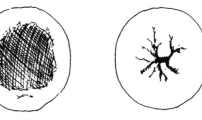

（1）放入尿道镜观察膀胱颈　（2）退镜后膀胱颈不闭合

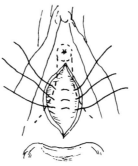 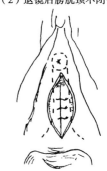

（3）褥式缝合折叠膀胱颈　（4）膀胱颈折叠完成

图 36-5-4　经阴道尿道紧缩术

再做一层折叠缝合，使膀胱颈缩至正常形态，一旦发现缝合尿道壁，应立即去除。在尿道镜监视下认为膀胱颈折叠缝合满意，再换 Foley 尿管，阴道壁用可吸收线连续缝合，修补阴道切开处，阴道内充填聚维酮碘纱条，2 天后拔除，术后 5～7 天拔除尿管。此术经阴道进行游离，并不影响耻骨后间隙，即使手术效果不理想，日后仍可进行通过膀胱前耻骨后的手术，包括人工尿道括约肌置入术。

4. 膀胱颈延长及膀胱颈重建

（1）膀胱前壁肌瓣膀胱颈延长：Barnes 和 Wilson 于 1949 年发表采用膀胱肌瓣的方法重建膀胱颈和尿道。自 20 世纪 60 年代末至 80 年代初，Tonagho 研究并改良了此手术。

【手术步骤】

平卧位，骨盆下方垫高使髋过伸，插导尿管，注入无菌生理盐水使膀胱呈半充盈状态。在耻骨联合上两横指做一横切口，锐、钝结合方式行膀胱前壁和膀胱颈的解剖分离。在男孩需切断耻骨前列腺韧带，显露膀胱颈和前列腺的侧方。在膀胱半充盈状态，自膀胱颈前上方取 2cm 宽、2.5cm 长、基底 2.5cm 宽的一膀胱逼尿肌瓣，取瓣时在肌瓣四角处缝 4 根线作为标志，并在膀胱和尿道交界处横断，但不损伤支持结构。在男孩可见精囊和输精管壶腹部。膀胱前壁肌瓣以 10～12F 的 Foley 尿管作为支架，用可吸收线缝合制成管状，而膀胱三角区横向缝合与肌管形成"⊥"形，再把缝制的管道与原尿道断端吻合（图 36-5-5）。

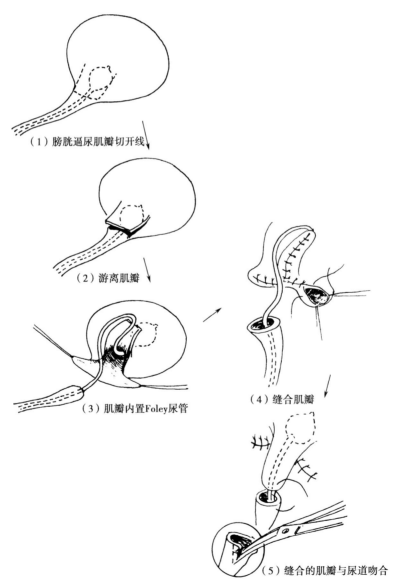

（1）膀胱逼尿肌瓣切开线

（2）游离肌瓣

（3）肌瓣内置 Foley 尿管

（4）缝合肌瓣

（5）缝合的肌瓣与尿道吻合

图 36-5-5　膀胱前壁肌瓣膀胱颈延长

若前列腺部尿道过分扩张,可将其前壁楔形切除一块以缩小尿道管径,使吻合满意。以蕈状尿管在膀胱顶部行造瘘。膀胱造瘘管和尿道导尿管应留置3~4周,以保证其完全愈合。拔除造瘘管时应先去除尿道导尿管,测量残余尿后再拔除造瘘管。

(2)膀胱颈重建术:Young 于1907年首先报道此手术,后来 Dees 和 Leadbetter 先后做了改良此术的报道。以下介绍目前临床广泛应用的 Young-Dees-Leadbetter 手术。

【手术适应证】

主要适用于膀胱外翻和尿道上裂手术修补后仍然尿失禁者。

【手术步骤】

平卧,手术台头侧略下降,下腹部正中切口,锐、钝结合方式分离膀胱颈和尿道前方间隙,并向两侧方延伸,勿向背侧游离,以保证背侧血管神经供应不受损害。在正中纵向切开膀胱前壁直至尿道,显露膀胱三角,行双侧输尿管再植,其目的不仅为抗反流,亦把输尿管自膀胱颈移开,以使膀胱三角成为膀胱颈重建的材料。方法是经膀胱内游离约2cm长的输尿管,交互向对侧方向延伸,黏膜下隧道内下走行,并在对侧输尿管开口之上缝合固定[图36-5-6(1)~(3)]。另一方法是将游离的输尿管拐向同侧头端或近端,黏膜下隧道内走行,并重新开口固定[图36-5-6(4)]。在膀胱三角的中部达前列腺部或后尿道部保留一18~22mm宽、30mm长的完整黏膜长条,两侧三角形的膀胱黏膜以锐性剥离去除,将保留的黏膜长条自上而下用 Dexon 线间断缝合,并把线结打在黏膜外,卷制成尿道,是为第一层;第二层,将一侧的膀胱肌瓣片与对侧已剥去黏膜的膀胱肌做间断褥式缝合,作为重叠缝合的内叶;第三层,将另一侧膀胱瓣片牵至对侧已缝好的膀胱瓣片(内叶)的浅面行间断褥式缝合。保留最后3针不剪除,作为缝合在耻骨联合上的悬吊线。在膀胱颈管化之后,再按筋膜袢膀胱颈悬吊法,将一长条腹直肌前鞘绕过膀胱颈后方固定缝合在耻骨上[图36-5-6(5)~(14)]。

手术期间用压力计测量尿道闭合力应为70~100mmH$_2$O。尿道功能长度亦应与其年龄相符,通常男性达2.5cm,女性达2cm。

术后尿道不保留导尿管,仅保留细导管为其支架管。再次手术的保留一3F导管为宜,术后支架管保留10~14天,耻骨上造瘘管保留3周。

【术后处理】

1.拔除尿道导尿管后继续膀胱造瘘管引流至3周,夹管拔除膀胱造瘘管之前应试行排尿。若有尿道梗阻,可试行轻柔地扩张尿道并建立间歇导尿。尿道扩张应保持正好可以排尿而又不至于过宽,以免失禁。

2.保留耻骨上造瘘管期间行 IVP,以记录上尿路状况。如果小儿在10~15分钟能保持不湿裤,则日后发展和长期效果多可达满意。

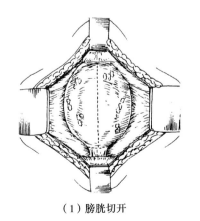

(1)膀胱切开

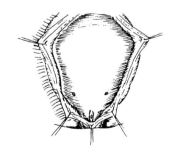

(2)游离输尿管

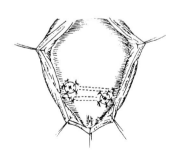

(3)输尿管交叉缝至对侧

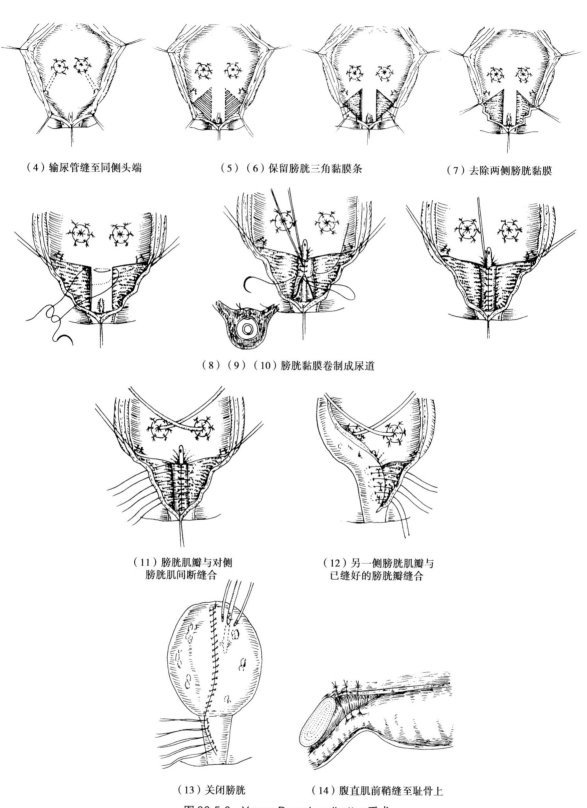

（4）输尿管缝至同侧头端　　（5）（6）保留膀胱三角黏膜条　　（7）去除两侧膀胱黏膜

（8）（9）（10）膀胱黏膜卷制成尿道

（11）膀胱肌瓣与对侧
膀胱肌间断缝合

（12）另一侧膀胱肌瓣与
已缝好的膀胱瓣缝合

（13）关闭膀胱　　（14）腹直肌前鞘缝至耻骨上

图 36-5-6　Young-Dees-Leadbetter 手术

3. 膀胱颈重建之后,尿频是个常见的问题,首先应控制感染,耻骨上尿管拔除之前应行尿培养确定尿无菌,并术后 4 个月连续用抗生素防止感染,如果尿培养为阴性,但仍有尿频,可给予盐酸丙米嗪 10mg,2~3 次 /d,常可控制症状,通常 4~6 周后可以减少剂量并逐渐停止使用。

4. 术后 4~6 个月行 IVP 复查、尿细菌培养和药敏试验,监测残余尿,并以 B 超和 IVP 检查上尿路状态,术后 1 年行膀胱造影。

术后随着功能的恢复和完善,通常在 3~18 个月不湿裤的间歇期逐渐延长,每次排尿量增加并出现尿意,逼尿肌的功能亦逐渐改善并可自行控制。通常在白天控制能力恢复后,晚上仍有遗尿,这会持续较长一段时间,随着膀胱容量增大和睡眠方式的成熟,遗尿亦随之好转。

5. 防止泌尿系感染的药物应用需持续 6~12 个月,必要时还应延长。

(五) 人工尿道括约肌

人工尿道括约肌的设计至今已 20 余年,从发展到完善,从临床试用到推广应用,一些中心的设计已经比较成熟,但争论仍然存在,尤其对小儿病例的应用尚需更长时间的临床观察。目前应用较多的是 AS800 型(American medical system),其装置包括一个放在膀胱颈的袖套,一个压力调节囊和一个安装在阴囊或阴唇的泵和活瓣机制,袖套内有一层牢固的衬里,在袖套膨胀时直接压迫尿道,其内充填润滑剂使之经久耐用,袖套 2cm 宽,周径为 4.5~11cm;富有弹性的压力调节囊应事先定好压力,且在充盈液体时维持压力在一定范围内(图 36-5-7)。调节囊的压力保持在 51~60cmH$_2$O 至 71~80cmH$_2$O。泵内充盈液体,通过活瓣和导管与袖套和调节囊内的液体相互交通,并以其相互传递控制压力改变。当袖套的压力下降,尿流可排出或可行导尿;而静息状态,液体流回袖套,平衡了袖套和调节囊的压力,自动关闭尿道,这可在数分钟内完成。此外,还有一个阻断装置功能键在手术后一段时间或日后特殊状态时启用,阻断装置阻止液体流入袖套,使括约功能失去作用,维持膀胱颈在开放状态,对儿童患者常采用阻断装置和泵分开的设计,活瓣的阻断装置安在皮下组织,以减小泵的体积,可安放在儿童的阴囊或阴唇。

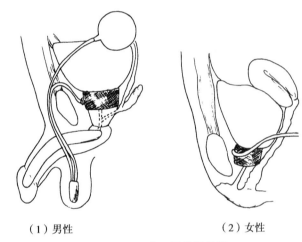

(1)男性　　　　　　(2)女性

图 36-5-7　人工尿道括约肌

【手术适应证】

1. 泌尿系统经常感染并非人工尿道括约肌手术的反指征,但在施行手术时必须证实尿无细菌。

2. 无膀胱输尿管反流:出现膀胱输尿管反流的患者,必须在行人工尿道括约肌置入前纠正。

3. 有能力操作间歇导尿。

4. 膀胱容量足够大,膀胱顺应性好,无不自主收缩。

【术前准备】

术前 1 小时开始应用青霉素 20 万~80 万 U,庆大霉素 1mg/kg,之后 5 天每 8 小时给一剂抗生素。患者术前可自行排尿的,应行残余尿测定。

【手术步骤】

插 Foley 尿管,排空膀胱,充盈气囊。平卧位,在耻骨联合上 2~3cm 做一弧形切口,皮肤及皮下组织向上、下翻开,在正中纵向切开膀胱前组织,在耻骨后间隙钝性分离,经膀胱颈两侧深入,男性在精囊前方、女性在阴道前方,可见膀胱颈旁纵向粗大的静脉行走,常需电凝烧灼,在膀胱颈和此静脉的间隙分离,两侧同时向深部进行,并不时用手指触摸以证实分离的间隙是否正确。分离膀胱颈后壁时,应小心防止损伤。当膀胱颈周围完成一圈的分离面后,用一血管阻断带绕过。在膀胱内注入亚甲蓝以排除分离时膀胱颈损伤,若证实损伤,应立即在远离膀胱颈的膀胱前壁纵向切开膀胱,寻找裂口行两层修补缝合。

缺乏经验的医师可事先在较高位置切开膀胱，并以手指在膀胱内导向，分离膀胱颈周围间隙，以避免膀胱颈损伤，膀胱切开处应远离人工尿道括约肌置入处，测量膀胱颈周径，以选择合适的人工尿道括约肌型号，袖套囊充盈液体，安放在膀胱颈，连接管道经筋膜戳口导入皮下间隙，在腹前壁肌肉与腹膜之间分离出一潜在间隙，通常在左侧，以容纳压力调节囊，连接此囊的管道亦经筋膜带进入皮下。人工尿道括约肌装置充满液体，反复仔细检查安装的位置及连接通道是否合适，有无渗漏。伤口以抗生素溶液冲洗，关闭腹直肌前鞘，在右侧阴囊或阴唇分离出一间隙，以安放括约肌泵。调整连接并试验括约肌的功能，关闭功能键使其不起作用，缝合皮下组织、皮肤，局部加压包扎，防止积血。

人工尿道括约肌置入术后 6 周，开放功能键系统，使其功能开始起作用，同时行 B 超检查以除外可能存在的肾积水。让患儿和家长十分熟悉人工尿道括约肌的用法。术后 3 个月、6 个月测定膀胱压力，肾和膀胱 B 超检查，其后每年复查 1 次，对膀胱内压高的患者，还应行排尿期膀胱尿道造影。

【术后并发症的预防及处理】

1. 功能不佳　多在术后即发现其功能不佳，大多由管道折曲或扭曲所致，通常是埋植时技术上的错误。亦可能由于患儿生长后出现迟发性功能不佳，其临床表现逐渐出现和加重，需重新更换人工尿道括约肌。

2. 感染　早期出现感染，多系技术上的不当和手术污染。一旦出现应全部去除，远期出现则常与腐蚀、糜烂有关。

3. 装置系统压迫、腐蚀与糜烂　出现膀胱颈、阴囊或阴唇部位腐蚀和糜烂，多发生于原来在此处已行手术的病例，所以就人工尿道括约肌置入指征来说，应该是外科治疗的首选，而不是补救手术，如此可达较高的成功率。腐蚀、糜烂后出现感染、局部压迫、血供不良则是腐蚀和糜烂的主要原因。膀胱颈腐蚀、糜烂几乎都在置入人工尿道括约肌后 1 年出现，其临床表现为血尿、感染和尿失禁复发，治疗应该拆除人工尿道括约肌装置，采用其他治疗方法。

4. 尿潴留　若置入人工尿道括约肌在青春期施行，随青春期到来，前列腺发育变大，若其位置位于袖套的包绕范围之内，结果出现梗阻和尿潴留，这时可改为间歇导尿或手术更换袖套。

5. 尿失禁复发　人工尿道括约肌系统内液体泄漏，表现为手术后有一段时间括约肌功能良好，然后又出现尿失禁。最常见的原因是人工尿道括约肌系统内液体泄漏，一旦出现应更换全部系统。手术期间确定泄漏部位是不可能的，由于原来人工尿道括约肌装置的纤维鞘已经形成，所以重新置入并不困难，仅是连接管道和调试。

三、改善膀胱排空能力

1. 增强膀胱收缩能力　对逼尿肌及括约肌协调型神经源性膀胱，如果其逼尿肌为低张力、低反射膀胱或无张力、无反射膀胱，可采用对膀胱直接电刺激、腹直肌转位直接压迫膀胱或去黏膜肠管包绕膀胱，以加强膀胱逼尿肌的手术（详见本章第六节神经源性膀胱手术）。

2. 降低膀胱出口阻力　对先天性膀胱颈挛缩（congenital bladder neck contracture）在本章第四节提及。对神经源性膀胱，尤其对逼尿肌和括约肌不协调型患者，曾在临床上采用 Y-V 成形或经膀胱镜膀胱颈切开，或膀胱外括约肌切开术，或阴部神经切断术，但由于均为非病因性治疗，很难很好地做到可排尿而不尿失禁。随着自我间歇全排空导尿的普遍接受，对这种患者的治疗已逐渐采用间歇导尿，这些易引起医源性尿失禁的治疗也逐渐被摒弃。

四、尿道改道，建立活瓣机制和间歇导尿

1980 年，Mitrofanoff 介绍了应用输尿管或阑尾的小口径导管潜行于膀胱黏膜下建立活瓣机制，然后行间歇导尿，如此可获得十分满意的尿控制。这种潜行于黏膜下的小口径导管创造的瓣膜效应，后来被称为 Mitrofanoff 原理（图 36-5-8），不仅应用于膀胱，亦应用由肠管缝制而成的储尿库；不仅应用小口径的阑尾或输尿管，亦可采用剪裁的肠管或膀胱壁，且都获得很高的成功率。其中临床采用较多的是

Kropp 和 Angwato 的技术,他们用膀胱前壁逼尿肌缝制成一管,长度为 3～7cm(儿童病例常用 4～5cm)。此膀胱壁管保留与尿道的连续性及血供的供给,膀胱三角区开口在双侧输尿管口中间上方,且在膀胱三角中央的黏膜隧道下,此管又重新在膀胱颈后壁作为一瓣膜机制防止尿液外溢,但可插入导尿管间歇导尿(图 36-5-9)。此类手术的应用要求是有一个高容低压的膀胱或储尿库,一些患者需行膀胱扩大术以满足此要求;其次是要考虑患者及家长可施行间歇导尿,任何对定期间歇导尿的不经心或膀胱的低容高压都会导致危险的上尿路恶化。

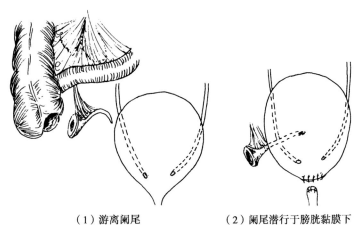

（1）游离阑尾　　　　　　　（2）阑尾潜行于膀胱黏膜下

图 36-5-8　Mitrofanoff 手术

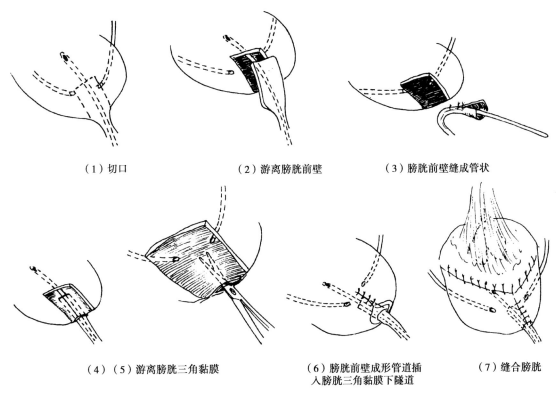

（1）切口　　　　　（2）游离膀胱前壁　　　　　（3）膀胱前壁缝成管状

（4）（5）游离膀胱三角黏膜　　　　　（6）膀胱前壁成形管道插　　　　　（7）缝合膀胱
　　　　　　　　　　　　　　　　　　　入膀胱三角黏膜下隧道

图 36-5-9　Kropp-Angwato 手术

第六节　神经源性膀胱手术

神经源性膀胱的外科治疗方法可分为改善储尿功能、改善排尿功能、加强盆底肌、生物反馈和电刺激治疗、腰神经替代骶神经重建及防治并发症六类。每类都包括多种手术方法,而每种方法通常是针对某一种或数种膀胱尿道功能障碍类型的,因而都有其适用范围和局限性,必须根据患儿的具体病情选用其中一种或数种手术方法联合应用,方能取得较为满意的疗效。这些方法大多数并不是神经源性膀胱特有的外科治疗方法,许多已在本书的有关章节做了详细论述,因而本节仅介绍三种具体手术方法,对其他手术仅涉及适应证、禁忌证、选用原则及注意事项等。

一、增加储尿功能的手术

这类手术包括各种膀胱扩大术和增加膀胱出口阻力的手术。

(一)膀胱扩大术

膀胱扩大术包括回肠或结肠膀胱扩大术、胃壁膀胱扩大术及回肠或结肠浆肌层膀胱扩大术等,适用于逼尿肌反射亢进及高压低容的无弹性膀胱,表现为膀胱容量小,顺应性差,充盈压高($>40cmH_2O$),有自发或诱发的逼尿肌无抑制性收缩,多有逼尿肌尿道括约肌协同失调,容易导致膀胱输尿管反流和反流性肾病。膀胱扩大术后增加了膀胱容量,降低了充盈压力,减轻了逼尿肌的异常收缩,从而改善了排尿控制能力,防止膀胱高压和膀胱输尿管反流对上尿路的损害。

以肠段为材料做膀胱扩大时,主张应用非管形化原则切断肠壁环形肌层,消除肠蠕动。如此,可避免术后尿失禁和新膀胱内高压,又可达到以尽可能短的肠段重建低压高容膀胱的目的。但应用肠道行膀胱扩大术时,因肠肌层的收缩能力不够,不能确保膀胱有效排空;亦因肠段有消化道黏膜而易引起尿路感染,结石,黏液团梗阻,水、电解质代谢紊乱及酸碱平衡失调,并有黏膜恶变的可能。因而提出了带蒂胃壁膀胱扩大术和肠浆肌层膀胱扩大术,克服了上述缺陷,取得了满意的临床结果。

本节介绍回肠浆肌层膀胱扩大术(bladder augmentation with seromuscular segment)。

回肠或结肠浆肌层膀胱扩大术由 Shoemaker 于 20 世纪 50 年代提出,他和以后一些学者的实验表明:去除了消化道黏膜后,新膀胱内可通过黏膜再生和爬行覆盖一层变移(移行)上皮。陈雨历等对去黏膜技术做了改进,同时保留膀胱黏膜和应用双层浆肌层行膀胱扩大,克服了术后发生扩大部分挛缩及肠黏膜残留与再生问题。

膀胱扩大成形术可使用不同的肠管,各有利弊(表 36-6-1)。

表 36-6-1　各段胃肠道应用于小儿膀胱扩大成形术的优点及不足

胃肠道	优点	不足
回肠	顺应性最佳,黏液分泌比较少	腹泻,维生素 B_{12} 缺乏,肠系膜较短,高氯性代谢性酸中毒,肌层较薄弱
乙状结肠	易于松解,方便输尿管再植,肌层较厚实	单位收缩,顺应性较差,黏液较多,高氯性酸中毒,穿孔风险
回盲肠	回盲瓣可用于构建抗反流,可获得较大的新膀胱容积,血供稳定	腹泻,并不适用于所有患者,有收缩性
胃	避免短肠综合征,黏液分泌极少,感染情况较少,易于输尿管再植,肌层较厚	低氯性碱中毒,节律性收缩,血尿 - 尿痛综合征

【手术适应证】

1．药物治疗无效的逼尿肌反射亢进及高压低容性膀胱。

2．膀胱外翻整复术后膀胱容量过小者。

3．各种原因所致的挛缩性膀胱。

【术前准备】

1．改善全身营养状况及纠正水、电解质代谢紊乱及酸碱失衡。

2．给予有效的抗生素以预防和控制感染。

3．肠道准备。

4．备血200～400ml。

【麻醉与体位】

连续硬膜外麻醉或静脉全身麻醉。仰卧位。

【手术步骤】

1．腹皮纹横弧形切口[图36-6-1(1)(2)]或下腹正中切口。

2．距回盲部10cm向近端选择一段有适当血液供应的回肠,长20～25cm。游离该段的肠系膜,保留其独立的血管供应,切断其与周围的血管交通,直到肠壁[图36-6-1(3)(4)]。

3．在选用段肠管的一端切开浆肌层,但勿切破黏膜以免引起污染。要点是在仔细切割肠壁肌纤维的同时,用刀刃沿肠管纵轴方向推刮,以寻找出浆肌层与黏膜下层间的间隙[图36-6-1(5)]。用同样的方法在肠段另一端环形切开浆肌层和寻找平面。

4．用血管阻断夹夹住选用段肠系膜,暂时阻断血供,再用肠钳夹住选用段肠管两端。以撕脱和用手指捏住推剥的方法,把肌层和黏膜下层完整分离并剥离至选用段肠管的中段。同法从另一端剥离浆肌层至中段,最后形成一个浆肌层和黏膜层双重套管[图36-6-1(6)]。

5．黏膜层套管两端用粗丝线结扎。在结扎处和肠钳之间切断黏膜层套管,断端消毒后将黏膜管从浆肌层套管内抽出[图36-6-1(7)]。

6．去除肠系膜蒂的血管阻断夹,制成的浆肌层套用生理盐水纱布加压包裹止血,放入腹腔内备用。修剪保留肠道的两断端,对端吻合以恢复肠道的连续性[图36-6-1(8)]。

7．正中矢状切开膀胱肌层,边切边用刀向两旁推剥肌层直至黏膜膨出切口水平,并估计膀胱容量够大时,最后使膀胱肌层成为两个大的翼瓣[图36-6-1(9)]。

8．将制备的带蒂肠浆肌层套压扁,折叠排列成U形或N形,用可吸收线缝合成双层浆肌层肠片[图36-6-1(10)]。

9．将双层浆肌层片缝合于膀胱肌层切开处[图36-6-1(11)]。

10．膀胱造瘘。缝合腹壁各层并放置耻骨后引流管。

【术后处理】

1．静脉内给予有效抗生素3～5天。

2．加强营养,纠正贫血及维持水、电解质平衡。

3．禁食至肠道功能恢复。

4．保持膀胱造瘘管通畅,必要时做膀胱冲洗。术后2～3天拔耻骨后引流管,两周后拔膀胱造瘘管。

5．出院后间歇性导尿,残余尿量小于患儿膀胱容量的10%～20%时停止。

6．术后定期复查血肌酐、尿素氮;术后3个月行B超检查或静脉肾盂造影、排尿期膀胱尿道造影,了解有无上尿路积水、膀胱输尿管反流、肾功能及膀胱的状况。术后6个月行下尿路尿流动力学检查评价膀胱功能的改善程度。

【术后并发症的预防及处理】

1．游离选用段肠管系膜时,要保证肠片与膀胱缝合后血管蒂无张力,以免影响血供,引起补片缺血坏死。

2．应注意缝合选用段肠系膜间隙,防止术后内疝发生。

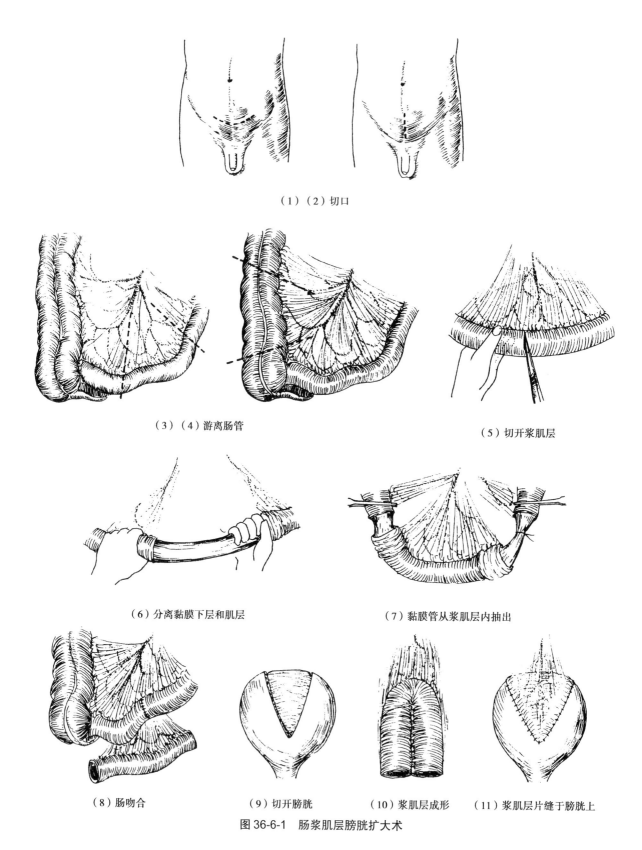

（1）（2）切口

（3）（4）游离肠管

（5）切开浆肌层

（6）分离黏膜下层和肌层

（7）黏膜管从浆肌层内抽出

（8）肠吻合

（9）切开膀胱

（10）浆肌层成形

（11）浆肌层片缝于膀胱上

图 36-6-1　肠浆肌层膀胱扩大术

（二）增加出口阻力的手术

此类手术包括膀胱颈和后尿道手术，如膀胱颈延长术、膀胱颈紧缩术、膀胱颈悬吊术、膀胱颈重建术（如 Young-Dees-Leadbetter 手术）和尿道周围 Teflon 等注射等。这类手术适用于膀胱出口阻力低或无阻力的神经源性膀胱，经药物治疗无效或不能有效提高尿道阻力者。这类患儿多表现为功能性尿道长度过短，最大尿道压降低，尿道关闭压降低、消失；外括约肌肌电图（EMG）示部分性或完全性下运动神经元性损害；排尿期膀胱尿道造影（VCUG）示充盈期膀胱颈呈漏斗状等。如果尿道外括约肌尚有足够的神经支配，使尿道保持一定的阻力，在腹内压增高时尿道仍有反应性阻力增加，则施行膀胱颈手术效果良好。笔者应用较多的是膀胱颈悬吊术、膀胱颈紧缩术和膀胱壁管形瓣延长术。而在 20 余种膀胱颈悬吊术中，应用较多的是锥状肌（Goebell）悬吊术。施行膀胱颈手术增加膀胱流出阻力后，常需配合应用间歇导尿术以保证膀胱有效地排空，防止上尿路损害。人工尿道括约肌装置不能随患儿生长，且术后并发症发生率高，国内尚未见报道。

二、改善排空功能的手术

这类手术包括加强膀胱逼尿肌收缩能力和降低膀胱流出阻力两类手术。

（一）加强逼尿肌收缩能力的手术

手术适用于逼尿肌反射低下或无反射性神经源性膀胱的患儿，临床上多表现为尿潴留、充溢性尿失禁；膀胱测压呈低平曲线，残余尿量多，膀胱容量大，膀胱感觉减退或消失，充盈期内逼尿肌对各种诱发试验无反应性收缩或仅有轻微的反应性收缩，顺应性正常。但此类患儿晚期出现肌肉纤维化，顺应性差时则不适宜做此类手术。这类手术包括肠浆肌层膀胱包绕术和腹直肌转位术。

以下介绍肠浆肌层膀胱包绕术（bladder wrapped in seromuscular segment），此手术的基本原理是应用一段去黏膜的带蒂回肠或结肠包绕缝合于膀胱外面。如此，可利用肠平滑肌层增强逼尿肌的收缩能力，更重要的是带来了与膀胱类似的自主神经支配，使患儿有可能部分恢复逼尿肌功能和重新建立排尿反射。动物实验表明，肠浆肌层的神经末梢能够长入去神经的逼尿肌内。临床应用中部分患者效果满意，另一些则效果不佳，后者主要与逼尿肌纤维化有关。

【手术适应证】
逼尿肌无反射或反射低下而保守治疗无效或效果不佳者。

【手术禁忌证】
逼尿肌纤维化严重，膀胱顺应性差者。

【术前准备】
同肠浆肌层膀胱扩大术。

【麻醉与体位】
同肠浆肌层膀胱扩大术。

【手术步骤】
1. 手术切口同肠浆肌层膀胱扩大术。
2. 以前述肠浆肌层膀胱扩大术中介绍的去黏膜方法制备一段带蒂肠浆肌层套，长约20cm。
3. 显露膀胱，去除其外层纤维膜，裸露逼尿肌，仔细止血。
4. 肠浆肌层套系膜对侧缘纵向剪开［图36-6-2（1）］。
5. 肠浆肌层片排列成 U 形，用可吸收线将 U 形肠片的两内侧缘与膀胱肌层连续缝合：方向是从膀胱后面近膀胱颈处开始，沿膀胱纵轴绕过膀胱底至膀胱前面近膀胱颈处［图36-6-2（2）］。
6. 于 U 形肠片的两侧继续纵向折叠排列，缝合固定剩余的肠片至膀胱基本被包绕［图36-6-2（3）］。
7. 放置耻骨后引流管，逐层关闭切口。

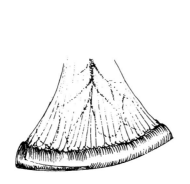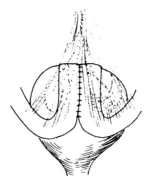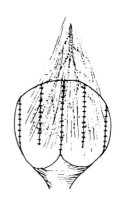

（1）浆肌层套对系膜缘切开　　（2）U形肠片与膀胱肌层缝合　　（3）缝合固定剩余的肠片至膀胱

图 36-6-2　肠浆肌层膀胱包绕术

【术后处理】

1. 持续性导尿至术后 7～10 天改为无菌间歇性导尿，每日 4～6 次，每次完全排空膀胱。出院后行清洁性间歇性导尿，到残余尿量小于患儿膀胱容量的 10%～20% 时停止。

2. 其他手术后处理同肠浆肌层膀胱扩大术。

【术后并发症的预防及处理】

1. 确保肠浆肌层片与膀胱缝合固定后血管神经蒂无张力，防止坏死。

2. 应注意缝合选用段肠后遗系膜间隙，防止术后内疝发生。

3. 肠浆肌层片裸面及膀胱肌层外表面应在无明显渗血后才能缝合固定，以防血肿形成，影响手术效果。如渗血明显，可应用创面止血药。

4. 应用生物胶将肠浆肌层肠片贴合于膀胱外表面，可节约时间，简化操作。

（二）降低膀胱出口阻力的手术

这类手术虽有多种，但由于膀胱出口阻力是排尿控制必需的，膀胱颈和尿道内、外括约肌的痉挛或协同失调最好应用药物等治疗加以解除。特别是近年来药物治疗的进步和间歇性导尿术的日益推广，现在很少有此类手术的适应证。这类手术包括：①膀胱颈手术，膀胱颈切开术和 Y-V 成形术；②后尿道手术，尿道内括约肌切开术、尿道外括约肌切开术和尿道扩张术。这些手术可于保守治疗效果不满意时选择应用，但外括约肌切开因术后有尿失禁等问题，现已不再推广使用，而选择膀胱颈成形术及尿道扩张术。

1. 膀胱颈切开术　1945 年问世后曾被普遍采用，有不少治疗结果良好的报道，但也有很多结果不理想。已证实对逼尿肌和外括约肌协同失调者效果很差，故对无反射或反射低下性神经源性膀胱、膀胱颈不能适当地开放但又无明显外括约肌痉挛者可有手术适应证。再结合术后腹部用力或 Crede 法排尿可获得满意的排空效果。膀胱颈切开术目前多在尿道镜下电切 5 点、7 点、12 点位置处。如发现前列腺区精阜隆起，应考虑有无前列腺囊存在，发现前列腺囊口时应电灼扩大以解除囊内尿液潴留导致的梗阻。

2. 膀胱颈 Y-V 成形术　应用于膀胱颈痉挛时常与其他手术同时进行，如纠正膀胱输尿管反流、去除膀胱结石等。一般要求能达到在保持尿不失禁的同时，改善膀胱排空功能。此手术有可能损害近端括约肌，也有可能导致失禁。

三、加强盆底肌功能的手术

以下介绍加强盆底功能的髂腰肌盆底悬吊术（pelvic floor suspension with transposition of iliopsoas）。

神经源性膀胱患儿大多数存在程度不同的盆底肌瘫痪，这不仅是神经源性膀胱出现尿失禁或尿潴留的原因之一，而且亦在神经源性肛肠的形成中有重要作用。因而，对于此类患儿仅行尿道括约肌和膀胱逼尿肌功能重建，临床效果不满意。髂腰肌盆底悬吊术是利用双侧髂腰肌转移至盆腔内悬吊盆底，以加强或替代部分正常盆底肌的功能,改变患儿肛提肌和尿生殖膈持续性下陷和深漏斗状态引起的排便和排尿功能障碍。该手术并不是取代括约肌和逼尿肌的功能重建手术,而是在许多情况下与它们联合使用。临床应用证明:此手术对于改善神经源性膀胱患儿储尿和排空功能有一定效果,对于神经源性肛肠功能障碍(表现为便秘、粪污、大便失禁或排便困难)常有显著改善。另外,女性尿道下裂因盆底肌功能损害导致排尿困难,单独应用此手术治疗效果良好。

【手术适应证】

1. 伴有盆底肌瘫痪的神经源性膀胱和/或神经源性肛肠。

2. 因盆底肌功能障碍致排尿困难、尿潴留的女性尿道下裂。

【手术禁忌证】

神经损害累及髂腰肌、股四头肌及其他下肢肌群者。

【术前准备】

1. 改善全身营养状况,纠正贫血及水、电解质代谢紊乱和酸碱平衡失调。

2. 备血200～400ml。

【麻醉与体位】

连续硬膜外麻醉或静脉全身麻醉。仰卧位。

【手术步骤】

1. 于双侧股部卵圆窝外侧各做一纵向小切口,在内收长肌和肌薄肌之间分离至股骨小转子。用米氏钳挑起髂腰肌肌腱,从小转子止点处完全切断[图36-6-3(1)],分别缝合两小切口。

2. 下腹皮纹横切口,切开腹壁各层进入腹膜外间隙,于盆腔外侧壁找到双侧髂腰肌腹,分别做适当游离后将其远端肌腱提入盆腔内[图36-6-3(2)]。注意识别和保护股神经及髂血管。笔者近年来不再做股部小切口,仅在盆腔内切断腰大肌肌腱,切开双侧髂窝腹膜,找到髂腰肌肌腹用米氏钳挑起,患儿屈髋后可观察到髂腰肌肌腱,识别腰大肌肌腱并切断。

3. 穿过侧腹膜,经髂外血管浅面将两侧髂腰肌或腰大肌肌腱于直肠膀胱陷凹或直肠子宫陷凹底部用粗丝线与会阴中心腱缝合在一起(需经会阴和腹部联合操作),注意保护输尿管[图36-6-3(3)]。

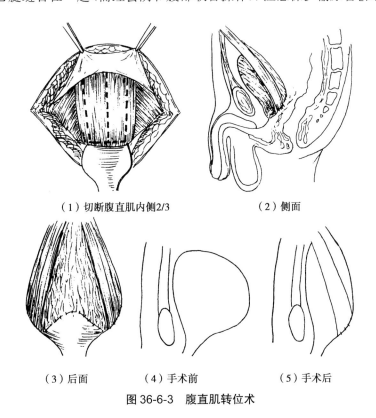

(1)切断腹直肌内侧2/3　　　　　(2)侧面

(3)后面　　　(4)手术前　　　(5)手术后

图36-6-3 腹直肌转位术

4.仔细止血并清理盆腔，放置引流后逐层关闭腹壁[图36-6-3（4）、（5）]。

【术后处理】

1.加强营养支持治疗，防治感染。

2.盆腔引流管3天内拔除，持续性导尿1周。

3.虽然许多患儿在术后早期就有不同程度的排便和排尿功能改善，但一般需经3～6个月的功能训练才能达到较好的效果。功能训练应从术后6周后开始，除直腿抬高、抬臀弓背、仰卧起坐等动作训练以外，主要是进行排尿和排便功能训练。

四、防治并发症的手术

（一）尿流改道术

由于间歇性导尿技术的应用和药物、外科治疗的进步，永久性尿流改道手术目前已较少应用于神经源性膀胱的患儿。但是，为了保护和挽救受损害的上尿路，控制感染，防止结石形成和解决难以克服的尿失禁，施行暂时甚至是永久性尿流改道手术有时仍然是必要的和最终的选择。

常用的尿流改道手术有：①耻骨上膀胱造瘘术；②输尿管皮肤造瘘术；③肾盂或肾造瘘术；④输尿管回肠或结肠吻合皮肤造瘘术；⑤各种可控性胃肠道储尿袋手术。其中，前三种手术一般只做暂时性转流措施，在感染控制和上尿路功能改善后再考虑做膀胱尿道功能重建手术。应该指出：上尿路扩张时选用肾盂、输尿管持续性引流比应用各种肠道转流的效果理想得多；如果输尿管动力差，则不宜在肾盂水平之下施行转流。

输尿管回肠或结肠吻合皮肤造瘘术的缺点是尿液不能控制，需用集尿袋且远期并发症多（如肾盂肾炎、肾瘢痕化、尿路梗阻和结石形成等）。因而，20世纪50年代以来许多学者设计了多种可控性胃肠储尿袋手术，其中最受推崇的方法是Koch袋和Indiana袋。前者利用一段回肠按非管化原则做成一个储尿袋和两个与之相连的乳头瓣。其中一个乳头瓣末端关闭，将两侧输尿管吻合于其侧壁上；另一个乳头瓣末端做下腹壁皮肤造口。术后并发症不多见，抗尿失禁成功率高达90%以上，患者自行间歇性导尿亦较方便。

（二）抗反流手术

膀胱输尿管反流是神经源性膀胱患儿常见的并发症之一，一般应用间歇性导尿等措施引流尿液后，膀胱内压降低、残余尿减少，反流亦随之消失。而持续性的、严重的膀胱输尿管反流对肾脏极为有害，是引起患儿死亡的主要原因，这种反流通常在Ⅲ级以上，即使应用导尿管持续性引流亦不能使之改善。如果逼尿肌反射亢进和逼尿肌括约肌协同失调者并发双侧膀胱输尿管反流，则对上尿路的危害更大，因为这种患儿的反流为高压性反流，且多伴有慢性尿路感染，更易发生肾盂肾炎、肾瘢痕化和肾衰竭。

如给予正规保守治疗（间歇导尿排空膀胱、有效的抗生素治疗及降低膀胱出口阻力的药物等）后反流仍然存在，同时膀胱容量和上尿路功能基本正常，就应该施行抗反流手术；如果膀胱容量小，则在行膀胱扩大术后或同时施行抗反流手术；对于上尿路功能差者，应在充分引流尿液、肾功能改善后再考虑抗反流手术。多种抗反流手术方法均可选用，与原发性膀胱输尿管反流无差别。术后如果能有效地排空膀胱，维持膀胱低压（如施行间歇导尿或通过药物、手术解除膀胱出口功能性梗阻），90%以上患儿可维持上尿路的稳定，与原发性反流的手术结果相似；若无有效的下尿路引流，抗反流手术成功率不到50%。

（三）其他并发症的手术处理

尿路结石形成是神经源性膀胱患儿常见的并发症，多见于膀胱内。肾盂输尿管积水和梗阻者可形成上尿路结石，可根据具体情况行体外碎石或手术取出。尿道憩室和尿道皮肤瘘行膀胱造瘘和抗感染等治疗无效后，亦应切除或修补。

五、电刺激和生物反馈治疗

电刺激治疗可直接作用于尿道外括约肌，亦可作用于骶神经或周围神经。骶神经电刺激治疗对于神经源性膀胱患者的尿失禁和尿潴留都有确切疗效。基本原理和技术要点是在一侧 S_3 神经外侧平行固定安装电极，在一侧臀部安装刺激器，二者用导线连接。刺激器持续释放脉冲电流，兴奋或抑制逼尿肌、括约肌的活动。现在的技术不同于骶前神经根切断电刺激手术，不需要切断骶前神经根，刺激器在排尿期和充盈期内都工作，停止后下尿路恢复原来状态，属于可逆性微创手术。缺点是费用较高，并发症较多（如刺激部位疼痛等）。对于严重或完全性尿道括约肌失神经者，尿道阻力很低或近乎消失，适宜外括约肌电刺激治疗。

生物反馈治疗对部分性神经损害有一定效果，对完全性神经损害疗效不佳。

六、腰神经替代骶神经重建术

腰神经替代骶神经重建是近年来在神经源性膀胱治疗方面的最新进展，其基本原理根据神经再生理论，切断正常的腰神经（L_4），其近端与骶神经（S_3）远端吻合。神经再生后用腰神经替代骶神经，重建下尿路、肛肠和盆底功能。肖传国等报道疗效肯定，缺陷是又造成了新的神经损害。目前尚无大宗的病例报道，仍处于临床应用早期阶段，需要进一步临床和实验研究。

第七节　膀胱损伤手术

膀胱损伤分为腹膜外破裂和腹腔内破裂。膀胱损伤的部位、程度常常与膀胱是否充盈有关。若膀胱空虚时，只发生膀胱裂伤而不破裂；若膀胱轻度充盈，则容易发生腹膜外破裂；若膀胱完全充盈，则容易发生腹腔内破裂。

【手术适应证】

对于疑为膀胱损伤者，都应做膀胱探查术。

【术前准备】

在严格无菌操作下，先置入硅胶导尿管，如能顺利进入膀胱，提示不存在并发的尿道断裂，如导管内引流出大量血性尿液，提示膀胱仅有裂伤或破裂口不大。如膀胱无尿液引出，可注入含抗生素液体 $100\sim200ml$，如不能抽回等量液体，甚至抽不出液体，提示膀胱破裂口较大或腹腔内破裂。注入 10% 泛影葡胺 $100\sim200ml$，摄取正侧位 X 线片，如无造影剂外溢，证实膀胱并未破裂或仅有裂伤，可留置导尿管 $7\sim10$ 天，不必行膀胱探查术。如造影剂进入腹腔或膀胱前壁周围组织，则提示有膀胱腹腔内破裂或腹膜外破裂。

【麻醉与体位】

连续硬膜外麻醉。平卧位。

【手术步骤】

1. 脐下正中切口。如膀胱前壁耻骨联合后间隙有广泛尿外溢，提示膀胱前壁损伤，但不能完全除外并存的膀胱腹腔内破裂，仍应切开膀胱前壁，进行膀胱内探查。

2. 如无腹腔内破裂，用 3-0、4-0 肠线，或 5-0、6-0 Dexon 线分层修复前壁破裂口。膀胱内留置蕈状导尿管。膀胱前间隙放置引流管。

3. 逐层缝合腹壁切口。

4. 如膀胱前壁无尿外渗，提示膀胱腹腔内破裂。切开膀胱前壁，进行膀胱内探查，发现破裂口，予以修补。膀胱内置蕈状导尿管，不做腹腔引流。逐层缝合腹壁切口。

【术中注意事项】

1. 膀胱探查应注意寻找破裂口不大的损伤部位，以免遗漏。破裂口周围一般都有小血肿，可以作为标志。

2. 如术前检查不能除外伴有输尿管损伤者，在探查膀胱时，可行输尿管插管，并注入有色液体。如发现膀胱周围渗出有色液体,提示有输尿管损伤,应扩大切口进行探查,找到破裂或断端,在输尿管导管支撑下进行修复,尽可能保留输尿管导管并从膀胱造瘘口引出。

3. 修补膀胱破裂口前应将破裂口组织清创,修剪至健康组织,再做分层缝合。

4. 如为膀胱腹膜外破裂而需切开膀胱进行探查时,切口最好另选破裂口以外的健康膀胱壁进入膀胱腔。

【术后处理】

1. 继续应用抗生素。

2. 术后2~3天拆除引流物。

3. 术后7~10天经膀胱造瘘管注入造影剂摄片。如无造影剂外溢或输尿管反流,提示吻合口已经愈合,可夹管试行排尿。如无不适,则可拔除膀胱造瘘管。

第八节　膀胱结石手术

膀胱结石多为上尿路结石下移后滞留在膀胱内,并不断增大,导致不能从尿道内口排出。部分可继发于下尿路梗阻、尿潴留、反流、感染等;少数可由于膀胱本身解剖异常或功能障碍,如膀胱憩室、神经源性膀胱等诱发而致。

【术前准备】

1. 摄腹部平片:了解上尿路有无结石及膀胱内结石的数目及大小。

2. IVP检查:了解上尿路有无先天性异常。

3. 逆行尿道膀胱造影:了解有无输尿管反流,膀胱本身有无异常,以及下尿路是否有瓣膜、憩室等改变。

4. 检查包皮口、尿道口有无狭窄或瘢痕形成。

5. 膀胱内结石多伴有感染存在,术前应用适当抗生素。

【麻醉与体位】

1. 常规开放手术:连续硬膜外麻醉或气管插管全身麻醉。平卧位。

2. 经尿道膀胱镜钬激光碎石术:静脉复合麻醉+骶管阻滞麻醉。截石位。

【手术步骤】

（一）常规开放手术

1. 耻骨联合上缘横弧形切口或脐下腹正中切口。将膀胱前上方的腹膜反折向上推开,显露膀胱前壁[图36-8-1(1)(2)]。

2. 在膀胱前壁正中旁开约1cm处用4-0丝线缝穿膀胱壁,左右各1针,作为牵引。

3. 试行膀胱腔穿刺,如有尿液,则沿针头指示方向纵向切开膀胱肌层,膀胱黏膜即膨出膀胱壁。用两把蚊式钳分别左右夹住膀胱黏膜。准备好吸引器,在切开膀胱黏膜时,将吸引器头插入膀胱腔,吸净膀胱内尿液[图36-8-1(3)]。

4. 扩大膀胱黏膜切开,用示指插入膀胱腔,探得膀胱结石后,将其压向膀胱壁,用取石钳或长弯钳沿示指方向夹住结石,将其拖出膀胱腔。如X线片示有多发结石,应逐一取出[图36-8-1(4)(5)]。

5. 置入蕈状导尿管。膀胱黏膜用3-0或4-0肠线严密缝合。缝好后经导管冲洗膀胱。

6. 如无冲洗液外溢,则用丝线间断或连续缝合膀胱肌层[图36-8-1(6)~(8)]。

7. 逐层缝合腹壁切口,并固定膀胱引流管。

（二）经尿道膀胱镜钬激光碎石术

1. 麻醉成功后经尿道置入合适大小的膀胱镜,找到膀胱内结石。

2. 经膀胱镜置入钬激光光纤,调整好钬激光频率及能量大小开始碎石。

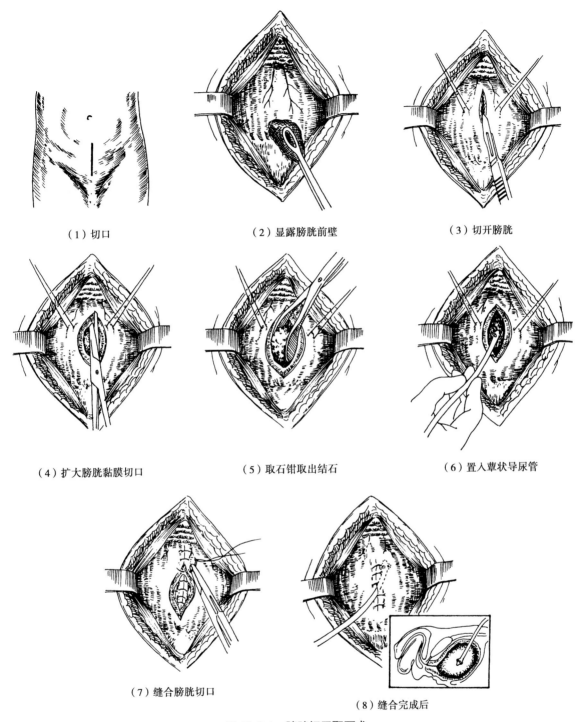

（1）切口　　　　　　　　　（2）显露膀胱前壁　　　　　　　（3）切开膀胱

（4）扩大膀胱黏膜切口　　　　　（5）取石钳取出结石　　　　　　（6）置入蕈状导尿管

（7）缝合膀胱切口　　　　　　　　　　（8）缝合完成后

图 36-8-1　膀胱切开取石术

3. 将所有结石打碎成 1～2mm 颗粒或粉末化，避免损伤膀胱黏膜。

4. 留置气囊尿管，术毕。

【术中注意事项】

1. 对术前疑为膀胱憩室内结石者，因结石大于憩室口而难以取出，可切开憩室口膀胱壁，扩大憩室口后先取出结石，再将膀胱憩室翻出，在明视下予以切除，并妥善修补膀胱壁。对于膀胱后壁的憩室，切除及修补膀胱壁时，应特别小心，尤其女孩。如伤及阴道，可能并发膀胱阴道瘘。如憩室处于输尿管口上方，切除憩室和修补膀胱壁时，要防止损伤输尿管口。

2. 经膀胱切开取石后，是否常规膀胱造瘘，意见多有不同。笔者经验认为，如有下列情况之一者，以留置膀胱造瘘管为妥：①病程较长者；②结石较大，且其表面较粗糙者；③并有尿路感染者；④膀胱黏膜糜烂、充血，水肿较著者。

对于结石不大而且光滑或术中所见膀胱黏膜无明显继发性损伤者，不留置膀胱造瘘管，只用导尿管引流膀胱即可。甚至有学者主张，膀胱结石取出后，对膀胱不用任何引流。

3. 膀胱造瘘部位尽量靠近膀胱顶部。留置的导管以蕈状导尿管为首选。缝合膀胱壁层后，将导尿管尽量向外牵拉，使蕈状头贴近膀胱壁。导尿管埋入过深，可刺激敏感的膀胱三角区，引起频繁尿意，甚至剧烈疼痛。

【术后处理】

1. 必须保持引流管畅通，如无尿液引出，应查明原因，加以处理。引流效果不满意最多见的原因为血块堵塞。如患者可自行排尿，表示尿道内无血块堵塞，可将膀胱造瘘管拔除，任其自然排尿。如患者不能自行排尿，提示尿道也被血块堵塞，则应积极冲洗膀胱造瘘管。经反复冲洗，可将堵塞的血块冲碎并予吸净。必要时，可经尿道外口插入导尿管，两管轮番冲洗，一般多可解决问题。另一常见原因为导尿管脱出膀胱腔。如冲洗膀胱时，冲洗液容易注入，但不容易抽出，应予高度怀疑。可注入适量造影剂摄片。如造瘘管脱出，则造影剂外溢，在膀胱前壁周围呈弥散状，无明确的光滑边缘。如经确认，可改为经尿道导尿管引流。如下尿路有病变，或同期经尿道切口取石，不宜经尿道排尿者，则必须拆开创口，重置膀胱造瘘管。

2. 膀胱造瘘管或经尿道导尿管保留4～5天即可拔除。

3. 继续应用抗生素至创口拆线。

4. 经术前检查发现有下尿路畸形，应择期做适当处理。

5. 钬激光碎石后留置尿管1～2天后拔除，让患儿自行排出结石碎粒，1周左右复查泌尿系超声及腹部X线片。

第九节　膀胱造口手术

膀胱造口属于尿流改道手术，根据造口维持时间可分为暂时性和永久性两种。在儿科多为暂时性。

【暂时性膀胱造口术的适应证】

1. 膀胱损伤修补术后。

2. 膀胱结石取石术后。

3. 膀胱本身手术，如部分性膀胱切除后、膀胱憩室切除术后、膀胱阴道瘘或膀胱直肠瘘修补术后、膀胱输尿管再植后、膀胱颈整形术后、膀胱颈重建术后。

4. 尿道损伤作为初期处理或尿道损伤修补术后。

5. 尿道成形术后，如尿道下裂、尿道憩室。

6. 尿道切开取石术后。

7. 阴茎严重外伤。

【永久性膀胱造口的适应证】

在儿科极少采用。

1. 膀胱内肿瘤堵塞膀胱颈浸润尿道，无法切除者。

2. 膀胱外盆腔肿瘤压迫膀胱出口无法切除者。

3. 神经源性膀胱不能长期留置导尿管者。

膀胱造口的手术方法、手术中注意事项及手术后处理参阅本章第八节膀胱结石手术。

由于各地经验不同，膀胱造口的指征亦是相对的，如今尿道手术和膀胱切开取石手术后、先天性尿道下裂修复术后、膀胱造口术多已放弃不用。

第十节　膀胱肿瘤手术

小儿的膀胱肿瘤绝大多数为横纹肌肉瘤。肿瘤源于膀胱黏膜下层或表浅肌层,向膀胱腔内呈息肉分叶生长,一串串形如葡萄,故又称葡萄状肉瘤。肿瘤可向邻近的器官,如男性的前列腺、女性的阴道壁浸润蔓延,也可以原发于盆腔内其他器官,如阴道或前列腺,再向膀胱壁浸润蔓延。

早年对横纹肌肉瘤的治疗以手术为主,并强调广泛切除,如膀胱全切、前列腺切除、子宫阴道切除的盆腔清扫手术,但是效果并不理想,还遗留许多严重后患。即使患者得以存活,其生活质量也不高。

1950 年 Stobbe 和 Dargeon 将放疗用于横纹肌肉瘤的辅助治疗,取得了一些效果。1959 年 D'Angio 认识到放线菌素 D 与放疗对横纹肌肉瘤有良好的协同作用。1972 年国际上成立了横纹肌肉瘤协作组(intergroup rhabdomyosarcoma study, IRS),迄今已分四个阶段对横纹肌肉瘤的治疗做了详尽的研究,其疗效也有明显的提高。IRS-1 的总成活为 81%(50/60)。目前认为,对横纹肌肉瘤应先做探查,如为局限性病变,予以完整切除;如肿瘤不能切除,在肿瘤范围边缘夹上钳夹作为标志,缝合切口,然后进行化疗和 / 或放疗 8~12 周,待肿瘤缩小后再行肿瘤切除。

【手术适应证】

1. 膀胱良性肿瘤,如神经纤维瘤、血管瘤等。

2. 恶性肿瘤,如早期横纹肌肉瘤。

3. 经活检、化疗和 / 或放疗后,肿瘤有所缩小者。

本节只对膀胱部分切除术作一介绍。

【麻醉与体位】

连续硬膜外麻醉。仰卧位,头低足高位。

【手术步骤】

1. 用电刀切开腹壁和膀胱前壁,探查肿瘤的大小及所在部位。

2. 找出两侧输尿管,插入输尿管导管作为标志。

3. 用电刀沿肿瘤边缘外 0.5~1.0cm 处,全层切开膀胱壁,取出肿瘤。

4. 检查输尿管口是否完整。膀胱内留置蕈状导尿管。用 3-0 或 4-0 肠线连续加扣锁缝合膀胱黏膜。

5. 用丝线间断缝合膀胱肌层,并逐层缝合腹壁创口。

6. 标本送病理检查。

【术中注意事项】

如膀胱内肿瘤浸入一侧输尿管,应连同受累部分输尿管一并切除。游离近端输尿管,进行抗反流输尿管膀胱重建术。

【术后处理】

1. 根据病理检查结果,决定是否继续化疗或 / 和放疗。

2. 定期进行膀胱镜检查或超声、膀胱造影检查,随访。

(龚以榜　何大维　刘　丰)

第三十七章 尿道手术

第一节 尿道上裂手术

尿道上裂是膀胱外翻 - 尿道上裂综合征（exstrophy-epispadias complex，EEC）中程度最轻的缺陷。单纯性尿道上裂发病率低，约为 1/20 万～40 万。根据尿道开口的位置，尿道上裂分为：①阴茎头型；②阴茎体型；③耻骨型；④完全型。根据尿道开口部位、海绵体分离的程度及其与尿道的关系、是否尿失禁及其程度、耻骨是否分离及其程度，以及有无腹壁缺损等综合情况，将尿道上裂分为三型：①不完全型；②完全型；③复杂型。以上分型对指导手术方式的选择有一定的实际意义。

常用的尿道上裂修补术有 Thiersch-Duplay 法、阴茎腹侧包皮岛状皮瓣法、Ransley 改良的 Thiersch-Duplay 法和倒翻皮管尿道成形术。

一、Thiersch-Duplay 法

【手术适应证】

1. 膀胱外翻修补术后。

2. 尿道板已经早期手术延长，阴茎上弯已完全矫正者。

3. 不伴膀胱外翻的单纯性尿道上裂，阴茎无明显上弯者。

【麻醉与体位】

全身麻醉或骶管阻滞麻醉。平卧位。

【手术步骤】

1. 沿尿道板做倒 U 形切口。一侧边缘稍微靠近中线，另一侧边缘稍微远离中线，间距 10～12mm。U 形弧部距尿道开口约 5mm，远端接近尿道头尖端，并向外侧做三角形阴茎头黏膜切开 [图 37-1-1（1）（2）]。

2. 游离距中线较远的尿道板，至能翻转与对侧尿道板边缘对缝为止 [图 37-1-1（3）]。

3. 切除阴茎头三角形黏膜瓣。

4. 留置多孔硅胶管经尿道置入膀胱作为支架并引流尿液。

5. 用 6-0 可吸收缝线间断缝合已经游离的尿道板，形成新尿道 [图 37-1-1（4）]。

6. 阴茎头海绵体间断缝合，形成新阴茎头。

7. 广泛游离阴茎腹侧皮肤至阴茎根部，并将之转移至阴茎背侧修复创面 [图 37-1-1（5）]。

8. 阴茎适当加压包扎。

【术中注意事项】

1. 切开尿道板时以两侧不对称较好，以便形成尿道后的缝合缘稍微偏向一侧，而阴茎皮肤的缝合缘则偏向另一侧，从而避免缝缘重叠，有利于创口愈合，减少尿瘘发生。

2. 缝合阴茎头前，应向两侧充分游离阴茎头黏膜瓣，务求缝合没有张力。

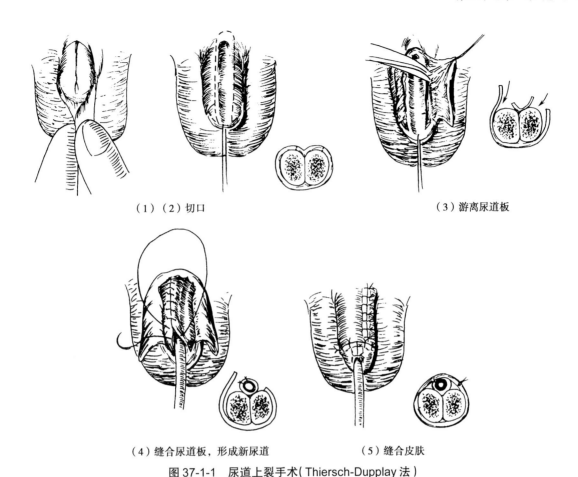

（1）（2）切口　　　　　　　　　　　　　　　　　（3）游离尿道板

（4）缝合尿道板，形成新尿道　　　　　　　　（5）缝合皮肤

图 37-1-1　尿道上裂手术（Thiersch-Dupplay 法）

二、阴茎腹侧岛状皮瓣法

【手术适应证】

1. 不伴有膀胱外翻的单纯性尿道上裂。

2. 膀胱外翻已经缝合，但尿道板未经断离，前列腺未经游离，阴茎脚仍附着于耻骨者。

【麻醉与体位】

全身麻醉或骶管阻滞麻醉。平卧位。

【手术步骤】

1. 先行包皮环状切开［图 37-1-2（1）］。

2. 做尿道开口远端纵向或横向切口，切除尿道口以远的尿道板或结缔组织［图 37-1-2（2）］。

3. 横向裁取阴茎腹侧包皮带血管蒂的岛状皮瓣，宽度 10～12mm，长度根据阴茎上弯矫正后尿道缺损长度而定［图 37-1-2（3）］。

4. 用 6-0 可吸收缝线间断缝合岛状皮瓣，形成新尿道［图 37-1-2（4）］。

5. 将新尿道及其血管蒂经海绵体的旁侧转移至背侧。新尿道的近端与原尿道口用 6-0 可吸收缝线间断吻合。做阴茎头隧道至阴茎头顶端，并将新尿道的远端从阴茎头隧道牵出，与阴茎头隧道口间断缝合，形成新尿道外口，并将新尿道与两侧海绵体缝合固定数针［图 37-1-2（5）］。

6. 阴茎腹侧皮肤转移至阴茎背侧，修复阴茎背侧创面［图 37-1-2（6）］。

【术中注意事项】

1. 如果前列腺仍位于两侧海绵体的中间，应予游离分开，使其偏向后方。再将海绵体从耻骨支上进行分离，至两侧海绵体可以靠拢为止。

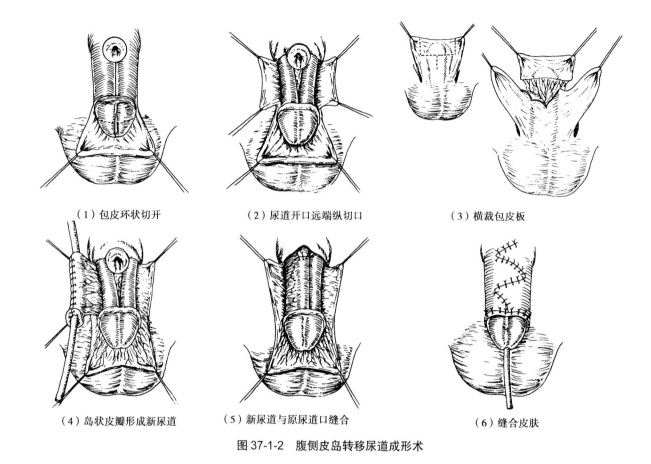

（1）包皮环状切开　　　　　　（2）尿道开口远端纵切口　　　　　　（3）横裁包皮板

（4）岛状皮瓣形成新尿道　　　　（5）新尿道与原尿道口缝合　　　　　　（6）缝合皮肤

图 37-1-2　腹侧皮岛转移尿道成形术

2. 海绵体有上弯不能伸直者，可在弯曲最大的腹侧面，将海绵体横行折叠缝合数针，使海绵体向腹侧伸直；必要时也可以在弯曲最明显处，横向切开海绵体背侧白膜，裸开的海绵体可用鞘膜作为补片覆盖。

3. 如果海绵体严重弯曲分离者，可采用 Ransley 改良的 Thiersch-Duplay 法进行修补。

三、Ransley 法

【手术适应证】

1. 阴茎背曲严重者。

2. 海绵体分离严重者。

【麻醉与体位】

全身麻醉或骶管阻滞麻醉。平卧位。

【手术步骤】

1. 在尿道板两侧各做一纵向切口，上方绕过尿道口，下方绕过冠状沟 [图 37-1-3（1）]。

2. 做反向尿道口前移阴茎头成形术（MAGPI 手术）的尿道口成形，即在阴茎头部尿道沟做一纵向切口，横向缝合，为尿道口前移并转向腹侧准备条件 [图 37-1-3（2）]。

3. 自切口两侧游离阴茎皮肤，使其全部与海绵体分离 [图 37-1-3（3）]。

4. 尿道板两侧切口向远侧延伸至阴茎头，切除部分阴茎头海绵体，使之足以包埋新尿道 [图 37-1-3（4）]。

5. 用 6-0 可吸收缝线连续缝合尿道板，形成新尿道，并将新尿道转移至海绵体腹侧 [图 37-1-3（5）]。

6. 在海绵体背侧最凹陷处菱形切除海绵体白膜 [图 37-1-3（6）（7）]。

7. 将两侧海绵体对向旋转，使两菱形裸面靠拢。用 5-0 可吸收缝线缝合菱形的四边 [图 37-1-3（8）]。

8. 两层间断缝合修复阴茎头 [图 37-1-3（9）]。

9. 切取阴茎腹侧带蒂岛状皮瓣,经海绵体一侧转移到阴茎背侧覆盖海绵体,修复阴茎背侧创面 [图 37-1-3(10)~(12)]。

10. 经新尿道置入多侧孔硅胶管引流膀胱。

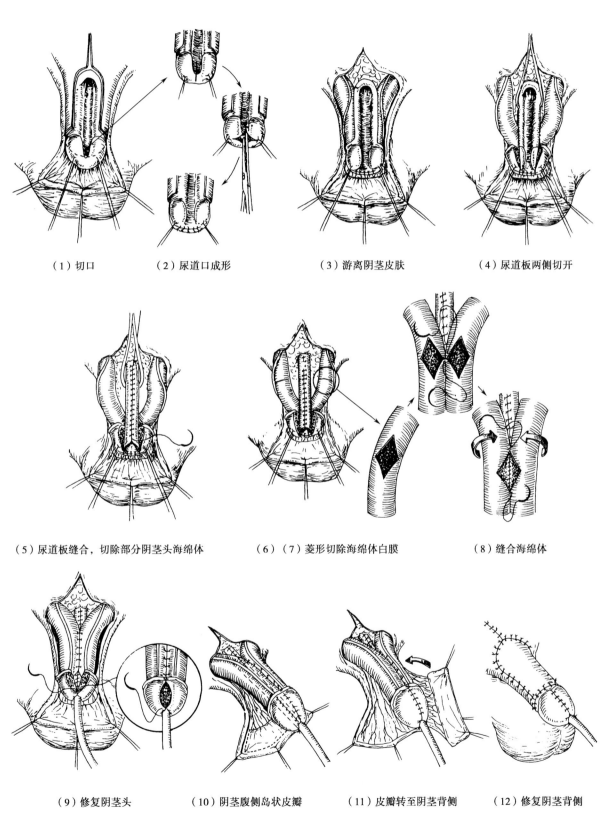

（1）切口　　　　（2）尿道口成形　　　（3）游离阴茎皮肤　　　（4）尿道板两侧切开

（5）尿道板缝合,切除部分阴茎头海绵体　　（6）（7）菱形切除海绵体白膜　　（8）缝合海绵体

（9）修复阴茎头　　（10）阴茎腹侧岛状皮瓣　　（11）皮瓣转至阴茎背侧　　（12）修复阴茎背侧

图 37-1-3　Ransley 成形术

【术中注意事项】

1. 由于海绵体向两侧分离，阴茎背神经亦远离正常位置而转向外下方，术者应熟悉这种变异，在游离阴茎两侧皮肤时，注意加以保护。

2. 在游离尿道板时，应紧贴阴茎白膜，如深及海绵体，可有难以控制的出血。

四、倒转皮瓣尿道成形术

【手术适应证】

1. 单纯性尿道上裂。

2. 尿道板短，阴茎背曲明显者。

3. 前列腺位于两侧海绵体之间，未经处理者。

【麻醉与体位】

全身麻醉或骶管阻滞麻醉。平卧位。

【手术步骤】

1. 环形切开包皮。在阴茎头部尿道浅沟两侧做一对平行切口[图37-1-4（1）]。

2. 游离环形切口以上的阴茎皮肤[图37-1-4（2）]。

3. 游离尿道板并向上翻转，即可见到前列腺及分离的耻骨支。切除不正常尿道板及其深侧结缔组织。耻骨与海绵体之间的索带附着，亦应切断松解，以矫正阴茎背曲[图37-1-4（3）]。

4. 纵向切开阴茎头，其深度以能容纳新尿道为准。将阴茎头尿道板向远端牵引，与纵向切开的阴茎头前端边缘做横向缝合[图37-1-4（4）～（7）]。

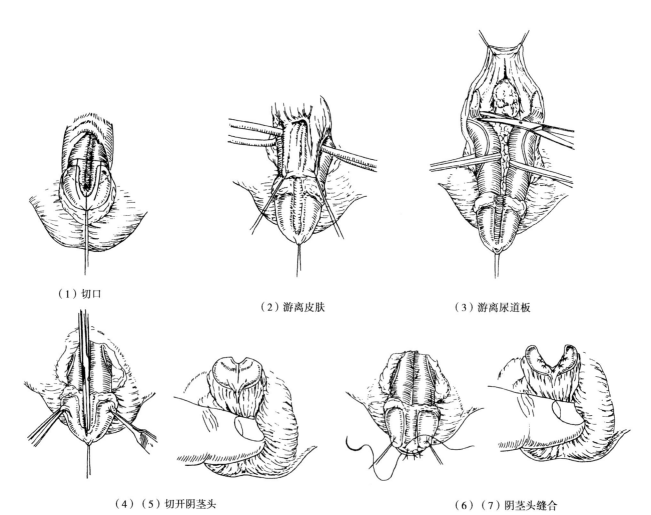

（1）切口　　　　　　　　（2）游离皮肤　　　　　　　（3）游离尿道板

（4）（5）切开阴茎头　　　　　　　　　　　（6）（7）阴茎头缝合

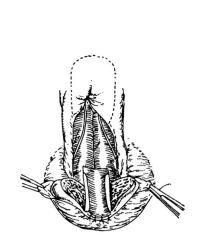
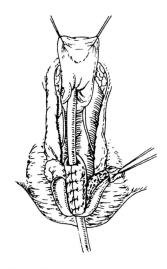

（8）（9）矩形皮瓣缝成管状

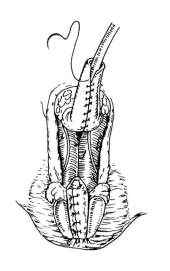

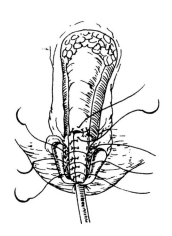
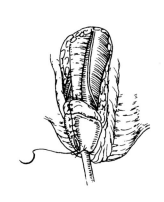

（10）皮管向下翻转　　　　　（11）吻合尿道板和皮肤形成的管道　　　　　（12）缝合阴茎头海绵体

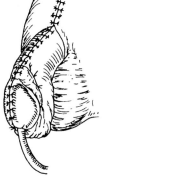
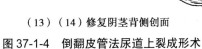

（13）（14）修复阴茎背侧创面

图 37-1-4　倒翻皮管法尿道上裂成形术

5. 于尿道开口的上方做一矩形皮瓣，宽度 10～12mm，长度以尿道缺损范围而定。将阴茎头尿道板两边缘适当游离，并缝制成管状［图 37-1-4（8）（9）］。

6. 将矩形皮瓣游离，皮面向内，制成皮管并向下翻转［图 37-1-4（10）］。

7. 插入多侧孔硅胶管作为支架，用 5-0 可吸收缝线吻合尿道板和皮肤所形成的管道，形成新尿道［图 37-1-4（11）］。

8. 两层缝合阴茎头海绵体,包埋阴茎头尿道[图 37-1-4(12)]。

9. 转移阴茎腹侧皮肤,修复阴茎背侧创面[图 37-1-4(13)(14)]。

10. 创面适当加压包扎。

【术中注意事项】

1. 松解海绵体与耻骨支之间的索带附着,必须紧贴骨膜,用骨膜剥离器推移前进。

2. 海绵体深部 Alcock 管的血管束应仔细保护。

(陈雨历　陈维秀　魏光辉　张德迎)

第二节　尿道下裂手术

尿道下裂是男性泌尿生殖系统常见先天性畸形,由于胚胎期内分泌影响的性质、时期和程度不同,在不同个体间存在很大的解剖改变差异,也产生了很多种手术方式。当前并没有一种手术能够很好矫治大部分类型的尿道下裂,需要矫治尿道下裂的医师掌握数种主要的手术方式以应对不同类型和程度的尿道下裂。

一、尿道口前移阴茎头成形术(MAGPI 手术)

Duckett 于 1981 年首次报道该手术。在 Snodgrass 手术尚未报道和普及的年代,MAGPI 手术曾被较广泛应用于头型及冠状沟型尿道下裂,甚至有学者将其扩展到阴茎远段型尿道下裂的修复,因不需要重建尿道,仅行阴茎头段解剖和整形,在精细操作情况下安全易行。

【手术适应证】

尿道开口于阴茎头及部分开口于冠状沟的尿道下裂,阴茎无明显弯曲或轻度弯曲可经背侧白膜折叠充分矫正。对尿道口狭窄者,此术式能有效地将尿道口扩大。

【手术禁忌证】

1. 尿道开口于冠状沟近端。

2. 虽然尿道开口于阴茎头,但存在明显的膜状尿道。

3. 虽然尿道开口于阴茎头,但明显的阴茎弯曲需要切断尿道才能矫正。

【术前准备】

术前常规行血常规、尿常规、凝血功能、输血全套、生化检查。术前 2 小时之前可给予术前清流质制品。

【麻醉及体位】

根据麻醉医师的选择,可采用气管插管全身麻醉、喉罩全身麻醉、骶管阻滞麻醉或全身麻醉辅以局部浸润麻醉。如阴茎弯曲不明显,手术范围限于阴茎体远段,患者能配合,也可选择阴茎根部阻滞麻醉。仰卧位。

【手术步骤】

1. 用牵引线将尿道口远端阴茎头尿道沟展平,在尿道沟做垂直切口达异位尿道开口处,深及海绵体,并形成一菱形缺损(图 37-2-1)。

2. 用 6-0 可吸收缝线间断横向缝合 3～5 针,此时尿道口有效扩大,尿道沟变平,尿道口背侧前移至阴茎头。

3. 距冠状沟 0.5cm 处做环状切口,注意腹侧面切口,避免伤及远端尿道,阴茎背、腹侧皮肤适当游离,特别对有腹侧皮肤短缩者。

4. 沿尿道口两侧向远端阴茎头做皮下解剖,避免伤及尿道,以使腹侧尿道皮缘能牵引向前。

5. 将已游离的腹侧尿道向前端牵引固定后,将阴茎头两翼在中线分两层间断缝合覆盖尿道,完成阴茎头成形。

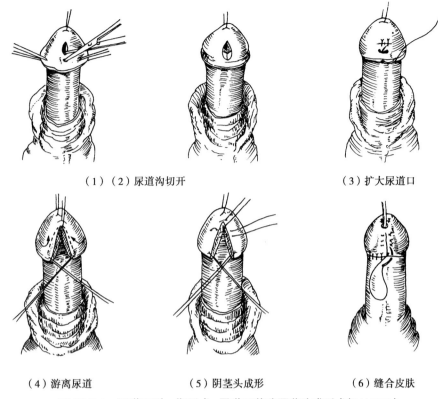

（1）（2）尿道沟切开　　　（3）扩大尿道口

（4）游离尿道　　　（5）阴茎头成形　　　（6）缝合皮肤

图 37-2-1　尿道下裂一期手术：尿道口前移阴茎头成形术（MAGPI）

6. 一般用袖套式可完成皮肤缺损再对合，但如阴茎腹侧皮肤明显短缺，可用背侧包皮蝶状皮瓣（Byars皮瓣）转移修复。

【术后处理】

1. 麻醉清醒2小时即可给予清流质，逐渐恢复正常饮食。

2. 术后给予青霉素类或二代头孢抗生素2~5天。

3. 常规术后第3天伤口换药，注意观察创面出血、缺血、糜烂、肿胀等，术后5天可暴露创面，以生理盐水清洁创面后外用抗菌药物油膏。早期使用硅酮喷剂可减少瘢痕增生。如有糜烂、缺血，或感染控制后的创面可使用促进肉芽生长的药物，如康复新、小牛血去蛋白提取物凝胶等。

4. 术后2~5天拔除尿管。

【术后并发症的预防及处理】

MAGPI手术指征选择恰当不易出现并发症，除出血、感染等普通手术并发症外，主要可能出现的并发症为尿瘘和尿道口退缩。尿瘘出现的主要原因是分离阴茎头时解剖伤及尿道。尿道口退缩的主要原因是尿道口位置原本偏低，或存在膜状尿道，阴茎头腹侧成形不够丰满。

二、Mathieu 手术

Mathieu于1932年首次报道该手术，以尿道口近端阴茎皮瓣翻转加盖于远段尿道板成形尿道。

在Snodgrass手术尚未报道和普及的年代，Mathieu手术曾被较广泛应用于冠状沟型和阴茎远段型尿道下裂，在Snodgrass手术广泛开展的近些年，仍有不少中心将Mathieu手术作为基本术式之一，以弥补Snodgrass手术口径不足的问题。

【手术适应证】

1. 阴茎弯曲不明显，或弯曲可通过背侧白膜折叠充分矫正。

2. 未曾手术的尿道下裂，尿道开口于阴茎体远段或冠状沟，尿道缺损在1cm左右，尿道口后方无明显膜性尿道，尿道浅层皮肤质量良好，可与尿道松动分离。

3. 符合上述条件的尿道下裂再手术,尿道缺损在 1.5cm 以内。

4. 阴茎头沟浅窄者采用此术式可能有优于 Snodgrass 手术的效果。

【手术禁忌证】

1. 尿道开口于阴茎体近端或更近端。

2. 虽然尿道开口于阴茎体中远段,但存在明显的膜状尿道,尿道远段浅层皮肤难以与尿道分离。

3. 虽然尿道开口于阴茎体中远段,但明显的阴茎弯曲需要切断尿道才能矫正。

【术前准备】

术前常规行血常规、尿常规、凝血功能、输血全套、生化检查。术前 2 小时之前可给予术前清流质制品。

【麻醉及体位】

根据麻醉医师的选择,可采用气管插管全身麻醉、喉罩全身麻醉、骶管阻滞麻醉或全身麻醉辅以局部浸润麻醉。仰卧位。

【手术步骤】

1. 测量与画线(视频 37-2-1)。

2. 阴茎头背侧纵向缝牵引线(4-0 或 5-0 不吸收滑线),留置尿道支架管。

3. 自尿道口沿尿道板两侧向远端做纵向平行切线深达白膜浅面,远端切线超过阴茎头尿道板两侧远端的隆突约 4mm。

视频 37-2-1　Mathieu 手术画线

4. 自尿道口两侧向近端做纵向平行皮肤切线,宽度约为成形尿道周径的一半(或所需周径减去尿道板宽度),长度与远端尿道板相等。

5. 分离尿道口近端皮瓣,保留深层筋膜以保证血供。

6. 冠状沟下 5mm 做环状切口(除皮瓣区域),阴茎深筋膜(巴克筋膜,Buck's fascia)浅层脱套分离,充分松解阴茎腹侧致密筋膜。

7. 阴茎海绵体内注射生理盐水进行人工勃起试验,如有阴茎海绵体弯曲,可在背侧弯曲顶点处纵向切开中线阴茎深筋膜,用不可吸收缝线缝合行白膜短缩以矫正阴茎弯曲。

8. 阴茎头两侧翼状解剖,沿阴茎海绵体白膜向两侧解剖至 3 点和 9 点位置。

9. 翻转阴茎腹侧皮瓣,两侧与尿道板分别缝合(6-0 或 7-0 可吸收缝线)完成尿道成形。

10. 背侧包皮中线纵向切开,将两翼转向腹侧,分别解剖皮下 Dartos 筋膜,双层覆盖成形尿道。

11. 缝合阴茎头及尿道口。

12. 裁剪多余包皮,缝合成形阴茎(视频 37-2-2)。

【术后处理】

1. 麻醉清醒 2 小时即可给予清流质,逐渐恢复正常饮食。

2. 术后给予青霉素类或二代头孢抗生素 2～5 天。

3. 创面护理参见 MAGPI 手术。

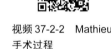

视频 37-2-2　Mathieu 手术过程

4. 术后 7～14 天拔除尿管。

【术后并发症的预防及处理】

Mathieu 手术特殊的并发症主要是近端皮瓣翻转后远端缺血造成尿道口狭窄。尿道下裂术后常见的并发症如尿道皮肤瘘、尿道憩室、尿道狭窄、残留阴茎弯曲等均可能发生,参见本章第三节。

三、Snodgrass 手术

Snodgrass 于 1994 年首次报道该手术,之后该术式由于操作相对简单易行,外观良好,很快在全球多个中心成为保留尿道板修复尿道下裂的首选术式。

【手术适应证】

1. 阴茎无明显弯曲或轻度弯曲可经背侧白膜折叠充分矫正。

2. 尿道开口于阴茎体段。

【手术禁忌证】

1. 尿道开口于阴茎阴囊交界近端。

2. 尿道板窄、明显隆起或呈硬纤维状。

3. 阴茎弯曲需要切断尿道才能充分矫正。

【术前准备】

术前常规行血常规、尿常规、凝血功能、输血全套、生化检查。术前 2 小时之前可给予术前清流质制品。

【麻醉及体位】

根据麻醉医师的选择,可采用气管插管全身麻醉、喉罩全身麻醉、骶管阻滞麻醉。仰卧位。

【手术步骤】

1. 手术切口画线(视频 37-2-3)。

2. 阴茎头背侧纵向缝牵引线(4-0 或 5-0 不吸收滑线),留置尿道支架管。

3. 以尿道口为基底,沿尿道板两侧向远端做 U 形切口(最终远端可超过阴茎头隆突约 4mm)。

视频 37-2-3　Snodgrass 手术画线

4. 冠状沟下 5～10mm 做环状皮肤切口(除尿道板区域),阴茎深筋膜浅层脱套分离,充分松解阴茎腹侧致密筋膜。

5. 行人工勃起试验检查阴茎弯曲,如有阴茎海绵体弯曲,可行背侧白膜折叠矫正。

6. 阴茎头两侧沿白膜表面翼状解剖达 3 点和 9 点位置。

7. 尿道板中线纵向切开深达白膜浅层。

8. 尿道板包裹尿管,缝合成形尿道。

9. 背侧包皮中线纵向切开,解剖皮下 Dartos 筋膜,转向腹侧,双层覆盖新成形尿道。

10. 缝合阴茎头及尿道口。

11. 裁剪多余包皮,缝合成形阴茎(视频 37-2-4)。

【术后处理】

参见 Mathieu 手术部分。

【术后并发症的预防及处理】

视频 37-2-4　Snodgrass 手术过程

Snodgrass 手术常见的并发症为尿瘘、尿道口狭窄和阴茎头裂开。术中对弯曲性质判断不足、强行保留尿道板时,可能残留难以矫治的阴茎弯曲。其他参见本章第三节。

四、横裁带蒂包皮岛状皮瓣尿道成形术(Duckett 手术)

Duckett 手术自报道后即成为一个具有划时代意义的尿道下裂矫治手术,结束了尿道下裂以分期矫治为主的历史,20 世纪 80 年代在发达国家风行,20 世纪 80 年代末、90 年代初在中国成为一些小儿泌尿中心的主要手术,但从 20 世纪 90 年代中叶起,该手术在欧美发达国家被称难以复制,因后期存在较多弯曲、憩室、射精障碍等问题而备受诟病,但该手术在中国至今仍有很强活力,对于近段型尿道下裂能够达到较好的效果。当前存在这种地域差异的主要原因并不完全是该手术原理的问题,而更多在于欧美国家近段型尿道下裂患者较少而使医师的学习曲线增长缓慢、近三十余年对阴茎弯曲的认识与处理观念的变化、Duckett 手术在最初设计的基础上可进行细节改进而达到更好的效果并减少并发症等方面。

【手术适应证】

1. 尿道板发育不良,需要切断尿道板才能充分矫正阴茎弯曲者。

2. 背侧包皮充足,有明显主轴血管供血,再手术者背侧包皮帽无明显破坏。

3. 阴茎弯曲并非由尿道板牵拉所致,但尿道板质量不良不宜保留。

4. 重建尿道缺损长度超过包皮可供重建长度者，如尿道板可用，切断尿道板后，近端尿道板可卷管与包皮瓣卷管联合重建所需长度的新尿道（见视频37-2-5）。

【手术禁忌证】

1. 阴茎弯曲不明显或可通过背侧折叠确切矫治、尿道板发育良好者通常不应采用该术式。

2. 背侧包皮无主轴血管供血，或术中解剖后包皮皮瓣血供不良者不应采用该术式，或改为造瘘式分期的改良方式（即在完成 Duckett 手术的基础上，将近端尿道吻合口腹侧半与外部皮肤吻合成为造瘘口，留待二期修补）。

【术前准备】

术前常规行血常规、尿常规、凝血功能、输血全套、生化检查。术前 2 小时之前可给予术前清流质制品。

【麻醉及体位】

根据麻醉医师的选择，可采用气管插管全身麻醉、喉罩全身麻醉、骶管阻滞麻醉。仰卧位。

【手术步骤】

1. 测量与画线（视频37-2-5）。

2. 阴茎头背侧纵向缝牵引线（4-0 或 5-0 不吸收滑线），留置尿道支架管。

3. 如存在膜状尿道，纵向切开至尿道海绵体分岔部，以新尿道口为基底沿尿道板做 U 形切口，于冠状沟下 0.5cm 转向两侧和背侧做环形切口。

视频37-2-5　Duckett
手术画线

4. 阴茎脱套分离，松解致密筋膜。

5. 行人工勃起试验证实尿道短缩牵拉。

6. 冠状沟下切断尿道板，向近端松解尿道板深层致密纤维，解除尿道性弯曲。

7. 人工勃起试验如有残留阴茎海绵体弯曲，可行背侧白膜折叠矫正。

8. 阴茎轻度牵伸状态下，将尿道远端残端无张力缝合固定于白膜。

9. 修剪尿道残端呈纵椭圆形（长度为 A）。

10. 测量尿道缺损长度（长度为 B）。

11. 于背侧包皮内板缝线标记横形矩形岛状皮瓣，宽度略大于近段正常尿道周径，长度为 B。

12. 切开岛状皮瓣皮肤，向近端分离筋膜蒂，注意保留皮瓣血供。

13. 将岛状皮瓣转向腹侧，包裹尿管，缝合远端卷管成形新尿道（长度为 B-A）。

14. 修剪皮管近端呈长椭圆形，与尿道残端相应。

15. 将皮管近段与尿道残端间断缝合成形吻合口（如术中评估一期完成风险高，需要分期，则吻合不予完成，腹侧留口径约 0.5cm 与阴囊皮肤缝合造瘘）。

16. 阴茎头沿白膜浅层翼状解剖，修剪深层不规整组织，使阴茎头内壁光整。

17. 将成形尿道远端与阴茎头间断缝合，成形尿道外口。

18. 缝合成形阴茎头。

19. 将背侧包皮转至腹侧，裁剪后缝合成形阴茎。

20. 裁剪多余皮肤，缝合成形阴囊。

21. 局部加压包扎（视频37-2-6）。

视频37-2-6　Duckett
手术过程

【术后处理】

1. 麻醉清醒 2 小时即可给予清流质，逐渐恢复正常饮食。

2. 术后给予青霉素类或二代头孢抗生素 2～5 天。

3. 创面护理参见 Mathieu 手术部分。

4. 术后 7～14 天拔除尿管。

【术后并发症的预防及处理】

Duckett 手术后尿瘘常发生于冠状沟、吻合口或缺血的卷管尿道，远段狭窄时更易发生。尿道口狭窄常见于阴茎头较小、阴茎头隧道口径不够充分或阴茎头劈开后缝合过紧等。吻合口狭窄常见于矩形皮瓣的一端直线式吻合而未行斜面吻合时。新尿道狭窄常见于皮瓣缺血或感染。尿道憩室为本手术较为常见的并发症，主要原因为阴茎头段不够宽松，或新成形尿道过宽或宽度、弹性、质地不均匀，应重点防控。术后反复尿路感染应考虑尿道梗阻和前列腺囊存在，有疑问的患者应在控制感染的情况下行排尿期膀胱尿道造影并排除膀胱输尿管反流。

五、纵裁带蒂包皮岛状皮瓣尿道成形术

陈绍基报道采用纵裁带蒂包皮岛状皮瓣尿道成形术矫治近段型尿道下裂，并被《坎贝尔泌尿外科学》（*Campbell's Urology*）（第8版、第9版）所介绍。在国内部分中心用作与 Duckett 手术类似的主要手术方法。纵裁带蒂包皮岛状皮瓣（以下简称"纵瓣"）与 Duckett 手术适应证相似，主要差异在于：①纵瓣采用一侧纵向包皮内外板，而 Duckett 手术采用横向包皮内板为主的皮瓣；②纵瓣所重建的新尿道长度限于阴茎体长度左右，而 Duckett 手术所重建的新尿道长度主要与包皮内折横向宽度有关，通常可长于纵瓣；③纵瓣血管蒂来源于内板和外板双重循环，吻合口部位为血液循环最佳处，远端为血液循环薄弱处，而 Duckett 横向皮瓣血管蒂来源于内板循环（Dartos 筋膜），转向腹侧后新尿道两端均为循环薄弱处；④纵瓣转移到腹侧是通过蒂部无血管区做纽扣孔的方式，纽扣孔的松紧度可能影响皮瓣循环，而 Duckett 横向皮瓣的转移方式是经侧方绕过阴茎，蒂向近端游离的长度与宽度可能影响皮瓣循环或造成阴茎扭转。

【手术适应证】

1. 基本与横裁带蒂包皮岛状皮瓣尿道成形术适应证相同。

2. 本术式适合重建尿道缺损在阴茎阴囊交界区附近的尿道下裂，如缺损更长，近段需要联合近侧尿道板卷管成形，或造瘘分期修复。

【手术禁忌证】

1. 阴茎弯曲不明显或可通过背侧折叠确切矫治、尿道板发育良好者通常不应采用该术式。

2. 背侧包皮无主轴血管供血，或术中解剖后包皮皮瓣血供不良者不应采用该术式，或改为造瘘式分期的改良方式。

【术前准备】

术前常规行血常规、尿常规、凝血功能、输血全套、生化检查。术前2小时之前可给予术前清流质制品。

【麻醉及体位】

根据麻醉医师的选择，可采用气管插管全身麻醉、喉罩全身麻醉、骶管阻滞麻醉。仰卧位。

【手术步骤】

1. 测量与画线（视频37-2-7）。

2. 阴茎头背侧纵向缝牵引线（4-0或5-0不吸收滑线），留置尿道支架管。

3. 如存在膜状尿道，纵向切开至尿道海绵体分岔部，以新尿道口为基底沿尿道板做U形切口，于冠状沟下0.5cm转向两侧和背侧做环形切口。

视频37-2-7 纵瓣手术画线

4. 阴茎脱套分离，松解致密筋膜。

5. 人工勃起试验证实尿道短缩牵拉。

6. 冠状沟下切断尿道板，向近端松解尿道板深层致密纤维，解除尿道性弯曲。

7. 人工勃起试验如有残留阴茎海绵体弯曲，可做背侧白膜折叠矫正。

8. 阴茎轻度牵伸状态下，将尿道远端残端无张力缝合固定于白膜。

9. 修剪尿道残端呈纵椭圆形（长度为A）。

10. 测量尿道缺损长度（长度为B）。

11. 于背侧包皮内板一侧缝线标记纵向矩形岛状皮瓣，宽度略大于近段正常尿道周径，长度为B-A，皮瓣近端加做一朝向近端的等腰三角瓣，高为A。

12．切开岛状皮瓣皮肤，向近端分离筋膜蒂，注意保留皮瓣血供。

13．于筋膜蒂无血管区做一纽扣孔，阴茎穿经此孔，将岛状皮瓣转向腹侧。

14．将皮瓣三角区两侧缘与尿道残端缝合，成形吻合口（如术中评估一期完成风险高，需要分期，则吻合不予完成，腹侧留口径约 0.5cm 与阴囊皮肤缝合造瘘）。

15．皮瓣包裹尿管，缝合卷管成形新尿道。

16．阴茎头沿白膜浅层翼状解剖，修剪深层不规整组织，使阴茎头内壁光整。

17．将成形尿道远端与阴茎头间断缝合，成形尿道外口。

18．缝合成形阴茎头。

19．将背侧包皮顺势转至腹侧，裁剪后缝合成形阴茎。

20．裁剪多余皮肤，缝合成形阴囊。

21．局部加压包扎（视频 37-2-8）。

视频 37-2-8　纵瓣手术过程

【术后处理】

同 Duckett 手术。

【术后并发症的预防及处理】

纵瓣手术后并发症与 Duckett 手术相似，但吻合口瘘和吻合口狭窄的发生率相对较低。因取用包皮瓣偏一侧，剩余包皮顺势转至腹侧成形阴茎体，阴茎外形的修整难度相对较大，但因大片覆盖阴茎腹侧，对于阴茎体段尿道皮肤瘘的预防有好处。

六、Onlay 岛状包皮瓣尿道成形术

此术式由 Duckett 于 20 世纪 80 年代设计，应用于无明显阴茎弯曲的阴茎中远段型尿道下裂。在 Snodgrass 手术尚未报道和普及的年代，本手术被较广泛地应用于阴茎弯曲不明显的尿道下裂，至今仍有不少中心作为常规术式之一普遍应用。

【手术适应证】

1．阴茎弯曲与尿道无关，尿道板可以保留者。

2．尿道板窄或尿道沟两侧纵嵴隆起显著，难以有效应用 Snodgrass 手术者。

3．尿道板可保留而术者认为 Snodgrass 类手术难以达到满意的新尿道口径者。

【手术禁忌证】

1．尿道发育不良导致阴茎弯曲需要切断尿道板者。

2．阴茎头型或冠状沟型尿道下裂不伴明显阴茎弯曲者不宜采用本术式。

3．重建尿道起点在阴囊及近端者。

【术前准备】

术前常规行血常规、尿常规、凝血功能、输血全套、生化检查。术前 2 小时之前可给予术前清流质制品。

【麻醉及体位】

根据麻醉医师的选择，可采用气管插管全身麻醉、喉罩全身麻醉、骶管阻滞麻醉。仰卧位。

【手术步骤】

1．测量与画线（视频 37-2-9）。

2．阴茎头背侧纵向缝牵引线（4-0 或 5-0 不吸收滑线），留置尿道支架管。

3．如存在膜状尿道，纵向切开至尿道海绵体分岔部，以新尿道口为基底沿尿道板做 U 形切口，于冠状沟下 0.5cm 转向两侧和背侧做环形切口。

视频 37-2-9　Onlay 手术画线

4．阴茎脱套分离，松解致密筋膜。

5．人工勃起试验如有残留阴茎海绵体弯曲，可做背侧白膜折叠矫正。

6．测量尿道缺损长度（A）。

7. 于背侧包皮内板缝线标记横向矩形岛状皮瓣,长度为 A,宽度预计与尿道板耦合后与近段正常尿道周径相应。

8. 切开岛状皮瓣皮肤,向近端分离筋膜蒂,注意保留皮瓣血供。

9. 沿尿道板两侧切线向远端切开,深达白膜浅层,阴茎头做翼状解剖至 3 点和 9 点位置,修剪阴茎头深层不规整组织。

10. 将岛状皮瓣转向腹侧,与尿道板缝合成管状新尿道。

11. 阴茎头包裹新尿道,缝合成形尿道外口和阴茎头。

12. 将背侧包皮转至腹侧,裁剪后缝合成形阴茎。

13. 裁剪多余皮肤,缝合成形阴囊。

14. 局部加压包扎(视频 37-2-10)。

视频 37-2-10　Onlay 手术过程

【术后处理】

同 Duckett 手术。

【术后并发症的预防及处理】

Onlay 手术后尿瘘常发生于冠状沟中线一侧或新尿道缺血部位。狭窄相对易于发生在阴茎头和冠状沟,新尿道近端较少狭窄。如远端口径不够充足或包皮瓣部分过宽、不均匀,较易发生尿道憩室。适应证掌握不当,强行保留尿道板时可能残留难以矫正的阴茎弯曲。

七、Koyanagi 手术

Koyanagi 于 1994 年首次报道该手术,以尿道口为基底做环状连续带蒂(会阴 - 阴囊 -)阴茎 - 包皮瓣卷管成形新尿道,起初旨在一期矫治各种类型的尿道下裂,继而被较多学者应用于弯曲严重而包皮质量较差的近段型尿道下裂。初始阶段存在较高的并发症发生率,多年来经多个中心的各种改良,现今仍较广泛应用于条件较差的近段型尿道下裂的矫治,并可灵活应用于一期或分期矫治。

【手术适应证】

1. 尿道板发育不良,需切断才能充分矫正阴茎弯曲。

2. 矫正阴茎弯曲后尿道口在阴囊或会阴。

3. 背侧包皮帽为不良型(V 形、扁平型或量少)。

4. 阴茎头窄小。

5. 部分残留充足包皮且符合前述适应证的再手术病例。

【手术禁忌证】

尿道开口于阴茎远段或冠状沟、阴茎头者不宜采用本式式。

【术前准备】

术前常规行血常规、尿常规、凝血功能、输血全套、生化检查。术前 2 小时之前可给予术前清流质制品。

【麻醉及体位】

根据麻醉医师的选择,可采用气管插管全身麻醉、喉罩全身麻醉、骶管阻滞麻醉。仰卧位。

【手术步骤】

1. 测量与画线(视频 37-2-11)。

2. 阴茎头背侧纵向缝牵引线(4-0 或 5-0 不吸收滑线),留置尿道支架管。

3. 如存在膜状尿道,纵向切开至尿道海绵体分岔部。

视频 37-2-11　Koyanagi 手术画线

4. 冠状沟下 0.5cm 做环状切口,切断尿道板,白膜浅层脱套分离,解除尿道对阴茎海绵体的牵拉并松解致密筋膜。将尿道残端与白膜缝合固定。

5. 人工勃起试验如有残留阴茎海绵体弯曲,可做背侧白膜折叠矫正。

6. 背侧包皮中线纵向切开,两翼转向腹侧。

7. 自尿道残端向前,将两侧皮缘在中线缝合并固定于白膜,拼接成形新的尿道板。

8. 以尿道口为基底向远端做 U 形皮瓣,向外侧皮下潜行分离蒂部组织。

9. 皮瓣包裹尿管,内翻缝合成形管状新尿道。

10. 阴茎头做翼状解剖,裁剪深层不规整组织。

11. 将新尿道远端与阴茎头缝合成形尿道外口(新成形尿道外口应保证宽松,如阴茎头窄小,可成形于冠状沟附近)。

12. 缝合成形阴茎头。

13. 将剩余包皮和阴茎皮肤裁剪后缝合成形阴茎。

14. 裁剪多余皮肤,缝合成形阴囊。

15. 局部加压包扎(视频 37-2-12)。

【术后处理】

同 Duckett 手术。

视频 37-2-12　Koyanagi 手术过程

【术后并发症的预防及处理】

Koyanagi 手术较为常见的并发症为阴茎头裂开和尿道远端狭窄,因重建尿道远端为循环薄弱处,且应用此术式的病例较多存在阴茎头窄小。新尿道均匀性较差,皮褶较多,易产生术后憩室,如新尿道口径过宽更易发生。尿瘘可发生于新尿道所有部位。尿道缺血或感染可导致尿道狭窄,但尿道近端狭窄相对少见发生。重建新尿道时背侧中线缝合缘收缩或尿道缺血挛缩可导致明显的阴茎弯曲。

八、有关手术处理的一些基本问题

尿道下裂手术方式较多,但有一些共通的基本问题。

(一)手术器械

小儿尿道下裂是一个整形手术,在很小的区域内完成多项手术操作,必须轻柔操作,保护有限的组织,减少反复组织挫伤导致组织失活,故而应使用精细手术器械进行轻柔操作,主要包括手术镊、手术剪和持针钳(图 37-2-2)。

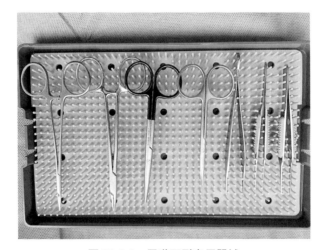

图 37-2-2　尿道下裂专用器械

(二)基本操作

尿道下裂的手术操作应符合整形手术技术要求,使用精细手术器械、轻柔操作,主要应注意的是以下方面。

1. 在辨认清楚的前提下锐性解剖可减少组织创伤,注意保护尿道、筋膜和皮肤的血供。

2. 在认清血供分布的前提下可用锐、钝结合方式进行层面解剖。

3. 手术成功的关键是新尿道的循环有保障，缝合技术虽重要，但不应为了追求满意的缝合反复损伤组织。

4. 儿童阴茎周围小范围的长时间手术，每一次夹持组织都需轻柔，否则可能带来大比例组织缺血失活，导致难以预料的并发症发生。

5. 控制出血也是微创手术的重要内容，方式包括严格的层面解剖、精细解剖，使用肾上腺素液（十万分之一浓度），阴茎基底扎止血带（注意力度和限制时间）、使用小型双极电凝或低功率针形电刀，限制整个手术时间等。

（三）缝合材料

尿道下裂修复手术的缝合主要采用两大类缝合线。

1. 可吸收缝合线：通常使用 5-0、6-0 或 7-0 可吸收线进行尿道、筋膜和皮肤的缝合，以 6-0 为主。根据术者经验和缝线可获得性进行选择。可吸收线的选择需要考虑缝合组织的特点、缝线的粗细（涉及线头死腔大小）、吸收降解时间（以 1～2 个月为佳）与张力维持时间（以 2～4 周为佳）、是否为编织型等。尿道缝合需要缝线组织损伤性小，非编织型的单股缝线或编织线外有涂层者更好，但应注意长时间使用附着血痂时应及时清洗，编织型的多股缝线轻柔缝合缓慢牵拉也可减少组织损伤。筋膜的缝合要求稳妥，编织型缝线摩擦力大，作结更为稳妥。阴茎头缝合对作结稳妥和张力强度也有较高的要求，但阴茎头区域对于皮下死腔的耐受性较差，使用较硬或较粗、吸收时间长、强度低的缝线均应有所注意。有的中心单一使用 6-0 单股快吸收缝线，也有良好的效果。

2. 不可吸收线：尿道下裂使用不可吸收线以非编织型的滑线为宜，用于阴茎头牵引、皮瓣设计牵引、背侧白膜短缩、促进阴茎显露的深部固定缝合。使用 4-0、5-0 或 6-0 不可吸收滑线的优点是组织反应小、切割效应轻，维持张力持久。

（四）引流与支架管

虽然近年有较多文献报道远段型尿道下裂修复手术不使用支架管，当前的主流仍然是推荐重建尿道应使用支架管。尿道转流（膀胱造瘘）不推荐作为常规。

支架管类型有多种选择，如双腔硅胶尿管、单腔硅胶引流管、硅胶或 PS 胃管、单 J 管等，依术者习惯选择并注意各自特点进行术后管理。

支架管的口径选择因阴茎发育程度而异，总体原则是直径略小于新成形尿道，不致对新建尿道产生张力而影响血供。

（五）包扎

尿道下裂术后包扎方法很多，总的原则应为不松、不紧、不脱、不粘、不痛，即包扎不应过松致脱落或血肿形成，不应过紧致压迫缺血，不过早脱落以保证适应的早期持续稳定加压，不粘创面以便减少换药刺激，稳定的加压包扎和可轻松取除的包扎能有效减少术后疼痛。术者可根据经验和材料的可获得性进行选择。

（唐耘熳　陈绍基）

第三节　尿道下裂并发症手术

尿道下裂除常规开放手术的共通并发症，如出血、感染等之外，还存在较高发生率的多种术后并发症或问题，主要包括：①创伤愈合相关问题，如尿道皮肤瘘、尿道裂开、组织缺损、瘢痕等；②流体腔道问题，如尿道狭窄、尿道憩室、尿流尿线异常等；③外观问题，如阴茎弯曲、阴茎扭转、阴茎阴囊转位、阴囊分裂、阴茎显露不良等；④性功能问题，如勃起问题、射精问题等；⑤前列腺囊存在可能引起手术部位感染、尿路感染（可能长期反复）、附睾炎、结石、梗阻性生精障碍、射精障碍等问题；⑥膀胱功能问题，如长期带管或梗阻导致短期或长期、明显或潜在的膀胱功能受累等；⑦特殊问题，如缝线问题（针道隧道形成、异物死腔与瘘等）、表皮囊肿、游离移植物问题、阴囊皮代尿道问题（毛发、结石、感染等）、硬化萎缩性苔藓等。临床最为常见的并发症主要还是尿道皮肤瘘、新建尿道各部位狭窄、尿道憩室、残留阴茎弯曲等。

因并发症而带来的再手术问题，个体间差异非常大，往往难以制订简单的修复手术方案流程，常常是根据具体病情，在基本原则指导下进行"见招拆招"式的个体化修复。

一、阴茎残留下曲畸形

阴茎弯曲矫正是尿道下裂修复的一个重要基本原则。尿道下裂术后残留阴茎下曲较为常见，主要原因包括前次手术认识和处理阴茎弯曲不足、新建尿道短缩、背侧折叠缝线松脱、瘢痕、青春期变化等。弯曲的预防大于治疗，尤其是对于需要切断尿道才能矫正弯曲的再手术小儿，家长对弯曲矫治的重要性和难度的认识，以及对并发症发生的接受度往往较差，严重影响治疗结果评价。

对于再手术阴茎弯曲的矫正仍然遵从初治手术的基本原则，即判断阴茎弯曲的原因，是瘢痕、筋膜牵制、阴茎海绵体背腹侧不对称，还是尿道短缩牵制，从而采取相应的矫治。瘢痕可进行切除、改型；筋膜牵制可进行阴茎重新脱套松解；阴茎海绵体背腹侧不对称可进行背侧白膜折叠或腹侧白膜松解、补片等。如系尿道短缩牵制，切断尿道后往往在局部难以找到充足的、健康的尿道替代重建组织，因而引入游离移植物部分或全部替代新尿道/尿道板是较多学者认为勉强可行的方案。这一点与初治尿道下裂的矫治有所不同，除此之外，再手术弯曲矫正的方法与初治手术基本相似（参见本章第二节各手术视频中对于阴茎弯曲的处理）。

如果较为确定术后弯曲的矫正不涉及尿道成形，可在前次手术后3~6个月以后进行；如可能涉及尿道成形，应在前次手术后6~12个月以后再进行手术修复。

二、尿道皮肤瘘

尿道皮肤瘘（简称"尿瘘"）是尿道下裂术后最为常见的并发症。尿瘘的发生主要与组织缺血、感染、远段梗阻、尿道缝合缘张力过大、新建尿道覆盖不足等因素有关，由于冠状沟部位组织薄而致密，是最为常见发生尿瘘的地方。单纯尿瘘通常并不可怕，但在很多情况下，尿瘘合并其他并发症，但尿瘘表现为患者就诊的唯一主诉，需要注意。

对于尿瘘的评估直接影响手术方案，需要评估尿瘘的位置、大小、形态、数量、远段尿道通畅性、瘘周围尿道形态是否规则、感染危险因素（如皮肤隐窝、毛发、前列腺囊等）是否能够去除或控制等。

尿瘘修补的基本原则为：①首先检查并去除明显的远段梗阻因素；②尿瘘的修补应达到尿道主道进行（完全切除瘘管），而不应简单浅部结扎、残留尿道壁的不规则盲道；③单纯尿瘘可局部修补；④邻近多发小瘘应合并为一个大瘘并进行局部规整的尿道成形；⑤复杂瘘或不确定是否存在隐性尿瘘者应扩大解剖范围探查并修复；⑥应检查同时存在的明显憩室并一并修复；⑦进行循环良好的外层覆盖。

冠状沟瘘的修复较为困难，易于复发，应注意如冠状沟较大的瘘，前方与阴茎头的尿道外口之间为较薄弱的皮桥时，这种情况的实质为阴茎头裂开，单纯修补尿瘘往往是无效的，如果患者有修复愿望，需要剪开前方无效皮桥重新进行远段尿道下裂的重建手术。严格意义上的单纯冠状沟瘘应阴茎头段腹侧有足够厚度、尿道外口排尿基本通畅，冠状沟处瘘较小，多数难以直视尿道。这种冠状沟瘘的修补操作应特别精细，如有条件，应采用特别锋利而窄小的解剖刀，如人造宝石刀或巩膜穿刺器等，自瘘口边缘皮肤开始逐渐向尿道剥离瘘管，在汇入尿道壁处完整切除瘘管，7-0可吸收线缝合关闭瘘口，外层筋膜加厚覆盖（视频37-3-1）。

视频 37-3-1 冠状沟瘘修补手术

对于尿瘘的情况不清楚，或术者认为局部修补危险性较高时，可考虑扩大解剖范围进行探查和修复，做腔道规整的局部尿道成形，或进行瘘的修补（视频37-3-2）。

视频 37-3-2 扩大解剖范围的尿瘘修补

近年来国内有较多中心对近段型、复杂型初治尿道下裂采取造瘘式分期的方案，即在本章第二节横裁带蒂包皮岛状皮瓣尿道成形术或纵裁带蒂包皮岛状皮瓣尿道成形术的基础上，不完成吻合口的缝合，将腹侧部分与外部皮肤缝合造瘘，留待二期修复。在这种情况下，尿瘘的修复可控性较强，在修补之前，应常规加压灌注尿道检查梗阻、额外尿瘘、憩室等问题并进行相应修复，尿瘘的修补仍然遵从前述基本原则，在尿道主道的壁上进行修补（视频37-3-3）。

尿瘘修复手术与前次手术间隔在6～12个月以上为好。

视频 37-3-3　造瘘分期后尿瘘修补

三、尿道口狭窄

由于阴茎头类似圆锥形，远端部分窄小，当重建尿道达到阴茎头以期成形正位尿道口时，易发生尿道口狭窄。如保守扩张等治疗无效或操作困难、痛苦，应手术解除狭窄，重建宽敞的流出道。在尿道口腹侧做一倒V形皮肤切口，在尿道浅面分离倒V形皮瓣，继而自尿道口腹侧切开狭窄的外口达到尿道宽敞部，将倒V形皮瓣的尖与尿道切口近端缝合，皮瓣两侧边与切开的尿道两缘缝合，重建宽敞的远段尿道。这种做法的优点是利用Y-V成形原理减少线性瘢痕挛缩，而且较之单纯的纵切横缝（切开到哪里，尿道开口就在哪里），外观看来，尿道开口位置在实际尿道切开近端之前（视频37-3-4）。

视频 37-3-4　尿道口狭窄切开成形

早期狭窄可尝试保守治疗，如间断尿道扩张、持续带管/间断换管等方法，观察到术后3个月左右，如效果不好，明显的狭窄应进行手术确切解除。

四、尿道狭窄

尿道下裂新建尿道由于缺血、感染、尿外渗等可发生尿道狭窄，在少见的情况下，硬化萎缩性苔藓（lichen sclerosus et atrophicus）也可能在尿道下裂术后出现并导致术后远期慢性顽固性尿道狭窄，处理难度很大。

排尿期膀胱尿道造影（voiding cystourethrography，VCUG）、尿道镜、泌尿系统超声（含残余尿测定）等辅助检查对于评估尿道狭窄有较好的参考意义，以明确狭窄的部位、长度、形态、近段尿道扩张范围和程度、膀胱和上尿路受累程度等情况，指导手术方案。

较之尿瘘、憩室等并发症的修复，狭窄的处理更为积极，如早期保守治疗无效，明显的尿道狭窄在术后3个月左右应予以切开，保证通畅的尿流，保护膀胱和上尿路功能。如狭窄不严重，膀胱能有效排空，可在前次手术6个月之后进行修复手术（狭窄成形或狭窄段切开、切除后采用邻近组织/游离组织重建尿道或铺设尿道板，后期再手术修复），手术方法因病情和手术医师的经验存在很大差异。

视频 37-3-5　尿道狭窄切开造口

保守治疗无效的尿道狭窄切开造口也可采用与尿道口狭窄切开的类似方法进行，以减少后期重建尿道的范围（视频37-3-5）。

五、尿道憩室

尿道下裂术后尿道憩室并非真性憩室，而是新建尿道某部的明显扩张，主要发生在采用皮瓣替代重建尿道的手术后。憩室发生的原因主要是新建尿道口径、质地不均匀，远段尿道相对狭窄（或在术后早期相对狭窄），或皮瓣与阴茎头段尿道连续处形成袋状改变。

明显的尿道憩室应手术修复，可在前次手术6～12个月以后进行。

术中应注意新成形尿道应与近段正常尿道保持口径一致，解除远段梗阻。裁剪多余上皮时应注意保留质量良好而厚实的浅筋膜，也应注意保留皮瓣宽度，容易发生过度裁剪。如术中发生裁剪过多，可在局部尿道背侧中线纵向切开松解，保证支架管支撑下新建尿道口径基本均匀。缝合成形尿道后，将裁剪上皮后余下的厚层浅筋膜交错缝合包裹尿道并限制尿道扩张（视频37-3-6）。

视频 37-3-6　尿道憩室成形术

（唐耘熳　陈绍基）

第四节 尿道瓣膜手术

尿道瓣膜是小儿下尿路梗阻最常见的原因，也是对患儿生命威胁最大的畸形之一，其胚胎学病因目前尚不完全清楚。根据瓣膜所在的部位，临床分为后尿道瓣膜和前尿道瓣膜。后尿道瓣膜临床上常见，在新生儿中的发生率为 1.6/10 000～2.1/10 000。后尿道瓣膜在胚胎形成早期就已出现，可导致尿路梗阻，造成肾功能损害，排尿减少引起羊水减少，进而造成肺发育不良。前尿道瓣膜较后尿道瓣膜少见，发生率为后尿道瓣膜的 1/30～1/25。

后尿道瓣膜位于精阜附近，分为三型（Young 氏分型）。Ⅰ型最常见，约占 95%，瓣膜自精阜下方起始，分成两侧叶，两侧叶分别继续向尿道远端及前壁斜形延伸，于尿道前壁中线处再次融合，仅瓣膜后方留一孔隙；Ⅱ型瓣膜自精阜向后尿道延伸，止于膀胱颈，Ⅱ型瓣膜一般不引起尿路梗阻，可能是由于远端梗阻导致尿道前列腺部及膀胱三角区代偿性肥大引起，目前已不再被认为是后尿道瓣膜的一种；Ⅲ型约占 5%，呈环形隔膜样位于精阜远端，近中央处有一空隙，也存在一些变异情况，可呈新月形或半圆形隔膜附着于尿道壁。后尿道瓣膜可逆行插入导尿管，但排尿时瓣膜在排尿的冲击作用下膨胀，造成梗阻，瓣膜近端的尿道前列腺段扩张，膀胱颈肥厚，膀胱壁增厚，有小梁和假性憩室形成。尸检时切开病变处尿道前壁可显示出后尿道瓣膜呈两个小叶状［图 37-4-1（1）］。在内镜检查时则见多数后瓣膜中线前缘融合在一起［图 37-4-1（2）～（4）］。

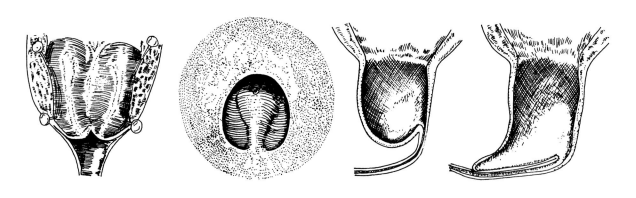

（1）尿道瓣膜呈两小叶状　　　　　　　（2）（3）（4）内镜下可见瓣膜中线前缘融合

图 37-4-1　尿道瓣膜的解剖形态

前尿道瓣膜一般位于阴茎、阴囊交界处，可单独存在，约 1/3 伴发尿道憩室。瓣膜独立存在时，两侧瓣膜从尿道背侧向前延伸，于尿道腹侧会合；伴发尿道憩室时，瓣膜可为憩室前唇的一部分，排尿时，憩室内尿液充盈，将憩室前唇压入尿道形成瓣膜，引起尿路梗阻，与后尿道瓣膜一样，不妨碍插入导尿管，但阻碍尿液排出。

尿道瓣膜的主要症状是排尿困难、尿线细、乏力、尿滴沥及充盈性尿失禁，有时因严重的尿潴留，膀胱输尿管反流乃至输尿管、肾盂明显扩张，临床表现出腹部膨隆才引起家长的重视。凡是有下尿路梗阻的临床表现和体征，怀疑尿道瓣膜时，应尽快做排尿期膀胱尿道造影（VCUG）和 / 或膀胱、尿道镜检查，一旦明确诊断应及时切除瓣膜、解除梗阻，以挽救肾功能。随着产前超声的普及和技术水平的提高，相当一部分后尿道瓣膜可于产前得到诊断。目前产前干预治疗的效果并不确切，尚存在争议。对于产前检查怀疑尿道瓣膜的患儿，出生后应立即行导尿管排尿，VCUG 检查确认是否存在尿道瓣膜，同时确认导尿管位于膀胱还是后尿道。

尿道瓣膜的治疗原则是解除梗阻、控制感染、保护肾功能。过去对尿道瓣膜，尤其是后尿道瓣膜的处理十分棘手,往往由于患儿年龄小、病情重、开放手术定位较困难,且易导致术后尿道狭窄,其手术效果并不满意。随着医学的发展,小儿内镜在临床广泛应用,其疗效明显提高。目前效果最确切的方法为经尿道电切镜瓣膜切除术,应列为首选。尿道瓣膜的手术方法包括:①经尿道瓣膜切除术;②耻骨上经膀胱后尿道瓣膜切除术;③经会阴手术切除瓣膜术;④经内镜激光切除后尿道瓣膜;⑤膀胱造口或会阴造口术。其次应根据技术设备条件、患儿年龄及术者的经验选择适当的手术方法。前尿道瓣膜合并憩室者需开放手术,其手术方法与尿道憩室相似;单纯前尿道瓣膜一般采用单纯尿道电切术。对于一般情况差的婴儿、新生儿、早产儿应先行耻骨上膀胱造口或会阴造口转流尿液,待半岁左右再择期手术。

一、经尿道瓣膜切除术

【手术适应证】

1. 先天性后尿道瓣膜。

2. 先天性前尿道瓣膜无憩室合并症者。

3. 无瘢痕性尿道狭窄。

4. 具有小儿电切镜设备和技术。

【术前准备】

1. 如有尿道口狭窄需行尿道扩张,必要时先行尿道口切开。

2. 积极纠正水、电解质代谢紊乱,改善全身状况。

3. 做尿细菌培养,据药敏试验结果静脉内给予抗生素控制感染。

4. 术前留置导尿管3~5天,引流尿液有利于控制感染,改善肾功能。

【麻醉与体位】

静脉复合麻醉或基础麻醉+骶管阻滞。改良膀胱截石位,臀部置于手术台末端,两下肢分开悬吊,使髋屈曲45°。

【手术步骤】

1. 使用配有球钩电极的小儿电切镜,通过0°内镜校对工作件。将装有闭孔器的镜鞘经尿道外口插入尿道后,取出闭孔器,更换工作件(电切镜),在直视下轻轻插入膀胱内,窥视膀胱三角及输尿管开口的形态及大小,膀胱内有无小梁及假性憩室形成[图37-4-2(1)]。

2. 将电切镜旋转180°,低压连续灌洗,并逐渐从膀胱颈向后退,在精阜附近瓣膜突然越过视野,似中央有裂缝的门帘。助手在耻骨上轻轻按压充盈的膀胱,使瓣膜膨胀向尿道腔内突起,有助于辨认瓣膜。看清瓣膜后控制切割球钩,于12点位置夹住瓣膜,然后启动切割电流电切瓣膜[图37-4-2(2)]。

3. 将电切镜转动到正常位置,直视下进入膀胱内,当电切镜后退时,视野中可见破碎的瓣膜组织,证实首次启动切割电流已切除部分瓣膜组织[图37-4-2(3)]。

4. 用电切镜的球钩分别在2点、4点、8点、10点位置夹住残留的瓣膜组织,重复上述电切操作,将瓣膜逐一切除。视野中所见残留的游离漂浮的瓣膜碎片均无须处理。拔除电切镜,用手按压膀胱证实尿道通畅无梗阻后,留置小儿气囊导尿管引流尿液[图37-4-2(4)]。

【术中注意事项】

1. 手术开始前先用金属尿道探条探查尿道,一方面可以选择不同型号的电切镜,同时如发现有无尿道狭窄或其他畸形,判断尿道镜不能插入尿道者,应改为其他手术方法。

2. 放入电切镜后,应以精阜为标志,前后滑动插镜即可发现瓣膜。

3. 用电切镜球钩将瓣膜钩住后方可启动切割电流,以免损伤尿道。

4. 术中要避免在6点位置切割瓣膜,防止损伤尿道海绵体致术后尿瘘。

5. 切除瓣膜要彻底,拔除电切镜后,用手按压膀胱区证实排尿通畅方可结束手术。

6. 术中注意避免过度电凝电切,以免造成术后尿道狭窄。

7. 如术中有明显的出血,应立即中止手术,留置导尿管2~3天后决定是否再行电切术。

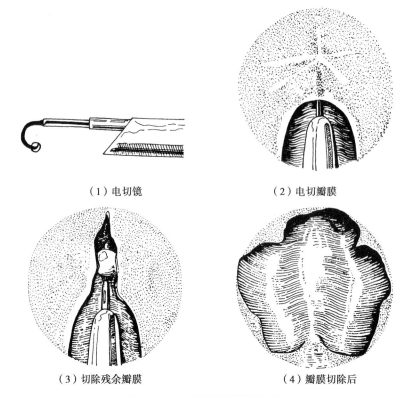

（1）电切镜 　　　　　　（2）电切瓣膜

（3）切除残余瓣膜 　　　　（4）瓣膜切除后

图 37-4-2 经尿道瓣膜切除术

【术后处理】

1. 应用有效抗生素预防感染。

2. 注意保持导尿管引流通畅，如无出血，术后48～72小时拔除导尿管自行排尿，并观察排尿情况。

3. 术前有肾功能受损者，术后定期复查电解质和肾功能，进一步纠正水、电解质代谢紊乱。

4. 若术后仍有排尿困难，可能是瓣膜切除不够或瘢痕狭窄，应先行尿道扩张，扩张无效者应再次行电切术。

5. 术后1～3个月行排尿期膀胱尿道造影和静脉肾盂造影。如梗阻已解除，但仍存在严重的膀胱、输尿管反流，且有感染和肾功能改善不明显者，应行抗反流手术。

二、耻骨上经膀胱后尿道瓣膜切除术

【手术适应证】

1. 先天性后尿道瓣膜。

2. 小婴儿不能经尿道插入电切镜者。

3. 无小儿电切镜设备。

【术前准备】

备血100～200ml，其他同经尿道瓣膜切除术。

【麻醉与体位】

基础麻醉+连续硬膜外麻醉。平卧位。

【手术步骤】

1. 取下腹正中或弧形切口，逐层切开皮肤、皮下组织、腹直肌前鞘，钝性分开腹直肌，将肌肉拉向两侧，腹膜反折向上推开，显露膀胱前壁［图37-4-3（1）］。

2. 切开膀胱前壁，充分显露膀胱颈及尿道内口［图37-4-3（2）］。将电切镜经尿道内口顺行置入后尿道，夹住瓣膜按上述方法电切。此法的优点是在扩张的后尿道内能更清楚地辨认瓣膜，对尿道损伤小。

如后尿道过长,电切镜不能抵达瓣膜位置时,有条件时则可选用可曲性膀胱尿道镜。

3. 若无电切镜设备,可用长嘴鼻腔镜撑开尿道内口及后尿道,直视下可见瓣膜精阜远端向尿道侧壁延伸,然后用有柄长镊夹住瓣膜缝一牵引线,用电刀或尖刀切除瓣膜[图37-4-3(3)]。切除瓣膜后一般很少出血,若有活动性出血可用纱布条压迫片刻即可止血。

4. 术后置导尿管和耻骨上膀胱内留置蕈状导尿管,严密缝合膀胱壁,并逐层缝合切口。

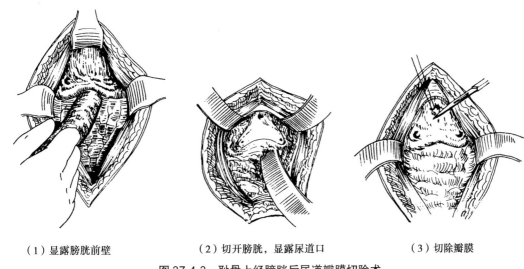

(1)显露膀胱前壁　　　　　　(2)切开膀胱,显露尿道口　　　　　　(3)切除瓣膜

图37-4-3　耻骨上经膀胱后尿道瓣膜切除术

【术中注意事项】

1. 术中要充分显露膀胱出口,看清瓣膜并夹住后才能切除瓣膜,切勿损伤正常的尿道组织。

2. 瓣膜切除要彻底,以防术后症状复发。

3. 若术中经膀胱出口能看清后尿道瓣膜组织,但由于瓣膜距膀胱出口太远无法准确切除时,可在会阴做切口,切开尿道的后壁,彻底切除瓣膜。

【术后处理】

1. 保持引流管通畅,术后10～12天拔除耻骨上膀胱造瘘管,两周左右拔导尿管试行排尿。

2. 其他同经尿道瓣膜切除术。

三、经会阴后尿道瓣膜切除术

【手术适应证】

目前少用,仅下列情况才考虑使用经会阴开放手术切除瓣膜。

1. 患儿年龄小,电切镜不能经尿道外口插入。

2. 经耻骨上膀胱出口途径处理有困难。

3. 无电切镜设备与技术。

【术前准备】

1. 同经尿道瓣膜切除术。

2. 备血100～200ml。

【麻醉与体位】

连续硬膜外麻醉。仰卧位,臀部垫高,两下肢分开。

【手术步骤】

1. 先取会阴部弧形切口,分层切开皮肤及皮下组织,显露球海绵体并纵向切开[图37-4-4(1)]。

2. 耻骨上显露膀胱,纵向切开膀胱前壁,用拉钩向两侧拉开以扩大膀胱切口,显露尿道内口,术者用手将一根 8F 橡皮导尿管经膀胱出口插入后尿道,并向尿道远端推进,至受阻不能前进为止[图 37-4-4(2)]。

3. 在导尿管受阻处纵向切开尿道后壁约 1.5cm,可见尿道腔内瓣膜组织[图 37-4-4(3)],在直视下切除所有的瓣膜组织,经尿道口插入导尿管,用 5-0 可吸收缝线间断缝合尿道后壁,并逐层缝合会阴切口。膀胱内置蕈状导尿管,逐层缝合膀胱及腹壁切口。

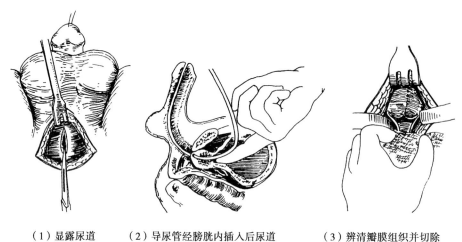

(1)显露尿道　　　　(2)导尿管经膀胱内插入后尿道　　　　(3)辨清瓣膜组织并切除

图 37-4-4　经会阴后尿道瓣膜切除术

【术中注意事项】

1. 术中将导尿管经膀胱出口向尿道远端推送受阻处即是瓣膜所在的部位,也是会阴部尿道后壁切开的部位,定位一定要准确,避免盲目切开尿道后壁而找不到瓣膜组织。

2. 术中应彻底切除瓣膜组织,有时因瓣膜组织甚薄,是否全部切除难以辨清,可在缝合尿道后壁切口以后,用去掉针头的注射器置入尿道内口注入消毒生理盐水,若生理盐水能快速经尿道外口排出,说明瓣膜切除彻底、梗阻解除。

3. 术中需留置气囊导尿管以防术后尿道瘢痕性狭窄。

【术后处理】

1. 术后 48 小时拔除会阴及耻骨后引流条。

2. 保持引流管通畅,防止引流管滑脱。术后 10～12 天拔除导尿管,术后 14 天夹膀胱造瘘管试着自行排尿,若排尿通畅即可拔除膀胱造瘘管。由于膀胱壁增生肥厚,造口处不易愈合,一般应先拔除膀胱造瘘管,待造口闭合后再拔除导尿管,或重新置入导尿管,可避免膀胱造口长期不愈合。

3. 其他同经尿道瓣膜切除术。

【术后并发症的预防及处理】

1. 肾功能受损加重或导致肾衰竭　往往是由于:①术前准备不充分,未置导尿管引流尿液;严重感染未控制;酸碱失衡未适当纠正,在肾功能严重受损的情况下进行手术。②麻醉、手术对患儿的打击,加重了肾功能的损伤。③术后引流不畅,反流加重,致肾内严重感染。预防措施:①术前充分准备,待一般情况改善、感染控制后再手术;②保证引流管通畅;③使用有效抗生素;④继续纠正水、电解质代谢紊乱,定期复查肾功能,根据检查结果做相应处理。

2. 术后排尿困难　往往是由于瓣膜切除不彻底或损伤尿道周围组织致尿道瘢痕性狭窄。预防:①术中彻底切除瓣膜组织;②因小儿尿道腔细、组织脆弱,易造成损伤,使用内镜时动作应轻柔;③切开尿道后壁行开放手术时,除彻底切除瓣膜外,应避免损伤尿道周围组织,缝合尿道后壁要对合准确,不可内翻缝合,并留置导尿管两周;④若术后有排尿困难,应定期行尿道扩张至排尿通畅为止。有小部分患儿术后排尿困难可能是膀胱逼尿肌收缩不良、膀胱颈肥厚或膀胱容量过小所致,应行尿流动力学检查和膀胱尿道造影,同时使用相应药物治疗、清洁间歇导尿或膀胱扩容术,以改善症状。

3. 尿瘘　往往是由于电切操作不当或经会阴手术切口感染所致。预防：①避免在 6 点位置电切、烧灼瓣膜，术中一定要夹住瓣膜后方可启动电流切割瓣膜；②会阴部尿道切口处要严密缝合，避免术后切口感染。

（袁继炎　李　宁）

第五节　尿道憩室手术

先天性尿道憩室又称原发性尿道憩室或真性尿道憩室，是尿道周围与尿道相通的囊性腔隙，多发生在阴茎根部或球部，一般位于尿道腹侧，个别位于尿道背侧。其病因尚不明确，有可能是尿道板在胚胎时期某个阶段融合不全，也可能是尿道海绵体缺乏或发育不全使局部尿道缺乏支持组织，尿道黏膜向外突出所致；前尿道瓣膜约 1/3 伴有尿道憩室。憩室分为两种：①广口憩室，其被尿液充满时，憩室内压力增大，把憩室前唇压入尿道形成瓣膜，引起尿路梗阻，甚至产生膀胱、输尿管反流及尿路感染［图 37-5-1（1）］；②有颈小憩室，多不造成梗阻［图 37-5-1（2）］。

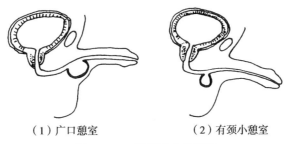

（1）广口憩室　　　　　（2）有颈小憩室

图 37-5-1　尿道憩室的类型

典型临床表现是排尿时阴茎、阴囊交界处出现膨隆包块，排尿后仍有滴沥，若用手挤压包块有尿排出，此时包块缩小或完全消失。

憩室内可并发结石、感染，甚至穿破形成尿瘘。排尿期膀胱尿道造影可明确诊断，尿道镜检查能直接窥视憩室颈，对诊断亦有帮助。尿道憩室的治疗原则是切除憩室、修复尿道。

【手术适应证】

1. 先天性尿道憩室。

2. 前尿道瓣膜合并憩室者。

【术前准备】

1. 合并感染者，术前应用抗生素控制感染。

2. 有尿路梗阻、肾功能不良者，先留置导尿管引流尿液，纠正水、电解质代谢紊乱，待一般情况改善后再手术。

【麻醉与体位】

基础麻醉加骶管阻滞。取仰卧位，臀部垫高，两下肢分开。

【手术步骤】

1. 在阴茎、阴囊交界处正中做纵向切口或弧形切口。切开皮肤、皮下组织及深筋膜，即显露出球海绵体肌。将皮下组织拉开，扩大手术野，从尿道外口插入导尿管至阴茎根部，然后注入生理盐水，可见憩室处隆起，纵向切开球海绵体肌，在海绵体深层向两侧分离即可显露憩室囊壁［图 37-5-2（1）］。

2. 用组织钳夹住憩室顶部，在靠近憩室颈部剪开部分囊壁，用 0.5% 甲硝唑液或 0.5% 活力碘冲洗憩室腔，并清除囊内结石或其他异常组织，然后在不牵拉憩室的自然状态下用眼科弯剪刀沿憩室边缘剪去憩室组织［图 37-5-2（2）］。

3. 憩室切除后，可见尿道后壁缺损，检查憩室前唇有无瓣膜或狭窄，如有瓣膜或狭窄应切除瓣膜和解除狭窄,经尿道外口置入多侧孔硅胶导尿管至膀胱内,以引流尿道内分泌物和起支架作用[图37-5-2(3)]。

4. 用6-0或7-0可吸收缝线间断缝合残留憩室颈部的黏膜,以修复尿道[图37-5-2(4)]。

5. 冲洗切口,用4-0或5-0可吸收线间断缝合球海绵体肌,皮下置橡皮片引流,分层缝合切口。

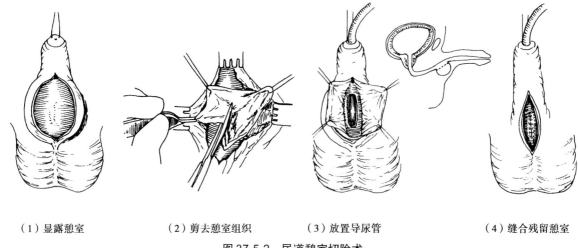

（1）显露憩室　　　　　（2）剪去憩室组织　　　　　（3）放置导尿管　　　　　（4）缝合残留憩室

图37-5-2　尿道憩室切除术

【术中注意事项】

1. 切口的选择以能充分显露憩室为宜,可在切皮前经尿道外口注入0.5%活力碘,使憩室充盈后,再选择手术切口。

2. 术中需准确切除憩室囊壁,若残留过多的憩室组织可导致术后复发,但也要注意保留憩室颈部黏膜组织,使修复后的尿道宽畅,以免术后尿道狭窄,故在切除憩室时不应用力牵拉憩室囊壁,使其在自然状态下距憩室颈底部2～3mm环形剪除憩室。

3. 若憩室口过于宽大、尿道腹侧缺损多,直接缝合修复尿道有困难,或术后可能造成尿道狭窄和因张力大导致修复处裂开,应行尿道成形术或转移带蒂皮瓣修复尿道缺损。

4. 术中应注意同时解除憩室前唇处的病变(如尿道瓣膜或狭窄)。

5. 尿道内置多侧孔口径适宜的硅胶管,以引流尿道分泌物并作支架,术后行耻骨上膀胱穿刺造瘘转流尿液,以保证伤口愈合。

【术后处理】

1. 使用有效抗生素预防感染。

2. 保持导尿管引流通畅。

3. 术后48小时拔除皮下引流片。

4. 术后12～14天拔导尿管自行排尿,若排尿通畅,伤口周围无肿胀、无漏尿,即可拔除膀胱造瘘管。

【术后并发症的预防及处理】

1. 尿瘘　尿瘘是尿道憩室术后最主要的并发症,主要由于:①术后切口感染;②尿道后壁缺损大,修复尿道缝合时有张力或组织缺血坏死;③尿液引流不畅。预防措施:①注意术中无菌操作,彻底止血,爱护尿道组织;②修复尿道时组织对合准确,严密缝合球海绵体肌;③若尿道后壁缺损大,应转移皮瓣修复尿道;④保持术后引流管通畅,应用有效抗生素;⑤拔除导尿管后自行排尿,若发现伤口局部肿胀,应立即开放膀胱造瘘管继续转流尿液,延迟拔管。

2. 憩室复发　少见,其原因为:①憩室壁残留过多,误将憩室壁作为尿道组织修复缺损的尿道后壁;②憩室远端有梗阻;③尿道修复处尿外渗未及时处理,则可形成假性憩室。预防措施:①术中注意切除全部憩室,勿留过多的囊壁组织,严密缝合修复球海绵体肌;②在切除憩室的同时注意解除远端梗阻(如前尿道瓣膜);③防止术后切口感染。

（袁继炎　赵　翔）

第六节　尿道外伤手术

　　小儿尿道损伤并不少见,随着交通事业的发展,其发生率有所增高。尿道损伤,特别是后尿道损伤多伴发于骨盆骨折。由于解剖的差异,男孩明显多于女孩。成年男性后尿道损伤几乎都发生在前列腺远端的膜部尿道;男孩由于前列腺尚未发育成熟,而且柔软,不能有力地保护包含其内的前列腺尿道,损伤可发生在任何部位,前列腺组织可能被压碎,乃至膀胱颈断裂。

　　对于后尿道损伤的早期处理有单纯耻骨上膀胱造瘘,择期进行修补以及即刻进行尿道修复术两种不同意见。两种方法各具优缺点,应根据患者当时情况、有无其他威胁生命的复合伤、当地的医疗设备条件、医师本人处理复杂性损伤的能力而定。

一、耻骨上膀胱造瘘术

【手术适应证】

　　1. 患者病情严重,即使没有其他威胁生命的复合伤亟须处理,也不能承受比较复杂的尿道修复术的再次损伤。

　　2. 严重的复合伤,如胃肠道破裂,肝、脾、肾裂伤出血,直接威胁生命,急需手术抢救。

　　3. 当地医疗设备条件较差,如缺乏起码的 X 线设备、输血设备等。

　　4. 医师缺乏尿道修复的技术,特别是在急诊条件下进行尿道修复的经验及各种应变的能力。

【手术步骤】

　　参阅第三十六章第九节膀胱造口术。

　　如伴有腹内严重复合伤者,应先予以处理,然后再做膀胱造瘘时,切忌对耻骨后血肿进行探查。

　　单纯性膀胱造口的最大优点在于给有经验的泌尿外科医师保留一个有计划择期进行尿道修复手术的机会。

二、即刻进行尿道修复术和膀胱造瘘术

（一）尿道会师术

【麻醉与体位】

　　连续硬膜外麻醉。平卧位。

【手术步骤】

　　1. 切口:脐下腹正中切口或耻骨联合上横弧形切口。

　　2. 分裂或切断腹直肌,推开腹膜反折,显露膀胱前壁,切开膀胱,吸净膀胱内尿液。

　　3. 经尿道外口插入适当探条,至受阻时暂停。

　　4. 经尿道内口插入适当探条,至受阻时暂停[图 37-6-1(1)]。

　　5. 术者分别持两根探条,轻柔地试做碰撞,如感触到金属碰撞声,表明两根探条已经接头,将两探条轻轻地互相抵住,并逐渐将尿道内探条引入膀胱内[图 37-6-1(2)]。如两探条尖端会合有困难,可用示指插入后尿道与尿道探条会师,并将尿道探条引入膀胱[图 37-6-1(3)]。

　　6. 经进入膀胱内的尿道探条引出 1 根导尿管,再经导尿管向膀胱内引入 1 根硅制双腔导尿管。在双腔导尿管尖端缝一粗丝线,牵至腹部固定,以防双腔导尿管经尿道滑脱。向气囊注气或注水,使之膨胀,轻轻牵引双腔管末端,至不能继续拉动为止。使气囊或水囊压迫膀胱颈,可望将向上移位的近端尿道尽可能地恢复到伤前的解剖位置[图 37-6-1(4)～(6)]。

　　7. 逐层缝合腹部创口。

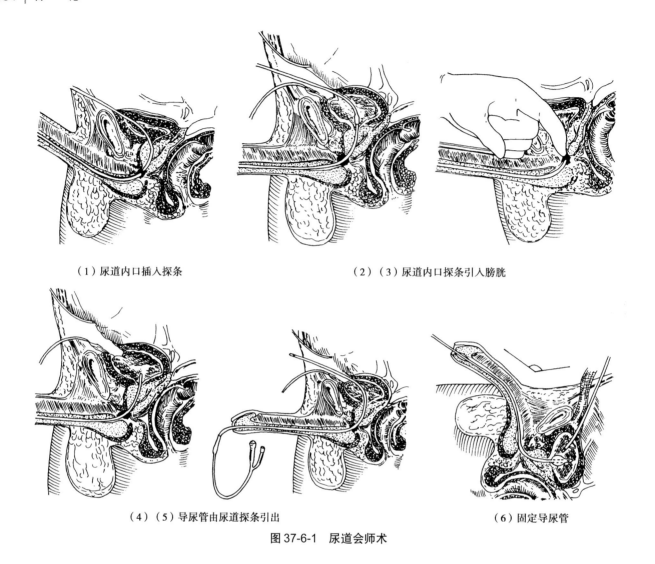

（1）尿道内口插入探条　　　　　　　　　　　（2）（3）尿道内口探条引入膀胱

（4）（5）导尿管由尿道探条引出　　　　　　　　（6）固定导尿管

图 37-6-1　尿道会师术

【术中注意事项】

1. 从膀胱内向外引出的探条，必须明确是经尿道内口而出。必要时可先用示指触及尿道内口，然后引导探条进入正确的部位。切忌粗暴，否则有可能在尿道内口之外强行戳破膀胱壁，出现伸出探条与尿道内探条会师的假象。

2. 引入的导尿管必须是硅制品且不宜过粗，以免妨碍顺利引入，而且对尿道产生压迫，不利于尿道愈合。

3. 在引出、引入导管的过程中，尿道两端边缘可能向尿道腔内卷。可将导尿管两端轻轻来回拉动几次，可使内卷的边缘复位。

4. 直视下气囊内注气或注水。如果注水，最好加入少量亚甲蓝。如果术后膀胱造瘘管引流尿液带有蓝色，提示气囊已破，不再对膀胱颈产生压迫作用。

5. 气囊注气或注水之后，将导尿管向尿道口方向轻轻拉动，至有阻力时为止，表示膨胀气囊或水囊已顶住膀胱颈。术后将双腔导尿管于平卧位做 45°～60° 的轻轻牵引（成人牵引重量为 0.5kg，小儿酌减）。

气囊牵引法有一定的优点，但也可能因其压迫而致膀胱颈坏死，已有成人病例报道。

【术后处理】

1. 双腔导尿管牵引维持 1 周，而导管本身则应留置 4～6 周。

2. 4～6 周后，先抽尽气囊内气体或液体，再剪断导尿管与腹部的缝线，拔除导尿管。

3. 夹住膀胱造瘘管，试行排尿，如排尿通畅，可在 2～3 天后拔除膀胱造瘘管。

4.在拔除膀胱造瘘管之前,做一次试探性尿道扩张,并将可以通过吻合口的最大探条记录在案,为以后是否需行尿道扩张做参考。

5.如试行排尿不通畅或完全不能排尿,则应保留膀胱造瘘管,待3～6个月后,再行尿道修复术。

关于会师术的成功率,各家报道不一。尿道断裂后,两断端向相反方向退缩,其间距离各病例不同。距离不大者,经过导管串通,再加上水囊压力牵引,两断端有可能靠近接触而愈合。如果距离较大,尿道两断端虽经导管本身占据了一定的空间位置,在拔除双腔导尿管后,可排尿数次,不久后尿道腔闭锁,会师术以失败告终。

(二)急诊尿道对端吻合术

【手术适应证】

1.伤后12小时以内。

2.患者情况稳定。

3.无其他威胁生命的复合性损伤需要急诊处理者。

4.有一定设备及技术条件,应该特别强调的是,应有比较熟练的泌尿外科专业医师。

【术前准备】

1.准备足量的库血或新鲜血。

2.麻醉医师应在术前访视患者,对其病情及患者状态作出综合评估。对术中可能发生的情况,拟定出应变措施。

3.应有必要的监护设备。

4.静脉滴注适当抗生素。

5.静脉滴注0.5～1.0kU巴曲酶。

【手术步骤】

1.按腹部及外阴部手术消毒准备皮肤。

2.先做下腹部正中切口或耻骨联合上弧形切口,逐层切开,进入膀胱腔。

3.会阴部做矢状切口或"人"字形切口。经尿道外插入硅胶导尿管作为指示,游离前尿道直至断裂口。

4.经尿道内口插入导尿管,并用手指将导管向外推顶,则可显示近端断端。

5.用5-0 Dexon线先做尿道后壁外翻全层间断吻合3～4针。

6.将远端尿道内的硅胶管导至膀胱内。在硅胶管的浅面,间断外翻吻合尿道前壁3～4针。在吻合口的外围再间断缝合数针,以资加固。如有困难,也可从略。

7.逐层缝合会阴切口。皮下置橡皮引流条。

8.膀胱内留置蕈状导尿管。将经尿道的硅胶管牵至腹壁外,两端重叠结扎,以防滑脱。

9.逐层缝合腹壁各层。膀胱前壁置烟卷引流条。

【术中注意事项】

1.在切开腹壁后,如发现耻骨联合后血肿张力较高,或创口内有鲜血不断溢出,提示伤口内有活动性出血。即使当时患者血压尚属稳定,果断放弃尿道吻合也更为明智。如果继续手术,可能招致严重后果。

2.因为创面是新鲜的,没有延期修复尿道所见的致密瘢痕组织,所以近端断面比较容易显露,吻合不太困难。如伴有耻骨骨折者,耻骨环已被破坏,耻骨有一定的松动度,可将耻骨弓向上牵拉,可更好地显露近端断裂口,便于吻合操作。必要时,也可将两侧阴茎海绵体中隔切开1～2cm,增宽吻合操作的手术野。

3.可游离一段带蒂阴囊肉膜或附近有活力组织,包绕尿道吻合口,作为加固,以利愈合。

4.缝合会阴创口前,应有抗生素液反复冲洗创口。会阴创口必须逐层严密缝合,消灭死腔。

【术后处理】

1.继续应用广谱抗生素1～2周。

2.24小时后拔除会阴创口橡皮引流条。

3．4～6周后，拆除尿道内支架管，夹住膀胱造瘘管，试行排尿，如排尿通畅，即可拔除膀胱造瘘管。

【术后并发症的预防及处理】

1. 创口感染　因系急诊手术，来不及进行肠道准备，如伴有肠损伤者，创口更容易感染。术前皮肤消毒要求严格，术前、术后联合应用广谱抗生素及创口抗生素液冲洗，以求尽量减小创口感染的威胁。如伴有直肠损伤者，应同期进行乙状结肠造瘘术。

2. 尿瘘形成　多为创口感染的后患。防止感染的措施如上述。如瘘口不大，延长膀胱造瘘管留置时间，多可自愈；如瘘口较大或瘘口尿分流量较大者，可拔除膀胱造瘘管，等待3～6个月再行修复。对尿瘘试行创口缝合，多无裨益。

3. 尿道狭窄　是尿道断裂修复后常见的后遗症，可通过有序的尿道扩张获得改善。一般而言，小儿时期能通过10F～12F探条，即可满足。如反复扩张仍不能通畅地排尿，有条件的单位可通过尿道内切镜处理。如无条件，应考虑延期手术修补。

三、延期尿道修复术

【手术适应证】

1．经初期膀胱造瘘术后3～6个月。

2．会师术后尿道狭窄或闭锁者。

3．尿道对端吻合术后失败者。

【术前准备】

1．术前必须确定尿道狭窄的长度或两端的距离及位置。笔者的经验认为，经膀胱造瘘管及尿道口注入造影剂所摄影像，在判断两断端的距离时并不太可靠，特别是伴有直肠尿道瘘者，造影剂可经瘘口进入直肠而不能显示近端尿道情况。笔者习惯用两根探条做会师状检查，分别向中间推进至受阻为止。摄取斜位片。两金属探条之间的距离，即为两断端的距离。

2．超声检查上尿路有无积水情况及积水程度。

3．IVP造影，了解两侧肾盂肾盏显影情况。

4．经膀胱造瘘管注入造影剂行排尿期膀胱造影，了解有无膀胱输尿管反流。

5．抽血查肌酐、尿酸、尿素氮。

6．膀胱尿培养，并做药敏试验。

7．术前2天开始应用抗生素。

【麻醉与体位】

连续硬膜外麻醉。截石位。

【手术步骤】

1．切口：先做会阴矢状或"人"字形切口。

2．经尿道外口置入导尿管或探条，指导前尿道游离，直至狭窄或闭锁处，切断。

3．经尿道内口插入金属探条并向外推顶，以指示近端尿道的位置方向。

4．用三角刀片或眼科弯剪对近端尿道周围的瘢痕做"雕刻式"仔细剔除，直至近端尿道正常的柔软组织。再游离近端尿道0.2～0.3cm（保证有足够的"缝头"）。

5．在探条的支撑下，十字形切开近端尿道闭锁处，金属探条经此切口进入创面。

6．5-0或6-0 Dexon线间断外翻吻合尿道后壁3～4针。

7．退出膀胱内金属探条，将尿道外口插入的硅胶导尿管通过已吻合的尿道后壁进入膀胱。

8．在导管的浅侧面间断外翻缝合尿道前壁3～4针。

9．清理创面，用抗生素液冲洗后，吻合口周围置橡皮片引流。逐层严密缝合创口。

10．尿道内硅胶导尿管经膀胱造瘘口牵出，两端重叠结扎。

11．膀胱造瘘口重新置入蕈状导尿管并加以固定。

【术中注意事项】

1. 延期尿道修复因血肿机化或曾经手术干扰，局部瘢痕组织都比较严重，在切除周围瘢痕组织，游离近端尿道时，要有耐心和信心，当然，更重要的是小心。既要充分切除瘢痕，又不可损伤直肠。笔者的经验是，请一助手将一手指探入直肠，感触近端尿道的探条，为术者解剖导航。

2. 由于小儿个体较小，局部狭深，器械操作比较艰难，一般采用先缝好位置后，再逐个打结。

3. 有些尿道断裂比较靠近膀胱颈方向，会阴切口受耻骨联合下缘限制，很难解剖显露近端断端，可用咬骨钳咬掉部分耻骨弓下缘，以利近端尿道的解剖、游离和吻合，或改用经耻骨会阴联合途径。即在膀胱前壁分离耻骨后间隙，显露耻骨联合，剥离耻骨联合骨膜，用骨凿切除耻骨联合头侧宽约2cm，深为耻骨联合高度的3/4～4/5，满足显露近端断端。紧贴前列腺，仔细剔除其周围的瘢痕组织，再将已游离的远端尿道牵入耻骨上术野，进行对端吻合（图37-6-2）。

4. 对尿道行修复术，经会阴径路或经耻骨会阴联合径路，各具优缺点。选择的原则是先经会阴，如确有困难，再辅加耻骨联合径路。

5. 个别病例其两断端的距离较长，虽经充分游离，仍不能直接吻合者，可采用替补材料如带蒂阴囊中缝皮肤形成皮管嵌插其间，与两断端进行吻合。由于切除了尿道周围的瘢痕组织，尿道吻合口周围遗有相当的空间，常规缝合，难免留有死腔，可用附近组织如带蒂肉膜瓣填充；如为联合耻骨径路，可经腹游离一段带蒂大网膜经耻骨联合后拖入尿道吻合口周围作为填充，以消灭死腔。

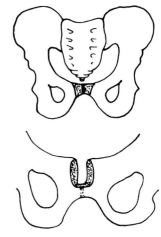

图37-6-2　经耻骨尿道修复术图示切除或部分切除耻骨联合以利显露近端断端

【术后处理】

参阅本节尿道对端吻合术。

【术后并发症的预防及处理】

1. **阴茎勃起功能不全**　已有报道成人经耻骨会阴联合径路修复尿道，可引起阴茎勃起功能不全；但也注意到阴茎勃起功能不全也许是骨盆骨折尿道断裂时神经血管束损伤所致的后遗症，而非手术修复尿道的副损伤。所以术前应行勃起试验，至于小儿患者，近期极难作出判断。所以，有关小儿后尿道损伤治疗的文献中，这一点似乎并不重要。

2. **尿失禁**　尿道修复后可有部分病例发生尿失禁，其发生率为0～33%，多见于女孩。尿道断裂越是靠近膀胱颈，尿失禁的发生率越高，其程度也轻重不同，有的仅表现为压力性尿失禁，有的则终日滴沥。男孩可望在青春期后，前列腺发育完善之后自行缓解，女孩则需进一步处理。Leadbetter 改进的 Young-Dees 手术将输尿管口上移，裁剪膀胱三角，缝合成管形尿道或延长尿道，可以改善或控制尿失禁。

（龚以榜　魏光辉　张德迎）

第七节　尿道外口狭窄手术

尿道外口狭窄可为先天性，但多为后天性，因局部外伤或炎症所致。长期尿道口狭窄可造成排尿困难、尿潴留、膀胱输尿管反流而致上尿路扩张和感染，应予治疗。治疗可先进行一段时间的尿道口扩张，如效果不满意，或尿道口瘢痕显著者，则应行尿道口切开成形术。

手术在骶管阻滞或阴茎根部神经阻滞麻醉下进行。

于阴茎系带侧纵向切开尿道外口，以能插入与年龄相应的尿道探条为准。然后将尿道黏膜与阴茎头黏膜间断缝合数针。留置硅导尿管引流膀胱，约1周后拆除导尿管及缝线［图37-7-1（1）～（4）］。

　　另一方法是将系带部包皮做乳头状游离向下翻转，纵向剖开狭窄尿道口至尿道壶腹，将乳头状皮瓣与尿道剖开的近端吻合，其余创面修复如图所示[图37-7-1(5)～(10)]。

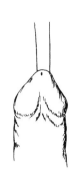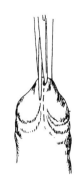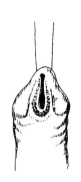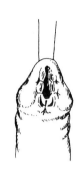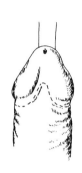

（1）牵引阴茎头　　（2）纵向切开腹侧尿道　　（3）显示尿道腔　　（4）间断缝合尿道黏膜与阴茎头黏膜　　（5）切口示意

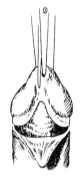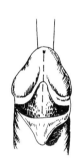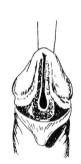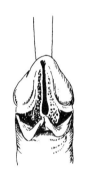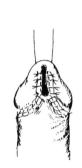

（6）切开系带部包皮皮瓣　　（7）纵向切开腹侧尿道　　（8）显示尿道腔　　（9）将包皮乳头瓣与切开尿道腔的最近端缝合　　（10）间断缝合尿道黏膜与阴茎头黏膜，并修复创面

图37-7-1　尿道口狭窄手术

第八节　尿道口囊肿手术

　　尿道口囊肿的病因不明，但在小儿却比较常见。囊肿一般位于尿道口的一侧，大多为半米粒大小；偶有两侧囊肿，尿道口呈唇样突出。

　　早年对囊肿都行切除术，虽有可彻底切除的优点，但术中出血颇难控制，缝合后又有遗留尿道口狭窄之虞。1974年以来，笔者以囊肿揭盖取代囊肿切除，方法简单，效果满意。

　　方法：局部用1:5 000苯扎溴铵反复擦拭后，用眼科剪剪除囊肿的顶部，底部任其旷置。将切除的囊肿顶壁进行病理检查，囊肿的外层为扁平上皮，内层为变移上皮或鳞状上皮，偶尔有单层或复层立方上皮。囊肿揭顶后，旷置的底壁上皮与阴茎头的鳞状上皮互相愈合，不留任何瘢痕。

（龚以榜　魏光辉　张德迎）

第九节　尿道黏膜脱垂手术

　　尿道黏膜脱垂的原因尚未完全明了，可能与局部解剖、腹内压及雌激素缺陷有关。脱垂部分一般为黏膜层，个别严重者尿道全层脱垂。

一、脱垂黏膜环扎术

【手术适应证】

1. 部分性脱垂经局部清洗、坐浴及涂搽雌激素类软膏无效者,或虽可还纳,但又反复发作者。

2. 完全性脱垂者,黏膜糜烂、感染者。

3. 脱垂黏膜绞窄坏死者。

【麻醉与体位】

骶管阻滞。截石位。

【手术步骤】

1. 尿道口适当扩张后,根据患者年龄,插入尽可能大的硅胶导尿管。

2. 用组织钳将脱垂黏膜轻轻向外牵引少许,在靠近尿道口基底部,用 4 号丝线将脱垂黏膜环扎在导尿管上。

3. 导尿管连接尿液收集袋。

被环扎的尿道黏膜一般在 4～7 天(平均 5 天)坏死,连同导尿管一起脱落。

此法简单易行,适用于暂无行手术切除脱垂黏膜条件的基层单位,效果满意,经较长时间随访,无尿道口狭窄和脱垂复发。

二、脱垂黏膜切除术

【手术适应证】

同脱垂黏膜环扎术。

【麻醉及体位】

同脱垂黏膜环扎术。

【手术步骤】

1. 用组织钳将脱垂黏膜轻轻提起,于 12 点位置将脱垂黏膜(包括内、外两层)剪开,其外层至尿道口基底部,内层至相应深度,用 5-0 Dexon 线在 12 点位置缝合尿道黏膜的内、外两层。

2. 用同样方法,于 6 点位置切开脱垂黏膜,用 5-0 Dexon 线缝合切口底角的黏膜内、外两层。

3. 以 12 点和 6 点位置缝线为标志,沿尿道口基底部,对脱垂黏膜做环形边切边缝,一般缝合 6～8 针。

4. 置入硅胶导尿管,固定。

5. 术后每天用 1∶5 000 苯扎溴铵清洗创口。

笔者等对 5 例尿道黏膜脱垂行脱垂黏膜切除术,效果也很满意。

无论是脱垂黏膜环扎术还是切除术,只要求将脱出尿道口的黏膜予以去除即可,不必也不应该将尿道口内黏膜尽量外拖并加以切除或环扎。女性尿道较短,过分牵拉脱垂黏膜予以环扎或切除,可能损伤尿道壁。笔者曾见 1 例在外院处理的尿道黏膜脱垂患者,被误诊为尿道肿瘤,为避免肿瘤复发,将尿道强力牵出予以切除,术后以尿失禁转来笔者医院,对此只有进行尿道重建手术。

(龚以榜 魏光辉 张德迎)

第十节 尿道结石手术

尿道结石几乎都为下行的膀胱结石受阻于某部尿道。

对于尿道结石的治疗,最常用的是将尿道结石推回膀胱内,再行膀胱切开取石。手术方法参阅第三十六章第八节膀胱结石手术。

在向膀胱推回结石时,先经尿道注入少量液体石蜡。对可摸及的尿道结石,将其轻轻捏住。经尿道外口插入金属探条,顶住结石,轻轻推动,使其后退。直至有探条进入尿道内口的感觉。由于结石的近端尿道都有一些扩张,所以,绝大多数都能将结石推回膀胱。但应注意有时探条可经结石旁侧通过尿道内口,而错误地认为结石已被推回膀胱内,直到手术时,膀胱内找不到结石。或者,尿道内结石确已被推回膀胱内,但手术切开膀胱之前,又滑进尿道,同样,在膀胱内找不到结石。为此,临床认为结石已被推回膀胱内,手术前应摄片证实,或将探条保持在膀胱内位置下进行膀胱切开取石。亦可用一不带针头的注射器抽吸液状石蜡经尿道外口直接加压注入尿道。如果结石不能被推回膀胱,则就地行尿道切开取石。于阴茎腹侧结石嵌顿部位做弧形皮肤切口,然后纵向切开尿道取石。用 7-0 Dexon 线间断缝合黏膜外尿道壁,再缝合弧形皮瓣。如此,两道创口的缝合线不会重叠,可减少术后尿瘘的发生。

较难处理的是嵌顿在尿道口的结石,可以看到结石,却往往取不出结石。笔者的经验认为,在这种情况下,可将尿道口腹侧稍微切开,解除其嵌顿,便可很容易地取出结石。切开的尿道口做横向尿道黏膜对阴茎头黏膜缝合,愈合后颇似阴茎头型尿道下裂,外观不太满意,但无尿道口狭窄之虞。反复用蚊式钳插入结石两侧与尿道壁之间,试图将嵌顿于尿道口的结石拖出,其对尿道口损伤的程度,远比一般理解的严重得多。无论是经尿道切开取石还是尿道口切开取石,术后都应留置硅胶导尿管 1 周。

(龚以榜 魏光辉 张德迎)

第十一节 不伴尿道下裂的阴茎腹侧弯曲手术

不伴尿道下裂的阴茎腹侧弯曲,早年被认为是先天性短尿道所致。1933 年 Young 采取切断尿道矫正阴茎弯曲,延期进行两断端瘘口的修复。1975 年 Kaplan 对 46 例流产男胎标本进行检查,发现 89% 有不同程度的阴茎腹侧弯曲,44% 持续至胚胎第 6 个月,阴茎切片也未发现纤维化发生,故认为阴茎腹侧弯曲系胚胎发育的正常过程,但如胚胎发育过程中,尿道沟虽向前闭合,形成完整的尿道,而阴茎发育却停滞在腹侧弯曲阶段,即出现不伴尿道下裂的阴茎腹侧弯曲。

另一种学说认为,阴茎腹侧弯曲是尿道发育异常的结果。尿道是阴茎头部分和阴茎体部分衔接组成。前者为外胚层形成,只有一层上皮细胞,后者由内胚层形成并被尿道海绵体包绕。如果尿道发育异常,两部分尿道在冠状沟近端结合,则导致单层上皮细胞的尿道过长。该部缺乏海绵体,由原始纤维结构所代替,因纤维组织的牵拉而致阴茎向腹侧弯曲。缺乏尿道海绵体的部分越长,阴茎腹侧弯曲也越严重;此外,阴茎深筋膜(又称 Buck's 筋膜)和肉膜也有不同程度的发育异常。Devine 和 Horton(1973)以是否缺乏尿道海绵体、阴茎深筋膜和肉膜,将不伴尿道下裂的阴茎腹侧弯曲分为三类。

Ⅰ类:从弯曲部位至阴茎头尿道缺乏海绵体,尿道仅有一层菲薄的黏膜,而其背侧却有一层增厚的纤维板,将阴茎拉向腹侧弯曲。

Ⅱ类:尿道发育比较完整,但无正常的阴茎深筋膜和肉膜,由于纤维组织的牵拉,阴茎向腹侧弯曲。

Ⅲ类:尿道海绵体及阴茎深筋膜发育正常,而肉膜未能正常发育而将阴茎牵拉弯曲。

手术应根据不同的病例类型,采取不同的方法。

一、尿道切断术

【手术适应证】

Ⅰ类无尿道下裂的阴茎腹侧弯曲。由于尿道本身菲薄如纸,而其背侧却有较厚的纤维层,要把菲薄的尿道从厚重的纤维板上分离出来,手术的难度很大,唯一可以选择的就是横断尿道及其背侧的纤维板,使阴茎伸直。

【麻醉与体位】

连续硬膜外麻醉。平卧位。

【手术步骤】

1. 在阴茎腹侧弯曲最显著处做一横切口，并切断尿道及其背侧的纤维板。分别提起尿道的两侧断端，用弯形眼科剪仔细修剪尿道背侧纤维板，直至阴茎可以完全伸直。

2. 向下腹部牵引阴茎，则见两断端拉开距离，形成尿道缺损[图37-11-1(1)～(4)]。

3. 对尿道缺损，可以采取替补材料一期衔接，也可将断端就近与皮肤缝合形成两个瘘口，日后再行尿道成形术。

4. 一期完成者，可用膀胱黏膜，游离包皮或带蒂阴囊皮瓣或带蒂包皮内板卷成管状，在导尿管支撑下，与尿道两端进行吻合[图37-11-1(5)～(8)]。

5. 阴茎腹侧皮肤缺损面，可用包皮转移修复。

6. 如行两断端造口，于手术后3～6个月行尿道成形术。

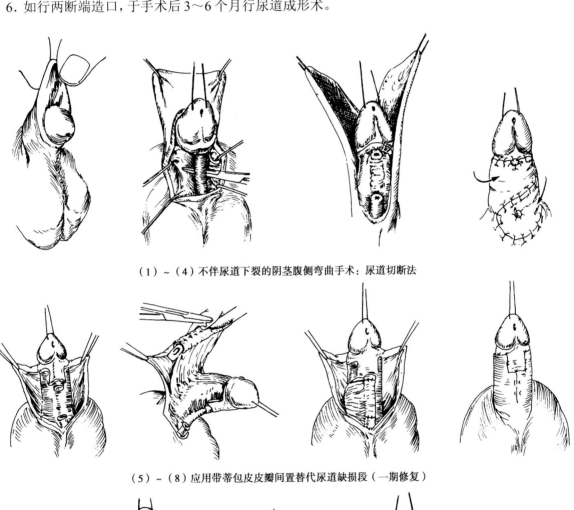

(1)～(4)不伴尿道下裂的阴茎腹侧弯曲手术：尿道切断法

(5)～(8)应用带蒂包皮皮瓣间置替代尿道缺损段（一期修复）

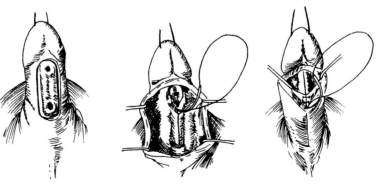

(9)～(11)应用阴茎皮肤行尿道成形术

图37-11-1　尿道替补法与尿道成形术

7. 在阴茎腹侧做包括两个瘘口在内的深达阴茎白膜的平行切口,其上下端绕过瘘口的外侧缘;如中间的皮瓣有足够的宽度,可游离其边缘,并与对侧缝合,形成部分尿道并覆盖远、近端瘘口;如中间皮瓣的宽度不足以缝合成管道,则任其留置作为皮岛;在阴茎深筋膜与海绵体筋膜之间潜行游离阴茎两侧皮瓣,分层缝合覆盖皮岛[图37-11-1(9)~(11)]。

二、尿道松解术

【手术适应证】

Ⅱ类、Ⅲ类阴茎腹侧弯曲。

【麻醉与体位】

连续硬膜外麻醉。平卧位。

【手术步骤】

1. 经尿道外口插入硅胶导尿管作为指示。

2. 在尿道的一侧纵向切开阴茎皮肤,或阴茎头系带处切开,仔细锐性解剖尿道表面的阴茎皮肤。游离尿道,前端至系带部,后端至球部。如尿道周围有不正常纤维组织,应一一清除。经前尿道全长游离后,尿道可延伸2~3cm,一般足以矫正阴茎弯曲[图37-11-2(1)~(3)]。

3. 如还不能满意矫正腹侧弯曲,则可于阴茎背侧菱形切除阴茎白膜1~2块。缝合白膜后,可增加阴茎背伸的程度[图37-11-2(4)]。

4. 阴茎腹侧皮肤缺损面做包皮皮瓣转移修复[图37-11-2(5)]。

5. 留置硅胶导尿管固定于阴茎头。

6. 阴茎适当加压包扎。

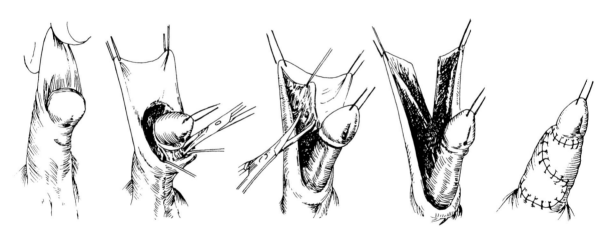

（1）阴茎腹侧弯曲，　（2）系带处切开包皮，　（3）彻底清除尿道周围　（4）翼状切开背侧包皮　（5）修复创面
　　但无尿道下裂　　　　仔细解剖尿道　　　　不正常的纤维组织

图37-11-2　不伴尿道下裂的阴茎腹侧弯曲手术:尿道松解术

【术中注意事项】

1. 行尿道切断时,其切断部位应尽可能靠近球部一端。越至近端,血液供应越丰富,有利于吻合口愈合而避免尿瘘的形成。

2. 尿道松解术的阴茎腹侧切口,切忌在正中位,特别是Ⅲ类病变。由于缺乏肉膜,皮肤紧贴尿道黏膜,解剖游离尿道非常困难。即使十分注意,有时也难免损伤尿道。尿道一经损伤,修补相当困难,即使勉强修补,愈合也多不满意,而致尿瘘形成;或者根本无法修补,不得不切除该部尿道,再做尿道成形术。

【术后处理】

1. 保持引流管畅通。

2. 1周后拆除阴茎包扎敷料，如创口愈合满意，可拆除引流管，任其自行排尿。

3. 应用雌性激素，防止阴茎勃起。一般用己烯雌酚0.5mg，每天2次，4～5天后停药。

4. 应用抗生素1周左右。

【术后并发症的预防及处理】

1. 尿瘘形成　尿道松解时不慎损伤尿道，或尿道切断后尿道成形的吻合口愈合不良，均有可能形成尿瘘。预防前者需在术中避免尿道损伤，预防后者需尽量选择近端血供较好处切断尿道。

2. 皮瓣坏死　可发生在阴茎腹侧游离皮瓣，或转移的包皮皮瓣边缘。在缝合创口前，应仔细观察判断，对血供可疑的皮缘，应予修剪。

3. 尿道远端坏死　经广泛游离的前尿道，其远端血供可能不足。之所以能够愈合，主要依赖周围组织中新生血管的支持。如果周围组织，特别是修复阴茎腹侧皮瓣的血供不佳，则尿道远端坏死的概率相当高。

（龚以榜　魏光辉　张德迎）

参 考 文 献

[1] DUCKETT J W. MAGPI(meatoplasty and glanuloplasty): a procedure for subcoronal hypospadias[J]. Urol Clin North Am, 1981, 8(3): 513-519.

[2] KHALIL M, GHARIB T, EL-SHAER W, et al. Mathieu technique with incision of the urethral plate versus standard tubularised incised-plate urethroplasty in primary repair of distal hypospadias: a prospective randomized study[J]. Arab J Urol, 2017, 15(3): 242-247.

[3] OZTORUN K, BAGBANCI S, DADALI M, et al. A retrospective analysis of Mathieu and tip urethroplasty techniques for distal hypospadias repair: a 20 year experience[J]. Arch Esp Urol, 2017, 70(7): 679-687.

[4] SNODGRASS W. Tubularized, incised plate urethroplasty for distal hypospadias[J]. J Urol, 1994, 151(2): 464-465.

[5] 张潍平, 黄澄如, 白继武, 等. 重度尿道下裂的手术修复[J]. 中华小儿外科杂志, 1997, 18(1): 28-29.

[6] 李振武, 张潍平, 孙宁, 等. 国内医院尿道下裂治疗现状调查[J]. 中华小儿外科杂志, 2016, 36(7): 453-458.

[7] 唐耘熳. Duckett手术矫治尿道下裂的新解析(附视频)[J]. 现代泌尿外科杂志, 2016, 21(9): 657-670.

[8] 田军, 张潍平, 孙宁, 等. 分期Duckett术式治疗重度尿道下裂的疗效评价[J]. 临床小儿外科杂志, 2016, 15(5): 439-442.

[9] CHEN C, YANG T Q, CHEN J B, et al. The effect of staged transverse preputial island flap urethroplasty for proximal hypospadias with severe chordee[J]. J Urol, 2016, 196(5): 1536-1540.

[10] 唐耘熳, 王学军, 毛宇, 等. 横行带蒂岛状包皮瓣尿道成形造瘘术分期矫治尿道下裂[J]. 中国修复重建外科杂志, 2016, 30(5): 594-598.

[11] CHEN S, WANG G, WANG M. Modified longitudinal preputial island flap urethroplasty for repair of hypospadias: results in 60 patients[J]. J Urol, 1993, 149(4): 814-816.

[12] KOYANAGI T, NONOMURA K, YAMASHITA T, et al. One-stage repair of hypospadias: is there no simple method universally applicable to all types of hypospadias? [J]. J Urol, 1994, 152(4): 1232-1237.

[13] KOYANAGI T. ACU lecture: one-stage hypospadias repair-future is Asia the East[J]. Int J Urol, 2018, 25(4): 314-317.

[14] TANG Y M, CHEN S J. Two-stage urethroplasty for patient with severe primary hypospadias[M] // DONKOV I. Current concepts in urethroplasty. Rijica: In Tech, 2011: 9-24.

[15] CHEN Y, ZHANG J, JI C, et al. Modification of the Koyanagi technique for the single-stage repair of proximal hypospadias[J]. Ann Plast Surg, 2016, 76(6): 693-696.

[16] 唐耘熳, 陈绍基, 毛宇, 等. 尿道板重建卷管尿道成形术在复杂尿道下裂矫治中的应用[J]. 中华小儿外科杂志, 2015, 36(3): 182-186.

[17] RADOJICIC Z I, PERVOVIC S V. Classification of prepuce in hypospadias according to morphological abnormalities and their impact on hypospadias repair[J]. J Urol, 2004, 172(1): 301-304.

[18] YUCEL S, GUNTEKIN E, KUKUL E, et al. Comparison of hypospadiac and normal preputial vascular anatomy[J]. J Urol, 2004, 172(5 Pt 1): 1973-1976.

[19] WU M，CHEN F，XIE H，et al. Management of failed hypospadias：choosing the right method and achieving optimal results[J]. Int Urol Nephrol，2018，50（10）：1795–1800.

[20] TANG Y M，CHEN S J，HUANG L G，et al. Chordee without hypospadias：report of 79 Chinese prepubertal patients[J]. J Androl，2007，28（4）：630–633.

[21] SNODGRASS W，GRIMSBY G，BUSH N C. Coronal fistula repair under the glans without reoperative hypospadias glansplasty or urinary diversion[J]. J Pediatr Urol，2015，11（1）：39.

[22] 唐耘熳. 尿道下裂术后尿道狭窄、阴茎头裂开及尿道憩室的认识及处理[J]. 临床小儿外科杂志，2017，16（3）：212–214.

[23] SNODGRASS W T，BUSH N C. Management of urethral strictures after hypospadias repair[J]. Urol Clin North Am，2017，44（1）：105–111.

[24] 王学军，唐耘熳，毛宇，等. 尿道下裂术后尿道狭窄的再手术方法及疗效[J]. 中国修复重建外科杂志，2019，33（2）：223–226.

[25] 宋宏程，白继开，黄澄如，等. 尿道下裂术后尿道憩室样扩张的处理与预防[J]. 中华小儿外科杂志，2007，28（10）：528–530.

第三十八章 | 睾丸阴茎手术

第一节 隐 睾 手 术

睾丸的血供及其侧支循环：睾丸主要动脉由睾丸后缘穿过睾丸纵隔，分成许多小支，进入睾丸实质内。左、右两侧睾丸血供的来源有所不同，右侧来自腹主动脉，而左侧则来自左肾动脉；另外，还有来自髂动脉的输精管动脉，与来自腹壁下动脉的提睾肌动脉共同构成丰富的侧支循环。

阴囊壁的解剖层次：根据解剖学知识，阴囊的解剖层次，由表及里可分为六层：①皮肤；②肉膜，由稀疏的平滑肌、致密的结缔组织和弹力纤维构成，与皮肤紧密结合，很难与皮肤分离；③提睾肌筋膜或称精索外筋膜，起于腹股沟皮下环边缘，为腹外斜肌腱膜的延续，与肉膜之间关系疏松；④提睾肌，腹内斜肌的延续；⑤精索筋膜，又称精索内筋膜，为腹横筋膜的延续；⑥睾丸固有鞘膜壁层。

【手术适应证】

1. 先天性隐睾，手术应在 6 个月之后，1 岁 6 个月之前进行。

2. 先天性隐睾伴有腹股沟疝或鞘膜积液。

3. 医源性或外伤性隐睾。

【手术禁忌证】

1. 智力发育不全者。

2. 可能有射精障碍者，如脊髓脊膜膨出或腹肌发育缺陷综合征。

3. 严重内分泌异常与缺陷，下丘脑 - 垂体 - 睾丸轴的激素和酶缺乏，导致睾丸发育功能障碍，隐睾仅仅是异常表现之一；纠正激素分泌异常，可能使睾丸正常下降；如失败，睾丸固定则无任何价值。

一、睾丸固定术

【术前准备】

1. 手术前隐睾定位：据统计，隐睾约 80% 可在临床检查中扪及。因此，通过仔细的体格检查，即可对其作出定位。其余 20% 为扪不到的隐睾，对这部分隐睾是属于腹内隐睾还是睾丸阙如，或者其他技术原因未能扪及隐睾，术前应作出初步判断。根据手术探查结果，临床扪不到的隐睾中，约 80% 可在腹股沟管内或内环附近找到睾丸。经过探查，确实找不到睾丸者，不足 20%，即占隐睾总数的 3%～4%。因此，手术探查是必须的。

2. 术前，甚至在手术台上，麻醉成功后，再一次进行临床检查，如能将扪及的睾丸逐渐地推入阴囊内停留，是为回缩性睾丸，而非隐睾，应取消手术。

【麻醉与体位】

全身麻醉或骶管阻滞麻醉。平卧位。

【手术步骤】

1. 切口：在髂前上棘与耻骨结节连线中点上方沿皮纹做一切口，长 2～3cm［图 38-1-1（1）］。

2. 依次切开皮肤、皮下浅筋膜、深筋膜，开始寻找睾丸。不少隐睾位于腹外斜肌腱膜浅层与皮下之间的 Denis-Browne 袋中，这种隐睾也称为异位睾丸。

3．如果睾丸不在 Denis-Browne 袋内，则应找到外环口，切开腹外斜肌腱膜，大多数隐睾即位于腹股沟管内［图 38-1-1（2）］。

4．在腹股沟管内的隐睾，绝大多数都有鞘膜包裹；鞘膜囊的远端，与睾丸引带相连，末端大多附着于耻骨结节，或阴囊、大腿内侧、股部等处，可用血管钳分离、夹住、切断［图 38-1-1（3）］。

5．分离提睾肌，显露精索，在精索的前内方，切开鞘突管。此时，可将睾丸牵出鞘膜腔，观察并记录睾丸的大小及附睾与睾丸的关系。然后将睾丸还纳入鞘膜腔。从精索表面游离鞘突管（或疝囊）后壁至内环口以上，单纯结扎或缝扎鞘突管或疝囊颈［图 38-1-1（4）］。

6．切开腹内斜肌和腹横肌约 2cm。助手将睾丸向下牵引，如精索长度足够，则不必做腹膜后广泛游离。如精索长度不够，用深弯拉钩伸入精索与后腹膜之间，而助手仍应将睾丸轻轻向下牵引，在直视下以钝、锐结合方式游离精索周围的膜状组织。精索周围的腹膜后组织一般都较疏松，比较容易游离。如必要时，用示指探入腹膜后，一方面可以轻柔地推动精索周围组织，一方面也可探知游离的高度。如能扪及肾下极，则表示精索全长几乎都得到游离［图 38-1-1（5）］。

7．在腹股沟创口底面仔细分离出腹壁下血管，并将睾丸与精索在其深侧牵引至腹股沟创口，理顺睾丸精索血管的轴向［图 38-1-1（6）］。

8．手指经创口探入阴囊，扩张阴囊袋，以探入阴囊内的手指为指示，于患侧阴囊中、下部做一横向皮肤切口［图 38-1-1（7）］。用蚊式钳在皮下肉膜与精索外筋膜之间潜行分离，其范围以能容纳睾丸为度。用长弯钳夹住少许精索外筋膜，并将之向腹股沟创口方向顶出。用力戳破或用剪刀剪开阴囊壁，并将长弯钳伸出创口。

9．用长弯钳夹住睾丸（鞘膜）下极［图 38-1-1（8）］，轻轻牵出阴囊部切口。再次仔细观察精索血管走向，矫正任何精索血管扭转。

10．将精索远端筋膜与皮下肉膜缝合 1～2 针［图 38-1-1（9）］，将睾丸纳入阴囊皮下肉膜与精索外筋膜之间。缝合阴囊皮肤［图 38-1-1（10）］。

11．手术转回腹股沟部，首先修补腹横筋膜、腹横肌和腹内斜肌。

12．分别缝合腹外斜肌腱膜、皮下组织及皮肤。

13．腹股沟切口及阴囊切口分别以消毒敷料包扎。手术完毕。

【术中注意事项】

1．婴儿一般较胖，腹股沟皮下脂肪较厚，术野比较深，创面止血要完善，以免模糊视野。必要时切口可稍扩大，以利显露。

2．找到隐睾后，要初步判断睾丸能否移至阴囊内。一般而言，内环以下的隐睾，经适当的精索游离后，均可牵至阴囊内固定。

3．在处理疝囊时，对附着于其后壁的输精管不应过多剥离，或宁可将输精管所附着的疝囊后壁予以断离，任其与输精管相连，以免损伤输精管血供。

4．在游离精索时，手法要特别轻柔，尽量避免精索血管损伤。如偶有损伤，也不可用结扎止血，只需用热生理盐水纱布压迫几分钟，即可达到止血目的。婴幼儿精索血管纤细，分离时要注意保护，特别是在腹膜后部分的游离，睾丸向下牵引时更应注意。

5．精索血管与输精管之间的结缔组织尽量避免离断，更忌将输精管周围组织完全剥离。有实验表明，广泛剥离输精管周围组织会损害输精管神经，致使输精管蠕动紊乱，影响精子的正常输送。

6．经充分游离后，精索长度不足以使睾丸无张力地进入阴囊内，切不可勉强将睾丸拉入阴囊内固定。睾丸血管比较纤细，勉强牵拉，血管腔即会变细，血流减少，可导致术后睾丸进一步萎缩。应将睾丸就近固定于皮下，等待二期手术。

7．经广泛游离后的精索长度仍不能完成一期睾丸固定者，切不可再行精索血管切除的 Fowler-Stephens 手术，更为明智的选择是将睾丸固定在尽可能低的腹股沟皮下，等待二期手术。

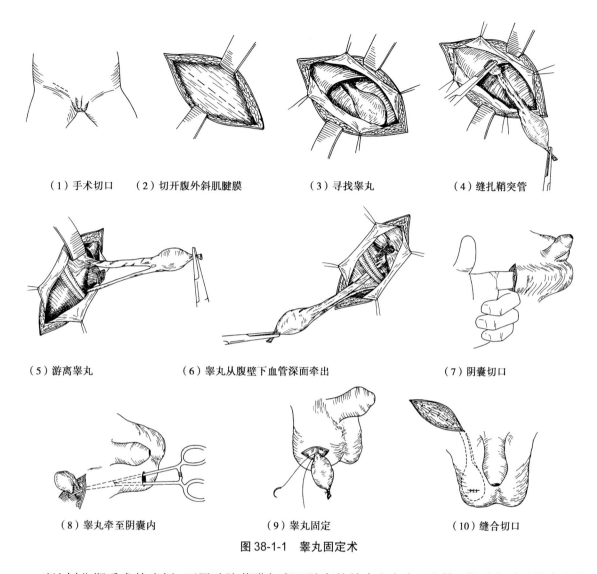

（1）手术切口　　（2）切开腹外斜肌腱膜　　　　（3）寻找睾丸　　　　　（4）缝扎鞘突管

（5）游离睾丸　　　　（6）睾丸从腹壁下血管深面牵出　　　　　　（7）阴囊切口

（8）睾丸牵至阴囊内　　　　　（9）睾丸固定　　　　　（10）缝合切口

图 38-1-1　睾丸固定术

8. 对计划分期手术的病例，可用硅胶薄膜包裹已游离的精索和睾丸，以利二期手术时对精索血管和睾丸的分离。

9. 在固定睾丸时，只需将精索筋膜与皮下肉膜缝合 1～2 针即可，而不应对睾丸实质以任何缝线做穿过缝合。有实验表明，用铬制肠线缝穿睾丸，76% 发生炎症，65% 有脓肿形成，完全无精子发生者占 82%，生精小管（又称曲细精管）坏死者占 88%。用尼龙线固定者，无精子发生者占 29%，生精小管坏死者占 29%，生精小管萎缩者占 58%。而行皮下肉膜固定者，94% 发生周围粘连，但有正常精子发生，23% 有小灶性生精小管萎缩。

10. 有些术前不能扪及的隐睾，在手术探查中，腹股沟管内未能找到睾丸，如发现有精索血管盲端，则提示该侧已无睾丸，不必再做广泛探查。如果只发现盲端输精管或附睾，应考虑输精管、附睾可能与睾丸完全分离，必须继续在腹膜后探查直至睾丸原始发育的部位。睾丸原始发育虽为腹膜后器官，但不少高位隐睾都位于腹膜腔内，精索周围有腹膜包裹，形成系膜，或睾丸与附近腹膜粘连不能下降，探查时应加以注意。

二、分期睾丸固定术或再次睾丸固定术

第 1 次手术时不能将睾丸固定在阴囊内，而权宜固定在腹股沟外环附近者，或第 1 次手术虽然睾丸固定在阴囊内，但而后睾丸又上缩回到腹股沟部者，都应考虑再次手术，将睾丸固定在阴囊内。建议第 2 次手术应该等待 3 年后进行。

第 2 次手术操作与第 1 次大致相同,只是困难得多,手术必须小心谨慎。各例的手术局面不尽相同,因此也无法规范操作过程。有的睾丸与周围组织紧密粘连,有的则是精索部瘢痕严重,有的粘成一团,有的则比较疏松。经原切口切除原手术切口瘢痕,进入皮下后,应仔细探查,寻找粘连最轻的部位作为突破点,逆行也好,顺行也好,在分离时尽可能将精索和睾丸周围的瘢痕一并游离,切不可在瘢痕组织中去寻找精索,分离血管。在腹股沟部分精索得以游离后,再按前述方法进行腹膜后解剖以游离精索。有一部分病例可能将睾丸纳入阴囊内。

为了避免二期手术时精索与周围瘢痕的严重粘连,在一期手术时,将已经游离出来的精索和睾丸用硅胶薄膜包裹,使二期手术得以安全进行,效果满意(图 38-1-2)。

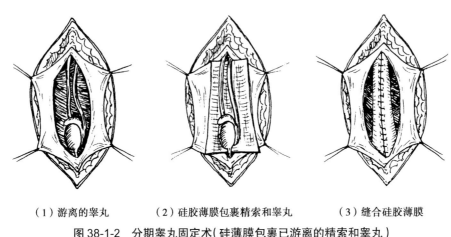

（1）游离的睾丸　　　（2）硅胶薄膜包裹精索和睾丸　　　（3）缝合硅胶薄膜

图 38-1-2　分期睾丸固定术(硅薄膜包裹已游离的精索和睾丸)

分期手术患者于第 1 次手术后,给予 1～2 个疗程的绒促性素,可能有助于精索和睾丸的发育,而有利于第 2 次手术。

三、精索动、静脉切断术

精索动、静脉切断术,即一期 Fowler-Stephens 睾丸固定术,又称长袢输精管法,适用于精索血管紧张而输精管及其血管较游离的情况。

如为腹内高位隐睾,估计即使腹膜后广泛游离后,睾丸仍难以纳入阴囊内,则应当机立断,采取应变措施,如准备行精索血管高位切断的 Fowler-Stephens,则不宜广泛游离精索。在对精索血管最上段稍做分离后,用无损伤钳暂时夹住,切开睾丸白膜,做出血试验(图 38-1-3)。

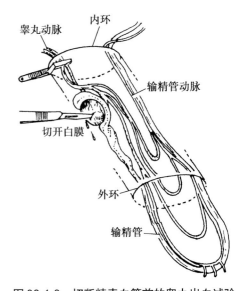

图 38-1-3　切断精索血管前的睾丸出血试验

如切口不出血,或 5 分钟内停止出血,是为阴性,说明睾丸侧支循环血供不足;如持续流出鲜血达 5 分钟以上,是为阳性,表示侧支循环血供丰富,可在该处切断睾丸血管。已切断的精索血管应连同输精管整块向下游离,不可再在精索血管与输精管之间进行分离,尽量保全其间的血管交通支。其他步骤与一般的睾丸固定术相同。但应注意进行常规的精索游离之后,发现精索血管长度不够者,切不可再贸然改行 Fowler-Stephens 手术。因为输精管动脉与睾丸动脉之间的交通已被破坏,在这种状况下切断睾丸动脉,必将招致术后的睾丸萎缩。

图中标注:睾丸动脉、内环、输精管动脉、切开白膜、外环、输精管

四、分期 Fowler-Stephens 手术

为了尽量减少睾丸侧支循环的破坏，并让侧支循环的血供得到充分代偿，1984 年 Ransley 等提出，在一期手术中，只是尽可能地高位切断睾丸动脉，而不试图对精索做任何游离，待 6 个月之后，二期手术游离精索。1991 年 Bloom 等通过腹腔镜对睾丸血管加以钳夹，6 个月之后，再次进行切断血管并完成睾丸固定术。

采用这些方法处理高位隐睾，结果有的满意，睾丸萎缩率有所降低，但仍然会有远期的睾丸萎缩可能。

五、自体睾丸移植术

随着显微外科的日益发展，20 世纪 60 年代开始即有微血管吻合应用于自体睾丸移植术的报道。

【手术适应证】

精索经充分游离后，仍不能将睾丸无张力地牵入阴囊内的高位隐睾者。

【麻醉】

全身麻醉。

【手术步骤】

1. 将已游离的精索内动、静脉分别加以标志后，切断。远心端用微血管夹夹住，近心端结扎。

2. 分离出腹壁下动、静脉，分别切断。远心端结扎，近心端用微血管夹夹住。

3. 先做精索内静脉与腹壁下静脉的对端吻合。用 10-0 或 11-0 带针血管吻合缝线，缝合 6~8 针，放开两端血管夹（图 38-1-4）。

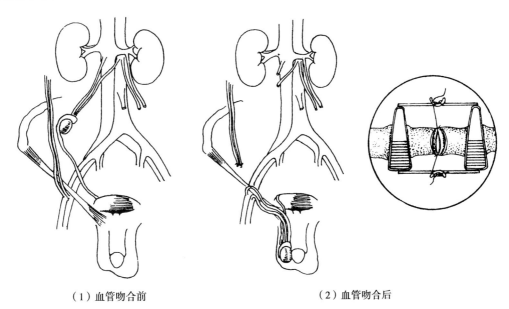

（1）血管吻合前　　　　　　　　　　　　（2）血管吻合后

图 38-1-4　自体睾丸移植术

4. 再做精索内动脉与腹壁下动脉对端吻合。完成后，放开两端血管夹。

5. 睾丸缺血时间一般不应超过 60 分钟。

6. 如见精索内动脉立即搏动，精索内静脉逐渐充盈，睾丸表面也由苍白转为淡红色，表示血管通畅，吻合成功。

7. 其他步骤与前述睾丸固定术相同。

8. 精索内血管断离后，睾丸是否灌注，是否保持低温，以及是否全身应用抗凝血药，各家意见不一。

【术后处理】

1. 术后应卧床休息 1 周，并将阴囊托高。

2．因手术比较广泛，时间较长，选用适当抗生素以预防感染。

3．定期随访睾丸发育情况，如能行睾丸活检，更可直接观察睾丸组织的发育情况。

六、同种睾丸移植术

1978 年 Silber 报道为 1 对 30 岁的同卵双胎兄弟行同种睾丸移植术，其一（供者）双侧阴囊内有正常睾丸，并已生育了 3 个健康子女；而另一（受者）经手术探查为双侧无睾，必须依赖外源性睾酮维持青春发育期，接受同种睾丸移植后 2 小时，体内睾酮即升至正常水平，精子密度也逐渐上升至正常水平，至 230 天时曾达到过 1.8×10^6/ml，活动者占 50%。本例同种睾丸移植术的成功，得益于单卵孪生的血缘关系。

1993 年，詹炳炎等报道 34 例同种睾丸移植患者，随访 0.5～4 年，成功率为 85.9%。有关睾丸移植在隐睾治疗中的价值，目前还难以对其作出客观的评估。原因之一是至今例数仍不多；其二，远期效果，如生育能力、恶性变等尚需较长时间的随访；此外，还涉及严峻的医学伦理学争议。

七、睾丸切除术

对于腹内高位隐睾经充分游离精索后，仍然不能完成一期高位固定又无条件进行其他手术方法，或该侧隐睾发育极差，并无保留的实际意义者，特别是成年人隐睾，如其对侧睾丸正常地位于阴囊内，应将隐睾予以切除。

八、腹腔镜在隐睾诊断和治疗中的应用

腹腔镜检查作为对不能扪及的睾丸的定位方法始于 1976 年。对于不能扪及的隐睾，须行腹腔镜检查，可以迅速明辨隐睾的位置。

随着腹腔镜技术和器械的进步，腹腔镜睾丸固定术已成为治疗小儿不能扪及隐睾的选择，至今，已经积累了比较丰富的经验。应用腹腔镜的优点是视野清晰，观察范围广，而损伤小，特别是对无睾或发育不良的腹内隐睾的处理，较之常规的广泛探查，更有其独到的优点。如在腹内见有精索血管盲端，则提示该侧睾丸阙如。如果在腹腔内发现发育不良的睾丸，即可将其切除；如果在腹腔镜检查中明确为腹内隐睾，则根据睾丸发育的情况及位置，进行睾丸固定术或者一期或分期 Fowler-Stephens 手术。如游离精索后能将睾丸牵至对侧腹股沟管内环处，表示对精索的游离已经足够；然后经腹股沟切口将睾丸牵出，固定在阴囊内；甚至只在阴囊底部做个小切口，用长弯血管钳经阴囊切口进入腹股沟管和腹腔，在腹腔镜协助下，将睾丸牵出腹股沟管进入阴囊内固定。如果发现腹内隐睾位置较高，估计即使全程游离了精索，也不可能将睾丸牵至阴囊内固定，即可放弃常规的睾丸固定术而改行一期或分期 Fowler-Stephens 手术。如果在腹腔内未能发现睾丸而只见精索血管进入腹股沟管，则应附加腹股沟管探查。有的是因为患儿较胖，扪诊时未能扪及腹股沟管内的隐睾；对此，则进行睾丸固定术；如果在腹股沟管探查中只发现发育不良的睾丸，则可将其切除。

（龚以榜　魏光辉　张德迎）

第二节　鞘膜积液手术

胚胎早期，下腹部腹膜形成一突起，进入腹股沟管并延伸至阴囊底部，称为鞘突管。在鞘突形成时，睾丸也紧贴鞘突背侧，经腹股沟管进入阴囊。鞘突的背侧覆盖精索及睾丸的大部。正常情况下，鞘突管在胎儿出生前先从腹股沟管内环处开始闭塞，继之，近睾丸端的鞘突管也开始闭塞。闭塞过程由此两端向中间延续，使精索部鞘突管退化或形成纤维索，仅睾丸部分留有间隙，成为睾丸固有鞘膜腔，不再与腹腔沟通。鞘突管的闭塞过程可能出现异常，使睾丸鞘膜腔或精索鞘膜腔与腹膜腔之间有不同程度的沟通，即形成鞘膜积液。

【手术适应证】

2 岁以上仍然存在鞘膜积液者。个别女孩也有腹股沟鞘膜积液，称为子宫圆韧带囊肿（Nuck 囊肿），可连同子宫圆韧带一起切除。

【手术禁忌证】

1. 新生儿鞘膜积液不必急于手术。在生长发育过程中，如未闭鞘突管继续完成闭塞，鞘膜积液即可逐渐消失。

2. 阴囊及腹股沟部有皮疹或炎症者。

3. 近期有呼吸道病变或急性传染病者。

【术前准备】

无特殊要求。

【麻醉与体位】

静脉复合全身麻醉＋骶管阻滞麻醉或髂腹股沟神经阻滞麻醉。平卧位。

【手术步骤】

1. 腹股沟韧带中点上方斜切口或下腹皮肤皱褶处横切口约 2cm［图 38-2-1（1）］。

2. 切开皮肤、皮下组织，显露腹外斜肌腱膜。

3. 从外环处剪开腹外斜肌腱膜，显露精索［图 38-2-1（2）］。

4. 在精索前内方辨认未闭鞘突管。

5. 如鞘突管较细，与精索血管附着面较窄者，将鞘突管提起，稍加分离即可将鞘突管分离至内环部，予以切断、结扎；如鞘突管较粗者，可先切开其前壁，然后再在精索血管表面仔细分离鞘突管后壁，高位结扎鞘突管［图 38-2-1（3）（4）］。

6. 鞘突管远端无须任何处理。

7. 间断缝合腹外斜肌腱膜。

8. 分层缝合皮下组织及皮肤。

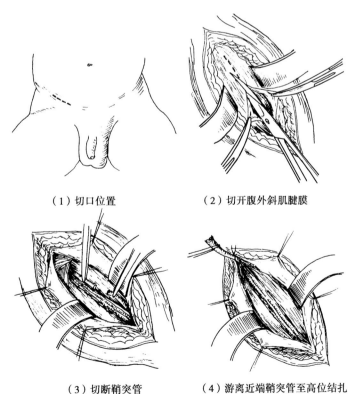

（1）切口位置　　　　　　（2）切开腹外斜肌腱膜

（3）切断鞘突管　　　　（4）游离近端鞘突管至高位结扎

图 38-2-1　精索鞘突高位结扎术

9. 鞘膜囊积液，一般在术后2～3周逐渐消失。

10. 对积液较多者，可在术中经创口或经阴囊予以穿刺排液。

【术中注意事项】

1. 在切口上、下端的皮下组织中，可能会有较粗的皮下血管。因此，在切开皮肤后，即应予以分离结扎。如被忽视而切断，会导致出血使术野模糊。在切断后再结扎止血，所耗时间可能比寻找、结扎鞘突管的时间还长。

2. 对于肥胖小儿，切口宜做得长一些，以利于解剖显露，不必拘泥于小切口。

3. 有些鞘突管非常细小，应仔细寻找辨认。如不能确证鞘突管已被结扎切断，手术应改为过去所沿用的鞘膜翻转或鞘膜切除。

4. 手术以结扎切断鞘突管为目的，不应强调手术时间的长短。

5. 替代手术的鞘膜囊内注射某些硬化剂或药物的方法，其危害性极大，不可贸然采用。

（龚以榜　魏光辉　张德迎）

第三节　睾丸扭转手术

正常睾丸位于阴囊内，附睾头、附睾体紧贴于睾丸的外上方，形如头盔。在睾丸的腹侧和附睾部有鞘膜覆盖，称为睾丸鞘膜脏层，鞘膜在精索的末端转向阴囊壁，形成睾丸鞘膜壁层[图38-3-1（1）（2）]。两层鞘膜之间为睾丸固有鞘膜腔。睾丸的背侧部分因无鞘膜包绕而与阴囊壁紧贴。因此，睾丸在阴囊内的位置是相对固定的。

异常情况下，鞘膜脏层包绕整个睾丸，甚至精索末端的一部分，使睾丸在鞘膜腔内形同"铃舌"，是为睾丸发生扭转的病理解剖基础之一，其扭转部位常发生在附睾上方与精索末端连接部[图38-3-1（3）（4）]。

一如前述，正常情况下附睾与睾丸是紧密相连的，但有些附睾与睾丸分离，其间仅有少许膜状结缔组织相连，该处也是睾丸发生扭转的异常解剖学基础[图38-3-1（5）]。

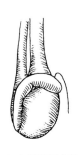 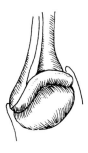 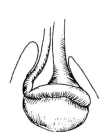 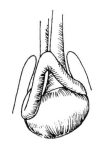 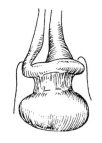

（1）鞘膜覆盖睾丸　（2）形成鞘膜壁层　（3）鞘膜不仅包裹整个　（4）附睾与睾丸部分　（5）附睾与睾丸完全
　大部分及附睾后　　　　　　　　　　　睾丸与附睾，并包裹部　　分离，鞘膜包裹部分　　分离，其间仅有膜状
　转向阴囊壁　　　　　　　　　　　　　分远端精索　　　　　　附睾与远端精索　　　结缔组织相连

图38-3-1　睾丸与鞘膜的关系

以上两种异常情况所发生的睾丸扭转在鞘膜腔内，故称为鞘膜内扭转[图38-3-2（1）（2）]。另有一些病例扭转部位发生在腹股沟部精索，称精索扭转或鞘膜外扭转[图34-3-2（3）]，其发生扭转的解剖学机制不明。因鞘膜外扭转较多发生在新生儿，有学者推测可能是与睾丸刚降入阴囊不久，精索尚未与周围组织发生固着有关。

【手术适应证】

凡是阴囊或腹股沟急性疼痛伴阴囊肿胀，扪诊有疼痛性肿块者，都应尽早进行阴囊探查，不必为鉴别诊断花费过多时间。如有条件者，应行彩色超声检查。如睾丸血供正常，一般即可除外睾丸扭转。

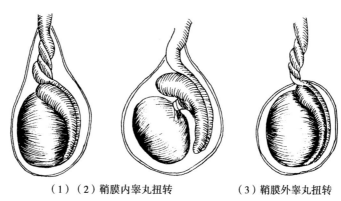

（1）（2）鞘膜内睾丸扭转　　　　　（3）鞘膜外睾丸扭转

图 38-3-2　睾丸扭转的类型

【麻醉与体位】

全身麻醉或骶管阻滞麻醉。平卧位。

【手术步骤】

1．术者用左手固定患侧阴囊内肿块，并使阴囊皮肤绷紧。

2．做患侧阴囊中部横切口，逐层仔细切开，创口如有出血，应仔细结扎，创缘皮下组织不做潜性分离［图 38-3-3（1）］。

3．切开鞘膜腔时，即有血性渗液溢出。

4．用剪刀扩大鞘膜切口，将扭转的睾丸挤出切口［图 38-3-3（2）］。

5．仔细检查扭转部位、扭转方向及扭转程度，并尽快按相反方向予以复位。在精索根部予 1% 利多卡因封闭，并以温生理盐水湿热敷睾丸。复位后观察睾丸血供情况，如睾丸表面的颜色由紫色逐渐转为淡红色，或观察到睾丸表面有血管搏动，表示睾丸血供已恢复。

6．对恢复血供的睾丸，应行睾丸固定术［图 38-3-3（3）］。尽量切除鞘膜壁层，将睾丸两侧缘与附近的阴囊壁各缝合 1～2 针。

7．如在切开鞘膜时发现睾丸已经发黑坏死，或复位后睾丸血供未能恢复者，都应将缺血或已经坏死的睾丸予以切除。

8．逐层缝合阴囊切口［图 38-3-3（4）］。一般无须引流。

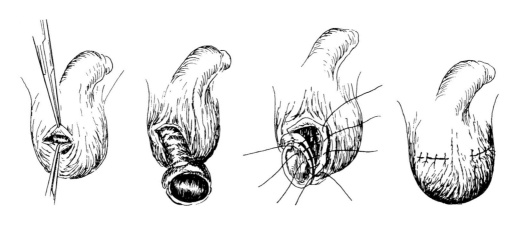

（1）阴囊部横切口　（2）示精索扭转睾丸缺血　（3）扭转复位后证实睾丸血　　（4）缝合患侧阴囊切
　　　　　　　　　　　　　　　　　　　　　　　供肯定后切除部分鞘膜，　　　口，探查对侧睾丸
　　　　　　　　　　　　　　　　　　　　　　　将睾丸与肉膜缝合固定

图 38-3-3　睾丸扭转手术

【术中注意事项】

1. 做阴囊切口时,务必将阴囊内容物顶向阴囊皮肤。

2. 切口只在同一断面逐渐深入,术中如肿块滑脱,则不可能找到原先的切口断面;原切口断面也无法止血。

3. 对切口两侧进行潜性分离也是术中发生阴囊血肿的主要原因,应尽量避免。

4. 睾丸对缺血耐受性极差。有试验表明,睾丸缺血2小时,不影响生精和内分泌功能;缺血6小时,生精功能消失,部分内分泌功能损害;缺血10小时,生精功能和内分泌功能完全破坏。手术时应根据病程及术中所见,酌情处理。

5. 对已坏死睾丸是否切除,各家意见还不一致,多数认为,保留已经坏死的睾丸可能产生交感性损伤,并不明智。

6. 睾丸发生扭转有其异常的病理解剖基础,这种异常可能是两侧性的,因此,有许多学者指出,在一侧睾丸发生扭转后,应在手术的同时,也行对侧睾丸探查,如有异常,则应予以固定,以防剩下唯一的睾丸发生扭转[图34-3-3(4)]。对一些不愿接受探查的家长,应该告知,如有与本次发病类似的对侧阴囊疼痛时,应尽快到医院就诊,特别是对一侧睾丸扭转坏死,已经做了睾丸切除的病例。

（龚以榜　魏光辉　张德迎）

第四节　睾丸附件扭转手术

睾丸附件扭转是小儿阴囊急症中最常见的原因,占60%～70%。

根据附件所在的部位,将附件分为四种(图38-4-1)。

1. 睾丸附件　一般位于睾丸上极。

2. 附睾附件　位于附睾头部。

3. 旁睾(paradidymis)　位于精索远端。

4. 输精管附件或称迷生输精管(vas asberans)　位于附睾体与附睾尾之间。

睾丸附件是中肾旁管(米勒管,Müllerian duct)在发育过程中的残留;其他附件如附睾附件、旁睾和输精管附件则是中肾管(沃尔夫管,Wolffian duct)在发育过程中的残留。

根据尸体解剖和临床探查的资料,发现有睾丸附件者高达92%以上,其中绝大多数为睾丸附件,其直径为1～10mm。

【手术适应证】

睾丸附件扭转比睾丸扭转更为多见。凡是阴囊急性疼痛性肿块都应及时进行手术探查。

【麻醉与体位】

全身麻醉或骶管阻滞麻醉。平卧位。

【手术步骤】

1. 术者用左手将阴囊内肿块(实际上为睾丸)加以固定,并使阴囊皮肤尽量绷紧。

2. 在肿块中部偏上方做一横切口,逐层深入,仔细止血。

3. 当切开鞘膜时,有少许清亮或血性渗液溢出。

4. 将睾丸挤出鞘膜腔内,即可见到位于睾丸上极的扭转或已坏死的睾丸附件[图38-4-2(1)]。

5. 以6-0可吸收线结扎其蒂部,切除扭转或已坏死的睾丸附件[图38-4-2(2)]。

6. 将睾丸还纳入鞘膜腔内,缝合鞘膜,并逐层缝合阴囊壁及皮肤,创口无须引流。

【术中注意事项】

1. 与睾丸扭转手术【术中注意事项】1、2、3相同。

2. 极个别病例睾丸附件极小,仅约小米粒大,隐蔽在肿胀的附睾与睾丸结合部的沟槽内,不容易发现。

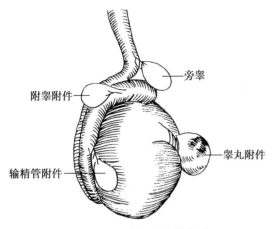
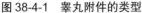

图38-4-1　睾丸附件的类型

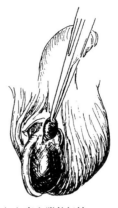

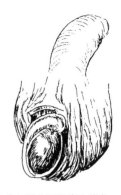

（1）睾丸附件扭转　　　（2）切除坏死的睾丸附件

图38-4-2　睾丸附件扭转手术

3. 如果没有发现睾丸附件，则应按前述部位仔细搜查其他附件。

4. 对阴囊急症的探查，绝大多数都会有阳性发现，如睾丸扭转、睾丸附件扭转。如没有发现以上病变，则应注意有无急性鞘膜炎，如鞘膜内渗液混浊，甚至呈脓性，加上鞘膜本身明显增厚、充血，则可诊断为急性鞘膜炎。对这类病例，可在鞘膜腔内置一小片橡皮引流，然后缝合创口。

5. 引起阴囊急症的其他原因，还有急性附睾炎。手术所见为附睾明显肿胀、充血，甚至表面有脓苔附着。仔细将附睾被膜予以纵向切开，以达减压的目的，对附睾炎的恢复也有帮助。

（龚以榜　魏光辉　张德迎）

第五节　睾丸肿瘤手术

小儿睾丸肿瘤占小儿实体肿瘤的1%～2%，是小儿常见肿瘤的第七位。

睾丸卵黄囊瘤是小儿睾丸肿瘤常见的组织类型，约占所有睾丸肿瘤的67%。既往文献中曾有许多不同的命名，如睾丸透明细胞癌、婴儿胚胎癌、婴儿内胚窦癌、睾丸母细胞瘤、透明腺癌和原肠癌等，其病理组织学类似鼠的卵黄囊，目前一致称为睾丸卵黄囊瘤。

【术前准备】

对于疑为睾丸卵黄囊瘤者，术前必须进行下列各项检查，以资术后作为对照。

1. 血清甲胎蛋白（AFP）　睾丸卵黄囊瘤约90%的病例有血清甲胎蛋白增高，是睾丸恶性肿瘤特异性标志物，也是复发或转移的重要监测指标。

2. 阴囊、腹股沟彩超　提示肿块囊性/实质性成分、边界、血供、有无残余睾丸组织、腹股沟淋巴结是否肿大。

3. 腹部超声、CT 检查　特别注意腹膜后淋巴结有无转移，但应注意有些假阳性或假阴性的征象。

4. 胸部摄片检查　明确有无肺部转移，但应注意肺不张或肺炎等，可能产生假阳性。

【麻醉与体位】

全身麻醉或骶管阻滞麻醉。平卧位。

【手术步骤】

1. 切口：视肿块大小，于腹股沟部皮纹做3～5cm斜切口。切开皮肤、皮下组织及腹外斜肌腱膜，打开外环口。分离提睾肌后，即可见到精索组织[图38-5-1（1）]。

2. 尽量向内环以上游离精索，予以切断、结扎[图38-5-1（2）]。

3. 将阴囊内睾丸肿瘤顶向创口，逐渐分离，予以切除[图38-5-1（3）]。

4. 仔细止血后，逐层缝合腹股沟切口[图38-5-1（4）]。

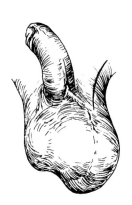 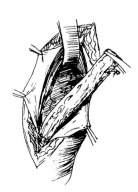 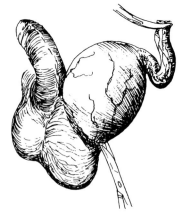 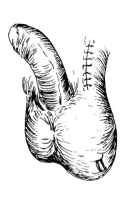

（1）腹股沟手术切口　　　（2）游离并切断精索　　　　　（3）切除肿瘤　　　　　　　　　　（4）缝合切口

图 38-5-1　睾丸肿瘤切除术

【术中注意事项】

1. 对睾丸肿瘤的切除，必须强调经腹股沟切口，高位切断，结扎精索。

2. 不可经阴囊切口切除睾丸肿瘤，如术前误诊为鞘膜积液而经阴囊切口，术中发现术前未被诊断的睾丸肿瘤，在切除睾丸肿瘤之后，应立即补充腹股沟切口，高位结扎，切除精索残株。

3. 术前阴囊皮肤已有浸润者，应同时行患侧阴囊切除。

4. 被切除的睾丸卵黄囊瘤约 85% 属于 I 期病变，切除之后，是否辅加双侧腹膜后淋巴结广泛清扫，意见还不一致。目前倾向于放弃腹膜后淋巴结清扫术。广泛的双侧腹膜后淋巴结清扫可能损伤 $L_1 \sim L_3$ 交感神经链，导致成年后不能正常射精，影响生育。另外，广泛性腹膜后淋巴结清扫，其创伤较大，有相当高的并发症发生率和手术死亡率。

【术后处理】

1. 定期随访 AFP，腹部超声和 CT 检查，并与术前资料对照。随访时间应坚持 2 年。

2. AFP 正常值应低于 20μg/L（20ng/ml），其半衰期为 4～5 天。如果术后两周 AFP 仍然下降不明显或有升高者，提示有转移病灶存在或已复发。但应注意，胰腺、胆道、胃或其他消化道新生物，以及肝脏非恶性病变者，也有 AFP 升高，但其最高值低于睾丸卵黄囊瘤，后者的 AFP 可达 100～1 000μg/ml 或更高。

3. 睾丸卵黄囊瘤切除之后，AFP 仍持续不降或继续升高者，当考虑系统化疗或做进一步手术清扫。

4. 在睾丸肿瘤中，只有精原细胞瘤对放疗敏感，而精原细胞瘤在小儿睾丸肿瘤中极为少见，因此，放疗在小儿睾丸肿瘤的辅助治疗中并不太重要，而且放疗可能引致放射性肺病和脊柱发育障碍，以及诱发肿瘤形成。

（龚以榜　魏光辉　张德迎）

第六节　阴茎阴囊转位手术

阴茎阴囊转位可单独发生，但多并发于先天性尿道下裂。

胚胎 9～10 周时，男胎尿道嵴形成管状尿道，位于生殖结带前方两翼的阴囊突向尾侧迁移，并在中线融合形成阴囊。若阴囊突向尾侧迁移受到干扰，即导致阴囊位于阴茎上方，形成阴茎阴囊转位；根据程度不同，可分为完全性和不完全性两型。若阴囊融合不全，即导致阴囊分裂。

【术前准备】

同第三十七章第二节尿道下裂手术。

【麻醉与体位】

骶管阻滞麻醉。平卧位。

【手术步骤】

矫正阴茎阴囊转位的手术方法,按其途径不同,可以分为两类:一类是游离阴茎,经皮下隧道将其置于阴囊的前方;另一类是游离阴囊,使之位于阴茎之后。原则上,应选择后者,特别是伴发于近端型尿道下裂者,其阴茎发育的程度较差,加上阴茎脚又比较固定,阴茎显露也比较差,向上游离阴茎也就比较困难;即使勉强完成,阴茎显露也不满意。此外,要使阴茎上移至阴囊上方理想的部位,则必须于其上方做一弧形切口,潜行分离至阴茎根部形成隧道,阴茎血供可能受到威胁,更不适于一期完成阴茎弯曲矫正、尿道成形和阴茎阴囊转位矫治。

至于阴茎阴囊转位矫正的时机,是安排在尿道下裂修复之后还是同期进行,因各有利弊,不应做简单的肯定或否定。无论是一期还是分期,也各有许多手术方法。如何选择决定,应以术者本人最为理解、技术条件最容易达到的术式为标准。本节仅以不全性阴茎阴囊转位在尿道下裂修复术后的病例为对象,介绍其手术步骤。

1. 从一侧阴囊外上方沿阴囊边缘做弧形切口至阴茎根部,再从阴茎根部腹侧沿阴囊边缘做一弧形切口至对侧阴囊外上方,状如M形或蝴蝶形,深达皮下[图38-6-1(1)(2)]。

2. 将两侧皮瓣旋转向阴茎根部靠拢,分层缝合[图38-6-1(3)]。

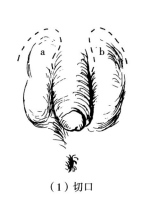
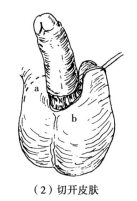
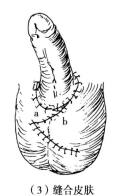

（1）切口　　　　　　（2）切开皮肤　　　　　　（3）缝合皮肤

图38-6-1　阴茎阴囊转位手术

【术中注意事项】

1. M形切口两侧向阴茎根部背侧靠拢时,阴茎背侧皮肤的间距不得少于1.5cm,以保证阴茎背侧包皮的血供不受障碍。这点对于一期完成尿道修复和阴茎阴囊转位者更为重要。

2. 游离两侧阴囊皮瓣时,应尽量保证阴囊与阴茎之间皮下组织的连续性。

（龚以榜　魏光辉　张德迎）

第七节　包茎手术

阴茎的血管非常丰富,主要来自阴茎背动脉及阴茎深动脉的供应,阴茎深动脉经阴茎脚进入阴茎海绵体,阴茎背动脉在阴茎深筋膜和白膜之间走行。在阴茎浅筋膜层有阴茎背浅静脉,阴茎深筋膜下有阴茎背深静脉。阴茎的神经主要来自第2、3、4骶神经,经阴部神经及阴茎背神经至阴茎;阴茎的感觉神经主要由此神经而来。阴茎神经位于阴茎背部,在阴茎背动脉的外侧抵达阴茎头,分布于阴茎头、皮肤、包皮及海绵体。

一、包皮环切术

【手术适应证】

包茎是男性个体发育过程中的一种生理状态。随着青春期的发育,包皮逐渐退至阴茎头冠状沟的后面而完成男性个体的发育,绝大多数无须行不必要的包皮环切术。因此,包皮环切术的适应证应从严掌握。

1. 由于反复感染,包皮口形成纤维性瘢痕狭窄,已妨碍包皮自然翻转,使包皮和阴茎头无法得以清洗者。

2. 反复有阴茎头包皮炎者。

3. 反复尿路感染。

【手术禁忌证】

尽管对包皮环切术的适应证仍有争议,但对包皮环切术的禁忌证却有一致的认识。

1. 血友病 血友病是血液凝固机制缺陷的疾病,即血液中缺乏一种重要的凝血因子Ⅷ——抗血友病因子(anti-hemophilia factor, AHF),临床表现为皮肤黏膜受伤后创口出血不止。对拟行包皮切除者,术前应详细询问有关本人有无出血性倾向的历史,特别要注意有无仅仅是极为普通的轻微外伤如刷牙等都可引起出血不止;家族中兄弟之间有无类似的情况。检查方面应完善必需的检测。如果术前忽略必要的检查而为血友病患儿进行包皮环切术,可能引起难以控制的出血,甚至导致死亡。

2. 先天性尿道下裂 除阴茎头型尿道下裂外,一般不出现包茎,包皮往往像头巾一样覆盖在阴茎头背侧,而阴茎头腹侧则缺乏系带。在尿道下裂修复时,常需要包皮作为替补的材料。如果将尿道下裂患者的包皮贸然切除,将给以后的尿道修补术遗留很多麻烦。

3. 先天性阴茎下弯 先天性阴茎下弯不伴尿道下裂(chordee without hypospadia),或称先天性短尿道,对其修复时也需要包皮作为尿道的替代或修复阴茎创面的材料,因此,也不应贸然切除包皮。

4. 隐匿阴茎 隐匿阴茎(concealed penis)的特点是阴茎皮肤不附着在阴茎体上,而阴茎体往往隐匿在阴阜部位的脂肪垫内,详见本章第八节隐匿阴茎手术。对于隐匿阴茎,不应该先行单独的包皮切除术,即使当时也可表现为包茎;如果进行包皮切除术,因其包皮甚至整个阴茎皮肤都不附着在阴茎体上,往往会过多地将包皮甚至整个阴茎皮肤牵拉出来予以切除,其后果是非常严重的。

5. 蹼状阴茎 蹼状阴茎(webbed penis)的特点是阴茎腹侧的皮肤从包皮口起与阴囊皮肤连接在一起,形成三角形的皮蹼;包皮、阴茎皮肤与阴囊皮肤之间没有明确的界限。如果需要手术治疗,应该行阴茎阴囊皮肤成形术,而不是包皮切除术;如行包皮切除术,将会过量地切除包括包皮、阴茎皮肤和阴囊皮肤,其局面将是非常难堪的,详见本章第十节蹼状阴茎手术。

【麻醉与体位】

对不配合的小儿采用静脉复合麻醉。对于能够合作的儿童,可以采用阴茎背神经阻滞麻醉。仰卧位。

【手术方法】

在现代的包皮切除术实践中,已有许多种方法被应用。

1. 分层环切法 目前,绝大多数的包皮切除术仍沿用常规手术方法,即借用最普通的手术器械——刀、剪和血管钳完成包皮环切术。实施包皮环切术,各个地区、各个医院,甚至各个医师,都有各自习惯的方法。本节所介绍的术式是张金哲于 1991 年发表在《中华小儿外科杂志》12 卷 2 期 117 页上的《包皮环形切除》。

分层环切法(图 38-7-1),也称袖套状切除法或典型包皮环切法(typical circumcision)。

(1)在阻滞麻醉之前,先画好切口标志线,即在比较自然的状态下,在相当于冠状沟远端约 0.5cm 处(以 5 岁左右小儿为例),沿冠状沟方向在包皮外板做一椭圆形切口标志线。

(2)按切口标志线切开包皮外板,有伤及浅静脉者,应予 6-0 可吸收线结扎。

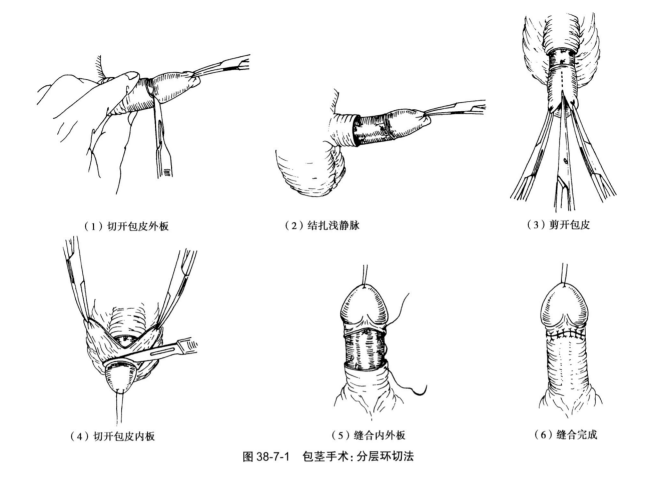

（1）切开包皮外板　　　　　　　（2）结扎浅静脉　　　　　　　（3）剪开包皮

（4）切开包皮内板　　　　　　　（5）缝合内外板　　　　　　　（6）缝合完成

图 38-7-1　包茎手术：分层环切法

（3）经包皮口背侧正中剪开远端包皮，仔细分离包皮内板与阴茎头之间的粘连，清除包皮垢，再用1%聚维酮碘擦洗数次。

（4）将包皮向上翻转，显露阴茎头及冠状沟。距冠状沟约0.5cm处做内板斜形椭圆形切口。注意保护阴茎系带，但不要保留太多。清除多余的包皮外板，妥善止血。对于小渗血，压迫数分钟即可。

（5）用6-0可吸收线先缝合腹侧及背侧（即12点、6点位置）两处的内外板，作为牵引。

（6）其余两侧的内外板分别间断缝合3～4针。

2. 钳夹全层环切法（图38-7-2）　也称非典型包皮环切法（modified circumcision）。

（1）先仔细分离包皮内板与阴茎头之间的粘连，清除包皮垢。翻出阴茎头，进行清洗，还纳阴茎头。

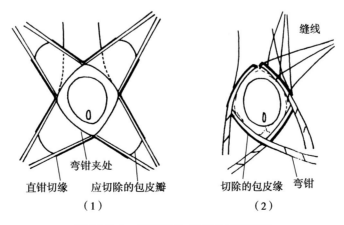

缝线

弯钳夹处

直钳切缘　　　应切除的包皮瓣　　　　　切除的包皮缘　　弯钳

（1）　　　　　　　　　　　　　　（2）

图 38-7-2　包茎手术：钳夹全层环切法

（2）认清包皮内板和外板的转折处，以镊子提起。先用一把直血管钳的下叶插向冠状沟，受阻后，退回约 0.5cm，略向一侧移动并夹住包皮全层。

（3）同法用另一把直血管钳毗邻夹住另一侧包皮全层。

（4）在系带稍远处用两把直血管钳，分别夹住腹侧包皮全层。

（5）同法分别在两侧 3 点和 9 点位置，各用两把直血管钳夹住全层包皮。

（6）沿每组的两把直血管钳之间切开包皮，将包皮分为四瓣。

（7）用弯血管钳沿冠状沟外 0.5cm 处，在两把直血管钳之间，横形夹住四瓣包皮。切除多余的包皮。

（8）在每把弯血管钳下穿过 3 针缝线，去钳后，分别结扎缝线。

3. 包皮环扎术（图 38-7-3） 应用包皮环扎器方便、快捷，而且几乎不出血，近年来已被广泛采用。目前，国内市场上已有多种形式的包皮切除环制品出售。

（1）伸拉包皮口。

（2）用一弯血管钳轻柔地分离包皮内板与阴茎头之间的粘连。

（3）用一直血管钳在包皮背侧做压榨，然后在包皮背侧做一小切口，以便包皮环扎器置入。

（4）将包皮环扎器置入包皮囊内。

（5）将包皮边缘向外牵拉包住包皮环扎器，用配置的绳索在包皮环扎器罩外的槽沟外，环形紧扎包皮。

（6）在结扎绳的远端切除多余包皮。

（7）掰断包皮环扎器的把手，包皮环扎器留在包皮囊内。

（8）7～10 天，伤口愈合，包皮环扎器自动脱落。

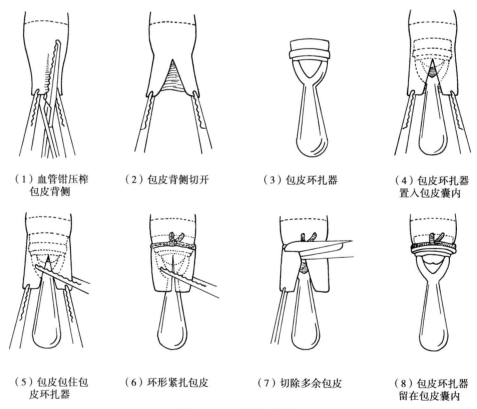

（1）血管钳压榨　　（2）包皮背侧切开　　（3）包皮环扎器　　（4）包皮环扎器
　　包皮背侧　　　　　　　　　　　　　　　　　　　　　　　　　置入包皮囊内

（5）包皮包住包　　（6）环形紧扎包皮　　（7）切除多余包皮　　（8）包皮环扎器
　　皮环扎器　　　　　　　　　　　　　　　　　　　　　　　　留在包皮囊内

图 38-7-3 包皮环扎术

【术中注意事项】

1. 包皮环切术不仅是治病，而且是美容，对手术技巧要求相当高；但遗憾的是，不少医院或单位却把包皮环切术视为一种小手术，作为实习医师或低年资医师的操作训练。包皮环切术的并发症和后遗症不少，其发生率与严重程度往往与术者的技术水平密切相关。因此，应该重视，并认真对待每一例包皮环切术。

2. 阻滞麻醉要求效果完善。阴茎的神经支配已如前述，阴茎背神经位于阴茎深筋膜之下、阴茎海绵体白膜之外。麻醉药品必须注入正确的部位，否则麻醉效果不全；在麻醉效果不满意的状态下，草草结束手术，往往是并发症多发的直接原因。

3. 包皮环切术切忌信手剪来。在阻滞麻醉之前，可用亚甲蓝画出手术标志线。阻滞麻醉之后，阴茎皮肤和皮下组织可能有不同程度的水肿，如果不是预先画出标志线，难免对切口的定位不准，也给包皮留割的判断造成困难。

4. 切口必须呈椭圆形，以求与冠状沟形态一致。

5. 用钳夹全层切除法，其腹侧皮肤往往有一尖状皮瓣，应予修剪，使其与两侧皮肤切口线流畅相连。如果不修剪，该处与系带缝合后，局部因血液淋巴回流障碍，水肿往往经久不消，美容效果极差。

6. 对出血点必须妥善止血。止血以结扎为妥，忌用单极电凝；不可应用肾上腺素溶液湿敷创面，肾上腺素溶液湿敷创面可使创面血管暂时收缩，而表现为手术视野非常干净的假象；术后数小时，药效消失，可能发生再次出血；肾上腺素溶液经创面吸收后，可能引发心血管功能紊乱。

【术后处理】

1. 术后一般不必使用抗生素。

2. 创口予以显露为宜。尽量避免外伤及摩擦。

【手术并发症】

1. 创口出血　绝大多数为少量出血，局部稍加压迫即可止血；有的需拆除缝线，对出血点重新结扎；有的需静脉输血以补充血容量，个别可因出血导致死亡！

2. 创口感染　创口创面确有感染者，除全身应用抗生素外，局部可用 1% 聚维酮碘溶液浸泡，拭干后局部涂搽抗生素软膏。

3. 应该告知家长　待创口水肿消退或愈合之后，要注意适当翻转包皮。如上所述，被强行剥离的包皮内板和阴茎头之间的粘连，出现了新鲜的粗糙创面；当包皮切除之后，仍有部分包皮盖在冠状沟附近的阴茎头上，其间的粗糙面就会互相愈合。如果在纤维愈合之前，不做必要的分离，待其愈合之后，就会出现不同类型的皮桥，甚至内板与阴茎头完全愈着而不能翻转。

4. 术后阴茎(包皮)重新粘连的分离　一般可教会家长自行操作，两拇指分别压在包皮切口愈合缘的上下，即包皮方向和阴茎头方向，两拇指向相反方向掰开其间的粘连；先从比较薄弱的部位开始，再向周边延续。因系家长在家自行操作，不可要求一次即能完成；可坚持每日数次，直至包皮完全翻转，显露阴茎头冠状沟。清洗后，涂四环素可的松眼膏，再将包皮回复，盖住部分阴茎头。如果经 2~4 周仍不能将包皮翻转，就应请专科医师试行翻转，如专科医师也不能成功翻转，则需要择期再次手术。

二、包皮环切术的替代手术

解决包茎问题，不是只有包皮环切术，还有其他术式可以替代，即包皮成形术。

已有多种包皮环切术的替代手术。所有使包皮口增宽的目的都在于使包皮容易翻转，便于卫生清洁，而最大限度地保存正常的包皮组织。

1. 包皮背侧切开（图 38-7-4）　先分离包皮内板与阴茎头之间的粘连，将包皮向后翻转直至显露其紧缩的部位，在包皮背侧正中将紧缩环纵向切断，用血管钳分离其皮下组织至显露阴茎深筋膜；切口用可吸收缝线横向缝合。如此，包皮口增宽了，包皮即可自由地上下翻动。

2. 包皮侧侧切开术（图 38-7-5）　方法是将包皮向上翻转，显露其紧缩环。在 3 点、9 点位置纵向切开紧缩环，皮下组织予以分离直至阴茎深筋膜；创口用可吸收缝线横向缝合。

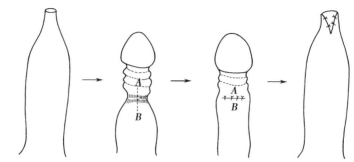

（1）分离包皮内　（2）包皮背侧切开　（3）横向缝合背侧包皮　（4）缝合完成
　　板与阴茎头

图 38-7-4　包皮背侧切开术

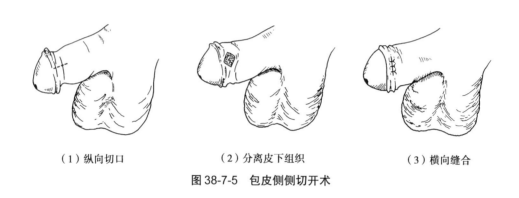

（1）纵向切口　　　　　　（2）分离皮下组织　　　　　　（3）横向缝合

图 38-7-5　包皮侧侧切开术

三、嵌顿包茎

未能充分扩张的包皮口如被勉强翻转至阴茎头上方而未能及时地将其复位，由于缩窄环对包皮口呈环状压迫，阴茎头的血液、淋巴液回流受到障碍，阴茎头逐渐水肿；水肿的阴茎头又反压反折部分的包皮环口，互为影响，愈演愈烈。如嵌顿时间较久，可导致阴茎头坏死、断落。

嵌顿包茎是包茎所引发的严重问题。但临床所见的嵌顿包茎，绝大多数可经手法复位成功。

【手术适应证】

1. 嵌顿时间未超过 24 小时。

2. 包皮或阴茎头无糜烂、感染者，虽已超过 24 小时，仍可试行手法复位。

【手术禁忌证】

包皮或阴茎头已有明显糜烂、感染或坏疽者。

【麻醉与体位】

一般无须麻醉；必要时，也可行阴茎根部神经阻滞麻醉。平卧位。

【手法操作】

1. 局部用 1∶5 000 苯扎溴铵清洗消毒。

2. 术者用两侧拇指顶住阴茎头，两手的示指和中指夹住阴茎体冠状沟上方。

3. 将嵌顿的包皮环逐渐向阴茎头方向推移，同时两拇指将阴茎头向嵌顿包皮环方向挤压，直至阴茎头重新进入包皮囊［图 38-7-6（1）］。

【术中注意事项】

1. 手法必须持续、轻柔，一般经几分钟后，均能得以整复。

2. 局部涂抹少许液状石蜡虽可使复位比较容易，但复位之后的阴茎头也比较容易滑出包皮囊，重新发生嵌顿。

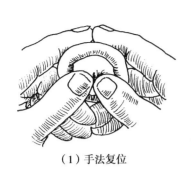
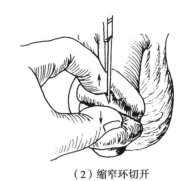

（1）手法复位　　　　　　　　　　（2）缩窄环切开

图 38-7-6　嵌顿包茎的处理

3．如遇个别包皮反折水肿严重，妨碍手法复位，可用注射针头对水肿包皮进行多处穿刺，并加以轻柔挤压，迫使组织间水肿液外溢，以减轻水肿而有利于手法复位操作。

4．个别经反复手法复位未能成功者，可行包皮背侧切开术。用带槽探针或血管钳探入包皮缩窄环与阴茎背侧皮肤之间，距冠状沟 10mm 处切断缩窄环，阴茎头就很容易还纳回包皮囊内。必须保证完全切断缩窄环，否则不能奏效。切口无须缝合任其开放，以利组织液外溢，促进组织水肿消退［图 38-7-6（2）］。

（龚以榜　魏光辉　张德迎）

第八节　隐匿阴茎手术

隐匿阴茎（concealed penis）是一种常见的小儿阴茎显露不良的表现，阴茎部仅见有一堆小皮丘（包皮）而不见阴茎体；但在检查时，将包皮向耻骨部推挤，却可感觉到包皮囊内有正常的阴茎体。

鉴于目前对隐匿阴茎、埋藏阴茎和束缚阴茎的区分还不十分明确，可笼统地诊断为阴茎显露不良。

【手术适应证】

隐匿阴茎（或埋藏阴茎）是否需要手术治疗，意见有分歧，各有说法。

尽管已有大量有关隐匿阴茎（concealed penis）或埋藏阴茎（buried penis）的文献见诸刊物，但所报道的几乎均为儿童病例，而罕有成人患者，提示阴茎显露不良只是儿童时期，特别是肥胖儿童在生长发育过程中的一种异常表现，绝大多数随着个体的生长发育，堆积的脂肪垫会逐渐减少乃至消失，阴茎的显露就相对比较满意；至青春期，阴茎迅速发育，绝大多数阴茎得以正常显露而无须手术；因此，对于儿童时期阴茎显露不良的男孩，大可不必急于手术。但对阴茎显露不良的自然转归，包括有多少小儿将会自行完成自认为满意的显露，以及将在什么时候得以自然显露等，还都不清楚；因此，对隐匿阴茎或埋藏阴茎是否应该治疗，以及如何治疗还没有公认的准则；如果医患双方能达成一致意见，为隐匿阴茎或埋藏阴茎采取手术，使阴茎满意显露，以达到美容的目的，从而排除家长的忧虑心理，是可以理解的。但在决定手术之前，绝不可进行单独的包皮环切术。目前，较为公认的手术指征如下。

1．包皮外口严重狭窄，保守治疗无效。

2．阴茎体部皮肤严重缺失。

3．影响患儿站立排尿，包皮不能上翻，影响阴茎头清洁，导致反复包皮炎或泌尿系感染，排尿困难。

4．影响美观，严重影响患儿及家长心理状态。

【麻醉与体位】

全身麻醉或骶骨阻滞麻醉。平卧位。

【手术方法】

手术方法多种多样，效果亦缺乏远期评判。主要采用的手术方法如下。

1．手术可在内板和外板的翻转边缘之间切开包皮，将阴茎皮肤完全脱套至其根部。

2．如果发现有引发阴茎不能正常显露的实质性的病理因素，如"肉膜筋膜"或"纤维肌肉层"，应予充分游离或切断。

3．如果仅是脂肪堆积，则可将堆积的脂肪予以清除。

4．有一点应该提醒，既然已经进行了手术，就必须将阴茎根部的白膜缝合在耻骨联合下缘的骨膜上，以资固定。

5．然后，重建阴茎皮肤，将之紧贴地固定在阴茎白膜上。

6．如有必要重建包皮，有多种方式可供选择，包括包皮内板外翻覆盖阴茎体、包皮口多个Z形成形术、阴茎阴囊成形术、带蒂皮瓣成形术、网眼状全厚皮瓣移植术等。

【术后处理】

1．置入硅胶导尿管。

2．阴茎用消毒敷料均匀加压包扎。

3．7～8天拆除敷料和导尿管。

（龚以榜　魏光辉　张德迎）

第九节　阴茎扭转手术

先天性阴茎扭转是一种比较少见的畸形，主要是由于阴茎皮肤对阴茎体的附着异常，而表现为阴茎沿其纵轴做某种方向和某种程度的扭转，绝大多数为逆时针扭转，扭转程度可分为<60°、60°～90°和>90°；多数病例≥90°，个别可达180°；而顺钟向扭转者极少。

先天性阴茎扭转可单独发生，也可伴发于包茎或先天性尿道下裂。

因接受阴茎部手术，如包皮环切术、先天性尿道下裂修复术等，在缝合皮肤时，如不仔细注意阴茎体系带的正常方向，也可能造成阴茎扭转，称后天性阴茎扭转。

【手术适应证】

1．扭转程度达90°或90°以上者。

2．伴发于先天性尿道下裂的阴茎扭转，可先期矫治阴茎扭转，亦可于修复尿道下裂时同期矫治阴茎扭转。

3．对后天性阴茎扭转，可参照第1条。

【手术禁忌证】

扭转程度<45°，且无其他自觉症状。

【麻醉与体位】

骶骨阻滞麻醉。平卧位。

【手术步骤】

1．阴茎根部环形切口错位缝合法（Belman法）

（1）沿阴茎根部做一环形切口，达深筋膜层［图38-9-1（1）］。

（2）必要时，于阴茎根部断离引起阴茎扭转的纤维索带。

（3）摆正阴茎正常位置，皮肤做错位缝合矫正［图38-9-1（2）］。

（4）阴茎适当加压包扎，以减轻术后阴茎皮肤水肿。

2．经包皮环切后扭转阴茎矫正法

（1）如有包皮环切指征者，先做包皮环切；或在冠状沟上方环形切开阴茎包皮。

（2）将阴茎包皮分离至阴茎根部。

（3）如阴茎根部有引起阴茎扭转的纤维索带，应予完全断离。

（4）错位缝合皮肤切口。

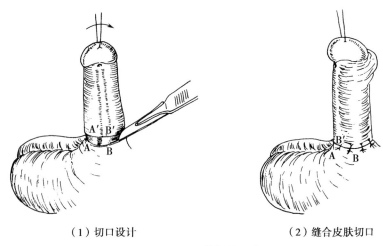

（1）切口设计　　　　　　　　（2）缝合皮肤切口

图 38-9-1　阴茎扭转手术

【术中注意事项】

1. 阴茎根部环形切口矫正阴茎扭转术后，阴茎皮肤水肿较为严重，持续时间也较久，而于包皮环切后，或冠状沟上方环形切开矫正阴茎扭转，显露良好，效果满意。

2. 经上述方法矫正仍不满意者，可将扭转对侧的阴茎根部的海绵体白膜，用可吸收缝线固定在耻骨联合的适当位置，以达到整形的目的。

（龚以榜　魏光辉　张德迎）

第十节　蹼状阴茎手术

蹼状阴茎（webbed penis）也称阴茎阴囊融合，是指阴茎腹侧皮肤与阴囊中缝皮肤之间呈蹼状融合，使阴茎与阴囊的连接失去正常的阴茎阴囊角形态。蹼状阴茎属于先天性异常。后天因包皮环切不当或其他原因切除阴茎腹侧皮肤过多而致阴茎腹侧与阴囊皮肤融合者，则属于瘢痕粘连。蹼状阴茎病变程度可能不一，典型者是从阴茎包皮系带部开始至阴囊底部之间的皮肤相连形成一个三角形皮蹼，宛若蝙蝠衫的袖子。蹼状阴茎一般并无特别症状，但少数成年后可能有性生活障碍，因此，应该予以矫治。

【麻醉与体位】

骶管阻滞或连续硬膜外麻醉。平卧位。

【手术步骤】

1. 沿阴茎腹侧下缘做左、右两侧切口，从包皮系带直至阴茎根部［图 38-10-1（1）］。

2. 将阴茎向腹壁提起，即可显示阴茎阴囊角，该处呈一菱形皮肤缺损区［图 38-10-1（2）］。

3. 稍微分离皮缘周围皮下。

4. 在阴茎阴囊角部，将两侧皮瓣各剪一切口 1～1.5cm。

5. 阴茎阴囊角皮肤做 Z 形缝合，缝合其余创口［图 38-10-1（3）］。

【术中注意事项】

1. 做切口时，对阴茎腹侧要留有充足皮瓣，务必使阴茎包裹无任何张力。

2. 在阴茎阴囊角部分皮肤要做成 Z 形缝合。直线缝合、瘢痕收缩可能会影响阴茎勃起。

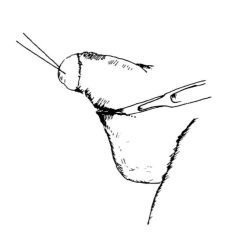

（1）沿阴茎腹侧做切口至阴茎根部

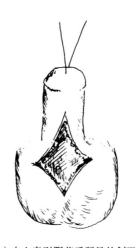

（2）向上牵引阴茎后所见的创面

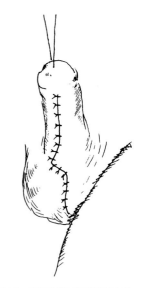

（3）Z形修复阴茎及阴囊皮肤

图 38-10-1　蹼状阴茎手术

（龚以榜　魏光辉　张德迎）

第十一节　精索静脉曲张手术

精索静脉曲张在儿童时期并不少见，国内资料中统计的发生率为37%～78.7%，但多无临床症状，所以常被忽略。

精索静脉被精索内、外筋膜与提睾肌组成的肌纤维包绕。按其解剖层次，可分为三组：位于前侧的蔓状精索内静脉丛组成的精索组，是睾丸、附睾血液回流的主要途径；位于中间的、与输精管伴行的输精管组；位于精索后侧的提睾肌组。

这三组静脉本身之间，以及两侧精索静脉之间存在广泛的交通支，彼此相连；同时，又由深、浅两个静脉网与体循环相通。深部静脉网由上述三组精索静脉构成，即精索内静脉回流至下腔静脉；左侧呈直角注入左肾静脉，右侧约90%注入下腔静脉，10%注入右肾静脉。输精管组回流至髂内静脉。提睾肌组（精索外静脉）经腹壁下深、浅静脉回流至髂外静脉。浅部静脉网由精索静脉与大隐静脉、股静脉、盆腔静脉的交通支，腹壁浅静脉、腹壁深静脉、旋内浅静脉、深阴部外静脉和浅阴部外静脉的阴囊支，以及阴部内静脉所构成。

精索静脉曲张程度可有不同，根据临床表现，分为三级：Ⅰ级触诊不明显，但 Valsalva 试验阳性；Ⅱ级外观无明显异常，触诊扪及扩张的静脉；Ⅲ级曲张静脉如成团蚯蚓，触诊或视诊均较明显。

【手术适应证】

为避免睾丸组织长期损害而导致不育，目前认为Ⅲ级精索静脉曲张患者应尽早手术。

【麻醉与体位】

气管插管全身麻醉。平卧位。

【手术步骤】

精索静脉曲张手术方法多样，如精索动、静脉同时结扎（Palmo 手术），精索静脉结扎术，高选择性精索静脉结扎术；手术方式有开放手术、纤维手术、腹腔镜手术等。经典的精索静脉结扎术手术步骤如下。

1. 切口：左侧腹股沟皮纹横切口或斜切口，约3cm 长［图 38-11-1（1）］。

2. 切开皮肤、皮下组织及腹外斜肌腱膜，即可见到曲张的精索静脉［图 38-11-1（2）］。

3. 将曲张的精索静脉向内环以上游离 3～4cm，用两把弯血管钳分别夹住其近端和远端，切除中间一段曲张静脉,两断端分别结扎[图38-11-1(3)]。

　　4. 逐层缝合创口[图38-11-1(4)(5)]。

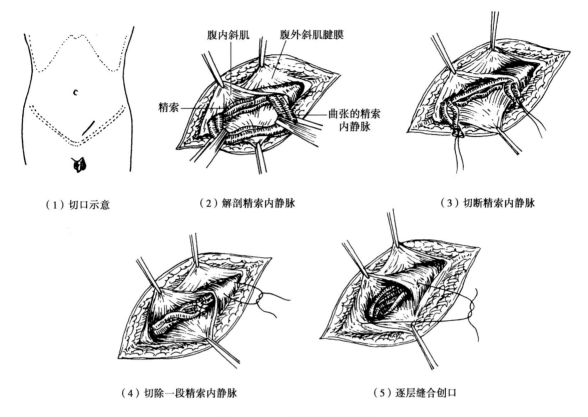

（1）切口示意　　　　　　（2）解剖精索内静脉　　　　　　（3）切断精索内静脉

（4）切除一段精索内静脉　　　　　　　　（5）逐层缝合创口

图38-11-1　精索静脉曲张手术

【术中注意事项】

　　1. 术中不必将睾丸推出创口。如有必要做睾丸活检,切取标本后应将睾丸放回阴囊内位置,然后缝合创口。

　　2. 有关某些附加分流术,如精索静脉与腹壁下血管的端端吻合术、精索静脉与大隐静脉端端吻合术、精索静脉与髂外静脉端端吻合术,在儿科并无必要。

　　3. 手术只是结扎精索内还是同时结扎睾丸动脉的意见不完全一致。在内环以上3～4cm处结扎睾丸动脉,在短期内可能会暂时减少睾丸血供,但可通过丰富的交通支得以代偿。

（龚以榜　魏光辉　张德迎）

第三十九章 | 女性生殖器官手术

第一节 子宫阴道积液(血)手术

引起子宫阴道积液或积血的病理解剖基础是阴道出口先天性畸形所致的梗阻。由于胚胎发育受阻于不同时期,所引起的畸形包括:①处女膜未穿孔;②阴道隔膜;③阴道远端闭锁;④阴道隔膜伴尿生殖窦畸形;⑤尿生殖窦畸形伴肛门直肠畸形。但以处女膜未穿孔所引起的最多见。

一、处女膜未穿孔

处女膜未穿孔的胎儿因受母体雌激素的刺激,宫体和阴道腺体所分泌的大量分泌液不能排出胎儿体外而集聚在阴道内,阴道逐渐膨胀,越过盆腔,形成子宫阴道积液,可在新生儿时期表现为腹部肿块;而外阴检查可见阴道口有薄膜覆盖的半球形的囊肿块膨出,挤压腹部肿块,阴道口的囊性肿块膨出更加明显(图39-1-1)。手术前必须与异位型输尿管囊肿经尿道脱垂相区别。鉴别方法:①仔细检查尿道口与阴道口的关系,处女膜未穿孔者,尿道口位置正常,而输尿管囊肿患者的阴道口正常;②试行穿刺,输尿管囊肿经穿刺抽吸数毫升液体后,囊肿即萎瘪,甚至回缩而暂时看不见;而处女膜未穿孔者,穿刺抽吸数十毫升后,半球形膨出的囊并无多大改变。

手术治疗十分简单,只需在膨出部位做十字形切口,待子宫阴道内积液排净后,置入一根16F硅胶导管,保留1周左右(图39-1-2),一方面可以对子宫阴道进行冲洗,另一方面可以避免切开的处女膜瓣互相靠拢愈合。

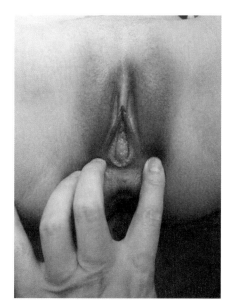

图39-1-1 处女膜未穿孔

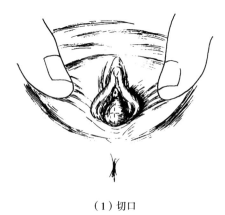

(1)切口

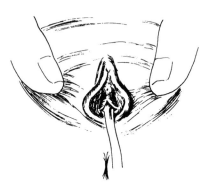

(2)置入硅胶管

图39-1-2 未穿孔处女膜切开术

　　如果宫体腺体对母体雌激素的刺激不敏感或反应不亢进，其所积聚的分泌物不太多，在新生儿时期可无明显的临床表现而被忽略，直至青春发育期，以原发性闭经或周期性（28天左右）下腹部胀痛或排尿困难或排便困难为主诉，经体格检查才得以发现。对于青春期后的处女膜未穿孔，手术原则虽同新生儿，但应在骶管阻滞下进行。亦可对青春期处女膜未穿孔患者行处女膜圆形切除，保留其周边约 2mm 的处女膜环，边缘以可吸收线间断或褥式缝合止血，手术效果可得到家长认可。

二、阴道隔膜或阴道远端闭锁

　　阴道隔膜或阴道远端闭锁较处女膜未穿孔更为少见。隔膜在中、上段水平接近子宫颈者，必须行经腹会阴联合手术。单独经会阴切开阴道隔膜，可能损伤尿道或直肠，尤其是新生儿阴道尿道或阴道直肠的间隔菲薄如纸，稍有不慎，即可损伤直肠致直肠阴道瘘，损伤尿道致尿道阴道瘘，甚至损伤膀胱致膀胱阴道瘘。

【麻醉与体位】

　　气管插管全身麻醉，或连续硬膜外麻醉。年长儿取截石位，新生儿可将左、右两侧的手和足用纱垫保护后，将手和足包扎在一起，再分别向外侧牵开并固定在乙醚麻醉架上。

【手术步骤】

　　1. 反复扩张肛门外括约肌，用凡士林纱布填入直肠内。对于年长儿，术前应清洁灌肠。

　　2. 腹部会阴同时消毒铺巾。保留导尿管，排空膀胱。

　　3. 耻骨联合上横切口。切开腹壁各层后，以导尿管为指示确定膀胱位置。对积液膨大的阴道腔穿刺，证实无误后，即在宫颈下方切开阴道前壁，或在子宫下段横向切开子宫，吸净积液或积血。

　　4. 用长弯钳插入阴道切口，并向阴道口方向推进，将隔膜向外顶住。

　　5. 对新生儿，用宫颈扩张条逐渐扩张阴道口，然后切开处女膜环，用鼻镜或合适的自动拉钩撑开远端阴道。对年长儿，可用阴道窥器或阴道锤撑开远端阴道，在明视下，对准长弯血管钳顶出的隔膜予以切开或部分切除（图 39-1-3）。

　　6. 用 5-0 可吸收线缝合阴道前壁切口，并逐层缝合腹壁各层。

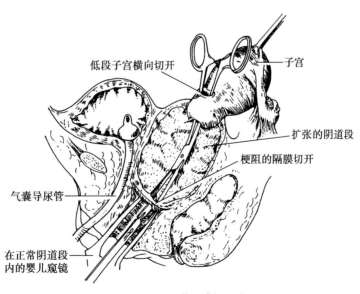

图 39-1-3　阴道隔膜切开术

　　经此手术后，不会妨碍成年后的性生活和分娩。

　　低位阴道隔膜可经会阴行隔膜切除，定期行阴道扩张术。

阴道远端闭锁者，可经会阴入路游离扩张的阴道，做盲端切开后，将阴道边缘用可吸收线间断缝合固定在阴道口正常的位置。

（龚以榜 林 涛 吴盛德）

第二节 女性假两性畸形手术

女性假两性畸形指个体性腺为卵巢，染色体核型为 46，XX，而表型有某种程度的男性化，如阴蒂增大如阴茎，或伴有阴道口位置异常，阴道开口于尿道后壁不同水平，与尿道共同开口于外阴，即尿生殖窦融合畸形，外观颇似男性的尿道下裂。

染色体为 46，XX 的胚胎，在宫内发育期间受内生性或外源性雄激素影响，引起尿生殖窦发育畸变和外生殖器男性化而形成女性假两性畸形。雄激素来源多是增生的肾上腺皮质所分泌的。个别妊娠期间母体接受含有雄激素的药物；根据男性化的程度不同，将女性假两性畸形分为四种类型（图 39-2-1）。

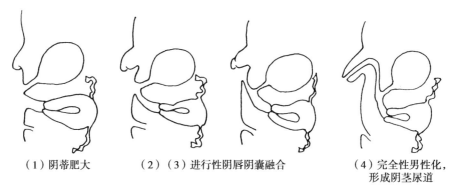

（1）阴蒂肥大　（2）（3）进行性阴唇阴囊融合　　（4）完全性男性化，形成阴茎尿道

图 39-2-1　先天性肾上腺增生，外生殖器男性化

Ⅰ型：仅阴蒂增大，无其他异常。尿道口与阴道口位置正常。

Ⅱ型：除阴蒂增大外，尿道口与阴道口共同开口于外阴。

Ⅲ型：除阴蒂增大外，阴道开口在尿道后壁，以一个开口位于阴蒂下方。

Ⅳ型：完全男性化。除阴蒂增大外，阴道开口于尿道后壁。尿道开口于阴蒂头部。

临床最常见的为Ⅰ型，Ⅱ型、Ⅲ型也有所见，Ⅳ型极为罕见。

先天性肾上腺皮质增生症（congenital adrenal hyperplasia，CAH）是最常见的女性假两性畸形，需待体内激素治疗稳定后，按不同类型分别给予适当的整形。

一、阴蒂缩短整形术

【手术适应证】

Ⅰ型女性假两性畸形，单纯阴蒂增大者。

【术前准备】

检测皮质醇、17- 羟、17- 酮、睾酮、雌激素。阴蒂整形只能达到一个比较正常的女性外阴，而口服可的松则必须坚持终身。所需计量应根据激素测定水平，经常调整。

【麻醉与体位】

气管插管全身麻醉，或连续硬膜外麻醉。截石位。

【手术步骤】

1. 于阴蒂头缝穿一丝线作为牵引。

2. 于阴蒂背侧做"工"字形切口。远端在冠状沟附近，近端在阴蒂根部。

3．切开皮肤及深筋膜，仔细分离白膜浅层的阴蒂背神经及血管束牵向一侧。

4．在深筋膜与白膜之间游离阴蒂海绵体，从背侧逐渐转向腹侧。

5．在冠状沟以近，切断结扎阴蒂海绵体，并向近端继续游离至阴蒂根部，分别切断结扎两侧阴蒂脚。

6．将保留带有阴蒂神经血管束的阴蒂缝合固定在耻骨骨膜上。

7．清理创面后，分层缝合阴蒂背侧切口。

8．术毕保留硅胶导尿管 5～7 天。

二、阴蒂阴道成形术

【手术适应证】

Ⅱ型、Ⅲ型尿生殖窦融合畸形的女性假两性畸形。

【术前准备】

1．此两型均只有一个共同的尿生殖窦开口，在增大的阴蒂下方。术前应经尿生殖窦开口行逆行造影，或用鼻镜进行检查，以了解畸形的解剖形态。

2．备血。

【麻醉与体位】

气管插管全身麻醉，或连续硬膜外麻醉。截石位。

【手术步骤】

1．于外阴部做一倒 U 形切口，基底部稍微宽一些。切开皮肤、皮下组织后，将皮瓣向下翻转［图 39-2-2（1）］。

2．于中线仔细分离尿道海绵体肌。如有出血应妥善止血，以免术野血迹模糊，影响操作［图 39-2-2（2）］。

3．全长纵向剖开尿生殖窦腹侧，即可看到尿道口与阴道口［图 39-2-2（3）］。

4．如阴道口有狭窄，可适当切开扩大。将会阴 U 形皮瓣的前端与阴道口后壁用 5-0 Dexon 线间断缝合数针［图 39-2-2（4）］。

5．沿尿道板边缘绕过阴蒂头，转向对侧相应的部位做倒 U 形切口［图 39-2-2（5）］。

6．游离阴蒂皮瓣至阴蒂体根部。注意保护其深侧的阴蒂背神经血管束，并将包皮反折的内、外板游离，成为单层皮瓣［图 39-2-2（6）］。

7．沿尿道板边缘，从阴蒂体腹侧游离尿道板和阴蒂头。如蒂头过大，可将其背侧适当切除，整形缩小。

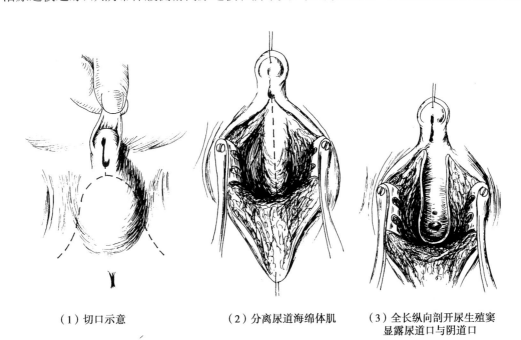

（1）切口示意　　　　（2）分离尿道海绵体肌　　　　（3）全长纵向剖开尿生殖窦
　　　　　　　　　　　　　　　　　　　　　　　　　　　　显露尿道口与阴道口

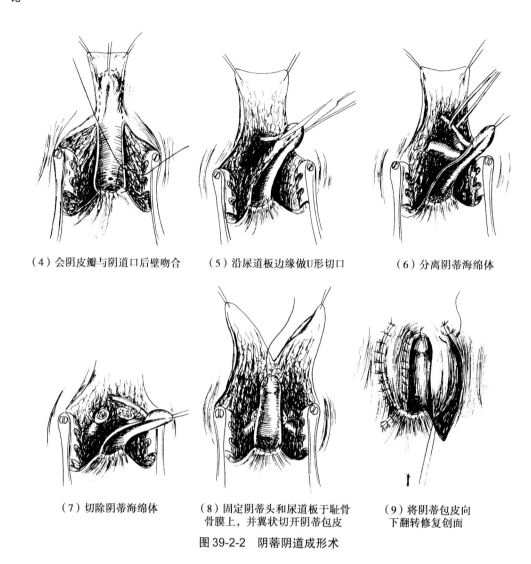

（4）会阴皮瓣与阴道口后壁吻合　　（5）沿尿道板边缘做U形切口　　（6）分离阴蒂海绵体

（7）切除阴蒂海绵体　　（8）固定阴蒂头和尿道板于耻骨　　（9）将阴蒂包皮向
　　　　　　　　　　　　　　骨膜上，并翼状切开阴蒂包皮　　　下翻转修复创面

图 39-2-2　阴蒂阴道成形术

8. 切除阴蒂海绵体至两侧阴蒂海绵脚［图 39-2-2（7）］。

9. 将已游离的带有神经血管束的阴蒂头和尿道板用 5-0 Dexon 线缝合固定在耻骨骨膜上［图 39-2-2（8）］。

10. 正中切开包皮皮瓣成为两翼，分别向下翻转修复创面，成为小阴唇［图 39-2-2（9）］。

11. 耻骨上膀胱造瘘。

12. 创口留置橡皮片引流后适当加以包扎。

（龚以榜　林　涛　吴盛德）

第三节　卵睾型性发育障碍手术

性发育障碍（disorder of sex development，DSD），又称性分化异常，是指染色体、性腺、外生殖器的表现不一致。卵睾型 DSD（旧称真两性畸形）是指同一个体内具有卵巢和睾丸两种性腺组织。但是卵巢必须含有卵泡和基质，睾丸必须含有生精小管。性腺异常按 Hinman 法分类可分为三型：①双侧型，双侧均为卵睾；②单侧型，一侧为卵睾，另一侧为卵巢或睾丸；③分侧型，一侧为睾丸，另一侧为卵巢。临床上以单侧型最为常见。

卵睾型 DSD 患者的外阴形态介于不同程度的男女两性之间，但多数接近男性，常被临床误诊为阴囊型或会阴型尿道下裂，伴一侧或双侧隐睾。

染色体核型多为 46,XX,少数为 46,XY 或其他嵌合体。

【术前准备】

1. 对探查后确证为卵睾型 DSD 者,如何选择性别,无论家长还是患者本人,特别是年长儿,应有足够的思想准备。无论是按男性抚养还是按女性抚养的患儿,2 岁之后,即有相当固定的心理性别和社会性别。对于医师而言,应该从功能角度考虑。所谓功能,更多指的是成年后的性功能,而不是生育功能。尽管卵睾型 DSD 患者的外阴表型多数接近男性,却都有不同程度的阴茎发育不良。要改造成一个具有正常功能的阴茎,远比改造成一个具有正常功能的阴道困难得多。因此,对于卵睾型 DSD 患者,更多倾向于向女性发展,也就是将睾丸部分切除而要保留卵巢部分。

2. 应与病理科联系,做好冷冻切片准备。

【麻醉与体位】

气管插管全身麻醉,或连续硬膜外麻醉。平卧位。

【手术步骤】

1. 切口:做隐睾侧腹股沟斜切口。切开皮肤、皮下组织后,寻找隐睾。

2. 找到性腺后,先从大体解剖观察。如性腺为卵睾,绝大多数为上、下两极组成,但其间并无明显界限。睾丸部分呈淡粉红色,比较柔软,质地比较均匀;卵巢部分比较苍白,比较坚硬,表面可有卵泡;因而卵睾质地不匀。

3. 切取标本做冷冻切片病理检查。标本必须包括上、下两极的组织,并做好标志。

4. 经病理证实为卵睾型 DSD,按手术前准备决定,用电刀切除睾丸部分或卵巢部分。

5. 如保留睾丸部分,应按隐睾手术,充分游离精索血管,并进行阴囊内睾丸固定。有关手术方法,参阅第三十八章第一节隐睾手术。

6. 如保留卵巢部分,应将卵巢还纳腹腔,然后缝合腹膜。

7. 逐层缝合腹股沟切口。

8. 如腹股沟探查未能找到性腺,或经病理证实为单一性腺,应立即探查对侧性腺,特别是对侧性腺下降不全者。一般而言,降入阴囊(或大阴唇)内的性腺,几乎都是睾丸。如一侧探查为单一卵巢,进入阴囊内的性腺为睾丸的可能性更大;如一侧探查为单一卵巢,对侧腹股沟触及的性腺,则几乎都为卵睾。为慎重起见,仍应探查并做活检证实。如一侧探查性腺阙如,则对侧性腺可能为卵睾。处理程序同上。

保留卵巢者,择期再行阴蒂整形和 / 或阴蒂阴道整形术。手术方法参阅本章第二节女性假两性畸形手术。

保留睾丸者,应行阴茎松解和尿道成形术。手术方法参阅第三十七章第二节尿道下裂手术。

(龚以榜　林　涛　吴盛德)

第四节　女性泌尿道外生殖器外伤手术

女孩的外生殖器外伤比较少见,致伤原因绝大多数为骑跨或坠落或交通事故,其中不少并发于骨盆骨折,也可能伴有尿道、会阴、肛门、直肠的损伤;复合性损伤也可有肝、脾、肾、膈肌和颅脑损伤等;个别可因被强暴而致伤。

对于女孩外生殖器的损伤应该争取早期修复,包括女阴、阴道,以期尽可能减少长期并发症,如阴道狭窄、尿道阴道瘘等,当然也要处理其他复合性损伤。

【术前准备】

对于女阴损伤者,不可只满足于外阴检查所见。术前必须进行以下各项检查。

1. 全身麻醉下行膀胱镜检查,以了解有无尿道、膀胱颈损伤及其损伤部位。

2．同时仔细进行阴道检查，以了解有无阴道损伤及部位和范围，也可了解有无膀胱、直肠和腹腔内脏穿孔。

3．直肠、乙状结肠镜检查。

4．多发性损伤者，根据需要选择超声、CT和IVP检查。

5．对疑为被强暴致伤者，应做阴道涂片检查精子。

6．应用广谱抗生素。对怀疑并有肠道损伤者，应加用甲硝唑静脉滴注。

【麻醉与体位】

连续硬膜外麻醉。截石位。

【手术步骤】

1．根据检查所见酌情处理。

2．对外阴撕裂伤，彻底清创后进行修复缝合。

3．疑有尿道损伤者，试插导尿管。如导尿管进入阴道裂口，可经阴道再将导尿管插入近端尿道。必要时，先做耻骨上膀胱切开，在膀胱内用手指顶推尿道内口，以利近端尿道的显露，将导尿管插入膀胱，在导尿管支撑下，对端吻合断裂的尿道，并修补阴道裂口。膀胱内留置蕈状导尿管，做暂时尿流改道。

4．对疑伴有直肠损伤者，清创时加用甲硝唑溶液反复冲洗创口，分别修补直肠和阴道。

5．如为阴道损伤伴有尿道断裂而曾经早期行耻骨上膀胱造瘘者，几乎都形成尿道阴道瘘或阴道狭窄，严重者可形成阴道闭锁而致排尿困难。对于这些病例，只得采用经骶入路，先将直肠游离，牵向侧方，再修补阴道，或同时切开阴道后壁行尿道成形并修补尿道阴道瘘。必要时可经联合耻骨径路，修复尿道和尿道阴道瘘。

6．对带有乙状结肠造瘘者，术前肠道准备，特别是瘘口远端必须反复灌洗，并留置抗生素。在充分肠道准备的状况下，经尾入路手术时，可经直肠后壁切开修补直肠阴道瘘，或切开直肠前壁和阴道后壁，修补阴道和尿道阴道瘘。

【术后处理】

1．继续应用多种抗生素2～3周。

2．4～6周后，先拔除尿道支架管，试行排尿，观察排尿情况及有无尿道阴道瘘。

3．如有乙状结肠造瘘者，可于手术后2～3周，对远端造瘘口灌注带色液体。灌注前向阴道内填进干净纱布。灌注后，抽出纱布，如无染色，表示直肠与阴道之间已无瘘口，则可封闭乙状结肠瘘口。

【术后并发症的预防及处理】

1．**阴道狭窄**　如不伴尿道阴道瘘，可待成年后或结婚前再做阴道成形术。如伴有尿道阴道瘘者，得按手术步骤第5条重新修补。

2．**修补的尿道阴道瘘或直肠阴道瘘复发**　分别修复瘘管两端，设法在两个修补口之间即尿道和阴道之间，或直肠和阴道之间嵌入尽可能多的附近组织，将两个修补口隔开，能有效防止瘘管复发。

3．**尿失禁**　女孩尿道较短，特别是靠近膀胱颈部的尿道断裂，即使尿道完整性得以修复，仍可能遗有尿失禁。对这些病例，可按Young-Dees-Leadbetter术进行整形（图39-4-1）。

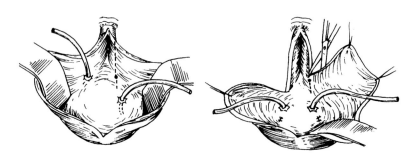

（1）（2）输尿管口上移，裁剪膀胱三角区

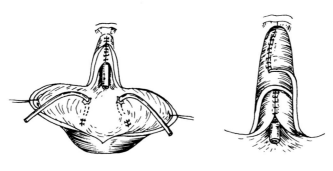

（3）（4）先缝黏膜，再重
叠缝合肌层，形成尿道

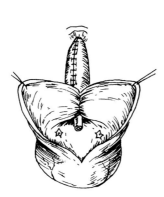

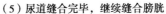

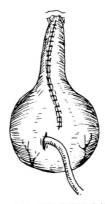

（5）尿道缝合完毕，继续缝合膀胱　　　　（6）留置膀胱造瘘管

图 39-4-1　Young-Dees-Leadbetter 手术

4. 创口感染　特别是伴有直肠损伤者，除清创时需更加注意冲洗外，在分别修补阴道和直肠损伤之后，再行乙状结肠造瘘。

（龚以榜　林　涛　吴盛德）

参 考 文 献

[1] 黄澄如. 性别畸形的外科治疗 [M]// 黄澄如. 实用小儿泌尿外科学. 北京: 人民卫生出版社, 2006: 443-450.

[2] 魏仪, 吴盛德, 林涛, 等. 卵睾型性发育异常单中心临床诊治分析 [J]. 中华小儿外科杂志, 2016, 37(7): 501-506.

第四十章 | 颈部和肩部手术

第一节 先天性肌性斜颈——胸锁乳突肌切断松解术

先天性肌性斜颈（congenital myogenic torticollis）是儿童常见的一种先天性畸形，由胸锁乳突肌挛缩所致，病因不清，部分患儿出生后可在颈部胸锁乳突肌中部摸到包块，包块在 2～6 个月逐渐消退，头颈部向患侧偏斜，下颌转向健侧，颈部向健侧旋转时明显受限，胸锁乳突肌紧张挛缩。未采取治疗的患儿往往继发头面部畸形，患侧面部较健侧偏小不对称，双侧眼、耳不在同一水平线上，且病变随年龄增大而加重。婴幼儿期，特别是 1 岁内的先天性肌性斜颈，如能及早进行手法治疗，多数可获得矫正；超过 1 岁后往往需要手术治疗，常用术式为胸锁乳突肌切断松解术。

【手术适应证】

1. 保守治疗 6 个月以上效果不明显，患儿超过 1 周岁。

2. 明显斜颈畸形伴胸锁乳突肌紧张挛缩。

3. 头部被动旋转或患侧伸直受限 >10°～15°。

【手术禁忌证】

1. 年龄 1 岁以下，可能通过非手术治疗矫正者。

2. 近期颈部有急性炎症、扁桃体炎症者。

3. 有凝血功能障碍不宜手术者。

【术前准备】

1. 标准颈椎正侧位摄片除外颈椎先天性异常引起的骨性斜颈。

2. 术前考虑行双极松解患者，乳突区备皮，将头发剃干净，同时术前将耳郭朝前用胶布贴住，充分显露乳突区。

3. 术前麻醉插管后检查颈部两侧活动情况，以利于术中评估矫正效果时颈部活动能否正常进行。

【麻醉与体位】

全身麻醉，仰卧位，头后伸并偏向健侧，患侧肩部垫高约 30°。

【手术步骤】

（一）远端单极松解术

1. 锁骨上 1cm 处于胸骨头和锁骨头间沿皮纹做横切口，长 3～4cm（图 40-1-1）。

2. 切断颈阔肌，辨别胸锁乳突肌的胸骨头和锁骨头及其腱性部分。

3. 止血钳分别穿过胸骨头与锁骨头肌腱后方并挑起胸骨头和锁骨头端肌腱，于腱性部分切断胸骨头和锁骨头肌腱，松解周围挛缩筋膜（图 40-1-2，图 40-1-3）。为了保持外观对称，也可将锁骨头端切断松解，将胸骨头端斜形切断后延长缝合（图 40-1-4）。

4. 旋转患儿头部，检查松解是否彻底，如扪及挛缩带，则直视下充分松解挛缩组织。

5. 彻底止血，皮内缝合皮肤，也可以留置引流皮片一枚，术后 24～48 小时拔除引流皮片。

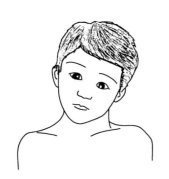

图 40-1-1 手术切口位置

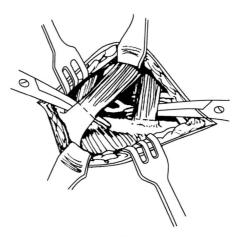

图 40-1-2 显露锁骨头与胸骨头

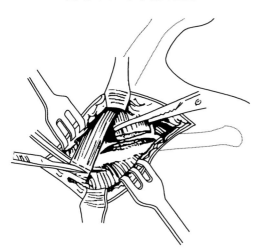

图 40-1-3 切断胸骨头和锁骨头

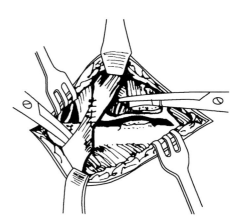

图 40-1-4 斜形缝合延长肌腱

（二）双极松解术

1. 锁骨上 1cm 处于胸骨头和锁骨头间沿皮纹做横切口（图 40-1-5）。

2. 辨别胸锁乳突肌的胸骨头和锁骨头及其腱性部分。

3. 用止血钳穿过肌腱后方，挑起远端肌腱，使肌腱有一定程度张力，此时近端止点容易辨认，做长约 1cm 切口，显露肌肉止点，辨认肌腱有无神经束后将乳突端肌腱挑起，于乳突骨膜下切断止点（图 40-1-6），以避免损伤前方的面神经及下方的耳大神经前支。

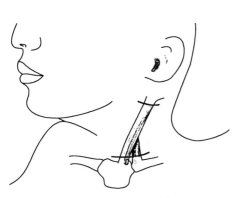

图 40-1-5 双极松解术切口

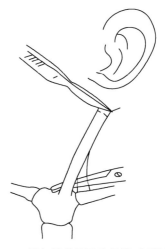

图 40-1-6 挑起锁骨端及胸骨端，切断乳突端

4. 近端松解完成后按"远端单极松解术"松解远端(视频40-1-1)。

（三）Z字成形术

操作同双极松解术,横向切断胸锁乳突肌的锁骨头,对胸骨头进行Z字成形术（图40-1-7),将Z字延长肌腱缝合(图40-1-8),保存胸锁乳突肌在颈部的正常V字外形。

视频40-1-1 肌性斜颈
胸锁乳突肌单极松解术

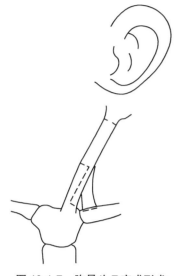

图40-1-7 胸骨头Z字成形术

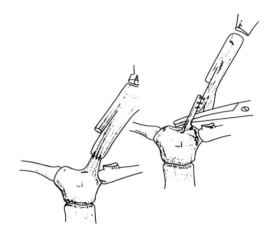

图40-1-8 Z形延长后相互缝合

【术中注意事项】

1. 术中将肩部垫高,尽量将头后伸偏向健侧,充分显露胸锁乳突肌的起点与止点。

2. 避免在锁骨表面做切口,避免术后瘢痕形成影响美观,一般于锁骨上一横指左右平行于锁骨做切口。

3. 轻柔操作,所有挛缩组织松解必须在直视下进行,避免损伤神经及血管。

4. 仔细检查有无残留挛缩带,并进行松解。

5. 彻底止血,避免术后血肿形成引起窒息。

【术后处理】

术后仔细观察术区情况,可用盐袋或沙袋压迫术区,避免血肿形成压迫气管引起窒息;早期进行牵拉训练,同时予以牵引或支具固定于过度矫正位,4～6周后拆除。

【术后并发症的预防及处理】

1. 颈内、颈外动静脉损伤 术中仔细操作,避免损伤颈部大血管。如不慎损伤颈内、颈外动静脉,可用可吸收线修补,避免颈部剧烈活动,以防颈部大血管再次破裂出血。

2. 喉返神经损伤 喉返神经损伤后,表现为声音嘶哑、吞咽困难等。如为牵拉或夹伤,绝大多数可逐渐恢复;如为离断损伤,术后予神经营养治疗,神经功能一般可以由对侧代偿。

3. 血肿 血肿较小者可局部加压止血,如局部加压无效,或血肿压迫气管导致窒息者,需紧急行血肿清除及止血术。

（俞 松 李堂江）

第二节 先天性高位肩胛——Woodward术式

先天性高位肩胛(congenital high scapula)是小儿矫形外科一种较少见的畸形,1891年由Sprengel首先综合性报道,故又称Sprengel畸形。畸形为单侧或双侧,以单侧常见。主要临床表现为患侧肩胛骨位置高和患侧上肢的外展、上举功能受限。畸形轻者不必手术,可进行主动及被动功能锻炼,以增进上肢外展幅度,重症者可进行手术。手术方法较多,近年来多采用 Woodward 手术。有的学者主张在施行 Woodward 手术以前,先令患儿平卧,行患侧锁骨截骨术,甚至行锁骨多段切片式截骨术,这样对矫形有利,并可防止术后因牵引肩胛骨而并发臂丛神经麻痹。

【手术适应证】

Woodward 手术适用于 3～7 岁畸形严重合并功能障碍的单侧高位肩胛患者。

【手术禁忌证】

1. 年龄过小,全身情况不良,患者不能耐受手术者。

2. 合并其他严重畸形者。

3. 畸形轻、功能影响不大或为两侧对称的高位肩胛。

【术前准备】

1. 详细检查全身情况,注意有无合并其他畸形、内脏发育异常和神经功能有无障碍。

2. 备血。

【麻醉与体位】

气管插管全身麻醉。侧卧位,头部垫起,颈稍前屈。

【手术步骤】

1. 皮肤切口自 C_1 高度的中线向下达 T_9 水平(图 40-2-1)。

2. 向外侧分离皮下组织到肩胛骨的内侧缘,将斜方肌远端部分从位于其深层的背阔肌上钝性分离下来,切断斜方肌在棘突上的起点,用缝线做标记,将大、小菱形肌的起点从棘突上一并切断,并向外侧翻起,使其与前方的胸壁肌肉分离(图 40-2-2)。

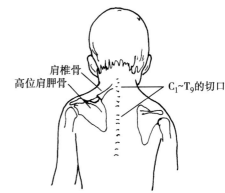

图 40-2-1 显示左侧高位肩胛骨、斜方肌起点和手术切口(C_1 ～ T_9)

3. 在肩胛骨的上内角和颈椎之间显露肩椎骨,将其全部切除,若不存在肩椎骨,则应切除相应的纤维束带和挛缩的肩胛提肌(图 40-2-2)。若肩胛骨的内侧冈上部分畸形较重,可连同骨膜一起将其切除,既可松解肩胛提肌,也易于下移肩胛骨。

4. 在 C_4 水平处横断部分斜方肌,用手指将肩胛骨连同附着肌肉一起向下推到其正常位置并维持,将斜方肌和大、小菱形肌尽量向下错位(尾端)至低位的棘突上缝合固定(图 40-2-3)。在切口远端,可能出现斜方肌囊袋状松弛,可将此袋部分切除后原位重叠缝合。

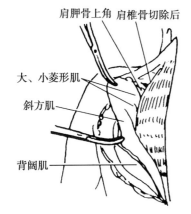

图 40-2-2 翻起大、小菱形肌,显露肩椎骨

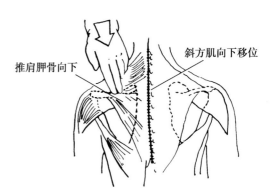

图 40-2-3 充分松解后,用手向下推肩胛骨,斜方肌向下移位并缝合固定

5. 逐层缝合皮下组织和皮肤。

【术中注意事项】

在显露和切除病变组织过程中,应注意勿损伤副神经和支配菱形肌的神经或颈横动脉。

【术后处理】

用三角巾托起患肢,术后4~6周开始做肩关节外展锻炼,对肩肱和肩胸关节可进行轻柔被动活动,以增进其运动范围。

【术后并发症的预防及处理】

1. 臂丛神经牵拉伤　臂丛神经牵拉伤是手术治疗先天性高位肩胛的最严重的并发症,多因年龄较大、畸形严重或矫正过度引起。当手术矫正年龄大、畸形严重的患者或术后发现有臂丛神经麻痹征象时,应做同侧锁骨碎骨术。从胸锁关节外1.5cm至肩锁关节内1.5cm做一直切口,骨膜下剥离,显露锁骨,从各端切除2cm锁骨,剪成小块,再将这些小块放在骨膜管内,缝合骨膜管和皮下组织、皮肤。再取俯卧位,做肩胛骨手术。

2. 翼状肩　由于广泛剥离躯干至肩胛骨的肌肉,如未进行良好的重新附着,术后可出现翼状肩畸形。下移肩胛骨下角应埋于背阔肌深部,切断肌肉应在新调整的部位做好完善的缝合,才能预防此并发症发生。

3. 切除的肩胛冈上部分和肩椎骨再生　应坚持在骨膜外操作的原则,切除骨质时应包括骨膜一并切除,则能预防切除骨再生。

(俞　松　张天久)

参 考 文 献

[1]　王果, 李振东. 小儿外科手术学 [M]. 2 版. 北京: 人民卫生出版社, 2010: 659-660.

[2]　LYNN T S. 实用小儿骨科学 [M]. 潘少川, 等译. 2 版. 北京: 人民卫生出版社, 2007: 232-234.

[3]　CANALE S T, BEATY J H. 坎贝尔骨科手术学 [M]. 王岩, 等译. 12 版. 北京: 人民军医出版社, 2013: 1031-1034.

[4]　WIESEL S W. Wiesel 骨科手术学 [M]. 张长青, 等译. 上海: 上海科学技术出版社, 2013: 1392-1398.

[5]　KAPLAN S L, COULTER C, SARGENT B. Physical therapy management of congenital muscular torticollis: a 2018 evidence-based clinical practice guideline from the APTA Academy of Pediatric Physical Therapy[J]. Pediatr Phys Ther, 2018, 30(4): 240-290.

[6]　RYU J H, KIM D W, KIM S H, et al. Factors correlating outcome in young infants with congenital muscular torticollis[J]. Can Assoc Radiol J, 2016, 67(1): 82-87.

[7]　CANALE S T, GRIFFIN D W, HUBBARD C N. Congenital muscular torticollis: a long-term follow up[J]. J Bone Joint Surg Am, 1982, 64(6): 810-816.

[8]　OLEDZKA M, SUHR M. Postsurgical physical therapy management of congenital muscular torticollis[J]. Pediatr Phys Ther, 2017, 29(2): 159-165.

[9]　CHEN C E, KO J Y. Surgical treatment of muscular torticollis for patients above 6 years of age[J]. Arch Orthop Trauma Surg, 2000, 120(3/4): 149-151.

[10]　MATUSZEWSKI L, PIETRZYK D, KANDZIERSKI G, et al. Bilateral congenital torticollis: a case report with 25 years of follow-up[J]. J Pediatr Orthop B, 2017, 26(6): 585-588.

[11]　GUTIERREZ D, KAPLAN S L. Aligning documentation with congenital muscular torticollis clinical practice guidelines: administrative case report[J]. Physical Therapy, 2016, 96(1): 111-120.

[12]　HOLOWKA M A, REISNER A, GIAVEDONI B, et al. Plagiocephaly Severity Scale to aid in clinical treatment recommendations[J]. J Craniofac Surg, 2017, 28(3): 717-722.

[13]　王果, 李振东. 小儿外科手术学 [M]. 2 版. 北京: 人民卫生出版社, 2010: 660-661.

[14]　AZAR F M, BEATY J H, CANALE S T. 坎贝尔骨科手术学 [M]. 唐佩福, 王岩, 卢世璧, 等译. 13 版. 北京: 北京大学医学出版社, 2018: 1091-1094.

[15] 苗武胜, 吴永涛, 姜海, 等. 儿童先天性高肩胛症的 Woodward 手术治疗效果中期随访报告 [J]. 中华小儿外科杂志, 2012, 33(6): 471-473.

[16] 王立英, 李欣. 螺旋 CT 三维重建技术在先天性高肩胛症中的应用 [J]. 中华小儿外科杂志, 2013, 34(7): 555-557.

[17] 姜海, 苗武胜, 吴革, 等. 运用三维 CT 重建观察儿童先天性高肩胛症的骨骼病理改变 [J]. 中华小儿外科杂志, 2014, 35(1): 76-77.

[18] KHAIROUNI A, BENSAHEL H, CSUKONYI Z, et al. Congenital high scapula[J]. J Pediatr Orthop B, 2002, 11(1): 85-88.

[19] GUILLAUME R, NECTOUX E, BIGOT J, et al. Congenital high scapula(Sprengel's deformity): four cases[J]. Diagn Interv Imaging, 2012, 93(11): 878-883.

[20] KHAN DURRANI M Y, SOHAIL A H, KHAN I, et al. Sprengel's deformity[J]. J Ayub Med Coll Abbottabad, 2018, 30(1): 135-137.

[21] WALSTRA F E, ALTA T D, VAN DER EIJKEN J W, et al. Long-term follow-up of Sprengel's deformity treated with the Woodward procedure[J]. J Shoulder Elbow Surg, 2013, 22(6): 752-759.

[22] AGARWAL A, ARKESH M, JANDIAL G. Sprengel's deformity correction by vertical scapular osteotomy in a paediatric age group: influence of rib cage abnormalities[J]. Int Orthop, 2018, 42(9): 2191-2197.

第四十一章 | 上 肢 手 术

第一节 肱骨干骨折——弹性髓内针固定术

儿童肱骨干骨折并不常见，仅占 16 岁以下儿童骨折的 3%，好发于 3 岁以下和 12 岁以上年龄组。新生儿肱骨干骨折多由分娩损伤所致，10 岁以上儿童肱骨干骨折多由直接暴力损伤所致，轻微创伤导致的肱骨干骨折可能是单房性骨囊肿病理骨折。肱骨干骨折依据骨折部位分为近端 1/3 骨折、中 1/3 骨折、远端 1/3 骨折；依据骨折形态分横形骨折、斜形骨折、螺旋形骨折、粉碎性骨折；依据软组织损伤程度分为开放性骨折与闭合性骨折。

儿童肱骨干骨折多采取保守治疗，尤其是对有较大塑形潜力的低龄儿童，保守治疗的主要方式有悬吊带固定、U 形石膏固定、悬臂石膏固定、贴胸石膏或吊带、功能性支具和牵引。由于肩关节的功能代偿及上臂肌肉组织的掩盖，轻度成角或旋转畸形不会影响美观和引起功能障碍，所以可接受一定的成角及旋转（表 41-1-1）。弹性髓内针治疗儿童肱骨干骨折是一种可供选择的治疗方式，该技术的优点为微创、良好的术后外观、对软组织最低程度的侵扰，但需要严格掌握其手术适应证及操作技术。

表 41-1-1　儿童肱骨干骨折可接受的移位

移位类型	数值
内翻成角	20°～30°
向前弯曲	20°
内旋丢失	15°
短缩	2cm

【手术适应证】

未达到复位标准或维持复位失效的肱骨干骨折都可作为内固定的适应证，主要适用于大龄儿童肱骨干骨折内翻成角 >30° 或前方成角 >20° 的不稳定骨折、多发骨折、同侧肱骨骨折合并尺桡骨骨折（漂浮肘）、部分病理性骨折、合并血管神经损伤需要手术探查的情况。

【手术禁忌证】

Ⅲ度开放性骨折并伴有明显的软组织损伤和创口污染，推荐使用外固定架。弹性髓内针不能维持稳定的长斜形、长螺旋形、粉碎性骨折亦为其禁忌证。

【术前准备】

术前常规行血常规、出凝血时间、胸片、心电图检查。术前禁食 6 小时、禁水 4 小时。备齐全套弹性髓内针器械，直径 1.5～4mm 髓内针，可透过射线的手术侧桌，C 臂 X 线机。肱骨干骨折需要 2 枚弹性髓内针固定，测量髓腔最窄处直径，选取的弹性髓内针直径至少为髓腔最窄处直径的 1/3。将弹性髓内针进行预弯，预弯弧度为髓腔直径的 3 倍，弧弓的顶点位于骨折区域。

【麻醉及体位】

手术室内全身麻醉或臂丛麻醉下行闭合复位（或切开复位）髓内针内固定。平卧位，患肢旋后肩关节外展90°置于可透射线的侧桌上，消毒铺单。C臂X线机显示器置于对侧，利于术者术中透视观察。

【手术步骤】

肱骨干骨折闭合复位弹性髓内针固定术见视频41-1-1。

1. 入针点选择。入针点的选择取决于骨折部位，肱骨干上1/3和中1/3骨折选择由远至近的逆行入针技术，2枚髓内针可均由肱骨外上髁上方入路置入（图41-1-1），亦可经肱骨外上髁上方、内上髁上方各1枚置入（图41-1-2）。肱骨干下1/3骨折选择由近至远的顺行入针技术，2枚髓内针均由三角肌止点上方桡侧入路置入，注意避免损伤桡神经。选择同一切口置入2枚髓内针时，1枚针预弯成弓形，另外1枚预弯成S形；不同切口分别置针时，2枚针均预弯成弓形。

视频41-1-1　肱骨干骨折——闭合复位弹性髓内针固定术

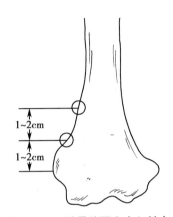

图41-1-1　肱骨外髁上方入针点

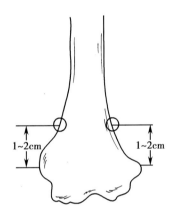

图41-1-2　肱骨外上髁上方与内上髁上方入针点

2. 置针与复位。沿上述入路以开孔骨锥尖头垂直于骨干骨皮质慢慢刺入，穿透皮质后，将开孔骨锥倾斜45°（此时锥柄与骨干垂直）继续刺入髓腔，C臂X线机透视下监测深度，注意不要穿透对侧皮质。将髓内钉安装于插入器上，拧紧，髓内钉钉头与开孔骨锥T形柄平行，便于术中判断钉头方向，减少术中透视次数。沿开孔方向垂直置入髓内钉，旋转180°，使髓内针与髓腔平行，旋转或轻轻敲击置入髓内钉于骨折端，通过手法或旋转髓内钉完成骨折复位，继续置入髓内针，通过骨折端，此时以同样的方式置入另外一枚髓内针（注意当选择同一切口置针时，入针点要相隔1~2cm，如果入针相靠太近，在打入髓内针时可能发生皮质爆裂），两枚髓内针均通过骨折端后，继续交替进入至适合位置。

3. 位置确认与剪断髓内钉。手术结束前，需拍摄上臂全长正侧位X线片，确定髓内针位于髓内，确定针头相向及弧弓的顶点位于骨折区域，确定肱骨头与肱骨内、外髁处于可接受的旋转关系。髓内钉尾端保留约0.5cm的骨外长度剪断，置于皮下（图41-1-3，图41-1-4）。

4. 冲洗切口，可吸收线缝合皮下和皮内组织，无菌敷料包扎。

【术后处理】

1. 术后6小时仰卧位，麻醉清醒后即可少量饮水，逐渐恢复至正常饮食。

2. 麻醉清醒后即可行手部及腕部屈伸功能锻炼。

3. 术后支具或石膏辅助固定6~8周，复查骨痂形成后逐渐行肩关节及肘关节功能锻炼。

4. 骨折愈合后取出弹性髓内针。

【术后并发症的预防及处理】

1. 针尾激惹征　较长或突出的皮下针尾可引发皮肤激惹，取出髓内针即可解决。

2. 感染　弹性髓内针技术治疗肱骨干骨折有发生深部感染的可能，尚无统计学数据。

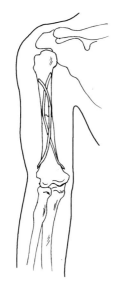

图41-1-3　经内外侧置入弹性髓内针固定

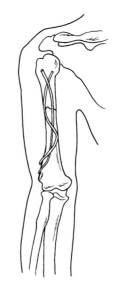

图41-1-4　经肱骨外髁上方,同侧置入弹性髓内针固定

3. 骨折不愈合或延迟愈合　该并发症罕见,与开放性骨折、骨折端分离、复位固定后不稳定、粉碎性骨折相关。

4. 桡神经麻痹　手术后即刻发生或晚期发生,继发性桡神经麻痹可能由于骨折卡压或包裹在骨痂中,可选择观察自然病程,多可恢复,通常3个月就有自发恢复体征,以蒂内尔征(Tinel sign)的恢复最为显著,若6个月仍无恢复体征出现,应手术探查。

(刘万林　韦宜山)

第二节　肱骨髁上骨折——闭合复位交叉克氏针固定术

肱骨髁上骨折是儿童肘部最常见的骨折,大多数(96%~98%)为伸直型骨折。Gartland对伸直型肱骨髁上骨折分为三型:Ⅰ型无移位,Ⅱ型有移位但后侧皮质完整,Ⅲ型有移位且无骨皮质接触。Leitch在2006年新增了GartlandⅣ型,即骨折远端被破碎的骨膜包裹,屈曲或伸直状态下均呈现多方向不稳定。1960年,Casiano首次描述了经皮克氏针固定治疗儿童肱骨髁上骨折,自那时起,闭合复位经皮穿针内固定已成为治疗有移位的儿童肱骨髁上骨折的标准方法。

儿童肘关节重塑能力较差。肱骨髁上骨折远端向尺侧移位或尺侧柱压缩,会造成肘内翻畸形,如果侧位X线片上肱骨小头位于肱骨前缘线后方,其重塑结果难以预料,患儿可能出现永久性屈肘受限。

【手术适应证】

通常来讲,对儿童肱骨髁上骨折实施闭合复位经皮穿针固定的适应证是所有急性、闭合及有移位的肱骨髁上骨折(即GartlandⅡ型、Ⅲ型和Ⅳ型)。

【手术禁忌证】

儿童肱骨髁上骨折伴有尺动脉、桡动脉搏动消失的苍白“无脉手”、前臂骨筋膜隔室综合征是闭合复位经皮穿针治疗的禁忌证,常常需要切开复位,行紧急肘前探查和前臂筋膜隔室切开减压。正中神经、桡神经、尺神经损伤及粉红“无脉手”并不是闭合复位的绝对手术禁忌证。

【术前准备】

对患侧软组织的评估是术前准备中最重要的部分。约有20%的肱骨髁上骨折伴有血管神经损伤,但是小龄患儿因恐惧而经常导致无法配合神经学检查。血管评估包括两个方面,首先是患侧手部是否红润、温暖,血管是否充盈。其次,要检查桡动脉搏动是否存在。如果骨折端出现过度肿胀、肘前瘀斑、皮肤"凹陷症"、神经损伤、前臂骨筋膜隔室压力增高等现象是形成骨筋膜隔室综合征的高危因素,常常需要行急诊治疗。

【麻醉及体位】

气管插管全身麻醉,仰卧位。

【手术步骤】

肱骨髁上骨折闭合复位交叉克氏针固定术见视频41-2-1。

视频41-2-1　肱骨髁上骨折——闭合复位交叉克氏针固定术

患儿仰卧位,患肢置于手术台一侧。将 C 臂 X 线机置于患肢同侧并紧贴手术台的边缘,透视机屏幕置于术者对侧,以便于观看。

无菌或"半无菌"技术对患肢进行消毒、铺无菌巾单。肘关节屈曲 20°～30°进行纵向牵引,以避免向前移位的近端骨折块卡压血管神经等结构。术者双手抓住患者前臂牵引,助手抵住患者腋窝处对抗牵引。通过前臂旋前或旋后来纠正肘关节水平方向的旋转移位(图 41-2-1)。以拇指推动远端骨块的内外侧来纠正侧方移位(图 41-2-2),并以 C 臂 X 线图像确认复位情况。在正位片上确认侧方移位已经复位后,术者用拇指向前推尺骨鹰嘴并慢慢屈曲肘关节,来纠正骨折两端的前后移位(图 41-2-3),成功复位的标志是:患儿屈曲肘关节后手指应能触及肩部,如果不能触及肩部,则提示骨折可能存在复位不良并且处于过伸位。

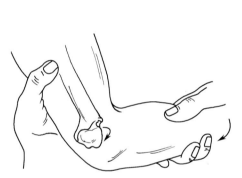

图 41-2-1　前臂旋前或旋后来纠正肘关节水平方向的旋转移位

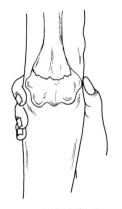

图 41-2-2　以拇指推动远端骨块的内外侧来纠正侧方移位

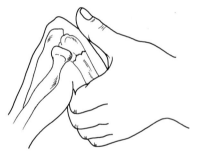

图 41-2-3　用拇指向前推尺骨鹰嘴并慢慢屈曲肘关节

一旦完成复位,术者触及肱骨外髁,用直径为 2mm 的光滑克氏针抵住肱骨外髁,不要穿透皮肤,在肘关节正位透视下确认入针位置。经皮肤推入克氏针并进入软骨,使肱骨外髁的软骨作为针垫以维持克氏针位置。C 臂 X 线机再次透视确认方向和位置正确,用钻置入克氏针(图 41-2-4)。依次将第 2 枚和第 3 枚克氏针从桡侧钻入,经过骨折断端并且穿透对侧皮质(图 41-2-5)。亦可在肘关节半伸直位由肱骨内上髁钻入另一枚克氏针实施交叉固定(图 41-2-6、图 41-2-7)。对于横形肱骨髁上骨折,推荐仅使用桡侧穿针,并最大限度地让克氏针之间相互分散。少数斜形骨折,若骨折线方向为"尺高桡低"位,则需要内侧穿针,克氏针的置入需最大限度地分散,要在骨折区域穿过内、外侧柱。

适当应力下,C 臂 X 线机拍摄正位、侧位及双斜位图像,最终确认骨折解剖复位。将克氏针剪断、折弯,用无菌敷料包扎。实施长臂石膏外固定,肘关节伸直 100°、前臂处于中立位或轻度旋前位。

【术后处理】

抬高患肢并主动活动患侧手指。术后 3 周拆除石膏,复查 X 线片,当连续骨痂通过骨折部位,即可门诊拔除克氏针,告知并且指导患儿和家长进行轻柔的肘关节主动屈伸训练,直至功能正常。

【术后并发症的预防及处理】

1. 血管损伤　伸直型肱骨髁上骨折,过度移位的骨折近端会损伤肱动、静脉。如果复位前动脉搏动是良好的,而复位固定后搏动较差,甚至出现低灌注状态(肢端冰冷、苍白或毛细血管再灌注 >2 秒),则

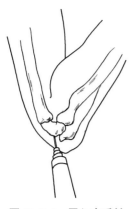

图 41-2-4　置入克氏针

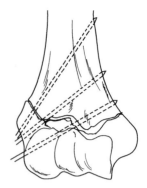

图 41-2-5　经过骨折断端并且穿透对侧皮质

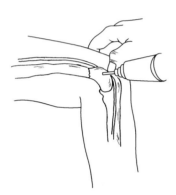

图 41-2-6　肘关节半伸直位由肱骨内上髁钻入
另一枚克氏针实施交叉固定

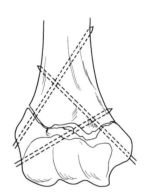

图 41-2-7　交叉固定

必须评估是否是肱动脉卡在了骨折区域。此时应立即拔除克氏针以使骨折恢复到复位前的位置并且再次评估灌注情况。可以通过再次轻柔复位，或者切开复位探查肘窝，直至血供恢复。如果术前无脉搏搏动，术后仍无搏动，但手部是粉红、温暖且灌注良好的，则仅需加强观察并抬高患肢。由于肘部具有丰富的侧支循环，脉搏通常是可以恢复的。

2. 复位丢失　只要克氏针的位置和方向合适，可以维持大多数不稳定肱骨髁上骨折复位后的稳定性。布针分散不良、骨折区域出现克氏针交叉、针未穿透对侧皮质引起的骨折远、近端失稳是导致复位丢失的高危因素。

3. 骨筋膜隔室综合征　术前对骨筋膜隔室综合征的软组织高危因素评估不足，术中反复调整克氏针的钻入方向和位置，以及术后屈肘＞90°的石膏固定，都是发生骨筋膜隔室综合征的危险因素。骨筋膜隔室综合征的主要表现为：①出现与损伤程度不成比例的剧烈疼痛，手指被动牵拉痛阳性（以指深屈肌腱和拇长屈肌腱受累最为显著，故有手指被动牵拉痛）；②前臂张力性肿胀；③感觉异常；④手指苍白和冰冷；⑤无脉。如有以上发现，需要紧急切开前臂筋膜隔室减压，取 Henry 切口，切开浅、深筋膜和肌膜，切断肱二头肌腱膜。待出现典型的"5P"症状时，往往神经肌肉已发生不可逆性损伤。

4. 尺神经损伤　交叉克氏针固定有移位的肱骨髁上骨折会导致医源性尺神经损伤的风险增加（8 倍以上），通常认为，桡侧穿针比交叉穿针操作更安全。内侧穿针技巧：伸肘，术者拇指保护尺神经，由前向后进针，必要时辅助内侧小切口可以降低尺神经损伤的风险。

（刘万林　韦宜山）

第三节　尺桡骨骨干骨折——弹性髓内针固定术

尺桡骨骨干骨折是儿童第三大常见骨折，占儿童骨折的 5%～10%。尺桡骨骨干骨折可分为形变骨折、不完全或青枝骨折、完全移位骨折；依据骨折部位又分为远端 1/3 骨折、中 1/3 骨折及近端 1/3 骨折。尺桡骨干双骨折很少涉及下尺桡关节（加莱亚齐骨折，Galeazzi fracture）或上尺桡关节（蒙泰贾骨折，Monteggia fracture）损伤，但单骨干骨折时要考虑下尺桡关节或上尺桡关节损伤。

闭合复位石膏固定技术是治疗尺桡骨骨干骨折的基本方法，骨折的复位及复位后在石膏中力线的维持主要依靠骨膜张力带的存在。闭合复位石膏固定需要医生熟知儿童的生长再塑形潜力、解剖学知识、复位技巧、可接受的成角及旋转范围（表 41-3-1）。闭合复位石膏固定后需要密切随访，观察骨折复位后的角度丢失及肢体血供，防止发生前臂缺血性肌挛缩。

表 41-3-1　儿童尺桡骨骨干骨折可接受的移位范围

年龄	成角	旋转	移位	桡骨弓
<9 岁	15°	45°	完全移位	丢失
≥9 岁	10°	30°	完全移位	部分丢失

20 世纪 70 年代，法国的 Prevot 和 Metaizeau 首先介绍了应用弹性髓内针固定治疗不稳定尺桡骨干骨折的技术。前臂骨折闭合复位髓内固定的目的是使尺桡骨获得接近解剖复位的对位并在愈合过程维持骨折的对位。大多数儿童前臂不稳定骨折可以通过髓内针技术治疗，而不是成人前臂骨干骨折中要求应用的钢板螺钉技术，该技术优点为微创、良好的术后外观、对软组织最低程度的侵扰，但需要严格掌握其手术适应证及操作技术。

【手术适应证】

适用年龄范围下限为 3～4 岁，上限为 13～15 岁，适用骨折类型为横形、短斜形、短螺旋形骨折。未达到复位标准或维持复位失效的尺桡骨骨干骨折都可作为内固定的适应证，主要适用于大龄儿童 >10° 成角的不可复位骨折、大龄儿童不稳定骨折、闭合复位再移位、开放性骨折（Ⅰ度或Ⅱ度）、漂浮肘、部分病理性骨折。

【手术禁忌证】

大龄青少年和成人使用髓内针治疗尺桡骨的延迟愈合率高于骺板未闭的儿童人群，因此对于骺板已闭合的前臂骨折，钢板螺钉内固定为更优选择。若存在Ⅲ度开放性骨折并伴有明显的软组织损伤和创口污染，推荐使用外固定架。弹性髓内针不能维持稳定的长斜形、长螺旋形、粉碎性骨折亦为其禁忌证。

【术前准备】

行肘关节及腕关节尺桡骨正侧位 X 线片，测量尺骨（远 1/3）及桡骨（中 1/3）髓腔最窄处直径。尺桡骨需选用相同直径的弹性髓内针，选择直径约为髓腔最窄处直径的 2/3。为恢复桡骨旋转弓，桡骨针需要进行适当预弯。备齐全套弹性髓内针器械、直径 1.5～4mm 髓内针、可透过射线的手术侧桌及 C 臂 X 线机。

【麻醉及体位】

手术室内全身麻醉或臂丛麻醉下行闭合复位髓内针内固定。患肢旋后肩关节外展 90° 置于可透射线的侧桌上，消毒铺单。C 臂 X 线机显示器置于对侧，利于术者术中透视观察。

【手术步骤】

尺桡骨骨干骨折弹性髓内针固定术见视频 41-3-1。

1. 入针点选择。桡骨入针点：C 臂 X 线机透视下于桡骨远端桡背侧、骺板近侧

视频 41-3-1　尺桡骨骨干骨折——弹性髓内针固定术

2cm 做长约 2cm 的皮肤切口,注意保护桡神经浅支(图 41-3-1),切开腱鞘,注意保护拇长展肌腱与拇短伸肌腱,显露桡骨远端骨质。尺骨入针点:C 臂 X 线机透视下于尺骨近端桡背侧、骺板远侧 2cm 做长约 1cm 的皮肤切口,显露尺骨近端骨质(图 41-3-2);或直接经皮刺入。

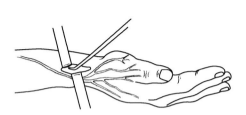

图 41-3-1 浅层切开时注意保护桡神经浅支

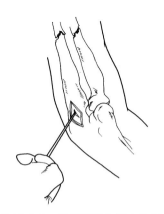

图 41-3-2 尺骨近端入针点选择

2. 置针与复位。以开孔骨锥尖头垂直于骨干骨皮质慢慢刺入,穿透皮质后,将开孔骨锥倾斜 45°(此时锥柄与骨干垂直)继续刺入髓腔,C 臂 X 线机透视下监测深度,注意不要穿透对侧皮质。将髓内针安装于插入器上,拧紧,髓内针钉头与开孔骨锥 T 形柄平行,便于术中判断钉头方向,减少术中透视次数。沿开孔方向垂直置入髓内针,旋转 180°,使髓内针与髓腔平行,旋转或轻轻敲击置入髓内针于骨折端,通过手法或旋转髓内针完成骨折复位(图 41-3-3)。若复位困难,则采取小切口复位,反复尝试手法复位会增加骨筋膜隔室综合征的风险。通过骨折端后,继续置入髓内针,桡骨置针位于桡骨粗隆,尺骨位于远端骺板近侧 1cm(视骨折部位而定)(图 41-3-4)。

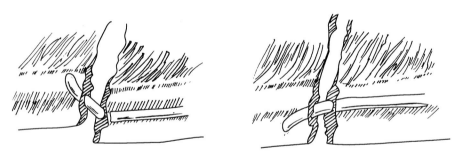

图 41-3-3 利用弹性髓内针头的旋转完成骨折复位

3. 位置确认与剪断髓内针。手术结束前,需拍摄前臂全长正侧位 X 线片,确定髓内针位于髓内,恢复桡骨旋转弓,确定桡骨茎突与桡骨粗隆之间、尺骨茎突与尺骨冠状突之间处于可接受的旋转关系。髓内针尾端保留约 0.5cm 的骨外长度剪断,置于皮下(图 41-3-5)。

4. 冲洗切口,可吸收线缝合皮下和皮内组织,无菌敷料包扎。

【术后处理】

术后支具或石膏辅助固定 4~6 周,复查骨痂形成后逐渐进行前臂功能锻炼。前臂弹性髓内针内固定最早可于术后 4~6 周,最迟至 1 年取出,该技术首创者建议术后 6 个月取出弹性髓内针。

【术后并发症的预防及处理】

1. 针尾激惹征 较长或突出的皮下针尾可引发桡神经感觉支、伸肌腱和皮肤的激惹,取出髓内针即可解决。

2. 肌腱断裂 在桡骨背侧结节(Lister 结节)区域保留尖锐的针尾或反复磨损所致拇长伸肌腱断裂,需手术缝合。

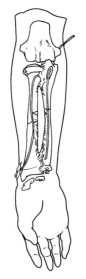
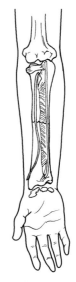

图 41-3-4　尺桡骨中段骨折置入髓内针的位置　　　　　图 41-3-5　髓内针尾剪短，置于皮下

3. 感染　弹性髓内针技术治疗前臂骨干骨折，深部感染发生率<0.5%。

4. 骨折不愈合或延迟愈合　该并发症罕见，与开放性骨折、过粗的髓内针所致折端分离、过早活动、粉碎性骨折相关。

5. 前臂旋转丢失　罕有发生，约有 2% 患者可见<20°的旋转丢失，且未见超过 40°的旋转受限。

6. 骨筋膜隔室综合征　反复手法复位或频繁髓内针插入，会增加骨筋膜隔室综合征的风险，有学者提出"三击出局"或"11 分钟"原则，即通过三次低幅度的冲击或经过 11 分钟仍无法完成闭合复位，建议小切口切开复位。

（刘万林　韦宜山）

第四节　陈旧性蒙氏骨折——切开复位术

Monteggia 于 1814 年首先报道了尺骨上 1/3 骨折合并桡骨头前脱位病例，1909 年 Perrin 首次将此类骨折命名为蒙泰贾骨折（Monteggia fracture），简称蒙氏骨折，1967 年 Bado 详细论述了蒙氏骨折的病理机制、分型和治疗原则。儿童蒙氏骨折相对少见，一旦漏诊，会导致预后较差的陈旧性蒙氏骨折。通过标准的肘关节正位与侧位 X 线片可以作出蒙氏骨折的诊断。无论肘关节的位置如何，经桡骨颈中心画一条直线，这条线的延伸应该通过肱骨小头的中心部分，否则即表示桡骨头存在脱位。蒙氏骨折目前临床最常用的分型是 Bado 分型，依据尺骨骨折成角及桡骨头脱位的方向分为四型：Ⅰ型，桡骨头前脱位合并尺骨骨折伴向前成角；Ⅱ型，桡骨头后脱位合并尺骨骨折伴向后成角；Ⅲ型，桡骨头外侧脱位合并尺骨骨折伴向外侧成角；Ⅳ型，桡骨头外侧脱位合并尺桡骨双骨折。依据蒙氏骨折损伤的时间分为新鲜蒙氏骨折和陈旧性蒙氏骨折，因陈旧性蒙氏骨折疗效不理想，受到越来越多的学者关注。

陈旧性蒙氏骨折多为漏诊误诊所致。目前认为，超过 3 周的、未经正确治疗的蒙氏骨折定义为陈旧性蒙氏骨折。因其损伤机制不清、病理变化复杂，所以治疗常常十分困难。儿童陈旧性蒙氏骨折以持续桡骨头脱位和尺骨畸形为特征（图 41-4-1）。尺骨畸形指尺骨弓形征阳性，即：观察尺骨全长侧位 X 线片，如果尺骨鹰嘴和尺骨远端干骺端的

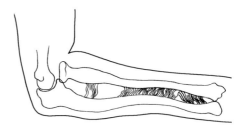

图 41-4-1　儿童陈旧性蒙氏骨折

连线与尺骨干后缘中点的距离超过 1mm，定义为尺骨弓形征阳性，提示前臂曾经受到过严重损伤，目前存在尺骨畸形。儿童陈旧性蒙氏骨折短期内桡骨头持续脱位并无明显症状，但是远期结果并不乐观，可能会出现早发肘关节疼痛、不稳定、活动受限、畸形和无力。一般来说，低龄无症状且桡骨头未出现畸形的陈旧性蒙氏骨折的手术效果相对较好。陈旧性蒙氏骨折需要与先天性桡骨头脱位相鉴别，先天性桡骨头脱位一般为后脱位，不同于陈旧性蒙氏骨折后发生的前脱位，先天性桡骨头脱位的桡骨头形态不规整，并且 40% 是双侧的。先天性桡骨头脱位不可能通过手法或手术得到复位。

儿童陈旧性蒙氏骨折的手术原则包括：尺骨"延长"成角截骨、桡骨头复位和环状韧带重建或修补。经典术式为 Body 入路，近年来，临床上更多采用前后联合入路。

【手术适应证和手术禁忌证】

对于肘关节屈曲受限、前臂旋前和 / 或旋后受限及疼痛、外观畸形的陈旧性蒙氏骨折建议手术治疗。目前普遍认为，陈旧性蒙氏骨折的手术疗效与损伤时间有关，手术能够使桡骨头脱位 6 个月甚至更长时间的患儿获得满意复位。在伤后一年内实施切开复位治疗的陈旧性蒙氏骨折，术后满意率可以达 80% 以上，而脱位一年以上者只有约 30%。最佳的手术时间为伤后 6 周至 6 个月。低龄患儿应避免切除桡骨头，否则会存在晚期肘关节和腕关节畸形的风险。

【术前准备】

拍摄标准的肘关节正位与侧位 X 线片进行评估是术前准备中最重要的工作。了解受伤的确切时间对判断预后有重要意义。对特殊类型的陈旧性蒙氏骨折可以行肘关节 CT 和 MRI 检查，明确桡骨头形态，并与先天性桡骨头脱位相鉴别。

【麻醉及体位】

气管插管全身麻醉，仰卧位。

【手术步骤】

（一）Body 入路切开复位术

1. 经 Body 手术切口：从肱骨外上髁至尺骨鹰嘴，沿尺骨嵴向下至中上 1/3 处显露尺骨近端及肱骨外髁。

2. 术中将肘后肌自尺骨附着处分离并推向前方，将肱骨外髁及外上髁附着的肌肉自起点分离也推向前方，显露肘关节外侧韧带及关节囊。

3. 切开外侧韧带及关节囊，小心清理嵌入肱桡关节内的环状韧带及纤维组织，显露桡骨头并明确脱位方向。

4. 在尺骨近端 1/3 处做横形或短斜形截骨，将尺骨截骨处向后成角并适当延长，使桡骨头解剖复位。

5. 复位一旦完成，依照肱桡关节复位后尺骨截骨处自然形成的延长和向后成角弧度预弯接骨钢板，贴附良好后实施螺钉固定（图 41-4-2）。如果尺骨延长较多，截骨端分离，可以进行植骨（图 41-4-3）。

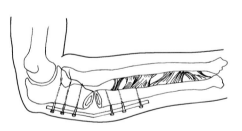

图 41-4-2　依照成角弧度预弯接骨钢板

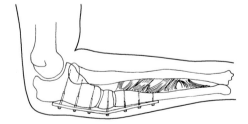

图 41-4-3　若截骨端分离，可以进行植骨

6. 对关节囊及环状韧带的处理争议较多。有学者主张切除关节内所有影响复位的组织；有学者用残存的环状韧带实施修复；少部分学者用肱三头肌腱膜重建环状韧带。

7. 在 C 臂 X 线机监视下，反复屈伸肘关节、旋前和旋后前臂，确认肱桡关节稳定地维持解剖复位和具有稳定的运动弧。如果肱桡关节存在脱位或半脱位，则应分析不稳定的原因，重新实施上述手术步骤，直至肱桡关节稳定地维持在解剖位置上。不建议实施肱桡关节或上尺桡关节穿针维持肱桡关节"稳定"，一方面是为了防止关节内克氏针断裂，另一方面，拔针后肱桡关节再脱位的概率极高。

8. 冲洗伤口，逐层缝合切口，无菌敷料包扎。将前臂保持在旋后 60°～90°，肘关节屈曲 80°～90° 的长臂石膏中固定。

（二）前后联合入路切开复位术

1. 以尺骨近端 1/3 处为中心做纵向切口，显露尺骨，实施尺骨横形或短斜形截骨。

2. 再取肘前方 Henry 手术入路：切口长 4～8cm，术中将肱桡肌牵向桡侧，保护桡神经深浅支，术中可见桡侧返动、静脉分支，依据情况结扎。向远端注意保护桡动、静脉并牵引向尺侧。

3. 术中可见脱位的桡骨头明显高于肱骨小头，桡骨头被一层薄膜覆盖。向上充分显露肘关节囊前部至肱肌外缘，向下显露至旋后肌上缘。

4. 沿旋后肌内侧纵向切开关节囊，提起桡骨头，清理填充在肱桡关节和上尺桡关节之间的纤维增生物。小心游离嵌压在桡骨头后方的环状韧带，将其"套在"桡骨颈上。同时尺骨截骨端向后成角并适当延长，使桡骨头解剖复位，并将关节囊实施间断缝合。近几年有学者实施环状韧带上缘横向切开关节囊，并松解下移环状韧带来复位桡骨头。

5. 肱桡关节复位一旦完成，纵向牵引前臂，使复位后的肱骨小头与桡骨头之间保持 2mm 间隙，依照尺骨截骨处自然形成的延长和向后成角弧度预弯接骨钢板，实施螺钉固定。或者用单臂外固定架实施固定（图 41-4-4）。

6. 在 C 臂 X 线机监视下，反复屈伸肘关节、旋前和旋后前臂，确认肱桡关节稳定地维持在解剖复位状态。

7. 冲洗伤口，逐层缝合切口，无菌敷料包扎。保持前臂轻度旋后位长臂石膏固定。

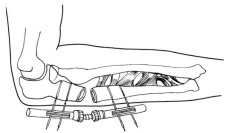

图 41-4-4 单臂外固定架实施固定

【术后处理】

术后抬高患肢并主动活动患侧手指。石膏固定 4～6 周后拆除，复查 X 线片并指导患儿和家长进行轻柔的主动肘关节屈伸、前臂旋前和旋后训练。通常，肘关节屈伸功能最先恢复，旋转活动完全恢复需要 6 个月以上。

【术后并发症的预防及处理】

1. 桡骨头再脱位 陈旧性蒙氏骨折伤后时间相对较长、实施尺骨截骨位置偏低和成角，以及相对"延长"不足、术中肱桡关节不稳定、环状韧带未得到有效重建或修补等原因都是术后桡骨头再脱位的高风险因素。因此，术中反复屈伸肘关节、旋前和旋后前臂，证实稳定的肱桡关节复位具有重要意义。

2. 神经损伤 桡神经的骨间背侧神经（深支）从 Frohse 弓深层走行，手术可造成此神经损伤。对于牵拉损伤，可以观察 3 个月，如果无恢复应行肌电图检查和神经传导速度测定，若神经电生理检查无神经恢复表现，可考虑手术探查。

3. 尺骨畸形愈合 由于复位肱桡关节，尺骨截骨端需要成角和相对"延长"，尺骨会出现多平面的轻度成角，这种尺骨畸形不会产生明显症状。与健侧相比，虽然可能会出现轻度前臂旋转活动障碍，但患儿并不感觉功能受限，可能与肩关节代偿有一定的关系。

4. 关节僵硬 肘关节僵硬可能是关节囊骨化、骨化性肌炎、肱桡关节间隙狭窄或匹配不良，以及纤维性或骨性近尺桡骨连接所致。石膏固定所致肘关节活动受限在主动活动后 1～2 个月即可恢复。关节囊骨化和骨化性肌炎通常在术后 1 年内随着时间推移有所改善。

5. 骨筋膜隔室综合征 实施肘前方 Henry 入路时，损伤桡侧返动、静脉，断端回缩形成血肿，或术后屈肘＞90° 的石膏外固定，都是发生骨筋膜隔室综合征的危险因素。

（刘万林 韦宜山）

第五节　尺骨骨干续连症——尺骨截骨+Ilizarov技术矫形术

　　尺骨骨干续连症属于遗传性多发性骨软骨瘤（hereditary multiple osteochondromas，HMO），又称为多发性软骨外生骨疣或干骺续连症，但HMO是世界卫生组织（WHO）使用的首选术语。该疾病由Boyer于1814年首次描述，是一种以骨骺成软骨细胞异常增生，导致干骺端重建障碍为特征的常染色体显性遗传病，在未成熟个体中的两个特点为：干骺端骨性突出并覆盖软骨（骨软骨瘤）以及长骨生长缓慢。发病率为1/50 000，男性发病率高于女性，初诊平均年龄为2～3岁；已被确诊的患者中，约10%没有HMO家族史。源于软骨化骨的任何骨均可发病，好发于长骨的干骺端，如胫骨近端、股骨远端、尺桡骨远端。30%～60%的HMO患者存在前臂畸形，由于尺骨的纵向生长多发生于远端骨骺，因此该部位也最易被累及（30%～85%的病例），典型表现为：尺骨短缩畸形、桡骨向尺侧弯曲（尺骨远端骨软骨瘤干扰、尺侧副韧带牵拉）、桡骨远端关节面向尺侧偏斜，腕骨尺侧移位（图41-5-1，图41-5-2）。尺骨骨干续连症的自然进程在青春期前为渐进性，可导致乏力、疼痛、功能障碍（如桡骨头脱位，图41-5-3）、旋前旋后受限、腕关节尺偏畸形、周围结构受压和外观畸形（图41-5-4）。

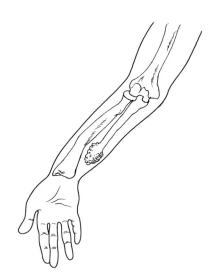

图41-5-1　尺骨骨干续连症外观表现之一

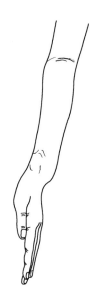

图41-5-2　尺骨骨干续连症外观表现之二

【非手术治疗】
　　1. 手术是治疗尺骨骨干续连症的唯一手段，但如果只是骨软骨瘤本身，并非手术指征。
　　2. 当伴随其他数量巨大的病变但无临床症状时，要审慎考虑是否需要手术。
【手术适应证】
　　1. 改善前臂功能（旋前旋后）。
　　2. 改善外观（区别于改善前臂功能，特指外观畸形未导致功能受限的患者，患者本人及家属对于手臂变短、成角或畸形影响美观的矫形诉求）。
　　3. 有症状的桡骨头脱位（影响关节活动，明显疼痛）。
　　4. 减轻由周围软组织刺激引起的疼痛。
　　5. 基于前臂畸形即等同于功能受损的理论：尺骨相对短缩（ulnar shortening，US）>1.5cm，桡骨关节面角（radial articular angle，RAA）>30°，腕骨滑移（carpal slip，CS）>60°，桡骨和/或尺骨弯曲（图41-5-5）。
　　6. 当病变快速增大时，应去除恶变因素。

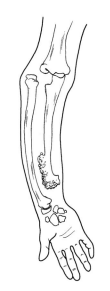

图 41-5-3　桡骨头脱位

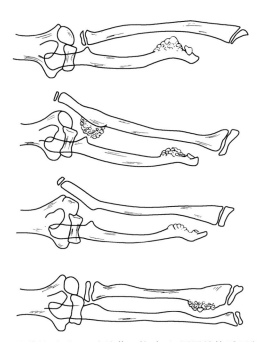

图 41-5-4　旋前旋后受限、腕关节尺偏畸形、周围结构受压和外观畸形

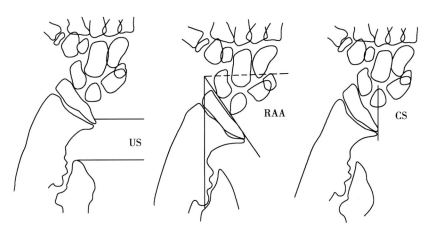

图 41-5-5　尺骨相对短缩（US）>1.5cm,桡骨关节面角（RAA）>30°,腕骨滑移（CS）>60°,桡骨和/或尺骨弯曲

【手术禁忌证】

1. 无临床症状且未见明显外观畸形,以免骨软骨瘤过度切除累及骺板干扰尺骨远端正常生长。

2. 有严重系统性疾病不能耐受手术及合并其他影响手术效果的疾病,如偏瘫、精神异常等。

【术前准备】

1. 术前行血常规、胸片、心电图等常规检查。

2. 术前 X 线片、三维 CT 检查有助于判断畸形类型及手术方案设计。

3. 重视术前沟通,主要告知包括:尺骨远端骨软骨瘤切除有可能造成尺骨远端生长停滞;Ilizarov 外架延长术基本原理及可能出现的并发症,如尺骨截骨延长区成骨缓慢或尺骨骨不连;如伴有肱桡关节脱位,术后经外架调节可能无法将其复位,需再次手术或必要时择期将桡骨小头切除等。

【麻醉及体位】

臂丛神经阻滞或全身麻醉,仰卧位。

【手术步骤】

（一）骨软骨瘤切除+尺骨束带松解（视频41-5-1）

1. 前臂远端手术切口因骨软骨瘤生长位置不同而不同。如只是尺骨受累，切口位于尺骨皮下的尺侧腕伸肌与尺侧腕屈肌之间，注意辨认和保护尺神经背侧支（图41-5-6）；如果骨软骨瘤同时侵犯桡骨和尺骨，切口需改良以便同时显露桡骨和尺骨，尤其是尺骨远端。

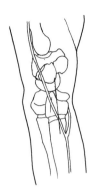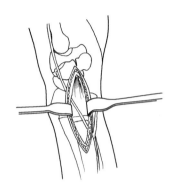

视频41-5-1　尺骨远端骨软骨瘤切除术

图41-5-6　辨认和保护尺神经背侧支

2. 切开后，仔细显露及切除骨软骨瘤，骨蜡止血，送病理检查。切除时注意对骺板的保护并保留一定的骨皮质以维持稳定。

3. 显露尺骨远端并松解尺侧束带。通过骨骺截断远端尺骨，保留附着于远端骨片上的三角纤维软骨复合体。

4. 根据术前情况，决定是否同时进行桡骨远端截骨矫形术。

5. 缝合前臂远端手术切口，放置1根引流管。

（二）尺骨截骨+Ilizarov技术（图41-5-7）

1. 根据术前设计，在预定截骨处，于尺骨背侧皮下缘取一长约2cm的皮肤切口，不切开骨膜，显露尺骨，使用微创联排截骨器电钻钻孔尺骨1/2周径，每孔同时突破对侧皮质，做到截而不断。

2. 根据前臂大小预装三环Ilizarov外固定架，截骨面近端装置一环，截骨面远端装置两环。C臂辅助下，在预计截骨面近端，靠近近端圆环，穿过尺骨近端，打入一根螺纹针固定，再于此环下方旁交叉打入两根光滑克氏针并固定。中间圆环处穿过尺骨交叉打入两枚光滑克氏针，固定至中间圆环。靠近最远端圆环，穿过桡骨打入两根光滑克氏针，并固定于此圆环，用拉张钳将克氏针收紧固定。

3. 松开近端环和中间环间的固定螺母，由术者和助手分别持握截骨平面两端的环架，同时沿前臂轴向相反方向扭转前臂，使尺骨截骨端完全分离，随后按原来松开的位置重新固定近端环和中间环。

4. C臂透视见固定可靠，截骨端完全分离。

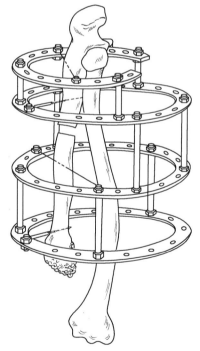

图41-5-7　尺骨截骨+Ilizarov技术

【术中注意事项】

1. 手术入路注意保护尺神经背侧支，避免损伤。

2. 切除骨软骨瘤时，注意对尺骨远端骺板的保护并保留适当的骨皮质以维持稳定。

3. 尺骨截骨位置在兼顾弯曲最大位置的情况下，尽量选择靠近尺骨近端截骨（截骨后接触横断面尽量大）。

4. 根据术前肱桡关节是否脱位,决定是否需要尺桡骨同步牵拉。

【术后处理】

1. 术后第1日即开始鼓励患者进行诸指屈伸、持握等功能锻炼。

2. 常规术后定期进行切口及针眼换药,注意观察切口及针眼是否有红肿、渗出及是否有波动感,若出现感染症状则进行相应对症处理。

3. 术后第5～7日开始 Ilizarov 外架调节,6次/d,1mm/d,每周拍摄尺桡骨(腕、肘关节)X线片,根据截骨延长端影像学表现适时调整调节速率。

4. 根据实际尺骨延长长度并结合患者X线表现,待截骨延长端矿化良好后,拆除外固定架,必要时辅以长臂石膏托或支具固定数周。

【术后并发症的预防及处理】

1. 一般并发症

(1)切口、针道感染:表现为切口、针道处红肿、渗出、皮肤破溃、皮温增高,轻压后患者诉切口疼痛明显,积脓后触之有波动感,多因手术时切口部位感染所致,一经发现应每日换药并予以抗感染治疗,必要时清创缝合。

(2)尺骨远端骨软骨瘤过度切除可能造成尺骨远端生长停滞。

2. 截骨延长矫形术相关并发症

(1)尺骨截骨延长区成骨缓慢或尺骨骨不连。

(2)神经损伤:尺骨延长时,牵拉的张力不会直接施压在神经血管束上,因此概率较小。

(3)如伴有肱桡关节脱位,术后经外架调节可能无法将其复位。

(4)随着生长,尺骨短缩、肱桡关节脱位、腕关节尺偏等畸形可能复发。

(刘万林 李岱鹤)

第六节　下尺桡关节脱位——截骨矫形术

马德隆畸形(Madelung deformity)是一种罕见的前臂及腕部畸形,1839年由 Dupuytren 医师首次报道,1878年 Madelung 医师通过观察腕部外形首次详细描述了此病并命名。该病主要是由于桡骨远端掌侧和尺侧骨骺生长障碍导致的桡骨远端过度向桡侧和掌侧成角畸形,有时整个桡骨都可受累,同时合并异常连接在月骨和桡骨骺板近侧的掌侧韧带(Vicker 韧带)所致。目前对于畸形较轻且不伴有疼痛的患者通常不需要治疗或采取手法复位石膏固定即可。对于畸形明显或伴有典型疼痛症状的患者则需手术治疗。

【手术适应证】

1. 难治性疼痛。

2. 畸形明显。

3. 非手术治疗效果较差。

【手术禁忌证】

1. 病理性骨折。

2. 有严重系统性疾病不能耐受手术及合并其他影响手术效果的疾病,如偏瘫、精神异常等。

【术前准备】

术前行血常规、胸片、心电图等常规检查。同时重视术前宣教有利于缓解患儿及家属的心理压力,减轻术前应激。术前X线片、CT 检查有助于判断畸形类型及手术方案设计。

【麻醉及体位】

臂丛神经阻滞或全身麻醉,仰卧位。

【手术步骤】

1. 骺松解术结合穹隆状截骨术（图41-6-1）

（1）骺松解：通过掌侧纵向切口显露桡骨。从掌长肌腱和桡侧腕屈肌腱的尺侧分离，保护桡动脉和正中神经。从旋前方肌桡侧缘将其切开，将该肌肉向尺侧反折可显露Vicker韧带，将该韧带从桡骨干骺端部位切断，同时将该处骨膜掀起向远端反折，在骨膜下找到桡骨远端骺板，注意小心保护月骨。切除任何束缚骺板的纤维和骨性组织。可移植脂肪块置入骺开放后的空隙内以防止骨质生成，将移植的脂肪块固定在周围软组织上。

（2）穹隆状截骨：显露干骺端，用弧形骨刀进行双平面的穹隆状截骨。将远端桡骨骨块从掌尺侧位置移动至背尺侧位置，可使用克氏针作为操纵杆对远端骨块进行位置调整。

（3）固定：调整远端骨块至对月骨形成有效覆盖后，用克氏针将其固定至近端骨块。从桡骨茎突经截骨部位置入2枚平行的克氏针，用咬骨钳去除近端骨块掌侧形成的台阶，背侧的台阶在截骨愈合后会重新塑形。

（4）缝合切口：用可吸收线修复旋前方肌，缝合皮下组织和皮肤。

（5）外固定：佩戴长臂支具或管型石膏。

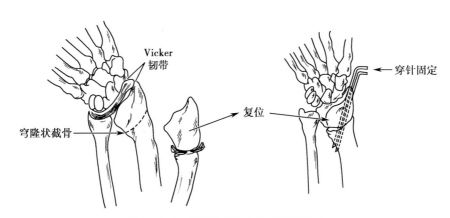

图41-6-1 骺松解术结合穹隆状截骨术

2. 其他手术方式

（1）单纯骺松解术。

（2）桡骨远端背侧闭合楔形截骨和尺骨短缩术。

（3）桡骨撑开式截骨术。

（4）桡骨远端截骨和尺骨远端切除术。

【术中注意事项】

1. 术中注意保护桡动脉及正中神经，避免损伤。

2. 术中彻底松解Vicker韧带，否则可能会出现症状消失不完全或效果不令人满意。

3. 术中尽量减少对月骨的剥离，防止其坏死。

【术后处理】

1. 术后第2日开始加强患肢手指功能锻炼。

2. 常规术后定期进行切口换药，注意观察切口是否有红肿、其下是否有波动感。若出现感染症状则进行相应对症处理。

3. 术后6周拔除克氏针，继续使用短臂管型石膏或支具保护截骨部位4～6周。

【术后并发症的预防及处理】

1. 一般并发症

（1）切口感染：表现为切口处红肿、皮温增高，轻压后患者诉切口疼痛明显，积脓后触之有波动感。

多因手术时切口部位感染所致，一经发现应每日换药并予以抗感染治疗，必要时清创缝合。

（2）神经损伤：主要表现为腕管综合征，但相对少见。

（3）月骨缺血性坏死。

2. 截骨矫形术相关并发症

（1）畸形复发。

（2）畸形矫正不完全：主要与 Vicker 韧带松解不彻底相关。

（3）桡骨远端活动受限或疼痛。

（刘万林　李岱鹤　孙　亮）

第七节　拇指桡侧多指——多指切除术

　　拇指多指，又叫轴前型多指、重复拇指或分裂拇指，是指拇指部分或完全重复，其中分裂拇指的叫法最恰当。发生率为 1/10 000（新生儿），病因不明，大多数为单侧、散发，不伴有系统性疾病。当分裂拇指合并三节指骨时，则可能是常染色体显性遗传。

　　目前，分裂拇指最常用的分类方法为 Wassel 分类法，如表 41-7-1、图 41-7-1 所示，其中Ⅳ型最常见。此方法并不能将所有分裂拇指进行归类。

表 41-7-1　Wassel 分类法

类型	重复部分
Ⅰ	远节指骨分叉
Ⅱ	远节指骨完全重复
Ⅲ	近节指骨分叉
Ⅳ	近节指骨完全重复
Ⅴ	掌骨分叉
Ⅵ	掌骨完全重复
Ⅶ	包含三节指骨

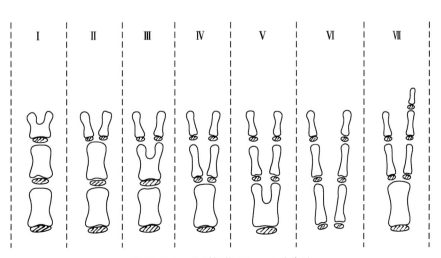

图 41-7-1　分裂拇指 Wassel 分类法

【手术适应证】

分裂拇指几乎都应手术矫正，目的是重建指体力线和功能尽量正常的拇指。手术应在 6～18 月龄，患儿开始发展拇、示指对捏功能前进行。理想的重建拇指应该具备：指体呈一直线，关节稳定，肌力平衡，大小接近正常，指甲无畸形。

【术前准备】

1. 常规行 X 线检查，明确分裂拇指分型。但需注意，术中可能发现 X 线片未显示的软骨性连接，分型也由此改变。

2. 全面体格检查，包括患儿分裂拇指的使用状况，以明确优势侧。

3. 告知父母：重建拇指可能长期弱于正常，包括拇指大小。再手术率为 20%～25%，而成角畸形和不稳定是最常见的原因。

【麻醉及体位】

全身麻醉，仰卧位，患肢置于侧手术台上，使用充气止血带，压力 200mmHg。

【手术步骤】

视频 41-7-1　拇指桡侧多指切除术

保留尺侧优势拇指治疗 Wassel Ⅳ 型分裂拇指（视频 41-7-1）

1. 在发育较差的桡侧拇指上做"网球拍"形切口、Z 字延长显露近端组织。或三角皮瓣切口（图 41-7-2）。

2. 切断桡侧拇指桡侧副韧带远端，连同骨和骨膜组织袖自远向近一并掀起并保留。

3. 将桡侧拇指完全分离后切除。

4. 检查掌骨头关节面，是否存在与切除拇指对应的单独关节面，若存在，需仔细切除，注意保护桡侧副韧带及骨和骨膜组织袖近端。

5. 评估尺侧保留拇指指体力线，若异常，行掌骨楔形截骨纠正，并用 1 枚克氏针斜形固定截骨端。

6. 将桡侧副韧带和大鱼际内在肌缝合至尺侧保留拇指的远节指骨。确定桡尺侧肌力平衡，且拇指指体力线无侧偏，再用 1 枚克氏针逆行穿过掌指关节及截骨端，术中拍摄 X 线片确认指体力线正常且掌指关节面平行（图 41-7-3）。

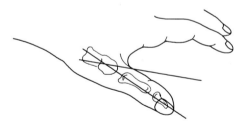

图 41-7-2　三角皮瓣切口　　　　　　图 41-7-3　指体力线正常且掌指关节面平行

7. 检查重建拇屈、伸肌腱是否位于中央，必要时部分切除或转移。

8. 4-0 可吸收线间断缝合切口。

【术中注意事项】

1. 若桡侧拇指为优势侧，则切除尺侧；若双侧无明显区别，则保留尺侧。

2. 发育较小侧或桡侧拇指的血管神经往往发育不全或阙如。

3. 若保留拇指软组织缺损，可从切除的拇指转移皮瓣填充。

4. 保留和重建侧副韧带是手术的关键。

【术后处理】

1. 拇指"人"字形长臂石膏固定。

2. 术后 4～6 周拆除石膏、拔除克氏针，逐步功能锻炼。

【术后并发症的预防及处理】

1. 重建拇指小于正常,尤其周径。

2. 指甲畸形。

3. 掌骨头或近节指骨头突出,系切除拇指对应的近节指骨或掌骨关节面未切除或切除不完全导致。

4. 成角畸形。

5. 关节不稳定。若关节持续不稳定,可能会引起侧偏畸形或Z字畸形。

6. 关节活动受限。

7. 瘢痕挛缩。

处理并发症前需要分析异常的原因,再进行相应的关节面平行、稳定性重建或肌腱力线恢复等。若矫正困难,必要时行关节或软骨融合。

(刘万林　王　勇)

第八节　拇指狭窄性腱鞘炎——腱鞘切开松解术

儿童拇指狭窄性腱鞘炎,又名扳机拇畸形,典型表现为无痛性拇指指间关节屈曲畸形,具体病因不明,通常在婴儿晚期到5岁间发病。多由拇指A1环状滑车(拇屈肌腱鞘最近端的滑车)过紧,或者拇长屈肌腱肿胀或形成结节所致。通常拇长屈肌腱上的小结节位于A1滑车的近端,阻碍了拇长屈肌腱向远端滑动,导致拇指指间关节主动背伸受限。在拇指掌指纹处可触及拇长屈肌腱上有一结节,随拇指伸屈而移动,可有压痛,25%~30%可累及双侧。

需与先天性钩状拇指、拇指掌心位畸形(脑瘫)、拇指发育不全等相鉴别。

【手术适应证】

保守治疗存在争议,通常发病后半年内症状无改善宜手术治疗。

【术前准备】

术前行血常规、胸片、心电图等常规检查。同时重视术前宣教有利于缓解患儿及家属的心理压力,减轻术前应激。

【麻醉及体位】

基础或全身麻醉,仰卧位,患肢置于侧手术台上,使用充气止血带,压力200mmHg。

【手术步骤】

腱鞘切开松解术见视频41-8-1。

1. 固定手掌于旋后位,在结节远端做一平行于拇指掌指关节折痕的7~10mm的横形切口或尺侧基底的Z字形切口(图41-8-1)。

2. 钝性分离皮下组织,避开桡、尺侧指神经及血管,显露A1滑车。

3. 确定A1滑车远、近端,用15号手术刀将其完全纵向切开,并向屈肌腱鞘近端分离,用钝头剪刀切断纤维束。

4. 松开止血带,冲洗切口,用4-0可吸收线缝合切口,包扎拇指指间关节于伸直位。

【术中注意事项】

1. 切口要位于拇指A1滑车的上方,指间关节最大限度伸直时,A1滑车近端刚好位于结节的远端。

2. 确保A1滑车松解完全,可通过观察指间关节屈、伸活动是否完全恢复,并可看到拇长屈肌腱全宽来确定。

视频41-8-1　狭窄性腱鞘炎——腱鞘切开松解术

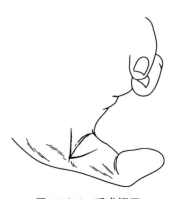

图41-8-1　手术切口

3．若拇指非屈曲位固定时，可牵拉拇长屈肌近端以判断 A1 滑车是否松解完全。

【术后处理】

术后拇指无活动限制，鼓励患儿自主活动，或者指导家长辅助锻炼。通常术后 2～3 周拇指功能完全恢复。

【术后并发症的处理】

1．切口浅表感染，口服抗生素即可治愈。

2．指神经损伤，少见。

3．屈曲畸形复发，少见，但为最常见的并发症，由 A1 滑车未完全松解导致。

（刘万林　王　勇）

参 考 文 献

[1]　JAMES H B, JAMES P K, JOHN M F, et al. 洛克伍德－威尔金斯儿童骨折 [M]. 黄耀添, 颉强, 赵黎, 等译. 7 版. 北京: 人民军医出版社, 2014: 618-630.

[2]　WILKINS K E. Principles of fracture remodeling in children[J]. Injury, 2005, 36 Suppl 1: A3-11.

[3]　CANAVESE F, MARENGO L, CRAVINO M, et al. Outcome of conservative versus surgical treatment of humeral shaft fracture in children and adolescents: comparison between nonoperative treatment(Desault's Bandage), external fixation and elastic stable intramedullary nailing[J]. J Pediatr Orthop, 2017, 37(3): e156-e163.

[4]　LIEBER J, SCHMITTENBECHER P. Developments in the treatment of pediatric long bone shaft fractures[J]. Eur J Pediatr Surg, 2013, 23(6): 427-433.

[5]　POGORELIĆ Z, KADIĆ S, MILUNOVIĆ K P, et al. Flexible intramedullary nailing for treatment of proximal humeral and humeral shaft fractures in children: a retrospective series of 118 cases[J]. Orthop Traumatol Surg Res, 2017, 103(5): 765-770.

[6]　BARRY M, PATERSON J M. A flexible intramedullary nails for fractures in children[J]. J Bone Joint Surg Br, 2004, 86(7): 947-953.

[7]　CAVIGLIA H, GARRIDO C P, PALAZZI F F, et al. Pediatric fractures of the humerus[J]. Clin Orthop Relat Res, 2005(432): 49-56.

[8]　CARTER C T, BERTRAND S L, CEARLEY D M. Management of pediatric type III supracondylar humerus fractures in the United States: results of a national survey of pediatric orthopaedic surgeons[J]. J Pediatr Orthop, 2013, 33(7): 750-754.

[9]　ABBOTT M D, BUCHLER L, LODER R T, et al. Gartland type III supracondylar humerus fractures: outcome and complications as related to operative timing and pin configuration[J]. J Pediatr Orthop, 2014, 8(6): 473-477.

[10]　OMID R, CHOI P D, SKAGGS D L. Supracondylar humeral fractures in children[J]. J Bone Joint Surg Am, 2008, 90(5): 1121-1132.

[11]　GARTLAND J J. Management of supracondylar fractures of the humerus in children[J]. Surg Gynecol Obstet, 1959, 109: 145-154.

[12]　LEITCH K K, KAY R M, FEMINO J D, et al. Treatment of multidirectionally unstable supracondylar humeral fractures in children. A modified Gartland type-IV fracture[J]. J Bone Joint Surg Am, 2006, 88(5): 980-985.

[13]　CASIANO E. Reduction and fixation by pinning "banderillero" style-fractures of the humerus at the elbow in children[J]. Mil Med, 1960, 125: 262-264.

[14]　WILKINS K E. Supracondylar fractures: what's new? [J]. J Pediatr Orthop B, 1997, 6(2): 110-116.

[15]　OTSUKA N Y, KASSER J R. Supracondylar fractures of the humerus in children[J]. J Am Acad Orthop Surg, 1997, 5: 19-26.

[16]　GURNEA T P, FRYE W P, ALTHAUSEN P L. Operating room supply costs in orthopaedic trauma: cost containment opportunities[J]. J Orthop Trauma, 2016, 30(Suppl 5): S21-S26.

[17]　GUPTA M K, MEENA S, ANAND S, et al. Closed reduction and percutaneous pinning of supracondylar humerus fractures in children using a semi-sterile technique in a low resource south Asian setting: infection rate and functional

outcome[J]. Trop Doct, 2017, 5: 49475517716583.

[18] SEEHAUSEN D A, KAY R M, RYAN D D, et al. Foam padding in casts accommodates soft tissue swelling and provides circumferential strength after fixation of supracondylar humerus fractures[J]. J Pediatr Orthop, 2015, 35(1): 24-27.

[19] MULPURI K, WILKINS K. The treatment of displaced supracondylar humerus fractures: evidence-based guidelines[J]. J Pediatr Orthop, 2012, 32(Suppl 2): S143-S152.

[20] BATTAGLIA T C, ARMSTRONG D G, SCHWEND R M. Factors affecting forearm compartment pressures in children with supracondylar fractures of the humerus[J]. J Pediatr Orthop, 2002, 22(4): 431-439.

[21] GARG S, WELLER A, LARSON A N, et al. Clinical characteristics of severe supracondylar humerus fractures in children[J]. J Pediatr Orthop, 2014, 34(1): 34-39.

[22] BABAL J C, MEHLMAN C T, KLEIN G. Nerve injuries associated with pediatric supracondylar humeral fractures: a meta-analysis[J]. J Pediatr Orthop, 2010, 30(3): 253-263.

[23] HARRIS L R, ARKADER A, BROOM A, et al. Pulseless supracondylar humerus fracture with anterior interosseous nerve or median nerve injury – an absolute indication for open reduction? [J]. J Pediatr Orthop, 2019, 39(1): e1-e7.

[24] BADKOOBEHI H, CHOI P D, BAE D S, et al. Management of the pulseless pediatric supracondylar humeral fracture[J]. J Bone Joint Surg Am, 2015, 97(11): 937-943.

[25] AKTEKIN C N, TOPRAK A, OZTURK A M, et al. Open reduction via posterior triceps sparing approach in comparison with closed treatment of posteromedial displaced Gartland type III supracondylar humerus fractures[J]. J Pediatr Orthop B, 2008, 17(4): 171-178.

[26] ZIONTS L E, MCKELLOP H A, HATHAWAY R. Torsional strength of pin configurations used to fix supracondylar fractures of the humerus in children[J]. J Bone Joint Surg Am, 1994, 76(2): 253-256.

[27] SKAGGS D L, HALE J M, BASSETT J, et al. Operative treatment of supracondylar fractures of the humerus in children. The consequences of pin placement[J]. J Bone Joint Surg Am, 2001, 83(5): 735-740.

[28] BABAL J C, MEHLMAN C T, KLEIN G. Nerve injuries associated with pediatric supracondylar humeral fractures: a meta-analysis[J]. J Pediatr Orthop, 2010, 30(3): 253-263.

[29] EDMONDS E W, ROOCROFT J H, MUBARAK S J. Treatment of displaced pediatric supracondylar humerus fracture patterns requiring medial fixation: a reliable and safer cross-pinning technique[J]. J Pediatr Orthop, 2012, 32(4): 346-351.

[30] 杨建平. 儿童肱骨髁上骨折的现代处理 [J]. 中华创伤骨科杂志, 2009, 11(4): 302-305.

[31] SKAGGS D L, KOCHER M S. 骨科标准手术技术丛书—小儿骨科手术学 [M]. 刘万林, 主译. 2 版. 沈阳: 辽宁科学技术出版社, 2018: 51-60.

[32] DIETZ J F, BAE D S, REIFF E, et al. Single bone intramedullary fixation of the ulna in pediatric both bone forearm fractures: analysis of short-term clinical and radiographic results[J]. J Pediatr Orthop, 2010, 30(5): 420-424.

[33] FLYNN J M, JONES K J, GARNER M R, et al. Eleven years experience in the operative management of pediatric forearm fractures[J]. J Pediatr Orthop, 2010, 30(4): 313-319.

[34] MARTUS J E, PRESTON R K, SCHOENECKER J G, et al. Complications and outcomes of diaphyseal forearm fracture intramedullary nailing: a comparison of pediatric and adolescent age groups[J]. J Pediatr Orthop, 2013, 33(6): 598-607.

[35] METAIZEAU J P, LIGIER J N. Surgical treatment of fractures of the long bones in children. Interference between osteosynthesis and the physiological processes of consolidation. Therapeutic indications[J]. J Chir(Paris), 1984, 121(8/9): 527-537.

[36] REINHARDT K R, FELDMAN D S, GREEN D W, et al. Comparison of intramedullary nailing to plating for both-bone forearm fractures in older children[J]. J Pediatr Orthop, 2008, 28(4): 403-409.

[37] SHAH A S, LESNIAK B P, WOLTER T D, et al. Stabilization of adolescent both-bone forearm fractures: a comparison of intramedullary nailing versus open reduction and internal fixation[J]. J Orthop Trauma, 2010, 24(7): 440-447.

[38] BLAISER R D, SALAMON P B. Closed intramedullary rodding of pediatric adolescent forearm fractures[J]. Operat Tech Orthop, 1996, 3: 128-133.

[39] MONTEGGIA G B. Lussazioni delle ossa delle estremita superiori[J]. Instituzioni Chirurgiches, 1814, 5: 131-133.

[40] PERRIN J. Les fractures du cubitus accompagnees de luxation de l'extremite superieur du radius[J]. These de Paris, 1909.

[41] COOPER A S. Dislocations and fractures of the joints[M]. MA: TR Marvin, 1844: 391-400.

[42] BADO J L. The Monteggia lesion[J]. Clin Orthop, 1967, 50: 71-86.

[43] JUPITER J B, LEIBOVIC S J, RIBBANS W, et al. The posterior Monteggia lesion[J]. J Orthop Trauma, 1991, 5(4): 395-402.

[44] MCGLINN E P, SEBASTIN S J, CHUNG K C. A historical perspective on the Essex-Lopresti injury[J]. J Hand Surg Am, 2013, 38(8): 1599-1606.

[45] WILKINS K E. Changes in the management of monteggia fractures[J]. J Pediatr Orthop, 2002, 22(4): 548-554.

[46] STRAUSS E J, TEJWANI N C, PRESTON C F, et al. The posterior Monteggia lesion with associated ulnohumeral instability[J]. J Bone Joint Surg Br, 2006, 88(1): 84-89.

[47] NAKAMURA K, HIRACHI K, UCHIYAMA S, et al. Long-term clinical and radiographic outcomes after open reduction for missed Monteggia fracture-dislocations in children[J]. J Bone Joint Surg Am, 2009, 91(6): 1394-1404.

[48] HARNESS N G, MEALS R A. The history of fracture fixation of the hand and wrist[J]. Clin Orthop Relat Res, 2006, 445: 19-29.

[49] GÜVEN M, EREN A, KADIOĞLU B, et al. The results of treatment in pediatric Monteggia equivalent lesions[J]. Acta Orthop Traumatol Turc, 2008, 42(2): 90-96.

[50] FAUNDEZ A A, CERONI D, KAELIN A. An unusual Monteggia type-I equivalent fracture in a child[J]. J Bone Joint Surg Br, 2003, 85(4): 584-586.

[51] RAHBEK O, DEUTCH S R, KOLD S, et al. Long-term outcome after ulnar osteotomy for missed Monteggia fracture dislocation in children[J]. J Child Orthop, 2011, 5(6): 449-457.

[52] BARQUET A, CARESANI J. Fracture of the shaft of ulna and radius with associated dislocation of the radial head[J]. Injury, 1981, 12(6): 471-476.

[53] FALCIGLIA F, GIORDANO M, AULISA A G, et al. Radial neck fractures in children: results when open reduction is indicated[J]. J Pediatr Orthop, 2014, 34(8): 756-762.

[54] ZIMMERMAN R M, KALISH L A, HRESKO M T, et al. Surgical management of pediatric radial neck fractures[J]. J Bone Joint Surg Am, 2013, 95(20): 1825-1832.

[55] SINGH A P, DHAMMI I K, JAIN A K, et al. Monteggia fracture dislocation equivalents-analysis of eighteen cases treated by open reduction and internal fixation[J]. Chin J Traumatol, 2011, 14(4): 221-226.

[56] BOYER A. Traité des maladies chirurgicales et des opérations qui leur conviennent[M]. Paris, France: Migneret, 1814.

[57] VOUTSINAS S, WYNNE-DAVIES R. The infrequency of malignant disease in diaphyseal aclasis and neurofibromatosis[J]. J Med Genet, 1983, 20(5): 345-349.

[58] SCHMALE G A, CONRAD E U, RASKIND W H. The natural history of hereditary multiple exostoses[J]. J Bone Joint Surg Am, 1994, 76(7): 986-992.

[59] JIN C Y, TAEK J S. Gradual lengthening of the ulna in patients with multiple hereditary exostoses with a dislocated radial head[J]. Yonsei Medical Journal, 2014, 55(1): 178-184.

[60] PACIFICI M. Hereditary multiple exostoses: new insights into pathogenesis, clinical complications, and potential treatments[J]. Curr Osteoporos Rep, 2017, 15(3): 142-152.

[61] AHMED AARY. Gradual ulnar lengthening by an Ilizarov ring fixator for correction of Masada IIb forearm deformity without tumor excision in hereditary multiple exostosis: preliminary results[J]. J Pediatr Orthop B, 2019, 28(1): 67-72.

[62] FLATT A E. The care of congenital hand anomalies[M]. St. Louis: Quality Medical, 1994.

[63] WASSEL H D. The results of surgery for polydactyly of the thumb. A review[J]. Clin Orthop Relat Res, 1969, 64: 175-193.

[64] FLATT A E. The care of congenital hand deformities[M]. St. Louis: Mosby, 1977.

[65] STELLING F. The upper extremity[M] // Ferguson A B. Orthopaedic surgery in infancy and childhood. Baltimore: Williams & Wilkins, 1963: 304.

[66] TUREK S L. Orthopaedic principles and their application[M]. Philadelphia: Lippincott, 1967.

[67] EZAKI M. Radial polydactyly[J]. Hand Clin, 1990, 6(4): 577-588.

[68] BUCHMAN M T, GIBSON T W, MCCALLUM D, et al. Transmission electron microscopic pathoanatomy of congenital trigger thumb[J]. J Pediatr Orthop, 1999, 19(3): 411-412.

[69] BAYAT A, SHAABAN H, GIAKAS G, et al. The pulley system of the thumb: Anatomic and biomechanical study[J]. J Hand Surg Am, 2002, 27(4): 628-635.

[70] HERDEM M, BAYRAM H, TOĞRUL E, et al. Clinical analysis of the trigger thumb of childhood[J]. Turk J Pediatr, 2003, 45(3): 237-239.

[71] RODGERS W B, WATERS P M. Incidence of trigger digits in newborns[J]. J Hand Surg Am, 1994, 19(3): 364-368.

[72] KIKUCHI N, OGINO T. Incidence and development of trigger thumb in children[J]. J Hand Surg Am, 2006, 31(4): 541-543.

[73] TAYLOR B A, WATERS P M. A case of recurrent trigger thumb[J]. Am J Orthop, 2000, 29(4): 297-298.

第四十二章 | 脊柱手术

第一节　先天性脊柱侧凸——半椎体切除术

在各种原因的脊柱畸形中,先天性脊柱侧凸日益为人们所重视。由于其并发的其他先天性畸形同样危及生命,最常并发的畸形当属先天性心脏病,另外,还有泌尿系统畸形,椎管内神经病变也需及早诊治。特发性脊柱侧凸只要早期发现就能给予保守治疗,先天性脊柱侧凸则不然,因此对本病尤其要重视。

本病可偶然发现。多数病例在出生后已有较为明显的畸形,且进展较快。本病常对保守治疗无效而需手术治疗,结果导致脊柱的长度受到影响。畸形重而年龄过小者常因推迟手术而致侧凸迅速加重,脊柱不仅弯曲而且短缩。在决定手术前需考虑是否应先做短节段植骨融合,争取不影响日后的生长发育;或行长段融合,不顾及若干有生长潜力的椎体而争取制止畸形的恶化,对此不易抉择。因此,对先天性脊柱侧凸的治疗主要问题是对每例患儿要分别预测其病情发展快慢并准确地对畸形进行分类,这不但有助于预测畸形的发展急缓,而且能找出合理的有针对性的个性化治疗方案,还应尽早查出并发的其他畸形并给予恰当治疗。另外,选定合适的手术时间,以争取脊柱发挥其生长潜力也非常重要。

描述先天性脊柱侧凸时要依据以下参数做出分类:①弧度的部位;②弧度的方向;③弧度的范围;④弧度(Cobb 角,有时难以精确测量,但对判断预后非常有用);⑤伴发畸形(如脊柱前凸或后凸);⑥并发异常(如单发或多发的其他系统或器官的先天缺陷)。Winter 分类法较实用,概括见图 42-1-1。

新生儿时期拍摄的 X 线片因椎体骨化不完全,常不能以此做出明确的诊断,但其价值在于可作为衡量日后变化的依据。

下列情况说明先天性脊柱侧凸会有严重的后果:①新生儿时期已有畸形;②胸廓变形明显;③具有单侧骨桥;④胸椎发育缺陷。

总之,脊柱的畸形越重,出现畸形的时间越早,预后就越差。

Winter 观察每节椎体日后生长的潜力为每年增长 0.07cm,腰椎还要比这个数值多些。脊柱融合术后可按此粗略估计身高所受的影响。半椎体切除及脊柱畸形融合后可能在数年之内起平衡功效而不出现新的畸形。但是,在患儿生长高峰到来时应再进一步观察手术效果。

【手术适应证】

1. 总体考虑　任何在新生儿时期发现的脊柱侧凸均属严重病例,很可能是先天性的。当然,唯一例外的是婴儿型特发性脊柱侧凸。大多数先天性脊柱侧凸临床异常较婴儿型特发性脊柱侧凸出现得晚,且常并发其他先天性畸形。另外,X 线片可资区别。

2. 患儿年龄

(1) 新生儿时期:新生儿时期就有表现的先天性脊柱侧凸常见有胸廓变形,如肋骨阙如、肋骨变形或并肋,三者有时并存。检查新生儿要包括躯干部分,测量坐高或身长,作为观察其日后生长发育的比较。心脏和泌尿系统检查也属必要。同时,应仔细检查神经系统以排除椎管内病变。

对畸形轻、弧度平衡、分类时列入预后较好者或证实弧度无明显进展者,可暂不做任何处理或采用保守治疗。

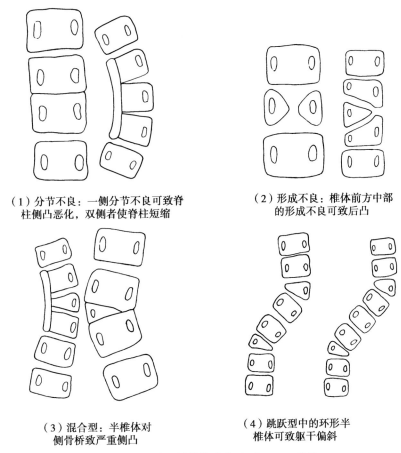

（1）分节不良：一侧分节不良可致脊
柱侧凸恶化，双侧者使脊柱短缩

（2）形成不良：椎体前方中部
的形成不良可致后凸

（3）混合型：半椎体对
侧骨桥致严重侧凸

（4）跳跃型中的环形半
椎体可致躯干偏斜

图 42-1-1　先天性椎体发育畸形 Winter 分类

非手术治疗适于已代偿的弧度，可防止其恶化。应当指出，这对短段而僵硬的弧度常无效，长段柔韧的弧度多进展缓慢。对已发展为严重畸形的或不断发展成为严重病例的需要手术矫正，早期施行简单手术防止畸形加重，较复杂的分期手术治疗重症畸形为好。

并发畸形中，心脏畸形可危及新生儿的生命，应及早治疗，否则对日后矫治脊柱侧凸也是个威胁，甚至成为手术禁忌证。

并发生殖泌尿系统缺陷的占 20%～30%，采用 B 超、肾盂造影对及早确诊有用。

胸部畸形可累及胸廓和肺。肋骨畸形很少需要早期手术，因与肋骨畸形同一水平的椎体也有畸形，切除并肋后，很快又重新生出一新的并肋。肺的畸形包括某一肺叶或一侧肺阙如，或肺泡发育不良。

椎管内畸形常见，患儿常有一侧小腿细短、足部发育落后和肌力失常。此外，尤应注意有无先天性神经发育缺陷，神经功能障碍不断加重者也要重视。X 线片可见脊柱某个平面椎弓根间距增宽及该部有分节不良，平片上可显示中央骨嵴。临床检查后背中线皮肤有毛发丛生或皮肤小凹。必要时可行脊髓 MRI 检查，MRI 可诊断脊髓纵裂、双脊髓和脊膜分裂、脂肪瘤及脊髓拴系综合征。单纯脊髓纵裂不一定需要切除骨嵴。对进行性脊髓功能障碍或计划矫正和融合侧凸的病例，通常要先行纵裂的骨嵴切除术，为此，矫治先天性脊柱侧凸前要常规行脊髓 MRI 检查，一旦确诊有并发的脊髓纵裂则通常先行切除骨嵴，有的病例可在切除骨嵴的同时行侧凸矫正术。一次完成手术的优点是脊膜和脊髓更为松动，在局部未形成瘢痕之前，矫正过程对脊髓影响较小。术中要做脊髓功能监测，以避免发生不利影响。

先天性脊柱侧凸畸形轻的、年龄小的患儿可以考虑用石膏或支具矫正，大龄儿童多需行器械矫正。严重畸形可能需前方入路，切除部分椎体以松解弧度，然后再结合后方器械矫正并行脊柱融合。

新生儿和婴儿时期的先天性脊柱侧凸应先诊治其并发畸形，再按解剖学进行严格分类以判断预后。因新生儿期骨骼骨化不全，X 线片不一定能明确诊断，为此，一侧某个椎弓根影阙如者，应想到有单侧骨桥的可能。小婴儿的骨桥可能是软骨而不显影,最好是每 4~6 个月拍摄 X 线片进行对比。凡弧度进展快的预后差。单侧骨桥或局限性分节不良会限制有关椎体的发育,因此,要及早将病变对侧融合,以求脊柱两侧发育平衡。

(2)婴幼儿时期:弧度轻、进展慢的侧凸可用石膏矫正或后方融合治疗,中等程度进展的弧度最好行后方融合。后方融合不仅可限制畸形的发展,而且可使日后的矫正容易些。

半椎体切除术从理论上讲有吸引力,1928 年 Royle 就曾有过报道,近些年来,随着手术技术、麻醉水平和护理能力的进步,半椎体切除术可以较早地实施,尤其是颈胸椎和腰骶段的半椎体。半椎体切除术大都与后方器械矫正联合应用。由于上述两个部位脊柱的代偿能力差,对肩部和髋部平衡的影响较大,所以,颈胸段和腰骶段的半椎体畸形稍有发展应该做半椎体切除及短段融合,以防日后畸形的恶化。

(3)青少年时期:若在幼儿时期因侧凸严重已经接受矫正手术,则应定期摄 X 线片观察。受生长发育快的影响,应随访治疗效果。单侧骨桥曾做过短段融合的,有可能发生"后加现象"而需延长植骨融合节段。原来发展不明显的半椎体也会发展,而需矫正和融合以求平衡。

对早期手术失败或尚未治疗的严重而僵硬的弧度,需经前、后路两期手术矫正或脊柱截骨术及脊柱融合术。

支具对这个年龄组效果不佳。对先天性短段重度侧凸不宜用支具治疗,胸段侧凸更无效。

3. 畸形的部位

(1)颈椎:颈椎分节不良,常伴 C_1~C_2 不稳定,拍摄颈椎伸屈侧位 X 线片或 CT 均可证实,一旦明确,即有椎体融合的指征。单侧分节不良如弧度有恶化者宜尽早融合。

(2)颈胸段:单纯半椎体或兼有分节不良而导致的颈、肩外观变形,可行半椎体切除术矫正。

(3)胸椎:胸椎半椎体受胸廓的限制,发展相对较慢,但在 10 岁以前仍应密切观察。单侧骨桥使侧凸进展较快的宜及早手术,重症病例可能需分期矫正、脊柱截骨和融合术。

(4)腰椎:腰椎的生长潜力大,过早融合对身高的影响较融合胸椎明显。在必要的情况下可先做短段融合以控制畸形发展,日后可能需要再增加融合范围。

(5)腰骶连接部:这个部位的半椎体常起坏作用。骨盆倾斜和腰椎不易代偿均较难处理,支具无效。但有两种手术可以考虑:①前方切除半椎体加后方短段植骨。据 Hall 的经验,所谓短段植骨应经髂骨肢体延长矫正躯干偏斜和下肢的姿势性不等长,从半椎体以上的一个椎板向下直到骨盆。植骨范围要宽,要从腰椎横突下达骶椎翼部,通常术后 3~4 个月植骨块才能坚强,此时可行经髂骨的肢体延长术(图 42-1-2),要在 3 岁后进行。②脊柱截骨术,主要是针对脊柱凹侧的单侧骨桥。

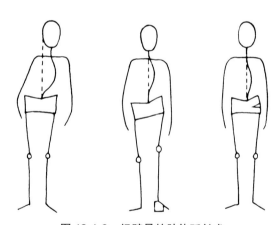

图 42-1-2 经髂骨的肢体延长术

【术前准备】

1. 术前常规拍摄脊柱全长片,行脊柱三维 CT、MRI 检查,评估脊柱畸形情况及是否合并其他系统或器官的畸形。必要时制作脊柱 3D 打印模型,有助于术前规划手术方案,以及术中手术操作。

2. 术前常规行心脏彩超、腹部脏器超声检查,尤其是泌尿系统超声检查,了解患儿是否合并其他畸形,并考虑优先处理顺序,以及评估并发畸形对手术的影响。

3. 安排术中自体血液回收机。

4. 安排术中脊髓功能监护。

5. 备血和 / 或血浆。

6. 麻醉医师提前 1 天术前访视患者。

7. 其他术前常规检查。

【麻醉及体位】

气管插管全身麻醉,俯卧位,开放两条静脉通道,动脉置管监测,留置导尿管,接好术中脊髓功能监测导线,调试自体血液回收机。

【手术步骤】

脊柱后路蛋壳技术半椎体切除术(视频42-1-1)

1. 切口定位 患儿俯卧位,胸廓下和髂骨下方垫以软性圆形卧位垫或其他专用卧位垫,腹部悬空,减小腹部压力,减少术中失血(图42-1-3)。于半椎体体表位置摆放一枚克氏针或其他定位物品,用C臂X线机透视定位,确定手术切口。

视频42-1-1 脊柱后路蛋壳技术半椎体切除术

2. 显露后半椎体定位 切口切开显露椎板后,用克氏针在半椎体和邻近椎体的椎弓根解剖部位标记,用C臂X线机透视再定位,确认半椎体的位置准确无误(图42-1-4)。

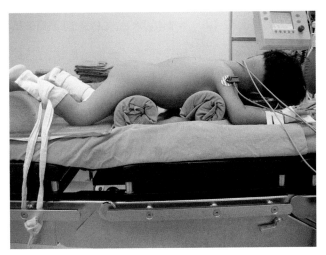

图42-1-3 卧位

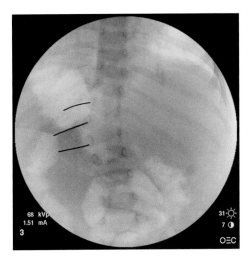

图42-1-4 用C臂定位半椎体

3. 置入椎弓根钉 在C臂X线机监视下,在半椎体相邻的椎体采用徒手法置入椎弓根钉。椎弓根钉可以在凸侧单侧置钉,也可以在两侧双侧置钉。

4. 切除半椎体 切除半椎体实际上是刮除半椎体。用咬骨钳咬开椎弓根表面骨皮质,显露椎弓根骨松质。选用适当大小的刮匙,沿椎弓根方向,在椎弓根的皮质内,向前方逐渐刮除椎弓根的骨松质和椎体的骨松质(图42-1-5)。骨松质刮除后,再向上下方继续刮除半椎体的终板,此时,可以通过椎弓根通道看到白色的椎间盘结构,可以一并刮除。

5. 切除半椎体附属结构 包括椎板,上下关节突,以及椎弓根的"壳"。椎板最好在半椎体刮除基本完成之后,再予以切除。因为椎板本身可以保护椎管内的结构,避免在刮除过程中误伤脊髓。椎弓根的"壳"最后也需要切除,方法是助手用神经剥离子牵开硬膜外脂肪,看到椎弓根"壳"后,小心咬除。

6. 器械置入矫形 遵从凸侧加压、凹侧撑开的基本原则,通常要先加压,后撑开,保证脊髓不受牵拉(图42-1-6)。凸侧加压矫形后,半椎体切除后的间隙会有不同程度的缩小,甚至闭合。

7. 植骨融合 将融合节段的椎板去骨皮质。单侧器械置入矫形,通常只在凸侧植骨融合。双侧器械置入矫形,通常两侧都要植骨融合。植骨材料采用刮出的骨松质及椎板去骨皮质所得的骨皮质。

【术中注意事项】

1. 在脊髓功能监护下进行半椎体切除术,保证手术的安全,降低手术风险。如果没有相应的设备,需要做唤醒试验。文献报道,半椎体切除术有神经根受压的病例。

2. 术中刮除半椎体过程中,出血较多,创面可以用骨蜡涂抹止血,或者其他止血产品填塞止血。在切除椎弓根内侧壁(壳)时,常发生出血,主要是静脉丛撕裂出血,该部位的出血可以用止血产品压迫止血。

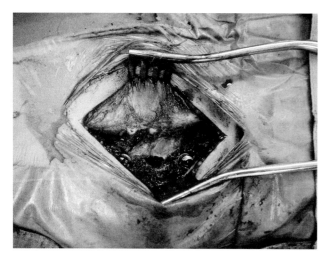

图 42-1-5　蛋壳技术切除半椎体

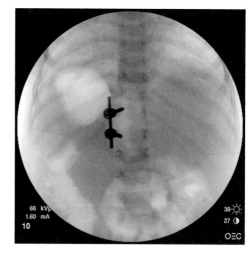

图 42-1-6　半椎体切除后,置棒矫形(凸侧加压)

3. 3 岁以下儿童的椎体骨质较为脆弱(椎弓根钉固定力量不足),在加压或撑开矫形过程中,可能发生椎弓根钉切割现象,甚至是椎弓根破裂,影响矫正效果,故加压或撑开力量要适度。由此,提醒临床医师在选择患者时,年龄也是一个重要的因素,要考虑椎体置入器械后的稳定性。

4. 矫形后要摄 X 线片,检查矫形效果:冠状面检查纠正情况,矢状面检查脊柱生理性弧度恢复情况,以及躯干的平衡情况。

【术后处理】

如果患儿比较合作,可以自然平卧位。如果患儿不太合作,哭闹较剧烈,则需要术后立即给予支具保护,防止内置入器械移位。

【术后并发症的预防及处理】

1. 对弧度进展加重估计不足或治疗不及时,观察过程中畸形加重应视为严重并发症,往往需要复杂手术处理。

2. 对非手术治疗过程中,即用支具治疗要严密观察其疗效。用支具治疗的小儿发生弧度恶化,首先考虑的不是该不该用支具,支具能否控制弧度,而应认为是严重并发症。

3. 手术中的并发症:因并发其他先天性畸形,故手术可能出现有关并发症。术中或术后并发症发生率可能较特发性脊柱侧凸高,畸形越重对呼吸功能的影响越大,死亡的发生率也就增高。国际脊柱侧凸研究会报道先天性脊柱侧凸发生截瘫的并发症多,术前应行脊髓 MR、CTI 检查。术中监测脊髓功能,及早发现功能障碍,以降低截瘫的发生率,但不可能完全避免。术中撑开矫正的过程中如发生脊髓功能障碍,应及早拆除内置入器械。

4. 假关节:术中操作仔细,增加植骨量对防止融合骨块发生假关节有用。术后半年常规 CT 检查可及早了解融合是否坚强,一旦发现假关节应再补充植骨。

5. 其他:早期短段植骨,日后可发生弧度复发,对此也有学者主张对年幼小儿也行长段植骨。身材矮小主要与畸形本身的范围有关。融合多个正常的椎板会进一步限制脊柱的生长,除非融合前就有脊柱前凸,融合后很少发生脊柱前凸。呼吸功能低下也与原来的畸形有关。

(孙　琳　孙保胜)

第二节　先天性脊柱后凸——VCR 截骨矫形术

先天性脊柱后凸畸形自然病程险恶,位于脊柱后方完全分节的半椎体所导致的畸形最易进展,尤其在青少年生长发育高峰期,进展更为迅速,并对脊柱平衡造成破坏。某些半椎体,如后方 1/4 椎体者,最终可能进展为僵硬脊柱后凸畸形。半椎体所在部位对畸形的进展预后也有重要影响，一般认为胸腰段或腰椎的半椎体导致的畸形进展较快，预后较差；而位于胸腰段的半椎体畸形预后最差。若无理想的治疗，此类患者可能很早出现畸形进展，并导致脊髓损伤，使后期治疗困难而且极其危险。

全脊椎截骨术（vertebral column resection，VCR），属于脊柱截骨术中的第五级，指彻底切除一个椎体及其上下椎间盘，在胸椎还包括同序列的肋骨。单一椎体 VCR 对后凸的矫形最高可达 50°，所以，VCR 比较广泛地用于先天性脊柱后凸的矫形手术。

【术前评估】

1. VCR 属于三柱截骨技术，矢状位畸形的矫正能力较高。脊柱外科医师在熟练掌握手术技术的同时，在制订手术方案时，还需根据患者的不同情况确定截骨节段、截骨数量及矫形度数，个性化制订详尽的手术方案。

2. 随着截骨方式的不断改进，多种方法均能获得理想的矫形效果，并且出现了多种技术相结合或多个节段截骨的手术方式，如扩大"蛋壳"技术、改良 VCR、椎体去骨松质截骨术（vertebral column decancellation，VCD）等。

3. 尽管 VCR 具有强大的矫形能力，能切除整个椎体及其附件，但是不能治疗脊髓内的病变；传统 VCR 需要前后入路联合进行，而在胸椎、胸腰段及腰椎行前路手术时，因解剖入路不同，术者需要具备丰富的解剖知识及良好的手术技巧。

【手术适应证】

1. VCR 可以前后路联合进行，也可以单纯后路操作，可用于治疗各种重度僵硬性多平面脊柱畸形、成角畸形、先天性半椎体导致的脊柱后凸畸形，脊柱肿瘤及创伤后脊柱后凸畸形。

2. VCR 最主要是针对单纯后路或前后路联合截骨不能解决的僵硬性冠状位脊柱畸形，当脊柱后凸畸形>40°，可直接选用 VCR。

3. 经后路全脊椎截骨术（posterior vertebral column resection，PVCR），主要针对重度侧凸畸形>80°，且脊柱活动度<25% 的患者。脊柱畸形常常不局限于单个平面，往往是冠状位失衡，矢状位也有失衡，同时合并椎体旋转等畸形等，为了恢复躯干的整体平衡，往往需要进行全椎体切除。

【术前准备】

1. 术前常规拍摄脊柱全长片，行脊柱三维 CT、MRI 检查，评估畸形情况。必要时制作脊柱 3D 打印模型，有助于术前规划手术方案，以及术中手术操作。

2. 术前常规行心脏彩超、腹部脏器超声检查，尤其是泌尿系统超声检查，了解患儿是否合并其他畸形，并考虑优先处理顺序，以及评估并发畸形对手术的影响。

3. 严重脊柱后凸合并神经症状的患者，术前需要行下肢肌电图检查，或者由术中脊髓功能监测师术前进行基线测定。

4. 安排术中自体血液回收机。

5. 安排术中脊髓功能监护。

6. 备血和/或血浆。

7. 麻醉医师提前 1 天术前访视患者，如果麻醉和/或手术风险较大，需要术前多学科讨论。

8. 其他术前常规检查。

【麻醉及体位】

气管插管全身麻醉，俯卧位，开放两条静脉通道，动脉置管监测，留置导尿管，连接术中脊髓功能监测导线，调试自体血液回收机。

【手术步骤】

先天性脊柱后凸 VCR 截骨术。

1. 切口 患儿俯卧位，胸廓下和髂骨下方垫以软性圆形卧位垫，腹部悬空，减小腹部压力，减少术中失血。脊柱后凸的最凸部位就是需要截骨的位置，确定手术切口。

2. 显露后再定位 切口切开显露椎板后,用克氏针在半椎体和邻近椎体的椎弓根解剖部位标记,用 C 臂 X 线机再定位,确认需要截骨切除的椎体的位置准确无误。

3. 置入椎弓根钉 在 C 臂 X 线机透视下,在后凸顶椎相邻的上下各两个椎体置入椎弓根钉,在两侧分别置钉。

4. 安装临时固定棒 在脊柱一侧加临时固定棒,先在未加固定棒的一侧截骨。

5. 切除顶椎

(1)第一步,切除椎体后方结构。如果在胸椎行 VCR,还需将截骨椎体两侧的肋椎关节及肋骨切除 4~5cm,注意这一步不要损伤胸膜(图 42-2-1)。

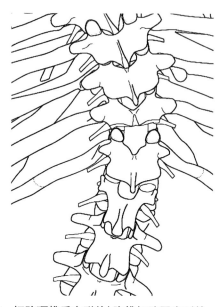

图 42-2-1 切除顶椎后方附件(胸椎切除同序列的一小段肋骨)

(2)保护好脊髓,切除双侧椎弓根。切记椎弓根内侧操作时要格外小心胸段脊髓(图 42-2-2)。

(3)从椎弓根部位切除椎弓根,从椎弓根破处掏椎体。侧方椎体壁破除后,可以一点点地将椎体骨质掏干净(图 42-2-3)。

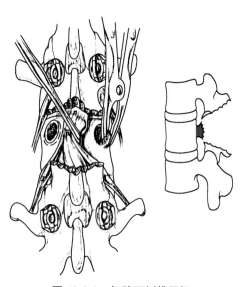

图 42-2-2 切除两侧椎弓根

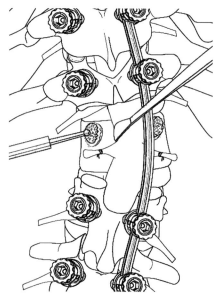

图 42-2-3 切除椎体骨松质

（4）保持椎体前后壁完整，以免椎体过早闭合，开始切除上下椎间盘（图42-2-4）。

（5）再小心切除硬膜囊腹侧周围的椎体后壁及前壁，不要牵拉硬膜囊。椎体后壁残留最后一点切无可切时，利用"高跟鞋敲击"，使残留的后壁塌陷（图42-2-5）。

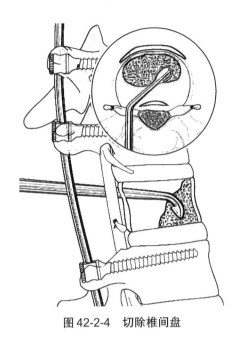

图42-2-4 切除椎间盘

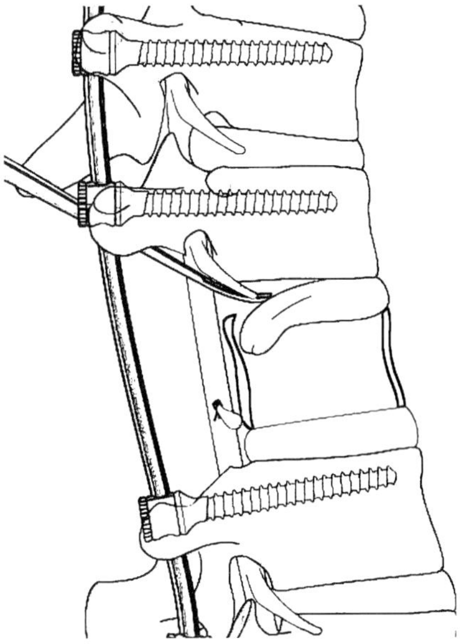

图42-2-5 切除椎体残余的后壁

6. 置棒矫形 整体椎体结构都切除之后，将预弯生理弧度的两根棒置入椎弓根，两侧交替逐渐加压矫形，恢复脊柱序列（图42-2-6）。

7. 植骨融合 硬膜囊上覆盖明胶海绵等用以保护，将截除肋骨剪成骨条，行后方植骨，切除椎体所得的骨松质一同置入后方，安装横联（图42-2-7）。

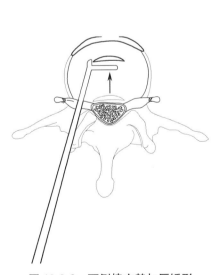

图42-2-6 两侧棒交替加压矫形

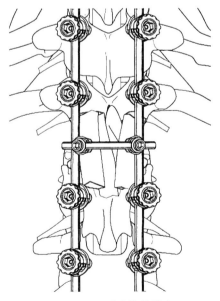

图42-2-7 后路植骨融合

【术中注意事项】

1. 在脊柱一侧加临时固定棒，先截未加固定棒的一侧，临时固定棒起到稳定脊柱的作用，防止脊髓因脊柱截骨时产生的震动或活动受到损伤。为了保持脊柱复位前的稳定状态，通常应用临时棒固定来提高矫形的安全性。

2．若截胸椎，要先截除肋骨头及一部分肋骨，切除肋骨头和肋骨时应保护好胸膜，避免发生气胸。检查方法是：切除肋骨床注水，请麻醉医师给患儿膨肺，检查有无漏气现象。一旦发生漏气，需要置胸腔闭式引流。

3．置棒加压矫形时，先松开固定棒的螺钉，缓慢缩小截骨节段上下椎体的间隙，然后折弯替换固定的临时棒，逐渐使棒达到预期矫形的角度。椎体间隙的压缩闭合，要在硬膜囊不被皱折的范围内进行。

4．VCR 需要去除上位椎体的下关节突，下位椎体的上关节突、椎板和椎弓根、完整椎体及其上下椎间盘。

5．截骨区域脊柱前后方的前纵韧带和后纵韧带都要切除干净，以免在脊柱闭合过程中压迫硬膜，造成脊髓神经损伤。为了避免脊髓神经损伤，须进行充分的椎板切除，切除范围应包括上位椎体的下部分椎板及下位椎体的上部分椎板。

6．术中严密监测脊髓功能，尤其是在置棒行后凸加压矫形的过程中。必要时结合术中唤醒试验检查脊髓功能。

【术后并发症的预防及处理】

1．VCR 技术因为要整体切除椎体及各个附件，使脊柱严重短缩，矫形过程中没有骨性结构作为矫形转动的附着点，极易出现上下椎体移位、脊髓硬膜皱褶，引起神经损伤，甚至瘫痪。为了避免上述情况，通常在椎体切除后，在脊柱前柱放置高度合适的钛笼或大型号的椎间融合器。闭合过程术者的动作也要尽可能缓和轻柔，施加的力量要均匀。

2．手术过程中也要注意患者的整体情况，维持适当水平的血红蛋白和动脉压，对于术中出血控制及患者神经恢复均有益处。

3．相比先天性脊柱侧凸的矫形，脊柱后凸畸形的矫正发生神经损伤的可能性更大一些，术中应加强脊髓功能的监测，一旦发现可疑神经损伤波形变化，应当结合术中唤醒试验，进一步检查患儿的脊髓功能。

（孙　琳　孙保胜）

第三节　痉挛性脑瘫——选择性脊神经后根切断术

脑瘫（cerebral palsy，CP）不是一个独立病种，而是有如下特征的一组综合征：脑内病变为非进行性，诊断时已无活动性；原始病变在产前、分娩过程中或生后不久出现；有的患儿影响肌肉骨骼系统，丧失运动功能而致肢体残疾；有的患儿表现为脑发育不全、惊厥、感觉障碍、语言困难、听力减退及视力低下。脑瘫患儿常为复合型残疾，矫形外科主要针对骨骼肌肉系统引起的运动和姿势异常。

脑瘫不包括弗里德赖希（Friedreich）共济失调、进行性遗传性偏瘫和家族性痴呆。治疗前应除外脑和脊髓肿瘤及可治愈的中枢神经进行性病变。

【脑瘫的分型】

1．**痉挛**　指被动牵拉肌肉时肌肉张力增高，诱发牵拉反射亢进，反映大脑病变并有下行通路锥体系功能障碍。过去认为痉挛系皮质锥体系对脊髓前角细胞失去正常抑制功能。近年来研究证实，痉挛是由于中脑中枢与脑干网状结构的失衡，从而改变了 α 和 γ 运动神经元之间的平衡。可用被动活动某个肢体显示痉挛肌肉张力增高，最初尚活动自如，随即感到有阻力并有活动受限。将肢体放回原位毫无阻力，缓慢活动肢体也不感异常，突然被动活动肢体时有阻力，再到一定程度时又有所放松，这种紧松变化可与强直进行区分。强直是指对被动活动全过程始终有阻力、无间歇，强直与活动速度无关。

痉挛状态下，深层腱反射亢进并有巴宾斯基（Babinski）征和霍夫曼（Hoffmann）征等病理反射。突然背伸踝关节或下推髌骨可引出阵挛，即始发肌和对抗肌群交替痉挛和放松所致。

病态下测肌力确有困难，但有其重要性。通常对抗肌均有肌力减弱，如小腿三头肌痉挛，其拮抗肌胫前肌同时出现肌力弱。痉挛的肌群自身也会有不同程度的肌力弱。检查时应注意肌力和其生理状态。此外，痉挛应与张力性手足徐动加以区分。所谓张力性手足徐动是指手足徐动症患者要做某种动作时，希望避免发生异常动作而出现的紧张状态。经摇动肢体后张力性手足徐动可得到缓解，相反，痉挛肢体摇动后痉挛不能消失。有意识的抵抗动作也应与痉挛区分。

2. 异常运动或运动过度（hyperkinesia）　因中枢神经系皮质运动区及其下行通路、基底核（基底节）、中脑、脑干中枢、小脑及其通路、脊髓、外围神经或肌肉自身等不同部位的病变而出现的肌肉不自主收缩。

运动过度常见于锥体外系型脑瘫，异常运动的形式取决于病变部位和病变类型。

临床应注意运动过度波及身体的范围、动作方式、节律等。此外，步态分析、肌电图等有助于记录异常动作和分析治疗效果。

3. 手足徐动症（athetosis）　指患儿在某一固定体位不停地变换姿势，如从伸指、伸腕、前臂旋前到屈指、屈腕和前臂旋后。

临床上手足徐动症的特点是不规则粗动作，持续性似有节律的扭动；自主拉紧肌肉可加重手足徐动，睡眠后消失；协调动作很差，自主动作严重受限。肢体的远端（手、指、趾）受累重，面颈部和躯干也可受累。面部皱眉头的动作慢，但较舞蹈症持久。

拉紧肌肉可控制不自主动作，但不持久。反复伸屈关节可使拉紧的肌肉放松，这可与肌肉痉挛区别，后者牵拉反射亢进。另外，也要与僵直鉴别，僵直关节有如铅管，有关的肌群对任何动作均有抵抗。

手足徐动症的深层腱反射正常。

丧失位置感的患儿，如外围神经疾病或侧索硬化症也可出现反复扭动，但其特点是患者闭眼后加重，称为假性手足徐动症。手足徐动的病变在基底节，主要在尾状核。

4. 共济失调（ataxia）　小脑病变可导致协调动作和运动觉丧失，平衡功能有不同程度障碍。

（1）睁眼和闭眼条件下位置感和平衡功能均丧失。小脑中线病变的患儿两腿分开，步态摇摇晃晃，不能走直线，常向前进两步，退一步，往往有向病变一侧跌倒的趋势。

（2）协同不能及协同失调，指几组肌群或几种动作协调动作紊乱或丧失。

（3）轮替动作困难（dysdiadochokinesia）或轮替动作不能（adiadochokinesia）：让患儿间断调换姿势，如前臂旋前，然后再旋后，或握手后再伸开，表现为动作慢、动作不太规则且动作笨拙。往往一个动作未做完，便开始另一相反动作。

（4）辨距困难（dysmetria）：患儿不能觉出距离的远近、速度的快慢和动作力量的大小，因而患儿投掷一物体会超出目标，走路在未到达目的地时便提前停住。

（5）肌肉张力低下，易疲乏。

（6）常有意向性震颤。

（7）发声肌群有增效现象，因而讲话不清楚，呈破裂声。

（8）眼球震颤者不少见。

（9）反射低下，原因是伸屈肌张力低。

5. 强直（rigidity）　广泛脑损害可致强直。强直状态系始发肌群和拮抗肌群的张力等量增加的结果，患儿肢体对任何方向的动作和运动的全范围均有明显的阻力。有时表现为间断性阻力，称为齿轮样强直。

【痉挛性脑瘫分类】

1. 痉挛性偏瘫　临床可按轻重程度不同，分为偏瘫（hemiplegia）和轻偏瘫（hemiparesis）。发生在右侧者稍多。人群中因右利手者居多，故右侧偏瘫的影响较大。发病之初可能表现为弛缓性无力，反射低下。不久出现肌张力增高、腱反射亢进和典型的痉挛性偏瘫的姿势。感觉障碍常有立体觉缺失、两点辨别觉减弱和位置觉受损。有时出现偏盲。35%～40%并发癫痫，通常为大发作，因此会影响智力发育。

智商在 70 以下者约占 40%，智商在 80 以上者只占约 20%。发声困难的极少。本型患儿生活多能自理并能参加适当工作。

2. 痉挛性双肢瘫　是最常见的一型,2/3 的病例因早产所致,少数因缺氧、风疹、脑炎、头部外伤和脑栓塞等所致。

临床主要表现为双下肢严重痉挛,上肢无明显异常。髋关节处于屈曲、内收内旋位。踝关节有跖屈,足呈外翻,膝关节呈屈曲或伸直位痉挛。眼常有内斜视。

双下肢腱反射亢进。Babinski 征阳性。患儿多到 4 岁才会走路,80% 的患儿可独立行走。智力和讲话能力正常者居多。

3. 痉挛性四肢瘫　本型患儿约 1/3 不能平衡站立,更不能走路,下肢的挛缩使站立、行走失去平衡的基础。

4. 锥体外系脑瘫　临床表现主要是运动发育障碍,多在生后 6～12 个月时发现,患儿肌张力低下,面部无表情,张口流涎,腱反射正常,生后 1～1.5 年以后肌张力渐增高,患儿因不自主动作而妨碍正常功能的发挥,长大后多靠爬行或臀部移动。

【术前评估】

外科手术治疗在脑瘫的多学科综合治疗当中占有重要位置。手术可预防和矫正畸形并可改善功能。手术的效果受下列因素影响。

1. 脑瘫的类型　手术对痉挛性脑瘫效果较好。相反,手足徐动、强直、共济失调等多无手术适应证。锥体外系脑瘫的某些固定性畸形需骨性手术,如腕关节固定术。因此,术前应仔细区分临床类型。

2. 术前运动水平　指患儿坐、立、站等平衡状态。髋关节内收的患儿要注意有无髋关节脱位或脱位倾向。

3. 术后护理是否充分　妨碍术后护理的因素有以下方面。

(1)患儿的年龄是否达到能合作的程度,一般到 4～6 岁多能争取合作。

(2)智力水平:指能与医师、护士沟通彼此的希望和要求,患儿能否理解在治疗过程中的启发诱导,这往往是护理能否成功的关键。

(3)合并症:如合并视力、听力障碍,尤其是并发癫痫需先用药物控制,否则会导致智力低下和骨质疏松,以及由此而发生的病理骨折。

(4)家庭状况:指家长对患儿的关心程度及对脑瘫和所需治疗的认识。家庭的合作和耐心有助于治疗的成功,应使家长在术前对此有所了解。手术治疗只能改善功能,矫正部分或全部畸形,而不可能使患儿完全恢复正常。

4. 手术方式和选择手术的时间　软组织手术在有术后护理、恰当锻炼和夜用支具等条件下不应视为禁忌。骨性手术,如马蹄内翻足的三关节固定术,要等到患儿 10～12 岁后再进行,以免妨碍足部的生长发育。

5. 足、踝、膝、髋和躯干的相互依赖　身体能直立的先决条件是足的跖侧落地负重,膝、髋、躯干和头颈伸直并保持同一重心。脊柱、骨盆和髋关节应视为一个完整单位。骨盆倾斜可致脊柱侧凸,同样脊柱侧凸可使骨盆倾斜。骨盆升高一侧的髋关节不稳定,逐渐发生脱位。应检查对侧髋关节有无外展性挛缩。

在治疗下肢时应把髋、膝、踝也看作一个功能性单位,其中一个部位的姿势要靠另外两个来保持。

同理,3 个关节中的 1 个关节可影响另外两个关节。下肢关节对躯干也有同样影响,如髋屈曲可加大腰椎前凸以求平衡。若加大腰椎前凸仍不能达到平衡,常借膝伸直、躯干前倾而需挂拐才能平衡身体。若屈膝姿势下为求平衡会使臀大肌、股四头肌和小腿三头肌受力增加。

踝关节固定下垂,髋、膝不能适应体位,身体重心后移,髋关节被迫屈曲而求得代偿,有时采取膝过伸方式解决。仰趾跟足,身体重心向后移,一般在这种情况下躯干向前,屈曲膝关节降低身高,但步态不稳。

选择性脊神经后根切断术(selective posterior rhizotomy,SPR)目前在国际上已引起患者、家属和医师们的广泛兴趣。

SPR 早在 1888 年由 Charles Dana 提出，目前所采用的 SPR 技术多是按 1976 年 Fasano 等报道的方法，所谓选择性的含义有三：一是指该术式只适用于痉挛性脑瘫；二是指用电刺激仪选择脊神经分支的阈值，阈值低的切断，阈值高的保留；三是指选择肢体痉挛，但肌力尚好的病例，即要根据脑瘫患儿肌肉痉挛的情况，选择相应的支配神经节段，通常是需要步态分析和临床反复检查以了解肌力的程度。

【手术适应证】

1. 根据 Peacock 经验，SPR 的理想指征是低体重儿（早产）并发的脑瘫。这类患儿最初表现为肌张力低下，逐渐出现张力障碍，最终发展为肌肉痉挛并保留新生儿期的原始反射。足月儿的脑瘫多表现为僵硬型兼有肌肉痉挛，SPR 对这类患儿的疗效稍差。

2. SPR 最适合于智力正常、双肢痉挛性瘫痪、无肌肉挛缩而希望改善步态和耐力的患儿。

3. 患者以无张力障碍和尚未做过其他矫形手术的为好。

4. 全身受累型患儿因痉挛而难以坐起，会阴卫生不易保持，也可考虑 SPR 治疗。SPR 对有固定肌肉挛缩的患儿收效甚微，但对术后需石膏制动者和进行一些手术操作者有益。

5. 不能期望 SPR 术后可改善上肢功能、控制癫痫及使注意力集中等。有时术后会降低全身的肌张力。

6. Peacock 的经验有两种类型的脑瘫患儿适用此手术治疗：一类是能走路的双肢瘫，另一类是病情较重而不能行走的四肢瘫。后者术后可能改善大、小便的控制能力，便于护理，同时可能收到改善上肢功能的连带效应。

【手术禁忌证】

1. 手足徐动型脑瘫。

2. 肌张力低下的婴儿。

3. 智力低下和关节挛缩严重的肢体畸形患儿为相对禁忌证（手术的好处是便于护理，能够开展康复训练）。

【术前准备】

1. 体格检查主要注意因痉挛使关节活动范围受限的程度，有无骨的畸形、关节脱位和脊柱侧凸。

2. 功能检查，按患儿年龄了解躯干和肢体发育及功能状况，如坐、爬、站、走的时间，发挥正常功能所需肌力如何，以及痉挛对自主运动的影响。

3. 术前宜做步态分析和动态肌电图，以更准确地评估患儿痉挛状态，以及作为术后对比。

4. 脑瘫患儿的症状多有变化，因而详细记录病情会遇到困难。最好用半天时间仔细观察患儿的肌力，给患儿的动作录像，做步态分析、测定肌肉张力等。

【麻醉与体位】

麻醉宜用气管内吸入麻醉，忌用肌肉松弛药。患儿取俯卧位。术中备好肌电测试仪，随时测下肢肌肉反应。

【手术步骤】

痉挛性脑瘫的 SPR 手术

1. 取腰骶部正中切口，根据脑瘫患儿肌肉痉挛的情况，选择相应的支配神经节段，通常选择 $L_3 \sim S_1$ 节段。先行 $L_3 \sim S_1$ 椎板切除，避免破坏两侧的关节突间关节。去除硬膜外脂肪，显露硬膜（图 42-3-1）。

2. 切开硬脊膜后，采用头低位姿势，减少脑脊液外漏。牵引线向两侧牵开硬膜，显露两侧神经根。用微探针分开脊神经的前根与后根，再将每一后根神经分出 7～10 个小分支。常见的双下肢痉挛估计要测定 45～50 个神经小分支，分别用电刺激器的电极测出各自的阈值，低阈值的定为异常（图 42-3-2）。

3. 手术台下助手所观察到的阈值和助手触摸到的肌肉收缩时间两者结合，定出肌肉收缩时的阈值，需将其中 1/2～3/4 阈值低下的脊神经后根的小分支切断（图 42-3-3）。

4. 用可吸收缝线连续缝合硬膜，缝合后可用耳脑胶再次粘合硬膜，减少或防止术后脑脊液渗漏。

5. 缝合切口，伤口加压包扎。

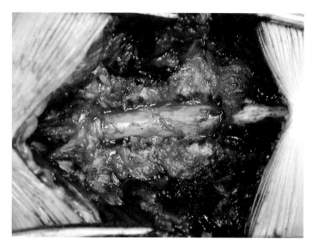

图 42-3-1　切除部分椎板，显露硬膜

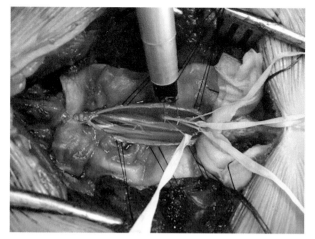

图 42-3-2　神经根阈值测定

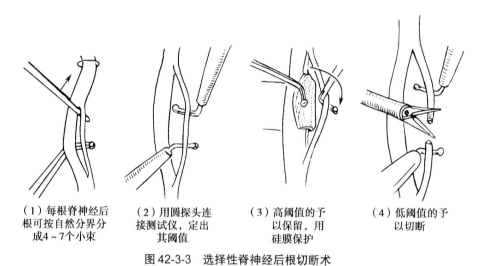

（1）每根脊神经后根可按自然分界分成 4～7 个小束　（2）用圆探头连接测试仪，定出其阈值　（3）高阈值的予以保留，用硅膜保护　（4）低阈值的予以切断

图 42-3-3　选择性脊神经后根切断术

【术中注意事项】

1. 约 5% 的病例术后产生肌张力低下。因此，不宜切断过多脊神经后根，通常将切断的后根神经分支限制在 25%～50%。

2. 术中判断脊神经前、后根的方法：前根位于腹侧，后根位于背侧；脊神经前支除 C_1～C_2 外，均较后支粗大。

【术后处理】

1. 术后俯卧位 2～3 天，减少切口脑脊液渗漏。第 3 天伤口换药后，如果没有脑脊液渗漏，可以采用仰卧位。

2. 术后 7～10 天可能出现下肢相应部位的感觉迟钝（dysesthesia）。某一神经根全部切断也不会发生感觉丧失。由于阻断了肌肉终板的异常兴奋冲动，约 5% 的病例术后产生肌张力低下。如此可消除接受肌梭兴奋高的冲动，同时收到缓解肢体痉挛的功效。

3. 术后常需较长时间的康复护理。已知 SPR 术后有暂时性的肌力减弱，故真正改善功能需 6～12 个月。肌肉痉挛消失后可顺利开展理疗。术后要训练肌力，增强其耐力。对肌肉进行再锻炼，目的是用新动作代替习惯性原有活动方式。

4. 必要时可间断用支具配合锻炼。

5. 术后宜定期检查，与术前对比，至少观察 2 年始能明确是否有肯定疗效。

【术后并发症】

1. 5% 的患儿术后发生感觉障碍(其中一半是暂时性的)。

2. 一时性括约肌失控。

3. 5% 的患儿发生肌张力低下。

4. 术中发生支气管痉挛　大多发生在气道高反应患儿,应以良好的术前准备、麻醉药的选择和麻醉管理,降低支气管痉挛发生率。

5. 暂时性尿潴留　其治疗原则是解除病因,恢复排尿。可行导尿术,尿潴留短时间不能恢复者,应留置导尿管持续导尿。

6. 麻痹性肠梗阻　可予以胃肠减压,经鼻插入十二指肠管,并给予连续抽吸减压,并维持到肛门能自动排气、肠蠕动音正常,则表示肠麻痹已经解除,胃肠减压导管即可拔除。

7. 吸入性肺炎。

8. 术后数周内有皮肤过度敏感。

9. 术后晚期可能并发脊柱侧凸、后凸或滑脱　患儿在术后要注意卧床休息,控制饮食和佩戴支具,并定期复查。

10. 远期手术区域神经根粘连。

(孙　琳　潘少川)

第四节　早发型脊柱侧凸——Mehta 方法系列石膏矫形术

严重的、不断进展的早发型脊柱侧凸(early onset scoliosis,EOS)的治疗理念随着时代发展在不断地改进。EOS 若不及时得到治疗,常导致严重的畸形、肺限制性疾病、心脏疾病,严重者甚至威胁生命。在过去常采用脊柱前路及后路融合手术并应用器械置入矫形。此种治疗的理念是基于坚信一个短但直的脊柱优于一个长但畸形弯曲的脊柱,尽管这样会造成过短的躯干和不合比例的身材。

【治疗早发型脊柱侧凸应当关注的问题】

早发型脊柱侧凸早期采用的治疗方法往往会导致脊柱融合,而随着认识到胸椎的早期融合会限制脊柱和肺的发育,甚至导致胸腔功能不全综合征(thoracic insufficiency syndrome,TIS),增加病死率,目前的治疗已不仅只关注脊柱本身,而是还要注重脊柱、胸壁和肺的形态和功能的改善,治疗的目标是在改善脊柱畸形的基础上,扩大胸腔的空间,给肺的发育提供足够的空间,支持呼吸系统行使正常的功能。

认识到呼吸系统功能重要性的同时,还要了解其发育的时间特点:支气管树和肺泡最晚在 8 岁前即已基本分化发育完全,而胸廓的容积则在 10 岁左右达到成人的 50% 左右。

T_1～S_1 椎体的发育在出生后的头 5 年最快(每年 2.2cm),在接下来的 5 年里逐渐放慢(每年 1cm),青春期开始后又逐渐加快(每年 1.8cm)。青春期结束时 T_1～S_1 椎体至少达到 18cm,此长度才能够支持呼吸系统功能的正常发育。

【Mehta 去旋转石膏矫形技术原理】

与 Risser 石膏矫形方法相比,Mehta 去旋转石膏矫形技术有如下特点:采用扭力(twist and shift)矫正原理,通过矫正旋转控制侧凸的角度,目标是矫正胸廓旋转畸形,借助扭力,而非推压力(bend and push),胸廓非但不变形,反而会有所恢复。

【手术适应证】

目前为止,去旋转石膏技术矫治 EOS 的指征有以下方面。

1. 早发型脊柱侧凸(10 岁之前)。

2. 侧凸进行性加重。

3. Cobb 角 >20°。

4. 肋 - 锥角差（rib-vertebral angle difference，RVAD）>20°。

5. 双弧形侧凸。

6. 肋骨旋转 Mehta Ⅱ级（凸侧肋骨覆盖椎体）。

【术前准备】

拍摄术前脊柱正侧位片，皮肤清洁。准备好脊柱石膏牵引床。

【麻醉及体位】

气管插管全身麻醉，先在手术床上实施插管，麻醉完成后，将患者移至特制的脊柱石膏牵引床上，仰卧位固定。

【Cotrel-Mehta 石膏矫形方法】

早发型脊柱侧凸 Mehta 系列石膏矫形（视频 42-4-1）

1. 实施气管插管麻醉，并将患儿移至特制的脊柱石膏牵引床上（图 42-4-1）。

2. 在石膏床上，通过固定患儿的头与四肢，在头尾纵向牵拉状态下对躯干进行石膏矫形。肋骨在矫形过程中不再是被推向脊柱，而是以一边向前一边向后的压力造成去旋转的方法进行矫形。

3. 矫形后石膏前后方部分打开以释放压应力（图 42-4-2）。

视频 42-4-1　早发型脊柱侧凸 Mehta 系列石膏矫形

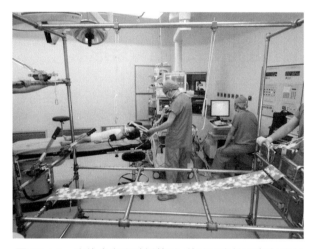

图 42-4-1　实施全身麻醉插管后，待移至脊柱石膏牵引床

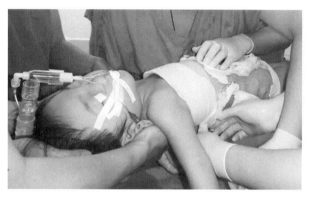

图 42-4-2　脊柱石膏开窗释放应力

【注意事项】

1. 术后患儿麻醉清醒后即可下地活动。

2. 矫形石膏的更换频率：石膏矫形每 2～4 个月进行更换，直到侧凸角度控制在 20° 以内更换支具维持。一般规律是：石膏更换频率取决于孩子的生长速率，2 岁及以下，每 2 个月更换一次；3 岁及以下，每 3 个月更换一次；4 岁上下，每 4 个月更换一次。

3. 术后尽量避免异物落入石膏内侧，以免压伤或硌伤皮肤。

4. 国内外多个中心的独立临床研究证明，去旋转石膏矫正 EOS 能够达到控制脊柱侧凸的进展，在一定程度上矫正胸廓畸形，推迟脊柱矫治手术时间的目的。

5. 基于去旋转理念多次石膏矫正的方法对轻度 EOS 有较好的疗效，而对于中重度 EOS 其延迟手术时间的理念能够给患者提供脊柱生长的时间，给 EOS 畸形的早期控制和治疗提供了新思路，其长期治疗效果还需要进一步总结和随访。

（孙　琳　孙保胜　曹　隽）

第五节 早发型脊柱侧凸——生长棒置入矫形术

对于发病年龄早发（10岁之前）进展性的小儿脊柱侧凸，畸形严重发育未成熟的小儿脊柱侧凸，无论是先天性脊柱侧凸、特发性脊柱侧凸，还是其他类型的脊柱侧凸，这一类小儿脊柱侧凸的治疗是难点，是挑战。传统的脊柱融合手术由于影响脊柱的轴向生长，造成短躯干，身材矮小，甚至影响胸廓的发育，影响心肺功能的发育，所以不被接受。近些年发展了脊柱非融合技术，可以在一定程度上既控制脊柱侧凸的进展，又尽可能减少手术对脊柱生长发育的干扰，并为胸廓和心肺的发育提供支持。目前，应用比较广泛的脊柱非融合技术有：生长棒（growing rods）技术，椎体阻滞钉（vertebral stapling）技术，以及垂直可扩张假体钛肋骨（vertical expandable prosthetic titanium rib，VEPTR）技术。其中，生长棒技术发展最早，应用广泛，技术较为成熟。

Harrington于1962年最早介绍了生长棒技术，该方法为日后生长棒技术的完善提供了基础和宝贵的经验。Moe随后对其进行了改进，用于治疗进行性加重的儿童脊柱侧凸，并将其称为"皮下棒（subcutaneous rods）"，并于1978年在脊柱侧凸研究协会作了报告。

【生长棒技术的理念】

生长棒是一种支撑系统，置入脊柱旁边，既可以矫正脊柱侧凸，保持矫形效果，又可以根据孩子生长发育的需要，不断地撑开延长。为此，该系统包括上下方的固定装置，中间的延长装置，以及固定装置和延长装置之间的连接棒。上下方的固定装置，可以选择椎板钩、椎弓根钩和椎弓根钉。但以椎弓根钉的固定力量最强，宜作为首选。中间的延长装置大致有两种：生长阀，以及平行排列的多米诺连接块。多米诺连接块最初是用于内置入棒断裂后，或者出现术后后加现象，翻修手术时使用，后来应用到生长棒。

生长棒系统有单侧生长棒（图42-5-1）和双侧生长棒（图42-5-2）两种。单侧生长棒置入脊柱侧凸的凹侧，双侧生长棒置入脊柱的两侧，生长棒的组成结构一样，置入的手术方式相同，但通常是先于脊柱侧凸的凹侧置入，再于凸侧置入。而且，两侧均为撑开矫形，先凹侧，再凸侧，逐渐交替进行。单侧生长棒和双侧生长棒各有优缺点，在应用指征方面也有不同的认识。单侧生长棒操作简单，手术时间短，费用低，但是，脊柱凹侧的单侧支撑力量不足。双侧生长棒系统内置入器械的稳定性较好，脊柱纵向支撑力量增强，但是，手术时间延长，手术费用增加。

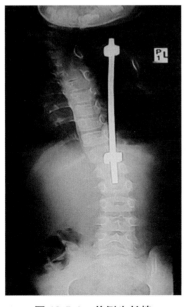

图42-5-1 单侧生长棒

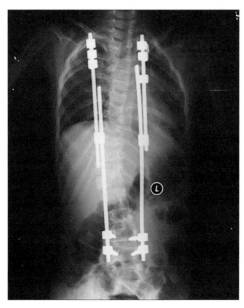

图42-5-2 双侧生长棒

【手术适应证】

尽管目前尚没有一个标准的生长棒技术的适应证,但是多数学者认为需要满足以下几种情况才可以采用生长棒技术。

1. 患儿有足够大的脊柱轴向生长发育潜能。

2. 脊柱侧凸进行性发展,且侧凸 Cobb 角超过 50°。

3. 脊柱有一定的柔韧性,或者在进行了脊柱前路松解手术后,具备一定的脊柱柔韧性。

4. 对脊柱侧凸弧度较大,Cobb 角超过 50°,生长发育尚未成熟的患儿,宜采用双侧生长棒技术。

【手术禁忌证】

早发型脊柱侧凸合并脊柱后凸畸形的病例,不适宜用生长棒技术,除非先手术解决脊柱后凸的问题,然后或同时实施生长棒置入矫形。

【术前准备】

拍摄脊柱全长正侧位,脊柱 CT、MRI 检查,腹部和心脏超声检查,其他常规检查。选择适宜的脊柱置入器械。

【麻醉及体位】

气管插管全身麻醉,俯卧位,开放两条静脉通道,动脉置管监测,留置导尿管,接好术中脊髓功能监测导线,生长棒置入手术通常失血不多,可以不用准备术中自体血液回收机。

【手术步骤】

早发型脊柱侧凸生长棒矫形术(视频 42-5-1)

1. 切口定位　患儿俯卧位,胸廓下和髂骨下方垫以软性圆形卧位垫,腹部悬空,减小腹部压力,减少术中失血。在拟置入生长棒的脊柱范围上下位置各摆放一枚克氏针,用 C 臂 X 线机定位,确定手术切口。

视频 42-5-1　早发型脊柱侧凸生长棒矫形术

2. 显露后再定位　在拟置入椎弓根钉的上下位置,分别采用小切口,切开显露椎板后,用克氏针在拟置入椎弓根钉的椎弓根解剖部位标记,用 C 臂 X 线机再定位,确认拟置入椎弓根钉的椎体的位置准确无误。

3. 置入椎弓根钉　在 C 臂 X 线机的透视监视下,在拟置入椎弓根钉的椎体置钉。

4. 做皮下隧道　在上下两个切口之间做皮下隧道,如果做隧道有困难,可以在两个切口中间切开皮下组织,显露至皮下,但不能剥离椎旁肌肉。将预弯好生理弧度和连接多米诺连接块的生长棒与上下椎弓根钉连接(图 42-5-3),并锁定螺栓固定。

5. 撑开矫形　在生长阀附近或多米诺连接块附近采用撑开的方法将生长棒逐渐撑开,通常先撑开凹侧,再撑开凸侧(图 42-5-4),直至矫形满意。矫形后,摄脊柱正侧位 X 线片,检查冠状面脊柱平衡状况及矢状位脊柱生理弧度。

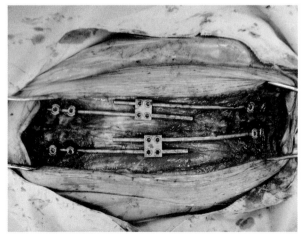

图 42-5-3　双侧生长棒连接

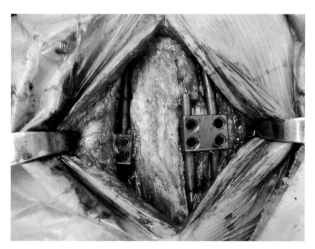

图 42-5-4　双侧生长棒交替撑开矫形

6. 缝合切口。

【术中注意事项】

1. 生长阀与多米诺连接块的选择：多米诺连接块用于生长棒技术是其用途的扩展，相对生长阀而言，平行排列的多米诺连接块简单易行，容易操作，而且，上下连接棒预留长度更随意，甚至预留长度更长。而生长阀受阀本身长度的制约，预留的连接棒长度有限。在生长阀系统，预留的连接棒长度位于生长阀内，而平行排列的多米诺连接块系统，预留的生长棒长度在两侧。

2. 生长棒的选择：自从 Harrington 系统诞生以来，用于生长棒技术的连接棒有 Harrington 棒、Luque 棒、C-D（Cotrel-Dubousset）棒等，但是，现在临床上更多使用的是各种形式的 C-D 棒。

3. 生长棒系统置入的范围：通常包括脊柱侧凸上下端椎体水平包括的范围。

4. 延长装置（生长阀或多米诺连接块）通常置入胸腰椎交界位置。

5. 生长棒系统要置入脊柱旁的皮下层或筋膜下，故也称"皮下生长棒系统"，对外观消瘦的孩子，置入皮下，内置入器械会对皮肤产生摩擦和挤压，发生皮肤破溃，所以，对皮下脂肪层较薄的孩子，建议将生长棒系统置入筋膜下。

6. 在手术操作过程中，应尽量减少或避免产生融合的操作，如剥离椎板、显露脊柱等。

7. 在以后的定期撑开手术时，只需要在延长装置的水平做小的切口，分离显露后予以手术操作，逐渐撑开即可。

【术后处理】

1. 术后第 2 天即可下地活动，实现快速康复。

2. 如果术中感觉生长棒不够稳定，或者孩子比较活泼好动，术后可以佩戴脊柱保护支具 1 个月。

3. 术后患儿不宜进行剧烈的体育活动，或对脊柱产生冲撞的动作，防止生长棒断裂。

4. 生长棒定期撑开的时间：国外文献一般建议为每隔 6 个月撑开一次。但是，考虑我国实际情况及临床撑开的实际效果，建议术后每 9~12 个月撑开一次。

【术后并发症的预防及处理】

文献报道及笔者的临床经验显示，生长棒技术的并发症有脱钩、断棒、断钉、椎弓根切割、皮肤磨损、迟发性伤口感染、自发性脊柱融合等。

1. 脱钩、断棒、断钉、椎弓根切割在单侧生长棒系统更多见，而双侧生长棒系统由于稳定性增加，上述现象有所减少。

2. 椎弓根切割在手术中、手术后均有发生。手术中发生椎弓根切割与术中撑开矫形时撑开力量较大，而小儿椎弓根本身发育较差有关。术后椎弓根切割现象主要发生在早期下方固定装置只置入一枚椎弓根钉，改用两枚椎弓根钉后该现象减少。皮下生长棒置入时间比较长的病例，反复多次撑开矫形，下方固定装置中的椎弓根多有不同程度的切割现象，有些病例不得不更换椎体重新固定。

3. 皮肤磨损主要是由于患儿皮下组织较薄，反复摩擦和挤压造成，解决的方法主要为将生长棒系统置入筋膜下，术后脊柱保护支具不宜过紧。

4. 自发性脊柱融合现象主要发生在应用 Harrington 生长棒时期，可能与手术操作剥离较多，或者其他尚未认识的因素有关。自发性脊柱融合现象在近些年有所减少。

5. 生长棒技术在矫正脊柱侧凸，保持矫形效果，维持脊柱和胸廓继续生长发育方面取得了良好的临床效果，在各项指标中，又以双侧生长棒技术优于单侧生长棒技术。但是，生长棒技术的治疗时间漫长，需要反复多次手术，总体手术费用较高是其明显的缺点，在选择这项技术之前，要向家长反复说明选择该项技术治疗的目的、意义和困难。

现在，生长棒技术有了新的进展，已经在动物模型上成功地应用了体外遥控的生长棒技术，为减少手术次数、减轻患儿的手术痛苦、减轻家庭的经济负担等方面带来福音。已经应用的磁性生长棒技术也有很好的临床效果。

（孙　琳　孙保胜　潘少川）

第六节　青少年型特发性脊柱侧凸——脊柱后路器械置入矫形融合术

特发性脊柱侧凸指原因不明的脊柱侧凸畸形，因发病年龄的不同，又可分为婴儿型、幼儿型和青少年型。婴儿型脊柱侧凸为生后 3 年内出现的结构性弯曲，患儿无神经或肌肉病变，除脊柱有侧凸外，椎体正常，另外无其他先天性发育畸形；3～10 岁发病为幼儿型；10 岁以上发病为青少年型。

特发性脊柱侧凸中，婴儿型占 0.5%～7%，幼儿型约占 10%，青少年型可多达 80% 以上。

青少年型脊柱侧凸最常见，典型的为胸椎凸向右侧的弧度，女孩为主，男女患儿比例为 1:10。病因不明，有两个相关因素，一是遗传因素，但遗传方式、相关基因不明；二是生长因素，褪黑素和生长激素的变化可能与脊柱侧凸的发生有关。儿童生长发育快速的阶段有两个，第一个阶段是生后到 2 岁；第二个阶段是青春期生长高峰。通常脊柱侧凸在 3～10 岁时较为静止或进展缓慢。

脊柱侧凸可导致肺功能受损，脏器功能减退，腰痛和抑郁性精神病，有碍成年后的婚姻和就业，因此，日益为医学界和家长们所重视。

【术前评估】

1. 胸椎的侧凸畸形易发生剃刀背、双肩不等畸形。

2. 欲使保守治疗收效就应及早开始。所谓早期治疗系指弧度尚未发展严重和患者所处的生长发育阶段。例如，20° 侧凸，15 岁可算晚期；而同样 20° 侧凸，12 岁仍处于月经初潮前则为早期，更应注重其是否发展。

3. 矫形石膏对早期病例能收到较好的矫正效果，并推迟手术年龄，获得更多的生长发育空间和时间。

4. 自 20 世纪 50 年代推广 Milwaukee 支具以来，证实对部分有生长潜力、弧度较轻的患儿有益。随后又出现更轻便的塑料支具，如 1975 年的波士顿支具等。

5. 在采用非手术治疗的过程中，定期复查至关重要。若弧度有较明显的加重则不宜再继续使用。对所谓明显加重的理解虽有不同，但原弧度 20°，4～6 个月内如增加 5°，就应视为明显加重。

6. 腰椎的侧凸畸形除腰部不对称外，还有对侧髋部隆起，凹侧下肢的相对长度变短。胸腰段的弧度多有躯干倾斜失衡。双主弧如对称发展，畸形不明显，有时只有身材矮小。

7. 多数病例经长期观察进展缓慢，甚至有的不再恶化。少数病例弧度加重较快。极少数病例可自行改善。

8. 脊柱侧凸弧度为 20° 的患者，若具备上述全部或大部分条件，在间隔 3～4 个月的随诊过程中有 5° 的加重就应开始治疗。但对 14 岁女孩，侧凸 30°，肋骨畸形不太明显，Risser 征Ⅲ级，1 年前月经初潮，这样的病例中约有 50% 可能无须过于积极的治疗。

【手术适应证】

1. 青少年型特发性脊柱侧凸，弧度在 40° 以上者宜手术治疗。

2. 对单纯胸腰段的侧凸要比双主弧和腰椎弧度更积极些。

【手术禁忌证】

T_4～L_4 的长段融合对日后运动的影响较大，10 岁以下的胸椎侧凸患儿应尽量避免行脊柱融合，最好在 12 岁以后再行融合为好。因此，对年龄小、弧度重的患儿宜采用皮下生长棒等不融合的过渡治疗。

【术前准备】

1. 拍摄全脊柱正侧位 X 线片，按照脊柱侧凸 Lenke 方法或其他方法予以分型。

2. 依据脊柱侧凸分型，设计手术方案，尤其是确定融合节段。

3. 其他脊柱手术常规术前检查。

【麻醉及体位】

气管插管全身麻醉,俯卧位,开放两条静脉通道,动脉置管监测,留置导尿管,接好术中脊髓功能监测导线,连接自体血液回收机。

【手术步骤】

特发性脊柱侧凸后路器械置入矫形融合术

1. 体位　俯卧于专用卧位垫(图 42-6-1)。

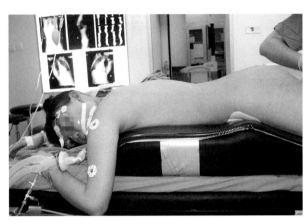

图 42-6-1　体位

2. 切口定位　按照术前设计,定位切口上下两端的范围。

3. 显露　逐层切开,剥离椎旁肌肉,显露椎板至两侧横突。

4. 置钉　采用徒手法逐个置入椎弓根螺钉,C 臂 X 线机检查置入椎弓根螺钉的位置、方向及长度是否合适。

5. 置棒矫形　截取适当长度棒,预弯生理弧度,先于凹侧置棒,并完成去旋转矫形和撑开矫形(图 42-6-2),再于凸侧置棒,完成加压矫形。

6. 植骨融合　椎板去骨皮质,切除上下关节突(用骨凿或超声骨刀),将术中获得的骨皮质置入矫形范围内(图 42-6-3),如果植骨量不足,可以采用异体骨。

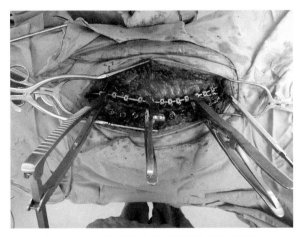

图 42-6-2　凹侧棒去旋转矫形和撑开矫形

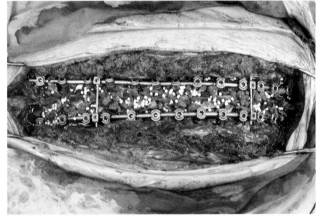

图 42-6-3　植骨融合

7. 缝合切口　放置引流管后,逐层缝合切口。

【术中注意事项】

1. 矫形范围较大时,术中出血量会较多,应注意术中控制性低血压的维持,并保证液体的灌注平衡和电解质的平衡。

2．术中动脉血氧监测，有助于保证重要器官的血液灌注。

3．术中失血量超过600ml，除及时输入自体血液之外，还应当适当输入血浆，以维持正常的出凝血机制。

【术后处理】

术后1周即可下地活动，如果患儿对此有恐惧，可以顺延至术后两周，并佩戴脊柱保护支具下地锻炼活动。

【术后并发症的预防及处理】

1．截瘫　在可预见的一段时间里，特发性脊柱侧凸本身并不一定出现严重残疾。若矫正手术后发生胸段高位截瘫，无论患者还是家长都很难接受。文献报道特发性脊柱侧凸术后约1‰并发截瘫。

术中发生截瘫据认为是矫正脊柱弧度的同时拉长了脊髓和供应脊髓的血管，导致脊髓缺血所致，为此脊柱外科医师都非常重视术中对脊髓功能的监测。脊髓诱发电位的应用，可以实时监控整个手术过程中的脊髓功能，监测的效果与监测医师的经验有关。Stagnara唤醒试验是最直接地了解脊髓功能的方法。引起截瘫的另一个因素是过度撑开和过于重视X线片上的矫正程度，当引以为戒。

2．切口感染　因后背正中线血供丰富，故切口感染极为少见。但是，较多的内置入器械所带来的异物反应，需要关注。一旦发生切口感染需清创，然后二期缝合加冲洗和吸引。

3．早期发生固定钩滑脱和断棒　罕见，几乎都是技术上的问题。

（孙　琳　潘少川）

第七节　脊柱结核——病灶清除＋脊柱固定术

2～5岁的小儿，脊柱结核的发生率较高，如不及时治疗可并发截瘫。脊柱全长中的任何部位均可发病，但以下胸椎和腰椎最为常见。病灶可波及1～2个椎体，多数情况是一个椎体破坏较重，而其上下的椎体破坏较轻。有时可发生2个以上不连续的椎体破坏，称为跳跃型椎体结核。椎体动脉来自肋间动脉或腰动脉，每条动脉分布到上一椎体的下半部和下一椎体的上半部，因此，起病之初，相邻的椎体及其之间的椎间盘同时受累。受累的椎间盘常向溃破的椎体内疝入，破坏了的椎体发生塌陷，脊柱出现后凸成角畸形，一般是前后成角，偶因椎体侧面破坏严重而向一侧弯曲。另外，成角畸形多出现在胸椎，腰椎多呈短缩或生理前凸消失。小儿脊柱结核静止后，因后方附件照常生长，后凸畸形仍会继续发展。

脊柱结核的椎旁脓肿可沿前纵韧带上下蔓延，并可向椎体前方破溃，更多的是向侧方膨大而呈梭形或球状。通常球形脓肿的张力高，易并发截瘫。

颈椎结核产生的脓肿可出现在颈后三角，高位颈椎结核可产生咽后壁结核性脓肿。

胸椎的椎旁脓肿有时沿胸膜扩散，如脓胸。偶尔胸椎的寒性脓肿可破入胸腔、食管或主动脉。局限在椎体后方的病变，脓肿可向后扩大，压迫脊髓的血供。胸椎结核除可产生椎旁脓肿外，还能穿过膈肌产生腰大肌脓肿，X线片如蝴蝶状。

腰椎结核的脓肿可沿腰大肌鞘向下经股骨小转子到大腿，甚至远及踝部。有的腰椎结核脓肿可出现在腰部侧后面的腰三角处，个别沿骶椎前方进入骨盆。

【术前评估】

1．小儿脊柱结核起病缓慢，常有烦躁、食欲减退和低热，局部会有轻度疼痛及脊柱活动受限。患儿抬物时取下蹲姿势。依病变的部位，疼痛可向胸、腹和下肢放射。少数患儿起病较急，有高热、疼痛和全身不适，个别病例开始就有下肢肌肉无力的早期截瘫。

2．临床检查可发现病变部位的脊柱活动受限。随着椎体破坏，可见脊柱后凸成角畸形。脊柱活动受限的原因主要是肌肉痉挛，病灶部的活动超过肌肉痉挛的保护能力，患儿则感疼痛。病变部位有时可有叩痛和压痛。若为颈椎结核，应检查咽后壁和颈后三角；若为胸椎结核，要注意胸壁有无脓肿；若为腰椎结核,要仔细检查是否有腹部、髂窝和臀部肿物,还要与腹膜后肿瘤和盆腔肿瘤相鉴别。

3. 对每个病例都应做神经系统检查,以期及早发现截瘫。截瘫是脊柱结核的严重并发症,发生率约为10%。

4. 脊柱结核的早期,侧位 X 线片上只见椎间隙变窄及邻近的椎体骨质稀疏。CT 可能发现椎体有破坏腐蚀。晚期病例可见椎体破溃、边缘不规则及椎旁脓肿,这些均有利于诊断。腰椎结核脓肿可使腰大肌阴影消失。

5. 早期脊柱结核,经保守治疗确可使病变得到控制,红细胞沉降率恢复正常,不发生神经并发症,且脊柱也无明显畸形。

6. 椎体的低毒性化脓感染及沙门菌和布鲁氏菌感染在 X 线片上均易与脊柱结核混淆。朗格汉斯细胞组织细胞增生症(Langerhans cell histiocytosis,LCH)引起的椎体塌陷不影响椎体间隙的宽度,且为单一椎体病变。先天性半椎体畸形,尤其是后方半椎体导致的脊柱后凸畸形,也易误诊为脊柱结核。大儿童、青年性驼背和椎间盘疝也应注意与脊柱结核区分。

【手术适应证】

1. 对脊柱尚稳定、没有神经系统并发症的脊柱结核,可用抗结核药、免负重和制动等措施保守治疗,或选用彻底手术清除病灶＋植骨。彻底清除病灶＋植骨可缩短药物治疗的疗程。

2. 椎体破坏严重、脊柱丧失稳定性的病例宜选择手术治疗。

3. 合并神经症状、脊柱结核早期截瘫的病例应手术减压。出现截瘫时间在半年以内者术后恢复较好,时间越久,越应抓紧手术,患儿一般情况差不能作为拖延手术的理由。

4. 脊柱结核合并后凸畸形逐渐加重的病例。

【术前准备】

术前至少半个月的正规的抗结核治疗。

【手术步骤】

1. 脊柱结核彻底清除病灶手术入路

(1) 第1、2颈椎结核的咽后壁脓肿可经口腔做病灶清除。

(2) 低位颈椎结核可经颈前三角沿胸锁乳突肌做切口,切断肩胛舌骨肌,向前牵开甲状腺,清除病灶。用此切口可清除颈椎至 T_1、T_2 的病变。

(3) 第3、4胸椎结核的手术显露困难。近年主张采取在颈前正中做纵切口,向下延长纵劈胸骨的途径进入病灶。

(4) T_4 的脊柱结核以下可做椎旁切口,切除 2～4 个相应的横突、肋骨小头(图 42-7-1)和一段肋骨,沿胸膜外途径清除病灶,也可经胸腔直达病变椎体(图 42-7-2)。

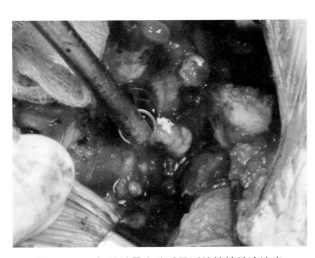

图 42-7-1 切除肋骨小头后见到结核性脓液流出

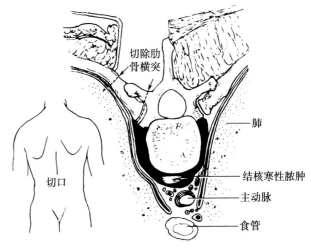

图 42-7-2 T_4 以下椎体病灶清除手术入路

（5）腰椎结核可经下腹部侧方或前方切口，取腹膜外途径做病灶清除术。腰骶椎病变宜取左侧前下腹壁斜切口，经腹膜外到达病灶。

（6）脊柱结核彻底清除病灶后，加用前路植骨效果较好。破坏严重或病变位于颈胸段或胸腰段交界处的病例，宜采用前后方联合植骨。

2. 脊柱结核并发截瘫的手术治疗

（1）侧卧位，病灶侧在上，病灶对侧垫高。

（2）切开壁胸膜，结扎奇静脉。

（3）清除病灶后在椎体上做槽，于最上端及最下端椎体上挖坑，便于肋骨嵌入。

（4）取肋骨，按长度修整。

（5）将肋骨植入椎体骨内，力求稳定（图42-7-3）。

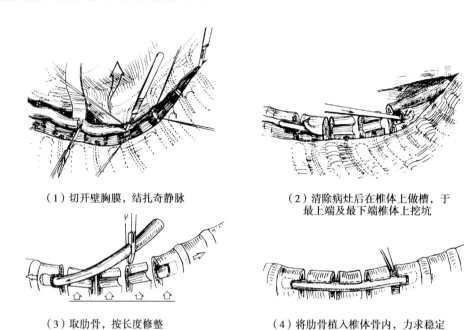

（1）切开壁胸膜，结扎奇静脉

（2）清除病灶后在椎体上做槽，于最上端及最下端椎体上挖坑

（3）取肋骨，按长度修整

（4）将肋骨植入椎体骨内，力求稳定

图42-7-3　经胸病灶清除术和前路植骨

（6）采用同期或二期脊柱后路器械置入矫形固定（图42-7-4），视术者手术技术、手术经验以及医院条件而定。

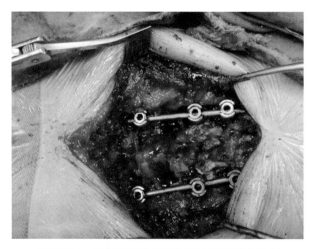

图42-7-4　脊柱结核合并脊柱后凸器械置入矫形

【术后处理】

手术后,颈椎和上胸椎结核要用带头的石膏背心制动 2~4 个月。胸腰椎结核只需卧床休养 1 个月,以达到术后快速康复。

【术中注意事项】

1. 关于脊柱结核引起的严重后凸畸形,可以用脊柱截骨术矫形和植骨融合治疗。矫形的目的是防止截瘫和心肺功能受损。建议手术矫正脊柱原有角度的 1/4 为宜,切莫以彻底矫形为主要目标,大幅度的矫形导致神经损伤的风险增大。

2. 椎体前外方减压术和植骨融合术手术途径有二,各有优缺点,术者可以依据自己的经验、习惯,以及患者的具体病灶情况加以选择。

(1)经胸途径:优点是显露充分,在清除病灶和彻底减压的同时,可以进行前路植骨。缺点是肺部有粘连,易受损伤,术中污染胸腔的机会较多,对麻醉和术后护理要求较高。总之,手术危险较大,故应根据手术经验和医疗条件选定。

(2)胸膜外的前外侧途径:优点是不进胸腔,对严重后凸畸形的病例尤为适用。这种手术的缺点是视野显露不够理想。

(孙 琳 潘少川)

第八节 腰椎滑脱——器械置入＋撑开提拉复位技术

腰椎滑脱是由于各种先天或后天因素导致的腰椎不稳,常表现为腰痛,可伴有神经根痛或间歇性跛行等临床症状。儿童腰椎滑脱患者以峡部裂性滑脱为多。目前,临床上治疗腰椎滑脱的手术方法较多,存在的争议也较多,因此本节介绍的手术方式只是其中的方法之一,在儿童腰椎滑脱病例中应用后取得了良好的临床效果。

【分类】

1. 根据 Wiltse-Newman-Macnab 分类将腰椎滑脱症分为先天性、峡部裂性(图 42-8-1)、退变性、创伤性和病理性。

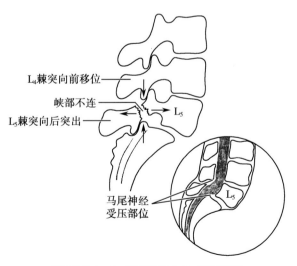

L_4棘突向前移位

峡部不连

L_5棘突向后突出

L_5

马尾神经
受压部位

L_5

图 42-8-1　L_5 峡部裂及 L_5S_1 腰椎滑脱

2. Meyerding 等提出滑脱分度,将下位椎体上缘分为 4 等分来判断腰椎滑脱程度,Ⅰ度为上位椎体向前滑动小于椎体中部矢状径的 25%,Ⅱ度为移位 25%~49%,Ⅲ度为移位 50%~74%,Ⅳ度为移位≥75%,与下位椎体完全错开者为全滑脱。

【手术适应证】

1. 持续并不断加重的腰痛和腿痛、下肢感觉障碍、前屈困难、步态异常、肌力下降、肌肉萎缩，甚至大小便失禁等。

2. 滑脱超过 50%，无论有无临床症状。

3. 滑脱呈进行性加重。

4. 保守治疗无效的病例。

【手术禁忌证】

该手术复位方法不适用于脊柱骨质溶解的患者。

【术前准备】

1. 术前脊柱腰骶段三维 CT 重建，明确滑脱程度，了解滑脱原因，特别注意是否存在椎体峡部裂，作为制订手术方案的依据。

2. 拍摄脊柱全长正侧位片，一部分患儿腰椎滑脱合并脊柱侧凸，术前应明确是否存在，便于术后观察滑脱复位后脊柱侧凸的变化。

3. 准备治疗滑脱专用的复位螺钉。

4. 其他脊柱手术常规检查。

【麻醉及体位】

气管插管全身麻醉，俯卧位，开放两条静脉通道，动脉置管监测，留置导尿管，接好术中脊髓功能监测导线。

【手术步骤】

腰椎滑脱撑开提拉复位术

1. 显露。通常需要显露 L_4、L_5 及 S_1 的椎板、横突、上下关节突及髂骨翼，显露宜充分，便于置钉、减压和复位操作。存在峡部裂的病例其 L_5 椎板存在漂浮现象，L_5 向前滑移。滑脱严重患者的 L_5 充分显露尤为重要。

2. 采用徒手法，在 C 臂 X 线机的引导下，在 L_4 两侧置入椎弓根螺钉，L_5 两侧置入复位长尾螺钉，S_1 置入骶骨螺钉。置钉后以 C 臂 X 线机透视检查置钉的准确性（图 42-8-2）。

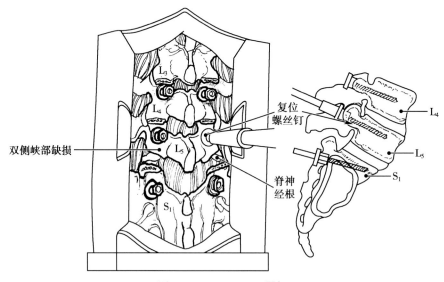

图 42-8-2　L_4、L_5、S_1 置钉

3. 广泛减压，切除 L_5 的上下关节突，可显露本节段和下行的神经根。切除棘上韧带和棘间韧带，充分松解 L_5。

4. 牵开硬膜,切除 $L_5 \sim S_1$ 椎间盘,并凿除 S_1 圆弧形骨面,为置入椎间融合器 Cage 留出空间,并置入 Cage 和植骨材料(图 42-8-3)。

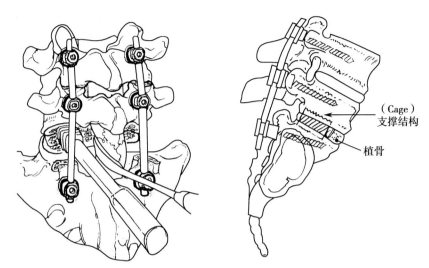

（Cage）
支撑结构

植骨

图 42-8-3　$L_5 \sim S_1$ 椎间盘切除后,置入 Cage 和植骨材料

5. L_4 与 S_1 滑动撑开:截取两段棒,不需要预弯,并置入椎弓根螺钉内。在 L_4 与 S_1 之间予以撑开,再将 L_4 与 S_1 的螺钉锁紧。

6. 复位。从两侧逐渐拧紧 L_5 的螺栓,实现 L_5 椎体向背侧和头侧联合运动,达到最大限度的复位效果(图 42-8-4)。在这一过程中,应当密切监视神经电位的变化。

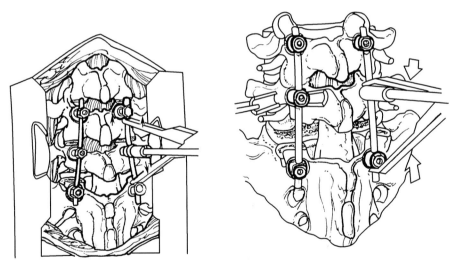

图 42-8-4　$L_4 \sim S_1$ 之间撑开,L_5 提拉复位

7. 植骨融合。在第 4 步已经完成脊柱前路的植骨融合,在这一步需要完成后路的植骨融合:椎板去骨皮质,植入异体骨,实现椎板间融合和横突间融合。

【术中注意事项】

1. 术中 L_5 的准确置钉非常关键,L_5 向前滑脱后椎体位置的变化给置钉带来困难,另外,L_5 长尾复位螺钉调整后,其稳固程度下降,将影响提拉复位的效果。所以,要求 L_5 的复位螺钉要一次准确置入。术前的 CT 重建或 3D 打印模型有助于提高 L_5 置钉的成功率。

2. 广泛剥离椎旁肌肉,切除棘上韧带、棘间韧带和横突间韧带,有利于 L_5 的滑动复位。

3．在实施 L_5 复位操作之前，需要做好充分的减压，否则，术后可能出现 L_5 神经根受压的症状。

4．为了使 Cage 放置的位置恰当，需要从两侧充分切除椎间盘，并切除骶骨的圆弧顶骨面。其次，为了保证放置后的 Cage 稳定，可以在完成 L_5 复位后，对 $L_5 \sim S_1$ 椎弓根螺钉予以加压。

5．复位用的棒宜用直棒，否则，会减弱复位的力度和复位效果。

6．对 L_4 的椎弓根螺钉，有的术者建议复位后移除该螺钉，以减少对术后腰椎活动度的影响，但是，这一做法目前尚缺乏临床数据的支持。

【术后处理】

1．术后 24 小时可以饮水和流食，48 小时可以进食半流食或正常饮食。

2．术后 24 小时可以下地活动，如果有恐惧感，可以推迟至术后第 2 天或第 3 天，在硬性腰围或腰骶支具保护下活动。

3．腰骶支具可以佩戴 6～8 周。

（孙　琳　孙保胜）

参 考 文 献

[1] HERRING J A. Tachdjian's pediatric orthopedics from the texas scottish rite hospital[M]. 5th ed. Philadelphia : WB Saunders CO, 2013 : 43-44.

[2] 张金哲. 张金哲小儿外科学 [M]. 北京：人民卫生出版社, 2013 : 1444-1445.

[3] SANKAR W N, WILLS B P, DORMANS J P, et al. Os odontoideum revisited : the case for a multifactorial etiology[J]. Spine, 2006, 31(9): 979-984.

[4] QUEBADA P B, DUHAIME A C. Chiari malformation type I and a dolichoodontoid process responsible for sudden cardiorespiratory arrest. Case report[J]. J Neurosurg, 2005, 103(6 Suppl): 567-570.

[5] FAGAN A B, ASKIN G N, EARWAKER J W. The jigsaw sign. A reliable indicator of congenital aetiology in os odontoideum[J]. Eur Spine J, 2004, 13(4): 295-300.

[6] BEHARI S, BHARGAVA V, NAYAK S, et al. Congenital reducible atlantoaxial dislocation : classification and surgical considerations[J]. Acta Neurochir, 2002, 144(11): 1165-1177.

[7] TUBBS R S, WELLONS J C, OAKES W J. Dolichoodontoid in a pediatric patient[J]. Pediatr Neurosurg, 2002, 37(4): 217-219.

[8] PÉREZ-VALLINA J R, RIAÑO-GALÁN I, COBO-RUISÁNCHEZ A, et al. Congenital anomaly of craniovertebral junction : atlas-dens fusion with C1 anterior arch cleft[J]. J Spinal Disord Techn, 2002, 15(1): 84-87.

[9] CURRARINO G. Segmentation defect in the midodontoid process and its possible relationship to the congenital type of os odontoideum[J]. Pediatr Radiol, 2002, 32(1): 34-40.

[10] SAKAIDA H, WAGA S, KOJIMA T, et al. Os odontoideum associated with hypertrophic ossiculum terminale[J]. J Neurosurg, 2001, 94(1 Suppl): 140-144.

[11] SAMARTZIS D, LUBICKY J P, HERMAN J, et al. Faces of spine care : from the clinic and imaging suite. Klippel-Feil syndrome and associated abnormalities : the necessity for a multidisciplinary approach in patient management[J]. Spine J, 2007, 7(1): 135-137.

[12] HEDEQUIST D, EMANS J. Congenital scoliosis, a review and update[J]. J Pediatr Orthop, 2007, 27(1): 106-116.

[13] 吴敏, 孙琳. 先天性脊柱畸形——半椎体分型进展 [J]. 山东医药, 2011, 51(24): 20-21.

[14] PONTE A, VERO B, SICCARDI G L. Surgical treatment of Scheuermann's kyphosis[M] // WINTER R B. Progress in spinal pathology : kyphosis. Bologna : Aulo Gaggi, 1984 : 75-80.

[15] ABULIZI Y, LIANG W D, MAIMAITI M, et al. Smith-Petersen osteotomy combined with anterior debridement and allografting for active thoracic and lumbar spinal tuberculosis with kyphotic deformity in young children : a prospective study and literature review[J]. Medicine(Baltimore), 2017, 96(32): e7614.

[16] ANDO K, MAGANA S, ITO Z, et al. Ponte osteotomy during kyphosis for indirect posterior decompression with ossification of the posterior longitudinal ligament of the thoracic spine[J]. Clin Spine Surg, 2017, 30(4): E358-E362.

[17] XIA L, LI N, WANG D, et al. One-stage posterior spinal osteotomy in severe spinal deformities: a total of 147 cases[J]. Clin Spine Surg, 2017, 30(4): E448-E453.

[18] BAKALOUDIS G, LOLLI F, DI SILVESTRE M, et al. Thoracic pedicle subtraction osteotomy in the treatment of severe pediatric deformities[J]. Eur Spine J, 2011, 20(Suppl 1): S95-S104.

[19] BRIDWELL K H. Decision making regarding Smith-Petersen vs. pedicle subtraction osteotomy vs. vertebral column resection for spinal deformity[J]. Spine(Phila Pa 1976), 2006, 31(19 Suppl): S171-S178.

[20] 宋林章, 陈令斌. 脊柱后路截骨术治疗局部严重后凸畸形的研究进展 [J]. 脊柱外科杂志, 2016, 14(2): 121-124.

[21] CHO K J, BRIDWELL K H, LENKE L G, et al. Comparison of Smith-Petersen versus pedicle subtraction osteotomy for the correction of fixed sagittal imbalance[J]. Spine(Phila Pa 1976), 2005, 30(18): 2030-2038.

[22] THOMASEN E. Vertebral osteotomy for correction of kyphosis in ankylosing spondylitis[J]. Clin Orthop Relat Res, 1985 (194): 142-152.

[23] SHIN J H, YANAMADALA V, CHA T D. Computer-assisted navigation for real time planning of pedicle subtractionosteotomy in cervico-thoracic deformity correction[J]. Oper Neurosurg(Hagerstown), 2019, 16(4): 445-450.

[24] OMIDI-KASHANI F. Pedicle subtraction osteotomy in a 5-year-old child with congenital kyphosis[J]. Arch Bone Jt Surg, 2015, 3(3): 204-206.

[25] BERVEN S H, DEVIREN V, SMITH J A, et al. Management of fixed sagittal plane deformity: results of the transpedicular wedge resection osteotomy[J]. Spine(Phila Pa 1976), 2001, 26(18): 2036-2043.

[26] MIKLES M R, GRAZIANO G P, HENSINGER A R. Transpedicular eggshell osteotomies for congenital scoliosis using frameless stereotactic guidance[J]. Spine(Phila Pa 1976), 2001, 26(20): 2289-2296.

[27] BAGLEY A M, GORTON G, OEFFINGER D, et al. Outcome assessments in children with cerebral palsy, part II: discriminatory ability of outcome tools[J]. Dev Med Child Neurol, 2007, 49(3): 181-186.

[28] OEFFINGER D, GORTON G, BAGLEY A, et al. Outcome assessments in children with cerebral palsy, part I: descriptive characteristics of GMFCS levels I to III[J]. Dev Med Child Neurol, 2007, 49(3): 172-180.

[29] MASSAAD F, VAN DEN HECKE A, RENDERS A, et al. Influence of equinus treatments on the vertical displacement of the body's centre of mass in children with cerebral palsy[J]. Dev Med Child Neurol, 2006, 48(10): 813-818.

[30] O'BRIEN D F, PARK T S. A review of orthopedic surgeries after selective dorsal rhizotomy[J]. Neurosurg Focus, 2006, 21(2): e2.

[31] PIRPIRIS M, GRAHAM H K. Uptime in children with cerebral palsy[J]. J Pediatr Orthop, 2004, 24(5): 521-528.

[32] KOMAN L A. Cerebral palsy: past, present, and future[J]. J South Orthop Asoc, 2002, 11(2): 93-101.

[33] ONARI K, KONDO S, MIHARA H, et al. Combined anterior-posterior fusion for cervical spondylotic myelopathy in patients with athetoid cerebral palsy[J]. J Neurosurg, 2002, 97(1 Suppl): 13-19.

[34] 张金哲, 潘少川, 黄澄如. 实用小儿外科学 [M]. 杭州: 浙江科学技术出版社, 2003: 1181-1189.

[35] PEHRSSON K, LARSSON S, ODEN A, et al. Long-term follow-up of patients with untreated scoliosis. A study of mortality, causes of death, and symptoms[J]. Spine(Phila Pa 1976), 1992, 17(9): 1091-1096.

[36] JONES R S, KENNEDY J D, HASHAM F, et al. Mechanical inefficiency of the thoracic cage in scoliosis[J]. Thorax, 1981, 36(6): 456-461.

[37] GOLDBERG C J, GILLIC I, CONNAUGHTON O, et al. Respiratory function and cosmesis at maturity in infantile-onset scoliosis[J]. Spine(Phila Pa 1976), 2003, 28(20): 2397-2406.

[38] FERNANDES P, WEINSTEIN S L. Natural history of early onset scoliosis[J]. J Bone joint Surg Amm 2007m 89(suppl 1): 21-33.

[39] BRANTHWAITE M A. Cardiorespiratory consequences of unfused idiopathic scoliosis[J]. Br J Dis Chest, 1986, 80(4): 360-369.

[40] VITALE M G, MATSUMOTO H, BYE M R, et al. A retrospective cohort study of pulmonary function, radiographic measures, and quality of life in children with congenital scoliosis: an evaluation of patient outcomes after early spinal fusion[J]. Spine(Phila Pa 1976), 2008, 33(11): 1242-1249.

[41] KAROL L A, JOHNSTON C, MLADENOV K, et al. Pulmonary function following early thoracic fusion in non-neuromuscular scoliosis[J]. J Bone Joint Surg Am, 2008, 90(6): 1272-1281.

[42] 孙琳, 曹隽. 重视混合型先天性脊柱侧弯合并胸廓机能不全综合征的诊断和治疗 [J]. 山东医药, 2011, 51(24): 2-3.

[43] ANGUS G E, THURLBECK W M. Number of alveoli in the human lung[J]. J Appl Physiol, 1972, 32(4): 483-485.

[44] ZELTNER T B, BURRI P H. The postnatal development and growth of the human lung II morphology[J]. Respir Physiol, 1987, 67(3): 269-282.

[45] LANGSTON C, THURLBECK W M. Lung growth and development in late gestation and early postnatal life[J]. Perspect Pediatr Pathol, 1982, 7: 203-235.

[46] DAVIES G, REID L. Growth of the alveoli and pulmonary arteries in childhood[J]. Thorax, 1970, 25(6): 669-681.

[47] THURLBECK W M. Postnatal human lung growth[J]. Thorax, 1982, 37(8): 564-571.

[48] DIMEGLIO A, BONNEL F. Le Rachis en Croissance[J]. Paris: Springer, 1990.

[49] DIMEGLIO A. Growth of the spine before age 5 years[J]. J Pediatr Orthop B, 1993, 1: 102-107.

[50] EMANS J, KASSAB F, CAUBERT J. Earlier and more extensive thoracic fusion is associated with diminished pulmonary function 39th scoliosis research society[M]. Argentina: Buenos Aires, 2004.

[51] RISSER J C. Scoliosis treated by cast correction and spine fusion[J]. Clin Orthop Relat Res, 1976(116): 86-94.

[52] SANDERS J O, D'ASTOUS J, FITZGERALD M, et al. Derotational casting for progressive infantile scoliosis[J]. J Pediatr Orthop, 2009, 29(6): 581-587.

[53] MEHTA M H. Growth as a corrective force in the early treatment of progressive infantile scoliosis[J]. J Bone Joint Surg Br, 2005, 87(9): 1237-1274.

[54] SMITH J R, SAMDANI A F, PAHYS J, et al. The role of bracing, casting, and vertical expandable prosthetic titanium rib for the treatment of infantile idiopathic scoliosis: a single-institution experience with 31 consecutive patients. Clinical article[J]. J Neurosurg Spine, 2009, 11(1): 3-8.

[55] FLETCHER N D, MCCLUNG A, RATHJEN K E, et al. Serial casting as a delay tactic in the treatment of moderate-to-severe early-onset scoliosis[J]. J Pediatr Orthop, 2012, 32(7): 664-671.

[56] 孙琳, 曹隽, 孙保胜. 去旋转石膏技术矫治早发性脊柱侧弯的新理念 [J]. 武警医学, 2014, 25(10): 973-976.

[57] AKBARNIA B A, MARKS D S, Boachie-Adjei O, et al. Dual growing rod technique for the treatment of progressive early-onset scoliosis[J]. Spine, 2005, 30(17 Suppl): S46-57.

[58] CUNNINGHAM M E, FRELINGHUYSEN P H, ROH J S, et al. Fusionless scoliosis surgery[J]. Curr Opin Pediatr, 2005, 17(1): 48-53.

[59] DIMEGLIO A. Growth in pediatric orthopaedics[M] // Morrissy R T, Weinstein S L. Lovell and Winter's pediatric orthopaedics. New York: Lippincott Williams and Wilkins, 2001: 33-62.

[60] THOMPSON G H, AKBARNIA B A, CAMPBELL R M JR. Growing rod techniques in early-onset scoliosis[J]. J Pediatr Orthop, 2007, 27(3): 354-361.

[61] CAMPBELL R M JR, SMITH M D, MAYES T C, et al. The characteristics of thoracic insufficiency syndrome associated with fused ribs and congenital scoliosis[J]. J Bone Joint Surg Am, 2003, 85(3): 399-408.

[62] CAMPBELL R M JR, SMITH M D, HELL-VOCKE A K. Expansion thoracoplasty: the surgical technique of opening-wedge thoracostomy. Surgical technique[J]. J Bone Joint Surg Am, 2004, 86-A(Suppl 1): 51-64.

[63] 孙琳, 孙保胜, 张学军, 等. 双侧生长棒技术矫治儿童脊柱侧弯 [J]. 中华小儿外科杂志, 2009, 30(8): 57-60.

[64] 孙琳. 小儿脊柱侧凸的生长棒技术 [J]. 临床小儿外科杂志, 2010, 9(4): 312-313.

[65] MADAN S, BOEREE N R. Outcome of posterior lumbar interbody fusion versus posterolateral fusion for spondylolytic spondylolisthesis[J]. Spine, 2002, 27(14): 1536-1542.

[66] LABELLE H, BELLEFLEUR C, JONCAS J, et al. Preliminary evaluation of a computer-assisted tool for the design and adjustment of braces in idiopathic scoliosis: a prospective and randomized study[J]. Spine, 2007, 32(8): 835-843.

[67] SIMONEAU M, RICHER N, MERCIER P, et al. Sensory deprivation and balance control in idiopathic scoliosis adolescent[J]. Exp Brain Res, 2006, 170(4): 576-582.

[68] LONNER B S, KONDRACHOV D, SIDDIQI F, et al. Thoracoscopic spinal fusion compared with posterior spinal fusion for the treatment of thoracic adolescent idiopathic scoliosis. Surgical technique[J]. J Bone Joint Surg Am, 2007, 89(Suppl 2 Pt 1): 142-156.

[69] SHI L, HENG P A, WONG T T, et al. Morphometric analysis for pathological abnormality detection in the skull vaults of adolescent idiopathic scoliosis girls[J]. Med Image Comput Comput Assist Interv, 2006, 9(Pt 1): 175-182.

[70] LENKE L G, DOBBS M B. Management of juvenile idiopathic scoliosis[J]. J Bone Joint Surg Am, 2007, 89(Suppl 1): 55-63.

[71] DONALDSON S, HEDDEN D, STEPHENS D, et al. Surgeon reliability in rating physical deformity in adolescent idiopathic scoliosis[J]. Spine, 2007, 32(3): 363-367.

[72] MILLAR T M, MCGRATH P, MCMCCONACHIE C C. Tuberculosis of the spine presenting with a cold abscess through the lumbar triangle of Petit[J]. Clin Anat, 2007, 20(3): 329-331.

[73] KAILA R, MALHI A M, MAHMOOD B, et al. The incidence of multiple level noncontiguous vertebral tuberculosis detected using whole spine MRI[J]. J Spinal Disord Tech, 2007, 20(1): 78-81.

[74] KOTIL K, ALAN M S, BILGE T. Medical management of Pott disease in the thoracic and lumbar spine: a prospective clinical study[J]. J Neurosurg Spine, 2007, 6(3): 222-228.

[75] JUTTE P, WUITE S, THE B, et al. Prediction of deformity in spinal tuberculosis[J]. Clin Orthop Relat Res, 2007, 455: 196-201.

[76] YOON T R, ROWE S M, SANTOSA S B, et al. Immediate cementless total hip arthroplasty for the treatment of active tuberculosis[J]. J Arthroplasty, 2005, 20(7): 923-926.

[77] WARDLE N, ASHWOOD N, PEARSE M. Orthopaedic manifestations of tuberculosis[J]. Hosp Med, 2004, 65(4): 228-233.

[78] KIM Y Y, KIM B J, KO H S, et al. Total hip reconstruction in the anatomically distorted hip. Cemented versus hybrid total hip arthroplasty[J]. Arch Orthop Trauma Surg, 1998, 117(1/2): 8-14.

[79] TOKUMOTO J I, FOLLANSBEE S E, JACOBS R A. Prosthetic joint infection due to mycobacterium tuberculosis: report of three cases[J]. Clin Infect Dis, 1995, 21(1): 134-136.

[80] HAHER T R, MEROLA A A. 脊柱外科技术 [M]. 党耕町, 译. 北京: 人民卫生出版社, 2004: 293-297.

[81] 谷金, 梁斌. 腰椎滑脱症手术治疗的临床现状 [J]. 医学综述, 2014, 20(20): 3724-3727.

[82] SASSO R C, BEST N M, MUMMANENI P V, et al. Analysis of operative complications in a series of 471 anterior lumbar interbody fusion procedures[J]. Spine, 2005, 30(6): 670-674.

[83] ALI Y, NAJMUS-SAKEB N, RAHMAN M, et al. Short-term outcome of transforaminal lumbar interbody fusion for lytic and degenerative spondylolisthesis[J]. J Orthop Surg, 2012, 20(3): 371-374.

[84] SCHEER J K, AUFFINGER B, WONG R H, et al. Minimally invasive transforaminal lumbar interbody fusion(TLIF)for spondylolisthesis in 282 patients: in situ arthrodesis versus reduction[J]. World Neurosurg, 2015, 84(1): 108-113.

第四十三章 髋关节手术

第一节 发育性髋关节脱位——髋关节前外侧入路 切开复位术+Salter 骨盆截骨术

发育性髋关节发育不良（developmental dysplasia of hip，DDH）是小儿常见疾病，包括髋臼发育不良、髋关节半脱位和髋关节脱位，以前称为先天性髋脱位（congenital dislocation of hip，CDH）或先天性髋关节发育不良（congenital dysplasia of hip，CDH），命名为 CDH 的缺点是使人容易误解本病为胚胎发育畸形。1992 年北美小儿骨科学会将 CDH 更名为 DDH，目前已被广泛接受，改名的目的是强调本病不是先天性畸形，而是在某些条件下髋关节未得到正常发育。DDH 能更准确地表明该病的特点：一方面，出生时发现的 DDH 的轻微改变可在出生后几周内逐步发育为正常；另一方面，出生时貌似"正常"的髋关节也可能逐渐发展成不正常的髋关节。DDH 强调婴幼儿髋关节软骨和骨结构的动态变化和异常的生物力学反应后果，若恢复其正常关系，髋关节会随生长发育恢复正常。

目前公认的 DDH 的治疗原则是早期发现、早期治疗。不同年龄阶段的 DDH 有不同的治疗方案。治疗越早，治疗的方法越简单，越能获得正常或接近正常的髋关节。髋关节超声检查是早期发现 DDH 的最普遍、最有效的影像学检查方法。对于出生到 6 个月龄的 DDH 患儿，应用使髋关节屈曲外展的挽具/支具是治疗的主要方式，最常见的有 Pavlik 挽具、Tuebingen 支具等。6～18 个月龄的 DDH 患儿首选全身麻醉下闭合复位、人类位石膏固定，不推荐在闭合复位前常规行牵引治疗，并不影响股骨头缺血性坏死的发生率；如果没有达到稳定的中心复位可考虑行内侧入路或前方 Smith-Peterson 切口入路的单纯髋关节切开复位术（年龄＞1 岁的患儿），术后仍然用人类位石膏固定 6～12 周。此年龄段的 DDH 一般不做股骨或骨盆侧的截骨术。18 个月以上的 DDH 患儿一般选择髋关节开放复位、关节囊紧缩缝合、骨盆截骨或加股骨近端短缩旋转截骨术。最常用的骨盆截骨方式有 Salter 骨盆截骨术、Pemberton 关节囊周围髂骨截骨术（或 Dega 手术）等。＞8 岁的儿童和青少年 DDH 则只能采取姑息性及补救性手术。

【手术适应证】

1. 过去未经治疗的发育性髋关节脱位，年龄为 18 个月到 6 岁。

2. 手法闭合复位治疗未成功的发育性髋关节半脱位或脱位，年龄为 18 个月到 6 岁。

3. 髋臼指数＜40°，股骨头大小与髋臼大小基本适应。

【手术禁忌证】

1. 年龄超过 6 岁的患儿因其耻骨联合活动性明显降低，髂骨截骨后进行旋转时困难而不能达到预期效果。

2. 患儿患侧术前测量的髋臼指数＞40°。Salter 截骨一般最大可以达到减少髋臼指数 10°～15° 的效果，如果术前髋臼指数过大，截骨术后残留髋臼指数仍然偏大，可导致术后髋关节半脱位或再脱位。

3. 股骨头大小与髋臼大小不匹配，头臼比例不合适，即头大臼小。

4. 年龄＞18 个月，但身高仍＜80cm、体重＜10kg 的患儿骨盆截骨不易操作。

5. 髋关节未中心复位者不能做 Salter 骨盆截骨术。Salter 骨盆截骨本身不能帮助髋关节中心复位，但是可增加或保持髋关节中心复位后的稳定性。

【术前准备】

术前常规行血常规、尿常规、凝血功能、肝肾功能、血清感染学指标、血型、胸片、双髋关节正位 X 线片、心电图检查。必要时做髋关节 CT 三维成像或 MRI 检查。测量髋臼指数、股骨颈前倾角等基础数据。有条件时可在术前根据 CT 数据 3D 打印髋关节模型并在模型上计划或模拟手术方案。根据患儿的营养评定状况及预计手术时间和手术出血量可备同型浓缩红细胞或全血 1～2 单位，并与家属或监护人签署输血知情同意书和手术知情同意书。

术前一天可先在患儿上肢或颈静脉处行静脉留置针，准备好静脉通路，手术日当天禁食期间给予适量小儿电解质溶液补充，也便于平稳地开始麻醉。术侧做好醒目的手术标记。术前可嘱患者排空小便，不留置导尿管；如排尿困难、患儿不配合、预计手术时间较长，可麻醉后留置合适大小的硅胶气囊导尿管，手术完成后短期予以拔除。术前禁食 6 小时、禁奶 4 小时、禁水 2 小时，术前 2 小时可口服适量 10% 葡萄糖水或无渣果汁。同时，重视术前宣教及与家属的良好沟通有利于缓解患儿及家属的心理压力，减轻术前应激。

为了术后得到良好的效果，防止并发症的发生，尤其是股骨头缺血性坏死的发生，原来要求术前必须做患侧下肢骨牵引或皮牵引，牵引后每周行床边 X 线片检查股骨头的位置，一般要求股骨头骨化中心下降到髋臼水平方可手术，牵引时间常需 2～4 周。但越来越多的临床研究发现，术前牵引并不能降低术后股骨头缺血性坏死的发生率，没有术前牵引的高位脱位患儿由于术中同时进行了股骨近端的短缩旋转截骨，并没有导致术中股骨头复位困难和术后股骨头缺血性坏死发生率的增加，所以目前不再强调术前必须做患肢牵引，不仅明显缩短了住院时间，而且降低了住院费用，减少了患儿创伤和痛苦。长期牵引未必都能使股骨头骨化中心位置下降到髋臼水平，更可导致骨质疏松，术后恢复行走时可并发病理性骨折。

【麻醉与体位】

气管插管全身麻醉、连续硬膜外麻醉或喉罩加 B 超引导下区域神经阻滞麻醉。仰卧位，术侧臀部下方可用沙袋垫高成 30° 倾斜（术中透视时可暂时取出垫高的沙袋）。患儿髋部应置于可透 X 线的手术台的无阻挡区域上方，随时可用 C 臂 X 线机透视观察。

【手术步骤】

1. 患肢及其同侧骨盆和下腹壁的皮肤消毒灭菌，消毒范围上至同侧乳头水平，下至踝关节，无菌巾包扎患侧足踝部和小腿，以使患侧下肢在术中可自由活动。

2. 大腿根部内侧小切口或经皮切断松解患侧的内收肌肌腱。

3. 采用 Smith-Peterson 切口。皮肤切口起自髂嵴中后 1/3 交界处斜形向前达髂前上棘再圆弧形转向前下，沿阔筋膜张肌和缝匠肌在大腿前外侧形成的浅沟纵切 6～8cm 长。

4. 切开皮下组织和深筋膜到达髂嵴。同时纵向切开阔筋膜。在髂前上棘下方 1～2cm 处找到与缝匠肌交叉的股外侧皮神经，予以保护并向内侧牵开。

5. 沿髂嵴（中后 1/3 到髂前上棘）从中线垂直切开髂骨翼的骺软骨，深达骨质，向髂骨内外侧整体推移骺软骨并沿髂骨内外侧壁做骨膜下剥离向前达髋臼边缘、向后到坐骨大切迹，此处可暂时填塞纱布压迫止血。

6. 将缝匠肌在髂前上棘的起点处切断并向下翻转，显露股直肌，再从髂前下棘和髋臼外上缘处分别切断股直肌的直头和反折头的腱性部分，这三条肌腱断端用缝线做标记，准备复位后缝回原处。

7. 辨认并保护好切口内侧的股神经，屈曲、外旋和外展髋关节显示髂腰肌腱和股骨小转子。髂腰肌多有肥大或挛缩，髂腰肌腱常将髋关节的关节囊挤压成漏斗状，阻碍股骨头的复位。在股骨小转子附近切断、松解髂腰肌肌腱（图 43-1-1）。

8. 在阔筋膜张肌和缝匠肌之间钝性剥离，到达髋关节囊前方的疏松结缔组织层。此时，远端可见旋股外侧动静脉血管丛,应当注意保护。剥离关节囊周围肌肉及粘连组织。从髋臼上缘髂骨外侧充分游离关节囊,分离关节囊和展肌之间的间隙,显露关节囊的前方和外侧。

9. 平行于真髋臼边缘并在其下方约 1cm 处切开关节囊,再沿股骨颈长轴纵向切开,如 T 形。切开髋关节囊后可直视关节内妨碍复位的因素。辨识附在股骨头上的拉长或肥厚的圆韧带并予以切除,顺着圆韧带可找到髋关节真臼的底部。部分病例可见圆韧带已经断开或萎缩(图 43-1-2)。彻底清除髋臼内的脂肪结缔组织。切断、松解髋臼内下缘方向的髋臼横韧带。

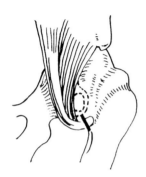

图 43-1-1　髂腰肌切断术

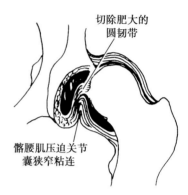

切除肥大的圆韧带

髂腰肌压迫关节囊狭窄粘连

图 43-1-2　切除肥大的圆韧带

10. 如有盂唇内翻,最好将其钩出,或放射状切开外缘。但应注意不要损伤盂唇的生长边缘。

11. 手术至此,要做以下四项观察。

(1)髋臼大小、深度及其顶部的完整性和倾斜度。

(2)股骨头的大小、形状及覆盖头部的透明软骨是否光滑、平整。

(3)股骨颈的前倾角度。

(4)髋关节试行复位后是否稳定及髋臼包容股骨头的情况。

12. 复位股骨头中心进入髋臼内,将关节囊 T 形切开形成的远端两个三角形瓣中外侧的一个关节囊瓣拉向内侧缝合,缝合时要内旋下肢,同时修剪去除后外侧多余的关节囊,即所谓的关节囊成形术或关节囊紧缩缝合术(图 43-1-3)。目前不主张行关节囊的重叠缝合。关节囊的外后方紧缩缝合比较困难,要特别注意,可以预先缝穿多根缝线后再逐次打结紧缩。

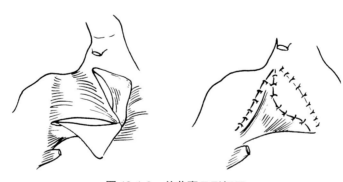

图 43-1-3　关节囊 T 形切开

13. C 臂透视证实髋关节达到中心复位后,拟行患侧 Salter 骨盆截骨术。自髂骨内、外侧的骨膜下将骨膜剥离器送至坐骨大切迹,目的是避免截骨时损伤坐骨神经和臀下动、静脉,先用直角钳自坐骨大切迹的内侧骨膜下送入,再从髂骨外侧用手指摸清或直视看清露出的直角钳头部。然后,从髂骨外侧骨膜下送入线锯的一端,用直角钳夹住后自髂骨内侧将线锯端拉出,截骨线要从坐骨大切迹稍靠下向前对准髂前下棘的稍上方锯开髂骨,拉动线锯时用力要均匀、连续,不要停顿,否则线锯容易卡住(图 43-1-4)。

此时，助手扶好骨膜剥离器不动，以防止截骨的远端后移和内移，同时用两把巾钳将截骨远、近两端固定，重点是防止截骨远段向后移动。

14. 从髂骨翼处取一全层的三角形骨块，其基底的高度是计划的髂前上、下棘之间的距离。也可采用同种异体的带皮质三角形骨块或利用股骨截骨截下的骨块修整后代替自体髂骨块。采用同种异体骨块时建议在其周围间隙植入适量自体髂骨松质，以促进局部骨愈合。

15. 用巾钳夹住髂骨截骨远段髋臼侧，以耻骨联合为轴心，将截断的髂骨远端向前、下、外方向牵引旋转，改变髋臼的方向使其完全覆盖股骨头。转动截骨块时，术者用手从下往上顶住坐骨结节，如此可将截骨处向前外侧张开，而后方保持彼此靠拢。若截骨后方分离则整个髋关节后移，髋臼也不能做以耻骨联合为中心的转动，同时也会造成患侧下肢不必要的延长。

16. 将三角形骨块按实际需要加以修整后，送入截骨远、近段之间，注意截骨远端比近端应稍靠前些（图43-1-5）。

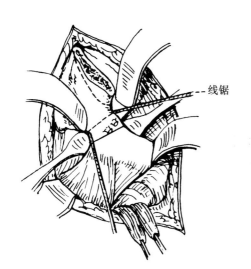

图 43-1-4　Salter 骨盆截骨术截骨部位

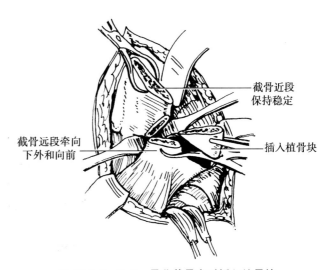

图 43-1-5　Salter 骨盆截骨术时插入植骨块

植骨块送入后不要用锤叩击，否则截骨的后部会发生分离。在松开巾钳和下肢牵引后，骨块在截骨远、近段之间变得稳固。再用两枚直径 1.5～2mm 克氏针经截骨近段、植骨块和截骨远段钻入，方向是从前上到后下，指向髋臼的后上方，这样可防止骨块转动或移位，两枚克氏针平行钻入，注意不要钻入髋关节（图43-1-6），检查屈伸髋关节无阻挡和摩擦感，C 臂透视证实克氏针固定位置好，未进入髋关节。

17. 视情可选择放置引流，引流管从内收肌附近穿出皮肤至体外。将切开的髂骨骨骺两部分对齐靠拢缝合，缝合髂骨内、外侧的骨膜和肌群，再将股直肌缝回到髂前下棘；将缝匠肌缝回到髂前上棘的肌腱残端上。剪断克氏针，将针尾折弯后留在髂骨骨骺软骨外的皮下脂肪内（图43-1-7、图43-1-8）。最后逐层缝合切口，皮肤可做皮内美容缝合以减少瘢痕，更加美观。

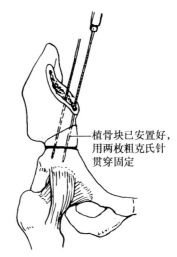

图 43-1-6　Salter 骨盆截骨术时固定植骨块

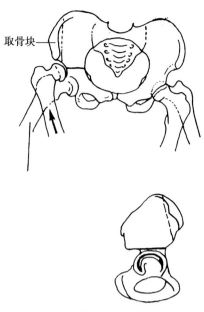

图 43-1-7　髂骨截骨术取骨部位

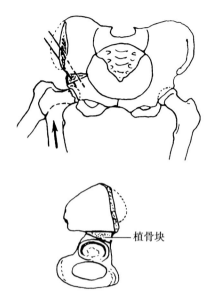

图 43-1-8　髂骨截骨术（Salter）正、侧示意

【术中注意事项】

1. 正确判断真臼和假臼。年龄偏大、脱位较高的患儿可形成明显的假臼，如未能分辨清楚，可导致股骨头未还纳于真臼而复位假髋臼内的错误，手术失败。判断并正确找到真臼的要点是：沿圆韧带方向可达真臼底部；真髋臼下缘有髋臼横韧带；真臼在髂前下棘下方。

2. 显露髋关节的关节囊时，注意清除关节囊外上侧与展肌及髂骨之间所有粘连，并注意不要误伤深部的坐骨神经。

3. 术中切断髂腰肌腱及髋臼横韧带非常重要，不要遗漏，否则易造成术中复位困难、不稳定和术后再脱位。

4. 复位后多余的关节囊要裁剪掉，不推荐重叠缝合关节囊。缝合关节囊时松紧要适度，尤其是内侧和外后方缝合的几针十分关键。关节囊缝合后外上方不要留过多间隙。关节囊内下方组织缺乏可以留一小口，便于关节囊内少量血液引流而不影响髋关节复位的稳定性。

5. 髂骨截骨时要用线锯，如用骨刀截骨可造成髂骨劈裂骨折。截骨后牵拉、旋转髂骨远端骨块时不要向髂骨近端骨块施加向头侧的牵引，仅固定稳定近端即可，否则可导致骶髂关节脱位。

6. 根据患儿年龄、术前脱位的高低情况及术前测量的前倾角决定是否同时行股骨近端短缩和/或旋转截骨术。一般患儿年龄在 2 岁或 3 岁以下、术前脱位 Tonis Ⅲ级以下，如术中复位后股骨头与髋臼间压力不大、牵引下肢时头臼有 0.5cm 间隙，可以不行股骨截骨。否则需同时行股骨近端短缩截骨以降低术后股骨头缺血性坏死的风险，同时行旋转截骨纠正过大的前倾角（DDH 患儿前倾角可达 50°～60°），一般纠正至保留 15°～20° 的前倾角。截骨处用直 4～5 孔直钢板固定。

7. 为更加全面地了解复位情况，可在缝合关节囊后，用一头皮针或套管针向关节囊内注射约 0.5ml 造影剂（如碘海醇）行关节造影，轻度活动髋关节，使造影剂均匀分布后透视观察。

8. 复位后髋关节稳定性的判断：在未缝合关节囊时，内收髋关节至 0°、屈曲髋关节至 90° 而股骨头没有脱出，可以认为比较稳定。

【术后处理】

1. 术后麻醉清醒前行石膏外固定。单侧髋用人字形石膏将复位的髋关节固定于 45° 外展、20°～30° 内旋位（图 43-1-9、图 43-1-10）。术后 4～6 周拆除石膏，不负重、床上逐渐练习肌力和关节活动范围。通常术后 10～12 周可恢复完全负重。半年后拔除克氏针。

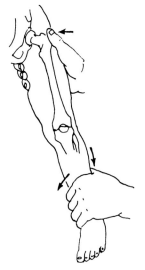

图 43-1-9　术后上石膏前的体位

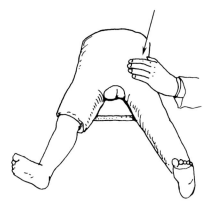

图 43-1-10　石膏裤外形

2. 术后麻醉清醒回病房后即可少量饮水，逐渐进糖水及果汁，无呛咳等不适后可过渡到流质或半流质饮食，逐渐恢复至正常饮食。

3. 镇痛。根据实际情况可采用镇痛泵或镇痛栓剂。

4. 术后可根据病情使用抗生素，抗生素可选用青霉素类或头孢类。如有引流，术后 24～48 小时拔除引流管。

5. 术后摄髋关节前后位 X 线片，证实关节复位和克氏针的位置良好。也可行 CT 以更加全面了解复位后情况。2～3 周后重复摄 X 线片检查植骨块有无塌陷、克氏针是否移动和截骨后的位置是否满意。

【术后并发症的预防及处理】

1. **术后股骨头再脱位**　发生再脱位是一种严重的并发症，常常是对患髋的病理改变认识不足、术者经验不足和技术失误所导致的。常见原因包括：①患髋头臼比例失调，头大臼小而难以复位。②切开复位时软组织松解不理想，如内收肌腱未能松解或髂腰肌未能切断、髋关节内下方的松解不够及髋关节囊外上方粘连未能松解等。③影响同心复位的因素如盂唇过大肥厚、髋臼内软组织填塞未能处理好，肥厚圆韧带切除不彻底，髋臼横韧带未予切断等。④关节囊裁剪不合理、关节囊紧缩缝合不理想。⑤髋臼成形术术式、方法选择不当或技术不熟练；Salter 骨盆截骨术以耻骨联合为铰链，使髋臼顶壁向前、下、外侧移位，可增加髋臼对股骨头前侧的覆盖而使外侧和后侧覆盖更加缺乏。而髋臼后缘发育不良是最容易被忽视的发生术后再脱位的原因之一，处理不当极易导致术后髋关节再次向后脱出。遇到这种情况时不宜选用骨盆 Salter 截骨术，而 Pemberton 截骨术和 Dega 截骨术都可增加髋臼后缘的覆盖，更为适宜。⑥股骨颈前倾角过大（＞60°）未予纠正或股骨近端短缩旋转截骨时前倾角矫枉过正。⑦复位后不够稳定，石膏外固定不规范或不可靠等。⑧术后关节囊内血肿、感染也可导致再脱位。为了规避这种并发症，术者在术前应完善必要的影像学检查、充分评估患儿的病理改变和选择合理的手术方案、严格掌握手术适应证、掌握规范手术要领、注意手术操作细节，这是获得手术成功的关键。一旦术后早期拍片或 CT 检查发现髋关节再脱位需立即再次手术处理，查找并消除导致再脱位的原因。但多次手术增加了术后关节僵硬和股骨头缺血性坏死的发生率。

2. **股骨头缺血性坏死**　根据 Salter 1969 年提出的标准，股骨头缺血性坏死是指复位后 1 年股骨头骨化中心仍不出现；复位后 1 年，现存的股骨头骨化中心生长发育停止；复位后 1 年颈部变宽；股骨头变扁、密度增加或出现碎裂现象；股骨头残余畸形，包括头变大变扁、扁平髋、髋内翻、颈短髋等。但目前更多的是采用 Kalamchi & MacEwen（K&M）分型（Ⅰ～Ⅳ型）评价 DDH 术后股骨头缺血性坏死的发生情况。不同文献报道的 DDH 术后股骨头缺血性坏死发生率变化较大，为 5.3%～36%。

随着患儿手术时的年龄及脱位程度的增加,发生股骨头缺血性坏死的风险明显增加。大龄儿童、术前脱位程度Ⅱ级、Ⅲ级(Tonnis 分级标准)和术后残留髋关节发育不良是股骨头缺血性坏死的危险因素。DDH 术后股骨头缺血性坏死的发生与头臼间压力过大密切相关,高位脱位或大龄患儿术中股骨未截骨或股骨短缩长度不足、为追求髋关节复位的稳定性而过度内翻股骨导致的髋关节复位后过于紧密、股骨头臼间压力太大是术后股骨头缺血性坏死的常见原因。另外,手术中操作粗暴、解剖不清、滥用电刀等损伤髋关节周围血供也可能增加术后发生股骨头缺血性坏死的风险。规避上述危险因素可有效降低股骨头缺血性坏死的发生率。

出现股骨头缺血性坏死后主要采取保守治疗,等待血供重建和股骨头的恢复与发育,最主要的是严格限制负重,避免增加关节内压力,以免导致股骨头进一步塌陷或碎裂,这一过程需 1~2 年或更长时间。其次可适当进行理疗,以改善股骨头血液循环,促进股骨头的恢复。在股骨头缺血性坏死后遗畸形期的适当时候可以行矫形手术,如大转子下移、髋内翻矫正等以改善功能。

3. 关节僵硬　髋关节活动受限或僵硬是髋关节脱位手术后的常见并发症。据文献报道,约有 20%的 DDH 患者切开复位术后出现不同程度的关节僵硬。年龄是导致 DDH 切开复位术后髋关节僵硬的重要因素,手术时患儿年龄越大发病率越高。手术创伤是 DDH 术后关节僵硬的另一重要因素。单纯开放复位的患者髋关节僵硬发生率显著低于骨盆截骨的患者;行股骨截骨的患者发生髋关节僵硬的也明显增多;股骨头缺血性坏死的发生会增加髋关节僵硬发生率;此外,术后石膏或支具外固定时间长、术后康复训练不足及伤口感染等也可能增加髋关节僵硬的风险。

关节囊损伤、周围组织纤维化及创伤后异位骨化等均可导致关节僵硬的产生。髋关节术后发生关节僵硬的主要病变是关节内粘连,同时也有关节周围粘连和瘢痕增厚的因素。复位后头臼间压力大、髋臼内软骨损伤、髋臼内积血或感染、再次手术都可使关节内粘连概率增大。关节囊紧缩缝合过紧也会影响关节的正常活动。

预防关节僵硬要做到术中操作轻柔、充分止血、减少组织创伤;保护关节软骨及关节面,冲洗关节腔积血;术后 4~6 周早期拆除石膏,进行髋关节功能锻炼,能够有效改善髋关节功能、减少髋关节僵硬。

目前对于 DDH 切开复位术后髋关节僵硬的治疗仍然存在诸多困难。有学者采取早期功能锻炼及康复治疗,对于髋关节严重僵硬的患儿也有采取麻醉下手法授动,甚至手术松解治疗,但效果仍然不太理想。

(邵景范　孙　琳　潘少川)

第二节　先天性和发育性髋内翻——股骨外翻截骨术

髋内翻畸形是股骨颈发育不全、股骨颈干角小于正常的一种畸形,单侧多见。正常的股骨颈干角随年龄增大而逐渐减少,正常新生儿的颈干角为 140°～150°,5 岁时为 135°～145°,10 岁时为 130°～140°,至成年才减至 120°。颈干角低于 120° 即可诊断为髋内翻。髋内翻可分为先天性和发育性两个类型。先天性髋内翻为生后即有的畸形,并常伴有其他先天性异常,如股骨近端发育不良或颅锁发育异常等;发育性髋内翻为走路后始发现,多不并发其他畸形,而且较前者多见。

本病特点为进行性股骨颈干角变小,肢体短缩,同时股骨颈内侧有发育性缺陷。单侧与双侧发病率之比为 2:1。单侧髋内翻临床表现为跛行、腰椎前凸,体格矮小。体检髋部屈伸和内收正常,外展和内旋受限,内收肌紧张。X 线片显示股骨颈干角仅 90° 左右,股骨颈短,股骨头骨骺下内方有 Diaphysenstachel 三角形骨块,是髋内翻独有的特征。HE 角即双侧髋臼 Y 形软骨连线(hilgenreiner 线)与股骨头骺板(epiphysis)的延长线相交的角度,正常为 25°。髋内翻时 HE 角明显增大且与髋内翻程度成正比。

髋内翻唯一的治疗方法是手术治疗,任何保守治疗均无效。由于病情进行性加重,于幼儿期发现即应手术治疗,年龄越大,畸形越重,矫正越困难,疗效也越差。

截骨矫形术（Pauwel 转子间 Y 形截骨术）

【手术适应证】

1. 股骨颈干角 <100°。

2. 髋内翻畸形进行性加重。

3. 患儿有疼痛、臀中肌跛行。

4. HE 角 >60°（图 43-2-1）。

5. 最适宜的手术年龄为 1.5～2 岁，也有学者认为在 4～5 岁时手术截骨后内固定更容易些。

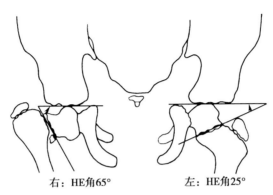

右：HE角65°　　　　左：HE角25°

图 43-2-1　HE 角测量法

【手术禁忌证】

应除外后天性髋内翻，如继发于发育性髋脱位、股骨头缺血性坏死、戈谢（Gaucher）病、骨感染后遗症、纤维异样增殖或严重佝偻病等，通过仔细询问病史和治疗史多可鉴别。

【术前准备】

术前常规行血常规、尿常规、凝血功能、肝肾功能、血清感染学指标、血型、胸片、双髋关节正位 X 线片、心电图检查。必要时行髋关节 CT 三维成像或 MRI 检查。测量颈干角、HE 角、股骨颈前倾角。有条件时可在术前根据 CT 数据 3D 打印髋关节模型并在模型上计划或模拟手术方案。根据患儿的营养评定状况及预计手术时间和手术出血量可备同型浓缩红细胞或全血 1～2 单位，并与家属或监护人签署输血知情同意书和手术知情同意书。术前一天可先在患儿上肢或颈静脉处行静脉留置针，准备好静脉通路，手术日当天禁食期间给予适量小儿电解质溶液，也便于平稳地开始麻醉。术侧做好醒目的手术标记。术前可嘱患者排空小便，不留置导尿管。术前禁食 6 小时、禁牛奶 4 小时、禁水 2 小时，术前 2 小时可口服适量 10% 葡萄糖水或无渣果汁。同时，重视术前宣教及与家属的良好沟通有利于缓解患儿及家属的心理压力，减轻术前应激。

【麻醉与体位】

气管插管全身麻醉、连续硬膜外麻醉或喉罩加 B 超引导下区域神经阻滞麻醉。患儿平卧，术侧臀部下方可用沙袋垫高成 30° 倾斜，最好使患侧股骨上部置于可透 X 线的手术台上，便于术中随时可用 C 臂 X 线机透视观察。

【手术步骤】

1. 先行股骨内收肌群松解。

2. 大腿外侧从大转子往远端的直切口，长 6～8cm。切开皮肤、皮下组织、阔筋膜及股外侧肌直达股骨外侧骨膜，行骨膜下分离，显露大转子和股骨干近端。

3. 术中应切除的骨质宜先按 X 线片上测量的角度做好纸样（图 43-2-2）或参考术前 3D 打印模拟手术做好的模板。

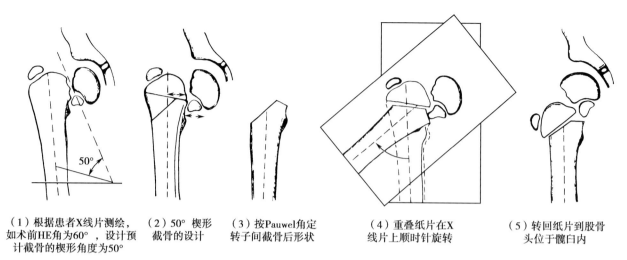

（1）根据患者X线片测绘，如术前HE角为60°，设计预计截骨的楔形角度为50°

（2）50°楔形截骨的设计

（3）按Pauwel角定转子间截骨后形状

（4）重叠纸片在X线片上顺时针旋转

（5）转回纸片到股骨头位于髋臼内

图43-2-2　X线片测量做纸样法

4. 设计截骨线的上、下按计划打入克氏针，以标明截骨部位和角度。以大转子下缘和小转子上缘为上方克氏针位置，上方克氏针不穿到骺板；股骨外侧下方克氏针与上方克氏针的夹角为设计的截骨角度（如50°），上、下克氏针的交点要求距离内侧骨皮质为1/4骨皮质直径长度。X线透视确认截骨角顶点[图43-2-3（1）（2）]。

5. 用摆锯切下计划截除的楔形骨块，将骨质去除[图43-2-3（3）（4）]。

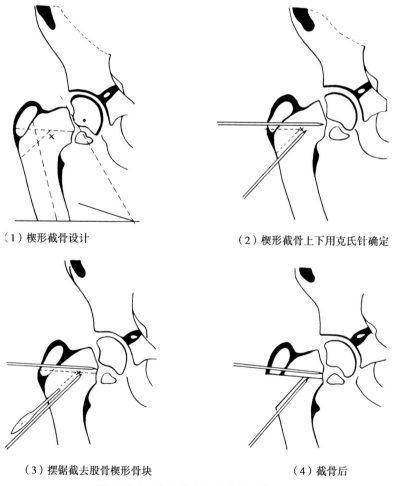

（1）楔形截骨设计

（2）楔形截骨上下用克氏针确定

（3）摆锯截去股骨楔形骨块

（4）截骨后

图43-2-3　先天性髋内翻的外展截骨术

6. 用一骨钩置于大转子上方,将截骨的近端向下拉,使两枚克氏针的走向由原来的角度变为平行,消除截骨的楔形间隙[图43-2-4(1)]。

7. 固定截骨部位的方法

(1) 截骨上、下各用2mm直径克氏针自外后向前内钻通做一隧道;然后用1mm钢丝穿过,拧紧[图43-2-4(2),图43-2-4(3)]。

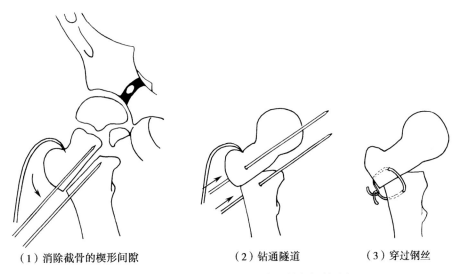

（1）消除截骨的楔形间隙　　　（2）钻通隧道　　　（3）穿过钢丝

图43-2-4　截骨部固定方法(克氏针和钢丝法)

(2) 也可用上端有钩的4~5孔钢板,拉住大转子后,用螺钉固定(图43-2-5)或用角钢板固定。

8. 冲洗伤口,逐层缝合。必要时放置伤口负压引流。

9. 髋外展位石膏固定6~8周。

【术中注意事项】

1. 截骨的设计尽量要大于正常的颈干角,一般截骨后颈干角要求在140°为宜。

2. 术前设计及术中操作时必须将HE角矫正至<30°~40°。

3. 患儿在麻醉后检查患侧髋关节的被动外展范围,如外展受限,应先行内收肌腱切断术。

4. 内固定要坚强可靠。

5. 先天性髋内翻常伴有短股骨畸形,术中应非常注意不要损伤股骨头和大转子的骨骺板。

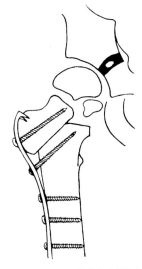

图43-2-5　用带钩钢板固定

【术后处理】

1. 术后6~8周摄X线片,证实截骨部位愈合坚强后再拆除石膏,逐渐负重,练习走路。

2. 个别病例有复发,为了防止复发,内固定钢板应在术后1~2年取出,不宜过早取出钢板。

3. 本病术后畸形可能复发,宜定期随访直至成年。

其他截骨矫形术式还包括插榫式截骨术(图43-2-6)、Langenskoid截骨术(图43-2-7)和适用于年龄较大儿童的Borden截骨术(图43-2-8)等。

【术后并发症的处理】

1. 畸形可复发,故术后需要定期复查。

2. 由于患儿常伴有股骨发育不全和肢体不等长也需密切观察。

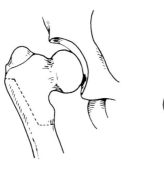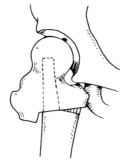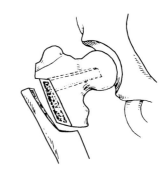

图 43-2-6　插榫式截骨术

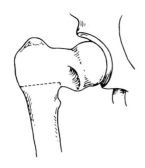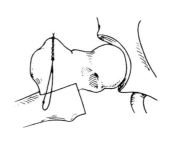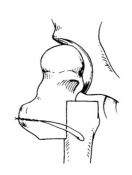

图 43-2-7　Langenskoid 截骨术

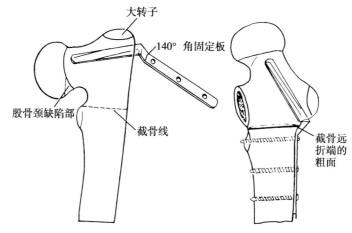

图 43-2-8　Borden 截骨术

（邵景范　孙　琳　潘少川）

第三节　股骨头骨骺滑脱复位固定术

　　股骨头骨骺滑脱（slipped capital femoral epiphysis，SCFE）是指在青少年期因股骨近端骨骺板薄弱及体重过重而引起的股骨头骨骺从股骨颈正常位置移开。常见畸形包括股骨颈向股骨头骨骺的前上方滑动，而股骨头骨骺则向后、向下滑移，但股骨头与髋臼的关系仍保持正常。偶有股骨头向外侧滑移而较股骨颈向后移位。

　　本病的发病情况因种族、性别和地理位置的不同而不同，近年来在我国逐渐增多，男女发病比例为2∶1，双侧发病者约占25%，左髋与右髋发病的比例为2∶1。青少年阶段因系骨骼发育的高峰（男孩13～16岁，女孩11～14岁），故本病发生率最高，以肥胖者居多。

多种病因被认为与股骨头骨骺滑脱的发生有关，包括局部创伤、机械因素、炎症、内分泌疾病（如甲状腺功能减退、垂体功能减退和慢性肾病）和遗传因素等。股骨头骨骺滑脱的真正病因可能是多种因素导致骨骺板的稳定性减弱，一旦遭遇超过正常的应力，使得加载在骺板上的剪切力和扭力大大超过骺板本身解剖结构的稳定性所产生的阻力，导致股骨头近端骨骺滑脱。股骨头骨骺滑脱多为慢性过程，软骨外膜是完好的，还可并发股骨头软骨溶解症和缺血性坏死。

【分类】

根据症状持续时间将 SCFE 分为急性滑脱、慢性滑脱及慢性滑脱急性发作三类。根据功能将 SCFE 分为稳定性滑脱和不稳定性滑脱。稳定性滑脱患者可以独立行走或借助拐杖行走，如果疼痛严重致不能行走，甚至借助拐杖也不能行走，不管症状持续时间均被分为不稳定性骨骺滑脱。

SCFE 的严重程度须经 X 线片测定，但要注意：只在真正侧位的情况下才能准确地显示股骨头骨骺滑脱的程度，三维 CT 成像可以更好地判定滑移情况。依严重程度，SCFE 可分为：Ⅰ度或轻度滑脱，股骨头骨骺移位相当于股骨头直径的 1/3 以内；Ⅱ度或中度滑脱，股骨头骨骺移位超过自身的 1/3 而不及 1/2；严重或Ⅲ度滑脱，股骨头骨骺移位超过 50%。

【临床表现】

症状和体征与 SCFE 的类型、发病快慢和急性创伤等因素有关。

慢性滑脱多有大腿根部疼痛并向膝前内侧放射。疼痛性质多为钝痛，为间断或持续性疼痛，或因活动量加大而加重。患者常有跛行和患侧下肢外旋。髋关节前方可有压痛，髋关节活动受限的范围因滑脱的程度而定，中等程度以上的滑脱时患肢可有 1.2～2.0cm 的真正短缩，患侧大腿上部可出现失用性肌肉萎缩。当髋关节屈曲时患肢外旋呈蛙式姿势。

急性滑脱的特点是患肢突发性严重疼痛，不能负重。急性滑脱有两种类型：①急性损伤性滑脱，多有明显外伤，如车祸或从高处跌落；②慢性滑脱急性发作，多有数周的局部疼痛史而于近期突发患肢不能负重和严重疼痛。急性滑脱的患者，在检查时可引起疼痛加重，以致患髋各方活动均明显受限，患肢经常保持外旋并有明显短缩。医师检查时手法应轻柔，不能令患者下地观察步态而导致病痛加重。

【影像学特点】

滑脱前期只能见到局部骺板增宽、不规则及邻近骨骺密度减低。单凭正位 X 线片容易疏漏早期滑脱，因此侧位片即蛙式位摄片是不可缺少的，因滑脱初期几乎都是滑向后外侧。

前后位 X 线片可能发现股骨头骨骺向内侧滑移。正常髋关节者，沿股骨颈的上缘描一直线，向上穿入股骨头骨骺的外侧部。而有股骨头骨骺滑脱的患者，此线不能穿过股骨头骨骺或穿过股骨头骨骺少于对侧（Trethowan 征）（图 43-3-1）。正常情况下股骨颈干骺端内缘位于髋臼内，而 SCFE 时位于髋臼外。

正常髋关节的侧位片上股骨头骨骺和股骨颈成 90°，最低限度为 87°。股骨头骨骺滑脱后骺颈角变小（图 43-3-2）。

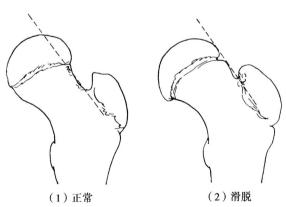

（1）正常　　　　（2）滑脱

图 43-3-1　股骨头骨骺滑脱 X 线片的 Trethowan 征

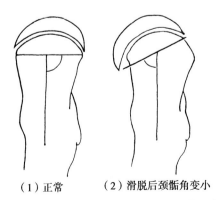

（1）正常　　（2）滑脱后颈骺角变小

图 43-3-2　股骨头骨骺滑脱侧位 X 线片见骺颈角变小

三维CT成像可以更好地显示股骨头骨骺的滑移程度和方向,但CT检查通常并不作为SCFE诊断的常规。另外,超声也可用于SCFE的诊断。

【治疗】

SCFE应列为急症,若不及时治疗,轻微损伤可致股骨头骨骺完全脱离。一旦确诊应避免负重。住院后要加内旋位的皮牵引以缓解肌肉痉挛和软组织挛缩。SCFE宜采用手术疗法。手术治疗的主要目的是稳定股骨头骨骺和股骨颈的位置以防止进一步滑脱;其他目的包括股骨头骨骺板尽早闭合及滑脱骨骺的复位,避免股骨头缺血性坏死和软骨溶解等并发症的发生,保持髋关节的功能。具体手术方式依病情的急、慢性和移位程度而定,包括经皮原位空心螺钉固定术和矫正股骨头骨骺滑脱所致畸形的各种截骨术(如Dunn手术)等。

1. 经皮原位空心螺钉固定术

(1)手术适应证:适用于轻、中度的急、慢性股骨头骨骺滑脱者,股骨头骨骺滑移＜65%,即不超过其直径的2/3。目的是防止股骨头骨骺进一步滑脱,稳定股骨头骨骺以待骨性愈合。对于单侧SCFE患儿健侧是否行预防性手术固定仍然存在争议。

术前准备:除常规术前准备外,对于股骨头骨骺滑脱中等移位程度者最好行股骨髁上骨牵引10～14天。

(2)手术禁忌证:重度股骨头骨骺滑脱,此时空心螺钉不可能置入股骨颈后方再进入滑脱的股骨头骨骺。

(3)手术步骤:尽量减少手术创伤,故宜简化手术,最好选用螺纹空心螺钉(直径6.5mm或7.3mm)固定(图43-3-3)。

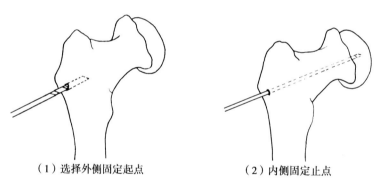

　　　　(1)选择外侧固定起点　　　　　　　　(2)内侧固定止点

图43-3-3　股骨头骨骺滑脱的空心螺钉原位固定

患者仰卧位置于骨折牵引床或透视手术床上,患肢外展10°～15°,尽量内旋。摆放好术中透视用的C臂X线机处于便于患髋正位和侧位透视的位置。

常规消毒铺无菌单,在C臂X线机透视下定位,保证导针钻入方向和长度准确,不钻入髋关节。首先在正位透视下在皮肤上标记进针的理想位置和角度,之后用同样的方法在水平侧位上标记导针进针的理想位置。由于SCFE患儿股骨头骨骺相对股骨颈向后脱位,与股骨颈骨折固定时要给予导针一个前倾角相反,SCFE时固定螺钉的导针在侧位的投影是由前向后成角,因此皮肤上所标记的两条线的交点(即导针的穿入点)位于大腿的前外侧,而且脱位越严重交叉点越靠大腿的前方。对于轻度SCFE,导针的进针点常在股骨前方的转子间线上,而中重度SCFE的导针进针点常移至前方股骨颈。确定导针的进针点和进针方向后在进针点刺入或做一小切口,要注意避开股动脉。一旦导针接触到股骨颈前外侧皮质,即应在正侧位上确认进针点和角度后沿股骨颈向股骨头方向钻入,钻入部位一定要稍高于小转子。导针穿过骨骺板前,应透视确认导针位于股骨头骨骺中央并垂直于骺板,穿过骺板后针尖应到达合适的深度,针尖距离股骨头关节面的距离应不少于5mm。

用相同长度的导针比对测量已经钻入合适位置的克氏针的长度确定拟用空心螺钉的长度,然后将所选用的直径为 6.5mm 或 7.3mm 的空心螺钉沿导针旋入,螺纹要穿过骺板,加压式空心螺钉可以使股骨头骨骺和股骨颈之间有压紧的力量。C 臂 X 线机透视再次检查确认固定的空心螺钉的方向和长度无误。将患侧下肢从牵引床上松开并做各个方向的被动活动或关节造影,证明螺钉未穿入关节内。

分层缝合切口。患侧髋关节外展位石膏固定。

(4)术后处理:髋关节外展位石膏固定 8~10 周,拆除石膏后可先试行双拐协助下下地行走,并逐渐增加患侧肢体的负重,之后逐渐去掉双拐,以达到完全负重行走。骨骺板闭合前禁止患儿进行剧烈体育活动及其他活动。置入的空心螺钉可以长期不取或在患儿的骨骺板闭合后才可以取出。

(5)术中难点:置入空心螺钉的导针的穿行方向和穿针深度的把握是手术的关键和难点。螺钉要尽可能置于股骨头骨骺的中心,穿针深度要求超出骨骺软骨板 0.5~1.0cm 或至少有 2~3 个螺纹过骨骺为宜,千万不可穿出股骨头;螺钉尖应进入距股骨头软骨下骨 5~8mm 或相距为股骨头半径的 1/3 处。如果螺钉尖穿出股骨头,不仅会影响髋关节活动,而且必然会发生股骨头坏死。将螺钉置入股骨头的中心能降低螺钉穿透关节的概率。早期报道有采用 2 根或多根螺钉固定,但目前多推荐使用单根直径较大的空心螺钉固定,因为单根螺钉在技术上比多根螺钉更容易置入而且可以达到满意的效果。

(6)并发症:主要是股骨头缺血性坏死和髋关节软骨溶解。螺钉穿入关节内可导致关节感染、髋臼局部侵蚀、滑膜炎、术后髋关节疼痛、软骨溶解和晚期退行性骨关节炎。导针多次钻入形成多条针道会导致术后可能发生股骨颈和转子下骨折,所以应强调外科手术技术的重要性,最大限度地减少股骨颈骨松质钻孔的数量。软骨溶解是指髋关节处的软骨溶解 50% 以上,诊断软骨溶解症的标准包括关节间隙 <3mm(正常为 4~6mm)和髋关节的活动范围减少。一旦发生软骨溶解,应当检查是否有螺钉穿透损伤关节的情况发生,如果有则应及时退出一点螺钉,其他治疗措施包括严禁患肢负重、牵引、康复锻炼以维持和改善关节活动。

2. 截骨术——矫正股骨头骨骺滑脱所致畸形的手术　中重度移位的慢性股骨头骨骺滑脱将引起股骨头和髋臼持续的不规则的改变,通过合适的手术恢复股骨头与股骨颈的正常关系有可能推迟骨关节炎的发生。截骨术有两种基本类型:一种是在邻近骨骺板的股骨颈楔形截骨术或股骨头骨骺头下力线调整术以矫正畸形(如 Dunn 手术);近年来还有经髋关节外科脱位股骨头下截骨术治疗 SCFE,也称改良 Dunn 手术。另一种是经股骨颈基底部(如 Kramer 手术)或转子间(如 Southwick 手术)的代偿性截骨术。

【手术适应证和并发症】

1. 慢性股骨头骨骺滑脱的畸形愈合在很差的位置也是截骨术的指征。慢性股骨头骨骺滑脱,呈现超过 70% 的重度滑脱,宜用截骨术纠正其外旋、过伸和内收畸形。

2. 股骨头骨骺滑脱行固定术一年后经过塑形期仍有步态异常、起坐困难或外观畸形者有截骨术的指征。

(1)Dunn 手术:核心是股骨颈近端截去一部分,以使复位后的血管失去张力,从而保留股骨颈滑膜下血管对于股骨头的血液供应,同时改变股骨头下畸形。唯一指征是滑脱超过 70%,关节头臼形态不一致而影响髋关节功能的病例。由于股骨头骨骺滑脱使骨膜从股骨颈后方剥离以及有骨膜下鸟嘴样新骨形成,而主要支持带血管旋股内侧动脉及分支从股骨颈后方向上走行,所以 Dunn 手术时采用外侧手术入路可以直视后方被剥离的骨膜及其所包含的血管,能避免损伤股骨头的血供和减少股骨头缺血性坏死的发生。

1)手术步骤:患者仰卧位,患髋垫高约 20°,经外侧入路,手术切口起于髂前上棘的下外方 2cm 处,向下延长,经大转子沿股骨干向下切开 8~10cm。

沿切口切开皮下组织和深筋膜,将臀大肌向后牵开,阔筋膜张肌和股直肌牵向前。股外侧肌和股中间肌自起点处翻下。切开臀中、小肌,显示大转子。

以克氏针作为引导,锯下大转子。但注意其上内侧骨皮质应做成青枝骨折,以免损伤转子间窝内的血管。向上翻转大转子后,沿髋臼切开髋关节囊,再纵向切开股骨颈部滑膜,并用骨膜剥离器向两侧推开。用骨刀铲除股骨头部所有的纤维软骨样骨痂，股骨颈背后如有鸟嘴状隆起应将其修平，同时在股骨颈的上部截骨使股骨颈短缩3～4mm。

手术目的是使股骨头复位后可免于对网状血管的牵扯。最后将股骨头复位到股骨颈的正常位置上，以3枚带螺纹的斯氏针贯穿固定，再用两枚骨松质螺钉将大转子固定回原位。逐层缝合切口（图43-3-4）。

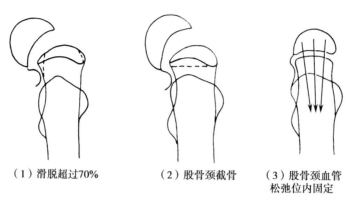

（1）滑脱超过70%　　（2）股骨颈截骨　　（3）股骨颈血管
　　　　　　　　　　　　　　　　　　　　　　松弛位内固定

图43-3-4　Dunn手术——股骨颈短缩，股骨头切开复位术

2）术后处理：双下肢皮牵引并用大腿旋转带使之内旋。术后2周疼痛缓解后，即可在双拐协助下练习走路，但髋关节应避免负重，术后3～4个月可以部分负重。待X线片显示截骨部位完全愈合后才允许完全负重行走。或者术后用髋人字石膏固定，保持下肢旋转中立位和中度外展，术后4周拆除石膏开始逐渐增加主动和被动的关节活动。骺板闭合后可取出内固定。

（2）经髋关节外科脱位股骨头下截骨手术（也称改良Dunn术）：髋关节外科脱位是治疗许多髋部疾病的一种方法，此术式通过转子旋转截骨保留了完整的外部回旋肌，从而保护了股骨头血供的主要动脉（旋股内侧动脉），通过股骨头外科脱位技术使股骨头血供保持完好，避免或减少股骨头缺血性坏死的发生。手术显露好，但操作复杂，需要有丰富手术经验的外科医师完成，术者对于髋关节血管分布解剖知识的精准掌握是安全实施改良Dunn手术的前提和保证。

1）手术步骤：患者完全取侧卧位，手术侧在上。手术经Kocher-Langenbeck或Gibson入路做一纵向弧形皮肤切口，切开皮下组织及脂肪直达髂胫束及臀大肌表面的筋膜，切开阔筋膜，分开臀大肌与臀中肌间隙，在臀中肌后缘下方切开股外侧肌近端的筋膜，将股肌向前方反折牵开。

使用摆锯在大转子后缘进行1.0～1.5cm宽度的截骨，截骨在前方骨皮质处中止，用骨刀造成一个可控的骨折。向前牵拉开翻转大转子截骨片及附在骨片上的股外侧肌和臀中肌，显露关节囊的后方、上方和前方。

Z形切开关节囊，保护好进入关节囊后方的旋股内侧动脉分支，不剥离股骨颈后侧骨膜。屈曲、内收、外旋髋关节使股骨头脱向前方，剪断圆韧带使髋关节完全脱位，在大转子后外上方保留一个软组织瓣到达股骨颈水平。然后通过改良的Dunn技术治疗股骨头骨骺滑脱，清除形成于股骨颈后方及后中部的愈伤组织，然后解剖复位股骨头并螺钉固定。用可吸收线缝合Z形切开的关节囊，复位转子截骨块并用2～3个3.5mm螺钉固定。逐层缝合切口。

2）术后处理：术后卧床保持髋关节轻度屈曲及旋转中立位。每天进行6～8小时的持续被动功能锻炼，髋关节屈曲范围为30°～80°。6周后拍X线片见截骨处愈合后开始做负重活动及髋关节强化功能锻炼。

（3）Kramer代偿性截骨术：是一种股骨颈基底部的截骨术，可充分纠正股骨头的外旋畸形，但易并发股骨头缺血性坏死［图43-3-5（1）～（4）］。

1）手术步骤：切口同Dunn手术。到达关节囊后，沿股骨颈上前方的转子间线前部切开。肉眼可观察到股骨头骨骺滑脱的程度及股骨头和颈部之间的骨痂多少。

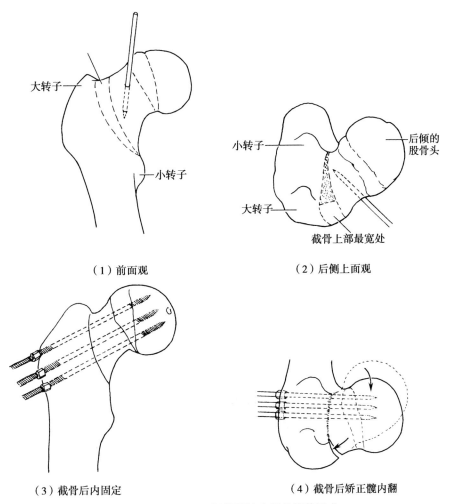

（1）前面观 　　　　　　　　　　　　　　　（2）后侧上面观

（3）截骨后内固定 　　　　　　　　　　　（4）截骨后矫正髋内翻

图 43-3-5　Kramer 股骨颈基底部代偿截骨术

通常楔形截除的骨质相当于在前方直接测量骨痂宽度的 2/3。先做出下方截骨线，自上而下使之沿前转子间线垂直于股骨颈。再逐渐向后截骨，但应使后方骨皮质保持完整，另外，也要防止损伤转子间窝内的血管。在股骨颈近端先钻入 1 枚斯氏针以控制截骨的近端。然后用骨凿或摆锯斜向后方做第 2 条截骨线。同样要保持后方骨皮质完好无损。如此截骨完毕后，合拢截除的楔形部位后，股骨颈后方可能成为一青枝骨折。

将截骨远端内旋和外展后，截骨面靠拢。用 3 枚螺纹针自外侧骨皮质钻入直到股骨头骨骺。12～14 岁以下的患儿最后需做大转子的骨骺固定术以防止其过度生长。

2）术后处理：同 Dunn 手术。

（邵景范　孙　琳　潘少川）

第四节　股骨头骨骺骨软骨病和 Chiari 骨盆截骨术

股骨头骨骺骨软骨病（Legg-Calvé-Perthes disease，LCPD，简称 Perthes 病）是原发性股骨头骨骺缺血性坏死引起的一组综合征，也称为儿童股骨头无菌性坏死。目前认为该病是一种自限性、非炎症性疾病，是受累股骨头骨骺变性、再生和修复的过程。Perthes 病的确切病因不明，可能是多种病因引起的有相似病理和临床表现的多因素疾病，股骨头血液供应的破坏是关键因素。

症状主要有疼痛、跛行和关节活动受限。影像学检查如 X 线、MRI、骨扫描和关节造影有助于诊断、确定分期分型、选择治疗方案和评估预后。Perthes 病的分期基于股骨头的影像学表现,WaldenstrÖm 分期将其分为缺血坏死期(Ⅰ期)、碎裂期(Ⅱ期)、修复期(Ⅲ期)和愈合期(Ⅳ期)。

既往常用的分型方法是 Catterall 法(1971 年)。近年来 Herring 外侧柱分型法(1992 年)已经成为临床常用的指导治疗和估计预后的分型方法,该方法是在本病进入碎裂期后,依据骨盆正位 X 线片上股骨头外侧部分的高度变化来进行分型的。A 型,外侧柱完整未受损,无高度丢失和密度变化;B 型,外侧柱受累,有密度改变,外侧柱局部塌陷、高度丢失 < 50%;B/C 型,外侧柱变薄,高度介于 B 型和 C 型之间;C 型,外侧柱局部塌陷、高度丢失 > 50%。外侧柱分型结合发病年龄可以更好地预测疾病的预后并为治疗方式的选择提供一定依据。另外,Stulberg 分类法(1981 年)多在治疗结束时用于判断最终结果和预后。由于 X 线表现在 Perthes 病发病 6 周以上才会比较明显,MRI 和同位素骨扫描可以更早地帮助诊断 Perthes 病。MRI 还能更准确地判断股骨头的球形状态、更准确地显示病变范围及评价病变所处的病理分期。MRI 已经成为判断股骨头受累范围、分型和制订治疗计划的重要依据之一。

Perthes 病的治疗目的是缓解疼痛、恢复和维持髋关节功能、防止股骨头变形及继发的退行性骨关节炎。治疗主要有非手术和手术两类方法。非手术疗法适用于年龄 <6 岁、病变处于缺血坏死期或 Herring 外侧柱分型 A 型的患儿,常用方法有卧床休息、皮牵引、石膏固定、外展支具等。手术治疗主要是包容治疗,目的是使股骨头包容在髋臼内,让股骨头以同心圆的方式进行再塑形,建议在股骨头骨骺碎裂期之前进行手术可以达到包容和重新塑形的目的。主要的手术方式有股骨近端内翻截骨术、Salter 骨盆截骨术(见本章第一节)、股骨 + 骨盆截骨术、股骨外翻截骨术、髋臼造盖术、Chiari 骨盆截骨术、三联骨盆截骨术、股骨大转子下移术以及软组织松解关节撑开术等,分别有不同的适应证和优缺点。以前施行过的切开关节囊行滑膜切除、股骨头钻孔减压及带血管蒂的骨肌瓣植入手术已经不再用于儿童的 Perthes 病。包容手术的指征是年龄 >6 岁、有临床危象即疼痛和髋关节活动受限、Herring 外侧柱分型 C 型或髋关节半脱位的患儿。文献报道发病年龄 >6 岁的患儿手术包容治疗效果好于非手术的保守治疗,但对于发病年龄 <6 岁的患儿则无明显差别。当病程进入愈合期及以后的后遗症期,股骨头颈的畸形与髋臼发育不良及头臼不称已经形成,包容手术治疗已无效果。术前必须行 MRI 检查以确定股骨头是否有扁平表现,这是各种截骨手术的禁忌证。

Chiari 骨盆截骨术(Chiari medial displacement innominate osteotomy)是一种挽救性的重建手术。这种手术通过在髋臼上缘髂骨弧形截骨,截骨部位下方的骨盆和股骨一并内移,截骨线近端的骨盆髂骨变成顶壁,关节囊置于它和股骨头之间来增加股骨头前外侧的覆盖,矫正股骨头的病理性外侧移位。由于术后覆盖股骨头的臼顶并不是透明关节软骨,而是纤维软骨且为平顶,因此本手术不属于再造性矫形手术。严重的 Perthes 病患者,髋关节在外展位不能获得满意包容、股骨头膨大畸形致头臼不匹配和短髋畸形(股骨颈相对缩短)、有明显关节撞击症状的可采用该术式。

【手术适应证】

1. 大龄(>6 岁)或青少年患儿,髋关节有向外移的半脱位,头臼中等程度以上的形态不匹配。

2. 髋关节疼痛日益加重时,截骨后可加深髋臼从而缓解关节内压和疼痛。

3. Perthes 病后股骨头膨大。

【手术禁忌证】

凡髋关节有严重骨性关节炎、关节软骨大部消失或髋关节僵直的,为本手术禁忌证。髋关节活动不受限是本手术的先决条件。

【术前准备】

术前常规行血常规、尿常规、凝血功能、肝肾功能、血清感染学指标、血型、胸片、双髋关节正位 X 线片、MRI、心电图检查。一般情况下不备血。与家属或监护人沟通签署手术知情同意书。术前一天可先在患儿上肢或颈静脉处行静脉留置针,准备好静脉通路,手术日当天禁食期间给予适量小儿电解质溶液,也便于平稳地开始麻醉。术侧做好醒目的手术标记。术前禁食 6 小时、禁奶 4 小时、禁水 2 小时,术前 2 小时可口服适量 10% 葡萄糖水或无渣果汁。同时,重视术前宣教及与家属的良好沟通有利于缓解患儿及家属的心理压力,减轻术前应激。

【麻醉与体位】

气管插管全身麻醉、连续硬膜外麻醉或喉罩加 B 超引导下区域神经阻滞麻醉。仰卧位,术侧臀部下方可用沙袋垫高成 30° 倾斜(术中透视时可暂时取出垫高的沙袋)。患儿髋部应置于可透 X 线的手术台的无阻挡区域上方,随时可用 C 臂 X 线机透视观察。

【手术步骤】

1. 患侧下肢和同侧下胸、腹壁和骨盆的皮肤常规消毒灭菌,用无菌巾包扎,使术中可自由活动下肢。

2. 经前外侧切口(Smith-Peterson 切口)显露髂骨翼的内外板,与 Salter 骨盆截骨术相同。沿髂嵴正中切开髂骨骨骺,用骨膜剥离器沿阔筋膜张肌和臀中肌的前面部分分离髂骨骨骺的外侧。骨膜下剥离肌肉,把肌肉拉向后方,直至剥离到后方显露坐骨大切迹。

3. 在髂骨内侧的前方,用骨膜剥离器骨膜下剥离髂肌直到坐骨大切迹。

4. 从髋关节囊前方处分离股直肌和它的反折头并切断反折头。

5. 截骨部位的高度应在髋关节囊附着点与股直肌反折头之间,沿着关节囊的附着曲线进行截骨,远端在前方止于髂前下棘,在后方止于坐骨切迹。截骨位置过低可损伤关节囊;过高则不能充分覆盖股骨头,使负重部位上移形成台阶状顶部。截骨的角度由前向后与水平线成 10°～15°,若角度太大超过 20°,可能会伤及骶髂关节。截骨前可在关节囊附着点和股直肌反折头之间,钻入一枚克氏针以协助确定截骨平面和截骨角度,然后摄 X 线片或透视作为依据[图 43-4-1(1)]。

6. 截骨线确定后,用一个窄的直骨刀沿着计划的截骨线先打开髂骨外板,然后继续完成截骨。另外,还可设计呈弧形的截骨线与股骨头的形状相适应,即用骨钻从髂骨外板沿弧形截骨线做多个钻孔,前方从髂前下棘开始,后方到坐骨大切迹的下方,中部略向上,呈一弧形[图 43-4-1(2)]。

7. 完成截骨后,助手牢固地稳定骨盆。术者握患肢使其外展,利用股骨头向内的压力将髋臼推向内。内移的程度应相当于髂骨厚度的 50%～80% 为宜。在内移过程中坐骨大切迹旁的剥离器不要移动,用以防止截骨远段后移,此时,髋臼增加了约 1.5cm 深度,使覆盖股骨头部分加大。在截骨远端内移完成后,减少下肢外展角度至 30°[图 43-4-1(3)]。

8. 最后用两枚长螺钉,自前上到后下钻入,以固定骨盆截骨处的位置,复位切开的髂骨骨骺并缝合,逐层缝合切口[图 43-4-1(4)]。

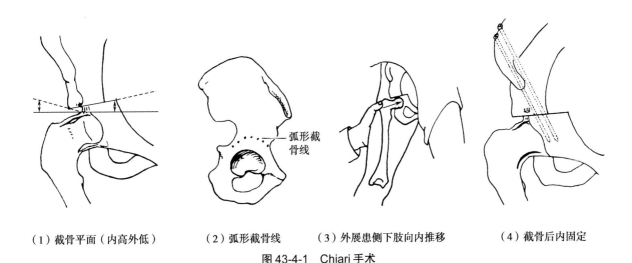

(1)截骨平面(内高外低)　　(2)弧形截骨线　　(3)外展患侧下肢向内推移　　(4)截骨后内固定

图 43-4-1　Chiari 手术

9. 在髋关节伸直和旋转中立位、外展 20°～30° 位置行人字形石膏固定。

【术中注意事项】

1. 截骨的骨刀既要薄,又要锐利,或使用线锯。

2．不要打开或损伤关节囊。如果关节囊松弛，应紧缩缝合关节囊。

3．直线截骨有可能发生截骨远段后移，而前方的髂前上棘突出，影响外观，截骨远段向后移动可推动坐骨神经出现神经症状及髋关节屈曲畸形，应注意避免。

【术后处理】

术后6～8周拆除石膏，开始主动和轻度被动练习髋、膝活动，随后可用双拐协助下地，逐渐部分负重行走。内固定的长螺钉在术后3～4个月可取出或不取。

（邵景范　孙　琳　潘少川）

第五节　化脓性髋关节炎——切开引流VSD技术

化脓性关节炎可发生在任何年龄，但常见于新生儿和婴幼儿。任何关节均可发病，但以髋关节最常见。

细菌侵入关节有血源性、邻近病灶直接扩散及穿刺和外伤后直接污染三种主要途径。致病菌通过血液从远处的感染灶，如疖肿感染伤口、上呼吸道感染或中耳炎等侵入关节，也可以由邻近的骨髓炎病灶扩散至关节内。3岁以下婴幼儿的主要致病菌分别是流感嗜血杆菌（31%）、链球菌（12%）、金黄色葡萄球菌（11%）等；而3岁以上儿童的化脓性关节炎的致病菌则是金黄色葡萄球菌（33%）和溶血性链球菌（18%）。受多种因素影响，脓液或关节穿刺液做细菌培养的阳性率不是很高。

新生儿化脓性髋关节炎的全身症状常不明显，体温可以不高，主要表现为哭闹、拒乳和患肢拒动，或者只表现为肢体自主活动减少。新生儿化脓性髋关节炎的临床体征也不明显，患肢处于静止不动的屈曲、外展和轻度外旋体位。较大的幼儿和儿童多半有明显发热，髋部疼痛，可表现为不愿走路或避痛性跛行。体检有髋关节活动受限，被动活动髋关节时患儿哭闹明显。化验血常规、红细胞沉降率、C反应蛋白、降钙素原等炎症指标均有增高。B超可探测到髋关节内积液（脓），X线片可见关节囊肿胀，有时可见髋关节的病理性脱位或半脱位。MRI可清楚显示病变范围。髋关节穿刺可抽到脓液或混浊的关节渗出液，关节液中白细胞计数增高。穿刺液应同时做涂片检查、细菌培养和药敏试验。

小儿化脓性关节炎需与急性骨髓炎相鉴别，仔细检查特别重要，急性骨髓炎的压痛部位主要在干骺端，而关节炎的压痛在关节周围；就关节活动范围而言，关节炎症对轻柔活动也疼痛难忍，而急性骨髓炎则不然，若轻轻伸屈邻近关节，其活动受限并不十分明显，疼痛也不太重；肿胀部位和范围，急性骨髓炎主要在干骺端，化脓性关节的肿胀只限于关节局部，但化脓性髋关节炎由于病灶位置较深，肿胀不容易观察；同位素骨扫描时，髋关节四周的核素吸附不是很多，而急性骨髓炎干骺端患处吸附量则明显加大。

化脓性髋关节炎的预后与年龄有关，由于新生儿和婴儿的髋关节的绝大部分都是软骨，出生后4～6个月股骨头骨骺才刚刚出现骨化中心，因此年龄较小的婴幼儿一旦发生化脓性髋关节炎常导致髋关节软骨的严重破坏，产生严重的致残性畸形和病理性髋关节脱位。而儿童的髋关节中股骨头的骨骺已经基本骨化，受到炎症侵害后常不至于引起严重的软骨破坏而致残。

【手术适应证】

化脓性髋关节炎一旦确诊就需要及时（急诊）引流以减少对关节软骨的损害，这是治疗化脓性髋关节炎的基本原则。引流方式包括穿刺引流、手术切开引流和关节镜辅助引流。穿刺引流只适合发病早期或表浅关节，髋关节位置较深，单纯穿刺比较困难，有条件可在B超引导下穿刺。如果穿刺不成功或关节内脓液黏稠、抽吸困难，应该立即改用手术切开引流或通过关节镜辅助下引流。手术引流比较彻底，可以用生理盐水充分冲洗，疗效较好。

【术前准备】

术前常规行血常规、尿常规、凝血功能、肝肾功能、血清感染学指标、红细胞沉降率、C反应蛋白、降钙素原、细菌培养＋药敏试验、血型、胸片、心电图检查。影像学检查包括髋关节B超或MRI。可带抗生素入手术室，术前半小时给予适量抗生素。根据患儿的营养评定状况及预计手术时间和手术出血量可备同型浓缩红细胞或全血，并与家属或监护人签署输血知情同意书和手术知情同意书。术前可在患儿上肢或颈静脉处行静脉留置针，准备好静脉通路。术侧做好醒目的手术标记。术前禁食 6 小时、禁奶 4 小时、禁水 2 小时，术前 2 小时可口服适量 10% 葡萄糖水或无渣果汁，手术前禁食期间给予适量小儿电解质溶液，便于平稳地开始麻醉。

【麻醉与体位】

气管插管全身麻醉、连续硬膜外麻醉或喉罩加 B 超引导下区域神经阻滞麻醉。一般采用仰卧位，术侧臀部下方可用沙袋垫高。

【手术步骤】

1. 患肢及其同侧骨盆和下腹壁的皮肤消毒灭菌，无菌巾包扎患侧末端足踝部和小腿，以使患侧下肢可自由活动。

2. 采用类似 Smith-Peterson 切口下半段的手术切口。手术皮肤切口起自髂前上棘下 1～2cm 处，再转向前下，沿阔筋膜张肌和缝匠肌在大腿前外侧形成的浅沟纵切 5～6cm。

3. 在阔筋膜张肌和缝匠肌间分离，找到并保护股外侧皮神经，将之牵向内侧皮下。

4. 钝性分离后，深层即为股直肌，向内或外侧分离并牵开，显示髋关节囊。

5. 用带针头注射器试行穿刺，多可抽出脓液，留作标本及细菌培养和药敏试验。切开髋关节囊前壁，吸尽脓液或渗液，旋转股骨及股骨头，直视下检查股骨头软骨有无破坏及破坏程度、范围，可取一小块关节囊组织送病理检查和细菌培养。用脉冲冲洗器或 50ml 注射器使用大量生理盐水冲洗。

6. 冲洗彻底后，将一根冲洗进水管放入关节囊，另外放入一根带特殊海绵的 VSD 引流管，分别做一皮肤小切口将两根导管引出。

7. 关节囊切开处可稀疏缝合 1～2 针，逐层缝合伤口，固定冲洗进水管和 VSD 引流管，用无菌纱布包裹暂时封堵 VSD 引流管。

【术中注意事项】

1. 因炎症刺激，髋关节滑膜增厚。切开髋关节的关节囊时为了避免刀尖划伤关节软骨，可先用注射器针头向髋关节囊内注入少量生理盐水，使关节囊膨胀后再切开。

2. 术中打开关节囊后要注意检查、评估可能合并的股骨颈和股骨近端的骨髓炎，并发有骨髓炎者应同时探查，必要时开窗引流骨髓炎病灶。

【术后处理】

1. 病房应事先准备好负压吸引装置，术后患者回到病床后，无菌条件下接上 VSD 引流管，调节负压保持在 -0.04～0.06MP。同时准备冲洗液（生理盐水）接通冲洗管。保持冲洗通畅。通常导管在 5～7 天后拔除，视全身情况和局部体征决定。

2. 如果患儿发热和髋部疼痛没有好转而持续性加重，可以再次采用同样方法行灌洗引流术或选择敞开伤口冲洗、引流。

3. 术前和术后均应选用高效、敏感、广谱、足量的抗生素控制全身中毒症状和局部炎症，在细菌培养和药敏试验结果出来前或培养阴性时，一般根据常见致病菌来选择相应的敏感或广谱抗生素（如万古霉素等）治疗，有细菌培养和药敏结果后根据药敏试验结果调整，通常经静脉途径用抗生素 2～3 周。观察患儿一般情况和体温、髋部疼痛情况，定期抽血复查炎症指标，直至体温正常、血常规、红细胞沉降率、C 反应蛋白、降钙素原等指标正常，髋部疼痛不明显时可改用口服抗生素。

4. 全身支持疗法包括解热药，静脉输液纠正水、电解质代谢紊乱，有贫血时可输新鲜血，尽可能用高蛋白饮食并补充多种维生素。积极改善患儿营养。以肠道营养为主，必要时辅助应用静脉营养。

5. 术后患肢皮牵引做保护性制动及镇痛治疗，防止关节屈曲挛缩。急性感染控制后可开始患肢的锻炼。从不负重活动到部分负重，再根据病情逐渐过渡到完全负重，同时注意关节活动范围和肌力的训练。

【术后并发症的预防及处理】

1. 股骨头缺血坏死　一旦发现应尽早治疗，避免负重保护患侧髋关节，可用髋人字石膏或外展支具固定。

2. 巨髋症、股骨近端畸形　炎症破坏股骨头骺板后生长受限，同时大转子持续生长，股骨头增大，股骨颈相对短缩，使髋关节外展受限。可做大转子下移等手术矫正。

3. 髋内翻　股骨头骨骺受髋关节炎症影响停止生长而股骨大转子骨骺持续发育可导致髋内翻，严重者需在感染控制半年后做股骨近端外展截骨手术。

4. 患侧下肢短缩　股骨近端骨骺的破坏可导致患肢短缩，如果双下肢长度相差 <4cm，一般可不行做手术，采取短侧垫高使双下肢长度差在 2cm 以下，不会影响步态。如果患侧短缩超过 4cm，年龄小仍有生长潜力 2 年以上的，可做健侧肢体的股骨远端骨骺暂时阻滞术（8 字钢板固定）或行短侧的肢体延长术。

5. 髋关节病理性脱位　在感染控制半年后可做髋关节切开复位及其他矫形手术。

（邵景范　孙　琳　潘少川）

参 考 文 献

[1] WEINSTEIN S L, MUBARAK S J, WENGER D R. Developmental hip dysplasia and dislocation: Part I[J]. Instr Course Lect, 2004, 53: 523-530.

[2] 吉士俊, 周永德. 先天性髋脱位临床与研究 [M]. 沈阳: 沈阳出版社, 1994: 58-89.

[3] 于静淼, 郭稳, 陈涛.《美国超声医学协会发育性髋关节发育不良超声检查实践指南（2013 版）》解读 [J]. 中华医学超声杂志（电子版）, 2015, 12(1): 17-18.

[4] BROUGHAM D I, BROUGHTON N S, COLE W G, et al. Avascular necrosis following closed reduction of congenital dislocation of the hip. Review of influencing factors and long-term follow-up[J]. J Bone Joint Surg Br, 1990, 72(4): 557-562.

[5] KAHLE W K, ANDERSON M B, ALBERT J, et al. The value of preliminary traction in the treatment of congenital dislocation of the hip[J]. J Bone Joint Surg Am, 1990, 72(7): 1043-1047.

[6] DEZATEUX C, ROSENDAHL K. Developmental dysplasia of the hip[J]. Lancet, 2007, 369(9572): 1541-1552.

[7] DESPRECHINS B, ERNST C, DE MEY J. Screening for developmental dysplasia of the hip[J]. JBR-BTR, 2007, 90(1): 4-5.

[8] JAIN N P, JOWETT A J, CLARKE N M. Learning curves in orthopaedic surgery: a case for super-specialisation? [J]. Ann R Coll Surg Engl, 2007, 89(2): 143-146.

[9] AMODIO J, RIVERA R, PINKNEY L, et al. The relationship between alpha angle and resistive index of the femoral epiphysis in the normal and abnormal infant hip[J]. Pediatr Radiol, 2006, 36(8): 841-844.

[10] ITO H, HIRAYAMA T, TANINO H, et al. Tight fit technique in primary hybrid total hip arthroplasty for patients with hip dysplasia[J]. J Arthroplasty, 2007, 22(1): 57-64.

[11] RAFIQUE A, SET P, BERMAN L. Late presentation of developmental dysplasia of the hip following normal ultrasound examination[J]. Clin Radiol, 2007, 62(2): 181-184.

[12] INAN M, HARMA A, ERTEM K. Stabilization of osteotomies in children with developmental dislocated hip using external fixation[J]. Orthopedics, 2006, 29(9): 764-767.

[13] ROPOSCH A, WRIGHT J G. Increased diagnostic information and understanding disease: uncertainty in the diagnosis of developmental hip dysplasia[J]. Radiology, 2007, 242(2): 355-359.

[14] BANSKOTA A K, PAUDEL B, PRADHAN I, et al. Results of simultaneous open reduction and Salter innominate osteotomy for developmental dysplasia of the hip[J]. Kathmandu Univ Med J, 2005, 3(1): 6-10.

[15] NOZAWA M, SHITOTO K, MASTUDA K, et al. Original methods to move femoral head medially and caudally after rotational acetabular osteotomy: especially to use ceramic spacer[J]. Arch Orthop Trauma Surg, 2006, 126(6): 421-424.

[16] MINODA Y, KADOWAKI T, KIM M. Total hip arthroplasty of dysplastic hip after previous Chiari pelvic osteotomy[J]. Arch Orthop Trauma Surg, 2006, 126(6): 394-400.

[17] ROPOSCH A, MOREAU N M, ULERYK E, et al. Developmental dysplasia of the hip: quality of reporting of diagnostic accuracy for US[J]. Radiology, 2006, 241(3): 854-860.

[18] KIM Y J, GANZ R, MURPHY S B, et al. Hip joint-preserving surgery: beyond the classic osteotomy[J]. Instr Course Lect, 2006, 55: 145-158.

[19] STORER S K, SKAGGS D L. Developmental dysplasia of the hip[J]. Am Fam Physician, 2006, 74(8): 1310-1316.

[20] UNAL V S, GULCEK M, SOYDAN Z, et al. Assessment of quality of life in children after successful treatment of hip dysplasia as compared with normal controls[J]. Saudi Med J, 2006, 27(8): 1212-1216.

[21] SAKAI T, SUGANO N, OHZONO K, et al. The custom femoral component is an effective option for congenital hip dysplasia[J]. Clin Orthop Relat Res, 2006, 451: 146-153.

[22] VALLAMSHETLA V R, MUGHAL E, O'HARA J N. Congenital dislocation of the hip. A re-appraisal of the upper age limit for treatment[J]. J Bone Joint Surg Br, 2006, 88(8): 1076-1081.

[23] U. S. Preventive Service Task Force. Screening for developmental dysplasia of the hip: recommendation statement[J]. Am Fam Physician, 2006, 73(11): 1992-1996.

[24] 杨建平. 切开复位、Salter 骨盆截骨、股骨近端短缩旋转截骨术治疗发育性髋关节脱位 [J]. 中华骨科杂志, 2010, 30(12): 1252-1258.

[25] 杨劼, 吕学敏, 李娜, 等. 发育性髋关节发育不良切开复位、骨盆截骨术后再脱位的原因分析及手术治疗 [J]. 骨科临床与研究杂志, 2019, 4(3): 143-147.

[26] CONNOLLY P, WEINSTEIN S L. The course and treatment of avascular necrosis of the femoral head in developmental dysplasia of the hip[J]. Acta Orthop Traumatol Turc, 2007, 41(Suppl 1): 54-59.

[27] 刘莹, 王恩波, 史立伟, 等. 全麻下手法关节授动治疗髋关节僵硬患儿 193 例 [J]. 中国组织工程研究与临床康复, 2009, 13(20): 3997-4000.

[28] ZHOU Y D, JI S J. The outcome evaluation standard and instruction for congenital dislocation of the hip[J]. Chin J Orthop, 1994, 14(1): 55.

[29] CANALE S T, BEATY J H. 坎贝尔骨科手术学 [M]. 王岩, 等译. 12 版. 北京: 人民军医出版社, 2013.

[30] SKAGGS D L, KOCHER M S. 小儿骨科手术学 [M]. 刘万林, 等译. 2 版. 沈阳: 辽宁科学技术出版社, 2018.

[31] YANG S H, HUANG S C. Valgus osteotomy for congenital coxa vara[J]. J Formosan Med Assoc, 1997, 96(1): 36-42.

[32] DESAI S S, JOHNSON L O. Long-term results of valgus osteotomy for congenital coxa vara[J]. Clin Orthop Relat Res, 1993(294): 204-210.

[33] BOS C F, SAKKERS R J, BLOEM J L, et al. Histological, biochemical, and MRI studies of the growth plate in congenital coxa vara[J]. J Pediatr Orthop, 1989, 9(6): 660-665.

[34] ANDRISANO A, MARCHIODI L, PREITANO M. Epiphyseodesis of the great trochanter[J]. Ital J Orthop Traumatology, 1986, 12(2): 217-222.

[35] WEINSTEIN J N, KUO K N, MILLAR E A. Congenital coxa vara. A retrospective review[J]. J Pediatr Orthop, 1984, 4(1): 70-77.

[36] PAPPAS A M. Congenital abnormalities of the femur and related lower extremity malformations: classification and treatment[J]. J Pediatr Orthop, 1983, 3(1): 45-60.

[37] DELULLO J A, THOMAS E, COONEY T E, et al. Femoral remodeling may influence patient outcomes in slipped capital femoral epiphysis[J]. Clin Orthop Relat Res, 2007, 457: 163-170.

[38] STAATZ G, HONNEF D, KOCHS A, et al. Evaluation of femoral head vascularization in slipped capital femoral epiphysis before and after cannulated screw fixation with use of contrast-enhanced MRI: initial results[J]. Eur Radiol, 2007, 17(1): 163-168.

[39] VAJNAR J. Plain films show the most common hip problem of adolescence[J]. JAAPA, 2006, 19(11): 55-56.

[40] KALOGRIANITIS S, TAN C K, KEMP G J, et al. Does unstable slipped capital femoral epiphysis require urgent stabilization? [J]. J Pediatr Orthop B, 2007, 16(1): 6-9.

[41] PAPAVASILIOU K A, KIRKOS J M, KAPETANOS G A, et al. Potential influence of hormones in the development of slipped capital femoral epiphysis: a preliminary study[J]. J Pediatr Orthop B, 2007, 16(1): 1-5.

[42] BIDWELL T A, SUSAN STOTT N. Sequential slipped capital femoral epiphyses: who is at risk for a second slip? [J]. ANZ J Surg, 2006, 76(11): 973-976.

[43] AMINUDIN C A, SUHAIL A, SHUKUR M H, et al. Transphyseal fracture-separation of the femoral capital epiphysis: a true SCFE of traumatic origin[J]. Med J Malaysia, 2006, 61(Suppl A): 94-96.

[44] KAMARULZAMAN M A, ABDUL HALIM A R, IBRAHIM S. Slipped capital femoral epiphysis(SCFE): a 12-year review[J]. Med J Malaysia, 2006, 61(Suppl A): 71-78.

[45] HASSAN SHUKUR M. The two faces of capital femoral epiphyseal injury—new treatment paradigms against the perceived myths[J]. Med J Malaysia, 2006, 61(Suppl A): 1-2.

[46] SELLER K, WILD A, WESTHOFF B, et al. Radiological evaluation of unstable(acute)slipped capital femoral epiphysis treated by pinning with Kirschner wires[J]. J Pediatr Orthop B, 2006, 15(5): 328-334.

[47] 李浩, 刘柱, 张志强, 等. 儿童中重度股骨头骨骺滑脱的手术治疗 [J]. 骨科临床与研究杂志, 2018, 3(1): 27-33.

[48] 张弢, 刘传康. 儿童股骨头骨骺滑脱的临床治疗进展 [J]. 湖北民族学院学报(医学版), 2014, 31(2): 62-64.

[49] SIKORA-KLAK J, BOMAR J D, PAIK C N, et al. Comparison of surgical outcomes between a triplane proximal femoral osteotomy and the modified dunn procedure for stable, moderate to severe slipped capital femoral epip[J]. J Pediatr Orthop, 2019, 39(7): 339-346.

[50] ZIEBARTH K, ZILKENS C, SPENCER S, et al. Capital realignment for moderate and severe SCFE using a modified Dunn procedure[J]. Clin Orthop Relat Res, 2009, 467(3): 704-716.

[51] KIM H T, CHAMBERS H G, MUBARAK S J, et al. Congenital coxa vara: computed tomographic analysis of femoral retroversion and the triangular metaphyseal fragment[J]. J Pediatr Orthop, 2000, 20(5): 551-556.

[52] TRUMBLE S J, MAYO K A, MAST J W. The periacetabular osteotomy. Minimum 2 year followup in more than 100 hips[J]. Clin Orthop Relat Res, 1999(363): 54-63.

[53] ARNOLD S R, ELIAS D, BUCKINGHAM S C, et al. Changing patterns of acute hematogenous osteomyelitis and septic arthritis: emergence of community-associated methicillin-resistant Staphylococcus aureus[J]. J Pediatr Orthop, 2006, 26(6): 703-708.

[54] VAN DEN BRUEL A, BARTHOLOMEEUSEN S, AERTGEERTS B, et al. Serious infections in children: an incidence study in family practice[J]. BMC Fam Pract, 2006, 7: 23.

[55] GOERGENS E D, MCEVOY A, WATSON M, et al. Acute osteomyelitis and septic arthritis in children[J]. J Paediatr Child Health, 2005, 41(1/2): 59-62.

[56] ROBBEN S G. Ultrasonography of musculoskeletal infections in children[J]. Eur Radiol, 2004, 14(Suppl 4): 65-77.

[57] KAO H C, HUANG Y C, CHIU C H, et al. Acute hematogenous osteomyelitis and septic arthritis in children[J]. J Microbiol Immunol Infect, 2003, 36(4): 260-265.

[58] KHACHATOURIANS A G, PATZAKIS M J, ROIDIS N, et al. Laboratory monitoring in pediatric acute osteomyelitis and septic arthritis[J]. Clin Orthop Relat Res, 2003(409): 186-194.

[59] VINOD M B, MATUSSEK J, CURTIS N, et al. Duration of antibiotics in children with osteomyelitis and septic arthritis[J]. J Paediatr Child Health, 2002, 38(4): 363-367.

第一节　股骨干骨折——弹性髓内针固定术

　　股骨干骨折（femoral shaft fracture）是儿童最常见骨折之一，治疗方案的选择与患儿年龄、体重、骨折部位、骨折类型和合并伤等有关，如何确定不同年龄段儿童股骨干骨折的最佳治疗方案仍然存在争议。鉴于儿童股骨干骨折后生长愈合能力和自我矫形能力强，如果骨折后能够保持良好的力线和长度，轻微的短缩或成角畸形可随生长而矫正，对于儿童股骨干骨折任何平面的不超过 20° 的畸形愈合也多会自行矫正，并足以恢复关节面的力线。保守治疗可选用手法复位小夹板固定、悬吊皮牵引、水平皮牵引、Pavlik 支具、髋人字石膏固定等，手术治疗可选用弹性髓内针固定、外固定架固定、钢板螺钉固定等。弹性髓内针于 20 世纪 80 年代由法国医师 Metaizeau 和 Nancy 发明并推荐，因其在远离骨折处开口进针，不影响骺板生长发育，在髓腔内交叉支撑维持骨骼的力线，骨折处可以闭合复位或小切口切开复位，对断端血供影响小，很利于骨痂生长，完全符合儿童生理特点，得到了广大小儿骨科医师的广泛认同。

　　【手术适应证】

　　1. 年龄 3～15 岁儿童。

　　2. 横形骨折、短斜形骨折、带有楔形骨折片的短斜形骨折、皮质支撑的长斜形骨折及短螺旋形骨折。

　　3. 股骨干多处骨折，或合并全身多发性骨折，手法复位外固定有困难者。

　　4. 股骨干骨折畸形愈合或不愈合，需手术复位者。

　　5. 股骨干病理性骨折。

　　【手术禁忌证】

　　1. 年龄 <3 岁或 >15 岁者，体重超过 50kg。

　　2. 严重污染的开放性骨折。

　　3. 完全不稳定的复杂骨折，无任何骨皮质支撑的骨折，特别是需要负重或年龄 >15 岁者。

　　4. 局部软组织有急慢性感染。

　　5. 恶性肿瘤等。

　　【术前准备】

　　1. 选择粗细合适的髓内针，所选髓内针直径至少是 X 线片髓腔最窄部位直径的 1/3，不超过 50%，两根髓内针直径应该相同（图 44-1-1）。

　　2. 充分估计术中可能发生的困难与并发症，准备好处理的器械，如开孔骨锥、持钉钳、插入器、断钉器、锤子、滑锤、可调复位器等。

　　【麻醉与体位】

　　全身麻醉或基础麻醉加连续硬膜外麻醉。仰卧位，患肢体垫高 20°。

　　【手术步骤】

　　股骨干骨折髓内针固定术见视频 44-1-1。

　　1. 测量进针处至骨折部位的距离，髓内针弯曲顶点要求在骨折平面，预弯的曲

视频 44-1-1　股骨干骨折——弹性髓内针固定术

率半径要求为髓腔直径的 3 倍,这样可产生弹簧效应,使骨折固定更牢固(图 44-1-2)。

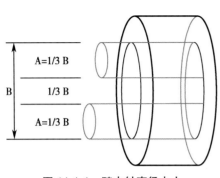

图 44-1-1　髓内针直径大小

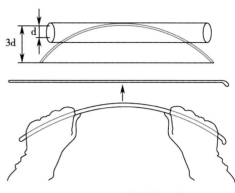

图 44-1-2　髓内针的预弯

2. 股骨远端生长骨骺板上方 1～2cm 作为进针点(图 44-1-3),位置大概位于伸膝时距髌骨上缘一横指处。

3. 使用锥形开口器垂直于骨面开口,当突破骨皮质后,将开口器头端与骨面成 45° 斜形扩孔,扩孔应比所选髓内针直径略大(图 44-1-4)。

4. 髓内针的顶端与骨皮质垂直插入髓腔,然后旋转 180°,使髓内针与髓腔平行(图 44-1-5),旋转或轻轻敲击,逐渐打入髓内针,同样操作打入第二枚髓内针(图 44-1-6)。

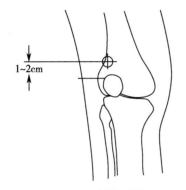

图 44-1-3　髓内针进针部位

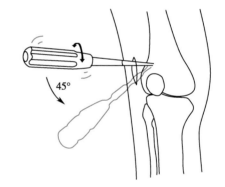

图 44-1-4　髓内针的开孔

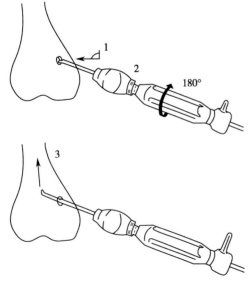

图 44-1-5　髓内针进入髓腔方式

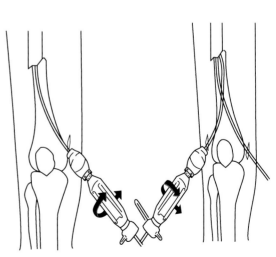

图 44-1-6　两枚髓内针到达骨折断端

5. 在通过骨折平面时,应放松牵引,同时将髓内针向骨折近端推进至干骺端的骨松质内,向前推进4~5cm,内侧弹性针向股骨颈、外侧弹性针向股骨大转子直到图44-1-7中A位置,应避免穿透骺板,并确保两根髓内针通过骨折端后再次完成交叉固定(图44-1-7)。

6. 检查患肢屈伸旋转功能,观察骨折是否稳定,无误后将髓内针尾端于骨外0.8~1.0cm处剪断并轻度折弯(图44-1-8),逐层缝合筋膜和皮肤。

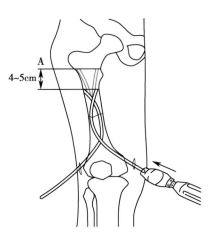

图44-1-7 髓内针到达骨折近端位置

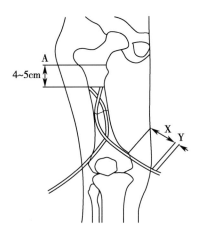

A.髓腔内空隙;X.皮下穿行距离;Y.体外余留针长度

图44-1-8 髓内针的剪断

【术中注意事项】

1. 正确选择合适的弹性髓内针非常重要,针越细固定越不牢靠,越粗则产生的弹力越大,对维持骨折的复位就越有效,但插入的难度也会随之增大,髓内针的粗细可选择长骨干最小直径的40%,二枚髓内针其直径相同,以避免骨折受力不均,导致外翻或内翻畸形。

2. 如闭合穿针失败,在骨折部位纵切约4cm切口,将碎骨片、积血块或软组织等清除。具体穿针方法与闭合穿针类似,髓内针到达骨折断端时,直视下用剥离子撬拨复位骨折,用手指触摸骨折内外侧,以保证骨折彻底对位,避免髓内针滑出髓外。

【术后处理】

术后半髋人字石膏固定4~6周,待骨折断端骨痂形成稳定后拆除石膏,加强膝关节和股四头肌功能锻炼,逐步部分或全部负重行走,直至骨性愈合。髓内针一般于术后6~12个月拔除。

【术后并发症的预防及处理】

1. **皮肤疼痛或激惹症状** 此并发症最常见,多为针尾太长所致,对膝关节屈伸活动亦有一定影响。术中应将髓内针针尾切割光滑,长度0.8~1.0cm为宜,不要将针尾的角度弯得过大。

2. **骨愈合延迟和不愈合** 发生率低,偶见发生于青少年的严重股骨干骨折,可以用带锁髓内钉置换弹性髓内针手术治疗。

3. **再骨折、畸形愈合** 多因髓内针过细、不够坚固所致,也可由于过早、过多的负重或再受损伤所致。预防在于选用合适的髓内针,桥状骨痂形成后才能负重,活动时要注意保护。

4. **感染** 强调严格遵守无菌操作技术。超过8~12小时的开放性骨折应先处理伤口,待软组织愈合后才能施行内固定术。一旦术后发生感染,不必急于拔除髓内针,先按急性骨髓炎处理,待骨折端有部分骨痂后,再取出髓内针,施行骨髓炎手术。

(俞 松 曹 江)

第二节　先天性成骨不全——股骨多段截骨＋可延长髓内针矫形术

成骨不全（osteogenesis imperfecta，OI）是一种编码 I 型胶原蛋白基因突变的常染色体显性遗传为主的骨脆性增加疾病。由于骨密度降低、骨脆性增加，轻微外伤就会导致 OI 患者反复骨折、进行性骨骼畸形。临床上尚无根治 OI 的方法。应用双膦酸盐等抗骨质疏松药物有助于控制病情。对于合并严重下肢骨骼畸形的 OI，手术矫形及固定并结合内科及康复等综合治疗是目前恢复此类患者功能的主要手段。目前临床上主要使用石膏固定、截骨后接骨板固定、多段截骨联合弹性髓内钉固定以及可延长髓内钉固定等方式。其中多段截骨联合弹性髓内钉和可延长髓内钉固定是当前治疗重度下肢长骨畸形的最主要方法。

成骨不全患者由于下肢反复骨折，易造成长骨重度三维畸形。为矫正畸形，Sofield 和 Millar 报道了一种多段截骨联合髓内钉治疗成骨不全性长骨重度畸形的手术方法，彻底改变了这种疾病的治疗方式。通过截骨后的重新排列，改变了畸形骨干之前的生物力学特征，避免畸形进一步加重并降低再次骨折的风险，本节以常见的 OI 患儿股骨弯曲畸形为例，介绍多段截骨矫形＋可延长髓内钉的手术方法。

【手术适应证】

1. 先天性成骨不全是一种遗传性骨脆性增加的疾病，重症患者多因自幼反复骨折造成肢体畸形，无法站立行走，关节、韧带、肌肉等结构发育差，严重影响患者的日常行为能力。对此类患者及早行手术矫正下肢畸形，可为下一步的康复训练创造条件。

2. 手术时机建议选择患儿开始尝试站立且学习走路之前。

【手术禁忌证】

不能耐受全身麻醉，或是局部软组织有急慢性感染。

【术前准备】

1. 术前拍摄患侧肢体 X 线片及 CT 三维重建，并据此设计截骨部位、角度、宽度、节段等手术方案，保证下肢力线的前提下，尽可能减少截骨次数。

2. 采用 3D 打印技术和虚拟现实技术（VR），可以提高截骨的精准度。

3. 双膦酸盐、钙剂与维生素 D、甲状旁腺素氨基端片段等药物，有增加骨密度、改善骨骼微结构且降低骨折风险的作用。因此，术前应当结合药物治疗，以提高手术矫形效果。

【麻醉及体位】

气管插管全身麻醉，仰卧位。

【手术步骤】

1. **切口**　根据术前设计的截骨部位，通常选择弓状畸形的顶点，逐层切开皮肤、皮下组织、肌肉等，减少剥离骨膜以保证血供，显露畸形股骨骨段。

2. **多段截骨**　借助摆锯按照术前设计的方案进行多部位截骨。

3. **置钉**　从大转子部位置入可延长髓内 FD 钉（Fassier-Duval 可延长髓内钉），依次将截骨后的骨段串联起来（图 44-2-1）。OI 患者的股骨髓腔通常狭窄，在串联截骨骨段的过程中，宜选用适宜的髓内钉。

4. **植骨**　截骨后断端可行自体骨或同种异体骨植骨，提高截骨部位的愈合率。

【术后处理】

1. 术后患肢制动期间，会进一步加重下肢肌肉萎缩，因此要鼓励患者术后主动进行腓肠肌、股四头肌等主要肌肉的等长运动训练。术后早期快速康复，以使患者尽快掌握最基本的站立行走能力，掌握日常生活技能，减轻家庭社会负担，恢复一定的社会活动能力。

2. 解除制动后，尽早开始科学的术后康复训练计划：学会使用拐或助行器、支具、矫形器，开展站立、行走训练等。

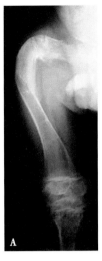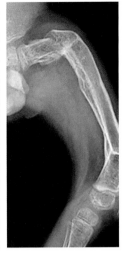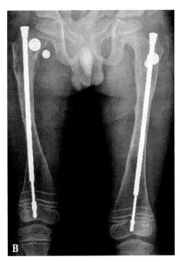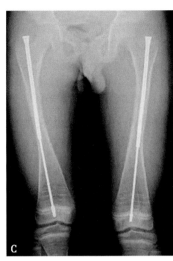

图 44-2-1 股骨多段截骨 + 可延长髓内钉固定
A. 6 岁 8 个月, 术前双侧股骨弯曲畸形; B. 多段截骨后 + FD 钉串联固定; C. 术后 6 年随访。

(1) 应用适当辅助工具弥补身材短缩、畸形所致生活不便。

(2) 佩戴合适的下肢支具, 弥补关节松弛和肌肉无力对下肢功能的影响。

(3) 选择合适的助行工具, 辅助行走训练。

(4) 特定关节的伸展及肌肉力量训练。

3. 避免参与身体对抗性运动, 避免摔倒。

4. FD 钉尽管是可延长髓内钉, 可以减少手术次数, 但是, 可延长长度是有限的, 所以 FD 钉也需要定期更换。

5. 远端有锁定装置的 FD 钉, 其锁定克氏针有时会发生移位, 或导致皮肤产生激惹现象, 平时需注意皮肤的护理, 减少局部摩擦和压迫。

6. 术后周期性给予药物辅助治疗。

【术中注意事项】

1. 股骨单骨截骨一般以 2～3 处为宜。应在保证下肢力线的前提下尽可能减少截骨、保留骨膜, 降低术后骨折端缺血不愈合等风险。

2. 置入 FD 钉时, 尽量保护骨骺, 避免对股骨生长产生不利的影响。

【术后并发症的预防】

术后并发症主要有截骨部位骨不连或骨延迟愈合, 所以术中宜尽量减少剥离骨膜以保证血供。

(孙 琳 任秀智 潘少川)

第三节 下肢畸形——8 字钢板生长引导技术

儿童下肢成角畸形的常见表现有: 膝内翻、膝外翻、股骨前倾和胫骨内旋等, 下肢成角畸形分为生理性和病理性两种。生理性下肢成角畸形可以随生长发育, 依靠自身的调节和塑形能力自行矫正, 不需要特殊治疗。但是, 病理性下肢成角畸形, 需要手术治疗。手术方法有传统的截骨矫形内固定术、截骨矫形外固定术、永久骺阻滞术等, 但是, 8 字钢板生长引导技术当为首选。

儿童下肢不等长也可以采用 8 字钢板生长引导技术治疗。儿童下肢不等长原因有两个, 一是一侧肢体生长减慢造成, 如骨骺骨折导致的生长障碍、创伤导致的下肢短缩, 往往伴有不同程度和形式的成角畸形; 另一个是一侧肢体过度生长, 如 Klippel-Trenaunay 综合征等。如果肢体不等长的差距 < 0.5cm,

步态尤明显表现,不需要治疗。肢体短缩造成的肢体不等长可以用骨延长术治疗,肢体过度生长造成的肢体不等长,目前只可用临时骨骺阻滞手术,即8字钢板生长引导技术治疗,可以减慢患侧肢体的生长速度。

8字钢板生长引导技术治疗的原理来自 Hueter-Volkmann 定律:生长板(骺板)在压应力下的生长速度将减慢。这一理论和技术已经成功地应用于小儿骨科临床实践中,实现这一理论和方法的前提是患者骨骺未闭合,仍然具有生长发育的潜力。早期行临时骨骺阻滞技术的器械为 U 形钉,后来美国的 Perter 医生发明了8字钢板,后者具有稳定性好、不易脱出、不易折断、具备持续张力的优点。

【手术适应证】

1. 病理性下肢成角畸形。

2. 下肢肢体不等长。

【手术禁忌证】

骨骺已经闭合的患儿,即已经不具备生长潜能的儿童。

【术前准备】

1. 拍摄双侧下肢全长的正侧位片,测量下肢力线,了解成角程度;测量下肢长度,了解下肢不等长的具体数据。据此制订手术方案。

2. 行患侧肢体 CT 重建或 MRI 检查,了解患肢骨骺的开放程度,判定患儿的生长发育潜能,通常至少具备1年的生长能力。

3. 有些肢体过度生长导致的下肢不等长,对过度生长的原发病因,需要予以提前处理,如 Klippel-Trenaunay 综合征,可先行选择性血管栓塞手术。

【麻醉及体位】

气管插管全身麻醉,仰卧位。

【手术步骤】

1. 切口定位 首先用 C 臂 X 线机定位股骨远端和胫骨近端的骨骺位置,由此确定手术切口。

2. 显露 切口通常只需要约 3cm,分离显露至骨膜外,不剥离骨膜,保护骨骺。

3. 骨骺定位和置钉 在 C 臂 X 线透视下操作,克氏针定位骨骺的位置,以此为引导将 U 形钉打入或拧入8字钢板,在置入过程中需要检查8字钢板的螺钉的走行位置是否正确,并随时调整(图 44-3-1)。

4. 缝合切口 8字钢板置入后,屈伸膝关节,检查膝关节活动无受限,缝合切口。

【术中注意事项】

1. 本手术也可以采用皮下置钉的方法,创伤会更小。

2. 两枚螺钉尽量保持平行,不宜张开角度太大,因为术后骨骺生长会导致原来平行的两枚螺钉逐渐张开,维持对骨骺适当的张力,限制其生长发育。如果置钉不够平行,日后螺钉承受较大的张力,有发生断钉的风险。

【术后处理】

术后3天下地负重活动。逐渐恢复日常生活活动范围和形式。

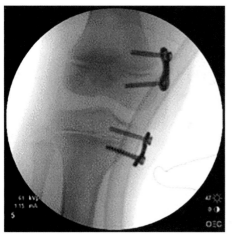

图 44-3-1 8字钢板置入后 C 臂 X 线透视检查螺钉的位置、长度和方向

(孙 琳 潘少川)

第四节 胫腓骨骨干骨折——弹性髓内针固定术

胫腓骨骨干骨折(tibiofibular shaft fracture)是儿童常见骨折,发生率仅次于股骨干骨折和前臂双骨折,10 岁以下儿童尤为多见。其中以胫骨干单骨折最多见,胫腓骨干双骨折次之,单纯腓骨干骨折最少见。其治疗方法主要根据骨折类型和软组织损伤程度来选择,无明显移位或经手法整复后骨折面接触稳定,无侧方成角的稳定性骨折,可用长腿石膏外固定。不稳定的胫腓骨骨干骨折,则需要行手术复位及固定,其手术固定方式较多,鉴于弹性髓内针对于适龄儿童骨折生物学微创固定的优势,软组织结构破坏少,愈合率高,感染率低,近年来采用弹性髓内针固定者日渐增多。

【手术适应证】

1. 年龄 3～15 岁儿童,体形消瘦者年龄可以适当放宽,肥胖者则反之。

2. 横形骨折,短斜形骨折,短螺旋形骨折,带有楔形骨折片的短斜形骨折,皮质支撑的长斜形骨折、螺旋形骨折。

3. 胫腓骨骨干多段骨折,双灶骨折,或合并全身多发性骨折,手法复位外固定有困难者。

4. 胫腓骨骨干病理性骨折。

【手术禁忌证】

1. 年龄 <3 岁者。

2. 严重污染的开放性骨折。

3. 完全不稳定的复杂骨折,无任何骨皮质支撑的骨折,特别是需要负重或年龄 >15 岁。

4. 局部软组织有急慢性感染。

5. 恶性肿瘤等。

【术前准备】

1. 选择粗细合适的髓内针,所选髓内针直径至少是 X 线片髓腔最窄部位直径的 1/3,但不超过 50%,两根髓内针直径应该相同。

2. 充分估计术中可能发生的困难与并发症,准备好处理的器械,如开孔骨锥、持钉钳、插入器、断钉器、锤子、滑锤、可调复位器等。

【麻醉与体位】

全身麻醉或基础麻醉加连续硬膜外麻醉。仰卧位。

【手术步骤】

1. 选择合适直径的髓内针,其直径至少是髓腔最窄部位直径的 1/3(见图 44-1-1),40% 较为理想。髓内针在插入前要进行预弯,预弯弧度约为髓腔直径的 3 倍,弧弓的顶点应位于骨折平面(见图 44-1-2)。

2. 备用大腿止血带,并根据术中出血情况酌情使用。患儿仰卧于透光手术床,患肢可以自由活动,且确保术中 C 臂能在正位及侧位对骨干全长进行透视。

3. 手术切口位于胫骨结节的两侧、胫骨近端骺板远端约 2cm 处,操作前相关解剖标志在 C 臂透视下定位确定,在皮肤上做好标记。将筋膜和骨膜分别切开,显露骨皮质,骨腔两侧的开孔应精确对称(图 44-4-1)。使用锥形开口器垂直于骨面开口,当突破骨皮质后,将开口器头端与骨面成 45° 斜形扩孔,扩孔应比所选髓内针直径略大(图 44-4-2)。

4. 将已预弯的弹性髓内针安装于插入器上,并用杆状扳手拧紧,髓内针上的激光标记与插入器的一端平齐,这样可以在不使用 C 臂的情况下控制髓内针的方向。沿骨锥形成孔由近端向远端置入预弯弹性髓内钉(图 44-4-3),旋转或轻轻敲击,将髓内针推进到骨折断端(图 44-4-4),注意不要敲击插入器的 T 形柄,同样方法置入另一枚弹性髓内针(图 44-4-5)。

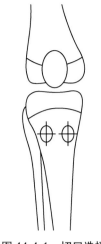

图 44-4-1　切口选择

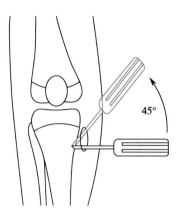

图 44-4-2　胫骨近端开髓

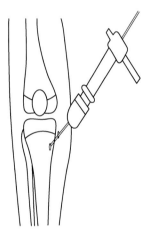

图 44-4-3　插入髓内针

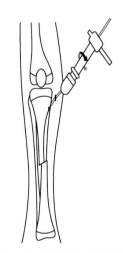

图 44-4-4　推进髓内针至骨断端

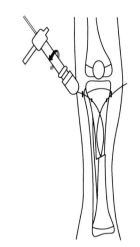

图 44-4-5　推进另一根针至骨断端

5. 纵向牵引患肢，横向挤压骨折端对骨折进行复位，骨折复位困难者综合采用拔伸牵引、旋转、捺正等手法以纠正重叠、成角、旋转。借助 X 线透视了解复位骨折情况，用一枚克氏针插入骨折端，撬拨将骨折复位；亦可利用髓内针的弯头设计，勾拨对侧骨折端直至髓内针顺利穿过。将弹性髓内针贯穿骨折端向骨折远端推进，直至胫骨远侧干骺端，距骺板近侧约 1cm 处，C 臂透视确认弹性髓内针头端到达预定胫骨远端干骺端终点且未损伤远端骨骺，髓内针弧弓顶点位于骨折平面，并确保两根髓内针通过骨折端再次完成交叉固定（图 44-4-6）。

6. 检查患肢屈伸旋转功能，观察骨折固定是否稳定，无误后将髓内针尾端于骨外 0.8～1.0cm 处剪断并轻度折弯（图 44-4-7），逐层缝合筋膜和皮肤。

【术中注意事项】

1. 正确选择合适的弹性髓内针非常重要，针越细固定越不牢靠，针越粗则产生的弹力越大，对维持骨折复位就越有效，但插入难度也随之增大。两枚髓内针直径应相同，避免骨折受力不均，导致外翻或内翻畸形。

2. 正确选择进针点，避免损伤近端骨骺及胫骨结节骨骺。

3. 如闭合穿钉失败，在骨折部位，纵向切开约 4cm 切口，将碎骨片、积血块或软组织等清除。具体穿针方法与闭合穿针类似，髓内针到达骨折断端时，直视下用剥离子撬拨复位骨折，用手指触摸骨折内外侧，以保证骨折彻底对位，避免髓内针滑出髓腔外。

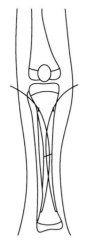

图 44-4-6 髓内针到达骨折远端位置

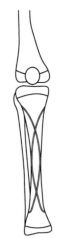

图 44-4-7 剪断髓内针

4. 对于胫骨骨折合并腓骨骨折，保持腓骨力线满意即可，不主张腓骨内固定治疗，如确实需要复位固定者，参考胫骨髓内针固定技术置入单根弹性髓内针，所选髓内针直径为腓骨骨腔最窄处直径的 2/3 为宜。

5. 由于胫骨具有三角形的髓腔，两根髓内钉都有滑向背侧的倾向，易导致反屈畸形。在打入髓内针时，将髓内针轻度转向背侧，保持胫骨正常的生理弧度。

6. 髓内针尾应剪短，长度 0.8～1.0cm 为宜，避免过长致皮肤激惹。

【术后处理】

术后患肢于膝关节屈曲 10°～15° 位、踝关节于功能位长腿石膏托固定。5 周后去除石膏，摄片了解愈合情况，进行功能训练，当有桥状骨痂形成时可开始负重。骨折后 6～12 个月可拔除髓内针，取出髓内针后无须固定。

【术后并发症的预防及处理】

1. 骨筋膜隔室综合征 这是急性期的严重致残并发症，术后应密切观察，对张力性肿胀并且渐进性加重的疼痛，要高度警惕，必要时切开减压，避免出现缺血性肌挛缩而致残。

2. 皮肤疼痛或激惹症状 此并发症最常见，多为针尾太长所致，膝关节屈伸活动亦有一定影响。术中应将髓内针针尾切割光滑，长度 0.8～1.0cm 为宜，不要将针尾的角度弯得过大。

3. 骨愈合延迟和不愈合 发生率低，偶见发生于青少年的严重胫骨骨折，可以用带锁髓内钉置换弹性髓内针手术治疗。

4. 再骨折、畸形愈合 多因髓内针过细、不够坚固所致，也可由于过早、过多的负重或再受损伤所致。预防在于选用合适的髓内针，桥状骨痂形成后才能负重，活动时要注意保护。

5. 感染 强调严格遵守无菌操作技术。超过 8～12 小时的开放性骨折应先处理伤口，待软组织愈合后才能施行内固定术。一旦术后发生感染，不必急于拔除髓内针，先按急性骨髓炎处理，待骨折端有部分骨痂后，再取出髓内针，施行骨髓炎手术。

（俞 松 黄 辉）

第五节 胫骨发育不良——胫骨截骨 Ilizarov 延长技术

Ilizarov 肢体延长术的理论根据为张力张应力法则（law of tension-stress, LTS），即任何组织在张力应力的影响下均表现极高的生成能力（genesis），细胞代谢旺盛，生长能力强。但这要靠消除其他应力，如扭曲、旋转、剪力等应力为条件，单纯施加张力应力始能实现。

Ilizarov 外固定器由五个基本配件组成。

1. 不同直径的环形配件 环形配件又可分为半环、整环和 omega 环等。半环组装方便,有 18～28 孔,每孔直径 8mm,孔与孔之间的距离为 4mm,而整环不用螺栓连接,故重量较轻,且平均较半环组装后多 6 孔,为插入螺纹杠和固定栓有了更多的余地。

2. 克氏针 按体重和肌肉力量选择 1.5～2.0mm 粗的克氏针。根据解剖学知识,避开大的神经、血管钻入克氏针。每个环形配件的平面可钻入 2～3 根。每根钢针尽量接近 90° 最为稳定,否则过针的骨局部承受外力过于集中,而且钢针易在骨内滑动。

3. 固定螺栓 分为中央孔型和偏口型两类(图 44-5-1),目的是保持钢针笔直而不应利用弹性而任意弯动。克氏针穿过中央孔洞或偏口沟槽中,然后将螺栓的螺纹部插入环形配件的对应部位的孔中,再以螺母拧紧在环形配件上,拧紧前要将钢针以 90～110kg 的力量拉紧。

4. 螺纹杠 通常为 6mm 粗,螺距为 1mm,即螺母在螺纹杠上转动一圈,可前进 1mm。此外,还有一些其他配件可为不同目的而选用,如增高柱、2～8 孔的条形长板、活动轴、弓形板(Cattaneo 板)及斜形连接杠等。

5. 延长器 依据需要延长的长度,选择不同型号的延长器(图 44-5-2)。

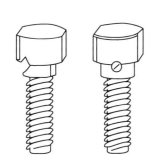

图 44-5-1 中央孔型和偏口型固定螺栓

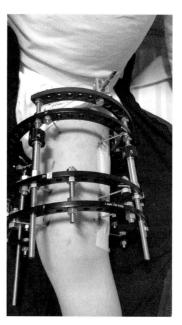

图 44-5-2 延长器

另外,还有其他一些小的配件,如垫片、立柱、橄榄针等。

【手术适应证】

1. 先天性胫骨发育不良。

2. 先天性腓骨发育不良。

3. 胫骨假关节合并胫骨短缩。

4. 其他原因导致的胫腓骨短缩。

【手术禁忌证】

重度的骨性关节炎,局部皮肤破损或存在感染,内翻畸形 >12° 或外翻畸形超过 15° 者;膝关节屈曲挛缩畸形 >20° 者,屈曲受限超过 90° 者。

【术前准备】

1. 双侧下肢全长正侧位片,力线测量和长度差异测量。

2. 设计手术方案,确定延长长度。

3. 与家长和患儿沟通：手术的目的、方法，术后护理，术后的家庭延长方法和时间分配，术后的居家康复方法，心理疏导等。

4. 依据患儿患肢的具体情况，预组装组合式 Ilizarov 外延长器。选择配件和组装方法参考图 44-5-3，并对患肢做术前适配和调整，使两者之间更匹配。

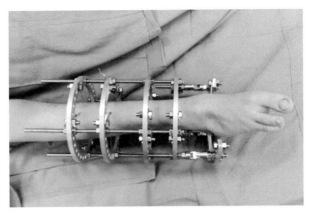

图 44-5-3　组合式 Ilizarov 外延长器

5. 准备术中外周神经监测仪。

【麻醉及体位】

气管插管全身麻醉或连续硬膜外麻醉，仰卧位，连接术中外周神经监测仪。

视频 44-5-1　延长器的延长操作

【手术步骤】

胫骨截骨 Ilizarov 延长术见视频 44-5-1。

1. 将预组装的 Ilizarov 外延长器，与患侧小腿进一步调整和适配，使之更匹配。

2. 用 1.8mm 或 2.0mm 克氏针依次将 Ilizarov 外延长器与胫腓骨贯穿和连接。

3. 拉紧所有克氏针，完成胫腓骨和 Ilizarov 外延长器之间的最终连接和固定。拉紧钢针的方法很多，常用的有多种钢针拉紧器（拉张钳），其次是俄式手动法，最为简易，即克氏针一端固定锁紧，另一端先松开螺母，再直接转动中央孔洞的固定螺栓，克氏针随螺栓转动缠绕在螺栓上，拉紧后锁定螺母。

4. **切口**　按照设计方案部位切开。

5. 分离显露拟截骨的胫骨部位，骨膜下剥离显露胫骨。

6. **截骨**　截骨方法详见术中注意事项。也有术者采用斜形截骨法（图 44-5-4），这种方法截骨截面较大，有利于延长段成骨。术中将延长器延长 2～3mm，C 臂 X 线透视检查截骨是否彻底，截骨检查确认后即刻退回原位。

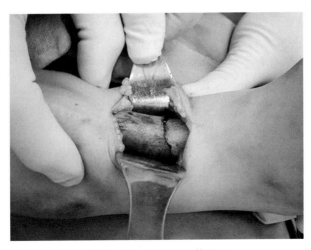

图 44-5-4　胫骨斜形截骨法

7. 缝合切口。

【术中注意事项】

1. 钻入克氏针时，两根之间尽可能保持接近直角交叉以求稳定。进针和出针的位置和方向应与环形配件平行一致（图44-5-5），提前注意钢针走行方向的环形配件上有无合适的用孔。此外，钻入对侧骨皮质后宜改为锤出而不再用钻，以免扭卷神经血管，造成严重损伤。

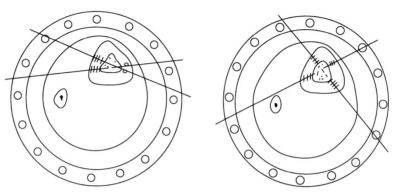

图44-5-5　胫骨穿针的角度

2. 骨皮质切开取代截骨术，部位习惯在干骺端和骨干的移行部，以免损伤骨的主要营养血管。一般采用皮肤小切口，逐步调换骨刀的方向，逐渐切断骨皮质，保持髓腔完整（图44-5-6）。后面的骨皮质切断有困难时，偶可增加另一小切口。相反方向扭转上、下环形配件以确定骨皮质是否已全部切开。

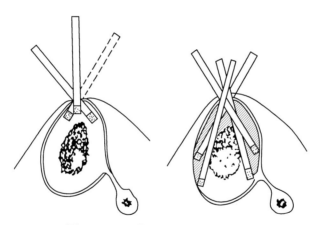

图44-5-6　胫骨骨皮质切开截骨方法

3. 环形配件的选择。手术前要按患者的肢体直径，尤其是计划安装环形配件水平的粗细选用口径合适的环形配件。最准确的测量方法是在术前将组装的环形配件套在患肢上，肢体的相应高度与环之间的"框量"，一般要有两横指宽（two-fingers breadth rule）的间距。环的口径过小，术后软组织肿胀会引起压迫性坏死；环过大会影响骨外固定器的稳定性。

4. 为避免钻入克氏针时可能伤及血管或神经，术者应熟悉局部横断面解剖学。最好先将钢针刺入直达骨面，然后钻透两层骨皮质，再改用槌子将针逐渐深入，直至从对侧软组织贯穿而出。有条件的医疗机构最好采用体感诱发电位监测神经功能，必要时停用麻醉前先松开止血带并行唤醒试验，及时发现血管、神经损伤并发症。怀疑有损伤应立即更换进针部位。

5. 延长胫骨的病例也要同时截断腓骨，但是两者截骨部位不在同一个平面（腓骨阙如的病例，存在腓骨索条，也应当予以提前切断，防止胫骨因长期的弓弦效应产生弯曲变形）。外固定器和胫骨之间穿针固定时，必须保证有克氏针同时通过胫腓骨或单独通过腓骨，确保延长胫骨的同时，腓骨也得到延长。

6. 合并双足下垂的病例，为了防止胫骨延长过程中足部下垂加重，可以组合一处 3/4 环，临时固定跟骨和踝关节。

【术后处理】

1. 术后延长的方法　术后 7 天开始延长，一般延长进度是每日 4 次（频率），每次延长 0.25mm，全天延长 1mm（速度），即螺母在螺纹杠转动一圈。每延长 1mm，需要分四次完成，将延长的时间尽量平均分配到 24 小时内。

2. 延长 3 天后，也就是延长 3mm 后拍摄胫腓骨正侧位片，观察截骨部位延长分离情况，以及远近端的对位对线情况（图 44-5-7）。

3. 去除骨外固定器的标准　骨外固定器的全部固定时间，即延长的软骨痂实化（consolidation）的时间

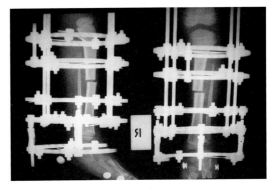

图 44-5-7　胫骨延长 3 天后，拍摄胫腓骨正侧位片检查

平均为自开始延长之日算起，每延长 1cm 需固定 1 个月，称为平均延长指数（average lengthening index），但这与骨皮质切开的技巧、部位，患者的骨质量、年龄等因素有关。为此应注意两项条件：① X 线片上延长段实化的同时，已出现新的骨皮质；②将螺纹杠固定环形配件上、下的螺母松开 0.5cm，患者继续负重而无异常感觉。综合以上三个条件（即固定时间大体符合平均延长指数，X 线片上延长段有新骨皮质形成和松动螺母后无异常感觉），始可拆除骨外固定器，切勿提前，否则有发生再骨折的可能。若因某些原因提前拆除骨外固定器，宜在麻醉下拆除，并立即用石膏固定。

4. 术后延长器的护理和针孔的护理　通常用无刺激性的碘附溶液消毒皮肤、针孔和外固定器，75% 医用酒精也可以选用，但是刺激性太强，不太适用于儿童患者。

5. 下肢关节功能康复及负重行走锻炼　术后 1 周开始膝关节的屈伸活动，并开始练习负重行走。

【手术并发症】

1. 术中并发症

（1）钻针过程中的神经和血管损伤。

（2）骨皮质切开术：①干扰骨内、外膜的血供；②截骨部位发生斜形或粉碎性骨折；③牵拉腓总神经。

2. 术后早期并发症　①间隙综合征；②皮肤坏死；③切口感染。

3. 牵开延长期并发症

（1）螺钉或针道问题：①软组织坏死；②软组织感染；③骨髓炎。

（2）肌肉挛缩。

（3）肌肉无力。

（4）神经损害：①筋膜条压迫腓总神经；②腓骨近端骨骺分离致腘窝外侧神经损害；③股神经或坐骨神经损害罕见——延长速度低于 1mm/d 不易发生。

（5）血管问题：①高血压；②晚期——钢针腐蚀血管；③深层静脉栓塞；④ Sudek 骨萎缩；⑤肢体软组织水肿和肥大性肿胀。

（6）关节半脱位和脱位。

（7）关节僵硬。

（8）轴性偏离：胫骨出现①外翻和前弯（小腿前弯）——延长远端干骺端或骨干中段；②内翻和前弯——近端干骺或骨干中段延长。

（9）延长段骨化成骨延迟。

（10）应力骨折和延长段弯曲。

（11）恐惧、焦虑等症状。

（孙　琳　潘少川）

第六节 股骨短缩——股骨截骨 + 内置延长器延长技术

肢体不等长（anisomelia）是矫形骨科常见的问题。所谓不等长系指单一或多个骨短缩或生长过度。不等长的病因很多，矫正前应预先明确病因，分析其病理生理和临床后果。对小儿肢体不等长施行延长术前要注意预测成熟后是否等长。一侧肢体长度发生变化会使运动中的动力学受到干扰。

【肢体延长的适应证】

1. 合理的肢体延长指征是下肢不等长相差 > 5%（约相当于骨龄成熟时第 50 百分位身高，双侧下肢相差 4cm）。

2. 同时患儿已用足下垂步态代偿，步态分析可见异常，走路时能量消耗增大。

3. 临床经验：两侧下肢相差 > 5cm，患儿年龄 > 6 岁，身材中等者为肢体延长术的最佳适应证。

4. 轻型病例主张用骺固定术治疗。骨龄成熟的患者也可短缩长侧肢体。

5. 如为侏儒症患者，延长肢体不能单纯为了增加身高，而应对患者进行全面考虑。原则上一定要有功能障碍，如上肢过短而影响洗澡、挂衣服、接电话、电脑操作等，造成生活或工作困难，或在延长下肢的同时还有明显的其他畸形需要矫正或上肢过短致上厕所后清洁会阴困难。另外，为侏儒症患者延长肢体，要注意患者的心理反应，估计能按计划分期完成延长步骤。

【骨延长的必要条件】

1. 延长骨的上、下关节要稳定，如延长股骨、髋和膝关节要稳定。有髋臼发育不良或髋关节半脱位者，在延长术前要先进行矫正。

2. 神经肌肉的功能应正常。

3. 肢体的血供要好。

4. 无皮肤和软组织异常。

5. 骨结构正常。

6. 患者精神状态稳定。

7. 患儿已达到了解手术的年龄，而且手术后能够合作。

【肢体延长术的禁忌证】

1. 关节不稳定，如先天性短股骨常并发交叉韧带阙如，致膝关节不稳定。

2. 肢体麻痹也属禁忌，因延长术后正常肌肉也会发生肌力减弱，如臂丛神经麻痹并发上肢短则不适于延长，因原有的力弱肌群术后会更加无力，以致丧失功能。

3. 骨结构不良，如胫骨假关节初期。

4. 精神状态不稳定。

5. 缺乏主观愿望，术后不能充分合作。为 6 岁以下的小儿行肢体延长术宜慎重。

【肢体延长术的几种方法】

1. **单臂系统** Wagner 延长器和 De Bastiani Orthofix 轴向牵开器等。此类延长器采用 Shanz 螺钉固定。Wagner 于 1978 年首创骨干中部截骨，并将骨膜、骨皮质、骨内膜和髓腔内组织切断。截骨的两端以四枚粗 Shanz 钉和特别设计的单臂架桥式外固定器固定。粗钉只从外侧钻入骨的双侧骨皮质，而不贯穿肢体对侧软组织。术中当即用外固定器延长 0.5～1.0cm。随后每日延长 1mm。

2. **Ilizarov 系统** 此类延长器采用细钢针贯穿系统，钢针具张力连以环形外固定器。该方法由苏联医学专家 Ilizarov 发明和推广，并有系统的理论作为方法的基础，即张力张应力法则。

3. **Paley 内置式延长系统** 延长器置入长管状骨内，通过外在的配套设备，驱动内置延长器，达到截骨延长的目的。该方法较外在延长器有较多优点：延长过程中对患者生活和学习的影响小，便于术后下肢功能康复锻炼，患者没有恐惧感，术后护理任务较小。

以下介绍股骨截骨＋Paley内置式延长器股骨延长技术。

【术前准备】

1．拍摄双侧下肢全长正侧位X线片，测量下肢力线，了解有无下肢成角问题；测量下肢长度，确认肢体长度的差异。

2．制订手术方案，包括是否有同时存在的下肢成角现象需要同时矫正，可以采用8字钢板生长引导技术。

3．准备术中使用的内置式延长器。

4．与家长和患儿沟通：手术的目的、方法，术后护理，术后的家庭延长方法和时间分配，术后的居家康复方法，心理疏导等。

【麻醉及体位】

气管插管全身麻醉或连续硬膜外麻醉，仰卧位。

【手术步骤】

1．切断髂胫束远端止点，从股骨远端外侧做纵向切口，长1～2cm，分离显露髂胫束，予以分次切断松解（图44-6-1）。

2．大粗隆部位第二个切口，在C臂透视引导下，由此切口打入导针（图44-6-2），扩髓腔。

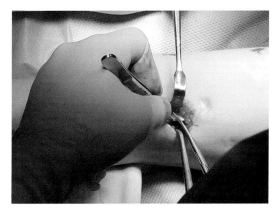

图44-6-1　切断髂胫束远端止点

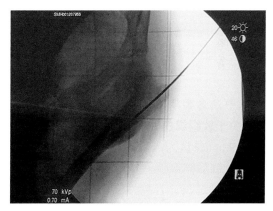

图44-6-2　自大粗隆打入导针

3．在拟截骨的部位做第三个切口，分离后，用截骨刀截断股骨（图44-6-3）。如果伴有股骨旋转畸形，可以接下来完成去旋转矫形（图44-6-4）。

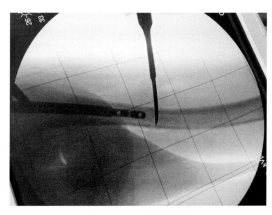

图44-6-3　股骨截骨

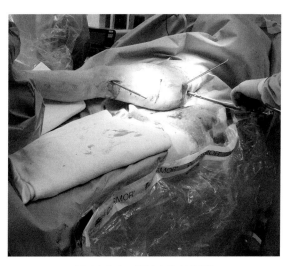

图44-6-4　股骨去旋转矫形

4. 打入内置式延长器,完成两端固定(图 44-6-5)。

5. 用体外设备驱动内延长器,检查延长效果(图 44-6-6)。

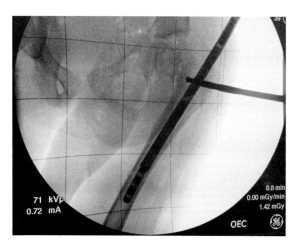

图 44-6-5　打入内置式股骨延长器

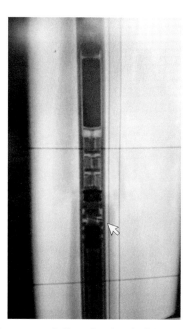

图 44-6-6　体外驱动设备,尝试术中延长

【术中注意事项】

1. 关于软组织的处理

(1) Wagner 认为,延长肢体前要先矫正肢体的其他畸形,使肌肉功能和骨结构接近正常,如延长股骨前,若股骨髁后倾致膝关节屈曲,应先行髁上伸直截骨术,1～2 年后膝关节活动达正常范围、骨结构良好后,再行股骨延长。若髋关节有明显内收畸形应先行内收肌腱松解术。严重髋外翻或股骨前倾角过大,先用内收或去旋转截骨术矫正。踝关节不能背伸到中立位者,要先行跟腱延长矫正足下垂。髋关节强直者可行股骨延长术。

(2) Ilizarov 认为,矫正肢体畸形可与肢体延长术同时进行。通常,不应为了延长肢体而牺牲肢体的功能。

(3) 后天性肢体不等长患者的软组织长度相对正常,延长肢体后软组织可恢复其原来的长度。先天性肢体短缩则不然。先天性腓骨发育不良或阙如伴短胫骨或短股骨,不仅骨短而且筋膜、肌间隔、骨间膜、肌肉和血管均有明显短缩。因此,常需预先松解软组织,待广泛松解 6～12 个月后再行骨延长术,或者在骨延长的同时松解延长软组织。

(4) 短缩的股骨行骨延长时的软组织松解技术如下。

1) 自大转子顶部到股骨外髁做一纵切口,对深筋膜到皮肤的静脉应尽量保留,游离髂胫束并予切断。

2) 于大腿中 2/3 从前、后两侧切断深筋膜,小心提起股外侧肌或股二头肌,仔细剥离并切除外侧肌间隔。外侧肌间隔的上端系臀大肌的止点,厚而硬韧,部分切除使之达到正常厚度。并发膝关节屈曲者,如腘绳肌紧张,宜将内、外两侧肌肉和肌腱之间做分段延长。

3) 髂胫束可做一斜切口,滑动延长后再于新的位置上重新缝合。切口逐层缝合,患者于术后 1～2 天可下地行走。

(5) 腓骨半肢伴短胫骨广泛松解软组织。

1) 取外侧纵切口,自腓骨头下达踝关节,切开皮下组织、深筋膜,全部切除腓骨的纤维性或软组织筋膜,否则可致畸形复发。

2）在延长过程中牵拉胫骨远端可造成足外翻。从近端切除前后方的肌间隔，应细心游离腓总神经及其分支，并切除覆盖神经的筋膜以防止延长过程中压迫神经。

3）对足不能背伸到中立位者，宜延长跟腱。

2. 术后学习内置延长器延长方法，外在驱动设备的使用方法。

3. 其他事项参照本章第五节相关内容。

【术后处理】

1. 术后 1 周开始延长，延长速度、时间分配同胫骨延长方法，并开始下地负重康复，如果有条件可以由专门的康复技师予以指导。

2. 其余事项请参照本章第五节相关内容。

【手术并发症】

参照本章第五节相关内容。

（孙　琳　潘少川）

第七节　先天性胫骨假关节——Paley 交叉融合术

先天性胫骨假关节（congenital pseudoarthrosis of tibia，CPT）是小儿骨科最具挑战、最难治愈的疾病之一。50% 的病例为神经纤维瘤病引起，10% 由骨纤维结构不良导致，40% 原因不明。如何有效治疗 CPT 及其可能出现的并发症，目前没有明确的最佳方案。主要治疗方法是外科手术，旨在获得长期骨愈合，防治肢体不等长，避免力线异常、关节僵硬、病理性骨折及术后再骨折。胫骨假关节初步愈合的关键是切除错构瘤组织和病变骨膜，手术方法包括切除假关节组织、髓内棒固定、带血管或不带血管的骨移植、Ilizarov 外固定架固定、钢板内固定、骨膜移植、包裹式自体髂骨植骨联合手术、Paley 交叉融合术等。

近年出现的治疗方案包括使用双膦酸盐 + 维生素 D + 钙剂、间充质干细胞（mesenchymal stem cell，MSC）移植、骨形态生成蛋白（bone morphogenetic protein，BMP）等，都对 CPT 的治疗起到帮助。

【手术适应证】

先天性胫骨假关节病例，已经形成胫骨假关节和 / 或腓骨假关节。

【手术禁忌证】

处于胫骨前弯，但是尚未骨折形成假关节的病例，禁止行截骨矫形。

【术前准备】

1. 术前 1～2 周及术后 1 周均要输入双膦酸盐。

（1）建议剂量：0.2mg/kg，30 分钟以上静脉输入。

（2）双膦酸盐静脉输入后 1 小时，静脉给予葡萄糖酸钙 60mg/kg，1 小时以上输入。

（3）次日，口服元素钙 2mg/d，共 7 天；维生素 D 400U/d，共 14 天。

2. 术前拍摄双侧下肢正侧位片。

3. 患侧胫腓骨 CT 重建。

4. 术中所需器械准备和预适配。

【麻醉及体位】

气管插管全身麻醉或连续硬膜外麻醉，仰卧位。

【手术步骤】

先天性胫骨假关节 Paley 交叉融合术见视频 44-7-1。

1. 患侧下肢上驱血带或其他止血气囊等。

2. 切开和显露　切口选择胫腓骨假关节表面部位，逐层切开，分离和显露胫骨假关节和腓骨假关节。

视频 44-7-1　先天性胫骨假关节 Paley 交叉融合术

3. 病灶切除　假关节表面纵向切口，切开后显露假关节及假关节周围骨膜［实为病变组织，称为纤维性错构瘤（fibrous hamartoma）］，纵向切除增厚的异常骨膜。同样切除腓骨的骨膜错构瘤。将病变骨膜一直切到正常厚度为止（图44-7-1）。

4. 切除假关节病变的骨段　将 CPT 的骨断端予以劈开，假关节的断端往往是重叠的，为便于更好地对位对线，可以将重叠部分切除，端对端会更确切。假关节部位骨骼的处理方法：松开止血带，有出血的骨骼予以保留，无出血的部分予以切除。

5. 髓内针置入　通常选择可延长的 FD 钉，改良型远端有锁定装置。先用克氏针向胫骨近端钻孔，并用空心钻扩髓腔（图44-7-2），在胫骨远端同样钻孔扩髓腔，将胫骨远端断端插入劈开的胫骨近端（图44-7-3）。

6. 胫腓骨均用髓内针固定，腓骨可用细针（图44-7-4）。

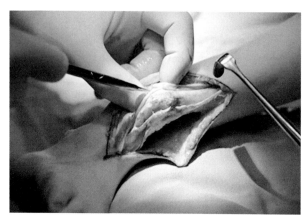

图44-7-1　切除病变的骨膜直至正常厚度为止

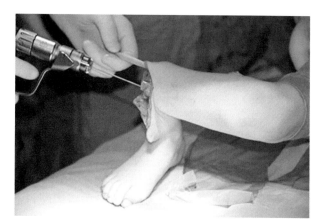

图44-7-2　用克氏针向胫骨近端扩髓腔

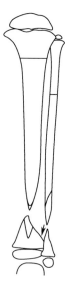

图44-7-3　胫骨远近端嵌插方法

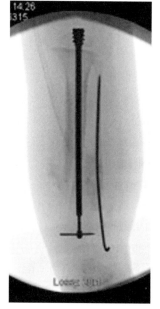

图44-7-4　胫腓骨髓内针固定

7. 从髂骨取骨作为移植骨　纵向劈开髂骨，从髋关节上方可以一直向后取到骶髂关节部位（图44-7-5），取到的骨松质量越多越好。

8. 取骨膜　从髂骨下方的肌肉获取骨膜，不需要另外切口，在从髂骨取骨时可以顺便显露这些肌肉。用手术刀将骨膜尽量长尽量宽地剥离下来，剥离的骨膜呈长方形最好，便于缠绕移植，从肌肉表面剥离下来的骨膜,有骨骼面和肌肉面两个面。骨膜取下后很快皱缩成原来大小的1/4,可以在取皮板上抻开骨膜,恢复其原来的大小(图44-7-6)。

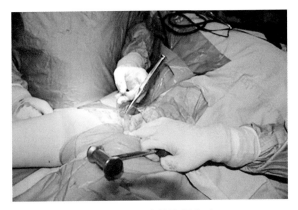

图44-7-5 髂骨取骨方法

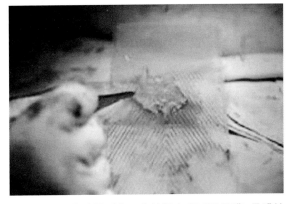

图44-7-6 从髂骨剥离下来的肌肉表面取骨膜,骨膜抻开放到取皮板上

9. 骨膜移植 在待移植骨膜上打孔,然后包绕到胫骨假关节骨骼周围,以替代已经切除的病变骨膜(图44-7-7)。包绕移植骨膜时,其原来的骨骼一面还要朝向骨骼。将移植骨膜从骨骼后方引出,在骨骼前方缝合结扎固定。同法做腓骨假关节骨膜移植。

10. 植骨和四合一植骨 将从髂骨上所取骨松质和含有BMP的异体骨混合后做胫骨假关节周围环周植骨,特别是要在胫腓骨之间植骨,将胫腓骨连接起来,完成四合一植骨及胫腓骨交叉融合(图44-7-8)。

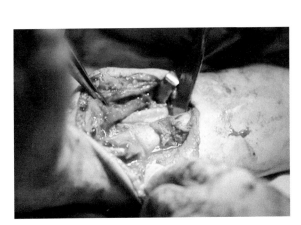

图44-7-7 骨膜移植方法

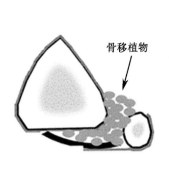

骨移植物

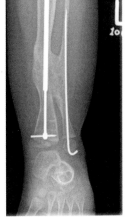

图44-7-8 胫腓骨四合一植骨(交叉植骨融合)

11. 髓外固定 缝合切口后,最后打上Ilizarov骨外固定器(图44-7-9)或内部用螺钉固定钢板(图44-7-10),直至假关节愈合。

【术中注意事项】

1. 置入胫腓骨的髓内针要尽量避开踝关节,避免穿过踝关节所带来的关节僵硬及承受行走的撞击。

2. 对于腓骨的髓内针,其粗细取决于患儿的年龄和假关节骨骼的直径,细的骨骼可以选用克氏针或斯式针,粗一点的骨骼可以用Rush钉或弹性髓内针。

3. 在胫腓骨骨桥移植(胫腓骨交叉植骨融合)骨周围,以及胫骨假关节周围还要植入含有BMP的异体骨。BMP对骨愈合至关重要,但是在神经纤维瘤病患者,其BMP活性受到抑制,所以要补充植入BMP,以纠正这个缺陷。

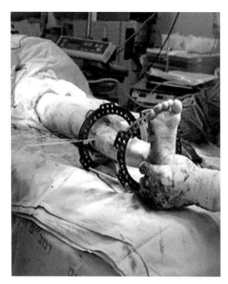

图 44-7-9　Ilizarov 外固定器固定胫腓骨

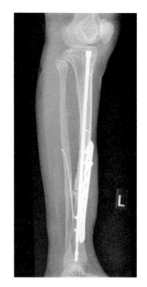

图 44-7-10　钢板固定胫腓骨

【术后处理】

1. 术后 1 周均要输入双膦酸盐，用药方案同术前。

2. 当胫骨生长时，FD 针会自动延长，不会妨碍生长。这样，胫骨始终处于髓内针保护之下。在儿童生长发育期，FD 针需要更换 2～3 次，以适应孩子的成长发育需要。

3. 髓内针要根据需要予以更换，因为女孩从 3 岁至骨骼发育成熟，男孩从 4 岁至发育成熟，其长骨长度将增加一倍，所以伸缩髓内针需要更换。每次更换髓内针都要输入双膦酸盐。

4. 术后 1 周开始负重行走康复锻炼，以及下肢关节康复锻炼。

5. 选择 Ilizarov 外固定的患儿需要进行相应的外固定器护理（参照本章第五节【术后处理】）。

【手术并发症】

1. 胫腓骨假关节不愈合。

2. 胫骨假关节愈合后再骨折。

3. 神经损伤，尤其是腓总神经的伤害尤其要注意避免。必要时，术中可以采用外周神经监测。

（孙　琳　潘少川）

参 考 文 献

[1] KOCHER M S, MILLIS M B. 小儿骨科手术技术 [M]. 潘少川, 等译. 北京: 人民卫生出版社, 2013: 242-250.

[2] JAMES H B, JAMES P K, JOHN M F, et al. 洛克伍德 - 威尔金斯儿童骨折 [M]. 黄耀添, 颉强, 赵黎, 等译. 7 版. 北京: 人民军医出版社, 2014: 763-767.

[3] CANALE S T, BEATY J H. 坎贝尔骨科手术学 [M]. 王岩, 等译. 12 版. 北京: 人民军医出版社, 2013: 1360-1363.

[4] 吴素英. 髓内钉置入治疗儿童股骨干骨折: 来源于 SCI 数据库的文献分析 [J]. 中国组织工程研究, 2012, 16(30): 5670-5675.

[5] MANI U S, SABATINO C T, SABHARWAI S, et al. Biomechanical comparison of flexible stainless steel and titanium nails with external fixation using a femur fracture model[J]. Journal of Pediatric Orthopaedics, 2006, 26(2): 182-187.

[6] JEVSERVAR D S, SHEA K G, MURRAY J N, et al. AAOS clinical practice guideline on the treatment of pediatric diaphyseal femur fracture[J]. J Am Acad Orthop Surg, 2015, 23(12): e101.

[7] FORLINO A, MARINI J C. Osteogenesis imperfecta[J]. Lancet, 2016, 387(10028): 1657-1671.

[8] CUNDY T, DRAY M, DELAHUNT J, et al. Mutations that alter the carboxy- terminal- propeptide cleavage site of the chains of type I procollagen are associated with a unique osteogenesis imperfecta phenotype[J]. J Bone Miner Res, 2018, 33(7): 1260-1271.

[9]   HERRING J A. Tachdjian's pediatric orthopedics from the texas scottish rite hospital[M]. 5th ed. Philadelphia : WB Saunders CO, 2013 : 43-44.

[10] 张金哲. 张金哲小儿外科学 [M]. 北京: 人民卫生出版社, 2013 : 1444-1445.

[11] 官士珍, 白雪, 王毅, 等. Ⅴ型成骨不全患者的基因突变及临床特征 [J]. 中华医学遗传学杂志, 2017, 34(6): 797-801.

[12] SILLENCE D O, SENN A, DANKS D M. Genetic heterogeneity inosteogenesis imperfecta[J]. J Med Genet, 1979, 16(2): 101-116.

[13] THOMAS I H, DIMEGLIO L A. Advances in the classification and treatment of osteogenesis imperfecta[J]. Curr Osteoporos Rep, 2016, 14(1): 1-9.

[14] TREJO P, RAUCH F. Osteogenesis imperfecta in children and adolescents-new developments in diagnosis and treatment[J]. Osteoporos Int, 2016, 27(12): 3427-3437.

[15] MAROM R, LEE Y C, GRAFE I, et al. Pharmacological and biological therapeutic strategies for osteogenesis imperfecta[J]. Am J Med Genet C Semin Med Genet, 2016, 172(4): 367-383.

[16] PALEY D. Congenital pseudarthrosis of the tibia : biological and biomechanical considerations to achieve union and prevent refracture[J]. J Child Orthop, 2019, 13(2): 120-133.

[17] 孙琳, 孙保胜, 张学军, 等. U 型钉方法矫治儿童下肢不等长和成角畸形 [J]. 中国骨与关节外科杂志, 2010, 3(5): 370-373.

[18] CANALE S T, BEATY J H. 坎贝尔骨科手术学 [M]. 王岩, 译. 12 版. 北京: 人民军医出版社, 2013 : 1381-1388.

[19] 潘少川. 实用小儿骨科学 [M]. 3 版. 北京: 人民卫生出版社, 2016 : 294-407.

[20] WIESEL S W. Wiesel 骨科手术学 [M]. 张长青, 译. 上海: 上海科学技术出版社, 2013 : 1122-1129.

[21] 田慧中, 王正雷, 王成伟. 小儿骨科手术学 [M]. 北京: 人民卫生出版社, 2014 : 521-530.

[22] 徐璐杰, 朱建. 儿童长骨骨折弹性髓内针治疗后骨延迟愈合及不愈合 [J]. 中华小儿外科杂志, 2012, 33(1): 38-41.

[23] PALEY D, BHAVE A, HERZENBERG J E, et al. Multiplier method for predicting limb-length discrepancy[J]. J Bone Joint Surg Am, 2000, 82(10): 1432-1446.

[24] RAMAKER RR, LAGRO S W, VAN ROERMUND P M, et al. The psychological and social functioning of 14 children and 12 adolescents after Ilizarov leg lengthening[J]. Acta Orthop Scand, 2000, 71(1): 55-59.

[25] DE BASTIANI G, ALDEGHERI R, RENZI-BRIVIO L, et al. Limb lengthening by callus distraction(callotasis)[J]. J Pediatr Orthop, 1987, 7(2): 129-134.

[26] MOSELEY C F. A straight-line graph for leg-length discrepancies[J]. J Bone Joint Surgery Am, 1977, 59(2): 174-179.

[27] PALEY D. Problems obstacles and complications of limb lengthening by the Ilizarov technique[J]. Clin Orthop Relat Res, 1990(250): 81-104.

[28] 梅海波, 赫荣国, 刘昆, 等. 联合手术技术治疗儿童先天性胫骨假关节 [J]. 中华小儿外科杂志, 2012, 33(6): 421-425.

[29] 孙琳, 潘少川, 孙保胜, 等. 先天性胫骨假关节 45 年的治疗经验 [J]. 山东医药, 2012, 52(36): 13-16.

第四十五章 | 足 部 手 术

第一节 特发性马蹄内翻足——Ponseti 方法系列石膏矫形术

先天性马蹄内翻足（talipes equinovarus, CF）是一种先天性的复杂畸形，包括马蹄、高弓、内收、前足内翻和内旋畸形。畸形足又称特发性马蹄内翻足，其发病率约为千分之一，其中一半为双侧发病，男性居多。

马蹄内翻足的诊断并不困难，有时可与严重的距骨内翻畸形混淆，但是，马蹄内翻足还存在马蹄畸形，这一点使之容易鉴别。另外，还要仔细检查有无其他肌肉骨骼系统的问题。

检查腰背部是否存在神经管闭合不全，髋关节是否有髋发育不良，膝关节有无畸形。注意足的大小、形状和柔韧性。体格检查发现脊柱和骨盆有畸形时，要予以摄片检查。特发性马蹄内翻足可并发发育性髋发育不良或脊柱畸形。

注意足部的僵硬程度，并且与未受累侧足相比较。足的长度有明显差异的，提示此畸形是严重的。

【术前评估】

典型的特发性马蹄内翻足的临床表现如下。

1. 马蹄畸形　由于距骨的跖屈，后踝关节囊的挛缩和三头肌的短缩。

2. 高弓　由于跖筋膜的挛缩，伴有后足的向前足跖屈。

3. 内翻　由于距下关节的内翻。

4. 内收和内旋　由于距骨颈向内偏移，距舟关节向内侧移位，以及距骨的内收。通常还有胫骨的内旋。

【手术适应证】

1. 特发性马蹄内翻足出生后就应该尽早予以治疗。

2. 马蹄内翻足治疗的目的是矫正畸形，并且保留其活动度和肌力。足应恢复跖侧面落地行走并有正常的负重区。其次是能穿正常的鞋，有满意的外观。马蹄内翻足不可能完全矫正，与正常足相比较，马蹄内翻足常有残留少量的僵硬、短小或畸形。

【Ponseti 治疗方法】

目前，在许多国家，这种方法已经成为一种标准的治疗方法。这种方法包括按照一定的顺序用手法和石膏来矫正此类畸形。首先矫正足的内收内翻，从距骨下旋转足，最后矫正马蹄畸形。通常还需要做经皮跟腱切断术以有利于马蹄畸形的矫正。

1. 手法复位矫形。拇指顶在距骨头上（图45-1-1），背屈第1跖骨，前足旋后位（图45-1-2），旋后位连续外展，使距舟和跟骰关节复位（图45-1-3）。

2. 皮肤涂抹凡士林护肤。

3. 套上粗细和长短适当的袜套。

4. 缠绕棉衬，新生儿期可以直接用棉衬缠绕皮肤。

5. 在助手辅助下，缠绕石膏两层，石膏固定范围由足趾至大腿中上 1/3，保持屈膝 80°～90° 位置，外展旋转前足矫形，直到石膏基本硬结，再缠绕最后一层石膏（图45-1-4）。

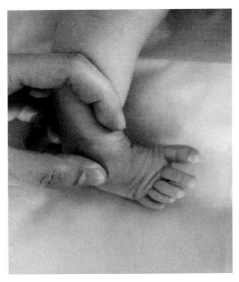

图 45-1-1　拇指顶在距骨头上

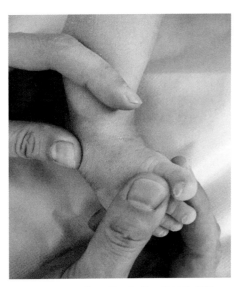

图 45-1-2　背屈第 1 跖骨，前足旋后位

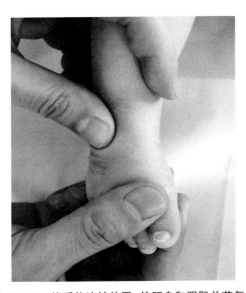

图 45-1-3　旋后位连续外展，使距舟和跟骰关节复位

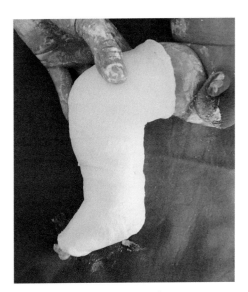

图 45-1-4　管形石膏矫形

6. 修整石膏，观察足趾血供情况。

7. 1 周后更换石膏，同样的手法矫正，同样的石膏方法矫形固定。

8. 在前足内翻内收矫正满意后，约第 4、第 5 次，采用皮下切腱法切断跟腱。将切刀在肌腱肌腹移行处紧贴跟腱内侧进入，用刀尖轻轻点刺，切断跟腱纠正前足下垂，这种皮下切腱法很少出血（图 45-1-5）。继续用石膏固定 1 周。

【术后处理】

1. 石膏矫形完成之后，接下来需要佩戴布朗支具维持（图 45-1-6），会走路之前的孩子 24 小时佩戴，会走路之后夜间佩戴。

2. 在维持矫形效果阶段，如果有复发现象，可以继续用前述方法行石膏矫形。

3. 更换石膏的频率，一般为每周一次，如果采用简单镇静的方法，可以适当延长至 2 周更换一次。

4. 宜在患儿安静状态下进行石膏矫形，必要时可以给予简单麻醉。

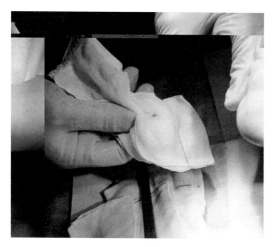

图 45-1-5　皮下切腱法

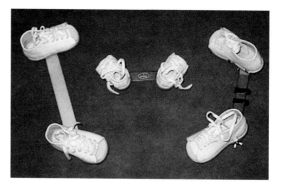

图 45-1-6　布朗支具维持矫形效果

【术后并发症的预防及处理】

1. 复发　复发是最常见的早期并发症。夜间应用支具可防止畸形复发。石膏矫正复发畸形可避免重复大的手术操作。在生长停止阶段最后运用骨性矫形手术。

2. 僵硬　僵硬可能由治疗过程中关节压力大、手术后筋膜间隔综合征、内固定材料、距骨缺血坏死及手术瘢痕等原因引起。

3. 无力　三头肌无力影响活动功能，过度延长及反复行肌腱延长手术都会增加三头肌无力的风险。

4. 内翻畸形　常引起第五跖骨基底部跖侧压力过大。

5. 过度矫形　后足外翻常出现在手术后，多为关节过度松弛的患儿，矫正有挑战性。

（孙　琳　潘少川）

第二节　脑瘫合并足下垂——经皮跟腱延长＋石膏固定术

脑瘫合并足踝畸形：足和踝的小腿三头肌包括腓肠肌（涉及膝、踝和距下关节 3 个关节的肌肉）和比目鱼肌（涉及踝和距下关节两个关节的肌肉）。小腿三头肌与其对抗的胫前肌协调才能完成（足跟落地到足趾推动）正常步态。脑瘫患儿因小腿三头肌痉挛或挛缩可发生功能性或固定性足下垂。若体重不能克服小腿三头肌的挛缩则有跛行步态，足部畸形可能是马蹄和后足外翻（小腿三头肌过紧）或呈马蹄内翻足（胫后肌和屈趾肌同时紧张）。

跟腱滑动延长术使患儿能提前下地行走。

【术前评估】

1. 痉挛性马蹄内翻足经保守治疗无效者可行肌腱部分转移以平衡肌力，实施该手术通常要求患儿有一定的行走能力，使用腋下拐杖的患儿也可施行该手术。

2. 绝大多数痉挛性马蹄内翻足患儿有足下垂畸形，需同时行跟腱延长术。跟腱延长术可纠正足下垂畸形。该手术指征明确，效果满意。

3. 胫后肌痉挛是后足内翻畸形的主要原因。传统手术方法也多是针对胫后肌张力过高设计的。将胫后肌经骨间膜前移至足背，虽可暂时纠正前述畸形，但长远结果不十分确定。出现相反的畸形，如仰趾外翻足是该术式的主要弊病。胫后肌挛缩为胫后肌肌腱部分外移术的禁忌证。可用手法纠正的畸形，提示患儿并无真正的胫后肌挛缩。

4. 胫后肌部分外移术（split posterior tibial-tendon transfer，SPTTT），术式简单，矫形满意，并发症少，长期随访结果可靠。针对后足内翻、前足跖屈内收畸形的手术有多种。胫后肌腱切断术虽消除了胫后肌张力过高这一致畸因素,但也可因此导致距舟关节塌陷,进一步演变成足外翻畸形。另外,胫后肌延长术的问题是其削弱了胫后肌张力。

【手术适应证】

痉挛型脑瘫患儿,存在因为跟腱痉挛导致的足下垂畸形。

【麻醉与体位】

气管插管全身麻醉,侧卧位,患侧肢体在下,便于手术操作,对侧下肢交叉后将踝关节放置到软垫上保护和支撑。

【手术步骤】

脑瘫合并跟腱紧张,行经皮跟腱切断术。

1. 患者仰卧于手术台上,助手抓住其腿,足部处于背屈状态。

2. 行腱切断术之前不必在跟腱注射局部麻醉,因为注射会使皮肤扩张且会让腱切断术的起点变模糊,从而使跟腱触诊更难实施。

3. 用尖刀从皮肤至跟腱内侧边缘,约距跟骨 1cm 的位置进入。使用刀片的尖端触诊肌腱的下表面,转动肌腱 45° 以便将肌腱从腹侧至背侧割断(图 45-2-1)。脚踝背屈的角度将急剧减少 10°～15°,从而矫正马蹄足畸形。刀片向侧面移动得太远会使腓动脉和 / 或小隐静脉遇到风险。

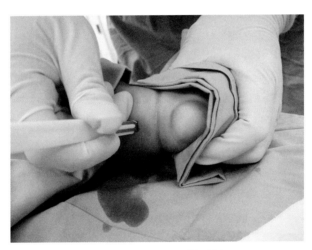

图 45-2-1 经皮跟腱切断术

4. 当足处于中间位置而脚踝为 5° 背屈时使用踝足支具固定。

【术后处理】

1. 一般术后踝足支具固定 2～3 周,不必强调石膏固定。

2. 2～3 周后下地活动,开始术后康复锻炼,但是需夜间使用踝足型支具防止足下垂畸形复发。

(孙 琳 潘少川)

第三节 先天性垂直距骨——Dobb's 方法系列石膏矫形术

大多数先天性垂直距骨(congenital vertical talus, CVT)的确切病因尚不明确。男性的 CVT 发病率高于女性,约 50% 患者为双侧患病。典型的先天性垂直距骨的特征表现为出生时即有明显的畸形,即足底内侧有圆形凸起,凸起的顶部可摸到距骨头,前足呈背伸外展位,后足有明显的外翻和跖屈畸形,而踝关节及距下关节有明显的活动受限。

通过典型影像学表现和临床表现诊断 CVT 并不困难,X 线片在诊断方面有重要意义。CVT 有四个主要特征:①足跟马蹄;②足底凸出;③足呈严重的僵硬畸形,畸形不因位置、负重或手法按摩而有所改变；④足跖屈位X线片可见距骨垂直，足舟骨脱位于距骨头颈背侧，跟骨呈跖屈。

治疗的目标在于恢复距骨、足舟骨和跟骨之间的正常解剖关系，从而提供足部的正常的重量分配。

连续手法矫正和石膏矫形治疗，以及随后进行的最小外科干预措施保证了垂直距骨的石膏塑形矫正方法是基于足部推拿的具体方法而进行的，从而逐渐达到距舟关节的复位。其原则与矫正马蹄内翻足的潘塞缇方法（Ponseti）的原则相似。该方法的概念很简单，但是在石膏塑形、手术和支撑期对细节的关注是保证距舟关节完全复位的实现和维护的重要环节。

Dobb 根据马蹄足畸形潘塞缇治疗方法的原则对手法矫正和塑形固定的新方法进行评估，继而对患有特发性先天性垂直距骨的患者进行距舟关节克氏钉固定和经皮跟腱切断术。

【适应证】

1. 特发性先天性垂直距骨。

2. 该方法也可以被用于治疗与遗传综合征和神经肌肉状况的遗传性综合征相关的垂直距骨，可以取得同样成功的效果。

【Dobb's 连续石膏矫形方法】

1. 如果可能，出生后数周便可实施治疗。

2. 与矫正马蹄内翻足的潘塞缇方法一样，治疗以周为单位的推拿和石膏塑形为开端，但是用力方向却与潘塞缇方法相反。

3. 石膏塑形在门诊环境下进行。

4. 畸形的所有组成成分同时进行矫正，后足马蹄足最后矫正。

5. 推拿包括用一只手将足部延伸到跖屈和倒置状态，而另一只手的拇指对距骨头部的内侧施加反压力（图45-3-1）。经过几分钟的轻柔推拿后，长腿石膏被用于将足固定到预期的矫正程度。在两个部位使用石膏塑形可以让骨科医师全心关注足部和脚踝的塑形。简言之，第一个部位使用的是短腿石膏塑形，该石膏塑形从足尖延伸到膝盖下部。应注意距骨头部和平衡周围的塑形。使用石膏塑形时足部应该固定于预期位置，在石膏成形后请勿再实施推拿，这可以避免石膏将皮肤压伤。石膏塑形延伸至膝盖上，膝盖处于90°屈曲位。

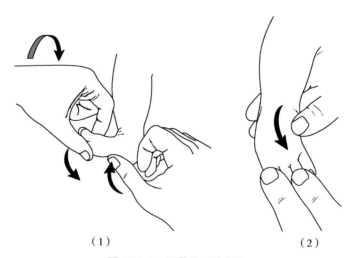

（1）　　　　　　　　　　（2）

图45-3-1　距骨头手法复位

6. 通常每周更换1次，更换4~6次足以实现距舟关节的复位。

7. 在最后一个用于实现距舟关节复位的石膏塑形中，足应该处于最大跖屈和倒置状，以便保证收缩的背外侧肌腱和软组织的充分延伸。该石膏塑形应摄足侧位影像学图片以保证距舟关节的复位。由于婴儿的足舟骨并未骨化，复位的确认通过距骨轴——第一跖骨基底角（足外侧影像学光片测量结果）进行间接确认。

【手术适应证】

如果距舟关节在足侧位 X 线片上得以复位,患儿将被安排接受距舟关节经皮固定和经皮跟腱切断术。

【麻醉与体位】

吸入麻醉或静脉复合麻醉,仰卧位。

【手术步骤】

1. 如果石膏塑形未能使距舟关节完全复位,需要在距舟关节上做 2cm 的内侧切口(图 45-3-2)。

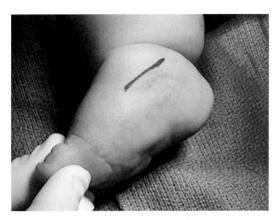

图 45-3-2　手术方法使距舟关节复位的切口

2. 距舟关节囊和内侧距下关节开放后,利用小拉钩将距骨轻轻提起以完成复位。

3. 将距骨固定在复位的位置,然后将克氏针以倒退的方式置于距舟关节上。

4. 在实施距舟关节复位时,如果是超过 2 周岁的患者,胫骨前肌腱也应转移到距骨颈部的背侧以保证动态的矫正力。

5. 腓骨短肌和趾总伸肌腱。取足跟(接近踝关节)上方的小切口,显露后,在肌腱肌腹结合部切断延长。这两处肌腱延长并非总是必须的,因为之前的石膏矫形通常已经使这些肌腱充分延长。

6. 距舟关节被复位并以克氏针固定后,需行经皮跟腱切断术矫正马蹄足畸形(图 45-3-3)。详见本章第二节【手术步骤】。

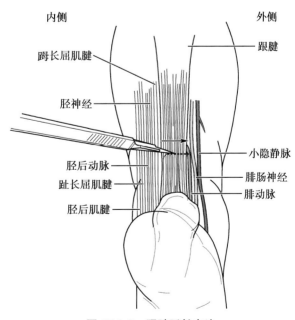

图 45-3-3　跟腱延长方法

7. 两周后在门诊更换石膏。

8. 如果患儿达到能行走的年龄，应提供支具固定踝足矫形器。矫形器置于跖屈和 15° 内收位，以便在克氏针移除后帮助维持距舟关节复位。在此阶段，所有患儿都要佩戴夜间支具（由金属棒连接的两支鞋）以维持矫形效果。该支具与用于 Ponseti 疗法的畸形足患者的支具相同，唯一的不同在于鞋直接指向前方，而不像马蹄内翻足畸形疗法中向外旋转。

9. 石膏需佩戴 3 周，随后在手术室内拆去石膏，并通过小切口去除克氏针。

【术后处理】

1. 矫形效果维持方法：患儿开始佩戴夜间支架，家长应学习踝关节和足部的全关节运动康复以防止复发。被动活动时患儿仰卧，家长用一只手稳定腿部，膝部弯曲；另一只手抓住后跟然后将足踝置于最大的跖屈。第二组运动包括用一只手内收足部而另一只手稳定腿部。父母需在同一环境重复以上两组被动运动 40 次，并在每次换尿布时进行练习。这些运动可以有效保持石膏和外科手术矫形效果及足部灵活性。

2. 患儿在佩戴支架后每 3 个月需进行一次复查直至满 2 周岁；然后每 6 个月至 1 年复查一次，直到满 7 周岁；7 周岁以后，患儿需每两年复查一次，直到骨骼成熟为止。

3. 此矫正垂直距骨的微创手术方法能够实现比传统方法更灵活、疼痛更小的长期效果。

（孙　琳　胡金刚）

参 考 文 献

[1] HERRING J A. Tachdjian's pediatric orthopedics from the texas scottish rite hospital[M]. 5th ed. Philadelphia: WB Saunders CO, 2013: 43–44.

[2] 张金哲. 张金哲小儿外科学 [M]. 北京：人民卫生出版社，2013：1444–1445.

[3] 胡金刚，王志，孙琳，等. 简单麻醉下 Ponseti 方法治疗先天性马蹄内翻足 54 例 [J]. 武警医学，2011，22(8)：715–716.

[4] JACOBSEN S T, CRAWFORD A H. Congenital vertical talus[J]. J Pediatr Orthop, 1983, 3: 306–310.

[5] DA PAZ AC JR, DE SOUZA V, DE SOUZA D C. Congenital convex pes valgus[J]. Orthop Clin N Am, 1978, 9(1): 207–218.

[6] WIRTH T, SCHULER P, GRISS P. Early surgical treatment for congenital vertical talus[J]. Arch Orthop Trauma Surg, 1994, 113(5): 248–253.

[7] KREWSKI H C. Magnesium, zinc, and chromium nutriture and physical activity[J]. Crit Rev, 2007, 10(Suppl 1): 1–269.

[8] DRENNAN J C, SHARRARD W J. The pathological anatomy of with the ankle in neutral that is worn for an additional convex pes valgus[J]. J Bone Joint Surg Br, 1971, 53: 455–461.

[9] PATTERSON W R, FITZ D A, SMITH W S. The pathologic anat-omy of congenital convex pes valgus. Post mortem study of a newborn infant with bilateral involvement[J]. J Bone Joint Surg Am, 1968, 50(3): 458–466.

[10] SEIMON L P. Surgical correction of congenital vertical talus under the age of 2 years[J]. J Pediatr Orthop, 1987, 7(4): 405–411.

[11] SPECHT E E. Congenital paralytic vertical talus. An ana-tomical study[J]. J Bone Joint Surg Am, 1975, 57(6): 842–847.

[12] 张菁. 婴幼儿先天性垂直距骨手术治疗体会 [J]. 中华骨科杂志，2004，24(10)：624–627.

[13] PONSETI I V. Treatment of congenital club foot[J]. J Bone Joint Surg Am, 1992, 74(3): 448–454.

[14] DOBBS M B, PURCELL D B, NUNLEY R, et al. Early results of a new method of treatment for idiopathic congenital vertical talus[J]. J Bone Joint Surg Am, 2006, 88(6): 1192–1200.

[15] 胡金刚，曾敏，王剑锋，等. 先天性垂直距骨研究进展 [J]. 武警医学，2017，28(6)：116–119.

第四十六章 肿瘤手术

第一节 肾母细胞瘤切除术

肾母细胞瘤（nephroblastoma）又称肾胚胎瘤，1899 年 Max Wilms 首次对肾母细胞瘤做了较为系统的描述，所以又称维尔姆斯瘤（Wilms tumor），是小儿常见的肾恶性肿瘤，发病年龄多在 5 岁以下。过去几十年，随着综合治疗技术的成熟，尤其是多学科综合诊疗理念的广泛应用，肾母细胞瘤患者的长期生存率显著提高，美国国家肾母细胞瘤研究组（Nationwide Wilm's Tumor Study，NWTS-4）报道 4 年生存率为：预后良好的组织类型 I 期为 97.3%，II 期为 95.1%，III 期为 95.2%，IV 期为 81.8%；预后不良的组织类型为 73.0%。腔镜下肾母细胞瘤切除术近年也有越来越多的报道，在有经验的中心对部分高选择性病例应用腹腔镜或机器人辅助进行肾母细胞瘤切除术是可行的，但开放手术仍为目前肾母细胞瘤切除术的首选方式。

【组织学分类、临床分期及危险度分组】

典型的肾母细胞瘤通常包含上皮细胞、间叶组织和胚芽组织三种组成成分，每个肿瘤的上皮细胞、间叶组织和胚芽成分的相对比例可能相差很大，其中一种成分可能占主导地位。

1. COG 分类 北美儿童肿瘤协作组（Children's Oncology Group，COG）按照有无间变将肾母细胞瘤的组织学类型分为两大类：①预后良好型组织学（favorable histology，FH）；②预后不良型组织学（unfavorable histology，UH），即间变性组织学（anaplastic histology，AH）。间变是指细胞明显异常、三极或多极有丝分裂、核嗜铬和核扩大，细胞核直径至少是相邻非间变细胞核的 3 倍。间变性组织学在肾母细胞瘤病例中约占 10%，年龄较大患者发生率较高。间变性组织学又可分为局灶间变性与弥漫间变性：局灶间变性是指原发肿瘤内有一个或几个界限清楚的局灶性间变区域，但大部分肿瘤无明显的核异型性；弥漫间变性则是指多个区域的间变。间变性肾母细胞瘤对化疗的应答较差，具有重要的临床意义。

COG 根据初期手术时（无术前化疗）的临床体征、影像学检查、手术和病理信息等，将肾母细胞瘤分为 I～V 期（表 46-1-1）。肿瘤组织学指标是最重要的预后评估指标，间变性肾母细胞瘤为高危组。临床分期是第二重要因素。风险分组的其他因素包括患者年龄、肿瘤重量、1p 和 16q 杂合性丢失（loss of heterozygosity，LOH）等。基于这些因素，COG 将包括肾母细胞瘤的儿童肾恶性肿瘤分为 5 个风险组：极低危组、低危组、中危组、较高危组织学良好组和高危组（表 46-1-2）。

2. SIOP 分类 国际儿童肿瘤学会（International Society of Paediatric Oncology，SIOP）分期是根据化疗前的标本病理信息、影像学检查有无转移而决定的，其优点是可评估对术前化疗的组织学应答（包括识别胚芽型肾母细胞瘤的高危组）。SIOP 也将肾母细胞瘤分为 I～V 期，表 46-1-1 系统对比了当前 COG 与 SIOP 肾母细胞瘤分期系统的异同。COG 分期系统中，无论是细针抽吸活检、芯针活检还是开放活检者均定为 III 期。而 SIOP 系统中，细针抽吸活检或芯针活检并不作为肿瘤升期的标准，只有手术活检（楔形切除活检）者才升为 III 期。

表 46-1-1　COG 和 SIOP 的肾母细胞瘤分期系统

COG 分期系统	SIOP 分期系统
Ⅰ期　(1) 肿瘤局限于肾内，完整切除 (2) 肾包膜完整 (3) 肿瘤切除前未破裂或活检 (4) 未侵入肾窦系统 (5) 切缘无肿瘤	(1) 肿瘤局限于肾，如突出肾外但有假包膜包绕。肾包膜或假包膜可能被肿瘤侵入，但未达到其外面，并被完全切除（切缘阴性） (2) 肿瘤侵入肾窦或输尿管，但未侵入其管壁 (3) 肾窦血管未受侵，但肾内血管可能受侵 *细针抽吸活检或芯针活检不作为肿瘤升期。肾窦脂肪或肾周脂肪内有坏死的肿瘤或化疗后改变者不作为肿瘤升期
Ⅱ期　(1) 肿瘤的局部扩散浸润（穿透肾包膜或侵入肾窦软组织），但完全切除 (2) 肾切除标本中发现肾实质以外的血管或肾窦内有肿瘤细胞，但切缘无肿瘤 (3) 肿瘤侵入血管，但与肾肿瘤一并整块切除 (4) 取样的淋巴结均为阴性	(1) 肿瘤扩展至肾外或穿透肾包膜和 / 或纤维假包膜，进入肾周脂肪，但被完全切除（切缘阴性） (2) 肿瘤侵入肾窦和 / 或肾外的血管与淋巴管，但被完全切除 (3) 肿瘤浸润肾盂或输尿管壁 (4) 肿瘤侵入邻近脏器或腔静脉，但被完全切除
Ⅲ期　手术后残留的非血行性肿瘤局限于腹部，有以下任何一个证据： (1) 腹腔或盆腔淋巴结转移（其他部位淋巴结转移者为Ⅳ期） (2) 肿瘤穿透腹膜表面 (3) 腹膜表面肿瘤种植 (4) 肉眼或显微镜下有肿瘤残留（显微镜下见手术标本切缘有肿瘤细胞） (5) 肿瘤局部侵入周围组织，未能完全切除 (6) 手术前或手术中肿瘤破溃 (7) 肿瘤切除前曾行活检，无论是细针抽吸活检、套管针切活检还是开放活检 (8) 肿瘤非整块切除（如：在分开切除的肾上腺内发现肿瘤细胞，肾静脉瘤栓与肾肿瘤分开切除） *肿瘤侵入胸部下腔静脉和心脏者定为Ⅲ期	(1) 肉眼下或镜下肿瘤残留 (2) 腹腔淋巴结受侵 (3) 术前或术中肿瘤破溃 (4) 肿瘤穿透腹膜 (5) 腹膜表面有肿瘤植入 (6) 血管或输尿管切缘有瘤栓，被切断或分块切除 (7) 术前曾行手术活检（楔形切除活检） (8) 淋巴结内或手术标本切缘有坏死的肿瘤或化疗导致的改变
Ⅳ期　(1) 血行转移（肺，肝，骨，脑） (2) 腹腔与盆腔以外的淋巴结转移	血行转移（肺，肝，骨，脑）或腹腔与盆腔以外的淋巴结转移
Ⅴ期　双侧肾肿瘤。对每一侧应按以上标准进行亚分期	双侧肾肿瘤。对每一侧应按以上标准进行亚分期

表 46-1-2　当前 COG 的儿童肾肿瘤风险分组

年龄	肿瘤重量	分期，组织学类型	1p、16q 的杂合性丢失	肺转移对化疗的快速应答	风险组
<2 岁	<550g	Ⅰ期，FH	无论有无	—	极低危组
<2 岁	≥550g	Ⅰ期，FH	无	—	低危组
≥2 岁	不限	Ⅰ期，FH	无	—	低危组
不限	不限	Ⅱ期，FH	无	—	低危组
≥2 岁	不限	Ⅰ期，FH	有	—	中危组
不限	≥550g	Ⅰ期，FH	有	—	中危组

续表

年龄	肿瘤重量	分期,组织学类型	1p、16q 的 杂合性丢失	肺转移对化疗的 快速应答	风险组
不限	不限	Ⅱ期,FH	有	—	中危组
不限	不限	Ⅲ期,FH	无	—	中危组
不限	不限	Ⅲ期,FH	有	—	组织学良好高危组
不限	不限	Ⅳ期,FH	无	有应答	中危组
不限	不限	Ⅳ期,FH	无论有无	无论有无应答	组织学良好高危组
不限	不限	Ⅴ期,FH 或 AH	无论有无	无论有无应答	双侧评估
不限	不限	Ⅰ～Ⅳ期,AH,CCSK,RCC,MRTK	无论有无	无论有无应答	高危组

FH. 组织学良好型肾母细胞瘤;AH. 间变性肾母细胞瘤;CCSK. 肾透明细胞肉瘤;RCC. 肾细胞瘤;MRTK. 肾恶性横纹肌样瘤。

SIOP 根据化疗后手术所取的肿瘤标本进行组织学分类,可反映术前化疗引起的变化,包括退行性变与细胞分化,将肾母细胞瘤的组织学分类分为三个风险组:①低危组(完全坏死的肾母细胞瘤或囊性部分分化的肾母细胞瘤);②中危组(退化型、上皮型、间叶型、混合型或局灶间变性肾母细胞瘤);③高危组(胚芽型或弥漫间变性肾母细胞瘤)(表 46-1-3)。

表 46-1-3 当前 SIOP 儿童肾肿瘤分类与危险度分组

低危肾肿瘤	中胚层肾瘤
	部分囊性分化性肾母细胞瘤
	术前化疗后完全坏死的肾母细胞瘤
中危肾肿瘤	上皮为主型肾母细胞瘤
	间叶为主型肾母细胞瘤
	混合型肾母细胞瘤
	退行性变型肾母细胞瘤
	局限间变型肾母细胞瘤
高危肾肿瘤	胚芽为主型肾母细胞瘤
	弥漫间变型肾母细胞瘤
	肾透明细胞肉瘤
	肾恶性横纹肌样瘤

儿童肾恶性肿瘤中还有肾透明细胞肉瘤(clear cell sarcoma of the kidney)和肾横纹肌样瘤(rhabdoid tumor of the kidney),较少见,预后差,其来源非后肾胚基,故不属于肾母细胞瘤,但其治疗常参照预后不良型肾母细胞瘤的治疗方案。肾癌在小儿较为少见,约占 12 岁以下小儿肾肿瘤的 1%,平均发病年龄约为 12 岁。

先天性中胚层细胞肾瘤(congenital mesoblastic nephroma)常见于出生后数周和数月内(6 月龄以下),又称肾胚胎间叶错构瘤,多为良性,很少转移,预后良好,与肾母细胞瘤的组织学不同,因而也不属于肾母细胞瘤范畴。然而其特殊类型"细胞性"中胚层细胞肾瘤的细胞可见有丝分裂象,出生后 3 个月以上患儿中较为常见,且有复发和转移的报道,其手术治疗原则可参照肾母细胞瘤。

【手术适应证】

如上所述,目前国际主流的儿童肾肿瘤研究组织对肾母细胞瘤的手术时机存在争议。国内部分单位参照 COG 标准执行,也有部分单位参照 SIOP 标准执行,不少学者则主张在充分评估手术风险的前提下把握手术时机:肿瘤体积小,预计手术能完整切除可考虑一期手术;肿瘤体积大,预计术中破溃概率高,手术风险大则应考虑先行新辅助化疗后延期手术。值得注意的是，一期手术的患者后续治疗方案建议参考 COG 分期和危险度分组，而行新辅助化疗后手术的患者建议参考 SIOP 分期和危险度分组。

1. 一期手术 适用于肿瘤可完全切除的早期病例，通常为肿瘤直径 10cm 以下，瘤体包膜完整、边界清晰，术中破溃可能小，无局部浸润，无远处转移者。

2. 延期手术 先行新辅助化疗，待肿瘤缩小、远处转移灶消失（或控制）后再切除原发肿瘤。适用于肿瘤体积大、破溃可能大、手术风险高，预计不能安全地完全切除肿瘤的病例，如Ⅲ、Ⅳ期患儿。对于有肿瘤破裂出血或者对化疗不敏感的病例，可以尝试栓塞化疗。多数肾母细胞瘤对放疗也较敏感，放疗可以缩小肿瘤体积，但由于放疗可能造成肿瘤与周围组织的紧密粘连，目前临床上已较少应用术前放疗，仅限于其他治疗手段无效的患者。

3. 双侧肾母细胞瘤（Ⅴ期）的治疗原则是充分保留有效肾功能单位。通常建议在新辅助化疗后进行手术，手术原则应尽可能保留正常肾组织，多数病例在新辅助化疗后可能实现部分肾切除术或肿瘤剜除术，病变严重保留困难的一侧在评估对侧残留肾脏能够维持代谢负荷的情况下可以考虑行瘤肾切除术，否则应做好肾移植的准备和计划。

【手术禁忌证】

手术切除是肾母细胞瘤综合治疗中的关键环节之一，明确肾母细胞瘤无论任何病期、年龄和肿瘤大小都是手术的适应证，只是手术时机不同而已，即使Ⅳ、Ⅴ期亦可先用化疗、放疗，等待转移瘤缩小或消失后再施行原发瘤的切除，Ⅴ期可根据不同的情况施行不同的保肾手术，甚至施行肾移植术。只有晚期进展型病例，已经发生恶病质，极度营养不良、极度衰竭者，或病变广泛转移化疗不能控制者，或出现心、肺功能不全预计不能耐受手术者，才属于手术禁忌证。

【术前准备】

1. 详细了解病史，仔细体检，进行实验室检查、胸部 X 线片、心电图、腹部 B 超、腹部 CT 和 MRI 等检查。

2. 详细的术前评估：包括病理类型（如果已经获得）；影像学评估了解肿瘤的大小、坏死成分比例、包膜是否完整、肿瘤位置与周围组织及脏器的关系、是否存在瘤栓、是否存在腹膜后肿大淋巴结及其分布、是否存在肺转移（最常见的转移部位）；临床分期，应注意对侧肾脏是否存在肿瘤，对疑有远处转移者建议 PET/CT 检查。应注意对侧肾脏功能的评估。

3. 全身情况差者应予纠正，严重贫血者给予输血。

4. 术前备血，以备术中失血时用。

5. 术前禁食 4～6 小时，禁水 2 小时，术中留置胃管，术后根据肠道功能恢复情况尽早拔除。

6. 留置导尿，便于观察尿量和血尿情况。

7. 手术开始前中心静脉置管，建立良好的静脉通道；动脉置管，术中持续有创动脉血压监测。

8. 准备血管阻断和吻合器械，尤其是对于存在静脉血栓的病例。

【麻醉与体位】

气管插管全身麻醉。仰卧位，腰部适当垫高 10～15cm。

【手术步骤】

1. 开放手术

（1）切口选择：多数情况下根据左侧或右侧肾肿瘤，选择相应侧的上腹部横切口，易于处理肾蒂和探查对侧。该切口虽切断腹直肌，但肌肉愈合快，不易裂开，皮肤建议采用皮内缝合，手术瘢痕呈横形线状，外观较为满意。如果为双侧肾母细胞瘤，建议选择偏向病变严重侧的上腹部横切口。肿瘤巨大，上极位置高，与肝或脾等关系密切的病例建议选择肋缘下切口，可以获得更好的显露。

（2）进腹：切口长度根据肿瘤大小而定，一般从患侧腋后线起横行至腹部正中线或超过中线 1～2cm（图 46-1-1）。切开腹直肌前鞘、腹直肌、腹直肌后鞘及腹膜，进腹后全层切开患侧腹外斜肌筋膜、腹外斜肌、腹内斜肌、腹横肌和腹横筋膜，注意保护肠管避免误伤。

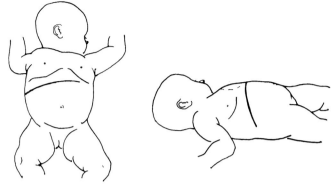

图 46-1-1　上腹部横切口

（3）探查：进入腹腔后检查有无腹水，腹膜、网膜等有无转移病灶。术前影像学检查未发现对侧肾脏有可疑病变者不建议常规探查对侧肾脏。

（4）显露瘤肾：在患侧结肠旁沟切开侧腹膜，将结肠翻向内侧（图 46-1-2）。左侧肿瘤者还需切开脾结肠韧带，肿瘤较大者可以分离切开脾膈韧带，将脾脏胰腺及瘤肾分离后与结肠一起翻向内侧；右侧肿瘤者还需切开十二指肠降部外侧腹膜，与肝脏紧密粘连者可以切开肝脏三角韧带及冠状韧带，方便显露肿瘤上极部分。

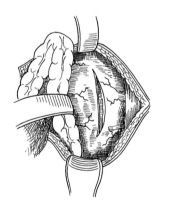 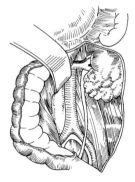 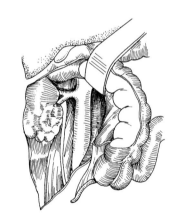

（1）侧腹膜切开　　　　（2）结肠翻向右侧，显露左肾　　　（3）结肠翻向左侧，显露右肾

图 46-1-2　显露瘤肾

（5）游离瘤肾：如有可能，最好先找到肾门离断肾蒂，先离断肾动脉，再离断肾静脉，然后分离瘤肾（图 46-1-3）。但肿瘤较大、粘连较重时只能先逐步分离瘤肾，然后找到肾蒂内的肾动、静脉。分离患肾应在肾筋膜（杰罗塔筋膜，Gerota fascia）外进行，将与其内黏着的脂肪组织一并切除（图 46-1-4）。建议在组织间隙明显部分开始分离，分离肾脏内下方时注意找到患侧输尿管，分离至尽可能低位（建议至少至髂血管以下）结扎、切断，断端电灼处理。与输尿管平行的精索静脉或卵巢静脉在肿瘤较大时可能粗大扩张，应注意分离结扎。肿瘤周围可能出现蔓状扩张的滋养血管，需一一分离、确切结扎。右肾肿瘤分离时尤其应注意避免损伤内侧的下腔静脉和十二指肠，左肾肿瘤分离时应注意避免损伤肠系膜血管、脾脏及胰腺等。逐步游离，直至肾门显露（图 46-1-5）。

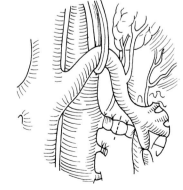

图 46-1-3　离断肾动脉

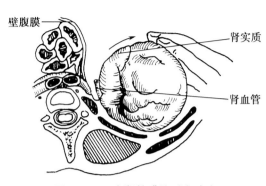

图46-1-4　在肾筋膜外剥离肿瘤

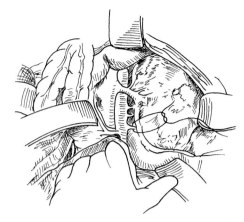

图46-1-5　分离瘤肾,低位结扎切断输尿管

（6）离断肾蒂,切除瘤肾:在肾门处仔细分离肾蒂内的肾动、静脉,分别予结扎、缝扎和切断。先结扎肾静脉理论上可以降低肿瘤挤压后血行转移发生的机会,但结扎后瘤肾肿胀可能会给后续的游离增加困难(先处理肾蒂未游离瘤肾时);先结扎肾动脉可以减少肾脏内血液丢失,避免瘤肾肿胀。从腹部进路时肾静脉位于前方,肾动脉位于后方,小儿肾静脉较短、壁薄、易撕裂,多数情况下先离断肾静脉,然后在其后方找到肾动脉予以离断操作更为便捷(图46-1-6)。分离和处理肾静脉前应注意检查和确认肾静脉及与其相连的下腔静脉内有无瘤栓,如有瘤栓存在,应在其近心端放置血管阻断带,然后切开静脉取出瘤栓。肾蒂离断后肾与肿瘤、输尿管、肾脂肪囊、肾蒂淋巴组织整块切除。

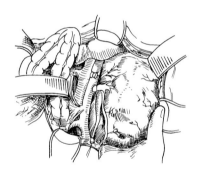

（1）分离切断肾静脉

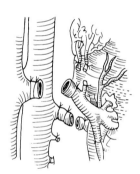

（2）离断动脉输尿管

图46-1-6　肾血管的分离和切断

（7）肾周组织、腹膜后淋巴结清扫:瘤肾切除后,应检查瘤床,清除残留肾周脂肪组织,尤其是肿瘤邻近部分的脂肪组织。同侧肾上腺如果与肿瘤紧密粘连、边界不清,应一并切除,如果边界清晰,尤其是瘤肾上极为正常肾组织者可保留肾上腺。清扫腹膜后肿大淋巴结,重点是肾蒂周围、腹主动脉旁及下腔静脉旁等区域(图46-1-7)。

（8）瘤床引流,结肠复位,腹壁缝合:检查术野,彻底止血。计划术后放疗的病例可予钛夹或银夹标记肿瘤范围。瘤床置引流管,方便观察术后出血及乳糜漏等情况,建议在腹膜后潜行,由切口外下方戳孔引出。将结肠复位,结肠系膜如有缺损应予修补,缝合侧腹膜固定结肠框。然后逐层缝合腹壁,皮肤可以皮内缝合。

（9）引流管留置2～3天,视引流液情况拔除。

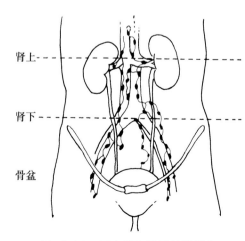

图46-1-7　重点清扫淋巴结的部位

2. 腹腔镜手术 虽然目前一些研究表明,在有经验的治疗中心和高选择性病例中,腹腔镜辅助下经腹肾母细胞瘤切除术可以获得与传统开放手术相同的治疗效果,但仍然推荐选择开放手术。

腹腔镜辅助肾母细胞瘤切除术仍然要遵循肿瘤手术的原则,包括:①淋巴结活检数量应≥7枚;②肿瘤位于中心,周边有外观正常的肾组织;③取出标本时切口要足够大,完整取出肿瘤,减少肿瘤破裂和扩散的风险;④如果需要行保留肾单位手术,可能还需行开放手术。

腹腔镜辅助肾母细胞瘤切除术禁忌证:①肿瘤浸润到肾外结构或者超过同侧脊柱边缘;②肾静脉或腔静脉有瘤栓;③肿瘤对化疗没有反应,有破裂的风险。

【术中特殊情况的处理】

1. 腹部大血管损伤的预防与处理 肾母细胞瘤邻近大血管,右侧肾肿瘤紧邻下腔静脉,左侧紧邻腹主动脉,应注意避免术中损伤。尤其是右侧肾母细胞瘤,在瘤体巨大时可能对下腔静脉造成挤压和推移,导致下腔静脉走行异常或受压后萎瘪辨识困难,易发生损伤。但肾母细胞瘤很少对下腔静脉或主动脉形成严重包绕,即便腹膜后淋巴结肿大融合对血管形成包绕,通常情况下也不会浸润血管全层,小心操作可以避免多数血管损伤。预防的策略主要:①术前仔细阅片,腹部CT增强扫描可以较好地显示血管的走行、是否存在变异以及肿瘤与血管的位置关系,必要时可以利用三维重建技术及3D打印技术进行立体重建,掌握肿瘤与血管的空间和位置关系;②肾门分离困难时应避免强行分离,可以从间隙较为清楚的部分逐步游离瘤肾,瘤肾游离后可以更好地显露肾蒂,减少大血管损伤;③结构欠清分离困难时,可以从血管解剖较为清晰的近远端先行分离,逐步靠近分离困难区域,必要时可以在近远端预置血管阻断带预防损伤时的大出血;④操作轻柔,避免暴力撕扯。

血管损伤发生时,切勿盲目钳夹止血,而应立即压迫止血,快速吸净积血,将手术野充分显露,寻找损伤和出血部位,用5-0或6-0滑线修补,对于较大的血管裂口可以用无损伤血管阻断钳阻断血管显露裂口,用血管缝合线连续外翻缝合或间断褥式外翻缝合修补裂口,或应用压迫方法控制出血的同时,将裂口上下的血管游离一段后阻断血管修补裂口(图46-1-8)。

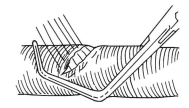

图46-1-8 下腔静脉破裂的修补

2. 肾蒂出血的预防 瘤肾切除时肾动、静脉的滑脱、撕裂或结扎线松脱均可发生严重的大出血。

预防方法:①直视下分离肾蒂,避免过度牵拉;②肾蒂血管结扎时应分别结扎动、静脉。血管应近、远端分别结扎缝扎确切后再行中间离断,近、远端结扎和缝扎线之间应游离出足够长度;③对于血管粗大又较难游离出安全长度的肾静脉,特别是贴近肾门结扎易滑脱或撕裂的,可以采用血管钳钳夹离断后,断端予5-0血管缝线连续缝合封闭的方法。

3. 肾静脉或腔静脉瘤栓的处理 肾静脉或腔静脉瘤栓是原发肿瘤突破血管进而贴附于血管壁,顺血流方向生长延长造成,部分病例可以延伸至心房。瘤栓脱落可以成为血行播散的来源,大的瘤栓脱落可能导致心脏栓塞和肺栓塞,是致命并发症。肾母细胞瘤并发瘤栓临床不少见,评估时应重点关注,多数瘤栓可以通过超声和CT增强扫描明确。

肾静脉瘤栓存在时,建议于近心端先行结扎肾静脉,再行瘤肾的分离和切除;瘤栓已经延伸至下腔静脉,应分离瘤栓近远端下腔静脉以及对侧肾静脉,预置血管阻断带,相应区段的腰静脉应分离结扎,完成准备工作后阻断血管,切开下腔静脉取尽瘤栓后缝合修补血管(图46-1-9)。过程中应注意肾静脉阻断时间,通常左肾静脉走行长侧支多可以耐受较长时间阻断,但右肾静脉侧支较少,应避免长时间持续阻断;对于瘤栓已经延伸至心房者,需在体外循环支持下手术,原则上建议心脏停跳,取栓操作时心房内血液可能混有脱落的肿瘤细胞,不建议行自体血液回收。

多数肾母细胞瘤对化疗较敏感,术前化疗可能使瘤栓体积缩小、质地变韧而不易脱落,一小部分进入心房的瘤栓可能在化疗后退出心房从而避免体外循环和心脏手术。所以肾母细胞瘤合并瘤栓,尤其是到达下腔静脉肝后段的瘤栓建议在化疗后再行手术切除。

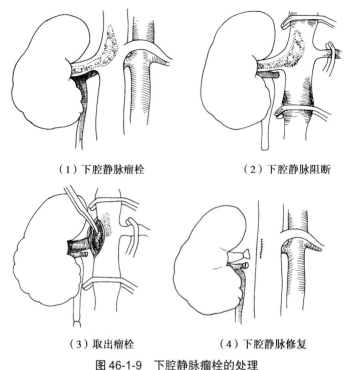

（1）下腔静脉瘤栓　　　　　　（2）下腔静脉阻断

（3）取出瘤栓　　　　　　　　（4）下腔静脉修复

图46-1-9　下腔静脉瘤栓的处理

4. 术中肿瘤破溃的预防和处理　肿瘤破溃是术中的危险并发症，破溃后容易发生种植转移，使肿瘤分期升级，是导致不良预后的因素，应尽可能避免。术前的影像学评估至关重要，可以识别一些容易发生肿瘤破裂的高危因素，如液化坏死区域大且贴近包膜，存在高危因素的病例建议在新辅助化疗后再行手术切除。手术切口选择要适当，不能盲目追求小切口，显露要充分，避免过度挤压瘤体。

如果术中不慎发生肿瘤破裂，应用纱布垫将瘤体与腹腔和周围脏器隔开，吸引清理溢出的肿瘤组织，破裂区域组织通常质地很脆，缝合裂口在多数情况下无法实现，建议用纱布包裹或堵塞的方法使裂口不再外溢，然后继续完成瘤肾的分离和切除，破裂后出血较多时可以尝试寻找肾动脉并结扎。手术结束前可用生理盐水稀释的抗肿瘤药（如顺铂20mg/1 000ml）灌洗瘤床。

5. 双侧肾母细胞瘤的手术　孤立肾肾母细胞瘤的手术，可参照双侧肾母细胞瘤的治疗原则进行保存肾实质的部分肾切除手术。

6. 保留肾单位的部分肾切除术　保留肾单位的部分肾切除术可减少术后肾功能不全的发生，但也增加了局部复发的风险，通常只适用于孤立肾肾母细胞瘤和双侧肾母细胞瘤。对于单侧肾母细胞瘤不作为常规推荐，虽然近年也有报道在部分高选择性病例中获得成功，但必须充分权衡利弊、严格掌握指征，保证肿瘤能够完整彻底切除是关键。

单侧肾肿瘤保留肾单位手术建议的适应证：①肿瘤限于肾的一极或中央的边缘，且小于肾的1/3；②患肾功能良好，集合系统和肾静脉无肿瘤侵犯；③肿瘤与肾组织的边界清楚；④术前肿瘤没有破裂；⑤肿瘤的组织类型良好（FH型）；⑥单发病灶。

手术方法：①患肾和肾蒂显露。患肾与周围组织分离，分离肾门处脂肪组织，显露肾动、静脉。②肾包膜切开和剥离。③肾血管分离和控制。可以应用血管阻断带、无损伤血管夹及心耳钳暂时阻断肾动、静脉，通常情况下建议动、静脉分别阻断，常温下阻断时间原则上不能超过30分钟。④肾部分切除。切除病灶，在肾盂旁可遇叶间血管，结扎或缝扎处理。⑤修补肾盂，创面止血。清除肾盂、肾盏内的凝血块，缝合肾盂肾盏断缘，松开阻断肾动、静脉，检查出血，缝扎显著的出血点。⑥连续或褥式缝合肾包膜。⑦引流和创口缝合。将肾复位，肾包膜与附近腰肌缝合数针做肾固定，以防肾扭转。肾断面附近置引流管，缝合创口。（图46-1-10）

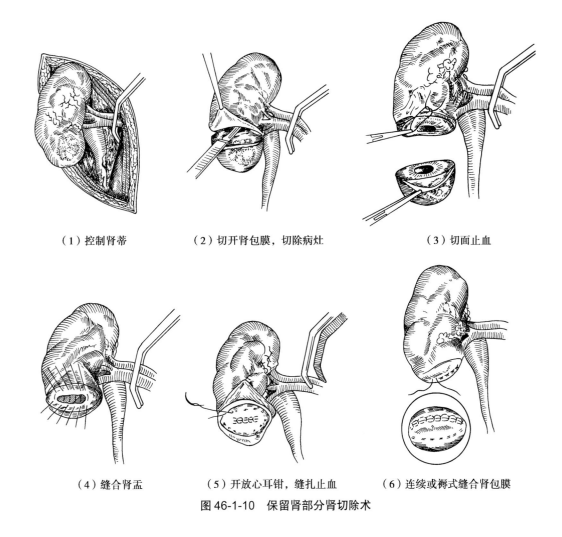

（1）控制肾蒂　　　　　（2）切开肾包膜，切除病灶　　　　　（3）切面止血

（4）缝合肾盂　　　　（5）开放心耳钳，缝扎止血　　　　（6）连续或褥式缝合肾包膜

图 46-1-10　保留肾部分肾切除术

【术后处理】

1. 术后一般处理

（1）术后禁饮食，胃肠减压管视胃肠道功能恢复情况尽早拔除。

（2）多数术后不需要使用抗生素，但手术创伤大，时间超过 4 小时，可以考虑围手术期使用抗生素。

（3）瘤床引流管建议进食后拔除，以便观察是否有乳糜漏发生。

（4）监测术后肝肾功能及电解质代谢等情况。

（5）注意术后尿量监测及是否有血尿等情况。

2. 术后化疗　恢复顺利没有特殊并发症和禁忌证的患儿，术后 1 周开始化疗是安全的。

【术后并发症的预防及处理】

1. 术后乳糜漏　肾母细胞瘤术后乳糜漏并不常见，但在肠系膜上动脉及腹腔干旁淋巴结清扫术后相对容易发生。进食含脂肪饮食后出现乳白色引流液，乳糜试验阳性可以确诊。多数病例应用禁食联合肠外营养支持等保守治疗可治愈。

2. 粘连性肠梗阻　可发生于术后早期或术后远期。肠浆膜机械损伤或炎症性损伤可引起肠粘连，如粘连造成肠管扭曲、成角或索带形成，则可出现肠梗阻。术中注意在结肠框后的腹膜后区域操作，减少对肠管刺激可减少粘连性肠梗阻的发生。如有发生可参照肠梗阻的处理原则处理。

3. 术后肠套叠　是肾母细胞瘤术后肠梗阻的一个较少见原因，发生率约为 0.9%，多为小肠与小肠套叠，少数为回结肠套叠或回盲肠套叠。症状较隐蔽，可发生于手术后 1～24 天（平均 8 天）。症状是在肠功能恢复后又出现腹胀、呕吐，多数病例呈现不全性肠梗阻表现，血便和腹部包块等症状少见，易被误认为术后肠功能恢复不良或粘连性肠梗阻。术后早期出现肠功能障碍时应考虑肠套叠的可能，超声检查多可明确，部分病例可以通过空气灌肠整复，不能整复的病例应积极手术治疗。

（李民驹　王金湖）

第二节　神经母细胞瘤切除术

神经母细胞瘤（neuroblastoma，NB）起源于肾上腺髓质和/或椎旁交感神经系统，是儿童最常见的颅外恶性实体肿瘤，也是造成儿童死亡人数最多的颅外恶性实体肿瘤。神经母细胞瘤生物学行为表现差异很大，相当一部分病例表现转移发生早，进展快，但少部分病例未经治疗却表现自行消退。总体说来，其治疗和预后与患儿年龄、肿瘤部位、组织病理特点、分子生物特征等有密切关系。治疗强调基于危险度分组的多学科综合治疗，化疗、手术、放疗是其基本的治疗手段，近年干细胞移植、免疫治疗及小分子靶向药物等的应用，对进一步改善神经母细胞瘤的治疗和预后起到了积极的作用。肾上腺是神经母细胞瘤最常见的来源，本节重点介绍肾上腺来源的腹膜后神经母细胞瘤切除术。

【病理分型、临床分期及危险度分组】

1. 组织学分型　根据神经源性细胞（原始神经母细胞、分化神经母细胞及神经节细胞）与施万细胞的构成和比例将外周神经源性肿瘤分为神经母细胞瘤、节细胞神经母细胞瘤、节细胞神经瘤三大类，神经母细胞瘤是其中最常见的类型。1984 年 Shimada 依据神经母细胞的分化程度、施万基质比例、有丝分裂核碎裂指数（mitosis-karyorrhexis index，MKI）以及发病年龄等因素将肿瘤分为病理预后良好型（favorable histology，FH）及病理预后不良型（unfavorable histology，UH）。经扩充和改良，于 1999 年提出了国际神经母细胞瘤病理学分类（International Neuroblastoma Pathology Classification，INPC）。2003 年发布了 INPC 更新版，重点强调了节细胞神经母细胞瘤结节型的病理预后取决于神经母细胞结节的病理预后性质，需对各个结节进行系统评估（图 46-2-1）。

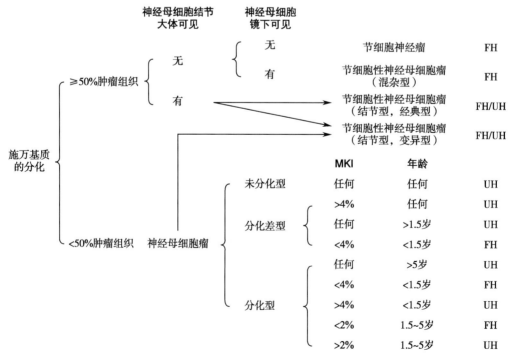

图 46-2-1　国际神经母细胞瘤病理学分类

FH. 病理预后良好型；UH. 病理预后不良型；MKI 指数要求计数 5 000 个以上细胞后计算。

2. 临床分期 既往使用较多的是国际神经母细胞瘤分期系统(International Neuroblastoma Staging System，INSS)。INSS 综合了肿瘤的范围、切除情况和淋巴结受累范围等因素进行分期。

INSS 分期：1 期，单侧肿瘤，局限于原发部位，肉眼完全切除，有或无显微镜下残留，同侧及对侧区域淋巴结镜检阴性。2A 期，单侧肿瘤，肉眼观未完全切除，同侧及对侧区域淋巴结镜检阴性；2B 期，单侧肿瘤，肉眼观完全或未完全切除，同侧区域淋巴结镜检阳性，对侧淋巴结阴性。3 期，肿瘤超越中线，或一侧肿瘤伴对侧区域淋巴结转移。4 期，肿瘤转移至远处淋巴结、骨、骨髓、肝、皮肤或其他器官。4S 期，年龄<1 岁，局限性原发肿瘤(1 期、2A 期或 2B 期)，伴有肝、皮肤和/或少量骨髓转移(骨髓有核细胞中肿瘤细胞比例<10%)。

任何大小的腹部肿瘤伴恶性腹水或腹膜种植为 3 期，但胸部肿瘤伴单侧胸腔积液为 2B 期。

起源于盆腔神经节或主动脉分叉附近神经节的 NB 称为中线肿瘤，可完整切除者为 1 期，扩展至超过脊柱对侧并未能完整切除者为 2A 期，有同侧淋巴结受侵为 2B 期，双侧淋巴结受侵者为 3 期。

严格意义上说，INSS 是术后分期系统，虽然临床上术前基于影像学评估进行的临床分期也常参考这个系统，但存在显著缺陷。2009 年国际神经母细胞瘤危险度分级协作组(International Neuroblastoma Risk Group，INRG)引入治疗前的影像学定义危险因子(image-defined risk factor，IDRF)(表 46-2-1)制订了国际神经母细胞瘤危险度分组分期系统(International Neuroblastoma Risk Group Staging System，INRGSS)(表 46-2-2)，INRGSS 更适用于临床的术前分期。

表 46-2-1　神经母细胞瘤影像学定义危险因子(IDRF)

单侧病变延伸到两个体腔：颈部 - 胸腔、胸腔 - 腹腔、腹腔 - 盆腔	
颈部	肿瘤包绕颈动脉，和/或椎动脉，和/或颈内动脉
	肿瘤延伸至颅底
	肿瘤压迫气管
颈胸连接处	肿瘤包绕臂丛神经
	肿瘤包绕锁骨下血管，和/或椎动脉，和/或颈动脉
	肿瘤压迫气管
胸部	肿瘤包绕主动脉，和/或主要分支
	肿瘤压迫气管，和/或主支气管
	低位后纵隔肿瘤，侵犯 $T_9 \sim T_{12}$ 椎体
胸腹连接处	肿瘤包绕主动脉，和/或腔静脉
腹部/盆腔	肿瘤侵犯肝门，和/或肝十二指肠韧带
	肿瘤在肠系膜根部包绕肠系膜上动脉分支
	肿瘤包绕腹腔干，和/或肠系膜上动脉根部
	肿瘤侵犯一侧或双侧肾蒂
	肿瘤包绕腹主动脉，和/或下腔静脉
	肿瘤包绕髂血管
	盆腔肿瘤越过坐骨切迹
椎管内延伸	轴向平面超过 1/3 的椎管被肿瘤侵入，和/或环脊髓软脑膜间隙消失，和/或脊髓信号异常
邻近器官组织受累	心包、膈肌、肝、肾、胰腺、十二指肠、肠系膜等
以下情况应记录，但不作为 IDRF	多发原发病灶
	胸腔积液伴/不伴恶性细胞
	腹水伴/不伴恶性细胞

表 46-2-2　国际神经母细胞瘤危险度分组分期系统

分期	定义
L₁	肿瘤局限,未侵犯重要脏器,无影像学定义危险因子(IDRF)
L₂	肿瘤局限,存在一个或多个影像学定义危险因子(IDRF)
M	远处转移性疾病(MS 除外)
MS	转移性疾病,年龄<18 个月,转移病灶局限于皮肤、肝和 / 或骨髓(骨髓浸润<10%,MIBG 检查骨和骨髓均为阴性)

多发原发病灶按照高分期病灶分期;MS 期与 INSS 4S 期的区别在于年龄以及原发病灶的分期要求。

3. 危险度分组　神经母细胞瘤的综合治疗方案是基于危险度分组制订的。国际上使用较多的是北美儿童肿瘤协作组(Children's Oncology Group,COG)的危险度分组方案,主要根据 INSS 分期、发病年龄、MYCN 扩增情况、INPC 病理预后分型、DNA 倍性 5 个因素将患者分为低危、中危、高危 3 个危险度组(表 46-2-3)。但是如前所述,INSS 严格意义上是一个术后分期系统,所以基于 INSS 的 COG 危险度分组方案对于初发患者的评估存在一定缺陷,因为在术前无法准确预计手术的切除情况。

表 46-2-3　神经母细胞瘤危险度分组(COG)

危险度分组	INSS 分期	发病年龄 / 月	MYCN 基因	INPC 预后分型	DNA 倍性
低危	1	任何	任何	任何	任何
	2A/2B	<12	任何	任何	任何
		>12	无扩增	任何	任何
		>12	扩增	FH	任何
	4S	<12	无扩增	FH	>1
中危	3	<12	无扩增	任何	任何
		>12	无扩增	FH	任何
	4	<18	无扩增	任何	任何
	4S	<12	无扩增	任何	=1
		<12	无扩增	UH	任何
高危	2A/2B	>12	扩增	UH	任何
	3	<12	扩增	任何	任何
		>12	无扩增	UH	任何
		>12	扩增	任何	任何
	4	<18	扩增	任何	任何
		>18	任何	任何	任何
	4S	<12	扩增	任何	任何

FH. 病理预后良好型;UH. 病理预后不良型。

　　INRGSS 引入影像学定义危险因子(IDRF),提供了相对客观的术前评估指标,INRG 危险度分组中依据 INRGSS、发病年龄、INPC 病理组织类型、肿瘤细胞分化程度、MYCN 扩增情况、11q 异常和 DNA 倍性等因素,将患者分为极低危(A、B、C 亚组)、低危(D、E、F 亚组)、中危(G、H、I、J 亚组)和高危(K、N、O、P、Q、R 亚组)4 个危险度组(表 46-2-4)。

表 46-2-4　神经母细胞瘤危险度分组(INRG)

INRG分期	发病年龄/月	INPC组织学分型	肿瘤细胞分化程度	MYCN	11q异常	DNA倍性	危险度分组
L1/L2		节细胞神经母细胞瘤混杂型或节细胞神经瘤					A（极低危）
L1		除外节细胞神经母细胞瘤混杂型和节细胞神经瘤		无扩增			B（极低危）
				扩增			K（高危）
L2	<18	除外节细胞神经瘤和节细胞神经母细胞瘤混杂型		无扩增	无		D（低危）
					有		G（中危）
	≥18	神经母细胞瘤或节细胞神经母细胞瘤结节型	分化型	无扩增	无		E（低危）
					有		H（中危）
			分化差或未分化型	无扩增			
				扩增			N（高危）
M	<18			无扩增		多倍体	F（低危）
	<12			无扩增		二倍体	I（中危）
	12～18			无扩增		二倍体	J（中危）
	<18			扩增			O（高危）
	≥18						P（高危）
MS	<18			无扩增	无		C（极低危）
					有		Q（高危）
				扩增			R（高危）

【手术适应证】

神经母细胞瘤的治疗强调基于危险度分组,应用化疗、手术、放疗、干细胞移植及免疫、靶向治疗等手段进行多学科综合治疗。手术是综合治疗中的一个重要环节,但手术的时机、方案都必须在全面评估的基础上配合综合治疗统一制订。

1. 对于局限的、无明显 IDRF 的肿瘤建议一期切除。

2. 对于存在 IDRF,但是肿瘤局限,预计一期切除风险不大可以尝试一期切除。

3. 对于侵犯严重、存在明显 IDRF 的肿瘤建议先行肿瘤活检,明确诊断并完成危险度分组后化疗,延期手术。

4. 对于存在明确远处转移病灶的肿瘤,一般建议在化疗控制肿瘤进展后延期手术,一般不建议直接行大的根治手术。

5. 延期手术的手术时机建议在 4 个术前化疗后的间歇期进行,配合好总体治疗方案,尽可能减小手术对整体治疗计划的影响。

6. 侵犯椎管的哑铃形肿瘤是行椎管内肿瘤切除还是化疗还存在一定争议,一般认为椎管内占位明显伴有显著的神经系统症状必须积极快速干预,有经验的团队实行椎管内肿瘤切除是可行的。

7. 新生儿期诊断的神经母细胞瘤出现自行消退的机会较大,故建议对于新生儿期诊断的肾上腺占位建议先行密切临床观察,仅对观察过程中出现肿瘤进展的病例进行手术或综合治疗。

【手术禁忌证】

1. 快速进展期肿瘤不建议行切除手术。

2. 晚期病例,出现心、肺、肝、肾等功能不全的病例,或者出现恶病质极度衰竭者,为手术禁忌证。

3．远处转移不作为手术禁忌证，神经母细胞瘤患者可能通过手术切除原发病灶和系统治疗转移病灶实现治愈。

【术前准备】

1．详细了解病史，进行体检、实验室检查、胸部 X 线片、心电图等检查，了解有无手术禁忌证等。

2．详细的影像学评估（超声、增强 CT 扫描、MRI 等），了解是否存在影像学定义危险因子（IDRF），制订手术计划。增强 CT 扫描可以显示肿瘤的大小、位置等信息，更重要的是可以显示肿瘤与重要血管及邻近脏器的空间和位置关系。腹膜后神经母细胞瘤常常伴腹膜后淋巴结大范围转移融合，包绕腹主动脉及其分支、腔静脉及其属支以及门静脉等，术前必须认真读片，分析重要血管的走行及其与肿瘤的位置关系，了解重要血管是否存在变异等信息。可以利用三维数字重建技术，更清晰和直观地显示血管和肿瘤之间的关系。

3．全身情况差者应予纠正，严重贫血者给予输血。

4．术前备血，以备术中失血时用。

5．术前禁食 4～6 小时，禁水 2 小时，术中留置胃管，术后根据肠道功能恢复情况尽早拔除。

6．留置导尿，便于观察尿量和血尿情况。

7．手术开始前中心静脉置管，建立良好的静脉通道；动脉置管，术中持续有创动脉血压监测。

8．准备血管阻断和吻合器械。

【麻醉与体位】

建议采用气管插管全身麻醉。腹膜后神经母细胞瘤切除术一般采用仰卧位，腰部适当垫高对术中肿瘤显露有一定帮助。

【手术步骤】

1．切口选择　肋缘下斜切口最常用，相对于上腹部横切口，其优点是：①对膈下区域显露更清楚，适合于肾上腺来源的肿瘤；②术野更大，对于常发生腹膜后大范围淋巴结转移的神经母细胞瘤，可以更好地探查和清扫淋巴结。其进腹的流程与上腹部横切口类似，手术也切断腹直肌，术后切口张力小，很少发生切口裂开。切口建议皮内缝合，但其路线为斜形，术后瘢痕不如横切口美观。对于肿瘤侵犯范围较小，相对位置靠近肾门的肿瘤也可以选择上腹部横切口。对于肿瘤越过中线，双侧腹膜后生长，可能需要双侧手术的病例，可以考虑略微靠中间的"人"字形切口，双侧不要求对称，通常以肿瘤优势生长一侧为主体。右侧腹膜后肿瘤有时位置极高，可能延伸至第二肝门并挤压和侵犯肝脏，可以考虑肝脏手术时常用的"反 L"形切口，这种切口方便肝脏后方肿瘤的显露。

2．进腹　切开腹直肌前鞘、腹直肌、腹直肌后鞘及腹膜，进腹后全层切开患侧腹外斜肌筋膜、腹外斜肌、腹内斜肌、腹横肌和腹横筋膜，注意保护肠管避免误伤。

3．探查　进入腹腔后检查有无腹水，腹膜、网膜等有无转移病灶，肿瘤的大致范围等。

4．显露肿瘤　在患侧结肠旁沟切开侧腹膜，将结肠翻向内侧（参考本章第一节）。左侧肿瘤建议切开脾膈韧带，将脾脏胰腺连同结肠系膜一起翻向内侧，获得腹膜后的良好显露；右侧肿瘤者需切开十二指肠降部外侧腹膜，连同结肠系膜一起翻向内侧，与肝脏紧密粘连者可以切开肝脏三角韧带及冠状韧带，方便显露肿瘤上极部分。需要注意的是，与肾母细胞瘤不同，神经母细胞瘤常侵犯范围较大，肿瘤可能与腹膜有严重粘连，需要沿肠系膜及后腹膜层面仔细分离，尽可能保护结肠系膜 - 后腹膜层面的完整性，这样可以减轻损伤、减少出血，并且获得相对清晰的术野显露。充分显露腹膜后腔，此时可以相对清晰地探查肿瘤的大小、位置和形态，规划肿瘤的切除路线。

5．分离肿瘤　神经母细胞瘤常伴有腹膜后淋巴结的转移，而且常发生大片融合，有些时候很难辨识原发肿瘤、转移淋巴结之间的界线，形成血管和脏器包绕。肿瘤实际累及的范围也差异很大，可以是肾上腺区域界线清晰的孤立病灶，也可以是自纵隔延伸至盆腔并且包绕腹部所有大血管的复杂肿瘤。所以神经母细胞瘤的分离和切除步骤的顺序必须根据实际情况具体确定。

（1）肾上腺占位（无影像学定义危险因子）切除：即肾上腺区无明显血管包绕和脏器侵犯的病例，

切除难度相对较低，常选择一期手术切除的策略。肾上腺位于双侧肾脏的上方紧贴肾上极，血供丰富（图 46-2-2）。供血动脉来自膈下动脉、肾动脉及主动脉，通常由若干细小分支组成，分离过程中靠近肿瘤仔细分辨逐步离断一般比较安全。需要注意的是，双侧肾上腺的静脉回流差异极大，左侧肾上腺静脉回流至肾静脉，而右侧肾上腺静脉直接回流至下腔静脉，粗大壁薄，必须小心分离，确切结扎缝扎，否则易引起大出血。遇到瘤体较大，肾上腺分离困难时，左侧肿瘤建议从肿瘤上极开始分离，右侧肿瘤建议从下极和外侧开始分离，瘤体游离后常可以获得处理肾上腺静脉的空间。

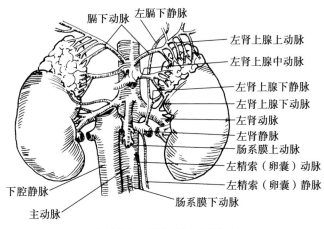

膈下动脉　左膈下静脉
左肾上腺上动脉
左肾上腺中动脉
左肾上腺下静脉
左肾上腺下动脉
左肾动脉
左肾静脉
肠系膜上动脉
左精索（卵囊）动脉
左精索（卵囊）静脉
下腔静脉
主动脉
肠系膜下动脉

图 46-2-2　肾上腺区局部解剖

随着现代小儿外科微创技术的发展，腹腔镜及机器人在腹膜后肿瘤切除术中的应用逐步增多，没有影像学定义危险因子的肾上腺区神经母细胞瘤是微创技术应用的良好适应证。其镜下显露和分离的步骤和注意点基本与开腹手术相同，只是体位通常选择患侧抬高的 30°～40° 侧身体位。这个体位时，肠管自然向下方堆积，方便腹膜后区域的显露。

（2）复杂肿瘤（血管包绕、脏器侵犯）的切除：实际上无影像学定义危险因子的神经母细胞瘤仅占一小部分，临床所见的神经母细胞瘤更多时候是伴有血管包绕的，其范围及形态多变，手术变化多、难度高、风险大，是小儿外科最具挑战的手术之一。

1）手术的目标和原理

①手术的目标是尽可能清除肉眼可见病灶，保护重要的血管和脏器。神经母细胞瘤常涉及大范围的血管包绕，包括腹主动脉、肠系膜上动脉、腹腔干、肾动脉、下腔静脉、肾静脉等，这种情况下不可能完成肿瘤的整块切除。分块切除肿瘤，清除肉眼可见病灶是这类肿瘤手术的基本策略，实际操作中通常以重要血管为引导，将肿瘤分割为若干部分，逐步清除病灶。实践证明，配合综合治疗，神经母细胞瘤肉眼全切可以获得良好的局部控制率，复发概率不高。

②肉眼全切的患者可以获得更好的预后。近年多项来自 SIOP 及 COG 的临床研究表明，手术实现肉眼全切的病例可以获得更好的治疗预后，对于非转移性病例，手术是其最重要的治疗手段；对于转移性病例，软组织病灶的清除也为其后续巩固治疗奠定了良好的基础，尤其是随着现代免疫和靶向治疗技术的不断进步，对骨和骨髓转移治疗和控制的手段越来越多，原发病灶的肉眼全切显得越来越重要。为了争取肉眼全切可能增加手术中大血管损伤和致命并发症发生的机会是争议的重点话题之一，所以如何在不增加严重和致命并发症发生率的前提下实现更多肿瘤的肉眼全切是小儿外科医师需要努力的方向。

③血管骨骼化神经母细胞瘤切除技术。被肿瘤包绕的血管在肿瘤切除后，血管裸化周围失去软组织的覆盖，被形象地称为"血管骨骼化"，英国的 Kiely 在 2007 年发表论文系统总结了这一技术手术切除神经母细胞瘤。血管骨骼化切除之所以适用于神经母细胞瘤手术是由神经母细胞瘤的生物学行为特点所决定，在绝大多数神经母细胞瘤中，肿瘤包绕血管但仅侵犯血管外膜，很少有浸润血管中膜和内膜的病例，这与很多其他恶性肿瘤是不同的，所以在血管中膜外（中膜与外膜间隙）解剖，实现肿瘤和血管的分

离是可行的。血管骨骼化神经母细胞瘤切除技术使更多的血管和脏器功能保护成为可能,是神经母细胞瘤手术治疗史上的一次伟大的进步。

2)手术相关的一些建议

①再次强调,在术前应详细了解主要血管与肿瘤的关系以及有无变异,必要时可以利用数字三维重建或3D打印技术等,作为手术的"影像导航"系统。

②原发肿瘤和腹膜后肿大淋巴结往往融合成团,没有边界,所以一般不强求先切除原发肿瘤再清扫淋巴结,可以将受累区域作为一个整体制订切除的规划。

③建议以重要血管为引导,将肿瘤分割为若干区域,逐步切除。建议从无明显肿瘤包绕的区域开始先寻找血管,逐步向包绕区域解剖,以血管为引导切开表面包绕的肿瘤组织。常用的路线可以从髂血管端开始沿主动脉和下腔静脉逐步往上,腹主动脉的第一个大分支是肠系膜下动脉,下腔静脉上要先关注的是生殖静脉,继续往上先分离左肾静脉。肾动脉一般在左肾静脉的后方,分离左肾静脉后可在其后方沿主动脉小心分离,寻找肾动脉起始部,然后顺行解剖分离,需要注意的是,肾动脉对机械和热损伤均比较敏感,术中牵拉和分离要轻柔,尽量避免电刀等能量设备直接接触肾动脉。左肾静脉位于腹主动脉与肠系膜上动脉的夹角处,所以继续往上解剖在肾动脉起始部上方即为肠系膜上动脉的起始部,再往上则是腹腔干的起始部。以大血管为引导的血管骨骼化过程就是对肿瘤的网格化和区块化的过程,血管解剖完成时,肿瘤已经被分割为若干区块,逐块切除。为方便手术切除的肿瘤和淋巴结的标记,建议以腹主动脉、下腔静脉、髂血管等为解剖标志将腹膜后区域分为12个主要区域(图46-2-3)。当然,也可以自膈肌端下行往髂血管方向解剖,或者两端向中间会合,根据实际情况具体选择。如果遇到包绕和粘连极度紧密的区域建议暂时不处理,可以考虑在该区域两端先行解剖并预置阻滞管再向困难区域推进,阻滞管的提拉有助于显露和分离,万一发生大血管损伤时可以方便控制出血。血管损伤时控制出血和修补血管的策略参考本章第一节相关内容。

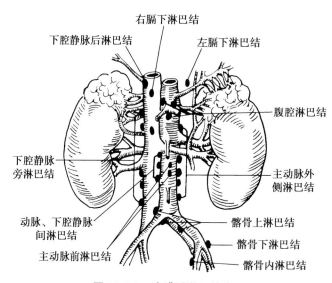

图46-2-3　腹膜后淋巴结分区

④空间显露。有时肿瘤巨大,局部显露极度困难,此时可以考虑先切除明确无重要血管区域的部分肿瘤,以便获得足够空间,进行精细的血管局部分离操作。

⑤循序渐进,逐步推进,解剖血管时禁忌大刀阔斧,否则可能发生致命并发症。

⑥注意腰动脉的保护,尤其是主动脉双侧都显著受累的病例,尽可能避免连续切断3组腰动脉。

⑦注意肝门部及膈肌脚后等相对隐秘部位的病灶清扫,减少残留。

⑧手术分离面较大,常面临分离面的持续渗血,推荐使用微波止血分离器处理创面,可以显著减少术中出血,没有微波止血分离器时可以尝试双极电凝,也可获得不错的效果。

6. 瘤床引流,结肠复位,腹壁缝合 检查术野,彻底止血。计划术后放疗的病例可以予钛夹或银夹标记肿瘤范围。瘤床置引流管,方便观察术后出血及乳糜漏等情况,建议在腹膜后潜行,由切口外下方戳孔引出。将结肠复位,结肠系膜如有缺损应予修补,缝合侧腹膜固定结肠框。然后逐层缝合腹壁,皮肤可以皮内缝合。

【特殊情况下的手术处理】

1. 肾脏的保留 肾脏紧邻肾上腺,是最容易受到神经母细胞瘤侵犯的脏器,肾蒂被包绕是常见现象,既往很多神经母细胞瘤切除常联合患侧肾脏的切除。但研究指出:①只有肉眼见到肿瘤已超出包膜,肾实质才有可能受侵;②肾脏受侵的发生率不超过 10%;③术后尚需继续化疗,而有些化疗药如顺铂的肾毒性较大,若合并切除肾脏,则限制该药的应用,因此保留肾脏具有重要意义。

如前述,神经母细胞瘤手术切除的目标是清除病灶,保护重要的血管和脏器,手术中肾静脉和肾动脉的解剖和保护是手术的关键步骤之一,尤其要注意肾门的精细解剖,保护肾动脉的二、三级分支。肿瘤与肾脏分离困难时可以把部分肾包膜连同肿瘤一起切除。局限性的肾脏侵犯可以通过肾脏部分切除尽可能保留有功能的肾单位。

肾脏弥漫性受累,或者肾血管严重受压肾脏缺血无功能时应考虑切除肾脏。增强 CT 和超声可能进行初步判断,术前评估有肾切除高风险时建议先行分肾功能评估。

2. 肾上腺保护 双侧肾上腺受累的病例在临床上并不罕见。多数情况是一侧肾上腺起源的肿瘤越过中线生长,导致对侧肾上腺受累,往往原发肿瘤一侧病变严重,而对侧肾上腺结构相对完整,其处理原则一般是切除原发肿瘤侧,保护对侧肾上腺,将其从肿瘤上剥离,由于肿瘤往往从内侧推挤肾上腺,所以剥离肾上腺应注意肾上腺上极和下极的血供保护。也有双侧肾上腺同时发生肿瘤的病例,这种情况建议术中应先行双侧探查,评估双侧肾上腺的情况,再决定是保留一侧肾上腺还是双侧肾上腺都部分保留,其原则是尽可能保留与肿瘤界线清楚的有功能肾上腺组织。双侧肾上腺受累的病例术后应注意适当补充肾上腺皮质激素,减少肾上腺皮质功能不全的相关并发症,肾上腺功能逐步代偿后减量和停用。

3. 特殊部位肿瘤 瘤体跨多体腔是影像学定义危险因子,临床上手术处理也往往会遇到一些困难,主要问题是跨体腔肿瘤往往显露比较困难。根据肿瘤的实际情况选取合适的切口是手术的关键之一。①颈部神经母细胞瘤:源自颈部的交感神经节细胞,所以紧贴颈椎生长,上极可能延至颅底和咽喉壁,手术建议采用颈部高位横纹切口,通常可以获得较好的显露视野,进行精细的血管和神经解剖。②颈胸连接部:由于锁骨和肋骨的限制,这个区域的肿瘤显露比较困难,颈部切口无法处理上纵隔病灶,侧胸切口无法处理颈部病灶,即便颈部和胸部都做切口,中间包绕锁骨下血管的部分显露和分离仍然比较困难。建议采用活板门手术(Trapdoor 手术)入路,可以良好显露这个区域。③胸腹连接处:可以根据肿瘤上下界的位置决定,纵隔为主的可以经胸腔入路切除,腰大肌和膈肌后为主的可以经经典肋缘下入路切开膈肌脚实现显露和切除,上下延伸范围广的可以行联合切口。肿瘤巨大,显露困难的病例可以考虑离断肋骨的胸腹联合切口。④腹盆腔:盆腔为骨性结构,如果肿瘤较大可能完全填充盆腔入口,此时肿瘤显露分离会极度困难。建议采用下腹部横切口,适当解剖确认髂血管及输尿管位置后,切除部分安全区域肿瘤,减小肿瘤体积,获得显露空间。

4. 锁骨上窝淋巴结转移 淋巴系统是神经母细胞瘤扩散转移的首要通道,腹膜后淋巴结的侵犯和转移极为常见。乳糜池位于肠系膜上动脉和腹腔干的右侧,是腹膜后淋巴管的汇集部位,淋巴液在此处汇集后经胸导管在左侧颈静脉角处进入血液循环。在颈静脉角处,胸导管形成分支和转折,淋巴液容易在此处停滞,其中的肿瘤细胞容易在此处定植,所以左侧锁骨上窝是腹膜后神经母细胞瘤最常见的远处淋巴结转移部位。通常位于颈静脉外侧和锁骨下静脉以上的区域,可以经过锁骨上的横切口清扫切除。腹膜后神经母细胞瘤很少发生右颈部或右锁骨上窝淋巴结转移,诊断应慎重。

【术后处理】

1. 术后一般处理

(1) 术后禁饮食,胃肠减压视胃肠道功能恢复情况尽早拔除。

（2）瘤床引流管建议进食后拔除，以便观察是否有乳糜漏发生。

（3）手术创伤大，时间超过 4 小时，可以考虑围手术期抗生素使用。

（4）术后需重点监测水、电解质代谢情况及肝、肾功能等。

（5）注意术后尿量监测以及是否有血尿等情况，注意肾动脉血流观察。

（6）胰腺有明显分离和损伤者应注意监测淀粉酶水平，做好胰腺炎的防治工作。

2. 术后化疗 恢复顺利没有特殊并发症和禁忌证的患儿，术后 1 周开始化疗是安全的。

【术后并发症的预防及其处理】

1. 术后乳糜漏 乳糜漏是神经母细胞瘤切除术后最常见的并发症之一。脂肪消化后长链脂肪酸形成乳糜颗粒，在肠系膜淋巴管内吸收运输，在肠系膜上动脉和腹腔干旁的乳糜池汇集，进而经胸导管从左侧颈静脉角进入血液循环。如前述，乳糜池是腹膜后淋巴管汇集的部位，常易受肿瘤侵犯，肿瘤增大融合会形成肠系膜上动脉和腹腔干的包绕，神经母细胞瘤切除时肠系膜上动脉和腹腔干旁常常是淋巴结清扫的重要区域。由于肿瘤、淋巴管、乳糜池等有机融合在一起，清扫淋巴管和乳糜池结构被破坏，乳糜漏不可避免。术中仔细识别淋巴管，对其中明显的淋巴管及时夹闭或缝扎，可以减轻术后乳糜漏，也有学者推荐在肠系膜根部应用滑线进行连续缝合，可以关闭部分开放的淋巴管，减轻乳糜漏。即便术中认真执行以上措施，术后仍有一部分患者发生比较严重的乳糜漏，大部分患者可以经保守治疗治愈。主要措施包括禁食＋生长抑素以减少乳糜液和淋巴液生成，促进开放的淋巴管闭合，同时给予肠外营养支持，通常 1～2 周可以获得明显效果，后逐步减少肠外营养用量，进食无脂饮食、高 MCT 饮食、低脂饮食，逐步过渡至普通饮食。部分顽固性患者可能需要手术修补，或者行转流手术。需要注意的是，化疗周期是神经母细胞瘤治疗的主线，延期化疗可能导致肿瘤进展，原则上术后乳糜漏不影响化疗的执行，建议按照计划化疗，化疗结束后乳糜漏仍然存在可以按照乳糜漏的处理原则继续处理。

2. 术后腹泻 腹膜后大范围淋巴结清扫的患儿术后腹泻较为常见，其发生机制与抑制肠蠕动的交感神经系统被破坏有关。由于神经母细胞瘤本就起源于交感神经系统，转移淋巴结也容易在腹腔干、肠系膜上动脉及肠系膜细动脉等血管周围形成包绕，与腹腔神经节、肠系膜上神经节、肠系膜下神经节的分布基本平行，手术切除肿瘤清扫淋巴结时相应的三个主要交感神经节都会受到不同程度的损伤。多数患儿症状会逐步好转，益生菌和蒙脱石散可以一定程度上缓解症状，症状严重病例国外推荐洛哌丁胺对症治疗（国内建议 5 周岁以上患儿方可使用），部分患儿使用中药可以缓解症状。

3. 术后出血 由于剥离面大，术后创面会有一定程度的渗血，但术后大的迟发性出血应尽可能避免。术中精细解剖，确切夹闭或结扎明显的血管是预防术后出血最好的办法，术后引流管的观察对于及时发现和处理出血有重要意义。

4. 粘连性肠梗阻 可发生于术后早期或术后远期。肠浆膜机械或炎症性损伤可引起肠粘连，如粘连造成肠管扭曲、成角或索带形成，则可出现肠梗阻。术中注意在结肠框后的腹膜后区域操作，减少对肠管刺激可减少粘连性肠梗阻的发生。如有发生可参照肠梗阻的处理原则处理。

5. 术后肠套叠 与肾母细胞瘤类似，有一定的发生机会，其机制可能也与腹膜后手术影响自主神经系统，导致肠道蠕动节律改变相关，具体参看本章第一节相关部分。

（王金湖　李民驹）

第三节　腹膜后畸胎瘤切除术

畸胎瘤（teratoma）是儿童最常见的生殖细胞肿瘤。生殖细胞肿瘤（germ cell tumor，GCT）是一组来源于原始生殖细胞的肿瘤，好发于身体的中线及两侧，如纵隔、腹膜后、骶尾部、卵巢及睾丸等。根据其来源可分为性腺来源（睾丸、卵巢）以及非性腺来源生殖细胞肿瘤（骶尾部、腹膜后、纵隔等）。腹膜后是畸胎瘤好发的部位之一，占全部畸胎瘤的 10%～16.3%。常因腹胀和腹部巨大包块就诊，临床并不少见，手术切除是其主要的治疗手段,多数病例完整切除治疗预后良好。由于常常以巨大包块为表现,限制了腔镜技术的应用,但对于部分体积不大的病例仍可以积极尝试微创治疗。

【组织分类及特点】

畸胎瘤属于生殖细胞肿瘤,由于原始生殖细胞具有向外胚层、中胚层及内胚层各种组织分化的多能性,生殖细胞肿瘤由一组组织类型不同、分化程度不一的肿瘤组成,具体可以参考 WHO 的组织学分类法(表 46-3-1)。

表 46-3-1　WHO 生殖细胞肿瘤病理学分类(2014)

组织学	发病情况	肿瘤标志物
内胚窦瘤	儿童最常见恶性生殖细胞肿瘤	AFP
胚胎癌	儿童罕见,发病高峰 20～30 岁	
绒毛膜癌	儿童罕见,发病高峰 20～30 岁	β-HCG
无性细胞瘤/精原细胞瘤	儿童少见	β-HCG
畸胎瘤	儿童最常见的生殖细胞肿瘤,有成熟与未成熟	AFP 及 β-HCG,取决于包含成分
混合性生殖细胞肿瘤	儿童常见	AFP 及 β-HCG,取决于包含成分
性腺母细胞瘤	少见	

β-HCG. 人绒毛膜促性腺激素 β 亚单位; AFP. 甲胎蛋白。

畸胎瘤常由三个胚层的组织构成,常见组织包括脂肪、毛发、软骨、骨骼、牙齿、腺体、肠管结构、脑及神经组织等,也可见成分不同、分化程度不一的未成熟组织,其中最常见的未成熟组织是内胚窦瘤成分,大体结构可表现为囊性、实性及囊实混合性。Robby 根据畸胎瘤所含成分及其成熟度将畸胎瘤分 4级:0 级,所含成分全部为成熟组织,细胞核没有明显核分裂象;Ⅰ级,少量未成熟组织,小病灶不正常细胞,或胚胎性组织与成熟性组织混合,核分裂象少见;Ⅱ级,中等量不成熟组织,胚胎性组织与成熟性组织混合,中度核分裂象;Ⅲ级,大量不成熟组织。

1962 年 Willis 从概念和组织病理学方面对畸胎瘤的定义是:畸胎瘤是一种由多种与发生部位无关的组织所构成的真性肿瘤。这一定义明确地将畸胎瘤与联体胎、寄生胎、错构瘤等分开,同时也确切地指出畸胎瘤所含有的组织必须与发生的解剖部位无关,而且也不是由该部位的组织化生而来。常见的畸胎瘤成分是成熟或未成熟的皮肤、牙齿、中枢神经组织、呼吸道和消化道黏膜等,这些组织不会从畸胎瘤发生部位的组织化生而来。通常畸胎瘤的诊断必须具备外胚层、中胚层和内胚层三个胚层的组织,但也有不全具备三个胚层而仍属于畸胎瘤者,如皮样囊肿,实际上只有外胚层一种成分,又称单胚层畸胎瘤。

【手术适应证】

1. 畸胎瘤不会自行消退,临床诊断畸胎瘤明确均需手术切除,部分畸胎瘤生长迅速,也有部分畸胎瘤会发生感染,所以诊断明确建议尽早手术。

2. 对于成熟畸胎瘤,手术是首选的治疗手段。

3. 未成熟畸胎瘤应在术前进行仔细评估:包膜完整,体积小,预计手术切除安全可以考虑一期手术切除;瘤体大,实质性未成熟成分多的肿瘤可以考虑先行新辅助化疗,延期进行根治性切除。

4. 已经发生转移的未成熟畸胎瘤建议新辅助化疗后评估,择机手术治疗。

【术前准备】

1. 详细了解病史,进行体检、实验室检查、胸部 X 线片、心电图、腹部 B 超、腹部 CT 和 MRI 等检查。

2. 详细的术前评估:肿瘤标志物检查结果可以帮助判断畸胎瘤是否成熟;MRI 有较好的组织分辨率,尤其能够很好地识别瘤体中所含的脂肪、液体等成分,对诊断有重要意义;腹部增强 CT 扫描可以显示肿瘤的大小、位置及组成成分等信息,更重要的是可以显示肿瘤与重要血管及邻近脏器的空间和位置关系,这一点尤其重要,因为巨大畸胎瘤常挤压血管导致血管变形移位,如果没有提前预判很容易发生术中损伤。手术计划应综合以上各项因素综合考虑和制订。

3. 全身情况差者应予纠正,严重贫血者给予输血。

4. 术前备血,以备术中失血时用。

5. 术前禁食4～6小时,禁水2小时,术中留置胃管,术后根据肠道功能恢复情况尽早拔除。

6. 留置导尿,便于观察尿量和血尿情况。

7. 手术开始前中心静脉置管,建立良好的静脉通道;动脉置管,术中持续有创动脉血压监测。

8. 准备血管阻断和吻合器械,尤其是对于下腔静脉严重推移和变形的病例。

【麻醉与体位】

建议采用气管插管全身麻醉。体位建议采用仰卧位,腰部适当垫高,但对腹胀严重的病例应注意对呼吸的影响。

【手术步骤】

1. 切口选择 首选上腹部横切口,临床上左侧腹膜后畸胎瘤相对多见,所以左侧腹横切口选择较多。切口大小应满足肿瘤充分显露,部位囊性为主的畸胎瘤可以先行小切口探查,抽尽囊液后根据肿瘤大小决定切口大小。肿瘤巨大,上极位置高,与肝或脾等关系密切的病例建议选择肋缘下切口,可以获得更好的显露。由于腹膜后畸胎瘤多与肾、肾上腺、胰腺、腹主动脉、肾动脉、肠系膜上动脉、腹腔干、下腔静脉等重要脏器和血管关系密切,所以应保障良好显露,才能保护重要脏器血管,分离切除肿瘤。

2. 进腹 切开腹直肌前鞘、腹直肌、腹直肌后鞘及腹膜,进腹后全层切开患侧腹外斜肌筋膜、腹外斜肌、腹内斜肌、腹横肌和腹横筋膜,注意保护肠管避免误伤。

3. 探查 进入腹腔后检查有无腹水,腹膜、网膜等有无转移病灶,探查肿瘤的大概范围及与重要脏器的关系,对于部分肿瘤巨大的病例探查可能较为困难。

4. 显露肿瘤 由于肿瘤位于腹膜后,故建议在患侧结肠旁沟切开侧腹膜,将结肠翻向内侧,显露肿瘤。左侧肿瘤者还需切开脾结肠韧带,肿瘤较大者可以分离切开脾膈韧带,将脾脏胰腺及瘤体分离后与结肠一起翻向内侧;右侧肿瘤者还需切开十二指肠降部外侧腹膜,与肝脏紧密粘连者可以切开肝脏三角韧带及冠状韧带,方便显露肿瘤上极部分。多数畸胎瘤具有完整包膜,切开结肠旁沟腹膜后沿肿瘤包膜分离即可显露肿瘤。

5. 分离肿瘤 左侧为主体的腹膜后畸胎瘤大多骑跨在腹主动脉上,将胰腺、十二指肠、胃和结肠推向前方,肾脏被挤向下方,并与这些脏器有不同程度的粘连。在分离肿瘤的过程中,应随时确认从腹主动脉发出的各重要分支,尤其是肠系膜上动脉、腹腔干等,肾动、静脉及脾动、静脉等也常与肿瘤紧密粘连,分离时应注意和保护。右侧为主体的畸胎瘤常位于腹主动脉与下腔静脉之间,肾脏向外下方向推移,腹主动脉、肾动脉及肠系膜上动脉等常位于肿瘤后方,下腔静脉及双侧肾静脉常位于肿瘤前方,动静脉系统呈网状包绕瘤体,且有时血管可以嵌入甚至穿行于瘤体之中。瘤体越大,血管变形越严重,包绕越紧密。分离肿瘤的原则仍然是紧贴包膜分离,但应提前确认主要血管,如下腔静脉、肾静脉、腹主动脉等的大致走行路线,如果分辨困难建议在解剖相对清晰的区域开始寻找和辨认,对减少血管损伤很有帮助。遇到脉管样组织必须先确认是否为重要血管,不要轻易离断。瘤体的凹陷处通常是血管嵌入的部位,应注意分离和识别。多数畸胎瘤可以通过多角度的分离实现完整切除,存在较大囊性病灶的畸胎瘤可以考虑先行抽吸囊液,缩小体积,降低血管包绕的张力,方便分离,但穿刺放液时应注意控制速度。在不得已时,为保护重要的血管或脏器,将肿瘤切开分块切除也是允许的,尤其是没有未成熟依据的畸胎瘤,但切开瘤体时应注意切面保护,尽量减少术野的污染。

6. 检查和清理瘤床 检查瘤床,彻底止血,如有可疑肿大淋巴结建议予以切除。

7. 瘤床引流,结肠复位,腹壁缝合 瘤床置引流管,方便观察术后出血等情况,建议在腹膜后潜行,由切口外下方戳孔引出。将结肠复位,结肠系膜如有缺损应予修补,缝合侧腹膜,固定结肠框。然后逐层缝合腹壁,皮肤可以皮内缝合。

【特殊情况下的手术处理】

1. 巨大的畸胎瘤 几乎占满腹腔,腹压增高,压迫膈肌,增高胸膜腔内压,使静脉回流受阻,回心血量减少。当将肿瘤突然自腹腔托出时,腹压骤降,肠系膜血管扩张,大量血液淤滞于门静脉系统,可使回心血量进一步减少。如血管舒张反应不良,心脏代偿功能不全,可造成循环紊乱,发生心源性休克。在巨大囊性肿瘤穿刺抽液时如放液迅速,也可使腹压骤降,造成严重后果。为防止上述危险的发生,可采取以下措施。

(1)注意控制放液的速度,避免压力骤降。

(2)适当加速补液,补充血容量。

(3)术中操作要轻柔、细致,减少对神经的刺激,避免血管舒缩功能紊乱。

(4)必要时应用血管收缩药和强心药,改善循环状态。

2. 腹腔脏器原发畸胎瘤 腹部畸胎瘤多发生于腹膜后,只有极少数(5%~10%)发生于腹腔内脏器,其中以胃为多见,也有报道发生于肝脏、大网膜、肠系膜、胰腺和肾脏等器官。由于腹膜后与腹腔内脏器的畸胎瘤大多发生于新生儿和婴幼儿,腹部均可见有钙化影的囊性和实质性肿物以及腹部膨满等征象,所以有时术前不能做出正确诊断,只有在剖腹探查时才证实为腹腔脏器的畸胎瘤,此时应根据其发生的脏器采取相应的手术措施。

小儿胃壁畸胎瘤较少见,其手术原则是尽可能保留胃组织,主张在距病变1~2cm处切除肿瘤。1990年Coulson曾报道1例未成熟胃畸胎瘤术后复发的标本中发现有神经胶质的组织成分,所以在术中处理时应谨防肿瘤破溃。巨大的胃畸胎瘤施行全胃或部分胃切除者也有报道。但考虑到全胃切除和胃大部切除后发生贫血和影响患儿生长发育,所以应以最小范围的胃切除为宜。

肝脏畸胎瘤极为少见,主要临床表现是上腹部肿物和肝大,年长儿常伴有腹痛。术前诊断主要根据超声检查、CT、MRI和血管造影等显示占位性病变中有囊性和粗大的钙化影。肝脏良性畸胎瘤的血清AFP值正常或轻度升高。完整切除预后良好。

此外,还有更为少见的大网膜、肠系膜畸胎瘤,发生于腹腔内隐睾的畸胎瘤和从胰腺和肾脏发生的畸胎瘤等。

【术后处理】

1. 术后一般处理

(1)术后禁饮食,胃肠减压管视胃肠道功能恢复情况尽早拔除。

(2)多数术后不需要使用抗生素,但手术创伤大,时间超过4小时,可以考虑围手术期抗生素使用。

(3)瘤床引流建议2~3天拔除。

(4)监测术后肝、肾功能及电解质等。

(5)注意术后尿量监测以及是否有血尿等情况。

2. 畸胎瘤术后的特殊处理

(1)成熟畸胎瘤手术完整切除,预后良好,但也有术后复发的报道,也有成熟畸胎瘤术后复发出现未成熟畸胎瘤或其他恶性生殖细胞肿瘤的可能,所以术后需定期复查监测,监测项目应至少包括B超和肿瘤标志物。

(2)未成熟畸胎瘤如果边界清晰,手术完整切除,各项评估没有转移依据,术后肿瘤标志物水平迅速恢复正常的患儿,可以考虑术后密切随访,第一年必须每月监测肿瘤标志物和B超,有异常及时处理。但术中有破溃或已经有肿瘤播散、转移证据时术后必须及时化疗。

(3)生殖细胞肿瘤推荐的化疗方案为PEB方案(顺铂、依托泊苷、博来霉素)或者JEB(卡铂、依托泊苷、博来霉素)方案。恢复顺利没有特殊并发症和禁忌证的患儿,术后1周开始化疗是安全的。

(李民驹　王金湖)

第四节　骶尾部畸胎瘤切除术

骶尾部畸胎瘤（sacrococcygeal teratoma，SCT）是以尾骨为中心并向骶骨内外生长的生殖细胞肿瘤，以女性较多，男女患病之比为1∶（3～4），骶尾部肿物较大者一般生后即可发现，外生部分较小者或只位于骶前者多数发现较晚，年龄较大甚至几岁时才就诊。近年来随着产前超声筛查的普及和技术提高，多数患儿产前即可诊断。手术切除是骶尾部畸胎瘤治疗的主要手段之一，手术彻底切除预后良好。

【临床分型】

骶尾部畸胎瘤起源于尾骨原结，所以通常与尾骨关系密切。临床上按照肿瘤与骶尾骨的关系以及肿瘤上极的位置对骶尾部畸胎瘤进行分型（Altman分型，图46-4-1）。

Ⅰ型（显露型）：肿瘤发生于尾骨尖，向后向下生长，瘤体绝大部分突出于骶尾部，仅极少部分位于骶前。

Ⅱ型（哑铃型）：瘤体骑跨于骶骨前后，但骶前肿物上极位于盆腔内。肿物以向外生长为主，骶前部分的瘤体上极不超过小骨盆，未进入腹腔内。

Ⅲ型（哑铃型）：瘤体骑跨于骶骨前后，但骶前肿物上极延伸至腹腔。肿物外生部分大小不一，肿物位于直肠和骶骨之间，也向盆腔内生长，上极延伸到达腹腔内。

Ⅳ型（隐匿型）：瘤体位于骶前，骶尾部外观无明显肿物或仅有微微隆起，直肠指检触及骶前肿块可能是早期唯一的体征。

临床以Ⅰ～Ⅲ型较为多见，Ⅳ型相对较少。

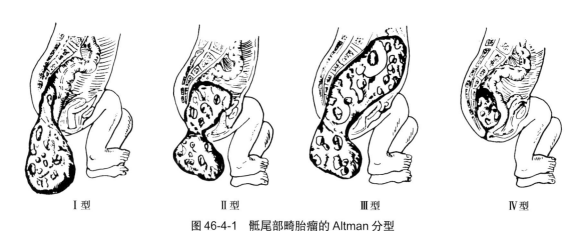

Ⅰ型　　　　Ⅱ型　　　　Ⅲ型　　　　Ⅳ型

图46-4-1　骶尾部畸胎瘤的Altman分型

【手术适应证】

1. 骶尾部畸胎瘤不会自行消退，临床诊断畸胎瘤明确均需手术切除。

2. 部分畸胎瘤生长迅速，可能产生系列压迫症状；也有部分畸胎瘤会发生感染，感染后肿瘤与周围组织可能发生粘连，增加手术的困难和风险，所以诊断明确建议尽早手术。

3. 如果肿瘤发生破裂、出血为急诊手术指征。

4. 需注意鉴别骶尾部的恶性生殖细胞肿瘤，常见的如内胚窦瘤等，内胚窦瘤建议新辅助化疗后再行手术切除。

【术前准备】

1. 详细了解病史，进行体检、实验室检查、胸部X线片、心电图等检查，排除手术禁忌证。体格检查应包括肛诊，对了解直肠与肿块的关系有重要意义。

2. 肿瘤标志物：甲胎蛋白（α-fetoprotein，AFP）、HCG等肿瘤标志物对判断骶尾部肿瘤的性质、畸胎瘤是否成熟有重要意义,指标升高提示未成熟畸胎瘤或者其他恶性生殖细胞肿瘤可能。内胚窦瘤可以综合影像学检查和甲胎蛋白水平初步判断。但应注意,小婴儿尤其是新生儿,甲胎蛋白显著增高可能属于生理性,判断时必须注意患儿的年龄。

3. 影像学评估:术前影像学评估应包括 B 超、MRI 或增强 CT 扫描。典型的畸胎瘤通过超声、MRI 或增强 CT 扫描诊断并不困难。影像学评估除明确诊断外,还需要明确肿瘤与骶尾骨的空间位置关系、肿瘤上极的位置、肿瘤与直肠的位置关系等信息。同时,影像学评估应包括腹部,应注意腹膜后是否有肿大淋巴结,输尿管及肾盂是否存在扩张等。

4. 术前备血,尤其是瘤体巨大且以实质性成分为主的病例。

5. 术前肠道准备。

6. 术前禁食 4～6 小时,禁水 2 小时。

7. 留置导尿。

8. 手术开始前中心静脉置管,建立良好的静脉通道;动脉置管,术中持续有创动脉血压监测。

【麻醉与体位】

麻醉建议气管插管全身麻醉。俯卧位,头偏向一侧,注意保护呼吸道通畅,同时注意避免胸部受压影响胸廓抬动。适当垫高臀部。消毒皮肤时,助手将肿瘤托起,使肿瘤的基底部、臀部、骶部和大腿后上侧均能消毒,然后覆盖消毒巾。

【手术步骤】

1. **骶尾部入路**　Altman Ⅰ 型、Ⅱ 型通常可选择骶尾部入路手术切除,部分 Altman Ⅲ 型、Ⅳ 型亦适用骶尾部入路,主要取决于肿瘤的大小及肿瘤上极的位置。

(1)切口:建议选择倒"V"形切口,尖端定位于骶尾关节,沿肿瘤包膜基底向两侧延展。如瘤体不大,建议保留所有皮肤,可以沿倒"V"形切口提起皮瓣,在包膜与皮瓣之间分离;如果瘤体巨大,估计皮肤需要较多裁剪,则建议在瘤体下半部分以弧形切口连接倒"V"形切口两端,注意保留足够的皮肤,同时保障切缘与肛门有足够距离。

(2)显露尾骨:沿倒"V"形切口,贴肿瘤包膜分离肿瘤上半部分,适当分离显露两侧臀大肌,臀大肌附着点下缘即为骶尾关节,良好显露尾骨。注意:①尾骨是骶尾部畸胎瘤的生发中心,必须彻底切除,否则容易复发;②由于畸胎瘤的挤压推移,以及发育本身的异常,尾骨常有不同程度的畸形,术中应注意仔细辨别。

(3)离断尾骨,结扎骶前血管:显露尾骨后,在骶尾关节处横断尾骨。注意骶前血管紧贴尾骨深面,通常在深面正中,也有略微偏侧,是骶尾部畸胎瘤的主要供应和回流血管,妥善处理可以减少肿瘤分离时的出血。所以在离断尾骨时需仔细辨认其深面的血管,尽可能确切处理。

(4)游离肿瘤:继续沿肿瘤包膜分离肿瘤,上部可以臀大肌为解剖标志引导,下半部分需注意保护肛门和肛门直肠括约肌复合体。需要注意的是,由于肿瘤的生长扩展,挤压周围肌肉,肛提肌中的髂尾肌、耻尾肌被挤向两侧,其外侧即为臀大肌,耻骨直肠肌被挤向下方,接近深、浅层肛门外括约肌(图 46-4-2),分离时应尽可能保留。直肠位于肿瘤深面基底部,有时与肿瘤粘连十分紧密,容易发生损伤,建议经肛门在直肠内置粗细适当的金属子宫探条作为引导,也有建议由一助手在直肠内插入一根手指实时引导。逐步分离,直至骨盆底部,将肿瘤完整切除。

(5)盆底重建:在直肠后,如有可能将仍可利用的肛提肌与骶前筋膜缝合,重建盆底,注意尽可能减少死腔,注意保持肛门的正常位置。

(6)关闭切口:在瘤床留置引流管,利用肌肉及筋膜组织关闭切口,皮肤可以采取皮内间断缝合的方式,皮瓣应进行适当裁剪,尽可能获得良好外观(图 46-4-3)。

Altman Ⅱ 型、Ⅲ 型、Ⅳ 型均有部分肿瘤在骶尾关节上方,经骶尾部入路显露会有一定困难。但原则上肿瘤生长粘连最紧密的部位是在骶骨前,一般建议沿骶前筋膜分离。骶前部分分离完成后,瘤体与其他组织多为疏松的粘连,可以由前到深逐步分离,分离上极时需注意保护输尿管及膀胱。必要时可以在

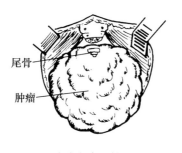

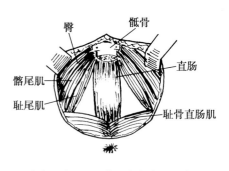

（1）卧位及切口　　　　　　　　（2）切断尾骨　　　　　　（3）肿瘤切除后各肌肉与直肠的关系

图 46-4-2　骶尾部畸胎瘤切除

局部利用腔镜设备实现术野观察和显露。年龄大的患儿肿瘤与周围组织发生粘连的概率比较高，其原因可能与曾经发生过炎症相关，骶尾部入路切除Ⅲ型、Ⅳ型难度可能增加，所以建议骶尾部畸胎瘤诊断如果明确应尽早手术。

2. 腹 - 骶联合入路　Altman Ⅲ型、Ⅳ型如果肿瘤上极位置高，应考虑采用腹 - 骶联合入路手术。通常先进行腹部手术，后转至骶尾部手术。近年有学者提出很大一部分 Altman Ⅲ型、Ⅳ型畸胎瘤也可以经骶尾部入路切除，故对部分病例优先选择骶尾部入路，上极显露和分离有困难时才转腹部手术。

（1）切口：通常选择下腹部耻骨上腹横纹切口，可以较好地显露肿瘤，术后外观也比较满意。

（2）分离结扎肿瘤血管：进腹后牵开膀胱和结肠，确认肿瘤上极位置，切开后腹膜，找到主动脉及髂血管分叉，在髂血管分叉下方找到骶中动脉，在靠近瘤体的位置结扎切断。然后沿两侧髂总动脉分离，在其内侧找到骶外侧动脉（左、右侧各一），也可能参与肿瘤供血，将其结扎切断（图 46-4-4）。

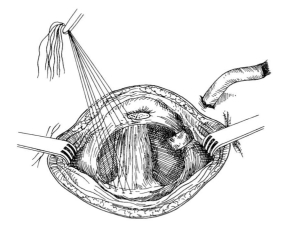

图 46-4-3　肿瘤切除后括约肌复合体与骶前筋膜缝合，创腔置引流管

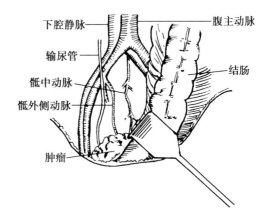

图 46-4-4　分离结扎骶中动脉

（3）游离肿瘤上极：将肿瘤与周围组织分离达第 3 骶椎附近，特别是骶骨前方的粘连应广泛分离，以便经骶尾部切口的操作。肿瘤上部分离后检查创口无出血即可关腹。

（4）骶尾部手术：将患儿转为俯卧位，进行骶部的手术操作，其步骤与前骶尾部入路基本相同。

（5）腔镜手术：近年随着腔镜技术的快速发展和普及，相当一部分腹部开放手术都已经被腔镜代替。腔镜作为一种微创工具，其腹腔内操作的原则和要求与上述开放手术是一致的。

【特殊情况下的手术处理】

1. 骶尾部畸胎瘤合并出血 骶尾部畸胎瘤容易在分娩或转运过程中由于机械损伤导致出血，由于新生儿血容量小，出血可能导致严重并发症。如果发生出血可以采用压迫止血、缝扎止血等方法紧急处理，视患儿的情况给予补液或输血等支持治疗，稳定后应考虑尽快安排根治手术。

2. 骶尾部畸胎瘤合并感染 如前述，骶尾部畸胎瘤如果没有及时手术，可能并发各种感染，感染可能给手术增加困难。如果为局限性的小感染灶，并且病灶不在切口的线路上，可以采用无菌纱布、凡士林纱条等覆盖保护，隔离感染灶，行骶尾部畸胎瘤切除；如果肿瘤合并大范围感染，建议在适当控制感染后手术，必要时可以先行脓肿切开引流术；如果合并全身感染，必须在全身感染控制后才能行根治手术。

3. 哑铃状骶尾部畸胎瘤 此型肿瘤的生长方式特殊，其上、下端粗大，中央窄细，瘤体虽可经腹及骶尾部切口游离，但无法通过骨盆从上或下摘除整个肿瘤。此时最好在肿瘤的狭窄部切断，再从上、下切口分别取出瘤体。如果可以选择尽可能选择血供相对较少的路线切开瘤体，切开时注意保护，尽可能减少污染。

4. 胎儿骶尾部畸胎瘤 随着产前诊断技术的进步和普及，产前诊断胎儿骶尾部畸胎瘤逐渐增多，其特点是：①大多数在妊娠20～34周发现；②合并巨胎盘和/或羊水过多者预后较差；③巨胎盘和胎儿水肿的发展可导致死胎；④胎儿发生染色体异常或伴威胁生命的先天性畸形者罕见。

胎儿骶尾部畸胎瘤的死亡原因：①肿瘤和羊水过多导致早产；②肿瘤破入宫腔导致早产或流产；③巨大肿瘤引起难产；④经产道或剖宫产时肿瘤破裂；⑤巨胎盘或胎儿水肿合并胎儿心力衰竭。

随着现代胎儿外科技术的发展，胎儿骶尾部畸胎瘤的干预手段越来越丰富，治疗成功率逐步提高。对于快速进展的畸胎瘤，如果在胎儿未成熟前出现胎儿水肿、心力衰竭等并发症可以采用胎儿手术，切除畸胎瘤后将胎儿放回子宫继续妊娠至胎儿成熟；如果胎儿已经相对成熟，骶尾部畸胎瘤已出现严重并发症时可以考虑剖宫产，提前终止妊娠，分娩后可以进行产房外科手术或后续及时行根治手术；如果分娩时胎儿心力衰竭征象明显，可以考虑采用子宫外产时处理（ex-utero intrapartum treatment，EXIT），即在胎盘循环支持下完成手术后断脐带，以最大限度降低胎儿心力衰竭不能耐受手术导致致死性并发症的可能。

5. 家族性遗传性骶前畸胎瘤 家族性遗传性骶前畸胎瘤是一种显性遗传性疾病，表现如骶前畸胎瘤合并骶骨缺损、骶部皮肤凹陷、直肠壁受侵、肛门直肠狭窄和下尿道畸形等多种畸形。其特点是遗传、合并畸形、肿瘤以良性为主。其临床表现与一般的 SCT 不同，以便秘为主要症状或无症状，因此容易误诊。其治疗方式仍为手术，但应包括：①切除肿瘤；②矫正肛门、直肠和泌尿系统畸形；③骶骨缺损表现为前脊柱裂脊膜膨出症，故需切除脊膜膨出修补骶骨缺损；畸胎瘤常与脊膜粘连，切除肿瘤时易损伤脊膜，应予以修补；④需切除部分直肠壁，以保证肿瘤的完全切除。

【术后处理】

1. 术后体位 因为仰卧位时大小便极易污染骶尾部切口，所以术后建议常规俯卧位或侧卧位。

2. 术后进食 手术对患儿胃肠功能影响较小，通常情况下麻醉完全清醒即可进食。

3. 抗生素使用 手术部位贴近肛门，易发生切口及术野污染，可以考虑围手术期使用抗生素，有明确感染征象时建议治疗性使用抗生素。

4. 引流 引流液明显减少后即可拔除。

5. 切口护理 可以采用俯卧位配合切口显露，以聚维酮碘消毒切口，既方便观察切口也方便护理。

【术后并发症的预防及处理】

1. 切口感染 骶尾部畸胎瘤由于部位特殊，术前、术后局部易受尿、粪污染；肿瘤增大使皮肤受压和扩展，术中剥离破坏皮肤血供，抗感染能力降低；肿瘤切除后局部留有残腔、积血；术前已存在感染等原因，故此类切口极易发生感染。

因此，术前应做好肠道准备，降低术中污染机会；细致分离操作，紧靠囊壁剥离，尽量多保留肌层，保障皮瓣血供；注意直肠位置，切勿损伤，万一损伤应双层缝合修补；缝合切口前要彻底止血，冲洗创腔，从里向外逐层缝合，尽量减小死腔。如巨大肿瘤切除后不可避免形成残腔，应置引流管。术后应加强切口的观察和护理。

2. 排便功能不良　因肿瘤压迫、扩张，使肛提肌、肛门外括约肌等与排便功能有关的肌肉松弛和萎缩，术后有可能发生排便功能障碍。术中应尽可能识别、保护、重建肛门内、外括约肌复合体，可以减少此类并发症发生。多数患儿排便功能良好，部分患儿出现的大便失禁通常程度也比较轻，干便尚可控制，稀便则控制困难，易发生污粪现象。术后排便功能不良的处理方法是先采取保守治疗，训练排便功能和习惯，每日定时排便，一般随着年龄的增长，可逐渐恢复正常排便。如经保守治疗无效，可行括约肌修补或重建等手术。

3. 直肠损伤和直肠瘘　术中向直肠插入粗胶管或助手的手指，在其引导下判定肛管直肠的位置，并分离肿瘤与直肠后壁，是防止直肠壁损伤的有效方法。一旦损伤应及时缝合修补肠壁，并留置引流管，方便术后观察，通常情况下很少发生严重粪漏或者需要肠造瘘。

4. 阴部神经损伤　盆腔深处的分离也应紧靠肿瘤，防止损伤阴部神经，该神经损伤亦可造成大、小便失禁及性功能障碍。

【术后随访及化疗】

1. 成熟畸胎瘤　手术完整切除，预后良好，但也有术后复发的报道，也有成熟畸胎瘤术后复发出现未成熟畸胎瘤或者其他恶性生殖细胞肿瘤的可能，所以术后需定期复查监测，监测项目应至少包括 B 超和肿瘤标志物。AFP 和 HCG 是重要的监测指标，建议术后前半年每月复查 1 次，之后可以逐步延长至 2～3 个月复查一次。

2. 未成熟畸胎瘤　如果边界清晰，手术完整切除，各项评估没有转移依据，术后肿瘤标志物水平迅速恢复正常的患儿，可以考虑术后密切随访，第一年必须每月监测肿瘤标志物和 B 超，有异常及时处理。但术中有破溃或者已经有肿瘤播散、转移证据时术后必须及时化疗。

3. 生殖细胞肿瘤　推荐的化疗方案为 PEB 方案（顺铂、依托泊苷、博来霉素）或者 JEB（卡铂、依托泊苷、博来霉素）方案。恢复顺利没有特殊并发症和禁忌证的患儿，术后 1 周开始化疗是安全的。

4. 放疗　目前在骶尾部畸胎瘤的治疗中已经相对应用较少。

（李民驹　王金湖）

第五节　胃肿瘤切除术

小儿胃肿瘤并不多见，其中以平滑肌瘤、畸胎瘤、腺瘤等良性肿瘤多见。文献报道，小儿胃恶性肿瘤中，除腺癌外，息肉恶变、平滑肌肉瘤、横纹肌肉瘤、恶性神经鞘瘤等多种组织来源的恶性肿瘤均可发生。小儿胃肿瘤中非恶性者预后良好，而恶性肿瘤特别是胃腺癌预后相当差。复旦大学附属儿科医院 20 年间仅接诊 15 例儿童原发性胃肿瘤，提示胃原发肿瘤罕见但病理类型多样，且多为间叶来源，以良性和交界性多见，手术是主要的治疗方式。交界性和恶性有复发倾向。

小儿胃肿瘤治疗仍以手术切除为主。切除范围根据肿瘤的部位、大小、病理类型、肿瘤浸润范围、淋巴结转移、腹膜播散、腹壁转移程度而定。良性肿瘤和早期肉瘤多根据肿瘤部位不同仅行肿瘤切除术、胃部分切除术或胃大部切除术；胃癌或恶性肿瘤仅浸润黏膜或黏膜下层者，行胃大部切除及第一、二站淋巴结清扫；个别肿瘤累及横结肠、胰、脾、肝、十二指肠者可行联合脏器切除术。目前也有报道腹腔镜下肿瘤切除术或腹腔镜辅助下肿瘤切除术，但仅适合于胃良性肿瘤。

【手术适应证】

胃原发性肿瘤。胃周围区域淋巴结虽有转移，但肿瘤尚未侵犯浸润周围脏器和腹膜，可切除者。患者尚未有远处转移。全身情况良好者。

【手术禁忌证】

已出现远处转移的患者；出现腹水、黄疸、肝功能损害、营养不良恶病质等不能耐受手术者。考虑淋巴瘤的患者，可行活检不必根治。

【术前准备】

1. 纠正水、电解质代谢紊乱和酸碱平衡失调及蛋白质营养不良。

2. 术前 6 小时禁食，手术前置胃管。

3. 幽门部肿瘤有胃扩张潴留的患儿，应在术前 3 日每日 2 次用等渗温盐水洗胃以减轻胃水肿。必要时可从术前 1 周开始。

【手术步骤】

以下介绍胃远端恶性肿瘤根治术。

1. 常采用上腹部正中或右腹直肌切口，从剑突下起至脐下 2~3cm 处。进腹后，由远离肿瘤处探查肝脏、直肠膀胱陷凹、腹主动脉旁、脾门、胰腺等淋巴结有无转移结节，最后了解肿瘤的部位、浸润程度、与周围脏器的关系而决定切除范围。

2. 用一块大纱布垫放在脾脏后方，以避免大网膜牵拉时撕裂脾下极。如肿瘤已有浆膜外破溃，以纱布遮盖缝合封闭。

3. 将胃向下牵引，用 1-0 丝线缝扎胃左血管降支、胃右血管、胃网膜左及右血管近根部（图 46-5-1），阻断循环。如上述血管周围淋巴结有明显转移，可不做血管缝扎，以免肿瘤细胞扩散。

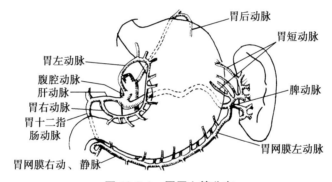

图 46-5-1　胃周血管分布

4. 将胃上提，牵引大网膜显露无血管区，自横结肠上缘切除大网膜，左至脾下极处，右至结肠肝曲，遇小血管予以结扎。沿中结肠动脉右侧疏松结缔组织间隙，切除横结肠系膜前叶。

5. 清除肠系膜根部，幽门上下、胰头周围、十二指肠韧带周围淋巴结。淋巴结散在孤立不易整块切除者可做淋巴结摘除，游离过程要防止撕裂小静脉分支，应仔细分离、结扎止血。

6. 十二指肠周围组织清除干净后，切断十二指肠。将胃向下牵引后，沿肝下小网膜根部相对无血管区切开小网膜，如遇副肝左动脉，将其结扎。清除腹腔动脉周围、脾动脉周围、脾门淋巴结和胃网膜左动脉淋巴结，并在胃左动脉根部将其双重结扎并切断（图 46-5-2）。

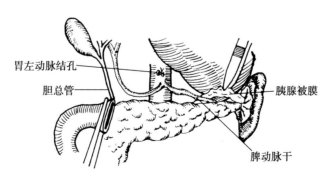

图 46-5-2　十二指肠切断及胃左动脉根部结扎

7. 在肿瘤上缘3cm以上拟切胃处置一把大直钳，边切断边全层缝合，再加一层浆肌层缝合，亦可采用直线切割吻合器封闭。大弯侧保留约3cm宽不缝合，置两把大直钳后切除胃远端（图46-5-3）。

8. 按要求行胃十二指肠吻合［图46-5-4（1）］或胃空肠吻合［图46-5-4（2）］，以达到胃肠道重建的目的。

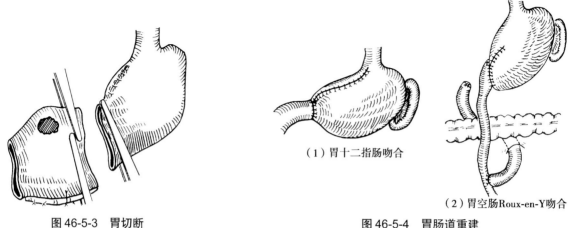

图46-5-3　胃切断　　　　　　　　　　　　图46-5-4　胃肠道重建

（1）胃十二指肠吻合

（2）胃空肠Roux-en-Y吻合

9. 对于浸润浆膜及累及邻近器官的胃癌，可用温热的蒸馏水加化疗药物如氮芥进行腹腔灌洗。

10. 经鼻腔置入空肠营养管，营养管远端通过胃肠道重建的吻合口向下约20cm，以备术后早期行经胃肠道营养。

11. 吻合口处放置腹腔引流管，通过切口外的皮肤引出。

【术中注意事项】

1. 胃十二指肠端端吻合存在张力高的风险，可游离十二指肠侧腹膜，降低吻合口的张力。

2. 胃空肠吻合时注意避免吻合口的扭曲，要反复辨认输入袢和输出袢的方向。

3. 淋巴结清扫，尤其是腹腔干周围和肠系膜上动脉血管周围淋巴结清扫时，注意牢靠结扎，避免术后乳糜漏的发生。

【术后处理】

1. 禁食、静脉补充营养，维持水、电解质平衡。

2. 持续胃肠减压，术后48小时可以经空肠营养管滴注营养液。

3. 鼓励患儿尽早下床活动。

4. 术后应用抗生素3天。

5. 3～5天后无特殊可拔除腹腔引流管。注意观察引流管内引流液的颜色和量，及时发现有无乳糜漏或吻合口漏。

【术后并发症的预防及处理】

1. 吻合口梗阻　多因吻合口狭窄、水肿，与周围组织粘连、胃十二指肠吻合口张力过大或吻合口扭曲而造成。在术后2～3天残胃功能恢复后胃内容物有排空障碍。表现为上腹闷胀、嗳气、无痛性呕吐、呕吐物中无胆汁、胃肠减压吸引量大。大多数经胃管吸引、纠正低蛋白血症、高渗盐水洗胃等保守治疗可缓解，保守治疗2周以上无效或加重者可手术置管或残胃上再行胃肠吻合。

2. 瘘　主要为十二指肠残端瘘、吻合口瘘或胃残端瘘。多因残胃血液循环障碍、缝合技术或方法不当、腹腔感染所造成。应予禁食、胃肠减压、抗生素治疗，腹膜炎严重时及时手术探查以充分引流，同时结合行静脉或空肠造瘘营养。

3. 输入袢梗阻　仅发生于Roux-en-Y吻合者，多因粘连、空肠系膜或横结肠压迫、肿瘤复发压迫而造成。临床表现为腹痛、呕吐，并可扪及扩张肠段，常被误诊为肠梗阻、腹膜炎等。确诊后应立即手术，解除梗阻,切除坏死肠段或腹膜炎充分引流。

4. 消化道出血 多因吻合口出血、吻合口瘘、残留肿瘤灶出血所致。治疗以病因治疗和补充血容量为原则,保守治疗无效者应手术止血。

5. 碱性反流性胃炎 多见于胃十二指肠吻合。胃切除术后幽门功能丧失,含胆汁、胰液等碱性肠液反流入胃引起吻合口或残胃炎。表现为腹痛、胆汁性呕吐、胸骨后不适或咽下困难。治疗以抗酸、消除胃潴留、抗感染治疗为主,症状严重者可手术治疗,改原吻合方法为 Roux-en-Y 吻合。

(高解春 李 凯)

第六节 小肠结肠肿瘤切除术

一、小肠肿瘤切除术

儿童小肠肿瘤并不多见,其中不少实际上为肠系膜肿瘤。儿童小肠肿瘤大多数为血管瘤、淋巴管瘤、腺瘤、畸胎瘤等非胃肠道所特有的良性肿瘤。恶性肿瘤更为少见,主要是恶性淋巴瘤、平滑肌肉瘤等非上皮性瘤。

儿童小肠肿瘤由于具有较为局限、扩散少的病理特点,手术方式主要为小肠部分切除吻合术。随着腹腔镜手术在小儿腹部疾病诊断和治疗中的应用日益广泛,许多儿童小肠肿瘤可以通过腹腔镜手术或腹腔镜辅助下手术来完成,具有创伤小、美观、术后恢复快、并发症少的优点。有关腹腔镜下小肠良性肿瘤切除术,可参照参照第二十五章第四节梅克尔憩室切除术。

【术前准备】

1. 手术前一天流质饮食。

2. 术前晚温盐水灌肠。

3. 手术日晨放置胃管。

【手术步骤】

1. 一般选择右腹直肌切口或脐上横切口。探查后,根据肿瘤部位、累及情况确定切除范围。一般近端切除范围较远端为多,至少距离肿瘤 5～10cm。

2. 提起肿瘤段小肠,周围用温盐水纱布衬垫,在预定范围 V 形切开肠系膜。分离肠系膜血管,并用两把弯钳夹住、切断血管,丝线结扎或缝扎,最后切断小肠系膜。

3. 在小肠切断处近远端各斜置一对有齿血管钳,在两钳之间切断(图 46-6-1),撤走切除的肿瘤和肠段。

4. 用无痛碘或乙醇轻拭断端后,助手把两把直钳靠拢。先在肠系膜侧和对侧各用 1-0 丝线缝一针作为牵引,然后先间断全层缝合后,再做浆肌层垂直褥式内翻间断缝合(图 46-6-2)。

5. 缝合完毕,检查前后壁有无缝合不满意或过稀处,必要时加缝浆肌层。然后用 3-0 丝线缝合系膜边缘。

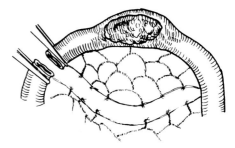

图 46-6-1 小肠系膜的分离和小肠肿瘤切除

【术中注意事项】

1. 吻合口两端的血供是保证吻合口愈合和减少吻合口狭窄的重大问题,一定要在分离肠管系膜时注意对其保护。

2. 吻合时针距合适,不宜过大,亦不宜过小,5mm 的针距是比较合适的距离。

3. 注意修补系膜裂孔,避免术后系膜裂孔疝的发生。

4. 安置肠曲时避免扭转。

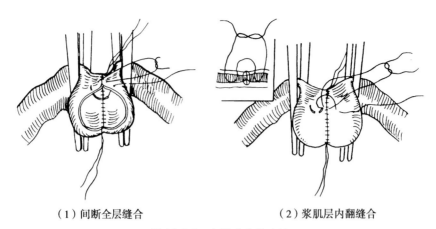

（1）间断全层缝合　　　　（2）浆肌层内翻缝合

图 46-6-2　小肠吻合的方法

【术后处理】

小肠肿瘤切除术后一般持续胃肠减压 24 小时，目前主张术后早期进水，促进肠蠕动的恢复。肛门排气后开始进流质饮食；禁食期间注意水和电解质补充，并适当应用抗生素和必要的支持治疗。

【术后并发症的预防及处理】

1. 吻合口漏　吻合口漏往往是因为吻合部位血供问题或缝合时的技术问题造成。出现严重吻合口漏，要及时行近段造瘘术，避免不能控制发生严重的感染。

2. 吻合口狭窄　近远端肠管比例不合适，或者吻合口缺血，会造成吻合口狭窄。如果狭窄引起不完全性肠梗阻，需要切除吻合口重做吻合。

3. 术后肠梗阻　可能是吻合口狭窄，吻合口扭曲导致，也可能是术后粘连，索带所导致，分析病因后，需要根据病因处理，选择保守或再手术的方式。

4. 盆腔或肠间隔积液, 积脓　多数是由于术前肠道准备不足或术前肠梗阻严重，或者术中不注意保护吻合口，导致肠内容物泄漏，引起盆腔或肠间隔积液。也有吻合口小的泄漏所导致。需要加强抗感染和支持治疗。

5. 伤口感染, 裂开　表皮裂开时可用庆大霉素纱条局部换药引流、蝶形胶布牵拉；必要时再次手术清创及缝合。

二、结肠肿瘤切除术

小儿结肠肿瘤以息肉样腺瘤最为多见，伴随纤维结肠镜在小儿外科应用的日益普及，小儿结肠肿瘤切除术主要适用于结肠恶性肿瘤。儿童结肠恶性肿瘤以恶性淋巴瘤较多见，而结肠癌发生率较低，仅 0.08%～0.6%。上海医科大学儿科医院 30 年间仅收治 6 例儿童结肠癌，均为男性，年龄 9～12 岁。50% 以上儿童结肠癌多为分化差的黏液腺癌（与成人不同，成人往往为分化中等的腺癌），要求切除时按肠癌根治术要求进行。儿童结肠癌往往预后不良，5 年生存率为 7%～12%。

【术前准备】

1. 术前 3 日无渣半流质，术前 1 日改用流质。

2. 术前 3 日起口服抗生素抑制肠道需氧和厌氧致病菌群，同时注意补充维生素 K。急诊结肠肿瘤切除术时可术前 1 小时静脉应用针对肠道需氧菌和厌氧菌的有效抗生素。

3. 术前晚清洁灌肠，灌肠后予以抗菌药（甲硝唑）保留。

4. 恶病质和急性肠梗阻病例术前应纠正蛋白质营养不良、脱水及水、电解质代谢紊乱。

【手术步骤】

1. 根据肿瘤部位选择右或左腹直肌切口。进腹后常规探查肝脏、盆腔、肠系膜根部及大网膜有无转移病灶，如有腹水，则需行腹水细胞学检查。最后轻轻检查结肠肿瘤大小、浸润范围。

2. 根据肿瘤部位决定切除范围。恶性肿瘤原则上应将较多肠管,包括肠系膜及淋巴组织做整块切除(图 46-6-3)。

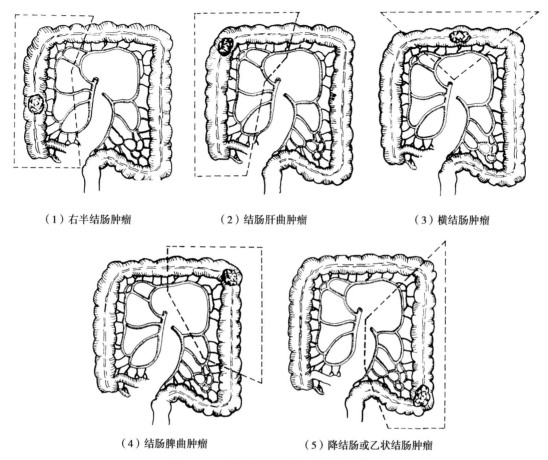

（1）右半结肠肿瘤　　　　（2）结肠肝曲肿瘤　　　　（3）横结肠肿瘤

（4）结肠脾曲肿瘤　　　　（5）降结肠或乙状结肠肿瘤

图 46-6-3　肿瘤部位及应切除的结肠范围

（1）右半结肠或肝曲肿瘤:切除回肠末端、盲肠、升结肠、肝曲及部分横结肠。

（2）横结肠肿瘤:切除两端各超过肿瘤 6～10cm。

（3）脾曲肿瘤:切除 1/2 横结肠与大部降结肠。

（4）降结肠肿瘤:切除部分横结肠、全部降结肠及部分乙状结肠。

（5）乙状结肠肿瘤:需游离脾曲,切除降结肠及乙状结肠。

3. 提起需切除的肠段,在肿瘤的近、远端确定需切除范围之内各用一布带扎紧肠腔(图 46-6-4)。

4. 用透照和暂时钳夹血管的方法,认清动脉血供行径,于预定切除处起分离肠系膜,显露相应的肠系膜上动、静脉或肠系膜下动、静脉及其分支。以钝性或锐性解剖方法将大网膜、肠系膜及结肠周围脂肪和淋巴组织全部清除。动脉切断处近端缝扎 + 结扎,并置两把有齿直血管钳,在两钳间切断结肠或回肠,切除病变(图 46-6-5)。

5. 将结肠近远端断端直钳并拢,在结肠的肠系膜侧及对侧各缝合 1 针作为定位和牵引。然后做后壁全层间断缝合,前壁缝合时从肠腔内进针,线结打在肠腔内,使黏膜内翻,再以 3-0 丝线间断缝合浆肌层,将两根牵引线向相反方向牵引,使原来的后壁位于前方,间断缝合后壁浆肌层,注意缝合结肠的系膜附着缘,待缝合系膜上缺损后关腹。

【术中注意事项】

1. 结肠吻合两端的肠段必须充分游离,以保证吻合口处无张力。

2. 判断肠管血液循环时不能仅以肠壁颜色为准,要观察断端处肠系膜边缘小血管的搏动,要注意动脉切断后仅肠管有边缘交通支而肠壁颜色尚好,但血液供应量仍不足,会影响吻合口愈合。

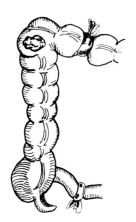

图 46-6-4　结肠肠腔结扎

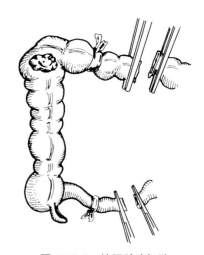

图 46-6-5　结肠肿瘤切除

3．吻合时注意黏膜的对合，尽量避免内翻过多。

4．缝合系膜缺损，可减少对吻合口的牵拉和防止内疝发生。

5．注意在分离结肠系膜和切除结肠肠管时，保护输尿管不受损伤。

6．要保证足够的切缘阴性，避免肿瘤复发。

【术后处理】

1．手术后 6 小时，待患者清醒后，就可以开始喝少量温水。

2．术后第 1 天可以开始喝肠内营养粉溶液，每次 20ml，每 2 小时 1 次。术后第 2 天进一步增加口服肠内营养粉溶液的量。

3．术后第 3 天流质饮食，术后第 4 天半流质饮食，同时停止静脉补液。

【并发症】

1. **吻合口漏**　处理同第二十五章梅克尔憩室切除术。

2. **骶前出血**　术中不可暴力分离骶前以免引起静脉丛破裂出血，手术完成后确切止血。

3. **输尿管损伤**　处理同第二十八章第一节。

4. **肠系膜裂孔疝**　切除吻合术后需修补肠系膜，避免其他肠管疝入。

5. **伤口感染、裂开**　术中应保护切口，分层缝合，术后注意观察伤口情况，避免全层裂开。

6. **盆腔积液、积脓**　术中应注意清理盆腔，必要时放置引流。

（高解春　李　凯）

第七节　卵巢肿瘤切除术

小儿卵巢肿瘤好发于学龄前儿童，其中良性畸胎瘤占 80% 以上，而恶性肿瘤以恶性畸胎瘤、胚胎瘤、内胚窦瘤多见。卵巢肿瘤切除仍是小儿卵巢肿瘤的主要治疗方法，以免发生扭转、破裂和恶变。目前对于卵巢良性肿瘤的治疗观点是尽量保护患侧卵巢组织，仅行肿瘤切除术。卵巢恶性肿瘤切除目前多主张包括患侧卵巢输卵管切除，以达到既保留对侧卵巢以维持生殖功能，又可避免患侧输卵管保留所导致的复发、感染或异位妊娠等危险的目的。原则上仅做卵巢切除和大网膜切除术，术后辅以化疗，而盆腔淋巴结清扫或盆腔内脏器切除等过大手术已被认为对提高生存率无显著作用。随着腹腔镜技术在小儿外科的应用越来越深入和广泛，对于卵巢单纯性囊肿和良性肿瘤可以行腹腔镜下囊肿开窗术和肿瘤切除术。

【手术适应证】

1．新生儿期和月经初潮期＜5cm 的卵巢单房性囊肿可以随访观察 1～2 周。若无消退，可行囊肿穿刺抽液,复发则行囊肿开窗术或肿瘤切除术。

2. 婴幼儿和学龄前儿童的功能性卵巢囊肿(有激素水平的异常升高和性早熟表现),需排除外源性的食物摄入导致的内分泌功能紊乱。

3. 任何怀疑有卵巢原发性恶性肿瘤者。

4. 卵巢肿瘤扭转或破裂发生急腹症者,确诊后应急诊手术。

【手术禁忌证】

1. 外源性因素引起内分泌紊乱导致的卵巢囊肿。

2. 多囊卵巢综合征。

3. 下丘脑-垂体-性腺轴的卵巢水平异常的功能异常导致的卵巢囊肿。

【术前准备】

术前晚开塞露通便,避免结肠过度充气。保留导尿。术前术中无须使用抗生素,无须胃肠减压。

【麻醉及体位】

气管插管全身麻醉,仰卧位(腹腔镜术中可调至头低足高位)。

【手术步骤】

(一)腹腔镜卵巢肿瘤切除术(视频46-7-1)

1. 戳卡的放置:经脐部取纵向切口,置入10mm戳卡,并建立CO_2气腹,根据年龄调节气腹压力在6~12mmHg。放入10mm或5mm腹腔镜,于左下腹反麦氏点、右耻骨结节上1cm处各放置一个5mm戳卡作为操作孔。

视频46-7-1 腹腔镜下卵巢肿瘤切除术

2. 观察盆腔,了解肿块的部位、大小、性质、肿块与邻近器官的关系,观察盆腔内有无腹水,腹膜和直肠子宫陷凹有无种植结节,肝脏表面和大网膜有无结节。

3. 用抓钳抓住肿块,用电钩在肿块表面与正常卵巢组织交界处做一弧形切口。

4. 抓钳抓住分离面的一侧,电钩分离卵巢组织和肿瘤之间的疏松组织。

5. 分离完整,剥除肿瘤。

6. 剥离面止血后,用薇乔5-0可吸收线连续缝合保留的卵巢组织,消灭死腔,创面止血。

7. 吸净盆腔内的渗血和积液,也可用生理盐水冲洗盆腔后再吸净。

8. 将取物袋从脐部切口放入盆腔。将肿块放入取物袋中。

9. 通过脐部切口将肿物连同取物袋一起取出。

10. 缝合切口。

(二)开放卵巢肿瘤切除术

1. 左下腹部正中切口或下腹部皮纹弧形切口。进腹后探查盆腔,了解肿块的部位、大小、性质及肿块与邻近器官的关系。

2. 用中、示指夹住卵巢门血管,以减少出血。在肿块与正常卵巢组织交界处做一弧形切口(图46-7-1),贴肿块包膜锐性或钝性分离,使肿块与正常卵巢组织分开(图46-7-2)。

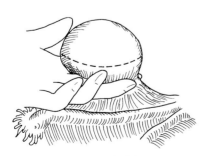

图46-7-1 卵巢切口

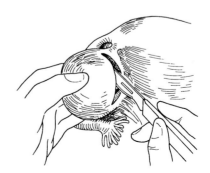

图46-7-2 分离肿物

3．分离达肿块基底部，用止血钳夹之，取出肿块（图46-7-3）。

4．剥离面止血后，用可吸收线缝合消灭死腔（图46-7-4）和褥式缝合卵巢皮质切口（图46-7-5）。

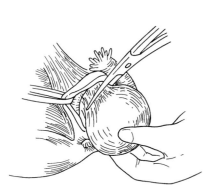 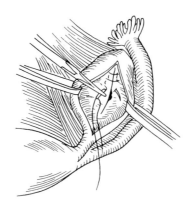 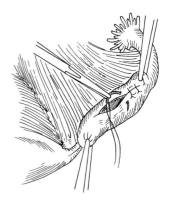

图46-7-3　处理基底部　　　　　　　图46-7-4　创面缝合　　　　　　图46-7-5　缝合卵巢皮质切口

5．术毕用清水清洗盆腔术野，检查创面，分层缝合腹壁各层。

（三）单侧附件切除术

1．做下腹部正中切口或下腹部皮纹弧形切口，切口长度按照肿瘤大小而定。进腹后探查子宫及其附件，如有粘连，分离后将肿瘤托出切口。肿瘤托出过程，助手可轻压腹壁协助肿瘤托出，并以湿纱布垫隔开肠管、大网膜，显露肿瘤蒂部。

2．剪开覆盖在卵巢系膜表面的腹膜，显露卵巢动、静脉。用两把或三把中弯血管钳平行钳夹卵巢系膜和卵巢动、静脉，于两钳中间或上、中钳之间切断或剪断［图46-7-6（1）（2）］，切断处与钳间的组织不少于0.8cm，以避免结扎时血管退缩滑脱大出血，以4号或7号丝线U形或8字形贯穿缝扎，再用4号丝线结扎近端蒂［图46-7-6（3）］。

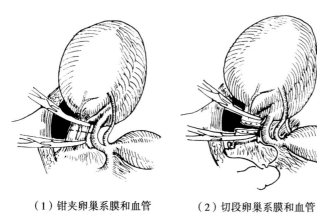 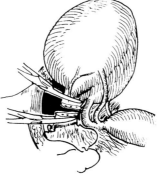 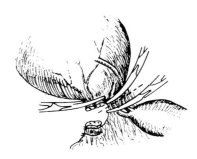

（1）钳夹卵巢系膜和血管　　　（2）切段卵巢系膜和血管　　　（3）缝扎系膜近端

图46-7-6　卵巢肿瘤的切除

3．以两把中弯血管钳钳夹近子宫端输卵管及卵巢固有韧带，剪断血管钳中组织，切除肿瘤及卵巢输卵管远端，以4号或7号丝线贯穿或8字形缝扎。以薇乔5-0可吸收线间断缝合子宫角处肌层以内翻输卵管残端。

4．以薇乔5-0可吸收线连续缝合卵巢系膜表面的腹膜，修补覆盖结扎血管的残端和创面，使切除卵巢的创面平整和腹膜化。

5．术中一定要仔细检查同侧的输尿管不受损伤，探查对侧卵巢，必要时需行对侧卵巢的楔形活检。

6．如有必要，需要行大网膜切除术，以避免肿瘤在大网膜上的种植播散。可用超声刀联合结扎的方法沿横结肠将大网膜切除。

7. 无须放置引流。

8. 用清水清洗盆腔术野，检查创面，分层缝合腹壁各层。

【特殊情况下的手术处理】

如为卵巢肿瘤蒂扭转，卵巢韧带、输卵管往往一并扭转成蒂，此时需注意卵巢的血供。如为扭转时间很长，卵巢及肿瘤已完全坏死，成为含有含铁血黄素的无功能囊肿，且输卵管多为纤维索带，可连同同侧的输卵管、卵巢一起切除。如果卵巢扭转时间短，复位后卵巢血供略有恢复，则尽可能保留卵巢组织，将其中的肿瘤切除即可，方法同卵巢肿瘤切除术，可以在腹腔镜下进行，亦可开腹进行。

【术中注意事项】

1. 防止操作时对周围脏器的损伤。

2. 避免对输卵管的钳夹损伤，抓持部位应在卵巢组织。

3. 尽可能多地保留正常卵巢组织。

4. 注意观察同侧或对侧是否有多发的卵巢肿瘤，避免遗漏。术前也应仔细阅片，发现同侧或对侧存在的卵巢肿瘤的可能。

5. 术毕，妥善安置卵巢及输卵管，避免扭转。一般对于第一次扭转的卵巢，复位后不主张固定，也不主张行预防性对侧卵巢固定。

【术后处理】

1. 术后 6～12 小时拔除导尿管，术后麻醉清醒后即可进食半流质饮食和下床活动，逐渐恢复到正常饮食。

2. 术后不需要应用抗生素。

3. 术后 3 天换药，7 天拆线。

【术后并发症的预防及处理】

1. 出血：由于卵巢动、静脉血供丰富，若处理不当，容易造成血管的滑脱出血。术中一定要仔细操作，并结扎牢靠，必要时可缝扎重要粗大血管，避免出血或血肿形成。

2. 输尿管损伤：输尿管位于卵巢动脉后方，并在骨盆入口处跨越髂外动脉及骨盆漏斗韧带。如果处理不慎，大块结扎，非常容易损伤输尿管。避免的方法，一是打开系膜处腹膜，紧贴卵巢处理卵巢动、静脉；二是在处理卵巢血管前先辨识同侧输尿管的走行，注意保护。

3. 卵巢去除过多：良性肿瘤行肿瘤切除术时，尽可能保留多一点的卵巢，方法是判断预留卵巢的体积，再决定环形切开的弧线的走向。对于扭转卵巢，除非完全彻底坏死，都建议尽可能保留。扭转复位所导致的血栓脱落的机会非常少。

4. 肠梗阻或腹腔镜时不慎造成的肠道损伤。

5. 腹水：术中止血要彻底，尽可能吸净盆腔的渗液。术后早期采用半卧位或下床行走，使液体积聚于盆腔，并通过腹膜和肠壁被吸收。

6. 伤口感染，出血等。

（李　凯）

第八节　血管瘤切除术

血管瘤是小儿最常见的先天性皮肤血管病变，常见于婴儿，好发于头、面、颈及躯干和四肢皮肤，也可发生于肝、肠、膀胱等脏器。近年按血管内皮细胞特征将其分为两类：血管瘤和血管畸形。

随着对婴儿血管瘤自然消退过程的认识和对先天性皮肤血管病变新分类的肯定，婴儿皮肤血管瘤多以期待观察为主，其他如激素、激光、冷冻、注射、放射等方法也常选用，因此，血管瘤切除术的手术指征须严格掌握，谨慎权衡得失，尽量避免不必要的组织损害和美容影响。

【手术适应证】

1. 血管瘤累及口、咽、颈、生殖器官等重要组织,或有广泛血管瘤病,并有生命危险者。

2. 血管瘤伴血小板减少综合征或有活动性出血、肿瘤可以切除者。

3. 血管瘤位于肌肉或其他组织内而有功能障碍者。

4. 血管畸形、血管球瘤或长期随访无消退迹象的皮肤血管瘤。

【术前准备】

1. 皮肤准备。有感染者应先控制感染。

2. 对于巨大海绵状血管瘤,术前要行 X 线及 CT 检查,以了解肿块的范围、深度,骨骼是否受侵犯,必要时行血管造影了解血管瘤的病变范围及深度。充分备血,并测定术前凝血机制,减少术后发生 DIC 的可能。

3. 对于较大的血管瘤,术前要设计好修复方案,必要时请整形外科医师共同商榷。

【手术步骤】

以下介绍最常见的皮肤血管瘤手术。

1. 选择血管瘤的边缘正常皮肤处,做一略超出血管瘤范围的弧形切口,深层血管瘤可按皮肤、局部组织结构及肿瘤大小选择切口。

2. 先沿血管瘤一侧切口切开皮肤、皮下组织,由筋膜前血管瘤的边缘开始分离血管瘤的基底部,分离、切断并结扎穿透筋膜层的分支和进入瘤体的主要血管。

3. 将整个血管瘤连同皮肤、被血管瘤侵占的组织一起游离后翻向对侧。将肿瘤及组织沿另一侧切口全部切除。

4. 充分止血后,充分游离两侧皮瓣,逐层缝合皮肤;若皮肤切除过多有缺损时,宜做皮瓣转移或中厚皮片游离植皮修复切口。

【手术经验】

1. 血管瘤的手术分离,切不可在血管瘤体内进行,以免出血过多。

2. 较大的蔓状血管瘤可先结扎其主要的供应血管。

3. 遇到瘤体血管与体腔血管相通时,要切实结扎牢靠,以免引起大量内出血。如有动脉或大静脉残端脱落回缩,应即进入体腔,牢靠止血。

4. 血管瘤切除必须确保完整切除,切忌为顾及伤口无张力缝合而残留肿瘤,宁可做皮瓣转移、游离植皮、二期修复而使外形和功能得到恢复。

5. 准备植皮的创面尽量减少结扎线,用生理盐水纱布压迫止血,以免影响皮片的存活。

(高解春　李　凯　刘　潜)

第九节　淋巴管瘤(畸形)切除术

淋巴管瘤(lymphangioma,LA)是发生在淋巴系统的一种良性病变,儿童最常见的先天性脉管畸形,是淋巴畸形、淋巴流动受阻及淋巴组织在异常位置发育的结果。根据瘤体形态学分为大囊型、混合型、微囊型;男女发病率大致相同,约为 1:1.06;可发生于任何年龄、任何部位。绝大部分病例在 2 岁前可被确诊,好发部位主要在淋巴管汇合区(头部和颈部面部,其次是躯干、四肢及内脏病变),常随生长发育生长,常见并发感染、出血。可侵入正常组织,如动脉、静脉和神经,可累及肌肉和唾液腺。头颈部如突然增大,可导致气道阻塞、吞咽困难和头颈部严重畸形。目前具体发病机制尚不明确。

外周系统淋巴管瘤治疗首选硬化剂,尤其大囊型效果良好,微囊型围手术期硬化治疗后再手术治疗效果更好,并降低复发率。手术治疗目前不是淋巴管瘤的首选治疗方法,但仍是重要治疗方法之一,应严格把握手术指征及手术治疗原则。

【手术适应证】

对于非重要解剖部位的局限病变采用手术,疗效满意;而对病变范围广泛、涉及重要解剖结构伴发其他组织畸形或功能障碍的患者,需根据具体情况,选择综合治疗方法(硬化剂治疗手术激光或射频消融等)。对于后者目前仍主张严格手术指征,一般以注射硬化治疗为主,手术治疗为辅。一般而言,手术的指征为:①病变范围小或孤立存在,边界清楚,累及部位较表浅且不侵及重要组织,可完全切除者。②有症状的微囊型淋巴管畸形。③硬化治疗疗效不显著,硬化治疗后仍有症状的巨囊型及混合型淋巴管畸形。④有危及生命的并发症。⑤对外观影响较大。

【手术时机及一般原则】

没有明确时机,尽可能延迟;不损伤重要血管及神经、器官的前提下,尽可能完整切除;残留的病灶可通过注射硬化剂进一步治疗或行分期手术、减瘤手术。只有少数病例需要在婴幼儿期行手术切除。有感染者需先给予抗生素控制感染。

【术前准备】

1. 皮肤准备,术前清洁局部皮肤,有毛发处剃除毛发;必要时进行心理辅导以减轻患儿的恐惧,使其配合治疗。

2. 术前瘤体腔内出血感染者,术前行止血、抗感染对症治疗,术前备血等。

3. 检查评估切除范围,与周边的关系,适当运用硬化剂。

【手术步骤】

（一）浅表淋巴管畸形

一般给予全身麻醉,术前对手术区域进行亚甲蓝标记。对于躯干或四肢部位,病变范围小可以选择局部麻醉,将淋巴管畸形病变处切除,直接缝合伤口,将切除的组织送交病理检查(以颈部淋巴管畸形为例)。

1. 以囊肿为中心顺皮纹方向切开皮肤,如瘤体较大或病变组织侵犯皮肤,则可以囊肿为中心行梭形切口,切口两端稍超过病灶边缘(图46-9-1)。

2. 切开皮肤皮下组织及肌肉筋膜,显露淋巴管畸形病灶,注意尽量避免囊肿破裂,病灶常浸润周围组织及器官,使解剖结构不清楚,注意辨认其边界,沿分界处用钝性结合锐性分离法将病灶逐步剥离,若有明显供应血管,则予以结扎。专注于重要血管及神经等解剖区域,进行彻底细致的解剖,根据需要控制出血,保护关键的血管和神经结构(图46-9-2)。

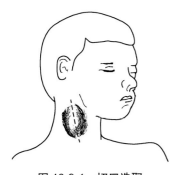

图46-9-1　切口选取

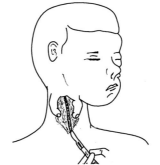

图46-9-2　切开与分离

3. 整个瘤体沿病灶四周逐渐分离,在不损伤重要血管及神经等器官的前提下,直至整个病灶完整切除。对于与重要血管及神经结构粘连紧密难以分离者,可试行分块切除,若无法完全切除而有残留,直视下局部多点均匀注射平阳霉素,创面涂抹碘酊(图46-9-3)。

4. 仔细止血,根据术区创面及腔隙大小,放置引流片或留置一个封闭式负压引流系统。分层缝合组织及皮肤,外加压包扎(图46-9-4)。

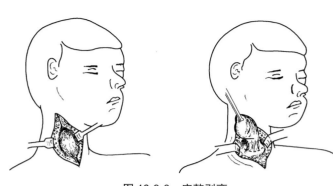

图 46-9-3　完整剥离

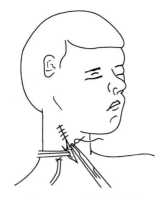

图 46-9-4　缝合与引流

（二）腹腔内淋巴管畸形手术步骤

1．常规行腹腔镜探查。手术时于脐窝内纵向或沿脐部下缘切开，放置腹腔镜及腔镜手术器械. 探查囊肿及其与周围的关系。

2．确定淋巴管畸形（囊肿）的来源，游离囊肿，穿刺抽出囊肿内液体。

3．根据探查具体情况实施不同的手术。若为大网膜囊肿行囊肿切除及部分大网膜切除。若为肠系膜囊肿，且与所属系膜血管及肠管粘连不紧密，则可在腔镜下游离切除囊肿，若与所属小肠系膜血管紧密粘连，行囊肿及所属的小肠切除，再行肠管端端吻合。

4．拔除脐部戳卡后，适当延长脐部切口，将囊肿连同所需切除的肠管一起提出腹壁外，完成切除。

5．缝合伤口。

【注意事项】

1．术前行 B 超及 MRI 检查评估病灶类型、大小、部位、范围及毗邻，慎重评估，合理选择治疗方法，严格手术指征。

2．术前应充分考虑涉及重要血管神经组织脏器等复杂解剖的手术风险，并由此可能导致的损伤（交感神经、颈动脉鞘面神经等）及功能影响（出血、面瘫、声音嘶哑、乳糜胸、关节瘢痕畸形等）等因素。同时应考虑复发再次治疗、术后创面修复（如切口愈合、创面渗液、植皮等），以及外观及瘢痕所致心理影响等因素。

3．位于头颈部时，需注意有无延伸或合并纵隔内病灶，当合并感染或囊内出血时，可因纵隔压迫危及生命，可能需要急诊手术。

4．头颈部及腋下部淋巴管畸形常涉及多个组织平面和重要结构，如交感神经颈动脉鞘、面神经、舌下神经等，尤其是弥漫型微囊型淋巴管畸形，其病灶浸润周围组织及器官，使解剖结构不清楚，难以分辨其边界，完全切除通常较困难。特别注意避免损伤面神经、舌下神经、迷走神经、颈鞘血管、胸导管及腋鞘。

5．术后应注意颈部积液水肿引起的上呼吸道压迫症状。

【手术经验】

1．颈部巨囊型舌骨下和舌骨上淋巴管畸形完全或次全切除的可能性较大，手术必须将单侧或双侧颈部功能性结构解剖清楚，如病灶过大可分期手术。双侧舌骨上伴有上呼吸道压迫的 LM 行部分手术切除。对于双侧较大病灶并且有上呼吸道压迫的患者，手术应为首选治疗方法。

2．病变范围大，选择全身麻醉，评估病灶切除术，有皮瓣多余者，可行梭形切口，注意加压包扎，可减轻渗出，利于切口愈合。

3．目前有报道，术中使用染色或神经电生理监测技术，有利于减少头面部神经损伤。

【术后处理】

1．引流液少于每天 5ml 时可拔除引流管，一般在 5 天左右。

2. 积极预防出血、感染、淋巴瘘、伤口愈合不良、瘢痕增生等术后常见并发症。

3. 术后并发症与淋巴管畸形部位有关,如在气道附近,需警惕术后气道梗阻,必要时行气管切开或呼吸机支持。

4. 术后复发可适当运用硬化剂或西罗莫司,再次手术应慎重选择。

5. 分期手术应在 4 岁前完成,可减少对患儿心理健康的影响。

(刘 潜 刘海金 李 凯)

第十节 甲状腺腺瘤切除术

儿童甲状腺腺瘤病因尚未明确,好发于中青年,儿童相对少见,一般为甲状腺腺体内呈圆形或椭圆形的单发结节,边缘清楚,与周围组织无粘连,呈囊实性或实性。约有 2% 的儿童存在可触及的甲状腺结节,其中大多数为良性,包括炎性病变或甲状腺腺瘤,但也有少部分为恶性肿瘤。一项美国西南部的研究发现,在 11~18 岁的学龄儿童中,有 1.8% 存在可触及的甲状腺结节。20 年后的一项随访研究发现,相同受试者里只有 0.45% 仍存在结节,表明结节的消退率为 75%,所以在以甲状腺结节就诊的患儿中,明确甲状腺结节的性质很重要。

一般表现为甲状腺腺体内呈圆形或椭圆形的单发结节,边缘清楚,与周围组织无粘连,呈囊实性或实性。一般生长缓慢,无特殊不适,当肿物较大或位置较深时则有颈部压迫感或吞咽不适感。大多无内分泌异常表现,少数可能出现囊内出血、突然增大、疼痛表现。甲状腺腺瘤属良性病变,故生长缓慢。患儿就诊时通过病史和仔细体检,结合 B 超检查对甲状腺结节性质初步判断。按病理学可分为三种类型:滤泡状腺瘤,乳头状腺瘤,混合型腺瘤,以滤泡状腺瘤最为多见。

近几年来,国内外有报道采用腔镜切除甲状腺腺瘤,切口小,美观,但因患儿病例数少,尚待评估,目前未广泛开展。

【手术适应证】

甲状腺腺瘤不论大小宜以手术切除,单发结节可采用腺瘤摘除术,有多个结节且局限于一叶者,宜将此叶切除,避免二次切除术。

【手术禁忌证】

全身情况极差或患有其他重要系统或器官的严重疾病,难以承受手术者。

【术前准备】

1. 检查甲状腺功能、甲状旁腺功能,血常规、尿常规,肝、肾功能,电解质,凝血功能等。

2. 颈部 CT+CTA:帮助了解甲状腺腺瘤与周围组织的关系及血供情况。

3. 核素显像:目前多采用 ^{99m}Tc 扫描,将结节的放射性密度与周围正常甲状腺组织的放射性密度进行比较,密度较正常增高者为热结节,与正常相等者为温结节,较正常减弱者为凉结节,完全阙如者为冷结节。甲状腺腺瘤可表现为温结节,如腺瘤内有出血、钙化或囊性变时,表现为凉结节或冷结节,其边缘较清晰,但也可能略模糊;凉结节是冷结节上覆盖正常甲状腺组织的假象。热结节常提示为高功能腺瘤,一般识别小的结节(<1.0cm)有困难。对于大多数甲状腺结节的良、恶性鉴别缺乏特异性。虽然亲肿瘤显像有助于鉴别,但尚未在国内广泛应用。

4. 超声显像:可见甲状腺内有圆形或椭圆形肿块,边界清晰,并可发现有无液性暗区,若有暗区则为甲状腺腺瘤囊性变。

5. 穿刺细胞学检查:目前美国甲状腺协会(American Thyroid Association,ATA)针对儿童甲状腺结节,建议根据临床表现及彩超对结节特征进行判断,再决定是否进行甲状腺结节穿刺;均建议行 B 超引导下穿刺。

6. 胸部 X 线检查,特别是观察气管是否居中,有无移位情况,做气管软化检查。

7. 术前禁固体食物 6 小时、禁液体食物 4 小时。

8. 有甲状腺功能异常者，术前予纠正。

【麻醉与体位】

1. 麻醉　颈丛麻醉或气管插管全身麻醉。

2. 体位　平卧位，肩枕，头部后仰，用两个沙袋固定头部。

【手术步骤】

1. 颈静脉切迹上方约 1cm 处，顺皮纹方向，于甲状腺肿块处做皮纹横切口，或肿块下方做皮纹横切口，根据肿块大小确定切口长度，长度必须超过肿块左右缘（图 46-10-1）。

2. 切开皮肤、颈浅筋膜和颈阔肌，沿颈深筋膜浅层游离形成上下皮瓣，充分显露术野，术野中颈前静脉在包块大时为便于显露可予结扎切断，包块小时向外侧拉开即可。

3. 若甲状腺肿块不大，可于颈正中牵开两侧甲状腺舌骨下肌群，不必切断；否则可以切断，以利显露甲状腺肿块（图 46-10-2）。

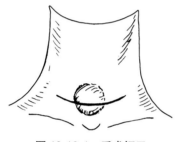

图 46-10-1　手术切口

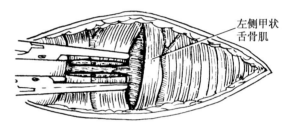

左侧甲状舌骨肌

图 46-10-2　切断甲状舌骨下肌群

4. 切开甲状腺组织直达甲状腺瘤包膜，游离包膜与甲状腺组织，使之分离，腺瘤周边及基底部用血管钳钳夹切断，完整切除腺瘤（图 46-10-3～图 46-10-5）。

5. 电凝或结扎或缝扎出血点。

6. 缝合腺瘤切除后的甲状腺组织创面（图 46-10-6）。

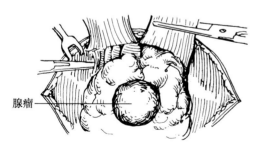

腺瘤

图 46-10-3　显露甲状腺及腺瘤

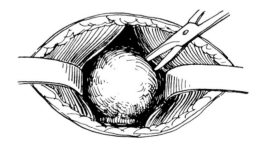

图 46-10-4　分离腺瘤

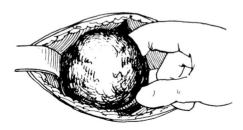

图 46-10-5　切除腺瘤

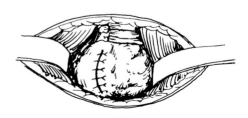

图 46-10-6　缝合甲状腺组织

7. 原切口放置橡皮引流条或于切口下方另戳口放置负压引流管，术后 24～72 小时拔除（图 46-10-7）。

8. 逐层缝合甲状腺前肌群、颈浅筋膜和颈阔肌、皮肤层。皮肤层最好用可吸收线皮内缝合。

【术中注意事项】

1. 术中出血　甲状腺腺瘤切除时，一般不需结扎甲状腺上动脉，只需切开甲状腺组织，直达甲状腺腺瘤包膜。甲状腺腺瘤可位于甲状腺浅面、甲状腺中央或甲状腺后方（图 46-10-8）。因此，切除甲状腺腺瘤时，必须切开甲状腺腺体直达甲状腺腺瘤包膜，再沿包膜剥离切除腺瘤，出血量亦少；若在腺瘤外切除腺瘤，可能造成术中出血，这是术中出血原因之一。出血原因之二是甲状腺腺瘤切除后甲状腺创面仍出血不止，多为腺体内还有腺瘤未切除，这时应用手指探查腺体是否还有肿块，若有肿块应继续分离切除，创面即容易止血。

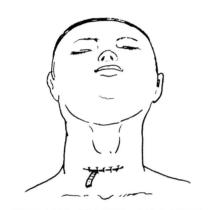

图 46-10-7　缝合切口，放橡皮条引流

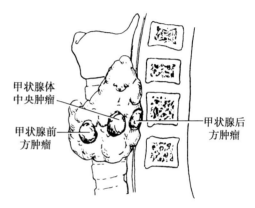

图 46-10-8　甲状腺肿瘤位置示意图

2. 损伤喉返神经　甲状腺腺瘤切除一般不会损伤喉返神经，但腺瘤位于甲状腺后方时，切除时应小心分离，防止损伤喉返神经。或者切除甲状腺腺瘤后缝合创面时，如缝合太深，靠近甲状腺后被膜，易于损伤。因此，在切除甲状腺腺瘤时也应注意避免喉返神经的损伤。

3. 如果腺瘤包膜不完整，质硬，呈结节状，周围明显粘连，应行次全切除，立即送冷冻切片，如为恶性，应改行根治手术，扩大切除范围。

【术后处理】

1. 注意保持呼吸道通畅，24～72 小时后拔除引流。

2. 麻醉清醒后可进食，注意患儿有无声嘶、呛水等情况，注意复查电解质情况。

3. 有甲状腺功能异常者，术后监测并对症处理。

【再手术及有关问题】

甲状腺腺瘤多为单发，因此很少有再复发情况，但多发性特别是术前检查未发现，手术中切除一个大的腺瘤，而残留小的腺瘤未行切除，数月或数年后又发现腺瘤，需再次手术，注意术前行放射性核素扫描和 B 超检查，确定腺瘤的数目后再行手术，以免遗漏。甲状腺腺瘤切除后应常规送病理检查，若为恶性者需再次手术。

（王　珊　邓晓斌　阮庆兰）

第十一节　甲状腺癌切除术

儿童甲状腺对辐射和致癌因素特别敏感，这可能是儿童在就诊时已存在晚期甲状腺癌的原因之一。与成人相比，儿童甲状腺癌在诊断时存在淋巴结转移和远处转移的概率更高，并且在诊断后 10 年内的复发率也更高。不过甲状腺癌患儿通常预后良好。儿童甲状腺结节大多为良性，但含恶性成分的结节比例可能高于成人（成人中通常为 5%）。在已发表的病例系列研究中，恶性肿瘤的估计发生率差异很大，为 10%～50%。SEER 数据库（Surveillance, Epidemiology, and End Results, SEER）登记数据表明儿童甲状腺癌的发病率在逐渐升高，即 31 年间每年上升 1.1%。据另一项研究报道，儿童、青少年和青年在 1984—2010 年的甲状腺癌发病率每年增加 3%～4%。

【手术适应证】

儿童乳头状甲状腺癌趋向于多灶性，因此目前多数学者推荐初始手术采用甲状腺全切除或近全切除术，推荐采用区域性淋巴结切除术，无须颈全清扫术。甲状腺髓样癌首选甲状腺全切除术。对于单侧甲状腺癌目前部分学者建议行患侧甲状腺叶切除＋峡部切除。其他类型的甲状腺癌在儿童中很罕见，包括未分化原发性甲状腺癌、原发性甲状腺淋巴瘤和甲状腺转移癌。美国甲状腺协会（American Thyroid Association, ATA）的儿童分化型甲状腺癌指南标准将患者分为低风险、中风险或高风险；医师应根据风险等级制订个体化的术后管理和监测措施，低风险组患者不需要 ^{131}I 治疗。本节将以甲状腺全切除术为例进行讲解。

【手术禁忌证】

全身情况极差或患有其他重要系统或器官的严重疾病，难以承受较大手术者。

【术前准备】

1. 检查血、尿常规，肝、肾功能，凝血功能、免疫功能、甲状腺功能。

2. 颈部 CT、胸部 X 线检查，特别是观察气管是否居中，有无移位情况，做气管软化检查。

3. 术前禁固体食物 6 小时、液体食物 4 小时。

【麻醉及体位】

1. 麻醉　气管插管全身麻醉。

2. 体位　仰卧位，垫高肩部，使头后仰，以充分显露颈部（图 46-11-1）；头部两侧用小沙袋固定，以防术中头部左右移动污染切口。

【手术步骤】

1. 切口　于颈静脉切迹上方约 2 横指处，沿皮纹做弧形切口，两端达胸锁乳突肌外缘；如转移淋巴结较多，切口可相应弯向上延长（图 46-11-2）。切开皮肤、皮下组织及颈阔肌，用丝线缝合牵起上、下皮瓣，用电刀在颈阔肌后面的疏松组织间进行分离，上至甲状软骨下缘（图 46-11-3），下达胸骨柄切迹。此间隙血管较少，过深或过浅分离时常易出血。用小拉钩拉开切口，用电凝或 1 号丝线缝扎两侧颈前静脉（图 46-11-4）。

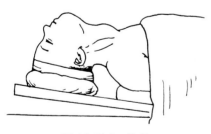

图 46-11-1　体位

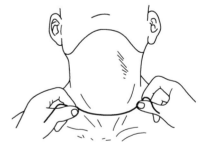

图 46-11-2　手术切口

2. 切断甲状腺前肌群，显露甲状腺　在两侧胸锁乳突肌内侧缘剪开筋膜，将胸锁乳突肌与颈前肌群分开，然后在颈中线处纵向切开深筋膜，再用血管钳分开肌群，深达甲状腺包膜。以示指伸至颈前肌群下方，在甲状腺与假包膜之间轻轻分离甲状腺腺体，并将肌肉顶起，在血管钳间横向切断，以扩大甲状腺的显露。注意肌肉横断部位不应与皮肤切口在同一水平上，避免愈合后形成瘢痕粘连（图 46-11-5）。

3. 处理甲状腺上极　通常先自右叶开始施行手术，为便于处理上极，首先在上极的内侧分离、切断结扎甲状腺悬韧带，此韧带内有血管，分离要仔细，结扎要牢靠。再沿着甲状腺侧叶的外缘用手指向上极剥离,以充分显露右叶上极。将甲状腺右叶向下内牵引,再用小拉钩将甲状腺前肌群上断端向上拉开,露出上极。在离开上极 0.5～1.0cm 处结扎上极血管(图 46-11-6)。在结扎线与上极间再夹 2 把血管钳,在血管钳间剪断血管,血管残端再缝扎一道。注意此处血管结扎、缝扎要牢靠,否则血管一旦缩回,出血较多,处理困难。处理上极血管时应尽量靠近腺体,以防损伤喉上神经外侧支(图 46-11-7)。继续钝性分离甲状腺上极的后面,遇有血管分支时,可予结扎、切断。将甲状腺轻轻牵向内侧,在腺体外缘的中部可找到甲状腺中静脉,分离后,结扎、剪断(图 46-11-8)。

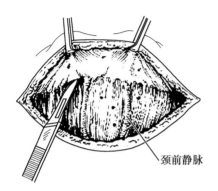

图 46-11-3　分离颈阔肌后疏松组织

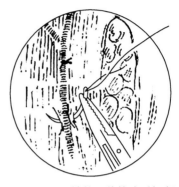

图 46-11-4　缝扎颈前静脉后切断

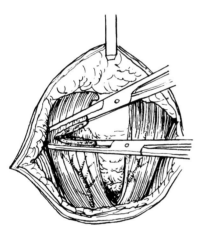

图 46-11-5　钳间切断甲状腺前的颈前肌群

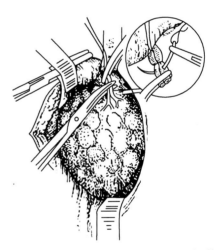

图 46-11-6　结扎、剪断加缝扎甲状腺上动、静脉

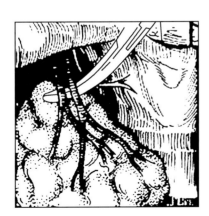

图 46-11-7　尽量靠近腺体处理上极血管避开喉上神经外侧支

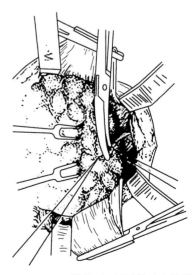

图 46-11-8　结扎、切断甲状腺中静脉

4. 处理甲状腺下极　将甲状腺向内上方牵引，沿甲状腺外缘向下极分离，用小钩将甲状腺前肌群下断端向下拉开，露出下极，在下极，甲状腺下静脉位置较浅，一般每侧有3～4支，并较偏内下方，寻见后予以结扎、切断（图46-11-9）。在少数情况下，此处有甲状腺最下动脉，如有，应一并结扎、切断。甲状腺下动脉结扎，应采用囊内结扎法，不结扎主干，只结扎远离喉返神经，进入真包膜和腺体的甲状腺下动脉分支（图46-11-10）。此时应注意勿损伤喉返神经。

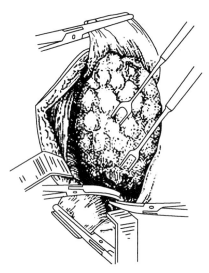 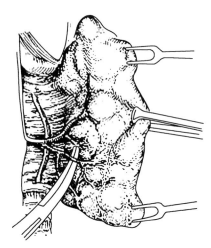

图46-11-9　结扎、切断甲状腺下静脉　　　　图46-11-10　包膜内结扎、切断甲状腺下动脉分支

5. 处理峡部　完全游离甲状腺下极后，将腺体拉向外侧，显露甲状腺峡部，用血管钳由峡部下缘的气管前方向上分离峡部后方，将钳尖由峡部上方穿出。张开血管钳，扩大峡部和气管间的间隙，引过两根粗丝线，分别在峡部左右结扎后在两结扎线之间将其切断。若峡部较宽厚，可用两排血管钳依次将其夹住、切断、结扎或缝扎，并将切断的峡部继续向旁分离，至气管的前外侧面为止（图46-11-11）。至此，右侧甲状腺基本已大部游离。对于单侧甲状腺乳头状癌，切除患侧甲状腺，健侧甲状腺可行部分或大部切除术。对于双侧乳头状癌或甲状腺髓样癌，则需行双侧甲状腺切除。

6. 淋巴结清扫　目前，对于儿童甲状腺癌的淋巴结（图46-11-12），清扫范围尚未有定论，特别是对中央区即Ⅵ区淋巴结的清扫仍存在不少争论，如分化型甲状腺癌是应该常规清扫Ⅵ区淋巴结还是选择性清扫即可，以及气管旁清扫时应双侧还是单侧等问题。而且，中央区有不少重要的神经、血管等组织，在清扫此

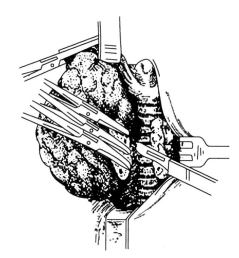

图46-11-11　钳夹、切断、结扎峡部

区淋巴结时可能会出现喉返神经损伤、误切甲状旁腺及损伤颈部血管等并发症，这也是中央区淋巴结常规清扫与否的重要考虑因素。目前，ATA推荐采用区域性淋巴结切除术，不推荐选择性摘除或根据触诊判断是否存在淋巴转移。对于细胞学提示恶性、临床提示甲状腺外较大浸润和/或术前分级评估或术中发现存在局部转移患者，推荐行中央区淋巴结清扫（central lymph node dissection，CND），从而降低二次手术率并提高无病生存率。对于无证据显示存在较大甲状腺外浸润和/或局部转移的甲状腺乳头状癌患者，应综合评价肿瘤的局限性、大小及术者的经验，决定是否采用预防性CND。对于单灶病变患者，行同侧CND，必要时根据术中情况辅以对侧CND。

7. 引流、缝合切口 将双侧甲状腺残面彻底缝合止血后,用热生理盐水纱布敷于创面。此时抽出患者肩下垫物,以利患者颈部放松,移去热生理盐水纱布,再查有无出血点,见整个创面无出血,在左、右腺体窝处,分别置橡胶皮片或直径 3~5mm 的细引流管,自胸锁乳突肌内缘和切口下方引出并固定(图 46-11-13、图 46-11-14)。切口逐层缝合。

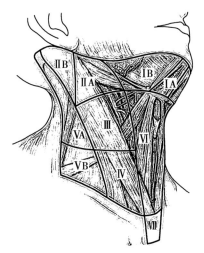

图 46-11-12 颈部淋巴结分区

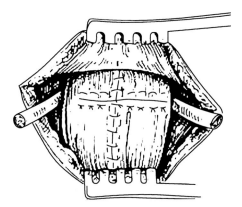

图 46-11-13 缝合甲状腺前肌群

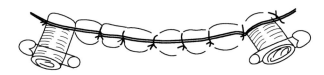

图 46-11-14 缝合皮肤、皮片或负压引流

【术中注意事项】

1. 切除甲状腺时应注意勿损伤喉返神经。

2. 若明确有淋巴结转移应将气管旁、颈动脉鞘、颌下及锁骨上窝等转移的淋巴结切除干净。

3. 在分离锁骨上转移淋巴结时应注意勿损伤臂丛神经。

4. 仔细止血,对较大血管要常规结扎加缝扎。

5. 术中注意保护气管与食管。

【术后并发症的预防及处理】

1. 术后呼吸困难和窒息 这是术后最危急的并发症,多发生在术后 48 小时内。常见原因有:①切口内出血,形成血肿,压迫气管;②气管塌陷;③喉头水肿;④双侧喉返神经损伤。临床表现为进行性呼吸困难、烦躁、发绀,甚至发生窒息。如因切口内出血所致,还可有颈部肿胀、切口渗出鲜血等。发现上述情况时,应立即在患者床旁进行抢救,剪开缝线,敞开切口,除去血肿,如血肿清除后,呼吸困难仍无改善,应立即行气管切开。喉头水肿一旦出现,应采取头高位,充分给氧,如不好转,也应及时行气管切开术。双侧喉返神经损伤会发生两侧声带麻痹而引起严重呼吸困难,需行气管切开。

2. 手足抽搐 手术时甲状旁腺误被切除,挫伤或其血液供给受累,都可引起甲状旁腺功能低下,血钙浓度下降使神经肌肉的应激性显著增高,引起手足抽搐。症状多在术后 1~3 日出现。症状轻者可口服钙剂,症状严重者可立即静脉注射 10% 葡萄糖酸钙。

3. 声嘶 主要是手术操作直接损伤喉返神经所致,如切断、缝扎、挫夹等;少数由于血肿压迫或瘢痕组织的牵拉而发生。前者在术中或麻醉清醒后立即出现症状,后者在术后数天才出现症状。切断、缝扎所致声嘶为永久性损伤;挫夹、牵拉或血肿压迫所致声嘶可逆转。

4. 气管与食管　多有手术操作损伤,部分为肿瘤侵犯气管、食管,分离过程中有损伤。术中食管损伤应及时修补,术后留置胃管。气管损伤也需进行修补,术后颈部固定,大部分能恢复。

(王　珊　邓晓斌)

参 考 文 献

[1] 王金湖, 蔡嘉斌, 李民驹, 等. 儿童肾母细胞瘤国际及国内诊治方案解读 [J]. 临床小儿外科杂志, 2020, 19(9): 765-774.

[2] 倪鑫, 孙宁, 王维林. 张金哲小儿外科学 [M]. 2 版. 北京: 人民卫生出版社, 2020.

[3] 中华医学会小儿外科学分会泌尿外科学组. 儿童肾母细胞瘤诊疗专家共识 [J]. 中华小儿外科杂志, 2020, 41(7): 585-590.

[4] PERLMAN E J. Pediatric renal tumors: practical updates for the pathologist[J]. Pediatr Dev Pathol, 2005, 8(3): 320-338.

[5] PDQ Pediatric Treatment Editorial Board. Wilms Tumor and Other Childhood Kidney Tumors Treatment(PDQ®): Health Professional Version[M] // PDQ Cancer Information Summaries [Internet]. Bethesda(MD): National Cancer Institute(US), 2002.

[6] DOME J S, FERNANDEZ C V, MULLEN E A, et al. Children's oncology group's 2013 blueprint for research: renal tumors[J]. Pediatr Blood Cancer, 2013, 60(6): 994-1000.

[7] VUJANIĆ G M, SANDSTEDT B. The pathology of Wilms 'tumour(nephroblastoma): the International Society of Paediatric Oncology approach[J]. J Clin Pathol, 2010, 63(2): 102-109.

[8] PEUCHMAUR M, D'AMORE E S, JOSHI V V, et al. Revision of the International Neuroblastoma Pathology Classification: confirmation of favorable and unfavorable prognostic subsets in ganglioneuroblastoma, nodular[J]. Cancer. 2003, 98(10): 2274-2281.

[9] COHN S L, PEARSON A D, LONDON W B, et al. The International Neuroblastoma Risk Group(INRG)classification system: an INRG task force report[J]. J Clin Oncol, 2009, 27(2): 289-297.

[10] KIELY E. A technique for excision of abdominal and pelvic neuroblastomas[J]. Ann R Coll Surg Engl, 2007, 89(4): 342-348.

[11] CHUI C H, LEE A. Management of thoracoabdominal neuroblastoma: a 13-year experience[J]. World Journal of Pediatric Surgery, 2019, 2: e000055.

[12] CHUI C H. Mesenteric lymphatic ligation in the prevention of chylous fistulae in abdominal neuroblastoma surgery[J]. Pediatr Surg Int, 2014, 30(10): 1009-1012.

[13] 董蒨, 金先庆, 高解春. 小儿肿瘤外科学 [M]. 北京: 人民卫生出版社, 2009.

[14] 沈镇宙, 师英强. 肿瘤外科手术 [M]. 2 版. 南京: 江苏科学技术出版社, 2002: 161-167.

[15] PHILIP A. Pizzo, David G. Poplack. Principles and Practice of Pediatric Oncology, Wolters Kluwer, editor Ⅲ. Philadelphia: Lippincott Williams & Wilkins, 2015: 911-915.

[16] GONZALEZ D O, MINNECI P C, DEANS K J. Management of benign ovarian lesions in girls: a trend toward fewer oophorectomies[J]. Curr Opin Obstet Gynecol, 2017, 29(5): 289-294.

[17] ÖZCAN R, KURUOĞLU S, DERVİŞOĞLU S, et al. Ovary-sparing surgery for teratomas in children[J]. Pediatr Surg Int, 2013, 29(3): 233-237.

[18] LEUNG T K, LEE C M, SHEN L K, et al. Differential diagnosis of cystic lymphangioma of the pancreas based on imaging features[J]. J Formos Med Assoc, 2006, 105(6): 0-517.

[19] DASGUPTA R, FISHMAN S J. ISSVA classification[J]. Semin Pediatr Surg, 2014, 23(4): 158-161.

[20] GROSS R E. Cystic hygroma[M] // The surgery of infancy and childhood. Philadelphia: W B Saunders, 1953: 960-970.

[21] POL R A. Atlas of clinical vascular medicine[J]. European Journal of Vascular & Endovascular Surgery, 2013, 46(5): 600.

[22] MATASSI R, LOOSE D A, VAGHI M. Hemangiomas and vascular malformations[M]. Milan: Springer, 2009.

[23] CARACHI R, BRADNOCK T J, TAN H L, et al. Basic techniques in pediatric surgery[M]. Berlin Heidelberg: Springer, 2013.

[24] EIVAZI B, WERNER J A. Management of vascular malformations and hemangiomas of the head and neck－an update[J]. Curr Opin Otolaryngol Head Neck Surg, 2013, 21(2): 157-163.

[25] BOARDMAN S J, COCHRANE L A, ROEBUCK D, et al. Multimodality treatment of pediatric lymphatic malformations of the head and neck using surgery and sclerotherapy[J]. Arch Otolaryngol Head Neck Surg, 2010, 136(3): 270–276.

[26] CHRISTISON-LAGAY E. Complications in head and neck surgery[J]. Seminars in Pediatric Surgery, 2016, 25(6): 338–346.

[27] PERKINS J A, MANNING S C, TEMPERO R M, et al. Lymphatic malformations: Review of current treatment[J]. Otolaryngol Head Neck Surg, 2010, 142(6): 795–803.

[28] LEE G S, PERKINS J A, OLIAEI S, et al. Facial nerve anatomy, dissection and preservation in lymphatic malformation management[J]. Int J Pediatr Otorhinolaryngol, 2008, 72(6): 759–766.

[29] SHIROTA C, HINOKI A, TAKAHASHI M, et al. New navigation surgery for resection of lymphatic malformations using indocyanine green fluorescence imaging[J]. Am J Case Rep, 2017, 18: 529–531.

[30] CHIARA J, KINNEY G, SLIMP J, et al. Facial nerve mapping and monitoring in lymphatic malformation surgery[J]. Int J Pediatr Otorhinolaryngol, 2009, 73(10): 1348–1352.

[31] TAGUCHI T, IWANAKA T, OKAMATSU T. Operative general surgery in neonates and infants[M]. Japan: Springer, 2016.

[32] ZAMAKHSHARY M, LANGER J C. Lymphatic Malformations[M] // Puri P, Höllwarth M E. Pediatric Surgery. Berlin Heidelberg: Springer, 2009: 571–575.

[33] GREENE A K. Vascular anomalies: classification, diagnosis, and management[M]. Florida: Crc Press, 2013.

[34] ELLURU R G, BALAKRISHNAN K, PADUA H M. Lymphatic malformations: diagnosis and management[J]. Semin Pediatr Surg, 2014, 23(4): 178–185.

[35] MULLIKEN J B, BURROWS P E, FISHMAN S J. Mulliken and Young's vascular anomalies hemangiomas and malformations[M]. 2nd ed. New York: Oxford University Press, 2013.

[36] WANG J, ZHENG Z, QIU Y, et al. Primary mixed germ cell tumor arising in the pancreatic head[J]. J Pediatr Surg, 2013, 48(1): e21–e24.

[37] VAN HEURN L J, KNIPSCHEER M M, DERIKX J P M, et al. Diagnostic accuracy of serum alpha-fetoprotein levels in diagnosing recurrent sacrococcygeal teratoma: a systematic review[J]. J Pediatr Surg, 2020, 55(9): 1732–1739.

[38] PEIRÓ J L, SBRAGIA L, SCORLETTI F, et al. Management of fetal teratomas[J]. Pediatr Surg Int, 2016, 32(7): 635–647.

[39] KITAGAWA H, PRINGLE K C. Fetal surgery: a critical review[J]. Pediatr Surg Int, 2017, 33(4): 421–433.

[40] 王果, 李振东. 小儿外科手术学 [M]. 2 版. 北京: 人民卫生出版社, 2010.

[41] ZOLLINGER R M JR, ELLISON E C. 佐林格外科手术图谱 [M]. 周汉新, 译. 2 版. 北京: 人民卫生出版社, 2012: 396–403.

[42] SUZUKI S, YAMASHITA S, FUKUSHIMA T, et al. The protocol and preliminary baseline survey results of the thyroid ultrasound examination in Fukushima [Rapid Communication] [J]. Endocr J, 2016, 63(3): 315–321.

[43] BAEZ J C, ZURAKOWSKI D, VARGAS S O, et al. Incidental thyroid nodules detected on thoracic contrast-enhanced CT in the pediatric population: prevalence and outcomes[J]. AJR Am J Roentgenol, 2015, 205(3): W360–365.

[44] KALOUMENOU I, ALEVIZAKI M, LADOPOULOS C, et al. Thyroid volume and echostructure in schoolchildren living in an iodine-replete area: relation to age, pubertal stage, and body mass index[J]. Thyroid, 2007, 17(9): 875–818.

[45] 张军, 魏延栋, 刘树立, 等. 经腋乳入路腔镜下小儿甲状腺腺瘤切除术的应用研究 [J]. 临床小儿外科杂志, 2014, 13(2): 106–108.

[46] FRANCIS G L, WAGUESPACK S G, BAUER A J, et al. Management guidelines for children with thyroid nodules and differentiated thyroid cancer[J]. Thyroid, 2015, 25(7): 716–759.

[47] DAVIES S M. Subsequent malignant neoplasms in survivors of childhood cancer: Childhood Cancer Survivor Study (CCSS)studies[J]. Pediatr Blood Cancer, 2007, 48(7): 727–730.

[48] TAYLOR A J, CROFT A P, PALACE A M, et al. Risk of thyroid cancer in survivors of childhood cancer: results from the British Childhood Cancer Survivor Study[J]. Int J Cancer, 2009, 125(10): 2400–2405.

[49] SASSOLAS G, HAFDI-NEJJARI Z, CASAGRANDA L, et al. Thyroid cancers in children, adolescents, and young adults with and without a history of childhood exposure to therapeutic radiation for other cancers[J]. Thyroid, 2013, 23(7): 805–810.

[50] UCHINO S, ISHIKAWA H, MIYAUCHI A, et al. Age- and gender-specific risk of thyroid cancer in patients with familial adenomatous polyposis[J]. J Clin Endocrinol Metab, 2016, 101(12): 4611-4617.

[51] 吴孟超, 吴在德, 等. 黄家驷外科学 [M]. 7 版. 北京: 人民卫生出版社, 2008.

[52] 唐玮韬, 董岿然, 肖现民, 等. 儿童甲状腺癌手术治疗体会 [J]. 中华小儿外科杂志, 2013, 34(11): 801-804.

第四十七章 器官移植手术

第一节 小儿肾移植术

在我国终末期肾病（end-stage renal disease，ESRD）的患者中，儿童虽然占比不高，但也是不容忽视的一个特殊群体。儿童长期透析会存在营养不良、骨代谢异常、生长及认知发育迟缓等问题，而且各类并发症的发生率及死亡率也较高，尤其是4岁以内的低龄儿童。肾移植目前是儿童ESRD患者的最佳治疗方案。与透析相比，肾移植不仅能提高患儿的远期存活率，更能为其带来良好的生长发育和接近健康儿童的生存质量。

对各种年龄段的患儿，肾移植都比透析有更高的生存率。患儿肾移植5年生存率为94%~97%，而透析仅为75%~87%。虽然肾移植有如此好的效果，但因为儿童在不断生长发育，每一个生长阶段都有不同的医学、生理学和心理学特点，所以需要正确认识这些特点。我国开展公民器官捐献之前，患儿只能接受成人供肾移植。2015年后，各年龄的器官捐献者包括儿童供者，不仅扩大了小儿肾移植器官来源，更为患儿提供了年龄和大小更加匹配的儿童供肾，使我国小儿肾移植在数量上快速增长的同时，术式上也出现了一些变化。

【手术适应证】

各种原因导致的ESRD均有肾移植指征，包括先天性肾脏及尿路畸形（congenital anomalies of kidney and urinary tract，CAKUT）、肾小球肾炎（常见为IgA肾病、局灶性节段性肾小球硬化）、遗传性肾病［如多囊肾、肾单位肾结核、奥尔波特综合征（Alport syndrome，AS）、先天性肾病综合征、不典型溶血尿毒症综合征］、代谢性疾病、系统性疾病和一些少见类型（如药物性肾损伤、严重创伤）。初次肾移植后肾病复发、急性排斥反应、血栓形成导致的移植肾功能丧失，是二次肾移植的主要原因。

值得注意是，原发性高草酸尿症这种特殊肾病的病因主要为肝酶异常，应选择先肝后肾序贯移植或肝肾联合移植的方式，以解决因先天性肝脏过氧化丙氨酸 - 乙醛酸盐氨基转移酶缺乏而导致草酸产生过多的问题，否则过量的草酸盐又将快速在移植肾内沉积而造成移植肾的早期失功。

此外，严重肾动脉狭窄且介入治疗无效也是自体肾移植的适应证。

【手术禁忌证】

小儿肾移植的禁忌证较少，包括严重的精神性疾病或难以解决的心理社会问题、未治愈的肿瘤、急性活动性感染（如结核）、活动性消化道溃疡、需先期手术矫正的尿路畸形和下腔静脉栓塞等。需要注意的是，在等待肾源期间，应避免对血液透析患儿在右侧股静脉留置较长时间（>1个月）的插管，以防止静脉血栓形成后殃及髂外静脉，对肾移植手术中的静脉吻合造成困难。肾母细胞瘤患者行自体双肾切除术后2年以上未复发，可行肾移植。

【术前准备和供肾的选择】

患儿一旦有肾脏替代治疗的指征，就可以考虑肾移植。移植前透析并非必要，因为在有合适供肾时进行不经过透析的"抢先（preemptive）"移植可尽早改善患儿营养和代谢状况。只要合理选择供肾和术式，也无须严格限定接受肾移植的最小年龄。一般选择在1岁以上，但对1岁以内确诊先天性肾病综合征且已有大量蛋白尿致严重水肿、贫血、反复感染的婴儿,也可考虑在 6 月龄左右接受合适的供肾移植,否则这些小婴儿较难支撑到 1 岁以上。

由于儿童 ESRD 的复杂性远高于成人,在术前评估和处理准备方面应全面仔细。评估的内容包括原发病复发风险、泌尿系统畸形、免疫接种情况、生长发育及营养情况、精神心理情况。此外,心功能、凝血功能、血型和组织相容性检测(包括 HLA 抗体检测和 HLA 配型,以及淋巴细胞交叉毒性试验)也很重要。如有尿道异常,应根据情况选择在术前或术中同期进行下尿路重建或尿路改道手术。膀胱的储尿能力也要在移植前进行测定,特别有些大龄患儿是无功能膀胱,膀胱小,且无扩张能力。

移植前受者病肾切除只有在下列情况才施行:反复的上尿路感染、持续性大量蛋白尿、难治性肾性高血压、肾脏肿瘤或多囊肾合并出血、感染或体积太大引起压迫症状或者可能影响移植肾的摆放。受者肾切除可采用经第 12 肋后腹膜切口,这种入路比经腹腔入路对患者的生理干扰较小,且不破坏腹膜的完整性,不影响腹膜透析。对于某些受者(如先天性肾病综合征患儿),病肾切除可在移植开腹手术时同期施行。

供肾可来自脑死亡供者、心脏死亡供者或亲属间活体供肾。成人亲属供肾较适宜于大龄儿童肾移植,安全性高且预后较好。我国近几年的儿童肾移植实践主要采用的是儿童器官捐献供肾,虽然并发症风险相对较高,但能有效避免成人供肾移植的低灌注损伤及失用性萎缩,且供肾还能随着儿童的生长发育而适应性生长,功能不断增强,故具备长期生理学优势。儿童供者供肾需根据供、受者年龄、体重和供肾大小匹配的原则进行选择。一般而言,受者体重 >8kg 即可使用体重匹配的儿童供者供肾,在无张力情况下放置于儿童受者的髂窝。受者体重为 5~8kg 时,因髂血管太细而吻合困难,且术后极易出现血管栓塞,宜将供肾放置于腹腔内,供肾血管与腹部大血管进行吻合。

【麻醉与体位】

采用平卧位,首选全身麻醉。吸入麻醉药包括恩氟烷或异氟烷、一氧化氮和氧气,肌肉松弛药可选用维库溴铵或琥珀胆碱。

麻醉后,放置 Foley 导尿管、中心静脉导管(central venous catheter,CVC)和动脉导管,监测中心静脉压(central venous pressure,CVP)和生命体征,控制输血、输液量,特别是无尿的患者。通过动脉导管不仅能监测无创血压,而且便于术中采集动脉血气以监测各项生化指标。积极纠正酸中毒。在开放移植肾血流前,通过多巴胺升压或白蛋白扩容,使 CVP 维持在 7~12cmH$_2$O,动脉血压维持在 100~130mmHg(儿童供肾)或 120~140mmHg(成人供肾),以保证移植肾良好的再灌注。开放后静脉注射呋塞米 2mg/kg,观察移植肾是否立即泌尿。如果泌尿良好,可适当输液,反之则需控制输液量,避免术中带来液体负荷。避免使用去甲肾上腺素升压。手术结束后,CVC 可保留至术后 7~10 天,用于静脉输液和 CVP 测定。

术中使用抗生素、护胃药和免疫诱导剂(如抗淋巴细胞/胸腺细胞多克隆抗体或抗 CD25 单克隆抗体),在移植肾血管吻合口开放血流前给予甲泼尼龙(10mg/kg)。环磷酰胺(2~4mg/kg)现阶段已较少使用。

【手术步骤】

目前儿童单肾移植有两种常用术式:腹腔内单肾移植,腹膜外髂窝内单肾移植。

(一)低龄小儿腹腔内肾移植手术

1. 腹部正中切口进入腹腔(图 47-1-1)。

2. 游离右半结肠,切开腹主动脉和下腔静脉前方后腹膜,将右半结肠和小肠推向左上方。仔细游离腹主动脉和腔静脉,上至肠系膜上动脉远侧,下至髂血管分岔处(图 47-1-2)。

3. 结扎、切断可能影响吻合的腰动脉或腰静脉小分支。

4. 供肾修整完毕后,用小号 Sadinsky 血管钳或上下各 1 支"哈巴狗"无损伤血管夹阻断主动脉,主动脉开口后以肝素生理盐水冲洗管腔,修整开口至合适大小,准备与供肾动脉进行端侧吻合。具体吻合方式由主刀医师根据血管条件选择,连续或间断缝合,采用可吸收或不可吸收血管线。临近结束时,可在动脉内注入罂粟碱 1mg 预防动脉痉挛。

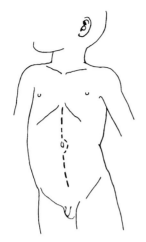

图47-1-1 小儿接受成人或大龄儿童供肾移植切口

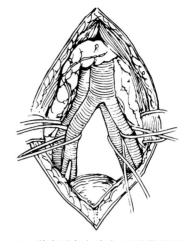

图47-1-2 游离受者主动脉、下腔静脉及髂血管

5. 供肾静脉与受者的下腔静脉行端侧吻合（图47-1-3）。在开放血流前，主刀医师向麻醉医师和巡回护士确认已完成免疫诱导剂和甲泼尼龙的输注，以及血压水平。在低血压未纠正前，即使已完成血管吻合，也不宜开放血流，否则再灌注压力不够，术后常出现急性肾小管坏死。开放血流前，还应补充碳酸氢钠溶液，以中和从下肢回流的酸性血液。上述准备工作完成后开放血流，恢复移植肾血供。

6. 血供恢复后，行输尿管膀胱吻合。将膀胱前顶部切开，然后做输尿管与膀胱吻合（图47-1-4），最后用浆肌层做隧道包埋输尿管。常规留置粗细合适的输尿管支架管（双J管），以降低输尿管狭窄、坏死和吻合口漏的风险。双J管通常在术后1～3个月通过膀胱镜拔除。小肠系膜覆盖在移植肾上。

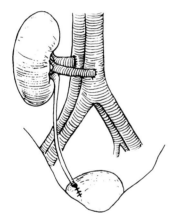

图47-1-3 供肾动、静脉分别与受者主动脉及下腔静脉行端侧吻合

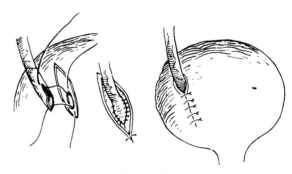

图47-1-4 供肾输尿管与受者膀胱吻合

7. 移植肾周围置引流管后，逐层关腹。

（二）腹膜外髂窝内单肾移植手术

1岁以上或体重10kg以上的儿童使用儿童供肾移植时，采用右下腹斜切口，与成人肾移植一样，移植在腹膜外髂窝内。供肾静脉与受者髂总静脉或髂外静脉行端侧吻合，肾动脉与受者髂外动脉行端侧吻合，或与受者髂内动脉行端端吻合。

1. 右下腹腹直肌旁切口：经麦氏点弧形切口，上至平脐，下至耻骨联合上一横指（见图47-1-1）。

2. 在腹内斜肌与腹直肌交界处切开肌层，注意不打开腹膜，将腹膜向内侧推移。

3. 游离髂窝至可宽松放置移植肾。

4. 游离髂外动脉和髂外静脉，根据需要决定是否结扎腹壁下动、静脉。

5. 供肾动脉带腹主动脉瓣与髂外动脉或髂总动脉行端侧吻合（见图47-1-3）。吻合口宜大不宜小。

临近结束时,在动脉内注入罂粟碱 1mg 预防动脉痉挛。

6. 供肾静脉带下腔静脉瓣与髂外静脉吻合(见图 47-1-3)。供肾为右肾时,肾静脉较短,可在修肾时利用下腔静脉延长。开放移植肾血流,移植肾表面和肾门处止血。将移植肾放置入髂窝。

7. 输尿管膀胱吻合同腹腔内术式。

8. 移植肾周围置引流管后,逐层关闭切口。

【特殊情况下的手术处理】

如果供肾动脉是双支或多支,可采用带多支血管的腹主动脉片(Carrel patch)与受者血管吻合(图 47-1-5)。如果不能采用 Carrel 片,可将两根血管合并成一根,口径也增大,且便于血管吻合(图 47-1-6),但这种方式仅适用于成人肾或大龄儿童肾,如果是婴幼儿供肾,多支血管较细,且涉及将来生长发育后的血管扩张受限问题,因而不适于血管拼接方式。

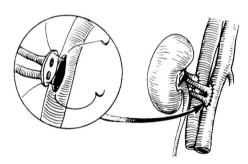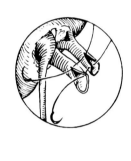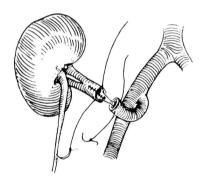

图 47-1-5　多支肾动脉用袖片与髂总动脉做端侧吻合　　　图 47-1-6　供肾双支肾动脉,合并成一支血管后做吻合

【术后处理】

1. 注意观察移植肾功能恢复情况,记录尿量,保持液体进出平衡,尤其是婴幼儿,每小时记录和调整 1 次。尿少可用呋塞米(1～2mg/kg)静脉注射。

2. 监测电解质,补充和调整水、电解质代谢及酸碱平衡,尤其要避免低钙和低钾,同时要监测血糖,防止高血糖。

3. 抗凝治疗:当供、受者血管细小或患儿处于高凝状态,预计术后血栓形成风险较大时,可考虑在术中及术后给予小剂量抗凝治疗。根据医师的用药习惯和血栓风险分层选择普通肝素泵入[5～10U/(kg·h)]、低分子量肝素皮下注射、前列地尔静脉注射或阿司匹林口服等。抗凝期间必须每日监测凝血功能(凝血常规和/或血栓弹力图)1～2 次,以防止抗凝过度继发出血。

4. 预防排斥反应的免疫抑制治疗。与成人器官移植一样,免疫抑制措施尚无固定方案,根据各移植中心的经验和习惯以及患者的不同情况制订不同的免疫抑制方案。通常是多种免疫抑制药联合使用,这样可以减少每种药的剂量,因而也减少其毒副作用。大多数是用钙调神经蛋白抑制药[他克莫司(Tac)或环孢素(CsA)],联合抗代谢类药[吗替麦考酚酯(MMF)或麦考酚钠肠溶片(MPA)]和皮质激素。通常首选 Tac 口服,起始剂量根据 CPY3A5 酶基因型和受者体重计算[0.15～0.2mg/(kg·d)],儿童年龄越小,对药物的单位需求量(按千克体重分配)可能越大。对于低龄小儿受者,如术后早期口服给药困难(如呕吐),可采用静脉持续泵入 Tac 或 CsA 的方式维持 3～5 天后序贯口服。静脉给药 12～24 小时后抽血检测血药浓度,根据目标值及时调整输液泵速度。对少数耐受 Tac 不佳的患儿(如可逆性后部白质脑综合征、血糖显著升高、顽固性呕吐、腹泻)可转换为 CsA 口服。但由于 CsA 会显著改变患儿面容,出现多毛、肤色暗黑、高血压及高血脂的副作用,故不适合在小儿肾移植受者中长期使用。抗代谢类药物的起始剂量一般为 600mg/m²,之后根据浓度监测、患儿胃肠道及骨髓造血功能的耐受状况来调整剂量。皮质激素通过静脉或口服给药后快速递减。长期随访中是否采用无激素方案,由患儿的体格生长和原发病复发风险综合决定,同时需兼顾急性排斥反应的风险和激素对儿童的副作用(满月脸、肥胖、痤疮等)。如果患儿在移植时存在明显的生长发育迟缓,可考虑无激素方案;如果患儿原发病复发风险较高(如局灶性节段性肾小球硬化、IgA 肾病、血管炎、膜性肾病），宜维持小剂量激素预防移植肾肾病复发；如果患儿因无法耐受抗代谢类药物而单用 Tac 或 CsA，也宜增加小剂量激素，以辅助抗排斥治疗。

【术后并发症的预防及处理】

1. 移植肾功能恢复延迟　肾移植术后常并发少尿或无尿，主要原因是供肾缺血时间长造成的缺血再灌注损伤。出现少尿或无尿时，应严格控制入水量，防止液体过量造成心力衰竭，常需血液透析 2～3 周，等待移植肾恢复功能。

2. 血管并发症　动、静脉血栓和移植肾动脉狭窄，均较成人供肾—成人受者高发，预防手段包括改进手术方式、慎用体重 <3kg 的供者肾脏、减少血管内涡流、适当抗凝、血管吻合口尽量做大、采用可吸收血管缝线等。

3. 尿路并发症　包括早期尿漏和远期移植肾积水，预防手段包括供肾输尿管不要保留太长、隧道包埋避免过紧、内置双 J 管时间适当延长（1～3 个月）。

4. 急性排斥反应　急性 T 细胞介导的排斥反应通常发生在移植后 1 年内，是儿童肾移植术后最常见的并发症，发生率可高达 23.8%。治疗方法包括皮质激素冲击，必要时联用抗淋巴细胞多克隆抗体。预防手段包括规律服药、定期复查。

【小儿肾移植存在的困难和问题】

1. 器官来源依然有限，较少父母自愿捐肾。

2. 使用低龄婴儿供者，尤其新生儿供者供肾时，移植肾血栓风险较高。

3. 小儿肾移植后原发肾病快速复发，导致肾移植失败。

4. 低龄小儿移植后感染发生率较高。

5. 儿童依从性较成人差，在移植肾功能丧失的病例中，有 15% 是由于依从性不佳引起的。需要加强依从性教育，重视儿童的精神心理健康，以提高移植效果。

（陈　刚　陈　实）

第二节　儿童肝移植手术

自 1963 年 Starz 教授开展全世界第 1 例 3 岁胆道闭锁儿童的肝移植手术以来，经历了半个多世纪的发展，儿童肝移植的外科技术及临床管理水平获得了很大的提高，儿童肝移植现已成为临床肝移植的重要组成部分。发达国家的儿童肝移植起步较早，这些地区的儿童肝移植在肝移植总数中的比例通常超过10%。我国第 1 例成功实施的儿童尸体肝移植与活体肝移植分别于 1996 年和 1997 年完成。2011 年 12 月以前，我国每年儿童肝移植术仅占肝移植总数的 1%～4%。近年来，随着手术技术及临床管理经验的积累，儿童肝移植迅速发展，开展数量显著增多，2015 年和 2016 年实施肝移植的例数分别达到 524 例和497 例，占全国肝移植总数的 20.4% 和 13.7%，2017 年全国儿童肝移植总数达到 700 例以上，2018 年更是超过了 1 000 例。越来越多的移植中心及小儿外科医师开展了儿童肝移植手术，目前中国儿童肝移植的手术例数和质量已达到国际先进水平。

欧美发达国家的儿童肝移植供肝类型选择多样，但以脑死亡供者的全肝移植为主，而日本、韩国等亚洲国家在儿童活体肝移植领域积累了更丰富的经验，80% 以上的患儿均接受亲属间活体供肝移植。在我国早期由于缺乏体积合适的捐献者，儿童肝移植供肝大多来源于亲属及成人供肝减体积或者成人劈离式肝移植，随着近年来国家大力推动的公民逝世后器官捐献（donation after death，DD）政策取得了显著成效，儿童器官捐献数量逐年增加，2014 年全国儿童 DD 肝移植例数首次突破 100 例/年。

儿童肝移植后可以获得良好的存活率，国外数据显示 1 年生存率约 90%，15～20 年生存率约 75%，且具有良好的生活质量，目前国内成熟的移植中心肝移植 1 年存活率可达 90%～95%，5 年存活率达 90%以上。

【手术适应证】

小儿肝移植适应证包括胆汁淤积性病变、代谢性疾病、肝细胞性疾病及肝脏肿瘤等,具体见表47-2-1。

表47-2-1 儿童肝移植适应证

类型	疾病
胆汁淤积性疾病	胆道闭锁;阿拉日耶综合征(Alagille syndrome);进行性家族性肝内胆汁淤积(progressive familial intrahepatic cholestasis, PFIC);原发性胆汁淤积;原发性硬化性胆管炎;卡罗利病(Caroli disease);全肠外营养导致的胆汁淤积;新生儿巨细胞肝炎;拜勒综合征(Byler syndrome)
代谢性疾病	威尔逊病(Wilson disease);尿素循环缺陷;糖原贮积症(Ⅰ型、Ⅲ型、Ⅵ型、Ⅸ型);克纳综合征(Crigler-Najjar syndrome)(Ⅰ型);原发性高草酸尿症;囊性纤维化;α1-抗胰蛋白酶缺乏症;酪氨酸血症;枫糖尿病;新生儿铁贮积症;家族性高胆固醇血症
肝细胞性疾病	急性肝衰竭;自身免疫性肝病;慢性乙型肝炎;慢性丙型肝炎;药物性肝炎
肝脏肿瘤	肝母细胞瘤;肝细胞肝癌;上皮样血管内皮瘤;血管肉瘤;血管内皮瘤;胚胎恶性肿瘤
其他	先天性肝纤维化;巴德-基亚里综合征(Budd-Chiari syndrome)

【手术禁忌证】

1. 绝对禁忌证 难以控制的全身性感染;肝脏恶性肿瘤合并无法清除的肝外转移病灶;合并严重心、肺、脑等重要脏器器质性病变;获得性免疫缺陷综合征;其他,如C型尼曼-皮克病,严重多器官受累的线粒体病等。

2. 相对禁忌证 经化疗后仍快速进展或静脉侵犯的肝细胞癌;广泛的门静脉系统血栓形成;药物难以控制的门脉性肺动脉高压;人类免疫缺陷病毒(human immunodeficiency virus,HIV)携带者,经多学科干预仍无法控制的高度不依从性;噬血细胞性淋巴组织细胞增生症。

【儿童受者术前评估】

儿童肝移植术前评估团队应涵盖所有相关学科,包括移植外科、小儿外科或儿童肝脏科、营养科、感染科、重症医学科、麻醉科等。参与评估的各学科医疗成员应擅长儿科疾病的临床诊疗,其术前检查项目见表47-2-2。

表47-2-2 肝移植术前检查项目

检查项目	相关指标
生长发育与营养状态指标	身高、体质量、BMI、最大腹围、上臂围、肱三头肌皮褶厚度、神经认知发育指标等
检验项目	常规项目:血型、血常规、C反应蛋白、肝肾功能、血电解质、空腹血糖、凝血功能、血氨、血降钙素原、尿常规、大便常规、大便隐血试验、真菌G试验 血清病毒学指标:抗巨细胞病毒(CMV)抗体、CMVDNA、抗EB病毒(EBV)抗体、EBV DNA、HBs Ag、HBsAb、HBeAg、HBeAb、HBcAb,抗HCV抗体、抗HIV抗体、快速血浆反应素(RPR)试验
影像学检查	肝脏血管多普勒超声;心电图、心脏彩超;胸片或肺部CT;上腹部超声或计算机体层血管成像(CTA)
其他	原发疾病相关的特殊检查;特殊的医疗情况相关检查

【手术方法】

肝脏是人体最重要的代谢和免疫器官,移植肝的重量与患儿的预后密切相关,如果供肝体积过小,不足以满足机体代谢需要时,就会导致术后肝功能不全,甚至导致移植后早期肝无功能,影响患儿的术后恢复。反之,如果移植肝体积过大,会导致腹腔压力增高,呼吸困难,心脏和肾脏血液回流障碍,特别是移植肝体积过大导致的血流灌注不良，是门静脉血栓形成的重要原因。因此，儿童受者需要寻找体积合适的供肝，根据所采用的供者不同可以分为接受成人捐献供肝的减体积肝移植、劈离式肝移植、活体肝移植术及接受婴幼儿供肝或成人供肝的全肝移植术。非肝硬化型代谢病患者可采用特殊的手术方式，如辅助肝移植及多米诺肝移植等。

（一）成人供肝的手术方式

1. 减体积肝移植　此手术于 1984 年首次报道，用于解决合适儿童移植供肝匮乏的矛盾，是将一个成人的肝脏剪裁缩小为一个适合于儿童所需要的保留完整进出管道的较小体积的肝脏，废弃剩余的另一部分肝组织。该术式可以把供肝的血管、胆管主干均给予保留侧，需要注意肝断面的处理及残端的缝扎。随着肝移植技术的进步和供肝的短缺，该术式逐渐被劈离式肝移植所取代。

2. 劈离式肝移植　劈离式肝移植（split liver transplantation，SLT）是将完整的供肝分割成 2 个或 2 个以上的解剖功能单位分别移植给不同受者，达到"一肝两受"或"一肝多受"，目前已成为解决儿童供肝短缺问题的主要手术方式之一，是儿童肝移植供肝来源的重要方式。劈离式肝移植供肝劈离手术方式分为原位劈离和体外劈离两种方式。1988 年 Pichlmayr R 报道了首例体外劈离式肝移植，左外叶给了一名儿童患者。在早期劈离式肝移植中，供肝的劈离都在体外进行。随着技术进步，尤其是活体肝移植经验的不断积累，1996 年德国汉堡大学和 1997 年美国加利福尼亚大学洛杉矶分校分别报道了原位供肝劈离的技术。从这些报道来看，采用这种技术进行劈离式肝移植，无论是移植物成活率还是患者存活率都达到了传统全肝移植的水平，并认为这一技术优于体外供肝劈离。劈离式肝移植手术有四个步骤：供肝的准备和劈离可能性的评估、血管和胆管的分割、肝实质的分割及肝脏断面的处理。根据受者体重情况及供肝的大小确定儿童劈离式肝移植的方式：左外叶、带或不带尾状叶的左半肝、带或不带肝中静脉的左半肝、带或不带肝中静脉的右半肝、右后叶、减体积的左外叶或单段移植物（段Ⅱ或段Ⅲ）。本节以供肝左外侧叶—右三叶劈离方式为例介绍供肝劈离的手术过程。

供者的选择标准：①年龄≤50 岁，最佳年龄≤40 岁；②供者血流动力学稳定，不使用或者适量使用升压药，血钠水平＜160μmol/L，肝功能＜3 倍正常值，血清病毒学检查阴性（巨细胞病毒除外）；③供肝无或者轻度脂肪肝；④没有感染（血培养阴性）；⑤肝动脉、门静脉及胆道均无不适合劈离的特殊变异。

（1）体外供肝劈离：供肝获取后，按常规灌注修整。修整过程中需要注意是否存在肝动脉变异。为了更精确地了解移植肝的解剖情况并指导劈离手术，应该从胆总管注入造影剂行胆管造影（图 47-2-1）。对于复杂性胆管或者血管变异的供肝建议放弃劈离手术。

1）胆管造影（图 47-2-1）：经胆总管插管造影，胆道造影重点是掌握胆道解剖的变异情况，肝右管较短且变异较多，其血供主要来自肝右动脉，故胆总管一般保留于右半侧肝脏。以金属钛夹标记胆道拟切断处，避免对胆道周围组织过多游离，保护胆道血供。确定肝左管的切断部位，可用电刀标记其表面的肝包膜，此点亦为肝实质离断线的稍低点。

2）肝动脉游离及离断肝动脉：游离肝动脉，明确动脉的走行，肝动脉的变异相对比较常见，10%～15% 的变异肝左动脉或者副肝左动脉可以起自胃左动脉，肝右动脉的变异约为 10%，替代肝右动脉或副肝右动脉发源于肠系膜上动脉。动脉的解剖首先保证移植物的动脉血供完整，对于肝动脉的分配应根据供者血管的解剖情况及受者血管条件来综合判断（图 47-2-2）。

3）离断门静脉：解剖分离门静脉主干及门静脉左支至其与门静脉右支汇合处，门静脉右支不要过多游离。发自门静脉左、右支汇合处以及门静脉左支的细小的尾状叶分支应结扎、离断，以便获得足够长度的门静脉左支进行血管重建。于门静脉左、右支汇合处左侧用门静脉阻断钳夹闭左支（图 47-2-3），离断门静脉左支，6-0 血管线缝闭门静脉残端，注意留取残端的长度避免残端缝合后出现门静脉狭窄。

4）离断胆管：肝左管的离断平面一旦确认，可用手术剪或手术刀锐性切开肝左管前壁，利用胆道探子辅助定位后离断肝左管后壁。分离、结扎肝门板周围组织，进一步离断肝门板，右侧移植物胆管断端用 7-0 血管线或 PDS 可吸收缝线连续缝合，对于胆道残端的关闭需要确切。肝左管和肝门板完全离断后，仔细检查肝门板上细小的尾状叶胆管开口，必须缝合以防止胆漏发生（图 47-2-4）。

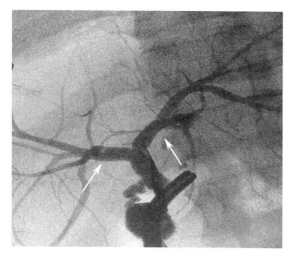

图 47-2-1　胆管造影，明确胆管走行及明确劈离位置

左侧箭头所指为肝右管，右侧箭头所指为肝左管。

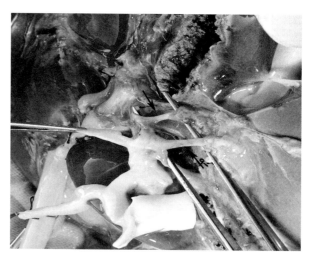

图 47-2-2　肝动脉劈离

本例肝动脉主干保留右侧，左侧为肝左动脉和肝中动脉，下方箭头为肝左动脉，上方箭头为肝中动脉。

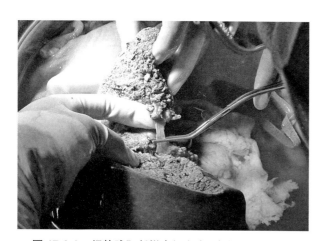

图 47-2-3　门静脉阻断钳夹闭左支，离断门静脉左支

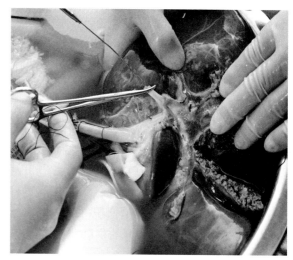

图 47-2-4　肝胆管的劈离，应用胆道探子辅助明确胆管走行

　　5）分离肝静脉：修剪显露第二肝门，显露肝左静脉和肝中静脉的合干及其与下腔静脉汇合处。肝中静脉和肝左静脉之间的汇合处通常比较明显，此处可作为供肝离断平面的上界。在大多数的情况下，段Ⅱ、段Ⅲ肝静脉将首先汇合成肝左静脉，而后又与肝中静脉形成一主干后再汇入肝上下腔静脉，这种情况只需要分离出肝左静脉（图 47-2-5）。少数情况下会出现段Ⅲ肝静脉并不与段Ⅱ肝静脉形成肝左静脉，而是直接汇入肝中静脉，总体上发生比例为 5%～10%（图 47-2-6），段Ⅱ肝静脉的分支可能与肝左静脉的主干分开，单独汇入下腔静脉，并可能走行在肝脏的浅表处（图 47-2-7）。

　　6）确定劈肝线：通常选择在镰状韧带右侧 0.5～1cm 水平（段Ⅱ、段Ⅲ段与段Ⅳ交界处）通过肝中静脉和肝左静脉之间并与肝左管预期切断点汇合（图 47-2-8）。

　　7）肝实质劈离：用超声吸引刀（CUSA 刀，功率 20～30Hz）或者钳夹法沿切线破碎肝组织，对于存在的索条仔细一一结扎，其内含有血管和胆管。在离体状态下无法看到肝断面上是否有开放的细小血管和胆管，确切结扎所有断面上的索条组织是预防术后渗血和胆漏的最有效措施（图 47-2-9）。

　　8）肝静脉的劈离：肝实质劈离至肝中静脉和肝左静脉汇合部后，此时肝左静脉已经游离，离断肝左静脉，腔静脉残端应用 5-0 血管线连续缝合（图 47-2-10）。

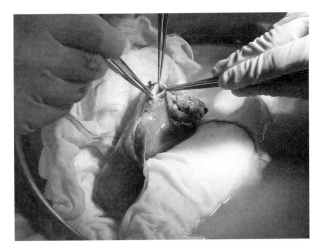

图47-2-5　段Ⅱ、段Ⅲ肝静脉汇合成肝左静脉

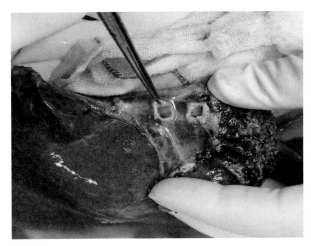

图47-2-6　段Ⅱ、段Ⅲ肝静脉分别开口

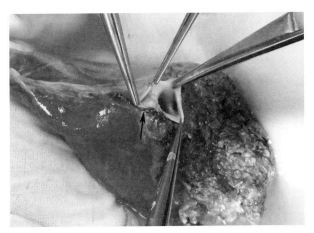

图47-2-7　段Ⅱ肝静脉的分支，箭头所指为左缘支静脉

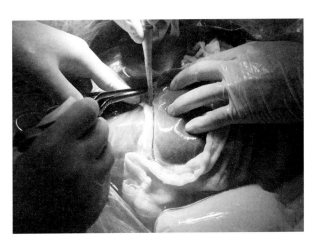

图47-2-8　左外侧叶供肝劈肝线

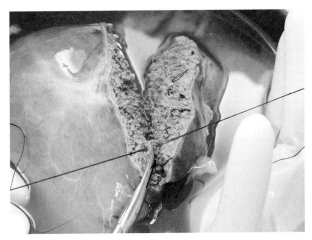

图47-2-9　肝实质劈离，箭头所指为结扎的段Ⅳ肝蒂

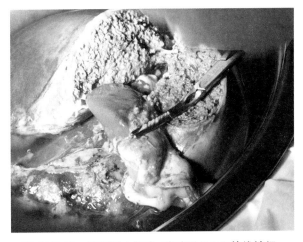

图47-2-10　离断肝左静脉，残端用5-0血管线缝闭

（2）原位供肝劈离

1）原位劈离技术的优势：①整个劈离过程在不阻断肝脏血流的情况下完成，缩短了供肝的冷缺血时间，减轻了供肝保存时的损伤；②能更确切地处理劈离肝断面，降低了断面出血及胆漏的发生率；③术后血管、胆管并发症及移植物功能不全的发生率较低。但是原位供肝劈离技术明显延长了供者器官切取时

间,并且可能导致供者血流动力学不稳定,这对其他联合切取的器官尤其是心脏的切取是不利的。

2）原位供肝劈离手术过程

①捐献者平卧位,腹部十字口切开,上至剑突,下至耻骨联合,左右于脐部水平切开至腋前线。应用手术自动拉钩显露手术视野。探查肝脏及腹腔其他器官,明确肝脏质地及有无血管解剖变异,排除其他器官的病变。

②分离并控制髂血管汇合处以上与肾动脉开口以下腹主动脉(图47-2-11)和肠系膜上静脉(图47-2-12),以便在供者血流动力学不稳定的情况下快速插管进行冷灌注。

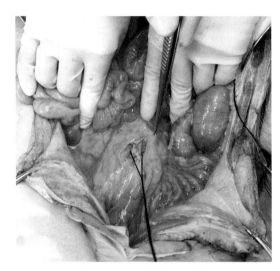

图47-2-11　控制腹主动脉

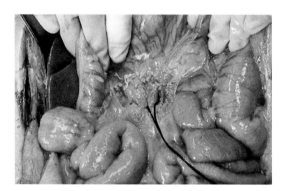

图47-2-12　控制肠系膜上静脉

③切除胆囊行胆管造影,明确胆管解剖及左、右胆管的离断处(图47-2-13,图47-2-14)。避免对胆道周围组织过多游离,保护胆道血供。确定肝左管的切断部位,在其表面以6-0血管线先做一标记,此点亦为肝实质离断线的低点。

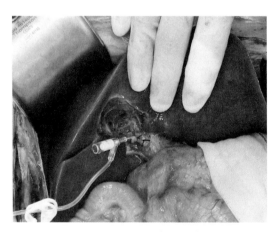

图47-2-13　切除胆囊行胆管造影

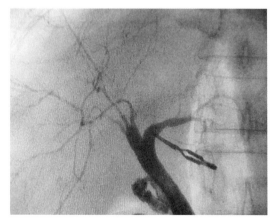

图47-2-14　胆管造影

④游离肝周韧带,分离肝上下腔静脉表面的疏松组织,显露肝左静脉和肝中静脉的合干及其与下腔静脉汇合处。肝中静脉和肝左静脉之间的汇合处通常比较明显,此处可作为供肝离断平面的上界(图47-2-15)。

⑤触摸小网膜检查是否存在异常肝左动脉,若无则离断肝胃韧带。向上提起段Ⅱ、段Ⅲ显露其与尾状叶之间的组织,进行分离、结扎、离断,向上显露静脉韧带裂,结扎、离断静脉韧带,显露肝左静脉(图47-2-16)。

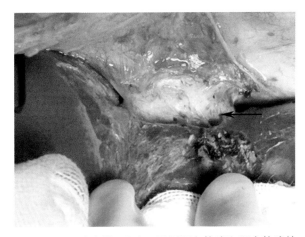

图47-2-15　分离第二肝门，显露肝左静脉和肝中静脉的合干及其与下腔静脉汇合处，此为劈离的上界（箭头所示）

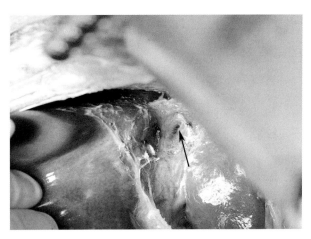

图47-2-16　切断左侧肝静脉韧带后显露肝左静脉，箭头显示肝左静脉

⑥在肝圆韧带的底部，解剖第一肝门，显露肝左动脉，注意避免损伤肝动脉。禁止钳夹肝左动脉，组织离断尽可能采用结扎的方法。肝左动脉的主干应充分游离，但为了保护肝左管的血供，脐裂处肝左动脉周围组织应予以保留，分离肝中动脉，如果肝中动脉由肝右动脉发出，注意肝右动脉的保护（图47-2-17）。然后游离门静脉左支至其与门静脉右支汇合处。发自门静脉左支、左右支汇合处细小的尾状叶分支应结扎、离断（图47-2-18）。

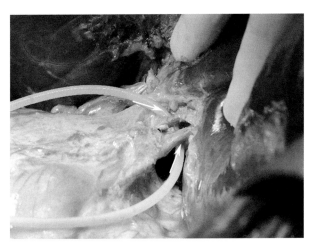

图47-2-17　分离肝左动脉及肝中动脉，下方箭头为肝左动脉，上方箭头为肝中动脉

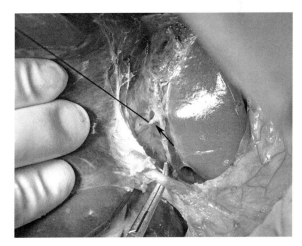

图47-2-18　分离肝左动脉后游离门静脉尾状叶支，箭头为门静脉尾状叶支

⑦段Ⅱ、段Ⅲ供肝的离断平面通常是在沿镰状韧带右侧0.5～1.0cm（段Ⅱ、段Ⅲ与段Ⅳ交界处），通过肝中静脉和肝左静脉之间，在接近脐裂处时离断平面要偏向右侧，并与肝左管预期切断点汇合。常用超声外科吸引器分离肝实质，也可选用其他设备进行肝脏劈离。沿劈肝平面向下劈离至脐裂上方1.0cm处，在肝实质离断过程中可遇到段Ⅳ肝蒂，来自段Ⅳ肝蒂的分支需要逐一离断、结扎，粗大的段Ⅳ支也可先不离断，待肝脏灌注后于体外离断（图47-2-19）。分离至肝门板时，行第二次胆道造影确认肝左管切断的部位。确认肝左管的离断平面后，可用手术剪锐性切开肝左管前壁，胆道探子辅助确定胆道离断平面无误后，切断胆道后壁。分离、结扎肝门板周围组织，进一步离断肝门板。注意此时肝门板和胆管壁的动脉或静脉活动性出血较常见，应及时采用5-0或6-0血管线缝扎出血点，减少失血并保持术野清晰。右侧残端应用7-0血管线缝闭。离断胆管后肝脏离断平面转向静脉韧带裂，用一把长分离钳挑起静脉韧带裂，将会加快肝实质的离断。继续向头端离断肝实质至肝中静脉和肝左静脉汇合部。此过程也可只进行肝实质劈离，胆管在肝脏灌注后再劈离（图47-2-20）。

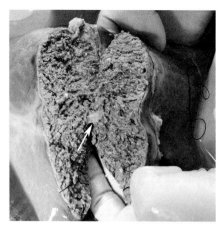

图 47-2-19 粗大的段Ⅳ肝蒂，在劈肝过程中予以保留，灌注完成后，体外离断

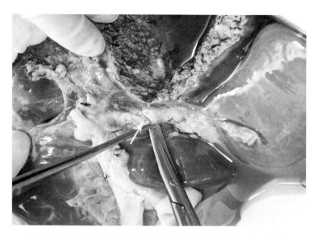

图 47-2-20 体外进行胆管劈离，箭头所指为肝左管

⑧劈离肝实质完毕后，此时左外叶供肝尚有门静脉左支、肝动脉左支或伴有肝中动脉、肝左静脉及粗大的段Ⅳ肝蒂与右三叶相连。于腹主动脉和肠系膜上静脉插管行腹部器官联合灌洗后，获取腹部器官。获取肝脏后进行血管和胆管的分离，原则上来说门脉、胆管主干保留给右侧供肝，动脉主干保留给左侧供肝，靠近肝右动脉根部用 6-0 血管线缝扎并应用动脉剪刀剪断肝右动脉，这样动脉主干留给左侧供肝。对于经验丰富的移植中心，也可以考虑把主干留给右侧供肝，获取肝脏后于靠近肝左动脉根部用 6-0 血管线缝扎并应用动脉剪刀剪断肝左动脉（图 47-2-21），注意缝扎的位置避免造成肝右动脉血流受阻，同样于肝中动脉根部用 6-0 血管线缝扎并应用动脉剪刀剪断肝中动脉，邻近门静脉主干汇合处垂直夹闭门静脉左支，特别注意夹闭处上方要有足够长度的门静脉以方便缝合，避免门静脉分叉处闭塞（图 47-2-22）。离断粗大的段Ⅳ肝蒂，靠近肝左静脉开口根部阻断肝左静脉（图 47-2-23），锐性离断肝左静脉及门静脉左支，获取左外叶供肝。此时需注意胆道是否已经灌洗，如未灌洗需行左段Ⅱ、段Ⅲ的胆道灌洗。也可以按照活体左外叶切取方法获得左外叶供肝后再行灌注修整（具体见本节儿童活体部分肝移植）。

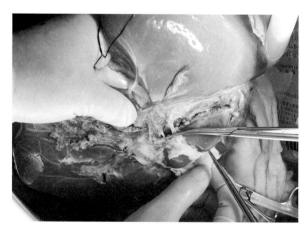

图 47-2-21 肝左动脉根部用 6-0 血管线缝扎并应用动脉剪刀剪断肝左动脉

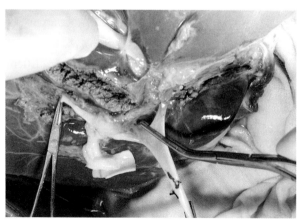

图 47-2-22 邻近门静脉主干汇合处垂直夹闭门静脉左支

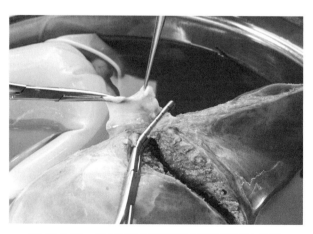

图 47-2-23 靠近肝左静脉开口根部阻断肝左静脉

（二）儿童活体部分肝移植

1. 供者的选择

（1）供者的评估：供者的选择应遵守国家法律法规相关要求并符合伦理学原则，完全自主自愿，无其他因素介入，供者年龄为18～60周岁，活体肝移植供者评估流程见图47-2-24。评估包括三个重要的方面：器质性疾病及传染性疾病检查，无论是明显的还是潜在的疾病都会增加供者和受者的手术风险；对供肝解剖学、体积和功能的评估，供者需做严格的体检；精神心理状况评估，包括捐赠动机。

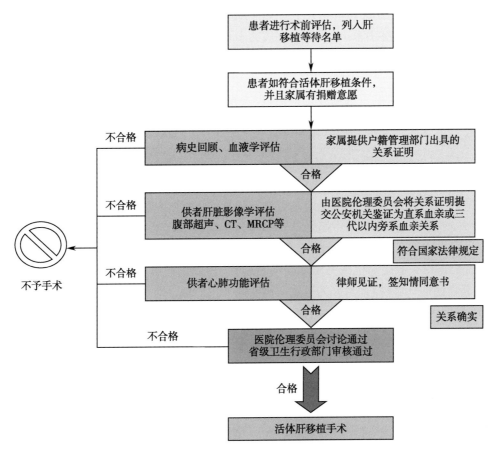

图 47-2-24　活体肝移植供者评估流程

1）首先要获取详细的病史，进行常规体检，包括身高、BMI，对于肥胖患者需要注意风险会增加；血液检测包括血型、血红蛋白水平、白细胞计数、血小板计数、国际标准化比值（INR）、肝肾功能、空腹血糖及血脂，以及肝炎病毒、人类免疫缺陷病毒和巨细胞病毒的血清学测试。乙型肝炎核心抗体（hepatitis B core antibody，HBcAb）阳性者可以捐赠肝脏，但需要术前对候选供者进行乙型肝炎病毒脱氧核糖核酸（hepatitis B virus deoxyribonucleic acid，HBV DNA）检测。一般来说，血型需要符合输血规则，由于儿童受者免疫的特殊性，对于2岁以下的儿童受者接受血型不相容的供肝也是安全的。

2）对于血液学检查符合要求的供者进一步进行心电图、胸片及CT检查，计算供肝体积，明确血管解剖，对于供者存在血管变异的情况需评估是否存在捐献禁忌，如适合捐献可提前设计好手术方案。术前行磁共振胰胆管成像（magnetic resonance cholangiopancreatography，MRCP），了解胆管系统结构，可以用于排除复杂的胆管变异供者，对肝左管无变异的供者可予保留胆囊手术。对于B超或CT诊断脂肪肝的供者建议在术前行肝穿刺活检，对BMI＞28%的供者，即使B超或CT未诊断脂肪肝也应慎重，可考虑行肝穿刺活检。病理回报结果分析：大泡性脂肪变＜20%的供者可以采用；大泡性脂肪变＞20%但＜30%的供者应结合供肝体积、供者年龄等其他因素进行选择，大多可以采用，但术前应鼓励供者积极锻炼，术中开腹后应行冷冻切片活检,再次确认;大泡性脂肪变＞30%的供者建议放弃。

3)必须对供者进行临床心理学评估,确定自愿捐赠的性质及是否符合法律法规的要求。

(2)供者排除标准:＜18岁或＞60岁;任何具恶性肿瘤、高血压、糖尿病、缺血性心脏病、肾脏疾病、哮喘、心理或精神失常病史、重度嗜烟者、活跃溃疡、活动性传染性疾病患者;乙型肝炎表面抗原阳性或丙型肝炎抗体阳性者;重度脂肪肝;重度高脂血症;重大血管变异无法行肝段移植者;隐匿性肝病患者。

(3)移植物类型选择标准:无重大解剖变异,根据供肝的大小及受者的体重选择左外叶、包含或不包含尾状叶的左半肝、包含肝中静脉的左半肝、包含或不包含肝中静脉的右半肝、右后叶、减体积的左外叶或单段移植物(段Ⅱ或段Ⅲ),注意移植物大小与受者要匹配;如果供肝存在解剖变异,需根据变异特点选择合适的供肝类型或放弃供肝手术;有代谢性疾病的患儿根据疾病类型可采用辅助肝移植方式。

2. 供肝切取术 供者仰卧位,采用保温措施,防止体温过低。在全身麻醉诱导期,预防性应用抗生素和质子泵拮抗剂。

(1)供者切口:左外叶供肝可选用腹正中切口,上至剑突水平,长10～15cm。对于体形肥胖者或左半肝以及右半肝可选择反"L"形切口,做到在显露充分的前提下对供者的最小创伤。本节以左外叶供肝切取为例进行介绍。

(2)探查:探查肝脏质量,了解拟切除及保留部分的肝体积及脂肪肝程度与术前评估的差距,了解腹腔其他脏器有无异常。

(3)胆道造影:根据术前评估情况确定是否切除胆囊,如切除胆囊,开腹后实施胆囊切除术,经胆囊管置入葫芦针头,连接管道,用于术中胆道造影和检查胆漏。肝门部稍做解剖显露肝左管,在肝左管预期切断的部位,用小动脉夹夹在肝包膜上作为标记,然后行术中胆道造影,如果存在肝内造影剂显影不佳的情况,供者可采用头低足高位或夹闭下端的胆总管,使肝内胆管显影。一旦确定肝管的切断部位,可用电刀标记其表面的肝包膜,此点亦为肝实质离断线的稍低点。对于术前MRCP显示胆道分型为Ⅰ型或Ⅱ型的供者,肝门部可以清晰发现左、右支分叉处,可先行劈肝,劈肝过程中可应用段Ⅳ胆管进行造影(图47-2-25、图47-2-26)。

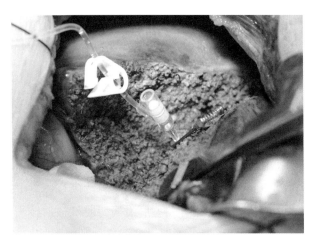

图47-2-25 应用段Ⅳ胆管进行插管造影

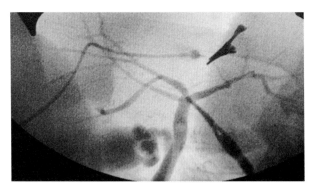

图47-2-26 段Ⅳ胆管插管造影,应用小动脉夹标记左、右胆管分叉处

(4)游离肝周韧带:游离镰状韧带、冠状韧带、左三角韧带,显露肝左静脉或左中共干,确定切肝平面膈面起始点,左外叶的起始点为肝左静脉右侧缘或左中供肝的中点(图47-2-27);向右上方提起肝段Ⅱ、段Ⅲ显露静脉韧带裂,在静脉韧带与下腔静脉的汇合处,结扎、离断静脉韧带。

(5)游离第一肝门:首先探查小网膜,确定有无副肝动脉,避免损伤。如有副肝左动脉,可向近侧游离至胃左动脉以保留血管袢。解剖第一肝门,显露肝左动脉,注意避免损伤肝动脉。禁止钳夹肝左动脉,组织离断尽可能采用结扎的方法。肝左动脉主干应充分游离,但为了保护肝左管的血供,脐裂处肝左动脉周围组织应予以保留。肝中动脉位于矢状部右侧,一般保留在移植物侧(图47-2-28)。游离动脉后,门静脉左支前壁于肝动脉右后方显露,门静脉左支后壁往往有一到数支对尾状叶供血的细小分支(图47-2-29),根据分支位置决定是否予以结扎切断。尽量沿左纵沟向头侧游离足够长门静脉。胆道周围不做解剖。

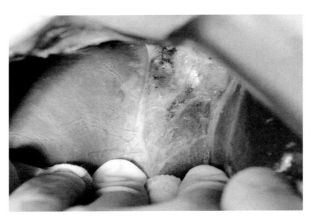

图47-2-27 切肝平面膈面起始点,左外叶的起始点为肝左静脉右侧缘

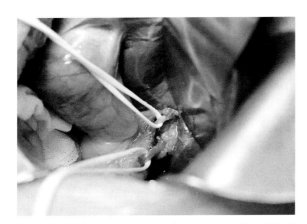

图47-2-28 肝左动脉与肝中动脉游离后用血管吊带悬吊

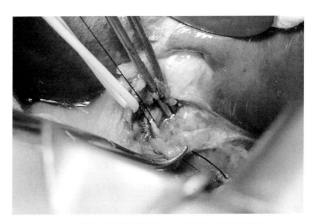

图47-2-29 结扎离断门静脉左支后壁供应尾状叶的小分支

(6)划定肝切除线:左外叶供肝时应在镰状韧带右侧0.5cm离断肝实质,通过肝中静脉和肝左静脉之间并与肝左管预期切断点汇合。供肝劈离:分离肝实质时不阻断入肝血流,使用超声吸引器应左右横向移动。1mm以下血管可以双极电凝处理,1~3mm予钛夹夹闭,3mm以上管道予缝扎或应用hem-o-lok夹闭(图47-2-30)。

(7)离断胆道:楔形劈开肝脏脏面,分离至肝门板时,行第二次胆道造影,并以动脉夹再次确认拟切断位置,剪断胆道,以6-0、7-0血管线连续缝闭胆道残端。来自肝门板和胆管壁的动脉或静脉活动性出血较常见,及时采用6-0 Prolene线缝扎出血点,减少失血并保持术野清晰。分离、结扎肝门板周围组织,进一步离断肝门板。肝门板上段Ⅳ的胆管及尾状叶的残端需注意缝扎,避免术后胆漏。离断胆道后,肝脏离断平面转向静脉韧带裂,用一把长分离钳挑起静脉韧带裂,将会加快肝实质的离断。

(8)供肝切取:切除肝脏前应再次检查各血管周围是否游离充分,包括肝左静脉、门静脉左支。肝动脉以动脉夹阻断保留侧,供肝侧直接剪断,应先剪断肝中动脉,观察肝左动脉及其交通情况,再剪断肝左动脉。然后用门静脉阻断钳于邻近门静脉主干汇合处垂直夹闭门静脉左支,特别注意夹闭处上方要有足够长度的门静脉以方便缝合,以避免门静脉分叉处闭塞,靠近肝左静脉开口根部阻断肝左静脉,锐性离断肝左静脉及门静脉左支,获取左外叶供肝,肝脏一旦离体后立即经门静脉灌注4℃保存液。

（9）血管及胆管残端处理：以 5-0 血管线关闭肝静脉残端（图 47-2-31），6-0 血管线关闭门静脉残端，6-0 血管线缝扎肝动脉残端。关腹前行 B 超复查血流并检查各血管残端有无狭窄，发现问题及时处理。如切除胆囊，关腹前经胆囊管再次行造影检查是否存在胆漏及胆管狭窄。

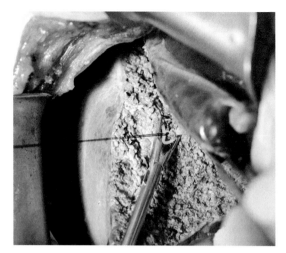
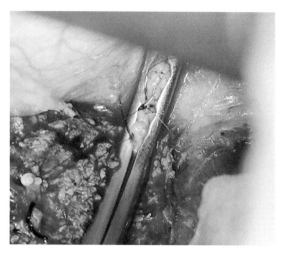

图 47-2-30　hem-o-lok 夹夹闭粗大的段Ⅳ肝蒂　　　　　图 47-2-31　肝左静脉离断后应用 5-0 血管线缝闭残端

3. 左外叶供肝的修整　供者常用以门静脉为主的灌注方式，常用灌注液为 HTK 液（histidine-tryptophan-ketoglutarate solution）和 UW 液（University of Wisconsin solution）。笔者常用灌注液为 HTK，供肝离体后立即经门静脉灌注 4℃保存液，注意避免插管过深造成的部分肝脏缺乏灌注。门静脉灌注至肝静脉流出清亮灌注液后，置供肝于另一修肝盆内继续灌注，一般灌注液量为 300～500ml/100g 肝组织；灌注过程中需避免损伤门静脉内膜，既往有灌注导致门静脉内膜损伤，从而导致门静脉吻合后反复血栓形成的病例。需注意门静脉的长度及是否需要进行门静脉血管旁路移植，一般情况下门静脉不需要给予特殊处理。动脉灌注为 HTK 50～100ml 冲洗，一般来说左外叶供肝除肝左动脉外，约 70% 还有肝中动脉或副肝左动脉，注意根据血管口径选择相对较粗的血管进行灌注，灌注选择较细的动脉留置针头，避免动脉内膜损伤，灌注过程中观察多支动脉的交通情况，如果动脉之间交通不明显，需要分别进行灌注；胆道冲洗为开放冲洗，使用生理盐水或 HTK 液，左外叶供肝肝门板上有尾状叶的小分支需给予缝扎，需注意特殊情况下会将段Ⅲ胆管误认为尾状叶分支，对有疑问的胆管分支须仔细辨别其走行。段Ⅳ胆管一般不予结扎，需开放血流后根据胆汁情况决定下一步处理方案。肝静脉的处理是供肝修整中变异较大的部分，在大多数情况下，段Ⅱ、段Ⅲ肝静脉将首先汇合成肝左静脉，而后又与肝中静脉形成一主干后再汇入肝上下腔静脉，这种情况只需要分离出肝左静脉。如果遇到肝左静脉过短的情况可以利用冻存血管或者切除的患者病肝的门静脉进行旁路移植，使肝静脉延长扩大开口（图 47-2-32），少数情况下会出现段Ⅲ肝静脉并不与段Ⅱ肝静脉形成肝左静脉，而是直接汇入肝中静脉，总体上这样情况的发生比例为 5%～10%，段Ⅱ肝静脉的分支可能与肝左静脉的主干分开，单独汇入下腔静脉，并可能走行在肝脏的浅表处。对于单支肝静脉一般不用特殊处理，对于 2 支静脉开口成形时，应将相互靠拢的血管壁向下劈开一部分，使成形后两血管间的嵴内凹（图 47-2-33，图 47-2-34），也可以在两根血管间应用血管进行修补从而形成大的血管开口（图 47-2-35，图 47-2-36），2 个以上的静脉成形原则为每个静脉开口足够通畅。

4. 儿童捐献供肝的评估、获取、修整

（1）儿童捐献供者评估

1）是否存在器官捐献的先决条件，患者处于需要机械通气和 / 或循环支持的严重神经损伤和 / 或其他器官衰竭状态，无法避免发生心脏死亡。对于此类患者，主管医师需评估患者撤除心肺支持治疗后短时间发生心脏死亡的可能，如果预计患者在撤除心肺支持治疗后 60 分钟内死亡，可将其视为潜在捐献者。

2）患儿父母是否有捐献的意愿，患者父母是否同意器官捐献。

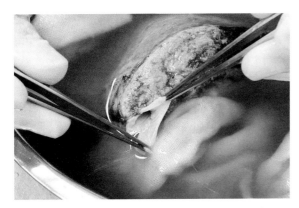

图47-2-32 肝左静脉过短的情况可利用冻存血管进行旁路移植使肝静脉延长扩大开口

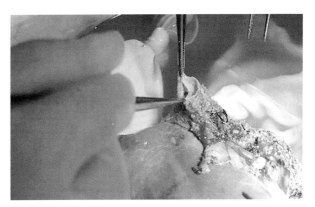

图47-2-33 由2支静脉形成的开口

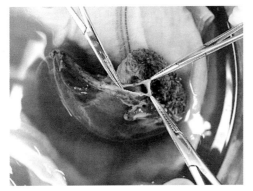

图47-2-34 相互靠拢的血管壁向下劈开一部分，使成形后两血管间的嵴内凹

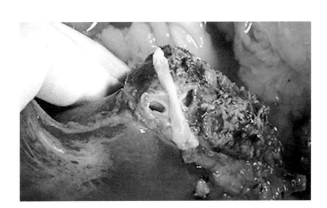

图47-2-35 2支静脉开口过短

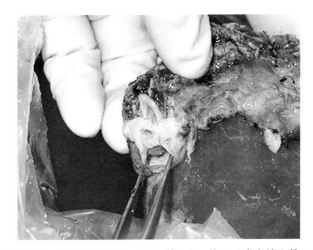

图47-2-36 应用血管修补2支血管之间，从而形成大的血管开口

3）器官捐献供者筛选标准：①年龄，体重。②原发疾病：包括外伤所致的颅脑损伤，这是儿童捐献的主要来源之一；其次是缺血缺氧性脑病、难治性心脏疾病，这是低龄儿童常见的捐献原因；其他的包括颅内肿瘤、脑炎及其他原因不明的昏迷供者。颅内良性肿瘤供者可以安全使用，不存在争议，但是恶性肿瘤供者能否安全使用存在争议，目前国际公认的是既往开颅手术、大量脑室积液、全身化疗、放疗会增加转移风险，对于既往有脑室腹腔引流的供者不建议使用。WHO肿瘤分期Ⅰ级和Ⅱ级的肿瘤供者不作为器

官捐献的禁忌；神经上皮组织肿瘤、脑膜肿瘤等Ⅲ级肿瘤在无其他危险因素的情况下可以作为器官捐献供者；神经上皮组织肿瘤、胚胎性肿瘤等Ⅳ级肿瘤仅在紧急情况下使用，需严格评估、知情同意。United Network for Organ Sharing（UNOS）数据库显示，2013年有13例患者应用脑炎供者器官导致受者感染相应的脑炎病毒，包括狂犬病毒、西尼罗病毒等。根据笔者经验：流行性脑脊髓膜炎、流行性乙型脑炎患者的供者在发病期间，其器官是绝对禁用的，如果供者有动物抓、咬病史需要排除狂犬病可能，如不能排除狂犬病的可能性建议放弃捐献。对于病毒性脑炎供者，需要尽量明确病毒的类型，由于病毒的清除时间一般为感染后2周，因此，一般要求病史需>2周以上，获取前3天体温正常。其他原因导致昏迷、脑死亡的供者需排除肝脏相关代谢性疾病的可能。对于不能明确原因的供者建议放弃捐献。③病情评估：包括心肺复苏病史，升压药的使用[多巴胺<15mg/（kg·min）]，肝功能<5倍正常值，血钠水平<180μmol/L，血清病毒学检查阴性（巨细胞病毒除外），排除感染情况等。

（2）儿童捐献供肝的获取：达到捐献标准，完善相关法律文书后，可进行器官获取，对于心脏死亡供者撤除生命支持系统，心搏停止观察5分钟后，可进行获取。

以下以脑死亡供者为例介绍获取过程。供者手术取腹部"十"字切口，充分显露；于髂动脉上方分离腹主动脉并留置血管阻断线；于食管裂孔水平分离腹主动脉并留置血管阻断线；于横结肠系膜下方游离肠系膜上静脉并留置血管阻断线；游离肝周韧带，包括左右三角韧带、镰状韧带、小网膜，注意副肝动脉的存在；游离腔静脉背侧，包括剪开右侧壁腹膜、右肾背侧及右肾静脉；剪开左侧壁腹膜，将胰腺、脾、左肾完全掀开至腹主动脉；插管灌注：于下方腹主动脉挂线处插入适宜规格的灌注管路，插管不宜过深，丝线固定。头侧腹主动脉留置血管阻断线处结扎，开放管路，灌注高度为60～80cm（<1岁儿童）、80～100cm（1～3岁儿童）、100～120cm（>3岁儿童），剪开双侧胸腔并同时剪开肝上下腔静脉或心脏或下腹部腔静脉开放流出道。于肠系膜上静脉挂线处插入门静脉灌注管路并开放，插管深度为平胰腺上缘；游离肠道：灌注过程中于乙状结肠、结肠、小肠系膜远端剔除消化道至屈氏韧带；沿十二指肠壁剪开周围组织，离断胆道及胰头；游离胃：沿胃小弯剪除小网膜，剪开胃脾韧带；整个肠道游离置于腹腔外；输尿管膀胱：剪开膀胱周围组织，于膀胱颈处阻断切断尿道，并剪开游离输尿管周围组织至腹主动脉插管处；联合切取：剪开腔静脉及腹主动脉后方残余结缔组织，剪断肝上、下腔动脉及腹主动脉，整块移除肝肾；切取双侧髂血管备用。

（3）儿童捐献供肝的修整：儿童组织菲薄，强度较弱，修整时以锐性分离为主。首先修整腔静脉，剪去腔静脉周围组织，注意结扎离断肾上腺静脉，不必刻意寻找膈静脉等血管分支；游离胆管到过胰腺水平，分离胆管时需注意可能存在变异的肝右动脉，注意不要损伤动脉，可沿门静脉后壁分离剪断肠系膜上动脉血管与腹腔干动脉的共祥，如果有副肝右动脉可通过分离肠系膜上动脉发现，门静脉后壁组织清理后可逐步结扎并离断门静脉小分支及脾静脉，门静脉分离到可见左、右分叉，沿胰腺上水平分离切除胰腺等组织，剪除腹腔干动脉周围组织，动脉的分离要避免牵拉，保留动脉周围结缔组织（图47-2-37）；彻底清除肝门周围淋巴结。

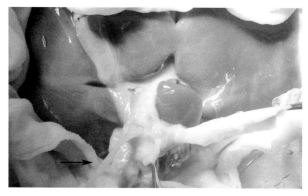

图47-2-37　肝动脉需保留周围结缔组织，避免牵扯肝动脉，箭头所示为动脉

5. 儿童肝移植受者手术

（1）病肝切除术（视频47-2-1）：分为全肝切除术及部分肝脏切除术（辅助肝移植），本节主要探讨全肝切除术，常用手术切口为取双肋缘下弧形切口进腹探查[有肝门肠吻合术（Kasai术）等手术史的患者尽量选取原切口，如原切口过高可以另选切口]，也可采用反L形切口或人字形切口。首先游离肝周韧带，游离镰状韧带（图47-2-38）至显露

视频47-2-1　儿童活体肝移植——受者肝脏切除

第二肝门（图47-2-39），游离左、右三角韧带及肝脏膈面的粘连。向左上方托起右侧肝脏，游离右侧肝脏，直至充分显露肝右静脉汇入下腔静脉处（图47-2-40），此时可以将肝脏托出腹腔（图47-2-41），这样第一肝门会显露得更加充分，方便游离，但要注意搬动肝脏造成的血压下降。由于胆道闭锁是儿童肝脏移植最常见的适应证，绝大多数儿童在接受移植前都接受过Kasai术，肝门部粘连相对较重（图47-2-42），分离肝门部与肠管时，由于粘连可能引起肠管损伤，注意分离时靠近肝脏侧游离，必要时可以带着部分肝组织进行游离（图47-2-43），对于肠壁的损伤如果术中没有及时发现，常引起术后肠穿孔。因此，分离粘连需小心谨慎，任何可疑肠道损伤或浆膜撕裂均需用Proline血管线缝合。沿空肠袢追踪至肝门，并尽可能游离空肠袢。Roux肠袢尽可能保留，方便随后的胆道重建，并降低逆行性胆管炎的概率，但对于损伤严重的肠袢建议切除，避免发生术后肠瘘的风险。如果空肠Roux肠袢长度太短，笔者经验是少于25cm，需要重建行空肠空肠吻合。解剖分离第一肝门，逐一分离动脉分支，一般切肝过程中保留动脉，待供肝明确动脉情况后再切断肝动脉，便于之后的吻合。对于非胆汁淤积性疾病，在离断胆管时需注意于左、右胆管分支口以上离断，有利于胆管重建时选择合适的吻合部位。游离门静脉，下至胰腺上缘水平、上达左右分支，注意肝门部可能存在肿大的淋巴结，如果影响门静脉血流应予以切除（图47-2-44）。检查小网膜是否有自胃左动脉分出的变异肝左动脉，如有则分离保留。第一肝门处理完毕后处理第三肝门，从下侧向头侧逐一游离切断肝短静脉，将肝脏与肝后下腔静脉完全分离，儿童肝短静脉壁薄，操作时注意避免牵拉导致血管撕裂引起出血。下腔静脉和尾状叶间较粗的肝短静脉应予以缝扎，避免结扎线滑落。头侧分离过程中需分离、切断和缝扎右侧下腔静脉韧带（图47-2-45），其内可能有一支肝静脉汇入下腔静

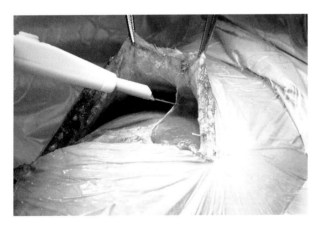

图47-2-38 游离肝镰状韧带

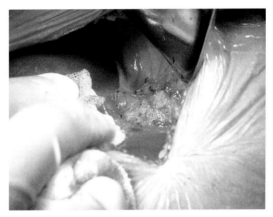

图47-2-39 显露第二肝门

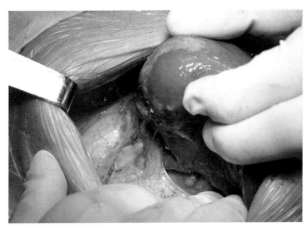

图47-2-40 游离右侧肝脏，直至充分显露第三肝门及肝右静脉汇入下腔静脉处

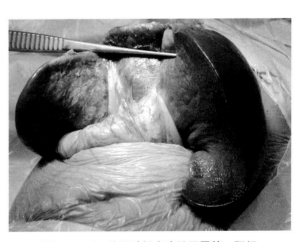

图47-2-41 将肝脏托出腹腔显露第一肝门

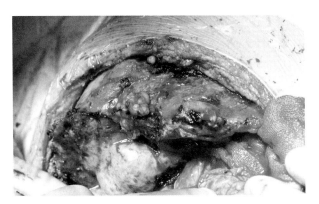

图 47-2-42　腹腔严重粘连，肝门部肝脏与肠道粘连

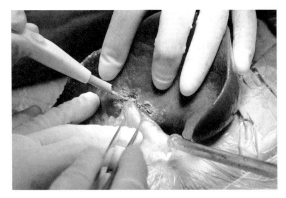

图 47-2-43　肝与胃粘连，分离时靠近肝脏侧游离，避免损伤胃部组织

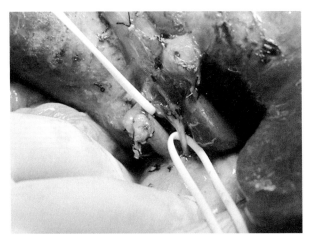

图 47-2-44　第一肝门处游离肝动脉及门静脉

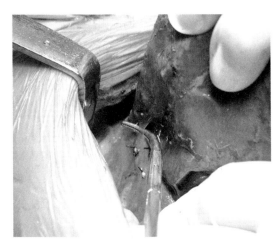

图 47-2-45　离断右侧下腔静脉韧带

脉，如果没有妥善缝合，可能会引起术后出血。右侧下腔静脉韧带离断后，即可显露肝右静脉，尾叶与肝后下腔静脉分开后，即可显露肝中静脉及肝左静脉根部（图 47-2-46）。最后游离肝上下腔静脉，必要时结扎切断 1～2 支膈静脉，以便供肝植入时可完全阻断下腔静脉血流，但不需要行体外转流。对于尾状叶包绕腔静脉，第三肝门处理困难的患儿，可以在供肝准备好的情况下，先离断门静脉，然后分离第三肝门的肝短静脉。对于肿瘤患儿需注意避免挤压肿瘤，以免造成肿瘤的扩散。供肝准备妥当后，再钳夹切断门静脉、肝中 / 左静脉根部及肝右静脉，取下病肝开始植入手术。

（2）供肝植入术

1）部分供肝植入术：肝移植的血管重建需依次完成肝静脉、门静脉、肝动脉的吻合。

①肝静脉重建（视频 47-2-2）：儿童受者的下腔静脉必须保留，肝静脉的重建采用背驮吻合的方式，低体重患儿的肝后下腔静脉较细，应尽量减少医源性损伤及缩窄。如果供者切取时肝左静脉游离得充分、离断准确，左外叶肝静脉断端绝大多数能断成一个开口，注意检查左缘支的开口，如与肝左静脉有共干，为了扩大开口可将左缘支左侧上缘

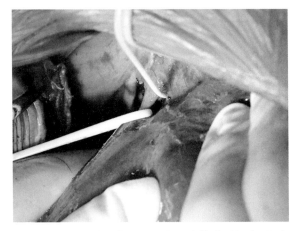

图 47-2-46　血管吊带悬吊分离肝右静脉及肝左、肝中静脉共干

视频 47-2-2　儿童活体肝移植——流出道重建

剪开以扩大流出道开口以利吻合；如果有多个出口，可整形为单一吻合口，使肝静脉吻合简单、安全，缩短供肝温缺血时间；如果遇到肝左静脉过短的情况，可以利用冻存血管或切除的患者病肝的门静脉进行旁路移植使肝静脉延长扩大开口，以方便重建并可以预防流出道狭窄与梗阻，具体见供肝修整。受者方面，先阻断肝动脉及门静脉，注意肝动脉尽量保留足够长度，便于吻合，离断门静脉左、右支。如果尚有保留的肝短静脉，此时向头侧牵拉肝脏可显露第三肝门，切断结扎腔静脉侧肝短静脉，显露下腔静脉上肝右静脉开口及肝中/左静脉共干开口，植入前先用血管阻断钳横夹两个开口（图47-2-47），切除病肝，保持腔静脉通畅，仔细止血并观察腔静脉粗细及两个肝静脉开口大小，根据供、受者的静脉口径确定好吻合方式后完全阻断腔静脉，后对受者肝静脉进行修剪，有以下两种成形方式：一是三静脉成形术，先剪开三条肝静脉断端间的血管壁，形成一个三角形的宽大开口，修剪多余的管壁组织，目标是受者的肝静脉吻合口比供肝的肝静脉吻合口略大（图47-2-48）。范上达教授认为肝右静脉开口位于下腔静脉外侧后

方，如果利用肝右静脉行肝静脉重建，可能出现下腔静脉扭转，所以不主张采用肝右静脉吻合。他们采用的方式是缝合肝右静脉断端（图47-2-49），切开肝中静脉和肝左静脉之间的隔膜。先横向再纵向切开下腔静脉前壁，将此修剪成底、高尺寸与供肝肝静脉相当的三角形开口（图47-2-50）。二是应用肝左静脉、肝中静脉共干进行吻合，由于共干容易受到挤压，存在流出道梗阻的风险很大，需要避免应用该术式重建肝静脉流出道。肝静脉吻合以5-0或6-0可吸收缝线做连续性缝合，打结时可以预留较短的生长因子（图47-2-51）。肝静脉缝合完毕后可以用阻断钳阻断吻合口，这样可以移去腔静脉阻断钳，开放下腔静脉血流，有利于受体循环的稳定。对于左半肝供肝的肝静脉重建受者的处

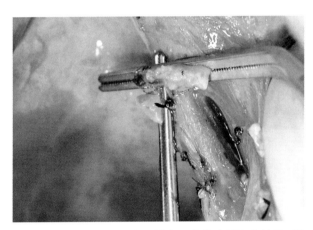

图47-2-47　门静脉阻断钳横夹肝右静脉及肝左静脉、肝中静脉的共干

理与左外叶一致，供肝肝静脉的处理一般需要对肝左静脉和肝中静脉进行成形处理为一个大的三角形开口。对于包含肝中静脉的右半肝供肝流出道的重建，供肝侧需要肝静脉成形术，将肝中静脉和肝右静脉成形为一共同开口，不包含肝中静脉的右半肝供肝需要应用保存的髂血管与肝断面上的段Ⅶ、段Ⅷ肝静脉进行吻合，再与肝右静脉成形为三角形开口，受者肝静脉的处理为以肝右静脉右侧为底边，将下腔静脉的前壁横向剪开至适合供肝静脉成形开口的宽度，修剪两片三角形的血管瓣，形成一个与供肝静脉成形开口的底、高尺寸相匹配的大三角形开口进行重建。

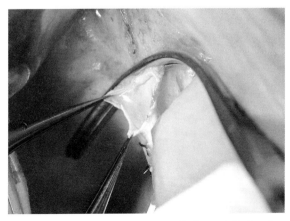

图47-2-48　剪开肝左静脉、肝中静脉、肝右静脉三条肝静脉断端间的血管壁，形成一个三角形的宽大开口

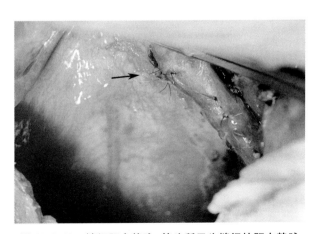

图47-2-49　缝闭肝右静脉，箭头所示为缝闭的肝右静脉

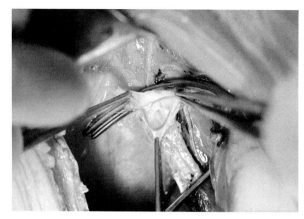

图 47-2-50　肝左静脉、肝中静脉供肝剪开后先横向再纵向切开下腔静脉前壁,将此修剪成三角形开口

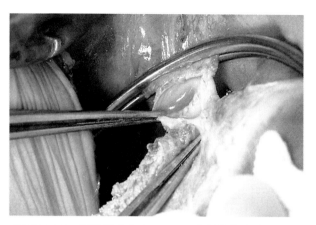

图 47-2-51　肝静脉吻合以 6-0 可吸收缝线做连续性缝合

②门静脉重建(视频 47-2-3):常规的门静脉吻合有两种方式,第一种受者侧吻合平面一般选择在门静脉左、右分支汇合处,利用血管分叉将吻合口修整成形,扩大吻合口直径(图 47-2-52);第二种吻合方式为将门静脉左、右分支祥左侧壁垂直剪开,将其修剪成一向左侧倾斜的水滴状截面(图 47-2-53),这样门静脉吻合后可形成一自然的角度,从而最大限度地避免门静脉冗长、成角、扭曲及狭窄,并且一定程度上避免后期因供肝生长发育造成的门脉扭曲及狭窄。胆道闭锁患儿的门静脉常因反复性胆管炎致发育不良而十分细小,有些时候会有血管壁的炎性增生或附壁血栓形成,这些均会对吻合造成困难。有时候必须采取扩大门静脉口径以达到增加门静脉血流量的方式,包括以下三种方式:a. 确定吻合无张力的前提下,将门静脉分离到肠系膜上静脉与脾静脉汇合处上方开口较宽处进行吻合,这种情况适合于供肝门静脉较长时,如果门静脉长度不够,需要考虑进行静脉旁路移植;b. 静脉旁路移植:门静脉直径<3mm 时,或者门静脉直径为 3～5mm,但是门静脉血流量差,存在明显的炎性增生,内膜条件差的情况下可以考虑采用血管旁路移植,切除门静脉狭窄段,应用冻存血管与受者侧肠系膜上静脉与脾静脉汇合处上方开口较宽处进行吻合(图 47-2-54);c. 如无合适的冻存血管时,可使用静脉补片:使用受者病肝废弃门静脉片进行前壁补片以扩大口径。门静脉重建时,必须注意供肝和受者的门静脉在吻合处的轴向是否正确,判定方法:在供肝方面,可以用门静脉钳钳夹门静脉帮助确定轴向;在受者方面,可暂时开放门静脉断端放血,在门静脉充盈状态下确定门静脉正确轴向,再重新用动脉夹夹闭。门静脉重建可采用 6-0 或 7-0 Prolene 或 PDS 线做连续性缝合,预留充分的生长因子(图 47-2-55),也可以后壁连续、前壁间断缝合。完成门静脉吻合后依次开放下腔静脉及门静脉血流,检查吻合口。有时门静脉血流

视频 47-2-3　儿童活体肝移植——门静脉重建

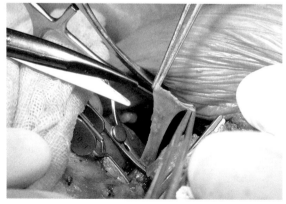

图 47-2-52　利用血管分叉将吻合口修整成形,扩大吻合口直径

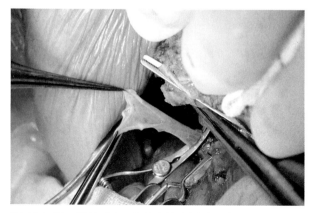

图 47-2-53　门静脉左、右分支祥左侧壁垂直剪开,将其修剪成一向左侧倾斜的水滴状截面

减少与冠状静脉血分流有关，可采用结扎冠状静脉的方法增加门静脉血流量，对脾后小的分流血管进行电凝从而关闭小的分流血管也可以在一定程度上增加门静脉血流。

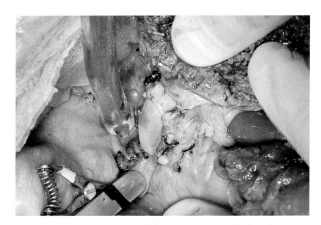

图 47-2-54 应用血管旁路移植行门静脉吻合

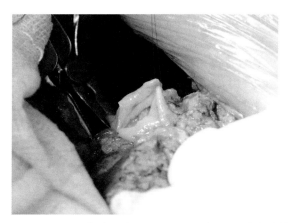

图 47-2-55 门静脉重建用 7-0 Proline 或 PDS 线连续性缝合，预留充分的生长因子

③肝动脉重建（视频 47-2-4）：确定门静脉无出血后可进行肝动脉重建。肝动脉重建建议在手术显微镜下进行，可降低肝动脉血栓形成的概率。肝动脉吻合用 9-0 或 10-0 不可吸收缝线行端端间断缝合，一般缝合 9～12 针。当供肝有一条以上的肝动脉时，先选择一条主要供血肝动脉进行吻合。主要供血肝动脉的判定方法：a. 在供者手术时用血管夹依次阻断肝动脉血流，用术中彩色多普勒超声比较供肝内动脉血流情况以断定哪一支是主要供血动脉。还可以在切断动脉时加以确认，先切断相对较细的动脉后，观察返血程度以判断与主要动脉的交通情况。b. 当受者主要肝动脉吻合后，检查另一条肝动脉血液返血量，如果返血量不足则需吻合第二条肝动脉，吻合完成后行彩超检查确定吻合通畅度。

视频 47-2-4 儿童活体肝移植——肝动脉重建

④胆道重建（视频 47-2-5）：胆道重建分为胆管端端吻合和 Roux-en-Y 胆道空肠吻合术两种方式。

视频 47-2-5 儿童活体肝移植——胆肠吻合术

胆道闭锁患儿的胆道重建时须采用 Roux-en-Y 胆道空肠吻合术（图 47-2-56），供肝的胆管吻合到先前 Kasai 术建立的 Roux 肠袢或重新建立的 Roux 肠袢。对于肠袢的长度存在争议，笔者的经验是应用原 Roux 肠袢的长度要求 >25cm，以避免术后逆行性胆管炎；如先前 Kasai 术建立的 Roux 肠袢不足 25cm 则需重新做肠袢。根据供肝胆道的数目及宽度采取不同的吻合方式：a. 单一开口且开口较宽，一般来说直径 >5mm 以上可应用 6-0 或 7-0 血管线后壁连续前壁间断吻合；b. 单一开口但口径较细，可用 7-0 或 8-0 血管线间断吻合，也可以选择应用可吸收缝线进行吻合；c. 2 个开口距离近，可在不影响引流的前提下合并成形为一个开口吻合；d. 多支开口且距离较远无法合并时，必须分别吻合，肠壁开口间距为胆道开口间距的 2～3 倍，均采取间断吻合，应用显微镜进行吻合可以确保吻合质量。是否需要放置支架，还存在争议。笔者的经验是常规不放支架，如果吻合口直径 <2mm，可考虑使用内外支架。对其他非胆道闭锁的患儿，如果供受者胆道相对匹配也可选取端端吻合，根据情况选择是否放置 T 管。

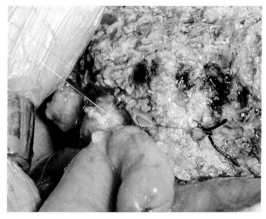

图 47-2-56 Roux-en-Y 胆道空肠吻合术，应用 7-0 血管线间断缝合

2）全肝植入术

①流出道重建：流出道重建有两种选择，第一种，婴幼儿腔静脉较细，采用背驮式重建，考虑患儿生长的需要，一般吻合线采用可吸收缝线。供者流出道的处理：肝上下腔静脉不要留得过长，过长容易造成挤压，容易影响血流。沿其后壁偏右侧向下纵向劈开成一三角形开口（图47-2-57）。受者流出道采用肝左、中静脉共干及肝右静脉成形的三角形开口，需注意两个开口的口径需要匹配，采用3点固定6-0 PDS线连续吻合，一般先缝合前壁，后缝合腔静脉右侧壁，把肝脏向右上方牵拉，显露供肝腔静脉后壁进行缝合（图47-2-58），此处缝合需注意避免缝到对侧血管壁及避免血管壁撕裂。第二种：对于供、受者腔静脉较粗大且血管口径匹配的情况，也可考虑经典吻合方式。在切除病肝时要尽量留取足够长的下腔静脉，以免供者腔静脉长度不够而造成缝合困难。供者肝上下腔静脉与受者肝上下腔静脉端端吻合，一般采用4-0或5-0 PDS线进行连续吻合。供者肝下下腔静脉与受者肝下下腔静脉端端吻合，需要注意供者腔静脉的方向，避免出现扭转，造成流出道梗阻，供者腔静脉的长度要与受者两者间的距离匹配，才用4-0或5-0 PDS线进行连续吻合。

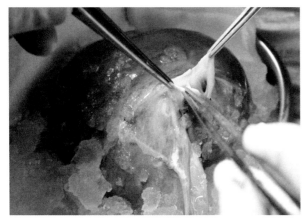

图47-2-57　沿肝上下腔静脉后壁偏右侧向下纵向劈开成一三角形开口

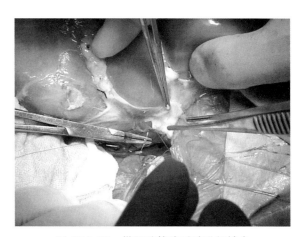

图47-2-58　供肝腔静脉后壁进行缝合

②门静脉重建：一般心脏死亡供者的供肝门静脉长度可以满足吻合的需要，对于受者如果存在门静脉发育不良及血管内膜条件差的情况，需要切除狭窄或内膜条件差的门静脉，吻合部位为门静脉分离到肠系膜上静脉与脾静脉汇合处上方开口较宽处进行吻合，如果门静脉发育良好，注意供、受者门静脉口径的差异，选取最匹配位置吻合，保证长度适中（过长与过短均不理想），并注意避免吻合张力，有时候存在供肝与原病肝大小并不一致，导致尾状叶可能会挤压门静脉的情况，需要注意门静脉的走行。根据门静脉的情况采用7-0或8-0血管线间断吻合，并注意静脉壁的厚薄程度以调整边距，针距要匀称，尽量将吻合口翻转，先吻合后壁再吻合前壁。对于门静脉直径超过6mm以上的情况也可以连续缝合，连续缝合必须用可吸收缝线，留取生长因子（图47-2-59）。对于门静脉周围有较大淋巴结可能影响吻合后门静脉血流者需要将其切除。

③动脉重建：供肝的吻合动脉一般选择腹主动脉袢或肝固有动脉与脾动脉的血管袢，注意动脉吻合口周围的组织需要清理干净，以降低吻合后血栓的风险，受体选取口径合适的动脉袢，一般来说选择肝左、肝右动脉袢或肝固有动脉与胃十二指肠动

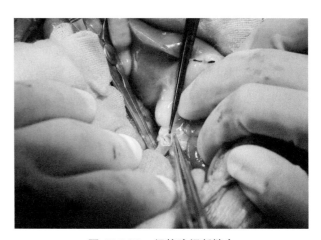

图47-2-59　门静脉间断缝合

脉的动脉袢。可应用 8-0 血管线吻合，根据口径及有袢与否选择间断还是连续吻合。供者动脉周围组织要适当保留以提供一定的支持力避免血栓形成，对于肝动脉的分支需要缝扎或双结扎，以降低术后出血的风险。缝合完毕后需要行彩超检查确定吻合通畅度。

④胆道重建：胆道重建与活体肝移植基本一致。儿童供肝胆管的特点为胆道口径细小，胆管壁薄，特别是低体重儿童的胆管更是如此。一般来说，胆管留取的长度不宜太长，否则术后容易出现扭转导致胆道狭窄。注意肠袢端开口长度的选取，一般开口需与胆管的粗细匹配。一般吻合应用 7-0 血管线间断缝合，对于小口径(<2mm)的吻合可采用 8-0 血管线间断吻合，一般吻合 6～8 针，注意吻合的确实度；有难度的吻合可以在 4～6 倍显微镜下进行。支撑管对于小口径的胆管吻合是有意义的。

【术后并发症的预防及处理】

随着外科技术的进步及围手术期管理和免疫抑制方案的改进，儿童肝移植围手术期及长期存活率均得到很大的提高，围手术期小儿活体部分肝移植的 1 年存活率达 95%～100%，5 年存活率达到 90% 以上，10 年、20 年存活率也可以达到 80% 以上。

1. 活体供者术后并发症及长期健康　供者作为一个健康人，在活体肝移植中保证供者的安全是排在首位的，虽然随着手术技术的进步，其并发症的发生率逐渐减低，但是仍然不能忽视手术带来并发症甚至供者死亡的风险。2008 年 Ringe 报道了全球活体供者死亡的数据，在他的报道中有 33 例供者死亡，其中 3 例进行了抢救性肝移植手术，其中 12 例的死亡原因有详细描述，主要原因与供肝切取的大小明显相关，在他的研究中估计右半肝供者的死亡率为 0.5%，左半肝供者死亡率为 0.1%～0.3%。Muzaale 等报道美国 1994—2011 年 4 111 例活体供者中有 7 例死亡，其中右半肝供者 4 例，左半肝供者 1 例，左外叶供者 2 例。Pauline Brige 根据文献报道统计 1999—2017 年供者术后的死亡率及并发症的发生情况，文献报道的供者死亡人数是 23 例，其中绝大部分是右半肝供者，其死亡的主要原因是脓毒血症(30%)。但是在他的报道中，2010 年后无供者死亡的报道，其原因可能与手术技术进步相关，也可能存在供者死亡但没有报道的情况。文献报道供者术中和术后并发症的发生率为 10%～78.3%，右半肝供者的并发症发生率要明显高于左半肝及左外叶供者。根据 Clavien 分级系统对供者术后的并发症的严重程度进行分级，虽然目前文献报道的并发症发生率高，但绝大多数属于Ⅰ级，术后常见的Ⅲ级及以上并发症有：①肝切面胆漏，主要是早期出现，与手术技术的熟练程度明显相关，是最常见的Ⅲ级并发症，一般通过经皮肤穿刺引流可治愈，对于胆漏明显伴有胆汁性腹膜炎患者需手术治疗；②术后腹腔出血，包括血管残端出血、肝被膜下血肿等，一般需要手术治疗；③门静脉血栓形成，可给予抗凝治疗；④胆管狭窄，一般需要经过内镜治疗。

供者术后并发症的避免需要从术前详细评估及严格掌握供者适应证开始，术中需要规范手术操作，以及麻醉医师、护士、后勤保障人员和外科医师的团结协作、共同努力。对于供者来说，除需要关心术后早期并发症还需要对远期的生活质量进行评估，根据文献报道，供者的生活质量与捐献前相比相似，甚至优于捐献前。Parolin 等报道认为供者的捐献明显改善家庭关系是改善供者术后生活质量的因素，Beavers 等的调查中入组的供者 100% 表示如果再次选择仍然希望作为供肝者，A. Fukuda 等采用简明健康调查问卷(SF-36)调查了 100 例儿童活体肝移植的捐肝者，其早期并发症的发生率为 13%，其长期生存质量无明显影响，其中 96.4% 的供者对捐献满意，3.6% 对捐献遗憾，分析其原因在于受者的死亡和出现并发症。

2. 受者术后并发症　儿童肝移植术后的并发症包括与供肝相关的并发症，手术相关并发症，以及感染、排斥反应、新发疾病等非手术相关并发症。

(1)与供肝相关的并发症：原发性移植物功能不全(primary graft dysfunction，PGD)，包括早期移植物功能障碍(early allograft dysfunction，EAD)和原发性移植物无功能(primary graft non-function，PNF)，是严重的并发症之一。原发性移植肝功能障碍发生率约为 36.7%，原发性移植肝无功能发生率为 0.5%～8.5%。Achilleose 等报道 200 例儿童肝移植 PNF 发生率为 4%，匹兹堡组报道 4 000 例肝移植 PNF 发生率为 6.23%。前者是可逆性过程，经过一系列抢救措施肝功能可好转，后者只能急诊行再次肝移植。EAD

到目前为止尚未有确切的定义，Olthoff 等团队根据术后 7 天的肝功能情况及凝血情况定义，指标包括胆红素 >171μmol/L，凝血功能 INR>1.6，AST 或 ALT>2 000U/L。PNF 至今尚没有一个完整、确切和令人满意的定义。实际上 PNF 是在移植术后数小时到数日内发生的、无明确病因的、需要二次肝移植或导致患者死亡的肝衰竭。美国器官共享联合网络（United Network for Organ Sharing，UNOS）定义 PNF 为 AST≥3 000U/L 合并以下至少一项：INR≥2.5，动脉血气 pH≤7.3 或静脉 pH≤7.25 或乳酸≥4mmol/L。与 PNF 有关的主要因素包括供者、移植肝获取过程和受者因素，手术技术因素应排除在外。

（2）与手术相关的并发症：主要包括术后肝动脉血栓形成，门静脉狭窄及血栓形成，肝静脉吻合口狭窄等血管并发症，以及胆道并发症、腹腔出血、肠梗阻、淋巴漏等。

1）肝动脉血栓形成（hepatic artery thrombosis，HAT）：肝动脉血栓形成在儿童肝移植中发生率较成人肝移植高，早期报道肝动脉血栓发生率为 9%～45%，随着外科技术的进步，肝动脉血栓的发生率逐渐降低，为 0～10%，国内成熟的儿童肝移植中心活体肝移植肝动脉血栓的发生率在 5% 以下。肝动脉血栓形成分为早期 HAT（术后≤30 天）和晚期 HAT（术后 >30 天），据 HAT 发生时有无临床症状，可分为无症状型 HAT 和有症状型 HAT。小儿肝移植术后肝动脉血栓形成的高危因素包括受者体重相对较小、肝动脉口径较小、供者动脉解剖变异、动脉旁路移植、缺血时间延长、有遗传性血栓倾向的受者、既往有血栓形成病史、再次移植、ABO 血型不合肝移植、多个吻合口。肝动脉血栓形成可无特异表现，也可表现为突发发热、移植物功能不全、胆道并发症和败血症、移植物失功，甚至死亡。

诊断：超声监测移植肝血流情况，如果出现肝动脉血流流速降低或消失，考虑肝动脉血栓形成。CTA、动脉造影发现肝动脉充盈缺损或消失可以确诊。

治疗：肝移植术后早期（术后 4 周内），CTA 或 DSA 确诊出现肝动脉血栓首先考虑手术取栓，肝动脉重新吻合，或者介入治疗。肝移植术后迟发肝动脉血栓病例（术后 4 周以上），通常给予抗凝治疗，必要时给予溶栓治疗，无须手术取栓。对于合并胆道并发症及肝脓肿的病例给予介入治疗等对症治疗，必要时行再次肝移植术。如果出现肝衰竭或肝脏病变不能恢复，需再次行肝移植。

2）门静脉血栓形成或狭窄：小儿肝移植术后门静脉血栓形成的发生率为 2%～10%，门静脉狭窄的发生率为 10%～50%。

诊断：腹部多普勒超声为门静脉狭窄的首选筛查方法，对于怀疑门静脉狭窄的患者需要行腹部 CTA 血管重建或门静脉造影，狭窄的诊断标准：①狭窄部位直径 <2.5mm 或 <正常门静脉直径 50% 以上；②狭窄两端压力梯度 >5mmHg；③血流速度减慢；④大量侧支血管形成；⑤狭窄近心端扩张（狭窄后扩张）。

治疗：①球囊扩张，为首选治疗方式，治疗有效的标准是介入治疗后残存狭窄程度≤30%、狭窄段两端压力梯度≤5mmHg、侧支曲张静脉较术前明显减少或消失。球囊扩张后需常规抗凝治疗 2 年，前 6 个月维持 INR 在 2.0～3.0，以后维持 INR 在 1.5～2.0。②支架置入，反复球囊扩张后出现再狭窄的可行支架置入。③ Meso-Rex 分流术。适应证：门静脉闭塞或门静脉狭窄介入治疗无效者；肠系膜上静脉或脾静脉无陈旧性血栓；肝内门静脉结构性完整。④再次肝移植：介入治疗无效合并门静脉高压或肝功能失代偿者。

3）肝静脉狭窄：肝静脉狭窄的发生率为 2%～9%。肝静脉梗阻表现为术后急性及慢性肝脏淤血，可为肝大、肝功能异常、腹水、上消化道出血等；腔静脉梗阻可引起双下肢及会阴部水肿、腹水、肾功能不良等。梗阻发生在肝静脉开口之上者，还可表现为肝功能异常。下腔静脉梗阻临床表现典型，易于诊断，但肝静脉梗阻临床表现无特异性，需借助超声、CT、MRI 和血管造影等影像检查确诊。血管造影是诊断静脉梗阻的金标准，不仅可明确梗阻部位、性质，还可测定梗阻两端的静脉压力差。梗阻两端压力差可直接反映狭窄处血流动力学变化，一些研究以梗阻两端压力差 >3mmHg 为标准判断有无肝静脉梗阻及介入治疗是否有效。梗阻两端静脉压力差 >10mmHg 是诊断下腔静脉梗阻的标准。球囊扩张和支架置入是治疗肝移植术后静脉流出道梗阻的主要方法。

4）胆道并发症：包括胆道狭窄和胆漏。

①胆道狭窄：肝移植术后胆道狭窄患儿可表现为黄疸、厌食、大便颜色变浅、皮肤瘙痒，少数患者伴

有急性胆管炎症状，包括腹痛、寒战、高热等，但临床症状也可以不典型。实验室检查：γ谷氨酰转肽酶（GGT）升高，其升高程度往往与狭窄程度呈正相关，血清总胆红素（Tbil）升高，通常以直接胆红素升高明显，也可伴有转氨酶升高。合并胆管炎的患儿，经常伴有白细胞计数升高。根据狭窄部位可分为胆管吻合口狭窄和胆管非吻合口狭窄。儿童肝移植术后胆管吻合口狭窄的发生率为2%～35%，危险因素包括外科吻合技术，是术后吻合口狭窄的重要因素，以及供肝多支胆管，冷缺血时间过长，术后肝动脉闭塞，巨细胞病毒（CMV）感染，慢性排斥反应等。诊断：术后B超检查可以发现肝内胆道扩张，但对于早期扩张不严重的病例灵敏度较低，当超声检查提示患儿肝内胆道扩张时，结合临床表现及实验室检查可以初步诊断有胆道狭窄的可能；腹部CT对于是否合并胆漏和其他并发症具有一定的诊断价值；怀疑胆道狭窄时应常规行磁共振胰胆管成像（magnetic resonance cholangiopancreatography，MRCP）；内镜逆行胰胆管造影（endoscopic retrograde cholangiopancreatography，ERCP）对于胆道端端吻合的病例具有一定诊断价值，但对于胆肠吻合的病例，经皮肝穿刺胆道成像（percutaneous transhepatic cholangiography，PTC）是诊断移植术后胆道狭窄的金标准，可以直观判定狭窄部位及狭窄的严重程度。治疗：对于胆肠吻合的病例，经皮肝穿刺胆道引流（percutaneous transhepatic cholangial drainage，PTCD）是目前公认的治疗小儿肝移植术后胆道狭窄的最佳手段。MRCP显示有吻合口狭窄时，应常规行PTCD治疗。PTCD依然未达到治疗效果的，可以考虑开腹手术甚至再次移植。肝移植术后胆管非吻合口狭窄根据病因可分为3类，即大血管病变、微血管病变及免疫原性病变，其中，大血管病变型主要来源于肝动脉血供不足，如肝动脉栓塞；微血管病变型主要包括过长的冷热缺血时间，无心跳供者与受者再次动脉化导致胆管上皮细胞缺血再灌注损伤；胆管上皮或血管上皮免疫性损伤主要因为慢性排斥反应、ABO血型不符合、巨细胞病毒感染或原发性硬化性胆管炎复发。治疗：根据狭窄部位进行介入治疗，行ERCP或PTCD；早期肝动脉栓塞引起的胆管非吻合口狭窄按照肝动脉闭塞进行治疗，其他原因导致的非吻合口狭窄应尽量去除病因，对症治疗；术后给予熊去氧胆酸治疗［10～15mg/（kg·d）］；表现为胆管炎的病例应用抗生素治疗；未见好转的患者应考虑行再次肝移植术。

②胆漏：儿童肝移植术后胆漏的发生率为2%～15%，根据发生部位的不同，可分为吻合口胆漏和非吻合口胆漏，非吻合口胆漏以活体肝移植术后肝断面胆漏为多。一般发生在术后早期，胆漏因常可引起腹腔感染、脓毒血症等严重并发症，所以一般应在引发严重感染之前及时治疗。可表现为发热、腹胀、腹痛、麻痹性肠梗阻、感染性休克等。诊断：可根据腹腔引流液的性状结合超声或CT结果来推断是否有胆漏，腹腔引流液呈金黄色，引流液总胆红素水平高于血清胆红素水平；白细胞计数升高，以中性粒细胞为主，CRP增高；B超及CT提示有腹水。危险因素：胆道吻合技术；胆道吻合口数目；供肝类型，部分肝移植较全肝移植胆漏发生率高，断面存在遗漏的胆道；供肝切取及修整过程中，胆道周围过度分离或修剪，造成胆道壁过薄；受者侧肠管条件不佳，水肿或血供差等。治疗：症状不严重、胆汁漏出量很少的病例，可行保守治疗；经皮穿刺置管引流主要用于胆漏的治疗，在B超引导下，经皮肤穿刺对胆漏部位或已形成的胆汁瘤进行充分引流，多数婴幼儿受者经引流后可痊愈，同时应用抗生素治疗，预防腹腔继发感染；大多数胆漏患儿应及时开腹手术，术中探查腹腔，了解具体情况，如为吻合口漏，由经验丰富的外科医师评估吻合口供受者侧的条件是否需要修补或重新吻合；断面胆漏应给予确切缝扎；术中在漏口附近应放置冲洗引流管，术后进行充分冲洗引流；应用广谱抗生素预防或控制腹腔感染。

5）腹腔出血：肝移植术后早期腹腔内出血是肝移植患者围手术期死亡的主要原因之一，其发生率为4.9%～13.2%。儿童心脏死亡供者供肝术后出血的风险高于活体供肝肝移植。肝移植术后早期腹腔出血多发生在术后72小时以内，是导致肝移植术后再次手术探查的主要原因。外科因素是肝移植术后早期腹腔出血的主要原因，凝血功能紊乱及血小板减少可导致创面渗血或小血管出血，是术后早期尤其是24小时内腹腔出血的重要原因。常见的出血部位：①活体供肝断面渗血或结扎线脱落导致小血管出血，儿童捐献供肝肾上腺静脉结扎线脱落，肝动脉分支出血，以及肝脏韧带可能存在的小血管出血，需要手术过程中止血充分，对于肝动脉的分支需要双重结扎或缝扎。②肝周创面出血，病肝切除后，肝后下腔静脉周围、膈肌及后腹膜创面要确切止血。Hong等报道右膈下动脉、静脉出血的发生率约为5%，是术后出血的主要来源之一。③右肾上腺血管出血。右肾上腺与肝脏关系紧密，分离时易造成创面出血，切肝时尽量完整分离右肾上腺，分离后右肾上腺创面要牢靠缝扎止血。④受者腔静脉吻合口及其分支（主要是肝短静脉或穿支静脉）出血，术中腔静脉吻合口需仔细缝合，其细小的肝短静脉或穿支静脉必须缝扎，防止结扎线脱落。⑤肝动脉吻合口出血。肝动脉易痉挛，出血点不易被发现，故应尽量减少肝动脉痉挛的因素，如避免分离过多、避免钳夹肝动脉等，必要时应用利多卡因及热敷解除血管痉挛。⑥胆管后方出血。术中应仔细检查吻合口有无出血及胆漏，尤其胆总管后方细小血管。⑦门静脉吻合口出血：儿童肝移植门静脉吻合口后壁是常见的出血部位，特别是儿童捐献供肝间断缝合时需注意观察后壁是否存在出血的情况，由于儿童肝移植术后应用抗凝血药可导致术中吻合口形成的微小血栓消失，再次出现出血。

6）肠梗阻：成人肝移植术后肠梗阻的发病率约为 1.2%，儿童肝移植术后肠梗阻的发病率约为 3.8%，儿童发病率高是由于胆道闭锁是儿童肝移植的主要适应证，在肝移植之前多数有 Kasai 术史，腹腔存在粘连，而肝移植时需要进行胆道重建，不可避免地会增加术后肠粘连的风险，这也是造成肠梗阻的主要原因。造成肠梗阻的其他原因包括内疝、膈疝、斜疝、肠扭转及由于移植后淋巴增殖性疾病（post transplant lymphoproliferative disorder，PTLD）导致的肠梗阻，而由于胆漏、肠瘘等感染性因素导致的麻痹性肠梗阻更需要引起重视。肠梗阻的诊断：立位腹部 X 线片可见小肠数量不等的液气平片。肝移植术后肠梗阻的手术适应证：对于完全机械性肠梗阻经过 24 小时治疗观察无明显好转者，绞窄性肠梗阻或怀疑肠扭转者需急诊手术治疗；对于不完全性肠梗阻考虑可能与粘连相关，如果患者病情稳定，可以保守治疗 5～7 天，如无好转迹象，需考虑手术治疗；内疝、膈疝及斜疝等导致的肠梗阻需手术处理原发病；腹腔感染所致的麻痹性肠梗阻如果怀疑存在胆漏、肠瘘的可能，需尽早行手术探查。

7）淋巴漏：术后淋巴漏（乳糜性积液）往往由于术中损伤胸导管、乳糜池或其肠道的支流，阻塞或破坏腹部淋巴管所引起，儿童肝移植术后淋巴漏的发生率可高达 20%。诊断标准：术后恢复正常饮食后腹腔引流量增多，为乳白色，改为无脂饮食后引流液性状趋向清亮；引流液乳糜尿实验（+）；引流液：血清甘油三酯 > 1；引流液：血清胆固醇 > 1；引流液白细胞计数 > 300/ml 和 / 或淋巴细胞为主；排除流出道梗阻、腹水感染、肠瘘等其他因素。满足前 5 项中的 1 项及第 6 项即可诊断淋巴漏，其中第 3、4 项很重要。治疗：主要通过无脂饮食，治疗 5～7 天无效的患者需要禁食，补液治疗。

3. 非手术相关性并发症 包括排斥反应、病毒感染、新发疾病等。

（1）排斥反应：包括急性排斥反应及抗体介导的排斥反应，以及慢性排斥反应。

1）急性排斥反应（acute rejection，AR）：肝移植术后 6 个月内常发生，最常见于术后第 1～6 周。20%～50% 的儿童肝移植受者都发生过一次或多次急性排斥反应。临床表现：大部分表现为血清转氨酶、碱性磷酸酶或谷氨酰转肽酶升高，其中仅有约 1/2 出现血清胆红素升高，1/3 伴有发热。影响因素：包括患儿年龄、种族及免疫抑制程度，6 个月以内婴儿的急性排斥反应发生率最低，而 10 岁以上的儿童急性排斥反应发生率最高且治疗依从性较差。应用他克莫司的患儿发生率低于用环孢素的。诊断标准：如果肝功能突然出现异常，需要进行肝穿刺活检明确诊断是否存在急性排斥反应。根据病理按 Banff 评分进行分级，排斥活动指数（rejection activity index，RAI）总积分为 9 分，RAI < 3 分为非确定性 AR；3～5 分为轻度 AR；6～7 分为中度 AR；8～9 分为重度 AR。治疗原则：如果 Banff 评分为轻度急性排斥反应，同时化验显示免疫抑制药浓度偏低，ALT、AST 为正常值上限 5 倍以下可考虑增加免疫抑制药用量及加用口服激素的方案；如果 Banff 评分为轻度急性排斥反应，但是 ALT，AST 为正常值上限 5 倍以上，考虑采用静脉注射大剂量甲泼尼龙[5mg/（kg·d），3 天]，根据复查化验结果决定是否继续应用激素冲击治疗；如果 Banff 评分为中重度急性排斥反应，治疗采用静脉注射大剂量甲泼尼龙[10mg/（kg·d），3 天]，如冲击有效，随后逐渐减至口服剂量，如无效果，需决定是否进行继续冲击，或者更换治疗方案。对于冲击治疗无效的排斥反应，需进一步检查供者特异性抗体（donor specific antibody，DSA）。

2）抗体介导的排斥反应（antibody mediated rejection，AMR）：常发生在移植术后几小时甚至几天。成人肝移植术后 AMR 总体发生率为 0.6%～3.7%，ABO 血型不合的肝移植术后 AMR 发生率为 33%～50%，儿童肝移植受者 AMR 发生率可高达 33.3%。临床表现：包括血清转氨酶迅速升高、低血压、凝血障碍、进行性高胆红素血症、肾衰竭、难治性血小板减少症（快速进展成肝衰竭）和血清补体活性下降；影像学表现为门静脉血栓形成和肝实质坏死；血清学表现为供受者 ABO 血型系统、主要组织相容性抗原复合体抗原或其他抗原系统不相容，以及相关 DSA 滴度升高。影响因素：ABO 血型不合的供、受者之间进行的肝移植，以及在含有预存致敏的淋巴细胞毒抗体的受者进行肝移植都有发生 AMR 的风险。诊断依据：2013 年 Banff 会议对实体器官移植 AMR 的诊断标准为，除外其他临床及病理并发症的早期肝移植物功能不良；相关组织学损伤的镜下表现；抗体活动性的免疫病理学证据（C4d 沉积）；活检时抗 HLA 或其他抗供者抗体的血清学证据。治疗：包括静脉注射免疫球蛋白、血浆置换及利妥昔单抗治疗等。

3）慢性排斥反应：儿童肝移植术后慢性排斥反应发生率为 5%～10%，可提早至术后 6 周内发生，但大多发生在手术一年后。临床表现：黄疸，瘙痒，肝功能进行性恶化，肝衰竭。危险因素：包括患儿种族、多次发作急性排斥反应、巨细胞病毒（CMV）感染或 PTLD、原发病为自身免疫性疾病。接受活体肝移植（living donor liver transplantation，LDLT）患儿慢性排斥反应的发生率低于接受尸体供肝移植的患儿，应用他克莫司的患儿发生率低于应用环孢素（CsA）的。诊断依据：主要通过病理诊断，以闭塞性动脉病变和胆管消失综合征为主要依据。治疗原则：通常首先用吗替麦考酚酯联合他克莫司，无效者用 IL-2 受体单克隆抗体和西罗莫司，部分治疗无效者最终需要接受再次移植。

（2）病毒感染：小儿术后病毒感染发生率较高，其中常见的为 EB 病毒（Epstein-Barr virus，EBV）感染，占 30%～50%，CMV 感染占 10%～20%。CMV 感染的检测与诊断：使用荧光定量 PCR 技术检测 CMV DNA。诊断标准：若测定 CMV DNA>400copies/ml 而无明显临床症状者判定为 CMV 感染；若测定 CMV DNA>400copies/ml 且有肺、胃肠道、肝脏等器官受侵的临床症状，则判定为 CMV 病。CMV 感染的预防和治疗：目前对于 CMV 的常规预防存在争议，对于高危人群需要给予预防治疗，笔者经验是不做普遍预防；对于以下 CMV 感染高危受者进行抢先防治：供者 CMV IgG 阳性，受者 CMV IgG 阴性；术前受者 CMV DNA 或 CMV IgM 阳性；再次肝移植受者。对于诊断 CMV 病受者，应用更昔洛韦 5mg/kg，每日 2 次，CMV 转阴后继续治疗 2 周。EBV 感染的治疗：对 EBV DNA 阳性受者根据肝功能情况减量免疫抑制药应用，无效时可尝试阿昔洛韦、丙种球蛋白等治疗方案。

（3）移植后淋巴增殖性疾病：移植后淋巴增殖性疾病（post transplant lymphoproliferative disorder，PTLD）是长期免疫抑制治疗的潜在致命并发症。

1）诊断：有典型症状，如持续发热和淋巴结肿大的患者应检测 EBV DNA 评估 PTLD。出现下列情况者，应当高度怀疑 PTLD：器官移植后出现不明原因的发热、盗汗、体重减轻等症状，抗感染治疗无效；淋巴结肿大，或肝大、脾大，脏器浸润性肿块；原因不明的皮肤结节或肿块；血清乳酸脱氢酶增高；活组织检查具有 PTLD 病理学特征；定量 PCR 检测血清中 EBV DNA 的含量增高。其中，后两者在诊断中具有重要意义。对临床上怀疑 PTLD 的患者应尽早行影像学检查及淋巴结活检以提高诊断率。

2）治疗：首选减低免疫抑制药的治疗剂量，但免疫抑制药的减量或停用可使排斥反应的发生率增加，因此必须严密监测移植物的功能；PTLD 患者中 EBV 阳性者辅以静脉注射更昔洛韦（5mg/kg，每日 2 次，疗程 3 个月）及免疫球蛋白进行抗病毒治疗；施行以上方案后完全缓解的患者，可继续使用免疫抑制药并监测 EBV 负荷量；治疗 2～4 周非完全缓解的患者，若病理免疫组化示 CD20＋，可给予利妥昔单抗治疗；如果利妥昔单抗治疗无效，可选择化疗；局限性病变患者可行局部放疗、手术切除或单药使用利妥昔单抗治疗；若出现肠梗阻、肠穿孔等外科并发症，需根据具体情况进行相应处理。

（高　伟　王文静）

第三节　小儿小肠移植

临床和实验小肠移植在过去 40 余年经历了几个发展阶段：1959 年 Lillehei 首创狗的小肠移植实验模型，1964 年 Detterling 施行了首例人类小肠移植。早期临床小肠移植由于经验不足，缺乏有效的免疫抑制药,围手术期处理和营养支持尚无有效手段,受者也多为晚期患者,所以由技术性并发症和排斥反应引起的移植物失功的发生率相当高,几乎无成功的报道。小肠移植的难点在于:小肠组织含有强表达的组织相容性抗原、大量淋巴细胞及微生物群,而小肠移植后所产生的排斥反应远非常规的免疫抑制药(硫唑嘌呤、抗淋巴球蛋白、皮质激素等)所能控制。20 世纪 70 年代以后,由于全肠外营养(total parenteral nutrition,TPN)的临床应用,家庭 TPN 也开始推广,使原来无法治疗的患者依靠 TPN 也能够长期维持生命,这也在客观上延缓了对小肠移植临床需要的紧迫性。至 1984 年全球只进行了 8 例临床小肠移植,其移植长度多为 100～170cm,少数为全小肠,个别包括部分结肠,术后患者最长存活 76 天,均因排斥反应、血管栓塞、感染而失败。

20 世纪 80 年代初环孢素问世并广泛应用于肝、肾、心脏移植,取得了肯定的效果。临床小肠移植的状况到 20 世纪 80 年代中期终于开始发生转变,小肠移植的病例数开始上升。1987 年 Starzl 为 1 例 3 岁的小肠衰竭受者成功地施行了首例多器官移植,移植的腹腔脏器包括胃、十二指肠、胰、小肠、结肠和肝,患者存活 6 个月后死于 B 细胞淋巴瘤,这是第 1 例人小肠移植功能性长期存活的病例。以后两年又有 4 例患者施行了小肠移植并具有长期功能,这 4 例包括单独小肠、肝小肠和多器官移植三种手术类型。其中 Grant 和 McAlister 报道的两例肝小肠移植分别存活 58 个月和 66 个月。1988 年 Deltz 施行了 1 例活体亲戚间的节段小肠移植(60cm 空回肠),通过营养支持存活了 61 个月,这是世界上第 1 例成功的单独小肠移植。20 世纪 80 年代最后 3 年里报道的病例数达 21 例,已超过前 20 年病例的总和,长期存活并且有功能的小肠移植病例也相继出现。

20 世纪 90 年代后,他克莫司也开始应用于临床小肠移植,这种新型的强效免疫抑制药使临床小肠移植的结果别开生面:1990—1995 年,仅美国匹兹堡大学就施行了 66 例共 71 次使用他克莫司治疗的小肠移植,术后随访 1.5～57 个月,平均 21 个月,其中 63 例首次移植的病例中 32 例(50.79%)存活,28 例(44.44%)移植肠有功能。其后,随着小肠移植适应证的选择、手术时机的把握、外科技术、围手术期处理、免疫抑制方案、排斥反应的监测与治疗及感染防治等主要技术的革新和进步,其疗效大为改观,小肠移植的病例飞速增长。2003 年 Grand 报道 1985 年 4 月到 2003 年 5 月全球小肠移植登记的病例:61 个单位共进行 923 例患者的 989 次移植,除 4 例失去随访外,1 年移植物 / 受者存活率在尸体移植物为 57.6%/64.7%,活体移植物为 59.3%/66.7%,919 例受者中 435 例死亡(47.3%),依然存活者中 328 例(67.7%)已经停止 TPN 并恢复正常的日常活动,16 例(3.3%)只需要静脉输液,26 例(5.4%)需要部分 TPN,32 例(6.6%)在移植肠道切除后继续需要 TPN。在移植受者中,61% 的年龄≤18 岁,39% 为成人,最小的受者为 1.2 月龄,最大的受者 67.8 岁,最长存活者恢复正常进食已超过 14 年。2009 年国际移植登记处(International Transplantation Registry,ITR)统计显示,在全球已完成的小肠移植患者中,超过 60% 的患者术后移植肠功能良好,并彻底摆脱了 TPN 支持,术后的生活质量明显改善,近 70% 的患者移植术后 Karnofsky 评分高达 90%～100%。2014 年 ITR 公布的资料显示,82 个中心的 2 699 例病例,总体 1 年和 5 年存活率已分别超过 76% 和 56%。目前,全球先进小肠移植中心的患者术后存活率远远超过这一水平,如美国匹兹堡大学小肠移植患者术后 1 年和 5 年存活率高达 92% 和 75%,有功能的移植物 1 年和 5 年存活率分别高达 86% 和 61%。经过 20 多年的发展,小肠移植已经完成从临床技术的实验阶段向实用阶段的转变,已成为肠衰竭患者最理想的治疗手段。

我国小肠移植起步较晚,20 世纪 80 年代中期开始系列实验研究,1994 年南京军区南京总医院实施首例临床小肠移植成功,开创了我国小肠移植的新纪元。至 2009 年,中国共有 8 个中心报道完成 25 例单独小肠移植,南京军区南京总医院完成 14 例、第四军医大学西京医院完成 4 例,其中 1 例亲属间活体小肠移植拥有良好的移植肠功能,已生存 10 年,是迄今为止中国小肠移植的最好纪录。

【小肠移植类型】

缺失小肠功能综合征常并发或继发肠外其他器官(特别是肝)的功能衰竭,因此,现代临床小肠移植的概念已经不仅仅局限于传统意义上的单独小肠移植。对伴有 TPN 相关肝损伤的小肠衰竭患者需要行肝小肠联合移植,而解决腹腔多个器官衰竭的问题则需要进行腹腔多器官联合移植。多器官联合移植是指胃、胰十二指肠复合体和小肠共同移植,其关键点是小肠成分。肝小肠联合移植和腹腔器官联合移植概念的提出使小肠移植的临床应用获得突破,在小肠移植病例中,因肝衰竭而需辅加肝移植,或虽无肝衰竭但合并肝或全胃肠道先天性异常而施行腹腔器官联合移植的病例均已占有很大比例(表 47-3-1)。

表 47-3-1 989 例小肠移植手术类型

组别	例数	单独小肠移植 / 例(%)	肝小肠联合移植 / 例(%)	多器官移植 / 例(%)
成人组	383	210(54.8)	80(20.9)	93(24.3)
小儿组	606	223(36.8)	306(50.5)	77(12.7)

小肠移植的类型因小儿和成人也有不同:在婴幼儿,肝小肠联合移植是最常见的手术,占一半以上的病例,主要用于治疗 TPN 引起的不可逆转性肝损害。到十多岁的儿童和成人,单独小肠移植增加。多器官移植成人病例多于小儿,用于治疗严重的胃肠道动力疾病、局部浸润但无转移性肿瘤,以及严重腹部损伤引起的胃肠道不能重建等。

为避免命名混乱,2009 年 9 月在意大利博洛尼亚举行的第 11 届国际小肠移植大会上,全球小肠移植登记中心首先将小肠移植的分类进行了明确定义:①单独小肠移植(isolated intestine transplant),适用于肝功能尚好的单纯小肠衰竭者,移植物中必须包含小肠,但不含肝和胃;②肝小肠联合移植(combined liver and intestine transplant),适用于先天性小肠衰竭和 / 或 TPN 相关性肝衰竭者,移植物中包含小肠和肝,但不含胃;③改良腹腔多器官簇移植(modified multivisceral transplant),移植物中包含小肠和胃,但不含肝;④腹腔多器官簇移植(multivisceral transplant),移植物中包含小肠、胃和肝,后两者适用于吸收、动力和血管病损引起的广泛胃肠道病变合并肝衰竭者。

【手术适应证】

适用于小肠移植的病变有两类情况:一类为因先天或后天原因造成的肠道解剖学缺失,即短肠综合征(short-bowel syndrome);另一类是肠管虽存在,但由于先天或后天原因导致其功能丧失,即肠道衰竭(intestine failure)。这两种情况统称为缺失小肠功能综合征。一项对长期 TPN 患者调查的结果表明,每年每百万人口中有 2~3 人为不可逆转性缺失小肠功能综合征患者,这些患者是小肠移植的主要适用者。

1. 小肠移植的适应证 因解剖和 / 或功能性原因导致小肠消化、吸收功能丧失,并且最终或终身依靠 TPN 维持生命的缺失小肠功能综合征;并发 TPN 性并发症或估计有极坏预后的缺失小肠功能综合征。

导致小肠衰竭的原发和继发病随年龄大小而有所不同。小儿小肠移植多为行广泛肠切除术后的短肠综合征患者。其中,婴幼儿肠切除的主要原因是腹裂、坏死性肠炎、小肠扭转和肠闭锁。年长儿童肠切除的病因多为肠道先天性功能障碍(如全肠道型无神经节症)、肠扭转、外伤和事故等。在成年人,引起小肠功能衰竭而行小肠移植最常见的病因是肠道炎症性疾病(如克罗恩病)、肠扭转、肿瘤、肠系膜血管栓塞和外伤等。

2. 小肠移植的禁忌证 绝对禁忌证:无法切除或伴全身转移的恶性肿瘤、严重免疫缺陷疾病、全身免疫性疾病、心肺功能障碍、严重全身感染、移植术后无中心静脉导管途径。相对禁忌证:体重 <5kg 婴幼儿、年龄 >65 岁、既往多次复杂腹部手术史、缺少家庭支持(术后依从性差)。

3. TPN 与小肠移植 应当指出的是,TPN 虽然使小肠功能衰竭患者获得了生存的希望,但它的缺陷也日益显露,其中一些为不可逆转的和威胁生命的并发症,这也迫使研究者们回过头来重新研究小肠移植。TPN 的缺陷和并发症包括:导管相关性感染和血栓形成、进行性肝损害、全身感染败血症、骨代谢障碍和心理学损害等。在 TPN 的并发症中,以全身感染和肝损害最为引人关注。全身感染的原因现认为是 TPN 和缺乏肠道进食易导致肠道免疫屏障功能破坏,大量细菌移位;长期使用 TPN 者也可出现胆汁淤积、肝功能不良、肝纤维化等,严重者导致肝衰竭。TPN 性肝损害的发生率最高可达 71%,而且时间越长、危险越大。

实际上,在缺失小肠功能综合征的治疗方面,TPN 也具有相互矛盾的双重作用:一方面,TPN 使缺失小肠功能综合征患者有了存活的机会,为小肠移植围手术期的营养支持提供了保障,同时也是小肠移植失败后的唯一补救治疗方法。然而,另一方面,TPN 的并发症和缺陷又使缺失小肠功能综合征患者最终陷入绝境,并迫使重新采用小肠移植这种根本的治疗方法。

对于小肠衰竭,小肠移植仍然是患者不能耐受 TPN 后的第二选择。这种情况下的指征包括:因 TPN 治疗和胃肠道废弃相关性肝损害、中心静脉通道丧失、伴随反复发生的脓毒血症等。静脉营养通道丧失一半,尤其是颈内静脉和锁骨下静脉丧失,是重要的移植指征,这是因为移植术后照料的复杂性要求静脉通道的使用不能出现问题。

目前,由于危险性很高,小肠移植罕被单纯用于提高生命质量,但随着小肠移植结果的改善,这个指征无疑会更为常见。

4. 小儿小肠移植的特殊性　小肠移植最早开始于小儿小肠功能衰竭的病例。小肠移植病例统计的结果表明,目前小儿小肠移植占所有病例的 60% 以上,其中绝大部分是因先天或后天原因行广泛肠切除术后的短肠综合征患儿。随着新生儿医学和外科技术的发展,许多出生时患有新生儿先天性疾病,如腹裂、坏死性小肠炎、小肠闭锁的小儿,其治疗结果已经大大改善,但也有一些患儿发展成不可逆性小肠衰竭,不能吸收营养和液体而依赖肠道外营养。一些患儿靠家庭肠外营养可以存活并可以维持较好的生活质量,但另一些却发生严重的并发症并最终导致死亡。对于这些患有威胁生命并发症的肠外营养患儿,小肠移植是一种拯救生命的手术。

小肠广泛切除术后的短肠综合征的预后与残余小肠的长度、回盲瓣是否存在、是否保留结肠等因素有关。小儿处于生长期,一部分残余小肠长于 40cm 的患儿可通过肠绒毛增生或手术来增加吸收面积、增强能力并产生适应。但残余小肠少于 40cm 的短肠综合征患儿的治疗则相当困难,一般需要终身 TPN 支持。这类患儿的预后很差,因为:①小儿常需要高热量及特殊的营养供应,以满足其正常的生长发育;②持续,甚至终身 TPN 支持始终存在发生威胁生命的并发症的可能,其中 TPN 性肝损害在小儿的发生率特别高,最终可引起肝衰竭;③小儿 TPN 的血管通道有限;④生长期的儿童还需处理心理发育方面的问题。基于这些原因,小肠移植成了这些患儿最后和根本的治疗方式,尤其值得重视。

目前有经验的中心小肠移植患者的生存率与 TPN 相当,但移植术后患者的生活质量和效价比优于家庭肠外营养,现代小肠移植的理念从挽救终末期患者生命向显著提高生活质量的措施转变。一般认为,年龄 <60 岁,残余小肠 <40cm 且 TPN 支持一年以上,或肠衰竭患者 TPN 支持 2 年以上或需 PN 支持 5 年以上即可考虑小肠移植。美国医疗保险机构始终将适应证限制在不能耐受 TPN 的范围内:①即将发生或已有明显的 TPN 导致的肝功能损害;②2 条及 2 条以上的中心静脉血栓形成;③每年至少发生 2 次需住院治疗的导管相关全身脓毒症;④发生 1 次以上插管相关的真菌血症、感染性休克或急性呼吸功能窘迫综合征;⑤除 TPN 以外,尽管接受静脉补液,但仍频繁发生严重脱水。

【术前准备】

1. 供者的选择　小肠移植的供者分为两类:脑死亡供者和亲属或非亲属活体供者。1986 年以前报道的 9 例小肠移植病例中,有 4 例供肠来自活体供者。以后,随着新型免疫抑制药的应用,采用活体供肠的报道逐渐少见,供肠基本上都来自脑死亡但循环稳定的供者。

尽管需要小肠移植的患者比较少,但等待供者的时间普遍较长(平均 220 天),等待期内的病死率很高,在 0~5 岁的小儿患者,等待期内的病死率超过 60%。根据 ITR 的数据统计,脑死亡供者与活体小肠移植术后 1 年、5 年移植物及受者存活率没有显著差异。活体间小肠移植具有以下优点:①亲属供肠,组织相容性好,排斥反应轻;②手术时机可控,术前准备充分,术后感染率低;③可最大限度地缩短器官缺血时间,减少再灌注损伤;④缩短等待时间,降低并发症发生率及病死率。缺点:①供肠的长度受限;②供者要承担一定手术风险。

2. 组织配型　供、受者间进行组织配型、争取最大限度地避免抗原性差异,是保证移植成功的重要因素。人类有许多抗原系统存在同种异型,但与其他器官移植一样,小肠移植主要只对 ABO 血型抗原系统和 HLA 抗原进行配型。

　　ABO 血型不合被认为是移植成功的最大障碍,因为 A 或 B 抗原可存在于血管内皮上,常引起超急性排斥。在已报道的小肠移植病例中,ABO 血型相符被认为是基本条件。HLA 相匹配也被认为是保证移植成功的重要条件。然而,除亲属间小肠移植外,临床上几乎所有采用脑死亡供者供肠的小肠移植都不能保证供、受者间 HLA 配型相符,现在普遍对 HLA 配型持随机态度,供、受者的选择多不依靠 HLA 配型结果。

　　用交叉配血试验检测受者血清中抗供者淋巴细胞的细胞毒抗体也是避免移植术后急性排斥反应的重要方法。对于小肠移植,除排斥反应外,还有发生移植物抗宿主病(graft versus host disease,GVHD)的可能性。因此,术前还需行双向淋巴细胞培养,供、受者彼此都不发生强烈反应,提示配型效果最好。

　　3. 关于供者特异性抗体　移植前检测患者预存供者特异性抗体(donor specific antibody,DSA),并根据其强度和类型进行预处理,有助于在移植后短期内提高移植肠的存活率。若移植后新生 DSA(de novo DSA,dn DSA)阳性,则移植物的存活率偏低,预示 DSA 可作为移植前移植物与受者配型的一个指标。若移植前检测患者预存 DSA 水平偏高,可给予静脉注射免疫球蛋白或进行血浆置换。

　　4. 免疫抑制预处理问题　小肠移植物含有大量免疫淋巴细胞和淋巴组织,使它在移植后极易发生排斥反应和/或 GVHD 并使移植失败。因此,在术前对供者和供肠采用一定方式的免疫抑制预处理是减轻排斥反应和 GVHD 的途径,对此已有过大量实验研究。早期一般采用非特异性免疫抑制预处理方法,这些方法有的在动物实验中表现为不可靠或矛盾的结果,有的虽然对动物有免疫抑制或延迟排斥的结果,但却不适用于临床;另一种为特异性免疫抑制预处理方法,如利用单克隆抗体特异性改变供肠的免疫原性。动物实验中用抗巨噬/树突状细胞和抗 II 类抗原的两种单克隆抗体的混合体预处理供者,可最大限度地增加移植物及受者的存活率,用抗 CD8 细胞单克隆抗体也可获得同样结果。

　　5. 活体供者的选择和术前准备　候选人要进行 ABO 血型和 HLA 测定,供受者 ABO 血型必须相符,在存在多个供者的情况下,选择 HLA 配型最好的供者。术前仔细评估供者的心肺危险因素,常规做选择性血管造影,以评估供者肠系膜血管的解剖和开放程度。供者需行腹部超声和 CT 检查,以排除可能的病理改变,有条件者对内脏血管采用血管 CT 扫描和三维影像重建,其结果可与血管造影相比较。手术前 1 天采用机械性肠道准备对移植小肠进行净化。术前下午间隔 4 小时给予两次缓泻剂。术前 18 小时、17 小时和 10 小时经口给予新霉素 1g 和甲硝唑 500mg,静脉给予单剂量头孢类抗生素。

　　【麻醉与体位】
气管插管全身麻醉,仰卧位。

　　【手术步骤】
　　1. 供者手术
　　(1) 供肠的长度:单独小肠移植分为全小肠移植和节段小肠移植两种。早期多为节段小肠移植,主要出于两个方面的考虑:①缺乏有效的免疫抑制手段,把移植肠管的长度作为调节术后免疫反应的一种方法,使移植的肠段既不会引起过强的排斥反应,又不至于产生 GVHD,同时还正好能满足营养吸收的需求;②供者为活体时,考虑供者的健康问题,也只能做节段性小肠移植。

　　环孢素和他克莫司应用于临床后,依靠长度来调节小肠移植术后免疫反应的意义已不大。除活体供者小肠移植外,小肠移植物的长度主要根据具体需要而决定。环孢素治疗病例的移植物的长度已超过 100cm,而他克莫司治疗的病例则已常规施行全小肠移植,甚至全腹腔器官联合移植。在活体供者小肠移植,只要保证供者保留近端 300cm 小肠及 20cm 的末端回肠、回盲瓣和全部大肠,回肠可切取 200cm,供者术后生存质量不受影响。在成年受者,200cm 的小肠移植物可产生良好的功能效果,但在小儿受者,移植小肠长度可以减少到 150cm。最近,缓解小儿小肠移植物短缺的一个技术进步是采用成年供者减形异体移植(即活体供者的远端回肠 100～120cm)。但从排斥反应发生次数来看,活体移植在免疫学上并无优势。

　　(2) 供者器官切取类型及原则:单独小肠移植的供肠既可单独切取,也可作为腹腔器官的一部分联合切取。脑死亡供者供肠可保留肠系膜上静脉蒂(或门静脉段),肠系膜上动脉也可尽量游离足够长度,根据需要带或不带 Carrel 补片。如果两支血管长度不够,可在操作台上用动、静脉移植段加长。

　　肝小肠和全腹腔器官联合移植时,供者器官切取术按原位灌注、整块切取的原则进行。此术式中也可一同切取心、肺、肾等器官。切取术操作中最关键的部分是供者腹主动脉段的处理。无论是肝小肠联合移植还是全腹腔器官联合移植,当肝、小肠等腹腔器官游离之后,必须完整地游离和保护含有腹腔动脉和肠系膜上动脉支的腹主动脉段,这是整块供者器官赖以重建血供的基本点。

　　当供者腹腔器官及血管游离后,立即进行原位冷灌注和整块切取。供者先全身肝素化,然后经远端腹主动脉插管进行动脉灌注,并同时经脾静脉或肠系膜下静脉侧支插管进行静脉灌注。灌注时自腹腔动脉分支发出部之上阻断腹主动脉,并横断肝上及肝下下腔静脉让灌注液流出。为防止过度灌注引起术后并发症,应限制冷灌注液量。成年人经腹主动脉和门静脉灌注液量各为 1 000ml,新生儿各为 300ml。其他年龄供者灌注液量按此上、下限调整。如果经灌注后肝脏仍冷却不足,可经静脉导管补充灌注,灌注时用指尖压迫导管顶端的门静脉,迫使液体流入肝脏。无论小肠是否已消毒,两切断端均应封闭。整块器官无损伤切取并置于冰浴保存液中运抵手术室,移植前再根据手术目的和要求做进一步修整。

　　如果施行的是肝小肠联合移植,切取术中需切除主干血管上其他器官,只保留肝和小肠。术中充分显露和游离对保护器官的完整性十分重要。切取时最不易游离的是胰腺后肠系膜上静脉段,术中可用示指沿血管前面插入分离,然后横断胰腺颈部,以便在直视下充分结扎进、出入肠系膜上动、静脉的分支血管和淋巴管,防止术后出血和淋巴漏。整个修整过程也可于器官切取后在工作台上完成。

　　在活体供者小肠移植,切取一定长度的供者末端回肠移植给受者,由肠系膜上动、静脉的回结肠分支供、回流血液。由于切取的供肠需保留一定长度的肠系膜上动脉和肠系膜上静脉段,所以术前应行肠系膜上动脉造影,确认有正常分布的小肠血管,包括正常形态的回结肠动脉,以便切取供肠后仍可通过右结肠动脉降支对盲肠、回盲瓣和末端回肠提供合适的血供。术中首先测量屈氏韧带到回盲瓣肠道的全长,然后控制末端回肠后一部分血管弓,量出 150～200cm 长的肠管为移植物,远端距回盲瓣 20cm。之后,再次测量剩余肠管,以保证供者至少还保留 60% 的肠管。用于移植肠段的远、近端妥善加以标记以供识别。操作可引起肠管蠕动,因此以第一次测量的长度为标准。

　　2. 小肠移植物的保存　临床实践中,保存时间至少要保证能从容不迫地进行切取供者移植物、受者准备,直到施行移植手术。小肠黏膜对缺血缺氧十分敏感,但也具有很强的再生潜力,可以很快从缺血性损伤中恢复过来。

　　目前临床小肠移植采用 UW 液。异体小肠移植物的保存时间通常比其他器官要短,上限是 8～10 个小时,临床小肠移植的平均缺血时间应保持在 6 小时左右。自体移植动物实验发现,24 小时冷缺血所造成的肠道形态学损伤需 1 个月后才恢复,空肠快于回肠,功能恢复快于形态学。这个发现的临床移植应用价值还不清楚,因为与自体移植相反,异体移植的缺血性损伤之后还有慢性排斥反应。

　　3. 受者手术

　　(1) 受者手术原则:如前所述,治疗缺失小肠功能综合征为主要目的并与小肠移植概念相关的手术类型有单独小肠移植、肝小肠联合移植和全腹腔器官联合移植三种。由于小肠移植患者的病因和病情各不相同,多数患者以前还可能施行过腹部手术,手术的难度也不会一样。因此,移植中要根据病变类型及术中发现灵活地决定相应的手术方法。简单地说包括两步:切除所有受累的腹内器官和植入器官复合体。植入器官的选择应依据详细的术前及术中评价,特别要注意受者的肝和肾,因为它们常会遭受TPN、腹内感染、凝血性病变、药源性或以往手术的持续损害。多器官移植中受者腹部器官切除应尽早阻断动脉,在腹腔干和肠系膜上动脉离开腹主动脉处整块钳夹和分离。横断食管或显露左肾静脉后抵近其蒂部,然后移除阻断了动脉的脏器,从下腔静脉剥出肝脏(piggyback 技术)或与下腔静脉整块切除(传统的全肝切除)。如果保留自体肝脏,需仔细解剖和保留包括变异分支的肝动脉。结扎胆总管和动脉分支,包括胃十二指肠和脾动脉,并且与被切除器官的供应动脉分开。在后支供应动脉、门静脉汇流处横断后,加以游离和切除。在门静脉血供重建之前,肝可以单独依靠动脉血流而不发生缺血性损伤。

　　1) 单独小肠移植:单独小肠移植的动脉重建在各组报道中没有大的差别,都采用供肠肠系膜上动脉与受者腹主动脉或髂总动脉端侧吻合，供肠肠系膜上动脉在切取时可带 Carrel 补片或一段腹主动脉。小肠移植的静脉重建根据回流途径分为：供肠肠系膜上静脉对受者下腔静脉（或髂总静脉）端侧吻合，肠系膜上静脉对门静脉端侧吻合，以及肠系膜上静脉对肠系膜上静脉端端吻合三种类型，第一类为腔静脉回流，后两类为门静脉回流。

单独小肠移植均采用加肠外置造口的胃肠道吻合方法重建肠道连续性。肠外置造口的作用十分重要，术后可排出肠内容物，起减压作用，使移植小肠充分从缺血性损伤中恢复；近端造瘘口还是术后恢复肠道进食的一个便捷通道；造瘘口另一个重要作用是提供对术后移植小肠的功能和排斥反应进行监测的通道。早期多采用两端肠外置造口方法，现在供肠近端已不再拖出造口，改用受者空肠或十二指肠与供者空肠吻合并附加导管造口的方法，导管造口也主要用于胃肠减压和空肠饲养（图 47-3-1）。

2）肝小肠联合移植：适用于合并肝衰竭的肠衰竭患者，主要在儿童患者中实施，一般有整体移植和分体移植两种方式，术式上经历了非整块肝小肠联合移植、保留供者十二指肠和胰头的肝小肠整块移植（Omaha 术式）、保留供者十二指肠和全胰的肝小肠整块移植（Miami 术式）的发展过程。整体移植的优点是保留了器官簇的完整性和胆道系统的连续性，简化了手术操作，减少了器官缺血时间，缺点是单个器官的排斥反应和病变后切除较为困难。术中供肝的肝上及肝下下腔静脉分别与受者的下腔静脉两端相吻合，供者移植物含有腹腔动脉和肠系膜上动脉的腹主动脉段（或 Carrel 补片）与受者腹主动脉端侧吻合，受者胃肠道器官的静脉血流经门静脉回流入供者移植物的门静脉，或者行门腔静脉分流术回流到受者下腔静脉。供者胆总管与受者十二指肠行 Roux-en-Y 吻合重建，切除胆囊。空肠近端导管造口，远端回肠处理同单独小肠移植（图 47-3-2）。

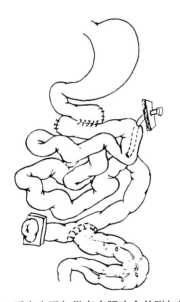

图 47-3-1 受者空肠与供者空肠吻合并附加导管造口

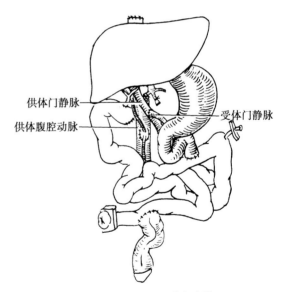

图 47-3-2 肝小肠联合移植

供体门静脉
供体腹腔动脉
受体门静脉

由于通常移植肠的肠系膜上动、静脉仅能分离出很短（1～2cm）一段，故直接与受者腹主动脉、下腔静脉吻合位置较深，而且移植肠体积较大，并有较大的游动性，在狭小的邻近区域内同时施行两个位置较深的血管端侧吻合，技术操作难度大。用与移植肠血管口径相当的供者血管（髂血管或颈总血管）做旁路移植端侧吻合于受者腹主动脉和下腔静脉可简化操作。由于仅行血管移植物的端侧吻合，而后再行移植肠的肠系膜上血管与移植物旁路移植血管的端端吻合，将位置深、操作困难的端侧吻合变成位置浅、操作容易的端端吻合。在血管吻合过程中无须调整移植肠，缩短了腹主动脉和下腔静脉阻断时间及移植肠温缺血时间。

3）全腹腔器官联合移植：整个供者器官复合体的血液由腹腔动脉和肠系膜上动脉供应，依靠腹主动脉 Carrel 补片与受者腹主动脉吻合，也可在切取时保留含两动脉分支的腹主动脉段，经此动脉段与受者腹主动脉行端侧吻合。重建胃肠道连续性,近端空肠用导管造口,远端回肠外置造口(图47-3-3)。全腹腔器官联合移植无静脉回流途径选择及胆道重建问题。

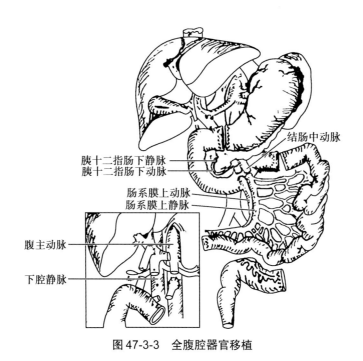

图47-3-3 全腹腔器官移植

重建的胃肠道由于移植物去神经化,故常规施行幽门成形术。尽可能采用近端胃对胃吻合而不采用食管胃吻合,这样可保留受者自己的胃食管连接部。由于受者的腹壁常常因病变或手术的损害,关闭比较困难,解决办法可选择比受者小的供者,减小移植物体积,以及采用整形外科技术等。在没有充分的组织可利用的情况下,有术者使用具有完整下腹壁血管的脑死亡供者腹壁移植复合体,保留其髂血管以便与受者盆腔血管吻合建立血供,即用游离的移植皮瓣覆盖腹壁缺陷。这个手术可以同时进行,也可以在脏器移植后若干天再进行。

(2)供肠静脉回流途径选择问题:单独小肠移植是采用门静脉、肝回流,还是下腔静脉回流一直有争论。采用门静脉回流的优点显而易见:符合解剖及生理学要求。门静脉血中的肝营养物质对维持肝细胞的正常结构、功能及再生能力具有重要作用。相反,某些动物实验中,采用腔静脉回流的大鼠则表现为高血氨、肝重量下降、肝萎缩及血浆氨基酸浓度特征性改变,术后体重增加也明显延迟,这说明门静脉回流对维持正常的代谢和内环境稳定十分重要。临床实践中,门静脉回流在技术上较困难,特别是以往曾做过腹部手术的患者,其门静脉和肠系膜上静脉常很难显露或很难找到一处供血管吻合的部位。使用腔静脉回流的静脉重建方法却显得简便、安全。单独小肠移植的静脉回流途径的选择主要根据术中具体情况而定。移植复合体的动脉重建一般以供者的肾下腹主动脉与受者的肾下腹主动脉直接或用插入移植物相吻合,肾上腹主动脉也是一个可以选择的位置。在改良的多器官移植(不包括肝脏),静脉回流可吻合移植物和受者门静脉来重建。与之对比,传统多器官移植的静脉回流是供者的下腔静脉(肝上、肝下或肝后),可采用背驮(piggyback)技术,也可采用传统技术。

(3)辅加结肠移植问题:小肠移植术后头3～6个月内可发生严重腹泻和瘘口排出大量分泌物,患者常因脱水和电解质紊乱而需反复住院。腹泻和造瘘口排出物增多的原因是多方面的,如肠腔内容物渗透压增高、肠腔内细菌过度生长、缺血性损害、术中小肠神经和淋巴管被切断引起的运动和吸收功能下降等。此外,排斥反应也可引起腹泻和造瘘口排泄物增多。这种情况下使用止泻药治疗无效。因此采用辅加包括回盲瓣的升结肠移植可以缓解这一问题。术后肠内容物排出得以延缓,肠道内水分吸收增加,造瘘口排出量减少,并形成半成形大便。

【术后处理】

1. 术后免疫抑制药的应用　小肠移植的进步伴随着免疫排斥治疗方案的发展,经历了 20 世纪 80 年代末临床小肠移植起步阶段的环孢素时代,20 世纪 90 年代中期开辟小肠移植新纪元的他克莫司时代,20 世纪 90 年代后期的 IL-2 受体抗体诱导时代。随着人们对器官移植免疫耐受现象认识的加深,目前普遍认为最佳的免疫抑制方案并不是通过强大的免疫抑制药过度抑制受者的免疫功能,而是提高移植物被受者接受的可能,诱导免疫耐受或部分免疫耐受。21 世纪初,抗胸腺球蛋白和 CD52 单克隆抗体的应用标志着小肠移植抗排斥治疗进入一个新时代。人 IL-2 受体的单克隆抗体通过阻止 IL-2 与 T 淋巴细胞上高亲和力 IL-2R 结合,选择性地灭活和破坏抗原刺激 Tac 结合的淋巴细胞,主要拮抗活化 T 细胞表达的 IL-2R,抑制其生物学活性,因而阻断移植物排斥反应的主要途径即细胞免疫反应。人源化 CD52 单克隆抗体阿仑单抗、达利珠单抗(daclizumab)是人源化 IgG 单克隆抗体,作用于人类 T 淋巴细胞和单核细胞上的 CD52 抗原,通过抗体依赖的细胞毒作用及补体固定作用,导致细胞溶解而达到定向杀伤表达 CD52＋的细胞的作用,可导致 CD4 和 CD8 细胞破坏,特别可以减少 CD4 细胞的数量,无须清除整个免疫系统而重建免疫系统。近年来,阿仑单抗诱导、单用低剂量他克莫司、无激素维持的免疫抑制方案已被全球最主要的小肠移植中心(美国匹兹堡大学、迈阿密大学)采用,此方案可快速去除受者的淋巴细胞、单核细胞,而对中性粒细胞和造血干细胞的影响较小,在受体淋巴细胞和单核细胞缓慢恢复的过程中,应用低剂量的他克莫司控制机体免疫状态,逐渐达到受者对移植物的接受或部分接受,从而达到免疫耐受或部分耐受,患者和移植物生存率显著提高,患者的 1 年和 5 年生存率高达 91% 和 75%,有功能的移植物 1 年和 5 年存活率高达 86% 和 61%。我国于 2007 年也开始应用此方案,具体用药如下:用抗胸腺细胞球蛋白或阿仑单抗预处理,术后予小剂量他克莫司单药治疗。抗胸腺细胞球蛋白单次给药,剂量 5mg/kg,4～6 小时内静脉滴注,于开放血流前完成。在给予抗胸腺细胞球蛋白之前,先予地塞米松静脉滴注(成人 1g,儿童 4mg/kg),预防细胞因子释放综合征。阿仑单抗单药剂量 30mg 术中在移植肠血管开放前给予静脉注射,分别于阿仑单抗给药前和移植肠血管开放前各给予甲泼尼龙 1g 静脉注射。移植肠血管开放后便开始静脉给予他克莫司[0.02mg/(kg·d)],术后第 3～5 天开始通过移植肠造口管给予他克莫司,术后第 7～9 天完全过渡至通过移植肠给予他克莫司,术后 2 周左右改为口服他克莫司(2 次/d)。术后前 3 个月他克莫司血药浓度维持在 10～15μg/L,低于以往方案要求的 20～25μg/L。术后第 4 个月开始,他克莫司血药浓度减低至 5～10μg/L。术后第 7 个月开始,他克莫司血药浓度减低至 5μg/L 左右。他克莫司停药的标准是移植物稳定,连续 60 天未出现排斥反应。

尽管如此,免疫抑制药方案个体化仍然重要,临床应根据受者本身的免疫状态、群体反应性抗体水平、与供者的淋巴细胞毒试验结果、再次移植、机体是否有残余感染和既往抗感染治疗史、移植前病原学调查结果(包括 CMV 等)、凝血功能、肝肾功能等全身情况制订个体化方案。

2. 术后营养管理　术后移植小肠经历了缺血再灌注损伤、去神经、淋巴回流中断,以及肠蠕动功能、激素分泌功能、免疫功能、营养素和水电解质的吸收功能、黏膜屏障功能等的变化,其功能恢复是一个漫长过程,需要经 TPN → PN＋EN → EN＋口服饮食 → 正常饮食的循序渐进的过渡,恢复正常饮食并维持良好营养状态是小肠移植疗效的最终检验指标。

具体实施模式:① PN 阶段。术后 24～48 小时,血流动力学稳定后实施,补充甘氨酰谷氨酰二肽和生长激素可以促进移植肠黏膜的增生和功能恢复。② EN 阶段。术后肠蠕动功能恢复(通常术后 3～4 天),胃肠道运动恢复的证据是末端回肠造瘘口排出分泌物。经移植肠置管造口,给予短肽类 EN 制剂,从低浓度和低输注速度(5～10ml/h)开始,逐渐增加浓度和速度。在患者肠道能耐受(无严重腹胀、腹泻)、营养状态维持良好的前提下,逐渐增加 EN 液的量,相应减少 PN 液的量,并由短肽类预消化的 EN 制剂转换成含膳食纤维的完整蛋白 EN 制剂。③口服饮食阶段。经临床观察或口服造影剂证实,无消化道吻合口漏和肠道蠕动障碍时,便可开始经口进食,在患者能耐受的前提下,逐渐增加低脂低乳糖饮食的量,当患者肠道能耐受所需热量的 50% 供应时开始逐渐减少 TPN 的量,最后全部撤除 TPN 并完全依靠肠道进食。

管饲所用的肠道营养液配方应是低渗性的，以防止由渗透压过高引起的腹泻；蛋白质应为小分子肽型，以便于加快吸收；同时也应含有谷酰胺，它是肠道细胞优良的燃料；脂肪应是中链三酰甘油，它可不必经乳糜管或淋巴管（已被手术破坏）而被直接吸收。

管饲开始的同时也应积极鼓励患者经口进食。多数患者在恢复经口进食的早期表现为厌食，以前从未经口进食过的小儿病例则因高敏性、食管反流、吞咽困难和恐惧感而很难建立起经口进食能力，对此类患儿需给予充分的适应和训练过程。

3. 术后感染的预防　小肠移植术后感染普遍存在，发生率高达 90%～100%，占死亡原因 50% 以上，其发生与移植肠细菌移位、移植前感染及并发症、免疫抑制、排斥反应等有密切的关系。最常见的病原菌为屎链球菌、粪链球菌、阴沟肠杆菌、金黄色葡萄球菌和肺炎克雷伯菌。常见部位有静脉导管、腹腔、手术切口、泌尿道、呼吸道。50% 的患者可检出真菌感染，胃肠道和泌尿道常可检出念珠菌。病毒感染的患者中 37.5% 是原发或继发巨细胞病毒（CMV）感染，其他病毒感染包括 EB 病毒（18.7%）、腺病毒、呼吸道合胞体病毒、疱疹病毒、轮状病毒和副流感病毒。

感染的预防治疗措施：①术前仔细筛查供、受者，对于有潜在细菌、病毒、真菌或寄生虫感染者积极治疗，否则慎重考虑移植手术。②预防肠道细菌移位，移植术前口服肠道抗生素清洁肠道，术中缩短肠缺血时间，预防再灌注损伤，术后早期肠内营养，维持肠黏膜屏障。③围手术期减少有创操作检查，加强外置管道护理并尽可能早期拔除。④注意监测评估免疫状态与感染风险：适时调整免疫抑制治疗方案，如监测他克莫司血药浓度，定期进行各种体液和引流液的微生物学检测，术后 4～6 周持续进行选择性肠道去污。⑤术后预防性使用抗生素应按"重拳出击，全面覆盖"的原则，给予分别针对革兰氏阳性菌、革兰氏阴性菌及厌氧菌的窄谱、强效抗生素及强效抗真菌和抗病毒药物。我国参考美国匹兹堡大学经验制订的预防感染方案是：氨曲南 + 万古霉素 + 甲硝唑 + 两性霉素 B 脂质体 + 更昔洛韦静脉注射，术后 1 周停抗真菌药物，2 周后停用抗生素，更昔洛韦在术后 3 周改为口服，持续口服 6 个月。还可应用复方新诺明预防肺孢子虫病。

【术后并发症的预防及处理】

1. 术后免疫排斥的临床监测　对术后免疫排斥反应的监测是小肠移植临床应用的一个重要问题。目前采用综合监测方法并结合临床表现对排斥反应和 / 或 GVHD 做出诊断已不成问题，关键在于预测和早期诊断。

（1）内镜和病理组织学检查：到目前为止，诊断排斥最有效的方法是连续内镜肠绒毛检查。各种小肠移植术都建立了回肠末端造瘘口，这为内镜检查提供了方便的通道，使用内镜可直接观察移植肠管的形态学改变。急性排斥早期移植小肠黏膜的表现特点为：水肿、易碎及脆性增加、糜烂和溃疡，出现溃疡意味着排斥已开始。如内镜发现有显著表现，即使活检结果未出也可确定诊断和开始治疗。轻微的排斥也可能难与其他一些并发症相区别，如移植后淋巴增殖性疾病（PTLD）、巨细胞病毒（CMV）感染或其他细菌 / 病毒性肠炎。内镜检查特异度低，但对出现上述表现的患者可进一步经内镜进行活检。光镜病理组织学检查可很好地显示排斥反应及其程度，仍是目前临床诊断小肠移植排斥反应最重要和最根本的方法。肠黏膜组织病理学监测的频率，一般术后第 1～2 个月每周行肠黏膜活检 2～3 次，第 2～3 个月每周 1 次，第 4～6 个月减为每 2 周 1 次，其后减为每月 1 次。当出现临床症状与体征，或进行抗排斥反应治疗时，恢复为每周 2～3 次。

（2）吸收功能试验：一旦发生排斥，小肠吸收功能势必遭受损害。因此，吸收功能试验也可用于对小肠移植排斥进行监测。目前临床应用最多的是 D- 木糖吸收试验。D- 木糖可经口服，也可经近端外置肠管或造瘘管给予，吸收后可使血糖水平升高。实验中吸收所产生的血糖峰值水平和曲线形态可反映移植小肠的功能。吸收曲线的变化与移植小肠的组织结构的进行性破坏过程是相吻合的。因此，D- 木糖吸收试验是一种较可靠和易于重复进行的监测方法，临床上可用它测定移植小肠功能变化情况，并结合活检对排斥反应做出诊断。

排斥使小肠黏膜受损，通透性可增加。用放射性 ^{51}Cr 标记依地酸（^{51}Cr-EDTA）生理盐水口服或经近端造瘘口注入,检测其尿中排泄率可反映小肠黏膜的通透性,也用于监测排斥反应。

(3)小肠移植排斥反应严重性分级和分期:按照 2003 年第 8 届国际小肠移植大会建立的标准分级,①无排斥证据(0 级);②不确定的急性排斥;③急性细胞排斥,轻微,1 级;④急性细胞排斥,中度,2 级;⑤急性排斥,严重,3 级。每次排斥发作的严重性可通过排斥期间活检做出的最高病理分级来确定。

分期:每次排斥发作的分期被定义为在第一次阳性活检和第一次连续 2 次或 2 次以上阴性活检之间的期间。在因排斥治疗的病例和出院而没做其他活检的病例,出院时间被认为是排斥发作期的终点。

2. 排斥反应的治疗　临床小肠移植现在虽已进入实用阶段,但术后免疫排斥依然是个严重问题。使用环孢素的小肠移植病例术后排斥极难控制,绝大多数病例仍因排斥死亡和失败。使用他克莫司的小肠移植术后排斥可以得到有效控制,因排斥而死亡和移植物失功的发生率已大大下降。迈阿密大学的 Selvaggia 等总结了该移植中心过去 11 年内完成的 209 例小肠移植的病例资料,经病理证实共发生290 次需临床治疗的排斥反应,其中分别经历了 1 次、2 次、3 次排斥反应的患者分别占 34.9%、17.7% 和15.3%,发生第 1 次排斥反应的时间平均为术后 18 天(3 天～6.73 年),第 1 次排斥反应发生在术后 1 个月内者占 63.4%,术后 3 个月者占 82.4%,290 次排斥反应中,轻、中、重度排斥反应分别占 44.8%、38.3% 和16.9%。

(1)急性排斥反应(acute rejection,AR)是小肠移植术后常见并发症,最常发生于术后 2 周(3～42 天),术后第 1 个月内急性排斥的发生率最高(87.5%),1 年后仍可发生(42.9%)。但由于感染、输血、免疫抑制不足等因素也可发生于移植术后任何时间段内。主要临床表现为发热、腹痛、呕吐、水样便和 / 或造瘘口排泄物增加,移植小肠发生梗阻、出血。患者如果发生败血症休克和 ARDS,则是严重排斥的表现。小肠移植术后急性排斥反应缺乏早期、特异及敏感的诊断指标,通过临床观察、内镜检查及病理学检查来明确诊断。目前,移植肠黏膜活组织病理学检查仍然是小肠移植排斥反应诊断的金标准,内镜检查可见黏膜缺血、局部溃疡,严重期黏膜脱落、绒毛结构破坏、弥散性溃疡出血、小脓肿形成等,病理活检表现为毛细血管和动脉内皮细胞坏死所引起的脉管炎,行免疫组织化学 C4d 染色,以判断是否有体液免疫因素参与排斥反应。临床上有一类具有 AR 组织病理学证据,但是没有任何临床表现,不伴有器官功能障碍的AR,称为亚急性排斥反应(subclinical rejection,SCR),其诊断主要依靠术后 3 个月内的病理组织活检。

AR 重在预防及早诊早治,如有条件尽可能使用血型相符亲缘活体小肠移植。术前常规对供、受者进行 ABO 血型、白细胞抗原(HLA)、CDC、PRA 组织配型、DSA 检查,使供、受者组织配型尽可能相符。术前对于 DSA 抗体的处置亦有利于减少 AR 发生,如症状及内镜提示发生 AR(包括 SCR)均应尽早进行抗免疫排斥治疗。急性排斥的诊断一旦确立就应及时处理:轻度排斥可用一个剂量(1 000mg)和 / 或短程肾上腺皮质激素(20～40mg/d,3～5 天),调节他克莫司浓度达到治疗范围。中度和严重排斥可选择辅加 OKT3 单克隆抗体、rATG 或重复剂量的阿仑单抗等治疗。急性排斥不能控制时需切除移植物以保全患者的生命。

(2)慢性排斥反应(chronic rejection,CR):早期的小肠移植很少见到慢性排斥反应,随着小肠移植的存活率持续改善,CR 也开始明显,通常出现于术后数月至数年内,常见于反复发生的 AR 未得到及时有效治疗后,是后期移植物失功的主要原因,临床表现为难以处理的慢性水样便和腹痛、间歇发作的败血症、进行性体重下降和间断肠道出血。早期移植物功能恶化,然后是移植物结构改变和急性坏死,可引起移植物功能不可逆性减退或丧失。内镜检查可见肠壁假膜形成、黏膜皱襞增厚和慢性溃疡。病理学检查需要全层小肠标本,故一般需待移植肠切除时方能诊断,主要表现为少量炎症细胞浸润,黏膜溃疡、脓肿和纤维化,闭塞性动脉病、移植肠管全层增厚和黏膜下纤维化,DSA 及移植物免疫组织化学 C4d 阳性。目前尚无较好的治疗办法,主要是预防和监控防治,重视 AR 及亚急性排斥反应(subclinical rejection,SCR)的有效治疗,定期进行内镜检查活检(C4d 染色)及 DSA 监测。考虑 CR 可加大基础免疫抑制,给予利妥昔单抗、血浆置换等治疗,移植物失功需再次移植。

(3)抗体介导的排斥反应(antibody mediated rejection,AMR):发生的原因与受者体内预存供者特异性抗体有关,其主要作用于移植物血管内皮细胞,引起移植肠急、慢性缺血表现,极易导致移植肠失功,其诊断与治疗应引起高度重视。近年来研究发现,供者特异性抗体(donor specific antibody,DSA)在小肠移植后 AMR 发生中的作用已被国内外广泛关注,小肠移植后排斥反应与受者抗体滴度关系紧密。受者体内预存 DSA 可能是由于移植前接受过多次输血、长期透析、多次妊娠或器官移植而形成,也可能因感染与移植物抗原存在交叉反应的病原微生物引起。移植术前补体依赖的细胞毒性(complement dependent cytotoxicity,CDC)试验、群体反应性抗体(panel reactive antibody,PRA)、DSA 阳性患者要高度预防 AMR,可给予阿仑单抗、利妥昔单抗等进行免疫诱导治疗;术后定期检测 PRA、DSA,一旦发生 AMR 则给予大剂量肾上腺皮质激素冲击,加大他克莫司用量,可给予利妥昔单抗、人免疫球蛋白、血浆置换等治疗。

(4)移植物抗宿主病(graft versus host disease,GVHD):小肠移植术后,一方面会产生受者针对移植肠的免疫排斥反应,另一方面富含免疫淋巴细胞的移植肠也可产生针对受者的"免疫破坏侵袭",即 GVHD,在小肠移植中的发生率近 10%,较其他器官移植高且损伤程度也更为严重。急性 GVHD 发生于移植术后 3 个月内,慢性者发生于移植术后任何时间,主要表现为皮肤、胃肠及肝脏损害;皮肤损害表现为手掌、脚掌、耳、躯干红斑及斑丘疹样皮疹或脱屑、糜烂、渗出及溃疡;胃肠症状为呕吐、腹泻、血水样便;发热、体重逐渐下降、肝脾大、全血细胞减少,严重时出现皮肤全层的皮损、肝衰竭、血便和败血症等。通过受者自体皮肤或消化道组织活检,血或骨髓中供者来源的 HLA 抗原检测有助于诊断。GVHD 的诊断无明确标准,DSA 监测有助于预测 GVHD,移植物未发生明显的排斥反应而其他脏器出现免疫破坏的情况有助于诊断 GVHD。对可疑病损活检,可发现角质形成细胞坏死、自体胃肠道上皮细胞凋亡及口腔黏膜上皮细胞坏死等。预防 GVHD 的方法有节段性小肠移植、去除移植肠系膜淋巴结、诱导免疫耐受及 DSA 监测。GVHD 治疗的重点在于早期诊断,可通过调整免疫抑制药用量加以控制,部分可自行缓解。如病情严重、持续而不缓解者,最终常可因感染合并多器官衰竭而死亡。近年有研究采用供者骨髓间充质干细胞(bone marrow mesenchymal stem cell,BMMSC)对受者进行移植,使移植物与受者达到"嵌合",有可能预防排斥反应及 GVHD 的发生。

3. 术后感染　小肠移植时,小肠灌注、保存、术后免疫排斥反应等都可损害小肠黏肠屏障。特别是在严重排斥反应时,黏膜屏障会遭受严重破坏,系膜淋巴结和脾脏中细菌含量迅速上升,继而进入血液循环,引起严重败血症并导致受者死亡。在全球统计的 435 例小肠移植死亡病例中,202 例(46.0%)死于脓毒症。在多器官移植,感染问题尤为严重,Tzakis 等报道的 98 例多器官移植病例中,97% 在移植术后都发生过感染。每个患者的平均感染次数为 5 次,半数感染发生在移植后的头 3 个月。

小肠移植术后感染的预防控制与免疫抑制治疗处于相互矛盾和牵制的关系之中,排斥和感染处理的矛盾比其他移植器官更为复杂。免疫抑制药用量不足会发生排斥反应,排斥又使肠道通透性和毒素吸收增加,全身感染的可能性增大。相反,过量的免疫抑制治疗又会抑制受者的抗感染免疫防御功能,因而也会增加细菌和病毒性感染的风险,所以小肠移植的免疫抑制治疗的剂量范围较狭窄。根据临床监测结果,在此范围内精确地调整免疫抑制药用量是预防术后感染的一个重要原则。

4. CMV 感染　研究表明,CMV 感染率伴随强效免疫抑制药的应用和患者的长期存活而升高。在使用他克莫司的各种器官移植中,CMV 感染的发生率都很高。其中,小肠移植术后 CMV 感染的发生率较为突出。CMV 感染始于移植术后 21～274 天(平均 54 天),81% 的 CMV 感染部位在移植肠,还可表现为胃十二指肠炎、结肠炎、肺炎、中枢神经系统病变、肾炎及肝炎。已证实小肠移植术后 CMV 感染率高与两个因素强相关:①受者术前 CMV 血清学状态。当血清 CMV 阴性的受者接受血清 CMV 阳性供者的小肠移植时,术后 CMV 的发生率可高达 73%,而且多数受者可发生反复和严重感染。若供、受者术前血清 CMV 均为阴性,则术后 CMV 感染发生率为零。不论供者血清 CMV 是否为阳性,移植前 CMV 阳性的受者术后继发 CMV 感染的发生率也超过 50%。②免疫抑制药的类型和用量。大剂量强效免疫抑制药(如他克莫司)引起 CMV 感染的发生率上升。小肠移植术后为抑制排斥反应常需持续服用免疫抑制药,这些药物的血药积累浓度和维持量都与 CMV 感染的发生密切相关。

小肠移植术后可用更昔洛韦预防 CMV 感染。根本的预防措施还是应避免将血清 CMV 阳性的供肠移植给血清 CMV 阴性的受者。尽管 CMV 引起显著的并发症,但大多数病例可被成功治疗。同时,CMV 感染病例和移植物的存活率与无 CMV 感染的病例相比并无区别。所以在情况太危险而不能等待到血清 CMV 阴性供者的患者,也可使用 CMV 阳性供者。CMV 感染的诊断主要依据临床、内镜及病理学,病毒培养、聚合酶链式反应(PCR)技术及 CMV-PP65 水平的监测有一定诊断价值,其病变的病理特征为炎性改变并有大量 CMV 包涵体,小肠和结肠产生溃疡,并有大量淋巴细胞浸润及细胞凋亡增多现象。CMV 感染一经诊断,可给予更昔洛韦、干扰素或 CMV 特异的免疫球蛋白进行治疗,并应减少免疫抑制药用量直至 CMV 感染被控制。

5. 移植后淋巴增殖性疾病(PTLD) 为一种 EB 病毒感染相关性的 B 细胞淋巴瘤,小肠移植后 PTLD 几乎与首批小肠移植成功的病例同时出现。Starzl 报道的第 1 例使用环孢素长期存活的小肠移植病例,因 PTLD 死于术后第 192 天。Todo 报道 63 例中 12 例发生淋巴瘤并引起 8 例死亡。使用环孢素和他克莫司的器官移植术后 PTLD 的发生率为 0.5%(骨髓移植)~7%(肺移植),但小肠移植术后 PTLD 的发生率却高达 20%~29%,PTLD 的发生率显著高于其他器官移植(骨髓移植为 0.5%、肺移植为 7%),平均可高达 14.8%,小儿病例的发病率为 29.5%,成人为 8%,病死率达 37%。小肠移植术后 PLPD 高发的原因有:①移植物淋巴细胞组织含量高;②强效免疫抑制药的作用。

PTLD 一般在移植后 25 个月左右高发,低龄、多器官联合移植、OKT3 治疗、阿仑单抗治疗是发生 PTLD 的高危因素。临床表现主要有发热、全身不适、局部或多系统淋巴组织增生等。移植物受累可表现为呕吐、腹泻、肠道出血。PTLD 临床表现为高热,伴有肝脾大、腹水、腹痛、腹泻、血便、外周淋巴结病、扁桃体肿大等体征,血常规检查可见全血细胞减少,颈、胸、全腹 CT 扫描有助于进一步明确诊断。组织学检查可见肠道病损区黏膜、黏膜下、系膜淋巴结 T 细胞区免疫母细胞浸润、增生及有丝分裂象,细胞分析呈单克隆。同时还可观察到 EB 病毒基因表达,血清学检查 EB 病毒阳性。对外周血进行 EB 病毒的 PCR 定量检测用于早期诊断和对 PTLD 的患者进行随访,可在 PTLD 形成之前诊断 EBV 感染,据此施行治疗有助于预防此病发展到终末阶段,并可改善后果。

治疗方法包括减少或撤除免疫抑制药、抗病毒治疗、细胞因子及化疗等,但效果很差。一旦发现病损,应减少免疫抑制药的用量。静脉给予阿昔洛韦或更昔洛韦。对进展迅速,广泛及复发病损同时伴有严重排斥而不能减少免疫抑制药用量的患者,可加用干扰素 α 和 / 或膦甲酸钠(foscarnet sodium)及利妥昔单抗。如发展至淋巴瘤,可应用 CD20 单抗隆抗体利妥昔单抗(rituximab)治疗,并开始正规化疗。

(孙晓毅　王文静)

参 考 文 献

[1] CERILLI G J. Organ transplantation and replacement[M]. Philadelphia: Lippincott, 1988: 349-360.

[2] SIMMONS R L, FINCH M E, ASCHER N L, et al. Manual of vascular access, organ donation and transplantation[M]. New York: Springer-Verlag, 1988: 292-328.

[3] HARDY B, CICCIARELLI J C, IWAKI Y, et al. Parameters governing graft survival in pediatric renal transplant recipients[J]. Transplant Proc, 1995, 27(1): 1086-1088.

[4] TEJANI A, SULLIVAN E K. Factors that impact on the outcome of second renal transplant in children[J]. Transplantation, 1996, 62(5): 606-611.

[5] SALVATIERRA O JR, TANNEY D, MAK R, et al. Pediatric renal transplantation and its challenges[J]. Transplant Revi, 1997, 11: 51.

[6] AL-AKASH S I, ETTENGER R B. Kidney transplantation in children[M] // Gabriel M D. Handbook of kidney transplantation. 4th ed. Philadelphia: Lippincott Williams & Wikins, 2005: 414-450.

[7] KU Y, FUKOMOTO T, NISHIDA T, et al. Evidence that portal vein decompression improves survival of canine quarter orthotopic liver transplantation[J]. Transplantation, 1995, 59(10): 1388-1392.

[8] KIUCHI T, KASAHARA M, URYUHARA K, et al. Impact of graft size mismatching on graft prognosis in liver transplantation from living donors[J]. Transplantation, 1999, 67(2): 321-327.

[9] LO C M, FAN S T. Living donor liver transplantation in adults[J]. Graft, 2000, 3: 260-264.

[10] BISMUTH H, HOUSSIN D. Reduced size orthotopic liver graft in hepatic transplantation in children[J]. Surgery, 1984, 95: 367-372.

[11] OTTE J B, DE VILLE J, SOKAL E, et al. Size reduction of the donor liver is a safe way to alleviate the shortage of size matched organs in pediatric liver transplantation[J]. Ann Surg, 1990, 211(2): 146-157.

[12] EMOND J C, WHITING P F, THISTLETHWAITE J R, et al. Reduced-size orthotopic liver transplantation: use in the management of children with chronic liver disease[J]. Hepatology, 1989, 10(5): 867-872.

[13] RELA M, VOUGAS V, MUIESAN P, et al. Split liver transplantation: King's College Hospital experience[J]. Ann Surg, 1998, 227(2): 282-289.

[14] OTTE J B, DE VILLE DE GOYET J, ALBERTI D, et al. The concept and technique of the split liver in clinical transplantation[J]. Surgery, 1990, 107(6): 605-612.

[15] PICHLMAYR R, RINGE B, GUBERNATIS G, et al. Transplatation of a donor liver to two recipients(splitting transplantation)-a new method in the further development of segmental liver transplation[J]. Langenbecks Arch Chir, 1988, 373(2): 127-130.

[16] CARDELLA J F, CASTANEDA-ZUNGIGA W R, HUNTER D, et al. Angiographic and interventional radiologic considerations in liver transplantation[J]. AJR Am J Roentgenol, 1986, 146(1): 143-153.

[17] GUNDLACH M, TOPP S, BRÖRING D, et al. Split liver transplantation(SLT)[J]. Ann Transplant, 2000, 5(1): 38-42.

[18] SOMMACALE D, FARGES O, ETTORRE G M, et al. In situ split liver transplantation for two adult recipients[J]. Transplantation, 2000, 69(5): 1005-1007.

[19] FAN S T, LO C M, LIU C L. Donor hepatectomy for living-donor liver transplantation[J]. Hepatogastroenterology, 1998, 45(19): 34-39.

[20] TANAKA K, UEMOTO S, TOKUNAGA Y, et al. Living related liver transplantation in children[J]. American journal of surgery, 1994, 168(1): 41-48.

[21] TANAKA K, UEMOTO S, TOKUNAGA Y, et al. Surgical techniques and innovation in living related liver transplantation[J]. Ann Surg, 1993, 217(1): 82-91.

[22] 管文贤, 窦科峰, 李开宗, 等. 活体肝部分移植受体手术的血管外科操作技巧 [J]. 中华普通外科杂志, 1999(4): 301-302.

[23] HABERAL M, BILGIN N, BÜYÜKPAMUKCU N, et al. Liver donor hepatectomy in partial liver transplantation: surgical technique and results[J]. Transplant Proc, 1993, 25(2): 1899-1901.

[24] EMOND J C, HEFFRON T G, KORTZ E O, et al. Improved results of living-related liver transplantation with routine application in a pediatric program[J]. Transplantation, 1993, 55(4): 835-840.

[25] 李龙, 贾军, 余奇志, 等. 小儿亲体部分肝移植二例报告 [J]. 临床小儿外科杂志, 2002(2): 158.

[26] 李龙, 余奇志, 黄柳明, 等. 小儿亲体部分肝移植的手术要点探讨 [J]. 临床小儿外科杂志, 2002(4): 244-247.

[27] KAWASAKI S, MAKUNCHI M, MATSUNAMI H, et al. Preoperative measurement of segmental liver volume of donors for living related transplantation[J]. Hepatology, 1993, 18(5): 1115-1120.

[28] HELFROM T G, ANDERSON T C, MATAMOROS A, et al. Preoperative evaluation of donor volume in pediatric living related liver transplantation: how accurate is it? [J]. Transplant Proc, 1994, 26(1): 135.

[29] KOSTELIC J K, PIPER J B, LEEF J A, et al. Angiographic selection criteria for living related liver transplant donors[J]. AJR Am J Roentgenol, 1996, 166(5): 1103-1108.

[30] LILLEHEI R C, IDEZUKI Y, FEEMSTER J A, et al. Transplantation of stomach, intestine, and pancreas: experimental and clinical observations[J]. Surgery, 1967, 62(4): 721-741.

[31] STARZL T E, ROWE M I, TODO S, et al. Transplantation of multiple abdominal viscera[J]. JAMA, 1989, 261(10): 1449-1457.

[32] ABU-ELMAGD K, COSTA G, BOND G J, et al. Five hundred intestinal transplantations at a single center: major advance with new challenges[J]. Ann Surg, 2009, 250(4): 567-581.

[33] 李元新. 小肠移植的现状和进展——来自第 11 届国际小肠移植大会的报告 [J]. 器官移植, 2010, 1(1): 56-60.

[34] ABU-ELMAGD K M, KOSMACH-PARK B, COSTA G, et al. Long-term survival, nutritional autonomy, and quality of life after intestinal and multivisceral transplantation[J]. Ann Surg, 2012, 256(3): 494-508.

[35] SMITH J M, SKEANS M A, HORSLEN S P, et al. OPTN/SRTR 2013 Annual Data Report: intestine[J]. Am J Transplant, 2015, 15(Suppl 2): 1-16.

[36] GRANT D, ABU-ELMAGD K, MAZARIEGOS G, et al. Intestinal transplant registry report: global activity and trends[J]. Am J Transplant, 2015, 15(1): 210-219.

[37] 李元新. 小肠移植发展现状、困惑与挑战 [J]. 器官移植, 2016, 7(1): 8-13.

[38] 李元新, 黎介寿. 腹腔多器官簇移植的新概念和现状 [J]. 中华器官移植杂志, 2011, 32(1): 60-62.

[39] NISHIDA S, TEKIN A, ISLAND E, et al. Analysis of the intestinal transplant for 15 years in adult patients[C]. Bologna: XIth International Small Bowel Transplant Symposium, 2009.

[40] PIRONI L, JOLY F, FORBES A, et al. Long-term follow-up of patients on home parenteral nutrition in Europe: implications for intestinal transplantation[J]. Gut, 2011, 60(1): 17-25.

[41] SQUIRES R H, DUGGAN C, TEITELBAUM D H, et al. Natural history of pediatric intestinal failure: initial report from the Pediatric Intestinal Failure Consortium[J]. J Pediatr, 2012, 161(4): 723-728.

[42] SUDAN D. The current state of intestine transplantation: indications, techniques, outcomes and challenges[J]. Am J Transplant, 2014, 14(9): 1976-1984.

[43] MANGUS R S, TECTOR A J, KUBAL C A, et al. Multivisceral transplantation: expanding indications and improving outcomes[J]. J Gastrointest Surg, 2013, 17(1): 178-186.

[44] TZVETANOV I G, OBERHOLZER J, BENEDETTI E. Current status of living donor small bowel transplantation[J]. Curr Opin Organ Transplant, 2010, 15(3): 346-348.

[45] 李元新, 李幼生, 李民. 尸体供者小肠、肝和肾脏器联合切取及保存技术 [J]. 中华移植杂志(电子版), 2010, 4(4): 277-284.

[46] 褚志强, 宋文利, 沈中阳. 肝肾胰十二指肠联合切取及修整的技术改进 [J]. 中国临床解剖学杂志, 2007, 25(2): 221-223.

[47] TZAKIS A G, KATO T, LEVI D M, et al. 100 multivisceral transplants at a single center [J]. Ann Surg, 2005, 242(4): 480-490.

[48] CRUZ R J JR, COSTA G, BOND G, et al. Modified "liver-sparing" multivisceral transplant with preserved native spleen, pancreas, and duodenum: technique and long- term outcome[J]. J Gastrointest Surg, 2010, 14(11): 1709-1721.

[49] 李元新. 肝小肠联合移植 [J]. 中华消化外科杂志, 2012, 11(1): 94-96.

[50] KATO T, SELVAGGI G, GAYNOR J J, et al. Inclusion of donor colon and ileocecal valve in intestinal transplantation[J]. Transplantation, 2008, 86(2): 293-297.

[51] BERNEY T, KATO T, NISHIDA S, et al. Systemic versus portal venous drainage of small bowel grafts: similar long term outcome in spite of increased bacterial translocation[J]. Transplant Proc, 2002, 34(3): 961-962.

[52] 李宁, 李元新, 倪小冬, 等. 腹腔增容技术在小肠移植中的应用 [J]. 中华胃肠外科杂志, 2009, 12(5): 443.

[53] GONDOLESI G, SELVAGGI G, TZAKIS A, et al. Use of the abdominal rectus fascia as a nonvascularized allograft for abdominal wall closure after liver, intestinal, and multivisceral transplantation[J]. Transplantation, 2009, 8(12): 1884-1888.

[54] 李元新. 小肠移植免疫抑制方案的发展历史、现状和展望 [J/CD]. 中华移植杂志(电子版), 2011, 5(4): 271-276.

[55] ABU-ELMAGD K M, COSTA G, BOND G J, et al. Evolution of the immunosuppressive strategies for the intestinal and multivisceral recipients with special reference to allograft immunity and achievement of partial tolerance[J]. Transpl Int, 2009, 22(1): 96-109.

[56] 李元新, 李宁, 倪小冬, 等. 小肠移植围手术期的营养支持 [J]. 肠外与肠内营养, 2008, 15(6): 335-338.

[57] 李宁, 李元新. 应用抗菌药物防治外科感染的指导意见(草案) XV- 小肠移植术后感染的防治 [J]. 中华外科杂志, 2004, 42(22): 1389-1390.

第四十八章 胎儿外科手术学

第一节 胎儿外科学简介

胎儿学包括胎儿内科学和胎儿外科学。胎儿外科学是应用外科学的思维方式对胎儿期的疾病和现象进行手术治疗的科学，是胎儿学基础的重要组成部分。胎儿外科学手术一般分为胎儿宫内手术和产时胎儿手术，涉及胎儿疾病的选择、手术适应证、手术时机的选择、手术条件的选择、胎儿手术麻醉的管理等。胎儿外科手术学通俗的理解就是为还在宫内未出生的胎儿进行疾病的手术矫治，由于胎儿从胚胎到成人的过程是一个渐进发育成熟的过程，所以需要符合在胎儿期手术的基本条件才能进行，即在胚胎发育的妊娠中、晚期为胎儿疾病提供治疗的方法，通过手术挽救胎儿，免除疾病对胎儿生命的威胁或改善内环境延长生命至生后的矫治，并达到理想的救治效果。

一、胎儿外科手术的疾病选择

选择需要胎儿手术的疾病一定是疾病本身危及胎儿的生命或在宫内的持续状态将导致生后的终身残疾，所以需要迫切在宫内尽早解决问题，使胎儿在宫内或生后的生存质量不受到影响，所以真正需要在宫内行胎儿手术治疗的疾病是有限的，这就需要选择符合胎儿手术的疾病，同时又涉及胎儿疾病诊断的准确性问题。随着胎儿超声和影像学的进步，产前诊断尤其是超声影像学诊断可获得较高的准确性，与胎儿外科临床工作密切相关。目前常见的胎儿外科手术的疾病有胎儿胸腔积液、腹水的羊膜腔引流术，重症胎儿膈疝的胎儿镜气管封堵术（fetal endoscopic tracheal occlusion，FETO），重症胎儿肺气道畸形（congenital pulmonary airway malformation，CPAM）矫正术，胎儿脊髓脊膜膨出（meningomyelocele，MMC）矫正术，胎儿后尿道瓣膜（posterior urethral valve，PUV）矫正术等。

传统胎儿手术是 20 世纪 70 年代开展的开放子宫对胎儿进行手术矫治，但由于高流产率和死亡率现在已经基本放弃；而随着胎儿镜技术和微创理念的不断深入，应用微创技术对胎儿疾病进行治疗较开放手术有更大的优势，降低了流产率和死亡率，并能获得较好的临床效果，如双胎的减胎术、双胎输血综合征的血管阻断术、羊膜腔引流术、重症膈疝的 FETO、脊膜膨出的宫内修补术等。因为双胎问题和手术与生后的小儿外科关联不大，所以本章不做介绍。除胎儿宫内手术外，尚有一种方法称为子宫外产时处理（ex-utero intrapartum treatment，EXIT），即在胎儿足月进行剖宫产娩出胎儿时，不断脐带而进行胎儿疾病的矫治后，再断脐让胎儿开始呼吸，转换为新生儿状态，主要矫治的是危及胎儿出生时呼吸的相关疾病，如先天性高位气道阻塞综合征（congenital high airway obstruction syndrome，CHAOS）、FETO 术后的球囊取出、胎儿膈疝对接体外膜肺（extracorporeal membrane oxygenerator，ECMO）等。

二、胎儿手术适应证的选择

胎儿手术适应证的原则是疾病进展严重，在宫内危及胎儿生命或将导致器官功能丧失，必须在宫内纠治使其在生后能正常生存或通过宫内治疗使其生后的功能得到最大的保障，如胎儿膈疝，轻、中度的可以生后进行手术治疗，但重度的则需要宫内治疗才能提高救治率，这就需要有丰富临床经验的胎儿外科医师进行产前的宫内评估和严格的管理,并能准确做出风险判断,确定宫内手术指征。具体的各种胎儿疾病的手术适应证将在本章第五节中详细介绍。

三、关于手术时机的选择

前文已经提到,手术时机的选择需要在胚胎已经形成,各器官成形且有部分功能后,又必须在足月分娩 10 周前,以确保手术纠治后,得以在宫内生长恢复后分娩,所以胎儿手术时机的选择均在 24～32 周,即妊娠中、晚期进行胎儿宫内治疗。妊娠 24 周前,因为胎儿太小,器官未成熟,解剖辨认困难,进行宫内手术有较大的难度,所以 24 周前是不宜进行宫内治疗的,但也不是绝对的禁忌证,如羊膜腔穿刺活检、引流等简单的治疗可根据需要在妊娠早期进行。妊娠 32 周后胎儿已经接近临产,各器官功能已经基本形成,若行宫内手术治疗,因胎儿在宫内停留时间太短,手术矫治后的效果尚未达到即要分娩,所以妊娠 32 周后的胎儿若需要外科矫治则可考虑出生后的新生儿外科,而无须在宫内治疗。至于手术的条件选择也是需要相当慎重的,首先要有多学科团队的基础,对胎儿疾病的诊断准确性有充分经验,其次要对开展的手术有充分了解,准备胎儿镜设备,掌握胎儿镜技术,对胎儿疾病的风险进行有效评估,对可能出现的并发症、后遗症等要有明确的认识并能与胎儿家属进行有效沟通,明白手术在宫内的必要性和未来可能面临的不测危险,尽可能多地与相关专业专家进行沟通确保手术的安全性和可靠性。需要建立母胎一体化管理体系,围绕产前、产时及产后的胎儿一体化管理进行体系建设,确保胎儿手术及术后的管理都能在体系中得到完成。

(俞　钢)

第二节　胎儿外科疾病的咨询和风险评估

胎儿疾病的咨询是随着产前诊断和胎儿超声诊断学的日益普及而落实到临床工作中的,胎儿微小结构的改变及不常见的生理变异都能在胚胎早期或妊娠过程中应用超声发现,需要对超声所见的胎儿结构变化进行有效的临床咨询,进而对疾病进行风险评估,评价异常结构的功能改变,继之要对胎儿出生及生后的一系列成长过程进行有效管理,因此衍生了胎儿外科疾病的一体化管理模式,包括产前诊断和咨询、妊娠期管理和风险控制、产时处理和生后的早期干预等治疗。其中,胎儿外科疾病主要是针对胎儿结构出现异常可以通过外科手段干预达到矫治的疾病,如消化道闭锁、各种管道梗阻、器官占位等,这也是当前胎儿疾病中最常见的临床内容,也有很好的临床解决方案。

一、胎儿外科疾病的产前诊断和咨询

产前诊断是胎儿外科学的基础,超声为胎儿结构的诊断提供了准确的信息,诊断准确度可达 90% 以上,但临床疾病不是简单的形态学描述,需要对超声提供的诊断进行临床分析并与患胎家属进行专业咨询,解释可能的临床转归、可能面临的手术方案和治疗结局等,这项工作十分重要,而这项工作的最佳人选非小儿外科医师莫属。这是因为胎儿外科疾病与小儿外科或新生儿外科最为接近,小儿外科医师有大量的手术经验,所以在多学科的基础上,由小儿外科医师为主导,能有效解决当前胎儿医师缺乏导致的胎儿咨询无法实施或无效的、简单的处理胎儿疾病的方式,减少不必要的终止妊娠。特别是大多数胎儿疾病需要等待生后的小儿外科治疗或应用小儿外科的治疗原则进行有效指导。

在明确诊断胎儿疾病的同时,做好咨询就是进一步的必要环节,其原则是在保证母亲安全的前提下最大限度地提高胎儿的救治率,根据不同疾病可能的不良结局进行分析和判断,在医学伦理的基础上为每一例胎儿做好风险评估,告知可能的风险和医疗在胎儿医学本身的局限性,并提供可能的参考案例为其判断存在的利和弊。对于双胎之一、高龄妊娠、试管婴儿以及反复流产妊娠后的问题胎儿尤其要慎重选择,并尽可能延期到足月生后的时间进行治疗。

二、妊娠期管理和风险控制

发现胎儿结构异常通常在妊娠中、晚期,即多在 20 周后,但也有胎儿腹壁异常可在妊娠 13～14 周发现,确定继续妊娠后将面临分娩之前的相当一段时间,需要在医疗管理之下进行监测,确保胎儿在此过程中出现问题有专业医师进行干预,特别是需要宫内治疗时,需要小儿外科在胎儿多学科组织中发挥决定性作用,确定宫内治疗的手术方案,提供可能出现的并发症及后遗症的风险。对于继续妊娠的胎儿每 3～4 周复查超声,必要时需要宫内药物治疗,孕期营养管理,同时对可能出现的风险进行监控,尤其是可能出现的胎儿水肿,会导致胎儿宫内一系列严重并发症。确定可以过妊娠 28 周的关键点,进入产时干预或生后的早期干预阶段。胎儿疾病导致羊水过多,可能诱发早产,需要在产前做好积极的应对;而对于妊娠 28 周以上,胎儿在宫内生存环境越来越差,则需要考虑提前终止妊娠,在新生儿期治疗达到救治目的。通过脐血流和大脑中动脉及胎盘血流的监测可以做出是否需要提前终止妊娠的判断。

三、产时处理和生后的早期干预

有些胎儿疾病需要在产时进行治疗,而有些疾病需要新生儿外科治疗,大部分将在生后的婴幼儿期或儿童期治疗,产时治疗的疾病和症状有限,后文会有专题讨论。生后的新生儿期治疗主要是生后影响生命或对脏器功能构成威胁时需要尽早手术,如膈疝、消化道闭锁等,大部分的胎儿疾病将会延续到生后相对长的时间内进行选择性治疗。这些疾病在胎儿期发现,在儿童期需要对不同疾病给予针对性评估,对胎源性疾病的不同处理原则为生命健康提供了有力保障,为小儿外科的延伸发展提供了空间。

胎儿外科疾病的咨询和风险评估是一个系统工程,是一个完整的一体化流程(图 48-2-1,以胎儿膈

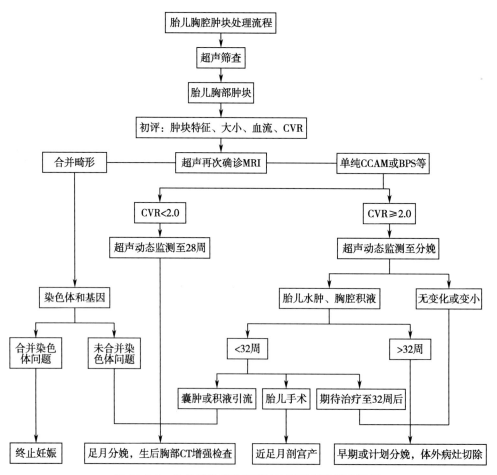

图 48-2-1　胎儿肺发育性疾病的产前诊断和管理流程
CVR. 肺头比;CCAM. 先天性囊性腺瘤样畸形;BPS. 支气管肺隔离症。

疝为例），系统地将发现的胎儿问题从确诊咨询到风险管理及干预，实现全流程管理，满足胎儿问题的各环节都有相应的专业人员提供安全保障，而小儿外科的早期干预为胎儿医学特别是胎儿外科学奠定了基础。

（俞　钢　刘翠芬）

第三节　胎儿手术的麻醉管理

一、微创胎儿手术的麻醉管理

在妊娠期非产科手术中需要考虑的问题在胎儿手术中同样需要遵循。对于大多数胎儿影像引导下的手术干预或治疗操作，在麻醉监护下采用局部浸润麻醉进入腹腔可满足孕妇对舒适度的要求。可以使用其他阿片类、苯二氮䓬类或其他麻醉药对孕妇进行镇痛和抗焦虑治疗，需滴定给药以避免出现深度镇静，以及与之相应的胃内容物误吸和妊娠期呼吸功能障碍的风险增加。此外，使用的辅助麻醉药物可能通过胎盘转移，降低胎动的风险。局部浸润麻醉和椎管内麻醉均可用于胎儿镜手术，应根据患者的个体情况做好与团队其他成员的交流，以确定最佳的技术方法。当需要采用多点穿刺、孕妇需要制动、必须使用小切口剖腹操作或在操作中需要患者足够舒适或适当配合时，椎管内麻醉可能有利。除非胎盘位置和胎位特殊导致操作难度增加，或需要术中外置子宫，经皮手术操作通常很少需要使用全身麻醉。

虽然应按照术中需求进行母体静脉输液管理，但胎儿镜手术中应避免在羊膜腔内使用大量加压的晶体子宫灌流液，以免出现母体肺水肿。

在脐带血取样或放置胸腔分流管的操作中，胎动可引起穿刺针或导管的移位，导致损伤、出血或脐带循环障碍。尽管母体使用阿片类和苯二氮䓬类药物可减少胎动，但并不能保证在涉及胎儿的操作中胎儿仍能不动。胎儿直接肌内注射或经脐静脉给予肌肉松弛药可以安全地保证胎儿不动。对于对胎儿存在潜在伤害性刺激的有创操作，如放置分流导管或心脏间隔成形术，应肌内注射或静脉给予阿片类药物。全身麻醉时，挥发性麻醉药通过胎盘转移可提供胎儿麻醉，并防止胎动，但也可辅助使用阿片类药物进行胎儿镇痛。

在开始手术操作前，应将按体重计算的阿托品 20μg/kg 和肾上腺素 10μg/kg 抽于单独做好标记的注射器中，按无菌原则在手术区域，以备在胎儿出现紧急情况时，外科医师能马上用药。当紧急情况发生时，外科医师可以根据其紧迫性选择不同的给药途径，包括肌内注射、静脉注射或心脏内给药。如果胎儿已发育至可以在子宫外存活的阶段，则麻醉医师还应做好紧急施行全身麻醉的准备，一旦胎儿经过子宫内复苏的努力后心动过缓仍持续存在，则产科医师应做好施行紧急剖宫产的准备。

二、开放性胎儿手术的管理

1. 围手术期管理　尽管大多数女性接受剖宫产时都采用椎管内麻醉，但对于需要行子宫切开术的胎儿手术，仍首选全身麻醉。开放性胎儿手术需要较深程度的子宫松弛，除间歇性超声检查外，往往需要额外的胎儿监护，这会对胎儿造成更多的刺激，干扰胎儿的血流动力学，并有造成胎儿损伤的风险；有时还需直接对胎儿用药。麻醉医师和其他团队成员应做好孕妇和胎儿失血、孕妇和胎儿复苏，甚至紧急分娩的准备。孕妇和胎儿麻醉以及松弛子宫通常选用挥发性麻醉药，所需浓度可能超过 2MAC（最低肺泡有效浓度，minimal alveolar concentration）。

手术医师应能随时取用按体重计算的单次剂量的镇痛药和肌肉松弛药。另外，复苏用药（阿托品 20μg/kg，肾上腺素 10μg/kg，晶体液 10ml/kg）也应在术前做好准备，已备术中当胎儿出现血流动力学障碍时能紧急取用。应备好给孕妇输血所用的经交叉配型的血液。对于胎儿出血风险高的手术，应备好供胎儿紧急输注的血液（即 O 型阴性、巨细胞病毒阴性、经放射辐照、去除白细胞、与母体做过交叉配型）。

为尽量降低胃内容物误吸的风险,应采取药物或技术性的预防措施。孕妇术前应使用子宫安胎药(即吲哚美辛)。术前应放置硬膜外导管用于术后镇痛。应评估胎儿的基础 FHR 和超声心动图,并于麻醉诱导前及麻醉用药的早期间断使用超声评估脐带血流的特性,以评估母体体位变化、麻醉药物的使用以及母体血流动力学的任何变化对胎儿的影响。采用与妊娠非产科手术相似的技术,将孕妇置于子宫左侧位后,以快诱导顺序行全身麻醉诱导。

在孕妇全身麻醉诱导后、切皮前,使用传统浓度的麻醉药(约 1MAC);控制性通气以保持血二氧化碳浓度正常(30~32mmHg);超声重新评估胎儿的胎位、朝向和胎盘的位置。如果计划使用硝酸甘油进行保胎治疗,则需为孕妇放置动脉测压导管。还需建立第二条大口径的静脉通路,以备术中意外大量出血。但术中应尽量减少孕妇的输液量,以降低在胎儿手术中使用硫酸镁或大剂量硝酸甘油时孕妇发生肺水肿的风险。有些胎儿手术团队对术中输液量有更严格的限制(<500ml),但没有临床研究证明严格限制静脉输液量是有益的。

孕妇血流动力学管理的典型目标是维持动脉收缩压波动在(基础值 ± 10%)范围内,平均动脉压 >65mmHg。可使用去氧肾上腺素治疗母体低血压,其对胎儿的酸碱平衡状态影响很小。单次注射麻黄碱或格隆溴铵有助于母体维持心率和心排血量。当挥发性麻醉药浓度适当时,母体通常不需要使用非去极化肌肉松弛药,但也可用于改善操作条件。如果使用了非去极化肌肉松弛药,则应仔细监测神经肌肉功能,并于拔管前使用适当的肌松拮抗药,尤其是在同时使用硫酸镁的情况下,因其会显著增强神经肌肉阻滞作用。

皮肤切开之前增加挥发性麻醉药的浓度,子宫切开前进一步增加挥发性麻醉药的呼气末浓度(≥2MAC),以使子宫完全松弛。如果通过观察宫缩或触诊发现子宫松弛不够,增加挥发性麻醉药吸入浓度(达 3MAC)或静脉泵注或单次静脉注射小剂量(50~200μg)的硝酸甘油有助于降低子宫张力。对于罕见的禁忌使用挥发性麻醉药或全身麻醉诱导的患者,神经阻滞麻醉结合静脉注射硝酸甘油达 20μg/(kg·min)的方法已成功应用。这种方法可能会增加孕妇因使用大剂量硝酸甘油继发肺水肿的风险,因而应留给可能从该方法中获益的特殊患者使用。

定期采用超声评估 FHR 和胎儿的心脏功能。如前所述,在一些开放性胎儿手术中,在子宫切开后可以采用脉搏血氧饱和度仪或其他胎儿直接监测技术。

对于胎儿肿块切除术或出血风险高的其他开放手术,应该在胎儿的肢体上放置静脉内导管用以输血。可以使用一根无菌的细导管越过手术区铺单连接到静脉导管上,让麻醉医师给胎儿输液。胎儿输注的任何血制品或液体都必须经过加温。在紧急情况下,如果无法建立胎儿静脉通路,可以通过在手术野中建立的脐静脉输液通路直接为胎儿输液。

胎儿手术操作完成后,在关闭子宫的过程中,通常静脉缓慢注射(>20 分钟)4~6g 的硫酸镁,以降低子宫肌层的收缩力。单次静脉注射后,以 1~2g/h 的速度持续泵注硫酸镁,维持子宫无收缩状态直至术后阶段。硫酸镁单次注射完成后,可以急剧减量或停用挥发性麻醉药或静脉硝酸甘油。硬膜外使用试验剂量后,可以开始硬膜外镇痛。采用硬膜外阻滞维持孕妇的麻醉,辅以静脉注射阿片类药物、吸入氧化亚氮和 / 或静脉注射丙泊酚;这样能让孕妇在腹腔切口关闭前有足够的时间排出挥发性麻醉药。在孕妇清醒并确认神经肌肉功能恢复、血流动力学稳定后,可以拔除气管导管。

2. 术后管理及注意事项　除了术后需关注与剖宫产手术相同的问题(即疼痛管理、预防静脉血栓形成、监测出血征象和避免切口感染)外,对于胎儿手术后的患者,还应关注安胎和胎儿监护方面的问题。对于微创手术,如脐带穿刺或宫内输血(intrauterine transfusion, IUT),通常不需要进行安胎治疗。对于创伤更大的手术(如放置分流导管、内镜手术),有些胎儿外科手术团队会在术前给予安胎药,如吲哚美辛,术后很少需要补充额外的药物。

开放性胎儿手术后,孕妇常早期出现宫缩,需持续监测子宫 2~3 天。胎儿手术后早产的术后护理仍是一个挑战,胎儿并发症的发生率显著升高。术中开始输注的硫酸镁应持续至术后约 24 小时或更长时间。经常还需要使用其他安胎药(如吲哚美辛、特布他林、硝苯地平)。使用吲哚美辛的患者需定期进行胎儿超声心动图检查,因为动脉导管早闭是此种治疗已知的一种并发症。

术后采用超声进行胎儿评估。术后持续监测 FHR,并制订好胎儿宫内窘迫的处理预案。监测的时间由胎儿孕龄、胎儿状况及所制订的胎儿宫内窘迫处理计划而定。胎儿可能出现的并发症包括感染、心力衰竭、颅内出血和死亡。若怀疑孕妇出现肺水肿,应行胸部 X 线检查。情况严重时,孕妇应收治入加强医疗病房并行气管内插管机械通气、血流动力学监测及利尿治疗。

对于微创手术,口服以阿片类药物为主的镇痛药常可取得完善的术后镇痛效果。而对于开放手术,采用稀释的局部麻醉药和阿片类药物行硬膜外镇痛可持续数天。应用患者自控装置行静脉阿片类药物镇痛可用以替代硬膜外镇痛,或在硬膜外镇痛结束后继续给药。使用阿片类药物可降低胎儿心率的变异性,给 FHR 监测的解读带来一定困难。镇痛不全可导致血浆催产素水平升高,增加早产的风险。

(鲁开智　胡祖荣)

第四节　胎儿镜手术的基本配置和适应证

胎儿镜诊疗是当代母胎医学技术发展的里程碑。胎儿镜诊疗系统是在超声波定位后用直径纤细的内镜系统经母体腹壁穿刺,经子宫进入羊膜腔,对胎儿体表结构进行直接观察或取样,随着技术的发展,除诊断外,还可以进行胎儿宫内治疗,是胎儿产前诊断和宫内手术最直接、最有效的技术手段。

1954 年,Westin 将直径为 10mm 的宫腔镜经宫颈插入子宫进入羊膜腔,用于直接观察胎儿状况,之后胎儿镜迅速发展。1972 年,Valenti 首次运用胎儿镜对胎儿进行皮肤活检,揭开了胎儿镜下组织活检的第一页。1988 年,全球首例胎儿镜下激光凝固胎盘血管交通支治疗双胎输血综合征(twin-twin transfusion syndrome,TTTS)成功实施,标志着胎儿宫内治疗技术的飞跃。随着不断的探索,胎儿镜宫内诊疗技术的应用也越来越广泛,适应证也被逐渐拓宽。

一、胎儿镜诊疗系统

胎儿镜诊疗系统和其他腔镜系统一样,同样为内镜系统,主要由以下部件组成:摄像显示系统(camera and monitor system)、冷光源系统(cold light source system)、导光束(fibre)、胎儿镜(fetoscope)、穿刺器(trocar)、激光凝固系统(laser system)、快速羊水加温循环系统(fast flow fluid warmer)、组织活检套件(biopsy graspers and scissors)、超声引导系统(ultrasound)和其他特殊套件。

1. 高清摄像显示系统　包含摄像头(图 48-4-1)、摄像控制处理单元(图 48-4-2)以及彩色监视系统(图 48-4-3)。在摄像头上有调节焦距、视野、菜单以及调节白平衡等按钮。内镜监视系统通常要求监视器的扫描线数在 600 以上或更高清的医用显示器。

2. 冷光源系统和导光束　冷光源系统(图 48-4-4)为胎儿镜提供照明。良好的光源要求具备输出亮度高、持续稳定、输出光谱均匀、红外线成分少、灯泡使用寿命长等优点。冷光源系统虽然热度小,但仍然有一定产热,避免将导光束(图 48-4-5)直接置于手术台上,因可能发生燃烧和灼伤事件。

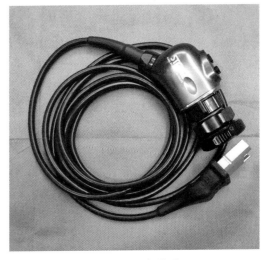

图 48-4-1　摄像头

3. 胎儿镜　胎儿镜目前分为光学镜(图 48-4-6)和纤维镜(图 48-4-7),光学镜不可弯曲,纤维镜可以有一定程度的弯曲。常见的视角有 0° 镜和 30° 镜。常见直径有 1.0mm、1.3mm 和 2.0mm。

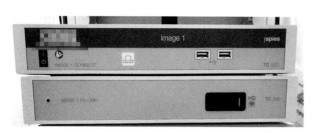

图 48-4-2　摄像控制处理单元

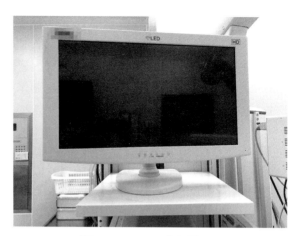

图 48-4-3　医用监视器

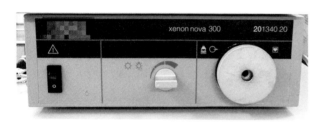

图 48-4-4　冷光源系统

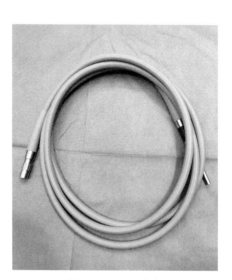

图 48-4-5　导光束

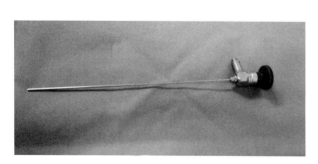

图 48-4-6　光学镜

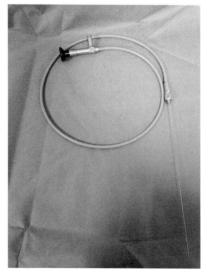

图 48-4-7　纤维镜

4. 穿刺器　用于穿过母体子宫进入羊膜腔,可分为直鞘(图 48-4-8)和弯鞘(图 48-4-9)。穿刺器上面一般有三个通道分别为胎儿镜通道、操作侧孔和羊水循环通道。

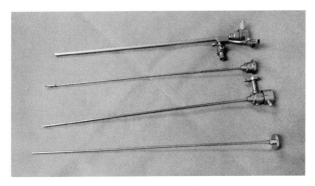

图 48-4-8　直鞘

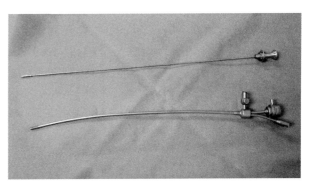

图 48-4-9　弯鞘

5. 激光系统　激光系统（图 48-4-10）是胎儿宫内手术比较常用的能量系统，利用激光来凝固或切割组织。

6. 快速羊水加温循环系统　快速羊水加温循环系统（图 48-4-11）与胎儿镜系统配合使用，用于术中羊水的加温、净化和循环补给。

7. 组织活检套件　组织活检套件（图 48-4-12）包含剪刀、活检钳等，用于胎儿组织活检。

8. 超声引导系统　超声引导系统用于术前胎儿手术穿刺定位、术中胎儿情况监测和术后胎儿状况评估。

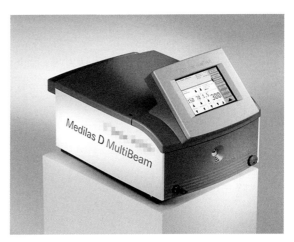

图 48-4-10　激光系统

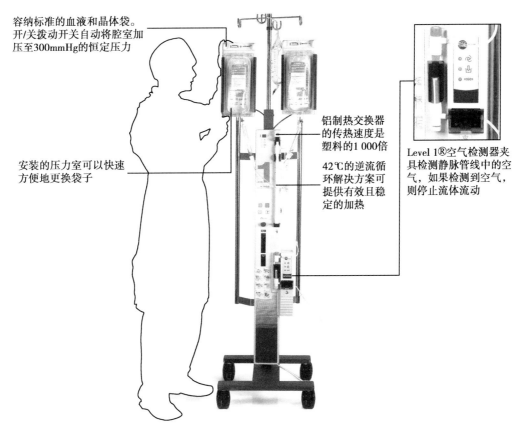

容纳标准的血液和晶体袋。开/关拨动开关自动将腔室加压至300mmHg的恒定压力

安装的压力室可以快速方便地更换袋子

铝制热交换器的传热速度是塑料的1 000倍

42℃的逆流循环解决方案可提供有效且稳定的加热

Level 1®空气检测器夹具检测静脉管线中的空气，如果检测到空气，则停止流体流动

图 48-4-11　快速羊水加温循环系统

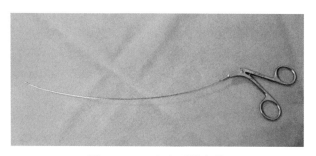

图 48-4-12　组织活检套件

二、胎儿镜诊疗技术适应证

随着技术的发展，胎儿镜已从最初的胎体观察和组织活检发展到胎儿宫内治疗。同时，由于产前筛查和诊断技术以及影像学技术的飞速发展，胎儿镜在观察胎体和组织活检的应用越来越少。胎儿镜虽为微创，但应该充分结合无创产前筛查和影像学技术，避免由微创导致巨创。

1. 胎儿体表结构异常和体表组织活检。

2. 双胎输血综合征，目前应用最广且疗效确切的适应证。

3. 需要胎儿镜辅助的特殊类型减胎，如单绒毛膜单羊膜囊双胎之一发育畸形。

4. 胎儿先天性膈疝。

5. 胎儿后尿道瓣膜病。

6. 羊膜带综合征等。

（陈功立）

第五节　胎儿宫内手术

一、胎儿分流术

20 世纪 60—70 年代，产前诊断的发展逐渐成熟，但是对胎儿畸形并没有治疗的手段，因此如果宫内诊断胎儿异常，妊娠结局只有两类：一是终止妊娠（小孕周）；二是保留胎儿到足月分娩。但是随着对胎儿异常的深入了解，开始尝试对一些胎儿疾病进行宫内治疗。胎儿分流术（fetal shunting procedure）始于20 世纪 80 年代，最早用于治疗肾盂积水和脑积水，主要通过引流管将液体从胎儿体内引流至羊膜腔，缓解液体积聚对胎儿脏器的压迫作用，从而促进胎儿心、脑、肺等重要脏器的发育。

1. 手术适应证

（1）泌尿系统梗阻：泌尿系统梗阻除影响肾脏发育外，还会造成肺组织发育不良。对于肺发育尚未成熟的胎儿，可考虑进行治疗性分流术来减低尿路梗阻压力，期待治疗至出生后，再进一步手术根治。

1）肾积水：输尿管肾盂连接处梗阻；胎儿肾 - 羊膜腔分流术。

2）巨膀胱：膀胱出口梗阻；胎儿膀胱 - 羊膜腔分流术。

（2）胎儿胸腔积液：胎儿胸腔积液影响肺部发育，还可压迫心脏，增加心脏前后负荷，甚至导致心力衰竭。单纯单侧胸腔积液不一定需要治疗，但若双侧胸腔积液和 / 或伴胎儿水肿、羊水过多，可考虑使用胎儿胸腔 - 羊膜腔分流术。

（3）胎儿巨大囊变性先天性肺囊腺瘤。

（4）胎儿巨大卵巢囊肿（直径）4cm，每周增加 1cm。

2. 手术禁忌证　先兆流产者；胎动频繁、胎儿位置等因素造成穿刺困难者；母体合并严重的内外科疾病；凝血功能、肝肾功能等异常者；急性阴道炎或泌尿系统感染者。

3. 术前评估　需要再次评估疾病的诊断、严重程度、胎儿有无伴发其他异常、孕妇及家属的自主选择、医疗经济条件等。彩色多普勒超声是产前诊断主要手段，超声测定诊断较困难时，可以考虑采用MRI检查。详细了解疾病严重程度，判定有无治疗价值，避免无效治疗，包括：①介入性产前诊断，检查胎儿染色体核型和染色体微阵列分析，如胎儿脑积水合并颅脑外畸形的发生率高达54%～84%，其中有超过36%的病例存在染色体异常；胎儿胸腔积液约18%合并染色体异常；②胎儿有无伴发畸形或宫内感染；③多学科会诊：治疗小组应由多科室医师组成，包括产前诊断医师、产科医师、儿外科医师、儿内科医师、遗传咨询医师、超声科影像医师、心理咨询医师以及护士等，充分告知胎儿疾病的预后、治疗的风险和效果。

4. 术前准备

（1）超声评估胎儿体位，确定分流术的进针位置。

（2）孕妇宫颈长度、胎儿纤维连接蛋白（fetal fibronectin, fFN）（妊娠20周后）、血常规、尿常规、肝肾功能、心电图、凝血功能、阴道清洁度和细菌学检查。

5. 麻醉及体位　利多卡因局部麻醉，平卧位。

6. 手术步骤

（1）胎儿肾-羊膜腔分流术：一般在妊娠24周后进行，在超声引导下将双极猪尾管的一端置于胎儿肾积液内，一端置于羊膜腔内，可将尿液引流至羊膜腔。

（2）胎儿膀胱-羊膜腔分流术：一般在妊娠18～26周进行，也有在妊娠晚期进行，在超声引导下将双极猪尾管的一端置于胎儿膀胱内，一端置于羊膜腔内，可将尿液引流至羊膜腔。为保证在羊膜腔内的准确置管及分流，对羊水过少病例，必要时可在置管前和置管过程中进行羊膜腔灌注，改善手术视野，一般采用300～500ml温乳酸林格液灌注。

（3）胎儿胸腔-羊膜腔分流术：穿刺的部位尽量在胎儿背侧，一般在妊娠24周后进行。在超声引导下，引导器经孕妇皮肤通过胎儿胸壁肋骨之间进入胎儿胸腔，利用推进器将双极猪尾管（图48-5-1，图48-5-2）的一端置入胎儿胸腔内，另一端置于羊膜腔内，操作过程中注意不要完全将胸腔积液放完，以利于胸腔内的猪尾管显像（图48-5-3）。

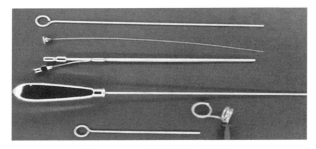

图48-5-1　羊膜腔分流术设备

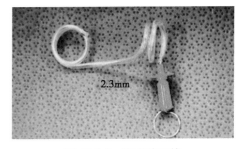

图48-5-2　双极猪尾管

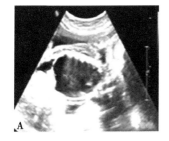
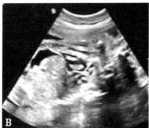
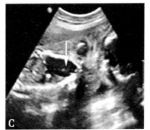
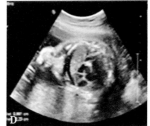

图48-5-3　胎儿胸腔-羊膜腔超声显像

A、B、C. 胸腔-羊膜腔引流术前、术中、术后比较，箭头示胸腔内引流管；D. 术后2周复查超声提示双肺复张良好。

7. 术中注意事项 选择合适的穿刺点,进针时针尖进入胎儿体腔插入引流管,引流管由两个圈组成,一定要保证一个圈在胎儿体内,另一个圈在胎儿皮肤外。

8. 术后处理

(1)术后可根据情况给予抗生素口服预防感染,抗生素可选用青霉素类或头孢类。

(2)术后第一天复查超声,了解引流管的位置和引流是否通畅。

(3)之后均应定期复查超声,复查时间大致为术后 1 周、术后 2 周,每次均需评估分流效果、引流管位置及胎儿发育情况,以便及时发现引流导管是否发生阻塞或移位,之后的复查频率依据个体情况及孕周而定。

9. 并发症 主要包括早产或流产、宫内感染、引流管移位或堵塞等,除此之外存在的风险包括:脑室 - 羊膜腔分流术可导致胎儿硬脑膜下出血及囊肿等,膀胱 - 羊膜腔分流术可导致胎儿膀胱腹膜瘘、置管时胎儿损伤、血管损伤、医源性腹裂(于脐带附近分流置管)、腹膜后积尿、尿性腹水、生后出现膀胱收缩功能不良等,胸腔 - 羊膜腔分流术引起胎儿出血、瘢痕化及腔内束带的形成、胸壁变形等。

目前的研究表明,脑室 - 羊膜腔分流术对于缩小脑室容积、降低死亡率、改善脑积水引起的脑组织病理改变以及改善神经功能预后有一定的效果,但由于胎儿本身发育的异常将影响其预后。多中心的资料研究表明,胎儿脑积水的宫内分流术并不能显著改善胎儿预后,这也成了近年来脑室 - 羊膜腔分流术发展受限的主要原因,还需进一步探索最佳治疗时机的选择、安全性的提高以及手术并发症的防治。膀胱 - 羊膜腔分流术是一项保守治疗措施,出生后仍需要进一步的手术治疗。膀胱 - 羊膜腔分流对预防肺发育不全和肾功能不全有一定作用,围生儿存活率可达 57%~80%。但仍有超过 25% 的新生儿在出生 3~4 年内会出现肾功能障碍,需要进行透析或肾移植治疗;有学者对 20 例后尿道梗阻的男性胎儿进行了膀胱 - 羊膜腔分流术,发现 1 年存活率为 91%,有 2 例新生儿死于肺发育不全。胸腔 - 羊膜腔分流术能有效持续降低胸腔的压力。未经治疗的原发胸腔积液若继发胎儿水肿,围生儿的存活率仅为 21%~23%,若产前进行胸腔 - 羊膜腔分流术可提高存活率至 57%~75%。经过胸腔 - 羊膜腔分流,46.43% 胎儿水肿得到了缓解,但仍有 37% 的新生儿出生后发生呼吸困难。经过治疗后存活的新生儿中,随访 7 年有 27% 完全正常存活。

随着胎儿镜、医学超声影像技术的发展,宫内分流术在治疗胎儿胸腔积液以及泌尿系统梗阻等疾病的应用较为广泛,使胎儿存活率得到了较大提高。

二、胎儿膈疝手术的宫内治疗

先天性膈疝(congenital diaphragmatic hernia, CDH)是由于膈肌发育不全而导致腹腔脏器疝入胸腔而引起的一组先天性疾病,发生率为 1∶2 000~1∶3 000。文献报道,重症膈疝的病死率仍高达 50%~60%,肺动脉高压和肺发育不良是 CDH 的主要死亡原因。研究发现,宫内干预能改善肺发育不良的情况,因而逐渐引起注意。宫内干预先后经历了开放性宫内膈肌缺损修补术、气管封堵术和胎儿镜气管封堵术(fetal endoscopic tracheal occlusion, FETO)的发展。理论上,开放性宫内膈肌缺损修补术可使肺部发育,但也同样面临子宫破裂的风险,而且术后胎膜早破及早产的发生率较高,因此没能被广泛接受。

气管封堵术最初是经羊膜腔实施,但改善预后效果不明显,患儿的生存率仅 33%,且同样存在子宫破裂、术后胎膜早破及早产的风险。在原始气管封堵术的基础上进一步发展的胎儿镜下气管切开及钳夹术虽使 CDH 的生存率提高至 75%,但也存在很多并发症。

1998 年,Deprest 等进一步提出气囊实施 FETO,其原理是胎肺能产生羊水,气管封堵后能阻止肺液流出,增加肺内压,从而促进肺发育,且能刺激气道的生长,促使疝入胸腔的脏器复位。此外,还能促进肺血管生长以及暂时地改善气体交换,从而改善肺动脉高压。2000 年,Quintero 等首先对妊娠 27 周的胎儿施行 FETO,2004 年 Deprest 等报道了世界上第 1 例成功实施 FETO 后存活的病例。随后,FETO 逐渐成为治疗重度 CDH 宫内治疗的最佳方式。经过近十几年的动物实验、临床模型机临床应用,FETO 已日趋完善。

1. FETO 的设备及基本步骤 最近研究报道的 FETO 设备包括一种特制的直径为 2.7～3.0mm 的多通道仪器，套管针为菱形针，针头藏在鞘内，直径 1.0～1.2mm 的胎儿镜，胎儿镜是经孕妇腹壁进入羊膜腔内的纤维光束内镜，镜面角度 0°～30°，镜内有导光纤维传导氙光源、数码影像增强设施（图 48-5-4）。

FETO 最主要的步骤包括超声定位、经皮穿刺、实施胎儿麻醉，可采取全身麻醉、联合麻醉或局部麻醉进行。如果采用局部麻醉或区域麻醉，则需要通过穿刺给予胎儿肌内注射芬太尼进行胎儿麻醉。首先超声监测胎儿体位，一旦体位合适，立即通过羊膜腔用穿刺针在超声引导下给予胎儿肌内注射或脐静脉注射肌肉松弛药、阿托品和芬太尼，以保证在手术过程中胎儿体位不变，阿托品可以预防胎儿心动过缓。通过特制的带有鞘管的穿刺器将支架系统送入羊膜腔，继而进入胎儿口腔，内镜插入胎儿口腔，并且通过上腭中线、舌、腭垂及会厌（图 48-5-5）、声门裂（图 48-5-6），看到气管隆嵴后（图 48-5-7），将支架打开、膨胀气囊。采用套管针经腹壁羊膜腔穿刺，并置入胎儿镜，将胎儿镜置入胎儿口部，经喉、声带至气管隆嵴后，将气囊置于其上并充以造影剂使其膨胀。

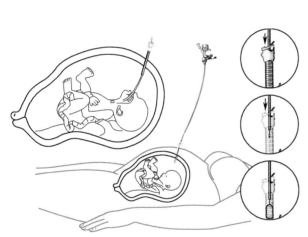

图 48-5-4 FETO 手术示意图

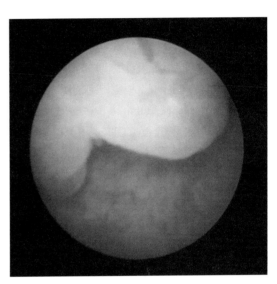

图 48-5-5 胎儿会厌

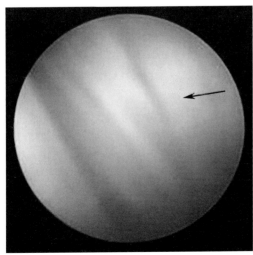

（1）未开放状态

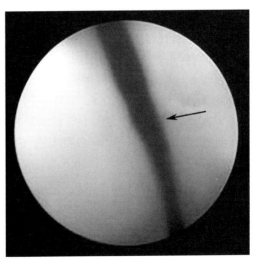

（2）开放状态

图 48-5-6 胎儿声门裂（箭头示）

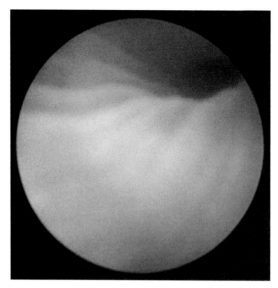

图 48-5-7　胎儿气管

2. FETO 的指征及实施时间

（1）FETO 的指征：根据产前超声评估，CDH 分为轻、中、重度，而肺发育不良常见于中度 CDH，即肺头比（lung to head circumference ratio，LHR）<1.4，LHR 实测值与预测值的比值（observed/expected LHR，o/e LHR）<35% 和重度 CDH，即 LHR<1.0，o/e LHR<27%。LHR 为 1.0～1.4 的单纯性 CDH 虽存在肺发育不良，但其存活率达 80%，考虑 FETO 实施的风险，因此一般不需要 FETO。重度 CDH 胎儿预后差，病死率高，而 FETO 能改善预后。因此目前 FETO 的指征为妊娠 26～28 周前诊断单纯左侧重度 CDH 的单胎妊娠或出现肝疝入，胎儿无其他先天性畸形且染色体核型正常。此外，右侧 CDH 预后差，也是 FETO 指征之一。

（2）FETO 实施的时间：气囊长期使用可导致肺泡 Ⅱ 型上皮细胞数量的减少，进而引起肺表面活性物质分泌减少，并且气囊放置后出现肺反应，因此气囊的放置时机以及持续时间同样重要。根据文献报道，FETO 的实施时间为妊娠 24～34 周。早期 FETO 的实施选择在妊娠晚期（>32 周），因考虑胎儿手术的安全，在手术出现并发症时可以行急诊剖宫产。Deprest 等最先实施 FETO 且成功的两例 CDH 患者孕龄分别是妊娠 31 周和妊娠 33 周，其中第 1 例由于胎膜早破于术后第 2 周内即施行了 EXIT 术，由于堵塞时间短，肺反应不明显；而第 2 例由于堵塞时间长，肺反应明显，最后死于新生儿肺功能衰竭。研究已证实在肺小血管形成晚期至囊泡形成早期进行 FETO 可产生明显的肺反应，这是临床在妊娠 26～28 周实施 FETO 的理由之一。另外，研究发现，气囊放置的时间与孕周密切相关，29 周后实施 FETO 并不能改善肺发育不良情况，Deprest 等发现妊娠中期实施 FETO 术后改善生存率明显优于妊娠晚期，并且随着 FETO 技术的改进，FETO 的并发症如羊膜破裂、胎膜早破等得到明显改善。结合以上理由，目前 FETO 一般在妊娠 26～28 周进行。

（3）气囊取出的时间及方式：由于气囊放置时间过长一方面导致肺泡 Ⅱ 型上皮细胞数量的减少和气囊放置时间越长出现肺反应越强，有必要实施气囊取出术。气囊的取出包括产时手术，即足月剖宫产后行子宫外产时处理（EXIT）或环状软骨下气管穿刺术将气囊刺破，以及产前手术，即采用胎儿气管镜将气囊取出或超声引导下刺破气囊。但其临床结果发现，产时手术患儿的生存率仅为 40%，而在产前取气囊的患儿则有 60% 存活。所以排除早产或不愿接受胎儿气管镜的患者，目前建议在妊娠 34 周时采用宫内法取气囊。最新研究报道，球囊取出分为择期手术和急诊手术，平均取出时间 16 天，胎儿镜与超声穿刺取球囊结果无差异，但后者可缩短手术时间，EXIT 作为次一步的治疗选择，至于生后的气管镜取出球囊仅作为补充性的治疗选择。总之，成功的球囊取出依赖于一个拥有所有技术和专业知识的长期准备的团队。

3. FETO 的注意事项　术前及术后预防性应用抗生素、保胎治疗、应用镇痛药物及低分子量肝素，同时，在手术后第 1 天及出院前采用超声探查气囊，确保气囊保持在气管中，并检测肺头比值、胎儿生长情况、羊水量等，出院后每 1～2 周行 1 次超声检查。

4. 胎儿镜治疗的并发症

（1）胎膜早破：自发性早产（spontaneous preterm birth，SPB）合并胎膜早破（premature rupture of membranes，PROM）是 FETO 最常见的并发症。研究发现在 FETO 中，自发性早产合并胎膜早破的发生率占 47%，其中 FETO 术后 3 周内发生的占 15%，胎膜早破的患儿中，妊娠 34 周之前出生的风险增加 5 倍。在胎儿镜治疗的早期阶段（20 世纪 90 年代），曾认为穿刺戳卡的数目及戳卡的直径与胎膜早破的发生有关。但在 FETO 中，发现只有手术操作时间的长短与胎膜早破的发生有关。因此为降低胎膜早破的发生率，应设法提高手术操作的技巧，Windrm 等设计了一套仿真模型来训练 FETO 的实施及球囊的取出。

（2）早产与宫缩抑制剂的应用：胎儿镜气管封堵术治疗先天性膈疝存在早产的风险，早产儿的结局相对较好。对于围手术期是否及如何应用宫缩抑制剂目前仍有争议：一方面宫缩过强则容易造成流产；另一方面，子宫过度松弛又可能增加羊水渗漏、羊膜腔内感染的风险，较弱的宫缩在一定程度上可以减少羊水渗漏。因此术后应根据宫缩的强弱、早产的风险等情况决定是否进行干预。

（3）肺毛细血管瘤（pulmonary capillary hemangiomatosis，PCH）：PCH 是一种与肺动脉高压相关、预后差的罕见疾病，临床表现为咯血。Akinkuotu 等报道 1 例施行 FETO 的 CDH 后出现 PCH。PCH 的病原学尚不清楚，但认为可能是肿瘤过程或是对缺氧等血管生成刺激的反应。FETO 能增加对侧肺血管指数，能改善患者缺氧的情况，而这个刺激反应可能导致 PCH 的发生。由于并发 PCH 的病例较少，所以其间的关系尚待进一步证实。

（4）其他：不明原因的胎儿死亡。Jani 等通过研究发现，在 543 例 CDH 中，有 1.7% 的 CDH 患者有不明原因的死产，而 Deprest 等通过分析 210 例 FETO 术后重度 CDH 患儿发现，1.9% 的患者有不明原因的死产。

5. FETO 在国内外的应用　FETO 用于治疗中重度膈疝的效果尚不明确，在不同国家的临床应用率差别较大，主要在欧洲国家应用。FETO 的机制不明，曾设计多种动物模型包括羊、小鼠、兔子以及最近的猩猩等研究 FETO 促进肺生长的机制。

2010 年以前，支持 FETO 治疗 CDH 的文献较少，更有来自加利福尼亚大学的一项随机对照研究提出 FETO 在中重度 CDH 中没有明显改善预后。2003 年 UCSF 团队实施临床双盲对照实验提出，对于 1.0 < LHR < 1.4 的 CDH 患者，FETO 组存活率为 73%，出生胎龄为 30.8 周，而传统出生后治疗组存活率为 77%，出生胎龄为 37 周，表明 FETO 并不能改善中度 CDH 预后，并且存在早产的风险。但是随着技术的改进，FETO 仪器设备的发展，支持 FETO 改善中重度 CDH 的预后虽然仍旧很薄弱，但 Deprest 等通过研究 210 例接受 FETO 的重度 CDH 患儿，发现 FETO 能改善重度 CDH 患儿的生存率，左侧 CDH 患儿生存率从 24.1% 提升至 49.1%，右侧 CDH 患儿生存率从 0 提升至 35.3%，但该研究的不足之处在于缺乏对照。2012 年发表的一项对照研究比较了 41 例严重 CDH 患儿的治疗结局，其中 20 例接受了 FETO，21 例未进行产前干预而只在产后进行了标准的膈疝修复术，结果 FETO 组患儿存活至生后 6 个月的比例是 50%，而产后治疗组仅为 4.8%。Cundy 等通过系统文献分析发现，FETO 能改善重度 CDH 患儿的生存率。国内俞钢等于 2014 年与比利时 Deprest 合作完成一例重度 CDH 患儿的 FETO 手术并出生后获得生存。2017 年俞钢等与中国香港梁德扬教授合作完成两例 FETO，其中一例因术中出现胎心骤停而放弃，另一例生后新生儿手术后 2 个月因气管软化而无法撤机，家长选择放弃。2018 年俞钢等与西南医院陈功立团队完成两例 FETO，一例因术后 1 周并发胎膜早破流产，另一例生后因术前检查发现一侧眼球阙如选择放弃。总之，对于严重的先天性膈疝的治疗目前还处在不断探索和实践过程中，需要更多的研究进一步验证。

6. 展望　随着产前超声技术的发展，越来越多的 CDH 产前得以发现，加之"胎儿即患者（fetus as a patient）"的观念逐渐被人们所接受，孕妇及家庭对于异常胎儿的救治要求也明显提高，而中重度 CDH 患者仍然是迄今为止胎儿医学界的一个难题和热点问题。FETO 与以往的开放式宫内膈疝修复手术相比可大大缩短手术时间,降低母体因子宫切开引起的胎盘早剥、子宫破裂及长时间保胎引起的肺水肿等并发症的风险,而与胎儿镜下气管夹闭术相比可降低胎儿喉神经和气管损伤的风险,是目前严重先天性膈疝最佳的宫内治疗方式,但FETO仍不可避免地增加胎膜早破和早产尤其是医源性早产的风险。目前支持FETO的证据依旧很薄弱,因此还需更多的临床随机对照研究以获得更多的支持,提供宫内治疗的最佳时机和持续时间,并且制订标准的先天性膈疝宫内治疗方案。

三、胎儿肺气道畸形的宫内治疗

先天性肺气道畸形(congenital pulmonary airway malformation,CPAM)包括先天性囊性腺瘤样畸形(congenital cystic adenomatoid malformation,CCAM)和支气管肺隔离症(bronchopulmonary sequestration,BPS)等,通常提示在妊娠4周后的肺部气道和肺泡组织堵塞所致细支气管和肺泡组织结构的发育不良。胚胎发育的某个阶段受到干扰、孕龄及气道阻塞的位置可能决定了其发育的不同结局,可以是先天性囊性腺瘤样畸形、支气管肺隔离症或大叶性肺气肿。分析文献和笔者的数据表明,绝大部分CPAM都不需要接受宫内治疗,只有少数瘤体特别大,并且处于重要的解剖位置,导致胎儿纵隔受到挤压,静脉回流受阻,继发心力衰竭等症状的胎儿水肿综合征需要考虑胎儿宫内治疗。尤其是当这种情况发生在妊娠早期,持续的胎儿水肿必将导致胎儿心力衰竭胎死宫内,已经没有等待分娩后的治疗机会,而选择在子宫内治疗是一种可能的解决办法,这也是促使CPAM胎儿手术的基本原因。通常情况下,在妊娠期间做出更准确的判断是否进行胎儿治疗或何时治疗是很困难的,尽管会有争议,但无论病变是单纯的CCAM、BPS,还是混合病变,最终导致考虑胎儿干预的是胎儿水肿。目前还没有对胸部病变进行宫内干预的有效预测指标,而妊娠期动态的、连续的评估对于确定病程是必不可少的,建立胎儿宫内手术的条件,保证宫内治疗的有效、安全是CPAM宫内治疗的前提。

1. 胎儿CPAM手术的基本步骤 手术最主要的步骤包括超声定位、选择合适的手术切口、实施母胎麻醉,可采取全身麻醉或联合麻醉。首先超声监测胎儿体位,确定患侧胸部的位置和手术路径,按剖宫产的方式切开腹壁,显露子宫后,美国费城儿童医院的手术使用一种自制的子宫切开吻合器,类似订书机。切开子宫的过程无出血且切口显露较理想,因胎儿水肿会有大量羊水在切开子宫后涌出,需要防止血压下降,因此在剖开宫腔后要用羊水灌注机灌入生理液,一般为加温的乳酸林格液,维持胎儿在子宫内的环境。无羊水灌注机可考虑用人工的方法,即用注射器抽注;选择患侧方的上肢做血氧监测,并可建立静脉通道。胎儿无须离开子宫,在切开子宫后,沿患侧胸壁第6~7肋间切开胸壁,显露胎儿胸腔内瘤体,用棉签轻轻分离瘤体与胸腔内粘连,将瘤体逐渐移出胸外,在瘤体根部结扎,也可选用一次性切割闭合吻合器切除瘤体。再依次缝合胎儿胸壁和羊膜腔,并灌注羊水维持至超声探测羊水池有5cm厚度,密闭子宫,缝合腹壁,检查未见羊水流出后用大网膜向下牵引覆盖于子宫切口上,用4-0丝线缝合固定在子宫切口周围,结束手术。术后先后予以阿托西班、盐酸利托君等抑制宫缩治疗。

2. 胎儿CPAM的手术指征及实施时间 CPAM的确诊一般都在妊娠24周左右,当病程进展中瘤体对循环构成影响,才出现胎儿水肿,因此需要把控好宫内手术的指征和实施时间。瘤体太小,不会引起水肿,也不影响胎儿在宫内的发育,无须考虑宫内治疗;当瘤体增大,到一定程度必将导致水肿或宫内的心力衰竭,因此CPAM的手术指征实质上是急诊胎儿手术指征,需要在宫内行急诊手术。根据文献报道,肺头比值>2.0将进入高风险,出现胎儿水肿的概率增加,所以CPAM的宫内手术指征是CVR≥2.0,胎儿出现胸腔积液或水肿,连续动态两周以上,保守治疗没有改善者需考虑进行宫内治疗。而当水肿严重,胎儿大脑中动脉血流异常,已经出现心力衰竭等严重情况时,手术只会加重不良预后,则需要创造条件如通过保守治疗等稳定全身内环境后实施手术。CPAM宫内手术的时间为妊娠24~32周。若实施选择在妊娠晚期(>32周),因术后胎儿在宫内停留时间太短,手术后的功能恢复尚未完成就可能分娩;若实施选择在妊娠24周前,则胎儿太小,器官尚未成熟,特别是胎肺的发育从妊娠24周才开始,可以观察其变化和对肺发育是否构成影响。因此胎儿期最佳宫内手术时间在妊娠28周前后,此时考虑胎儿手术是最安全可靠的。

3. 手术并发症及预防

（1）自发性早产合并胎膜早破：是 CPAM 宫内治疗常见的并发症之一。与胎儿镜手术不同的是，发生率更高，时间更早，同样胎膜早破的患儿中，妊娠 34 周之前出生的风险增加数倍。一般认为，自发性早产合并胎膜早破的发生与手术时间长短、创伤大小等有关。但其实羊膜腔的压力骤降刺激导致子宫收缩是其主要原因。因此，深度麻醉和宫缩抑制剂的应用十分重要。提高手术操作的技巧，尽量缩短手术时间，减少子宫的干扰和刺激，是降低胎膜早破的发生率的重要措施。

（2）早产与宫缩抑制剂的应用：任何子宫和胎儿的创伤都有可能导致早产，因此如何在胎儿手术后顺利渡过围手术期是一个重要的环节。对于 CPAM 的胎儿开放手术，同样存在早产的风险。相较于胎儿镜手术，早产儿的风险更高，因此选用宫缩抑制剂治疗是必须的，但要把握好抑制的深度，应根据宫缩的强弱、早产的风险等情况决定抑制剂的用量。一般在术后予以阿托西班、盐酸利托君等抑制宫缩治疗。

（3）羊水渗漏：羊水在宫腔内维持一定的压力，使胎儿在宫腔内得到保护。开放胎儿手术后压力下降是导致宫缩的主要原因。术后的子宫密闭是胎儿手术的重要环节之一，羊水太少不足以维持胎儿在宫内的生长发育，太多则增加宫内压力，增加羊水渗漏的风险。因此如何保证术后不出现羊水渗漏是一个突出问题。美国费城儿童医院的 Adzick 医生在术后缝合中有一个重要环节值得借鉴，即在缝合子宫壁后，用大网膜覆盖加固缝合在子宫壁创口上，防止羊水渗漏，此方法类似外科常用的用大网膜加固肠管吻合口，防止肠瘘。

（4）羊膜腔感染：胎儿术后的羊膜腔感染是一个外科的老话题，术前和术后常规使用抗生素。需要根据母体的体重和胎儿可能得到的抗生素浓度进行全面考虑。一般情况下使用抗生素的量较单纯非妊娠成人的量要大，并在胎儿手术期间直接给胎儿注射抗生素，可根据胎儿体重计算用量。感染可能导致胎儿手术最终失败，因此加强抗感染治疗是预防的重要措施之一。

4. 国内外的应用 早在 1994 年美国 Adzick 等最先报道采用开放式胎儿手术治疗 13 例 CPAM，经过 7 年的随访，获得 61% 的存活率，其中对 4 名婴儿进行了神经发育随访，并对其进行了长达 47 个月的随访评估。这与 Grethl 等报道的 56% 存活率相似，后者对 25 例胎儿进行了开放手术，其中 23 例有积液。同样在 Grethl 等报道的 3 例开放手术中均死亡或胎儿死亡。无积液婴儿可一致存活已由多个群体报道。国内最早由郭晓玲等于 2011 年 5 月 15 率先完成全亚洲第一例开放胎儿 CPAM 手术，并在随后完成另外 2 例 CPAM 开放手术，无胎儿积液或水肿，平均手术时间在妊娠 29 周，并于继续妊娠至 32~34 周行剖宫产分娩，两例出生后的治疗经过顺利，痊愈出院；一例生后因肺发育不良死亡。

由于胎儿开放手术的纳入标准不明确，因此近年来开展此类手术的报道见少。笔者本人在 2010 年 3 月至 2012 年 12 月共收治 CCAM 80 例，采取产前精细化管理，生后的新生儿早期干预治疗重症 CPAM 均获得满意疗效，无一例需要宫内胎儿手术。然而，有关孕妇选择和并发症相关因素的信息很少。相关的随访时间变化很大，现有出版物中仅有几篇关于新生儿住院后随访的报道，有几篇在婴儿或儿童时期提供相关的神经学随访的结果，没有一篇提供对儿童肺功能的正式评估。

5. 展望 随着对胎儿 CPAM 的研究认识的深入，已经意识到 CPAM 的胎儿治疗有过度医疗之嫌，胎儿开放手术的适应证并不清晰，尚未有共识或指南为临床工作提供依据，但对于少数重症 CPAM，CVR>2.0 并出现胎儿胸腔积液或胎儿水肿者可能是其手术指征，需要积极治疗。在妊娠 32 周前谨慎选择开放手术，妊娠 32 周后可考虑产时胎儿或新生儿治疗是当前可遵循的基本原则。胎儿胸腔积液或水肿是一个严重的状态，即使手术救治率也不高，但还可以考虑行积液的羊膜腔引流获得治愈，因此准确的手术时机尚需要更多的数据支持。有报道胎儿隔离肺用介入治疗获得治愈可能是一种新的治疗思路。在超声引导下，用间歇性激光、射频消融术（radiofrequency ablation，RFA）和血栓形成线圈栓塞成功阻断供血管。

四、胎儿脊膜膨出的宫内治疗

脊髓脊膜膨出（meningomyelocele）是脊柱裂的一种严重形式，约每 3 000 个活产儿中就有 1 例。残疾的严重程度大与脊髓脊膜膨出发生的脊柱水平有关，一般来说，病变水平越高，残疾越严重。在产前诊断了脊髓脊膜膨出的新生儿中,病变通常会在新生儿早期就被手术修补。胎儿手术是近些年来开始采用的新的干预措施,用于严重的胎儿情况,此时宫内治疗或许能改善原本会使胎儿或新生儿死亡或残疾的自然史。其优势在于,可以使宫内脊髓脊膜膨出的直接创伤减少,脑脊液漏减少,以及神经组织在有神经毒性的羊水中的暴露减少。研究发现,开放的母体 - 胎儿手术修补脊髓脊膜膨出,改善了一些重要的儿童结局,与标准的产后修补相比,在 12 个月时,产前手术患者的病死率、需要脑脊液分流的比例、后脑疝的比例都更低;在 30 个月时,产前手术的患者独立步行率提高了一倍、神经运动结局得到改善,并且功能水平通常比所预期的更好。但对于母体来说,仍有相当一部分会在妊娠期间或接下来的妊娠中出现术后的、急性的后果和并发症。对于符合宫内修补标准的妊娠女性,应以非指导性的方式(nondirective fashion)讨论所有的管理方案,包括开放母体 - 胎儿手术的可能性。母体 - 胎儿手术修补脊髓脊膜膨出,只能在有合格人员和设备的机构中,提供给经过谨慎选择的患者。

【手术适应证】

接受胎儿手术的脊髓脊膜膨出患者需满足以下条件。

1. 单胎妊娠。

2. 病变水平在 $T_1 \sim S_1$。

3. 胎儿 MRI 提示后脑下疝。

4. 妊娠周数在 19~25 周。

5. 正常的染色体核型。

【手术禁忌证】

存在与脊髓脊膜膨出无关的异常;严重的脊柱后突;早产风险(如宫颈过短或曾经早产);胎盘早剥;既往剖宫产或子宫切开手术史;母体 BMI≥35kg/m²。

【术前准备】

包括全面的解剖和经阴道超声检查,胎儿 MRI 和超声心动图、心理社会评估,以确保患者得到充分的理解及支持。需要有资质的母婴外科、神经外科、新生儿医师及麻醉医师、妇胎医学专家提供咨询。术前常规行血常规、出凝血时间、超声心动图检查。术前给予头孢菌素静脉注射,吲哚美辛 50mg 口服。

【麻醉及体位】

气管插管全身麻醉或连续硬膜外麻醉,仰卧位。

【手术步骤】

1. 仰卧位,下腹部切口,打开子宫及羊膜囊,显露胎儿[图 48-5-8(1)]。

2. 吸出羊水,显露病变部位,沿蛛网膜及皮肤交界处开始分离病变,松解神经板至脊髓腔,游离足够组织以关闭开放的神经板[图 48-5-8(2)]。

3. 辨认并缝合硬脑膜,如硬脑膜组织不够,可用 DuraGen® 人工硬脑膜覆盖代替;游离肌肉筋膜及皮肤以细针缝合,如皮肤组织不够,可用脱细胞的真皮组织(AlloDerm)代替[图 48-5-8(3)]。

4. 以温乳酸林格液(加 500mg 万古霉素)重建羊膜腔直至羊水指数正常,关闭羊膜腔及子宫,逐层缝合伤口。

【术中注意事项】

1. 根据术中超声确定胎儿及胎盘位置,以设计子宫切开部位,使病变部位位于视野中央。

2. 显露胎儿后,对胎儿进行肌内注射芬太尼(20µg/kg),维库溴铵(0.2mg/kg)。

3. 手术过程中,利用超声心动图对胎儿的心脏功能进行连续监测。

【术后处理】

1. 术后应用头孢菌素预防感染。

2. 关闭子宫后在手术室开始静脉注射使用硫酸镁(首剂 6g, 2~4g/h),手术后持续 18~48 小时。

3. 术前给予 50mg 吲哚美辛口服,术后 24 小时内,每 6 小时 50mg 口服,术后第二天每 6 小时 25mg 口服。

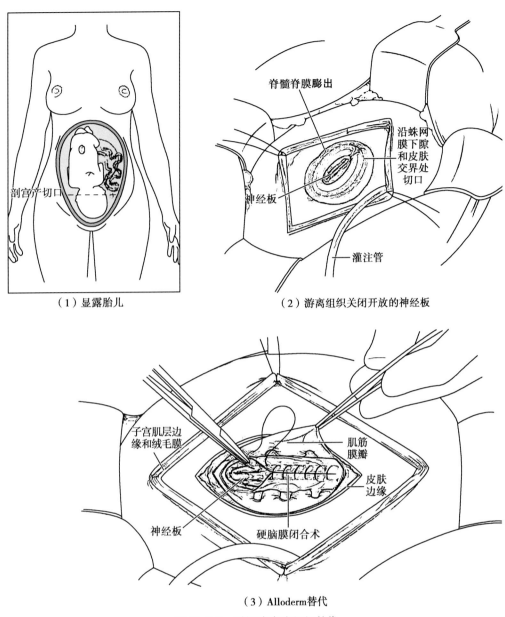

（1）显露胎儿　　　　　　　（2）游离组织关闭开放的神经板

（3）Alloderm替代

图 48-5-8　脱细胞真皮组织替代

4. 每日进行胎儿超声心动图，以评估心脏功能及评估动脉导管的收缩。

5. 维持疗法包括口服硝苯地平（10～20mg/4～6h），一直持续到（36＋6）周。

6. 当有明显的、不舒服的宫缩超过 1 小时，或频率≥每 20 分钟 4 次，给予硫酸镁应用。

【术后并发症的预防及处理】

1. 早产

（1）卧床休息：左侧卧位减少自发性宫缩，改善胎盘功能。

（2）抑制宫缩药物：目前常用药物有利托君、硫酸镁、硫酸沙丁胺醇等。

（3）预防新生儿呼吸窘迫综合征：分娩前地塞米松 4～5mg 肌内注射，每日 3 次，连用 3 日，或倍他米松 6～12mg 肌内注射，每日 1 次，连用两日，也可做羊膜腔穿刺行胎儿成熟度检查的同时，向羊膜腔注入地塞米松 10mg。

2. 绒毛膜羊膜分离　如超声发现羊膜分离，需严格卧床休息，减少活动，并进行胎心率监测。

3. 自发性胎膜破裂　胎膜早破诱发早产及增加宫内感染及产褥感染，胎儿吸入感染的羊水可发生肺炎、胎儿宫内窘迫、脐带脱垂增多等，应住院待产，注意胎心变化，绝对卧床，以侧卧为主，防止脐带脱垂，有羊膜炎者应尽早结束妊娠。未临产有无感染征象，胎儿已达妊娠 37 周，估计体重已达 2 500g 者，若产程仍未发动，可行剖宫产娩出。

4. 羊水过少　羊水指数＜5cm 时，要进行胎心率及应激试验评估；严重者可通过羊膜腔灌注法增加羊水量。

5. 胎盘早剥　对处于休克状态的危重患者，应立即予以面罩吸氧，积极开放静脉通路，快速补足血容量。主要是输新鲜血，使血细胞比容达 30% 或稍高，尿量至少 30ml/h，输新鲜血尚可补充凝血因子。抢救休克的同时应测量中心静脉压以指导补液量。一旦确诊重型胎盘早剥，必须选择剖宫产及时终止妊娠。

6. 分娩时子宫过薄或瘢痕裂开的发生率增加。

五、胎儿后尿道瓣膜的宫内治疗

胎儿后尿道瓣膜（posterior urethral valve，PUV）是后尿道内的软组织瓣膜，仅见于男性，是胎儿下尿路梗阻（lower urinary tract obstruction，LUTO）最常见的病因，发病率为 1/8 000～25 000。其病因不清，可能为多基因遗传，可能与泌生殖膈分化不全有关。胚胎早期出现可导致一系列的胎儿脏器发育不良和功能障碍，如上尿路扩张、膀胱输尿管反流、膀胱功能异常、肾小球及肾小管功能异常、肺发育不良等。如不干预处理，严重的肾损害和肺发育不全导致新生儿的围生期发病率和病死率都非常高。随着影像学技术的进步，后尿道瓣膜的诊断并不复杂。临床上常以"胎儿巨膀胱、胎儿腹部囊性包块伴或不伴肾盂积水"为临床表现。超声在妊娠早期可发现"钥匙孔"征而诊断。对于妊娠晚期发现的后尿道瓣膜可出生后手术治疗，预后相对较好，但对于妊娠早期发现的 PUV，建议早期宫内干预治疗，否则预后欠佳。

胎儿宫内手术治疗后尿道瓣膜的关键在于在胎儿镜下找到后尿道瓣膜并以激光切开。早诊断、早治疗对后尿道瓣膜极为有利。

【手术适应证】

1. 超声提示"钥匙孔"征，且合并羊水过少。

2. 不合并其他严重胎儿畸形。

【手术禁忌证】

1. 胎儿严重多发性畸形。

2. 胎儿已诊断严重染色体异常或严重遗传性疾病。

3. 母体严重合并症不能耐受手术者。

【术前准备】

常规术前检查：血常规、凝血功能、心电图、ABO/Rh 血型鉴定、输血前行间接抗球蛋白试验（间接库姆斯试验，indirect Coombs test，ICT）、乙肝三对、肝肾功能、交叉配血合血。术前无须禁食。术前给予口服孕激素，准备宫缩抑制剂和预防性抗生素手术前使用。术前超声定位穿刺点。

【麻醉及体位】

母体平卧位，采用定位点局部麻醉，胎儿可以适当经羊膜腔穿刺肌内注射给予镇静。

【手术步骤】

1. 常规消毒铺巾、麻醉成功后，超声引导下避过胎盘将穿刺器置入胎儿增大的膀胱内。

2. 在胎儿膀胱内寻找输尿管开口（图 48-5-9）和尿道开口（图 48-5-10）。

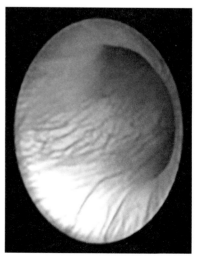

图 48-5-9　胎儿输尿管开口

3. 进入胎儿尿道，发现尿道瓣膜（图48-5-11）。

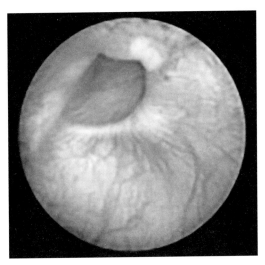

图48-5-10　胎儿尿道开口

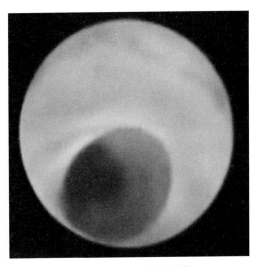

图48-5-11　后尿道瓣膜

4. 激光切开瓣膜。

【术中注意事项】

1. 穿刺成功后，将穿刺器的各个阀门置于关闭状态，避免尿液流出后膀胱缩小，穿刺器从膀胱滑脱。

2. 胎儿胎动非常明显时，可给予胎儿镇静。

【术后处理】

1. 术后患者需注意休息。

2. 术后需抑制宫缩预防流产或早产。

3. 术后根据感染情况合理使用抗生素。

【术后并发症】

1. **流产或早产**　手术操作可能诱发宫缩，当宫缩不能抑制时，流产或早产不能避免。

2. **胎膜早破**　穿刺可能会导致胎膜早破，发生率为0.3%。胎膜早破后，感染、流产、早产风险增高。

3. **尿道瘘、膀胱瘘**　在激光切割瓣膜过程中可能会损伤尿道，导致尿道瘘，膀胱穿刺口可能愈合不良，形成膀胱瘘。

4. **尿道狭窄**　切割产生的瘢痕挛缩可能导致尿道狭窄，出生后可能需要二次手术。

5. **出血**　发生率较低，往往因穿刺器刺破血管导致。

6. **感染**　发生率低。

（吴菁　何薇　俞钢　陈功立　夏波　李昊　赵瑞　潘颜）

参 考 文 献

[1] MILLER R D. 米勒麻醉学[M]. 邓小明, 曾因明, 黄宇光, 译. 8版. 北京: 北京大学医学出版社, 2016: 2137-2160.

[2] CHESTNUT D H, WONG C A, TSEN L C, et al. Chestnut's obstetric anesthesia principles and practice[M]. 5th ed. Elsevier Saunders, 2014.

[3] TRAN K M, SMILEY R, SCHWARTZ A J. Anesthesia for fetal surgery: miles to go before we sleep[J]. Anesthesiology, 2013, 118(4): 772-774.

[4] HOAGLAND M A, CHATTERJEE D. Anesthesia for fetal surgery[J]. Paediatr Anaesth, 2017, 27(4): 346-357.

[5] ANAESTHESIA T I. Advanced hemodynamic monitoring during fetal surgery[J]. Trends in Anaesthesia & Critical Care, 2016, 6: 3-5.

[6] FERSCHL M, BALL R, LEE H, et al. Anesthesia for in utero repair of myelomeningocele[J]. Anesthesiology, 2013, 118(5): 1211-1223.

[7] GAISER R R, KURTH C D. Anesthetic considerations for fetal surgery[J]. Seminars in Perinatology, 1999, 23(6): 507-514.

[8] MASSICOTTE E M, BUIST R, DELBIGIO M R. Altered diffusion and perfusion in hydrocephalic rat brain : a magnetic resonance imaging analysis[J]. J Neurosurg, 2000, 92(2): 442-447.

[9] ADZICK N S, HARRISON M R. Management of the fetus with a cystic adenomatoid malformation[J]. World J Surg, 1993, 17(3): 342-349.

[10] 黄帅, 漆洪波. 胎儿宫内治疗性分流术 [J]. 中国实用妇科与产科杂志, 2011, 27(4): 253-255.

[11] 刘彩霞, 于文倩. 胎儿外科手术现状及展望 [J]. 中国实用妇科与产科杂志, 2016, 32(1): 38-43.

[12] BIARD J M, JOHNSON M P, CARR M C, et al. Long-term outcomes in children treated by prenatal vesicoamniotic shunting for lower urinary tract obstruction[J]. Obstet Gynecol, 2005, 106(3): 503-508.

[13] JEONG B D, WON H S, LEE M Y, et al. Perinatal outcomes of fetal pleural effusion following thoracoamniotic shunting[J]. Prenat Diagn, 2015, 35(13): 1365-1370.

[14] AUBARD Y, DEROUINEAU I, AUBARD V, et al. Primary fetal hydrothorax : a literature review and proposed antenatal clinical strategy[J]. Fetal Diagn Ther, 1998, 13(6): 325-333.

[15] REISS I, SCHAIBLE T, VAN DEN HOUT L, et al. Standardized postnatal management of infants with congenital diaphragmatic hernia in Europe : the CDH EURO Consortium consensus[J]. Neonatology, 2010, 98(4): 354-364.

[16] 夏波, 俞钢, 陈福雄. 产前超声和 MRI 评估先天性膈疝的价值 [J]. 中华围产医学杂志, 2014, 17(12): 836-839.

[17] HARRISON M R, SYDORAK R M, FARRELL J A, et al. Fetoscopic temporary tracheal occlusion for congenital diaphragmatic hernia : prelude to a randomized, controlled trial[J]. J Pediatr Surg, 2003, 38(7): 1012-1020.

[18] DIFIORE J W, FAUZA D O, SLAVIN R, et al. Experimental fetal tracheal ligation reverses the structural and physiological effects of pulmonary hypoplasia in congenital diaphragmatic hernia[J]. J Pediatr Surg, 1994, 29(2): 248-257.

[19] DEPREST J, GRATACOS E, NICOLAIDES K H. Fetoscopic tracheal occlusion(FETO)for severe congenital diaphragmatic hernia : evolution of a technique and preliminary results[J]. Ultrasound in Obstetrics and Gynecology, 2004, 24(2): 121-126.

[20] CUNDY T P, GARDENER G J, ANDERSEN C C, et al. Fetoscopic endoluminal tracheal occlusion(FETO)for congenital diaphragmatic hernia in Australia and New Zealand : are we willing, able, both or neither?[J]. J Paediatr Child Health, 2014, 50(3): 226-233.

[21] JANI J C, NICOLAIDES K H, GRATACOS E, et al. Severe diaphragmatic hernia treated by fetal endoscopic tracheal occlusion[J]. Ultrasound Obstet Gynecol, 2009, 34(3): 304-310.

[22] WINDRIM R, RYAN G, LEBOUTHILLIER F, et al. Development and use of a high-fidelity simulator for fetal endotracheal balloon occlusion(FETO)insertion and removal[J]. Prenat Diagn, 2014, 34(2): 180-184.

[23] JIMÉNEZ J A, EIXARCH E, DEKONINCK P, et al. Balloon removal after fetoscopic endoluminal tracheal occlusion for congenital diaphragmatic hernia[J]. Am J Obstet Gynecol, 2017, 217(1): 78.e1-78.e11.

[24] AKINKUOTU A C, SHEIKH F, CASS D L, et al. Pulmonary capillary hemangiomatosis in a neonate with congenital diaphragmatic hernia[J]. Pediatr Surg Int, 2015, 31(5): 501-504.

[25] JANI J, NICOLAIDES K H, KELLER R L, et al. Observed to expected lung area to head circumference ratio in the prediction of survival in fetuses with isolated diaphragmatic hernia[J]. Ultrasound Obstet Gynecol, 2007, 30(1): 67-71.

[26] MARI G, DEPREST J, SCHENONE M, et al. A novel translational model of percutaneous fetoscopic endoluminal tracheal occlusion-baboons(Papio spp.)[J]. Fetal Diagn Ther, 2014, 35(2): 92-100.

[27] 俞钢, 夏波, 等. 气管封堵术治疗重度胎儿先天性膈疝的经验和临床结局——附 5 例报道 [C]. 中华医学会第 12 次全国围产医学学术会议, 2018.

[28] RUANO R. Fetal surgery for severe lower urinary tract obstruction[J]. Prenat Diagn, 2011, 31(7): 667-674.

[29] WELSH A, AGARWAL S, KUMAR S, et al. Fetal cystoscopy in the management of fetal obstructive uropathy : experience in a single European centre[J]. Prenat Diagn, 2003, 23(13): 1033-1041.

[30] MORIS R K, QUINLAN-JONES E, KILBY M D, et al. Systematic review of acuracy of fetal urine analysis to predict poor

postnatal renal function in cases of congenital urinary tract obstruction[J]. Prenat Diagn, 2007, 27(10): 900-911.

[31] RUANO R, DUARTE S, BUNDUKI V, et al. Fetal cystoscopy for severe lower urinary tract obstruction-initial experience of a single center[J]. Prenat Diagn, 2010, 30(1): 30-39.

[32] ADZICK N S, THOM E A, SPONG C Y, et al. A randomized trial of prenatal versus postnatal repair of myelomeningocele[J]. N Engl J Med, 2011, 364(11): 993-1004.

[33] MOLDENHAUER J S, ADZICK N S. Fetal surgery for myelomeningocele: after the management of myelomeningocele study(MOMS)[J]. Semin Fetal Neonatal Med, 2017, 22(6): 360-366.

[34] PERANTEAU W H, ADZICK N S. Prenatal surgery for myelomeningocele[J]. Curr Opin Obstet Gynecol, 2016, 28(2): 111-118.

[35] Committee opinion No. 720: maternal-fetal surgery for myelomeningocele[J]. Obstet Gynecol, 2017, 130(3): e164-e167.

[36] PUMBERGER W, HÖRMANN M, DEUTINGER J, et al. Longitudinal observation of antenatally detected congenital lung malformations(CLM): natural history, clinical outcome and long-term follow-up[J]. Eur J Cardiothorac Surg, 2003, 24(5): 703-711.

[37] 俞钢. 临床胎儿学 [M]. 北京: 人民卫生出版社, 2016: 182-198.

[38] ADZICK N S, HARRISON M R, CROMBLEHOLME T M, et al. Fetal lung lesions: management and outcome[J]. Am J Obstet Gynecol, 1998, 179(4): 884-889.

[39] 郭晓玲, 刘正平, 刘国庆, 等. 开放式胎儿手术 – 孕中期胎儿肺囊腺瘤切除术后继续妊娠至分娩分析 [J]. 中国妇幼保健, 2014, 29(29): 4835-4838.

[40] ADZICK N S. Fetal cystic adenomatoidmalformation of the lung: diagnosis, perinatal management, and outcome[J]. Semin Thorac Cardiovasc Surg, 1994, 6(4): 247-252.

[41] GRETHEL E J, WAGNER A J, CLIFTON M S, et al. Fetal intervention for mass lesions and hydrops improves outcome: a 15-year experience[J]. J Pediatr Surg, 2007, 42(1): 117-123.

[42] 俞钢, 洪淳, 马小燕, 等. 先天性肺囊性腺瘤样畸形胎儿的围产结局分析 [J]. 中华妇产科杂志, 2013, 48(9): 683-685.

[43] LITWIŃSKA M, LITWIŃSKA E, JANIAK K, et al. Thoracoamniotic shunts in macrocystic lung lesions: case series and review of the literature[J]. Fetal Diagn Ther, 2017, 41(3): 179-183.

[44] BAUD D, WINDRIM R, KACHURA J R, et al. Minimally invasive fetal therapy for hydropic lung masses: three different approaches and review of the literature[J]. Ultrasound Obstet Gynecol, 2013, 42(4): 440-448.

[45] QUINTERO R A, Johnson M P, Romero R, et al. In-utero percutaneous cystoscopy in the management of fetal lower obstructive uropathy[J]. Lancet, 1995, 346(8974): 537-540.

索 引